새로보는 방약합편

새 로 보 는 方藥合編

상통 처방해설 및 활용사례
중통 처방해설 및 활용사례
하통 처방해설 및 활용사례
활투침선/병증도표/손익본초/한국의 한의약서

동의학연구소 이종대 편저

국립중앙도서관 출판시도서목록(CIP)

(새로보는) 방약합편. 하통 처방해설 및 활용사례 / 編著: 이종대.
-- 서울 : 청홍(지상사), 2012
    p. ;   cm

한자표제 : 方藥合編
ISBN 978-89-90116-50-5 94510 : ₩80000
ISBN 978-89-90116-47-5(세트) 94510

방약[方藥]
처방[處方]

519.86-KDC5
615.321-DDC21   CIP2012001024

우리 의학체계의 핵심이며
임상에서 가장 많이 사용하고 있는 처방들로 구성된 요약편

《방약합편方藥合編》은 1885년 출간된 이래, 1세기 이상 지난 지금까지 임상가(臨床家)들이 가장 많이 활용하는 한의약(韓醫藥) 편람서(便覽書)입니다. 치료율과 사용빈도가 높은 처방으로 구성되어 있기 때문입니다.

우리나라에서는 삼국시대부터 조선말엽까지 111종(種)의 한의학서적이 간행되었고, 107종의 중국 서적이 번역·간행되었습니다. 이 중에서 조선조 세종 이전의 400여 의약서(醫藥書)를 집결하여 정리한 책이 《의방유취醫方類聚》입니다. 또한 이를 계승하고 《의학입문醫學入門》이나 《만병회춘萬病回春》 등을 인용하여 효과가 좋은 처방을 정리한 것이 《東醫寶鑑》입니다. 이처럼 《동의보감》은 매우 훌륭한 책이지만 내용이 방대하여 임상활용에 불편한 점이 있었습니다. 이러한 점을 감안하여 실제로 사용할 수 있는 처방을 정리한 것이 주명신(周命新) 선생의 《의문보감醫門寶鑑》이며, 강명길(康命吉) 선생이 동의보감을 30여 년간 연구하고 자신의 경험을 더하여 정리한 것이 《제중신편濟衆新編》입니다.

이후 고종 때 황도연(黃度淵) 선생이 《동의보감》과 《제중신편》을 비롯하여 무려 106권의 책을 정리하고, 무교동에서 '찬화당약방'을 운영하면서 얻은 경험을 토대로 저술한 책이 《의종손익醫宗損益》입니다. 그러나 《의종손익》도 수록 처방이 많아 초학자들은 보기 어려웠습니다. 그래서 임상의들을 위해 사용빈도에 따라 처방을 선별하여 간편하고 쉽게 편람할 수 있도록 한 책이 《의방활투醫方活套》이고, 여기에 약성가(藥性歌)로 된 《손익본초損益本草》를 더한 것이 《방약합편》입니다.

따라서 방약합편은 《鄕藥集成方》 ⇨ 《醫方類聚》 ⇨ 《東醫寶鑑》 ⇨ 《醫門寶鑑》 ⇨ 《濟衆新編》 ⇨ 《醫宗損益》 ⇨ 《醫方活套》 ⇨ 《方藥合編》의 순으로 수백 년의 조상들의 지혜와 숨결이 집약되고 계승되어 온 '우리 의학체계의 핵심'이며, 임상에서 가장 많이 사용하고 있는 처방들로 구성된 요약편이라 할 수 있습니다.

30여 년간 기록해 놓은
20여만 건의 활용사례가 있었기에 가능

《방약합편》은 임상에서 활용성이 매우 높은 편람서(便覽書)입니다. 《방약합편》은 출간 당시나 그 이후 의가(醫家)들이 환자를 대할 때 옆에 두고 참고할 수 있는 매우 유용한 처방집이었습니다. 그러나 이론보다는 편람의 역할이 강하기 때문에 초학자에게는 난해하다는 단점이 있습니다. 1980년대까지만 해도 도제식(徒弟式) 교육이 이루어진 곳이 있었기 때문에, 직·간접적으로 임상경험을 전수할 수 있어 비록 간명하게 편집되었더라도 그 내용이 어떤 의미인지 파악할 수 있었습니다. 그러나 현재에는 도제식 교육이 사라져 누대(累代)에 걸쳐 전승되어 온 임상경험을 전수할 수 없게 되었습니다. 그래서 처음 학습하는 사람들은 간명하게 기록된 것을 이해하고 활용하기가 쉽지 않습니다.

필자는 이러한 점을 늘 아쉽게 생각했으며, 함께 공부하는 이들에게 이해하기 쉬운 내용으로 구성된 《방약합편》이 필요하다는 의견을 듣기도 했습니다. 또한 몇 차례 이러한 책을 집필해 달라는 권유를 받기도 했습니다. 그러나 《방약합편》은 임상 전체를 다루고 있기 때문에 한 개인의 짧은 경험과 식견으로는 모든 부분을 설명할 수 없어 생각조차 할 수 없었습니다. 또한 10여 년 전에 《감기의 한약치료》라는 책을 저술하면서 너무 많이 고생했었기에 다시는 책을 쓰지 않겠다고 다짐도 했습니다.

그러던 중 2001년 조경남 선생이 만든 방약합편 해설집이라는 자료를 보게 되었습니다. 이 자료는 조경남 선생이 필자에게 《방약합편》 처방에 대하여 질문하고 필자가 답한 내용을 정리한 것이었습니다. 그러나 자료집을 보니 실제와 다르게 표현된 것이 의외로 많았습니다. 그래서 잘못 표현된 것은 수정하고 부족한 내용은 보충하게 되었습니다. 이러한 작업이 상당 기간 반복되자 어느덧 틀이 갖추어진 《방약합편》이 만들어졌습니다. 이 정도라면 《방약합편》을 편술하는 것이 가능할 것 같다는 생각이 들었고, 이때부터 편술계획을 세웠습니다. 이후 4년간 처방 설명을 반복 보완하고, 각 처방 활용사례를 3~4차례 보충하자 아쉬우나마 새로운 형태의 《방약합편》이 만들어졌습니다. 물론 이러한 작업은 모두 30여 년간 기록해 놓은 20여만 건의 활용사례가 있었기에 가능했습니다.

실제로 처방을 활용한 사례를 수록함으로써
마치 도제식 교육을 받는 느낌이 들도록

30여 년간 임상을 하면서 느낀 점은 '증상(症狀)'은 동일하나 증상이 발현되는 '병리상태(病理狀態)'가 다르면 '병리상태'에 따라 치료해야 한다는 사실이었습니다. 따라서 병증이 나타나는 병리상태를 검토한 연후에 처방을 활용해 왔습니다. 이러한 과정에서 질환이나 증상이 발생하는 발병기전과 치료기전을 알 수 있게 되었고, 기전을 이해하자 그동안 난해했던 병증에 대한 처방 선정이 쉬워졌습니다. 이렇게 증상과 처방을 연결하는 일정한 형태의 연결공식이 바로 '병신상증(病身狀症)' 즉, '병인+신체조건=신체상태(병리상태)⇨증상'이라는 도식이었습니다. 이후 처방의 약성이 인체에 미치는 변화를 이해할 수 있게 되었고, 병리상태에 적합한 약성을 가진 처방을 선정하여 활용하게 되었습니다. 이 책의 많은 부분은 이러한 시각으로 설명되어 있습니다.

현대 사회는 《동의보감》이나 《방약합편》이 저술된 시대와는 환경이 다릅니다. 비록 인체와 건강, 질병이라는 공통점이 있지만, 질병의 종류와 형태가 다르기 때문에 처방을 활용하는 기준도 달라질 수 있습니다. 그러나 분명한 것은 처방이 가지고 있는 약성이므로, 약성에 부합하는 신체상태라면 시대나 질병의 형태에 관계없이 적용할 수 있습니다. 따라서 비록 기존 방약합편에는 증상이 설명되어 있지 않았지만 신체상태와 부합하는 경우 처방을 활용했으며, 이러한 과정을 통해 처방의 활용범위를 확대했습니다.

《새로보는 방약합편》은 기존의 방약합편에서 간명하게 기록한 부분을 자세하게 설명하고 있으며, 실제로 처방을 활용한 사례를 수록함으로써 마치 도제식 교육을 받는 느낌이 들도록 했습니다. 이렇게 함으로써 선인들이 빈용했던 처방의 가치를 알고, 처방의 의미를 알게 하여 처방을 폭넓게 활용할 수 있게 했습니다. 또한 《새로보는 방약합편》에는 경륜이 있는 원로선배와 함께 배움의 길을 걷고 있는 이들의 활용사례가 실려 있습니다. 이러한 활용사례를 통하여 필자가 미처 활용하지 못한 처방이나 경험하지 못한 부분을 보완할 수 있었습니다. 더불어 《의림지합본》(도서출판 정담)을 비롯한 여러 전문지에서도 많은 부분을 인용했으며, 이러한 부분이 필자에게는 큰 힘이 되었습니다. 이외에도 자문과 전문교열에 참여해주신 사계의 저명한 교수님들과 양·한방을 모두 섭렵한 복수면허 선생님들, 몇 대에 걸쳐 임상을 하고 계신 원로 한약업사분들을 통하여 부족하고 취약한 부분을 보완할 수 있었습니다.

인체의 생리와 병리를 정확하게 판단해야
질병이 발생하는 기전을 알 수 있기 때문

방약합편은 사용빈도가 높은 처방들로 구성된 편람서이며, 임상의 기초서입니다. 그러나 현대에는 다양한 질병이 있어 《방약합편》에 수록된 처방으로는 이러한 질병을 모두 치료할 수 없습니다. 따라서 의업(醫業)을 전문으로 하는 사람이라면 《방약합편》에만 머물러서는 안 됩니다. 나아가 《의종손익》이나 《제중신편》 등을 학습해야 하고, 더 나아가 《의종금감》이나 《의방유취》 등도 학습해야 합니다. 이에 못지않게 인체의 생리나 병리를 알 수 있게 자연과학도 충분히 학습해야 합니다. 인체의 생리와 병리를 정확하게 판단해야 질병이 발생하는 기전을 알 수 있기 때문입니다.

또한 환자를 대하는 임상가들은 방제에 자신감이 있어야 합니다. 물론 첫술에 배가 부를 수는 없습니다. 차근차근 기초부터 탄탄하게 다져간다면 어떠한 질병이나 질환을 만나더라도 위축되지 않고 자신 있게 치료할 수 있는 의자(醫者)가 될 것입니다. 《새로보는 방약합편》은 이러한 자신감을 갖게 하는 기초서 역할을 할 것이며, 그 어떤 책보다 임상활용의 가치가 높습니다.

*

《새로보는 방약합편》이 출간되기까지 많은 부분에서 지도를 아끼지 않은 자문교수님들과 김재경, 안병준 선생의 노고에 감사드립니다. 또한 오랜 기간 주야를 가리지 않고 집필에 노력을 다한 조경남 선생과 윤여빈 선생이 있었기에 이 책이 태어날 수 있었습니다. 두 분에게 고마운 마음을 전합니다. 끝으로 부족하고 한계가 있을 수밖에 없는 내용에 대하여 선배, 제현들의 많은 비판과 가르침을 부탁드리면서 참여와 성원을 통해 많은 힘과 사랑을 부어주신 여러분께 진심으로 감사드립니다.

2006년 9월

안양 연구소에서 이 종 대

자문

(가나다순)

고　흥　세명대학교 한의과대학 간계내과학교실
국윤범　상지대학교 한의과대학 방제학교실
김경옥　동신대학교 한의과대학 신경정신과학교실
김남권　원광대학교 한의과대학 피부과학교실
김동희　대전대학교 한의과대학 병리학교실
김상찬　대구한의대학교 한의과대학 방제학교실
김용호　국립의료원 한방진료부장
김호준　동국대학교 한의과대학 재활의학교실
김희철　동신대학교 한의과대학 간계내과학교실
나성수　서울아산병원 알레르기류마티스내과
류재환　경희대학교 동서의학대학원 동서의학과
박은희　순천향대학교 의과대학 산부인과학교실
신흥묵　동국대학교 한의과대학 생리학교실
안규석　경희대학교 한의과대학 병리학교실
유동열　대전대학교 한의과대학 부인과학교실
유윤조　우석대학교 한의과대학 생리학교실
육창수　경희대학교 한약학과 생약학교실
이동녕　세명대학교 한의과대학 부인과학교실
이명종　동국대학교 한의과대학 재활의학교실
이상곤　대구한의대학교 한의과대학 외관과학교실
이성근　원광대학교 한의과대학 심계내과학교실

이승은　경희동서신의학병원 한방안이비인후피부과
이시형　원광대학교 한의과대학 폐계내과학교실
이영수　동신대학교 한의과대학 비계내과학교실
이인선　동의대학교 한의과대학 부인과학교실
이체현　동국대학교 한의과대학 본초학교실
임강현　세명대학교 한의과대학 본초학교실
임종필　우석대학교 한약학과 약리학교실
장성익　대구한의대학교 한의과대학 해부학교실
정종길　동신대학교 한의과대학 방제학교실
정현우　동신대학교 한의과대학 병리학교실
조수인　동신대학교 한의과대학 본초학교실
조정효　대전대학교 한의과대학 간계내과학교실
최유경　경원대학교 한의과대학 신계내과학교실
홍선표　경희대학교 한약학과 천연물학교실
홍승헌　원광대학교 한약학과 약리학교실
왕　기　북경중의약대 부속동방의원 부원장
주　검　북경중의약대 기초의학부 중의기초학
노장경　북경중의약대 기초의학부 중약학
김인상　우석대학교 한의과대학 교수(前)
원증영　한양대학교 의과대학 겸임교수(前)
권영화　LA Olympia medical center대체의학연구소장

전문교열 _(가나다순)

처방해설

김 권 M.D. O.M.D. 엠디한의원 원장

김재경 M.D. O.M.D. 선한방병원 부원장

나성수 O.M.D. M.D. 서울아산병원 알레르기류마티스내과

나순경 Ph.D. O.M.D. LA나순경한의원 원장

류재환 O.M.D. M.D. 경희대 동서의학대학원 동서의학과 교수

박병문 M.D. O.M.D. 엠디한의원 원장

박선구 M.D. O.M.D. 러스크기념재활병원 원장

박유근 M.D. O.M.D. 원초당한의원 원장

백태선 M.D. O.M.D. 예풍한의원 원장

송영길 O.M.D. 동해할아버지한의원 부원장

신정봉 M.D. O.M.D. 모두모두한의원 원장

안병준 M.D. O.M.D. 예풍한의원 원장

오재도 M.D. O.M.D. 모두모두한의원 부원장

이민호 C.M.D. 북경중의약대 동직문병원

이상철 O.M.D. 대조신한의원 부원장

이승은 M.D. O.M.D. 경희동서신의학병원 한방안이비인후피부과

이재문 O.M.D. 서초할아버지한의원 부원장

이형범 M.D. O.M.D. 압구정하늘한의원 원장

임병하 M.D. O.M.D. 상쾌한한의원 원장

임창선 O.M.D. 안양할아버지한의원 부원장

조일행 M.D. O.M.D. 사강경희한의원 원장

하 늘 M.D. O.M.D. 압구정하늘한의원 원장

한재복 M.D. O.M.D. 실로암한의원 원장

병증도표

김희경 제주남성당한약방 원장

송종석 인천향림당한약방 원장

윤경일 광주본초당한약방 원장

이인성 장성사거리한약방 원장

한장훈 청주감초당한약방 원장

한의학 전체를 한눈에 볼 수 있도록
체계적으로 구성

새로 맞이한 21세기는 3D(Digital, DNA, Design) 시대로 특징지을 수 있습니다. 정보화(Digital), 생명과학(DNA), 디자인(Design)이 모든 분야에 영향을 끼칠 것이라는 전망 때문입니다. 어지럽도록 빠른 속도로 변화해 가는 생활환경 속에서 건전하게 생존하고 의미 있게 발전하기 위해서는 홍수처럼 쏟아지는 정보를 올바르게 취사선택할 수 있어야 하고, 삶과 죽음을 올바르게 이해하고 연구해야 하며, 문화와 정신을 포함한 유형무형의 여건을 창조적으로 디자인해야 됩니다.

의료분야에서도 의학의 축이 과거의 '병(病)을 제거하려는 질병(疾病)중심 의학'에서 '참 건강을 추구하는 웰빙 건강학'으로 옮아가고 있습니다. 인술로서의 의(醫)는 하나이지만, 학문으로서의 의학(醫學)은 여럿이며, 도구로서의 요법은 수천 가지에 이릅니다. 그러나 참 건강(웰빙)은 육체적으로, 정신적으로, 심리적으로, 사회적으로, 그리고 영적으로 건강할 때 얻을 수 있습니다. 이렇듯 완전한 건강을 얻는 것은 현존하는 다양한 의학 즉, 동양의학, 서양의학, 대체의학 등이 서로 보완하고 접목되어 통합된 전일의학으로 발전함으로써 가능한 일입니다.

이렇듯 지나치게 산만하고 다양한 지식의 홍수 속에서 허우적거리는 현대 의학도들에게는, 아직 잘 모르고 있던 지식을 새롭게 제공해주고, 어렴풋이 알고 있었지만 산만하던 것을 잘 정리해 주거나, 여태껏 잘못 알고 있던 것을 올바르게 고쳐줄 길라잡이가 필요합니다. 이러한 시점에 새로운 모습으로 출간된 《새로보는 방약합편》은 가려운 데를 시원하게 긁어주는 길라잡이가 될 것임에 틀림없습니다. 《방약합편》은 한의학 전체를 한눈에 볼 수 있도록 체계적으로 구성하고 요점을 요약했다는 장점이 있지만, 너무나 간명하여 그 뜻을 헤아리기가 쉽지 않아 초학자나 임상경험이 부족한 이들에게는 난해할 수밖에 없다는 단점도 있습니다. 이렇게 난감한 문제가 있던 차에 이종대 선생님께서 지난 30여 년간 축적해 놓은 임상경험과 지난 10여 년간 동의학연구소를 운영하면서 얻은 연구 성과를 토대로 기존 《방약합편》의 단점을 개선하고 보완하여 《새로보는 방약합편》을 펴낸 것은 가뭄 끝에 단비가 내린 것처럼 참으로 반가운 일이라 할 수 있습니다.

《새로보는 방약합편》은 병증도표(病症圖表)를 통해 초보자라도 적합한 처방을 선택할 수 있도록 안내해 주고 있습니다. 또한 수많은 경험과 연구의 결과들은 난치병을 치료하는 방법을 제시해 주고 있습니다. 치통에 사용하는 사위탕을 아토피성 피부염에, 자신보원탕을 버거씨병에, 탁리소독음을 대상포진에, 정전가미이진탕을 알레르기성 피부염에 사용한 점, 정충(怔忡)과 불면에 사용하는 귀비탕을 이명(耳鳴), 치통,

수족저림, 수장한(手掌汗), 족장균열(足掌龜裂), 질건조증, 손톱균열, 갑상선기능저하증 등에 다양하게 사용하여 치료범위를 넓힌 점이 주목할 만합니다. 이처럼 《새로보는 방약합편》은 한의사나 한약사뿐 아니라 의료계에 종사하는 모든 이들에게 훌륭한 참고서가 될 것으로 확신하는 바입니다.

2006년 9월

포천중문의과대학교 대체의학대학원장 전 세 일

방약합편의 이해와 운용을 한층 깊고 편리하게

"기초 없이는 어떤 학문도 이루어낼 수 없다."

이는 한의학뿐만 아니라 모든 학문에 공통된 의제일 것입니다. 그렇다면 한의학에서, 특히 임상에서의 활용도가 높은 기초는 무엇일까요? 대부분의 임상가들이 나와 같이 방제학(方劑學)을 떠올릴 것이라 믿습니다. 처방은 한의학의 가장 중요한 치료수단 중 하나이며, 또한 기타 학문에서는 찾을 수 없는 한의학만의 고유 영역이기 때문입니다.

한의학에서 이토록 중요한 방제, 처방이란 질환이 동일하더라도 환자마다 각기 다른 병인(病因)과 체질 및 잘못된 습관 등에서 오는 다양한 병증을 변증(辨證)한 후 음(陰)·양(陽)·표(表)·리(裏)·한(寒)·열(熱)·허(虛)·실(實) 팔강(八綱)에 따라 치료방침을 정하는 핵심기법입니다. 따라서 그 운용방법이 심오하면서도 난해합니다. 우리나라의 한방 임상가들이 처음 접하는 책이 바로《방약합편方藥合編》일 것입니다. 《방약합편》은 우리나라의 대표적 종합의서인 《동의보감東醫寶鑑》을 모태로 한 간요의서(簡要醫書)로, 한방 임상가가 환자를 진료하는 데 잠시라도 멀리해서는 안 되는 의서입니다.

《새로보는 방약합편》에서 저자 이종대 선생님은 원서에 수록되어 있는 470여 처방을 상통(上統)·중통(中統)·하통(下統)으로 나누어 해설하고, 30여 년에 걸친 임상경험이 녹아 있는 치험례(治驗例)를 기록했습니다. 뿐만 아니라 인체의 병리상태와 처방을 연결하는 병증도표(病症圖表), 《동의보감》 각 문(門)에 따른 처방을 정리해 놓은 활투침선(活套鍼線) 등으로 방약합편의 이해와 운용을 한층 깊고 편리하게 했습니다. 게다가 각 질환별 기초처방 몇 가지의 기본정신을 이어받은 하위처방들을 모두 제시해 주어 기초처방 몇 가지의 정신만 이해하면, 처방을 무궁무진하고 자유롭게 운용할 수 있는 길을 열어주고 있습니다. 그런 점에서

이 책은 매우 실용적인 임상기준서입니다.

　　　한방치료의 근거인 증과 맥을 살펴보고, 화법(和法: 한汗, 토吐, 하下 등)에 따라 투약하며, 적당한 치료법을 계속 시술하면 환자는 소원대로 질병의 고통에서 탈출할 수 있습니다. 본서에서는 이러한 원칙을 경험적이고 보편적으로 간단하게 기술해 놓았습니다. 아주 작은 솔씨가 자라 낙락장송이 되듯, 이것이 기초가 되어 매일 학구(學究)에 열중하는 후학들에게 나침반 역할을 하는 한의학 서적이 되길 바라는 바입니다.

　　　끝으로 30년이 넘게 쌓여온 보배와 같은 임상경험을 사장(死藏)하지 않고, 이토록 방대한 자료로 정리해 주신 이종대 선생님의 노고에 심심한 감사를 표하며, 벅차오르는 감동을 한의학 발전을 위해 헌신하는 분들과 나누고자 합니다.

2006년 9월

전 국립의료원 한방진료부장 김 용 호

활투침선을 자세하게 설명
초학자도 쉽 게 볼 수 있게

　　　한의학(韓醫學)은 한국·중국·일본 삼국에서 전통의학으로 발전해왔습니다. 중국은 서양의학과 교류를 통하여 중의학(中醫學)의 체계를 세우는 데 적극적이었고, 일본은 한방의학(漢方醫學)을 서양의학과 공존시키기 위해 한의학의 경험적 지식을 객관화하는 데 앞장서왔습니다. 우리나라는 반도국가라는 특성상 중국과 일본의 장점을 받아들였으므로 한의학의 수준은 높으나, 도제식 교육과 경험기록 부재로 그 계승과 객관화·과학화가 미흡합니다. 게다가 한의학이 치료의학이란 의미보다는 동양철학이란 의미로 인식되어 왔다는 사실이 한의학의 도약을 방해하고 있습니다.

　　　질병에 동서(東西)가 없듯이 질병에 대한 접근 역시 동서가 다르지 않다는 생각을 가지고 한의학 개념을 바탕으로 서양의학적 이해를 추구하고, 한·양방 협진을 통해 통합의학의 길을 모색할 필요도 있다고 봅니다. 우리나라 한의학 대학교육에서 임상분야의 많은 부분이 서양의학의 토대 위에 한의학을 구축하고 있어 한·양방이 결합된 절충형을 유지하고 있습니다. 이런 면에서 보건대, 이번에 출간되는 《새로보는 방약합편》은 우리 한의학의 이론적·사변적인 측면을 극복하고 보다 실증적이고 객관화·과학화하는 데 좋은 방향을 제시해주고 있습니다.

　　　다른 의술을 배우는 사람도 마찬가지이지만, 특히 한의학도는 경험과 학식이 풍부한 대가의 지식을 반드시 습득해야 합니다. 그래야 자신과 확신을 가지고 올바른 처방을 선택·가감·응용하여 더 많은 질병을 치료할 수 있습니다. 《새로보는 방약합편》은 원서에 수록된 470여 처방을 이종대 선생님의 30여 년 경험이 담긴 20만 건에 달하는 치험례 및 여러 한의사의 예를 바탕으로 설명한 책입니다. 이런 의미에서 이 책은 다수의 한의사와 의사가 참여하여 동서의학의 기초를 확실히 다진 연구 성과물이라고 할 수 있습니다. 또한 처방해설 부분에서는 적응증과 병증의 발병기전, 치료기전 등을 상세하게 설명했고, 치험례를 통하여 이러한 이론을 뒷받침함으로써 공허하기 쉬운 치료의학으로서의 한의학을 충실히 했습니다.

특히 눈에 띄는 부분은 활투침선(活套鍼線)과 병증도표(病症圖表)입니다. 《방약합편》의 가장 큰 특징은 활투침선이라고 할 수 있는데, 《동의보감》의 배열순인 잡병 내경 외형 부인 소아의 순으로 분류되어 병증의 방향제시에 따라 방제선택을 용이하게 했습니다. 그러나 평소 활투침선이 너무 간결하게 요약되어 초학자에게는 어렵다고 생각했는데, 《새로보는 방약합편》은 활투침선을 자세하게 설명하여 초학자도 무난히 볼 수 있게 했습니다. 또한 병증도표를 만들어서 임상에서 편하게 쓸 수 있도록 하여 임상가의 환영을 받을 줄로 믿어 의심치 않습니다.

2006년 9월

경희대학교 동서의학대학원 동서의학과 교수 류 재 환

추천사

30여 년 임상경험을 토대로 새로운 주석을 달아

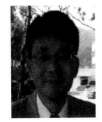

《감기感氣의 한약치료韓藥治療》, 《빈용頻用 101처방》, 《빈용頻用 202처방》을 출간하여 한의사 및 한의대생들에게 많은 도움을 주셨던 이종대 선생님께서 그 완결편이라 할 수 있는 《새로보는 방약합편》을 출판하게 된 것을 진심으로 환영합니다.

인류는 예로부터 동서고금을 막론하고 인체라는 흑상을 밝히기 위해 부단히 노력해왔습니다. 서양의학이 그 흑상을 직접 열어보는 방법을 통해 의학을 연구해왔다면, 한의학은 흑상을 열지 않은 채 연구하는 방식을 중시했습니다. 그 과정에서 여러 가지 의론(醫論)들이 등장했고, 아직까지 강호(江湖)에서는 여러 의론이 등장하고 있으며, 각기 그 탁월한 효과를 발휘하며 인정받고 있습니다. 그 와중에 30년간 여러 임상경험을 토대로 방제와 인체 생리병리에 대해 나름대로 이론을 정립하여 저술하신 이종대 선생님의 저술들, 특히 《새로보는 방약합편》은 이론과 실제가 동떨어지지 않고, 그 오묘한 끈을 이었다는 면에서 찬사를 받을 만하다고 생각합니다. 빈용 시리즈에 이은 본서는 이론적 가치뿐 아니라 임상 가치 역시 상당하다고 생각하여 이렇게 추천의 글을 쓰게 되었습니다.

　　잘 아시는 것처럼, 《방약합편方藥合編》은 혜암(惠庵) 황도연(黃度淵 1807~1884) 선생님이 집필하고, 그의 아들 황필수가 정리·편집하여 고종 21년(1884)말에 상재(上梓)하여 이듬해 간행되었습니다. 《의방활투醫方活套》와 《의종손익醫宗損益》을 합편하고, 공정현(龔廷賢)의 《고금의감古今醫鑑》, 《만병회춘萬病回春》, 《제중신편濟衆新編》의 약성가(藥性歌)를 보입하여 모두 514수의 약성가를 실었습니다. 《방약합편》의 모태격인 《의종손익》은 《동의보감東醫寶鑑》에서 병증 분류가 중복된 것을 수정하고, 《동의보감》 이후의 책들을 인용한 책입니다. 처방은 《의방활투》의 방식을 그대로 따라 상(上)·중(中)·하(下) 삼통(三統)으로 분류하여 상통(上統)에는 보(補)하는 방제 123방(方), 중통(中統)에는 화해(和解)하는 방제 181방(方), 하통(下統)에는 사(瀉)하는 방제 163방(方)을 수록했습니다. 그 외에 석은보귀방(石隱補貴方) 17방(方), 제상문(諸傷門) 7방(方), 해독문(解毒門) 2방(方), 잡방문(雜方門) 14방(方)을 합하여 《방약합편》에는 총 507방(方)이 수록되어 있습니다.

　　이렇듯 《방약합편》은 《동의보감》, 《제중신편》, 《의종손익》의 맥을 잇고, 동시에 《동의보감》 이후 새로이 출간된 《경악전서景岳全書》 등을 인용했으므로, 《동의보감》에서 요점을 추림과 동시에 보다 진보한 내용을 추가한 책이라 할 수 있습니다. 이러한 《방약합편》에 이종대 선생님께서 30여 년 임상경험을 토대로 새로운 주석을 달아 주셨습니다. 방(方)의 구성과 주치(主治)증상만 제시하고, 처방의 구성 내용에 대한 방해(方解)는 빠져있던 기존 《방약합편方藥合編》에 방해(方解)와 임상례, 그리고 활투침선(活套鍼線) 해설, 병증도표(病症圖表), 방제 비교까지 제시함으로써 《방약합편》 방제를 활용할 토대를 마련한 것입니다.

　　한의학은 실용학문입니다. 그렇기 때문에 내용이 너무 추상적이어서도 안 되고, 이론에 얽매여서도 안 됩니다. 그렇다고 이론적 토대를 무시하는 것은 아닙니다. 술(術)과 학(學)을 제대로 겸비해야 빛을 발하는 것이 한의학이며, 그 중심에 방제학이 있습니다. 술(術)과 학(學)이 괴리된 한의학은 더 이상 의학으로서 가치를 발휘할 수 없습니다. 본서(本書)는 술(術)과 학(學)의 연계를 위해 방제의 기초설명과 더불어 환자의 상태, 증상요점, 방제 간 비교, 병증도표, 그리고 임상례를 제시함으로써 매우 높은 가치를 가진다고 생각합니다. 아무쪼록 본서가 한의학계에 소중한 가치를 지닌 서적이 되길 바라며 추천사를 마칩니다.

2006년 9월

대구한의대학교 한의과대학 교수 김 상 찬　　(서명)

韓醫學을 이해하기 위해서는 東醫寶鑑에 앞서 새로보는 方藥合編의 活套鍼線을 읽는다.
臨床活用을 위해서는 病症圖表를 읽는다.

하 下

통 統

목 차

개요

1885년 황도연 선생의 뜻에 따라 출간된《방약합편》은 세월이 지날수록 수많은 임상가에게 애용되는 처방집입니다. '실용성(實用性), 간결성(簡潔性), 임상활용의 편리성(便利性)에서 볼 때 그 유(類)를 찾아볼 수 없는 특출한 것'이라는 극찬(極讚)을 받았으며, 앞으로 한의학 부흥과 더불어 점차 외국에 소개될 만한 책으로 지목(指目)되고 있습니다.

모든 책이 그렇듯이《방약합편》에도 장점만 있는 것은 아닙니다. 임상에서 활용하는 처방 위주로 간결하고 명료하게 요약했기 때문에 한의학을 심도 있게 공부한 이에게는 더할 나위 없이 좋은 참고서가 되지만, 초학자(初學者)는 그 뜻을 파악하기 어렵다는 단점이 있습니다. 더구나 지금은 옛날처럼 도제식(徒弟式) 학습을 하지 않기 때문에 더욱 그렇습니다.《새로보는 방약합편》은 이러한 문제점을 해소하기 위해 간결하고 명료하게 요약된 부분을 임상에서 활용할 수 있도록 설명하는 것에 중점을 두고 있습니다.

책의 구성

《새로보는 방약합편》은 다음과 같이 총 4권으로 구성되어 있습니다.
▸제1권: 상통(上統: 補劑) 처방해설 및 활용사례
▸제2권: 중통(中統: 和劑) 처방해설 및 활용사례
▸제3권: 하통(下統: 攻劑) 처방해설 및 활용사례
▸제4권: 활투침선, 병증도표, 손익본초, 한국의 역대 한의학서

처방해설 및 활용사례

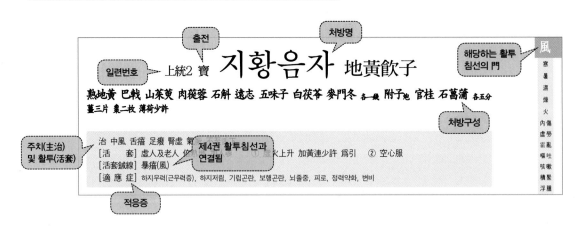

1 조문은 남산당에서 출판한 방약합편을 기준으로 하되, 목판본과 대조하여 잘못된 것을 바로잡았습니다.

[예1] 이진탕(中99)左頭痛屬血虛 朝輕夕重 合[四物湯](上統六十八) 加荊芥 · 薄荷 · 細辛 · 蔓荊子 · 柴 苓(남산당)
　　　上頭痛屬血虛 朝輕夕重 合[四物湯](上統六十八) 加荊防 · 薄荷 · 細辛 · 蔓荊子 · 柴 苓(목판본 선택)
[예2] 지출환(下23)
　　　本 仲景 少 作湯用 至易老 改爲丸(남산당)　　本 仲景 作湯用 至易老 改爲丸(목판본 선택)
[예3] 십장군환(下51)
　　　治 久痼 及 母(목판본)　　治 久　 及 母(남산당 선택)
[예4] 궁하탕(中100)
　　　咳嗽 加知母 杏仁(목판본)　　咳嗽 加貝母 杏仁(남산당 선택)

2 처방설명은 임상활용에 초점을 맞추었습니다. 먼저, 흔히 사용할 수 있는 병증을 나열했고, 이후 이러한 병증이 발생하는 기전과 해당 처방의 치료기전을 설명했습니다. 예전에는 특정 병증에 사용했었지만 현재 활용도가 낮아진 경우는 심도 있게 언급하지 않은 반면, 예전에 활용하지 않은 병증이라도 약성에 의거하여 현재 활용도가 높아졌다면 충분하게 설명했습니다.

3 처방구성은 처방의 약성을 설명하는 부분입니다. 구성하는 약재 각각의 약리작용을 나열하여 약재가 처방 중에서 어떤 작용을 하고 있는지 알 수 있게 했습니다. 물론 실험하는 방법이 탕제기에 달이는 것과 다르다는 점도 있고, 구성 약재를 한 번에 달여서 실험한 것이 아니라 단일 약재의 특정 성분을 근거로 한 경우도 있기 때문에 실제 처방의 약성과 차이가 있을 수 있습니다. 따라서 이 부분은 절대적인 처방의 약성을 강조하는 것에 목적을 두는 것이 아니며, 객관적으로 처방을 이해할 수 있게 하려는 방법론적인 시도에 그 의미가 있습니다.

4 처방비교는 유사한 병증에 사용하는 처방들 간의 공통점과 차이점을 부각시켜 해당 처방 이해를 돕습니다. 동일한 병증에 사용하는 처방은 다양하기 때문에 처방을 선정하는 것만큼 어려운 일도 없습니다. 이 부분은 이러한 어려움을 다소 해소해줍니다. 단, 특정 병증에 상용하는 처방이 있기 때문에 처방마다 서로 겹치는 문제점이 있어 가급적 중복을 피했습니다.

5 활용사례는 처방을 사용하여 치료되었거나, 부작용이 발생한 예입니다. 처방해설이나 구성약재의 약성에 기준을 두고 처방을 학습하는 경우가 많은데, 실제로 치료된 사례를 읽다 보면 처방에 대한 상(象)이 그려지기 때문에 기억에 오래 남는다는 장점이 있습니다. '百聞이 不如一見'이라는 말처럼 백 번 듣는 것보다 한 번 보는 것이 확실합니다. 조문을 백 번 외우는 것보다 활용사례를 한 번 보는 것이 나을 수 있습니다.

목차의 분류는 해당처방을 임상에서 빈용하는 병증에 따라서 순서대로 분류했습니다. 목차에서 가는 글씨로 표시한 것은 실제 활용사례는 있지만 지면이 부족하여 다른 것과 중복되는 것을 생략했다는 의미입니다. 모든 활용사례는 저자의 의도를 살리기 위해 원문을 그대로 사용하는 것을 원칙으로 했기 때문에 문법에 맞지 않은 문장도 있을 것이며, 현재 사용하지 않는 단어나 사투리 등이 포함되기도 했습니다.

활투침선(活套鍼線)

活 활용하다	套 버릇이 되어 이루어진 일정한 틀
鍼 바늘	線 실

활투침선은 바늘이 실을 이끄는 것처럼 특정 病症에는 어떤 處方을 사용한다는 식으로 버릇처럼 활용한다는 의미이다. 예를 들어 氣虛頭痛기허두통에 순기화중탕을, 血虛頭痛혈허두통에는 당귀보혈탕을 사용한다는 공식을 설정해 놓은 것이다. 뿐만 아니라 風門, 寒門, 暑門, 濕門, 燥門, 火門, 內傷門, 虛勞門으로부터 시작하여 婦人門, 小兒門에 이르기까지 科別로 분류하고 있어 학습과 임상활용에 효율적이다.

활투침선은 의자(醫者)가 환자를 대할 때마다 가지고 다녔던 핸드북(handbook)이라고 할 수 있습니다. 환자를 치료하기 위해서는 의서(醫書)를 읽고 또 읽어서 많은 처방을 숙지해야 합니다. 그러나 환자를 진료할 때는 학습했던 책을 모두 가지고 다닐 수 없기 때문에 병증과 처방을 연결해 주는 간추린 책이 필요했습니다. 특히 예전에는 모든 응급질환을 한방으로 치료했고, 응급질환을 다룰 때는 여유롭게 처방을 검토할 시간이 허락되지 않기 때문에 더욱 그러했습니다. 활투침선은 이러한 역할을 하는 책입니다. 즉 병증에 가장 적합한 처방, 병증에 가장 실용적인 처방을 연결하는 기능이 있습니다. 이는 활투침선에 실린 처방들이 당시에 가장 많이 활용되었다는 뜻이며, 치료율 또한 가장 높았음을 의미합니다.

활투침선은 총 54개의 문(門)으로 구성

여기서 문(門)은 과(科)라고 할 수 있습니다. 예를 들어 이문(耳門)은 귀에서 발생할 수 있는 병증을 다루고 있습니다. 즉, 이비인후과(耳鼻咽喉科)의 일부분입니다. 내상문(內傷門)은 소화기와 연관된 병증을 다루고 있으며, 내과(內科)에 해당한다고 할 수 있습니다.

각 문(門)마다 병증을 분류했고, 병증의 이해를 돕기 위해 해설을 덧붙이고, 해당 처방을 열거했습니다. 또한《동의보감》,《제중신편》,《의종손익》등을 참고하여 병증과 처방을 삽입한 부분이 있으며, 필자의 소견에 따라 병증과 처방을 삽입하기도 했습니다.

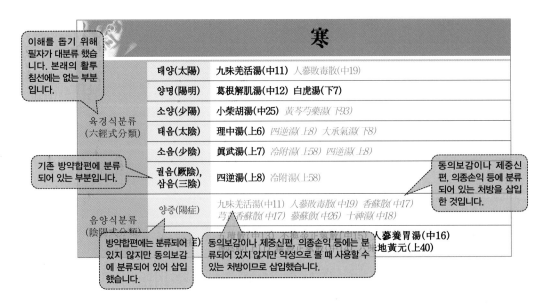

병증도표(病症圖表)

활투침선이 19세기의 핸드북(handbook)이었다면, 병증도표는 21세기의 핸드북(handbook)이라고 할 수 있습니다. 이들의 차이점을 두 가지 관점에서 살펴보려고 합니다.

첫째, 19세기에는 이질(痢疾)이나 학질(瘧疾) 같은 전염성질환이 발생했을 때 모두 한방으로 치료했으므로 활투침선에는 급성질환에 사용하는 처방이 포함되어 있습니다. 그러나 지금은 이질이나 학질에 걸리는 환자가 많지 않을뿐더러, 걸리더라도 일차 치료는 양방에서 하기 때문에 이런 질환에 처방을 활용하는 빈도가 급감했습니다. 반대로 요즘에는 요통이나 소화불량, 불임 같은 만성 증상과 질환에 한약을 사용하는 빈도가 높아졌습니다. 병증도표는 요즘 한의원을 찾는 환자의 병증을 근거로 작성했다는 특징이 있습니다. 물론 예전에도 만성질환이 많았고, 그에 해당하는 처방이 있었기 때문에 활투침선의 분류와 병증도표의 분류 간에 다소 겹치는 부분이 있습니다. 따라서 병증과 처방을 연결할 때는 병증도표뿐 아니라 활투침선도 참고하는 것이 좋습니다.

둘째, 활투침선은 19세기에 통용되던 병증을 기준으로 분류한 것이고, 병증도표는 요즘 통용되는 병증까지 포함하고 있습니다. 예를 들어 19세기에는 아토피성피부염이나 알레르기성피부염 같은 병증이 존재하지 않았으므로, 이러한 병증은 병증도표에만 포함되어 있습니다. 반대로 이질이나 학질 같은 병증에 한약을 상용하지 않기 때문에 병증도표에는 빠져 있습니다.

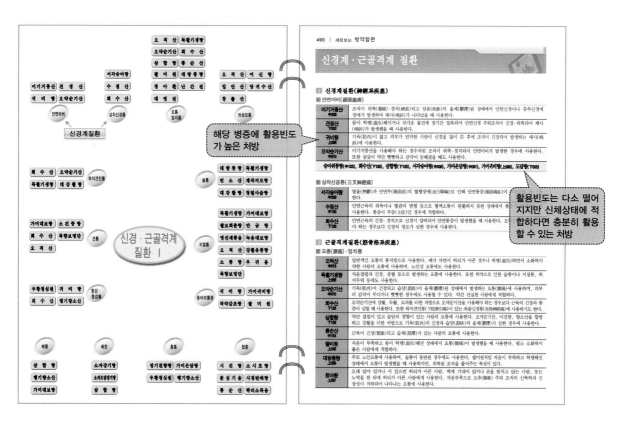

일러두기

손익본초(損益本草)

《손익본초》는 황도연 선생이 1868년(고종5년)에 지은 《의종손익》의 부록인 본초서(本草書)입니다. 식물성 본초에서 광물성 약재에 이르기까지 총 514종을 차례로 배열했고, 《만병회춘》의 약성가(藥性歌)를 칠언절구(七言絶句)로 편술(編述)하여 암송(暗誦)할 수 있게 만들었다는 특징이 있습니다.

본초명(本草名)
향약명(鄕藥名)

약성가(藥性歌)

약성, 효능, 특성

人蔘(삼)

人蔘味甘補元氣 止渴生津調營衛
인 삼 미 감 보 원 기   지 갈 생 진 조 영 위

①生凉 熟溫 ②入手太陰(氣中血藥)(入門) ③以細辛密封 經年不蛀 ④反黎蘆 畏五靈脂皂角黑豆紫石英 忌鐵 ⑤補氣須用人蔘 血虛亦須用之 ⑥人蔘補五臟之陽 沙參補五臟之陰 ⑦回元氣於無何有鄉 ⑧得升廁瀉 肺脾火 得茯苓瀉腎火 得麥門冬生脈 得乾薑補氣 得芪甘除大熱瀉陰火 又瘡家聖藥(本草) ⑨焙用(備要) ⑩(蘆)弱者 以蔘蘆代瓜蒂 痰畜胸中 蔘蘆湯加竹瀝吐之(本草) ⑪(尾)主下氣同橘薑服 ⑫(葉)主産後感冒同白吉更服(俗方)

⑤雜用之得平 ⑥(稍)主胷熱莖痛 ⑦(頭)主癰本草) ⑧自中原移種 産咸鏡道(寶鑑)

감초는 맛은 달고 성질이 따뜻하며, 脾, 胃, 肺經에 들어가 작용한다. 모든 약을 조화시키며, 생것은 화를 사하게 하고, 구운 것은 온하게 하여 脾胃를 튼튼하게 하며 調和作用을 한다. ①일명 국로 ②족태음궐음과 수족 십이경에 들어간다. ③원지·대극·원화·감수·해조를 오하고, 저육과 숭채를 기한다. ④열과 백약의 독을 푼다. ⑤약기운이 위로 오르기도 하고, 아래로 내리기도 하여 사를 물리치고, 인통을 없애어 완□바르게 하고 음혈을 보양한다. 그 약성이 □□하게 할 수 있으므로 모든 약물을 조화시킨다. 혈약과 함께 쓰면 그 열을 누그러뜨리고, 한약과 함께 쓰면 그 한을 누그러뜨리고, 한열이 섞인 데 사용하면 순평해진다. ⑥[뿌리끝]흉격열과 경통을 다스린다. ⑦[노두]옹저를 다스리며, 토하게 하는 약에 넣는다(本草). ⑧중원에서 종자를 이식했는데 함경도에서 생산한다(寶鑑).

한국(韓國)의 한의약서(韓醫藥書)

한의학은 한국과 중국을 비롯하여 일본, 베트남, 티베트, 몽골 같은 동아시아 문화권에서 생성되고 발전해온 의학입니다. 특히 한국과 중국에서는 오래전부터 수많은 의학 기록과 경험이 수록된 서책들이 발간되어 후대에 많은 영향을 끼치고 있습니다.

우리 조상들은 중국에서 들여온 서책(書冊)을 참고하고 그들만의 경험을 살려 우리 실정에 맞는 의학서적을 출간했는데, 종합서(綜合書)와 전문서(專門書)를 통틀어 무려 100종이 넘습니다. 그러나 예전에는 출판기술이 발달하지 못하여 널리 알려지지 못한 것들이 많아 아쉬움이 큽니다. 《새로보는 방약합편》에 한국의 역대 한의약서를 첨부하는 이유는 선조들의 경험이 담겨 있는 책들을 알리고, 후학들이 이를 본받아 한의학을 발전시켜 한국뿐 아니라 세계적으로 한의학 중흥(中興)을 이루기 바라는 마음에서입니다.

활용
방법

《새로보는 방약합편》은 임상서입니다. 따라서 일차 목적은 환자가 호소하는 '병증(病症)'과 그에 적합한 '처방(處方)'을 연결해 주는 것입니다. 따라서 활투침선(活套鍼線)과 병증도표(病症圖表)를 참고하여 환자의 병증을 확인한 연후에 상통(上統), 중통(中統), 하통(下統)의 처방해설과 활용사례를 통해 적합한 처방을 확증하는 식으로 활용할 것을 권장합니다.

[예1] 좌섬요통을 호소하는 환자가 왔을 때의 활용방법

활투침선 요문(腰門)에서 좌섬을 찾습니다.
또는 **병증도표** 요통분류에서 좌섬을 찾습니다.

적합한 처방이 있는지 확인합니다.

처방선정이 어려울 때는 상통(上統), 중통(中統), 하통(下統)의
처방설명을 읽고 적합한 처방이 있는지 확인합니다.

활용사례에 있는 치료례를 통해 자신감을 얻을 수 있습니다.

약호 (略號)

[經驗方]	남북경험방(南北經驗方)	[備要]	본초비요(本草備要)
[景岳]	경악전서(景岳全書)	[傷寒]	상한론(傷寒論)
[局方]	화제국방(和劑局方)	[神農]	신농본초경(神農本草經)
[金匱]	금궤요략(金匱要略)	[醫林]	의림촬요(醫林撮要)
[內經]	황제내경(黃帝內經)	[益, 損益]	의종손익(醫宗損益)
[內局]	내의원약국방(內醫院藥局方)	[入門]	의학입문(醫學入門)
[丹心]	단계심법(丹溪心法)	[資生]	자생경(資生經)
[得效]	세의득효방(世醫得效方)	[正傳]	의학정전(醫學正傳)
[寶, 寶鑑]	동의보감(東醫寶鑑)	[直旨]	직지방(直指方)
[保, 保元]	수세보원(壽世保元)	[衆, 濟衆]	제중신편(濟衆新編)
[本草]	본초강목(本草綱目)	[千金]	천금방(千金方)
[備急方]	주후비급방(肘後備急方)	[湯液]	탕액본초(湯液本草)

상上
통統
목차

중中
통統

목
차

활活침鍼
투套선線

목차

병病도圖
증症표表

목차

신경계神經系 · 근골격계질환筋骨格系疾患

생식기질환生殖器疾患

01 여성음부소양증女性陰部搔痒症
02 여성외음부염증女性外陰部炎症
03 음탈陰脫
04 고환염睾丸炎
05 음낭수종陰囊水腫

06 유정遺精
07 발기부전勃起不全
08 조루早漏
09 정자무력증精子無力症 · 정자감소증精子減少症

10 질건조증膣乾燥症, 분비물감소分泌物減少
11 성교통性交痛
12 성교출혈性交出血
13 성불감증性不感症

소아질환小兒疾患

01 식욕부진食慾不振
02 구토嘔吐
03 연변軟便
04 설사泄瀉
05 변비便秘
06 복통腹痛
07 성장통成長痛
08 소아허약小兒虛弱

09 발열發熱
10 야뇨夜尿
11 야제夜啼
12 경기驚氣
13 경계驚悸
14 도한盜汗
15 감기빈발感氣頻發
16 감기感氣

17 홍역紅疫
18 수두手痘
19 소아천식小兒喘息
20 소아코피
21 소아중이염小兒中耳炎
22 틱tic
23 유연증流涎症

소화기질환消化器疾患

01 식욕부진食慾不振, 소식小食
02 소화불량消化不良
03 식체食滯
04 식체빈발食滯頻發
05 식상食傷 · 식중독食中毒
06 주상酒傷
07 구토嘔吐
08 오심惡心 · 트림
09 속쓰림
10 위통胃痛
11 복통腹痛

12 하복통下腹痛
13 하복포만下腹飽滿
14 고창鼓脹
15 충수염蟲垂炎
16 설사泄瀉
17 연변軟便, 세변細便
18 대변빈번大便頻繁, 식후즉변食後卽便, 대변실금大便失禁
19 변비便秘, 변폐便閉, 대변난大便難
20 변혈便血
21 탈항脫肛

22 치질痔疾
23 황달黃疸
24 간염肝炎
25 담결석膽結石
26 매핵기梅核氣
27 딸꾹질
28 위하수胃下垂
29 과민성대장증후군過敏性大腸症候群
30 복명腹鳴

정신질환精神疾患

01 불안不安, 초조焦燥
02 우울憂鬱
03 공황장애恐惶障碍
04 경계驚悸
05 정충怔忡
06 흉비胸痞
07 불면不眠 · 천면淺眠

08 기면嗜眠
09 다몽多夢
10 잠꼬대
11 이갈이
12 잠버릇
13 몽유병夢遊病
14 짜증, 신경질

15 건망健忘, 기억력격감
16 졸도卒倒, 중기中氣
17 정신이상精神異常
18 간질癎疾
19 화병火病
20 한숨쉼

피부질환皮膚疾患

01 은진癮疹
02 반진癍疹
03 피부소양皮膚搔痒
04 피부건조皮膚乾燥
05 수장건조手掌乾燥
06 족장건조足掌乾燥 · 균열龜裂
07 면적面赤
08 주사비酒渣鼻
09 두창頭瘡

10 옷오름
11 손톱부러짐, 손톱변형, 손톱균열
12 아토피성 피부염
13 접촉성피부염接觸性皮膚炎
14 한랭성피부염寒冷性皮膚炎
15 햇빛 알레르기
16 지루성피부염脂漏性皮膚炎
17 주부습진主婦濕疹
18 서혜부습진鼠蹊部濕疹

19 여드름
20 기미
21 약물발진藥物發疹
22 대상포진帶狀疱疹
23 자반병紫斑病
24 신장풍腎臟風 · 염창臁瘡
25 탈모脫毛
26 종기腫氣

호흡기질환呼吸器疾患

01 코감기
02 기침감기
03 목감기
04 몸살감기
05 발열감기
06 한열감기

07 내상감기
08 여름감기
09 임신감기
10 허로감기
11 천식喘息, 알레르기성 기관지천식
12 기관지염氣管支炎

13 기관지확장증氣管支擴張症
14 폐결핵肺結核
15 수면무호흡睡眠無呼吸
16 가래

내분비질환內分泌疾患

01 다한多汗
02 도한盜汗
03 수장한手掌汗
04 하지한下肢汗
05 액한腋汗

06 낭습囊濕
07 서혜부습진鼠蹊部濕疹
08 무한無汗
09 당뇨병糖尿病
10 갑상선기능항진증甲狀腺機能亢進症

11 갑상선기능저하증甲狀腺機能低下症
12 골다공증骨多孔症
13 임파선종淋巴腺腫
14 담종痰腫 · 담핵痰核

손익본초損益本草 목차

15 巴戟파극
16 遠志원지
17 淫羊藿음양곽
18 仙茅선모
19 玄參현삼
20 地楡지유
21 丹參단삼
22 紫草자초
23 白芨백급
24 三七根삼칠근

25 黃連황련
26 胡黃蓮호황련
27 黃芩황금
28 秦艽진교
29 柴胡시호
30 前胡전호
31 防風방풍
32 羌活강활
33 獨活독활
34 升麻승마

35 苦參고삼
36 白蘚皮백선피
37 延胡索연(현)호색
38 貝母패모
39 山慈菰산자고
40 白茅根백모근
41 龍膽草용담초
42 細辛세신
43 白薇백미

芳草방초　　　　33종

01 當歸당귀
02 川芎천궁
03 蛇床子사상자
04 藁本고본
05 白芷백지
06 白灼藥백작약
07 赤芍藥적작약
08 木香목향
09 甘松감송
10 良薑양강
11 草豆蔲초두구

12 草果초과
13 白荳蔲백두구
14 砂仁사인
15 益智仁익지인
16 蓽撥필발
17 肉荳蔲육두구
18 破古紙파고지
19 薑黃강황
20 鬱金울금
21 莪朮아출
22 三稜삼릉

23 香附子향부자
24 藿香곽향
25 澤蘭葉택란엽
26 香薷향유
27 荊芥형개
28 薄荷박하
29 蘇葉소엽
30 蘇子소자
31 大茴香대회향
32 小茴香소회향
33 百合백합

濕草습초　　　　49종

01 甘菊감국
02 艾葉애엽
03 茵蔯인진
04 菁蒿청호
05 益母草익모초
06 茺蔚子충울자
07 夏枯草하고초
08 金沸草금불초
09 靑葙子청상자

10 紅花홍화
11 大小薊대소계
12 續斷속단
13 漏蘆누로
14 苧根저근
15 胡蘆巴호로파
16 鼠黏子서점자
17 蒼耳子창이자
18 豨薟희렴

19 甘蕉감초
20 鶴虱학슬
21 麻黃마황
22 木賊목적
23 燈心등심
24 生地黃생지황
25 乾地黃건지황
26 熟地黃숙지황
27 牛膝우슬

毒草독초 20종

蔓草만초 31종

水草수초   10종

01 澤瀉택사
02 石菖蒲석창포
03 蒲黃포황
04 浮萍부평
05 海藻해조
06 海帶해대
07 昆布곤포
08 海菜해채
09 甘苔감태
10 鹿角菜녹각채

石草석초   2종

01 石斛석곡
02 骨碎補골쇄보

苔草태초   1종

01 拳柏권백

香木향목   28종

01 側柏葉측백엽
02 柏子백자
03 松脂송지
04 肉桂육계
05 桂心계심
06 桂枝계지
07 辛夷신이
08 沈香침향
09 丁香정향
10 檀香단향
11 川椒천초
12 吳茱萸오수유
13 檳榔빈랑
14 大腹皮대복피
15 枳椇지구
16 枇杷葉비파엽
17 烏藥오약
18 乳香유향
19 沒藥몰약
20 血竭혈갈
21 安息香안식향
22 蘇合香소합향
23 龍腦용뇌
24 阿魏아위
25 蘆薈노회
26 胡桐淚호동루
27 茶茗다명
28 黃梅황매

喬木교목   20종

01 黃柏황백
02 厚朴후박
03 杜仲두충
04 樗根白皮저근백피
05 乾漆건칠
06 海桐皮해동피
07 苦楝根고련근
08 川楝子천련자
09 槐花괴화
10 秦皮진피
11 牙皂子아조자
12 皂角刺조각자
13 訶子가자
14 水楊수양
15 楡皮유피
16 蕪荑무이
17 蘇木소목
18 樺皮화피
19 棕櫚皮종려피
20 巴豆파두

瓜菜과채　　　　　　　　　　4종

01 茄子가자　　　　　　03 南瓜남과
02 冬瓜동과　　　　　　04 胡瓜호과

芝栭지이　　　　　　　　　　2종

01 松耳송이　　　　　　02 石耳석이

五果오과　　　　　　　　　　6종

01 李이　　　　　　　　03 烏梅오매　　　　　　05 栗子율자
02 杏仁행인　　　　　　04 桃仁도인　　　　　　06 大棗대조

山果산과　　　　　　　　　　17종

01 梨이　　　　　　　　07 陳皮진피　　　　　　13 胡桃肉호도육
02 木瓜모과　　　　　　08 靑皮청피　　　　　　14 榛子진자
03 山査산사　　　　　　09 柑子감자　　　　　　15 落花生낙화생
04 林檎임금　　　　　　10 柚子유자　　　　　　16 覆盆子복분자
05 柿子시자　　　　　　11 櫻桃앵도　　　　　　17 橡實상실
06 石榴석류　　　　　　12 白果백과

夷果이과　　　　　　　　　　5종

01 荔枝여지　　　　　　03 橄欖감람　　　　　　05 海松子해송자
02 龍眼용안　　　　　　04 榧實비실

瓜果과과　　　　　　　　　　7종

01 甛瓜첨과　　　　　　04 葡萄포도　　　　　　07 砂糖사탕
02 瓜蒂과체　　　　　　05 蘡薁영욱
03 西瓜서과　　　　　　06 獼猴桃미후도

水果수과　　　　　　　　　　3종

01 藕우　　　　　　　　02 蓮肉연육　　　　　　03 芡實감실

龍용 4종

01 龍骨용골
02 紫稍花자초화
03 穿山甲천산갑
04 蛤蚧합개

蛇사 2종

01 蛇退사퇴
02 花蛇화사

魚어 13종

01 鯉魚이어
02 鰱魚연어
03 石魚석어
04 鯽魚즉어
05 緇魚치어
06 魴魚방어
07 鱸魚노어
08 鱖魚궐어
09 大口魚대구어
10 鮰魚회어
11 鰾膠표교
12 靑魚청어
13 北魚북어

無鱗魚무린어 19종

01 蠡魚여어
02 鰻鱺魚만리어
03 鱓魚선어
04 鰌魚추어
05 黃顙魚황상어
06 鱣魚전어
07 鮎魚점어
08 鮏魚홍어
09 河豚하돈
10 比目魚비목어
11 鮫魚교어
12 烏賊魚오적어
13 海螵蛸해표초
14 鰕하
15 海馬해마
16 八稍魚팔초어
17 小八稍魚소팔초어
18 白魚백어
19 銀條魚은조어

龜鼈귀별 5종

01 龜甲귀갑
02 鼈肉별육
03 鼈甲별갑
04 蟹해
05 螃蟹방해

蚌蛤방합 12종

01 白蛤肉백합육
02 蛤蜊肉합리육
03 牡蠣모려
04 海粉해분
05 珍珠진주
06 瓦壟肉와롱육
07 石決明석결명
08 螺정
09 貝子패자
10 淡菜담채
11 海參해삼
12 田螺전라

土토   2종

01 伏龍肝복룡간   02 京墨경묵

金石금석   35종

01 金箔금박
02 銀屑은설
03 黑鉛흑연
04 自然銅자연동
05 黃丹황단
06 密陀僧밀타승
07 鐵漿철장
08 雲母운모
09 紫石英자석영
10 朱砂주사
11 水銀수은
12 輕粉경분

13 靈砂영사
14 雄黃웅황
15 石膏석고
16 滑石활석
17 赤石脂적석지
18 爐甘石노감석
19 石鍾油석종유
20 陽起石양기석
21 磁石자석
22 代赭石대자석
23 禹餘粮우여량
24 礜霜비상

25 靑礞石청몽석
26 花蘂石화예석
27 食鹽식염
28 凝水石응수석
29 芒硝망초
30 玄明粉현명분
31 碙砂망사
32 硼砂붕사
33 硫黃유황
34 白礬백반
35 石油석유

한약의서목차

韓약藥의醫서書

1 綜合書종합서

高句麗고구려

01 高麗老師方고려노사방

百濟백제

01 百濟新集方백제신집방

新羅신라

01 新羅法師方신라법사방

高麗고려

01 濟衆立効方제중입효방   02 藥方약방

朝鮮조선

近世근세

眼科안과

01 目科一覽목과일람

治腫科치종과

01 治腫秘方치종비방   02 治腫指南치종지남   03 若山好古撮要약산호고촬요

鍼灸침구

01 纂圖方論脈訣集成찬도방론맥결집성   02 鍼灸要訣침구요결   03 鍼灸經驗方침구경험방

本草본초

01 鄕藥採取月令향약채취월령   03 本草類函要領본초유함요령   05 本草學본초학
02 本草精華본초정화   04 申氏本草學신씨본초학   06 標準本草學표준본초학

譯註역주, 醫論의론

01 醫藥論의약론   03 解惑辨疑해혹변의   05 醫鑑重磨醫門入式의감중마의문입식
02 醫零의령   04 黃帝素問節要황제소문절요

四象醫學사상의학

01 東醫壽世保元동의수세보원   02 東醫四象新編동의사상신편

運氣論운기론

01 草窓訣초창결   02 草堂遺訣초당유결   03 濟癃篇제륭편

道敎醫學도교의학

01 醫藥鑑의약감   02 道藏輯要撮도장집요촬

養生양생

01 二養編이양편   02 壽養叢書類輯수양총서유집

法醫學 법의학

01 新註無寃錄 신주무원록
02 增修無寃錄 증수무원록
03 增修無寃錄諺解 증수무원록언해
04 審理錄 심리록
05 檢要 검요

獸醫學 수의학

01 鷹鶻方 응골방
02 新編集成牛馬醫方 신편집성우마의방
03 古本鷹鶻方 고본응골방
04 牛馬羊猪染疫病治療方 우마양저염역병치료방
05 馬經抄集 마경초집

臘藥 납약

01 諺解臘藥證治方 언해납약증치방
02 藥房謄錄 약방등록

醫譜 의보

01 醫科先生案 의과선생안
02 醫科八世譜 의과팔세보

醫學記事記載書籍 의학기사기재서적

01 世宗地理志 세종지리지
02 攷事撮要 고사찰요
03 攷事新書 고사신서
04 山林經濟 산림경제
05 增補山林經濟 증보산림경제
06 林園經濟志 임원경제지

새로
보는　方藥合編

새로보는 방약합편

http://cafe.daum.net/saebang2012에
새로운 활용사례를 업데이트(update)합니다.

하下통統
163종

主로 補益하는 處方

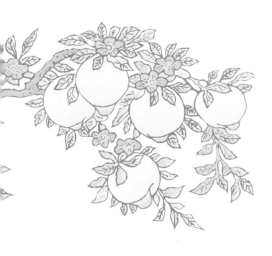

下統1 寶 자윤탕 滋潤湯

當歸 生地黃 枳殼 厚朴 檳榔 大黃 麻仁 杏仁 各一錢 羌活 七分 紅花酒焙 三分

[出　　典] 萬病回春·方藥合編 : 治風中臟 二便閉 先服此 後以[愈風散]調理
[活　　套] 實秘 郁李仁 一錢 或黑丑 五分 調服 虛人不可用
[活套鍼線] 中臟二便閉(風)
[適 應 症] 변비, 노인변비, 소아변비, 만성변비, 배변통, 항문통, 하복통

**처방
설명**　　자윤탕은 변비(便秘)에 사용하는 처방이다. 본래 풍문(風門)에 속해 있는 처방이고, 특히 중풍(中風)에 걸려 이변폐(二便閉)가 동반되었을 때 사용하는 처방으로 되어 있지만 선인들이 중풍환자의 변비(便秘)에 많이 활용했다는 것이지 반드시 중풍과 연계하여 생각할 필요는 없다. 중풍에 걸리면 지황음자나 신력탕을 써야 하는 경우처럼 언어옹삽(言語壅澁)이 동반되기도 하고, 만금탕이나 가미대보탕을 써야 하는 경우처럼 편마비(偏痲痹)가 발생하기도 하는데, 자윤탕은 중풍(中風) 증상과 함께 장의 운동성(運動性)이 저하되거나 소화기(消化器)에 자윤(滋潤)이 부족해져서 변비(便秘)가 발생했을 때 주로 사용했던 것뿐이다.

　자윤탕은 소승기탕에 자윤제(滋潤劑)를 더한 처방이므로 일반인의 완고한 변비(便秘)에도 쓸 수 있다. 그러나 완고한 변비를 치료하기 위해 승기탕을 사용하면 적체된 대변을 해소할 수는 있지만 반복하여 사용하면 대장을 자극하는 대황의 약성으로 인해 오히려 설사가 멈추지 않는 경우가 있다. 특히 옛날에는 영양이 부족하여 허약한 사람이 많았기 때문에 승기탕만 계속 쓸 경우에는 장점막이 손상되어 복용을 중단해도 설사를 계속하는 경우가 있었다. 이럴 때 사물탕을 복용시켜 설사를 멈추게 했는데, 자윤탕은 승기탕에 자윤제를 더한 처방이므로 이와 같은 부작용을 미연에 방지할 수 있다. 그래서 승기탕만 쓰기에는 자극이 너무 강하다고 생각될 경우, 자윤탕은 승기탕처럼 장(腸)의 운동을 활발하게 하면서 자윤을 공급해 주므로 부작용을 방지하면서 변비를 치료할 수 있다.

　자윤탕은 소아변비에도 활용하고 있다. 소아는 장기능이 활성화되어 있어 본래는 변비가 잘 발생하지 않는다. 그러나 성장기(成長期)이므로 어른에 비해 체열(體熱)이 더 많고 체온이 더 높아 대사가 빠르므로 체액부족으로 인해 변비가 발생하는 경우도 있다. 대사가 빠르면 그만큼 많은 수분이 필요하게 되므로 수분이 충분하게 공급되지 못하거나 수분의 소모가 많아진 경우에는 소화과정 중인 음식물에서 수분을 흡수하여 사용하게 된다. 그러나 소화과정에 있는 음식물에서 수분을 과다하게 흡수하면 대변이 비결(秘結)되어 변비가 발생할 수 있다. 이 경우 사물탕, 팔물탕, 지궁산, 우슬전, 궁귀탕 등을 사용하여 변비를 치료할 수 있는데, 상태가 완고하거나 증상이 심한 경우에는 사하제(瀉下劑)와 자윤제(滋潤劑)로 구성된 자윤탕을 사용할 수 있다.

　자윤탕은 노인변비에도 사용한다. 노인은 성장기(成長期)와 생식기(生殖期)를 지난 유지기(維持期)에 있다. 성장기에는 세포분열이 왕성하기 때문에 체열(體熱)이 많고 그만큼 소화기능도 왕성하다. 생식기에도 인체를 유지하는 데 필요한 에너지 외에 생식(生殖)에 필요한 에너지가 필요하기 때문에 인체의 기능이 활성화되어 있는 시기라고 할 수 있다. 그러나 나이가 들어 유지기에 접어들면 생명을 유지하기 위한 에너지만 필요하기 때문에 성장기나 생식기에 비하여 에너지량이 상대적으로 줄어들 수밖에 없다. 에너지량이 줄

어들면 인체의 기능이 전체적으로 저하되면서 소화기의 운동성도 떨어지고 소화액분비도 감소한다. 이러한 상태가 지속되면 대변이 적체될 수 있어 이른바 노인성 변비가 발생한다. 이 경우에 개인의 신체조건에 따라 허약이 심하면 보중익기탕, 교밀탕, 삼출건비탕, 경옥고, 조중이기탕 등을 쓸 수도 있지만, 허약이 심하지 않고 어느 정도 체력이 있을 경우에는 자윤탕을 사용할 수 있다. 물론 증상이 급하고 완고하면 비급환이나 온백원도 사용할 수 있다. 또한 노인이 되면 자윤물질의 생성이 원활하지 못하여 정허상태가 되기 쉽고, 이로 인해 장 평활근의 신축력이 저하되거나 장액 분비가 감소하여 정허성 변비가 발생하기도 한다. 이 경우 제천전이나 윤혈음, 경옥고나 사물탕 등을 사용할 수 있다.

조문을 보면 자윤탕을 복용한 다음에 유풍산으로 조리하라는 언급이 있는데, 중풍에 걸렸을 때 사용할 수 있는 많은 처방 중에 유풍산이 포함된 것이지 반드시 유풍산을 써야 하는 것은 아니며, 개인의 신체조건과 현재의 상태를 참고하여 적합한 처방을 선택해야 한다.

활투에서 허인(虛人)에게는 사용하지 말라고 한 것은 승기탕이 포함되어 있기 때문에 설사를 유발하여 탈기(脫氣)시킬 우려가 있기 때문이다.

처방구성을 보면 당귀는 혈관을 확장하는 작용이 있어 말초순환장애를 개선하고, 자율신경계의 긴장을 조절하며, 평활근을 이완시키는 작용이 있어 소화액분비와 연동운동(蠕動運動)을 촉진하면서 윤장작용도 한다. 생지황은 충분한 전해질을 인체에 공급함으로써 묽은 혈액을 진하게 만들어 주어 혈허(血虛)를 개선한다. 지각은 위장(胃腸)의 연동운동을 항진시켜 복부 팽만감을 개선하고 변비를 완화하며, 장관(腸管) 평활근의 경련을 억제하여 진경작용을 한다.

후박은 장(腸)의 운동을 촉진하거나 장(腸)의 경련을 완화하는 등, 장의 운동을 조정하는 작용이 있고, 빈랑은 소화기의 연동운동을 강화한다. 대황은 장점막(腸粘膜)을 자극하여 연동운동을 항진시키고, 수분흡수를 저해하여 설사를 유발한다. 마자인은 지방유를 30%나 함유하고 있으며, 장벽을 자극하는 동시에 수분흡수를 방해함으로써 완만한 사하작용(瀉下作用)을 나타낸다. 행인의 지방유는 소화기에 자윤을 공급하며, 강활은 평활근을 이완시키는 작용을 한다. 홍화는 혈관을 확장시켜 혈액순환을 강화한다.

제천전과 비교하면 제천전은 장(腸)의 운동성뿐만 아니라 장액이 부족하여 발생한 변비에 사용하며, 주로 노인이나 수술 이후 몸이 허약해져 변비가 된 경우에 사용한다. 반면 자윤탕은 자윤공급과 소화기의 운동을 동시에 증가시키지만 소화기 운동성 증가에 중점을 두고 있으며, 제천전을 쓸 경우보다 더 완고하고 실증인 변비에 사용한다.

보중익기탕과 비교하면 보중익기탕은 허약으로 인해 장(腸)의 기능이 극도로 저하되어 장운동이 미약해지거나 정지되어 나타나는 허증 변비에 사용한다. 이러한 증상은 주로 병후나 노인이 되어 허약이 심한 경우에 나타난다. 반면 자윤탕은 변비에 사용하기는 하지만 보중익기탕을 복용할 사람보다 훨씬 건실한 경우에 사용하며, 허약이 원인이 아니라 자윤결핍과 장의 운동성 부족이 원인이다.

조중이기탕과 비교하면 두 처방 모두 변비에 사용하는데, 조중이기탕은 변비와 소화불량이 겸해 있거나, 변비는 없고 소화불량만 있을 경우에 사용하며, 장의 운동성을 조절하는 약성을 이용하여 설사에도 사용한다. 반면 자윤탕은 자윤이 결핍되기 쉬운 조열(燥熱)한 체질을 가진 사람, 노인, 허약인에게 점액성 물질이 부족해지고 장의 운동성이 저하되어 변비가 생겼을 때 사용한다.

칠물후박탕과 비교하면 두 처방 모두 승기탕을 포함하고 있으므로 변비에 사용하는 처방임을 알 수 있다. 칠물후박탕은 장의 운동성 부족으로 복부에 가스가 차서 고창(臌脹)이 발생하거나, 고창과 함께 대변비결이 나타난 경우에 사용한다. 반면 자윤탕은 칠물후박탕을 사용해야 하는 경우보다 약간 더 허증일 때 사용하며, 고창이 아니라 자윤결핍을 겸한 변비에 사용한다.

風 寒 暑 濕 燥 火 內傷 虛勞 霍亂 嘔吐 咳嗽 積聚 腫滿 浮脹 消渴 黃疸 疾瘧 邪祟 身形 精 氣 神 血 夢 聲音 津液 痰飮 蟲 小便 大便 頭 面 眼 耳 鼻 口舌 牙齒 咽喉 頸項 背 胸 乳 腹 腰 脇 皮 手 足 前陰 後陰 癰疽 諸瘡 婦人 小兒

→ **활용사례**

1-1. **변비(便秘)** 여 25세 태음인
1-2. **변비(便秘), 부종(浮腫)** 여 38세 태음인
1-3. **변비(便秘), 배변통(排便痛)** 남 57세 태음인 택시운전 174cm 74~76kg
1-4. **변비(便秘), 혈변(血便), 속쓰림, 소화불량(消化不良), 월경통(月經痛)** 여 태음성소음인
1-5. **변비(便秘)** 남 19세 소음인 173cm 60kg
1-6. **노인변비(老人便秘)** 여 77세
1-7. **소아변비(小兒便秘), 토분상(兎糞狀)** 남 2세 85cm 10.5kg
1-8. **만성변비(慢性便秘)** 여 22세 태음인
1-9. **만성변비(慢性便秘)** 여 20세 소양인 대학생 158cm 52kg
2-1. **피로(疲勞), 변비(便秘), 부종(浮腫), 안구건조증(眼球乾燥症)** 여 32세 소양인 160cm 64kg
3-1. **하복통(下腹痛), 변비(便秘)** 여 81세
4-1. **실패례-중풍변비(中風便秘)** 여 72세 태음인
4-2. **실패례-심한 변비(便秘)와 극심한 피로감(疲勞感)** 여 56세 태음인 163cm 59kg

→ **자윤탕 합방 활용사례**

1-1. **+시호가용골모려탕 – 30년의 흉통(胸痛), 변비(便秘)** 여 70세 소양인 150cm

1-1. 변비(便秘)

● 나 ○ ○ 여 25세 태음인 경기도 안양시 관양1동 제일빌라

보통 체격에 얼굴색이 희고 태음인으로 보이는 아가씨로

① 2년 전부터 변비가 심해 3일에 1번 정도 변을 본다. ② 배가 항상 더부룩하다. ③ 변을 보아도 시원하지 않고 배가 아프다. ④ 배가 많이 나와 있다. ⑤ 양약을 복용해도 효과가 없었다.

하복부(下腹部)가 항시 더부룩한 태음인 아가씨의 변비를 목표로 자윤탕 2배량으로 10일분 20첩을 지어주었다.

약 7개월 후에 이 아가씨의 언니에게서 변비약을 지어달라는 전화가 왔을 때 확인해 보니, 약을 복용한 3~4일 후부터 변비가 소실되어 매일 대변을 보게 되고 속도 개운했다고 한다. 그런데 20일 전부터 다시 대변이 잘 나오지 않고, 대변을 보고 나서도 시원하지 않고 배가 더부룩하다고 한다.

자윤탕을 복용하고 효과가 있었으므로 이번에도 자윤탕 2배량으로 1제를 지어주었다.

1-2. 변비(便秘), 부종(浮腫)

● 윤 ○ ○ 여 38세 태음인 경상북도 울진군 울진읍 죽변리

보통 키에 몸통이 굵으며 성격이 느긋한 여성으로 이웃의 소개로 본 한약방을 알게 되었다며 전화로 증상을 말해왔다.

① 결혼 전에는 52kg였는데, 출산 후에 살이 쪄서 현재는 75kg이다. ② 5~6년 전부터 변비가 심하다. 둘코락스를 4~5알 복용해야 7일에 1번 대변을 보는데, 아주 힘들게 토끼 똥처럼 나온다. ③ 대변을 못 본 탓인지 복부가 팽만(膨滿)하다. ④ 10일전 종합검진을 했는데 지방간이 심하다고 한다. ⑤ 냉이 약간 있다. ⑥ 소변을 자주 보고 시원하지 않고 찔끔거린다. ⑦ 더위를 심하게 타고 땀을 많이 흘린다. ⑧ 식욕이 왕성하고 음식을 가리지 않는다. ⑨ 소화는 잘 되는 편이나 가끔 속이 쓰릴 때가 있다. ⑩ 월경량이 많은 편이다. ⑪ 손발과 몸이 따뜻한 편이다. ⑫ 3~4개월 전부터는 가슴이 뛰고 답답하며 숨이 차는 증상이 있다. ⑬ 신경이 예민해서인지 잘 놀란다. ⑭ 따뜻한 방에서 자면 기상시에 전신이 붓는다.

식욕과 소화력이 왕성한 태음인 여성의 변비(便秘)와 비만(肥滿)을 목표로 자윤탕 2배량으로 10일분 20첩을 지어주었다.

14일 정도가 지난 11월 초순에 전화로 다시 약을 요청할 때 확인해 보니, 대변은 여전히 못 보지만 속이 거북한 것과 기상시에 몸이 붓는 증세는 경감되었다고 한다. 약을 복용한 후에 속이 거북한 증상과 부종(浮腫)이 경감된 것으로 보아 효과가 있는 것으로 판단되어 전과 같은 처방으로 10일분 20첩을 지어주었다.

2주 정도 지난 후에 전화가 왔다. 약을 복용하기 전에는 7일에 1번 대변을 보았는데 약을 복용하니 3일에 1번 정도 보고 속도 편해졌다고 한다. 그런데 배변(排便)이 시원하지 않고 연변(軟便)을 본다고 한다. 또한 이번에 약을 복용하고 배가 살살 아팠으며, 잘 때 소변이 시원하지 않고 1일에 5번이나 보았다고 한다.

자윤탕이 효과가 있다고 보고 전과 같은 처방으로 1제를 지어주었다. 경과를 확인해 보니, 2번째 복용할 때까지는 아주 좋았는데 이번에 약을 복용하니 대변이 나오지 않고 소변이 시원치 않으며 부종이 있다고 한다. 3번째 약을 복용하고 대변이 나오지 않고 소변이 시원하지 않다고 하여 이번에는 기창(氣脹)에 사용하는 삼화탕을 지어주었다.

1-3. 변비(便秘), 배변통(排便痛)

다음은 이유석 선생의 경험이다.

● 이 ○ ○ 남 57세 태음인 택시운전 174cm 74~76kg 서울특별시

① 변비가 심하여 변을 볼 때마다 통증이 심하고 고통스럽다고 한다. ② 물을 많이 마신다. ③ 소화력은 왕성하다.
이 사람은 하루 종일 택시를 운전하는 택시운전사이다. 또한 외모나 여러 가지 신체조건을 보면 태음인으로 판단된다.
태음인은 대부분 대장의 기능이 좋지 않은 경향이 있으며 직업상 활동량이 적어 대장의 기능이 저하되어 변비가 발생
한 것으로 보인다. 적체된 대변을 배출하기 위해서 승기탕류를 사용할 수도 있으나 나이가 50대 후반으로 부적합한
것으로 보고 자윤탕 1.5배량으로 10일분 20첩을 투약했다. 약을 복용하고 나니 변비가 사라지고 대변을 볼 때의 통증
도 소실되었다. 약을 모두 복용한 후 계속 택시운전을 하고 있는데 시일이 꽤 지났는데도 변비가 재발하지 않고 있다.

1-4. 변비(便秘), 혈변(血便), 속쓰림, 소화불량(消化不良), 월경통(月經痛)

다음은 노의준 선생의 경험이다.

● 이 ○ ○ 여 태음성소음인 경기도 안양시 비산3동

키와 체격은 보통이고 언행이 빠르고 다소 경망스럽다. 오래된 변비로 피부가 거칠어져서인지 화장을 짙게 했다.
① 변비가 19년 이상 되었다. ㉠ 예전에는 임신 중에 변비가 심했다. ㉡ 1달 전부터 항문이 쓰리고 피가 난다.
㉢ 대변이 가늘며 딱딱하고 된 편이다. ㉣ 대변을 볼 때는 항문에서 피가 난다. ㉤ 현재 약국에서 구입한 변비약을 복
용하고 있다. ㉥ 예전에는 2~3일에 1회 정도 대변을 보았는데, 약국에서 구입한 변비약을 복용하면서 1~2일에 1회
정도 대변을 본다. ② 다시마환을 하루 3번 먹으면 변이 좀 무르게 나온다. ③ 1달에 2~3회 가량 하복(下腹)에
가스가 찬다. ④ 식욕은 있다. ⑤ 소화력은 보통이다. ⑥ 신경을 쓰면 머리가 내려앉듯이 아프다. ⑦ 추위를
심하게 탄다. ⑧ 손과 발이 매우 차다. ⑨ 따뜻한 음식을 좋아한다. ⑩ 잘 체한다. ⑪ 잠을 잘 잔다.
19년간 지속된 변비를 목표로 자윤탕 2배량으로 10일분 20첩을 투약했다.
약 2주가 지난 4월 하순에 확인해 보니, 약을 복용한 첫날 몸이 무척 가라앉았다. 3일째부터는 몸도 편해지고 대변도
시원하게 나오기 시작했다. 그러면서 하루에 1번씩 대변을 보았다. 대변을 볼 때 항문에서 피가 나오는 증상이 소실되
었고 변비가 호전되면서 소화도 잘되고 체하는 것도 없다. 잘 체함, 헛구역, 속쓰림, 복통(腹痛)들도 모두 호전되었다.
이젠 커피를 마셔도 속이 안 쓰리며, 예전에는 월경이 시작될 때에 허리가 아픈 적이 없었는데 이번에는 허리가 너무
아파서 무거운 것을 들지 못하고 허리를 구부리지 못했다. 토요일에 작은 아이 때문에 신경을 많이 썼는데 월요일부
터 허리가 아프다. 요통 때문에 파스를 붙이고 내원했다. 신경을 많이 쓴 이후로 기립성현훈(起立性眩暈)이 심해졌다.
증상이 호전되고 있으므로 다시 자윤탕 2배량으로 10일분 20첩을 투약했다.

1-5. 변비(便秘)

다음은 이기로 선생의 경험이다.

● ○ ○ ○ 남 19세 소음인 고등학교 3년 수험생 173cm 60kg

① 변비가 있는데 10일 동안 대변을 1번도 보지 못했다. 그러나 식욕은 정상이다. ② 본인의 말에 의하면 화장실에
가면 대변이 나올 것 같지만 딱딱함을 느꼈다고 한다. ③ 식사는 하루에 한 끼나 두 끼 정도 먹는다. ④ 밥은 보
통 점심때 먹는다고 한다. 종종 저녁에 치킨이나 피자를 시켜먹는다. ⑤ 육류를 아주 많이 좋아하고 특히 닭을 많이
좋아한다.
식욕은 정상이나 변비가 있는 소음인 성향 남학생에게 자윤탕으로 10일분 20첩을 투약했다.
약을 복용하고 나서 큰 효과를 느끼지 못했다고 한다. 화장실에 가서 대변을 조금씩 보기는 하지만 토끼 똥처럼 동글
동글한 똥이 조금 나올 뿐 딱딱한 기분은 여전하다고 했다. 그러나 한 제를 모두 복용하고 2~3일이 지난 후로는 조
금씩이라도 계속 대변을 봤다고 한다. 대변에 대한 효과가 미약한 것은 사용한 대황이 종대황이어서 약성이 너무 약
했기 때문으로 생각된다. 대황과 마자인의 양을 증량하거나 승기탕류를 먼저 사용했어야 할 것으로 보인다.
이후에 변비를 없애고 머리를 맑게 하기 위하여 귀비탕으로 1제를 지어주었는데 귀비탕을 복용하고 변비가 완전히 소
실되었으며 지금은 아주 장이 편하다고 한다. 머리가 무거운 것이 가벼워졌고 공부도 더 잘된다고 한다. 아침에 일어
날 때 개운함을 기대했으나 이것은 아직 미진했다.

1-6. 노인변비(老人便秘)

다음은 백삼철 선생의 경험이다.

● 천 ○ ○ 여 77세 서울특별시 양천구 목동

약간 비만(肥滿)형 체질이고, 내성적이나 자기주장이 매우 강하고 고집스런 성격의 소유자이다.

① 대변을 3~5일에 한 번 정도 본다.　② 속이 꽉 찬 느낌으로 화장실에 가면 아무리 힘을 줘도 변을 볼 수 없다.
③ 변의를 많이 느끼는 것은 아니지만 속이 꽉 찬 느낌으로 매우 불쾌하다.　④ 고혈압으로 수십 년간 약을 복용하
고 있다.　⑤ 속에 열이 많고, 입에서도 냄새가 많이 난다.　⑥ 식욕은 좋으며, 소화기능에도 별 이상이 없다.
고혈압이 있는 여성의 변비를 목표로 자윤탕으로 10일분 20첩을 투약했다.
약을 투여한 지 얼마 되지 않아 대변을 하루에 한 번씩 시원하게 볼 수 있었다고 한다. 환자분의 말씀에 의하면 하루
에 한 번씩 뇌에서 화장실을 가라고 명령을 하는 것처럼 정확히 대변을 볼 수 있었으며, 대변을 시원하게 보았다고
한다.

1-7. 소아변비(小兒便秘), 토분상(兎糞狀)
● 최 ○ ○　남　2세　85cm 10.5kg　경기도 안양시 동안구 관양동 뉴골든타운
침을 많이 흘리는 아이가 변비가 심하다며 엄마와 함께 내방했다.
① 1~2일에 1번 대변을 보는데 굉장히 딱딱하여 토끼 똥 같으며 변이 나오지 않아 이쑤시개로 파내기도 한다.
② 20개월째인데도 우유만 먹고 밥을 먹지 않는다.　③ 몸이 약간 찬 편이다.　④ 방귀를 자주 뀐다.　⑤ 물을 많이
마시고 식사량이 일정하지 않은데 1일 1끼 정도 겨우 먹는다.
생후 20개월째 임에도 밥을 잘 먹지 않고 방귀를 자주 뀌는 어린이의 변비를 목표로 자윤탕 본방으로 2첩을 지어주었다.
5일 뒤에 다시 내방했을 때 확인해 보니, 약을 복용할 때에 2일 정도는 변을 잘 보았는데, 이틀 뒤부터는 다시 변이
굳어졌다고 한다. 약을 모두 복용한 뒤에는 하루에 1번씩 대변을 보는데 전처럼 크게 딱딱하지는 않다고 한다. 약 2첩
으로 완고한 변비가 완치된 것은 아니라고 판단되어 이번에도 자윤탕 본방으로 4첩을 지어주었다.
20일 뒤에 다시 내방했을 때 확인해 보니, 변비가 호전되어 하루에 1번씩 대변을 보는데 굵고 보통 묽기의 변이 나오
지만 아직도 완전히 정상은 아니라고 한다. 이번에는 보약을 지어달라고 하여 소건중탕을 지어주었다.

1-8. 만성변비(慢性便秘)
다음은 이창형 선생의 경험이다.
● 김 ○ ○　여　22세　태음인　서울특별시 양천구 신정동
키가 크고 골격이 좋으며 통통한 편이고 얼굴은 작은 편이다.
① 변비(便秘)가 있다. ㉠ 8년 전인 중 1때부터 변비가 발생했는데 지금까지 약을 먹어야만 화장실에 갈 수 있다.
㉡ 약을 먹지 못하면 부종(浮腫)이 동반된다. ㉢ 약을 먹어서 대변을 보면 변이 무르다. ㉣ 변비약 중에서도 센나를
먹으면 대변이 나온다.　② 빈혈(貧血)이 있다.　③ 소화력이 좋고, 잠은 잘 잔다.　④ 손발과 몸이 찬 편이다.
⑤ 월경에는 선혀 문제가 없고, 소변에도 이상이 없다.
8년 동안 지속된 만성 변비를 목표로 자윤탕 2배량으로 10일분 20첩을 투약했다.
1. 약을 복용한 지 일주일쯤 되었을 때 확인해 보니, 약을 복용하면 설사를 하여 약을 못 먹고 있다고 한다.
2. 평소에는 대변을 전혀 못 보던 사람이 설사를 한다면 그것은 나아가는 징조라고 일러주면서 며칠 쉬었다가 약을 1
일에 1번만 복용하도록 권유했다.
3. 약을 모두 복용하고 다시 왔을 때에는 1일 1회씩 대변을 본다고 하며, 대변이 물변처럼 나온다고 한다.
4. 또한 한약을 복용하지 않으면 대변이 나오지 않으나 변비가 호전되었다고 느끼는 듯했다.
① 이번에는 안면홍조(顔面紅潮)가 겹쳐 있었다.　② 얼굴에 뭐가 잘 난다고 한다.
다시 요청대로 지난번과 같은 자윤탕으로 1제를 지어주었다.

1-9. 만성변비(慢性便秘)
다음은 김형산 선생의 경험이다.
● 김 ○ ○　여　20세　소양인　대학생　158cm 52kg　강원도 동해시 효가동
① 5년 전부터 변비로 고생하고 있는데 2005년이 되면서 변비가 더욱 심하다.　② 1주일에 1번씩 변비약을 복용해야
겨우 대변을 보는데 시원하지 않다.　③ 항상 아랫배에 가스가 찬 듯하고 불쾌하다.　④ 자주 아랫배 통증을 느낀다.
⑤ 식욕은 좋은 편이고 시원한 음식을 좋아한다.　⑥ 추위와 더위를 타지 않고 잠도 잘 잔다.　⑦ 월경도 정상이다.
⑧ 손발이 약간 찬 편이고, 평소에 부지런하고 적극적인 성격임을 볼 때 소양인으로 추정된다.
항상 아랫배에 가스가 차는 소양인 여성의 만성변비(慢性便秘)를 목표로 자윤탕 2배량으로 10일분 20첩을 투약했다.
자윤탕을 복용하면서 더 이상 양약을 복용하지 않았다. 처음 6일은 변의(便意)가 없더니 일주일 정도가 지나 약간 대
변을 보았다고 한다. 그 후 3~4일에 1회씩 대변을 보나 시원하지는 않았으며, 하복(下腹)에 가스가 차는 증상은 호전
되었다고 한다.

2-1. 피로(疲勞), 변비(便秘), 부종(浮腫), 안구건조증(眼球乾燥症)
다음은 임진성 선생의 경험이다.

● 고 ○ ○ 여 32세 소양인 교직원 160cm 64kg 인천광역시 부평구 십정동

약간 날카로운 인상에 안세(眼勢)도 어느 정도 있고 성질도 있어 보이며 기미가 있는 소양인 여성이다.
① 피로하다.　② 운동도 하고 많이 먹지도 않는데 살이 찌고 잘 붓는다.　③ 누워 있다가 움직일 때 허리가 아프다.
병원에서 X-ray검사를 하니 근육이 뭉쳐있다고 한다.　④ 안구건조증(眼球乾燥症)이 심하고 눈이 쑥쑥거린다.
⑤ 땀은 없다.　⑥ 몸 전체와 손발, 배는 따뜻한 편이다.　⑦ 채식을 좋아하고, 담백한 것을 좋아한다.　⑧ 물을 많이 마신다.　⑨ 식욕과 식사량은 보통이다.　⑩ 가스가 찬다.　⑪ 예전에 일주일에 3~4번 정도 술을 마셨는데 한번에 소주 3병 정도 마셨다.　⑫ 변비가 있는데 대변은 된 편이다.　⑬ 스트레스 받으면 가슴이 답답하다.
⑭ 잠은 잘 자며 꿈을 자주 꾼다.　⑮ 월경통이 있는데 월경통은 다른 한의원에서 약을 복용하고 많이 좋아졌다.
⑯ 냉대하(冷帶下)가 있다.　⑰ 고혈압 경향이 있다.　⑱ 설질홍(舌質紅)하다.

안구건조증(眼球乾燥症)이 있는 소양인 여성의 변비를 목표로 자윤탕 1.25배량에 욱리인 1.25돈, 흑축 1.25돈, 육두구 0.5돈을 더하여 20일분 40첩을 투약했다. 이때 욱리인과 흑축은 갈지 않았다. 다음에 다시 왔을 때 확인해 보니

1. 약을 복용할 때에는 부기도 빠졌는데 약을 모두 복용한 지 3일이 지나자 다시 손가락이 조금씩 붓기 시작한다고 한다. 외형적으로 눈에 확 띄게 얼굴 턱선이 가늘어졌다. 타인들로부터 얼굴이 작아졌다는 말을 많이 들었다고 한다.
2. 변비가 호전되었는데 1일 1회씩 대변을 보며 대변을 볼 때 곤란하지 않았다.
3. 약을 복용할 때에는 피로를 몰랐는데, 개학하여 학교에 다시 나가니 피로하다고 한다. 아마도 방학 동안에 쉬어서 피로가 덜한 것 같다고 한다.
4. 이번 달엔 유난히 월경량이 많았는데, 월경통은 없었으나 검붉게 나왔다.

왜 몸이 다시 조금씩 붓느냐고 이유를 묻기에 그래도 예전만큼 다시 붓지는 않을 것이라고 대답을 해 주었다. 이는 욱리인과 흑축이 급격하게 수분을 제거하다가 약효가 떨어져 다시 붓는 것으로 생각되었다. 얼마 후에 그간의 경과를 물을 겸 전화하여 확인해 보니, 지난번 왔을 때의 부기 정도가 그대로 있고, 더 이상 붓지는 않았다고 하며, 대변은 잘 나온다고 한다. 그러면서 자신도 언제 재발하나 지켜보고 있는 중이라고 한다.

그 후 시간이 지나서 다시 찾아왔는데 ① 예전처럼 몸이 피곤하고, 다시 몸이 붓는다고 한다.　② 약을 복용하는 동안에는 안구건조증이 없었던 것 같은데 요즘에 다시 안구건조증이 생겼다고 한다.

다시 약을 지어달라고 요청하여 전과 같은 처방으로 20일분 40첩을 투약했다. 다음에 찾아 왔을 때 확인해 보니, 안구건조증이 많이 좋아졌으며 피로도 호전되었다고 한다.

처음에 약을 복용했을 때에는 부기가 빠져 반지가 헐렁할 정도였는데 이번에는 이 정도까지는 아니라고 한다.

3-1. 하복통(下腹痛), 변비(便秘)

● 신 ○ ○ 여 81세 충청북도 청주시 내덕동

며칠 전 소파수술 후유증으로 대영전을 지어간 부인이 약이 어쩜 그렇게 신기하냐면서 이웃집 할머니를 모시고 왔다.
① 아랫배 전체가 늘 은은하게 아프며　② 간헐적으로 통증이 극심하게 발생할 때가 있다.　③ 7개월 전인 작년 12월부터 아파 왔으나 1달 전부터 증세가 심해져 서울에 있는 딸의 집으로 올라왔다고 한다.　④ 변비가 심해 10일에 1번씩 대변을 보는데 피가 날 정도로 대변을 힘들게 보며 대변은 굳고 말똥처럼 네모난 덩이가 나온다.　⑤ 배에서 꼬르륵 소리가 자주 난다. 하복통(下腹痛)이 심할 때는 뱃속의 창자가 꾸물거린다.　⑥ 배를 누르면 우측 하복부(下腹部)에만 압통(壓痛)이 있다.　⑦ 식욕이 없고 소화는 잘 되는 편이다.　⑧ 7개월 전부터 아랫배는 약간씩 아팠으나 기문혈(期門穴)부위의 통증으로 꼼짝도 하지 못하겠으며 옆구리에서 허리까지 통증이 있었다. 이 통증은 근래는 경미할 정도로 줄었으나 대신 아랫배가 더 심하게 아프다.　⑨ 혀에는 양 옆으로만 백습태(白濕苔)가 있다.　⑩ 현훈(眩暈)과 요통(腰痛), 가슴 답답함, 구건(口乾)이 있다.

모든 정황으로 볼 때 변비로 인하여 하복통이 발생한 것으로 판단되며, 복명(腹鳴)과 식욕부진(食慾不振), 가슴 답답함, 구건(口乾), 요통(腰痛)도 모두 변비로 인해 발생한 증상으로 판단되므로 변비가 소실되면 복통을 비롯한 대부분 증세가 저절로 소실되리라고 보았다.

변비에 강력한 사하제인 승기탕을 쓸까 했는데, 81세 노인에게 무리가 될 것 같았다. 또한 변비가 심하면서 복통(腹痛)이 심하다는 점에서 사하제(瀉下劑)와 자윤제(滋潤劑)가 포함되어 있는 자윤탕이 가장 적합할 것으로 보였다. 그래서 자윤탕 2배량으로 5일분 10첩을 지어주면서 변비가 해소되면 복통도 없어질 것이니 지금까지 복용하던 진통제는 중단하고 배가 아프더라도 참으라고 했다.

다음날 새벽에 따님으로부터 전화가 왔는데, 한약을 복용한 뒤 하복통(下腹痛)이 심하여 밤새껏 잠을 못 잤다고 하여 변비가 풀리면 통증도 차차 사라질 것이니 조금만 더 참아보라고 했다.

5일 후 이 할머니가 다시 왔을 때 확인해 보니, 약을 지어간 그날 저녁에 약을 먹고 전처럼 밤새 배가 아팠으나 다음 날에는 대변을 보지 않았는데도 배가 아픈 것이 줄어들어 참을 수 있을 정도로 되었고 잠도 잘 잤다고 한다. 3일째 아침에 굳은 말똥 같은 대변을 보았으며 통증은 거의 없었고, 4일째에는 설사를 했는데 속이 시원하고 기분이 좋다고 하며 하품이 자주 나왔다고 한다. 그러나 여전히 식욕도 없고 왼쪽 결장(結腸) 부위가 이따금씩 뿌듯하게 잠간 아픈 듯하며 허리가 저리다고 한다.

변비가 해소되어 복통이 거의 다 나았으나 이번에는 아직 남아 있는 하복통(下腹痛)을 목표로 반총산 1.5배량으로 5일 분 10첩을 지어주었다.

다음날 아침에 따님에게서 전화가 왔는데 반총산 2첩을 복용하고 하복통(下腹痛)이 더욱 심해졌다는 것이다. 아차, 실수했구나! 반총산 증세도 아닌데 반총산을 지어주었다고 생각하고 반총산을 오적산으로 바꾸어서 5일분 10첩을 지어주었다. 오적산을 복용한 후에 속이 편안하고 식욕도 좋아졌다고 한다.

4-1. 실패례-중풍변비(中風便秘)

● 김 ○ ○ 여 72세 태음인 경기도 파주시 탄현면 축현리

전에 몇 차례 내방한 적이 있는 할머니가 지금 중풍으로 의식이 혼미하여 누워 있는데 대변을 못 본 지 5일째나 되니 대변을 볼 수 있는 약을 지어달라며 며느리가 대신 내방했다.

① 전부터 중풍이 있어 언행(言行)이 어둔했으며 근래엔 더 심해져 누워만 있다.　② 5일 전부터는 음식은 먹어도 대변을 전혀 보지 못한다.　③ 그간 관장도 해보고 양약도 먹었으나 효력이 없다.　④ 혈압은 매우 높다고 한다.

중풍으로 거동을 못하는 노인의 변비를 목표로 자윤탕 2배량으로 3일분 6첩을 지어주었다. 1주일 정도 지난 뒤에 할머니는 회생하지 못하고 돌아가셨다. 나중에 가족에게 들은 얘기로는 그 약을 먹고도 대변을 보지 못했으며 결국은 돌아가셨다는 것이다.

4-2. 실패례-심한 변비(便秘)와 극심한 피로(疲勞)

다음은 김형산 선생의 경험이다.

● 정 ○ ○ 여 56세 태음인 분식점 경영 163cm 59kg 강원도 동해시 발한동

입술이 두툼하고 눈은 피로로 완전히 뜨지 못하고 눈부셔하는 상이며, 말이 빠르다.

① 오래 전부터 대변이 시원하지 못해서, 항상 변비약을 복용한다. 복부 전체로 더부룩하고 답답하다.　② 피로감이 심해서 분식집 일을 제대로 하지 못하고 있다. 특히 눈의 피로가 심하다.　③ 추위를 타고 손발과 복부를 비롯하여 몸 전체가 찬 편이다.　④ 입맛은 보통이나 항상 체기가 있는 듯 더부룩하다.　⑤ 소변이 시원하지 못하지만 불기는 없다.　⑥ 흐린 날 온몸이 쑤시고 양 안검이 자주 떨린다.　⑦ 평소 분식집 일이 바빠서 과로한다.　⑧ 많이 피곤하면 근처 내과에서 영양제를 자주 맞는다.　⑨ 이런 저런 영양제, 건강식품을 많이 복용한다.　⑩ 오랜 단골 환자로 2005년 이래 주기적으로 한약 복용 중이다.

일단 변비를 목적으로 자윤탕을 20일분을 투여했다.

당귀, 건지황, 지각, 후박, 빈랑, 마자인, 대황 행인 각 150g 그리고 강활 120g, 황화, 녹용 각 60g에 110cc 40봉. 1일 2봉씩 복용을 지시했다.

1. 25일 뒤인 내원시 변비가 약간 호전되었으나, 아직 시원하지 못하고
2. 피로감은 여전하다고 한다.
3. 12월 10일경 근처 3차 병원에서 건강검진을 했으나 별다른 이상은 없다고 한다.

이번에는 피로감, 소화불량, 변비 등을 목적으로 삼출건비탕을 처방했다.

인삼, 백출, 백복령, 후박, 진피, 산사, 육계, 당귀 각 120g 그리고 지실, 백작약, 생강 대조 80g에 사인 신곡, 맥아, 감초 부자, 녹용 각 60g으로 100cc로 45g 1일 2번씩 복용시켰다.

20여일 뒤 경과를 전화로 문진했더니, "삼출건비탕을 복용하니 변비도 소화도 피로감도 개선되는 것을 모르겠다."고 한다.

다시 자윤탕을 처방했다.

2005년부터 여러 차례 녹용 한약을 복용했으나 별다른 효과를 보지 못했다. 그간 십전대보탕가미, 삼기탕(자궁하수), 궁귀조혈음 등을 복용했으나 차도가 크게 없었다. 한의사로서 고민이 깊어만 간다.

下統2 寶 **견정산** 牽正散

白附子 白殭蠶 全蝎並生用 各等分

治 中風喎斜
[用　　法] 爲末 每二錢 熱酒調下
[活套鍼線] 喎斜(風)
[適 應 症] 구안와사

처방설명　　　견정산은 구안와사(口眼喎斜)에 사용하는 처방이며, 약성을 이용해 백일해(百日咳)에 사용하는 경우도 있다. 구안와사는 안면근육을 지배하는 신경의 장애로 인해 안면근육이 마비(痲痺)되어 표정이 일그러지고 환측(患側)의 눈을 제대로 감을 수 없고, 입에서는 침을 흘리기도 하는 병증이다. 구안와사는 중풍에 걸렸을 때 나타나는 경우가 있고, 말초신경 중에 하나인 안면신경에 국소적인 장애가 발생하였을 때도 나타나는데, 견정산은 안면신경에 장애가 발생하였을 때 사용한다.

안면신경(顔面神經)이 마비되는 원인도 크게 두 가지로 나눌 수 있다. 먼저 뇌출혈, 뇌경색, 뇌종양 등으로 대뇌(大腦)와 뇌간(腦幹) 사이에 있는 안면신경의 핵이 손상된 경우인데, 이를 중추성마비라고 한다. 둘째 안면신경이 면부(面部)를 지나는 과정에서 압박을 받거나 손상이 되는 경우인데, 이것을 말초성마비라고 한다. 구분점이 있다면 중추성인 경우 여러 가지 뇌증상이 함께 동반되며, 특징적으로 안면 하반부에만 마비가 발생하는 반면, 말초성마비는 가장 흔한 형태의 말초신경마비이며, 단독으로 발생하기 때문에 안면마비 외의 다른 증상은 동반되지 않는다. 이 중에서 견정산은 말초성마비에 사용한다.

말초성마비의 정확한 원인은 아직 명확하게 밝혀지지 않고 있으나, 추위 노출이나 염증으로 인해 조직이 경색되어 신경을 압박하여 생기거나 바이러스의 신경감염 후에 발생하는 신경병증으로 인해 발생한다고 추정된다. 유념해야 할 점은 바이러스 감염이 일어나게 되는 조건과 환경이다. 첫째, 허랭(虛冷)으로 인한 조직의 긴장(緊張)·위축(萎縮)으로 신경이 압박받기 쉽고 바이러스 감염을 조장하는 조건과 환경이 될 수 있다. 예를 들어 목침을 베고 잤다거나 찬 곳에 얼굴을 대고 있었거나, 노숙(露宿)을 하여 찬 기운에 감촉된 뒤에 안면마비가 발생하는 경우가 여기에 해당한다. 둘째, 신경과다(神經過多)나 노화(老化) 등으로 전신이 긴장(緊張)되는 것도 안면마비를 일으키는 조건과 환경이 될 수 있다. 실제로 신경을 많이 쓴 이후에 안면마비가 발생하는 것을 흔히 볼 수 있다. 셋째, 안면부의 순환장애가 감염을 일으키는 조건과 환경을 조성한다고 할 수 있다. 안면부의 피하조직은 다른 부위보다 지방층이 두터워서 이것이 습담(濕痰)의 형태로 작용할 경우 순환장애를 일으켜 안면신경마비를 유발할 수 있다.

말초성마비의 원인과 조건을 위와 같이 구분할 수 있지만, 동일한 원인이 작용하더라도 안면마비가 되는 사람이 있고, 전혀 이상이 없는 사람도 있으며, 단일 원인이 작용하는 경우도 있지만 복합되어 있는 경우가 많기 때문에 개인의 신체조건과 신체상태, 나이, 원인 등을 종합적으로 참고해야 한다. 견정산은 허랭(虛冷)이 가장 큰 원인으로 작용했다고 판단되는 경우에 사용할 수 있다.

안면신경이 마비되었을 때 간혹 초기에 신경통과 같은 동통(疼痛)이 동반되는 경우도 있지만 대개 통증이 동반되지 않고 단순히 안면근육만 마비된다. 그러나 견정산은 안면마비와 함께 통증이 동반된 경우에 적합하다. 그만큼 허랭(虛冷)이나 조직의 위축(萎縮)·경색(梗塞)이 심한 경우에 사용한다는 것이며, 실제로

風

寒 暑 濕 燥 火 內傷 虛 霍亂 嘔吐 咳嗽 積聚 浮腫 脹滿 消渴 黃疸 瘧疾 邪祟 身形 精 氣 神 血 夢 聲音 津液 痰飮 蟲 小便 大便 頭 面 眼 耳 鼻 口舌 牙齒 咽喉 頸項 背 胸 乳 腹 腰 脇 皮 手 足 前陰 後陰 癰疽 諸瘡 婦人 小兒

견정산에 적합한 증상을 보이는 사람은 환부(患部)가 뻣뻣해지고 통증이 온다고 하는 경우가 많다.

　예전에는 견정산증을 보이는 사람이 많았다. 필자가 어렸을 때도 이런 증상을 호소하는 사람을 흔히 볼 수 있었다. 예전에 이런 증상이 많았던 이유는 주거환경이 찬 기운으로부터 몸을 보호하는 데 충분하지 못했고, 지금처럼 솜베개를 베고 자는 것이 아니라 목침을 베고 자는 경우가 많았기 때문이다. 요즘은 이런 증상을 보이는 사람이 많지 않지만, 시골에서는 여전히 야외에서 활동하는 시간이 많기 때문에 장시간 추위에 노출된 뒤에 간혹 이런 증상을 호소하는 사람을 볼 수 있다.

　복용법을 보면 열주(熱酒)로 복용한다는 말이 있는데, 술의 활혈작용(活血作用)을 배가(倍加)시키기 위해 따뜻하게 해서 복용하라는 의미이며, 이렇게 하면 순환력이 강해져 약력(藥力)을 빨리 전달할 수 있다. 이는 청주를 데워서 마시면 더 빨리 취하는 것과 같은 이치이다.

처방구성 처방구성을 보면 백부자, 백강잠, 전갈로 구성되어 있다. 백부자는 천남성과 효능이 유사하여 풍담(風痰)을 제거하는 작용을 하며, 성온(性溫)하므로 허랭상태(虛冷狀態)를 개선하여 마비감과 통증을 치료한다. 약리적으로는 심박수의 이상을 특징으로 하는 부정맥에 효과가 있는 것으로 알려졌다. 백강잠은 항경련작용이 있는데, 이는 척수수준에서의 흥분을 억제하면서 다른 부위에도 작용을 미쳐 나타나는 것으로 알려져 있으며, 간질 발작에도 일부 효과가 있을 것으로 추측되고 있다. 전갈에도 항경련작용이 있는데, 항경련의 범위는 광범위하며, 비교적 강한 진통작용을 나타낸다.

처방비교 **이기거풍산**과 비교하면 이기거풍산은 조직의 위축(萎縮)·경색(梗塞)과 더불어 담음(痰飮)의 울체(鬱滯)로 인하여 안면신경이 압박되었을 때 사용한다. 즉 얼굴 조직에 담음(痰飮)이 많은 상태에서 외부환경의 변화, 기온의 변화, 영양의 변화 등으로 인해서 조직이 위축·경색되어 발생한 구안와사에 사용한다. 반면 견정산은 찬 기운으로 인해 조직이 수축되어 발생하는 안면마비에 사용한다.

　귀비탕과 비교하면 귀비탕은 피부가 연약하고 희며 평소 심허(心虛)하기 쉬운 사람이 신경을 과도하게 쓴 이후에 안면마비가 되었을 때 사용한다. 반면 견정산은 허랭으로 인해 발생하는 안면마비에 사용한다.

　서각승마탕과 비교하면 서각승마탕은 혈액소통장애로 인해 안면마비와 안면통증이 함께 발생했을 때 사용하는 처방으로 안면통증이 주소일 때 적합하다. 반면 견정산증에도 안면마비와 통증이 동반되지만 통증은 서각승마탕을 써야 하는 경우보다 심하지 않다.

⇥ **활용사례**
　1-1. 구안와사(口顏喎斜) 남 50세 소음인 175cm
　2-1. 임신 중 안면신경마비(顏面神經痲痺) 여 29세 소음인
　3-1. 실패례 남 56세 소음성소양인 농부 170cm 64kg

　⇥ **견정산 합방 활용사례**
　1-1. +보중익기탕 – 간수치(GOT, GPT) 변화의 관계 남 41세

1-1. 구안와사(口顏喎斜)
다음은 강신열 선생의 경험이다.
● 김 ○ ○ 남 50세 소음인 175cm 서울특별시 성북구 안암동
　마른 체형이고 얼굴이 약간 누런 편이다.
　2월 초순경 추운 날 아침에 조깅을 하다가 친구들과 이야기를 나누는데 옆 친구가 입이 오른쪽으로 비뚤어진 것 같다고 하여 놀라서 ○○한방병원에 가서 1차 진료를 받았다고 한다. 병원에서 안면신경마비(顏面神經痲痺)로 진단받았으

며 침시술을 받았고 별 차도가 없다면서 구안와사(口眼喎斜)가 발생한 지 이틀 후에 내원했다.
① 추위를 심하게 탄다.　② 소화가 잘 안 된다.　③ 예민하여 조그만 소리가 들려도 잠에서 깬다.　④ 아이스크림을 먹고 설사를 한 경험이 있다.

허랭(虛冷)으로 인해서 구안와사(口眼喎斜)가 발생한 것으로 판단하고 견정산에 부자이중탕을 합방하여 5첩을 지어주었다.

20여 일이 지난 후에 왔을 때 확인해 보니, 평상시 말할 때는 거의 알 수 없을 정도로 상태가 호전되었는데, 웃을 때 신경을 써서 봐야만 알 수 있을 정도였다.

2-1. 임신 중 안면신경마비(顔面神經痲痺)
다음은 한장훈 선생의 경험을 채록한 것이다.

● 최 ○ ○　여　29세　소음인　임신부　충청북도 청주시 사창동 사직2단지 주공아파트

청주대학교 강의를 나갈 때 수업을 듣던 제자로, 키가 크며 예전에 관절염으로 약을 복용한 뒤로 나은 적이 있었다. 현재 결혼을 하여 임신 8개월인데 안면마비(顔面痲痺)가 되어 걱정을 하고 있었다. 그래서 한약으로도 고칠 수 있으니 걱정하지 말라며 위로하고 약을 지어주었다.
① 우측 안면신경마비로 얼굴이 좌측으로 돌아갔다.　② 우측 수족(手足)에 힘이 없으며 마비감이 온다.　③ 가래가 조금 나온다.　④ 혈압은 130/80으로 정상이다.

안면신경마비는 치료하되 임신 8개월이라는 점을 감안하여 태아에게 영향을 주지 않도록 약을 약하게 짓기로 했다. 구안와사(口眼喎斜)뿐만 아니라 우측 수족에도 힘이 없다는 점을 고려하여 우선 우황청심원 반 알을 먹이고 시간이 걸리더라도 약성이 약한 산제(散劑)로 조금씩만 지어주기로 했다.

임신 8개월 된 소음인 여성의 안면신경마비(顔面神經痲痺)를 목표로 가루로 만들어 둔 견정산 0.3돈에 감기기운이 있어 궁소산 과립제와 반하백출천마탕 과립제, 팔물탕 과립제를 고루 섞어 태아에게 자극이 안 될 만큼 10일분씩 몇 차례 지어주었다. 32일 뒤인 3월 1일에 내원했을 때 확인해 보니, 안면신경마비가 완전히 나아 얼굴은 정상이 되어 있었다. 이번에는 출산을 앞두고 있어 순산(順産)을 돕기 위하여 달생산에 녹용을 더하여 10첩을 지어주었다.

3-1. 실패례

● 김 ○ ○　남　56세　소음성소양인　농부　170cm 64kg　경상북도 김천시 백옥동

20여 일전 저녁에 입이 돌아갔다고 친구로부터 전화가 왔다. 지난 홍수 때 떠내려간 과수원 땅을 고르는 포크레인 작업의 뒷정리를 하는데, 3일간 날씨가 추운 가운데 밭에서 일을 했다고 한다. 3일째 되는 날은 모자를 쓰고 일을 하는데도 뒷머리가 몹시 시렸다고 한다.
① 저녁에 일을 마치고 면도를 할 때, 오른쪽 볼의 감각이 이상해서 거울을 보니 입이 왼쪽으로 약간 돌아가 있었다. 깜짝 놀라 예전에 같은 증상으로 고생했던 사람에게 전화를 해보니, 시간이 지나면 돌아오니 걱정하지 말라는 말을 했다고 한다.　② 하룻밤을 자고 나니 오른쪽 볼은 약간 더 처지고 눈도 약간 처졌다. 이때 나에게 전화를 했다.
③ 3일째 되던 날은 더 진행돼서 이젠 확연히 입이 왼쪽으로 돌아 있고 오른쪽 눈은 감기지도 않았다.　④ 오른쪽 볼은 감각이 무디었고 늘어져 있으며 밥을 먹으면 우측 벌려진 입으로 밥알이 흐른다.　⑤ 입이 열려 있어서 말이 약간 이상하게 들린다.　⑥ 첫날부터 뒷머리가 띵하게 매우 아픈 느낌이 지속된다.　⑦ 이완된 부위에 통증은 없다.
⑧ 평소 다른 지병은 없으며 건강한 편이다.

찬 기온이 뒷머리의 피부에 영향을 주어 피부와 근육이 경색되고 그 결과 안면신경마비가 발생한 것으로 보여 견정산을 사용하기로 하고 견정산의 처방 구성을 각 2돈씩 하여 5일분 10첩을 지어주었다.

경과를 확인해 보니, 견정산을 복용한 3일째에는 볼에 약간의 감각이 느껴지는 것 같다고 한다. 그러나 그 약을 모두 복용하고 나서도 별다른 차도가 없다고 했다.

그래서 이 증세가 허랭(虛冷)으로 발생한 만큼 견정산을 계속 써야 할 것인지, 아니면 찬 기운으로 기육이 위축되어 온 것인 만큼 두부(頭部)의 허랭(虛冷)을 치유할 수 있는 마황부자세신탕을 사용해야 할 것인지 고민하다가 다시 견정산을 사용하기로 하고, 이번에는 지난번의 2배량으로 5일분 10첩을 지어주었다.

두 번째 약을 8첩 정도 복용했을 때, 마침 집안일로 김천에 가게 되어 친구를 방문했다.

약을 계속 복용하면서 인근의 한의원에서 매일 침을 맞고 있으나 아직 별다른 차도가 없다고 한다.
① 얼굴을 보니 우측 볼은 많이 이완되어 있어서 다른 사람처럼 느껴졌다.　② 오른쪽 눈은 처져서 감기지도 않았다.
③ 얼굴은 왼쪽으로 상당히 돌아가 있다.　④ 입은 완전히 다물어지지 않고 아래로 약간 벌려져 있다.　⑤ 오른쪽 볼은 무겁고 약간 감각이 어둔하다.　⑥ 머리가 아픈 것은 여전하다.　⑦ 요즘은 바깥출입을 삼가고 있다.
⑧ 저녁에 벽난로 앞에서 불을 4시간 정도 쏘이면서 이야기를 하고 있으니 열 때문인지 볼이 많이 돌아왔다.

⑨ 그간 관찰을 해보니 아침에는 돌아갔다가 저녁이면 약간씩 호전된다고 한다.　⑩ 만약을 생각해서 고령자 채록집에 나온 나상면 선생의 경험대로 환측의 합곡(合谷)에 땅콩으로 뜸을 떠주었다.

2일 뒤에 전화를 해서 확인해 보니, 아직 그대로라고 한다. 그래서 또 견정산을 그대로 쓸 것인지 고민이 되었으나 그래도 확률이 높은 견정산을 쓰기로 하고 5일분 10첩을 지난번처럼 지어주었다.

4일 뒤에 전화를 해보니 침도 계속 맞고 먹기가 고약한 견정산 탕제도 복용했으나 아직도 그대로라고 한다. 그래서 이번에는 안면이 시린 것이 아니라 뒷머리가 몹시 시린 뒤에 발생했다는 점을 감안하여 마황부자세신탕 2배량으로 5일분 10첩을 지어 보냈다.

저녁에 친구로부터 전화가 왔다. 어젯저녁부터 마황부자세신탕을 먹었는데

1. 오늘 저녁에는 우측 볼의 감각이 돌아오고
2. 돌아간 입도 거의 정상 가까이 돌아왔다고 한다.
3. 오른쪽 볼이 무겁고 불편하던 것이 없어지고 매우 시원한 느낌이 들며
4. 두통이 완전히 없어졌다는 것이다.
5. 그리고 이 약을 먹으니 복용 후 30분 정도가 지나면 기운이 쫙 빠져 그 상태가 4시간 정도 지속되다가 다시 기운이 나며, 약을 마시면 또 그렇다는 것이다.
6. 식욕이 전혀 없고 밤에 잠이 거의 오지 않는다고 한다.

그래도 볼이 시원하고 구안와사(口眼喎斜)가 나아가는 것 같아서 기분이 좋다며 약을 계속 복용해야 하는지 물어왔다. 그 약은 그러한 작용이 있으니 걱정하지 말라고 이르고 계속 복용할 것을 권유했다. 다시 2일 후 전화를 하여 확인해 보니, 마황부자세신탕을 복용하기 전보다는 현저히 좋아졌으나 아직 완치되지 않았다고 한다.

① 4첩을 복용한 후에는 볼의 감각이 돌아왔고 그 후 서서히 조금씩 나아지지만 현저하지는 않다.　② 아직도 눈을 감으면 완전히 감겨지지는 않는다.　③ 입을 다물고 있으면 표시가 나지 않으나 말을 하면 입이 약간 돌아간 표시가 난다.　④ 마황부자세신탕을 복용하면 이완된 오른쪽 볼에 약한 경련(痙攣)이 발생한다.　⑤ 동시에 눈꺼풀이 무거워진다.　⑥ 마황부자세신탕을 복용한 이후 잠이 잘 오지 않아 하루에 3~4시간 밖에 못 잔다.

아직 증상이 완전히 회복되지 않았으므로 이번에는 안면신경을 감싸고 있는 근육에 혈액을 증가시켜 치료해 보고자 귀비탕 2배량으로 5일분 10첩을 지어주었다.

일본을 다녀온 뒤에 확인해 보니, 아직까지도 완전하게 낫지 않아서 요즘은 수지침을 맞으러 다닌다고 한다. 가만히 있을 경우에는 표가 나지 않으나 말을 하면 입이 돌아간 것이 나타난다는 것이다.

일반적으로 허랭(虛冷)으로 인한 구안와사에는 견정산을 사용하기 때문에 이번에도 견정산을 사용했던 것이다. 그러나 효력이 없었던 이유는 처음 추위에 손상된 부위가 안면이 아니라 뒷머리였다는 것을 간과하고 안면과 연관시켜 생각했던 탓이며, 또 마황부자세신탕을 구안와사(口眼喎斜)에 사용한 임상사례도 전무했으므로 미처 이 처방을 활용해볼 자신감이 모자랐던 탓도 있었다. 처음부터 마황부자세신탕을 사용했더라면 지금쯤은 완치될 수 있지 않았나 하는 아쉬움이 있다.

下統3 寶 도담탕 導痰湯

半夏 二錢 南星炮 橘皮 枳殼 赤茯苓 甘草 各一錢　薑五片

治 中風 痰盛 語澁 眩暈 ① 加黃芩 黃連 名[淸熱導痰湯] ② 加羌活 白朮 名[祛風導痰湯]
③ 加遠志 菖蒲 黃連 黃芩 朱砂 名[寧神導痰湯] ④ 加人蔘 菖蒲 竹茹 各五分 名[滌痰湯]
[活　　套] 氣虛 加白朮 全蝎 白附子 倍入人蔘 名[導痰君子湯]
[活套鍼線] 痰盛(風) 痰飮通治(痰飮) 痰喘(小兒) 背寒(背) 不通(小便) 肥盛者(婦人姙娠) 濕痰(婦人月經)
　　　　　風痰(痰飮) 火喘(咳嗽)
※척담탕(滌痰湯) : 暴瘖(風)
※도담군자탕(導痰君子湯) : 痰盛(風)
[適 應 症] 중풍, 의식불명, 정신이상, 어삽, 현훈, 치매, 파킨슨씨병, 경폐, 광증, 견통

처방설명　도담탕은 담음(痰飮)이 뇌조직에 적체(積滯)되어 인사불성(人事不省), 어삽(語澁) 현훈(眩暈) 같은 중풍 증상이나 치매가 발생했을 때 사용하는 처방이다.

지금은 중풍(中風)을 뇌혈관장애로 인식하고 있으나 예전에는 갑자기 정신을 잃고 넘어지거나, 갑자기 구안와사, 반신불수, 언어장애 같은 일련의 후유증을 남기는 병증, 또는 풍사(風邪)가 표(表)에 침입하여 생긴 병증으로 인식했다. 따라서 한방에서 정의하는 중풍이 뇌혈관장애와 완전히 일치하는 것은 아니다. 도담탕의 중풍 증상도 뇌혈관장애에 기인한 것이 아니라 뇌조직에 과다하게 적체된 담음(痰飮)에 기인한 것이므로 의식이 명료하지 않거나 의식을 잃고 쓰러지는 증상이 나타나지만 뇌경색이나 뇌출혈로 인한 중풍과는 구별되어야 한다. 차이점이 있다면 뇌경색이나 뇌출혈로 인해 중풍이 발생하면 갑작스럽게 의식을 잃고 심하면 사망에 이를 수 있으며 깨어나더라도 후유증으로 심한 언어장애나 수족마비가 나타나는 경우가 많다. 그러나 담음이 뇌조직에 영향을 주어 중풍 증상이 발생했을 때는 갑작스럽게 의식을 잃고 죽는 경우도 있지만, 담음의 특성상 일시에 발생하는 것이 아니므로 평소 건망증이 심해졌다거나, 언행(言行)이 어둔해지고, 정신이 멍해지며 어지럽고 두통이 발생하는 등 담음 적체로 인한 증상이 서서히 나타나다가 어느 순간 심해져 정신을 잃는 경우가 많다. 또한 도담탕에 들어있는 이진탕이 위산 분비를 억제하여 중풍 환자에게 흔한 스트레스성 궤양(stress ulcer)을 예방하기도 한다.

활투침선을 보면 담성(痰盛)에 사용하는 처방으로 분류되어 있다. 여기서 담성은 중풍 환자의 기관지에 담음이 많아져서 그르렁거리는 소리가 나는 것을 의미하며, 이를 달리 풍억(風癔)이라고도 한다. 중풍에 걸려 의식이 없어지면 기관지에서 분비되는 정상적인 분비물을 처리할 수 없기 때문에 시간이 지날수록 가래가 쌓이게 되고, 이것이 심해지면 호흡곤란을 일으켜 죽을 수도 있다. 이때 양방에서는 석션펌프로 가래를 뽑아내는데, 이러한 기술이 도입되기 전에는 도담탕을 사용하여 가래를 없앴던 것이다. 이 경우에는 체질에 관계없이 증상이 나타나면 도담탕을 사용할 수 있다.

도담탕은 중풍에만 사용하는 것은 아니다. 담음이 뇌조직에 적체되면 가볍게는 현훈(眩暈)이 나타날 수 있고, 더 심화되면 정상적인 뇌기능을 저해하여 정신이상(精神異常), 언어곤란(言語困難), 지보(遲步) 기면(嗜眠), 천면(淺眠) 등이 나타날 수 있다. 즉 담음(痰飮)이 뇌조직이나 뇌의 미세한 혈관에 적체되면 혈액공급이 원활하게 이루어지지 못하여 뇌기능이 부분적으로 저하될 수 있어 기억력 감퇴나 어둔한 언행이 나타나고, 정신이 오락가락하는 증상이 나타나는 것이다. 이 경우에 도담탕을 사용하면 뇌조직에 적체된 담음을 배출시켜 정상적인 뇌기능을 회복시켜 주므로 위의 제증상(諸症狀)이 치료된다.

風
寒 暑 濕 燥 火 內傷 虛勞 霍亂 嘔吐 咳嗽 積聚 浮腫 脹滿 消渴 黃疸 瘧疾 邪祟 身形 精 氣 神 血 夢 聲音 津液 痰飮 蟲 小便 大便 頭 面 眼 耳 鼻 口舌 牙齒 咽喉 頸項 背 胸 乳 腹 腰 脇 皮 手 足 前陰 後陰 癰疽 諸瘡 婦人 小兒

담음(痰飮)은 뇌조직뿐 아니라 호흡기에 영향을 주어 해수(咳嗽)나 천식(喘息)을 유발하기도 하고, 소화기 조직에 울체되어 오심(惡心), 구토(嘔吐), 설사(泄瀉), 연변(軟便) 등의 증상을 일으키기도 한다. 또한 담음이 비뇨기(泌尿器)에 영향을 주면 소변불통(小便不通)이나 소변난(小便難)을 일으키기도 하고, 생식기에 영향을 주면 월경불순(月經不順)이나 불임(不姙)이 나타나며, 담음이 배부(背部)에 적체되면 등에 시린 증상이 나타난다. 이외에도 담음이 심장이나 심장 주위에 과도하게 적체되면 불안(不安), 다몽(多夢), 정충(怔忡) 등의 증상이 나타나기도 하는데, 이러한 모든 증상에 도담탕을 사용할 수 있다. 따라서 도담탕이 풍문(風門)에 속한 처방이고 예전에는 중풍(中風)에 많이 사용했지만, 체내에 적체된 담음(痰飮)을 없애주는 작용이 있기 때문에 중풍뿐 아니라 점도(粘度)가 높고 완고한 담음으로 인한 다양한 증상에 사용하는 처방으로 생각해야 한다.

도담탕을 응용하면 기관지확장증에도 사용할 수 있다. 기관지에 담음(痰飮)이 울체(鬱滯)되면 조직이 이완되고 농성(膿性) 물질이 배출되는데, 이때 도담탕의 거담작용(祛痰作用)을 통해 농성물질을 배출시키고 이완된 조직을 수축시켜 기관지확장증을 치료한다. 활투침선을 보면 화천(火喘)에 사용하는 처방으로 분류되어 있는데, 이것도 도담탕이 호흡기(呼吸器)조직에 울체된 담음을 배출시켜 천증(喘症)을 개선하기 때문이다.

처방구성 처방구성을 보면 이진탕에 남성과 지각이 더해져 있다. 반하는 장관(腸管)의 운동을 촉진하여 소화관에 정체된 음식물과 수분의 배출을 촉진하며, 중추성 구토나 점막자극에 의한 구토를 억제한다. 남성의 거담작용(祛痰作用)은 사포닌이 위점막을 자극하는 반사작용으로 기관지 분비샘의 분비를 유발하여 담액의 점도가 낮아지기 때문인 것으로 간주되고 있다. 귤피에 함유된 바이오 플라보노이드는 모세혈관의 탄력을 강화하여 미소출혈(微少出血)을 방지하고, 헤스페리딘(Hesperidin)은 진경작용을 하여 소화관 평활근의 경련을 억제하며, 시네프린(Synephrine)은 교감신경계를 흥분시켜 기관지를 확장하며, 위장 평활근의 경련을 억제하고 심장의 운동능력을 강화한다.

지각은 위장(胃腸)의 연동운동(蠕動運動)을 항진시켜 위내용물의 배출을 촉진함으로써 복부 팽만감을 개선하고 변비를 완화하며, 장관(腸管) 평활근의 경련을 억제하여 진경작용을 한다. 적복령은 세뇨관의 재흡수를 억제하여 이뇨를 증진하므로 체내의 정체된 수분을 처리한다. 자감초는 반하와 함께 위산분비를 억제하고, 위점막을 보호하는 항궤양작용을 한다.

처방비교 **가미대보탕**과 비교하면 두 처방 모두 중풍에 사용한다는 공통점이 있다. 가미대보탕은 허약한 상태에서 뇌혈관이 경화되고 혈전이 생겨 발생하는 허약성 중풍에 사용하며, 주로 편마비나 신체통이 나타났을 때 사용한다. 반면 도담탕은 중풍으로 인한 편마비보다는 호흡기에 가래가 성(盛)하여 풍억(風癔) 증상이 나타났을 때 사용한다.

온백원과 비교하면 두 처방 모두 정신이 혼미하고 어둔할 때 사용한다는 공통점이 있다. 온백원은 오래된 적취(積聚)가 뇌에 영향을 주어 의식불명이나 정신이상을 일으킬 때 사용하며, 적체된 내용물을 배출시키면 증상이 해소된다. 반면 도담탕은 과도하게 울체된 담음이 뇌에 영향을 주어 정신이상을 일으킬 때 사용하며, 거담(祛痰)시켜 증상을 치료한다.

육안전과 비교하면 도담탕은 이진탕 + 남성, 지각으로, 육안전은 이진탕 + 백개자, 행인으로 구성되어 있다. 육안전은 감기에 걸려 기침과 가래가 발생했을 때 사용하며, 약성을 응용하여 매핵기(梅核氣)와 두통(頭痛)에도 사용한다. 반면 도담탕은 중풍으로 인해 호흡기에 가래가 성(盛)해졌을 때 사용하며, 약성을 응용하여 담성(痰盛)으로 인한 정신이상에도 사용한다.

→ **활용사례**

1-1. 의식불명(意識不明) 남 54세 태음인
1-2. 기억력저하, 말어눌 남 40세 태음인
2-1. 정신이상(情神異常) 여 50세
2-2. 광증(狂症) 남 31세 소음인
3-1. 경폐(經閉) 여 27세 태음인 168cm 60kg
4-1. 견통(肩痛), 식후복통(食後腹痛), 손바닥건조 남 30세 태음인 181cm 93kg
5-1. 실패례 여 28세 태음인

1-1. 의식불명(意識不明)

다음은 윤경일 선생의 경험을 채록한 것이다.

● ○○○ 남 54세 태음인 제재소 운영 광주광역시 동구 동명동

얼굴이 둥글고 밝고 붉으며 윤택이 나고 살찐 체격을 가진 제재소 사장이다. 목재를 구입하러 서울행 기차를 타고 가던 중에 어지러움을 느꼈으며, 새벽에 서울에 도착했을 때 어지럽고 정신이 없어 도저히 움직일 수 없기에 서울의 일을 포기하고 바로 광주로 내려왔다. 광주 송정리역에 도착했을 때는 상태가 악화되어 반혼수 상태에 빠져 마침 앞자리에 탄 사람이 멍하니 의식이 없는 채 앉아있는 사장을 알아보고 부축해서 차에서 내렸는데 붙잡고 겨우 걸음을 걸을 정도였다. 새벽에 기차에서 내린 그 길로 병원으로 가서 응급조치와 치료를 받았다. 병원에 입원했는데, 평소에 혈압이 높아 혈압강하제를 맞아도 호전되지 않자 다음날 친구의 소개로 환자 가족이 찾아와 한 번만 병원에 와 달라 하여 환자가 있는 병원을 방문하게 되었다.

① 병상에 누워 있는 환자는 의식이 없고 말을 못하고 눈은 감고 있으며 눈썹만 간헐적으로 움직일 정도였다.
② 목에서 그르렁그르렁 소리가 나는 특징이 있으며   ③ 몸에 열감(熱感)이 느껴졌다.   ④ 평소에 고혈압이 있었고
⑤ 평소에 어지러움을 호소했다고 한다.   ⑥ 맥은 어떤가 하여 보니 활맥(滑脈)이었다.

살이 약간 찌고 피부가 윤택하며 그러면서도 목에서 그르렁하는 가래소리가 나는 것으로 보아 담성(痰盛)으로 인한 중풍(中風)으로 생각되었다. 활맥(滑脈)도 담(痰)이 있을 경우 나타나는 것이어서 담으로 인해 순환이 저해되고 뇌장애를 받아서 의식이 없는 것으로 판단하여 통관산을 대롱에 넣어 코 속으로 불어 넣어 주었다.

통관산은 조각자, 세신, 박하, 웅황으로 이루어진 가루약인데, 이런 경우에 코에 불어넣어 재채기를 유발시켜 기(氣)의 소통을 꾀하는 약이다. 만약 이때 재채기를 하지 않으면 회생이 불가능하다고 보며 재채기가 나올 경우에는 살아날 수 있다고 보고 치료를 할 수 있다.

다행히도 이 사람은 재채기를 하여 약을 지어주기로 했다. 대부분 이 경우는 담성(痰盛)으로 온 의식불명인 만큼 도담탕을 쓰며, 이처럼 중풍이 올 경우에는 강활, 백출이 더해진 거풍도담탕을 쓰나 당시 강활, 백출을 더해야 할 증상이 없어 도담탕으로 3첩을 지어주었다.

다음날 1첩을 복용한 뒤에 조금 달라졌다며 다시 한 번 와달라는 연락이 왔다. 호전되지 않고 심해져서 와달라는 것으로 생각하여 병원에 가보니 생각한 것과는 달리 환자가 눈을 뜨고 있고 입을 움직이며 말을 하려고 노력을 했다. 위의 증상으로 판단하여 볼 때 호전되고 있는 중이라고 생각되므로 나머지 2첩을 계속 복용하라고 했는데, 도담탕 2첩을 모두 복용한 뒤에는 완전히 회복되어 말을 할 수 있게 되었고 목에서 그르렁 소리도 나지 않고 의식이 정상으로 회복되어 퇴원했다.

물론 병원에서 회복을 위하여 안정을 취한 영향도 있었겠으나 혈압강화제외에는 별다른 치료를 하지 않았던 것으로 보아서는 도담탕의 작용이라고 밖에는 생각할 수 없었다. 도담탕은 나의 스승이었던 송재 선생께서 중풍이나 정신계질환에 빈용하던 처방으로, 본인의 경험으로 볼 때 담성(痰盛)으로 인한 의식장애에 사용할 수 있는 처방이다.

2-1. 정신이상(情神異常)

다음은 이인성 선생의 경험을 채록한 것이다.

● ○○○ 여 50세 전라북도 정읍시

보통 키에 약간 통통한 부인으로 잠깐씩 정신을 놓는다며 집안 식구들이 데리고 왔다. 겉으로 보기에는 멀쩡하나 마치 가벼운 간질(癎疾)처럼
① 수시로 20~30초가량 잠깐씩 정신이 나가서 멍하게 있다.   ② 이때는 옆 사람이 말을 걸어도 알아듣지 못한다.
③ 물론 당시에만 이런 증상이 있다가 이내 곧 정신이 돌아온다.   ④ 집안 식구들은 이런 상태로 찻길이라도 지나다가 사고를 당하여 죽기 십상이라며 걱정되어 데리고 온 것이다.   ⑤ 병원에서 정신신경계통의 이상으로 진단하여 치료를 했으나 별 다른 차도가 없다고 한다.   ⑥ 위장(胃腸)이 약하다.   ⑦ 평소 집안에서 속을 많이 끓여 화병(火病)

이 조금 있다고 한다.

이는 곧 담음(痰飮)이 체내에 울체되어 나타나는 현상이라고 보고 담이 심규(心竅)를 막은 사수(邪祟)에 사용하는 도담탕에 황금, 황련, 과루인, 백출, 길경, 인삼이 더해진 도씨도담탕을 지어주기로 하고 우선 3일분 6첩을 지어주었다. 약을 복용하자 조금은 덜해지는 것 같다고 한다. 그래서 같은 약으로 1제씩 연속하여 복용했고 모두 3제를 복용한 뒤에는 모든 증상이 소실되었다.

2-2. 광증(狂症)

다음은 윤경일 선생의 경험을 채록한 것이다.

● ○○○ 남 31세 소음인 은행원 전라남도 무안군 일로읍

얼굴이 유들유들하게 잘생긴 젊은 은행원이었으며 지금 생각하니 조용하고 치밀한 소음인 같이 보였다.

나의 스승인 송재 선생을 모시고 있던 시절의 일로 벌써 40여 년이나 되었다.

어떤 사람이 찾아와서 자식이 미쳤으니 같이 가자고 하여 목포 옆에 있는 일로라는 고장에 가게 되었는데, 부잣집답게 넓은 기와집이었다. 부친의 안내를 받아 환자가 있다는 방문을 열고 들어서니 방안이 어두워서 잘 보이지 않았는데 송재 선생님이 갑자기 주먹으로 미친 사람의 뺨을 후려치듯 때리는 것이다. 도무지 무슨 이유로 뺨을 때렸는지 알 수 없었으나 뺨을 맞은 미친 사람이 기도하듯이 두 손을 모으고 무릎을 꿇고 "선생님"하며 순응하는 것이다. 그러자 선생님께서 "허튼 소리하면 가만 두지 않겠다."고 꾸짖었다. 그 환자는

① 당시 엘리트였던 사람으로 미쳐있다. ② 눈을 치뜨고 있다. ③ 담성(痰盛)의 증상이 보인다.

돌아오는 길에 "선생님. 아까는 왜 뺨을 때리게 되었습니까?"하고 여쭈자 송재 선생께서는 기선 제압을 위해서였다고 하셨다. 미친 사람은 비교적 조용하고 얌전한 음광(陰狂)이 있고 날뛰며 과격한 양광(陽狂)이 있는데 양광(陽狂)의 경우는 먼저 기선을 제압하지 않으면 치료 중에 달려들기도 하여 치료하기가 힘들다는 것이다. 미친 사람은 괴력(怪力)을 발휘하는 경우가 있어 장정들이 붙들어도 힘이 세서 당해 낼 수 없는 경우가 있는데, 처음부터 강하게 제압하지 않으면 반대로 제압을 당하기 때문에 어떤 수를 써서라도 기선을 제압해야 한다는 것이다. 앞의 은행원의 경우에도 방안에 들어서니 눈을 치뜨고 노려보고 있어서 먼저 뺨을 때려서 기선을 제압하고자 한 것이라고 하셨다. 이렇게 하고 나면 설사 다른 사람에게는 눈을 치뜨고 달려들어도 송재 선생만 보면 강아지가 꼬리를 내리듯이 선생님 말에 순응한다는 것이다.

이때 선생님께서 처방을 하고 내가 약을 지었는데 역시 선생님의 처방은 미친병에 즐겨 쓰시는 영신도담탕이었다. 선생님은 미친병이나 정신질환의 대가이셨는데, 증세에 따라 처방을 다양하게 활용했으나 특히 영신도담탕을 많이 사용하셨다. 이번에도 31세 젊은 은행원의 미친병을 치료하기 위해 영신도담탕으로 10일분 20첩을 지어주었다.

영신도담탕 10일분을 모두 복용한 뒤에 부모가 찾아와서 말하기를 지난번 지어준 약을 복용시켰더니 미친병이 모두 다 나아서 정상이 되었다며, 이번에는 몸을 보(補)하는 약을 더 지어달라고 하여 육미지황원에 정지탕을 합하여 지어주었다.

3-1. 경폐(經閉)

다음은 김진호 선생의 경험이다.

● 박 ○○ 여 27세 태음인 직장인 168cm 60kg 서울특별시 관악구 남현동

덩치가 있고 살이 찐 전형적인 태음인 여성으로 얼굴은 둥글다. 피부는 비인(肥人) 치고는 하얗지 않다.

필자가 아는 이의 누님으로 몸무게가 많이 나가서 고민하고 있으며 6개월 정도 월경(月經)이 없다. 다이어트 후 몸무게가 빠졌을 때는 월경(月經)을 제대로 했으나 다시 살이 찐 후로는 월경(月經)이 없다고 한다.

① 다른 특이한 증상은 없고 6개월간 경폐(經閉)가 계속되고 있는 상태이다. ② 전체적으로 비만인 상태이며, 음식 조절을 잘 하지 못한다. ③ 대변과 소변은 정상이고 가끔 담음(痰飮)성 구토(嘔吐)를 한다. ④ 누가 자기 몸 만지는 것을 싫어하고 답답해한다. 특히 따뜻한 손으로 만지는 것을 더 싫어한다. ⑤ 피부가 민감해서 벨트 알레르기가 있다. ⑥ 찬물을 좋아한다. ⑦ 진수음(振水飮)이 가끔 있다. ⑧ 성격이 불같으나 뒤끝은 없다. ⑨ 술을 즐겨 마신다. ⑩ 늦게 자서 밤낮이 바뀌는 경우가 많다.

습담(濕痰)으로 인한 경폐(經閉)를 목표로 도담탕에 천궁, 당귀, 황련을 더하여 10일분 20첩을 투약했다. 처음에는 약을 먹고 핑~ 돈다는 불평을 호소했지만 약을 어느 정도 복용하자 적응이 되어서 괜찮아졌다고 한다. 그러면서 월경(月經)을 할 때까지 약을 복용해야 효과를 알 것 같다고 한다. 6개월 만에 월경을 했는데 예전에 하던 시기에 월경을 했다. 그러나 완전한 치료를 위해서는 습담(濕痰)이 더 이상 쌓이지 않게 살을 빼야 하므로 음식을 조절하고 음주 빈도를 낮추도록 권유했다.

4-1. 견통(肩痛), 식후복통(食後腹痛), 손바닥건조

다음은 임진성 선생의 경험이다.

● 진 ○ ○ 남 30세 태음인 회사원 181cm 93kg 서울특별시 강남구 역삼동

얼굴이 희고 약간 붉으며 곰처럼 생긴 태음인처럼 보이나 피부는 두텁지 않다.

① 어깨의 날갯죽지 있는 데가 종종 쿡쿡 쑤신다. ② 당뇨가 있는데 수치가 약간 높다. ③ 고혈압이 있는데 수축기 혈압이 130~150이다. ④ 지방간이 있다. ⑤ 배가 자주 아프고 설사를 한다. ⑥ 스트레스를 받을 때에는 가스가 찬다. ⑦ 추위는 타지 않고 더위를 심하게 탄다. ⑧ 땀이 얼굴, 손, 머리에 많다. ⑨ 몸 전체는 따뜻하다. ⑩ 육류 위주의 식사를 한다. ⑪ 음주는 1주일에 3회 정도 한다. ⑫ 식욕이 왕성하다. ⑬ 배가 더부룩하다. ⑭ 뒷목이 뻐근하다. ⑮ 숨이 찬다. ⑯ 피로하며, 아침에 잘 못 일어난다. 몸이 무겁다. ⑰ 대변은 1일 2~3회 정도 보는데 불규칙하나 잘 나온다. 음주 다음날 설사한다. ⑱ 소변은 잘 나오며 색이 노랗고 거품이 난다.

체중감량, 어깻죽지 통증, 숨참, 피로(疲勞), 복통(腹痛), 설사(泄瀉)를 목표로 청열도담탕에 서경탕의 의미로 강황 2.5돈, 당귀, 백출, 강활, 목향 각 2돈씩을 더하여 10일분 20첩을 투약했다. 얼마 후에 확인해보니

1. 어깨가 아픈 것이 없어졌다.
2. 점심을 먹고 화장실 가던 것이 덜해졌다.
3. 땀이 나는 것이 줄어들었다.
4. 술을 안 먹어서인지 피로가 덜 하다고 한다.
5. 체중(體重)은 그대로이다.
6. 손바닥이 건조해지는 부작용이 생겼다.

처음에 이 사람에게 살이 좀 빠질 거라고 했는데, 체중변화가 전혀 없어서 전체적으로는 만족스러워하지 않았다. 손바닥이 건조해진 것은 반하, 남성의 부작용이다. 생반하를 사용하고 생강을 넣지 않아서인지, 아니면 체중과다와 신중(身重), 피로(疲勞)를 근거로 반하와 남성 증을 판단한 것이 잘못인지는 잘 모르겠다.

처음에는 이 사람을 보지 못하고 경과를 확인하는 과정에서 실제로 만나게 되었는데 설질(舌質)이 붉고, 맥이 크고 빠르게 뛴다고 한다. 주로 상초(上焦) 쪽으로 도한(盜汗)이 많다는 말을 했다. 접히는 부분에 미약한 아토피 증상도 있다고 한다. 이번에는 살 빼는 것에 초점을 맞춰서 약을 투여하기로 했다. 그래서 마황, 창출, 의이인 각 3돈, 석고 4돈, 천문동, 맥문동, 황금, 복령, 택사, 차전자, 목통, 숙지황, 당귀, 산조인 각 2돈으로 하여 13일분을 투약했다.

5일 후에 확인해 보니

1. 식욕이 감소했다. 회식에 갔는데 삼겹살 5점만 먹고 말았다고 한다.
2. 몸이 나른하다.
3. 살이 약 5kg 정도 빠졌다고 한다.
4. 소양인 체질로 보이는 부인이 남편이 살이 빠지는 것을 보고 욕심이 나서 복용했는데, 가슴이 뛰고 쿵쾅거려서 혼이 났다고 한다.

5-1. 실패례

● 김 ○ ○ 여 28세 태음인 서울특별시 구로구 시흥동

첫째 아이를 낳고 몸이 불어 4년 동안 임신이 되지 않는 다부진 체격의 부인이었다.

① 4년 전 출산한 이후 10kg 정도 살이 찌면서 비만으로 임신이 되지 않는다. 현재 75kg이다. ② 윗배가 약간 차다. ③ 어깨와 허리에 통증이 있다. ④ 저녁에 부기가 있다. ⑤ 월경(月經)은 7~10일 정도 늦은 편이고, 5일 정도 하는데 검붉고 일부 덩어리가 나온다. ⑥ 우울하다. ⑦ 음식은 특별히 가리는 것이 없으며 소화력도 좋다. ⑧ 대변과 소변에 특별한 문제는 없다. ⑨ 잠은 잘 자는 편이다.

비만으로 인해 불임이 되었다고 보고 도담탕 2배량에 월경을 조절하기 위하여 향부자 4돈을 더하여 10일분 20첩을 지어주었다.

20일 후에 확인해 보니, 약을 먹은 지 12일 후부터 월경일수는 전과 비슷하게 7일간 있었는데, 월경량이 전보다 현저하게 줄어서 1/3정도만 나왔고 대변도 1일 1회에서 2~3회로 늘었다고 한다.

이번에도 같은 처방으로 1제를 지어주었으며 그 뒤로는 내방하지 않아 결과를 모르고 있다.

짐작건대 불임에 효력이 없자 다시 오지 않은 것이 아닌가 한다. 말하자면 비만으로 인한 불임에 이진탕을 사용한다는 문헌의 기록을 실제로 시도한 것으로 이진탕과 같은 도담탕을 사용하여 실패한 사례이다.

風

寒 暑 濕 燥 火 內傷 虛 霍亂 嘔吐 咳嗽 積聚 浮腫 脹滿 消渴 黃疸 癰疽 邪祟 身形 精 氣 神 血 夢 聲音 津液 痰飲 蟲 小便 大便 頭 面 眼 耳 鼻 口舌 牙齒 咽喉 頸項 背 胸 乳 腹 腰 脇 皮 手 足 前陰 後陰 癰疽 諸瘡 婦人 小兒

下統4 寶 방풍통성산 防風通聖散

滑石 一錢七分 甘草 一錢二分 石膏 黃芩 桔梗 各七分 防風 川芎 當歸 赤芍藥 大黃 麻黃 薄荷 連翹 芒硝 各四分半 荊芥 白朮 梔子 各三分半

[出　　典] 宣明論·方藥合編 : 治 諸風熱 或瘡疹黑陷 或風熱瘡疥 頭生白屑 面鼻紫赤 肺風瘡 大風癩疾 或 熱結二便不通 並解酒毒
[活　　套] 去滑石 芒硝 並酒炒 名[酒製通聖散] ① 癮疹瘙痒 加金銀花 玄參 蟬退
[活套鍼線] 大頭瘟(寒) 大風瘡(諸瘡) 頭瘡(諸瘡) 鼻淵鼻衄(鼻) 鼻痔鼻瘡(鼻) 濕熱(濕) 濕熱痛(頭) 實 乳蛾(咽喉) 楊梅瘡(諸瘡) 熱症(風) 熱閟(大便) 熱暈(頭) 癮疹(皮) 二便閟(大便) 癲狂(神) 諸瘡 (小兒) 喘嗽(小兒麻疹) 風熱耳鳴(耳)
[適應症] 편도염, 인통, 변성, 고열, 비색, 코골이, 구미, 태열, 여드름, 피부병, 만성 난치성피부염, 피부종창, 진물, 흑암, 통풍, 뇌출혈, 고혈압증, 고지혈증, 동맥경화증, 변비증, 주사비, 치질, 피부병, 축농증, 안병, 당뇨병, 천식, 비만증, 각기, 단독, 독두, 지방심, 만성신염

처방설명 방풍통성산은 체내에 울체(鬱滯)된 열(熱)이 배출되지 못하여 각종 피부질환(皮膚疾患), 발열(發熱), 두통(頭痛), 현훈(眩暈), 광증(狂症), 비창(鼻瘡), 비치(鼻痔), 천식(喘息), 편도염(扁桃炎) 등이 발생했을 때 사용하는 처방이다. 또한 평소 체열(體熱)이 높은 사람이 감기에 걸렸을 때, 고열(高熱)이 나면서 목에서 쇳소리가 나는 마른기침이 발생했을 때도 사용한다. 임상에서는 고지혈증이 있을 때도 즐겨 쓴다.

인간은 항온동물이기 때문에 체온을 일정하게 유지해야 생명을 이어갈 수 있다. 따라서 끊임없이 열에너지가 생산되며 생산된 만큼 소모된다. 그러나 어떤 원인에 의해 생산된 열에너지가 외부로 잘 배출되지 않으면 체내에 열이 울체(鬱滯)되어 각 조직과 장기에 장애를 주는데, 그 중에서도 일차적으로 영향을 받는 곳은 피부이다. 체열은 호흡이나 대소변을 통해 배출되기도 하지만 피부를 통해 배출되는 양이 가장 많다. 따라서 체내에 열이 울체되면 인체는 열의 배출을 증가시키는 방법 중 하나로 피부에 혈액량을 증가시켜 피부발산을 통한 열에너지 소모를 꾀하게 된다. 그러나 피부가 긴장(緊張)·위축(萎縮)되어 있는 상태에서 열이 많이 몰리면 발적(發赤), 발반(發斑), 종창(腫瘡)이 생길 수 있다. 방풍통성산은 활석, 석고, 마황 등이 소변으로, 대황, 망초 등이 대변으로 과다한 열을 빼내고 그 외 청열제와 보음제로 열을 이끄는 역할을 하여 열성상태에서 나타나는 각종 질환에 많이 사용하는 처방이다.

활투침선을 보면 대두온(大頭瘟), 대풍창(大風瘡), 두창(頭瘡), 양매창(楊梅瘡), 은진(癮疹), 소아 제창(諸瘡) 등 피부질환과 연관된 증상에 많이 사용했다는 것을 알 수 있는데, 앞서 설명한 것과 같은 맥락이라고 할 수 있다. 그래서 임상에서도 아토피성 피부염, 태열(胎熱), 건선(乾癬), 지루성 피부염, 두창(頭瘡) 등 각종 피부질환에 많이 활용하고 있다. 그러나 이러한 증상이 있을 때 부수증상과 신체조건, 신체상태 등을 고려하여 처방을 선택해야 하는데, 만약 피부에 발산장애만 있다면 형방패독산이나 청기산 등을 사용할 수 있을 것이고, 피부에 혈액이 울체되어 발산장애가 나타난 것이라면 주귀음을 사용할 수도 있다. 방풍통성산의 경우 신체조건으로 볼 때 평소 체열이 많은 사람이고, 현재 체내에 열이 심하게 울체되어 있는 상태이며, 피부에 발산장애가 있으면서 대변이 비결(秘結)되어 있는 경우에 적합하다.

활투침선을 보면 두통(頭痛), 현훈(眩暈), 이명(耳鳴), 전광(癲狂)에 사용하는 처방으로 분류되어 있다. 체내에 열이 울체되면 일차적으로 피부에 발진이 생기겠지만, 상태가 심화되어 뇌압을 상승시키면 두통이나

현훈이 발생할 수 있고, 울체된 열이 내이(內耳)에 영향을 주어 혈액순환을 저해하면 이명이 발생하기도 하는데, 방풍통성산으로 울체된 열을 풀어주면 소통이 원활해져 위의 모든 증상이 치료된다. 또한 울체된 열로 인해 뇌압이 이상항진된 경우에는 두통과 현훈뿐 아니라 전광(癲狂)이 발생하고 심하면 졸도(卒倒)하는 경우도 있는데, 이 경우에도 방풍통성산을 사용할 수 있다.

비치(鼻痔)와 비창(鼻瘡)에 사용하는 처방으로도 분류되어 있다. 비강(鼻腔)에 열이 울체되어 점막(粘膜)이 허는 경우에 비창이 나타날 수 있고, 찬 공기 흡입을 최소화하기 위해 비강점막이 충혈(充血)되어 있는 경우에는 코막힘이 나타날 수 있으며, 이러한 현상이 만성화되어 치핵(痔核)처럼 삐져나오는 경우에는 비치가 나타날 수 있다. 물론 이런 증상이 나타나더라도 사용할 수 있는 처방이 많기 때문에 신체상태를 참고해야 하는데, 방풍통성산은 평소 열이 많은 사람에게 적합하다.

조문을 보면 '治치 諸風熱제풍열 或瘡疹黑陷혹창진흑함 或風熱瘡疥혹풍열창개 頭生白屑두생백설 面鼻紫赤면비자적 肺風瘡폐풍창 大風癩疾대풍나질 或熱結二便不通혹열결이변불통 並解酒毒병해주독'이라 했다. '諸風熱'은 여러 형태의 열증(熱症)을 치료한다는 것으로 이해할 수 있고, '或瘡疹黑陷'에서 창진이 생기고 색이 검으면서 함몰되었다는 것은 열이 있으면서 순환이 잘 되지 않는다는 의미이다. 즉 표울(表鬱)이 심하다는 것으로 이해할 수 있다. '或風熱瘡疥'라는 것은 풍열로 인해 혈액순환이 잘 되지 않아서 창(瘡)이 생기고, 자윤물질(滋潤物質)이 전달되지 않아서 가려운 것으로 볼 수 있다. '頭生白屑'은 열이 많지만 두피의 혈관이 위축되어 순환이 잘 되지 않기 때문에 생기는 증상이고, '面鼻紫赤'에서 자색이 있다는 것은 열이 울체되어 있으면서 순환이 원활하게 이루어지지 않는다는 뜻이다. '肺風瘡 大風癩疾'은 피부질환이며, 열울상태(熱鬱狀態)에서 이러한 질환이 발생했을 때 사용한다. '或熱結二便不通'은 열이 많아서 소대변이 나오지 않을 때 사용한다는 뜻이다. 마지막으로 '解酒毒'은 술로 인해 체열이 지나치게 높아져서 발생하는 여러 장애를 치료한다는 의미이다. ≪광제비급≫을 보면 술을 먹고 난 후에 두통이나 중풍이 발생했을 때 방풍통성산을 사용한다는 언급이 있는데, 조문의 '解酒毒'과 같은 의미라고 할 수 있다.

방풍통성산은 체열이 많은 사람에게 적합하므로 성장열(成長熱)이 내재된 소아에게 사용하는 경우가 많다. 특히 고열이 수반되는 소아의 편도염에 사용하면 속효를 볼 수 있고, 성인이라도 평소 체열이 높아서 얼굴이 붉고 더위를 심하게 타는 사람이 감기에 걸려 고열과 함께 편도가 부었을 때 방풍통성산을 사용할 수 있다.

방풍통성산을 쓰기에 적합한 신체조건은
① 습열(濕熱)이 많은 태음인
② 열이 많은 사람, 몸이 뜨거운 사람
③ 열이 많은 아이들, 또는 열은 많지만 발산이 잘 되지 않는 사람에게 적합하다.
④ 그러므로 소아나 청소년에게 빈용되며, 허랭한 사람에게는 부적합하다.

처방구성 처방구성을 보면 활석은 약리실험에서 이뇨작용, 점막보호작용, 소염작용, 지사작용, 항균작용 등이 있음이 밝혀졌고, 비뇨기조직의 염증으로 혈관투과성이 항진되고 혈소판이 응고되어 국소에 부종이 있으면서 소변불리(小便不利)가 있을 때 사용한다. 감초는 스테로이드 호르몬과 유사한 작용이 있어 항염증작용, 해독작용, 해열작용을 한다. 석고는 발열중추를 억제하여 해열작용을 하며, 혈관투과성을 억제하여 소염작용을 한다. 황금은 직접 말초혈관에 작용하여 혈압을 강하시키며, 혈관투과성 항진을 억제하고 소염작용이 강하여 혈관의 염증성 충혈(充血)과 울혈(鬱血)을 완화한다. 길경은 거담작용(祛痰作用)과 진해작용(鎭咳作用)이 있으며, 염증을 억제하는 소염작용(消炎作用)도 있다.

風
寒
暑
濕
燥
火
內傷
虛勞
霍亂
嘔吐
咳嗽
積聚
浮腫
脹滿
消渴
黃疸
瘧疾
邪祟
身形
精氣
神血
夢
聲音
津液
痰飮
蟲
小便
大便
頭
面
眼
耳
鼻
口舌
牙齒
咽喉
頸項
背
胸
乳
腹
腰
脅
皮
手
足
前陰
後陰
癰疽
諸瘡
婦人
小兒

방풍은 표재(表在) 혈관을 확장하는 작용이 있다. 천궁은 관상동맥과 말초혈관을 확장하여 하지(下肢)와 심근(心筋)의 혈류량을 증가시키고, 항혈전작용(抗血栓作用)으로 혈액순환을 촉진한다. 당귀는 말초혈관의 혈류를 원활히 함으로써 말초순환장애를 개선한다. 적작약은 평활근의 경련을 억제하고, 중추신경의 홍분을 억제하여 진통(鎭痛), 진경(鎭痙), 진정작용(鎭靜作用)을 한다. 대황은 장점막(腸粘膜)을 자극하여 연동운동(蠕動運動)을 항진시키고, 수분흡수를 저해하여 설사를 유발한다. 마황의 휘발성 정유는 혈관운동 중추를 자극하여 혈관운동능력을 강화하고, 땀분비를 증가시키며, 기관지 평활근을 이완하여 진해작용(鎭咳作用)을 한다. 박하는 소염, 진통작용이 있고, 연교는 비만세포막을 강화하여 화학전달 물질의 유리를 억제하므로 항알레르기 작용을 나타낸다. 망초는 수분흡수를 억제하여 강력한 사하작용을 나타낸다. 형개는 피부의 혈행(血行)을 촉진하며, 백출은 뚜렷하고 지속적인 이뇨작용이 있으며, 장관활동에 대한 조절작용이 있어서 장관의 자발성 수축활동의 긴장성을 높이고 강직성 수축을 방지한다. 산치자는 혈관의 울혈(鬱血)과 충혈(充血)을 완화시키고, 발열중추를 억제하여 해열작용을 나타낸다.

처방 비교　피부염에 사용하는 **생료사물탕**과 비교하면 두 처방 모두 열성상태에서 발생하는 피부질환에 사용하며, 특히 소아의 아토피성피부염에 사용한다는 공통점이 있다. 그러나 생료사물탕은 혈액의 혼탁과 순환장애로 인해 발생하는 태열이나 열로 인한 창병(瘡病)에 사용한다. 반면 방풍통성산은 체내에 열이 적체되어 있으면서 표울(表鬱)로 인해 열발산이 원활하지 못하여 피부염이 발생했을 때 사용하며, 편도염이나 여드름, 통풍 등에도 사용한다.

양격산과 비교하면 양격산은 승기탕에 연교, 박하, 황금 등의 청열제(淸熱劑)가 들어 있으며, 방풍통성산과 달리 사하작용(瀉下作用)을 통해 청열(淸熱)시키는 것이 주효능이다. 또한 보혈제나 발표제가 포함되어 있지 않기 때문에 몸에 열이 많은 상태일 뿐이지, 표피에 열이 울체되었을 때 사용하는 것이 아님을 알 수 있다. 반면 방풍통성산은 청열(淸熱)·완화(緩和)·발표(發表)·사하작용(瀉下作用)을 모두 가지고 있어, 열이 많은 상태에서 표피에 열이 울체되고, 대변이 적체된 경우에 사용한다.

편도염에 사용하는 **취후산**과 비교하면 취후산은 발적(發赤)되어 있는 편도에 직접 도포하는 외용약이며, 직접 도포하기 때문에 속효를 볼 수 있고, 신체조건과 상태에 구애받지 않고 사용할 수 있다는 특징이 있다. 반면 방풍통성산은 내복약이며 고열을 동반한 편도염에 사용할 수 있고, 취후산과 달리 청열(淸熱)·발표(發表)시켜 원인을 제거해 주기 때문에 보다 근원적인 치료를 하는 처방이라고 할 수 있다.

→ **활용사례**

　　1-1. 소아피부소양(小兒皮膚搔痒), 태열(胎熱)　남　3세　소양인
　　1-2. 만성피부병(慢性皮膚病), 창(瘡), 진물, 흑암(黑暗)　남　25세　소음성태음인
　　1-3. 소양증, 접촉성 피부염　여　38세
　　1-4. 소아건선　남　9세
　　1-5. 태열(胎熱)　남　11세　태음인
　　1-6. 주사비(酒渣鼻), 면열(面熱)　남　62세　소양인　175cm
　　1-7. 여드름　여　22세　소양인　165㎝
　　1-8. 여드름, 면열(面熱)　남　25세　태음인
　　2-1. 소아편도염(小兒扁桃炎), 인통(咽痛), 변성(變聲)　남　2세　내열형태음인
　　2-2. 유아편도염(乳兒扁桃炎), 고열(高熱), 변성(變聲), 구토(嘔吐), 대소변불통(大小便不通)　여　10개월　소양성태음인
　　2-3. 편도염(扁桃炎), 고열(高熱)　남　35세　태음인
　　2-4. 유아급성후두염(乳兒急性喉頭炎), 발열(發熱), 인통(咽痛), 변성(變聲)　여　11개월　소양인
　　2-5. 구미(口糜), 인통(咽痛)　여　36세　소음성태음인
　　3-1. 유아감기(乳兒感氣), 기침, 고열(高熱)　여　14개월　태음인
　　3-2. 소아감기(小兒感氣), 인통(咽痛), 발열(發熱)　남　3세　소양인
　　3-3. 감기, 몸살, 발열(發熱), 두통(頭痛)　남　27세　소음인　170cm 56kg

3-4. 코막힘 남 35세 태음인 183cm 110kg
3-5. 비색(鼻塞), 코골음 여 7세 태양성태음인
3-6. 감기 후 기침, 가래, 매핵기(梅核氣) 여 42세 태음인 160cm 70kg
4-1. 고혈압(高血壓), 항강(項强), 현훈(眩暈) 남 48세 태음인 175cm 75kg
4-2. 중풍환자의 좌반신 열감(熱感) 여 71세 열성태음인
5-1. 비만(肥滿), 고혈압(高血壓), 변비(便秘) 여 46세
5-2. 비만(肥滿), 변비(便秘), 생리통(生理痛-부작용 설사발생) 여 27세 160cm
5-3. 비만(肥滿), 변비(便秘), 복부팽만감(腹部膨滿感), 소화불량(消化不良) 남 30세 소양성태음인 180cm 84kg
6-1. 변비(便秘), 소변불통(小便不通) 남 50세 열성소음인 172cm 80kg
6-2. 변비(便秘), 식욕왕성(食慾旺盛), 소화불량(消化不良) 남 27세 184cm
6-3. 열성변비, 남 53세 열성태음인 174cm 98kg
6-4. 식욕왕성(食慾旺盛), 변비(便秘-잔변감), 신중(身重) 여 54세 태음성소양인 158cm 62kg
6-5. 복부팽만(腹部膨滿) 남 31세 태음인 174cm 79kg
6-6. 식중독후유증(食中毒後遺症), 하복팽만(下腹膨滿), 변비(便秘) 여 41세
7-1. 통풍(痛風), 소변난(小便難) 남 45세 태음인 160cm 61kg
8-1. 좌슬통(左膝痛) 여 39세 열성태음인 148cm 72kg
9-1. 부작용-눈이 안보인다 여 24세 소음인 163cm

➡ 방풍통성산 합방 활용사례
1-1. +오령산 – 비만(肥滿), 고혈압(高血壓), 하지부종(下肢不腫), 신중(身重) 여 61세 155cm 98kg
2-1. +사물탕 – 비만(肥滿) 여 39세 열성태음인 158cm
3-1. +소풍산 – 비듬 여 27세

1-1. 소아피부소양(小兒皮膚搔痒), 태열(胎熱)

● 홍 ○○ 남 3세 소양인 경기도 부천시 중구 중동
앞뒤머리의 피부가 희고 번잡스러워 보인다.
① 태열이 있는지 출생시부터 가려워서 전신을 자주 긁는다.   ② 수시로 종일 긁는 편인데 밤이면 긁느라고 잠을 못
잘 정도이다.   ③ 긁는 것은 다른 계절보다 여름에 더 심하다.
출생시부터 태열(胎熱)로 인한 가려운 것을 목표로 방풍통성산 본방에 형개 2돈을 더하여 2일분 4첩을 지어주었다.
5일 뒤에 다시 왔을 때 확인해 보니, 방풍통성산을 복용한 뒤부터는 늘 긁던 증상이 없어지고 잠도 잘 자며 단지 자
기 전에만 약간씩 긁는다고 한다. 그 약이 효과가 좋다며 약을 더 지어달라고 한다.
가려운 표증(表症)이 약화되었으니 윤혈제(潤血劑)인 사물탕과 청열제(淸熱劑)인 황련, 치자, 목단피, 박하 등이 들어
있는 사위탕을 쓸까 하다가 지난번과 같은 방풍통성산으로 5일분 10첩을 지어주었다.
3일 뒤에 전화가 왔는데, 그 약을 먹어도 오늘은 가려워서 종일 긁는다고 한다. 7일 뒤에 전화를 하여 확인해 보니, 그
날만 가려웠지 다음날부터는 다시 가렵지 않았으며 현재 6첩을 복용했는데 약을 복용하기 전에는 대변을 1일 1회 보
았으나 약을 복용한 뒤부터는 묽은 대변을 1일에 3~4회 본다는 것이다.
15일 뒤에 아이의 보약을 지어달라고 왔을 때 확인해 보니, 가려운 것이 소실되었다고 한다.

1-2. 만성피부병(慢性皮膚病), 창(瘡), 진물, 흑암(黑暗)

다음은 윤경일 선생의 경험을 채록한 것이다.

● ○○○ 남 25세 소음성태음인 광주광역시
체격이 크고 얼굴이 네모난 청년으로 선도원이라는 기(氣)수련장 최 원장이 피부병 환자를 데리고 왔는데, 기(氣)치료
를 처음 시작할 때는 호전되는 것 같더니 다시 심해져 기(氣)치료와 한약을 병행하면 더 좋을 것 같다고 한다.
① 오래 전부터 피부병으로 이곳저곳에서 치료를 받아도 좋아지지 않고 그대로이다. ㉠ 얼굴과 목에 창(瘡)이 발생하
는데 ㉡ 헐기도 하고 진물이 나기도 하는 것이 마치 나병(癩病)처럼 문드러져 있다. ㉢ 군데군데 손가락 하나 크기로
정상적인 부분도 있으나 ㉣ 얼굴 전체와 목에 집중되어 있고 몸에도 증상이 있으나 가볍다. ㉤ 창진흑암(瘡進黑暗)의
증상, 즉 창이 심해진 곳이 검게 변하는 증상이 있다. ㉥ 진물이 조금씩 나지만 냄새는 나지 않았다.   ② 병원약을 먹
어서 그런지 얼굴에 부기가 있어 부슬부슬하게 보인다.
이 청년의 모습을 보니 참혹했다. 오로지 지금까지 얼굴만 치료하기 위해 이곳저곳 다녔다는 것이다. 병원이나 한약으
로도 치료되지 않자 氣치료를 받고 있다는 것이다.

나에게 오기 전에 이미 여러 곳에서 한약 치료를 했을 것이고 그러면 분명히 방풍통성산을 사용했을 것인데도 내가 보기엔 방풍통성산 외에는 달리 방도가 없어 보였다. 어차피 병이 오래되고 깊어서 며칠간 치료로는 기대할 수 없다고 이르고 기간을 넉넉하게 잡고 약을 한번 써 보는 수밖에 별 도리가 없다고 하자 청년도 수긍하며 그렇게 하겠다는 것이다. 그래서 방풍통성산 10일분 20첩씩 연속하여 2회를 투약했다.

방풍통성산 2제를 연속하여 복용하고 나니 헐고 진물 나는 것이 호전되는 듯 보였다. 하지만 방풍통성산 장기 복용에 따른 부작용으로 손기(損氣) 즉 기운이 상할 수가 있어서 중간에 조금 시간을 두고 다시 복용시키기로 했다. 얼마간의 시간을 두고 난 뒤에 다시 방풍통성산 10일분 20첩을 지어주었다.

이번에 지어간 약을 모두 복용하고 난 뒤에 찾아와서 하는 말이, 피부병으로 지금까지 어떤 약을 복용해도 이렇게 호전된 적이 없었는데 이번이 가장 만족하게 호전되었다는 것이다.

이 청년의 피부병이 완고하고 오래되어 방풍통성산으로 치료하면 완치될 가능성은 있으나 장복해야 한다. 그러나 청년이 경제적으로 넉넉하지 못하여 처방을 적어주면서 몇 개월간 직접 약을 지어서 복용하라고 했다. 그 뒤로 몇 개월이 지났는지 알 수 없으나 청년이 선물을 사들고 내원했는데 얼굴을 보니 거의 정상인이 되어 있었다. 방풍통성산을 장기간 복용하고 문둥이 같았던 창진흑암(瘡進黑暗) 증상이 깨끗이 나아 있었던 것이다.

1-5. 태열(胎熱)

● 함 ○ ○ 남 11세 태음인 초등학교 4년 경기도 안양시 동안구 관양1동

① 어려서부터 오금 부위에 태열(胎熱)이 있어서 발진(發疹)과 발적(發赤)이 있고 가렵다. ② 특히 목, 어깨, 엉덩이, 팔, 다리 부위에 증상이 심하다. ③ 어려서부터 피부과에 매달 3회 정도 다니면서 치료를 했다. ④ 몸에는 땀이 없는 편이고 손발에는 땀이 많다. ⑤ 더위를 심하게 탄다. ⑥ 찬 것을 좋아한다. ⑦ 7살 때 가와사키 열병을 앓은 적이 있다. ⑧ 재작년 겨울부터 계속해서 체중이 증가하고 있다. ⑨ 대변이 된 편이다. ⑩ 아랫배가 차다.

태열(胎熱)의 증세이긴 하지만 더위를 심하게 타고 찬 것을 좋아하면서 몸에 땀이 없는 것을 감안하여 방풍통성산으로 5일분 10첩을 지어주었다.

보름 뒤인 11월 하순에 다시 내방했다. 경과를 확인해 보니, 약을 복용한 뒤에 피부가 짓무르던 것이 없어지고 그곳에 딱지가 앉고 전체적으로 매우 좋아졌다고 한다.

증상이 호전되었으나 아직은 미진하다고 생각되어 이번에도 같은 처방으로 10일분 20첩을 지어주었다. 14일 뒤인 12월 초순에 어머니가 전화를 했다. 지난번 약은 좋았는데 이번에는 더 심해졌다고 한다.

1-6. 주사비(酒渣鼻), 면열(面熱)

나음은 송종식 선생의 경험을 채록한 것이다.

● 박 ○ ○ 남 62세 소양인 175cm 경기도 김포군 통진면 마성리

오랜 군 생활을 하고 퇴역한 약간 큰 키에 마른형의 체구를 가진 사람으로 가족의 약을 지으러 왔다. 특이하게도 코끝이 빨간 것을 보고 언제부터 그런가 묻자 젊어서부터 코끝이 빨갰다고 한다. 코 때문에 루돌프 사슴코를 위시하여 많은 별명을 가지고 있었고, 평생 놀림을 받고 살았다는 것이다.

① 20대 시절인 젊어서부터 환갑이 지난 지금까지 늘 코끝이 빨개져 있었다. ② 얼굴이 약간 붉은 빛이 도는 것이 마치 술을 약간 마신 사람 같이 보인다. ③ 얼굴에 상열감(上熱感)이 간혹 있다. ④ 젊어서부터 술은 전혀 못 마신다. ⑤ 강단은 있어 보인다. ⑥ 머리카락이 적어 머리가 듬성듬성해 보인다.

코끝이 붉은 것을 한약으로 고친다는 얘기를 들어본 적이 있느냐고 하자, 만약 한약으로 고칠 수만 있다면 평생 놀림감이 되어온 주사비(酒齇鼻)를 고치고 싶다고 했다. 이 사람은 술을 많이 마시지 않으나 코끝이 주사비처럼 붉은 것을 보면 주사비가 반드시 음주와 관련된 것이 아님을 알 수 있다. 증상 중 얼굴에 약간 붉은 빛이 도는 것이 마치 술을 약간 마신 사람 같이 보인다는 것이나 얼굴에 상열감(上熱感)이 간혹 있다는 것을 보면 주사비는 면열(面熱)과 관계가 있는 것으로 생각되었다.

주사비(酒齇鼻)를 치료할 수 있는 방법으로는 일반적으로 청혈사물탕을 사용하나, 이 처방으로는 전체적인 열을 내리는 데는 조금 부족하다고 생각되어 방풍통성산에 황련해독탕을 합쳐서 10일분 20첩을 지어주었다.

약을 모두 복용한 뒤 다시 왔을 때 보니 코끝의 빨간색이 많이 연해지고 절반 이상 나은 것 같아 보였다. 동시에 수시로 있어 왔던 면열(面熱)의 증상도 없어졌다고 한다.

다시 지난번과 같은 처방으로 1제를 더 지어주었고 이번에는 효력을 높이기 위해 녹두분말을 반죽하여 코끝에 붙이라고 했다. 약을 모두 복용한 후에 확인해 보니, 코끝의 주사비가 70%가량 나은 것 같았다.

이번에는 주사비의 증세가 많이 경감되었으므로 주사비에 쓰는 청혈사물탕으로 1제를 지어주었으나 별다른 효력을 보지 못했다. 그래서 다시 지난번대로 방풍통성산에 황련해독탕 합방으로 1제를 지어주었다.

3번째 약을 먹고는 주사비가 깨끗하게 나아 전혀 표가 나지 않았다. 그 후 5년 뒤 다시 만났으나 그때 이후로 주사비(酒䵟鼻)가 한 번도 나타난 적이 없었다고 했다.

1-7. 여드름

● 임 ○ ○ 여 22세 소양인 대학생 165cm 경기도 수원시 팔달구 우만동

① 얼굴 전체가 홍조(紅潮)를 띠고 있으나 얼굴이 달아오르는 증상은 없다. ② 중3때부터 여드름이 점차 진행되어 고3때는 매우 심했으며 양쪽 볼 주위에 여드름이 심하게 나 있다. ③ 다른 곳의 피부는 깨끗했다. ④ 평소 음식도 잘 먹고 술도 가끔씩 마시는 편이다. ⑤ 피부과에서 1년 6개월 동안 치료를 받아 왔으나 낫지 않았으며, 한약으로 이러한 여드름이 낫는다는 것은 생각해 보지 않았지만 어머니의 권유로 왔다고 한다. ⑥ 주위에서는 나이가 들면 저절로 낫는다고 하여 치료를 포기했다고 한다.

여드름을 목표로 청상방풍탕 1.5배량에 금은화 2.5돈을 더하여 10일분 20첩을 투약했다. 20일 뒤에 내방하여 항의했는데 이유를 물어 보니

1. 약을 먹었음에도 불구하고 오히려 여드름이 더하다고 한다.
2. 그래서 얼굴을 자세히 보니 얼굴 붉은 정도가 전보다 훨씬 엷어졌고
3. 목 안에 열감이 느껴지던 것이 없어졌고 4. 대변은 매일 본다고 했다.

언뜻 보니 코끝이 약간 붉은 경향이 있어 술을 마시냐고 했더니 학교 행사나 미팅 때문에 근래에 술을 자주 마셨다고 한다. 이번에는 코끝이 붉은 것을 목표로 방풍통성산 1.5배량에 금은화 2.5돈, 현삼 1.2돈, 선퇴 0.5돈을 더하여 10일분 20첩을 투약했다.

1달 후에 여드름이 심한 남자친구를 데리고 왔을 때 얼굴을 보니 여드름이 깨끗이 나아 흔적도 없었다. 필자의 경험으로는 방풍통성산은 얼굴이 붉으면서 멍게껍질처럼 생긴 여드름에 효과가 있었다.

1-8. 여드름, 면열(面熱)

다음은 이선엽 선생의 경험이다.

● 김 ○ ○ 남 26세 태음인형 대학생 대전광역시

얼굴이 붉고 여드름이 많이 나는 체질이다. 온몸에 나는 경우도 있지만 심하게 얼굴에 집중적으로 난다.

① 얼굴 특히 입과 코 주위에 여드름이 나서 고민이다. ② 기름진 음식을 먹거나 하면 여드름이 곧바로 잘 난다. ③ 얼굴이 잘 붉어지기도 하며, 열이 잘 오르내리기도 한다. ④ 머릿속에 비듬 같은 것이 잘생기기도 한다. ⑤ 찬물을 즐겨 마시며, 대체로 시원한 음식을 좋아한다. ⑥ 잠은 잘 자며, 잘 깨거나 잠들기가 어렵지 않다. ⑦ 저혈압이다.

얼굴이 잘 붉어지기도 하며, 열이 잘 오르는 것으로 봐서 주증상인 입과 코 주위의 여드름은 얼굴의 과도한 열감과 관계가 있다고 보았다. 또 찬물을 좋아하고 면열이 있는 여드름이라는 점이 실열을 바탕으로 하여 나타난 증상일 수 있다고 보았다.

피부질환이 대체로 심한 듯하며 체질이 약하지 않기에 조금은 약성이 찬 약을 사용해도 무방할 듯하다. 따라서 청열이 겸해져 있는 치법을 검토해 보기로 했다. 여드름에 사용하는 처방을 검토해 보다가 가장 잘 알려진 처방이며, 폐의 풍열을 치료하는 방풍통성산이 지금의 여드름 치료에 적합할 수도 있겠다고 생각했다.

얼굴이 잘 붉어지기도 하는 청년의 여드름에 열실증의 일체 피부질환에 사용하는 방풍통성산을 사용하기로 하고, 1제를 지었다.

방풍통성산을 1제 복용한 뒤 얼굴이 밝아지고, 붉은 기운도 사라졌으며, 종전에 비해서 여드름도 많이 줄어들었다. 단 여드름의 흉터는 여전했다.

2-1. 소아편도염(小兒扁桃炎), 인통(咽痛), 변성(變聲)

● 권 ○ ○ 남 2세 내열형태음인 경기도 안양시 관양동

눈이 크고 이마가 나왔으며 얼굴이 넓은 편이며 열이 많은 태음인 남자아이다.

① 6일 전부터 편도염이 심하며 특히 우측 편도가 더 심하게 아프다. ② 편도염으로 침을 못 삼킬 정도이며 목이 아파서 식사를 못한다고 한다. ③ 동시에 밤이면 발열(發熱)이 심하고 ④ 목이 쉬어 있다.

열이 많고 몸이 단단한 2세 남아의 편도염을 목표로 방풍통성산 1.5배량으로 1일분 2첩을 지어주었다. 6개월 뒤인 다음해 5월에 다시 편도염이 발생하였다며 약을 지으러 왔을 때 확인해 보니, 그때 편도염 약 2첩 중에 1첩을 달여서 1첩의 반을 3번에 나누어 먹인 후 편도염(扁桃炎)과 발열(發熱), 변성(變聲)이 모두 나았다고 한다. 이번에도 2일 전부터 편도염이 발생하였으며 열이 나고 목이 아파 침도 못 삼킨다고 한다. 증상이 지난번과 같은 편도염이고 방풍통성

산이 효력이 있었던 만큼 이번에도 방풍통성산 1.5배량으로 1첩을 지어주었다.

2일 뒤에 아이의 보약을 지어달라고 하여 경과를 물어 보니, 이번 약을 먹이니 전번과 달리 약을 먹으면 쓰다고 잘 뱉어 약을 4/5 정도 먹였으며 발열(發熱)과 인통(咽痛)은 격감하였다고 한다. 침도 삼키고 밥도 잘 먹으나 저녁에는 목이 약간 아프고 열이 약간 남아 있는 것 같다고 한다. 그래서 그 약을 마저 먹이고 편도염이 다 나으면 보약을 먹이라 이르고 다한(多汗)을 목표로 당귀육황탕에 황기건중탕을 더하여 3첩을 지어주었다.

2-2. 유아편도염(乳兒扁桃炎), 고열(高熱), 변성(變聲), 구토(嘔吐), 대소변불통(大小便不通)

● 최 ○ ○ 여 10개월 소양성태음인 경기도 안양시 비산3동

얼굴이 넓은 네모형이며 이마가 약간 나왔고 순하고 약간 물러 보이며 겁이 많아 보이는 10개월 된 여자아이다. 밤새 고열로 잠을 못자서 아침 일찍 병원에 갔는데, 인후염이라 하여 주사를 맞고 왔다. 오후 3~4시경이 되어서도 조금도 호전되지 않아 병원에 다시 갈까 하다가 이웃이 이곳으로 가보라고 하여 왔다고 한다.

① 어제 저녁부터 편도가 심하게 아파서 밤새 잠을 못 잤다.　② 목 안의 편도 부위가 아프다.　③ 아울러 고열(高熱)이 수반되었다.　④ 목소리가 쉬었다.　⑤ 그 외에도 아기가 기운이 없어 눈을 감는다.　⑥ 가끔 구토도 한다.　⑦ 오늘 아침부터는 대변과 소변을 보지 않는다고 한다.

10개월 된 아기의 고열(高熱)을 띤 급성인후염(急性咽喉炎)을 목표로 방풍통성산 본방으로 1일분 1첩을 지어주었다.

16개월 뒤에 아이가 제법 커서 어머니의 손을 잡고 보약을 지으러 왔을 때 확인해 보니, 그때 지어준 약을 1첩 먹이고는 곧바로 인후통(咽喉痛)과 고열(高熱), 변성(變聲)이 모두 나았으며 편도염이 나으니 이와 연관된 것으로 보이는 기운 없는 것, 구토(嘔吐), 대소변불통(大小便不通)도 나았다고 한다.

2-4. 유아급성후두염(乳兒急性喉頭炎), 발열(發熱), 인통(咽痛), 변성(變聲)

● 김 ○ ○ 여 11개월 소양인 경기도 안양시 부림동 한가람 신라아파트

키와 체격은 보통이며 단단해 보이고 소양인으로 판단되는 여아이다. 지난주부터 자주 놀라며 밤이나 낮에 자다가 깨서 우는 증상이 있어 3번 정도 내방하여 그때마다 우황청심원을 복용한 뒤 놀람과 야제(夜啼)증세가 치유된 아이이다. ① 목이 붓고 아파서 병원에 가니 급성후두염(急性喉頭炎)이라고 한다.　② 발열(發熱)이 반복하여 발생하는데, 체온이 39.5℃까지 오른다.　③ 목도 쉬었다.

유아의 고열(高熱)을 겸한 후두염(喉頭炎)을 실유아(實乳蛾)로 보고 방풍통성산 본방으로 2일분 2첩을 달여 주었다.

1달 후에 감기에 걸려 내방했을 때 어머니에게 물어 보니, 약을 복용한 이후 후두염(喉頭炎)과 발열(發熱), 변성(變聲) 증상이 소실되었다고 한다.

급성 후두염이 치유된 3개월 뒤에 다시 감기에 걸려 콧물과 발열(發熱), 인통(咽痛)이 있나며 내방했나.

이번 증세는 감기로 인한 인통(咽痛)과 발열(發熱)이 겸하여 있으므로 필용방감길탕을 쓸까 하다가 지난번 치유된 적이 있는 방풍통성산을 지어주었다. 3개월 뒤인 9월에 감기로 인한 심한 인후염(咽喉炎)과 발열(發熱), 기침, 콧물 증세로 내방했을 때 확인해 보니, 그 약을 먹고 모든 증상이 소실되었다고 한다.

2-5. 구미(口糜), 인통(咽痛)

● 이 ○ ○ 여 36세 소음성태음인 경기도 안양시 동안구 비산 3동 삼호아파트

① 5~6년 전부터 1달이면 보름 이상 입속과 목 안쪽 양편으로 허옇게 끼며 헐어 있다.　② 쓰리고 아프며 혓바늘이 돋는다.　③ 인통(咽痛)이 있을 때는 목 안이 퉁퉁 붓고 두통과 오한이 있다.　④ 10년 전부터 무릎, 손목, 손마디, 팔꿈치가 붓고 아프다.　⑤ 전에도 자주 위장장애가 있었으며 소화가 잘 안 되어 소화제를 자주 복용하는 편이다. ⑥ 몸이 불편하면 전신근육통이 자주 발생한다.　⑦ 손이 자주 떨리며 쥐가 난다.　⑧ 피로를 많이 느낀다. ⑨ 손발이 차다.　⑩ 여름이면 땀을 많이 흘리며 선풍기와 에어컨 바람을 싫어한다.　⑪ 식욕이 없으며 트림이 난다. ⑫ 소변을 자주 본다.　⑬ 몸이 아프면 꿈을 자주 꾼다.　⑭ 잘 놀라며 혈압은 80/60으로 저혈압이다.

5~6년 전부터 1달이면 보름 이상 입속과 목 안이 헐고 아프다는 소음성태음인 주부의 구미(口糜)와 인통(咽痛)을 목표로 방풍통성산 2배량으로 1일분 2첩을 지어주었다.

3일 후에 다시 왔을 때 확인해 보니, 그 약을 복용 후에는 목이 헐고 아프던 것이 현저히 줄어들었다고 한다.

3-1. 유아감기(乳兒感氣), 기침, 고열(高熱)

다음은 김재영 선생의 경험이다.

● 김 ○ ○ 여 14개월 태음인 서울특별시 강동구 암사동

본인이 최근에 유행하는 독감에 걸리고 나서 이제 14개월 된 딸아이가 감기에 걸릴 것이 우려되어 예방주사를 맞혔다.

그런데 백신에 의한 면역항체의 생성은 보통 2~3일 후에 발현되기 때문에 여전히 그간의 감기발생이 우려되었다. 결국 딸아이도 감기가 걸리게 되었다. 요즘 유행하는 독감의 증상은 몸살과 함께 나타나는 근육통(筋肉痛), 반복적인 고열(高熱), 간헐적인 기침, 목감기, 두통(頭痛)이지만 어린아이의 감기는 '몸살'이 없고 고열(高熱)만 있다.

① 20분 간격으로 고열(高熱)이 일어나면서 잠을 못 잔다. ② 기운이 없다. ③ 물도 안 먹는다. ④ 평소 잘 안기지 않던 아이가 안겨 있기만 하려고 한다. ⑤ 물이 몸에 닿으면 자지러진다. ⑥ 우유를 먹으면 토한다. ⑦ 간헐적으로 기침을 한다.

고열(高熱)을 띠고 있으나 간간이 기침을 하므로 소청룡탕 본방으로 1첩을 지은 뒤 우유에 타서 1/3가량 먹였으나 차도가 없었다.

아기들은 성장에너지가 많기 때문에 에너지의 한 형태인 열에너지 또한 많아서 질병에 걸리면 열성을 띠기 쉽다. 열성을 띤 감기를 치유하기 위해서 열을 직접적으로 내릴 수 있는 청열제(清熱劑)와 감기로 인해 기침을 하므로 약간의 발표제(發表劑)가 더해진 처방을 검토해 보았다.

아기의 감기로 인한 고열(高熱)을 목표로 방풍통성산 본방으로 1첩을 지어 1첩을 3등분하여 우유에 타서 1/3가량 먹였다. 또한 열이 나면 따뜻한 물로 머리와 몸을 닦아주기를 3시간 정도 하고 나니 간신히 잠이 들었다. 1시간 정도 잠을 자고 일어난 후 다시 열이 나서 우유에 약을 타서 1/3을 먹였다. 그 후 아침까지 잠을 잤고 아침에는 고열(高熱)이 거의 소실되었으며 기침만 간헐적으로 한다. 나머지 1/3을 먹인 후에는 기침도 소실되었다.

3-5. 비색(鼻塞), 코골음

● 김 ○ ○ 여 7세 태양성태음인 서울특별시 마포구 동교동

뼈대가 굵고 뚱뚱하며 키가 약간 크고 단단하고 원만해 보이는 여자 어린이로

① 평소 편도가 잘 붓고 늘 비대해 있다. ② 코가 막힌다. ③ 잘 때 코를 곤다. ④ 환절기 때 비염(鼻炎)증세가 있다. ⑤ 현재는 감기기운이 약간 있다. ⑥ 병원에서는 편도가 다른 아이들보다 크다고 한다. ⑦ 식욕이 왕성하고 육류를 좋아한다. ⑧ 대변은 1일 1회 보며 보통이다. ⑨ 기운이 없고 쉽게 지치며 혈색이 좋지 않다.

식욕이 왕성하다는 태양성태음인 여아의 편도비대(扁桃肥大), 비색(鼻塞), 코골음을 목표로 방풍통성산으로 10일분 20첩을 지어주었다.

약 1달 뒤에 다시 왔을 때 확인해 보니, 비색(鼻塞)과 코골음이 줄었으나 편도가 붓는 것은 여전하다며 이번에는 비만과 편도염을 치료하면서 보약을 지어달라고 한다.

3-6. 감기 후 기침, 가래, 매핵기(梅核氣)

다음은 장자한 선생의 경험이다.

● 김 ○ ○ 여 42세 태음인 160cm 70kg 서울특별시 강동구 성내2동

아침에 청소를 하고 있는데 급히 들어오더니 약을 지어달라고 한다.

① 감기 후 기침으로 저녁에 심하여 잠들기가 힘들다. ② 가래가 있는데 노란 가래이다. ③ 2주전부터 매핵기 증상이 있다. ④ 평소에 변비 증상이 있어 대변을 보기가 힘들다고 한다. ⑤ 나머지 식욕이나 수면은 정상이다.

42세 열성 태음인 여성의 감기 후 기침, 가래, 매핵기(梅核氣)를 목표로 방풍통성산에 맥문동 0.75돈을 더하고 반하후박탕을 합하여 1일 분을 투약했다.

그 다음날 약을 더 지으러 왔을 때 확인해 보니 그 약을 복용하고 어제 저녁에 기침이 없었고 잠도 잘 잤다고 한다. 또한 가래도 거의 없고 매핵기도 약간 부드러워졌다고 한다. 같은 처방으로 1일분을 더 투약했다.

4-1. 고혈압(高血壓), 항강(項强), 현훈(眩暈)

다음은 최변탁 선생의 경험이다.

● 이 ○ ○ 남 48세 태음인 175cm 75kg 서울특별시 강남구 일원동

근육과 뼈대가 굵고 피부가 두터우며 얼굴색이 검붉은 태음인 남성이다.

① 스트레스를 받으면 가끔 어지럽고 상열감(上熱感)이 있다. ② 목과 양 어깨가 뻣뻣하다. ③ 눈두덩이 잘 붓고 아프다. ④ 혈압을 재보니 170/110으로 매우 높다. 본인도 깜짝 놀란다. ⑤ 술을 거의 매일 1병 이상씩 마시는데 술을 마시면 숨이 막힐 듯하다. ⑥ 최근에 사업이 안 되어 신경을 많이 써서인지 음주 후 몸에 붉은 반점이 많이 생긴다. ⑦ 손발이 화끈거리며 최근엔 팔에 통증과 마비감이 있다. ⑧ 추위는 안 타고 더위는 많이 탄다. 땀이 많으며 특히 잠잘 때 식은땀이 많다. ⑨ 술을 마신 후엔 가끔 구역감이 있다. ⑩ 스트레스를 받으면 가슴이 두근거리고 답답하며 뻐근할 때가 있다. ⑪ 성격이 매우 급하고 욱하는 성향이 있다. ⑫ 식욕은 좋고 소화력도 양호한 편이다. ⑬ 맥은 부(浮), 긴(緊), 장(長), 홍(洪), 대(大) 하다. ⑭ 최근 3~4일 전부터 감기로 콧물, 코막힘, 두통 등

이 나타나 2일째 양약을 복용하는 중이다.

상열감(上熱感)과 소변불리(小便不利), 고혈압(高血壓)을 목표로 방풍통성산 1.5배량으로 10일분 20첩을 투약했다.

20여 일 후에 내원했기에 그간의 경과를 확인해 보니, 약을 복용한 후

1. 두통(頭痛)과 항강(項强)이 많이 경감했다.

2. 술을 마신 후 붉은 반점이 생기던 것도 없어졌다.

3. 혈압을 재보니 150/110이었다.

4. 전체적으로 몸의 상태가 많이 호전되었다.

5. 눈이 붉고 붓는 것은 여전하다.

6. 아직도 피곤하고 기운이 없다면서 이번에는 기운을 낼 수 있도록 보약을 지어달라고 한다.

아직도 이 분의 전체적인 상태인 고혈압, 상열, 상기, 항강, 두통 등의 증상을 치료해야 할 것으로 보고 이번에는 시호가용골모려탕에 육미지황원(숙지황은 2돈으로 감량)을 합하여 투약했다.

5-1. 비만(肥滿), 고혈압(高血壓), 변비(便秘)

다음은 조용안 선생의 경험을 인용한 것이다.

● ○ ○ ○   여   46세   서울특별시 동작구 노량진본동

외관상으로 대단히 뚱뚱해 보이는 여성이다. 본원을 처음 찾은 것이 작년 3월 14일로

① 당시의 체중이 76kg, 신장이 158cm, 복위(腹圍)가 96cm였는데, 이 부인의 체중을 표준체중(56~57kg)과 비교해 보면 현재 비만이 상당히 진행되고 있었다.   ② 혈압도 180/110으로 고혈압이었고 두통이 약간 있다.   ③ 양쪽 어깨가 뻐근하며 항상 몸이 무겁다.   ④ 변비가 있다.   ⑤ 피부 및 상반신이 항상 달아오르는 듯한 느낌이 있다고 한다.

이 부인은 장독성(腸毒性)으로 인한 전형적인 비만형 졸중(猝重)체질로 보였다. 그 후 일반적으로 비만형 치료에 흔히 응용하는 복지법(腹脂法)을 적극적으로 권하고 방풍통성산으로 10일분 20첩을 복용시켰다.

10일 후에 다시 내원했을 때는 체중과 혈압에는 아무런 변화가 없고 다만 변비가 호전되면서 머리가 약간 가벼운 느낌이라고 한다. 그 후 약 2제를 20일간 복용시키고 지도를 계속했더니 1개월 후에 체중이 7kg이나 줄었고 복위(腹圍)가 96cm에서 90cm로 줄었으며, 혈압도 역시 150/90으로 내렸다고 한다. 모든 증상이 호전되었다며 기분이 매우 좋다고 했다. 약을 계속하여 복용하기를 원하여 20일분을 더 투약하면서 복지요법을 계속 지도했다. 1개월 후에는 표준체중 61kg을 유지하면서도 혈압, 복위(腹圍), 변비(便秘)까지도 호전되어 마치 30대와 같은 몸이 되었다고 한다. 1년이 경과한 오늘까지도 체중이 변하지 않고 식사를 가리지 않고 먹어도 비만해지지 않는다는 연락이 온다.

6-1. 변비(便秘), 소변불통(小便不通)

다음은 박정의 선생의 경험이다.

● 정 ○ ○   남   50세   열성소음인   서무과장   172cm 80kg   전라남도 해남군 화원면 금평리

얼굴이 붉고 여드름 흉터가 많으며, 허리 부분이 비대(肥大)하다. 나이에 비해 머리가 매우 검다. 친구의 아버지로, 전화 통화를 통해 상담했고 약을 지어드렸다.

① 대변과 소변을 시원하게 보지 못한 지 5~6년이 되었다.   ② 대변의 양상은 굵고, 변기가 막힌다. 주로 일주일에 한 번씩 대변을 본다. 한 달 동안 변을 못 본 적도 있으며, 매우 불편해 하고 있었다.   ③ 소변은 자주 보고 잔뇨감(殘尿感)이 있으며, 뜨끔뜨끔하고, 소변줄기가 미약하다. 양방 병원에서 전립선 비대증으로 진단을 받았다.   ④ 고혈압과 고지혈증이 있어 상열감(上熱感), 번증(煩症)이 있다.   ⑤ 20년 전 감나무에서 떨어져 디스크 증세가 있다. 환측 다리가 붓고, 잠잘 때 간헐적 경련이 있는데 증상이 심해서 부부가 따로 잘 때도 있다.   ⑥ 스트레스를 많이 받고 있으며, 스트레스를 받으면 얼굴이 검어진다고 한다.   ⑦ 간수치와 중성지방 수치가 높다. 삼겹살과 술을 매우 좋아했으나 지방수치 때문에 3~4년간 먹지 않았다.   ⑧ 밥을 먹어도 금방 배가 고파지고, 배고픈 것을 견디지 못한다.   ⑨ 찬물을 벌컥벌컥 마시고, 늘 목말라한다.   ⑩ 비듬이 많다.

현재는 몸이 뚱뚱하고 열이 많아 보이지만 과거에 왜소한 소음인 체형이었고 나이 들어 살이 찐 것으로 생각되어 약을 강하게 쓰는 것이 부담이 되었다. 또한 직업상 스트레스를 많이 받아 기(氣)가 울결(鬱結)되기 쉽고, 수년 전 자식의 죽음으로 기울(氣鬱)의 증상이 심해져서 분심기음이 적합할 것으로 보여 분심기음 본방으로 10일분 20첩을 투약했다. 약을 복용한 후에 대변이 약간 묽어져 휴지에 묻어 나온다. 이외에 특별하게 호전된 점은 없다.

얼굴이 붉고, 땀을 많이 흘리며, 비듬이 많고, 더운 것을 견디지 못하는 것은 표부(表部)에 열이 있기 때문이며, 찬물을 벌컥벌컥 마시며, 식욕이 왕성하고, 쉽게 배가 고프고, 목이 마르며, 상열감(上熱感), 번민(煩悶)이 있는 것은 이부(裏部)의 열로 인한 것으로 판단되어 방풍통성산 본방으로 15일분 30첩을 투약했다.

약을 복용한 후에 확인해 보니, 변비가 많이 호전되어 이틀에 한 번씩 대변을 보게 되었다. 그러나 소변은 예전보다

약간 좋아진 정도에서 머물렀다. 콜레스테롤 수치가 정상치로 돌아왔고, 배가 예전보다 덜 고파지고, 밤에 간식이 당기지 않았다.

6-5. 복부팽만(腹部膨滿)

다음은 이기로 선생의 경험이다.

● 이 ○ ○ 남 31세 태음인 174cm 79kg 서울특별시

① 복부팽만(腹部膨滿)이 있다.

그래서 복부가스를 제거하기 위하여 약을 복용하기로 했다.

평소에 열이 많고 목감기를 심하게 앓은 터라 해표(解表)를 시키면서 배가 빵빵만 느낌을 없애기 위해서 방풍통성산을 복용했다. 방풍통성산을 밤에 1봉을 복용했더니 약 20분 후부터 약 10~20차례 방귀를 뀌었다. 오늘도 일어나자마자 2번 방귀를 뀌고 약을 1봉 더 복용하고 나서 방귀를 두 번 더 뀌었다. 현재 본인의 배를 만져보면 팽만(膨滿)감이 많이 소실된 것을 느낄 수 있다.

6-6. 식중독후유증(食中毒後遺症), 하복팽만(下腹膨滿), 변비(便秘)

다음은 윤경일 선생의 경험을 채록한 것이다.

● ○ ○ ○ 여 41세 주부 광주광역시 서구 백운동

초여름에 회를 먹고 심한 식중독 증상을 보여 병원에서 치료를 받았다. 병원에서는 모두 치료되었다고 하는데 여전히 증상이 남아 있어 찾아왔다.

① 식중독을 앓고 난 뒤로 피곤해지면서 약간 열이 난다.   ② 몸에 약간 부종(浮腫)이 있다.   ③ 구역질을 하지는 않아도 구역감이 있다.   ④ 배가 더부룩하다.   ⑤ 대변이 나올 때도 있고 변비일 때도 있다.   ⑥ 배가 사르르 아픈 경향이 있다.

앞의 증상은 고방의 차원에서 해석한다면 양명열증(陽明熱症)이라고 판단되어 승기탕으로 5일분 10첩을 지어주었다. 승기탕 10첩을 복용한 뒤에 찾아와서, 지난번 지어준 약을 복용해도 아무런 변화가 없다고 하여 미안하기도 하고 난감하기도 하여 다시 증상을 면밀히 검토했다. 환자는 느끼지 못했으나 내가 보기에 요량(尿量)이 줄었다고 판단되어 이번에는 소변도 함께 소통시킬 수 있는 방풍통성산을 쓰기로 하고 5일분 10첩을 지어주었다.

약을 모두 복용한 뒤에 보약을 지으러 왔을 때 확인해 보니, 방풍통성산 10첩을 모두 복용하기도 전에 증상이 호전되어 속이 더부룩한 것이 없어지고 대변이 정상으로 회복되었다고 한다.

방풍통성산을 복용한 뒤로 모든 증상이 호전되었고 이번에는 약해진 소화기를 보강하기 위해 보중익기탕으로 10일분 20첩을 지어주었다.

7-1. 통풍(痛風), 소변난(小便難)

● 이 ○ ○ 남 45세 태음인 160cm 61kg 경기도 안양시 만안구 안양7동

약간 작은 키에 피부가 검고 단단한 체구인 태음인으로

① 4개월 전인 올 봄부터 자고 나니 엄지발가락이 아파왔다. 어느 할아버지에게 가니 통풍(痛風)이라고 하여 침을 5번 맞고 통증이 완화되어 걸어서 나왔다고 한다.

② 그 이후 간헐적으로 1일 3~4차례씩 통증이 빈발한다고 한다.   ③ 소변을 보면 시원하지가 않다.

④ 3개월 전인 6월부터는 땀이 많이 난다.

⑤ 기관지가 좋지 않은지 환절기나 찬 기온이 돌면 잔기침이 나고 목이 답답하다.

⑥ 추위는 타지 않고 더위를 약간 탄다.   ⑦ 몸 전체는 약간 따뜻하다.   ⑧ 식욕은 좋고 소화도 잘 된다.

체격이 단단해 보이고 몸이 따뜻하며 더위를 타는 점으로 볼 때 건실한 사람으로 판단된다. 따라서 통풍을 목표로 열실(熱實)한 자의 표울(表鬱)을 겸한 제(諸)증세에 쓰는 방풍통성산 2배량으로 10일분 20첩을 지어주었다.

17일 뒤인 9월 하순에 다시 내방했다. 경과를 확인해 보니, 약을 복용한 후 우선 소변이 잘 나오며 엄지발가락의 통증 정도도 경감되었고 통증 횟수도 3~4차례에서 1~2차례로 줄었다고 한다. 이번에도 지난번과 같은 처방으로 10일분 20첩을 지어주었다.

1년 뒤인 다음해 10월에 다시 내방했을 때 확인해 보니, 지난번 약을 먹고 그동안 통증을 잊고 지냈었다고 한다. 이번에는

① 5일 전 다시 통증이 2일간 연속되었으며 통증은 처음 때에 비해 약한 편이다.

② 소변도 처음보다는 좋아졌으나 아직은 미진하다.

③ 그동안 병원에 가지 않고 한방병원에서 약 1제를 먹었으나 차도가 없었다고 한다.

증세는 호전되었으나 잔여 증세가 남아 있는 것으로 보고 이번에는 계작지모탕 1.5배량에 우슬, 모과, 목통 각 2돈씩을 더하여 지어주었다. 5개월 뒤인 다음해 3월에 다시 내방했을 때 확인해 보니, 그 뒤로는 통증이 없어졌고 간혹 느낌이 있을 때가 있다고 한다.

8-1. 좌슬통(左膝痛)
다음은 장자한 선생의 경험이다.

● 조 ○ ○ 여 39세 열성태음인 148cm 72kg 서울특별시 강동구 성내2동

백색 바탕에 약간 붉은 얼굴색을 가지고 있고 둥글둥글하게 생겼으면서 선한 인상을 가진 여성으로, 전에 교통사고 후유증으로 과립제를 여러 번 복용한 경력이 있다. 미싱으로 생계를 유지하는 분으로, 출근할 때 가끔 만나 인사를 하곤 한다. 작년 11월에 좌측 무릎이 아파 주위의 한의원에서 생약을 1제 복용해도 효과가 없어 양약을 복용했으나 호전되는 기미가 보이지 않던 중 찾아왔다. 지난달에 좌슬통(左膝痛)이 있어 한약을 복용하고 많이 호전되었는데 이번 달에 무리를 해서인지 불편해졌다며 약을 더 지어달라고 한다.

① 왼쪽 무릎에 걸을 때마다 통증이 있다. ② 불면이 있고 잠을 잘 깬다. ③ 아침과 저녁에 기침을 하고 노란 가래를 뱉는다. ④ 오전에 소변을 보면 뿌옇다. 보통은 노란색이다. ⑤ 얼굴과 손이 잘 붓는다. ⑥ 이명(耳鳴)이 있다. ⑦ 코막힘이 약간 있다. ⑧ 어지러움이 있다. ⑨ 월경통이 심하다. ⑩ 갈증이 약간 있다. ⑪ 기상충(氣上衝)이 있다. ⑫ 동공이 가렵고 떨림이 있다. ⑬ 흉만(胸滿)이 있다. ⑭ 한숨을 자주 쉰다. ⑮ 식욕과 소화력은 정상이다. ⑯ 손발이 따뜻하고 더위를 탄다. ⑰ 배는 따뜻하다. ⑱ 자한(自汗)이 있다. ⑲ 피부가 많이 거칠다 ⑳ 체중이 계속 늘고 있다.

지난달에 약을 복용한 후에 호전되었다가 재발한 좌슬통을 목표로 방풍통성산 2배량으로 5일분 10첩을 투약했다.

8월 달에 살을 빼고 싶다며 한약을 지어달라고 왔을 때 확인해 보니

1. 좌슬통(左膝痛)이 많이 부드러워지고 통증이 경감되었다. 2. 불면은 여전하다.
3. 아침과 저녁에 기침하던 것이 거의 사라졌다. 4. 오전에 소변을 보면 뿌옇던 것이 사라졌다.
5. 얼굴과 손이 잘 붓는 것이 경감되었다. 6. 이명(耳鳴)이 사라졌다.
7. 코막힘이 사라졌다. 8. 어지러운 증상이 사라졌다.
9. 월경통이 사라졌다. 10. 갈증이 줄어들었다.
11. 가끔 기상충이 있다. 12. 동공이 가렵고 떨림이 있던 것이 사라졌다.
13. 흉만은 여전하다. 14. 한숨을 자주 쉬는 것도 여전하다.
15. 자한(自汗)도 여전하다.

9-1. 부작용-눈이 안보인다
다음은 안가영 선생의 경험이다.

● 안 ○ ○ 여 24세 소음인 163cm 광주광역시 서구 화정4동

피부는 하얀 편이고 딱 봤을 때 매우 말랐으며 몸이 약한 것을 알 수 있는 본인의 경험이다.

① 감기에 걸려 기침과 콧물이 나오는데 기침은 심하지 않으나 맑은 콧물이 나온다. ② 오한(惡寒)과 오풍(惡風)이 있다. ③ 미열(微熱)이 있다. ④ 평소 감기 걸려도 전혀 두통 증상이 없었는데 이번 감기엔 특이하게 두통이 있다. ⑤ 고등학교 때부터 비염을 앓고 있다. ⑥ 평소에도 조금만 찬바람을 쐬어도 감기에 쉽게 걸린다. ⑦ 찬물을 싫어하고 따뜻한 물을 좋아한다. ⑧ 매우 약한 편이라 여름에 에어컨 바람이 조금만 세도 감기에 걸린다. ⑨ 조금만 무리해도 목소리가 잘 나오지 않는다.

찬 가을기운에 노출되어 걸린 감기이기에 풍한감모(風寒感冒)로 보아 쌍패탕이나 인삼패독산 등을 복용해야 하나 필자의 호기심으로 집에 있던 방풍통성산을 1첩 복용했다.

저녁에 약을 복용하고 그 다음날 일어나보니 감기 증상은 많이 개선되어 있었다. 기침도 나지 않고 콧물도 많이 나왔는데, 중요한 것은 눈이 잘 보이지 않는다는 점이다. 눈이 침침하고 사물이 뚜렷이 보이지 않아 책을 읽을 수 없을 정도였다. 눈이 안 보이니 정신도 어지럽고 잘 걷지 못하고 휘청휘청했다. 눈 안 보이는 것은 점점 나아가다가 하루 반 정도 지나니 다시 정상 시력으로 돌아왔다.

下統5 內局 寶 목향보명단 木香保命丹

木香 白附子生 桂皮 杜仲 厚朴 藁本 獨活 羌活 海桐皮 白芷 甘菊 牛膝酒浸 白花蛇酒炒 全蝎炒 威靈仙酒洗 天麻 當歸 蔓荊子 虎骨酒浸酥炙 天南星薑水煮 防風 山藥 甘草酥炙 赤箭 各五錢 朱砂半爲衣 七錢半 麝香 一錢半

治 一切中風諸症
[用　　法] 上末 蜜丸彈子大 朱砂爲衣 每一丸 細嚼溫酒下
[活套鍼線] 痲痺(手) 痲痺(足) 通治(風)
[適應症] 중풍, 반신불편, 견비통, 백납, 관절통, 근육통, 마비, 오십견, 퇴행성관절염

처방설명　목향보명단은 중풍(中風)으로 인한 근육경직(筋肉硬直), 관절통(關節痛), 마비(痲痺)에 사용하며, 약성을 응용하여 혈액순환장애로 인한 일반적인 관절통, 근육통, 마비 등에도 사용한다.

중풍(中風)이 발생했을 때 초기에는 병인에 따라 적합한 처방을 사용하여 구급(救急)해야 하지만, 어느 정도 진행된 경우에는 신체조건과 신체상태, 증상의 정도 등을 참고하여 적합한 처방을 사용하는 것이 바람직하다. 목향보명단은 중풍으로 인한 근육의 경직(硬直)과 관절통(關節痛), 마비감(痲痺感) 등이 비교적 만성화되어 완고해졌을 때 사용하며, 신체조건이나 체질은 크게 고려하지 않고 사용할 수 있다. ≪주촌신방(舟村新方)≫이나 ≪언해납약증치방(諺解臘藥症治方)≫의 조문을 보면 '治劑風眩暈치제풍현훈 中風口噤중풍구금 手足偏枯수족편고 頭目昏暗두목혼암 心神恍惚심신황홀 及諸般冷氣급제반냉기 又우 治中風諸症치중풍제증 每一丸매일환'으로 되어 있어 다양한 중풍 증상에 사용할 수 있다는 것을 알 수 있는데, '手足偏枯수족편고'로 표현한 것처럼 보다 만성화되고 완고해졌을 때 보다 적합하다는 것으로 이해할 수 있다.

중풍에 걸렸을 때 보통 1년 이내에 회복되지 않으면 수족(手足)의 경직이 고착화되는 것으로 보는 견해가 일반적이다. 그래서 양방에서는 짧게는 6개월, 길게는 1년 이내에 가능한 모든 방법을 사용해서 치료하려고 하며, 1년이 경과한 중풍환자의 반신불수(半身不遂)나 관절경직(關節硬直)에 대해서는 물리치료나 재활치료 같은 고식적인 치료에 그치는 실정이다. 그러나 목향보명단이나 가미대보탕 같은 처방은 위축되어 있는 조직을 풀어주어 혈액순환을 원활하게 해주는 작용이 있기 때문에 1년 이상 경과한 중풍환자의 경직 상태를 완화시킬 수 있다. 물론 중풍의 후유증 자체가 완고한 증상이기 때문에 1~2제 복용한다고 하여 뚜렷한 변화가 생기는 것은 아니지만 장기간 복용하면 관절이 부드러워지고 지팡이를 짚지 않아도 걸을 수 있게 된다.

활투침선을 보면 수족마비(手足痲痺)에 사용하는 처방으로도 분류되어 있다. 여기서 수족마비는 중풍의 후유증으로 인한 것이 아니라 사지(四肢)에 분포된 혈관의 혈행장애가 원인이 되어 발생하는 마비이다. 따라서 목향보명단은 조직의 위축과 경직이 심화되어 혈행장애가 발생하였을 때 나타나는 근육통, 관절통, 마비감 등에 사용하는 처방이라는 것과, 그것이 중풍으로 인한 혈행장애이든지 단순한 혈행장애이든지 원인을 따지지 않고 사용할 수 있다는 것을 알 수 있다. 따라서 조직의 위축과 변형으로 인한 관절통, 근육통, 마비감, 오십견, 퇴행성관절염, 좌골신경통 등에도 사용한다. 강미영 선생은 중풍치료 및 예방약으로 사용할 뿐 아니라 견비통, 골수염, 축농증, 알레르기성비염, 각종 멍울, 디스크, 치질, 피부질환 등에도 사용하고 있다. 물론 질병이나 증상에 따라 약간씩 가감하는 약재가 있을 것이고 장기간 복용시켜야 치료효과를 얻는

경우도 있지만, 오랜 경험을 통해 이러한 질환들이 혈액순환장애에 기인하여 발생한다는 것을 깨닫고 있었기 때문에 사용할 수 있는 것이다.

　복용법을 보면 잘 씹으면서 온주(溫酒)로 복용하라고 했는데, 술 자체로도 혈액순환을 증진시키는 효과가 있으나 따뜻하게 해서 복용을 하면 약의 흡수를 촉진하고 혈액순환을 더 촉진시키기 때문에 약효가 빨리 나타난다. 목향보명단은 혈액순환장애로 인한 통증이나 마비에 사용하는 처방이므로 온주로 복용하면 혈액순환장애로 인한 통증이나 마비에 더 큰 효과를 볼 수 있다.

처방구성　처방구성을 보면 목향은 미주신경(迷走神經)을 자극하여 장(腸)의 수축력과 연동운동을 증가시키고 소화·흡수를 촉진하여 가스 정체에 의한 복통을 멎게 한다. 백부자는 천남성과 효능이 유사하여 풍담(風痰)을 제거하는 작용을 하며, 성온(性溫)하므로 허랭상태(虛冷狀態)를 개선시켜 마비감과 통증을 치료한다. 계피의 정유는 혈관을 확장하여 혈압을 저하시키고, 말초혈관의 혈류를 원활하게 함으로써 말초순환장애(末梢循環障礙)를 개선한다. 두충은 혈관을 확장하여 혈류를 증진시키고, 근육의 장력을 강화하여 근육의 위축으로 인한 요통과 하지통 등을 개선한다. 후박은 장(腸)의 운동을 촉진하거나 장(腸)의 경련을 완화하는 등, 장의 운동을 조정하는 작용이 있다. 고본은 소염작용, 해열작용, 진통작용, 진정작용이 있고, 독활은 혈관을 확장하여 혈압을 낮추고 항염증작용과 진통작용이 있다. 강활은 발한작용과 해열작용을 하며, 평활근을 이완시키는 작용도 있다. 해동피는 항염증작용과 진통작용을 나타내며, 백지는 항염증작용과 이뇨작용, 해열작용, 진통작용이 있다. 감국은 혈관을 확장하여 혈액순환을 원활하게 하고, 혈압을 낮춘다.

　우슬은 각종 아미노산이 많이 함유되어 있으며, 단백질합성 촉진작용이 있어서 근육을 강화한다. 오적사(백화사의 내장(內臟)을 제거한 것)로 만든 주사제로 실험한 결과 마취한 개에 대하여 현저하게 혈압을 낮추는 작용이 입증되었으며, 혈압을 낮추는 작용은 주로 혈관을 직접 확장시키는 작용 때문으로 생각하고 있다. 전갈에는 항경련작용이 있는데, 항경련의 범위가 광범위하고 독성이 적으며, 비교적 강한 진통작용을 나타낸다. 위령선은 진통작용이 있어서 주로 만성 관절류마티스의 증상을 개선하고 항균작용과 혈압강하작용이 있다.

　천마는 진정작용, 항경련작용, 진통작용 등이 있고, 당귀는 말초혈관의 혈류를 원활히 함으로써 말초순환장애를 개선한다. 만형자는 모세혈관의 투과성증가를 억제하는 작용이 있고, 호골은 소염작용과 진통작용이 있다. 천남성은 거담작용(祛痰作用), 항경련작용(抗痙攣作用)이 있고, 방풍은 표재(表在) 혈관을 확장시키는 작용을 한다. 산약은 풍부한 영양분이 함유되어 있어 허로(虛勞)를 보강하며 근육을 강화한다. 감초는 스테로이드 호르몬과 유사한 작용이 있어 항염증작용, 해독작용, 해열작용을 한다. 주사는 정신을 안정시키는 기능이 있어 정신불안 증상을 치료하며, 약리실험에서는 진정작용과 진경작용(鎭痙作用)이 밝혀졌다. 사향은 중추신경을 조절하는 작용이 있고, 강심작용이 있어 순환을 촉진하여 경풍(驚風)을 회복시키고 각성시키는 역할을 한다.

처방비교　중풍과 관절통에 사용하는 **가미대보탕**과 비교하면 두 처방을 써야 하는 증상은 유사하지만, 가미대보탕은 십전대보탕을 포함하고 있어 더 허약한 사람에게 적합하다. 즉 가미대보탕은 허약(虛弱)이 바탕이 되어 중풍이 발생했거나, 중풍에 걸린 후에 허약해졌을 때 사용한다. 반면 목향보명단은 가미대보탕을 써야 하는 경우보다 비교적 건실한 사람에게 사용하며, 가미대보탕과 마찬가지로 중풍으로 인한 수족마비나 동통(疼痛) 이외에도 일반적인 수족마비에도 사용하는데, 증상이 비교적 완고할 때 적합하다.

　중풍에 사용하는 **소풍탕**과 비교하면 두 처방 모두 중풍이나 지절통, 마비감 등에 사용한다. 소풍탕은 혈허(血虛), 습담(濕痰), 근육의 위축(萎縮) 등이 혼합되어 있는 상태에서 상기(上記) 증상이 나타났을 때 사용하는 반면, 목향보명단은 이러한 증상이 오래되고 완고해졌을 때 사용한다.

수족마비(手足痲痺)에 사용하는 **개결서경탕**과 비교하면 개결서경탕은 기울(氣鬱)로 인해 혈행장애가 발생하여 부분적인 마비증상이나 손저림 등이 발생했을 때 사용한다. 반면 목향보명단은 중풍으로 인한 근육의 경직과 동통, 마비에 사용하는 처방이지만, 약성을 응용하여 혈액순환장애로 인한 일반적인 관절통, 근육통, 지절통 등에도 사용한다.

➡ **활용사례**

　1-1. 중풍(中風), 엉치무력감, 좌반신불편(左半身不便)　여　52세　태음인
　2-1. 소변빈삭(小便頻數), 불면증(不眠症)　여　59세

1-1. 중풍(中風), 엉치무력감, 좌반신불편(左半身不便)

● 김 ○ ○　여　52세　태음인　경기도 안양시 관양1동 하나타운

혈색이 좋지 않고 약간 뚱뚱한 태음인 여성으로 5년 전 가을에 뇌출혈(腦出血)로 반 졸도상태가 되어 병원에 입원하여 치료를 받아 호전된 경력이 있다. 그 후 우측 반신불인(半身不仁)을 겸한 현훈(眩暈), 오심(惡心)으로 팔보회춘탕을 복용하고 쾌차한 적이 있다. 3년 전에 다시 뇌출혈이 되어 이번에는 좌반신(左半身)에 장애가 와서 1년 동안 불편할 때마다 한약을 복용해 온 부인이다. 평소에 혈압이 높은 상태이다. 1달 전에는 소화불량과 숨 차는 증상 등이 있어서 성향정기산 5일분을 지어갔다. 이번에는

① 엉치에 힘이 없어 잘 걷지 못한다.　② 기상시 왼쪽 손이 붓고 누르면 저리다.　③ 왼쪽 어깨가 저리다.
④ 왼쪽 눈은 항시 엉겨 붙어 있는 느낌이며 잘 보이지 않는다.　⑤ 걸음을 걸으면 숨이 가쁘다.　⑥ 간혹 양쪽 무릎이 아파서 잠을 못 잘 때가 있다.　⑦ 오늘은 속이 쓰리다.　⑧ 피로하고 기운이 없다.　⑨ 더위를 탄다.
⑩ 단 음식과 찬 음식을 잘 먹는다.

엉치 무력과 좌측 반신이 불편한 증상을 모두 5년 전과 2년 전의 뇌출혈 후유증으로 보고 목향보명단을 각 1돈씩으로 하여 5일분 10첩을 지어주었다.

한동안 오지 않다가 2년 뒤인 7월 중순에 다시 왔을 때 확인해 보니, 그 약을 복용한 뒤로 엉치무력과 좌반신(左半身) 불편 등의 증상이 모두 좋아졌다고 한다. 이번에도 전신무력과 좌반신(左半身) 저림을 호소하여 가미귀비탕을 지어 주었으나 효력이 없어 다시 성향정기산 2배량으로 5일분 10첩을 지어주었다.

2-1. 소변빈삭(小便頻數), 불면증(不眠症)

● 최 ○ ○　여　59세　경기도 과천시 문원동

1년 9개월 전 중풍으로 쓰러진 뒤로 우측 반신이 마비되어 심리적으로 위축되고 자주 울음을 터트리는 여성이다. 중풍 전에는 체중이 70kg이었으며 고혈압약을 계속 복용했다고 한다.

① 중풍(中風)으로 쓰러진 뒤로 소변을 자주 본다.　② 불면증(不眠症)이 생겼다.　③ 손이 떨리는 수전증(手顫症)이 있다.　④ 마비(痲痺)로 인하여 말을 잘못한다.　⑤ 변비가 심해 관장을 해야 변을 볼 수 있다.　⑥ 자주 운다.
⑦ 소화력과 식욕은 좋다.

중풍(中風)으로 반신마비(半身痲痺)가 되어 언어장애(言語障礙)와 소변빈삭(小便頻數), 불면증(不眠症), 수전증(手顫症)이 있는 59세 아주머니에게 목향보명단 각 1돈에 소변빈삭(小便頻數)을 감안하여 산수유 4돈, 모려 4돈을 더하여 10일분 20첩을 지어주었다.

1년 뒤에 다시 내방했을 때 확인해 보니, 지난번 약을 복용한 뒤로 소변빈삭(小便頻數)이 경감되었고 불면증(不眠症)이 호전되었으나 수전증(手顫症)과 언어장애는 여전하다고 한다.

목향보명단을 복용시킨 결과 소변빈삭과 불면증은 경감되었으나 다른 증상은 여전하여, 적합한 처방이 아니라고 판단되어 이번에는 팔보회춘탕 2배량에 녹용 1돈, 전충 1돈을 더하여 10일분 20첩을 지어주었다.

風

寒
暑
濕
燥
火
內傷
虛勞
霍亂
嘔吐
咳嗽
積聚
浮腫
脹滿
消渴
黃疸
瘧疾
邪祟
身形
精
氣
神
血
夢
聲音
津液
痰飮
蟲
小便
大便
頭
面
眼
耳
鼻
口舌
牙齒
咽喉
頸項
背
胸
乳
腹
腰
脇
皮
手
足
前陰
後陰
癰疽
諸瘡
婦人
小兒

下統6 寶 대강활탕 大羌活湯

羌活 升麻 各一錢五分 獨活 一錢 蒼朮 防己 威靈仙 白朮 當歸 赤茯苓 澤瀉 甘草 各七分

[出　　典] 衛生寶鑑·方藥合編 : 治 風濕相搏 肢節腫痛 不可屈伸
[活套鍼線] 歷節風(風)　風濕(足)　風腫(浮腫)
[適 應 症] 슬관절통, 지절통, 요통, 엉치통

 **처방
설명**　　대강활탕은 실증(實證)의 슬관절통(膝關節痛)과 지절통(肢節痛)에 사용하는 처방으로 환부(患部)가 부어 있을 수도 있고 부어 있지 않을 수도 있지만 통증이 매우 심할 때 사용한다. 즉 대강활탕은 통증(痛症)에 기준을 두고 사용하는 처방이다.

　관절통(關節痛)은 노화과정에서 관절연골이 마모되었을 때 발생할 수 있고, 외상(外傷)이나 감염(感染) 때문에 발생할 수도 있다. 그러나 일반적으로 간과할 수 있는 것은 이러한 직접적인 원인 외에도 관절 주위 조직이 긴장·경직되었을 때도 관절통이 발생한다는 것이다. 관절 주위 조직이 긴장·경직되면 관절을 감싸고 있는 근육이 약해져 관절의 안정성이 떨어지고, 이차적으로 관절의 영양공급도 불량해지며 순환이 원활하지 못하기 때문에 체액이 정체되어 부종이 발생할 수 있다. 따라서 관절통을 치료함에 있어 관절 주위 조직의 긴장과 경직을 풀어주는 것은 매우 중요하다.

　유념해야 할 것은 관절 주위 조직을 긴장·경직시키는 원인이 다양하다는 것이다. 예를 들어 몸 전체적으로 허랭한 경우에 조직이 위축될 수 있으며, 특히 관절 주위 조직이 위축되면 관절통이 발생할 수 있다. 또한 노화나 관절의 과다사용으로 인해 자윤이 부족해졌을 때도 조직이 위축될 수 있고, 기온변화에 대응하는 과정에서도 조직이 위축될 수 있다. 이 중에서 대강활탕은 기후변화와 관절의 과도사용 등이 원인이 되어 관절 주위 조직이 위축되고 경직되어 통증이 나타날 때 사용한다. 또한 이러한 상태에서 관절과 주위 조직에 수분이 정체되어 있거나 수분이 정체될 수 있는 요인이 내재되어 있을 때 보다 적합하다.

　대강활탕은 지절통(肢節痛)에 사용하는 처방이기 때문에 어느 관절에 통증이 나타나더라도 사용할 수 있다. 그러나 실제로는 슬관절통에 사용하는 경우가 많은데, 이는 인간이 직립을 하기 때문에 하지에 체액(體液)이 정체되기 쉽고, 무릎은 큰 하중을 받는 관절이기 때문이다. 약물구성을 살펴보면 슬관절통에 이수제(利水劑)가 중요한 역할을 한다는 것을 알 수 있는데, 이수제(利水劑)를 사용하여 울체(鬱滯)된 수분을 빼주면 하체(下體)의 순환이 좋아지므로 무릎을 비롯한 하지의 손상된 조직이 빨리 회복된다. 동시에 위축된 조직을 풀어주기 때문에 환처(患處)에 형성된 압력이 해소될 뿐 아니라 혈액순환이 개선되어 통증을 치료하는 작용을 도와준다.

　슬통을 치료하기 위해 대강활탕을 썼을 때 오한, 발열, 신체통 등의 부작용이 생기는 경우도 있다. 이는 강활이나 독활, 승마, 위령선 등이 위축된 조직을 풀어주기 때문인데, 기후변화나 관절의 과다사용으로 인한 조직의 위축이 아니라 허랭이나 자윤결핍으로 위축되어 통증이 나타날 때 사용하면 위와 같은 부작용이 나타날 수 있다. 또한 신체조건을 기준으로 할 때 체열이 낮지 않은 건실한 사람에게 사용하는 것이 좋은데, 만약 그렇지 않은 사람에게 사용하면 몸살 같은 부작용이 나타날 수도 있다. 따라서 처방을 사용할 때는 증상의 형태나 정도도 중요하지만 개인의 신체조건과 신체상태를 고려하는 것이 매우 중요하다.

　활투침선을 보면 각기(脚氣)와 부종(浮腫)에 사용하는 처방으로 분류되어 있는데, 처방 중에 이수제(利水

劑)가 다수 포함되어 있어 각기와 부종에 사용할 수 있는 것이며, 이 경우 반드시 통증이 동반되지 않더라도 사용할 수 있다. 이처럼 대강활탕의 이수작용 때문에 관절통에 사용할 경우 습체의 요인이 내재되었을 때 더 적합하다고 하는 것이다.

대강활탕은 요통과 엉치통에도 응용할 수 있는 처방이다. 요통의 발병원인은 매우 다양하지만 기육(肌肉)이 긴장되어 있으면서 조직에 습체(濕滯)가 있어 요통이 발생하였다고 판단될 때 사용할 수 있다. 다만 신체조건으로 볼 때 몸이 건실하면서 체열(體熱)이 낮지 않은 사람에게 사용할 수 있으며, 평소 허약하거나 허랭한 사람에게는 부작용이 나타날 수 있다.

필자의 대강활탕 처방기준은
① 슬관절에 통증이 심할 때 사용한다.
② 비교적 건실한 체격을 가진 사람에게 사용한다.
③ 통증의 원인은 슬관절 주위 조직의 긴장·위축인 경우
④ 통증과 함께 습체의 증상(부종, 각기)이 동반되기도 하지만 없을 수도 있다.

처방구성 처방구성을 보면 강활은 실험적으로 해열작용, 진통작용, 소염작용이 있음이 밝혀져 대강활탕을 급성 염증성 통증에 사용할 수 있는 근거를 제시해 준다. 승마에도 해열작용, 진통작용, 소염작용이 있음이 밝혀져 강활과 함께 염증성 통증을 개선하는 주요작용을 한다. 독활은 혈관을 확장시켜 혈압을 낮추며 진통작용과 진정작용을 한다.

창출은 이뇨작용과 항염증작용이 있고, 방기는 해열작용, 진통작용, 혈관확장작용을 한다. 위령선은 진통작용이 있어서 주로 만성 관절류머티스의 증상을 개선한다. 백출은 뚜렷하고 지속적인 이뇨작용이 있으며, 장관활동에 대한 조절작용이 있어서 장관의 자발성 수축활동의 긴장성을 높이고 강직성 수축을 방지한다. 당귀는 항혈전작용(抗血栓作用)을 하여 혈액순환을 원활하게 하고, 평활근 이완작용과 항염증작용이 있어 각종 염증과 통증을 완화시킨다. 적복령과 택사는 세뇨관의 재흡수를 억제하여 이뇨를 증진시키고, 감초는 스테로이드 호르몬과 유사한 작용이 있어 항염증작용, 해독작용, 해열작용을 한다.

처방비교 관절질환에 사용하는 다른 처방과 비교하면, **팔보회춘탕**은 노쇠와 허랭이 겸해 있는 경우에 사용하며, 대방풍탕을 써야 하는 경우보다 증상이 완고할 때 적합하다. 대방풍탕은 자윤부족과 허랭상태에서 발생하는 관절통에 사용하며, 주로 노인성 관절염에 적합하다. **삼기음**은 자윤이 결핍되어 발생하는 지절통과 관절통에 사용하며, 빈소산은 대강활탕을 써야 하는 경우보다 허증일 때 사용하며, 주증상은 무릎이나 무릎 이하가 부어 있는 것이다. 대강활탕은 실증, 급성 관절염으로 통증이 심한 경우에 사용한다.

계작지모탕과 비교하면 계작지모탕은 관절 주위의 염증으로 인해 비교적 통증이 심하게 나타나는 경우에 사용하며, 허실(虛實)로 구분한다면 중간 정도일 때 적합하다. 대강활탕을 써야 하는 경우보다 통증은 약하지만, 삼기음이나 대방풍탕을 써야 하는 경우보다는 약간 실증이라고 할 수 있다. 계작지모탕의 슬통은 무릎이 약간 붓는 경향이 있다. 반면 대강활탕은 실증(實證)의 슬관절통(膝關節痛)과 지절통(肢節痛)에 사용하며, 통증이 매우 심할 때 적합하다.

역절풍에 사용하는 **영선제통음**과 비교하면, 영선제통음은 관절 주위 조직의 위축으로 인해 관절에 통증이 발생하고, 마디마디가 붉어져 있는 만성 지절통에 사용한다. 반면 대강활탕은 영선제통음을 써야 하는 경우보다 실증이고 통증이 급성일 때 사용하며, 주로 슬관절통에 사용한다.

風
寒 暑 濕 燥 火 內傷 勞 虛 霍亂 嘔 吐 咳嗽 積聚 浮腫 脹滿 消渴 黃疸 疾 瘧 祟 邪 形 身 精 氣 神 血 夢 聲音 液 津 痰飮 蟲 小便 大便 頭 面 眼 耳 鼻 口 舌 牙齒 咽喉 項 頸 背 胸 乳 腹 腰 脇 皮 手 足 前陰 後陰 癰疽 諸瘡 婦人 小兒

→ **활용사례**

　1-1. 슬통(膝痛), 슬부종(膝浮腫), 오금통, 종아리통　여　69세　태음성태양인
　1-2. 결핵성슬관절염(結核性膝關節炎)　남　27세
　1-3. 유아슬관절통(乳兒膝關節痛)　남　2개월
　1-4. 슬통(膝痛), 신중(身重), 비만(肥滿)　여　38세　168cm 80kg
　1-5. 슬관절통(膝關節痛)　남　18세　태음인
　1-6. 슬관절통(膝關節痛)　여　67세　태음인
　1-7. 만성슬통(慢性膝痛)　남　47세
　1-8. 퇴행성슬관절염(退行性膝關節炎), 곡부땡김, 자통, 부종동반　여　55세　태음인
　1-9. 슬통(膝痛-무릎 경골 손상으로 인하여), 하지무력(下肢無力), 견통(肩痛), 요통(腰痛), 트림　남　29세　태음인
　2-1. 요통(腰痛), 엉치통　여　41세　태음인
　3-1. 팔꿈치 인대(靭帶) 통증　여　58세　소양인
　4-1. 실패례-슬통(膝痛), 팔보회춘탕으로 치료　여　71세　태음인

1-1. 슬통(膝痛), 슬부종(膝浮腫), 오금통, 종아리통

● 김 ○ ○　여　69세　태음성태양인　주부　경기도 수원시 장안구 천천동 베스트타운

보통 키에 몸통이 약간 굵으며 목소리도 굵은 할머니이다. 7년 전 신경을 쓴 뒤 구안와사(口眼喎斜)가 발생하여 가미귀비탕에 평위산과 계지탕이 합해진 계평귀비탕을 복용한 뒤 호전된 경력이 있다.

① 4개월 전부터 양쪽 무릎이 몹시 쑤시면서 아프다. ㉠ 통증이 심하여 혼자 일어나질 못하며 벽이나 땅을 짚거나 손을 붙잡고 겨우 일어난다. ㉡ 계단을 내려갈 때 무릎에 통증이 있으며 특히 우측이 더 심하다. ㉢ 보행시에는 통증이 없다.　② 양쪽 무릎이 모두 부어있고. 무릎 아래도 부어있다. ㉠ 그간 병원에서 관절 주사를 10일마다 1회씩 10회 3개월간 맞아왔다. ㉡ 주사를 맞으면 일주일 정도 통증이 없어진 후 다시 통증이 반복 발생한다. ㉢ 주사를 맞으면 통증은 없어지나 부종은 안 빠진다.　③ 양쪽 오금통증이 있으며 땅기고 아프다.　④ 양쪽 종아리에도 통증이 있다.　⑤ 젊었을 때부터 온몸에 땀이 많다. 특히 식사 때나 일어설 때 얼굴에 땀이 많다.　⑥ 추위를 심하게 타고 더위는 약간 탄다.　⑦ 물은 거의 안마시며, 식욕은 보통이고, 식사량은 적다.　⑧ 지금은 집에서 물리치료중이다.　⑨ 당뇨와 고혈압이 있다.　⑩ 자궁근종과 위 절제 수술을 받은 경력이 있다.　⑪ 손도 약간 두텁고 단단하다.

몸통이 약간 굵고 목소리가 굵은 할머니의 슬통(膝痛)과 부종(浮腫)을 목표로 대강활탕 2배량으로 10일분 20첩을 지어주었고, 16일 뒤인 7월 초순에 같은 처방으로 1제를 더 지어주었다.

7개월 뒤인 다음해 2월 중순에 7년 전 발생했던 안면신경마비가 다시 발생했다고 전화가 왔다. 안면신경마비에 대해 증상을 들은 뒤, 지난번의 슬통에 대해 그간의 경과를 자세히 물어보았다.

1. 1제를 복용한 후부터 슬통은 점차 가벼워졌으며
2. 부종도 모두 소실되었다.
3. 30첩 정도 복용하니 쑤시는 것도 경감되고
4. 혼자서도 땅이나 벽을 짚지 않고서도 일어설 수 있게 되었다.
5. 40첩을 모두 복용한 후 뒤부터는 계단을 오르내릴 때 아픈 것도 없어졌다.
6. 그리고 양쪽 오금이 땅기고 아픈 것도 없어졌고, 양쪽 종아리 통증도 모두 없어졌다.

당시 약 2제를 복용한 후 모든 증상이 사라졌으며, 7개월이 지난 지금까지 무릎이 아프거나 부은 적이 없고, 지금은 계단도 잘 오르내린다고 한다.

1-2. 결핵성슬관절염(結核性膝關節炎)

다음은 장세환 선생의 경험을 인용한 것이다.

● 조 ○ ○　남　27세　군인　대구광역시

현역 군인으로 약 7개월 전에 우연히 관절 부위가 뻐근하고 약간의 부종(浮腫)이 있었으나 별로 대단하지 않게 여기고 그대로 두었다. 그런데 점차 뻐근하고 활동하기가 곤란하여 병원에 가서 진단을 받아보니 의외로 결핵성 슬관절염이라고 했다. 그때부터 군병원에서 계속 치료를 받았는데, 처음에는 차도가 있는 듯하다가 다시 원점으로 돌아갔다. 그래서 일반 병원에서 3개월간이나 치료를 받으면서 약을 복용했는데, 더 이상 악화되지는 않으나 치료가 되지 않아 한약으로 치료가 가능할까 하여 내방했다.

① 슬관절(膝關節) 부위가 부어서 약간 열이 나며　② 통증과 함께 활동하기가 불편하다.　③ 맥은 삭(數)하다.
④ 피로감이 심하다.　⑤ 입이 쓰고 식욕이 전혀 없다.　⑥ 설진(舌診) 시 황백태(黃白苔)가 있으며 설조증(舌燥症)

이 있다고 한다.　⑦ 체격은 건실한데 병원생활을 하여 안색(顔色)이 창백했다.

결핵성 슬관절염으로 투병 중인 27세 군인에게 대강활탕에 실송자 5돈을 더하여 10일분 20첩을 지어주면서 10첩 정도 복용하면 어느 정도 효과가 있을 것이니 그때 반드시 연락하라고 했다.

10첩 복용한 뒤에 그 부인이 와서 하는 말이, 이제 통증이 조금 가라앉아서 잠을 좀 편히 잘 수 있고 기분도 좋았다고 한다. 1제를 모두 복용한 뒤에 본인이 내원했는데, 부기도 가라앉고 통증도 훨씬 덜하다고 한다.

대강활탕이 효과가 있는 것으로 보고 이번에도 대강활탕에 실송자 5돈을 더하여 10일분 20첩을 지어주었다.

10일 뒤에 왔을 때 보니 이제는 부기도 거의 없고 통증도 완전히 없어졌다고 한다. 그러나 계속 안정을 하도록 당부하고 같은 약으로 10일분 20첩을 지어주었으며, 그 뒤로 완전히 치료되었다는 연락이 왔다.

1-3. 유아슬관절통(乳兒膝關節痛)

다음은 한장훈 선생의 강의를 녹취한 것이다.

● ○○○ 남 2개월 충청북도 청주시

지금은 커서 청년이 된 아이의 이야기로, 20여 년 전의 일이다.

① 다른 곳은 괜찮은데, 아이의 다리만 마르다.　② 무릎 부위가 울긋불긋 부어있다.　③ 다리를 만지면 자지러지게 운다.　④ 병원에서 류머티스성 관절염이라고 했으나 2개월 된 아기라 치료가 어렵다는 것이다.

보니까 다리가 부은 것 같아서 이것은 풍한습(風寒濕)이 침습하여 관절염이 발생한 것으로 보았다. 다리를 만졌을 때 부어 있는 무릎관절 질환에는 대강활탕을 사용하는 경우가 많다. 대강활탕을 통풍(痛風)에도 쓰지만 류머티스성 관절염 초기에도 효과가 좋다.

다리에 풍습(風濕)으로 인한 것으로 보고 통풍이나 류머티스성 관절염에 빈용하는 대강활탕 1첩을 지어주었다. 대강활탕 1첩을 복용하고 모든 증상이 없어졌다.

1-4. 슬통(膝痛), 신중(身重), 비만(肥滿)

다음은 김지현 선생의 경험이다.

● 최○○ 여 38세 주부 168cm 80kg 서울특별시 동대문구 이문2동

활발하고 푸근한 인상의 비습한 부인이다. 최근 셋째 아이를 출산하고 수유 중이다. 평소 쭈그리고 앉아서 집안일을 잘하는 편이며 시부모를 모시고 살아서 집안일이 많다.

① 3일 전부터 갑자기 격렬한 무릎 통증이 있다. 통증이 너무 심해 몸을 움직일 수 없을 정도이다. 또한 조조강직이 있다.　② 식욕이 너무 좋아 잘 먹으며, 살을 빼길 원한다.　③ 추위는 타지 않으나, 더위를 많이 탄다.　④ 소변과 대변은 이상이 없다.　⑤ 잠은 잘 잔다.　⑥ 혀에는 얇은 백태가 전체적으로 있다.　⑦ 복부는 전체적으로 풍만하고 출렁거린다. 복피는 두꺼운 편이고, 제허가 있다.

무릎 통증이 발생하게 된 원인은 출산시(出産時) 무릎 인대가 늘어났다가 과로로 인하여 무릎에 너무 큰 하중이 가해져 염증이 생긴 것으로 생각된다. 출산을 하게 되면 체내의 모든 인대(靭帶)가 다 조금씩 늘어나게 되는데 무릎 인대도 조금 늘어난 상황에서 집안일을 하느라 평소 하던 대로 쪼그려 앉는 동작을 자주 반복하여 무릎 염증이 더 악화된 것이다. 아이가 세 명이나 되는데다가 시부모를 모시고 사는 상황이라 산후에 너무 과다하게 집안일을 한 것이 아닌가 생각된다.

우선 무릎 통증이 격렬하기 때문에 통증을 진정시키고 발표, 행기시킴으로써 관절 조직의 긴장과 경직을 풀어주어 손상 부위의 혈행순환을 촉진시키면 염증이 치료될 수 있을 것이라고 생각되었다. 또한 이 부인의 경우 활동량이 많은 편이고, 약간 열성이며 건실한 신체조건을 가지고 있으면서 통증이 심하므로 발표, 행기의 치법을 선택했다.

슬통에 사용할 수 있는 처방에는 대방풍탕, 독활기생탕, 빈소산, 계작지모탕, 대강활탕, 청열사습탕, 삼기음, 팔보회춘탕 등이 있다. 이 중에서 관절 주위의 위축을 풀어주면서 통증을 개선할 수 있는 대강활탕을 검토해 보았다. 대강활탕은 강활, 독활, 승마, 위령선 등 위축된 조직을 풀어주는 약재와 관절 조직의 체액 정체를 개선할 수 있는 백출, 적복령, 택사 등 이수제로 구성된 처방이며, 관절의 과다사용이 원인이 되어 관절 조직이 위축, 경직되어 통증이 나타날 때 적합한 처방이다. 때문에 직접적인 자윤(滋潤)을 공급하거나 허랭, 습체 등을 개선하는 다른 처방보다 대강활탕이 적합하다고 생각되었다. 비습한 38세 주부의 무릎관절의 통증이 슬관절 주위 조직의 경직을 유발하여 나타났다고 보고 격렬한 통증을 참고하여 대강활탕 2배량으로 한 제(20첩)를 투약했다.

1. 복용 후 무릎 통증이 소실되고

2. 몸도 가벼워지고 체중도 4kg 정도 감량되었다.

3. 무릎 통증이 사라지고 살도 빠져 아주 만족해했다.

체중감소는 본인 스스로 먹는 양을 조금 줄인 탓도 있지만 대강활탕의 발표력이 혈액순환을 촉진시켜 대사량을 늘린

것도 요인이 된 듯하다.

2-1. 요통(腰痛), 엉치통
다음은 박순성 선생의 경험이다.

● 정 ○ ○ 여 41세 태음인 대전광역시 동구 가양동

보통 키에 얼굴은 시원시원하게 보이고 약간 살집이 있어 보이는 교회 집사님으로 전에 갈근탕을 복용하고 항강(項强)
이 호전된 적이 있다. 이번에는 1년 전부터 요통(腰痛)과 하지통(下肢痛)이 있다며 찾아오셨다. 병원에서 디스크 초기
라고 하여 물리치료를 받고, 한의원이나 의료봉사를 하는 곳에서 침도 맞아 봤지만 그날은 좀 괜찮다가 그 다음날에
는 다시 원래대로 아프다는 것이다. 매일 침을 맞을 수도 없으니 약으로 고쳐달라고 하신다.
① 1년 전부터 허리와 엉치[還刀穴]가 아팠는데 요즘에는 잠을 설칠 정도로 아프다. ② 자다가 몇 번씩 깬다.
③ 운전을 할 때도 아파서 자세를 어찌할 줄 모르겠다. ④ 추위와 더위를 약간만 탄다. ⑤ 소화는 잘된다.
⑥ 대변과 소변에는 이상이 없다. ⑦ 평소에 몸이 무겁다. ⑧ 아침에 일어나도 개운한 느낌이 없다. ⑨ 다른 곳
은 아픈 곳이 없다. ⑩ 직업상 운전을 많이 한다. ⑪ 땀이 잘 나지 않는 체질이다. ⑫ 커피를 하루 4잔 이상 마
시는데 잠자는 것과 관계가 없다.
기울(氣鬱)습체(濕滯)로 인한 요통과 엉치통을 목표로 대강활탕 본방으로 5일분 10첩을 투약했다.
1주일 후에 확인해 보니, 약을 이틀째 복용하고 난 후 통증이 격감하더니 4일째 이후에는 평소에도 통증이 거의 없다
고 한다. 혹시 스테로이드를 섞은 것이 아니냐면서 농담을 하신다. 대강활탕 반 제를 투약하여 1년이나 된 요통이 나
은 신기한 경험이었다.

3-1. 팔꿈치 인대(靭帶) 통증
다음은 서남식 선생의 경험이다.

● 김 ○ ○ 여 58세 소양인

키는 보통이며 열성 소양인으로 생각된다. 농사일로 노동을 많이 하는 편이며 오른쪽 팔꿈치에 통증이 심하다.
① 1년 전부터 오른 팔꿈치가 아프다. ㉠ 가만히 있을 때 느낌만 있고 만지면 아프다. ㉡ 20일 전부터는 통증이 급격
히 심해지면서 혹같이 붓고 손을 들지 못할 만큼 아프다. ㉢ 병원에서는 인대에 염증이 생겼다고 한다.
② 발이 시리다. ③ 오른쪽 뒷목이 뻐근하다. ④ 소화력은 보통이고 물을 많이 마신다. ⑤ 꿈을 자주 꾸고 잘
깨는 편이다. ⑥ 2년 전에 무릎 연골 손상으로 수술을 받은 적이 있다.
2년 전에 무릎 연골 수술을 받은 남성의 팔꿈치 인대 통증을 목표로 대강활탕으로 5일분 10첩을 투약했다.
2일 복용하고 통증은 조금 나아진 것 같은데 왼쪽 아래 복부가 조금 욱신거리는 느낌이 있다고 한다. 5일째 확실히
통증이 가라앉아 팔을 움직임에 별 지장이 없고 부기도 거의 가라앉았다고 한다. 처음에 증상을 들을 때에는 관절염
(關節炎)으로 생각하고 관절염에 대한 처방을 찾게 되었다. 그런데 이후에 인대(靭帶)에 생긴 염증이라는 것을 알게
되었고 관절 내부뿐 아니라 관절 주위의 인대의 염증에도 효과가 있다는 것을 알게 되었다. 발이 시린 것은 여전하나
뒷목이 뻐근한 것도 소실되었다. 그리고 환부에 냉찜질을 병행한 것이 염증을 가라앉히는 데 도움이 된 것 같다.

4-1. 실패례-슬통(膝痛), 팔보회춘탕으로 치료
● 김 ○ ○ 여 71세 태음인 경기도 안양시 안양동 정현빌라

며느리가 대신 시어머니 약을 지으러 왔다. 노환 탓인지 평소 무릎 관절에 통증이 있다고 한다.
① 3~4개월 전부터 통증으로 다리를 움직이지 못한다. 따라서 걸음도 잘 걷지 못한다. ② 무릎은 쑤시고 아프며 일
어날 때 무릎에 힘이 없다. ③ 어깨도 몹시 아프다. ④ 말도 잘 안 나온다. ⑤ 턱받이를 할 정도로 하루 종일
침을 흘린다. ⑥ 손이 떨린다. ⑦ 변비가 심한데 병원약을 먹으면 5일에 1번 정도 대변을 본다. ⑧ 식욕이나 소
화는 정상이다. ⑨ 최근 병원에서 무릎 관절염이라는 진단을 받고 1달간 입원을 했으며 감기로 한방병원에 1달간 입
원한 경력이 있다.
당장 호소하는 것이 무릎 통증이며 보행과 굴신(屈伸)이 곤란하다고 하여 대강활탕 2배량으로 5일분 10첩을 지어주었다.
16일 뒤에 며느리가 대신 와서, 무릎 아픈 것은 전혀 차도가 없는데 종일 침을 흘리던 것은 없어졌다는 것이다. 노환
이며 증세가 단순한 슬관절염 뿐만 아니라 중풍 증세 등도 혼재되어 있어서 대강활탕만으로는 한계가 있다고 보고 이
번에는 중풍으로 인한 여러 허약증상과 허약증상의 후유증에 쓸 수 있는 팔보회춘탕을 지어 주었는데 팔보회춘탕을
복용하고 나았다.

下統7 寶 백호탕 白虎湯

石膏 五錢 知母 二錢 甘草 七分　粳米半合

治 陽明經病 汗多 煩渴 脈洪大　① 加人蔘 一錢 名[人蔘白虎湯]　② 加蒼朮 一錢 名[蒼朮白虎湯]

[活套鍼線] 陽明(寒)　濕溫(濕)　熱瘧(瘧疾)　火邪痛(頭)　陽極似陰(寒)　實熱面浮(面)　嘔吐腹痛(小兒麻疹)
吐瀉(小兒)　火喘(咳嗽)

※인삼백호탕(人蔘白虎湯) : 中暍(暑)　煩渴(暑)　汗渴(小兒麻疹)　癍疹(皮)　實熱(消渴)　上消(消渴)

※창출백호탕(蒼朮白虎湯) : 中暍(暑)　濕溫(濕)

[適應症] 구갈, 구고, 전두통, 아침두통, 물중, 두드러기, 소화불량, 오한, 背惡寒, 脈洪大數, 대한출, 다음, 잇몸출혈, 구취, 열성병, 당뇨병, 광조증, 섬어, 피부소양증, 냉증, 단독, 학질, 사지권태, 유뇨증, 치통, 화상, 황달출혈성 스피로헤타병

　　백호탕은 감기(感氣)나 홍역(紅疫), 학질(瘧疾) 등 열병(熱病)을 앓거나 더위를 먹어 고열(高熱)이 발생할 때, 또는 고열로 인해 이차적으로 갈증(渴症), 번조(煩燥), 두통(頭痛), 피부발진(皮膚發疹), 토사(吐瀉) 등이 나타났을 때 사용하는 처방이다.

　활투침선을 살펴보면 백호탕을 쓸 수 있는 적합한 신체상태를 이해할 수 있다. 먼저 백호탕은 한문(寒門)의 양명병(陽明病)에 사용하는 처방이다. 감기에 걸려 초기에 오한(惡寒), 발열(發熱), 두통(頭痛), 신체통(身體痛) 같은 표증(表症)은 없어졌으나 적절히 치료하지 못한 결과 인체 전반적으로 열성상태에 빠져 고열(高熱)을 주증으로 하는 증상이 나타나는 것을 양병명이라고 한다. 이 경우에는 고열로 인해 두통(頭痛)이나 섬어(譫語) 등이 발생할 수 있는데, 백호탕을 사용하면 전반적인 열성상태를 완화시켜 위의 증상을 치료할 수 있다. 둘째, 백호탕은 습문(濕門)의 습온(濕溫)에 사용하는 처방이다. 본래 습온은 습에 상한데다가 더위까지 먹어서 발생하는 증상인데, 백호탕은 습에 상했다기보다 체열이 높은 상태에서 더위를 먹어 심한 열성상태가 형성되고, 이로 인해 발열(發熱), 번갈(煩渴), 두통(頭痛), 발진(發疹) 등이 나타날 때 사용하는 것으로 볼 수 있다. 마찬가지로 이럴 때 백호탕은 열성상태를 조절해 주므로 습온(濕溫)의 증상을 치료할 수 있다.

　셋째, 열학(熱瘧)에 사용하는 처방으로 되어 있다. 학질(瘧疾)에 걸리면 발열(發熱)과 오한(惡寒)이 반복되는 전형적인 증상이 나타나지만, 신체조건이나 발병기간에 따라 오한 증상이 주증인 경우도 있고, 발열 증상이 주증인 경우도 있다. 백호탕은 열학(熱瘧)에 사용하는 처방이기 때문에 발열 증상이 주증일 때 사용할 수 있다. 그러나 이런 유형의 학질에도 사용하는 처방이 많기 때문에 백호탕을 사용하기 위해서는 고열, 번갈 등의 부수증상을 참고해 보아야 한다. 넷째, 백호탕은 두문(頭門)의 화사통(火邪痛)에 사용하는 처방으로 분류되어 있다. 화사통은 양명경에 열이 많아서 발생하는 두통으로 정의되어 있는데, 쉽게 표현하면 체내에 열이 축적되었을 때 발생하는 두통이라고 생각하면 될 것이다. 이 경우 백호탕을 사용하면 열성상태를 완화시켜 상승된 뇌압을 조정해 주므로 두통을 치료할 수 있다.

　다섯째, 백호탕은 양극사음(陽極似陰)에 사용하는데, 체내에 열이 극도로 많아지면 반사작용으로 인체는 열을 떨어뜨리기 위해 몸을 차게 만들므로 마치 허랭상태에서 발생하는 증상과 유사한 증상이 나타나며, 이것을 양극사음이라고 한다. 이 경우 증상에만 기준을 두면 온열제 위주의 처방을 사용하는 우(愚)를 범할 수 있는데, 허랭증상 외에 맥(脈)이 실(實)하거나 찬 것을 좋아하고 옷을 입으려 하지 않는 등 다른 증상을

참고한다면 이러한 실수를 피할 수 있다. 여섯째, 백호탕은 실열면부(實熱面浮)에 사용하는 처방인데, 이는 얼굴이 벌겋게 되면서 얼굴이 붓는 것으로, 면부종(面浮腫) 외에도 열성상태에서 나타날 수 있는 번열이나 번갈 증상이 동반되었을 때 백호탕을 사용할 수 있다. 실열면부에 대분청음을 사용하기도 하는데, 차이점이 있다면 소변장애가 있을 때는 대분청음이 더 적합할 것이고, 소변장애가 없으면서 갈증이나 번조 증상이 동반되면 백호탕이 더 적합할 것이다.

일곱째, 백호탕은 홍역에 걸려 구토, 복통이 나타날 때도 사용하는데, 홍역에 걸리면 고열이 발생할 뿐 아니라 홍역균이 소화기점막을 충혈시켜 궤양을 일으키므로 구토와 설사, 복통 등이 나타날 수도 있다. 이 경우 백호탕은 열성상태를 개선하면서 감초와 갱미가 소화기점막의 충혈과 궤양을 회복시키므로 홍역으로 인한 토사와 복통을 치료할 수 있다.

이상을 종합해 보면 백호탕의 증상은 열성상태에서 발생한다는 것을 알 수 있고, 이러한 열성상태를 유발하는 원인 또한 다양하다는 것을 알 수 있다. 따라서 열성상태를 개선하는 것이 백호탕의 주요 목적이라고 할 수 있다. 여기서 유념해야 할 것이 있는데, 백호탕을 쓸 수 있는 열성상태는 체질에 관계없이 특정 질병에 이환(罹患)되었을 때 나타날 수 있겠지만, 신체조건으로 볼 때 평소 체열이 높아 열을 발생시킬 수 있는 사람에게 빈발(頻發)한다는 것이다.

백호탕에 인삼을 더하면 인삼백호탕이 되는데, 백호탕을 쓸 수 있는 신체상태와 증상이 비슷하면서도 약간 더 허약하다고 생각될 때 사용하는 것이 좋고, 특히 더위를 먹어 기운이 없으면서 번갈, 번조 등이 나타날 때 적합하다. 또한 당뇨병에 걸린 사람에게 발열, 번갈 등이 나타날 때도 인삼백호탕을 사용할 수 있다. 백호탕에 창출을 더하면 창출백호탕이 되는데, 백호탕을 쓸 수 있는 증상과 대동소이하지만 습(濕)의 영향이 더 가중되었을 때 보다 적합하며, 여름철에 사용하는 경우가 많다.

김희경 선생은 날뛰며 담벼락 위에서 고함을 치고 노래를 부르는 등 양광증(陽狂症)을 보이는 사람에게 백호탕을 사용했는데, 이 사람이 수도꼭지에 입을 대고 물을 한 바가지씩 마시는 것을 보고 '아! 몸에 열이 너무 차서 뇌에 영향을 주었구나.'라고 생각하여 주전자에 백호탕을 담아놓고 물처럼 마시게 해서 치료했다고 한다.

처방구성 처방구성을 보면 석고는 직접적으로 발열중추를 억제하여 해열작용을 하며, 항진된 혈관투과성을 억제하여 소염작용을 한다. 석고의 주요성분은 함수 황산칼슘인데, 해열효과는 석고만 사용하는 것보다 석고와 지모를 함께 사용하거나 백호탕으로 사용했을 때 더 좋다는 실험결과가 있다. 이처럼 석고 자체의 해열작용이 인정되지만 다른 약재와 함께 사용해야 효과를 높일 수 있다. 지모는 산소 소비량 증가에 대한 뚜렷한 억제작용이 있어 열을 낮춰주는 것으로 알려져 있고, 소염작용과 이뇨작용을 한다. 감초는 스테로이드 호르몬과 유사한 작용이 있어 항염증작용, 해독작용, 해열작용을 한다.

처방비교 **황련해독탕**과 비교하면 두 처방 모두 찬 약으로 구성되어 있어 고열, 발열, 충혈 등의 증상이 나타났을 때 사용한다는 공통점이 있다. 그러나 황련해독탕은 발열과 함께 혈관이 충혈되어 있을 때 사용하므로 발적(發赤), 출혈(出血), 복통(腹痛), 설사(泄瀉), 피부염(皮膚炎), 안구충혈(眼球充血) 등의 증상에 사용하는 반면, 백호탕은 혈관충혈의 정도는 덜하지만 열이 더 심하게 나타났을 때 사용하고, 다음(多飮), 다갈(多渴)의 증상이 수반되는 경우가 많다.

방풍통성산과 비교하면 방풍통성산은 체내에 울체(鬱滯)된 열(熱)이 배출되지 못하여 각종 피부질환(皮膚疾患), 발열(發熱), 두통(頭痛), 현훈(眩暈) 등이 발생했을 때 사용하는 반면, 백호탕은 열생산이 너무 지나쳐서 급속하게 억제(抑制)시키고 청열(淸熱)시켜야 하는 경우에 사용한다.

양격산과 비교하면 두 처방 모두 열성상태에서 나타나는 증상에 사용하는데, 양격산은 체내에 열이 적체되어 있으면서 소화기에 적체가 있어 변비 경향을 보일 때 적합하다. 반면 백호탕은 변비나 소화장애와 상관없이 고열(高熱)이 날 때 사용하며, 다식(多食), 다음(多飮) 증상이 수반된다.

→ **활용사례**

    1-1. 맥홍삭(脈弘數), 한출(汗出), 신혼섬어(神昏譫語), 인사불성(人事不省) 여 49세
    1-2. 맥홍대삭(脈弘大數), 대한출(大汗出), 구진초흑(口疹焦黑), 성음불출(聲音不出) 남 5세
    2-1. 감기로 인한 고열(高熱), 구고(口苦), 구갈(口渴) 남 65세 소양인
    2-2. 열성증상(熱盛症狀) 남 21세 열성태음인 177cm 75kg
    2-3. 상열감(上熱感), 홍조(紅潮), 한출(汗出), 이하선종대(耳下腺腫大), 구갈(口渴) 여 27세
    2-4. 상열(上熱), 면적(面赤) 여 22세 소양인 대학생 165cm 50kg
    3-1. 다한(多汗) 남 39세 184cm 90kg
    3-2. 도한(盜汗), 족번열(足煩熱), 발기부전(勃起不全), 항강(項强) 남 33세 열성태음인 168cm
    4-1. 전두통(前頭痛) 남 40대 열성태음인
    4-2. 미릉골통(眉稜骨痛) 남 28세
    5-1. 헛소리, 다음(多飮), 두드러기, 피부소양(皮膚搔痒) 남 10세
    5-2. 양광(陽狂), 다음(多飮) 남 30여세
    5-3. 과잉행동증후군, 다한(多汗), 번갈(煩渴) 남 10세
    6-1. 배오한(背惡寒) 남 38세
    6-2. 오한(惡寒), 구건(口乾), 구갈(口渴) 남 49세
    6-3. 옻오름 여 38세
    7-1. 잇몸출혈(出血), 구취(口臭), 식욕부진(食慾不振), 체중감소(體重減少) 남 31세 태음인 172cm
    8-1. 소화불량(消化不良), 위장축열(胃腸蓄熱) 남 40세
    8-2. 설사(泄瀉), 발열(發熱) 남 11세

→ **백호탕 합방 활용사례**
    1-1. +쌍화탕 – 뇌상마비, 기립불능, 수족반장, 수족강직 남 16개월 열성태음인

1-1. 맥홍삭(脈弘數), 한출(汗出), 신혼섬어(神昏譫語), 인사불성(人事不省)
  다음은 이은팔 선생의 경험을 인용한 것이다.

● 김 ○ ○ 여 49세 경기도 수원시 매산로1가
체격과 용모가 다 건실하며 여장부 타입이다.
독감이 발생한 지 10여 일 만에
① 맥이 홍삭(弘數)하다. ② 땀이 줄줄 흐른다. ③ 신혼섬어(神昏譫語)가 있고 인사불성이다.
백호탕 2첩을 투약했는데 복용한 후 모든 증상이 소실되었다.

1-2. 맥홍대삭(脈弘大數), 대한출(大汗出), 구진초흑(口疹焦黑), 성음불출(聲音不出)
  다음은 이은팔 선생의 경험을 인용한 것이다.

● 이 ○ ○ 남 5세
① 마진(痲疹) 10여 일, 진몰(疹沒)이 끝나기 전에 부득이한 사정으로 그 모친과 시행(施行)을 하게 되어 풍한(風寒)에 침범당하여 기관지염이 발생했다. ② 천급(喘急), 비선(鼻扇)으로 죽을 지경이다. ③ 맥홍대삭(脈洪大數)하다.
④ 대한출(大汗出)하다. ⑤ 구진초흑(口疹焦黑)하다. ⑥ 목소리가 나오지 않는다.
앞의 증상에 백호탕 2첩을 투약하여 증상이 호전되었고, 죽엽석고탕을 계속 투약하여 완치되었다.

2-1. 감기로 인한 고열(高熱), 구고(口苦), 구갈(口渴)
  다음은 서영학 선생의 경험을 채록한 것이다.

● 김 ○ ○ 남 65세 소양인 농업 경기도 광주군 초월면
소양인 할아버지로 감기에 걸려 고열이 나서 일어날 수 없으니, 미안한 일이지만 잠깐 와 달라고 하여 이웃이라 직접가 보았다.
① 감기에 걸린 뒤부터 3일째 고열(高熱)로 고생을 하고 있다. 고열로 움직일 수가 없고 고열이 있다가 잠시 내렸다가

다시 고열이 지속되는 증상이 반복되어 왔다.   ② 입이 몹시 마르는데 입이 쓰기도 하다.   ③ 오한(惡寒)은 없다.

감기로 인한 증상이지만 주증상이 지속적으로 반복되는 고열이며, 고열로 인해 거동을 못할 만큼 심한 상태인 것을 보면 이는 상한(傷寒) 양명병(陽明病)과 유사하다고 보았다. 또 고열이 있으면서 구갈(口渴) 증상이 있는 점을 감안하여 고열에 사용하는 백호탕을 사용하기로 했다. 그러나 고열(高熱)이 지속되는 것이 아니라 잠시 중단되었다가 다시 지속되는 것으로 보아서 이는 필시 백호탕증이지만 체력이 약간 약할 수 있는 정황이라고 보고 백호탕에 인삼 1돈을 더한 인삼백호탕으로 3첩을 지어주었다.

인삼백호탕 3첩을 복용한 뒤로 불덩이 같이 오르내리던 열이 완전히 소실(消失)되었고 입이 쓰고 마른 것도 없어졌다고 한다.

2-3. 상열감(上熱感), 홍조(紅潮), 한출(汗出), 이하선종대(耳下腺腫大), 구갈(口渴)
다음은 이은팔 선생의 경험을 인용한 것이다.

● 김 ○ ○ 여 27세 경기도 수원시 매산로2가

초산한 지 2개월이 지났는데 처음부터 유즙(乳汁)이 부족하여 유아가 밤에 잠을 안 자고 보채어 산모 또한 수면부족으로 심신이 함께 피로하게 되니 유즙이 많이 나오도록 약을 지어달라고 한다. 진찰을 해보니 맥미이허(脈微而虛)하고 약간의 빈혈상태일 뿐 별 이상은 발견할 수 없었다. 위 증상을 기혈구허(氣血具虛)로 보고, 팔진탕에 녹용 2돈을 가하여 5첩을 주고 매일 1첩씩 복용하도록 했다. 그랬더니 3일 만에 준 약을 다 복용하고 본인이 성급하게 달려와서

① 유즙(乳汁)이 용출(湧出)하여 유아가 빨지 못할 상황이고 어떻게 해서 목으로 넘어가게 되면 젖이 벅찬 탓인지 체하고 설사를 한다고 한다.   ② 산모 본인은 얼굴이 화끈화끈 달아오르고 골치가 욱신욱신하다.   ③ 양쪽 볼에 볼거리가 섰다는 것이다.   ④ 본즉 안면이 숙시(熟枾)처럼 벌겋고 양쪽 이하선(耳下腺) 부위가 어른 주먹만하게 종창(腫脹)되어 있으며, 땀이 흘러 수건으로 얼굴을 닦고 있다.   ⑤ 맥홍대삭(脈洪大數)하고 갈증(渴症)은 별로 없다고 한다.

그래서 백호탕 1첩을 투여했는데 모든 증상이 완쾌되고 유즙분비도 적량이 되었으며 안면시홍(顔面視紅), 땀이 흘러내리는 것도 소실되었다.

필자는 인삼이나 녹용, 부자 등의 부작용에 흔히 백호탕을 사용한다. 물론 백호탕증을 목표로 사용하는 것이지만 언제나 1첩 아니면 2~3첩으로 효과를 보고 있다. 이 경우도 가미팔진탕을 1일 1첩씩 복용하도록 일렀음에 불구하고 급한 마음에 지시한 일자의 절반에 전부 복용했기 때문에 나타난 현상이었던 것이다. 백호탕으로 조절했기 때문에 1첩으로 회복된 것이다. 그런데 이러한 경우에 만일 백호탕을 2~3첩 사용했더라면 녹용의 효력이 없어져 다시 유즙부족(乳汁不足)을 초래했을 것이라 생각된다.

3-1. 다한(多汗)
다음은 이창형 선생의 경험이다.

● 차 ○ ○ 남 39세 자영업 184cm 90kg

① 땀이 굉장히 많다.   ② 한겨울에 찬밥을 먹어도 땀이 줄줄 흐른다.   ③ 당뇨가 있다. 심할 경우 수치가 270정도 된다.   ④ 가래가 있다.   ⑤ 작년에 폐렴에 걸려서 최근까지 폐렴약을 복용했다.   ⑥ 몸이 피곤하면 목에서 피가 난다.   ⑦ 배에 가스가 찬다.   ⑧ 식성과 소화력이 매우 좋다.   ⑨ 잠은 잘 잔다.   ⑩ 대변상태는 좋다.

당뇨(糖尿)와 다한(多汗)을 목표로 백호탕 본방에 옥병풍산을 합방하여 투약했다.

약을 모두 복용한 후에 확인해 보니, 배가 쑥 들어갔다는 것이다. 약을 먹으면서 며칠 있으니까 방귀가 시원히 나오면서 가스가 배출되는 느낌이었다고 한다. 그리고 땀이 몹시 나는 것이 절반으로 줄었다는 것이다. 그리고 당뇨의 수치를 재봤냐고 여쭤보니 정상이라는 것이다. 어찌 아시냐고 했더니 본인이 느낄 수 있다는 것이다. 몸 컨디션이 매우 좋다는 것이다. 약을 복용하면서 목에서 피가 나오는 것은 한 번도 없었으나 가래는 여전하다고 한다.

4-1. 전두통(前頭痛)
다음은 이인성 선생의 경험을 인용한 것이다.

● 김 ○ ○ 남 40대 열성태음인 농사 전라북도 정읍시

① 몇 달 전부터 아침에 전두통(前頭痛)이 심하다.   ② 기운이 없어 몸이 가라앉는다.   ③ 가슴이 두근두근 뛴다.   ④ 외모로 보면 건강한 체격이다.

건강한 체력이며 가슴이 두근거린다는 것을 근거로 전두통(前頭痛)이 있는 40대 열성태음인 남성에게 청상견통탕으로 10일분 20첩을 지어주었다. 청상견통탕을 복용한 뒤에도 아침에 심해지는 전두통이 낫지 않아 이곳저곳 한약방을 다니며 약을 지어 먹었으나 효과를 보지 못하고 다시 내원했다.

이번에는 아침에 잠에서 깰 때 두통이 심하다는 것에 착안하여 백호탕으로 3일분 6첩을 지어주었다.

신기하게도 백호탕 6첩을 복용한 후에 몇 달간 지속되었던 두통이 나았다고 한다.

4-2. 미릉골통(眉稜骨痛)

다음은 이인성 선생의 경험을 인용한 것이다.

● ○○○ 남 28세

건강한 체격이지만 얼굴은 여윈 편이다.

① 2주일 전부터 아침이면 머리가 아파서 죽겠다고 한다. 처음에는 양약으로 효과가 있는 듯하더니 2~3일 전부터는 효과가 없다고 한다.　② 아침을 먹을 때쯤 되면 눈이 빙빙 돌면서 양쪽 미간이 아프기 시작하여 머리를 들 수 없을 정도로 심하지만, 11시가 되면 통증의 정도가 경감되어 정오에는 씻은 듯이 없어지는데 귀신이 붙어 있는 것이 아니냐고 한다.　③ 맥(脈)은 홍긴(洪緊)하다.　④ 대변과 소변을 자주 본다.　⑤ 땀은 머리에서만 약간 나는 정도이다.　⑥ 평소에 감기에도 걸리지 않는 체질이다.　⑦ 식욕은 좋다.　⑧ 복증(腹證)은 이상을 발견하지 못했다.　⑨ 오한(惡寒), 발열(發熱), 구건갈(口乾渴)은 없다.

≪동의보감≫에 '미릉골통(眉稜骨痛) 연일불가개(連日不可開) 주정야극(晝靜夜劇) …… 선궁신도담탕가미(宣芎莘導痰湯加味) ……'의 주정야극(晝靜夜劇)은 나와 있지만 조극석정(朝劇夕靜)은 거론이 없어 치미릉골통불가인조(治眉稜骨痛不可忍條)의 선기탕(選奇湯) 5첩을 써보기로 했다.

3일 후 환자가 찡그린 얼굴로 다시 찾아 왔는데, 아무런 효과가 없으니 어떻게 된 것이냐고 한다.

선기탕이 효과가 없어 조극석정(朝劇夕靜)에 주안점을 두어야겠다는 생각이 들었다. 아침은 양명경(陽明經)에 속하는 시간이라고 생각해보면 맥이 홍긴(洪緊)한 이 환자에게 백호탕을 써보았으면 하는 생각이 떠올랐다.

물론 백호탕증인 구건(口乾), 번조(煩燥), 다한(多汗) 등의 증이 없으나 맥홍긴(脈洪緊)을 주목표로 생각해 본 것이다. ≪보감(寶鑑)≫ 화조중(火條中) 조열란(潮熱欄)에 '평조조열자열재행양지분(平朝潮熱者熱在行陽之分) …… 백호탕(白虎湯) 이사기중지화(以瀉氣中之火)'란 대목이 있다. 물론 이 환자의 미릉골통(眉稜骨痛)으로 응용해 볼 수 있지 않을까라는 생각이 들었다. 그래서 조극석정(朝劇夕靜)에 주안점을 두어 백호탕 3첩을 투약했다. 2일 후에 찾아왔는데 첫말이 "고맙습니다. 살았습니다. 다 나아 버렸습니다. 참말로 그 약 좋습니다."였다.

이 뒤로 필자는 평조(平朝)에 더하는 병은 으레 백호탕을 연상해 보는 습관이 생겼고, 또 백호탕으로 많은 효과를 보았다.

5-1. 헛소리, 다음(多飮), 두드러기, 피부소양(皮膚搔痒)

다음은 김희경 선생의 경험을 채록한 것이다.

● ○○○ 남 10세 초등학교 학생 제주도 제주시 일도동

몇 해 전 9월 중순경에 바짝 마른 젊은 부부가 평소 지면(知面)이 있는 교회 목사 사도가 발행한 처방을 가지고 방문했다. 처방을 보니 연교패독산류로서 두 첩만 지어달라고 한다. 이 약을 어디가 불편하여 먹이려고 하느냐 물어 보니 그 젊은 부부가 아이의 병을 설명했다. 8月 초순경에 여러 가족이 동반으로 해수욕장에 갔었고 해수욕장 모래밭에서 애들은 모래장난을 하며 온종일 놀았는데

① 그날 밤부터 1달여간 아이가 밤마다 헛소리를 한다.　② 물을 마시는 게 한 사발을 단번에 마신다.　③ 몸 전체에 동전만한 두드러기가 나 있다.　④ 두드러기로 인한 것인지 몹시 가렵다.　⑤ 땀이 나면서 갈증(渴症)이 있다.　⑥ 학교에도 못 다닌다고 한다.

아이가 물을 한 사발이나 마신다는 것을 보면 더운 여름철인 8월 초순에 해수욕장 모래밭에서 놀다가 더위를 먹어 나타나는 서독(暑毒)으로 판단했다. 8월 초순이면 날씨도 더운데다가 강한 햇볕 아래서 모래밭의 복사열을 받으며 종일 놀았으니 외부의 열기가 인체에 스며들어 체온을 급격히 상승시켰고 상승된 체열을 급격히 냉각시키고자 물을 다량으로 마시게 된 것으로 보았던 것이다.

온몸에 동전 크기의 두드러기가 난 것은 상승한 체온을 외부로 발산시키고자 피부면적을 넓히는 과정에서 발생한 현상이라고 보았다. 헛소리를 하는 것은 더위로 열이 과다하게 상승하자 나타난 현상으로 보았으므로 과도하게 상승한 체온만 떨어지면 저절로 없어질 것으로 보았다.

더위를 먹었을 때 쓸 수 있는 치법은 여러 가지가 있으나 결국은 증상의 종류와 경중(輕重)에 따라서 다를 수밖에 없다. 이 아이의 경우는 더위로 인한 내상도 아니며 물을 다량으로 마시고 헛소리와 두드러기가 발생한 것으로 보아서 과도한 체열을 냉각시킬 한랭(寒冷)한 약성으로 치법의 방향을 정했다.

서독(暑毒)으로 인한 다음(多飮) 증상을 감안할 때 필경 내열(內熱)이 과다해 있을 것이므로 내열을 급격히 감소시킬 찬 성질의 석고가 다량 포함되어 있으며 역시 찬 성질의 지모가 적지 않게 포함된 양명병(陽明病)의 다한(多汗), 번갈(煩渴), 맥홍대(脈洪大)할 때 쓰는 백호탕을 쓰기로 했다. 그런데 백호탕의 찬 약성이 우선은 괜찮으나 체열을 과다 소

모하여 냉각시킬 우려도 있으므로 이를 완화하고자 활투대로 인삼이 더해진 인삼백호탕을 쓰기로 했다.

처방을 가지고 온 부부에게 이 처방도 두드러기와 피부소양에 쓰긴 하지만 아이의 현재 상태로 보면 이 처방으로는 약효가 미약하다고 조언을 해주면서 처방을 내어준 목사님께 양해를 구하여 연교패독산 대신 인삼백호탕으로 2첩을 지어주었다.

이틀 후에 다시 왔는데 그 약 2첩을 복용한 후에 다 나아서 오늘은 학교에 갔다고 한다. 그러면서 다른 아이들에게 준다며 같은 약으로 5인분만 지어달라고 한다. 사연을 들어 보니 그때 교회에서 합동으로 물놀이를 갔는데, 거기에 참가했던 어린이 대부분이 자신의 아이와 증세가 비슷하다는 것이다. 그래서 요청대로 같은 처방으로 10첩을 지어 주었고 나중에 약을 가지고 간 사람이 다시 왔을 때 들어 보니, 그 약을 먹고 나머지 아이들도 모두 다 나았다고 한다.

2번째 날 약을 가지러 왔을 때 인사를 나누고 보니, 남편은 신경외과, 부인은 내과의사였다. 이 가족의 여름피서는 결국 피할 피자의 피서(避暑)가 아니라 입을 피자의 피서(被暑), 즉 더위를 먹고 온 셈이 된 것이다.

5-2. 양광(陽狂), 다음(多飮)

다음은 김희경 선생의 경험을 채록한 것이다.

● ○○○ 남 30여 세 제주도 제주시

1985년에 있었던 일로, 친분 있는 사람의 간곡한 부탁을 받고 환자 집으로 가 보았더니 동네 사람들이 그 집 마당에 모여 있었다. 가만히 지켜보니 환자라고 하는 사람은 알아듣기 어려운 말을 하며 주문 외우듯이 큰소리로 외쳐댔다. 얼마나 고함을 치고 설쳐대는지 근처에 다가서기도 어려웠다.

① 기골이 장대하고 눈에 광채가 번쩍거린다.   ② 높은 곳도 아무렇지 않게 오르내리고 발광(發狂)을 하는데 걷잡을 수가 없었다. 필자는 먼발치에서 물끄러미 쳐다보고 있다가 뒤돌아서 오려고 하는데 광기(狂氣)가 꺾인 듯이 보였다. ③ 차차 광증(狂症)이 누그러지더니 수돗가로 가서 물을 큰 바가지로 하나를 마시는 것이었다. ④ 그리고 잠자리에 들었다. ⑤ 제정신이 들면 여느 사람과 똑같은데 일단 발작을 하면 힘이 얼마나 장사인지 여러 사람이 합쳐도 억제할 수가 없다. ⑥ 맥을 보거나 어디 만졌다가는 환자에게 봉변을 당하기 딱 알맞은 상태였다.

눈에 광채가 나는 것이나 큰소리로 외쳐대는 것으로 보아서 이 사람의 증상은 소위 양광(陽狂)이라고 하는 미쳐서 날뛰고 발광하는 증세이다. 양광(陽狂)은 대부분 체열(體熱)이 적체되어 나타나는 현상 중 하나이나 일반적으로는 변폐(便閉)가 오래되어 나타나는 경우가 많은데, 이 사람은 변비가 심하다는 호소나 특징이 없고 물을 많이 마시는 것을 보면 체열(體熱)의 과다(過多)로 인한 양광증(陽狂症)으로 판단되었다.

물을 한 번에 한 바가지나 마시는 것을 보면 갈증이 있는 것이니 갈욕음수(渴慾飮水)이고 미쳐서 날뛰니 광기(狂氣)이므로 이 두 가지의 증상만 보고 인삼백호탕에 석고를 증량하여 1제를 지어주었다.

그런데 이 사람은 정신이 들 때는 정상인과 같지만 백호탕을 시원하다면서 물을 마시듯이 마셨는데 10일분 1제를 하루 이틀이면 다 마시는 것이 아닌가! 두어 번 같은 방법으로 약을 지어주었으나 곧 전처럼 물을 마시듯이 약을 먹어 이틀도 안 되어 다시 지어주곤 했으며 환자에게는 이것이 약이 아니라 음료수인 것처럼 말했다.

그 다음부터는 1제를 2일분으로 지어주었으며 이렇게 하여 인삼백호탕을 10여 일 동안 먹고 연이어 삼황사심탕을 10여 일 먹었다. 그 후 인삼백호탕을 1개월 정도 먹였더니 양광증(陽狂症)은 다 나았고 그 뒤로는 재발하지 않았다. 그러나 정작 본인은 자신이 미친병에 걸려서 발작했던 것을 전혀 모르고 있었다.

6-1. 배오한(背惡寒)

다음은 이인성 선생의 경험을 인용한 것이다.

● ○○○ 남 38세

2개월 전부터 감기와 비슷한 증상으로 고생하여 양약과 계지탕, 인삼패독산 등을 복용하여 증상이 호전되었으나 후유증이 남아 있다고 한다. 계속해서 양약과 한약을 복용하는 중이지만 등이 으슥으슥한 배오한(背惡寒)이 낫지 않는다며 찾아왔다.

① 감기 후 등이 으슥으슥한 배오한(背惡寒)이 있다.   ② 항상 피로하고 몸이 무겁다.   ③ 비색(鼻塞)이 있으며 간혹 비통(或鼻痛)이 있다.   ④ 무한(無汗)하다.   ⑤ 약간의 소화불량이 있다.   ⑥ 맥(脈)은 우측(右側)은 현긴(弦緊)하고, 좌측(左側)은 현긴(弦緊)하면서도 약간 약한 것 같았다.

등 부위를 비롯한 오한은 표증(表症)이고, 무한(無汗)은 표실맥역(表實脈亦) 상한으로 보고 위장장애 등을 감안하여 향소산 가미방을 5첩을 투약했는데, 소화는 약간 나아진 것 같으나 배오한(背惡寒), 피로(疲勞), 비색(鼻塞) 등은 여전하다고 한다.

다시 증상을 살펴보니 수족랭(手足冷), 복부연약(腹部軟弱)한 것을 발견하고 맥에는 응심이 가지만 신중(身重), 기면(嗜眠), 오한(惡寒)을 목표로 하여 마황부자세신탕을 써보기로 했다. 마황부자세신탕은 ≪상한론≫에는 '소음병(少陰病) 시득지(始得之) 반발열(反發熱) 맥침자(脈沈者)'라고는 되어 있으나 ≪한방진료실제(漢方診療實際)≫에는 '소음병으로 표증이 있는 데 쓴다. 따라서 허약자의 감모(感冒), 기관지염에 쓰인다. 목표는 오한(惡寒), 미열(微熱), 맥침세(脈沈細), 전신권태(全身倦怠), 무기력(無氣力), 기와(嗜臥)등에 쓴다. 또 시시(時時) 배부(背部) 오한(惡寒)을 느끼는데도 쓴다.'고 되어 있어 맥증을 제외하고는 이렇게 적합한 처방도 없을 것 같이 생각되었고, 더욱이 맥도 좌수(左手)는 현긴(弦緊) 하면서도 규약(扎弱)한 것도 같아 사용하기로 한 것이다.

3첩을 복용한 2일 후에 환자가 우울한 모습으로 다시 왔다. 효과가 있기는커녕 전 증상은 그대로이며 상기(上氣)와 심계(心悸)증상이 새로 생겼다는 것이다.

이것은 마황부자세신탕의 잘못된 투약에서 빚어진 부작용이 아닌가! 역시 증상을 소홀히 한 것이 큰 잘못이었다. 오래된 감기후유증이라면 당연히 계지탕이나 마황부자세신탕을 생각했던 경솔함이 빚은 결과였다. 비록 이 약으로 역효는 보았지만 이 환자는 분명히 부자제가 맞지 않는 열증(熱症)이라는 것을 깨달았고 백호탕이 생각났다.

그런데 백호탕 조문 중에는 배오한(背惡寒)을 찾을 수 없고 백호가인삼탕조문에는 '상한무대열구조탕(傷寒無大熱口條湯) 심번(心煩) 배미오한자(背微惡寒者)'로 나와 있는 것이 아닌가? 또한 ≪금궤요략≫에 '태양중갈(太陽中渴) 발열(發熱) 오한(惡寒) 신중이동통(身重而疼痛) 기맥현세규루(其脈弦細扎遲) ……'운운(云云)이라 되어 있으니 맥이 부활이나 음양구긴(俱緊)이 아니라도 괜찮다는 것이 아닌가 말이다. 이론이야 어떻든 백호가인삼탕은 백호탕에 비해서 인삼의 온(溫)이 첨가되니 백호탕보다는 약간 허증(虛症)이 있어도 좋겠고 그렇게 생각한다면 좌수맥(左手脈)이 약간 약한 것 같더라도 그리 신경을 쓸 것 같지는 않아 보였다. 이렇게 보니 백호가인삼탕이야말로 이 환자에게 적합한 처방일 것 같았다. 그래서 백호가인삼탕 4첩을 2일간 복용하도록 했다. 3일 후에 다시 온 그는 대뜸 "진작 그 약을 쓸 걸 그랬습니다. 이젠 그 지긋지긋하게 으슥으슥한 배오한이 다 나았습니다."하고 말했다.

6-2. 오한(惡寒), 구건(口乾), 구갈(口渴)

다음은 이인성 선생의 경험을 인용한 것이다.

● ○○○ 남 49세

① 3주 전부터 아침만 되면 발열은 없이 오한(惡寒)이 있어 매일 한나절은 아무 일도 못한다. ② 맥은 현이유력(弦而有力)하고 삭(數)했다. ③ 흉협미만(胸脇微滿)하다. ④ 설미백태(舌微白苔) 하다. ⑤ 식욕감소, 약간의 구토감, 콧물 등의 증상이 있다.

앞의 증상에 증(症)이 부족함에도 소시호탕을 투약했으나 실패했다.

달리 써 볼만한 처방도 생각나지 않기 때문에 역시 평조(平朝)만의 오한을 생각해서 백호탕을 써보기로 했다. ≪상한론≫의 오개조(五個條) 거증(擧證)에는 '발열이갈(發熱而渴) 불오한(不惡寒)', '발열한출(發熱汗出) 불오한(不惡寒) 반오열(反惡熱)', '이유열(裏有熱)' 등으로 한 군데도 오한에 쓴다는 말은 없고 불오한으로 못 박아 오한에는 금지하는 것처럼 하여 놓은 것이다. 그래서 백호탕에 계지를 가한 계지백호탕으로 처방했다. 비체(鼻涕:콧물이 나오는 증상)를 상풍(傷風)으로 보고 한출(汗出)로 확대해석해 본다면 상풍증(傷風症)에도 오한(惡寒)이 있고 상풍의 주약인 계지가 오한을 치료할 수 있는 게 분명한 만큼 평조(平朝)만의 오한(惡寒)에 계지백호탕을 사용할 수도 있다는 생각이 들었다. 계지백호탕 조문에도 '신무한(身無寒) 단열골절동번(但熱骨節疼煩)' '약단열불한자(若但熱不寒者)' 등으로 오한(惡寒)은 부정(否定)했지만 평조(平朝)와 맥이 실하다는 점에 치중하여 써보기로 하여 평조(平朝)만의 오한(惡寒)에 계지백호탕 3일분 6첩을 투약했다. 6첩을 복용한 후에 완치되었고, 평조(平朝)-백호의 소신을 굳혔다.

6-3. 옻오름

다음은 서영학 선생의 경험이다.

● 김○○ 여 38세 주부 경기도 성남시

15일 전쯤 봄날에 남한산성에 산나물을 캐러 갔다가 옻나무에서 옻이 올라 병원에서 치료를 받았으나 완치되지 않아 성남에 있는 분의 소개를 받고 한약으로 치료될 수 있을까 하여 온 부인이다.

① 옻이 올라 전신이 붉게 물들고 가려워서 견디기 힘들다. ② 병원에 가서 주사를 맞는 등 치료를 해왔으나 호전되지 않는다. ③ 전신에 열이 있으면서 갈증이 난다. ④ 입도 몹시 마른다.

옻이 오른다는 것은 옻나무가 가지고 있는 물질이 인체에 접촉되거나 유입되어 나타나는 현상이다. 대부분 이 부인처럼 발열(發熱)을 동반한 피부나 점막에 가려움이 나타난다. 우리는 이것을 옻이 올랐다고 표현하는데 옻의 물질에 대한 반응 때문에 나타나기도 하고, 또 한편으로는 옻의 성분에 뜨거운 성질도 있어서 발열(發熱)을 수반하는 경우도 많이 있다.

치법은 대부분 옻의 독성물질을 희석시키거나 아니면 찬 성질의 약으로 열성상태를 감소시키면 피부 발적(發赤)이나 이로 인한 가려움이 급격히 사라진다. 이 부인은 발적(發赤)과 함께 열이 있으면서도 구갈(口渴)증상이 있는 점을 볼 때 물로 인체의 열을 냉각시켜야 할 만큼 열이 많다고 보고 이것은 '백호탕증'이구나 하고 생각했다.

백호탕에 약간의 발산(發散)과 표울(表鬱)로 인한 체액의 유체가 나타나 있다고 보고 체내 수분대사를 위해 창출이 더해진 창출백호탕을 쓰기로 했다. 또 열성상태의 청열(淸熱)기능을 보완해 주고자 죽엽 2돈을 더하여 5일분 10첩을 지어주었다.

백호탕 10첩을 모두 복용한 뒤에 왔는데, 지난번 지어간 약을 모두 복용한 뒤로 옻이 올랐던 것이 완전히 나았으며 입이 마르고 갈증이 나는 것도 함께 없어졌다고 한다.

7-1. 잇몸출혈(出血), 구취(口臭), 식욕부진(食慾不振), 체중감소(體重減少)
다음은 김성원 선생의 경험이다.

● 김 ○○ 남 31세 태음인 172cm 전라북도 완주군 삼례읍

뚱뚱한 편인 필자 본인의 경험이다.
① 이를 닦거나 과일(사과)을 먹을 때 잇몸에서 피가 난다. ② 얼굴에 상열감(上熱感)이 있고 머리가 자주 멍한 느낌을 받는다. ③ 식욕이 너무 좋다. ④ 손발은 따뜻한 편이다. ⑤ 아랫배가 차가운 편이다. ⑥ 대변은 무른 편이다. ⑦ 찬물을 좋아한다. ⑧ 땀이 많은 편이다.

주증상이 잇몸에서 피가 나는 것이므로 처방을 구상해 보다가 '잇몸에서 피가 나는 것은 주로 胃熱 때문이다.'라는 것을 참고하고 위열(胃熱)로 인한 치통에 쓰는 사위탕이나 청위산 등을 검토하여 위(胃)를 식혀주는 약을 써 보기로 했다. 물론 원인이 꼭 위열(胃熱)때문이라고 말할 수는 없지만 평소 찬물을 좋아하는 점이나 항상 상열감(上熱感)이 있다는 점이 체열의 과다로 인한 것으로 보고 찬 성질을 가진 백호탕 본방으로 10일분을 복용했다.

백호탕 2첩을 먹고 나서부터 칫솔질을 해도 잇몸에서 피가 나오지 않았고 입 냄새도 없어진 듯하고, 식욕이 저하되었다. 식욕부진으로 5kg 정도 감량되었는데 결혼을 앞두고 살과의 전쟁 중이었기에 기쁜 마음으로 받아들였다. 복용하는 중에 몸이 전체적으로 차가워졌고 거의 다 복용했을 때에는 오히려 속이 거북해졌다. 아랫배가 좀 차가운 편인데 백호탕의 약성이 너무 차가워서인 것 같다.

8-1. 소화불량(消化不良), 위장축열(胃腸蓄熱)
다음은 이인성 선생의 경험을 인용한 것이다.

● ○○○ 남 40세

비교적 부유한 가정에서 태어나 어려서부터 인삼, 녹용 등의 보제(補劑)를 빈용해 왔다고 한다. 그래서 자신의 위장을 철썩 같이 믿었는데, 2개월 전부터 위가 나빠지기 시작해서 아주 심한 소화불량이 생겼다고 한다. 처음에는 약국에 가서 광고에 많이 나오는 소화제를 복용했는데 좋아지는 듯하더니 결국에는 더욱 심해졌다고 한다. 할 수 없이 모 한약방에 가서 상담을 하고 가미인삼양위탕에서 인삼을 전반(餞半)으로 하여 10첩을 지어 복용했더니 대효(大效)는 없으나 약간 나아진 것 같았다고 한다. 재차 10첩을 복용했더니 오히려 한약을 안 먹었을 때와 같아 약을 중단했다고 했다. 얼마 뒤에 자기 모친이 몸을 보(補)한다고 닭에다 인삼을 넣어 달여 주기에 먹었더니 역시 효과가 없고 갈수록 증상이 심해지는 상태라서 이대로 병이 안 낫는 것이 아닌가 하고 걱정이 태산 같다고 하는 것이었다.

① 식욕은 있으나 식후에는 가슴이 답답하고, 트림이 나오고, 입이 약간 마르고, 속이 약간 울렁거릴 정도로 고생이 막심하다. ② 보통 정도의 체격이며 안색은 초췌했고 몸은 여윈 편이었으며 숨결은 약간 거친 편이었다. ③ 다한출(多汗出)은 아니지만 한(汗)은 있다. ④ 배는 미만(微滿) 또는 흉협미만이라고 할 정도이다. ⑤ 설미백태(舌微白苔)가 있다. ⑥ 맥은 부활(浮滑)의 긴(緊)이었으나 어떻게 보면 음맥(陰脈)은 대이무력(大而無力)하기도 한 것 같았다.

이 환자의 소화불량은 녹용의 과용으로 열이 위장(胃腸)에 쌓여 발생한 것으로 보고 백호탕의 증상인 구갈(口渴), 신열(身熱), 자한출(自汗出)의 증상이 없어도 부활이긴(浮滑而緊)의 맥증을 위주로 시치(施治)하기로 했다.

처음 상담을 할 때에는 보제가 부적(不適)했으니 대시호탕으로 열기(熱氣)를 사하(瀉下)해야겠다고 생각했지만 막상 사진(四診)을 종합해 보고 나니 흉협비경(胸脇痞硬)이나 고만(苦滿)이 없고 대변에도 이상이 없고 설태(舌苔)가 심하지도 않고 조열(潮熱) 등의 증상이 없어 대시호탕은 적합하지 않다고 생각했다. 여러 가지 처방들이 생각났지만 인삼, 녹용, 부자 등의 과용(過用)으로 발생한 부작용에는 석고가 군약(君藥)인 백호탕이 적합하다는 것을 상기하고 주증인 흉만(胸滿), 애기(噯氣)는 백호탕의 조문에 보이지 않으나 맥부활이긴(脈浮滑而緊), 구건(口乾), 미천(微喘), 한출(汗出)을 목표로 백호탕 3첩을 투약했다.

3첩을 복용한 이후 환자가 다시 왔는데 구건(口乾), 심계(心悸)가 없어지고 흉만(胸滿), 애기(噯氣)도 반감되었다고 한다. 이에 3첩씩 모두 9첩을 투약했는데 9첩을 투약하여 증상은 완치되었다. 이후 본인이 더 복용하겠다고 했으나, 석고를 지나치게 많이 복용하는 것도 적합하지 않을 것으로 보여 폐약(閉藥)했다.

下統8 寶 소승기탕 小承氣湯

大黃 四錢 厚朴 枳實 各一錢半

[出 典]
傷 寒 論：陽明病 其人多汗 以津液外出 胃中燥 大便必硬 硬則譫語 小承氣湯主之 若一服 譫語止者 更莫復服
方藥合編：治 傷寒裏證 小熱 小實 小滿 宜緩下者
　　　　① 大熱 大實 大滿 宜急下者 大黃 四錢 厚朴 枳實 芒硝 各二錢先煎 枳朴煎半乃下大黃 煎至七分
　　　　　去渣入硝 再一沸 名[大承氣湯]
　　　　② 傷寒裏證 便硬 尿赤 譫 潮 大黃 四錢 芒硝 二錢 甘草 一錢 煎法同上 名[調胃承氣湯]

[活套鍼線] 裏症(寒)
※ 대승기탕(大承氣湯)：發狂(寒) 便燥血壅(頭) 熱痛(胸) 裏症(寒) 通治(大便) 偏頭痛(頭)
※ 조위승기탕(調胃承氣湯)：面熱(面) 譫語(寒) 裏症(寒) 中消(消渴) 齒血衄(血) 通治(大便)

[適 應 症] 변비, 고창, 두통, 두중, 심번, 고열, 경련, 양광, 수족마비

처방 설명　　소승기탕은 변비(便秘)에 사용하는 처방으로, 변비뿐 아니라 변비로 인한 고창증(臌脹證), 하복 팽만(下腹膨滿), 두중(頭重), 정신질환(精神疾患) 등에도 쓸 수 있다. 현재 변비가 심하지 않지만 방귀냄새가 고약한 경우에도 사용할 수 있는데, 이는 장점막을 자극하여 장운동을 항진시킴으로써 융모 내의 찌꺼기를 빼주기 때문이다.

《상한론》의 조문에는 '陽明病양명병 其人多汗기인다한 以津液外出이진액외출 胃中燥위중조 大便必硬대변필경 硬則譫語경즉섬어 小承氣湯主之소승기탕주지'로 되어 있다. 즉 양명병으로 과도하게 땀을 흘려 진액이 소모되어 대변이 비결(秘結)되었을 때 사용한다는 것인데, 땀을 많이 흘린 것 자체가 대변을 비결시키는 주요한 원인이 될 수 없다. 왜냐하면 운동을 하거나 한증막에서 땀을 뺀다고 해서 모두 대변이 비결되는 것은 아니기 때문이다. 따라서 위의 조문은 상한병(傷寒病)에 대응하는 과정에서 여열(餘熱)이 지속되는 경우 대사가 항진되어 수분의 소모가 늘어나기 때문에 대변에 포함되어 있는 수분까지 흡수하여 소모시키므로 대변이 비결되는 것으로 이해해야 한다. 그러나 감기뿐 아니라 일상생활 속에서의 긴장, 집중, 스트레스 등으로도 이런 상태가 유발될 수 있기 때문에 반드시 상한(傷寒)으로 인한 대변비결에만 사용한다고 생각하면 안 된다.

예전에는 이런 증상들이 대부분 상한(傷寒), 즉 열병(熱病)이나 감기 후유증으로 나타나는 경우가 많았기 때문에 《상한론》에서 위와 같이 설명하고 있는 것이다. 또한 '硬則譫語'라는 표현이 있는데, 대변적체로 인해 헛소리를 하는 증상이 나타날 수 있다는 것을 암시한다. 대변이 비결(秘結)되면 복부의 압력이 증가하고, 이것이 간접적으로 뇌압을 증가시키는 요인으로 작용하여 두중(頭重), 두통(頭痛), 섬어(譫語), 정신이상(精神異常) 등의 증상을 유발할 수 있다. 이는 대장의 대변적체와 정신질환의 연관성을 의미하는 것으로 인체생리를 이해하는 데 매우 중요한 사례가 된다.

《방약합편》의 조문에는 '傷寒裏證상한이증 小熱소열 小實소실 小滿소만 宜緩下者의완하자'을 치료한다고 했는데, 여기서 '傷寒裏證'은 상한(傷寒)으로 인한 이열증(裏熱證)을 의미한다. 왜냐하면 상한이증(傷寒裏證)은 상한 (傷寒)으로 인하여 소화기증상이 발생하는 것이고 복통, 설사, 구토 등도 상한이증(傷寒裏證)에 속하는 것이므로 소승기탕의 이증(裏證)은 상한이열증(傷寒裏熱證)으로 표현하는 것이 보다 적합하다. 반면 이중탕, 진무탕, 곽향정기산, 불환금정기산 등을 써야 하는 증상은 상한이한증(傷寒裏寒證) 또는 상한음증(傷寒陰證)으로 구분할 필요가 있다. 달리 표현한다면 소승기탕은 상한이실증(傷寒裏實證)으로 표현할 수 있겠으며, 오

風 寒 暑 濕 燥 火 內傷 虛勞 霍亂 嘔吐 咳嗽 積聚 浮腫 脹滿 消渴 黃疸 瘧疾 邪祟 身形 精氣 神 血 夢 聲音 津液 痰飮 蟲 小便 大便 頭 面 眼 耳 鼻 口舌 牙齒 咽喉 頸項 背 胸 乳 腹 腰 脇 皮 手 足 前陰 後陰 癰疽 諸瘡 婦人 小兒

적산 등은 상한이허증(傷寒裏虛證)으로 표현할 수 있다. '小熱 小實 小滿'은 변비로 인한 증상이며, 이것은 대승기탕의 증상과 비교하기 위한 것이다. 소열(小熱)로 표현한 것을 보면 열을 내재하고 있다는 것이다. 소실(小實)이라는 것은 대승기탕의 증상보다 실증(實證)은 아니라는 표현이며, 소만(小滿)은 대변적체로 인해 창만이 발생하였지만 그렇게 심한 상태는 아니라는 것이다. 따라서 위의 조문은 대승기탕을 염두에 두고 표현한 것이므로 다른 처방들과 비교하여 접근하면 안 된다.

적응증 중에 고창과 수족마비에 사용한 예가 있는데, 고창은 소화기조직이 연약하거나 허랭이 지속되어 소화기의 운동성이 떨어져서 생기는 경우도 있지만, 소승기탕을 쓸 경우는 대변이 비결되어 발생하는 고창이며 대변만 배출하면 즉시 해소된다는 특징이 있다. 경련이나 수족마비에 사용할 수 있는 것은 대변비결이 뇌에 영향을 주어 경련을 일으켰다고 짐작될 때이다.

소승기탕은 어디까지나 대변적체를 해소하여 대변적체로 인한 증상을 치료하는 처방이지 지속적으로 사용할 수 있는 처방은 아니다. 왜냐하면 대장의 운동을 급격히 증가시켜 대변적체를 해소하지만 대장에 많은 자극을 주기 때문에 반복적으로 사용하면 대장에 손상을 줄 수 있고, 오히려 설사를 유발할 수 있기 때문이다. 따라서 대장의 운동을 증가시켜야 하거나 반복적으로 사용해야 한다면 보혈제(補血劑)나 자윤제(滋潤劑)를 포함하고 있는 처방을 사용하는 것이 좋다. 그래서 만약 소승기탕을 과도히 사용하여 설사가 그치지 않는 경우에는 사물탕을 써서 지사(止瀉)시키는 경우도 있다.

소승기탕은 기초처방이므로 연관되어 있는 처방이 많이 있다. 예를 들어 앞서 언급한 대로 소승기탕의 증상보다 더 심하고 완고할 때는 대승기탕을 사용하고, 대변이 비결되어 조증(燥症)이 나타나면 당귀승기탕(3-019)을 사용하며, 대변비결로 인해 뇌압이 상승되어 광증(狂症)이 나타날 때는 양광당귀승기탕(3-058)을 사용한다. 또한 대변비결과 함께 어혈로 인한 소복급결(小腹結急)의 증상이 나타날 때는 도인승기탕을 사용하고, 대변비결로 인해 두면부(頭面部)에 열울(熱鬱)이 발생하여 두중(頭重), 면열(面熱), 섬어(譫語), 코피 등이 나타날 때는 조위승기탕을 사용한다. 열실하면서 소·대장의 운동이 저하되어 고창이 나타날 때는 칠물후박탕을 사용하며, 중풍환자에게 변비가 나타났을 때는 자윤탕을 사용한다.

처방구성 처방구성을 보면 군약으로 무려 4돈이나 들어 있는 대황은 강한 사하작용(瀉下作用)이 있다. 약리실험에서 밝혀진 바에 의하면 대황의 작용부위는 주로 대장이며, 횡행결장 및 하행결장의 장력을 증가시켜 연동운동(蠕動運動)을 빠르게 하면서 수분 및 Na^+흡수를 저해하여 설사를 유발한다. 또한 대황은 해열진통작용이 있으며, 모세혈관의 투과성항진을 억제하여 각종 염증을 완화시킨다. 후박은 장(腸)의 운동을 촉진하거나 장(腸)의 경련을 완화하는 등, 장의 운동을 조정하는 작용이 있다. 지실은 위장(胃腸)의 연동운동을 강화, 리듬을 조정하고 소화·흡수를 강화하여 복부팽만을 제거한다.

처방비교 **대승기탕**과 비교하면 두 처방 모두 대변비결에 사용한다는 공통점이 있다. 대승기탕은 지실과 후박의 양이 다소 많고, 강력한 사하제인 망초가 포함되어 있어 소승기탕을 써야 하는 경우보다 대변비결의 정도가 심하고 급박한 경우에 사용한다. 반면 소승기탕은 대승기탕을 써야 하는 경우보다 상대적으로 대변비결의 정도가 덜하며, 단순한 실증의 대변비결에 일반적으로 활용한다는 특징이 있다.

통유탕과 비교하면 통유탕은 대장에 점액성 물질이 부족하고 대장의 운동성이 저하되어 대변이 잘 나오지 않을 때 사용하는 처방이며, 주로 어린이나 열병(熱病)에 걸린 후 점액성 물질이 부족하여 변비가 되었을 때 적합하다. 반면 소승기탕은 통유탕을 써야 하는 경우보다 증상이 더 급박할 때 사용하며, 점액성 부족을 개선하는 것이 아니라 적체된 대변을 급히 해소하는 데 주안점이 있는 처방이다.

작약감초탕과 비교하면 작약감초탕은 본래 근육이 과도하게 수축되어 있는 상태를 개선하여 복통이나 근육통, 위경련, 쥐남 등에 사용하는 처방인데, 소화기 근육의 운동성을 조절하는 약성을 이용하여 가벼운 변비나 소아변비에도 활용한다. 반면 소승기탕은 가벼운 변비에 사용하는 것이 아니라, 변비의 정도가 심하고 대변의 적체가 현저한 실증 변비일 때 사용한다.

➔ 활용사례

1-1. 완고한 변비(便秘) 남 70세
1-2. 고창(鼓脹), 변비(便秘) 여 36세 연약한소양인
2-1. 두중(頭重), 소변적(小便赤) 여 21세 소양인
3-1. 전신경련(全身痙攣) 남 2세 태양인
4-1. 수족마비(手足痲痹), 두통(頭痛) 여 21세 태음인
5-1. 광증(狂症) 남 26세 태음성소양인 177cm 74kg
6-1. 부작용 남 28세 소양성태음인 180cm 80kg

대승기탕

1-1. 변비(便秘), 고열(高熱), 경련(痙攣) 남
1-2. 변비(便秘) 남 26세 태음성소양인 177cm 74kg
2-1. 정신이상(精神異常) 남
2-2. 졸도(卒倒), 뇌종양(腦腫瘍), 대변불통, 설흑초, 맥실(脈實) 남 50대
3-1. 복부팽만(腹部膨滿), 식사 후 잦은 연변(軟便) 남 36세 태음인 176cm 88kg
4-1. 소아 구취(口臭) 여 4세(45개월) 100cm 17kg
5-1. 의식불명(意識不明), 음식불납, 방귀, 대변불통(大便不通), 설흑건조(舌黑乾燥), 맥실유력(脈實有力) 여 83세

1-2. 고창(鼓脹), 변비(便秘)

● 조 ○ ○ 여 36세 연약한 소양인 주부 서울특별시 서대문구 북가좌2동

매일 아침 대변이 한 번에 시원하게 나오지 않아서 2~3번 연속하여 보게 된다. 36세의 연약하고 피부가 희고 마른 형이며, 필자의 아내로 며칠 전 풍치통으로 계속 아파서 귀비탕에 죽여를 더한 처방 2첩을 복용하고 있는 중이다.
① 4일 전부터 대변이 마렵지 않아서 매일 보던 대변을 못 보고 그냥 지내 왔다. ② 4일째는 아랫배가 팽만(膨滿)하여 마치 바가지를 엎어 놓은 듯 튀어나와 있다. ③ 가슴이 번거로우면서 앞머리가 띵하다고 한다. ④ 배꼽 이하 아랫배가 고무풍선처럼 부풀었는데, 평소보다 아랫배의 높이가 3cm정도 더 높았다.
4일간 대변을 보지 못하여 발생한 하복팽만(下腹膨滿)을 목표로 소승기탕을 사용하기로 하고 대황, 후박, 지실 2돈에 윤장(潤腸)과 대황의 후유증을 감안하여 약성을 다소 완화하고자 당귀와 감초를 2돈씩 더하여 2첩을 투여했다.
아침 9시경에 1첩을 복용하고 나니 아무런 변화가 없어서, 1시간 후에 다시 1첩을 먹고 나니 다음 날부터는 종전처럼 정상적인 대변을 보았으며 고약한 방귀나 대변 냄새도 없어졌다. 소승기탕 2첩으로 4일간의 변비와 하복팽만(下腹膨滿)이 완전히 치료되었으며 이후로는 증상이 없었다.

2-1. 두중(頭重), 소변적(小便赤)

● 이 ○ ○ 여 21세 소양인 경기도 안양시 호계동

보통 키에 약간 살이 쪘으며 소탈한 성격의 건실한 약제사인 아가씨의 표정이 무거운 것이 좋지 않았다. 어디 아프냐고 물어 보니 일어날 때부터 지금까지 머리가 몹시 무겁고 띵하게 아프다고 한다.
이런 증세는 대개 장기능 울체나 변비로 인해 오는 경우가 많아서 변비가 있느냐고 물었다. 평소에는 변비가 없고 매일 대변을 잘 보았었는데, 며칠 전부터 대변을 잘 못 보았으며, 오늘 아침에는 변의(便意)는 있는데 대변을 조금밖에 보지 못했다고 한다. 어제 점심에 라면을 먹고 목과 명치의 중간 지점인 전중(膻中) 부위가 몹시 아팠으며 저녁에도 라면을 먹고 난 후 역시 전중(膻中) 부위와 식도가 몹시 아픈 뒤에 속이 거북했다는 것이다. 전에는 대변을 보면 되고 모양이 좋았으나, 오늘 아침에는 모양은 비슷하나 변에 점액성이 부족한 듯 푸석하다고 한다.
머리가 무거운 증상이 하복에 가스가 울체(鬱滯)되어 발생했다고 보고 소승기탕에 창출을 더하여 3첩을 지어주었다.
한 첩을 급히 달여 먹고 나니 숨을 못 쉴 정도로 심하게 10초 정도 배가 아팠으며, 몸에서 열이 나고 전신이 나른해지며, 아침과 같이 여전히 머리가 무겁고 몸이 불편했다고 한다.
이때 배가 아픈 것은 약을 복용하여 급격하게 장이 운동하게 되어 발생하는 것이므로 크게 염려되지는 않았다.

10분 후 어지럽다며 누워서 1시간 정도 잠을 자고 일어나더니, 약간의 두중(頭重)은 있었으나 한결 가벼워졌으며 약한 정도이니 지낼 만하다고 했다. 이때 방귀도 서너 번 나왔으며 냄새가 평소와 달리 아주 고약했다고 한다. 나머지 두 첩을 점심과 저녁에 나누어 먹었으며, 다음날 아침에 일어나니 어제 아침보다는 훨씬 나았으나 어제 저녁보다는 머리가 띵하게 무거웠으며 매일 보던 대변도 마렵지 않아 보지 못했다고 한다. 다음날 아침에 일어나니 머리가 아픈 것은 아니고 약간 띵했으며 출근한 후 이틀 전처럼 배가 10초 정도 몹시 아프더니 대변이 마려워서 화장실에 갔더니 평소보다 가늘고 묽은 대변을 보았다. 그 후로 두중(頭重)이 괜찮아졌다고 한다. 대변은 냄새가 심하게 났으며 소변은 여전히 붉게 나왔으나 4일째 아침부터는 두중(頭重), 대변을 보지 못하는 것, 소변이 붉은 것이 모두 정상이 되었다.

3-1. 전신경련(全身痙攣)

● 이 ○ ○   남 2세 태양인   서울특별시 서대문구 북가좌2동

건강하고 몸통이 크며 태양인인 필자의 아들이다. 평소 건강하여 지금껏 감기나 잔병이 없었던 튼튼한 아이인데 ① 오늘 낮에 아무런 이유 없이 갑자기 부르르 떨더니 경련을 한다.   ② 눈을 위로 치뜨며 숨을 급히 몰아쉬고 의식이 없어진다. 놀라서 팔다리를 주무르면서 밖의 찬 곳에(찬 공기) 나와 있게 했으나 이런 증상이 반복해서 일어난다. 갑자기 경기(?)가 온 터라 놀라기도 하고 당황하기도 했으나 가만히 관찰해 보니 고열(高熱)로 인한 것도 아니고, 떨어지거나 놀라서 오는 경기(驚氣)도 아니다.   ③ 그래서 자세하게 살펴보니 어제 2층 꼬마와 껌을 한 통 사서 씹었다는데 그것을 삼킨 것 같았다.

아이의 경련(痙攣)이 껌을 삼켜 발생한 것으로 보아 이를 급속히 배설시키기 위해 소승기탕 1첩을 급히 달여서 먹였다. 약을 먹이고 껌이 소장의 좁고 긴 부위에 걸리지 않고 잘 내려가게 물을 두 컵 정도 더 먹였다. 약을 먹은 후 30분 정도가 지나자 한숨을 쉬더니 경기가 멎고 잠을 잤다. 다음날 대변을 보니 대변 속에 흰색 껌 덩이가 섞여 나온 것이 보였다.

3개월 전인 7월에도 업고 가는데 갑자기 경련을 일으키며 경기를 하여 집에 오니 괜찮다가, 또 조금 있다가 경련을 하고 하루 동안을 반복하여 자세히 물어보니, 껌 두통을 씹다가 그냥 삼켰다는 것이다. 경련성(痙攣性) 경기(驚氣)이고 또한 우황청심원이 윤장(潤腸)작용이 있는 바 우황청심원을 공복에 2개 정도 먹이고 치료한 예가 있었다. 이번에는 우황청심원이 없고 또 청심원보다 속효가 있는 사하제(瀉下劑)인 소승기탕을 쓴 것이다.

이렇듯 소승기탕은 장 점막을 자극하여 장의 연동운동과 분절운동을 강력하게 추진하여 장내에 있는 음식물이나 내용물을 급격히 배변시키는 작용이 있다.

3살 난 아이에게 어른 분량을 사용한 것은 평소에 소화력이 왕성하고 체격이 튼튼하며, 껌을 삼켜 발생한 상태가 급박했기 때문이다. 대승기탕은 이것보다 더욱 완고하며 실증인 체질이나 증상에 쓸 수 있다.

5-1. 수족마비(手足痲痺), 두통(頭痛)

● 선 ○ ○   여 21세 태음인   봉제회사 작업사원   서울특별시 서대문구 북가좌동

잠을 청하려고 누웠는데 이웃에서 급박한 일이 있어 찾아왔다고 한다. 옷을 주섬주섬 입은 뒤 나가 보니 전에도 갑자기 전신마비 증상이 있었던 아가씨를 데리고 왔던 이웃 봉제공장의 젊은 사장이다. 지금 여사원의 손발에 마비(痲痺)가 와서 오그라들고 있다고 한다. 원인을 알 수 없어 긴급하게 쓸까 하여 우황청심원과 사향소합원 몇 알씩을 가지고 급히 따라 나섰다. 일반 가옥을 빌려 기숙사로 쓰고 있는 방에 들어서니 누워 있는 환자 옆에서 서너 명의 동료가 팔과 다리를 주무르고 있었다.

① 환자가 의식이 있고 말은 잘 하는데 상당히 고통스런 표정이다.   ② 점심때는 손발이 오그라들었으나 지금은 양손의 손가락이 손바닥 쪽으로 약 45도가량 오그라들고 있고, 오그라진 손가락은 뻣뻣하며 힘을 주어 당기면 겨우 제 위치로 왔다가 놓으면 즉시 오그라진 위치로 간다.   ③ 변비가 있으며 평소에는 이틀에 한 번 대변을 보며 지금은 사흘이 되었으나 아직 변을 못 보았다고 한다.   ④ 어제는 소변을 확인하지 못했으나 오늘 보니 붉은색이라고 한다.   ⑤ 보통 키에 약간 뚱뚱하고 피부는 보통이며 윗입술이 약간 이완되어 있는 태음인형이다.   ⑥ 평소에도 심장이 약하며 1년에 한 번 이런 경우가 있다고 한다.

그 간의 경위를 물으니, 어제 아침부터 머리가 아프다고 했으며 오늘 점심때쯤 회사에서 봉제작업 중 갑자기 손발이 마비되어 모두들 놀라서 인근의 큰 병원에 가서 응급처치하고 주사를 맞고는 괜찮아서 서너 시간 쉰 뒤에 약을 타가지고 와서 누워 있었다고 한다. 그런데 밤 9시인 조금 전부터 다시 마비가 되어 약국에서 사온 우황청심원을 먹어도 여전하여(병원약도 먹었다고 함) 선생님께 찾아갔다는 것이다. 이는 필경 변비(便秘)로 인해 대변(大便)이 적체(積滯)되어 나타난 현상으로 보고 대변의 경결(硬結)로 인한 이동을 돕고자 손보다도 배를 집중적으로 주물러 주라고 했다.

동료들이 가볍게 배를 계속 10분 정도 주물렀더니 굳어진 손가락이 점차 풀리면서 손을 만져도 뻣뻣하지 않고 모양은 완전히 펴지지 않았으나 정상인의 손처럼 부드러워졌다.

계속 배를 20여분 더 주물러 주었더니 마비가 온 손가락은 완전히 풀어졌으나 머리가 다시 아프다고 한다.

이 경우 두통의 원인도 변비에 있으며 소변이 붉은 것 역시 변비가 원인이 되어 일어나는 증세이므로 환자인 아가씨와 주위 사람들에게 이 증세는 대변을 못 보아 오는 증세일 뿐이지 병신이 되거나 죽는 것은 아니니 아무 걱정하지 말라고 안심을 시켰다.

이 아가씨의 증상이 나타난 원인이 변비이므로 적체된 대변을 배출시킬 수 있는 사하제(瀉下劑)이며 강력하게 장의 연동운동을 촉진시켜 실증(實證)의 대변불통에 사용하는 대승기탕과 소승기탕 중에서 대변을 보지 못한 지 3일밖에 되지 않았다는 점과 체력이 건실한 근골체질이 아니라는 점을 감안하여 소승기탕을 쓰기로 했다. 대변을 배출시키고자 대황 4돈, 후박, 지실 1.5돈이 들어 있는 소승기탕 2배량으로 2첩을 지어 1첩을 20분 정도 끓여서 복용하는데, 4시간마다 1첩씩 복용하라고 했다.

거의 다 나았겠지 하고 다음날 아침 일찍 가보니 어제 선생님이 가고 난 다음 가벼운 마비가(손이 오그라들지는 않았다고 함) 다시 와서 잠시 지속된 뒤, 그 후에는 괜찮았고 약은 어제 밤에 1첩밖에 못 먹었는데 저녁처럼 배를 주무르지 않고도 잠을 잘 잤다는 것이다. 대변은 보았느냐고 물어 보니, 대변을 못 보았다고 해서 그럼 방귀에 대하여 물었더니, 그 약을 먹고 난 뒤 10분쯤 방귀를 두 차례 끼고 아침에도 깨어서 방귀를 세 번 뀌었다고 한다. 방귀가 나온다는 것은 대장의 연동운동이 활발해지고 있다는 증거이며 약을 계속 먹으면 자연히 대변을 볼 것이므로 걱정하지 않아도 된다고 말을 해주었고 남은 1첩을 마저 달여서 복용하게 했다.

어제와 같은 소승기탕 2배량으로 2첩을 더 지어 주었으며, 방귀를 뀐 뒤로는 수족마비 증세가 완전히 사라져 폐약(閉藥)했으며 하루 뒤에 냄새가 아주 고약한 대변을 보았다는 것이다.

특이하게도 이날 아침까지도 머리는 여전히 아팠으며, 대변불통으로 인한 수족마비 증세가 있으면 가슴이 몹시 답답하거나 또는 숨이 몹시 찰 텐데 이 아가씨의 경우에는 가슴 답답함과 숨찬 증세는 없었다.

6-1. 광증(狂症)

다음은 ≪의종손익≫에서 발췌한 것이다.

● ○○○ 남 26세 태음성소양인

어떤 늙은이가 부역에 동원되었다가 갑자기 광증(狂症)이 발작했는데, 맥은 홍대(洪大)했다. 장대인은 진찰해 보고 간(肝)은 모책하는 것을 주관하고 담(膽)은 결단하는 것을 주관하는데, 부역에 동원되어 몸을 부지할 수 없게 되자 간(肝)은 여러 번 묘책을 내었으나 담(膽)이 결단을 내리지 못하여 소원이 풀릴 수 없게 되었다. 이리하여 억울하고 성난 것이 풀리지 않고 심화(心火)가 쌓여서 양명금(陽明金)을 억누르게 되었다. 그러나 위(胃)는 본래 토(土)에 속하고 간(肝)은 목(木)에 속하며 담(膽)은 상화에 속하므로 상화가 목기를 따라서 위(胃)에 들어가기 때문에 갑자기 광증이 생긴 것이라고 하면서 환자를 더운 방에 두고 땀을 3번 나게 한 다음 조위승기탕으로 20여 번 설사를 시켰다. 그랬더니 다음날에 병이 나았다. 그 후 통성산으로 조리했다.

7-1. 부작용

다음은 고재경 선생의 경험이다.

● 고○○ 남 28세 소양성태음인 180cm 80kg 서울특별시 노원구

건장하고 활동적인 소양성태음인으로

① 4개월 전부터 복부팽만감(腹部膨滿感)이 있다.   ② 연변(軟便)을 자주 보고 잔변감(殘便感)이 있다.   ③ 가스가 자주 차는 편이다.   ④ 하복부(下腹部)가 차다.   ⑤ 식욕이 매우 좋다.   ⑥ 6개월 동안 체중이 8kg 정도 늘었다. 특히 뱃살이 많이 늘었다.   ⑦ 맥주를 마시거나 찬 음식을 먹으면 연변을 보거나 설사를 한다.   ⑧ 대변은 불규칙적이고 보는 시간도 일정하지 않다.   ⑨ 열이 달아오르는 증상이 일주일에 1~2번 가량 있다.   ⑩ 허리를 오랫동안 굽히고 다시 펼 때 좌측 허리에 시큰거리는 통증이 있다.   ⑪ 땀이 많은 편이다.   ⑫ 물은 많이 먹는 편이다.   ⑬ 주로 맵고 따뜻한 음식을 좋아한다.

잔변감(殘便感)과 복부팽만감(腹部膨滿感)을 목표로 소승기탕 본방으로 2일분 4첩을 지어서 복용하기로 했다.

1. 1첩 : 약을 파우치에 담자마자 1첩을 바로 복용했다. 약맛이 매우 썼다. 생각에는 다음날 일어나자마자 화장실에 갈 줄 알았는데 가지 못했다.

2. 2첩 : 아침식사 후 1첩을 복용했다. 오전에 계속 무엇인가 막힌 듯한 느낌과 불쾌감이 들었다. 오후에 답답한 느낌이 더 심해지고 후중(後重)한 느낌이 들어 화장실에 갔지만 생각했던 대변의 상태가 아니라 오히려 단단하고 물기가 없는 된 상태로 나왔다.

3. 3첩 : 저녁에 또 1첩을 복용했다. 저녁에 공부 중에 상열감(上熱感)과 어지러움, 답답함이 있었다.

4. 4첩 : 다음날 아침에 또 1첩을 복용했다. 어제와 같은 경우로 아침에 일어나자마자 화장실에 가지 못했다. 어제보다

대변의 상태가 더 된 편이었고 항문에서 나올 때 오히려 불쾌감과 열감이 느껴졌다. 오후쯤에는 어제의 답답한 느낌이 심해졌고 상열감(上熱感)과 약간의 현훈(眩暈)증상이 나타났다. 그리고 이상할 정도로 소변의 색이 짙은 노란색이었으며, 소변이 나올 때 약간 통증이 있었고, 소변의 양이 무척 적었다.

다음은 대승기탕의 활용사례이다.

1-1. 변비(便秘), 고열(高熱), 경련(痙攣)
다음은 배원식 선생의 경험을 인용한 것이다.
● ○○○ 남
중일(中日)전쟁 때의 일로서 차남이 유행성 뇌염에 걸려 일본 신강 선생의 지시를 받으며 치료를 했으나 아무런 효과가 없었다. 뿐만 아니라 10여 일 동안 변비가 계속되었다.
① 유행성 뇌염으로 인해 고열(高熱)과 경련(痙攣)을 일으킨다.　② 10여 일 이상 변비(便秘)가 있다.
유행성 뇌염으로 인한 고열과 경련을 비롯하여 10여 일 지속되는 변비를 목표로 대승기탕을 투여했다.
대승기탕을 복용한 뒤에 대량의 굳은 똥이 배설되었고 그 이후로 고열이 차츰 내려 호전되기 시작했다.
가벼운 후유증이 남아 있지만 계속하여 억간산에 작약, 황련을 더하여 복용시켰는데 비교적 단시간 내에 완치되었다.

1-2. 변비(便秘)
다음은 여운복 선생의 경험이다.
● 여○○ 남 26세 태음성소양인 177cm 74kg 경기도 부천시 소사구
건강해 보이는 체격이나 복부 비만이 있다.
① 변비가 있다. ㉠ 변비 증상은 2년 6개월 전부터 시작되었다. ㉡ 화장실에서 일을 볼 때 매우 소량의 농축된 대변이 나온다. ㉢ 대변을 본 후에도 뱃속에 아직 변이 많이 남아 있는 느낌을 항상 받는다. ㉣ 담배를 피우지 않거나 복부 마사지를 하지 않으면 대변이 나오지 않을 때도 있다. ㉤ 억지로라도 항상 아침에 변을 보려고 한다. ㉥ 평소에 방귀를 많이 끼고 트림을 많이 하는 편이다.　② 간혹 설사처럼 물 성분과 함께 삐지직 나올 때도 있다. 그러나 역시 이때도 뱃속에 변이 남아 있는 느낌은 같다.　③ 평소 복부에 가스가 많이 찬다. ㉠ 특히 라면이나 빵, 우유, 아이스크림을 먹었을 때 그 증상은 현저하다. ㉡ 빵과 우유를 좋아하여 방귀나 트림을 자주 하게 된다.　④ 평소 먹는 양이 많다. 그만큼 소화력에도 문제가 있지는 않은 것 같다. 하지만 성격이 급하여서 남들보다 자주 체하는 편이다.
⑤ 공기에 매우 민감하다 피곤하면 하품을 많이 한다, 하품을 많이 해서 눈물을 쏟아내면 훨씬 컨디션이 좋은 느낌을 받는다. 영화관에 가서도 공기가 나빠서인지 재미있게 영화를 보고도 밖에 나오면 몇 분 동안 계속 하품을 한다. 그래서 갑갑한 곳을 싫어한다. 공기 순환이 안 되는 곳에 오래(1~2시간) 있으면 머리가 아프다　⑥ 성격이 매우 급하다.
⑦ 몸의 열이 상부 특히 두부에 많다. 두피(頭皮)에 심한 발진(發疹)이 있다.　⑧ 평소 조금만 공부를 해도 어깨결림이 나타난다.　⑨ 성장기 때 약간 비만이었고 알레르기성(환절기) 비염이 오랫동안 있었으나 작년부터 없어졌다.
오래 전부터 있어온 변비를 목표로 대승기탕 6첩을 달여서 복용했다.
자기 전에 1번 복용했는데 다음날 평소와 다르게 배에 매우 가스가 차 있었다. 기분이 좋지 않았다. 아침을 먹고 1번을 더 복용했다. 몇 분이 되지 않아 변의(便意)가 느껴졌다. 배에는 엄청나게 가스가 차있었고 대변을 보았는데 관장약을 사용한 것처럼 많은 양의 묽은 변을 보았다. 탁한 물과 같이 느껴졌다.
그런데 대변을 본 후에도 창만(脹滿)은 여전했다. 몇 분이 지나지 않아 또 대변을 보았다. 그렇게 오전에 4번에 걸쳐서 대변을 보았다. 온몸의 기운이 빠져나가는 것만 같았다. 매우 피곤하고 정신이 혼미했다. 시험 때라서 공부해야 했는데 잠만 잤다. 오후에 밥을 먹고 한약을 먹으려고 하니 겁이 났다. 그래도 한 번만 더 복용하기로 했다. 오후에도 오전과 같이 화장실을 자주 갔다.

2-1. 정신이상(情神異常)
다음은 나상면 선생의 경험을 채록한 것이다.
● 정○○ 남 농부 전라남도 광양군 옥룡면 남정리
지금으로부터 12년 전 여름날, 초췌한 모습의 중년 부인이 찾아서 "남편이 미친 지 10개월여인데 선생님이 용하다는 소문을 듣고 왔소" 했다. 미친병을 치료해 본 경험이 없었던 나는 내심 난감했으나 일부러 찾아온 손님이기에 이것저것 자세히 묻게 되었다.
① 어느 날 갑자기 미친 것이 아니며 처음에는 지독한 감기를 앓았다.　② 감기의 열이 떨어지면서 정신이상이 되었으며 그 뒤로는 산으로 들로 밖으로만 뛰어 다니는 미친 증세[狂症]가 점점 심해졌다.　③ 환자의 아는 분이 한약방

을 하여 한약으로 치료를 했으나 효과가 없고 양방치료도 했으나 호전이 되지 않아 지금은 방에 가두고 밖에서 자물통을 채워두고 있다고 한다.　④ 창문과 방벽 등을 긁어댄다.　⑤ 지금도 방문만 열면 산으로 뛴다.　⑥ 식사는 하루 3끼를 다 먹는다.　⑦ 대변은 9일이나 10일 만에 1번씩 보는데 제대로 배설이 안 된다.　⑧ 물은 잘 안 마신다.

미친병(양광증)을 목표로 소승기탕에 망초 2돈(대승기탕)을 더하여 10첩을 지어주며 하루에 3첩씩 복용토록 했다. 이 약을 달여 먹이면 설사를 하거나 대변을 많이 배설할 것이니 그때 다시 오라고 말하니 부인은 "물을 안마시니 약도 안 먹으면 어찌 할까요" 하는 것이다. 미쳐서 사물을 판단하지 못하는데다가 물마저 잘 마시지 않으니 한약을 지어준들 마시지 못할 것 같아서 순간 헛약을 지었구나 하는 생각과 함께 번개가 치듯이 소금이 생각났다. 밥에 소금을 한 숟가락씩 섞어서 먹이면 갈증이 심하여 물을 찾을 것이고, 그때 한약을 방안에 넣어두면 갈증으로 인해 먹을 것이니 그렇게 하여 보라고 일러 주었다.

3~4일 뒤에 그 부인이 다시 와서 환자에게 그 방법을 써서 약을 모두 먹어도 "설사를 안 해요" 하는 것이다. 대승기탕 같은 강력한 사하제를 1일 3첩씩 10첩을 먹었어도 설사는커녕 대변을 한 번도 못 보았다니 너무나 난감하여 다른 방법이 없으니 약 10첩 값은 버린 셈치고 다른 방법을 찾아보라고 말하며 양해를 구하고 돌려보냈다.

그날 오후 집에 도착한 그 부인에게서 전화가 왔는데 "선생님 우리 환자가 똥을 겁나게 많이 쌌소. 내일 아침나절에 다시 가서 자세하게 이야기 하겠습니다." 하는 것이었다.

'똥을 겁나게 쌌다'는 소식에 기쁜 감정이 일렁이며 '오냐 이제는 고칠 수 있겠구나' 하는 자신감이 생겨났다.

다음날 부인이 와서 말하길, 어제 집으로 돌아가는 길에 '남편이 온전한 사람으로 치료되기는 이제 다 틀렸구나' 하는 절망감에 신세타령을 하고 눈물을 흘리면서 집에 들어서니

1. 환자가 방문 밖으로 나오려고 발광을 하는지라 '에라 이놈의 세상 실컷 뛰어 다니기라도 해라' 하고 자물쇠를 끌러 방문을 열어주었다는 것이다.

2. 환자가 훌쩍 마당으로 나오더니 잠시 두리번거리다가 변소로 들어가기에 한약방에서 대변을 많이 볼 것이라는 말이 생각나서 어쩌나 싶어 따라 들어가니, 대변을 엄청 쏟아내는데 온 집안에 똥 냄새가 진동했다고 한다.

3. 변소에서 나오더니 머뭇머뭇하다가 손수 물을 퍼마시고 조금 후에 다시 변소로 들어가고 그러기를 두 차례 했으며 대변은 아마 요강으로 3개는 될 정도로 많은 양이었다는 것이다.

4. 대변을 본 후에는 전처럼 뛰어다니지 않을 뿐만 아니라 조용해져서 다음날 아침에는 가족들과 함께 식사까지 했는데 누른 밥을 먹고 싶어 하는 기색이어서 주었더니, 사물을 판단하는지 부인보고 "자네 묵소"라는 반가운 말까지 하여 의식이 돌아왔다 싶어 얼마나 반가운지 몰랐다고 한다.

5. "어젯밤에는 잠도 잘 자고 지금도 자는 것 보고 왔소."하는 것이다.

미친 증세에 승기탕을 복용한 뒤 엄청난 양의 대변을 보고 의식이 돌아와 치유되고 있다는 말을 들으니 한약업을 하고 있는 것이 큰 보람으로 느껴졌다.

대변을 본 후에 정신은 돌아왔으나 아직 완전하지 못하므로 도씨승양산화탕 10첩을 지어주며 순금 1냥 정도 넣고 달여서 복용하도록 권유했다. 본방은 미친병(狂症) 후유증에 적합한 처방인데 인삼으로 기(氣)를 바르게 하고 당귀로 양혈(養血)하며 작약으로 유간수렴(柔肝收斂)하고 시호, 황금으로 거사산화(祛邪散火)하며 맥문동으로 생진(生津), 윤장(潤腸), 윤폐(潤肺)하고 백출, 진피로 보비(補脾), 건위(健胃), 소도(消導)하며 복신으로 안신(安神)하는 처방이다. 여기에 순금과 함께 달이라는 의도는 신발 깔창에 구리동전을 붙여 발 냄새를 제거하듯 금의 이화학적 이온효과가 숨어 있는 것 같다는 짐작이 있었기에 본방의 지시대로 했던 것이다.

환자가 가난하여 금을 구할 금액이 없다고 하여 그러면 이웃이나 친척에게 금목걸이나 금팔찌를 빌려서 약을 달일 때 넣어 달이고 건져 두었다가 다시 넣어 달이면 될 것이고 약을 모두 달인 뒤에는 깨끗이 씻어 돌려주면 될 것이라고 일러주었다.

도씨승양산화탕 10첩을 복용한 후에 환자가 부인과 함께 와서 온전한 정신으로 고맙다는 인사를 했고, 그 후 두 차례 더 와서 도씨승양산화탕을 도합 40첩을 복용시켜서 완치되었다.

그 후 3년이 지난 어느 날 다 나았다는 농부가 몇 마지기의 농사로 겨우 살아가고 있었는데 가세(家勢)에 짓눌려 역경을 헤쳐 나오지 못하고 자살했다는 소식을 접했다. 서글픈 감정 속에서 의(醫)는 마음까지 치료해야만 진정한 것임을 깨닫고 혹 인연이 닿는 사람에게는 바른 정신을 심어 주는 일에도 마음을 쓰며 살고 있다.

3-1. 복부팽만(腹部膨滿), 식사 후 잦은 연변(軟便)

다음은 이병부 선생의 경험이다.

● 이 ○ ○　남　36세　태음인　176cm 88kg　경기도 용인시

대학교 친구이다. 결혼을 앞두고 신경 쓸 일이 많고 불규칙적인 생활과 식사 및 음주로 위장관 계통이 상당히 안 좋아졌다고 호소해왔다.

① 음식을 먹으면 속이 더부룩하고 복부 팽만감이 있으며, 바로 화장실로 가서 연변을 본다.　② 밥을 먹으면 금방

배가 부르고 시간이 조금만 흘러도 다시 배가 바로 꺼지는 증상이 나타난다. ③ 오후가 되면서 배에 가스가 많이 차서 그득하고 답답한 증상이 많이 나타난다. ④ 음주 후 설사 보는 횟수가 증가했다. ⑤ 저녁때만 되면 몸이 많이 지친다. ⑥ 요즘 들어 신경 쓸 일이 많아 소화가 잘 되지 않는다. ⑦ 평소에 식욕은 좋다. ⑧ 겉으로 보이는 모습은 상당히 건강해 보인다.

식사 후 잦은 연변을 한다는 것을 보아 이는 설사라기보다는 식적의 증상이 따르는 변비라고 생각했다. 위(胃)에 상한 음식물이 적체되어 있어 소화기 기능이 떨어져 식후 연변증상이나 복부팽만 그리고 소화불량의 증상이 나타났고 더불어 위(胃)의 기능이 약해져 있는 것이 위무력의 증세도 동반되어 있는 것으로 생각되어 일단 적체되어 있는 대변을 빼주는 것이 급선무라고 생각하게 되었다.

적체되어 있는 대변을 빼주기 위해 대승기탕 1제를 처방해서 1일 2회로 10일간 투여했다.

1. 대승기탕 3첩을 복용 후부터 복부에 차 있던 가스가 모두 빠져나간 느낌이고
2. 숙변이 모두 빠져나가서 몸이 상당히 가벼워지고 더불어 살까지 빠졌다고 한다.
3. 약을 모두 복용한 10일 후 복부팽만감과 식후 연변 그리고 위무력 증세가 모두 사라졌다고 좋아했다.
4. 그러면서 대승기탕이 기존의 변비약이나 관장약과는 상당히 느낌이 다르며, 배속의 찌꺼기들을 모두 긁어서 빼내는 느낌이라고 하면서 상당히 만족해한다.
5. 그러나 지금도 가끔 소화가 잘 안 되는 증상은 남아있다고 한다.

4-1. 소아 구취(口臭)

다음은 왕준영 선생의 경험이다.

● 왕 ○ ○ 여 4세(45개월) 100cm 17kg   서울특별시

얼굴이 하얗고 다리가 좀 긴 편인 본인의 조카이다. 4살 어린 나이인데도 아침과 저녁 무렵 구취가 너무 심해서 약을 좀 먹여 봐야겠다고 생각했다.

① 아침에 일어났을 때, 특히 구치가 심하다. 속에서 올라오는 듯한 역한 냄새가 난다. ② 저녁 무렵, 어린이집에 갔다 온 후 구취가 심하다. ③. 양치질을 해도 약간 입냄새가 난다. ④ 2일에 한 번 정도 변을 보고, 변비기가 있고 가끔 토끼 똥처럼 눈다. ⑤ 배변 후 냄새가 지독하다. 방귀를 뀌면 어른방귀처럼 소리가 크고 냄새가 지독하다. ⑥ 찬 것을 좋아한다. 뜨거운 것은 먹지 않는다. ⑦ 편식이 심하다. 밥하고 고기, 멸치, 계란, 생선, 나물 등 반찬 한 두 가지로 밥을 먹는 경우가 많다. ⑧ 물을 자주 마신다. 자기 전에도 물 한 컵을 마시고 자고, 자다가도 일어나서 물을 마시고 잔다. ⑨ 식탐이 있는 아이는 아닌데, 그 부모가 많이 크고, 과식을 시키는 경우가 많았다.

평위산을 복용시켰을 때는 입냄새의 원인이 과식으로 인한 식적이라고만 생각했었다. 그래서 평위산을 복용시켰으나 조금의 차도가 없어서 이종대 선생님 말씀대로 소대장(小大腸)에 음식이나 대변의 적체가 원인이 되어 입냄새가 심해지는 요인으로 생각하게 됐다. 특히 4살의 어린이인데도 과식이 일상화되고 있다는 점과 배변 후 냄새가 지독한 것이나 방귀냄새가 지독한 것을 보면 심한 입냄새는 대변적체와 관련이 있다고 보았다.

구취(口臭)의 원인이 과식에 따른 식적과 대장(大腸)에 적체된 대변이라고 본 만큼 대변을 빠르게 배설시킬 수 있는 설열통부 치법을 쓰기로 했다.

대변을 급속히 배설시킬 수 있는 처방으로는 승기탕류와 온백원류 등이 있다. 4살의 어린이라 파두가 포함된 온백원류의 처방은 사용이 어려워 승기탕류를 검토하여 보았다. 소대장(小大腸)의 내용물을 빠르게 이동시킬 수 있는 대황이 들어가 있는 여러 가지 처방 중에서 본인이 가지고 있는 대승기탕 과립제를 투약하기로 했다. 4살인 점을 고려하여 약량은 최소한으로 투여하기로 했다.

구취가 대변의 적체로 인해 나타났다고 보고 대승기탕 과립제 5g을 1일 3번, 어른 수저로 한 숟가락씩, 3일 동안 먹일 생각으로 물량을 맞춰서 복용하게 했다.

1. 첫날 아침에 대승기탕을 달여 한 숟가락을 먹인 후, 오후 2시경에 다시 두 숟가락을 먹였다.
㉮ 첫날 저녁에 노란색 변을 보았는데, 이는 전날 고구마를 먹어서 그런가 생각된다.
㉯ 대승기탕을 모두 세 숟가락을 먹은 첫날밤에 입냄새를 맡아보니, 놀라울 정도로 냄새가 없어졌다.
=> 그래서 다시 한 숟가락을 먹였다.
2. 둘째 날 아침에 일어나서 입냄새를 맡아보니, 50%정도 냄새가 나는 듯하다.
=> 다시 한 숟가락을 먹였다.
3. 점심때 다시 변을 보았다고 한다. 대변색은 노랗다고 했다.
> 입냄새가 거의 소실되었다.
4. 저녁에 다시 입냄새를 맡아보니 10%정도만 입냄새가 나는 듯하다.
=> 다시 한 숟가락을 먹였다.
5. 셋째 날 아침에 입냄새를 맡아보니 10%정도 입냄새가 나는 듯하다.

=> 다시 한 순가락을 먹였다.

사실 대황이 들어가 있는 처방을 찾다가 갖고 있는 대승기탕 과립제를 복용했을 뿐인데, 이렇게 효과가 좋을지 상상도 못했다. 그렇게 오랫동안 입냄새가 났었는데, 1~2일 만에 소실되다니 변증만 제대로 된다면 큰 효과를 볼 수 있다는 사실에 실로 놀라움을 금치 못했다.

5-1. 의식불명(意識不明), 음식불납, 방귀, 대변불통(大便不通), 설흑건조(舌黑乾燥), 맥실유력(脈實有力)

다음은 심선택 선생의 자료를 정리한 것이다.

● ○○○ 여 80세

① 처남이 전화를 해서 장모님이 돌아가실 것 같다기에 가보니 아들, 딸도 못 알아본다. ② 인사를 해도 "자네가 누군가?" 하신다. ③ 음식도 못 잡수고 ④ 숨이 차서 눕지 못하고 ⑤ 앉아만 있고 방귀소리가 오토바이 가는 소리처럼 계속 나오고 ⑥ 대변을 못 본 지 15일이라 했다. 참고로 ⑦ 혀가 까맣게 타고[舌黑乾燥] ⑧ 맥도 아주 강하다[脈實有力] ⑨ 장모님의 몸은 약하지만 평상시 건강은 좋은 편이었다. ⑩ 꿈에 시아버지와 친정아버지가 나타나서 '너는 올 때가 벌써 지났는데 빨리 오라'고 하더라는 것이다. 자손들이 다 모였는데 내가 생각해도 운명하실 것만 같았다.

혀가 까맣게 타는 설흑건조(舌黑乾燥)이고, 맥은 아주 강한 맥실유력(脈實有力)이었다. 게다가 15일간 대변을 못 보니, 대승기탕 1첩을 달여서 1/3을 드렸다. 30분 후 대변이 보고 싶은데 나오지 않는다.

남은 대승기탕 2/3를 드렸다. 대승기탕 2/3량 복용 2~30분 후 대변이 요강으로 가득 찰 만큼 나왔다. 정신이 돌아오고, 편안히 밤새 주무셨다.

이튿날 또 숨이 차다. 숨이 차서 앉아만 있고 눕지 못하신다. 누우면 숨이 더 찬 것이다. 그래서 목방기탕(숨이 차서 눕지 못하고, 누우면 숨이 더 차는데 쓰는 약)을 며칠 주어 완전히 건강해지셨다.

대승기탕(1첩) 대황 망초 후박 지실 각 8g.

風
寒
暑
濕
燥
火
內傷
虛勞
霍亂
嘔吐
咳嗽
積聚
浮腫
脹滿
消渴
黃疸
瘧疾
邪祟
身形
精氣
神血
夢
聲音
津液
痰飮
蟲
小便
大便
頭
面
眼
耳
鼻
口舌
牙齒
咽喉
頸項
背
胸
乳
腹
腰
脇
皮
手
足
前陰
後陰
癰疽
諸瘡
婦人
小兒

下統9 寶 대시호탕 大柴胡湯

柴胡 四錢 黃芩 白芍藥 各二錢半 大黃 二錢 枳實 一錢半 半夏 一錢

[出　典]
傷 寒 論 : 傷寒 發熱 汗出不解 心中痞硬嘔吐而下利者 大柴胡湯主之
方藥合編 : 治 少陽轉 屬陽明 身熱 便堅 尿赤 譫 潮
[活套鍼線] 裏症(寒)　陽極似陰(寒)　實痛(腹)
[適 應 症] 뇌일혈, 고혈압증, 전간, 천식, 담석, 매독, 치질, 각기, 적리 및 대장카타르, 간염, 견관절주위염, 견비통, 뇌염, 늑간신경통, 학질, 변비, 복통, 비만체질, 지방심, 비반증, 신결석, 담마진, 심하동통, 원형탈모증, 위산과다 및 부족증, 위약, 유행성감기, 이농난청, 장티푸스, 정신이상, 탈저, 트라코마, 황달, 황달출혈성스피로헤타병, 극렬두통, 반신불수, 간염, 위암의 증상완화, 복만, 협하만통, 조열, 토사, 후중, 발열, 담결석, 간결석, 오심, 현훈, 졸도, 위경련, 소화불량, 고열, 뇌막염, 섬어, 코피

 처방설명

　　대시호탕은 상한(傷寒)으로 인한 열성상태와 소화기에 과도하게 적체되어 있는 음식물로 인해 발생하는 변비(便秘), 요적(尿赤), 섬어(譫語), 조열(潮熱) 등의 증상을 치료하는 처방이다. 그러나 약성을 응용하여 두통(頭痛), 담결석(膽結石), 간결석(肝結石), 비만(肥滿), 고혈압(高血壓), 수족한(手足汗) 등에도 사용한다.

　　대시호탕의 증상은 상한병(傷寒病)을 적절하게 치료하지 못한 상태에서 10여 일이 경과한 뒤에 발생하는 시호증(柴胡證)이다. 이 경우 소시호탕을 사용할 수도 있기 때문에 구분이 필요한데, 소시호탕은 한열왕래(寒熱往來), 흉협고만(胸脇苦滿), 구토(嘔吐), 식욕부진(食慾不振) 등 증상이 두드러질 때 사용할 수 있고, 대시호탕은 이러한 증상 외에 발열(發熱)과 번조증(煩燥症)이 더 심하게 나타나는 등 뭔가 소화기에 울체되어 있다고 판단될 때 사용한다.

　　조문을 보면 '少陽轉소양전 屬陽明속양명 身熱신열 便堅변견 尿赤뇨적 譫섬 潮조'를 치료한다고 했다. 몸에서 열이 나고 대변이 굳어지며 소변이 붉고 섬어(譫語), 조열(潮熱)의 증상이 나타나는 것은 상한(傷寒)으로 인해 대변이 적체되거나 상한(傷寒)으로 인해 발열이 나타나면서 대변이 비결되어 발생하는 부수증상으로 볼 수 있다. 즉, 열 때문에 대변이 적체되고, 대변이 적체되어 섬어(譫語), 조열(潮熱) 등의 증상이 나타난다고 보는 것이다. 따라서 시호증(柴胡證)이 나타나면서 소화기에 음식물이 울체되었다고 판단될 때 대시호탕을 사용한다. 이와 연관 지어 생각해야 할 것이 있는데, 동일한 상한(傷寒)의 영향을 받았더라도 연약한 사람에게는 대시호탕의 증상이 잘 발생하지 않을 뿐 아니라, 일반적으로 상한(傷寒)으로 인해 이런 증상이 유발되는 것은 흔치 않다는 것이다. 물론 평소 체열이 높고 건실했던 사람이 상한(傷寒)으로 인한 열병(熱病)을 앓을 경우에는 대변비결(大便秘結), 발열(發熱), 섬어(譫語), 조열(潮熱) 등의 증상이 나타날 수 있다. 이처럼 동일한 질병에 걸리더라도 사람에 따라 결과가 다르기 때문에 상한(傷寒)의 증상뿐 아니라 다양한 증상을 접했을 때, 특정 증상에 기준을 두기보다는 신체조건과 신체상태를 종합적으로 판단해서 그에 맞는 처방을 선택해야 한다.

　　활투침선을 보면 한문(寒門)의 양극사음(陽極似陰)과 복문(腹門)의 실통(實痛)에 사용하는 처방으로 분류하고 있다. 상한(傷寒)에 의한 열병(熱病)을 앓는 과정에서 체내에 열이 극도로 많아지면 반사작용으로 인체는 열을 떨어뜨리기 위해 몸을 차게 만들므로 마치 허랭상태에서 발생하는 증상과 유사한 증상이 나타나는데, 이것을 양극사음(陽極似陰)이라고 한다. 양극사음(陽極似陰)에는 대시호탕과 백호탕을 사용하는데, 인

체 전반에 열성상태가 심하면 백호탕을 사용하고, 열성상태이면서 대변이 적체되어 있다면 대시호탕을 사용하는 것이 좋다. 실통(實痛)은 아픈 곳을 눌렀을 때 통증이 심해지는 것으로 소화기에 적체된 것이 있기 때문이다. 따라서 소화기에 적체된 것을 해소시키면 자연히 통증을 치료할 수 있기 때문에 사하제(瀉下劑)를 사용하면 되는데, 열성상태이면서 적체가 있을 경우에는 대시호탕을 사용할 수 있다.

대시호탕은 약성을 이용하여 건실한 사람의 영양과잉으로 인한 지방간, 변비, 간대사장애, 이와 연관된 질환에 많이 사용한다. 간은 소·대장에서 흡수된 영양과 노폐물을 저장·처리하는 역할을 하는데, 문맥을 통해서 흡수되는 영양분이 과다하거나 노폐물로 인해 간이 부담을 느낄 때, 간의 울체(鬱滯)만 치료해서는 안 될 경우 소·대장에 적체된 내용물을 동시에 배출시켜 주어야 한다. 이 경우 대시호탕은 간의 울체를 해소시키면서 소화기에 적체된 내용물을 배출시켜 간장장애와 이와 연관된 증상을 치료한다.

예전에 간에 문제가 있다고 진단받은 사람(소화불량이 있고, 간 부위가 가끔씩 간헐적으로 아픈 증상)에게 시평탕을 써서 치료한 적이 있었다. 시평탕은 소시호탕에 평위산을 합방한 처방으로, 약간 열성을 띠고 있으면서 소화불량이 있을 때 사용하는데, 주로 간장애를 겸한 소화불량에 사용한다. 그러나 간의 울체(鬱滯)나 소화기 내용물의 적체(積滯)라면 시평탕보다는 대시호탕이 더 강한 약성과 효능을 나타낸다. 또한 시평탕은 소화불량이 주증상일 때 사용하지만 대시호탕은 대변적체와 복만, 흉협고만, 발열 등이 주증상일 때 사용한다. 위 사람의 경우 소화불량이 주소였기 때문에 시평탕으로 치료될 수 있었겠지만, 증상이 더 심하거나 간과 소화기의 울체가 더 심하다고 생각될 때는 대시호탕이 더 적합한 처방이 된다.

대시호탕은 간결석과 담도결석에 응용하고 있다. 소시호탕으로 치료가 잘 되지 않는 경우에 대시호탕을 써서 하복에 울체(鬱滯)된 음식물을 사하(瀉下)시키고 혈행상태(血行狀態)를 개선시켜 치료하는 것이다. 실제로 간결석과 담결석에 사용하면 결석의 크기가 줄어들면서 끝내 완전히 없어지는 것을 볼 수 있다.

대시호탕은 살을 빼는 약으로도 응용한다. 과잉 축적된 영양분과 소화기에 적체된 내용물을 배출시키는 작용을 이용한 것이다. 그러나 태음인 여성에게 살을 뺄 목적으로 대시호탕을 썼는데 식욕이 더 좋아진 경우도 있었다. 이는 적체된 음식이나 노폐물이 빠지면서 소화기능이 회복되었기 때문이라고 볼 수 있다.

 처방구성을 보면 시호제와 승기탕의 결합이다. 시호는 중추신경을 억제하여 정신을 안정시키며, 담즙의 합성과 분비를 촉진한다. 또한 부신피질호르몬 분비를 촉진함으로써 항염증작용을 나타낸다. 황금은 혈관투과성 항진을 억제하고 소염작용이 강하여 혈관의 염증성 충혈(充血)과 울혈(鬱血)을 완화하며, 담즙분비를 촉진하여 간기능을 강화한다. 백작약은 평활근의 경련을 억제하고, 중추신경 흥분을 억제하여 진통, 진경, 진정작용을 한다.

대황은 해열작용과 진통작용을 하며, 장점막(腸粘膜)을 자극하여 연동운동(蠕動運動)을 항진시키고, 수분 및 Na$^+$흡수를 저해하여 설사를 유발한다. 또한 담즙분비를 촉진하여 담석배출을 쉽게 하며, 간손상을 보호하고 황달성 간염을 치료한다. 지실은 위장(胃腸)의 연동운동을 강화, 리듬을 조정하고 소화·흡수를 강화하여 복부팽만을 제거한다. 반하는 장관(腸管)의 운동을 촉진하여 소화관에 정체된 음식물과 수분의 배출을 촉진한다.

처방비교 **소시호탕**과 비교하면 소시호탕은 한열왕래(寒熱往來), 발열(發熱), 구고(口苦), 인건(咽乾), 흉협고만(胸脇苦滿), 식욕부진(食慾不振) 등이 주요증상으로 나타나는 각종 염증성질환에 사용하는 처방이다. 반면 대시호탕은 소시호탕의 증상보다 더 실증(實證)일 때, 소화기에 적체가 있을 때 사용한다.

인진오령산과 비교하면 두 처방 모두 간장장애에 사용하는데, 인진오령산은 황달(黃疸)이 주증상일 때 사용하는 반면, 대시호탕은 건실한 사람의 황달에도 사용하지만 대변비결(大便秘結), 복만(腹滿), 발열(發熱)

등의 증상이 현저한 경우에 사용한다.

칠물후박탕과 비교하면 두 처방 모두 건실한 사람의 대변난(大便難)이나 대변난으로 인한 복만에 사용한다. 그러나 칠물후박탕은 대변난이 있으면서 가스가 차서 복부가 팽만해졌을 때 사용하는 반면, 대시호탕은 복부의 팽만이나 대변난보다는 변비의 경향이 더 심할 때 사용한다.

→ 활용사례

  1-1. 흉협고만(胸脇苦滿), 변비(便秘), 상열(上熱), 분돈(奔豚)
  1-2. 복부만통(腹部滿痛), 협하만통(脇下滿痛), 변비(便秘), 음식불하(飮食不下), 조열(潮熱) 남 47세
  1-3. 복부팽만(腹部膨滿), 심하만통(心下滿痛), 토사(吐瀉), 후중(後重), 신열(身熱) 여 37세
  1-4. 대변이상, 견중(肩重), 안면소양감 남 26세 열성태음인 178cm 72kg
  1-5. 복통(腹痛) 남 65세
  2-1. 담결석(痰結石), 졸도(卒倒), 복통(腹痛), 오심(惡心), 현훈(眩暈) 남 16세
  2-2. 간결석(肝結石) 남 61세 태양성소음인
  2-3. 담석증(膽石症) 남 56~7세
  2-4. 담결석(痰結石), 위경련(胃痙攣), 소화불량(消化不良), 식욕부진(食慾不振) 남 54세
  2-5. 담결석(痰結石) 남 44세 소양인 170cm
  2-6. 담석증(膽石症) 여 33세 소양성소음인 144cm 56kg
  3-1. 황달(黃疸), 심하만통(心下滿痛), 변비(便秘), 한열왕래(寒熱往來), 복통(腹痛) 남 32세
  3-2. 소아황달(小兒黃疸) 여 6세
  4-1. 간경화(肝硬化), 당뇨(糖尿), 구갈(口渴) 남 50대
  4-2. 간경화(肝硬化) 남 50여세
  4-3. 간경화(肝硬化) 남 50대
  5-1. 심근경색(心筋梗塞)으로 인한 숨참 남 46~7세
  5-2. 심장승모판폐색증(心臟僧帽瓣閉塞症) 남 12세
  5-3. 고혈압(高血壓), 흉협고만(胸脇苦滿), 두중(頭重), 현훈(眩暈), 숨참 남
  5-4. 고혈압(高血壓), 언어장애(言語障礙), 우수마비(右手痲痺), 흉협고만(胸脇苦滿), 심하비(心下痞) 남
  5-5. 고혈압(高血壓), 당뇨합병증(糖尿合倂症) 남 55세 소양인 165cm 90kg
  6-1. 비만(肥滿) 고등학교 2년
  7-1. 천식(喘息) 남 25세
  8-1. 뇌막염(腦膜炎), 우협하경결(右脇下硬結), 변비(便秘), 섬어(譫語) 남 44세 공무원
  8-2. 정신이상(情神異常) 여 61세 태양인
  8-3. 광(狂) 남
  9-1. 고열(高熱) 여 24세
  9-2. 육혈(衄血), 불면(不眠), 흉협고만(胸脇苦滿), 어깨결림 남 56세
  10-1. 우측견갑골통(右側肩胛骨痛) 남 29세 소양인
  10-2. 좌측흉부자통(左側胸部刺痛) 남 25세 태음인 187cm 93kg
  11-1. 삼눈(phlycten), 변비, 흉협고만(胸脇苦滿), 안검발적(眼瞼發赤), 안검종창(眼瞼腫脹), 충혈(充血), 눈부심 여 7세
  12-1. 축농증(蓄膿症), 비색(鼻塞), 두통(頭痛) 여 75세

  → 대시호탕 합방 활용사례
  1-1. +창출방풍탕 - 배변곤란(排便困難), 소화불량(消化不良), 슬통(膝痛), 요통(腰痛), 비만 남 29세 171cm 87.8kg

1-2. 복부만통(腹部滿痛), 협하만통(脇下滿痛), 변비(便秘), 음식불하(飮食不下), 조열(潮熱)
다음은 이명한 선생의 경험을 인용한 것이다.

● 유 ○ ○ 남 47세
이 환자는 10여 일 동안 누워 있었는데 그동안 양방과 한방 치료를 많이 받았다. 유마약(硫痲藥)의 하제(下劑)를 써도 일시적일 뿐 병은 낫지 않으며, 그동안 한방으로 평위제(平胃劑)를 많이 복용했으나 효과가 없었다고 한다.
① 복부(腹部)와 협하(脇下)가 만통(滿痛)하다. ② 4일째 변비가 있다. ③ 음식이 내려가지 않는다. ④ 조열(潮熱)이 있다. ⑤ 맥은 침실(沈實)하다. ⑥ 설(舌)은 황태(黃苔)이다.

앞과 같은 실증의 복만 증상에 평위제(平胃劑)나 양위제(養胃劑)가 효과가 있을 리 없다고 판단하여 복부와 협하가 만통(滿痛)하고 조열(燥熱)하며 변비 증상이 있는 남성에게 대시호탕 3첩을 지어주었다.

환자는 병세가 급전되어 곧 일어났다. 어떤 처방을 써도 효과가 없던 사람이 대시호탕 1~2회 투여로 급전하는 것을 체험하고 감탄을 금치 못했다. 한약이 아니면 기대하기 어려운 대목이 이런 곳에 있다.

1-3. 복부팽만(腹部膨滿), 심하만통(心下滿痛), 토사(吐瀉), 후중(後重), 신열(身熱)

다음은 이명한 선생의 경험을 인용한 것이다.

● 한 ○ ○ 여 37세

① 환자는 심한 토사(吐瀉)와 복통(腹痛)으로 신음하고 있었다.　② 후중(後重)이 있다.　③ 신열(身熱)이 있다.

④ 복부(腹部)가 팽만(膨滿)하고 심하만통(心下滿痛) 하다.　⑤ 간장(肝臟)도 다소 종대(腫大)되어 있다.

앞의 증상에 대시호탕 2첩을 지어 주었는데 속이 훨씬 편해지고 후색(後塞)도 거의 소퇴(消退)하였으며, 위(胃)의 정체감과 경(輕)한 설사가 남았다.

위(胃)의 정체감과 경(輕)한 설사가 남아 있어 인삼양영탕으로 조리하게 하자 곧 정상으로 회복되었다.

1-5. 복통(腹痛)

다음은 심선택 선생의 경험을 발췌한 것이다.

● ○ ○ ○ 남 65세

담낭결석 수술 후 반년쯤은 아무 일 없이 지냈으나

① 어느 날 심한 복통이 발생했다.　② 그 뒤에 오한, 전율이 수반되는 고열이 난다.　③ 황달도 나타났다.

④ 담낭을 떼었는데도 담석증의 발작시 아픔과 현재의 아픈 상태가 똑같다고 한다.　⑤ 이와 같은 복통 발작은 5일이나 7일에 한 번씩 발생한다. 그것이 3개월이나 계속되었으므로 환자가 차츰 쇠약해져 마침내는 일어나지 못하게 되었다. 주치의는 여러 가지 항생제를 써보았으나 좋아지지 않는다고 한다.　⑥ 쇠약했으나 오른쪽 협하(脇下)에 저항과 압통(壓痛)이 있으며　⑦ 흉협고만(胸脇苦滿)의 현상이 역연(瀝然)이었다.　⑧ 거기에 변비가 있으며 매일 완장(浣腸)하고 있다고 했다.

담낭결석의 경력이 있으면서 오른쪽 협하에 저항과 압통(壓痛)이 있으며, 흉협고만(胸脇苦滿)의 현상이 역연(瀝然)했고, 변비(便秘)가 심하므로 대시호탕증으로 보아 대시호탕을 사용하기로 하고 황달(黃疸)이 심하므로 사족 같기는 했으나 인진호탕을 합방하여 주었다. 그런데 놀랍게도 이것을 복용하고 3일째 되는 날, 심한 복통, 발작과 함께 완두콩 크기의 돌이 하리변(下痢便)과 같이 배설되었다.

그로부터 환자는 건강을 회복하여 지금에 와서는 활발하게 활동하고 있다. 생각건대 담도(膽道)에 걸려 있던 돌이 대시호탕으로 취거된 것일 것이다.

2-1. 담결석(痰結石), 졸도(卒倒), 복통(腹痛), 오심(惡心), 현훈(眩暈)

다음은 강덕재 선생의 경험을 채록한 것이다.

● 박 ○ ○ 남 16세 중학교 3년 경기도 광명시 광명동

단골이 되다시피 한 고객이다. 조카가 학교에서 잘 쓰러지곤 하니 부탁한다며 중학교 3학년인 남학생을 어머니와 같이 데리고 왔다. 모습을 보니 체구가 작고 말랐으며, 핼쑥하고 좋지 않으며 내성적이라 소음인처럼 보였다. 학교에서 곧잘 졸도하여 여러 차례 학교에서 학생을 데리고 왔다고 한다.

① 5년 전 초등학생 때부터 증상이 발생했고 보통 통증은 5~7일 간격으로 발생한다.　② 통증이 발생하면 식욕이 전혀 없다.　③ 위(胃)의 통증(痛症)과 동시에 어지럽고 메슥거린다.　④ 증상의 정도가 심하면 졸도하여 쓰러진다.

⑤ 통증이 오거나 졸도할 경우 병원에 가서 주사를(진통제라 함) 맞으면 통증이 소실되고 그날부터 괜찮다.

⑥ 약을 지으러 올 때는 통증과 증세가 지나고 난 다음이라 판별이 어렵다.　⑦ 평소에도 위장기능이 약하며, 대변도 연변(軟便)과 변비(便秘)가 반복된다고 한다.

앞의 증상을 살펴볼 때 전체적으로 소화기능의 이상으로 오는 증세와 신경성으로 인한 것으로 보고 삼출건비탕으로 10일분 20첩을 지어주었다.

그 약을 모두 복용한 후에도 효과가 없다고 하여 속앓이에 흔히 쓰는 인삼양위탕으로 1제를 지어주었다. 그러나 여전히 효과가 없다고 한다.

이번에는 다시 건비(健脾)소화제인 보화탕으로 1제를 지어주었다. 이번에도 효력이 전혀 없었으며 약을 복용하는 도중에도 통증이 발생하여 병원에 가서 진통제를 맞고 난 후 통증이 소실되었다고 한다.

병원에서도 확실한 병명을 모르며, 가슴앓이(속앓이)의 경우 소식(消食), 건비제(健脾劑)를 써도 효력을 보지 못하고

속앓이의 증상이 그대로 있을 경우, 경험상 시호제를 써서 효력을 보곤 하여 담석증으로 인한 증세가 아닐까 생각되어 대시호탕을 쓰기로 했다.

이번에는 미안하기도 하고 담석증일지 모른다는 생각에서 대시호탕 2배량으로 5일분 10첩을 지어 주었는데, 그간 통증이 일어날 때 대시호탕 6첩을 먹은 후에 완전히 통증이 없어져서 하도 신기하여 나머지 약 4첩은 다음 통증이 나타날 때 먹으려고 보관하고 있다고 한다.

그 후 병원에 가서 X-ray검사를 해보니 담낭(쓸개)에 담석(膽石) 2개가 있다고 하여 병원에서는 수술을 권유하는데 어떻게 했으면 좋겠냐고 상의를 해 와서 담석(膽石)은 한약으로 충분히 제거할 수 있다고 한 뒤, 담석증을 목표로 대시호탕 2배량으로 10일분 20첩을 지어주었다. 약을 모두 복용하면 일주일이나 2주일 뒤에 다시 사진을 찍어보라고 권유했다.

그 약을 먹은 뒤로는 그사이 발생할 수 있었던 통증이 완전히 없어져 그 뒤부터는 다시 이와 같은 통증이나 졸도현상이 일어나지 않았고, 다시 사진을 찍어본 결과 담낭에 있었던 담석 2개가 완전히 없어졌다고 한다. 이것으로 보아 복통과 졸도의 원인이 담석임을 알 수 있다. 그 후로 식사도 잘하고 얼굴에도 혈색이 돌며 살도 쪄서 전보다 훨씬 건강한 소년으로 바뀌었다.

2-2. 간결석(肝結石)

● 이○○ 남 61세 태양성소음인 강원도 동해시 천곡동

보통 체격으로 열성적인 성품의 태양인 기질을 다소 가지고 있는 꼼꼼하고 적극적인 소음인으로 필자의 장형이다.
① 15일 전부터 오후에 열이 오른다. ② 오후부터 잘 때까지 하루 2~3차례 열이 올랐다가 내리곤 한다. ③ 열이 심하게 오를 때는 간혹 정신이 혼쩔해지면서 헛소리를 한다. ④ 몸이 찌뿌드드하여 끙~끙~거리며 어쩔 줄 몰라한다. ⑤ 몸살기가 있을 때는 전신을 주물러 달라고 한다. ⑥ 병원 검사결과 콜레스테롤 수치가 약간 높으며 간수치는 상당히 높다고 한다. 혈액검사 결과 몸 어딘가에 염증이 있는데 어디인지 모르겠다고 한다. ⑦ 항생제를 복용하면 위의 증세가 조금 덜하다. ⑧ 3일쯤 지나 몸살증세가 가시면 언제 그랬냐는 듯이 거짓말처럼 낫는다.
⑨ 평소 목에 가래가 많다. ⑩ 2~3년에 1회 정도 심한 위경련으로 1~2일 꼼짝도 못하나 경련이 소실된 뒤에 병원에 가면 아무 이상이 없다며 쓸개의 이상으로 추측만 해왔다. ⑪ 고혈압으로 혈압약을 상복 중이다. ⑫ 30대 초반에 간경화로 진단받은 적이 있다. ⑬ 환갑이 넘은 나이임에도 격무의 고교 교장직을 수행하면서 3개월 전부터 또 대학원 과정을 등록하여 주 2회 동해에서 강릉으로 통학하며 공부를 하느라 스트레스를 많이 받고 있었다. ⑭ 10년 이상 인삼과 꿀을 복용해 왔다.

간계통의 장애로 인해서 발생하는 것으로 보이는 반복성 발열과 몸살 증세를 목표로 치자청간탕에 향부자 2돈, 소엽 2돈을 더하여 5일분 10첩을 지어드렸다. 6일 뒤에 전화를 하셔서 그 약을 1일분 2첩을 복용한 이후 아랫배가 사르르 아프면서 하루에 설사를 5회나 했으며, 약 복용을 중단하니 설사가 1일 1회로 줄었다고 한다.

치자, 목단피, 시호 등 모두 찬 성분의 약으로 구성되어 있어서 설사가 발생했다고 보고 3~4일 약을 중단했다가 1/3량으로 줄여서 복용할 것을 권했으나, 그 뒤에도 약을 복용하면 설사를 하여 결국 다 복용하지 못했다고 한다.

2달 뒤에 다시 오셔서 그 후에도 열이 나고 몸살 같은 증세가 2회 정도 더 발생하여 1주일 전에 재검사를 한 결과 간결석(肝結石)으로 판명되었다고 한다. 아마도 그 돌이 움직일 때마다 주위의 간 조직을 건드려서 발열 및 몸살증세가 나타나는 것으로 보았다. 간 깊숙한 부위에 작은 돌 3~4개가 있으며 돌의 크기에 비해 그 부위가 너무 깊으므로 수술이 어려우며 현재로는 증세가 악화되거나 위험한 상태가 아니므로 곤란할 수도 있는 수술을 굳이 할 필요가 없다고 한다.

이번에는 간기능 이상증세를 목표로 시호계지탕으로 10일분 20첩을 지어드리고, 동시에 발열 등 몸살기가 있을 때 복용하시도록 인삼패독산 2배량에서 인삼을 빼고 10일분 20첩을 지어드렸다.

20일 후에 다시 오셔서 시호계지탕을 복용하는 중에 몸살기가 있어 인삼패독산을 복용했으며 심한 발열과 몸살이 나던 이전과는 달리 3일간 약간의 미열(微熱)과 몸이 개운치 않았던 증세만 있은 후에 소실되었다고 한다.

간결석은 담결석이나 신장, 요도결석처럼 혈액 속에 있는 요소나 석회, 담즙색소, 콜레스테린 등의 입자가 계속 모여 점차 커져 생기는 것이며, 대부분 혈액이 많이 흐르면서도 걸러지거나 일시 정지하는 곳에 많이 발생하므로 쓸개나 콩팥 같은 곳에서 생기게 된다. 이것이 흘러 담도나 요도에 막히면 담도결석이나 요로결석으로 진행되어 극심한 통증을 수반하게 된다. 그러나 간결석은 드문 일로서 그것도 여러 개가 깊숙이 박혔다니 이로 인해 결석 주위의 간 조직이 부분적으로 손상되고 이것이 원인불명의 발열과 몸살증세를 발생시킨 것으로 보았다.

담결석을 대시호탕으로 치유하는 방법은 영화당한약방의 강덕재 선생으로부터 배운 것으로 그간 몇 차례 대시호탕을 사용하여 담결석(膽結石)을 치유시킨 경험을 가지고 있으며 <태극>지 3호에 강덕재 선생이 직접 대시호탕으로 담결석을 치유시킨 2편의 치험례도 있다.

이러한 담결석의 치료를 간결석에 응용하기로 한 것은 담낭(膽囊)이란 간에서 생성된 담즙을 저장, 농축시키는 주머니이므로 크게 보아 간의 일부로 볼 수 있어서 담결석에도 효력이 있으면 간결석에도 효력이 있을 수 있다고 판단했기

때문이다. 어떤 원리나 약리보다는 강선생의 알림과 그간의 몇 차례 경험을 원용해 본 것이다.

86년에 최세환 선생께서 간 결석을 반하백출천마탕으로 치유한 경험례를 당시 발표한 적이 있었으나 신체조건이나 현재의 정황이 반하백출천마탕증은 아닌 듯하고 그간의 시호계지탕이 효력도 있었다고 보았으므로 같은 시호제인 대시호탕을 쓰기로 했다.

간결석(肝結石)을 목표로 대시호탕으로 10일분 20첩을 지어드렸다. 약 맛이 몹시 쓰다고 하여 10일에 먹을 약을 쉬엄쉬엄 복용하여서 2달 동안에 먹었으며, 2달 반 후에 역시 같은 처방인 대시호탕으로 10일분 20첩을 지어드렸다.

이후 2달 뒤에 다시 오셔서 말씀하시기를 '그간 1달에 1번 정도 계속 지방병원에서 정기적으로 검사를 받아왔는데 혈중 콜레스테롤 수치는 계속 증가했으나 반대로 간수치는 현저히 감소해 정상치로 돌아왔다.'고 한다. 5개월 전에 시호계지탕을 복용한 이후에는 한 번도 몸살, 발열 증세가 없었으며 몸 상태가 좋았다고 한다. 하지만 정확한 검사를 하기 위해 3일 전 서울중앙병원에 입원하여 각종 검사를 했으며 초음파검사 결과 간의 제일 끝 쪽에 작은 돌 하나가 있는데 돌을 꺼내는 수술은 불가능하고, 돌이 있는 부위가 간의 제일 끝 부위이므로 그 부위를 잘라내자고 의사가 권유했다고 한다.

다음날 초음파보다 더욱 정확한 검사인 간 내시경 검사와 단층촬영(CT)을 한 결과 돌이 발견되지 않았다고 한다. 초음파는 동해병원에서 보내는 소견서를 보고 선입견을 가진 탓에 오진한 것이고 보다 정확한 CT 검사로는 돌이 없는 것으로 판단되어 수술을 받지 않고 퇴원했다.

한약(대시호탕)을 먹고 감쪽같이 돌이 녹아 없어졌다며 아주 기뻐하셨다. 초음파 진단 전에 대시호탕 1제를 추가로 더 지어 드렸으나 바쁜 탓에 먹지 못하고 돌이 없어졌다는 판정을 받은 뒤에 젊을 때 간경화 진단을 받은 적이 있으므로 기왕 지어온 한약이고 해서 쉬엄쉬엄 먹기로 하고 지금 대시호탕을 복용하고 있는 중이다.

처음 증세로 볼 때 간결석으로 인해 결석 주위의 간 조직이 염증을 일으켜 발열과 전신통이 발생했으나 치자청간탕과 시호계지탕을 복용하여, 손상된 간 조직이 회복되어 증상이 소실되었다고 본다.

이후로는 발열(發熱), 전신통(全身痛)은 없었으나 다시 간결석을 목표로 하여 대시호탕을 사용한 것이며, 이 당시에는 간결석이 움직이거나 주위 조직을 손상시키지는 않은 상태에서 약을 복용한 것이다. 물론 대시호탕이 아니라 하더라도 효력이 있었을 것이지만 그 효과에 있어서는 대시호탕이 더 뛰어나지 않나 생각된다.

2-3. 담석증(膽石症)

다음은 심선택 선생의 경험을 발췌한 것이다.

● ○ ○ ○ 남 56~7세

성급하기 짝이 없는 남자로, 집안에서 명령을 내리면 아들이고 며느리고 부인이라도 뛰어야만 되고, 걸어서 움직이면 당장에 불호령을 내리는 성격이다. 밤중에 자다가도 복통(腹痛)이 일어나면 참을 수가 없어서 병원에 가서 자기 친구인 의사를 불러낸다. 친구인 의사는 진통제 등으로 진정시켜 주곤 한다. 병원에서 몸이 쇠약해서 수술도 할 수 없다고 하더라는 것이다. 그래서 모 한방병원에서 약을 복용했는데 호전되기는 했으나 시원한 맛이 없어서 다른 모 한의원에서 약을 복용했는데 통증이 감소하였다며 두 가지 약을 내어놓았다. 하나는 생간건비탕이요, 다른 하나는 인진오령산인데, 인진을 약 일냥반(一兩半)정도 넣은 것 같다. 이 인진오령산을 8개월간 복용했는데 약을 중지하니 처음과 똑같이 아프다.

① 복통(腹痛)이 일어나면 참을 수가 없다. ② 쇠약해져 있으나 맥(脈)은 상당히 긴(緊)하고 빠르다. ③ 좌우협하(左右脇下)에 저항과 복통(腹痛)이 있다. ④ 변비(便秘)와 복부동계(腹部動悸)가 있다.

대시호탕을 쓰려고 했지만, 쇠약하고 급한 성미와 복부동계(腹部動悸)를 목표로 시호가용골모려탕을 지어주었다. 그런데 아무런 효과가 없었다.

담석(膽石)증은 쇠약했어도 대시호탕이 맞는 경우가 많으므로 이 환자도 쇠약하지만 맥침긴(脈沈緊), 변비(便秘)하므로 대시호탕을 주었다. 조금은 좋아지나 맹렬한 복통(腹痛)이 발작하듯 발생한다.

그래서 대시호탕에 인진 5돈, 치자 2돈, 대황 1.5돈을 더하여 즉 인진호탕을 합방하여 주었다. 10일분을 복용하자 복통(腹痛)이 그쳤다.

인진을 다량으로 넣은 이유는 인진호탕도 이담(利膽)작용을 하지만 인진은 담즙분비 촉진작용이 있기 때문이다. 그러기에 8개월간 복용한 약도 인진이 일냥반(一兩半)정도 들어있었구나 생각되었다.

그 후 다시 10일분을 지어주었다.

약 3개월 후에 다시 10일분을 지어주었다. 그리고는 복통(腹痛) 발작이 거의 없고 건강하게 되었다.

5년 후에 복통(腹痛)발작이 나서 수술을 했다고 한다.

이 환자는 복통(腹痛)이 올 때마다 이 약을 계속 먹었더라면 수술하지 않아도 나았을 것으로 생각된다. 그 후에는 담석증하면 무조건 대시호탕을 썼는데, 참으로 빠른 효과가 있었다. 인진도 다량이 필요했고 인진호탕을 합방하는 편이 훨씬 빠른 반응을 보인 것 같다.

風
寒
暑
濕
燥
火
內傷
勞
霍亂
嘔吐
咳嗽
積聚
腫
浮滿
脹渴
消疸
黃疾
癃崇
邪形
身精
氣神
血夢
聲音
津液
痰飲
蟲
小便
大便
頭
面
眼
耳
鼻
口舌
牙齒
咽喉
頸項
背
胸
乳
腹
腰
脇
皮
手
足
前陰
後陰
癰疽
諸瘡
婦人
小兒

3-1. 황달(黃疸), 심하만통(心下滿痛), 변비(便秘), 한열왕래(寒熱往來), 복통(腹痛)
다음은 이명한 선생의 경험을 인용한 것이다.

● 이 ○ ○ 남 32세
① 복부(腹部)를 만져보니 심하만통(心下滿痛)하고 특히 우협하(右脇下)가 만통(滿痛)하다.　② 변비(便秘)가 있다.
③ 한열왕래(寒熱往來)가 있고 복통(腹痛)으로 엎치락뒤치락하고 있다.　④ 환자가 누워있는 방이 어두워서 혀도 볼
수 없고 소변도 확인하지 못했다.　⑤ 맥은 침실(沈實)하다.
앞의 증상에 대시호탕 3첩을 지어 주었다.
다음날 환자는 복통이 가라앉고 몸이 경쾌하게 되었다며 찾아왔다. 그러나 눈을 보고 나는 놀랐다. 황색을 정(呈)하고
있는 눈, 소변을 누게 해서 보니 역시 황달이었다. 황달이 있어 다시 같은 처방에 인진 5돈을 넣어서 투약했는데, 곧
회복되었다.

3-2. 소아황달(小兒黃疸)
아래의 내용은 1950년 10월에 〈약사시보〉에 기고된 염태환 선생의 치험례이다.

● 김 ○ ○ 여 6세 서울특별시 종로구 누하동
① 3일 전부터 발열(發熱)과 두통이 지속된 후 황달이 발생했다.　② 병원에서 1주일 동안 치료를 받았으나 차도가
없었다.　③ 복통(腹痛), 식욕부진(食慾不振), 움직일 때 복통, 구갈(口渴) 등의 증상을 호소한다.　④ 황달색은 점차
심해졌다.　⑤ 혀의 중앙이 조금 누렇고 다소 건조되어 있다.　⑥ 복진(腹診)을 해보니 흉협고만(胸脇苦滿)이 있고
소복(小腹)까지 경만(硬滿)이 심하다.
흉협고만(胸脇苦滿)과 황달(黃疸)을 감안하여 대시호탕과 인진호탕을 합방하고, 이 기회에 장내 기생충까지 구제하고
싶어서 해인초, 고련피, 빈랑을 더하여 4첩을 지어주었다.
1첩을 복용한 뒤 다량으로 설사하고 연이어 3첩을 복용한 뒤에 경만(硬滿)이 심했던 복부가 완전히 함몰되고는 황달
이 완전히 치유되었다.

4-1. 간경화(肝硬化), 당뇨(糖尿), 구갈(口渴)
다음은 심선택 선생의 경험을 발췌한 것이다.

● ○ ○ ○ 남 50대
① 피곤하다.　② 구갈(口渴)이 심하다.　③ 술만 마시면 음식을 먹을 수 없다.　④ 변비(便秘)는 없다.　⑤ 여러
병원에 가보았지만 간경화(肝硬化)에 당뇨합병(糖尿合病)이라는 병명은 거의 같다. 병원의 약은 아무리 먹어도 좋아지
지 않는다면서도 현재도 계속 먹고 있다.　⑥ 복진(腹診)을 해보니 우측(右側)에 흉협고만(胸脇苦滿)이 조금 있을 뿐
이다.
대시호탕에서 대황을 빼고 용규 5돈을 더하여 5일분을 주었다. 약을 복용한 후에 확인해 보니 구갈(口渴)이 멎었다.
다시 5일분을 투약하고 검사를 해보니 간경화(肝硬化)와 당뇨가 좋아져 조금 남았을 뿐이라고 하여 폐약(閉藥)했다.

5-1. 심근경색(心筋梗塞)으로 인한 숨참
다음은 심선택 선생의 경험을 발췌한 것이다.

● ○ ○ ○ 남 46~7세
① 심근경색으로 심장의 한쪽이 부어 그것이 굳어졌다고 한다.　② 가만히 있으면 괜찮지만 조금만 움직여도 숨이
차며, 조금만 걸어도 숨이 차서 걸을 수 없다. 눈이나 비가 오거나 저기압일 때 더욱 심해진다.　③ 보통 체격이며 배
는 말랑하지만 좌우에 흉협고만(胸脇苦滿)이 있다.　④ 대변은 순조롭고 하리(下痢)는 없다.
소시호탕 合 반하후박탕으로 지어주려다가 뱃가죽이 두텁다는 점에서 대시호탕 合 반하후박탕(大黃4g)으로 5일분 10첩
을 지어주었다. 이 약을 복용하는 동안에는 전혀 숨이 차지 않았다. 약이 끝났을 무렵에 봄눈과 진갈비가 내렸다. 환자
의 부인이 말하기를 5일이나 약을 먹었으면 다 나아야지 무슨 약이 양약처럼 약을 먹을 때만 괜찮고 약이 끝나니 도로
숨이 차느냐고 한다. 이렇게 성미가 급한 사람도 있다. 다시 5일분 주었는데 오지 않았다. 아마 그때 흉협고만(胸脇苦
滿)이 경미했으니 다 나았을지도 모른다. 그 후 전화를 했더니 아직도 가끔 숨이 차서 다른 한약을 먹는다고 한다.

5-2. 심장승모판폐색증(心臟僧帽瓣閉塞症)
다음은 심선택 선생의 경험을 발췌한 것이다.

● ○ ○ ○ 남 12세
엄청나게 비대(肥大)한 남아로

① 병원 진단이 심장승모판 폐색증이라며 아직 나이가 어려서 수술도 할 수 없으니 약을 먹이도록 하라기에 병원약을 갖고 왔으나 먹지 않는다. 그래서 한약을 지어왔는데 1첩을 먹고는 먹지 않는다. 또 다른 한의원에서 다른 약을 지어 왔는데 그 약도 먹지 않는다고 한다.　② 가슴이 답답하다.　③ 변비(便秘)가 심하다.　④ 복피(腹皮)가 두껍다. ⑤ 심하(心下)와 협하(脇下)에 저항이 강하고　⑥ 얼굴 붉다.　⑦ 맥이 빠르다.
그래서 대시호탕에 황련해독탕을 합방하고 대황을 1돈으로 하여 15일분을 지어주면서 성인의 절반량을 복용하도록 했다. 그런데 이 약은 어머니가 굳이 강요하지 아니해도 약을 달라고 하며 잘 먹었다고 한다.
1. 5일 정도를 복용하니 가슴이 시원해지고
2. 총 15일 분을 복용하니 대변도 매일 보았다.
그 이후에는 오지 않았다.

5-3. 고혈압(高血壓), 흉협고만(胸脇苦滿), 두중(頭重), 현훈(眩暈), 숨참
다음은 이계연 선생의 경험을 인용한 것이다.

● 이○○ 남
1개월 전부터 머리가 무겁고 현훈(眩暈)이 있으며 숨이 차다고 내원했다.
① 혈압은 160/100으로 고혈압이다.　② 오른쪽 갈비뼈 밑과 명치에 긴장감과 저항감이 있다.　③ 머리가 무겁고 현훈(眩暈)이 있다.　④ 숨이 차다.　⑤ 맥은 긴(緊)하다.　⑥ 목이 짧다.　⑦ 복증(腹證)은 중역형(重役型)의 대복(大腹)이다.
앞의 증상에 대시호탕을 투여했다. 투여한 10일 후 혈압이 150으로 내려갔다. 20일 복용 후에는 135/90으로 혈압이 안정되었으며 모든 증상이 호전되었다.

5-4. 고혈압(高血壓), 언어장애(言語障礙), 우수마비(右手痲痺), 흉협고만(胸脇苦滿), 심하비(心下痞)
다음은 이계연 선생의 경험을 인용한 것이다.

● 이○○ 남
① 2개월 전부터 혈압이 210으로 높아졌다. 알약을 2개월간 복용했지만 190이하로 떨어지지 않고 있다.　② 2일 전엔 별안간 언어장애가 오면서 오른손에 약간 마비증세가 왔다. 이 때 혈압을 측정해보니 210이었다.　③ 오른쪽에 흉협고만(胸脇苦滿)이 있다.　④ 명치에 저항감과 압통이 있다.
앞의 증상에 대시호탕을 처방하여 2개월간 복용한 결과 제증상이 소실되어 완쾌되었다.

6-1. 비만(肥滿)
다음은 조연상 선생의 경험이다.

● ○○○ 고등학교 2년
먼 조카 되는 아이가 우리 집에 왔다. 엘리베이터 안에서 보니 마치 산 같았다. 고2인데 몸무게를 말하지 않는다. 들어보니 적어도 100kg은 넘는다고 한다. 그 애 어머니가 살 좀 빼 달라고 한다. 하지만 혈색이 별로여서(대충 양 볼이 암자색) 정확한 진단을 해보기로 했다.
① 배가 팽팽하다. ㉠ 지렁이가 배 위에 떼 지어 기어가듯 뱃가죽이 터진 자국이 이십 개는 넘는다. ㉡ 자국이 중완(中脘)까지 올라 왔는데 아마도 거궐(巨闕)까지 가면 애가 죽겠다고 생각이 되었다. 표현 중에 혈자리가 나오면 신기하게 생각하는 경향이 있는데 그럴 필요는 없다. 거궐(巨厥)까지면 아마도 심장과 폐, 간이 압박을 받아 생기는 병변으로 사고가 날 수 있는 것이다. 배가 터져 죽는다는 말이 풍선 터지듯 터져 죽는 게 아니라 바로 이런 걸 말하는 게 아니었나 하는 생각이 들었다.　② 배를 눌러보니 모든 부위를 아파했다.　③ 맥은 지금 생각해 보니 잘 기억이 나지 않는다.
어머니에게 음식과 몸조리에 대하여 단단히 주의를 시켰다. 아이한테는 약 맛이 고약하고 힘이 좀 빠져도 쉬지 말고 복용하라고 했다. 중초(中焦)에 열이 쌓인 것을 시호제로 풀어 주고 대황제로 어혈(瘀血)을 해소하고자 대시호탕을 사용하기로 했다. 처방은 시호, 황금, 오가피, 대황, 작약, 후박, 지실, 산사, 나복자, 복령, 택사, 감초로 구성했다.
며칠 후에 만났을 때 물어보니 몸무게는 모르겠다고 한다. 하지만 허리띠는 줄었다고 한다. 배를 만져보니 아픈 것은 없어졌다. 다만 지렁이 자국은 여전하다. 어머니 요청으로 다시 1제를 지어주었다.
살빼기에 마황제를 쓰지 않은 이유는 구정물을 없앤다고 말려버리면 찌꺼기가 어디로 가지 않기 때문이다. 후일 고질병이 될 것이기 때문이다. 몸무게를 크게 줄이자는 것이 아니었고 몸을 가볍게 하여 비만으로 인한 다른 증상을 예방하는 차원에서 투약을 했다.

7-1. 천식(喘息)

다음은 이명한 선생의 경험을 인용한 것이다.

● 이○○ 남 25세

심한 기관지천식이 있는 사람으로

① 천식이 발작하게 되면 앉아서 냉한(冷汗)을 흘리며 밤을 샌다. ㉠ 연중 발작은 있지만 여름 장마철이면 더하다고 한다. ㉡ 숨을 내쉬기가 더욱 고통스럽고 담(痰)을 토하게 되면 조금 편해진다. ㉢ 이제까지 신허(腎虛)로 인한 것으로 생각하여 육미지황원에 가미하여 약을 투약했고, 기혈(氣血)이 허(虛)하여 발생한 것으로 보고 녹용대보탕 등 많은 온보제(溫補劑) 등을 투약했으나 효과가 없었다고 한다. ② 복부를 만져보니 만실(滿實)한 것이 돌과 같고, 협하(脇下)와 심하(心下)도 마찬가지이다. ③ 맥은 충실(充實)하다.

증상을 살펴보니 대시호탕을 사용해야 할 증상이었다. 다른 분은 모두 허(虛)로 보고 보(補)했는데, 필자는 실(實)로 보았으며 사(瀉)하는 것이 적합할 것으로 보여 대시호탕을 주었다. 대시호탕을 수개월 복용한 후 천식(喘息)증상이 소실되고 숨결이 편하게 되었다.

8-1. 뇌막염(腦膜炎), 우협하경결(右脇下硬結), 변비(便秘), 섬어(譫語)

다음은 이은팔 선생의 경험을 인용한 것이다.

● 이○○ 남 44세 공무원

평소 건강하며 비만형이며 대주가로 경미한 감기 외에는 병력이 없고 가족 전원이 건강한 집안이다.

처음에는 경미한 감기로 미열(微熱), 두통(頭痛), 체통(體痛)이 있었으나 평소의 습관대로 탁주에 신초말(辛草末)을 혼입하여 복용하고 땀을 흘렸는데 약간 몸이 찌부등했으나 개의치 않고 여전히 나가서 활동했다.

10월 18일에도 폭음(暴飮)하고 밤에 화장실에 갔다가 갑자기 오한(惡寒), 발열(發熱), 전신전율(全身戰慄), 사지마비(四肢痲痺)로 움직일 수가 없어 집안사람을 부르고자 고함을 쳤으나 소리가 나오지 않자 주먹으로 화장실 벽을 강하게 때려서 집안사람이 놀라서 가보니 쓰러진 채 떨고 있었다고 한다. 즉시 양의를 불러서 진단한 결과 뇌막염으로 판명되었다. 특히 매독성 뇌막염일 가능성이 높다고 했다. 10여 일간 주사와 내복약으로 계속 치료했으나 별다른 차도가 없었다며 찾아왔다.

① 양맥(陽脈)은 부현(浮弦)하고 음맥(陰脈)은 실대유력(實大有力)하다. ② 설태(舌苔)는 초흑건조(焦黑乾燥)하고 중심부(中心部)에 복분자상(覆盆子狀)이고 홍색망자밀생(紅色芒刺密生)이다. ③ 우협하(右脇下)에 아두대(兒頭大) 경결(硬結)을 느낄 수 있으며 강하게 압력을 가하니 통증으로 입을 벌린다. ④ 부심열이오열(不甚熱而惡熱), 섬어혼몽(譫語昏蒙)이다. ⑤ 갈증이 나지만 차가운 것을 마신다. ⑥ 머리로 땀이 난다. ⑦ 대변이 비삽(秘澁)하여 5~6일에 1회 본다. ⑧ 항강(項强)이 있어 양손으로 후두부(後頭部)를 만져보니 흡사 나무와 같이 경추 이하 미간골(眉間骨)까지 경직되어 있다.

위의 증상을 검토해 보니, 먼저 소양경(少陽經)을 다스리고 아울러 양명경(陽明經)을 함께 치료해야 할 것으로 보고 대시호탕에 망초를 더하여 2첩을 투여했다.

환자의 집안사람이 확인해주었는데, 결과는 예상한 대로 만점이었다. 대변이 쾌통(快通)하고 섬어(譫語)가 경감되었다. 그래서 같은 처방으로 계속 투약하기로 하고, 4첩을 주고 하루에 2첩씩 조만공심(早晩空心)에 복용토록 했다. 준하제(峻下劑)를 연속 6첩을 복용하여 염려가 되었으나, 매일 가볼 수 없어 대신 만일 조금이라도 악화되는 경우에는 복용을 중지하고 즉시 연락하라고 주의를 주었다.

이번 증상으로는 ① 양맥(陽脈)은 약간 화완(和緩)되었으나, 음맥(陰脈)은 확실히 약하고 현삭(弦數)하다. ② 설태(舌苔)는 초흑색(焦黑色)이 황변(黃變)하고 망자(芒刺)가 소멸되어 있었다. ③ 협하경결(脇下硬結)이 소실되었으나 압통은 여전하다. ④ 항강(項强)도 여전했다. ⑤ 대변은 1일 2~3회 본다. ⑥ 다른 증상은 전부 소실되었다.

증후가 호전되어 처방에도 변화를 달리해야 하겠지만 아직 소양증이 심하니 대시호탕 외에는 다른 도리가 없어 이번에는 지난번 처방에서 망초를 빼고 3일분 6첩을 투여했다.

경과가 좋아 다시 같은 처방으로 6첩을 투여한 결과 맥상은 한층 더 완화되었고, 혀의 중심부에만 선황색(鮮黃色)이 남아있고 주위는 백태(白苔)로 변화되었다. 우측 협하의 경결(硬結)이 소실되었고 대변은 1일 1~2회 정도 보는데 양호하다. 항강(項强)은 여전하고 야간에 미미한 정도의 발열(發熱)이 있고 애기(噯氣)가 있다고 한다. 정신상태는 명료한 편이 아니지만 의식이 분명했다가 다시 혼미해졌다고 한다.

이번에는 소시호탕에 갈근탕을 합방하여 5일분으로 5첩을 투여했는데, 빠른 속도로 호전되고 있어 같은 처방으로 다시 10첩을 투여한 결과 한열왕래(寒熱往來)가 소실되었다. 정신이 매우 명료해져서 가족과 방문객을 판별할 수 있을 정도가 되었고, 맥진과 복진을 해보니 소양증이 완전히 소멸되었고, 남은 증상은 태양증인 항강(項强)과 맥부(脈浮)뿐이었다. 그래도 협하(脇下)에 약간의 압통이 있고, 항강도 고개를 약간 움직일 수 있는 정도였다. 이후에는 갈근탕에 시호와 황금을 더하여 10첩, 갈근탕만으로 10첩을 투약했는데 항강이 호전되어 평상시와 같다고 한다. 다만 정신이 흐리고 식욕부진이 있다고 한다.

그리하여 조리를 겸하여 갈근탕에 시호, 황금, 육군자탕을 더하여 10첩을 투여했다. 시호, 황금은 여열로 인해 머리가 흐리다고 생각하여 각 5分씩으로만 했다. 이것으로 식욕이 생기고 정신도 명료해졌다고 한다. 그런데 식욕이 너무 왕성하여 곤란하다고 했다. 역시 전과 같은 처방으로 10첩을 계속 투여하여 식욕이 정상화되어 폐약(閉藥)했다.

8-2. 정신이상(情神異常)

● 한 ○ ○ 여 61세 태양인 경기도 하남시 풍산리 황산고개

동네에 사는 고객이 시누이가 피부병약을 먹고 정신이상이 생겼는데 고쳐줄 수 있느냐고 해서 증세가 어떠냐고 물어 보니

① 잠도 안 자고 혼자 중얼거리고 사람들을 붙잡고 끝도 없이 이야기와 욕을 종일 해댄다는 것이다.   ② 식구들을 들볶아 견디기 힘들다고 한다.

멀쩡하던 사람이 피부병약을 먹은 뒤 증세가 발생했다고 하므로 피부약으로 인한 독성을 완화시키거나 해소해주면 나을 수도 있겠다고 생각하고 한 번 데려와 보라고 한 뒤 잊고 있었다.

보름가량 뒤에 갑자기 한약방 문 앞이 시끌벅적하여 보니, 얼마 전 한번 다녀간 부인이 횡설수설 떠들면서 인상을 찡그린 다른 부인과 남편인 듯한 남자와 함께 들어 왔다.

보통 키에 몸통이 굵고 허리가 굵은 절구형으로 마치 돌부처의 몸통과 같았다. 얼굴도 완전히 네모 형이며 눈빛은 광채(光彩)가 나면서 약간 광기(狂氣)를 띠고 있었다. 일견(一見) 강인하고 뚜렷한 인상이 태양인임을 느끼게 한다. 얼굴은 약간 부은 듯하면서도 윤기가 나고 목소리는 크고 굵다.

가족들이 말하는 대로 상담을 하려고 물어 보니, 시집와서 방앗간을 하면서 고생한 이야기이며 피부병 치료하러 다닌 이야기 등을 했다. 말이 끝이 없고 질문을 할 틈도 주지 않으면서 힐끔 남편을 돌아보면서 이웃 사람들에게는 잘하는데 자신한테는 잘해주지도 않아 일만 해왔다면서 아들딸 낳아주고 했으면 됐지 하면서 밑도 끝도 없는 불평인지 욕인지를 해댔다. 밖에는 오래 기다리는 손님들의 불평소리가 이따금 들려오는데 이 부인의 얘기는 끝도 없었다. 40여 분이 지나서 할 수 없이 상담 중에 필자가 밖에 일이 있는 척 자리를 피했다.

대신 그 가족에게 그간의 상황과 증상을 자세히 들어보았다. 남편과 조용하게 부인의 증상에 대하여 상담을 하는 동안 이 부인은 앉았다 일어났다 들락날락하며 10년 동안 자신의 피부병을 치료하러 다녔던 이야기를 다른 사람이 듣건 안 듣건 관계치 않고 쉴 사이 없이 큰소리로 말을 했다. 가족들은 피부가 문제가 아니라 정신이상 증세가 있어 식구들이 몹시 고통스러우니 치료를 해달라고 한다.

① 10년 전 피부습진(皮膚濕疹)으로 양약을 복용한 이후 언제부터인가 정신이상 증상이 발생했다.   ② 수시로 이상한 행동을 한다.   ③ 행동이 과격하다.   ④ 화를 많이 낸다.   ⑤ 아무나 붙잡고 끝없이 이야기를 한다.   ⑥ 이야기를 하다가 혼자서 재미있는 듯이 요란스럽게 웃는다.   ⑦ 손과 발에 심한 습진으로 넓적하게 피부가 두터워지고 뻣뻣한데 본인은 다 나았다고 한다.   ⑧ 피부약을 복용한 후 머리카락도 많이 빠졌다.   ⑨ 어릴 때 홍역을 앓아서 기관지가 좋지 않다.   ⑩ 어릴 때부터 목소리가 허스키하며 1달 전부터 특히 심하여 오른쪽 목구멍이 뜨끔거리며 쇳소리가 난다.   ⑪ 16세경부터 간혹 밥 먹기 전과 배고플 때 몸부림이 나서 어쩔 줄 몰라 하며 하품이 나고 트림이 나며 눈물도 난다.   ⑫ 1달 전 피부병으로 양약을 복용한 뒤부터 얼굴이 붓고 살이 찐 것 같다.   ⑬ 몸이 뜨겁고 열이 많아서 자주 찬물을 뒤집어쓴다.   ⑭ 식욕과 소화력은 좋고 찬 음식을 좋아한다.

정신이상의 증상이 오랜 피부습진으로 양약을 먹은 뒤에 발생했고, 복용한 피부약은 부신피질 호르몬제로 짐작되며 이 약의 부작용으로 전신의 부은 듯한 증상이 나타난 것으로 볼 수 있다. 정신이상을 목표로 치료를 해야겠지만 호르몬제의 부작용으로 인한 부종(浮腫)과 피부질환을 치료하면 정신이상도 함께 치유될 것으로 생각하여 정전가미이진탕으로 10일분 20첩을 지어주었다. 그 후 남편이 왔는데, 얼굴의 부종은 다소 빠졌으나 정신이상 증세는 여전하다고 한다. 일단 정전가미이진탕이 정신이상 증세에 효력이 없다고 보고 다른 치법과 처방을 선정하기로 했다.

우선 이 병이 부신피질 호르몬제를 1달간 복용한 뒤부터 발생했으나 부인의 호소 중에는 남편이 자신한테는 돈도 못쓰게 하고 동네 이웃 중 어려운 사람이 있으면 도맡아 도움을 준 것 등으로 부인에게 울화(鬱火)가 생긴 것으로 보인다.

울화(鬱火)로 인해 증상이 발생했다면 행기(行氣)시켜야 하지만 강인한 태양인의 신체적 특성상 구조적인 면도 있을 것이므로 이 증세를 간기울결(肝氣鬱結)로 보고 전체적으로 소간해울(疏肝解鬱)시키는 것이 가장 적합할 것으로 보았다. 소간해울(疏肝解鬱)에 사용하는 처방에는 여러 가지가 있으나 이 부인이 태양인이고 기울증세가 오래되었다는 점을 감안하여 대시호탕을 써보기로 했다. 피부병약을 오래 복용했다는 부인의 양광(陽狂)을 목표로 대시호탕에 향부자 4돈을 더하여 10일분 20첩을 지어주었다.

13일 후에 남편이 전화를 하여 약이 효과가 있는 것 같다며 약을 더 지어달라고 하여 자세히 물어 보니, 밤에 잠을 안 잤었는데 잠을 잘 자며 화를 덜 내며 짜증도 많이 줄고 말도 많이 줄었다고 한다. 이 부인의 증세가 호전되고 있

으므로 효과가 있다고 보고 지난번과 같은 처방으로 10일분 20첩을 지어주었다.

두 번째 지어간 대시호탕을 복용하고는 이상하고 과격한 행동, 아무나 붙잡고 이야기 하는 것, 혼자 떠들고 웃고 하는 증상도 모두 나아 요즘은 정상적으로 생활한다고 한다. 대시호탕 2제에 미친병이 나은 것이다.

8-3. 광(狂)

다음은 ≪현대한방강좌≫에서 발췌한 글이다.

● ○ ○ ○ 남

이웃에 동업인이 살고 있었다. 이분과 자주 만나는 사이였는데 하루는 와서 하는 말이 나의 처남이 정신이상이 되어 전에는 귀비탕으로 괜찮아졌지만, 이번에는 귀비탕을 써도 안 된다며 한번 봐줄 것을 부탁받았다. 환자를 굵은 밧줄로 팔다리를 꽁꽁 묶어서 결박하여 데리고 왔다.

① 건장한 체격으로 힘의 세기가 보통이 넘는다. ② 설황태(舌黃苔), 맥침실(脈沈實)하다. ③ 복만(腹滿)하다.
④ 흉협고만(胸脇苦滿)이 강하다.

그래서 대시호탕에 대황 4돈, 망초 3돈을 더하여 4첩을 지어주고, 대황과 망초를 줄여서 또 4첩을 지어주면서 4시간 간격으로 계속 복용하게 했다. 이튿날 연락이 왔는데 환자가 이 약을 먹고 죽었다는 것이다. 나는 놀라고 당황해서 어찌할 바를 모르다가 동업인에게 전화를 했다. 그런데 그것은 죽은 것이 아니고 약을 먹은 후에 고약한 냄새나는 대변을 방에 수북하도록 배설하고 방에 쓰러져 있는 것을 보고 누가 그렇게 말한 것 같다고 한다. 이 환자는 늘어져 자고 깨어나서는 많이 좋아진 것 같았으나 또 밧줄로 묶어서 왔는데 다 나았으니 이것을 풀어 달라고 한다. 설태(舌苔)도 없어지고 맥(脈)도 평맥(平脈)이 되고 배도 말랑해졌지만 의식이 이젠 아주 또렷하다. 나는 밧줄을 모두 풀도록 했는데 환자는 아주 정상으로 회복되어 있었다.

9-1. 고열(高熱)

다음은 원각사 선생의 경험이다.

● ○ ○ ○ 여 24세 충청북도 음성군 생극면

18년 전쯤의 일이다. 이웃 동네에 사는 젊은 처녀가 심하게 아파서 도저히 이곳을 못 오니 잠깐 와줄 수 있겠느냐고 한다. 그래서 택시를 타고 가보니.

① 고열(高熱)로 젊은 아가씨가 누워 있었고 ② 모습은 초췌했다. ③ 1달 전부터 40도를 넘는 원인불명의 발열(發熱)이 지속되어 왔다. ④ 인근 병원에서 치료를 했으나 원인을 알 수 없는 발열이 계속되자 서울의 세브란스 병원으로 이송하여 여러 가지 검사를 했었고 그런데도 원인을 알 수 없었다. 그간 검사를 겸하여 20여 일간 입원 치료를 했으나 고열이 떨어지지 않자 자포자기하며 집에 내려와 가료(家療)하고 있었던 중이었다. ⑤ 자세히 살펴보니 고열이 있는 중에서도 흉협고만(胸脇苦滿)이 있다. ⑥ 맥상이 어떠한가 보니 무척 빠른 빈맥(頻脈)이었다. ⑦ 집안 형편이 넉넉하지 못했고 병원에 20여 일 입원하느라 가정형편이 곤궁(困窮)해 보였다. ⑧ 그 처녀의 어머니와 평소에 아는 처지라 거절하기도 어려워서 문병 겸 찾아본 것이었다. ⑨ 되돌아오는 길에 택시기사가 그 동네에서는 이미 처녀 귀신을 치른다고 소문이 나 있는데, 그런 사람에게 약 지어줬다가 봉변을 당하기 십상인데 어쩌려고 약을 지어주려고 하느냐고 말을 했다. ⑩ 걱정은 되었지만 죽어도 원이라도 없게 약이라도 몇 첩 먹이겠다는 어머니의 애절한 간청을 뿌리치기가 어려워서 기대는 하지 말라고 이르고 약을 지어주기로 했다.

원인불명의 고열을 난들 어떻게 알고 치료하겠는가? 이미 큰 병원에서도 손을 뗀 사람에게 무슨 약으로 회복을 시키겠는가? 그래도 그냥 죽게 둘 수는 없는지라 최선이라도 다해 보자는 의미에서 아까 유심히 보아둔 흉협고만(胸脇苦滿)의 증상과 고열(高熱)을 연상하여 보니 대시호탕을 쓰면 가능성이 있어보였다. 그래서 어차피 그냥두면 살아나기 힘들 것이고 나중에 책임을 묻는다면 그때 가서 생각하기로 했다. 처녀 어머니의 간청을 순수하게 받아들여 모험적인 시도로 대시호탕으로 10첩을 지어 주었다.

10첩을 모두 복용한 뒤에 처녀의 어머니가 직접 찾아와서 지난번 지어준 약을 모두 복용시켰더니 점차 열이 내려가기 시작하여 지금은 정상이라고 했다. 1달 동안 지속되던 고열이 대시호탕 10첩으로 쾌유된 것이었다. 그 후에 이 처녀가 직접 왔을 때 보니, 열은 처음 내린 뒤로 다시 오른 적이 없으나 빈맥(頻脈)만은 여전했다.

10-1. 우측견갑골통(右側肩胛骨痛)

● 정 ○ ○ 남 29세 소양인 경기도 안양시 관양동 영화그린빌라

몸이 약간 가늘고 키가 약간 큰 편이며 예민해 보이는 소양인 남자로

① 4~5년 전부터 오른쪽 견갑골(肩胛骨) 부위가 간헐적으로 전기를 지지는 것처럼 짧은 시간 동안 격심하게 아프다. ② 식욕은 보통이고 소화가 잘된다. ③ 식사량은 일정하지 않고 물을 많이 마신다. ④ 추위는 별로 안 타고 더위

를 많이 탄다.　⑤ 얼굴 부위에 땀을 많이 흘린다.　⑥ 몸의 전체적인 체열(體熱)은 보통이다.　⑦ 대변은 1일 1회 보며 대변 상태는 정상이다.　⑧ 잠은 6시간 정도 자고 꿈은 거의 꾸지 않고 잠귀가 밝다.

이 청년이 소양인 체질이라는 점과 우측 견갑골 부위 통증이 간의 기능장애로 올 수도 있다고 보고 대시호탕 본방으로 10일분 20첩을 투약했다.

9개월 후인 다음해 4월 중순에 보약을 지으러 왔을 때 확인해 보니, 지난번 약을 복용한 후부터 오른쪽 어깨가 아프던 것이 없어졌으며 지금까지 전혀 이상이 없다고 한다.

10-2. 좌측흉부자통(左側胸部刺痛)
다음은 김태수 선생의 경험이다.

● 김 ○ ○　남　25세　태음인　187cm 93kg　서울특별시 서대문구 홍제동
피부가 검고 눈매가 날카로운 태음인으로 여동생의 남자 친구이다.
① 수면 중 좌측 흉부(胸部)에 자통(刺痛)이 발생한다.　② 군 제대 후에 체중이 2개월 만에 10kg 증가했다.
③ 하루에 묽은 변을 3회 정도 본다.　④ 대변을 보고 나도 상쾌하지 않다.　⑤ 견통(肩痛)이 있다.　⑥ 복진상 흉협부(胸脇部)의 양쪽이 모두 단단하여 손이 들어가지 않았다.　⑦ 우측과 좌측의 천추(天樞) 부위에 압통이 있다.
⑧ 제대 후에 진로 문제와 여자 친구 문제로 신경을 많이 썼다.　⑨ 술은 일주일에 2회 정도 마시며 많이 마시는 편이다.　⑩ 피부색이 갈색이며 복부가 팽팽하게 불러 있었다.
좌측흉부자통(左側胸部刺痛)을 목표로 대시호탕 7일분으로 10첩을 투약했다.
경과를 확인해 보니, 환자가 약을 복용한 후 얼마 전에 물수건을 만질 때 손바닥에 갑자기 홍반(紅斑)과 같은 무늬가 나타났다고 한다. 홍반이 나타나고 얼마 뒤에 사라졌으며 그 후에는 별다른 부작용이 나타나지 않았으며, 약을 모두 복용한 후에는 체중이 7kg 가량 줄었으며, 수면시 나타나던 흉통(胸痛)도 사라졌다고 한다.
증상이 호전되었으나 견항통(肩項痛)은 사라지지 않아 견항통을 목표로 갈근탕 5일분 10첩을 투약했다. 환자가 그 후 미국으로 유학을 떠나 복약 후의 자세한 사항은 확인하지 못했다.

11-1. 삼눈(phlycten), 변비, 흉협고만(胸脇苦滿), 안검발적(眼瞼發赤), 안검종창(眼瞼腫脹), 충혈(充血), 눈부심
다음은 이은팔 선생의 경험을 인용한 것이다.

● 박 ○ ○　여　7세
평소 영양과 체격 모두 양호한 아이로, 1963년 4월 상순에 3~4일 동안 발진(發疹)과 발열(發熱)이 있은 후에 7~8일에 이르러도 퇴열(退熱)이 되지 않는다. 또한 안검(眼瞼)의 발적(發赤), 종창(腫脹), 안지(眼脂)의 분비과다 등의 안(眼) 증상이 나타나고 있다. 아이는 눈을 뜨려 하지 않고 눈물이 흐른다. 안과 전문의에게 3~4차례 진료를 받았는데 삼눈(플릭텐, phlycten)이라 말하기는 하여도 병세는 악화될 뿐이었다. 그리하여 본원을 찾게 된 것이 동년 4월 5일이었다.
① 맥은 현홍삭(弦洪數)하다.　② 대변은 2~3일에 1회로 변비가 있다.　③ 복진을 해보니 흉협고만(胸脇苦滿)이 있다.
④ 안검에 상당한 발적과 종창이 있고 눈꺼풀을 뒤집어 본즉 양쪽 눈의 결막에 충혈이 심하며, 양쪽 눈에 서미대(黍米大: 기장쌀크기)의 삼눈(플릭텐, phlycten)이 발견된다.　⑤ 눈부심(羞明)으로 눈을 뜨기 힘든데 원인은 이 플릭텐으로 인한 모양이다.　⑥ 상구순(上口脣)을 들어 본즉 풍헌진점(風軒疹點)이 보인다.　⑦ 촉맥(促脈)의 은교혈(齦交穴)의 상방정중(上方正中), 상순소체(上脣小蒂)의 중간점으로부터 약간 상부에 위치하여 외측을 향하여 나복자 크기의 편평한 대황색 육괴(肉塊)가 달려 있다. 삼릉침으로 찔러 보았으나 견경(堅硬)하여 들어가지 않는다. 견경할 뿐 아니라 강인하다.
부득이 싸이소스로 이를 제거하여 출혈케 했다. 다음에 양 손의 대골공(大骨空)과 후계혈(後谿穴)에 삼릉침으로 자침(刺鍼)하여 출혈하게 하고 소골공(小骨空)에 미립대의 애구(艾灸) 2장을 시치(施治)한 후에, 대시호탕 2첩을 투여했다.
다음날 내원했을 때는 병세의 경감(輕減)이 인지되었다. 안검(眼瞼)의 발적(發赤)과 종창(腫脹)과 결막의 충혈이 근소한 정도이고 삼눈도 약 1/3로 감소했다. 눈부심도 그다지 느끼지 못하고 눈물이 흐르는 것도 멈췄다. 그동안 쾌변이 3차례 있었다고 한다. 열도 소멸되었고 풍헌진점(風軒疹點)은 어제 제거한 자리가 빨갛게 부풀어 있다.
여기에 다시 자침하여 출혈케 하고 대골공(大骨空)과 후계혈(後谿穴)에도 어제와 같이 자침하고 출혈케 했다. 이번에는 소골공(小骨空)에 뜸을 뜨지 않고 대시호탕 2첩을 투약하되 대황은 전의 절반 양으로 했다.
다음에 찾아 왔을 때 확인해 보니, 열이나 눈의 증상이 소실되었다. 이번에도 대골공(大骨空)과 후계혈(後谿穴)에 자침(刺鍼)하여 출혈케 했으며 풍헌진점(風軒疹點)이나 소골공(小骨空)에는 치료를 하지 않았다. 이번에는 소시호탕에 우방자와 차전자를 더하여 2첩을 투약했다.
그 후 증상이 소실되어 폐약(閉藥)했다.

下統10 寶 오령산 五苓散

澤瀉 二錢半 赤茯苓 白朮 猪苓 各一錢半 肉桂 五分

[出　典]
傷寒論 : 太陽病 發汗後 大汗出 胃中乾 煩躁不得眠 欲得飮水者 少少與飮之 令胃氣和則愈 若脈浮 小便不
　　　　利 微熱消渴者 五苓散主之 發汗已 脈浮數 煩渴者 五苓散主之 傷寒汗出而渴者 五苓散主之.
　　　　不渴者 茯苓甘草湯主之 中風發熱六七日 不解而煩有表裏證 渴欲飮水 水入則吐者 名曰水逆 五苓
　　　　散主之
方藥合編 : 治 太陽入裏 煩渴 小便不利
　　　　① 去桂 加人蔘 名[春澤湯] 治 暑熱 煩渴　② 脚氣 加蒼朮·陳皮　③ 濕瀉 加羌活·蒼朮
　　　　④ 加辰砂 五分 名[辰砂五苓散] 治 傷寒 發熱 譫語 及産後虛煩　⑤ 去桂 名[四苓散] 治 火泄
[活　套] 合[四君子湯] 名[君苓湯] 治 陰虛浮腫
　　　　⑥ 暑泄 加香薷·白扁豆·陳皮·白檀香·烏梅之類　⑦ 濕瀉 合[平胃散] 名[胃苓湯] 或稱[平苓散]
[用　法] 上末 每二錢 白湯下 或作一貼煎服
[活套鍼線] 濕溫(濕)　中濕(濕)　濕泄(大便)　濕滯(足)　濕瘲(瘲疾)　通治(濕)　濕嗽(咳嗽)　癀疝(前陰)　通
　　　　治(前陰)　交腸症(小便)　煩渴(寒)　下焦熱(火)　腎氣上攻(胸)　痰痛(胸)　驚悸(神)
※ 춘택탕(春澤湯) : 煩渴(暑)　寒泄(大便)　※ 진사오령산(辰砂五苓散) : 發狂(寒)　煩熱(寒)
※ 사령산(四苓散) : 煩渴(寒)　傷風(小兒麻疹)　濕熱(精)　通治(小便)
※ 군령탕(君苓湯) : 陰黃(黃疸)　孕婦轉脬(婦人姙娠)　虛泄(大便)
※ 오령산(五苓散) 合 삼산탕(三疝湯) : 囊腫(前陰)
[適應症] 감모, 장염 등 열병으로 인한 구갈, 구토, 설사, 오심, 복통, 발열, 오한, 구역, 위염, 부종, 토유, 누낭염, 전간, 음낭
　　　　수종, 귀두적종, 중서, 신경통, 숙취, 급성토사병, 소화불량, 네프로제, 위확장, 위아토니, 당뇨병, 급성방광염, 결막염,
　　　　심장병, 두통, 급성신염, 배뇨이상, 부종, 비반증, 오조, 야맹증, 요독증, 소변불리, 저혈압증, 현훈, 혈관신경부종, 뇌
　　　　진탕후유증, 언어곤란, 기미, 습진

 오령산은 약간 열성(熱性)을 띠고 있는 상태에서 체내에 수분이 울체되어 소변불리(小便不利), 소변불금(小便不禁), 부종(浮腫), 오심(惡心), 구토(嘔吐), 설사(泄瀉), 두통(頭痛), 두현(頭眩), 이명(耳鳴) 등이 발생했을 때 사용하는 처방이다.

　생명체는 생명을 안정적으로 유지해 나가기 위해 에너지원을 흡수하여 각종 대사에 필요한 물질을 만들며 대사의 부산물을 배출하는 작업을 끊임없이 행하고 있다. 인체의 경우 이러한 대사의 바탕은 혈액(血液), 간질액(間質液), 세포액(細胞液) 등을 포함한 체액(體液)이라고 할 수 있으며, 체액의 대부분은 수분이다. 따라서 정상적인 대사에 장애를 줄 수 있는 요인이 작용했을 때는 체액대사에 불균형이 초래되어 인체에서 필요한 양보다 체액이 증가하거나 일정한 부위에 체액이 정체되는 결과를 낳을 수 있다. 이러한 체액의 불균형을 습체(濕滯) 또는 수분울체라고 한다. 습체를 유발할 수 있는 요인으로는 갑작스런 기후변화, 인체 내부의 순환장애, 질병, 기울(氣鬱) 등 실로 다양하지만 ≪상한론≫의 조문에는 열병(熱病)에 걸린 후에 발생하는 습체만을 다루고 있다. 따라서 열병뿐 아니라 체액대사에 장애를 줄 수 있는 요인은 어떤 것이든지 습체를 야기할 수 있다는 것을 유념해야 하며, 이러한 습체를 제거하는 것이 오령산의 주목적이다.

　습체(濕滯)는 어느 조직에나 발생할 수 있으며, 국소적으로 발생할 수도 있고 전신적으로 발생할 수도 있다. 예를 들어 전신부종과 부종을 겸한 신중(身重)은 전신적인 습체에 의한 증상들이다. 국소적인 습체의 증상으로 오심(惡心), 구토(嘔吐), 설사(泄瀉) 등이 있는데, 이는 소화기에 습체가 발생했을 때 나타난다. 소화기조직에 습체가 발생하면 조직의 운동성이 떨어지고 소화액을 분비하는 기능과 음식물을 흡수하는 기능

이 저하되기 때문에 소화기에 유입된 음식물을 빨리 배출하고자 설사를 하게 되고, 더 이상 음식물을 받아들일 수 없기 때문에 오심과 구토가 발생하는 것이다.

비뇨기조직에 습체가 발생하면 소변불리(小便不利)나 소변빈삭(小便頻數) 증상이 나타날 수 있으며, 무릎을 포함한 하지 쪽에 습체가 발생하면 관절염과 각기(脚氣)를 유발할 수 있다. 이외에도 두면부에 발생한 습체로 인해 순환장애가 야기되면 현훈(眩暈)이나 두통(頭痛), 이명(耳鳴)이 발생할 수도 있다. 여기서 유념해야 할 것은 오령산증의 습체는 어느 정도 건실한 사람에게 나타나는 경우가 많고, 대부분 배설장애가 동반되는 경우가 많다는 점이다. 따라서 허랭하거나 허약한 상태에서 습체가 발생했다고 해도 오령산증은 잘 나타나지는 않는다. ≪방약합편≫ 조문의 '太陽入裏태양입리 煩渴번갈 小便不利소변불리'라는 구절을 보더라도 현재 상태가 실증(實證)이라는 것을 알 수 있어 허약하고 허랭한 사람에게 이런 증상이 나타나지 않는다는 것을 알 수 있다.

오령산의 습체(濕滯)와 이진탕의 담음적체(痰飮積滯)를 구분할 수 있어야 한다. 왜냐하면 두 처방 모두 소화기 증상을 비롯하여 두통, 현훈 등 비슷한 증상에 사용할 수 있기 때문이다. 이진탕의 현훈, 두통은 점도가 높은 담(痰)으로 인해 발생한 것이며, 두통의 정도가 가볍고 만성화 경향이 있는 반면, 오령산의 두통과 현훈은 습체로 인해 뇌압이 증가하여 발생한 것이므로 급성이고 통증 정도도 더 심하다는 특징이 있다. 현훈의 증상으로 구분하자면 오령산의 현훈은 수분증가에 기인한 것이므로 천장이나 하늘이 빙빙도는 훈(暈)의 증상이 더 뚜렷하지만, 이진탕의 현훈은 오령산의 현훈에 비하여 덜 심한 편이라고 할 수 있다.

활투를 보면 오령산이 바탕이 되어 있는 처방이 나열되어 있다. 먼저 육계를 빼고 인삼을 가한 춘택탕은 서열(暑熱)과 번갈(煩渴)을 치료한다. 이것은 여름철 높은 기온으로 인해 체열(體熱)이 증가한 경우 과다한 체열을 해소시키기 위해 이뇨시켜야 하는데, 체력적인 부담이 되기 때문에 계지를 빼고 인삼을 넣었다고 보면 된다. 또 각기(脚氣)에는 창출과 진피를 더한다고 했는데, 창출의 이뇨성과 진피의 거담성을 보강하여 수분을 배설시켜 각기를 해소하자는 의미로 생각하면 된다.

또한 오령산에 진사를 더하면 진사오령산이 되는데, 오령산의 열증(熱症)이 심해져 발열(發熱), 섬어(譫語)가 나타났을 때 사용할 수 있다. 오령산에 사군자탕을 합하면 군령탕이 되는데 오령산을 복용할 사람보다 허약하면서도 습체와 부종이 있을 때 사용할 수 있으며, 주로 임신부의 부종, 소변불리, 산후부종 등에 사용한다. 위령탕은 오령산에 평위산을 합한 처방으로 소화장애가 동반되어 있는 설사에 사용한다. 이외에도 이곳에 나열되어 있지 않지만 시령탕, 유령탕, 사령오피산, 인진오령산, 만병오령산, 곽령탕, 우공산 등도 모두 오령산이 포함된 처방이며, 수분대사장애로 인한 증상이 동반되었을 때 사용한다는 공통점이 있다.

활투침선을 보면 오령산을 다양한 증상에 응용하고 있음을 알 수 있다. 먼저 습온(濕溫)은 습(濕)에 상한 데다가 더위까지 먹은 것으로 여름철에 더위를 타면서 수분이 울체되어 갈증과 소변불리 증상이 동반되었을 때 오령산을 사용한다. 중습(中濕)은 습기(濕氣)로 인해 얼굴이 붓고 광택이 나는 증상으로 수분대사 장애로 인해 발생한다. 그러나 수분대사 장애가 있더라도 신체상태가 다를 수 있기 때문에 중습(中濕)에 오령산만 사용할 수 있다고 생각해서는 안 된다. 실제로 활투침선을 보면 승습탕도 중습에 사용하는 것으로 되어 있는데, 이는 허랭상태에서 수분대사에 장애가 발생한 경우이다. 오령산은 중습(中濕)이 발생했을 때 약간 열성상태이면서 소변불리 증상이 동반되었을 때 적합하다.

오령산은 족문(足門)의 습체에 사용하는 처방으로 되어 있는데, 이는 습체로 인한 각기(脚氣)를 의미한다. 습체는 앞서 설명한 대로 몸 전체적으로 발생하는 경우도 있지만 부분적으로 발생할 수도 있다. 이 경우는 습체가 하지(下肢)에 국한되어 있는 것으로 오령산의 이뇨작용을 통해 습체를 제거하면 각기의 증상이 완화될 수 있다. 습학(濕瘧)에 사용하는 처방으로도 되어 있는데, 습학(濕瘧)은 학질이 발병했을 때 온몸이 아

風 寒 暑 濕 燥 火 內傷 虛勞 霍亂 嘔吐 咳嗽 積聚 浮腫 脹滿 消渴 黃疸 疾祟 身形 精氣 神血 夢 聲音 津液 痰飮 蟲 小便 大便 頭 面 眼 耳 鼻 口 舌 牙齒 咽喉 頸項 背 胸 乳 腹 腰 脇 皮 手 足 前陰 後陰 癰疽 諸瘡 婦人 小兒

프고 손발이 무겁고, 소변이 불리(不利)하고 구역(嘔逆)이 나고 창만(脹滿) 증상이 나타나는 것이다. 따라서 오령산이 학질을 직접적으로 치료한다기보다 학질로 인해 발생하는 부수적인 습체의 증상을 개선한다고 생각하는 것이 합리적이다.

습수(濕嗽)에 사용하는 처방으로 되어 있는데, 습수(濕嗽)는 폐가 습에 상하여 사지(四肢)가 무겁고, 뼈마디가 번동(煩疼)하고 춥기도 하며, 혹은 땀이 나고 소변불리 증상이 나타나는 것으로, 이것 또한 해수(咳嗽)와 더불어 습체의 증상이 동반되기 때문에 오령산을 사용하는 것으로 볼 수 있다. 그러나 실제로 오령산을 습수(濕嗽)에 사용하는 경우는 드물다.

오령산은 퇴산(㿉疝)에 사용하기도 한다. 퇴산은 음낭(陰囊)이 붓는 것으로, 초기에 부종이 심하게 나타났을 때 오령산을 사용할 수 있으며, 증상이 심해져서 단단해졌을 때는 다른 처방을 사용해야 한다.

 처방구성을 보면 택사는 세뇨관의 재흡수를 억제하여 이뇨작용을 함으로써 조직의 부종을 경감시키고, 적복령도 세뇨관의 재흡수를 억제하여 이뇨를 증진하므로 체내의 정체된 수분을 처리한다. 저령의 이뇨작용은 복령보다 우수하지만 보익작용(補益作用)이 없는 것이 복령과 구별되는 점이다. 백출은 뚜렷하고 지속적인 이뇨작용이 있으며, 장관활동에 대한 조절작용이 있어서 장관의 자발성 수축활동의 긴장성을 높이고 강직성 수축을 방지한다. 육계는 심장의 수축력과 심박동을 증가시키며, 말초혈관의 혈류를 원활하게 한다.

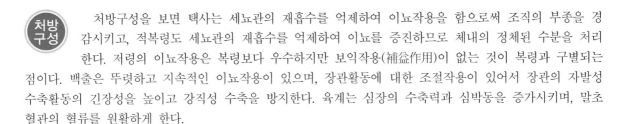 비화음과 비교하면 두 처방 모두 구토에 사용한다는 공통점이 있다. 비화음은 소화기가 연약하여 음식물을 소화할 수 없는 상태에서 발생하는 소화기 연약형 구토에 사용하는 반면, 오령산은 소화기에 수분이 울체되어 조직이 이완되고 소화·흡수기능이 저하되어 발생하는 구토에 사용한다.

부종에 사용하는 **사령오피산**과 비교하면 사령오피산은 사령산에 오피산을 더하여 사령산의 약성을 강화시킨 처방으로, 전신부종을 급히 해소해야 하는 경우에 주로 사용한다. 반면 오령산은 전신부종뿐 아니라 부위별 부종에 다양하게 사용하며, 사령오피산보다 이뇨작용은 다소 떨어지지만 부분적인 습체를 제거하는 작용은 더 뛰어나다.

오령산은 다른 처방과 합하여 효능을 증가시키는데, **위령탕**(오령산+평위산)은 식체(食滯)로 인한 설사에 사용하고, **곽령탕**(오령산+곽향정기산)은 외감이나 소화장애로 인한 설사에 사용하며, **군령탕**(오령산+사군자탕)은 허약을 겸한 부종과 설사에 사용한다. **시령탕**(오령산+소시호탕)은 열성(熱性)과 습체(濕滯)가 겸해 있는 상태에서 발생하는 설사(泄瀉), 부종(浮腫), 발열(發熱) 등에 사용하고, **사령오피산**(사령산+오피산)은 부종을 급속히 빼주는 역할을 한다. **이령탕**(오령산+이중탕)은 몸이 차면서 부종이 있을 경우에 사용하고, **유령탕**(오령산+향유산)은 여름철 설사에 사용한다. **우공산**(오령산+이진탕)은 비뇨기의 습체로 인한 소변불리, 오줌소태에 사용한다. **인진오령산**(오령산+인진)은 황달에 사용한다.

→ **활용사례**

1-1. 소아구토(小兒嘔吐), 설사(泄瀉) : 가성 콜레라 남 3세
1-2. 소아구토(小兒嘔吐), 설사(泄瀉) : 가성 콜레라 소아
1-3. 소아구토(小兒嘔吐), 설사(泄瀉) 남 3세 소양인
1-4. 유아구토(乳兒嘔吐), 설사(泄瀉), 기침 여 10개월 소양인
1-5. 소아구토(小兒嘔吐) 여 3세
1-6. 소아구토(小兒嘔吐) 남 6세
1-7. 소아구토(小兒嘔吐) 여 8세
1-8. 소아구토(小兒嘔吐) 남 5세
1-9. 소아구토(小兒嘔吐) 여 8세

1-10. 음주(飮酒) 후 구토(嘔吐)　여　20세　155cm
1-11. 독감 주사 맞은 후 구토(嘔吐)　남　16개월
1-12. 뇌진탕 후유증, 구토(嘔吐), 언어곤란(言語困難)　남　17세　소양성태음인
2-1. 임신오조(姙娠惡阻), 구토(嘔吐)
2-2. 임신오조(姙娠惡阻)　여　26세　태음성소음인　161cm 52kg
2-3. 임신오조(姙娠惡阻)　여　30세　160cm 54kg
3-1. 소아설사(小兒泄瀉), 복통(腹痛), 발열(發熱), 오한(惡寒), 인통(咽痛)　여　3세　태음인
3-2. 항생제 부작용, 설사(泄瀉), 구토(嘔吐), 소변량 감소　남　10개월　태음인　73cm 9.3kg
3-3. 급성장염(急性腸炎)　남　26세　소음인　177cm 68kg
4-1. 부종(浮腫), 피로(疲勞), 불안(不安)　여　41세　소음인
4-2. 음주 후 부종(浮腫)　남　50대
4-3. 음낭수종(陰囊水腫)　남
5-1. 두통(頭痛), 구역(嘔逆)　남　48세
5-2. 두통(頭痛)　여
5-3. 두통(頭痛)　남　15세
6-1. 현훈(眩暈), 기핍(氣乏), 거동곤란(擧動困難), 식욕감소(食慾減少), 천면(淺眠)　여　30세　소양인　167cm 52kg
7-1. 소아삼출성중이염(小兒滲出性中耳炎), 청각미약, 항생제 무반응　남　6세　태음인　107cm 18.5kg
8-1. 기미, 습진(濕疹), 구갈(口渴)　남　46세
9-1. 요통(腰痛)　남　46세
10-1. 눈꺼풀 떨림　여　40대중반
11-1. 시험복용　여　26세
12-1. 실패례-수입즉토(水入則吐), 위암　여
12-2. 실패례　여　57세
12-3. 실패례-입수 이롱(耳聾)　여　20세　태음인　157cm 59kg

→ 오령산 합방 활용사례
1-1. +보중치습탕 – 부종(浮腫)　여　49세　태음인　160cm 78kg
2-1. +마황가출탕 – 체중감량(體重減量)　여　29세　소양인　163cm 54kg
3-1. +방풍통성산 – 비만(肥滿), 고혈압(高血壓), 하지부종(下肢浮腫), 신중(身重)　여　61세　155cm 98kg
4-1. +보중익기탕 – 노인치매　남　76세
5-1. +소시호탕 – 습열(濕熱), 부종(浮腫)　여　22세
6-1. +곽향정기산 – 구토(嘔吐), 탄산(呑酸), 명치통, 속쓰림, 설사, 소변빈삭, 오심(惡心)　남　26세　태음인
6-2. +곽향정기산 – 구토(嘔吐), 오심(惡心), 소변량감소, 두중감(頭重感), 두불청, 현훈(眩暈)　여　15세　중학생

1-1. 소아구토(小兒嘔吐), 설사(泄瀉) : 가성 콜레라

다음은 배정도 선생의 경험을 채록한 것이다.

● 김 ○○　남　3세　충청남도 논산군 논산읍

엊그제 일인 양 기억은 또렷한데도 벌써 13년 전의 일이다. 84년 추석 직전 이웃집 할머니가 급히 와서 "3살배기 손자가 이웃 ○○소아과에 입원 중인데 먹는 대로 토하고 머리에 링거를 꽂고 있다"고 한다. 어린 것이 찌를 데가 없으니 이마에 링거를 꽂고 어미와 할머니가 교대로 링거병을 받쳐 들고 일주일간이나 따라다니다 보니 어른들이 먼저 죽을 지경인데도 차도가 없으니 "한약으로는 방법이 없겠느냐?"하고 물으면서 약을 지어달라고 한다.

① 일주일째 구토(嘔吐)와 설사(泄瀉)로 입원해 있다.　② 먹는 즉시 토하고 물만 마셔도 토한다.　③ 그래도 갈증은 나는지 2~3시간 간격으로 물을 찾아 보리차를 먹이면 곧바로 토한다.　④ 그런데 이상하게도 먹인 양보다 토하는 양이 더 많다.　⑤ 처음 며칠은 설사도 심했다.　⑥ 현재 입원해서 음식을 못 먹은 채 계속 링거만 맞고 있다.　⑦ 초기에 감기로 며칠 고생은 했으나 큰 걱정은 안 했으며 현재도 열은 약간 있다.　⑧ 소변은 하루에 2~3회 본다.　⑨ 병원에서는 가성콜레라라고 한다.

사정이 급한 만큼 산제로 만들 시간의 여유가 없어 가지고 있던 제약회사 제품인 오령산 과립제 1.5g을 1회분으로 싸서 보냈다. 비록 '가성콜레라'라는 진단은 있으나 증세가 '수역증(水逆證)에 오령산'인 만큼 증상이 맞으면 치료도 가능할 것이라고 기대해보았다.

아침 10시경에 약을 지어 갔는데 아들이 퇴근하기 전인 오후 5시경에 할머니가 다시 와서 "아이구 선생님 덕분에 우

리 종손 살렸네요, 그런데 그 약이 뭐길래 그렇게 신통하대유?" 하면서 이젠 그 약을 먹고 다 나았으니 아들이 퇴근하면 손자를 병원에서 퇴원시키겠다고 한다.

그간의 경과를 들어 보니 입원해 있는 병원에서 과립제를 물에 타서 아기에게 마시게 하니, 지금까지 먹는 즉시 토하던 아이가 이상하게도 그 약을 먹고 토하지도 않고 10여분이 지나서는 오히려 물을 달라고 하여 물을 먹이니 1주일 내내 물을 마시면 즉시 토하던 아이가 이번에는 토하지도 않는다는 것이다.

두어 차례 물을 더 마셨으나 계속 토하는 것이 없었으며 3시간가량 지나자 이번에는 배가 고프다며 밥을 달라는 것이 아닌가? 하도 신기해서 아프기 전처럼 밥을 먹였더니 밥을 먹어도 토하는 것이 없고 잘 놀며 미열(微熱)도 없어지고 식사 후 3~4시간이 지나도 설사가 없었다고 한다. 그 약을 한 번 먹고 모든 증세가 일시에 나아서 병원의 동의하에 퇴원시키기로 했다. 아기도 살았지만 1주일간이나 24시간 링거병을 들고 따라 다녀야 했던 어른들도 살게 되었다고 기뻐한다.

1-2. 소아구토(小兒嘔吐), 설사(泄瀉) : 가성 콜레라
다음은 배정도 선생의 경험을 채록한 것이다.

● ○○○ 소아 충청남도 논산군 논산읍
어제 저녁 할머니가 인사 겸 퇴원소식을 알려주고 다녀간 뒤에 문제는 다음날 아침 발생했다. 이 아이가 단지 오령산 과립제 1.5g을 차 숟갈로 1번만 먹고는 감쪽같이 나아서 퇴원을 하자 같은 병원에 같은 증상으로 입원해 있던 아기의 엄마들 5~6명이 함께 몰려와서 '어제 그 애기 토사곽란(吐瀉霍亂)을 낫게 한 약을 우리도 지어달라'고 한다.

병원에 입원해 있는 아이의 부모들이 갑자기 한약방으로 몰려오는 것이 모양도 좋지 않고 또한 아무리 치료가 잘된들 같은 동네에서 운영하는 병원의 입장도 생각해야 하므로 돌려보냈다. 일부는 아기를 데리고 몇 시간 후에 다시 찾아왔으며 데리고 온 아기들의 증상을 부모에게 자세히 들어 보았다.

모두 어제 그 아기와 같은 가성콜레라란 진단을 받아 치료중이며 증상도 모두 토사가 겸해 있고 치료 또한 같은 과정을 밟고 있었으며 모두 특별한 음식을 먹은 것이 없는 점으로 보아 환절기에 기온차이로 인해 발생하는 이른바 상한 태양증(傷寒太陽症)으로 인해 발생한 수역증(水逆症)으로 판단했다.

환절기에 기후로 인해 발생한 수역증으로 인한 토사이므로 어제의 아기처럼 오령산을 쓰기로 했다. 이 아기들에게도 제약회사의 오령산 과립제 1.5g을 차 숟갈로 담아 한 번씩만 입안으로 넣어 먹게 했다.

예상대로 약을 먹은 아기들도 어제의 아기처럼 토하지도 않고 10~20분 사이에 물을 찾아서 물을 먹이니 토하지 않았다고 한다. 조금 지나서 배가 고프다고 하여 죽을 먹이니 토하지도 않고 설사도 멈추어 하나같이 첫 번째 아이처럼 모두 같은 과정을 밟으면서 하루 만에 완쾌되었다.

그렇게 오랫동안 토사로 고생시키던 것이 하루가 지나자 모두 감쪽같이 나으면서 다음날부터 같은 증상의 어린이들이 5~6명씩 찾아 왔으며 그 뒤로는 이 소문이 퍼져 같은 증상을 앓는 아기들이 환절기만 되면 수없이 몰려들었다.

제약회사에서 과립으로 만든 오령산의 용량 1.5g을 1회에 한해서 사용했는데 약의 부피가 매우 작아 아기들이 복용하기에 알맞을 뿐 아니라, 물로 된 탕약이 아닌 가루약이므로 물에 타서 먹여도 약량이 적어 편리했다. 또한 과립제를 그대로 먹이니 먹기도 쉽고 입에 넣고 오물거리면서 모두들 뱉어내거나 토하는 일 없이 잘 먹어 약을 먹이는 부모들 입장이 한결 수월해 보였다.

오령산 과립은 1회 분량의 약량이 매우 적고 구토, 설사로 5~10일간씩 고생하는 아이나 부모들을 보니 안쓰럽기도 하고 단 한 번에 치유되는 보람도 있어 100여 명 이상을 무료로 투약했다. 지금까지 200여 명의 아기들을 이 같은 증세로 치료했는데, 대부분 1회에 치유되었다. 2번 이상 투여한 예는 흔치 않을 정도다.

소아토사(小兒吐瀉)가 발생하면 대부분 1차로 병원부터 찾는 만큼 이러한 손쉽고도 훌륭한 방법을 한약방 자체만 알고 있는 것보다는 소아과나 내과에서 더 필요할 것 같아, 이 방법을 주위의 병의원에 알려주었으며 본인의 경험으로 본다면 이러한 소아토사에 획기적인 치료방법이 되었으리라 생각해 본다.

1-3. 소아구토(小兒嘔吐), 설사(泄瀉)
다음은 배정도 선생의 경험을 채록한 것이다.

● 지○○ 남 3세 소양인 서울특별시 도봉구 상계동
추석에 여동생이 명절을 지내기 위해서 옥천의 친가에 들렀다가 아이가 토사곽란이 심해지고 그곳 병원에서 치료해도 차도가 없자 추석 음식도 한 번 못 먹은 채 오라버니가 있는 한약방으로 찾아왔다. 여동생으로부터 증상을 들어 보니 ① 추석 직전인 5일 전부터 감기증상이 있었으며 미열(微熱)이 있다. ② 어제부터 계속 토하며 물만 마셔도 즉시 토한다. ③ 그러면서도 갈증이 나는지 물을 자주 찾는다. ④ 설사는 어제는 심했는데 오늘은 먹은 게 없어서 그런지 2번 정도만 했다고 한다. ⑤ 소변은 거의 안 보는데 불그스레한 색깔이다. ⑥ 약간 부석부석하고 기운이 없어 보이지만 놀기는 한다.　⑦ 감기에 걸린 뒤로 밥을 잘 먹지 않고 특별히 음식을 먹은 것이 없었다.

전형적인 상한풍중(傷寒風中)에 열(熱)이 방광경(膀胱經)에 입리(入裏)하여 일으킨 수역증(水逆證)으로 보고 오령산 과립제 1.5g을 1회 투약했다. 약을 복용한 지 하루도 못 되어 토사와 모든 증상이 나았으나 그래도 조심스러워 한 끼는 죽을 먹인 뒤 정상적인 식사를 시켰으며 그 뒤로는 아무 탈 없이 잘 지내다가 서울로 귀가했다.

1-4. 유아구토(乳兒嘔吐), 설사(泄瀉), 기침

● 최 ○ ○ 여 10개월 소양인 경기도 의왕시 상동 일오빌리지

이마가 돌출된 여자아기로 21일전 구토와 소화불량 그리고 대변빈번으로 우황청심원 1알을 가져갔는데 다시 내방했다.

① 오늘 아침에 3회 정도 구토(嘔吐)를 하고 2번 정도 설사(泄瀉)를 했다.　② 칭얼거리며 기침도 2번 정도 했다.　③ 동네 의원에서 치료를 했으나 차도가 없었다.　④ 평소 재채기를 하다가도 구토를 한다.　⑤ 하루 2번밖에 우유를 안 먹을 정도로 식욕이 부진하다.　⑥ 다른 아이보다 체중이 2kg 덜 나간다.　⑦ 땀이 많다.　⑧ 평소 하루 3번 정도 묽은 변을 본다.　⑨ 잠을 뒤척인다.

소아의 구토, 설사의 원인이 소화기 내에 수분이 울체되어 발생한 것으로 보고 오령산 2배량으로 4첩을 지어주었다.

2년 뒤에 다시 보약을 지으러 내원했을 때 당시의 경과를 물어 보았다. 그때 약을 복용하자마자 곧 구토와 설사, 기침이 모두 소실되었다고 했다.

이번에는 식욕부진이 있는데 보약을 지어달라고 하여 비화음 1첩을 지어주었다.

1-10. 음주(飮酒) 후 구토(嘔吐)

다음은 박상우 선생의 경험이다.

● 김 ○ ○ 여 20세 대학생 155cm 정도 충청북도 청주시

흰 피부에 큰 눈동자를 가지고 있고, 통통한 정도로 살이 찐 편이다.

필자의 동아리 후배로 고등학교 때도 음주를 했으나 대학에 들어와서 음주량이 늘어나면서 술을 마신 다음날에는 분사형 구토(嘔吐)를 하고 어지러움과 두통(頭痛)이 생기고 먹으면 또 토한다고 한다. 반복하여 술이 들어가면 계속 토한다고 한다.

① 술 먹은 다음날 계속 토한다.　② 물을 마시면 먹은 것보다 많이 토한다.　③ 토하면 좀 편안하나 곧 다시 토하고 싶어진다.　④ 술을 마시고 나면 식욕이 없다.　⑤ 약간 어지러움이 있고 머리가 아프다. 그냥 아프다고만 한다.　⑥ 평소에 많이 먹어서 살이 빠지지 않는다.

술을 먹은 다음날 계속 토한다는 점이나 물을 먹은 것보다 더 많이 토한다는 증상을 보면 수입즉토(水入卽吐)의 증상에 사용하는 오령산증으로 생각되어 복진으로 진수음(振水音)을 확인해 보니 계속 들렸다. 위열(胃熱)이 많은 상태에서 술로 인해서 습열(濕熱)일 발생하여 구토가 나타나는 것으로 보인다. 이것저것 고민할 것 없이 바로 오령산을 산제(散劑)로 2일분을 투약하고, 계속 토하고 음식을 먹지 못한 상태라 오령산을 다 먹은 후 곽향정기산을 먹으라고 산제로 1일분을 주었다.

오령산 산제 2일분과 곽향정기산 산제 1일분을 복용하니 처음 복용했을 때 물을 많이 먹어서 또 토했다고 한다. 수입즉토(水入卽吐)인데 물을 적게 먹으라는 말을 못해줬다. 그래서 어차피 산제니까 그냥 물 없이 복용하라고 했다. 두 번 정도 먹고 나서 토하고 싶은 맘이 없어졌다. 소변량이 늘었는지 물어보니 그렇지는 않다고 한다. 곽향정기산을 복용하고 밥을 먹은 후에도 토하지 않는다고 한다. 그래도 여전히 술을 마시면 그 다음날은 토한다고 한다. 그래서 술을 좀 적당히 먹으라고 적극 권유하고 있다. 술을 너무 좋아하여 걱정이다.

1-11. 독감 주사 맞은 후 구토(嘔吐)

다음은 이윤호 선생의 경험이다.

● 김 ○ ○ 남 16개월 경기도 파주시

친구 아들인데 병원에서 독감주사를 맞고 나서부터 음식을 토한다고 한다.

병원에서도 이유를 모르고 독감주사의 영향일 것이란 말만 하는데 답답하다며 좋은 방법이 없겠냐고 한다.

① 열도 없고 아무 이상이 없는데 음식이나 물을 먹으면 곧바로 토한다.　② 보리차도 먹어 보았지만 먹으면 바로 토해버린다.

전화로 들어서는 아이가 어떤 체질인지 어떤 상태인지 알 수 없으나 아이의 구토가 독감주사 후 발생했다는 점이 독감과 연관이 있다고 보았다. 어린이의 구토는 선천적인 비위허약(脾胃虛弱)으로 인한 비화음형의 구토가 있고 감기로 인해 나타나는 곽향정기산이나 오령산형의 구토가 있다. 이 아이의 구토가 독감주사 후 발생한 것이라면 이는 감기로 인한 것으로 볼 수도 있다.

친구에게 약국에 가서 산제로 된 오령산을 1일분을 사다가 조금씩 물에 타서 먹이라고 했다.

다음날 친구에게서 전화가 왔다. 약을 먹이고 얼마 되지 않아서 토(吐)하는 것이 없어졌다고 한다. 또 한약이 효과가 양약보다 빠르다고 좋아한다.

1-12. 뇌진탕 후유증, 구토(嘔吐), 언어곤란(言語困難)

다음은 조연상 선생의 경험이다.

● 윤 ○ ○ 남 17세 소양성태음인 경기도 광명시 철산3동 한신아파트

키는 큰 편이나 몸은 날씬한 편이고 피부는 희며 머리는 좋고 고집이 매우 센 성격이다.

위 학생은 필자가 전에 살던 철산 3동의 이웃집 아들이다. 성미가 독특하여 학교를 자퇴하고 남보다 빨리 뭔가 보여주고 싶은 마음에 검정고시를 준비하고 있는 중이다.

지난 5월에 모터가 달린 롤러스케이트를 타다가 넘어져 머리에 큰 충격을 받았다. 물론 인사불성이었다. 바로 병원으로 옮겨 CT촬영을 했다. 그런데 다행히도 CT검사를 한 의사의 소견은 바로 수술을 하기보다는 계속 경과를 지켜보면서 수술여부를 결정하자는 것이었다. 아직 나이가 젊으니 의외로 회복이 빠를 수가 있다는 것이다. 하루 후인지 이틀 후인지는 기억이 없으나 깨어나서 사람을 알아보았다. 그러나 말은 잘못하고 계속 토하기만 하여 링거액으로 일주일 이상 보냈는데 최종 결론은 수술을 하지 않아도 될 것이라는 것이었다.

적어도 보름 이상 병원에 있다가 퇴원했는데 그때 필자가 전화를 받았다. 전화내용은 아래와 같다.

① 15일 전 뇌진탕으로 의식불명이 된 뒤 1~2일 후에 의식이 돌아왔으나 말은 못하고 계속 토한 적이 있다.

② 퇴원 이후로 지금은 하루 종일 자기만 한다.

③ 힘이 없어 일어나지 못한다. 그리고 얼굴에 예전과 같은 총기가 없다.

뇌진탕 이후 발생한 구토가 충격으로 인한 뇌부종으로 발생한 것이라 보고 오령산에 진피와 빈랑을 더한 뒤 약을 지어주었다.

며칠 전인 6월 25일경에 어머니로부터 전화를 받았다. 아이가 이제는 몸이 가벼워지고 많이 좋아졌다면서 본인이 약을 더 먹기를 원한다는 것이다. 이 때 양약 복용 여부를 물어볼까 했지만 그만두었다. 몸이 나아지면 스스로 양약을 끊을 것이라는 확신 때문이었다. 먼저 얘기를 꺼내어 엄마로 하여금 갈등이 생기게 할 필요는 없었다.

오령산은 《상한론》 조문에 보면 모두 번조(煩燥)하는 데 쓰인다고 나와 있다. 한 가지 책만 보면 오히려 처방을 넓게 쓰지 못한다. 일반적으로는 오령산은 어린아이 설사에도 많이 쓴다. 그런데 확실하게 기억나지는 않지만 고방학회에서 뇌부종에 오령산을 썼다는 말을 들은 적이 있는 것 같다. 다시 한 번 고방학회 회원님들에게 감사를 표한다.

2-1. 임신오조(姙娠惡阻), 구도(嘔叫)

다음은 박태기 선생의 경험을 채록한 것이다.

박태기 선생은 오래 전부터 오령산을 수많은 환자의 임신오조(姙娠惡阻)에 사용해 왔다. 활용 이유는 입덧 증상의 하나인 구토가 수역(水逆)에 있다고 보았기 때문이다. 대개 3일분 6첩을 사용하며, 임신 초기에서부터 입덧으로 병원에 입원하는 경우, 심지어 출산시까지 병원에서 입원을 하여 치료하는 경우에도 모두 나았다고 한다. 임상에 임하는 많은 분들에게 참고가 될 것으로 믿는다.

2-2. 임신오조(姙娠惡阻)

다음은 노의준 선생의 경험이다.

● 최 ○ ○ 여 26세 태음성소음인 161cm 52kg 경기도 과천시 부림동

눈이 크고 안색은 약간 검은 편이며 살결은 다소 물러 보인다.

어느 날 벤처 사업을 하는 고등학교 동창에게서 전화가 왔다. 현재 자신의 아내가 임신 중인데 입덧을 너무 심하게 한다면서 입덧이 한약으로도 치료될 수 있냐고 물어 왔다. 제수씨와 함께 한번 한의원에 들르라고 했더니 그 주에 내원했다.

지난 2002년 8월 31일에도 어머니 및 쌍둥이 두 남동생과 함께 내원하여 수장한(手掌汗)과 상열(上熱) 등의 증상으로 귀비탕 1.5배량에 황기, 산조인 12g, 시호, 치자 3g, 향부자 8g, 백출 12g, 후박 4g, 진피 6g, 육계 12g, 작약 6g, 건강 3g으로 10일분 20첩을 복용한 적이 있다. 그 당시에 기록된 평소증상은

① 추위보다 더위를 많이 탄다. ② 물을 자주 마신다. ③ 하루에 2번 정도 열이 달아오르며, 마음이 불안하다.

④ 잠귀가 밝지만 잠은 잘 자는 편이다.

2003년 10월 4일 내원했을 때에는

① 현재 임신 9주인데 5주째에 접어들면서부터 입덧이 시작되었다. ㉠ 첫아이를 낳을 때도 그랬는데 이번에는 첫 아

이 때보다 더 심하다. 하루에도 10번 가량 구토한다. 그러자 친구가 하루에 20번도 더하는 것 같다는 말을 했다.

ⓛ 아침부터 저녁까지 하루 종일 토하는데, 밤부터 새벽까지는 노란 위액이 넘어올 때까지 토하기도 한다. 특히 식후 1~2시간 후부터 토하기 시작하는데, 때로 피가 나오기도 한다.　② 맥을 보니 삭활(數滑)하면서 다소 강한 편이다. 맥이 삭(數)하므로 가슴이 뛰는 등의 심번(心煩)증이 있다고 했고, 맥이 강하므로 더위를 타면서 추웠다 더웠다 하는 경우가 있다고 했다.　③ 복진을 해보니, 복부가 약간 연약한 편이었고 심하비(心下痞)가 있으며 약간의 진수음(振水音)이 확인되었다. 신체조건상 태음성소음인이므로 비록 맥이 삭활(數滑)하기는 하나 이는 임신으로 인하여 신체조건상 체열이 증가하여 발생한 것으로 보고 먼저 보생탕의 군약인 향부자증을 확인하기 위하여 가슴이 답답한지 물어보았다.　④ 가슴이 답답하고 우울한 듯도 하다. 자꾸 구토(嘔吐)를 해서 그런 것도 같다. 실은 동창이 그 힘든 벤처사업을 한다고 하여 걱정이 이만저만이 아니라고 하면서 그 때문에라도 가슴이 답답하다고도 했다.　⑤ 얼굴에 열 달아오르는 것도 가끔 있다고 했다.　⑥ 평소 신경이 예민한 편이다.

앞의 증상의 문진(問診)으로 보아 향부자의 기울(氣鬱) 증상 및 가슴이 답답한 증상이 있는 듯이 보였다.

보생탕은 백출, 진피, 인삼, 감초 등의 보기(補氣)와 건비(健脾)제가 위주로 구성되어 있으므로 평소 소화력이 약한 사람에게 쓰이는 경향이 있다. 그래서 평소 소화가 잘 되는지를 물어보니

⑦ 평소 소화가 안 되는 편이라고 했다.　⑧ 사지통(四肢痛)이 있다.　⑨ 어지러움도 없고 머리도 아프지 않다. ⑩ 저녁때는 다리가 아픈 듯도 하다.　⑪ 눈을 감고 있으며 이마가 간지러운 듯하다는 등의 증상을 호소했다.

신체조건 및 증상조건으로부터 보생탕증이라고 판단하고 보생탕 2배량에 활투에 따라 백두구 12g, 죽여 6g, 소엽 6g 을 가하여 5일분 10첩을 투약했다.

2003년 10월 18일 다시 내원해서는 약을 복용하고 입덧이 약간 나은 듯하나, 크게 나아진 듯하지는 않다고 말한다. 실은 나에 대한 인사차 약간 좋아졌다고 한 것뿐이지 내가 보기에는 전혀 좋아지지 않은 것 같았다. 이때야 비로소 긴장되기 시작했다.

보생탕이 무효했다면 일단 생강사심탕이나 오령산증을 추적해 보기로 하고 다시 한 번 복진을 해보니,

① 심하(心下)를 누르면 심하비경(心下痞硬)은 거의 없고, 심하가 연약한 편이고, 다소의 압박감을 느끼는 정도였다. 심하비경이 없으므로 생강사심탕증은 아닌 것으로 보인다. 그렇다면 오령산증을 추적해 보기로 했다.

② 약간의 진수음(振水音)이 느껴지면서, 제상(臍上)으로 약한 동계(動悸)가 있다.

오령산증은 주로 소양인에게 많이 오는 경향이 있는데, 환자는 소음인(혹은 약체 태음인)이었으므로 처음부터 오령산을 크게 고려하지는 않았기 때문에 신체조건과 몇 가지 증상조건만을 보고 보생탕을 썼던 것이다. 그러나 평소에 체열도 낮고 소화력도 약한 편이라 할지라도 임신이라는 상태조건상 체열상태가 높아지고 대사가 왕성해지면서 소양인의 생리구조를 가질 수 있다는 가정 하에 오령산증을 추적해 보기로 했다. 그래서 먼저 체열상태를 확인하기 위해 문진을 해보니

③ 평소에는 추위를 많이 탔는데 아이를 가지면서 더위를 타게 되었고, 열이 많은 체질이 되었다고 한다.

④ 또한 아이를 가지면서 목과 등 뒤로 벌겋게 여드름 같은 발진이 올라온다. 이는 안태산을 사용해야 할 증상이다.

⑤ 다시 정밀하게 진단을 해보니 맥이 활삭(滑數)하면서 전체적으로 강하게 촉지되었는데, 이 또한 신체상태가 열적으로 되었음을 반증하고 있었다.

⑥ 체격(구조)상태를 보니, 피부는 약간 두터운 편이나 복진상 약간 연약한 편이었고, 손은 다소 무르고 가늘고 부드러운 것으로 보아 평소 체격조건은 그리 실한 편은 아닌 듯 보였다.

오령산증을 추적하기 위하여 갈증(渴症), 소변불리(小便不利), 수입즉토(水入卽吐), 두통(頭痛) 등의 증상을 하나하나 문진해 나갔다.

⑦ 갈증이 난다. 낮에도 갈증이 나는데 밤에도 갈증이 심해서 자다가도 일어나서 물을 마신다.

⑧ 물을 마시고 나면 30분 정도 지나고 나서 먹은 물을 다 토해낸다. 낮에는 물을 마셔도 토하지 않는데, 유독 밤에는 물을 마시면 토해낸다. 밤에 물을 마시면 3번 중에 2번 가량을 구토하는데, 물을 마시면 얼마 있지 않아 곧 바로 구토한다. 밤에 구토할 때에는 위액 같은 것이 뒤섞여 나오기도 한다.

⑨ 구토하기 전에는 입에서 끈적거리는 침이 먼저 고인다. 밤에 잘 때도 끈적거리는 침이 고여서 침을 못 삼키게 되면 일어나서 침을 뱉고는 한다. 잠을 자다가도 2~3번씩 깨서 침이 고일 때마다 침을 뱉고는 한다.

⑩ 이렇듯 밤에 자다가 침을 뱉고 나면 갈증이 나서 물을 마시고, 물을 마시고 나면 다시 구토한다. 다시 잠을 자는데, 그 이후에 다시 일어나서 또 물을 마시면 다시 토하는 등의 악순환이 반복된다.　⑪ 소변은 2~3시간에 한 번 정도로 자주 보는 편이다. 밤에 자다가도 일어나 소변을 자주 보게 되었다, 소변양이 적고 소변색이 뿌옇다.　⑫ 머리가 약간 아프다.　⑬ 평소 속이 메슥거리는 등의 증상은 없다.

낮에 구토를 할 때에는 아침부터 시작해서 저녁까지 계속 구토를 하는데 식후에 30분 정도까지는 괜찮다. 또한 식사를 할 때는 괜찮은데 소화가 안 되거나 메슥거린다기보다는 속이 형용할 수 없을 정도로 부대끼면서 2시간이 지나고 구토를 한다. 구토를 하고 나면 그 이후 메슥거리던 속이 시원해진다.

먹고 나면 속이 부대끼는 등의 증상이 있어 숟가락을 넣어서 일부러 토하기도 한다. 그러면 오히려 속이 시원해진다. 오령산증에는 오심(惡心)은 심하지 않고 위내압의 증가로 토하기 전 속이 부대낀다고 하는 경우가 있다.

⑭ 구토를 할 때는 먹은 내용물을 모두 토한다. 또한 구토할 당시 토사물이 마치 뿜어져 나오듯이 분출되면서 쫙 퍼져 나온다. 오령산의 구토는 위내압에 의하여 분사되듯이 폭발적으로 쏟아져 나오기도 한다.

그 외의 증상으로는

⑮ 변비가 있어서 3~4일에 1번 가량 대변을 보고, 변을 본 이후 후중감이 약간 남아있다. 변은 가늘고 단단하고 잘 나오지 않는다.   ⑯ 어지럼증은 없다.   ⑰ 밤에 속이 쓰린 경우도 있다. 이는 명치가 쓰린 것이 아니라 자꾸 구토를 하다 보니 식도가 쓰린 듯한 느낌이 오는 것이다.   ⑱ 잠이 올 때는 잘 오는데 중간에 자다가 잘 깨기도 한다.

오령산증을 확진하고 오령산 본방으로(저령, 복령, 백출 6g, 택사 10g, 계지 4g) 5일분 10첩을 투약했다. 임상에서 오령산을 쓸 때는 약의 종류가 많지 않으므로 대개 가감하지 않고 원방 그대로 쓰는 것이 좋다.

2003년 10월25일에 환자에게 직접 전화를 걸어 경과를 확인해 보니

1. 약을 복용한 지 1~2일이 안 돼서 입덧이 많이 없어지다가 약을 모두 복용할 무렵에 다시 시작되었으나 현재 상태는 60~70% 호전된 듯하다.

2. 구토하는 것도 하루 10번에서 4~5회로 줄었다.

3. 예전에 구토하면 먹은 내용물을 다 토했으나 이제는 한 공기를 먹으면 반 공기 정도만 토한다.

4. 예전에 구토할 때는 토사물이 분출되듯이 쫙 퍼져 나왔으나, 이제는 조금씩 게워내는 정도가 되었다.

5. 오후에 구토하는 것도 많이 좋아졌다. 그러나 아침에는 예전과 똑같이 구토한다. 아침에 먹은 음식은 꼭 토해내는데 예전의 구토처럼 폭발적으로 한 번에 다 터져 나오지는 않는다.

6. 음식을 먹고 나서 속이 부대끼는 증상도 없어졌다. 다만 아침 기상시에만 속이 약간 부대끼는 정도이다.

7. 갈증이 나는 것은 이제 거의 없어졌다. 갈증으로 인해서 밤에 일어나서 물을 마시는 증상도 없어졌다.

8. 밤에 물을 마시고 토하는 증상은 없어졌으며 소변량이 적고 뿌연 것도 좋아졌다.

9. 얼굴에 열이 달아오르는 증상은 소실되었으며 몸이 붓는 것도 없어졌다.

그러나 약을 다 먹을 때쯤에서 배가 많이 불러오기 시작했고, 혹시나 좋은 한약을 먹으면서 아이가 커질까 두려워 약을 더 먹는 것이 꺼려진다고 했다. 그것과는 상관없으니 안심하라고 말을 하고 연복(連服)을 권유했다.

10. 소변을 자주 보는 것도 없어졌다. 예전에는 하루 밤에 5번 가량 깨서 소변을 봤는데, 이제는 밤에도 1~2번 가량 소변을 보는 정도로 호전되었다.

11. 두통은 원래 심하지 않았으므로 크게 호전 정도를 느끼지 못하겠다.

12. 속이 쓰리는 것도 없어졌다. 예전에 속이 쓰린 것도 위장이 쓰린 것이 아니었고 구토하면서 식도가 쓰린 듯한 느낌이었는데 그런 증상도 없어졌고 변비(便秘)도 좋아져서 매일 한 번씩 쾌변을 본다.

오령산이 효능이 있는 것으로 보고 다시 지난번과 같은 오령산으로 5일분 10첩을 투약했다.

2003년 12월 07일에 나중에 동창에게서 동창회를 한다고 연락이 왔기에 경과를 확인해 보니

3번째 약을 먹고는 입덧이 70~80%가량 호전되었으나 아직도 여전히 조금씩 구토를 한다. 그런데 입덧이 웬만큼 좋아지자 정작 본인이 아이가 커질까봐 걱정이 되서 그런지 더 이상 한약을 먹지 않으려 한다고 하면서 원래 체질적으로 입덧을 하는 모양이라고 한다.

2-3. 임신오조(姙娠惡阻)

다음은 노의준 선생의 경험이다.

● 장 ○ ○ 여 30세 160cm 54kg 경기도 군포시 당동

① 임신 10주째인데 입덧이 있어 음식을 먹지 못하고 물만 먹어도 토하고 음식을 먹고 나면 모두 토한다.   ② 간혹 머리가 무겁다.   ③ 오래 누워 있으면 뒷목이 뻐근하다.   ④ 손발과 종아리가 쑤신다.   ⑤ 추위를 약간 타고 더위를 타는 편이다.   ⑥ 땀이 수시로 얼굴과 몸 전체에 많다.   ⑦ 아랫배가 약간 차다.   ⑧ 식성이 좋고 아침을 생략한다.   ⑨ 식사량은 일정하지 않고 소화력은 좋다.   ⑩ 대변은 매일 아침 보며 잘 나온다.   ⑪ 잠들기 어렵고 전신에 기운이 없다.   ⑫ 월경통이 아랫배와 허리에 약간 있고 냉대하가 약간 있다.   ⑬ 흉협고만(胸脇苦滿)이 있고 심하(心下)와 중완(中脘)에 진수음(振水音)이 있다.   ⑭ 복직근연급(腹直筋攣急)이 있다.

입덧이 소화기 조직에 스며든 수음(水飮)으로 인해 발생했다고 보고 오령산에 보생탕을 합방하여 5일분 10첩을 투약했다.

약 1년여가 지난 후인 3월 하순에 확인해 보니, 당시 약을 3일 정도 복용하고 바로 입덧이 소실되었다고 한다. 이번에는 아이를 낳기 전 중독증이 있어서

① 소변에 단백뇨가 현재까지 나온다.   ② 소변은 아침에 좀 진한 정도이다.   ③ 14일 전에 아이를 출산했는데 부기는 다 빠졌다.   ④ 몸이 많이 피곤하다.   ⑤ 소변의 횟수가 줄었다.   ⑥ 발이 시린 증상이 있다.

이번에는 산후 보약으로 보허탕에 발이 시리다고 하여 계지탕을 더하여 1제를 투약했다.

3-1. 소아설사(小兒泄瀉), 복통(腹痛), 발열(發熱), 오한(惡寒), 인통(咽痛)

● 이 ○ ○ 여 3세 태음인 경기도 안양시 비산3동

얼굴이 둥글고 이마가 약간 나온 견실하면서도 순하게 보이는 어린이이다.
① 3~4일 전부터 설사를 한다.　② 물 같은 설사가 쭉쭉 나온다.　③ 하루 5~6회씩 하며 주로 저녁 무렵에 심하다.　④ 소변을 정상적으로 보면서도 설사가 나온다.　⑤ 설사를 한 후로는 배가 아프다.　⑥ 4일 전에 병원에 갔었는데 장염이라고 한다.　⑦ 설사 외에 구토(嘔吐)나 오심(惡心), 소화불량(消化不良) 등의 증세는 없다.　⑧ 10일 전부터 온 몸에 열이 난다.　⑨ 주로 밤에 열이 났다가 3~4시간 후에 내리며 심할 때는 밤새 열이 난다.　⑩ 열이 나면서 춥다.　⑪ 5일 전부터 목감기로 편도가 부었다.　⑫ 감기에 걸리면 주로 목이 붓는다.　⑬ 올해 들어 1달에 1번꼴로 감기에 걸린다.　⑭ 몸은 따뜻한 편이고 땀을 많이 흘린다.　⑮ 병원에서 3일간 치료했으나 증상이 여전하다.
물 설사를 하루 5~6회씩 하는 3살 된 어린이에게 오령산을 쓰기로 했으나 오령산을 산제로 분말을 해두지 않아서 탕제(湯劑)로 쓰기로 하고 첩약을 지어보니 모두 합쳐 28g밖에 되지 않았다. 약 봉지가 너무 적어서 그대로 주기도 민망했다. 또 이 아이의 설사가 심한 편이고 하여 과량이긴 하지만 탕제인 만큼 산제보다는 그 약성이 적다고 보고 오령산을 2배량으로 2일분 4첩을 지어주었다.
9일 뒤에 이번에는 기침이 심하여 다시 내방했다. 그래서 지난번의 설사 증상을 확인해 보니, 그 약을 1일간 2첩을 복용한 뒤부터 설사가 다 나아 된 변을 보았으며 복통도 소실되었고, 밤마다 있던 발열(發熱), 오한(惡寒), 인통(咽痛)도 모두 소실되었다고 한다. 그러나 감기 증세가 계속 진행된 것인지 아니면 그사이 다시 감기가 걸려 기침이 발생한 것인지는 분명하지 않으나 밤기침이 심하다고 하여 소청룡탕으로 2일분 4첩을 지어주었다.

6-1. 현훈(眩暈), 기핍(氣乏), 거동곤란(擧動困難), 식욕감소(食慾減少), 천면(淺眠)

● 최 ○ ○ 여 30세 소양인 치의전문대생 167cm 52kg 서울특별시 강남구 도곡1동

피부는 희고 얼굴은 갸름하며 입술선이 분명하고 말이 빠른 소양인이다. 며칠 전 미국의 윤 실장에게서 서울에 있는 조카가 아픈데 병원에 돌아다녀 봐도 낫지 않는다면서 조카를 좀 봐 줄 수 있느냐는 부탁 전화가 왔다. 오늘 다시 전화가 왔고 그러자고 했더니 부모님을 대동하고 내방한 사람은 여대생이었는데, 겉모습은 건강해 보인다. 그간의 과정과 증상을 들어보니 다음과 같다. 2010년 1월에 신우신염을 앓았다. 6월에는 우측 허벅지에 피부통과 발진과 약간의 수포가 있는 가벼운 대상포진을 앓았다. 이후부터 몸 상태가 나빠지기 시작했다.
9월 21일 추석 때 두통이 극심하여 잠을 자다가 깨었다.
① 그날 이후로 한 달 동안 심하게 어지럽기 시작했다. 어지러우면 속이 메슥거린다. 동시에 손발이 차고 손에 땀이 나면서 호흡이 가쁘고 가슴이 뛴다. 어지러움이 심해지면 열이 나고 기운이 없다. 지금도 조금 어지럽다. 그간 동네 내과를 거쳐 이비인후과에 갔었고 우측 귀에 정전신경염 진단을 받고 10월 21일에서 5일간 입원 치료했으나 크게 호전되지는 않았다. 병원에서 항생제, 귀영양제, 수액제로 치료를 받았다.　② 6월 대상포진을 앓은 이후로 기운이 쫙 빠지면서 메슥거린다.　③ 기운이 없어서 누워있어야 편하다. 서있거나 걸어 다니면 불편하다. 진이 빠진 느낌이다.　④ 본인의 표현으로는 평소 위장과 대장이 약해서 잘 체하고 복통이 잘 생긴다고 한다.　⑤ 평소에는 물을 마시지 않는 편이었으나 입원 뒤부터 목이 말라 물을 자주 마신다.　⑥ 추위는 안 타나 더위를 못 참는다. 에어컨을 거의 틀다시피 한다. 그래도 땀은 없는 편이다.　⑦ 손발은 찬 때가 많으며 배가 사르르 아플 때 손으로 만져보면 배도 차다.　⑧ 음료수는 찬 것을 좋아하고 겨울에도 얼음을 넣어 마신다. 찬 음식을 좋아한다.　⑨ 음식은 가리지 않고 식욕이 좋았으나 어지러운 이후인 지금은 식욕이 뚝 떨어져 있다.　⑩ 식사는 1일 세 끼 보통량으로 먹으며 소화는 잘되는 편이다. 매운 것을 좋아한다.　⑪ 대변은 정상이고 편할 때 본다.　⑫ 소변은 아프고 나서부터 자주 보는 편이며 자다가 보는 밤 소변도 1번 본다.　⑬ 잠은 5~6시간 자나 깊게 자지 못하며 자다가 한밤중에 자주 깬다.　⑭ 가끔 손발이 저릴 때도 있다.　⑮ 현재 전문대학원 2학년생이라 공부의 강도가 높은 편이라 한다.　⑯ 인삼이 잘 맞지 않는다. 먹으면 불편하다.
이 학생의 주소증은 어지러움이고 기운이 없는 것이다. 이비인후과에서는 정전신경염이라고 하나 ①의 증상 중 '어지러우면 속이 메슥거린다'는 것이나 '1월에 신우신염을 앓았다'는 것으로 보면 이는 체액대사 장애로 보인다. 그간 이비인후과에서 입원도 하고 항생제 치료도 했으나 아직 치유되지 않은 것을 보면 지금은 정전신경염을 떠나 있는 증상이라 볼 수밖에 없다.
체액대사 장애 중 가장 많고 흔한 것이 조직액에 수분이 증가하여 나타나는 수분대사 장애라 할 수 있다. 이러한 수분의 두면부 정체는 어지러움의 원인이 되는 경우가 많기 때문이다. 어지러움이 생기기 전 두통이 심했다고 했는데 수분이 증가하면서 뇌압도 증가하면 두통도 생기게 되는데 우리가 잘 아는 오령산증이라 할 수 있다.

처음에는 어지러움이 심해지면 발열도 생긴다기에 시령탕(오령산+소시호탕)도 생각하여 보았으나 이 경우는 오령산 만으로도 충분히 치료가 될 수 있을 것 같아서 오령산을 선정하기로 했다. 육계가 빠진 사령산도 사용할 수 있으나 손발이 차다기에 약간의 육계가 더해진 오령산을 선택한 것이다. 오령산을 선택한 이유 중 하나가 ⑤의 '평소에는 물 을 마시지 않는 편이었으나 입원 뒤부터 목이 말라 물을 자주 마신다'는 것이었다.

어지러우면 오심을 겸하거나 구갈이 나타난 증상을 보고 어지러움이 습체로 인한 것으로 보고 오령산 2배량으로 10일 분 20첩을 지어 주었다.

약을 복용한 지 7일째, 이 학생의 어머니가 극심한 알레르기피부염으로 상담하고자 찾아왔다. 딸의 경과를 묻자

1. 약을 지어가서 1봉을 마셨는데 갑자기 코가 뻥 뚫리면서 시원한 느낌이 들면서 컨디션이 좋아졌다. 약의 영향인지 이어서 머리가 심하게 아파왔다. 그래서 급히 진통제인 타이레놀을 먹고는 괜찮았다. 혹 오령산의 2배량이라 약량이 많아서 나타난 명현현상이 아닌가 보고 며칠간은 1/2봉 복용토록 권유했다. 이후로는 항상 어지러웠던 것이 없어졌다. 며칠 뒤부터는 1회 1봉을 복용했다.

2. 약을 1봉 복용한 이후부터 몸이 가벼워지면서 기운 없는 것도 나아져 다음날 학교에 출석했다.

3. 기운이 빠져 서있거나 걸어 다니지 못하는 것도 없어져 지금까지 평소처럼 정상적으로 활동한다.

4. 첫 봉 이후로는 뚝 떨어진 식욕도 정상으로 돌아와서 밥도 아주 잘 먹는다.

5. 잘 깨고 잘 못 자던 잠도 이젠 아주 잘 잔다.

6. 목이 마르는 증상은 약간 남아있는지 아직도 물통을 들고 다닌다.

7. 약을 복용하는 중 한 번 정도 약간 어지러운 적이 있었다. 조금 전에도 약간 어지럽다고 문자가 왔다. 약은 아직 3 일분이 남았다.

8. 딸의 어지러움이 낫자 미국의 윤 실장에게 전화를 하여 어머니인 자신도 한번 상담하게 달라고 하여 약속을 정한 뒤 찾아왔다.

이 약을 다 복용하고 나면 요청한 보약으로 당귀작약산 2배량을 권유할 예정이다. 아직 젊고 여자이며 습체가 생기기 쉬운 요인이 있다고 보고 젊은 소양인이 습체형 질환을 앓은 경력을 감안하여 보약용으로 당귀작약산을 선방하려고 하는 것이다.

당귀작약산은 [정통산(작약, 당귀, 천궁)]에 [해서삼백산(택사, 백출, 복령)]이 더해진 처방이라 젊은 여성에게 많이 사 용한다. ≪동의보감에≫는 임신복통에 사용한다 했으나, 임신복통 뿐만 아니라 여러 형태의 증상이나 질환에 많이 사 용하며 습체가 나타나거나 잠재되어 있을 때 많이 사용하고 보약으로도 사용하는 처방이다. ≪금궤요략≫ 처방인 당 귀작약산은 허랭한 소음인이 복용하면 연변이나 설사가 나타나는 경향이 있다.

이 학생의 아버지에게 전화가 왔다. 지금 보약을(당귀작약산) 복용중인데 처음보다는 많이 나아졌으나

1. 학기 중이라 공부에 열중해서인지 가끔 어지러울 때도 있고 땀이 나거나 울렁거릴 때가 있다고 한다.

2. 그러면서 제일 처음 먹었던 그 약(오령산)을 한 번 더 먹고 싶다며 약을 광주의 학교로 부쳐줄 수 있느냐고 한다.

3. 당귀작약산도 해서삼백산(解暑三白散)이 포함되어 있어서 습체를 치료할 수 있는 처방이나 현재는 공부로 인한 긴 장으로 실증의 습체가 나타날 수 있는 상태라 보고 복용중인 당귀작약산은 나중에 복용하고 증상이 나타날 때마다 수 시로 복용하라고 오령산 1제(20첩)를 지어 보냈다.

7-1. 소아삼출성중이염(小兒渗出性中耳炎), 청각미약, 항생제 무반응

다음은 남정일 선생의 경험이다.

● 배 ○ ○ 남 6세 태음인 초등학교 1년 107cm 18.5kg 충청남도 천안시 불당동 현대아파트

초등학교 1학년인 아들의 친구 동생이다. 등교길에 둘이서 말하는 중에 아들이 '우리 아빠가 약 잘 짓는다'고 자랑한 말이 이 어린이의 어머니 귀에 들어가 연락을 받게 되었다. 아이는 단단해 보이지는 않는 편이었다. 전체적으로 턱이 앞으로 약간 나와 있는 형상이다. 2009년 2월에 감기로 인한 중이염이 수두와 같이 왔고 당시 귀에 곰팡이도 있었다. 수두로 인해 중이염 약을 1주일 정도 미루었다.

① 중이염으로 병원에서 3개월 동안 항생제 치료를 해도 더 이상 듣지 않는다. ㉠ 귀의 안쪽인 중이에 계속 물이 차 있다. 물이 밖으로 흐르지는 않는다. ㉡ 양쪽 모두 고막의 반응이 약간밖에 없어서 귀가 잘 들리지 않는다. ㉢ 아이의 어머니는 중이염으로 인해 청력을 완전히 잃을까 걱정이 태산 같다. ㉣ 3~4세 때도 중이염을 항생제로 치료한 경력 이 있다. ㉤ 동네 한의원에서 한약 반 제를 먹은 뒤 상태가 더 악화되자 한약에 대한 불신이 있다. ㉥ 병원에서는 수 술을 권유했다. 그간 주위에서 수술을 한 선례를 봤을 때 다시 재발하는 경우가 많아서 수술은 보류중이다. ② 코가 자주 막힌다. ③ 모습은 원만해 보이나 귀가 잘 들리지 않자 짜증이 늘어난 듯했다. ④ 생후 2개월 때 모세기관지 염을 앓은 적이 있다.

원래 허약 증세를 깔고 있는 아이가 감기와 수두가 같이 온 것으로 보아서 당시에 체력적으로 상당히 소진이 된 시점 인 듯하다. 그리고 원래 기관지 쪽에 구조적인 취약점이 여기에 더해져서 급성중이염으로 발전한 것으로 보았다.

소아중이염의 경우 감기 등의 원인으로 코의 염증이 이관을 통해 고실에 영향을 주게 되고 결과적으로 중이에 삼출액이 쌓이게 되고 이로 인해 화농성염증의 발생이 용이한 조건을 갖추게 된다. 이때는 균을 죽이는 것보다 삼출액을 제거해주고 이관의 기능을 회복시켜 화농성균의 증식환경을 억제하는 것이 더 효율적이라 보았다.

이때 가장 일반적인 처방은 만형자산으로, 모세혈관의 투과성 증가를 억제하는 만형자, 혈류를 원활하게 하는 감국, 이뇨작용을 하는 적복령, 상백피, 목통 등이 들어 있어 삼출성중이염이나 화농성중이염 등의 치료에 효율적이라 보았다. 항생제가 잘 듣지 않는 중이염을 목표로 만형자산 1배량 10첩 분량을 70ml씩 2주일 분량으로 만들어 복용시켰다. 그리고 삼출성중이염이라는 점을 감안하여 제습의 시령탕의 의미로 소시호탕+오령산 과립제 3g씩 5일분도 같이 주었다.

투약 후 10일 정도 지나서 전화로 상황이 악화는 되지 않았지만 특별히 호전되지도 않았다고 한다. 고심하다가 이종대 선생님의 자문을 받아 삼출력이 더 강한 처방으로 바꾸고 용량도 증량시켜 보기로 했다.

처음에는 중이염만 생각하고 만형자산이 잘 듣지 않으면 화농성중이염에 사용하는 탁리소독음 생각도 해봤으나 주증상이 삼출성중이염이라는 점에서 제습성이 강한 오령산을 선택하기로 했다. 효력증대를 위해 오령산을 4배량으로 10첩을 지은 뒤 100ml씩 10일 분량을 만들어서 복용시켰다. 소아이긴 하나 1회 복용량은 오령산 2배량의 복용인 편이다.

투약 후 5일 정도 지나서 전화가 왔는데 상황이 상당히 호전되어 귀가 잘 들리기 시작한다고 무척이나 흥분된 상태였다. 어떻게 나아졌다는 것을 아느냐고 되물어 보았다.

① 오령산 복용 후 병원에서 검사하니 3개월여간 귀에 차있던 물이 없어졌다는 것이다.   ② 아울러 귀가 들리기 시작하니 그간 심했던 아이의 짜증도 없어졌다는 것이다.

얼마 뒤 우연히 아내의 화장대 위에 화장품세트가 있는 것을 보았다.

"웬 것이냐"고 물어보니 아이 친구 어머니가 보답을 하고 싶다고 아내에게 화장품세트를 선물한 것이란다. 그냥 이런 기분, 경험해 본 사람만 아는 것이겠죠.

처음 약을 쓸 때 아이의 나이가 어리다고 시령탕의 약량을 너무 조심하여 적게 했던 것 같다. 경험이 점차 늘어가겠지만 급증을 치료할 때는 배량을 쓸 필요도 있다는 것을 깨닫게 해준 계기가 되었다.

10-1. 눈꺼풀 떨림

다음은 임진성 선생의 경험이다.

● ○ ○ ○ 여 40대 중반 주부

① 갑작스럽게 스트레스를 받은 뒤부터 오른쪽 눈꺼풀이 심하게 떨린다.

약국에 갔더니 우황청심원과 근이완제(양약)을 주어 복용했는데 효과가 없다. 침을 맞아야 되냐고 물어본다.

눈꺼풀 떨림이 갑작스런 스트레스로 인해서 풍열(風熱)이 발생하고 혈관소통의 장애로 인해 발생했다면 우황청심원이나 거풍지보단 계열이 맞을 것이다. 그러나 눈꺼풀 떨림의 직접적인 원인이 풍열(風熱)이 아니고, 눈꺼풀 주위의 수분대사에 장애가 발생하여 나타나는 증상으로 보았다. 눈꺼풀은 수분이 울체되기 쉬운 부위이므로 흔히 소화가 안 되거나 아침에 일어났을 때 붓는 경우가 많다.

만약 신경을 쓴 것으로 인해 인체 내 부조화가 생기고 이 결과 수분울체가 발생하여 눈꺼풀에 수분적체가 생겨 발생한 눈꺼풀 떨림이라면 직접 수독(水毒)을 풀어주면 증상이 소실되리라 판단했다.

전체적인 신체의 밸런스보다 눈꺼풀 주위의 수독(水毒)제거에 초점을 맞추어서 이뇨제로 구성된 처방들을 검토해 보니 영계출감탕, 오령산, 위령탕 등이 있으나 수독을 제거한다는 판단으로 단순 간편하게 오령산을 투약하기로 했다. 우측 눈꺼풀 떨림을 목표로 오령산 과립제로 1일 5회씩 2일분으로 10봉을 투여했다.

2일분을 복용하고 눈꺼풀이 떨리는 것이 다 나았다면서 고맙다며 동생을 데리고 왔다. 경과를 확인하니 그 약을 먹고는 눈꺼풀이 심하게 떨리는 증상이 완전히 소실되었다는 것이다. 아울러 약을 먹는 동안 졸렸다고 했다. 오령산 과복용 탓인가 생각해볼 문제이다.

11-1. 시험복용

다음은 문주희 선생의 경험이다.

● 문 ○ ○ 여 26세

마른 편이나 잔병은 없고 한 번 아프면 심하게 아픈 편이다.

① 가만히 있어도 속이 울렁거리고 어지럽다. ㉠ 평소에는 바쁘게 살다 보니 잘 느끼지 못하다 극도로 피곤한 상태가 되면 오심, 구토 증상이 있고, 발이 가끔 붓는다. ㉡ 단거리를 차로 이동할 때에도 멀미증상이 있었다.   ② 평소에 발이 붓는 증상이 있다.   ③ 눈이 피로하다.   ④ 아침식사는 가능하면 먹으나 점심이나 저녁을 잘 먹지 않는다. 주로 식사를 2끼 정도 한다.   ⑤ 전에는 소화력이 나쁘지 않았으나 직장생활 이후로 잘 체하고 식사 속도가 느려져 많이 먹지 못한다.   ⑥ 찜질방 같은 곳을 싫어하고 힘든 일을 하면 쉽게 지친다.   ⑦ 설사나 변비는 없다.   ⑧ 전에는

손발이 차가웠었는데 2년 전에 한약을 먹고 따뜻해졌다.
피로해지면 발생하는 오심과 구토를 목표로 오령산 1첩을 투약했다.
절반 정도 마시다가 이상하게 마셔지지가 않아서 복용을 중단했다.

12-1. 실패례-수입즉토(水入則吐), 위암

다음은 심선택 선생의 경험을 발췌한 것이다.

● ○ ○ ○ 여

1976년 1월 16일

부부가 떡방앗간을 하면서 열심히 일했다. 남편은 술도 마시고 투전도 하지만 부인은 철저한 신자이며 권사였다. 어느 날 남편이 부인 몰래 이 떡방앗간을 시세보다 싼값으로 팔아버렸다. 이에 불만을 품은 부인이 식음을 전폐하고 속을 태웠다고 한다.

① 1975년 크리스마스 전부터 맹렬하게 구토(嘔吐)했다.　② 병원마다 가보았으나 한결같이 위암(胃癌)이라며 치료를 거절했다.

언니(장로)가 동생을 자기 집에 데려다 놓고 하나님께라도 의지하려고 기도를 열심히 했다.

1개월 후 남편이 가보니 구토(嘔吐)는 여전하고 환자는 더욱 수척(瘦瘠)해 있었다. 처형을 원망하고 부인을 데려왔다. 내가 갔을 때는 교인 22~30인이 기도를 올리고 있었다. 나도 잠시 묵념을 하고 환자의 동정을 살폈다. 목이 마른 것 같아 보리차를 반 컵쯤 마신다.

③ 약 2~3분 후 확 하고 침이 튀듯이 토한다.　④ 토한 즉시 또 물을 마신다. 또 토한다.

물이 내려가는 것은 완행(緩行)이요, 올라오는 것은 급행(急行)이다. 소변은 한 방울도 나오지 않으며, 먹지 못하니 대변도 나오지 않는다.

≪상한론≫ 45장 '갈욕음수(渴欲飲水) 수입즉토자(水入則吐者) 명왈수역(名曰水逆) 이니 오령산주지(五苓散主之)'에 해당한다.

약국에 가서 오령산 6첩을 지어왔다. 우선 1첩을 달였다. 이 경우는 산제로 하는 것이 좋다.

이것을 반쯤 마실 때 중지시켰다. 복약 후 약 5분경에 토하고 말았다. 토한 즉시 다 마셨다.

그 후 30분, 1시간 지나도 토하지 않았다. 2시간 반 만에 한 번 토했다.

다시 오령산 1첩량을 복용하고 구토(嘔吐)가 그쳤다. 그리고 숙소로 돌아왔다.

구토(嘔吐)는 그쳤으나 환자는 1개월 굶었으니 먹고 싶을 것이다. 때마침 문병 온 사람이 녹두죽을 한 냄비 갖다 놨다. 나는 음식을 일절 주지 말라고 말했다. 환자는 이 녹두죽을 좀 달라고 했다. 남편은 "의사 선생님이 먹으면 죽으니 꼭 참으시"고 했지만, 환자는 "나는 죽을 것이다. 내 옷과 내 모든 것을 지금 꺼내 놓으라. 그리고 태워버려라. 그리고 나 죽은 후 아이들 잘 부탁한다."하고는 그 죽을 그대로 마셔버렸다. 방안에 20여 명의 신자가 있었지만 이것을 못 먹게 할 사람은 아무도 없었다.

죽을 마신 환자는 소리소리 지르며 방안에서 펄펄 뛰며 속에 불이 나니 업고 밖으로 나가자는 것이다. 남편이 부인을 업고 추운 눈 위를 헤매다가 새벽에 병원으로 보냈다. 병원에서 운명했으며 죽기 전까지도 남편을 원망했다고 한다.

나는 후회했다. 아무리 구린내가 나더라도 내가 거기서 음식을 못 먹게 했더라면 이 부인을 살릴 수 있었을 것이다.

12-2. 실패례

다음은 배원식 선생의 경험을 인용한 것이다.

● 박 ○ ○ 여 57세 서울특별시 종로구 누상동

이웃집에서 중한 병으로 본원에서 치료를 받아 대효를 본 사람에게 소개받아 내원했다. 그 집 동생과 함께 본원에 온 날이 1967년 1월 29일 오후 4시 반쯤이었다. 그날도 환자가 많은 편이어서 이 환자를 대할 때는 몸이 약간 피곤했기 때문에 맥진만으로 환자를 진찰했다.

① 환자의 말에 의하면 발병한 지 약 6개월이 되었으며 양방병원과 한방의원에도 치료를 받아 보았으나 일진일퇴할 뿐 아무런 신통한 효과를 보지 못했다고 한다.　② 현재의 증상은 오줌이 노릿노릿하면서 잘 나오지 않는다.

③ 때로는 피가 나오면서 요도가 아파서 쩔쩔맨다고 한다. 지금 생각에는 어찌하든지 오줌이 시원스럽게 나왔으면 속이 시원할 것 같다는 것이다.

소변이 노릿노릿하면서 잘 나오지 않는 것을 목표로 오령산에 지골피, 구맥, 활석, 차전자, 초결명 등을 가하여 6첩을 지어주었다.

환자로부터 30일 아침 8시 30분에 전화가 왔는데, 어젯밤 오후 9시쯤 약 1첩을 먹고 잤는데 아침이 되자 요도가 짜릿짜릿하면서 피오줌이 나온다고 한다.

언뜻 방광결핵 또는 암이 아닌가 생각이 떠오르면서 그 환자의 방광부를 자세히 촉진하지 못한 것을 몇 번이고 후회
했다. 현재 왕진 갈 시간이 없으니 급한 대로 이웃 또는 비뇨기전문가에게 가서 응급치료를 받고 웬만하면 다시 오라
고 했더니, 환자가 "소용없는 병원을 또 다시 가라 합니까?" 말하면서 전화도 끊어버렸다.

風
寒
暑
濕
燥
火
內 傷
虛 勞
霍 亂
嘔 吐
咳 嗽
積 聚
浮 腫
脹 滿
消 渴
黃 疸
癯 疾
邪 崇
身 形
精
氣
神
血
夢
聲 音
津 液
痰 飮
蟲
小 便
大 便
頭
面
眼
耳
鼻
口 舌
牙 齒
咽 喉
頸 項
背
胸
乳
腹
腰
脇
皮
手
足
前 陰
後 陰
癰 疽
諸 痛
婦 人
小 兒

下統11 寶 치시탕 梔豉湯

梔子 七枚 豆豉 半合

治 汗下後虛煩 不眠 心中懊憹 按之心下軟者 虛煩也
[用　　法] 先煎梔 至半入豉 再煎至七分
[活套鍼線] 煩躁(寒)
[適 應 症] 열병, 폐렴, 흉통, 불면증, 토혈, 객혈, 치출혈, 소양성피부염, 위통, 위산과다증, 구내염, 식도염, 자궁출혈, 항문열상, 자한 후 허번

**처방
설명**　　치시탕은 상한병(傷寒病)에 걸려 땀을 과다하게 배출했거나 상한병(傷寒病)을 치료할 목적으로 하제(下劑)를 잘못 사용한 결과 체액손실이 심해져 심번(心煩)과 불면(不眠) 증상이 나타났을 때 사용하는 처방이다. 그러나 이러한 증상은 체액손실이 과다해져서 발생하는 것이므로 상한병 외의 열성질환으로 인해서도 발생할 수 있고, 사우나나 찜질방 등에서 과도하게 발한(發汗)한 이후에도 발생할 수 있다. 물론 동일한 원인이 작용하더라도 모든 사람에게 같은 증상이 나타나지 않기 때문에 신체조건이나 신체상태를 참고해야 하는데, 치시탕은 평소 약했던 사람에게 보다 적합하다.

상한병(傷寒病)에 걸리면 인체는 기능을 항진시켜 부조화를 조정하려고 하며, 이러한 과정에서 개인의 신체조건에 따라 다양한 증상이 발생하게 된다. 예를 들어 상한(傷寒)에 대응하는 과정에서 열이 발생하고 수분이 울체(鬱滯)되어 갈증과 구토가 나타나는 경우가 있는데, 이럴 때는 오령산이나 사령산을 사용하게 된다. 상한(傷寒)에 대응하는 과정에서 설사(泄瀉)가 발생하는 경우도 있는데, 이럴 때는 현재의 증상과 신체조건에 따라 시령탕, 전씨백출산, 전씨이공산 등을 사용하게 된다. 또한 상한(傷寒)에 대응하는 과정에서 열이 많아지고 대변이 적체(積滯)되어 광증(狂症)이 발생하는 경우가 있는데, 이럴 때는 대승기탕이니 조위승기탕과 같은 하제(下劑)를 사용하게 된다. 이외에도 신체조건과 건강정도에 따라 다양한 증상이 나타날 수 있는데, 치시탕은 상한병을 비롯하여 열성질환을 앓는 과정에서 과다하게 땀을 배출하여 체액이 부족해진 결과 심번(心煩) 증상이 나타났을 때, 상한병의 증상을 완화시킬 목적으로 하제(下劑)를 사용했으나 증상은 개선되지 않고 설사를 통해 체액손실이 심해져 심번(心煩) 증상이 나타났을 때 사용한다.

과다한 발한(發汗)이나 설사(泄瀉)를 하더라도 평소 건강한 사람이었다면 치시탕의 증상이 잘 발생하지 않는다. 그러나 허약한 사람의 경우에는 체액손실이 많아지면 심장기능을 항진시켜 부족해진 체액(體液)을 최대한 보충하려고 하기 때문에 심장에 무리가 오고 허열(虛熱)이 발생하여 심번(心煩) 증상이 나타난다. 예를 들어 경제위기에 직면했을 때 평소 경제력이 좋았던 사람과 그렇지 못했던 사람의 차이는 클 수밖에 없고, 경제위기를 대응하는 과정과 결과도 달라질 수 있다. 마찬가지로 평소 건강한 사람은 체액손실이 크더라도 보충할 수 있는 여력(餘力)이 있지만, 그렇지 못한 사람에게는 몸에 큰 부담이 될 수밖에 없다. 따라서 조문에 나와 있는 '虛煩허번 不眠불면 心中懊憹심중오뇌'의 증상은 약해진 상태에서 심장기능의 항진과 허열(虛熱) 때문에 발생하는 증상이며, 이럴 때 치시탕은 항진되어 있는 심장을 안정시켜 심번(心煩)과 불면(不眠)을 치료한다. 그러나 치시탕은 보약이 아니기 때문에 증상이 나타났을 당시에 1~2첩 복용해야 하며, 증상이 치료되면 더 이상 복용할 필요가 없다.

치시탕은 평소 허약한 사람이 과로를 했거나 신경을 과도하게 쓴 이후에 나타나는 허번(虛煩), 갑자기 운

동을 많이 했거나 사우나, 찜질방 등에서 땀을 과도하게 배출하여 허번(虛煩) 증상이 나타났을 때 응용할 수 있고, 갱년기에 나타나는 면열(面熱) 증상에도 사용할 수 있다. 갱년기장애로 인한 면열 증상에 치자 단방으로 치료하는 경우가 있는데, 치시탕을 사용한다면 두시가 치자의 약성을 완화시키면서도 심장기능을 안정시킬 수 있어 더 좋은 효과를 볼 수 있다.

처방구성 처방구성을 보면 치자와 담두시로 이루어져 있다. 치자는 발열중추를 억제하여 해열작용을 하며, 혈관의 울혈(鬱血)과 충혈(充血)을 완화하여 소염작용과 지통작용을 한다. 또한 진정작용이 있어서 정신흥분으로 인한 불면이나 심계항진 등의 증상을 완화한다. 담두시는 해표(解表), 제번(除煩)의 효능이 있어 흉중(胸中)에 열이 울체되어 나타나는 심흉번민과 불면 등에 사용한다. 담두시는 콩의 여문 씨를 보조재료와 함께 발효시켜 말린 것이다. 제법은 콩(內局用 黑豆)을 누렇게 쪄서 매 1말에 소금 4되를 가하고 천초 4냥과 함께 엄하여 봄과 가을에는 3일, 여름에는 2일, 겨울에는 5일 만에 반숙(半熟)이 되거든 썰어 놓은 생강 5냥을 고루 섞어 그릇에 담아 입구를 봉한 다음 쑥더미 속에 묻거나 마분 속에 (30~37℃ 정도) 덮었다가 7일 내지 14일이 지나서 꺼내어 쓴다.

처방비교 **도씨승양산화탕**과 비교하면 도씨승양산화탕은 소시호탕과 이공산의 개념이 들어 있어 감기에 걸리거나 신경을 과도하게 쓴 이후, 허약한 상태에서 여열(餘熱)로 인해 허번(虛煩) 증상이 나타났을 때 사용하며, 허번(虛煩)과 동시에 불안(不安), 초조(焦燥), 좌불안석(坐不安席), 촬공(撮空) 등의 증상이 동반되었을 때 적합하다. 반면 치시탕은 과다한 한출(汗出)이나 설사(泄瀉)로 인해 체액손실이 많아져서 발생하는 허번(虛煩) 증상에 사용하며, 도씨승양산화탕을 써야 하는 경우보다 상대적으로 증상이 가볍기 때문에 빠르게 회복된다.

교감단과 비교하면 두 처방 모두 가슴이 답답하고 번조(煩燥)할 때 사용하는데, 교감단은 신경과다나 울화(鬱火) 등으로 인해 흉비(胸痞), 흉번(胸煩) 등이 나타났을 때 사용한다. 반면 치시탕은 체액의 일시적인 과다배출로 인한 심번(心煩)에 사용한다.

청심연자음과 비교하면 두 처방 모두 심화(心火)로 인한 심번(心煩)에 사용하는데, 청심연자음은 신경과다, 울화, 당뇨병 등으로 인해 인체의 기능이 항진되어 나타나는 심번과 구건(口乾), 번조(煩燥) 등에 사용한다. 반면 치시탕은 주로 감기나 열병(熱病)에 걸린 후에 한출(汗出)이나 설사(泄瀉)로 인하여 체액이 과다하게 배출되어 발생하는 심번(心煩)에 사용한다.

→ **활용사례**

1-1. 자한(自汗) 후 허번(虛煩) 여 35세 소양인
2-1. 소기(少氣) 여 49세 소양인 150cm 54kg

1-1. 자한(自汗) 후 허번(虛煩)

● 조 ○ ○ 여 35세 소양인 서울특별시 서대문구 북가좌2동
보통 키에 약간 여윈 편이며 피부가 연약하고 예리하며 약한 소양인인 필자의 아내이다.
아내가 근래 감기에 걸린 뒤부터 번조(煩燥) 증상이 심하여 동분서주, 좌불안석이며 종일 서성이며 어쩔 줄 모르는 것이 마치 미친 사람과 같았는데 도씨승양산화탕을 복용하여 나았다. 그런데 다음날 아침부터
① 갑자기 전신에 비가 오듯이 2~3분 땀이 지속되다가 저절로 멈추고 다시 30분 뒤 비 오듯 땀이 3차례나 반복된다.
② 이불을 덮지 않으면 피부가 아리다. ③ 뜨거운 방바닥에 살을 대면 시원하다. ④ 명치 부위가 계속 번거롭다.
⑤ 이 증세를 계지탕의 자한(自汗) 증세로 판단하고 맥을 보니, 예상한 대로 부약(浮弱)한 계지탕의 맥이었다.
도씨승양산화탕을 복용한 다음날 오전부터 자한(自汗)이 발생하여 계지탕을 쓰게 되었는데 계지탕을 쓴 목표는 자한이었으며, 평소에 피부가 연약하고 피부가 시리고 맥(脈)이 부허(浮虛)한 것이 모두 계지탕을 쓸 수 있는 조건이었다.
그래서 계지탕 2배량으로 4첩을 지어 1일간 모두 복용시켰다.

계지탕 4첩을 모두 복용한 뒤에도 자한(自汗)증세가 여전하여 다시 4첩을 1일 동안 복용시켰고 계지탕을 모두 8첩을 복용한 뒤에 자한이 소실되고 살이 시린 것도 없어졌다.

그러나 이번에는 가슴이 번거로워 가슴 부위를 두드리고 쥐어뜯는 등 어쩔 줄 몰라 하여 '아하! 이것이 한출 후 나타나는 오뇌(懊憹)라는 증상이구나' 싶어 급히 치시탕이 생각나서 치자와 두시를 찾으니 두시가 없다. 그래서 급한 김에 두시 대신 청열(淸熱)의 약성으로 허번(虛煩)을 다스릴 수 있는 죽여가 생각나서 죽여를 찾아 급히 달여서 복용시켰다. 치자 1냥과 죽여 한 움큼(약 20g정도)을 달여 그 중 절반을 먹였는데, 약을 목으로 넘긴 지 5분도 채 안 되어 어쩔 줄 모르던 것이 조금씩 덜하다고 했다. 곧이어 남은 약을 마저 복용하고 잠이 들었는데, 그 후 허번(虛煩) 증상이 소실되었다. 오후에는 다시 계지탕을 먹였으나 계속 누워 있었고, 며칠 더 계지탕을 복용시키고 상충(上衝)과 견통(肩痛) 등 증상이 모두 소실되었다.

2-1. 소기(少氣)

다음은 노의준 선생의 경험이다.

● 우 ○ ○   여   49세   소양인   150cm 54kg   충청남도 천안시 백석동

작은 키에 통통한 편으로 얼굴이 동그랗고 볼에 붉은 기가 올라 있다. 말을 조금 더듬는다. 성격은 급한 편이고 다혈질이다.

① 흉비(胸痞)와 심번(心煩)이 있어 항상 가슴이 답답하다. ㉠ 가슴이 터질 듯이 답답해서 한숨도 자주 쉰다. ㉡ 가슴에 뭐가 걸린 듯하기도 하다. ㉢ 가슴이 답답하면 혹 메슥거리는 경우도 있다. ㉣ 가슴이 두근거리기도 한다. ㉤ 긴장을 하거나 놀라면 가끔 가슴이 덜컥 내려앉은 듯한 경우도 있다. ㉥ 항상 마음이 불안하고 초조한 경향이 있다. ㉦ 병원에서는 심장이 부었다고 해서 심장에 대한 양약을 먹고 있다.   ② 얼굴로 열이 자주 달아오른다. 긴장을 하거나 속상하면 얼굴로 열이 달아오르고 두면부에서 진땀이 나면서 가슴이 두근거리고 답답해진다.   ③ 오래전부터 불면증이 심하여 잠을 잘 못 잔다. 잠이 안 와 곧잘 뒤척이고 옅은 잠을 자고 자다가 잘 깨고 깨면 잠이 안 온다. 가위도 자주 눌린다.   ④ 신경을 썼더니 옆구리가 아프다. 기지개를 펴면 땅기면서 아프다.   ⑤ 추위를 타지 않고 겨울에도 내복을 입지 않는다.   ⑥ 찬물을 좋아하며 입이 자주 마른다.   ⑦ 식욕이 좋으나 소화가 안 되고 자주 체한다.   ⑧ 대변은 1일 1회 보는데 먹기 싫은 것을 먹으면 설사를 할 때가 있다. 잔변감(殘便感)은 없다.   ⑨ 일어날 때면 어지러울 때가 있다. 항상 피곤하고 기운이 쫙 가라앉으면서 어질어질할 때가 있다.   ⑩ 산을 오르려면 숨이 차서 산행이 힘들다.   ⑪ 남편의 성격이 유별나서 오랫동안 속을 썩였다.   ⑫ 오래전부터 난청이 있어 귀가 잘 안 들린다. 진료시에도 말을 잘 듣지 못하여 정확하게 문진하기 어려웠다.   ⑬ 작년 4월에 교통사고로 귀를 부딪쳐서 수술하고는 그 이후로 몸이 약해졌다. 병원에서는 영양실조라 했다. 그러나 겉보기에는 영양실조로는 보이지 않을 만큼 튼튼해보였다.   ⑭ 또한 갑상선 기능항진증이 있다.   ⑮ 맥이 침(沈)하고 약한 편이며, 결대맥(結代脈)이 명확히 잡혔다. 설(舌)은 건조하고 엷은 백태(白苔)가 있다.

비습한 편으로 추위보다는 더위를 타고 식욕이 좋은 여성의 흉비(胸痞)와 심번(心煩)을 목표로 자감초탕으로 7일분을 투약했다.

전화가 왔는데 약을 복용한 후 첫날 배가 아프더니 대변을 보면 좀 나아지고 다시 약을 먹으면 배가 아파온다. 배가 아프면 꼭 대변을 봐야 배가 덜 아프다. 그러다보니 대변을 자주 보게 된다고 한다.

다시 내원하게 하여 자세히 보니, 복진상 전중압통(膻中壓痛)이 보이고 가슴이 터질 듯이 답답하고 두근거린다는 점에서 치자시탕(香豉20 梔子4)으로 16일치 32첩을 투약했다. 약을 복용한 후에 가슴이 답답하고 두근거리는 것은 많이 좋아졌다. 이젠 가슴이 무척 편안하고 마음도 편안하다. 열 달아오르는 것도 없어졌다. 잠도 편안하게 잘 온다. 옆구리가 아픈 것도 없어졌다. 체하는 것도 없고 소화도 잘 되고 속이 편하다. 설사도 없어지고 잔변감도 없다. 실은 평소에 변비경향이 있었는데 변비도 없어지고 요즘은 대변이 그렇게 편안하다. 떡을 먹으면 가슴에서 걸리는 것도 없어졌다. 전에는 이것 때문에 떡을 먹지 못했다. 항문이 가려운 것도 없어졌다. 그런데 숨찬 것은 여전하다. 오른쪽 새끼손가락 쪽으로 뻣뻣해지면서 저리다.

이번에는 치자감초시탕(香豉20 甘草6 梔子4)으로 18일분 36첩을 투약했다.

약을 복용한 후에 숨이 찬 것은 거의 없다. 이제는 산을 높이 올라가도 숨이 차지 않다.

그리고 한약을 먹은 후로는 잠을 너무 잘 잔다. 저녁때 한약을 먹으면 졸음이 쏟아지고 30분 정도 졸다가는 자기도 모르게 잠들 때가 많다.

그런데 이번에 약을 복용한 후에 변비도 다시 생기는 것 같고 가슴이 답답하니 울렁거리는 것도 다시 생기는 듯하다. 목에 가래 걸린 듯 답답하기도 하다고 하여 다시 전과 같은 치자시탕으로 10일분 20첩을 투약했다.

전화를 하여 경과를 확인해 보니, 가슴 답답하고 두근거리는 것은 많이 좋아졌다. 그런데 날이 더워 그런지 더운 데 가면 가슴이 약간 답답하다. 얼굴로 열 달아오르는 것은 이제 거의 없을 정도로 좋아졌다. 잠은 잘 잔다. 소화는 다소 안 되는 듯하지만 예전에 비하면 많이 좋아졌다고 한다.

下統12 寶 황련해독탕 黃連解毒湯

黃連 黃芩 黃柏 梔子 各一錢二分半

[出　典]
外臺秘要 (券一 崔氏方) : 又前軍督護劉車者 得時疾三日已汗解 因飮酒復劇 苦煩悶乾丘 口燥呻吟 錯語不得臥
　　　　　　　　　余思作此黃連解毒湯方
方藥合編 : 治 傷寒 大熱 煩燥 不得眠 差後飮酒 及一切熱毒　　　① 腸風 脈洪大 合[四物湯]
[活　　套] 癮疹 丹毒 內外實熱 合[升麻葛根湯] 加玄參・荊防・蟬退之類
[活套鍼線] 譫語(寒)　煩燥(小兒麻疹)　血症(小兒麻疹)　丹毒(皮)　腸熱(後陰)
[適應症] 안충혈, 안출혈, 안구소양, 안검부종, 발진, 피부소양, 습진, 아토피성피부염, 면적, 발열, 두통, 흉비, 숙취, 화상으로 인한 정신이상, 주사비, 약물중독, 궤양성위장질환으로 인한 출혈, 안세척제, 건성피부염, 자궁출혈, 치출혈, 비출혈, 구내염, 변비, 급성열병, 토혈객혈, 발광희소, 고혈압증, 결막염, 구갈, 대상월경, 단독, 불면증, 섬어, 불안초조, 신경증, 안면홍조, 폐결핵, 현훈, 혈도증, 화상, 흑피증

처방설명　　황련해독탕은 발열성 질환에 사용하는 처방으로 혈관의 충혈(充血)이 동반된 경우에 보다 적합하다. 따라서 고열(高熱)로 인해 얼굴과 피부가 붉어지고, 두통(頭痛), 두창(頭瘡), 발진(發疹), 단독(丹毒), 항강(項强), 수족번열(手足煩熱), 번조(煩燥) 등이 나타났을 때 사용할 수 있으며, 잇몸출혈을 비롯한 점막(粘膜)의 열성출혈, 장출혈로 인한 변혈(便血), 안구충혈(眼球充血), 섬어(譫語) 등에도 사용한다.

　발열로 인해 위와 같은 증상이 나타났을 때 황련해독탕 외에도 사용할 수 있는 처방은 많지만 황련해독탕을 써야 하는 경우는 열성상태와 동시에 혈관이 충혈되어 있을 때이다. 이는 열(熱)이 있다고 하여 반드시 혈관이 충혈되는 것이 아님을 뜻한다. 황련해독탕은 위와 같은 증상이 나타났을 때 열생산을 감소시켜 열을 가라앉히면서 충혈되어 있는 혈관을 수축시켜 증상을 치료한다.

　체내에 열이 과다하게 적체되어 있을 때는 열을 발산시켜야 하므로 피부로 혈액을 집중시키게 된다. 그러나 피부를 통한 열발산의 한계에 이를 경우 표피의 혈관이 충혈되어 발적(發赤), 발진(發疹) 등의 증상이 나타나는데, 이러한 증상은 표피에서만 나타나는 것이 아니라 다른 조직에서도 일어날 수 있다. 예를 들어 대장조직에 충혈이 일어나면 설사와 복통이 나타나고, 위조직에서 충혈이 일어나면 속쓰림 증상이 나타나며, 구강에서는 구미(口糜)나 설염(舌炎), 눈에서는 안구충혈(眼球充血)이 나타난다. 황련해독탕은 위의 모든 증상에 사용할 수 있다.

　조문에는 '傷寒_{상한} 大熱_{대열} 煩燥_{번조} 不得眠_{부득면}'을 치료한다고 했다. 상한(傷寒)을 포함한 열성질환을 앓은 이후 여열(餘熱)이 잔존해 있을 때 사용한다는 뜻으로 이해할 수 있는데, 앞서 언급한 대로 열이 있다고 해서 황련해독탕을 쓸 수 있는 것이 아니며 열성상태와 더불어 혈관의 충혈이 동반되어 있을 때 사용한다. 번조(煩燥)가 나타나는 것은 열이 있더라도 열발산이 원활하다면 별문제가 없을 텐데 발생한 열에 비하여 열발산이 충분하지 않기 때문이다. 백호탕증에도 번조가 나타나는데, 백호탕의 번조는 정도가 덜한 편이며 그나마 열발산이 이루어지기 때문에 혈관의 충혈은 동반되지 않는다. 부득면(不得眠)의 증상은 체내에 열이 울체되어 있기 때문에 나타나는 증상일 뿐이며, 이 증상이 황련해독탕을 쓸 수 있는 기준이 되지 못한다. 왜냐하면 열성감기에 사용하는 갈근해기탕의 증상에도 잠을 이루지 못하는 증상이 있기 때문이다.

황련해독탕은 십전대보탕이나 인삼을 먹고 뒷골이 땅기고 발진(發疹)이 나고 눈이 충혈되는 등 부작용이 생겼을 때도 사용하는데, 항진된 기능을 급격히 억제하여 열생산을 감소시키면서 조직을 수렴하는 작용이 있기 때문이다. 그러나 황련해독탕을 지속적으로 복용할 경우에는 혈관을 수축시켜 몸을 차게 하므로 다른 처방과 배합하여 사용하는 경우가 많다. 황련해독탕에 사물탕을 합한 온청음이 좋은 예가 된다. 온청음은 황련해독탕의 열증(熱證)과 사물탕의 혈증(血證) 즉, 혈열(血熱)을 치료하는 처방으로, 혈열로 인한 은진(癮疹), 단독(丹毒), 내외실열(內外實熱) 등에 사용한다. 물론 표피로 열이 발산되지 않을 때는 승마갈근탕과 합하고 현삼, 형개, 방풍, 선퇴 등을 더하여 쓰기도 한다.

황련해독탕은 옻독에도 사용한다. 옻을 먹었을 경우 옻의 온열성으로 인해 열이 증가할 수 있는데, 증가한 만큼 열발산이 잘 되지 않는 사람에게는 발열(發熱), 발진(發疹), 발반(發斑), 소양감이 나타난다. 이 경우 열성(熱性)을 띠면서 혈관이 충혈되었다면 황련해독탕으로 열을 떨어뜨리면서 혈관을 수축시켜 옻독으로 인한 증상을 치료할 수 있다. 물론 모든 옻독을 황련해독탕으로 치료하는 것은 아니며 열성과 충혈성을 띤 신체상태일 때이다.

황련해독탕은 열로 인한 혈관의 충혈이 심화되어 발생하는 각종 출혈에도 사용한다. 이러한 출혈은 혈관을 보호하는 층이 엷은 점막에서 흔히 나타나는데, 비강점막에서는 코피로 나타나고, 눈에서는 안구출혈로 나타나며, 직장에서는 변혈로 나타나고, 자궁에서는 자궁출혈로 나타난다. 그러나 출혈이 있다고 하여 모두 사용할 수 있는 것은 아니며, 출혈과 함께 열성을 띠고 있을 때 사용할 수 있다.

활투침선을 보면 다양한 증상에 사용하고 있음을 알 수 있다. 먼저 상한병(傷寒病)으로 인한 고열(高熱) 때문에 섬어(譫語)가 발생했을 때 사용한다. 물론 상한병으로 인한 섬어에 황련해독탕만 사용하는 것이 아니므로 여타(餘他) 증상을 살펴야 하는데, 대변이 적체되어 있을 때는 대시호탕이나 당귀승기탕을 사용할 수 있고, 습체(濕滯)와 고열이 동반되었을 때는 진사오령산을 사용할 수 있다. 황련해독탕은 고열과 함께 혈관이 충혈(充血)되어 있거나 울혈(鬱血)이 발생했다고 판단되었을 때 보다 적합하다.

소아마진(小兒痲疹)의 번조(煩燥)와 혈증(血症)에 사용하는 처방으로 되어 있다. 홍역에 걸리면 고열과 함께 피부에 발진이 생기고 구강점막이 허는 등 혈관의 충혈 증상이 나타나는데, 이러한 상태는 심장에 많은 부담이 될 수 있기 때문에 번조(煩燥) 증상이 나타나는 것이다. 물론 습체가 있을 때는 이뇨제와 청열제를 함께 사용해야겠지만 고열과 혈관의 충혈 증상이 두드러질 때는 황련해독탕으로 치료할 수 있다. 혈증(血症)은 홍역에 걸렸을 때 코피와 같은 출혈증이 나타나는 것으로, 혈관의 충혈 정도가 심해져 출혈이 발생하는 것이므로 황련해독탕을 사용하는 것이다. 물론 이러한 출혈은 엷은 층으로 되어 있는 점막에서 쉽게 발생하기 때문에 코피나 변혈(便血) 등이 나타나는 것이다.

장열(腸熱)에 사용하는 것도 같은 맥락이라고 할 수 있다. 장열은 검은 혈변을 뜻하는 것으로 원혈(遠血) 이라고도 하는데, 이것은 해석을 그렇게 한 것일 뿐 원혈(遠血)과 근혈(近血)을 구분하는 것은 의미가 없으며, 소화기점막의 충혈이 심해져서 발생하는 출혈이므로 황련해독탕을 사용할 수 있는 것이다. 황련해독탕은 단독(丹毒)에도 사용한다. 단독에 이환(罹患)되면 화농성 염증이 급속히 퍼지기 때문에 신속하게 열성상태를 해소시켜야 하는데, 황련해독탕을 사용하면 열성상태를 급격히 해소시키면서 염증으로 인해 충혈(充血)되어 있는 부위를 수축시켜 주므로 단독에 적합한 처방이 된다.

황련해독탕을 쓸 수 있는 신체조건은 체력이 중(中)정도 이상이며, 신체상태는 발열로 인해 혈관이 확장·충혈된 상태이다. 따라서 발열과 충혈, 혈관확장으로 인한 피부, 점막, 장기에 나타나는 충혈(充血), 발진(發疹), 발적(發赤), 궤양(潰瘍), 출혈(出血)과 이로 인해 이차적으로 나타나는 증상이나 연관된 질환에 사용한다.

처방구성　　처방구성을 보면 황련은 소염작용이 강하여 다양한 염증에 사용하며, 미주신경을 자극하여 혈압을 하강시킨다. 황백도 소염작용과 수렴작용이 강하며, 혈소판응고를 억제하여 혈관의 충혈(充血)과 울혈(鬱血)을 경감시킨다. 황금은 혈관투과성 항진을 억제하고 소염작용이 강하여 혈관의 염증성 충혈(充血)과 울혈(鬱血)을 완화한다. 또한 소화액의 분비를 촉진하고 소화관의 연동운동(蠕動運動)을 항진시켜 소화·흡수를 촉진하고, 담즙분비를 촉진하여 간기능을 강화한다. 치자는 발열중추를 억제하여 해열작용을 하며, 혈관의 울혈(鬱血)과 충혈(充血)을 완화하여 소염작용과 지통작용을 한다. 또한 진정작용이 있어서 정신흥분으로 인한 불면이나 심계항진 등의 증상을 완화한다.

처방비교　　백호탕과 비교하면 두 처방 모두 발열성 질환에 사용한다는 공통점이 있다. 그러나 백호탕은 열만 급격하게 빼내는 작용을 하며, 황련해독탕처럼 혈관을 수축시키는 작용은 없다. 백호탕증은 과로, 세균감염, 열병 등에 의해 열발생이 증가한 경우에 나타나며, 고열이 발생하지만 혈관이 충혈되지 않는다는 특성이 있다. 반면 황련해독탕증에는 백호탕증처럼 고열이 나타나면서 혈관이 충혈되어 있다는 특징이 있다.

당귀육황탕과 비교하면 당귀육황탕은 황련해독탕에 치자가 빠지고 생지황, 숙지황, 당귀, 황기가 더해져 있어 청열(淸熱)시키면서도 자윤(滋潤)을 공급하는 작용을 통해 도한(盜汗)을 치료한다. 반면 황련해독탕은 열생산을 감소시키고 과도하게 항진된 심장기능을 안정시켜 체열을 감소시킴과 동시에 혈관을 수축시켜 충혈을 없애는 작용을 한다.

사청환과 비교하면 사청환은 간열(肝熱)을 해소하는 처방으로 생식기질환이나 설사, 복통 등 소화기질환에 주로 사용하는 반면, 황련해독탕은 전신발열이나 피부질환, 출혈 등에 사용하며, 충혈된 혈관을 수렴시키는 작용이 있다. 또한 사청환은 국소적인 점막충혈을 치료하는 반면, 황련해독탕은 국소 충혈뿐 아니라 전신 충혈에도 사용한다.

➜ 활용사례

1-1. 눈 충혈(充血), 안구소양증(眼球搔痒症) 남 52세 소양인
1-2. 안구충혈(眼球充血), 안구통증(眼球痛症), 각막염(角膜炎-콘택트렌즈로 인한) 여 22세 155cm 55kg
2-1. 번열(煩熱), 안구충혈(眼球充血), 피부 소양감 여 24세 소음성소양인 163cm
2-2. 번열(煩熱), 안구충혈(眼球充血) 여 22세 태음인 165cm
2-3. 약 복용 이후 발열(發熱), 충혈(充血) 남 37세 소양성태음인
2-4. 신열(身熱) 남 25세 태음인
3-1. 전신발진(全身發疹), 두드러기, 발열(發熱), 가려움 남 25세 175cm 70kg
3-2. 습진(濕疹) 남 61세 167cm 61kg
3-3. 옻오름, 전신발반(全身發斑), 소양감(搔痒感) 남 56세 태음인 173cm 62kg
4-1. 고혈압(高血壓), 주울비(酒鬱鼻), 안구충혈(眼球充血), 면적(面赤) 남 43세
4-2. 이명(耳鳴), 고혈압(高血壓), 토행성관절염 남 69세 태음인 165cm 70kg
5-1. 두통(頭痛), 발열(發熱), 흉비(胸痞) 남 40세
5-2. 두통(頭痛), 현훈(眩暈) 남 77세 160cm
5-3. 극심한 편두통(偏頭痛), 면적(面赤), 상열(上熱), 심계(心悸), 숨참, 오심(惡心) 여 80세 태음인
5-4. 항강(項强), 두통(頭痛), 면적(面赤), 흉비(胸痞), 신경질, 불면(不眠), 다한(多汗), 충혈(充血), 소변난(小便難)
　　남 61세 열성태음인
6-1. 충치통(蟲齒痛) 남

해독사물탕(온청음)
1-1. 아토피 초기증상 여 24세 소음성소양인
2-1. 소양감(搔痒感), 발진(發疹) 여 7세 소양인
3-1. 구고(口苦), 식욕부진(食慾不振) 여 61세 소양인
4-1. 신중(身重), 곤권(困倦), 두통(頭痛) 남 27세 내열성태음인

5-1. 자궁출혈(子宮出血) 여 42세 태음인
6-1. 전신 가려움증 여 51세 태음인 163cm 62kg
6-2. 심한 화상(火傷-3도) 여 65세 태음성소양인 154cm 57kg

→ **황련해독탕 합방 활용사례**
1-1. +사물탕+육미지황탕 과립제 – 육혈(衄血), 수족번열(手足煩熱) 남 24세 소양인
2-1. +갈근탕 과립제 – 변혈(便血)
3-1. +곽향정기산 – 설사(泄瀉), 여름철 식중독(食中毒), 두통(頭痛), 고열(高熱) 남 24세 태음인 175cm 65kg

1-1. 눈 충혈(充血), 안구소양증(眼球搔痒症)
다음은 연만희 선생의 경험을 채록한 것이다.

● ○○○ 남 52세 소양인 목장업 충청북도 괴산군 북이면
4년 전의 일이다. 인근에서 목장을 하는 친구가 눈이 빨개져서 찾아왔다. 얘기를 들어 보니 몇 개월 전부터 눈이 가려워 못 견딜 정도로 고생한다면서 낫지도 않고 답답하여 뭐 방법이 없는가 하던 차에 필자 생각이 나서 들렀다는 것이다. 자초지종을 들어 보니,
① 3~4개월 전부터 어느 순간 눈이 가려워 밤에 잠을 못 이룰 정도이다. ② 눈도 벌겋게 충혈이 되어 있다.
③ 아침에 일어나면 눈 주위가 부어 있다. ④ 지금까지 안과전문 병원을 다녀도 낫지 않아 여러 곳을 다녔으나 여전하여 미칠 노릇이며, 나중에는 치료가 안 되어서 그런지 안과의사가 도저히 이해가 안 되는 듯 혹 근래 집을 지었거나 장롱을 새로 들이거나 벽에 못을 친 적은 없는가 물었으며, 그런 일도 없다고 하자 그럼 굿이라도 한번 해보라고 했단다.
그래서 굿도 했으나 눈이 여전히 가렵고 낫지 않는 것도 마찬가지였다고 한다.
'안과의사가 낫게 하지 못하는 것을 낸들 무슨 수로 낫게 하겠는가?' 하고, 그래도 여기를 찾아 온 김에 뭐 원인이 될 만한 것이 없는가 하여 물어보았다. 혹시 눈병이 생기기 전에 뭐 특별히 기억나는 것이 있는가 물어 보니 특별히 기억나는 것은 없다고 했다. 그래도 잘 생각해보라고 하자 눈병이 나기 전에 친구가 운영하는 사슴농장에 가서 녹혈(鹿血)을 마신 적이 있다는 것이다. 녹혈(鹿血)을 한 사발 주기에 먹은 것 같지도 않아서 한 사발을 더 달라고 하여 녹혈 두 사발을 마신 적은 있다는 것이다.
그래서 이 사람의 눈병이 녹혈 때문이라고 판단하게 되었는데, 녹혈로 인해 열이 형성되면서 눈의 충혈과 가려움이 시작되었다고 보았다. 또 이 친구가 소양인 체질이라서 열의 발생이 많이 쉬운 조열성(燥熱性) 체질인데 녹혈을 복용하여 갑자기 열이 증가하여 눈병이 발하였었다고 생각되어 열을 내려주고 해독을 시켜야겠다고 판단했다. 그래서 생각해낸 것이 바로 열독(熱毒)을 풀어줄 수 있는 황련해독탕이었다.
녹혈 2잔을 마신 뒤에 발생한 소양인의 눈이 가렵고 충혈되는 증상을 목표로 황련해독탕 3첩을 지어주면서, 이 약을 복용하고도 호전되지 않으면 신경이 쓰이니 오지 말라고 했다.
다음날 전화가 왔다. 황련해독탕 3첩 중 그날 저녁에 집에 가자마자 1첩을 달여 마셨는데 곧 바로 호전되어 기적처럼 눈이 가려운 것이 없어지고 충혈된 것도 소실되기 시작했으며, 다음날 나머지 2첩을 모두 복용한 뒤로는 그동안 그렇게 고생하던 눈병이 거짓말처럼 다 나았다고 한다. 그것으로 오랫동안 고생했던 눈병은 다 나았으며 그 뒤로 같은 증세로 찾아온 적은 없었다.

2-3. 약 복용 이후 발열(發熱), 충혈(充血)
다음은 유해성 선생의 경험을 채록한 것이다.

● 김○○ 남 37세 소양성태음인 경기도 군포시 금정동
옆 가게 김 사장이 피로하다며 보약을 지어달라고 한다. 별다른 특징도 없어서 보약의 대표적 처방인 십전대보탕을 지어주었다. 그런데 다음날 문제가 생겼다. 약을 복용한 뒤 오늘 낮부터는 부작용인지
① 얼굴이 벌겋게 달아오르면서 전신에 열이 나고 눈이 충혈되어 있다. ② 뒷목이 땅기고 가슴이 답답하다.
③ 동시에 머리가 아프다.
그래서 '아차 십전대보탕의 부작용이구나!' 십전대보탕이 맞지 않는 체질에서 나타난 부작용으로 십전대보탕으로 보기(補氣)와 온열(溫熱)이 되자 발열이 생긴 것으로 보인다. 열이 증가되자 인체가 과다한 열을 내며 동시에 열을 체외로 방출시키기 위해 피부로 혈액을 급격히 이동시키게 되고 그 결과 피부가 붉어지고 눈이 충혈된 것으로 보았다.
십전대보탕으로 과다한 발열이 일어났다면 반대로 찬 성질의 약성으로 이를 감소시켜야겠다고 생각하고 약을 달일 시간이 없어 급히 찬 성질로 구성된 황련해독탕 2첩을 지어서 따뜻한 물에 수침(水沈)시키니 노란 물이 배어 나왔다. 15

분여 뒤에 1컵을 담아 김 사장에게 갖다 주면서 마시면 괜찮을 것이라고 안심시켰다.

그 약을 마시자 우선 가슴 답답한 것이 금방 덜해지는 것 같다고 하고 30여분 뒤에 다시 가서 보니, 얼굴이 붉어진 것이 많이 가라앉아 있었다. 눈 충혈은 아직 여전했으며 그 뒤로는 모든 것이 정상으로 돌아왔다.

보약으로 지어준 십전대보탕을 회수한 것은 물론이다. 좋은 보약도 몸에 맞지 않으면 이처럼 부작용이 올 수 있으며 이때 황련해독탕의 속효에 내심 감탄하고 놀라웠다.

2-4. 신열(身熱)

다음은 김영식 선생의 경험이다.

● 김 ○ ○ 남 25세 태음인 부산광역시

① 조금만 움직이거나 더워도 열이 확 올라오는 것을 느낀다. ㉠ 열이 오르는 증상은 비교적 자주 일어난다.

열이 올라오는 증상을 목표로 황련해독탕 1첩씩을 달여서 한 번에 복용했다.

황련해독탕을 먹어도 열이 확 오르는 듯한 열감이 줄어들진 않았으나, 술을 먹고 다음날 술이 덜 깨었을 때 먹으니 좀 빨리 깨는 듯했다. 4일 정도 계속 달여서 복용하니 체열이 떨어지는지 무의식적으로 옷을 약간 두껍게 입는 듯했고 식사 후 배가 매우 빨리 꺼졌다.

3-1. 전신발진(全身發疹), 두드러기, 발열(發熱), 가려움

다음은 변희동 선생의 경험이다.

● 변 ○ ○ 남 25세 대학생 175cm 70kg 전라북도 익산시 영등동

얼굴은 갸름한 편이지만 몸에는 약간 살이 붙은 체형의 본인이다. 상체보다는 하체가 더 튼실하며, 얼굴은 많이 타서 약간 검지만, 타지 않은 곳의 살은 흰색이다.

지난 추석날 밤에 자기 전 아버지와 몇 가지 안주로 술을 마셨는데, 안주 중 꽁치가 잘못되었는지 다음날 아침부터 온 몸에 두드러기가 심하고 전혀 가라앉지 않았다. 점심을 간단히 먹은 후 병원 응급실에서 항히스타민 주사를 2방 맞은 후 가라앉기 시작했다. 저녁에 제사 음식을 약간 먹고 잠들었는데, 그 다음날은 전날보다 더 심하게 두드러기가 발생했다. 다시 병원에 가서 같은 주사를 2방 더 맞고 약국에서 양약을 먹었지만 두드러기가 가라앉는 것은 순간뿐이었기에 약은 더 이상 먹지 않았다. 그렇게 1주일 정도 두드러기로 고생을 했다.

① 사타구니와 겨드랑이, 목, 등, 배, 팔, 다리, 손에 주로 두드러기가 발생했으며, 심한 경우는 얼굴에도 두드러기가 생긴 적이 있다.   ② 두드러기가 발생한 부위는 열이 심하고 매우 가려워서 밤에 잠들기도 힘들고 수업시간에 집중도 어렵다.   ③ 기름기가 많은 음식을 먹으면 두드러기가 심해진다.   ④ 술과 같이 열이 있는 음식을 먹으면 두드러기가 심해진다.   ⑤ 어패류나 가공된 어패류를 먹을 경우도 두드러기가 심해진다.   ⑥ 평소 몸에 체열이 조금 높은 편이고   ⑦ 소화력은 약한 편이다.   ⑧ 두드러기가 발생하는 중에도 입맛이 떨어진다거나 변비나 설사 등의 증상은 전혀 없다.   ⑨ 예전에 술을 마신 후 경미한 두드러기가 생겼을 때 황련해독탕 과립제를 먹고 나은 경험이 있다.   ⑩ 병원 응급실에 가서 주사도 맞고 급한 마음에 양약도 지어 먹어 보았지만 아무런 효과도 없었다.

주증상은 전신에 생기는 두드러기와 발열, 가려움이다. 두드러기의 경우는 인체 내 면역반응이 너무 과도하게 일어나는 알레르기 반응 중 하나이다. 히스타민의 과다 분비로 피부 쪽 혈관이 확장되기 때문에 두드러기가 발생하고, 양방에서 두드러기에 항히스타민제를 투여하는 것도 이 때문이다. 본인의 경우 술과 함께 안주로 먹은 꽁치를 제대로 소화하지 못해서 발생한 식중독으로 인한 두드러기라 생각되었다. 두드러기가 발생하는 중에도 입맛이 떨어진다거나 변비나 설사가 생겼다거나 하는 다른 증상은 전혀 없고, 두드러기만 발생했기 때문에 식중독으로 인한 두드러기만 치료하면 된다고 생각했다.

발열을 동반한 두드러기나 식상으로 인한 두드러기(혹은 아토피)의 경우 쓰는 처방은 여러 가지가 있다. 우선 두드러기가 나면서도 주위에 열감이 심하다는 점에서 혈관을 수축시키면서 열을 떨어뜨리는 청열의 치법을 우선 검토해 보기로 했다.

식중독으로 인한 두드러기에 사용하는 처방으로는 정전가미이진탕을 비롯하여 승마갈근탕, 인진호탕, 지실작약산, 황련해독탕, 자금정 등이 있다. 예전에 술을 마신 후 두드러기가 생겼을 때(이때는 경미한 두드러기) 황련해독탕 가루약을 먹고 나은 경험이 있기 때문에 이번에도 비슷하게 술 또는 다른 음식으로 인하여 두드러기가 발생한 경우이므로 황련해독탕이 효과가 있을 것이라 판단했다. 또 아버지가 일전에 식중독으로 인해 발열과 붉은 반점이 전신에 생긴 적이 있는데, 그 때 도씨평위산을 먹고 나으신 경험이 있어서 도씨평위산도 고려해 보았다. 우선 황련해독탕을 먹어 본 뒤 낫지 않으면 도씨평위산을 써보기로 했다.

꽁치를 먹은 후 발생한 식중독으로 인한 두드러기에 체열이 높은 점과 유사한 증상을 이미 황련해독탕으로 치유한 경험을 되살려 황련해독탕 본방으로 4일분을 지은 뒤 달여서 1첩 2봉씩 8봉으로 나누어 먹었다.

1. 처음 약을 먹었을 때는 아무런 효과가 나타나지 않았다.

2. 다음날 음식물에 주의하면서 하루에 3번 약을 먹으니, 그간 계속해서 나타나던 두드러기가 완전히 사라졌다. 피부 발열감이나 가려운 것도 모두 함께 사라졌다.

3. 그동안 자고 일어나면 두드러기가 가장 심했는데, 약을 이틀 먹은 후 완전히 사라졌고, 다시 발생하지 않았다.

4. 두드러기가 다 사라진 뒤에도 약이 조금 남았지만 혹시나 하는 마음에 남은 약도 다 먹었다. 이후로 3달이 지난 12월 말경인 지금까지 두드러기가 다시 난 적은 없었다.

응급실에서 주사도 맞고 급한 마음에 양약도 지어 먹었지만, 아무런 효과도 없었는데, 황련해독탕을 단 2첩만 먹고 바로 나아서 정말 신기했다. 황련해독탕은 다양한 고열이나 발진, 옻독, 다른 약의 부작용 등에 사용할 수 있는 처방이었고, 황련해독탕을 쓰는 몸 상태는 체력이 어느 정도 있는 상태여야 하며, 발열로 혈관이 확장된 상태여야 했는데, 마침내 몸 상태가 그러했다. 정확하게 잘 모르고 약을 쓰긴 썼지만, 한약이 양약보다 우수한 점을 알았고, 이런 약을 만든 선인들의 지혜에 감탄했다. 이후에도 음식으로 인해 약한 두드러기가 다시 발생한 적이 있는데, 그때도 황련해독탕 한 첩을 먹고는 빠르게 치료되었다.

3-3. 옻오름, 전신발반(全身發斑), 소양감(搔痒感)

● 이 ○ ○ 남 56세 태음인 상가분양 173cm 62kg 경기도 과천시 부림동

직원의 교회 교우로, 혹 한약으로 옻이 오른 것이 나을 수 있느냐고 문의해오기에 나을 수도 있다고 하자 찾아온 사람이다. 마침 회의 중이라 잠깐 기다리게 한 다음 얘기를 들어 보았다.

① 얼굴을 제외한 전신이 빨갛게 물들어 있고 피부는 약간씩 부풀어 있다.   ② 양 턱밑에도 약간 발반(發斑)이 있고 손바닥, 발바닥에도 발반(發斑)이 심하다.   ③ 가려워서 미칠 것만 같고 잠을 자지 못한다.   ④ 7일 전 아는 이의 식당에서 점심때 옻 순 삶은 것을 1접시 먹고 저녁 9시부터 점차 증상이 시작되었다.   ⑤ 지금 가장 고통스러운 것은 가려움이며, 전신이 다 가려우나 가장 가려운 부위는 양팔이라고 한다.   ⑥ 그간의 과정을 보면 ㉠ 죽나무 순인 줄 알고 먹고 난 뒤 저녁 9시경에 옆구리가 가려워서 보니 왼 옆구리에 붉은 발진이 돋아 있었다. ㉡ 저녁 9시에 별 생각 없이 평소대로 욕조에 더운물로 땀을 내는 목욕을 30분간 했다. 그 이후 발진이 점차 가슴과 허벅지에도 나타나기 시작했다. 그날은 목욕 후 가려웠으나 참을 수 있는 정도였고 전신이 붉었으나 발진(發疹)이 심하지는 않았다.

㉢ 다음날 배 전체와 허벅지 전체에 홍반(紅斑)과 발진(發疹)이 나타났고 가려움이 매우 심했다. ㉣ 그 다음날에도 너무 가려워 전날처럼 욕조에 뜨거운 물로 30~40분간 목욕을 했고, 뜨거운 물로 목욕 중에는 가려운 것이 없어졌다. 따라서 가려움이 심하면 매일 뜨거운 물로 목욕을 1~2회 했다. 목욕 중에 발진(發疹)된 살을 만져 보면 살이 딱딱하게 굳어져 있다. ㉤ 6일째인 어제 저녁에는 욕조에서 뜨거운 물로 담근 다음 냉장고에 넣어 두어 얼린 물수건으로 가려운 곳을 문지르니 가려운 것이 일시적으로 없어졌다. ㉥ 최초 발진 다음날부터 매일 병원에 가서 주사를 맞고 약을 1일 3회 복용했으나 점차 더 심해지고 있다.   ⑦ 어려서인 4~5세 때에도 고향 뒷동산에 올라 옻나무를 만진 뒤 옻이 올라 발진(發疹)이 심하고 화농(化膿)이 되어서 지금도 좌측 하복(下腹)에 손바닥 크기와 우측 상복(上腹)에 귤 크기의 심한 상처가 남아있다.   ⑧ 평소 대변을 매일 보았으나 옻이 오른 뒤부터는 2~3일에 1번 보며 억지로 대변을 보려해도 안 나온다.   ⑨ 식욕과 식사량은 전과 같다.

옻오름에 쓸 수 있는 청열제(淸熱劑)를 검토해 보니 결국 찬 약의 성질로 구성된 처방이 대부분이며 대표적으로는 황련해독탕, 삼황사심탕, 주증황련환, 향련환, 온청음, 구미황련탕, 양격산 등이 있었다. 백호탕과 같은 석고제도 검토해 보았으나 석고제는 열을 떨어뜨리는 약성이 있지만 충혈된 혈관을 수축시키는 작용은 없으므로 제외시켰다.

앞 처방들을 검토해 본 끝에 충혈된 혈관을 수축시키는 황련과 황백이 비교적 많이 포함된 황련해독탕을 선방하기로 했다. 아울러 당장 정신이 이상해질 정도로 가려운 것을 멈추기 위해서 발적된 피부에 직접 열을 빼앗을 수 있는 박빙액(薄氷液)을 피부에 바르기로 했다. 박빙액은 박하와 빙편(용뇌)을 알코올에 녹인 액으로 피부의 열성상태에 속효가 있으며, 스승이셨던 황찬수 옹께서 모기나 벌레에 물렸을 때 사용하던 것을 피부 발적에 응용해 사용하는 약이다.

먼저 가장 가려운 팔에 박빙액을 바르자 미치도록 가려운 것이 즉시 멈추었다. 다시 약간 적은 양을 묻힌 다음 조금씩 등이나 배에도 문지르자 가려움이 일시에 사라졌다. 그러면서 이 외용약은 일시적이며 근본 원인을 치료할 수는 없다고 말하고 황련해독탕을 2배량으로 1일 3첩씩 3일간 복용하라고 이르고 10첩을 지어주었다. 아울러 양약은 같이 복용하지 말라고 했다. 5일 뒤인 5월 초순에 확인해 보니, 박빙액을 바르자 가려운 것이 없어졌으나 5~6분 뒤에 약 5분 정도 오한(惡寒)이 시작되다가 없어졌다. 그 이후로는 1시간 정도는 전혀 가렵지 않았다. 황련해독탕을 마시면 당시는 가려움증이 좀 덜한 것 같으며 가려움이 줄어드는 것이 마치 마약과 같은 느낌이라고 한다. 약을 복용하는 기간 중에도 가려움은 계속되었다. 약을 복용한 이후로 더 이상 상태가 심해지지는 않았으나 그렇다고 더 나은 것 같지도 않았다. 직원이 교회에서 직접 만나 보니 전신에 붉은 발적(發赤)은 없어져 있었다. 그럼에도 가려운 것은 약간 줄었으나 여전하다고 한다. 얼굴에는 전과 다르게 몇 군데가 약간 불긋불긋 했다. 잘못 알아듣고 그간 병원약도 복용했다고 한다.

요청대로 지난번과 같은 황련해독탕으로 10첩을 더 지어주었다.

약을 모두 복용한 뒤인 5월 중순에 전화를 하여 확인해 보니, 이번 약을 먹은 뒤부터는 가려움이 거의 없어졌고, 얼굴도 다 나아 있었다. 이번에는 한약만 복용했다고 한다. 그래도 경미하게 가려움이 조금 있을 때도 있으나 다 나았다는 것이다. 그 후 약 일주일 후인 5월 하순에 확인해 보니, 옻 순을 먹어서인지 지난해 봄부터 시작된 기침이 소실되었다. 그간의 기침은 노래를 못 부를 정도로 심했고, 말도 열 마디 이상 지속하지 못할 정도로 기침이 났었는데 그 기침이 소실되었다. 또 5~6년 된 가래가 소실되었다. 숨을 코로만 쉬었고 앉아 있을 때는 괜찮았는데 누워 있으면 목에 걸린 듯 답답했었다. 관장을 할 때만 가래가 소실되었는데 지금은 가래가 없어졌다. 오십견(五十肩)도 소실되었다. 팔을 수평 이상으로 들어 올리지 못했는데 지금은 팔을 완전히 들어 올릴 수 있고 돌릴 때도 자유로워졌다. 식욕이 너무 좋아져 주체할 수가 없다고 한다. 그러나 지금도 햇빛을 보거나 더운 곳에 가면 가려움이 있어서 헐렁한 옷만 입으며 넥타이를 하지 못한다.

4-1. 고혈압(高血壓), 주울비(酒鬱鼻), 안구충혈(眼球充血), 면적(面赤)

다음은 이계연 선생의 경험을 인용한 것이다.

● 문○○ 남 43세

이 사람은 매일 같이 술을 먹는 사람인데, 근래에 특별히 안색이 붉고 충혈이 있으며 코끝이 붉고 우둘우둘하여 소위 주울비(酒鬱鼻)와 주사비(酒渣鼻)가 있는데, 수일 전부터 두통(頭痛)이 심하다고 내원했다.

① 두통이 심하다.　② 코끝이 붉고 우둘우둘한 주울비(酒鬱鼻)가 있다.　③ 혈압을 측정해 보니 최고가 160이다.
④ 매일 술을 먹어 안색이 붉고, 안구충혈(眼球充血)이 있다.

금주(禁酒)를 권유하고 얼굴이 붉고 안구가 충혈되어 있으며 주사비(酒髓鼻)가 있는 두통에 황련해독탕을 처방했다. 수일 후에 효과가 나타나기 시작하여 3주일 후에는 면적(面赤), 안구충혈(眼球充血)이 없어지고 혈압이 130으로 안정되었다. 그 뒤 주울비(酒鬱鼻)도 없어졌다.

5-1. 두통(頭痛), 발열(發熱), 흉비(胸痞)

다음은 윤경일 선생의 경험을 채록한 것이다.

● ○○○ 남 40세 목수 광주광역시 서구 서동

애주가로 날마다 술을 마시며 폭음(暴飮)도 한다. 과도한 음주로 몸이 나빠지기 시작해 병원에서 진찰을 받은 결과 간에는 문제가 없으나 위염이 약간 있고 알코올 중독으로 인하여 나타나는 증상이니 음주를 자제하라고 권유받았다고 한다. 병원에서 별 다른 치료를 해주지 않자 한약을 복용하려고 부인의 부축을 받으며 찾아왔다.

① 두통(頭痛)이 극심하고 가슴이 답답하다.　② 발열(發熱)이 있다.　③ 몸이 아파 외출도 못하고 집에서 누워만 있다.
④ 지금까지 술을 많이 마셔도 이런 적은 처음이라고 한다.　⑤ 한약방에도 겨우 찾아왔다며 죽겠다고 한다.
⑥ 얼굴은 울긋불긋하고 주사비(酒髓鼻)가 있다.　⑦ 대변이 시원하지 않다.

이 사람은 얼굴에 주사비(酒髓鼻)가 있고 울긋불긋한 것으로 보아 주독(酒毒)으로 인해 열울(熱鬱)이 차 있다고 보고 열을 풀어주는 의미에서 황련해독탕을 쓰기로 했다. 주독(酒毒)을 푸는 대금음자나 갈화해성탕, 소조중탕, 대조중탕 등이 있으나 얼굴이 열실(熱實)해 보이므로 황련해독탕으로 10일분 20첩을 지어주었다.

나중에 부인이 보약을 지으러 왔을 때 확인해 보니, 황련해독탕을 복용한 뒤로 극심한 두통(頭痛)이 없어지고 발열(發熱)이 사라졌으며 가슴이 답답한 증상도 호전되었고 대변을 본 뒤에 시원하지 않던 것도 없어졌다고 한다.

약을 먹고 건강이 회복되어 일을 나가고 있다며 그 후로는 이 가족이 한약방의 단골이 되었다.

5-2. 두통(頭痛), 현훈(眩暈)

다음은 명성환 선생의 경험이다.

● 이○○ 남 77세 160cm 충청남도 금산군 진산면 만악3리

크지 않은 키에 검붉은 얼굴의 태음인 할아버지로 얼굴은 순해 보이신다. 검붉은 얼굴이 일견, 술을 많이 드신 분으로 보인다. 장성한 자녀들과 함께 한의원에 내원했는데, 오자마자 불안해하며 심한 두통(頭痛)을 호소하는 것이었다. 상담 초기에는 머리가 아파 죽겠다는 식으로 말씀을 하셨는데 상담을 진행하면서 자세히 물어보니, 두통이라기보다는 어지럽고 빙빙 돌고 아무튼 죽겠다고 했다. 마음에 불안증이 있는지 집안에 있으면 답답하고 미칠 것 같아, 자꾸 밖으로 뛰쳐나가게 된다고 한다. 음주에 관해 물어 보니, 몇 해 전 아내 사망 후 마음의 스트레스를 술로 풀어 오셨다 한다. 복진을 해 보니, 배가 전체적으로 단단하면서 뚱뚱하다. 특별히 압통 부위는 없다. 단단한 복압으로 손이 밀려나오는 느낌이 든다. 다음날 며느리가 와서 다시 물어보니, 몇 해 전 작은 아들이 33세 나이에 심장마비로 사망(원인은 음주과다)했다고 한다. 그 일로 쇼크를 받은 어머니가 얼마 후 돌아가셨다고 한다. 그 후 아버님은 집에 혼자 남아있으면 무섭다고 하면서 자꾸 남의 집에 가 있으려 해서서 지금은 며느리가 모시고 있다고 한다.

① 제일 괴로운 것은 두통인데 주로 이마 쪽이 아프다. ㉠ 증상이 심해지면 속이 울렁거려 집 밖으로 자꾸 뛰쳐나가 게 된다고 한다. ㉡ 두통은 주로 오전 11시부터 오후 6시까지가 심하다. 두통 때문에 진통제를 먹는다. ㉢ 얼마 전에 병원에서 MRI를 찍었는데 아무 이상도 없다고 한다. ㉣ 두통의 양상은 빙빙 돌고 어지러운데 아프지는 않다. 가끔 메 슥거린다. ② 불안하고 가슴이 답답하다. ③ 엊그제부터 가끔 가슴이 조이는 듯하다. ④ 입이 탄다. ⑤ 요즘은 식욕이 없다. 원래 식욕과 소화력은 좋았다. ⑥ 불면증(不眠症)이 있다. ⑦ 얼굴에 열이 많이 난다. 겨울에도 문을 열어 놓고 잔다. ⑧ 땀이 많이 난다. ⑨ 발에만 부종(浮腫)이 있다. ⑩ 간에는 이상이 없다. ⑪ 평소 혈압이 있었다. ⑫ 평소 혈액순환이 잘 안 되는 것 같이 느껴진다. ⑬ 술을 많이 먹었다. 요즘도 두통 때문에 진통용으로 술을 하루에 한 병 정도 마신다. ⑭ 몇 해 전 아내의 죽음 이후, 화병(火病)이 심했다. ⑮ 대변은 2~3일에 한번 보는 데 요즘은 밥을 잘 안 먹어 주기가 길어졌다. ⑯ 소변은 힘이 없다. ⑰ 수술이나 사고 경험은 없다.

이 환자의 처음 주호소는 어지러움과 메슥거림, 두통이다. 또한 협심증과 같은 통증과 불안, 답답증이었다. 앞부분을 보면 위내정수로 인한 담궐두통(痰厥頭痛)에 쓰이는 반하백출천마탕증처럼 보였는데, 평소 반하백출천마탕증의 환자로 연상해 오던 외모와 너무 다른 모습이라 혼란스러웠다. 일단 반하백출천마탕에 두통에 사용하는 청상견통탕을 합방해 써보기로 했다. 그래서 그렇게 약을 지시해 놓고, 집에 돌아가는 버스 안에서 갑자기 생각이 바뀌게 되었다. 아무래도 검붉고 얼굴 모습과 평소 과도하게 음주했다는 사실로 미뤄볼 때 간열(肝熱)과 울화(鬱火)성 증상이 아닐까 생각되었다. 이럴 때 쓸 수 있는 처방으로는 삼황사심탕이나 황련해독탕이 적당할 듯싶어 귀가해 책을 펼쳐보니 황련해독탕이 보다 적방이라고 사료되었다.

일단 약(반하백출천마탕+청상견통탕)을 지어 놓은 상태라 그것을 환자분에게 드리면서, 별도로 황련해독탕(황금 황련 황백 각80g 치자 160g)을 한 봉지에 담아, 이것을 집에 가서 달여 5일 동안에 드시라고 했다. 그리고 다 드신 후에 먼저 드린 약을 복용하시라고 했다. 약을 복용하는 동안에는 한의원에 나와 치료를 받으시라고 말씀드렸다.

그런데 1주일이 지나도록 소식이 없었다. 걱정을 하고 있던 중 8일째 되는 날, 할아버지가 혼자 찾아오셨다. 왜 그동안 연락이 없었냐고 묻자, 그날 준 약을 달여 먹고 그동안의 병이 거의 다 나았다며 오늘 고맙다고 인사를 하러 왔다는 것이다. 반갑기도 하고 속으로 좀 놀랍기도 해서 원장실로 들어오시라고 한 후 약을 드신 후의 상태를 점검해 보았다.

1. 어지럽고 빙빙 돌고 메슥거리며 두통(頭痛)이 발생하던 것이 사라졌다.
2. 불안하고 가슴이 답답하던 것도 소실되었다.
3. 협심증으로 가슴이 조이던 것도 많이 호전되었다.
4. 입이 타던 것도 사라졌다.
5. 식욕이 좋아져, 밥을 너무 먹는다.
6. 불면증도 없어져 잠을 잘 잔다.
7. 열이 나서 문 열어 놓고 자던 것도 이젠 괜찮다.
8. 땀이 많이 나던 것도 괜찮아졌다.
9. 다만 발쪽의 부종은 아직도 여전하다.

5-4. 항강(項强), 두통(頭痛), 면적(面赤), 흉비(胸痞), 신경질, 불면(不眠), 다한(多汗), 충혈(充血), 소변난(小便難)

다음은 강한은 선생의 경험이다.

● 강 ○ ○ 남 61세 열성태음인 서울특별시 동작구 사당동

체력이 건실하며 체열도 높은 열성태음인이다.

본인의 아버지로 어머니와 얘기 중에 요즘 아버지가 자주 화를 내고 짜증을 낸다는 말을 들었으나 대수롭지 않게 지나갔었다. 그런데 직접 보니 예전과 다르게 얼굴이 검붉게 되고 눈도 심하게 충혈되어 있었다. 뒷골 땅기는 증상이 있어 중풍(中風)이 발생할까 겁이 나서 고혈압약을 복용하고 있다는 것이다. 양방 고혈압약은 평생 복용해야 하고 잘못하면 심장병, 당뇨병의 합병증을 유발할 수 있으니 끊으시라고 권유했다.

① 가슴이 답답하고 막히는 듯하며 화가 난다. ② 뒷골이 땅기면서 두통이 있어서 최근 3~4개월 전부터 고혈압약을 복용했으나 차도는커녕 더 심해지는 느낌이 든다. ③ 혈압이 높을 때는 170까지 올라갔었다. 정상인의 혈압은 120/80 이며, 교과서적으로 수축기혈압이 140만 넘어도 고혈압이라고 한다. ④ 면적(面赤)이 있다. 술을 안 마셔도 술을 마신듯이 얼굴이 붉다. ⑤ 평상시에도 눈이 충혈되어 있다. 눈이 심하게 아플 때도 있다. ⑥ 자기도 모르게 신경질이 나고 짜증이 나서 별 것 아닌 일에도 종종 화를 내곤 한다. ⑦ 가슴이 답답해서 잠을 편히 자지 못하고 뒤척거린다. ⑧ 더위를 많이 탄다. ⑨ 갈증(渴症)이 심하다. ⑩ 땀을 많이 흘린다. ⑪ 손발이 뜨겁다. ⑫ 예전에 혈변(血便)을 본 적이 있으나 현재는 이상이 없다. 예전에 혈변을 본 것은 체내의 과도한 열로 인한 장출혈(腸出血)에 의한 것이다. ⑬ 신경을 많이 쓰고 나면 뒷골이 당기는 증세가 더 심해진다. ⑭ 술을 잘 못 마신다. 술을 한 잔 정도만 마셔도 얼굴이 더 붉어지고 머리 아픈 증상이 더 심해진다. ⑮ 중풍이 오는 것이 아닌가 걱정이 된다. ⑯ 대변은 하루에 1번씩 본다. ⑰ 전립선염이 있어 피곤하거나 컨디션이 안 좋을 때는 소변을 보기 힘들다.

술을 마신듯이 얼굴이 붉고 눈이 충혈되어 있으면서 가슴이 답답하고 화가 나는 증상을 모두 열울(熱鬱)로 인해서 발생하는 것으로 보고 황련해독탕으로 1제를 지어드렸다. 다만 열성상태가 심하므로 달여서 물대신이나 차처럼 자주 복용하도록 했다.

황련해독탕을 커피 잔에 두 잔 정도 드시고 한 시간 정도 지나니 눈 충혈이 전보다 감소한 것을 느낄 수 있었다.

일주일 후 가족모임에서 만났을 때

1. 뒷골이 땅기는 증상이 소실되었다. 한약을 복용한 이후로 두통(頭痛)이 없어졌다. 혈압은 재보질 못했다.

2. 면적(面赤)이 소실되어 얼굴색이 좋아졌다.

3. 가슴이 답답하고 막히는 듯하고 화가 나며 뜨겁고 속이 뒤집어지는 증상이 소실되었다.

4. 불면증이 소실되어 편하게 잔다. 예전에는 덥고 답답해서 겨울에도 마루에서 잠을 잤는데 약을 복용한 후에는 방에서 잠을 자며, 땀이 예전보다 적어졌다.

5. 신경질이 나고 울컥 화가 나는 증상이 소실되었다. 마음이 편안하며, 눈의 충혈과 눈이 따갑던 증세가 거의 소실되었다. 혈압이 떨어지면서 안압도 같이 떨어져 눈 충혈과 제반 증세가 소실된 것 같다.

6. 대변 상태는 정상인데 하루에 3번씩 기분 좋게 본다.

7. 약을 복용한 후에 컨디션이 좋아져서 그런지 전립선 증세가 나타나지 않고 있다.

8. 갈증은 여전히 심하다.

9. 모임시 술을 마셨는데 예전처럼 심하게 얼굴이 달아오르거나 눈이 충혈되지 않고, 약간 증세가 보이는 정도였다.

약성이 강하여 재차 투약하는 것을 그만두어야 할까 고민했으나 아직 열성증세가 약간씩 남아 있으며 갈증이 심하여 황련해독탕에 석고 5돈을 더하여 1제를 준비했으나 아직 드리지는 못했다.

6-1. 충치통(蟲齒痛)
다음은 명성환 선생의 경험이다.

● ○ ○ ○ 남

부인이 침을 맞고 가면서 남편이 충치가 심한데 혹시 먹을 수 있는 한약이 있냐고 물었다. 의외의 질문에 잠시 당황했고 잠시 생각해 보니 한의원에 일 년에 충치환자가 몇 사람이나 올까도 의심스러웠다.

① 그간 치과에서 치료를 받고 있지만 날이 갈수록 통증이 더하다고 한다.

한방제제 중 제약회사의 일반 엑스제 중에 충치 치료약이 있지만 충치의 원인은 잇몸혈관이 충혈되어 나타나는 것인 만큼 시험적으로 황련해독탕을 쓰기로 하고 황련해독탕 엑스제 1일분을 주었다.

이틀 뒤에 내원했는데 치과에서 처방하는 진통제보다 훨씬 나아서 이것만 먹으면 이가 아프지 않다고 한다.

바로 며칠 뒤 아주머니 세 사람이 치과를 선택하는 대신 우리 한의원을 택했다. 이번에도 황련해독탕을 주었고 침은 놓지 않았다. 한 사람은 결국 치과의 치료를 받으러 갔으며 두 사람은 나흘 정도 복용한 뒤 다 나았다며 이젠 단골고객이 되어 침을 맞으러 오고 있다. 이 경우는 이빨이 쿡쿡 쑤시는 것도 아니고 다만 좀 딱딱한 것을 씹으려 하면 속이 빈 것 같이 아프고 무지근하게 느껴지는 증상에 황련해독탕을 사용한 것으로 아무런 염증성 소인이 보이질 않는다는 점이다. 효력이 있는 만큼 내일도 황련해독탕 산제를 주기는 하겠지만, 그런데 이렇게 열증이 전혀 없는 상태에도 황련해독탕이 효력이 충치에 직접 나타나겠느냐는 의문이 생긴다. 에나멜 부위가 썩어 들어가 생기는 충치에 황련해독탕을 쓰면 통증을 일시적으로 자각하지 못하는 만들 뿐이지 그 에나멜 부위가 다시 되살아나지는 않을 것이다. 충치를 낫게 하는 것이 아니라 충치로 인한 충치통을 일시적으로 낫게 하는 효력이 있다는 것을 상기해볼 필요가 있다. 그러나 어린아이와 달리 40세 이상이 되면 치아가 경질화되어서 사실상 충치가 잘 생기지 않는다는 사실에 유의해 본다면 앞의 세 사람의 통증이 정말 충치통이었는지 의문이 되며 만약 충치통이 아니었다면 이른바 풍치통(風齒痛)일 가능성도 배제할 수 없다.

다음은 해독사물탕(온청음)의 활용사례이다.

1-1. 아토피 초기증상
다음은 장정안 선생의 경험이다.

● 장 ○ ○ 여 24세 소음성소양인 서울특별시 구로구 개봉동

날카로운 소양인 인상과 체형을 가지고 있는 체열이 좀 낮은 편인 여성으로

① 입 주위와 코 주위, 눈가가 가렵고, 건조해지면서 각질이 일어나고 붉어진다. ㉠ 입술에 헤르페스 연고를 5일 정도 바른 후부터 입 주위가 가렵고 하얗게 각질이 일어났다. ㉡ 그 일주일 뒤에는 눈가까지 퍼졌다. ㉢ 밤에 잘 때쯤 되면 더욱 심하다. ㉣ 입술이 빨개지면서 껍질이 모두 벗겨지고 매우 쓰리고 아파서 국물 있는 음식을 먹기가 힘들다.

㉤ 피부과에 갔더니 아토피인 것 같으나 정확히는 모르겠다고 한다. ㉥ 그전엔 아토피가 없었다.   ② 신경을 많이 쓰

거나 학교에서 수업을 들을 때 얼굴까지 열이 달아오르며 저녁때가 되면 더욱 심하다.   ③ 아는 분께 맥진을 받았는데 비장(脾臟)에 열이 매우 많다는 말을 들었다고 한다.   ④ 먼지 알레르기가 있다.   ⑤ 가끔 신경을 쓰면 소화가안 되고 꾸룩 소리가 나거나 가스가 찬다.   ⑥ 손발과 몸 전체가 따뜻한 편이며 아랫배가 약간 차다.
앞의 증상에 황련해독탕에 사물탕을 더한 온청음 본방으로 5일분 10첩을 투약했다.
온청음을 복용하기 전에 감자팩을 했더니 얼굴 가려움, 각질 일어남, 붉어짐, 피부 굳어짐 등의 증세가 많이 가라앉았다. 약을 복용하며 감자팩을 2번 정도 더 했는데 얼굴의 아토피 증상이 빠르게 진정되었으며 얼굴에 열이 달아오르던증상도 소실되었다. 또 약을 복용하면서 속이 편해진 것 같다고 한다. 약을 모두 복용한 후 증상이 완전히 가라앉았으며 그 뒤로도 아토피 증상이 나타나지 않았다.

2-1. 소양감(搔痒感), 발진(發疹)

● 윤 ○ ○ 여 7세 소양인 경기도 안양시 동안구 관양동 현대아파트
① 생후 2개월부터 태열이 있었고 1년 전부터는 이대병원에서 통원치료 중이다.   ② 소양감이 심하여 밤에 잠을 못잘 정도이다.   ③ 전신에 발진이 생기는데 상반신이 더 심하고 얼굴도 건조하다.
생후 2개월부터 시작된 태열(胎熱) 후유증으로 고생하는 7세 소양인 여아의 소양증(搔痒症)과 발진(發疹)을 경감시키기 위하여 대연교음 본방으로 10일분 20첩을 지어주었다.
20일 뒤인 12월 중순에 약을 지으러 왔을 때 어떠냐고 물어 보니, 지난번 지어간 약을 먹여도 가려운 것과 발진이 없어지지 않는다고 걱정을 한다. 약을 복용시켜도 소양증(搔痒症)과 발진(發疹)이 소실되지 않는 것으로 보아 대연교음이 효과가 없다고 판단되어 다른 처방을 구상해 보았다.
대연교음으로 경감되지 않는 소양증(搔痒症)과 전신발진(全身發疹)을 개선하기 위하여 이번에는 소풍산 2배량으로 10일분 20첩을 지어주었다.
40일 후에 약을 지으러 왔을 때 증상을 확인해 보니, 가려워서 잠을 못 잘 정도의 소양증은 경감되었고 발진이 경감되었으며 얼굴도 많이 부드러워졌다고 한다.
대연교음으로 치유되지 않는 소양증(搔痒症)과 발진(發疹)이 소풍산을 복용한 뒤에 호전되는 것으로 봐서 효력이 있다고 판단되어 계속하여 투약하기로 하고 소풍산 2배량으로 10일분 20첩을 투약했다.
20일 후에 다시 왔을 때는 약을 먹여도 가려움이 없어지지 않는다고 한다. 약을 복용하지 않았을 때보다는 호전되었지만 가려움이 완치되지 않고 여전하여 고생을 한다면서 더 좋은 약이 없느냐고 했다. 소풍산으로 소양증과 발진은조금 경감되었으나 소실되지 않고 남아 있어 소풍산을 계속 복용한다고 해도 완치를 기대할 수 없을 것으로 판단되어다른 처방을 쓰기로 하고 황련해독탕에 사물탕을 합하고 백출을 더하여 10일분 20첩을 지어주었다.
2개월 뒤인 4월 중순에 우연히 만나게 되어 아이의 상태를 물어 보니, 지난번 약을 복용하고 난 후 3월 중순부터는발진이 전혀 생기지 않는다며 지난번 약이 정말 좋다고 한다. 그 약 덕분에 요즘은 정말 편하게 지낸다고 한다.

3-1. 구고(口苦), 식욕부진(食慾不振)

● 고 ○ ○ 여 61세 소양인 경기도 안양시 관양동 럭키빌라
키가 작고 살집은 보통이며 피부는 약간 흰 느낌이고 여문 듯이 보이는 할머니로
① 시골에서 아들이 죽은 뒤에 몹시 속이 상해 있다가 3일 전 코피를 쏟은 뒤부터 입이 몹시 쓰다.   ② 동시에 3일전부터 말이 어둔하다.   ③ 식욕이 전혀 없다.   ④ 평소 고혈압이 있다.   ⑤ 기운이 없다.   ⑥ 발에 힘이 없다.
⑦ 약간 말을 더듬는다.   ⑧ 잠잘 때 3~4회 소변을 본다.   ⑨ 소화력은 보통이다.   ⑩ 추위와 더위를 타지 않고몸은 따뜻하다.
심열(心熱)로 인한 구고(口苦), 상충(上衝), 고혈압(高血壓) 등에 쓸 수 있는 황련해독탕(1.3배량)이 생각났고 소화력이좋은 점을 감안하여 사물탕(1.8배량)을 합방했다. 또 고혈압이라는 점과 말이 어둔하여 조구등 1.5돈을 합하고 황련해독탕의 찬 성분과 사물탕의 보혈제가 모두 소화기 계통에 장애를 줄 수도 있고 또 식욕부진이 있다는 점에서 백출 5돈을 더하여 1일분 2첩을 지어주었다. 다음해 3월에 이번에도 몸살에 걸린 뒤 입이 몹시 쓰고 식욕이 없다며 내방했다.
전번 그 약을 먹고 효험을 본 탓으로 몇 첩을 더 지으러 왔다는 것이다. 자세히 물어 보니, 그 약 2첩을 먹은 뒤 구고(口苦)가 없어지고 식욕이 증가되어 지금까지 식사를 아주 잘했다고 한다. 그 외에 다른 증상은 여전하다고 한다.

4-1. 신중(身重), 곤권(困倦), 두통(頭痛)
다음은 김근석 선생의 경험이다.

● 김 ○ ○ 남 27세 내열성태음인 서울특별시 동대문구 휘경동
보통 체격에 소양인과 소음인 기질이 모두 있는 듯한 내열성 태음인으로

① 두통이 심하며 머리가 개운치 않고 멍할 때가 많다. 책을 보고 있으면 머리가 지끈거리기 시작한다.   ② 공부를 할 때 이유 없이 늘어질 때가 많다.   ③ 얼굴로 열이 치밀어 오르면서 달아오를 때가 많다. 이럴 땐 잠을 자면 괜찮아진다.   ④ 한숨을 많이 쉰다.   ⑤ 소화력은 괜찮은 편이다.   ⑥ 얼굴이 지저분해 보이고 피부가 깔끔하지 못하다.   ⑦ 잠자리에 누워도 생각이 많아서 그런지 2시가 넘어야 잠이 온다.   ⑧ 아침에 잘 일어나질 못하며 개운하지 않다.   ⑨ 추위에 강하다.   ⑩ 운동을 거의 하지 않는다.

양기(陽氣)가 강하고 대사도 잘되는 체질이어서 운동을 안 해도 비만하지 않고 다른 이상은 전혀 없는데 만성두통이 있으며 이유 없이 얼굴로 열이 치밀어 오르면서 달아오를 때가 많다는 점이나 추위에 강하다는 점을 보면 병의 근원이 체열 과다, 즉 강한 양기(陽氣)에 있다고 보았다.

먼저 과도한 열을 적절히 조절할 수 있는 방법으로 청열(淸熱)의 방법을 검토해 보았고 처방으로는 황련해독탕과 황련해독탕에 사물탕이 더해진 온청음을 생각해보았는데 우선은 사물탕이 포함되어 있어서 황련해독탕의 찬 약성을 완만하게 전달할 수 있는 온청음을 복용하기로 했다. 온청음으로 1제를 복용했는데

1. 반 제를 복용한 뒤에는 몸이 정말 가뿐해졌다.
2. 밤에도 빨리 자고 아침에도 일찍 일어나게 되었으며 몸이 개운했다.
3. 이유 없이 늘어지던 것이 많이 개선되었다.
4. 지저분했던 얼굴도 많이 좋아졌다.
5. 두통은 여전했으나 전보다는 증세가 가벼웠다.
6. 소화력도 굉장히 좋아져서 식사량도 늘었다.

그런데 3제 먹을 때부터 이상하게도 무릎 아래로 추위를 타면서 전에 없이 발바닥에서 땀이 많이 나기 시작했다. 그래서 폐약(閉藥)했으며 그래도 전보다는 컨디션 면에서 여러모로 굉장히 좋아졌다고 생각된다.

무릎 아래로 차가워진 것은 찬성질의 약을 연속으로 복용하여 발생한 후유증으로 보인다.

5-1. 자궁출혈(子宮出血)

다음은 노상호 선생의 경험을 채록한 것이다.

● ○ ○ ○ 여 42세 태음인 주부 인천광역시 남구 숭의동

부인이 치마를 입고 오는데 출혈(出血)이 얼마나 많은지 종아리까지 선혈(鮮血)이 흘러내리고 있다. 산부인과에서 지혈제(止血劑)를 맞고 왔으나 출혈이 멈추지 않는다고 한다. 이곳이 유명하다는 소리를 듣고 찾아왔다는 것이다.

① 7일 전부터 자궁출혈(子宮出血)이 심하다.   ② 산부인과에서 지혈제를 맞아도 출혈이 멈추지 않는다.   ③ 속이 메스껍다.   ④ 얼굴색이 창백하다.   ⑤ 머리가 어지럽다.

출혈이 심하고 선혈(鮮血)이라는 점으로 보아 실증(實證)이라고 보고 당장 출혈을 지혈시키기 위해 혈관 수축작용이 강하며 청열(淸熱)의 약성이 있는 황련해독탕을 생각했으며 출혈이라는 점에서 사물탕을 합쳐서 지어 주기로 했다. 7일 전부터 시작된 자궁출혈을 목표로 황련해독탕에 사물탕을 더하여 2일분 4첩을 지어주었다.

다음날 전화가 왔는데 무슨 약이 이렇게 신기하냐고 한다. 지어준 약 중에 1첩을 달여서 복용했더니 그렇게 심하던 출혈이 멈추었다는 것이다. 나머지 약을 모두 복용하고는 완전히 지혈(止血)되었으며 그 뒤로는 출혈이 없다고 한다.

6-1. 전신 가려움

● 김 ○ ○ 여 51세 태음인 163cm 62kg

얼굴 온몸이 좁쌀 같이 울긋불긋 돋아나면서 심하게 가렵다, 10일 전 머리를 염색한 후 많이 심해졌다. 2년 전 대상포진 생긴 이후 염색하면 심해진다. 피부과 약을 복용하고 발라도 별 차도가 없다. 피부가 많이 건조하다.

① 10년 전 폐경 이후 호르몬제를 복용중이다. 가슴 두근거림, 답답함, 상열감은 없다.   ② 소화력은 약간 약하고 가끔 심하비통, 속쓰림, 트림 등이 있다.   ③ 변비, 설사를 왔다 갔다 하며 변이 시원치 않다.   ④ 잠은 잘 자는 편이며 기타 신경증상은 별로 없다.   ⑤ 10여 년 전에 악성빈혈, 저혈압 경향이 있었으나 지금은 좋아졌다.   ⑥ 맥상은 침긴(沈緊)하며, 설상(舌狀)은 약간 자윤(滋潤)하나 흑태(黑苔)가 조금 나타난다.   ⑦ 현재 병원 식당에서 주방 일을 하고 있다.

피부가려움증과 관련된 처방은 패독산류, 온청음, 당귀음자, 황련해독탕 등 여러 가지가 있으나 앞의 아주머니는 피부가 건조하면서 붉은 돌기가 전신에 돋아나는 점은 염색 이후 심해졌다는 것을 감안해 볼 때, 혈액의 열+조의 양상이 나타난 것으로 파악하고 황련해독탕과 사물탕의 가감방인 해독사물탕(온청음)을 기본으로 하고 여기에 형개, 연교, 의이인, 고삼, 소화력 저하를 감안 진피를 가하여 투약했다.

그 뒤 어깨 통증으로 침구치료차 왔기에 확인해 보니, 그 약을 복용한 후 가려움증과 돌기가 진정되었다고 한다.

下統13 寶 도인승기탕 桃仁承氣湯

大黃 三錢 桂心 芒硝 各二錢 甘草 一錢 桃仁留尖 十枚

治 血結膀胱 小腹結急 便黑 譫語
[用　　法] 水煎後 入芒硝溫服
[活　　套] 熱結腸胃 便秘 檳榔 郁李仁末 調服 ①癲狂實熱 靑礞石 調服
[活套鍼線] 血結閉(大便)　血結(寒)　血積(積聚)　血疝(前陰)　積血吐血(血)　瘀血痛(牙齒)　膿血痢(大便)
　　　　　 癲狂(神)
[適 應 症] 월경불순, 월경곤란, 부인병, 담마진, 급성대장염, 방광염, 방광결석, 천식, 혈도증, 히스테리, 타박증, 현훈, 치통, 견
　　　　　 응, 요통, 좌골신경통, 안병, 치질, 항문주위염, 월경통, 대하, 뇌출혈, 고혈압증, 동맥경화증, 적리, 불임증, 동상, 변비,
　　　　　 비반증, 무좀, 습진, 신결핵, 유산벽, 인공유산후유증, 자궁내막염, 자궁하수 및 탈출, 자궁후굴, 치조농루, 탈저, 태반
　　　　　 잔류, 포상기태, 황달출혈성스피로헤타병, 후진통, 하복통, 경폐, 여드름, 자궁근종, 흑변, 미친병

처방
설명　　　도인승기탕은 변비(便秘)와 변비로 인한 섬어(譫語)에 사용하는 처방이며, 변비 성향이 있는
　　　　사람의 여드름이나 월경불순(月經不順), 충수염(蟲垂炎) 등에도 사용한다.
　　　　　도인승기탕의 증상은 분명 변비와 연관되어 있으나 변비에 사용하는 처방이 다양하기 때문에
수반되는 증상을 통해 서로 구분할 필요가 있다. 조문을 보면 '血結膀胱혈결방광 小腹結急소복결급 便黑변흑 譫語섬
어'를 치료하는 것으로 되어 있는데, '血結膀胱'은 하복부에 혈액이 울체(鬱滯)되어 있음을 의미하며, 이것 때
문에 '小腹結急' 증상이 동반되는 것으로 판단된다. 따라서 여러 사하제(瀉下劑)와 구분될 수 있는 도인승기
탕만의 특징을 찾는다면 하복부에 혈액이 울체되어 있는 증상, 즉 혈울(血鬱)의 증상이 나타난다는 것이다.

　　　활투침선을 보면 한문(寒門)의 혈결(血結)에 사용하는 처방으로 되어 있고, ≪동의보감≫에는 상한혈증
(傷寒血症)에 사용하는 것으로 되어 있는데, 혈결(血結)은 상한으로 인해 변비가 나타나면서 헛소리를 하는
증상이다. 상한혈증(傷寒血症)에 관한 설명을 인용하면 '상한(傷寒)에 의한 표증(表症)이 풀리지 않고 열이
방광에 몰려서 광증(狂症)과 유사한 증상이 나타나는 것으로, 만일 저절로 하혈(下血)을 하면 병이 나을 수
있고, 그렇지 않고 아랫배가 몹시 아프면 설사시켜야 한다.'고 되어 있다.
　　　이상을 종합해 보면 상한(傷寒)에 대응하는 과정에서 표증(表症)이나 이증(裏症), 반표반리(半表半裏), 번
갈(煩渴), 번조(煩燥), 번열(煩熱) 등 다양한 증상이 나타날 수 있는데, 만약 변비가 있으면서 섬어(譫語)나
광증(狂症)이 발생했다면 도인승기탕을 사용할 수 있고, 특히 하복부에 혈액이 울체되어 있는 증상이 동반
되었다면 보다 적합하게 사용했음을 알 수 있다. 상한과 같은 열병(熱病)에 이환(罹患)되면 많은 양의 적혈
구가 파괴되고, 이러한 잔해(殘骸)가 적절히 처리되지 못한 경우에 어혈의 형태로 나타날 수 있기 때문에
어혈의 증상이 동반될 수 있는 것이다. 그러나 임상에서 도인승기탕을 사용할 경우에는 어혈의 증상이 뚜
렷하게 나타나지 않더라도 사용할 수 있기 때문에 어혈에 기준을 둘 필요는 없다.

　　　조문을 보면 '便黑'과 '譫語'를 치료한다고 했는데, '便黑'은 대변비결이 원인일 수도 있고, 상부 소화관에
서 일어난 출혈이 원인일 수도 있으나, 여기서는 대변비결이 오래되어 나타나는 현상으로 보는 것이 타당
할 것이다. '譫語' 또한 대변비결로 인한 대장의 압력 증가가 뇌에 영향을 주었을 때 발생하는 것으로 대변
비결만 해소되면 저절로 치료된다. 대변비결이 뇌기능에 장애를 미치는 예로 변비가 심해지면 두통이 발생
하고 짜증이 심해지는 것을 들 수 있다. 변비가 발생하면 소화가 안 되어 속이 답답해지고, 오래 지속되면
내장(內腸)에 형성된 압력이 뇌에 영향을 주어 머리가 띵해지고 멍한 느낌이 발생하며, 이 정도가 심해지면

두통이 생기고, 더욱 심화되면 헛소리를 하는 섬어 증상이 생길 수 있다. 따라서 이러한 섬어는 대변비결을 해소시키면 되기 때문에 소승기탕, 조위승기탕, 대승기탕, 당귀승기탕 등 여러 처방을 사용할 수 있는데, 도인승기탕도 그 중 하나이다.

활투침선을 보면 전광(癲狂)에 사용하는 것으로 되어 있는데, 열성상태와 대변비결로 인해 단기간에 발생하는 증상이 섬어(譫語)라고 한다면, 전광(癲狂)은 이러한 상태가 더 지속되고 심화되어 발생하는 증상이라고 할 수 있다. 따라서 정도의 차이일 뿐 같은 원인에 의한 증상이며, 모두 도인승기탕의 적응증이 된다.

도인승기탕의 증상은 앞서 설명한 대로 변비와 연관되어 있기 때문에 실제 임상에서는 변비로 인한 여드름이나 충수염에도 사용하고 있다. 대변이 적체되어 원활히 배출되지 못하는 경우 대변이 형성되는 과정에서 발생한 암모니아를 비롯한 각종 독성물질이 장점막을 통해 흡수되면 혈액이 혼탁해지는데, 이것이 지속되면 흡수된 내용물을 간에서 완전히 처리할 수 없어 혼탁한 혈액이 피부에 이르러 여러 형태의 장애를 일으키게 된다. 소화불량이나 변비가 심하면 여드름이나 피부장애가 생기는 이유가 여기에 있다. 이럴 때 도인승기탕으로 대변적체를 해결해 주면 여드름이 완화된다.

대변적체 때문에 충수염이 발생하는 경우도 있는데, 도인승기탕으로 대변적체를 해소시키면 울혈된 상태가 완화되므로 충수염이 치료되는 경우가 많다. 물론 이 경우 충수염이 완전히 치료되지 않고 염증이 계속된다면 탁리소독음이나 의이인패장산 등을 고려해야 한다.

박태기 선생의 경험에 의하면 꼬리뼈에 통증이 발생했을 때, 특히 남성에게 이러한 통증이 나타났을 때 도인승기탕을 사용하면 치료효과가 높다고 한다. 그래서 경험방으로 애용하고 있으며, 이러한 통증은 골반 주위에 몰려 있는 어혈(瘀血)의 소치로 추측하고 있다고 한다.

처방구성　처방구성을 보면 대황은 장점막(腸粘膜)을 자극하여 연동운동(蠕動運動)을 항진시키고, 수분흡수를 저해하여 설사를 유발한다. 망초의 사하작용(瀉下作用)은 소화기 내의 삼투압을 변화시켜 물이 흡수되지 못하게 하는 한편 장벽으로부터 물을 빼내며, 또 증가된 소화기 내의 내용물이 점막을 기계적으로 자극하여 연동운동이 강해지는 것과 관련이 있다. 도인은 혈관확장작용이 있어 혈액순환을 촉진하며, 장관(腸管)에 대한 수축작용이 있으며, 설사를 일으키는 작용이 있다. 계심은 계지나 육계, 계피 중에서도 약성이 강한 것으로 혈관을 확장하여 순환력을 증강시키는 역할을 한다. 감초는 스테로이드 호르몬과 유사한 작용이 있어 항염증작용, 해독작용, 해열작용을 한다.

처방비교　다른 승기탕류와 비교하면 **대승기탕**은 대열(大熱), 대실(大實), 대만(大滿) 증상의 변비나 대변적체가 가장 심한 경우에 사용한다. **소승기탕**은 소열(小熱), 소실(小實), 소만(小滿) 증상이 있고, 일반적인 변비에 많이 사용한다. 반면 도인승기탕은 변비와 변비를 겸한 어혈통(瘀血痛), 적혈토혈(積血吐血), 혈결(血結), 혈산(血疝), 혈적(血積)에 사용하는데, 망초가 들어 있어 지실, 후박 등이 소·대장의 운동성을 증가시키는 소승기탕에 비해 사하력(瀉下力)이 조금 더 강하고, 도인의 구어혈작용(驅瘀血作用)과 윤장작용(潤腸作用)이 겸해 있어 일시에 쏟아내는 작용은 소승기탕보다 강하다.

당귀승기탕과 비교하면 당귀승기탕은 광증(狂症)에 사용하는 처방이고, 도인승기탕 또한 광증에도 사용하며 섬어(譫語)에 사용한다. 그러나 두 처방 모두 정도의 차이이며 원인과 증상은 대동소이하다. 단 도인승기탕의 경우 전광(癲狂)하는 실열(實熱)에는 청몽석을 더하여 쓰라고 했는데, 본방만 사용하기도 한다. 참고로 청몽석은 간질에 많이 사용하며 가래를 삭이고 적(積)을 없애며 간화(肝火)와 기를 내리는 약재이다.

비급환과 비교하면 두 처방 모두 대변비결(大便秘結)과 대변비결로 인한 광증(狂症), 섬어(譫語)에 사용한다. 비급환은 적취(積聚)나 대변비결이 만성화되어 나타나는 정신이상, 간질 등에 주로 사용하며, 처방 중에 파두와 건강이 포함되어 있어 사하력(瀉下力)이 매우 강력하다. 반면 도인승기탕은 적취(積聚)가 아니라 대변비결(大便秘結)과 어혈(瘀血)로 인한 증상에 사용한다.

風
寒
暑
濕
燥
火
內傷
虛勞
霍亂
嘔吐
咳嗽
積聚
浮腫
脹滿
消渴
黃疸
瘧疾
邪祟
身形
精
氣
神
血
夢
聲音
津液
痰飮
蟲
小便
大便
頭
面
眼
耳
鼻
口舌
牙齒
咽喉
頸項
背
胸
乳
腹
腰
脇
皮
手
足
前陰
後陰
癰疽
諸瘡
婦人
小兒

→ **활용사례**

    1-1. 변비(便秘), 복통(腹痛), 구토(嘔吐) 여 45세
    1-2. 변비(便秘), 살빠짐 여 42세 소양인
    1-3. 대소변불통(大小便不通), 심계(心悸), 흉만(胸滿), 상열빈번(上熱頻繁), 소족랭(手足冷), 명치통, 두통(頭痛),
        두중(頭重), 항강(項强), 견중(肩重), 눈 피로감, 눈 충혈, 입맛없음, 면부종(面浮腫) 여 43세 153cm
    2-1. 경폐(經閉), 여드름, 변비(便秘) 여 17세 태음인
    2-2. 월경지연(月經遲延), 변비(便秘), 상기(上氣) 여 34세 주부 160cm 55kg
    2-3. 자궁종괴(子宮腫塊), 하복통(下腹痛), 흑변(黑便) 여 37세 태음인
    3-1. 광증(狂症) 남 23세
    3-2. 정신병 여 20세
    4-1. 갱년기장애(更年期障碍), 불면(不眠), 소화불량(消化不良), 변비(便秘), 전신통(全身痛) 여 49세 태음인
    5-1. 좌골신경통(坐骨神經痛) 여 26세
    5-2. 좌골신경통(坐骨神經痛) 여 44세

   → **도인승기탕 합방 활용사례**
    1-1. +조경종옥탕 - 생리통(生理痛), 유방통(乳房痛), 전신몸살, 대음순 소양, 여드름 여 35세 160cm

---

1-1. 변비(便秘), 복통(腹痛), 구토(嘔吐)
다음은 염태환 선생의 경험을 인용한 것이다.

● ○ ○ ○ 여 45세
야심한 밤에 돌연 구토 증상이 발병하더니 급진적인 위경련 같은 동통이 발작하는 등 새벽까지 간신히 기다려 이웃 내과의에게 부탁하여 치료를 받았다. 진단은 맹장염에 가깝다고 했다. 아침 10시가 되어도 조금도 차도가 없으므로 그 다음엔 B외과로 가는데 이번엔 급성 맹장염이라고 했다. 그렇다고 아무 준비도 없이 수술을 받기도 곤란하여 일단 귀가하여 필자에게 왕진을 청했던 것이다.
① 동통(疼痛)과 구토가 있고 밤새도록 잠을 자지 못했으므로 환자의 기운은 말이 아니었다.   ② 복부만(腹部滿)은 내실(內實)하기 짝이 없었다.   ③ 대변을 5일째나 못 보았다고 한다.
복피(腹皮)가 까칠까칠하게 지방분이 결핍되어 있어 혈허(血虛)로 보고 도인승기탕에 사물탕을 합방하여 2첩을 주었더니 그 길로 대변이 쾌통(快通)하고 나왔다.

1-2. 변비(便秘), 살빠짐
다음은 송종석 선생의 경험을 채록한 것이다.

● ○ ○ ○ ○ 여 42세 소양인 식당업 일본 오사카
키가 작고 예쁜 부인으로 일본인이다. 오사카에서 식당을 하는데 한국에 왔다가 아는 이의 소개를 받고 왔다고 한다.
① 상습적인 변비(便秘)가 있어서 늘 배변이 곤란하다고 한다.   ② 대변을 보고 나서도 시원하지가 않고 무지럭하며 항문에 달려있는 느낌이 든다.   ③ 항상 우측 하복인 맹장 부위가 살살 아프다고 한다.   ④ 병원의 검사결과 항문이 원래 좁다고 한다.
증상 중 우측 맹장부위가 늘 아픈 것은 대장의 시작부위인 맹장 부위에까지 대변이 적체되어 나타나는 증상으로 볼 수가 있어서 변비의 상태가 상당히 심하다고 보았다. 이 부인이 소양인으로 판단되고 맹장 부위까지 아픈 점으로 볼 때 대변의 적체가 심한 만큼 가급적 강력한 하기제(下氣劑)를 쓰기로 하고 승기탕을 선택했으며 승기탕 중에서도 대승기탕처럼 망초가 포함되어 있으면서도 윤장작용(潤腸作用)이 있는 도인이 포함된 도인승기탕으로 1제를 지어주었다. 얼마 뒤 교포를 통해서 전화가 왔다. 약을 복용한 뒤 대변을 아주 잘 보고 있으며, 항상 있던 맹장 부위의 통증도 없어졌고 무엇보다도 예상치도 않게 살이 빠졌다는 것이다. 요청대로 다시 1제를 보내 주었고 그 뒤로 연이어 3제를 더 보내주었다. 나중에 얘기를 들어보니, 본인이 2제를 복용하고 살이 빠지고 변비가 나았다고 하자 이웃들이 약을 지어 달라고 하여 나중에 보내준 3제는 그 사람들이 먹었다고 한다.

2-1. 경폐(經閉), 여드름, 변비(便秘)
다음은 은성호 선생의 경험이다.

● 김 ○ ○ 여 17세 태음인 경기도 용인시
전체적으로 건강하며 약간 통통한 체구에 얼굴이 검붉은 편인 고등학교 2학년 여학생이다.

① 월경이 3개월째 없다.　② 변비가 심하여 3일에 1번 정도 본다.　③ 가슴이 답답하다. 스트레스를 받는 편이라고 한다.　④ 이마에 여드름이 많다.　⑤ 발이 차다.　⑥ 맥은 약간 빠른 편이나 크고 힘이 있지는 않다.　⑦ 손은 흰 편이며 따뜻하다.　⑧ 식욕은 좋다.　⑨ 복진상 좌측 상복(上腹)에 압통이 있으며, 특히 소복(小腹) 즉 좌측 하복(下腹)에서 우측 하복(下腹)에 이르기까지 딱딱한 물체가 촉지되며 압통이 심하여 누르면 다리를 구부릴 정도이다. ⑩ 배변이 불량하여 유산균 음료를 먹었는데, 처음에는 괜찮았으나 나중에는 별다른 효과를 못보고 있다고 한다. ⑪ 학교 시험에 정신적인 압박을 받는다고 한다.

중간고사 시험을 앞두고 있고, 맥상도 그다지 실한 편이 아니어서 도홍사물탕에 대황, 지실을 가하여 처방을 할까 생각했다. 그러나 요즘 본인이 고방을 좀 더 깊이 있게 공부하고자 하고, 될 수 있으면 가감을 하지 않고 원방에 충실하고자 하던 터라 도핵승기탕을 그대로 처방하기로 하고 도핵승기탕 본방으로 10일분 20첩을 지어주었다.

다음날 학생에게서 전화가 왔는데, 어제 약을 복용하고 소변이 너무 빨개서 처음에는 월경이 시작되는 줄 알았으나 그렇지 않아 걱정되어 전화를 했다고 한다. 그래서 환자에게 설명하길 근본적인 원인은 아랫배에 열이 뭉쳐서 그런 것이며 그것이 풀리는 것으로 좋은 현상이라며 안심시켰다.

그 다음날 복용 이틀째, 이번에는 아이의 엄마가 놀래 전화를 했다. 아이가 소변을 본 변기를 보니 시뻘겋게 피오줌을 누는데 뭐가 잘못된 게 아니냐고 했다. 아이에게 전화를 바꿔달라고 하여 물으니 전날보다는 덜하다는 것이었다. 따라서 내일이면 괜찮아질 것이라고 안심시키며 변비가 해결되고 월경이 시작되어 아랫배에 통증이 없어지면 복약을 중지하라고 했다. 그 후 약 복용이 거의 끝나갈 무렵, 아이의 월경이 시작되었는데 색이 검고 월경량도 많았다고 한다. 월경 3일째 되는 날, 몇 봉을 남겨두고 약 복용을 중단했다고 한다. 그간의 경과를 물어 보니, 여드름과 흉민(胸悶)도 함께 소실되었다고 했다.

2-2. 월경지연(月經遲延), 변비(便秘), 상기(上氣)

다음은 최금애 선생의 경험이다.

● 이 ○ ○　여 34세 주부　160cm 55kg

조금 통통하고 얼굴이 검은 편이다.

① 월경주기가 불규칙하고 당시 월경 날짜가 4주 지난 상태였다.　② 대변이 안 나온 지 오래되었다.　③ 얼굴이 검붉게 상기(上氣)되어 있다.　⑤ 체중이 증가하고 있다.　⑥ 손발이 차고 평소에 아랫배가 차다.　⑦ 식욕이 없고 평소에 잘 체한다.　⑧ 잠잘 때 무섭고 벽을 보고 자야 잠이 든다.　⑨ 평소에 멍이 잘 든다.　⑩ 혀의 색이 암자색(暗紫色)이고 혀 밑 혈관이 검다.

혈액순환 저하와 노폐물 배출장애로 인한 어혈(瘀血)로 경폐(經閉)와 변비(便秘)가 발생한 것으로 보고 도인승기탕으로 5일분 10첩을 투약했다. 한 첩을 복용하고 얼마 되지 않아 변의(便意)가 있어 화장실에 갔는데 배변과 함께 월경도 시작되었다. 도핵승기탕 1첩으로 변비가 풀리고 월경불순이 터져 월경이 나온 것이다.

물론 이 경우 도핵승기탕의 약효로 변비가 소실되자 월경이 나온 것인지 아니면 저절로 월경이 나올 때 도핵승기탕을 복용했는지는 확실하지 않지만 변비의 해소로 골반 내에 적체된 어혈(瘀血)을 제거하여 월경이 시작된 것으로 보인다. 다시 도핵승기탕 1첩을 복용하고 폐약(閉藥)했다.

2-3. 자궁종괴(子宮腫塊), 하복통(下腹痛), 흑변(黑便)

다음은 한태만 선생의 경험을 채록한 것이다.

● 현 ○ ○　여 37세 태음인 주부　제주도 제주시 이도동

보통 키에 몸통이 약간 굵고 튼튼해 보이는 부인으로 복통(腹痛)이 있고 흑변(黑便)이 나와 제주 시내 산부인과에 가서 진단을 한 결과 자궁에 종괴(腫塊)가 있다고 한다. 그래서 수술을 권유받았으나 겁이 나서 수술을 하지 않고 자궁근종을 낫게 하고자 내방했다.

① 3개월 전 산부인과에서 진찰을 하고 X-ray검사를 해보니 자궁에 종괴가 있다고 한다.　② 3개월 전부터 아랫배가 간헐적으로 심하게 아프다.　③ 역시 3개월 전부터 대변이 숯 색깔처럼 검게 나온다.　④ 식욕과 소화력은 모두 정상이다.　⑤ 대변이 묽거나 설사이고 또는 너무 되지도 않다.　⑥ 그 외 특별한 증상이나 특징은 없다.　⑦ 유산을 2회 한 경력이 있다.　⑧ 산부인과에서는 수술을 해야 한다고 권유했다.

흑변과 하복통을 어혈(瘀血)로 인한 소복급결(小腹急結)로 보고 도핵승기탕으로 1제를 지어주었다. 1제를 모두 복용한 뒤에 하복통이 소실되었다고 한다. 그러나 흑변은 여전했다. 다시 같은 도핵승기탕으로 2제를 지어주었다.

두 번째 도핵승기탕을 모두 복용하고 나니 흑변(黑便)이 없어졌다. 또한 먼저 다니던 산부인과에 가서 다시 진단을 받고 X-ray검사를 해보니 자궁 내에 있었던 종괴(腫塊)가 없어졌다고 한다. 물론 한약을 먹었다는 이야기를 했고, 의사는 놀라는 듯한 표정으로 믿기지 않는다는 말을 했다고 한다.

風
寒
暑
濕
燥
火
內傷
虛勞
霍亂
嘔吐
咳嗽
積聚
浮腫
脹滿
消渴
黃疸
瘧疾
邪祟
身形
精
氣
神
血
夢
聲音
津液
痰飮
蟲
小便
大便
頭
面
眼
耳
鼻
口舌
牙齒
咽喉
頸項
背
胸
乳
腹
腰
脇
皮
手
足
前陰
後陰
癰疽
諸瘡
婦人
小兒

3-1. 광증(狂症)
다음은 박태기 선생의 경험을 채록한 것이다.

● ○○○ 남 23세 강원도 원성군 신림면

아침 일찍 청년이 밧줄에 꽁꽁 묶인 채 한약방에 들어왔다. 청년을 묶고 온 아버지의 말을 들어보니
① 아들이 미쳐서 도끼를 들고 동네를 돌아다니면서 물건을 부수고 사람을 쫓는 바람에 동네가 아수라장이 되었다는
것이다.   ② 그래서 간신히 잡아서 이렇게 꽁꽁 묶고 왔다고 한다.   ③ 눈을 보니 눈이 번쩍번쩍 광채가 난다.
④ 대변을 보았느냐고 물으니 대변을 며칠간 못 보았다고 한다.   ⑤ 소복급결(小腹急結)이 있었다.
대변비결로 인한 양광증(陽狂症)으로 보고 도핵승기탕으로 3일분 6첩을 지어 주었으며, 증세가 심하여 대황과 망초는
2배량으로 했다. 약을 지어 간 지 이틀 후 청년을 데리고 온 아버지로부터 전화가 왔다. 아들이 그 약을 먹고 난 다음
대변을 엄청나게 보고 지금 잠을 자고 있는데 괜찮으냐고 물어본다. 그래서 그것은 나아가는 증세니 괜찮다고 했다.
그 후 그 청년의 미친병이 나았으며 미쳐 날뛰던 청년이 여기에서 약을 며칠 먹은 뒤에 완전히 정상이 되어 활동하고
있다는 소문을 듣고 같은 동네에서 많은 사람들이 약을 지으러 왔다.

4-1. 갱년기장애(更年期障礙), 불면(不眠), 소화불량(消化不良), 변비(便秘), 전신통(全身痛)
다음은 서인권 선생의 경험이다.

● 안○○ 여 49세 태음인 대전광역시

체격은 태음인 체형으로 흉복부가 발달했다. 살은 탄탄한 편이다. 예전에 젊었을 때는 날씬했는데 출산 후 살이 쪘다
고 한다. 믿기지 않을 정도이다. 대전에 사는데 금산에서 인삼농사를 지어서 내원하게 됐다. 갱년기에 전신통과 저린
감이 있다. 침을 놓고 가미소요산 엑스산제를 주면서 치료하게 됐다(주 2회 내원). 침 맞으면 전신통은 이틀 정도는
괜찮아진다. 약을 먹으면 가슴이 답답한 게 조금 나아진다고 한다. 변비 때문에 2주 뒤에 대시호탕이 더 맞는 것 같아
서 주었으나, 오히려 가미소요산 엑스산제보다 효과가 없다고 한다. 갱년기는 관리와 치료가 중요하므로 선배 한의원
을 소개하여 약을 권유했다. 3주 뒤에 와서는 약효과도 그저 그렇고 소개를 받아간 한의사 분이 별 말씀이 없어서 저
한테 약 좀 지어주시면 안되겠냐고 하면서 다시 왔다.
① 갱년기 초기 증상으로 전신통과 저린 감이 있어서 잠을 잘 못 잔다. 올 초부터 생리를 안 한다.   ② 가슴이 답답
하고 상열감이 있다.   ③ 소화가 잘 안 된다. 최근에 먹으면 체한다고 한다.   ④ 변비가 심하다. 소변을 자주 본다.
⑤ 갈증이 있다.   ⑥ 숨이 차는 증상이 있다.   ⑦ 복진시 흉협고만이 심하다. 하복에 덩어리들이 잡히고 하복 살이
울퉁불퉁하다.   ⑧ 현재 복용중인 약은 없다.
갱년기증상은 생리가 중단되면서 호르몬계통도 변하면서 인체에 변화가 일어나 안면홍조, 상열감, 저린감, 전신통, 소
화기 계통 이상, 성신우울증 등과 같은 증상들이 발현되는 것이나.
초기 증상은 자율신경실조로 간울(肝鬱)의 문제이기 때문에 이쪽을 다스리는 게 관건이고, 증상과 체질에 맞는 처방을
선정하는 게 중요하다. 말기 갱년기증상들은 신(腎)의 기능을 보하는 게 중요하다. 하복의 대장의 울결(변비와 복진시
상태)과 간울의 증상이 같이 온 것으로 생각된다. 실제로 한의학에서 간과 대장은 장부상통으로 서로 연관이 깊다. 하
복의 울결을 쳐서 순환을 돕고 몸을 회복시키는 방향으로 치법을 삼았다.
갱년기장애에는 일반적으로 초기에는 가미소요산, 가미귀비탕을 주로 쓰는데, 처음에 내원했을 때 체격과 증상을 보니
가미소요산이 더 적합할 것 같아서 주니 수면장애, 소화, 변비에는 효과가 없고 가슴 답답한 것만 효과가 조금 있었다.
그래서 직접적으로 하복의 울결을 치는 승기탕류를 생각하다가 도인승기탕을 쓰게 됐다. 처방은 고방이기 때문에
《방약합편》 용량보다 도설에 나온 용량을 사용했다. 망초는 연견(軟堅)과 사하력(瀉下力)을 높이려고 후하(後下)했다.
10월 3째 주쯤에 와서는 약 복용 후부터 잠도 잘 자고, 소화도 잘되고 대변도 잘 나오며, 전신통이 많이 없어졌다고
했다. 그런데 약을 먹고 3~4일 뒤에 설사했다고 하면서 약이 독한 게 아니냐고 물어본다.
원래 설사로 하복의 울결을 풀어 변비도 치료하는 약이라고 설명했다. 이 부인이 변비가 있기는 하나 도인승기탕을
생리통이나 갱년기초기 증상이 겸해 있을 때 써 본 적이 없어서 처음에는 약을 2제 정도 먹어봐야 효과가 난다고 말
해주었다. 증상 중 변비를 주안점으로 두고 투약한 것이 뜻밖에 갱년기증상 전반에도 효과가 너무 좋아서 좋은 경험
이 되었다. 부인이 요청대로 한 제를 더 지어주기로 했다. 이번에는 망초도 같이 처음부터 달여서 약효를 낮추어 지어
주었으나 이후로는 아직 내원하지 않아서 경과를 확인하지 못하고 있다.
갱년기 초기에 가미소요산과 가미귀비탕 위주로 생각했는데, 엑스산제가 효과가 없어서 다른 약을 써볼 기회가 생긴
게 오히려 행운인 것 같다. 이 경우는 어떻게 보면 갱년기증상이라는 증상들이 모두 변비 때문에 생긴 것은 아닌지
하는 생각을 하게 된다. 그리고 변비를 치료할 수 있는 같은 승기탕이 포함되어 있는 대시호탕의 엑스산제는 왜 효과
가 없었는지도 이해가 잘 안 된다. 가미소요산보다 훨씬 효과가 나왔어야 할 것 같은데 말이다. 도인의 역할인가 아니
면 시호제 증상이 전혀 없었든 탓일까? 복진시 나타난 흉협고만은 변비 때문에 음식이 적체되어 나타난 현상일까?

5-1. 좌골신경통(坐骨神經痛)

다음은 이은팔 선생의 경험을 인용한 것이다.

● 김 ○ ○ 여 26세 경기도 수원시 고등동

체격이 건장한 부인이다.

① 1개월 전부터 좌골신경통(坐骨神經痛)으로 통증이 있다. ㉠ 양의의 치료를 받았으나, 통증이 점차 악화되었다. ㉡ 처음에는 요부(腰部)만 아팠던 것이 다음에는 요추(腰椎)와 천골(薦骨)의 연접부가 가장 심하게 아프다. ㉢ 다시 천골부(薦骨部)로 내려오면서 양 대퇴부까지 아프게 되었다고 한다. ② 맥은 침긴삭(沈緊數)하다. ③ 소복부(小腹部) 좌측 장골와(腸骨窩)에 계란대(鷄卵大)의 경결(硬結)과 압통(壓痛)이 있다. ④ 대변은 7~8일에 1회인지, 10여 일에 1회인지 까마득하다. ⑤ 변을 볼 때 변이 딱딱하게 굳어 있어 항문이 파열되어 출혈이 심하다. ⑥ 매 산후에 아침통(兒枕痛)이 있었고, 그때마다 양약과 주사로 진정시켰다고 한다. ⑦ 2회 출산 경력이 있다.

원래 아침통(兒枕痛)이란 산후에 어혈(瘀血)이 자궁내벽에 분포된 모세혈관에 울체되어 발생하는 현상으로서 한방으로는 혈액순환을 촉진하여 혈액 중에 혼재된 어혈(瘀血)을 구축(驅逐)하는 약미를 더하여 투약함으로써 완전한 효과를 거둘 수 있다. 이에 반하여 서양의학에서는 진증진정(鎮症鎮靜)만 도모하게 되므로 불순분의 체외로의 배출이 불가능하게 되어 잔재되어 있는 불순분이 전신의 각 조직이나 기관에 편재 또는 분산하여 여러 종류의 병변을 형성하게 되는 것이라 생각된다.

본 환자의 경우는 이러한 어혈(瘀血)이 하행결장의 하단 또는 S상 결장의 상부(上部)에 쌓여 일종의 담증(痰症) 증상이 나타나게 되고, 다시 그 담증(痰症)이 요척부(腰脊部)에 분포된 신경에 영향을 줌으로써 이루어진 질환이므로, 어혈(瘀血)을 제거함으로 치유될 수 있는 것이다. 그래서 산후 어혈(瘀血)로 인해 좌골신경통이 발생한 것으로 보고 도인승기탕으로 5첩을 투약했다.

도인승기탕 5첩을 복용하고 나서 대변이 쾌통(快通)하고 좌측 장골와(腸骨窩)의 경결(硬結)도 소산되었으며, 항문 출혈도 소실되었다.

5-2. 좌골신경통(坐骨神經痛)

다음은 이은팔 선생의 경험을 인용한 것이다.

● 한 ○ ○ 여 44세 농가주부

4년 전 원인미상으로 만 3개월 된 태아를 유산했다고 한다. 유산 이후 소복과 요부에 미미한 정도의 어동(瘀疼)이 있었다.

① 소복(小腹)과 요부에 미미한 정도의 어동(瘀疼)이 있다. ② 소복에서 괴형물이 돌다가 심하부를 향하여 상충(上衝)하는 일이 있다. ③ 좌측 대퇴부를 향하여 견인감(牽引感)이 있고, 요각부(腰脚部)에 걸쳐서 비통(痺痛)이 심하여 근일에는 밤에 수면을 취하지 못할 정도이다. ④ 대변은 2일 1회 본다. ⑤ 심하조잡(心下嘈雜)과 식후(食後)에 우부(右部) 현수감(懸垂感)을 호소한다. ⑥ 좌측 소복에 장원형 계란대의 경결(硬結)을 풀어줄 수 없다. ⑦ 기타 양완(兩腕) 소해혈(少海穴) 부위의 약 2촌 부근에 임파선종대를 볼 수 있다. ⑧ 맥상은 침실(沈實)하다. ⑨ 설태(舌苔)는 없다. ⑩ 양의에게 진단을 받아보면, 좌골신경통에 신경성 위 카타르를 겸했다고 하며, 수십 차례 주사와 내복약을 사용했으나, 병세는 미동도 아니 하고 여러 한의사에게서 복약도 해 보았으나 별 차도가 없었다고 한다. ⑪ 7회 출산한 경험이 있다. ⑫ 평소 건강은 매우 양호한 상태이다.

소복경결(小腹硬結)은 어혈유축(瘀血留蓄)을 증명하는 것이며, 양완(兩腕) 경결은 매독성을 응심(凝心)하지 않을 수 없다. 그러므로 어혈성 및 매독성 신경통으로 진단했다. 태중 3월의 유산은 매독성으로 추측할 수 있으므로, 유산 후 오로(惡露)가 완전히 유진(留盡)되지 못한 때문에 어혈이 유축(留蓄)된 것이며, 그로 인하여 맥이 침실(沈實)하고, 대변비결이 나타난 것으로 추단(推斷)된다. 그리고 위의 증상은 어혈유축으로 인한 장기능 장애의 여파라고 볼 수 있다.

초진 당일 증상에 의거하여 기침산과 도인승기산 2첩을 지어주었다. 주면서 효과의 유무를 불구하고 다시 한 번 오라는 말을 덧붙였다. 본인의 요량으로는 2첩약으로 완쾌는 기대할 수 없으나 변통(便通)이 순조롭게 되면, 위의 증상이 경감되거나 소멸되리라고 생각되었는데 예상한 대로 변통과 함께 위 증상이 약간 호전되었다고 한다.

이번에는 향천해독제(香川解毒劑)와 도인승기탕을 합하여 10첩을 지어주었다.

그 후 1개월간 환자로부터는 아무런 소식이 없었다가 9월 30일에 홀연 내방을 받았다.

그의 말에 의하면, 신경증상과 위의 증상은 완치되었으나 소복부(小腹部)에 미미한 정도이기는 하지만 전과 같은 준동(蠢動)이 다시 시작되었다고 한다. 변통은 적시 2일 1회, 미결 완부의 임파선종대는 완두알대로 축소되어 있다.

이번에도 전과 같은 처방에 겸하여 동양화독환 10일분을 겸복(兼服)하도록 했다.

下統14 寶 시령탕 柴苓湯

柴胡 ─錢六分 澤瀉 ─錢三分 白朮 猪苓 赤茯苓 各七分半 半夏 七分 黃芩 人蔘 甘草 各六分 桂心 三分　薑三片

治 傷寒陽症 身熱 脈數 煩渴 自利
[活　　套] 虛熱煩渴 倍蔘 加麥門冬 ① 此卽[小柴胡湯]合[五苓散] 重數加減參酌用
[活套鍼線] 暑泄(大便)　泄瀉(小兒麻疹)　陽明(瘧疾)　自利(寒)　瘴濕(濕)
[適 應 症] 감모, 급성위장염, 신우염, 신염, 네프로제, 서역, 말라리아, 부종, 간염, 간경화증, 대소변난, 소변난, 복만, 복수, 번열, 결흉, 한열왕래, 관절통, 피부발진, 숨참, 구토, 설사, 권태감, 두통

 시령탕은 열성(熱性)과 습체(濕滯)가 겸해 있는 상태에서 발생하는 설사(泄瀉), 부종(浮腫), 발열(發熱), 번갈(煩渴) 등에 사용하며, 약성(藥性)을 응용하여 신장염(腎臟炎)이나 간염(肝炎)에도 사용한다.

시령탕은 열병(熱病)에 걸려 열(熱)이 많이 나면서 습체(濕滯)로 인해 설사가 발생했을 때, 소시호탕으로 열을 해소시키면서 오령산으로 습체를 제거하여 설사를 멈추게 한다. 물론 이뇨제도 열을 빼는 작용이 있기 때문에 오령산도 열을 해소시키는 작용을 겸한다고 할 수 있다. ≪동의보감≫을 보면 '상한양증(傷寒陽症)으로 설사를 할 때는 시령탕을 사용하고, 상한음증(傷寒陰症)으로 설사를 할 때는 진무탕을 사용한다.'는 언급이 있는데, 열병에 걸려 열이 나면서 설사할 때 시령탕을 사용하고, 열병에 걸렸지만 열증(熱症)보다는 허랭증상(虛冷症狀)이 두드러지면서 설사가 발생했을 때는 진무탕을 사용하라는 뜻이다. 조문의 '身熱신열 脈數맥삭 煩渴번갈'을 보더라도 열증(熱症)이고 실증(實證)이라는 것을 알 수 있다.

인체에서 체열(體熱)을 발생시키는 곳은 주로 근육과 간이다. 따라서 기온의 변화, 감정의 변화, 생리의 변화, 감염 등으로 인해 에너지가 많이 필요한 상황이 되면 간과 근육에서 해당작용(解糖作用)을 통해 에너지생산을 급격히 증가시킨다. 그러나 개인의 신체조건에 따라 일시에 에너지를 증가시킬 수 있는 사람이 있는가 하면 그렇지 못한 사람도 있고, 주로 간에서 에너지를 생산하는 경우도 있고, 주로 근육에서 에너지를 생산하는 경우도 있다. 시령탕에는 소시호탕이 포함되어 있어 주로 간에서 에너지를 생산하는 유형의 사람에게 적합한 처방이라고 할 수 있으며, 이런 유형의 사람은 평소 체열(體熱)이 많고 건강한 사람에 속한다.

활투침선을 보면 서설(暑泄), 소아 마진(痲疹)의 설사(泄瀉), 양명학질(陽明瘧疾), 장습(瘴濕)에 사용하는 처방으로 분류되어 있다. 여름에는 더운 날씨 때문에 열발산이 잘 되지 않아서 몸에 열이 많아지고, 열이 많아지면 체열생산을 줄여야 하기 때문에 조직이 이완되며, 더불어 소화기조직도 이완되어 소화기능이 떨어질 수 있다. 이런 상태에서 설사가 발생했을 때 시령탕은 열성상태를 조절해 주면서 습체를 제거하여 설사를 치료한다. 소아가 마진(痲疹)에 걸리면 고열이 발생하면서 발진이 생기는데, 이런 증상과 함께 설사가 동반된 경우에도 시령탕을 사용한다. 홍역에 걸리면 피부에만 발진이 생기는 것이 아니라 장점막에도 비슷한 증상이 생길 수 있어 설사가 나타날 수 있는데, 소시호탕으로 고열을 해소시키면서 오령산으로 설사를 치료한다.

양명학질(陽明瘧疾)은 일명 열학(熱瘧)이라고 하며, 열과 땀이 나고 가슴이 답답해서 물을 많이 마시는 증상이 동반되는데, 이럴 때도 시령탕을 사용할 수 있다. 소시호탕이 학질을 치료하는 기본처방이기도 하지만 열학(熱瘧)의 증상 중에 물을 많이 마시는 증상이 있기 때문에 오령산을 합한 시령탕을 사용하는 것이다.

장습(瘴濕)은 다른 지역에 갔을 때 음식(飮食)이 바뀐 것이 원인이 되어 구토, 설사, 복통이 발생하는 것으로 시령탕 외에 곽향정기산, 불환금정기산, 평위산, 보중익기탕 등도 사용할 수 있다. 구분을 한다면 곽향정기산과 불환금정기산, 평위산은 소화기장애가 현저할 때 사용하며, 보중익기탕은 전체적으로 허약한 증상이 두드러질 때 사용하고, 시령탕은 설사와 함께 발열이 동반되었을 때 사용한다.

임상에서 시령탕을 응용할 수 있는 질환으로는 신장염(腎臟炎)과 간염(肝炎)이 있다. 신장염의 증상으로는 고열, 구토, 구역감, 오한, 설사, 옆구리의 동통 등이 있으며, 모두 시령탕의 증상과 부합되기 때문에 응용할 수 있는 것이다. 30년 전쯤 필자의 집에 세든 아가씨가 있었는데, 갑자기 고열이 나고 한열왕래가 반복되었다. 하루는 너무 아파서 회사에 가지 못하고 돈이 없어 병원에도 가지 못하여 집에 누워있기에 소시호탕을 먹였더니 열이 떨어지고 한열왕래 증상도 없어졌다. 그 뒤로 잊고 있었는데 며칠 후에 만났을 때 물어보니 다시 재발하여 병원에서 검사를 했더니 신장염으로 판명되었다고 한다. 이럴 때 시령탕을 사용하면 좋았을 텐데 병원에서 치료한다고 하여 약을 사용하지 못했다. 이처럼 신장염으로 인해 열이 나고 수분대사 장애가 있을 때도 시령탕을 응용할 수 있다.

처방구성　　처방구성을 보면 소시호탕과 오령산을 합한 처방이다. 먼저 소시호탕의 약성을 살펴보면 시호는 중추신경을 억제하여 정신을 안정시키며, 실험을 통해 해열작용, 진통작용, 진해작용(鎭咳作用), 간기능보호작용, 이담작용 등이 밝혀졌다. 황금은 혈관투과성 항진을 억제하고 소염작용이 강하여 혈관의 염증성 충혈(充血)과 울혈(鬱血)을 완화하고, 담즙분비를 촉진하여 간기능을 강화한다. 반하는 중추성 구토나 점막자극에 의한 구토를 억제하고 인후점막자극에 의한 해수(咳嗽)를 억제한다. 인삼은 중추신경계에 대한 흥분작용과 억제작용이 있는데, 흥분작용이 보다 강하다. 또한 강심작용이 있어 심장의 수축력을 강화한다. 감초는 소화관 평활근에 작용하여 경련을 억제하며 위산분비를 억제하고, 스테로이드 호르몬과 유사한 작용이 있어 항염증작용, 해독작용, 해열작용을 한다.

오령산의 약성을 보면, 택사는 세뇨관의 재흡수를 억제하여 이뇨작용을 함으로써 조직의 부종을 경감시키고, 적복령 또한 세뇨관의 재흡수를 억제하여 이뇨를 증진하므로 체내의 정체된 수분을 처리한다. 저령의 이뇨작용은 복령보다 우수하지만 보익작용(補益作用)이 없는 것이 복령과 구별되는 점이다. 백출은 뚜렷하고 지속적인 이뇨작용이 있으며, 장관활동에 대한 조절작용이 있어서 장관의 자발성 수축활동의 긴장성을 높이고 강직성 수축을 방지한다. 계심은 말초혈관의 혈류를 원활하게 함으로써 말초순환장애를 개선한다.

처방비교　　**소시호탕**과 비교하면 두 처방 모두 한열왕래와 발열 증상이 겸해 있을 때 사용한다. 소시호탕은 주로 마른 체형이고 피부가 검은 사람에게 많이 사용하며, 주증상은 한열왕래(寒熱往來), 흉협고만(胸脇苦滿), 구고(口苦), 인건(咽乾) 등이다. 주로 사용할 수 있는 증상은 감기, 간장질환, 각종 염증성질환 등이며, 부종에는 사용하지 않는다. 반면 시령탕은 습체를 겸한 열성상태에 나타나는 설사, 소변불리, 부종, 번갈 등에 사용하며, 사용할 수 있는 질환으로는 신장염이나 간장질환을 들 수 있다.

시평탕과 비교하면 시평탕은 약간 열성(熱性)을 띠면서 소화장애가 있거나, 열성(熱性)이 내재된 사람의 소화장애에 사용하는 반면, 시령탕은 열이 울체(鬱滯)되어 있으면서 부종(浮腫)이 있거나 한열왕래(寒熱往來)가 있으면서 신증후군이 있을 때 사용한다.

설사에 사용하는 **곽령탕**과 비교하면 두 처방 모두 소화기조직에 수분이 울체되어 나타나는 설사나 부종에 사용한다. 그러나 곽령탕은 주로 외감(外感)으로 인해 소화장애가 발생하여 설사, 소변불리 등이 나타났을 때 사용한다. 반면 시령탕은 곽령탕을 사용해야 하는 경우처럼 표울증(表鬱證)이 나타나지 않고, 이열증(裏熱證)이 있으면서 부종이나 설사가 나타났을 때 사용한다.

→ **활용사례**

> **1-1. 상한(傷寒) 대소변난(大小便難), 복만감(腹滿感), 번열(煩熱), 관절통(關節痛), 결흉(結胸), 한열왕래(寒熱往來)**
> 　　남 50세 소음인
> **2-1. 피부발진(皮膚發疹), 소변난(小便難), 소화기불편, 수장건조(手掌乾燥)** 남 50세 소양성소음인
> **3-1. 과음 뒤 복수(腹水), 숨참** 남 43세
> 　3-2. 부종(浮腫) 여 22세
> **4-1. 루프신염(lupus nephritis), 홍반증(紅斑症), 광선과민증, 단백뇨(蛋白尿), 저단백혈증(低蛋白血症), 항DNA항체음성**
> 　　여 14세
> **5-1. 구토(嘔吐), 권태감(倦怠感)** 여 40세
> **6-1. 두통(頭痛), 구토(嘔吐)** 남 32세
> **7-1. 뇌종양(腦腫瘍), 식욕부진(食慾不振), 기핍(氣乏), 두통(頭痛)** 여 9세

1-1. 상한(傷寒) 대소변난(大小便難), 복만감(腹滿感), 번열(煩熱), 관절통(關節痛), 결흉(結胸), 한열왕래(寒熱往來)
다음은 조연상 선생의 경험이다.

● 조 ○ ○ 남 50세 소음인 서울특별시 강남구 반포동 한양아파트

① 11월 중순경부터 몸이 찌뿌드한 느낌이 들었다. ② 11월 마지막 주에는 대소변이 잘 안 나왔다. 대변은 조금만 나오다 말고 소변도 노랗게 조금만 나왔다. ③ 식욕은 있으나 먹으면 속이 개운하지 못하고 속이 차오르는 느낌이 있었다. ④ 특히 마지막 토요일에 회식이 있었는데 먹으면 탈이 날 것 같은 생각이 들었고 회식자리가 불편하게 느껴졌다. 겉옷은 벗었지만 자리에서 일어나서 밖에 나오면 춥고 안에 들어가면 땀이 나면서 뭔가 몸에 대한 통제력이 없어진 느낌이 들었다.

그날 밤에 지난 2주간의 몸 상태를 점검해 보니 약을 복용해야겠다는 생각이 들었다.

소화가 시원하지 않고 복만감이 있고 가슴이 차오르는 느낌과 소변난을 감안하여 시령탕 가감으로(시호 2돈, 황금 1.5 돈, 인삼 1돈, 택사 1돈, 복령 1돈, 백출 1돈, 산사 1돈, 나복자 1돈, 육계 0.5돈, 강 3편 조 2매) 30봉을 지었다. 약을 복용하니

1. 12월 2일 밤에 1봉, 3일에 2봉을 복용하자 12월 4일에는 시원스럽게 대변을 보고 소변도 보았다.

2. 갑자기 몸이 날아갈 듯하여 뭔가 무리를 하고 싶은 마음이 들었다. 그래서 오후에는 원주에 다녀왔다.

그런데 저녁을 먹고 집에 돌아와서 쉬는데

㉠ 왠지 몸에서 열이 나는 듯했다. 특히 오른손 관충(關衝)과 소택(少澤) 부위에서 열감이 느껴져 같이 있던 사생에게 만져 보도록 했더니, 그도 역시 그 두 부위에서 열이 난다는 것이었다. 두 혈자리가 어떤 것일까 생각하면서 자리에 누웠으나 좀처럼 잠이 오지 않았다.

㉡ 시간이 계속 흘러도 잠이 오지 않더니 결국 꼬박 밤을 새게 되었다. 그러니까 목요일 아침이 된 것이다. 밤을 새 웠으니 힘들 것 같아 공진단 한 알을 먹고 강의실에 들어갔다.

㉢ 물론 식욕도 없었다. 앉아 있으나 왠지 자리에 앉아 있기가 피로했다.

㉣ 몸이 붕 뜨는 느낌이 들고 사물들이 아련했다. 뭔가 잘못된 것 같았다.

50대에 분수를 모르고 축구 같은 과격한 운동을 하면 안 좋다고 한 말이 다시 한 번 뇌리에 스쳤다. 분명히 나를 두고 한 말 같은데, 그래도 스스로는 아직은 괜찮다고 자신하고 있었는데, 그날은 아무래도 뭔가 잘못된 듯싶었다.

㉤ 사실 11월 중순에 축구공을 몸으로 막는다는 것이 오른쪽 갈비에 맞았는데 그때부터인가 가슴이 조금씩 답답해 오기 시작한 것이다.

㉥ 불안한 마음으로 다시 한 번 맥을 잡아 보니 매우 부삭(浮數)했다. 맥동이 1분에 97~100을 뛰고 있었다. 평소에 70 번 정도인데 이 정도면 분명히 크게 잘못된 것이다.

앞에서 말한 지난달부터의 일련의 사건이 매우 의미 있게 연결되기 시작했다. 다시 한 번 맥을 재어 봐도 역시 부삭 홍대(浮數洪大)했다. 여기서부터는 빠른 조치가 필요하다고 보고 급히 대학한방병원을 찾아갔다. 양방의사한테 상의했 더니 일단 한방수련의를 거친 후에 X-ray를 찍어 보자고 했다.

초진을 담당한 한의사에게 가자 몇 가지를 테스트하더니 늑막염은 아닌 것 같으니 하루만 더 보고 그때 X-ray를 찍 자고 했다. 그리고 다시 한방내과 전문의에게 갔다. 일단 독감이라고 진단하고 역시 나중에 사진을 찍어 보도록 하자 면서 연교패독산을 처방받았다. 적어도 이때까지는 그런대로 돌아다닐 수가 있었다.

오후부터는 번열(煩熱)이 나고 온 관절이 아프기 시작하는데 정신이 없었다. 몸과 정신이 붕 뜨는 것 같고 잠도 못 자 면서 온몸이 아프기만 했다. 저절로 아무 소리가 나오기도 했다. 이러다 죽을 수도 있겠다는 생각이 처음 들었다. 우

선 최고의 약은 밥이라 생각하고 흰죽을 먹었다. 그러나 그것도 한 두 수저를 먹으면 위가 차오르면서 구토가 나오려고 했다. 그래서 금요일 오후부터는 연교패독산 복용을 중단하고 반하후박탕을 급히 만들어 먹었으나 밥이 먹히지 않는 것은 마찬가지였다.

금요일 저녁쯤 되니 관절통은 조금씩 가라앉기 시작했다. 관절통은 상당히 가라앉았으나 몇 발자국 걸으면 여전히 다시 아파왔고 체중이 준 것 같았으며, 온몸에 힘이 없었다. 또한 가슴이 꽉 차고 뒤 고황(膏肓)쪽으로 아픔이 퍼지면서 옆구리가 빡빡하게 굳어지는 느낌이 와서 숨이 갑자기 차기도 했다. 사흘째 아프기만 하고 밥을 먹지 않았으니 당연한 결과였다.

토요일은 나름대로 최대한 쉬었다. 그리고 토요일에는 아파도 서울의 집에 올라가기로 했다. 왜냐하면 그동안 너무 땀을 많이 흘려 내복도 갈아입어야 했고 무엇보다도 영양식을 먹어야 할 것 같았기 때문이었다. 토요일에는 서울로 올라왔다. 아내가 내 얼굴을 보고 놀랐다. 며칠 사이에 이렇게 되었다고 눈물을 보이니 나 자신도 민망스러웠다. 아내가 집에 준비해 놓은 영양죽을 시간이 날 때마다 몇 수저씩 먹었다. 지방에서 서울로 올라온 수고 탓에 토요일 밤을 또 다시 고통 속에 보내야 했다.

목이 타서 보리차를 한두 잔 마시면 곧 바로 땀이 나고 다음은 춥고 하는 이런 상태로 계속 누워 있었다. 일요일 오후까지 전복죽만 먹었지만 결국 이틀 동안 한 그릇을 다 먹지 못했다. 이때까지 맥동수는 여전히 90 이상이었다. 일요일 오후 늦게 다시 돌아오기로 했다. 고속버스 안에서 차근히 생각해 보았다. 식후구토(食後嘔吐)는 있으나 반하후박탕증도 아니었다.

지금의 증상은 소시호탕이 확실하다는 생각이 들었다. 한열왕래(寒熱往來), 흉협고만(胸脇苦滿), 묵묵불욕식(默默不欲食)이나 다른 증상이 모두 소시호탕에 해당하는 증상으로 판단되었다.

그렇다면 밥을 먹더라도 시호와 비슷한 음식을 찾아야 한다고 생각했다. 생각나는 것이 미나리였으니, 차가 도착하자마자 택시를 타고 복집으로 향했다. 복지리를 먹었다. 미나리를 많이 넣어 달라고 했다. 육수도 많이 달라고 했고 물도 엄청나게 먹었다. 복집에서 며칠 만에 처음으로 밥 한 공기를 먹었다. 그래도 속이 괜찮을 것 같았다. 덕분에 땀은 엄청나게 흘렸다. 평소에 땀이 별로 없는 편인데 이번에는 땀을 원 없이 흘린 것 같았다. 얼굴과 머리에서 난 땀을 닦은 휴지가 한 바구니 정도가 되었다. 숙소로 돌아 왔는데 그 전에 3봉만 복용하고 남아 있는 시령탕을 다시 복용했다. 그 날 밤에 오랜만에 가슴이 뻐근한 것이 수그러드는 느낌이었다. 숨을 제대로 쉬면서 잤다.

월요일 아침에 우연히 가슴을 손으로 스치게 되었는데 흉골이 매우 아파왔다. 이런 것이 결흉(結胸)이 아닌가 생각되었다. 갈비뼈 아래 복부에 결이 생긴 것을 결흉(結胸)이라고 한 것은 후세에 병정을 모르는 사람이 잘못 해석해 놓은 것이 아닌가 한다. 만져 보니 겉으로는 아무런 변화가 없으나 조금만 누르면 통점을 중심으로 뼈가 울리는 것 같이 아프다. 하지만 이미 시령탕으로 변화가 생겼으니 계속 시령탕을 복용하면 나을 것 같았다.

이후에 줄곧 시령탕을 복용해 보았다. 시령탕을 복용하기 시작한 후에도 한 2주 이상 밥을 먹으면 땀이 나고 땀이 나면 추운 것이 반복되었다.

그 과정에서 자연스럽게 일반 감기에도 걸렸다. 왜냐하면 식사를 마친 후에 찬 공기를 쐬어야 하는데, 이때는 추위를 안 탈 수가 없었기 때문이다. 감기에 걸리자 기침이 나오기 시작했다. 그런데 시험이 끝나고 집에 돌아와 며칠 쉬면서 영양식으로 조리하니 땀이 나고 다시 춥고 하는 것은 없어지게 되었다.

여기서 영양식이란 칼로리만 높은 것보다는 성질(性質)이 차고 수렴성이 있으면서도 칼로리가 높은 것을 말한다.

2-1. 피부발진(皮膚發疹), 소변난(小便難), 소화기불편, 수장건조(手掌乾燥)
다음은 조연상 선생의 경험이다.

● 조 ○ ○ 남 50세 소양성소음인 서울특별시 강남구 반포동 한양아파트

몇 년 전부터 왼팔의 안쪽, 대릉(大陵)과 곡택(曲澤) 중간에 직경 1.5mm의 흰색 진이 올라왔다가 사라지곤 했다. 때로는 그것이 붉게 변하곤 했다.
① 근래 들어서는 왼팔에 자주 발생하고 또한 크기도 커지고 주변으로 여러 개의 반진이 올라온다. 그리고 그 이후에는 언제나 소화기 상태가 안 좋았다는 생각을 갖게 되었다. ② 팔뿐만 아니라 언제부터인지 양쪽 다리에도 두드러기가 나오고 가렵기도 했다. ③ 근래에는 이런 증상이 나타나는 빈도가 부쩍 늘었다. ④ 어떤 때는 팔이 좀 이상하다 싶어서 보면 동그란 반진이 올라오기 시작하면 한 나절 후에는 반드시 설사를 하는 습관이 생겼다. ⑤ 그럴 때는 손바닥이 허옇게 마르곤 한다. 당시에는 이런 통찰력이 없었으나 나중에 이런 것을 알았다. ⑥ 과식하거나 삼겹살 혹은 케이크 종류 등 비교적 잡다한 종류의 음식을 먹거나 음주 후에는 거의 이런 증상이 나타난다. ⑦ 다리와 둔부, 허리에 두드러기가 날 때는 대칭적이었으며 허리 쪽에는 빙 둘러서 나온다. ⑧ 두어 달 전부터는 늑간 바로 아래인 양문혈(梁門穴) 근처에 압통점이 생기기 시작했다. 지금도 거무스름한 흔적이 있다. ⑨ 배꼽 왼쪽 아래 1寸 정도, 그리고 하복부(下腹部)의 어딘가와 간(肝)과 배꼽 사이의 인대가 긴장하곤 했다. ⑩ 식욕은 있어도 왠지 속이 개운치가 않다. 이것의 불편함을 표현할 수 있는 적당한 단어가 없다. ⑪ 가끔 소변이 안 나오고 색이 노랗다.

두드러기, 손바닥 마르는 것, 복부 압통을 목표로 당시마다 다음과 같은 여러 처방을 복용했다. 또 손바닥과 비듬 때문에 많은 윤제(潤劑)를 복용했다. 처방명의 기억이 잘 안 나는 ○○윤혈음에서부터 당귀음자, 귀비탕, 반하후박탕, 영계출 감탕, 계지복령환, 정전가미이진탕, 이중탕류, 사심탕류, 평위산류 생각나는 것이 이 정도이고 이외에도 피부 쪽에 효과가 있는 많은 처방을 복용했다. 하지만 늘 한두 첩의 복약까지는 반응이 좋았지만 그 이상의 복약은 여전히 몸에 부담이 되었다. 찬 약, 더운 약 할 것 없이 그때마다 몸 상태에 따라 복약한 것이지만 효과는 언제나 단기적이었고, 특이체질의 영향인지 복약 후에는 금방 상태가 변하곤 했다. 그러면서 증상은 여전히 다시 나타나곤 했다. 정말 짜증나는 일이었다.

그런데 1달 전쯤 쌈밥 집에서 삼겹살과 쌈을 비교적 맛있게 먹었는데
① 이번에는 팔뿐 아니라 양쪽 겨드랑 밑으로 두드러기가 나기 시작했다. ② 온몸이 가려웠다. ③ 소변도 붉고 시원하지 않았다.

그때 소변이 붉고 시원하지 않다는 점에서 곰곰이 생각해 보니, 지난겨울에 상한으로 고생했을 때 시령탕을 복용하면서 속이 시원했던 기억이 났다. 그래서 시험 삼아 시령탕을 복용하기로 했는데 생각이 적중했다.

2일 정도 복용하니 소변도 시원하고 속도 편해지면서 두드러기가 사라지기 시작했다. 일주일이 지나자 두드러기는 모두 사라지고 몇 군데 거무스름한 흔적만 남았고 또한 건조했던 손바닥도 윤기가 돌아 사람들에게 보여 주기도 했다. 복부 압통점이 사라지고 지금은 약간의 흔적만 남아 있다. 재미있는 것은 배꼽 주위에 여드름 같은 것이 빨갛게 나왔다는 것인데, 곪을 것 같았다. 가장 크게 나온 곳에 재작년에 사놓은 이명래 고약을 붙였더니 그냥 없어지고 지금은 흔적만 남았다.

3-1. 과음 뒤 복수(腹水), 숨참

다음은 김희경 선생의 경험을 채록한 것이다.

● 현 ○ ○ 남 43세 고등학교 교사 제주도 제주시 용담2동

작년에 음주과도로 황달(黃疸)이 심해져서 흑달(黑疸)까지 진행되고 복수(腹水)가 심하여 제대로 앉아 있기조차 힘들었던 사람이다. 병원에서도 포기한 상태이었으나 인진오령산과 소시호탕을 합방하여 복용한 뒤 목숨을 건지고 다시 건강을 되찾아 학교에 복직까지 한 사람이 1년 만에 다시 복수가 찬다며 내방했다.
① 작년처럼 극심하지는 않으나 배에 복수가 차서 불러 있다. ② 약간만 움직여도 숨이 찬다. ③ 몸이 수시로 반복하여 으스스 춥고 입이 쓰다. ④ 작년 이후 끊었던 술을 근래에 다시 과도하게 마신 뒤부터 서서히 나타났다.
⑤ 작년과 달리 복수는 나타났으나 황달은 나타나지 않았다.

복수가 찬 것은 과도한 음주로 간 기능이 손상되어 수분대사를 정상적으로 하지 못했기 때문이며, 단지 지난번과 다르게 황달이 나타나지 않은 것으로 보아 담즙이 혈액 속으로 섞여 있지는 않은 것으로 판단된다.

증세 중에 복수와 함께 수시로 반복하여 으스스 추운 것과 입이 쓴 증상은 간장 장애로 발생하는 것을 알 수 있다.

작년에도 이보다 더 극심한 증세에 인진오령산에 소시호탕을 합방하여 흑달(黑疸)과 복수(腹水)가 치료된 것을 감안했다. 이번에도 지난번과 유사한 방법으로 한열왕래(寒熱往來)가 있는 증상에 소시호탕을 염두에 두었고, 간장 장애로 인한 복수에 인진만 빠진 오령산이 합해진 시령탕을 쓰기로 했다.

구고(口苦)와 한열왕래(寒熱往來)가 겸해있는 복수(腹水)를 목표로 시령탕 본방으로 10일분 20첩을 지어주었다.

다음해에 식욕이 없고 소화가 안 된다며 내방했을 때 확인해 보니, 지난번 약을 먹고 복수도 빠지고 나았었는데, 근래 다시 신경을 쓴 뒤로 소화불량 증세가 왔다는 것이다. 이번에는 인진오령산에 향사평위산을 합방하여 지어주었다.

그 후에도 음주가 과도하여 황달기가 오면 1년에 2차례 정도 약을 지어 갔고, 그때마다 시령탕과 인진오령산 슴 향사평위산 등으로 회복되었다.

下統15 寶 삼호작약탕 蔘胡芍藥湯

生地黃 —錢半 人蔘 柴胡 白芍藥 黃芩 知母 麥門冬 各—錢 枳殼 八分 甘草 三分 薑三片

治 傷寒十四日外 餘熱未除 或渴煩 大便不快 小便黃
[活套鍼線] 壞症(寒)
[適 應 症] 발열성감기, 기침, 콧물

삼호작약탕은 평소 체열(體熱)이 높은 사람이나 소아의 발열성(發熱性) 감기에 사용하는 처방이다. 본래는 감기가 오래 지속되면서 열이 떨어지지 않았던 처방으로, 조문에도 '傷寒十四日外상한십사일외 餘熱未盡여열미진 或渴煩혹갈번 大便不快대변불쾌 小便黃소변황'을 치료한다고 했다. 이것은 상한(傷寒)으로 인한 여열(餘熱) 때문에 갈증(渴症)이 일어나고, 열이 있으면서 자윤(滋潤)이 부족하기 때문에 심장에 부담이 되어 번증(煩症)이 나타나는 것으로 짐작할 수 있다. 또한 여열(餘熱)로 인해 수분이 많이 소모되다 보니 섭취한 음식물에 포함되어 있는 수분이 과다하게 흡수되고, 장액(腸液)이 감소하므로 대변불쾌(大便不快)의 증상이 나타나며, 여열(餘熱)로 인해 수분의 소모가 많기 때문에 소변이 농축되어 소변색이 누렇게 됨을 표현한 것이다. 따라서 위의 증상들은 체내에 열이 잔존해 있는 상태에서 나타나는 증상의 일부이기 때문에 조문의 증상에 기준을 두지 말고, 현재 열성상태라는 것에 기준을 두어야 처방의 활용도가 높아진다.

활투침선에는 상한괴증(傷寒壞症)을 다스리는 처방으로 분류되어 있는데, 괴증(壞症)이란 상한병(傷寒病)을 잘못 치료하여 정증(正症)이 파괴되는 것을 뜻한다. 그러나 감기를 잘못 치료했다고 하여 모두 삼호작약탕을 써야 할 증상이 나타나는 것이 아니며, 개인의 신체조건에 따라 다양한 형태로 전변(傳變)될 수 있기 때문에 상한(傷寒)으로 인한 괴증(壞症)에 모두 삼호작약탕을 사용한다는 것으로 이해하면 안 된다. 삼호작약탕은 감기가 오래 지속되는 상태이건, 감기를 잘못 치료한 것이 원인이건 현재 체내에 열(熱)이 있으면서 자윤(滋潤)이 부족해진 상태(狀態)를 개선하고 조절하는 것에 초점이 맞춰진 처방이다. 따라서 이러한 상태에 있는 사람이거나 이러한 상태에서 발생하는 증상에는 모두 응용할 수 있으며, 실제로 임상에서는 평소 체열(體熱)이 높은 사람의 발열성(發熱性) 감기나 소아의 발열성 감기에 많이 사용한다.

평소 체열(體熱)이 높은 사람이 감기에 걸리면 체열이 높은 만큼 고열(高熱)이 발생하기 쉽고, 고열로 인해 진액(津液)이 소모될 수 있다. 삼호작약탕에는 반하가 빠진 소시호탕이 포함되어 있고, 자윤(滋潤)을 공급하는 생지황, 맥문동이 포함되어 있어 발열상태를 조절하면서 자윤을 공급하므로 체열이 높은 사람의 발열성 감기에 적합한 처방이 된다. 물론 감기에 걸려 열성상태가 지속된 경우에 진액이 감소하기 때문에 초기감기에는 사용할 수 없다고 생각할 수 있겠지만, 초기감기일지라도 고열(高熱)이 동반되었다면 열을 해소시키기 위해 청열(淸熱)과 자윤(滋潤)의 치법을 동시에 사용하는 것에 문제될 것이 없다. 단지 삼호작약탕을 사용할 때는 신체조건을 고려할 필요가 있다. 본래 체열(體熱)이 높고 체격이 좋은 사람이 감기에 걸리면 체열(體熱)을 높여 신체의 부조화(不調和)를 조정하려고 하기 때문에 고열이 발생하지만, 체열이 낮고 허랭(虛冷)한 사람이 감기에 걸리면 열로 대응하는 정도가 심하지 않기 때문에 발열이 심하게 나타나지 않고 대신 오한(惡寒)이나 소화장애(消化障礙)가 발생하는 경우가 많다. 따라서 삼호작약탕을 비롯하여 다양한 처방을 운용할 때 현재 나타나고 있는 증상에만 기준을 두지 말고, 개인의 신체조건과 신체상태에 보다 많은 관심을 가져야 한다.

風 寒 暑 濕 燥 火 內傷 虛勞 霍亂 嘔吐 咳嗽 積聚 浮腫 脹滿 消渴 黃疸 瘧疾 邪祟 身形 精氣 神血 夢 聲音 津液 痰飮 蟲 小便 大便 頭 面 眼 耳 鼻 口舌 牙齒 咽喉 頸項 背 胸 乳 腹 腰 脇 皮 手足 前陰 後陰 癰疽 諸瘡 婦人 小兒

삼호작약탕을 소아(小兒)의 발열성(發熱性) 감기에 사용할 수 있는 것도 소아는 어른에 비하여 체열이 높다는 특성이 있기 때문이다. 소아는 성장열(成長熱)이 내재되어 있어 체열(體熱)이 높고, 질병에 걸렸을 때 열성(熱性)을 보이는 경우가 대부분이다. 따라서 소아의 열성감기에 삼호작약탕을 사용할 수 있으며, 소아는 열을 발생시킬 수 있는 신체조건을 가지고 있기 때문에 지금 현재 발열이 심하게 나타나지 않더라도 사용할 수 있다.

처방구성 처방구성을 보면 생지황은 충분한 전해질을 인체에 공급함으로써 묽은 혈액을 진하게 만들어주는 역할을 하여 혈허(血虛)를 개선하며, 중추신경계통에 대한 억제작용으로 이상항진된 기능을 조절한다. 인삼은 중추신경계에 대한 흥분작용과 억제작용이 있는데, 흥분작용이 보다 강하다. 또한 강심작용이 있어 심장의 수축력을 강화한다. 시호는 중추신경을 억제하여 정신을 안정시키며 담즙의 합성과 분비를 촉진하고 해열작용, 진통작용, 진정작용을 한다. 백작약은 평활근의 경련을 억제하고, 중추신경 흥분을 억제하여 진통, 진경, 진정작용을 한다.

황금은 혈관투과성 항진을 억제하고 소염작용이 강하여 혈관의 염증성 충혈(充血)과 울혈(鬱血)을 완화한다. 지모는 해열작용이 뚜렷하며 모세혈관을 확장하여 혈류를 개선하고, 보효소로서 인체의 생리활성을 증강시킨다. 맥문동은 다량의 포도당과 점액질을 함유하고 있어 진액을 보충하는 동시에 강장작용을 한다. 지각은 위장(胃腸)의 연동운동(蠕動運動)을 항진시켜 위내용물의 배출을 촉진함으로써 복부 팽만감을 개선하고 변비를 완화한다. 감초는 스테로이드 호르몬과 유사한 작용이 있어 항염증작용, 해독작용, 해열작용을 한다.

처방비교 **인삼강활산**과 비교하면 두 처방 모두 성장열(成長熱)이 내재되어 있는 소아의 발열감기에 사용한다는 공통점이 있다. 인삼강활산은 인삼패독산에 천마, 선퇴, 박하가 더해진 처방으로 외감(外感)으로 인해 표피(表皮)가 수축되고 열발산이 원활하게 이루어지지 못하는 경우에 열을 발표(發表)시켜 감기를 치료한다. 반면 삼호작약탕은 발표작용은 없으며 자윤과 청열작용이 강하여 감기 후에 열이 떨어지지 않고 번갈(煩渴)하며 대소변이 불쾌한 증상이 있을 때 사용하는데, 감기를 오치(誤治)했을 때도 사용할 수 있으나, 적합한 상태라면 감기 초기나 후기를 막론하고 모두 사용할 수 있다.

방풍통성산과 비교하면 두 처방 모두 고열성 감기에 사용한다는 공통점이 있다. 방풍통성산은 열실(熱實)한 사람의 표울(表鬱)과 음식물의 적체(積滯)로 인해 체내에 열이 축적되었을 때 사용하며, 청열작용(淸熱作用), 발산작용(發散作用), 하기작용(下氣作用)을 통해 적체된 열을 해소시켜 증상을 치료한다. 반면 삼호작약탕은 표울(表鬱)의 증상은 거의 없으며 인체 내부의 열로 인해 진액이 부족해져 번갈(煩渴) 증상이 나타났을 때 사용한다. 또한 방풍통성산은 감기 외에 피부질환에도 사용할 수 있지만, 삼호작약탕은 감기로 인한 발열과 번갈에 주로 사용한다.

정시호음과 비교하면 두 처방 모두 발열성 감기에 사용하는데, 정시호음은 주로 발열과 오한 등 한열왕래 증세가 나타나거나, 발열이 있더라도 오한이 겸해 있을 때 사용한다. 반면 삼호작약탕은 오한의 증상은 심하지 않고 발열의 정도가 심하며, 일반감기약으로 치료되지 않는 발열성감기나 감기 후유증으로 열이 남아 있을 때 사용한다.

→ **활용사례**

1-1. 기침, 콧물 남 10세 소음성소양인

1-1. 기침, 콧물

● 이 ○ ○ 남 10세 소음성소양인 초등학교 5년 경기도 안양시 만안구 석수2동 은성아파트

목소리가 가늘고 약해 보이는 초등학교 5학년생이다.

① 감기로 2달 전부터 기침이 시작되었는데 밤에 심하다.　② 콧물이 나온다.　③ 감기에 걸리면서 귀도 함께 아프기 시작했다.　④ 밥은 잘 먹는데 편식을 한다. 편식 때문에 약국에서 영양제를 복용한 후에 식욕이 이상 항진된 적이 있었다.　⑤ 4~5세 때에 가와사끼병을 앓은 적이 있다.　⑥ 1주일 전 교통사고로 크게 다치지는 않았지만 놀랐었다.

이 어린이의 증상은 2달 전 감기로 인해 발생한 기침과 콧물이다. 가와사끼병을 앓았던 것을 보면 고열을 조장할 만큼 체열이 높게 발생하는 구조임을 짐작할 수 있다. 감기의 증세가 기침과 콧물이지만 고열을 발생할 수 있는 신체조건을 가지고 있다는 것을 고려하면 청열성(淸熱性)이 강한 처방을 사용해야 할 것으로 보았다. 이러한 처방을 검토해보니, 방풍통성산과 삼호작약탕, 도씨승양산화탕 등이 있었다. 그 중에서 현재는 고열이 아니고 표울(表鬱)의 증세도 없으므로 방풍통성산을 제외하고 비록 허약하긴 하나 도씨승양산화탕처럼 이상 항진되어 있는 상태는 아니어서 제외하니 삼호작약탕이 남아 3일분 6첩을 지어주었다.

5일 뒤인 9월 하순에 아이의 보약을 지으러 왔을 때 확인해 보니, 기침과 콧물이 계속 나오는 증상이 완전히 소실되었다고 한다.

참고로 가와사끼병에 대해 의학사전의 내용을 인용해보면 다음과 같다.

가와사끼병의 원인은 잘 알려져 있지 않지만 주로 4세 이하의 영(嬰), 유아(幼兒)에 많이 발생하는 급성(急性)이나 열성(熱性) 그리고 발진성(發疹性) 질환으로 전신 혈관에 염증이 생기는 병이다.

주요 증상으로는 열이 나고, 손발이 붓고, 빨갛게 되며 회복기에 손가락이나 발가락 끝에서부터 껍질이 벗겨지고, 온몸에 발진이 있고 눈에 결막이 충혈되고, 입술이 붉고 갈라지며 목에 임파선이 커지는 증상들이 있다. 심장에도 염증이 생겨서 심낭염이나 판막폐쇄부전이 발생하고, 관상동맥이 염증으로 인해 늘어나 동맥류가 생긴다. 급성기에는 면역글로블린 주사를 놓게 되면 관상동맥류의 합병증이 현저히 줄어든다. 합병증의 대부분은 발병 3주 전후에 가장 높은 빈도로 발생한다.

下統16 寶 익원산 益元散

滑石末 六兩 甘草末 一兩

一名[六一散] 一名[天水散] ① 治 中暑 吐瀉 下痢 止渴 除煩 解百藥酒食邪毒 ② 加乾薑 五錢 名[溫六丸]
治 因寒吐瀉 ③ 加辰砂 一兩 名[辰砂益元散] 治 傷寒 熱不退 狂譫
[用 法] 每三錢 溫蜜水調服 或井水服
[活套鍼線] 嘔吐腹痛(小兒麻疹) 煩渴(暑) 暑泄(大便) 泄痢(小兒) 豫防癰疽(消渴) 赤白痢(大便)
血淋(小便)
※진사익원산(辰砂益元散) : 譫語(小兒麻疹) 譫語(寒) 熱嗽(咳嗽)
※升麻煎湯 調 益元散 : 尿血(血)
[適應症] 설사, 갈증, 식중독, 음주 후 오심, 소변장애, 백농설사, 폐결핵

처방설명 익원산은 더위를 먹어서 심한 갈증(渴症)이나 설사(泄瀉), 이질(痢疾)이 발생했을 때 사용하는 처방이며, 소아설사나 음주 후에 발생하는 갈증에도 사용한다. 또한 열병(熱病)의 여열(餘熱)로 인한 불면(不眠)이나 소변장애(小便障礙)에도 사용한다. 조문을 보면 '治치 中暑중서 吐瀉토사 下痢하리 止渴지갈 除煩제번 解百藥酒食邪毒해백약주식사독'한다고 했는데, 열성상태에서 발생하는 '吐瀉下痢'에 사용한다는 것이며, '止渴除煩'은 익원산의 효능을 의미한다. '解百藥酒食邪毒'은 약이나 술, 음식으로 인해 열성상태가 형성되었을 때 열을 풀어준다는 의미로 해석할 수 있다.

활투침선을 보면 여름철에 발생하는 번갈(煩渴), 서설(暑泄), 적백리(赤白痢), 소아 설사(泄瀉), 홍역 중에 발생하는 구토(嘔吐)와 복통(腹痛), 소갈병(消渴病)의 옹저예방(癰疽豫防), 혈림(血淋)에 사용하는 처방으로 분류되어 있다. 번갈(煩渴)에 사용할 수 있는 것은 더위로 인해 체열이 많아지고 순환량이 증가하면 심장기능이 항진되어 심장에 부담이 되기 때문에 번(煩)이 나타날 수 있고, 이러한 열성상태를 해소하기 위해 물을 많이 마시게 되므로 갈(渴)이 나타날 수 있기 때문이다. 이럴 때 익원산을 사용하면 열성상태를 조절하여 심장의 부담을 줄여주고 갈증을 멎게 한다.

서설(暑泄)은 여름철에 높아진 기온변화에 대응하는 과정에서 발생하는 증상이다. 기온이 올라가면 체열발산이 원활하게 이루어지지 못하므로 땀이나 호흡을 통해 최대한 열발산을 증가시키면서 체열생산을 최대한 억제하는 방향으로 생리가 변화하게 된다. 체열생산을 억제하기 위해서는 조직을 이완시켜야 하는데, 소화기조직도 이완되기 때문에 소화기능이 저하되고 이완된 조직에 습체(濕滯)가 발생하여 설사가 나타날 수 있다. 이럴 때 익원산을 복용하면 높아져 있는 체열(體熱)과 소화기조직의 이완을 조절하여 설사를 치료할 수 있다.

적백리(赤白痢)에 사용할 수 있는 것도 열성상태를 조절하여 손상된 장점막을 수렴시켜 주기 때문이며, 소아 설사에 사용할 수 있는 것도 소아는 성장기라서 체열(體熱)이 높다는 점과 소아는 어른에 비하여 수분함량이 많기 때문에 습체가 발생할 가능성이 높다는 특성 때문이다. 특히 여름철에 소아설사가 발생했을 때 적합하다고 할 수 있다. 또 홍역에 걸리면 홍역균의 감염에 의해 고열과 피부발진이 생기는데, 피부에 발진이 생기는 것처럼 소화기점막도 충혈(充血)될 수 있어 구토와 복통이 나타날 수 있다. 이때 익원산은 열성상태를 조절하면서 충혈된 점막을 소염시켜 구토와 복통을 치료한다. 물론 이런 증상은 건실한 소아가 홍역을 앓았을 때 나타나는 것이지 연약한 아이들에게는 잘 나타나지 않는다.

익원산은 소갈병(消渴病)의 옹저예방(癰疽豫防)에 사용하는 처방이다. 당뇨병으로 인한 고혈당 때문에 신

경과 혈관이 손상되면 혈액순환(血液循環)이 불량해져 쉽게 감염이 일어나고 옹저(癰疽)가 발생할 수 있다. 익원산은 당뇨병으로 인한 열성상태를 개선해 주기 때문에 옹저를 예방하고 치료하는 처방으로 사용할 수 있는 것이다.

혈림(血淋)에 사용한다고 했는데, 몸에 열이 있으면서 비뇨기점막이 충혈(充血)되어 소변이 잘 나오지 않거나 혈액이 섞여 나올 때 사용한다는 의미이다. ≪의종손익≫을 보면 기림(氣淋)이나 석림(石淋)으로 인해 소변이 잘 나오지 않을 때, 방광실증으로 소변이 잘 나오지 않을 때에도 익원산을 사용한다는 언급이 있다. 즉 열성상태에서 비뇨기점막의 충혈이 심할 때는 혈액이 섞여 나오는 경우도 있으나 상태가 심하지 않다면 단지 소변이 잘 나오지 않는 증상으로 그칠 수 있다는 의미이다.

지금은 이질(痢疾)이나 홍역 등이 거의 없을 뿐 아니라 당뇨병에 걸려 옹저(癰疽)가 발생하면 대부분 양방병원에서 해결하기 때문에 이와 같은 증상에 익원산을 사용할 기회는 없을 것이다. 그러나 익원산의 약성과 적합한 신체상태를 참고한다면 건실한 사람이 여름철에 더위를 먹어 갈증(渴症)이 심할 때, 음주한 뒤에 갈증이 심할 때, 운동한 뒤에 갈증이 심할 때, 제철소나 떡방앗간, 탕제실처럼 습열(濕熱)이 많은 공간에서 일하는 사람에게 갈증이나 번열(煩熱) 등이 나타날 때 응용할 수 있을 것이다. 김희경 선생은 익원산을 음주한 뒤에 발생하는 오심(惡心)과 갈증(渴症)에 사용한다고 한다. 술을 마시면 일시적으로 대사량이 늘어나고 기능이 항진되는데, 기능이 항진되었다는 것은 체열이 증가할 수 있다는 것이고, 체열이 증가하면 체액의 소모가 많아져 갈증이 동반될 수 있고, 음주로 인해 소화기조직에 습담이 적체되고 에너지가 과소모되어 소화기능이 저하되기 쉽기 때문에 오심(惡心)과 소화불량이 나타날 수도 있다. 이 경우에 익원산을 사용하면 열을 떨어뜨리면서 항진된 기능을 정상으로 회복시키기 때문에 이러한 증상이 없어지는 것으로 볼 수 있다.

익원산은 과도하게 항진되어 있는 상태를 개선하는 약성이 있어 평소 체열이 높고 체력이 좋은 사람에게 적합한 처방이며, 허랭(虛冷)한 사람에게는 이런 증상이 잘 나타나지 않는다. 따라서 신체조건을 참고하여 처방을 사용해야 한다.

익원산에 진사를 더한 진사익원산은 열성(熱性)이 심해져 섬어(譫語)가 나타날 때 사용한다. 조문에는 '傷寒상한 熱不退열불퇴 狂譫광섬'를 치료하는 것으로 되어 있으나 활투침선을 보면 홍역으로 인한 섬어(譫語)에도 사용한다고 했으므로, 원인이 무엇이건 간에 열성이 심해져서 헛소리를 하는 경우에 사용하는 처방으로 이해하면 된다. 그러나 진사익원산 또한 익원산의 약성이 있기 때문에 열성상태에서 발생하는 설사에도 사용할 수 있다. ≪광제비급≫을 보면 온역(瘟疫)으로 인한 설사에 진사익원산을 사용한다는 언급이 있고, ≪급유방≫에는 홍역의 발진이 소실된 후에 설사하는 증상에 사용한다는 언급이 있어 고열(高熱)로 인한 섬어(譫語)에만 사용한다고 생각해서는 안 된다.

≪방약합편≫에는 나와 있지 않지만 ≪의종손익≫을 보면 익원산에 우황 3돈을 더한 것을 우황육일산이라고 하여 번조증으로 잠을 이루지 못할 때 사용한다고 했다. 이는 익원산 자체로도 열성상태를 해소하는 작용이 있지만, 우황 또한 청열성이 강한 약재이기 때문에 체내에 열울(熱鬱)이 심해져서 번조증이 나타났을 때 사용한다는 의미이다.

처방구성 처방구성을 보면 활석은 약리실험에서 이뇨작용, 점막보호작용, 소염작용, 지사작용, 항균작용 등이 있음이 밝혀졌으며, 비뇨기조직의 염증으로 혈관투과성이 항진되고 혈소관이 응고되어 국소에 부종이 있으면서 소변불리(小便不利)가 있을 때 사용한다. 감초는 포제하지 않은 것을 사용하는데, 포제하지 않은 감초는 소화성 궤양이나 염증을 치료하고, 식중독을 해소하는 효능이 있다. 그래서 더위로 인해 소화장애가 발생했을 경우 증상을 완화시키는 작용을 한다. 감초의 항염증작용은 감초에 포함된 글리시린산(Glycyrrhetic acid)이 스테로이드 호르몬과 유사한 작용을 하기 때문이다.

처방비교 **청서육화탕**과 비교하면 두 처방 모두 여름철에 사용하며 더위로 인해 조직이 이완되어 설사(泄瀉)를 하거나 체열의 불균형으로 번열(煩熱)이 발생했을 때 사용한다. 그러나 청서육화탕은 더위로 인해 체열조절기능이 실조되어 복통(腹痛), 구토(嘔吐), 식욕부진(食慾不振) 등 소화장애가 나타나고 이와 함께 발열(發熱), 기핍(氣乏) 등이 발생했을 때 사용한다. 반면 익원산은 더위로 인한 체열의 상승과 조직의 이완으로 갈증(渴症), 번조(煩燥), 설사(泄瀉)가 발생했을 때 사용한다.

생맥산과 비교하면 두 처방 모두 더위로 인해 체온이 상승하거나 조직이 이완되어 있을 경우에 사용한다. 생맥산은 보기작용(補氣作用)와 수렴작용(收斂作用)을 통해 이완된 기능을 조절하면서 자윤을 공급하여 실조된 기능을 조절하는 여름철 보약이다. 반면 익원산은 과다해진 열을 해소시켜 번갈(煩渴), 설사(泄瀉), 번열(煩熱) 등을 치료하며, 생맥산을 사용해야 하는 경우보다 건실한 사람에게 적합하다.

유령탕과 비교하면 두 처방 모두 여름철 설사에 사용하는데, 유령탕은 여름철 식상(食傷)으로 인한 설사에 빈용하는 반면, 익원산은 더위로 인해 소화기조직이 이완되어 나타나는 설사, 더위로 인한 갈증, 음주 후에 발생하는 갈증에도 사용한다.

→ **활용사례**
1-1. 갈증(渴症)
1-2. 음주 후 오심(惡心)과 갈증(渴症) 남 60세
2-1. 백농설사(白膿泄瀉) 남 66세
3-1. 식중독(食中毒)
4-1. 폐결핵(肺結核) 여 34세

1-1. 갈증(渴症)
다음은 최문옥 선생의 경험을 채록한 것이다.
30여 년 전 전북 정읍의 영생당한약방에서 근무할 때의 일이다.
지금은 고인이 되신 최관범 선생님께 가르침을 받으며 한약방의 일을 하고 있을 때였는데 한약방에 접해 있는 곳에서 농사도 같이 짓고 있었다.
여름철에 논에 농약을 치자면 한 사람은 농약을 치고, 한 사람은 농약에 연결된 줄을 당겨주고, 한사람은 농약이 잘 뿜어지도록 팔로 펌프질을 해야 하는데, 논이 크면 하루 종일 뙤약볕에서 일을 하게 된다. 이때 일손이 달리면 종업원이었던 나도 함께 일을 하곤 했는데, 그 무더운 여름철에 비지땀을 흘리고 나면 더운 것은 물론이고 갈증이 이루 말할 수가 없다.
물을 마셔도 마셔도 갈증이 있는데, 이때 선생님께서는 늘 익원산을 준비해 두셨다가 일을 마치고 잠시 물을 마실 때 물에 타서 주곤 했는데 익원산의 시원하고 달콤한 맛이란 잊을 수가 없다.
물론 익원산을 한 그릇 마시면 곧 갈증이 없어지고 당시만 갈증이 멈추는 것이 아니라 지속력이 있어서 갈증이 장시간 생기지 않아 일을 계속하기가 편했다. 여름이 되면 더위를 먹거나 더위를 먹어 설사를 하는 사람 중에서 평소에도 열이 많은 사람은 익원산을 복용하여 설사를 멈추기도 한다.

1-2. 음주 후 오심(惡心)과 갈증(渴症)
다음은 김희경 선생의 경험을 채록한 것이다.
● 김 ○ ○ 남 60세 제주도 제주시 이도동
익원산을 복용하는 증상은
① 평소 술을 과도하게 마시거나 마신 후 술이 깰 때쯤에 갈증이 나거나 속이 메슥거리거나 할 때이다.
② 여름에 더위를 먹어서 갈증이 나거나 가슴이 답답할 때 먹는다.
익원산 복용법
평소 활석과 감초 분말을 6대 1의 비율로 만든 뒤 유리병 같은 곳에 넣어 섞어두어도 변질되지 않으므로 필요할 때마다 밥숟갈로 2개 정도 퍼서 냉수에 타서 마신다. 냉수에 타서 저으면 거품이 일어나게 되나 거품을 걷어서 마시며 마치 막걸리와 비슷한 형태이며 마시고 나면 입가에 막걸리가 묻어 있듯이 흰 활석이 묻어 있다. 감초가 들어 있어서 맛은 좋으며 마시기도 편하다.

냉수에 타서 마시면 속이 시원해지며 음주 후 갈증이나 메슥거리는 것이 곧 없어지며 속이 편해진다. 다른 숙취해소 음료보다 효과도 빠르다. 또한 더위로 인한 갈증이나 가슴 답답함이나 번열(煩熱)이 없어진다.

다만 더위를 먹어 설사할 경우에는 더운물에 타서 먹는다. 항상 만들어 두고 직접 먹기도 하고 음주 후 숙취나 갈증, 오심이 있는 사람에게 두어 수저씩 주거나 권해주고는 한다.

2-1. 백농설사(白膿泄瀉)
다음은 박순창 선생의 경험을 인용한 것이다.

● 신 ○ ○ 남 66세 서울특별시 동작구 흑석동

① 이 환자가 초진을 위하여 내원했을 때는 기탈(氣脫)이 되어 문진에 대답도 못하는데 ② 주로 호소하는 것은 1일 10회 이상 하는 설사이다. ③ 백농(白膿)을 1회에 2컵씩 배설한다고 하며 어디서 한없이 계속 나오는지 모르겠다고 하면서 ④ 병원에 입원하여 치료도 했다고 한다.

앞의 증상에 우선 익원산을 입방하여 7포를 조제하여 주었는데, 3포를 복용한 후에는 정상으로 회복되어 전쾌하였다. 그 후 익원산 때문에 명의 호칭을 많이 들어 보았고, 임상에 널리 응용하여 산후에 불수산과 함께 익원산 5돈을 조복시켰더니 더욱 양호했다. 소아 설사에도 백농이 섞어 나올 때는 백출산이나 황금작약탕, 감초사심탕 등을 쓰더라도 익원산을 겸복(兼服)하여 임상 효과를 증명할 수 있었다. 대인은 3돈 소아는 1~2돈을 넣는다. 익원산을 만들 때 반드시 활석을 수비(水飛)하여야 하며 감초는 거피(去皮)하여 분말을 만들어야 효과가 좋다.

이와 같이 익원산의 운용은 다양하며 원전에 나타난 응용증세에는 백 여 증세나 되나 요활(尿滑)한 증세에는 금기임을 알아야 한다.

3-1. 식중독(食中毒)
다음은 송종석 선생의 경험을 채록한 것이다.

내게 한의학을 가르치고 경험을 나누어 주신 분이 김형직 선생님이셨는데, 익원산은 선생님께서 빈용하신 처방 중의 하나였다. 더위를 먹거나 설사를 하거나 숙취로 술이 잘 깨질 않을 때에도 익원산을 사용했으나 무엇보다도 식중독에도 익원산을 빈용했다. 식중독이 나서 발진이 생기거나 두드러기가 나면 우선 먼저 익원산부터 복용시켰으며 당시로는 여름철이라서 그러한지 적지 않은 사람들에게 효력이 있었다. 나 역시 익원산을 사용할 기회를 보고 있었으나 익원산증의 환자가 비켜 가는 것인지 아니면 정작 그러한 환자가 와도 미처 발견을 못하는지, 정작 선생님 옆에서 수없이 치료를 지켜 본 나는 익원산을 써 보질 못했다.

4-1. 폐결핵(肺結核)
다음은 김홍률 선생의 경험을 인용한 것이다.

● 표 ○ ○ 여 34세

산후 2일부터 기침이 나기 시작했다. 그 기침이 소위 해수병(咳嗽病)처럼 몹시 심하다. 임신 중에도 간간히 기침을 하긴 했어도 그리 염려하지는 않았으나, 산후에 기침이 심하게 나니 가족들이 걱정을 하기 시작했다. 산후에 몸이 쇠약해서 그러려니 생각하면서도 시부모 때문에 보약을 맘대로 쓸 수도 없고, 기침약이나 써보기로 하고 양약을 복용했으나 효과가 없어 할 수 없이 한약을 복용하기로 하고 본원을 찾아 왔다.

산후 5일째에 환자 남편이 와서 산후에 기침이 나니 약을 지어달라고 한다. 원칙적으로는 환자를 봐야 투약하는 것이지만 약 몇 첩이면 낫겠거니 생각하고 가미궁귀탕을 3첩 주었다.

그 다음에 또 남편이 와서 약을 3첩만 더 달라는 것이다. 문의한즉 약간 차도가 있다는 것이다.

그 후 소식이 없었는데, 약 1주일이 경과한 어느 날 환자와 친정 부모, 시부모와 남편과 같이 왔다. 사연인 즉 한약 6첩을 복용하고 다소 차도가 있는 듯하나 기침이 여전하고 이웃의 권유도 있어서 S종합병원에 가서 진찰한 결과 폐결핵 3기로서 위급하다는 것이다.

슬하에 자녀가 4명이나 있고 갓 낳은 신생아까지 있는데 죽으면 큰일 나니 어떻게든지 하여 환자의 병을 고쳐야 해서 입원 치료를 부탁했으나 병원 측에서 거절했다고 한다. 대개 어느 병원이든 간에 중증 폐결핵 환자는 치료가 늦고 완치가 힘들어 사망률이 높기 때문에 입원 치료를 꺼리는 경향이 있다. 하는 수 없이 입원도 못하고 모 개인병원에 재차 진찰을 받으러 갔으나 1개월 치료비로 3만원을 내야 하며 기간은 치료될 때까지 입원시키라는 것이다. 치료비를 감당할 수 없기에 본원에 와서 살려달라는 것이다.

우리 한방 임상가들이 가장 취급하기 쉬운 환자는 이런 유의 환자들이다. 병이 중한 줄 알고 종합병원 등에서도 거절하는 환자는 마지막 희망을 한방치료에 의존하여 이쪽에서 지시하는 대로 고분고분 말을 잘 듣기 때문이다.

① 진찰소견은 폐결핵 말기에다 산후 1주일이니 누구나 상상할 수 있을 것이다.

본원 근처에 거처하게 하고 환자 여동생이 심부름을 하기로 하여 준비를 했다. 우선 인삼양영탕 2첩과, 기초 결핵치료제로 양약 아이나파스, 스트렙토마이신을 쓰고 종합비타민을 겸복했다.

이렇게 1주일을 치료했는데 별 차도가 없었다. 환자가 거처하는 곳과 본원까지의 거리가 약 110m정도 된다. 그런데 걸어서 본원까지 오는데 30분이 걸린다. 스트렙토마이신을 맞으러 올 때도 숨이 차서 걷기가 힘들다. 이것은 환자의 쇠약상태를 간접적으로도 표현하는 데도 충분하다. 12일간을 상기 치료방식대로 치료하니 기침이 약간 덜 나지만 미열(微熱)은 여전했다. 그래서 미열을 목표로 자음강화탕으로 투약했다.

약 2일간 복용을 하니 지금까지 덜 나던 기침이 더 나고 숨이 더 차다는 것이다. 이것은 참으로 졸작이었다. 인삼양영탕에서 자음강화탕으로 변방한 것 때문에 치료가 약 1주일은 늦어진 것 같다.

여기서 우선 기침, 숨찬 것 등에만 급급할 것이 아니라 미열을 치료하기로 하고, 익원산에 황백 분말을 더하여 식후 1시간에 1포 6g씩 투약했다.

이렇게 2일간 복용하니 미열은 여전하나 37.1도 내외로 차도가 있는 것 같기도 하고 어떻게 보면 없는 것 같기도 하다. 그래서 익원산 加 황백말을 1회 10g씩 증량했는데 1일 복용한 후 열이 37도로 내려가고 3일을 복용하자 36.8도 정도로 하강하였다. 이때부터 환자는 기운이 나기 시작했고 기침도 줄어들고 숨이 덜 찬다고 한다.

이렇게 1개월 동안 치료하니, 환자는 딴 사람처럼 변했고 기침은 어쩌다가 한 번쯤 나고 숨찬 것은 없어지고 보통 사람과 다름없이 행동하게 되었다. 환자는 집에 가서 일도 해야 하고 약 먹기도 지루해서 그만 치료하면 어떻겠느냐고 말한다. 나도 환자의 병이 어느 정도 나았는지 알고 싶기도 해서 먼저 진찰 받은 종합병원으로 보내봤다. 담당 의사가 진찰해 본 결과 어떻게 치료했기에 이렇게 빨리 나았느냐고 묻더란 것이다.

물론 완치는 아니지만 거의 나은 것이나 다른 바 없다. 나는 환자 가정의 경제사정을 감안해서 양약이라도 계속 복용하도록 지시했다. 이 환자는 그 후 건강하게 잘 지내고 있으며 생업에 열심히 종사하고 있고 나를 아버지라 부르며 해마다 가을이면 인사차 떡을 해서 온다.

下統17 寶 주증황련환 酒蒸黃連丸

黃連 四兩

治 伏暑年深
[用　　法] 淸酒 七合 浸之 蒸乾以酒盡爲度 爲末 麵糊和丸梧子大 每三十丸 熟水呑下 以不渴爲度
[活套鍼線] 便血(血) 伏暑(暑) 熱痢(大便) 酒疸(黃疸) 酒傷晨泄(大便)
[適應症] 발열, 설사, 변혈, 면열, 안구충혈, 속쓰림, 피부발적, 만성설사, 요통, 각막염, 설염

처방설명　　주증황련환은 체열(體熱)이 높은 사람의 발열(發熱), 설사(泄瀉), 이질(痢疾), 변혈(便血), 면열(面熱), 안구충혈(眼球充血), 속쓰림, 피부발적 등에 사용하는 처방이다. 여기서 발열의 의미는 본래 열이 많았던 사람이 장염에 걸렸을 때 발생하는 발열일 수도 있고, 더위로 인한 발열일 수도 있으며, 술을 마신 후에 나타나는 열이기도 하다.

　　조문을 보면 '伏暑年深복서년심'을 치료한다고 했다. 복서(伏暑)는 여름철에 받은 서습사(暑濕邪)가 몸 안의 일정한 부위에 잠복해 있다가 가을이나 겨울이 되어 증상을 나타내는 것으로 열성상태가 지속되어 발열(發熱), 번열(煩熱), 번조(煩燥) 등의 증상을 일으키는 것이다. 용법을 보면 '以不渴爲度이불갈위도'라고 하여 목이 마르지 않게 될 때까지 복용하라는 언급이 있는데, 이것은 주증황련환의 증상이 열성상태에서 비롯된다는 것을 암시하는 구절이다. 이처럼 주증황련환은 복서증을 치료하는 처방이지만, 열성상태(熱性狀態)를 해소시키는 작용이 있으므로 복서증이 아니더라도 열성상태에서 발생하는 설사(泄瀉), 변혈(便血), 안구충혈(眼球充血), 황달(黃疸), 속쓰림 등 다양한 증상과 질환에 응용할 수 있다. 특히 황련은 충혈(充血)되어 있는 혈관을 수렴시키는 작용이 강하기 때문에 열성(熱性)과 더불어 혈관의 충혈이 동반되는 경우에 보다 적합하다고 할 수 있다.

　　활투침선을 보면 복서(伏暑) 외에도 변혈(便血), 열리(熱痢), 주달(酒疸), 주상신설(酒傷晨泄)에 사용하는 처방으로 분류되어 있는데, 이들의 공통점은 열성상태에서 발생한다는 것이다. 위에서 설명한 것처럼 복서(伏暑)는 열성상태에서 발생하는 다양한 증상들이며, 주달(酒疸)은 과다한 음주로 인해 몸에 열이 많아지고 간장애를 일으켜 황달이 발생한 것으로 주증황련환은 열성상태를 해소하여 황달 증상을 개선하는 작용을 한다. 열리(熱痢)는 몸에 열이 많은 상태에서 이질이 발생했거나 이질로 인해 열성상태가 야기되었을 때 나타나는 것으로 황련의 청열(淸熱)·수렴작용(收斂作用)을 통해 열성상태를 조절하고 충혈되어 있는 장점막을 수렴시켜 이질을 치료한다. 주상신설(酒傷晨泄)에 사용할 수 있는 것은 술을 반복해서 복용했을 경우 장조직이 팽창과 수축을 반복하면서 조직이 이완되면 설사가 나타날 수 있기 때문이다. 이렇게 장조직이 이완된 경우에 증상이 심하지 않으면 설사가 발생하겠지만 조직의 이완 정도가 심해져 대장과 직장 주위에 혈액이 울체되면 대변을 볼 때 출혈이 동반될 수 있다. 이러한 변혈(便血)에도 주증황련환을 사용하는데, 물론 체열이 높은 사람이어야 한다.

　　주증황련환은 여름철 설사에 응용할 수 있다. 여름철에는 외부의 기온과 습도가 높아 체열(體熱)의 발산이 쉽지 않다. 따라서 인체는 체열의 항상성을 유지하기 위해 땀을 통해 체열발산을 촉진시키는 동시에 조직을 이완시켜 가능한 체열생산을 억제하는 방향으로 인체생리를 변화시킨다. 이처럼 여름철에는 체열생산을 억제하기 위해 조직이 이완되기 때문에 몸이 축 늘어지고 처지며 나른해지는 것이다. 이러한 현상은 인

체의 어느 부위에서나 나타날 수 있지만 가장 큰 영향을 받는 곳 중 하나가 소화기라고 할 수 있다. 여름철에 소화기조직이 이완되면 음식물을 소화·흡수하는 소화기능이 떨어지기 때문에 식욕이 없어지고 소화불량이 발생하며, 외부 감염에 대한 저항력이 떨어져 설사가 발생할 소지가 높아진다. 만약 이러한 현상이 평소 체열이 낮고 허약한 사람에게 발생했다면 축비음과 같은 온리(溫裏)·소도제(消導劑)를 사용하면 되겠지만, 평소 몸에 열이 많은 사람에게 발생했다면 청열(淸熱)·수렴작용(收斂作用)이 있는 주증황련환 같은 처방을 사용해야 한다.

주증황련환은 안구충혈과 속쓰림에도 사용한다. 안구(眼球)에는 혈관분포가 많을 뿐 아니라 점막으로 덮여 있어 체내의 열울상태를 쉽게 알 수 있다. 따라서 여러 원인으로 과도하게 체열이 상승되어 열울상태가 발생하면 안구에 충혈이 나타날 수 있는데, 이럴 때 주증황련환을 사용하면 전체적인 열성상태를 해소시켜 주므로 안구충혈이 치료된다. 속쓰림에 사용할 수 있는 것은 주증황련환이 충혈된 혈관을 수렴시키는 작용이 있기 때문이다. 즉 신경과다나 부적합한 음식물로 인해 위점막이 충혈되어 속쓰림이 발생했을 때 주증황련환을 사용할 수 있다.

주증황련환은 황련 단방으로 이루어져 있지만 술로 법제를 하기 때문에 황련의 찬 성질이 감약되면서 술의 온열성을 통해 순환을 촉진하여 약성의 흡수와 전달을 강화한다는 특징이 있다. 또한 황련은 수렴성이 강하기 때문에 조직을 수렴시켜 혈액순환을 방해하는 작용을 할 수 있기 때문에 술로 활혈(活血)시켜 주는 것으로도 생각할 수 있다.

처방구성 황련은 청열(淸熱)시키면서 수렴(收斂)시키는 작용이 있어 다양한 염증에 사용하며, 중추신경을 억제하여 진정작용을 하고, 미주신경을 자극하여 혈압을 강하시킨다. 또한 타액, 위액, 췌액의 분비를 촉진하고 위장의 연동운동(蠕動運動)을 항진시킨다. 여기서는 황련의 약성이 차기 때문에 찬 약성을 완화시키기 위해 주증(酒蒸)을 했다. 주증(酒蒸)하면 약의 찬 성질을 약화시킬 수 있으며, 혈액순환을 촉진한다.

처방비교 익원산과 비교하면 두 처방 모두 여름철 더위로 인한 증상과 체열이 높은 상태에서 발생하는 설사(泄瀉)와 번열(煩熱)에 사용한다는 공통점이 있다. 그러나 익원산은 체온상승으로 인한 갈증(渴症)과 설사(泄瀉)에 사용하며 청열, 이뇨작용을 통해 열성상태를 조절해 준다. 반면 주증황련환은 청열, 수렴작용이 있어 열성상태와 더불어 충혈 증상이 있을 때 적합하며, 익원산을 사용해야 하는 경우처럼 갈증이 심하게 나타나는 것은 아니다.

속쓰림에 사용하는 **증미이진탕**과 비교하면 증미이진탕은 청열제(淸熱劑)뿐 아니라 거담제(祛痰劑)인 이진탕이 포함되어 있어 위산분비를 조절하여 속쓰림을 치료한다. 반면 주증황련환은 황련의 찬 약성을 이용해 충혈된 위점막을 직접 청열(淸熱)·수렴(收斂)시켜 환부를 아물게 하여 속쓰림을 치료하며, 장점막의 충혈로 인한 이질과 설사에도 사용한다.

이질에 사용하는 **향련환**과 비교하면 향련환은 주로 이질(痢疾)로 인한 변혈(便血)과 대변에 농혈(膿血)이 섞여 나오는 경우에 사용한다. 반면 주증황련환은 이질(痢疾)이나 이질로 인한 변혈에도 사용하지만, 발열이 오래 지속되거나 체열이 높은 사람의 설사(泄瀉)나 주달(酒疸)에도 사용한다.

→ **활용사례**

   1-1. 만성설사(慢性泄瀉), 요통(腰痛) 남 38세 소양인
   2-1. 안구충혈(眼球充血) 남 63세 소음인 175cm 69kg
   2-2. 황산액 안구화상, 충혈(充血), 안통(眼痛), 안구부종(眼球浮腫) 남 50대
   2-3. 애완견의 결막염(結膜炎), 안구충혈(眼球充血) 암컷 6세
   3-1. 애완견의 피부염 암컷 7세
   4-1. 설염(舌炎) 남 52세

1-1. 만성설사(慢性泄瀉), 요통(腰痛)

● 신 ○ ○ 남 38세 소양인 경기도 안양시 관양동 대도아파트

성격이 불같고 몸에 열이 많은 소양인이다. 열흘 전 몸살감기로 패독산을 복용한 뒤 나은 적이 있다.

① 평소에 술을 많이 마신 탓인지 1년 전부터 설사를 하루에 5번 정도 한다. ② 설사는 새벽 6시경에 3차례, 회사 출근 뒤인 10시에 1차례, 오후 3~4시에 1차례 한다. ③ 설사를 해도 복통은 없다. ④ 병원에서 대장 내시경을 촬영했으나, 이상은 없다고 한다. ⑤ 7~8년 전부터 묽은 변을 보고 있다. ⑥ 허리가 아프고, 누워 있으면 허리가 아파 일찍 일어난다. ⑦ 식욕이 왕성하고 소화력은 보통이며 배에 가스가 잘 찬다. ⑧ 몸이 뜨거운 만큼 더위를 많이 탄다. ⑨ 음식은 찬 것을 좋아한다.

앞의 체질과 증상을 검토해 보니, 7~8년 전부터 연변(軟便)을 보는 것으로 보아 대장이 약한 상태에서 음주를 과도하게 하여 발생하는 증세로 보았다.

평소에 몸이 뜨겁고 여름을 많이 타며 찬 음식을 좋아한다는 점을 감안하여, 찬 성분을 가지고 있으며 설사를 멈출 수 있는 황련이나 황백을 생각하다가, 더위가 오래 잠복해 있고 여러 증세가 나타날 때 쓸 수 있으며 황련 한 가지로만 구성되어 있는 주증황련환을 쓰기로 했다. 알약보다는 달인 약을 원하여 황련 3근을 10일분 20첩으로 달여 주었다. 그 약을 모두 복용한 10일 뒤에 다시 약을 지으러 왔다. 경과를 물어 보니

1. 설사가 2회로 줄어들었으며 특히 새벽의 설사가 1번으로 줄었으나 회사 출근 뒤 10시에 보는 설사는 여전하다고 한다. 그러나 오후 3시경에 보는 설사는 없어졌다는 것이다.

2. 그 외에도 요통이 많이 호전되고 혈색도 전보다 매우 좋아졌다고 한다.

설사가 경감되어 좋지만 황련이 너무 찬 성분이어서 계속 복용시키면 무리가 될 수 있으므로 이번에는 익모초만을 달인 익모탕으로 10일분을 지어주었다. 익모탕을 복용한 뒤 1일 2회 대변을 보는데 1번만 설사를 하여 전보다 더욱 좋아졌으나, 전번의 황련탕보다는 약효가 못한 것 같다고 한다.

그래서 이번에는 황련이란 찬 성분의 약만 다량으로 지속적으로 투여할 수 없으므로, 황련의 찬 성분을 부자의 뜨거운 약성으로 보완해 줄 수 있으며, 열로 인한 위통(胃痛), 흉통(胸痛)을 치료할 수 있다고 보고 황련과 부자가 6:1로 섞인 연부육일탕으로 1제를 지어주었다.

뒤로는 소식을 못 들었으나, 단골인 이 분이 낫지 않았으면 계속 왔을 것이므로 아마 더욱 좋아졌거나 거의 호전되었을 것으로 추측해 본다.

2-1. 안구충혈(眼球充血)

● 이 ○ ○ 남 63세 소음인 연구원 175cm 69kg 경기도 안양시 만안구 안양9동 현대아파트

어제 피곤했던지 늦은 저녁을 먹은 뒤 잠깐 잠이 들었다. 일어나서 거실로 나오면서 무심코 왼쪽 눈에 손이 갔고 한두 번 가볍게 비볐다. 아내가 내 눈을 보더니 왼쪽 눈에 충혈이 심하다는 것이다.

① 어젯밤 왼쪽 눈에 안구충혈이 있었다. ② 거울을 보니 왼쪽 눈 바깥 부위가 핏발이 선 채 충혈이 상당히 했다. ③ 눈꺼풀을 위와 아래로 당겨서 눈 속의 흰 눈동자를 보니 역시 충혈이 상당히 되어있다. ④ 가렵거나 아프지도 않았고, 보통 때와 똑 같았다. ⑤ 손으로 가볍게 1~2번 비벼서 발생한 것은 아니고 이전에 이미 충혈이 되어 있었던 것이다. ⑥ 근래 특별하게 눈에 이물질이 들어가거나 눈을 비빈 적도 없었다. ⑦ 평소 눈이 충혈된 적은 한 번도 없었다. ⑧ 충혈된 것을 사진으로 찍어두었다.

한쪽 눈만, 그것도 바깥 부위만 충혈이 되어 있다는 점에서 자신도 모르는 사이 눈을 비비거나 접촉하면서 손에 묻어 있는 세균이 안구에 접촉하여 감염이 일어나고 충혈로 나타난 것으로 볼 수 있다. 비록 통증이나 가려움 등은 없지만 충혈이 되어 있는 만큼 감염성 충혈로 보았다.

며칠 전 애완견의 결막염에 황련추출액을 넣어 빠른 기간 내에 치료된 것을 본적이 있고, 그때 사용하고 남은 황련추출액이 아직 냉장고에 남아 있으므로 직접 넣어보기로 했다. 또한 같은 시기에 문성기 선생이 자신의 심한 결막염에 황련, 감초액을 세안액으로 사용하여 2일 만에 치료된 사실을 기록한 치험례도 볼 수 있었고, 안구충혈과 치료된 뒤의

깨끗해진 흰자위의 비교사진도 볼 수 있었기 때문에, 이 정도 충혈은 황련추출액으로 간단히 치료될 수 있다고 보았다. 감염으로 짐작되는 안구충혈에 청열과 수렴성을 가지고 있어서 안구충혈에 효력이 큰 황련추출물은 점안액으로 사용하기로 하고 충혈된 왼쪽 눈에 2방울을 넣었다. 시간은 밤 10시 50분이었다.
점안액은 넣은 뒤 집 앞 공원에 산책을 하고 1시간 뒤인 11시 50분에 집에 와서 충혈되었던 눈을 확인해 보니
충혈이 깨끗하게 없어져 오른쪽 눈의 흰자위처럼 깨끗하게 변해 있었다.
단 1번의 황련추출물 점안으로 충혈된 눈이 1시간 만에 사라졌고, 정상상태로 나아있었던 것이다. 다음날 아침에 다시 눈을 확인해 보니 충혈된 눈자위는 여전히 깨끗해 있었다.
황련추출액은 애완견에게 사용하고 남은 것을 사용했으므로 약성은 동일하다. 증명을 위해서 충혈과 치료 뒤의 상태를 사진을 찍어 남겨 두었고, USB가 없어서 자료실에 같이 올리지 못하고 있다.
≪방약합편≫ 하통 17 주증황련환 열탕액 점안액으로 사용 <황련 6g, 물20cc, 1회 2방울 점안>

2-2. 황산액 안구화상, 충혈(充血), 안통(眼痛), 안구부종(眼球浮腫)
다음은 ≪생활의 기미≫(조연상 지음)에서 발췌한 내용이다.

● ○○○ 남 50대 엔지니어 서울특별시 서초구
50대 엔지니어가 야간에 대형 건물의 대형 식당에서 기계를 수리 중 배터리를 옮기는 과정에서 배터리를 바닥에 놓자 그 안에 들어 있던 황산이 튀어 눈에 들어갔다고 왔다.
① 황산으로 왼쪽 눈 두시 반 방향 부위의 동자와 결막 부위에 화상을 입었다. ② 환자가 현명하여 황산이 눈에 들어간 뒤 바로 수돗물로 눈을 씻어내었으나 이미 한 번 화상을 입은 상처는 바로 날카로운 통증과 부종으로 나타났다. ③ 바로 가장 가까이에 있는 종합병원으로 직행하여 간단한 눈 세척만 했고 ④ 그 외에는 별다른 조치가 이루어지지 않아서 다시 눈으로 유명한 00안과로 갔다. 다시 눈 세척을 한 뒤, 진통제 그리고 소염제로 생각되는 약으로 응급조치를 했다. 이때가 지난 일요일 새벽 2시경이었으며, 일요일 아침에 사고 경위의 전화가 왔다.
㉮ 황산으로 화상을 입었다면 당연히 통증과 진물 그리고 부종은 생길 수밖에 없다. 그리고 염증으로 인하여 외부의 균이 침입이 쉬워 더 성할 수 있으므로 일단 소염제를 투약해야 하고, 황산으로 인한 화상의 통증이 너무도 날카로우므로 진통제를 투여하는 것이고 염증반응으로 진물이 계속 나오니 눈을 세척하는 생리식염수를 넣어 주어야 한다.
㉯ 각막손상에 대한 한방치료, 이런 과정은 이미 00안과에서 한 것으로 약물이 양약이라는 것이 전통적인 한약 처방과 다를 뿐이다. 양약은 응급조치와 진통에 효과가 빠르나 각막을 원상태로 회복하는 효능은 한약에 미치지 못한다. 그래서 눈알의 화상치료에 간단해 보이지만, 가장 과학적이고 자연적인 한방치료를 겸하기로 했다.
치료의 방법은 조상의 지혜를 되살려 모유와 황련 우린 물을 준비하도록 했다.
일요일 아침, 한의원의 황련을 한 움큼 환사에게 주면서 초유와 혼합히여 눈에 주입하라 했다. 한자의 부인은 어렵게 산후조리원의 배려로 초유를 얻을 수가 있었다.
출산 직후의 초유에 황련 우린 물을 섞은 뒤, 화상당한 눈에다 지속적으로 넣어주는 것이다. 이 치료가 과학적이고 훌륭한 치료인지는 초유와 황련의 약성을 알면 바로 이해가 될 것이다. 모유는 성장 발달에 필요한 정분과 최고의 약성을 갖고 있다. 이 두 기미(氣味)가 의미하는 것은 자연우유는 세포재생에 가장 적합한 약이고, 더구나 모유 그리고 초유라면 세포손상에 최고의 약이 된다는 것이다. 또한 동시에 손상된 부위에 염증반응이 외부의 균에 의하여 발전되는 것을 예방해 준다는 것이며. 참고로 만일 모유가 없다면 동물의 생유로 대신해도 좋을 것이다.
경과-1> ① 사고가 난 지 약 10시간 후에 환자의 집에 가서, 눈을 보니 눈이 부어서 떠지지 않는다. ② 눈을 벌려서 보니 앞이 안 보인다면서 눈에서 끝없이 눈물과 고름이 흘러나오고 있다. ③ 그러나 동공 주위의 흰자위는 아직까지는 붉지 않았다. 마치 우리가 물에 데면 처음에는 그냥 있다가 시간이 지나면 껍질이 벗겨지고 혈관이 부풀어 오르는 것처럼 그런 것같이 보였다. ④ 양약은 당장 진통의 효과가 있어서(그럼에도 불구하고 눈에 통증은 계속되고 있었으므로) 안통이 심한 만큼 양약을 당장 끊으라고는 말하지는 못했다. ⑤ 다만 눈이 충혈이 되었다가 다시 하얗게 되기 전까지는 유련액을 반복하여 주입하도록 권유했다. 당연히 자극적인 음식을 피하도록 했으며 통증 때문에 양약과 한약을 병용, 치료했다. ⑥ 환자의 말은 유련액을 넣기 시작하자 통증이나 시야의 변화가 빨라진 것 같다고 한다.
경과-2> ① 그 후 4일 째 저녁에 가서 보니 제 육안으로는 동자의 손상은 없는 것 같아 보였다. ② 그러나 본인은 시야가 가려진다고 말하는 것으로 봐서, 즉 손상은 미세하다는 뜻으로 보인다. ③ 그러나 흰자위는 완전히 붉은 페인트로 칠해놓은 것처럼 새빨갛게 충혈되어 있으며, 회복은 대단히 빨라 보인다. ④ 같이 저녁을 먹었는데 안대는 더 이상 하지 않았고, 눈 주위의 부종은 다 빠졌다. ⑤ 더 이상 눈물이나 고름도 나오지 않았다.
경과-3> 이렇게 다시 2일이 지난 토요일인 오늘 통화한 내용은 ① 화상을 입은 곳이 동자 부위였으므로 동자에서 먼 곳인 흰자위의 가장 자리부터 하얗게 변하고 있고 흰자위 가장자리에서부터 충혈된 것이 사라진다는 것이다.
② 아직 시야는 한 쪽 눈에 눈곱이 끼어 있는 듯한 느낌은 있다고 하나 그 동안의 진행속도로 보아서 2~3일이면 이것도 없어질 것 같다고 말하고 있다. ③ 최종 처방으로는 이제는 양약을 넣을 필요가 없고 유련액만 넣으라고 말해

주었고 눈 안의 흰자위의 충혈이 거의 없어지면 죽염수로 며칠 더 세척만 해주도록 했다.

3-1. 애완견의 피부염

● 시츄 암컷 7세 태음체질형 경기도 안양시 만안구 안양9동 현대아파트

우리 집에는 소형 애완견으로 키우는 시츄 두 마리가 있다. 한 마리는 봄이라는 수놈이고 6살이며 활동적이고 적극적이며 마치 소양인과 같이 기민하고 활동적인 성격을 가지고 있다. 다른 한 마리는 별이라는 암놈이고 7살이며 약간 겁이 많고 느린 편이며 덜 활동적이고 원만한 성격을 가지고 있으나 태음형답게 먹는 데는 기민하다. 이 녀석이 귓속에 피부병이 걸렸다. 어제 저녁 9시반경 귀가를 하여 TV를 보다가 아내가 우연히 애완견의 귀를 들어보니 귓속에 염증이 심한 상태이다. 눈도 평소보다 충혈이 되어 있다.

① 귀에서 10cm 속 부위의 반경 3cm 정도가 약간 부풀어 있으면서 심하게 충혈되어 있다. ㉠ 양쪽 귓속이 똑같이 나타나 있다. ㉡ 아내가 동물병원에 전화로 문의하니 개의 귓속에서 잘 나타나는 습진인 것 같다고 한다. ㉢ 내일 데리고 오되 가려움이 심할 것이니 우선 집에 있는 피부 연고를 발라주라고 했다. ㉣ 평소 귀가 가려운지 앞발로 귀를 잘 긁고, 다른 수컷이 귓속을 자주 혀로 핥아주고는 했다. ② 왼쪽 눈이 충혈이 현저하다. ③ 참고로 개를 키우는 사람은 이미 잘 알고 있겠지만 품종에 따라 차이가 있기는 하나 일반적으로는 개의 나이는 사람과 비유하면 개 1년이 사람의 7년 정도에 해당한다. 그러니까 이 개의 나이가 49살쯤 되었다고 보면 된다.

아내가 피부 연고를 바르려고 한다. 그래서 습진이라고는 하나 귓속의 상태가 충혈상태니까 연고를 바르기 전에 황련을 달인 물을 바르면 괜찮아질 수도 있겠다고 말해주자, 아내가 황련을 달인 황련액이 냉장고에 있다고 하면서 조그만 플라스틱 약병에 담긴 황련액을 가지고 왔다. 잦은 안구충혈을 위해 달여둔 것을 냉장 보관하고 있었던 것 같다.

황련을 달인 노란색의 황련물을 솜에 적셔 빨갛게 충혈되고 약간 부푼 귓속 부위에 발라주었다. 모두 15cc 정도 발라주었다.

황련액을 바른 뒤 혹시나 하여 30분 뒤 귓속을 보니 충혈되어 있던 귓속이 정상 귓속 피부처럼 깨끗해져 있는 게 아닌가? 충혈도 사라지고 약간 부풀어 있던 것도 사라져 있었다. 나머지 다른 쪽 귓속도 역시 깨끗하게 나아 있었다. 참으로 빠른 효과가 놀라울 뿐이다.

하긴 안구충혈에 사용하면 즉시 충혈 정도가 감소하는 것을 육안으로 확인될 때도 있을 정도이니까.

이번 황련 단방을 통하여 얻은 느낌은 황련액이 안구 충혈뿐만 아니라 피부충혈이나 발진이나 이로 인한 가려움에도 상당한 효력이 있겠다는 점이다. 개국을 하면 임상에서 아토피나 피부병 등에 다용도로 많이 활용해 볼 수 있는 처방이며 상비약이 될 수도 있겠다는 생각을 해본다. 황련추출물은 건조된 상태의 황련을 충분히 불리지 않은 채 5분 단 시간 끓인 것으로 맑은 자명색(연노랑)이었다.

주증황련환 열탕액 황련 6g, 물20cc, 솜에 적셔 1회 발라줌. 1회에 충혈 소실

4-1. 설염(舌炎)

다음은 조연상 선생의 경험이다.

● 조 ○ ○ 남 52세 서울특별시 서초구 반포동

① 가끔 피곤하게 되면 설염(舌炎)이 생긴다. ② 증상은 혀끝 부위가 빨갛게 충혈(充血)되면서 피가 조금씩 난다

이럴 때 찬 성질이며 혈관의 수렴성이 강한 황련을 달인 뒤 그 물을 1~2시간마다 1번씩 입에 머금고 있기를 3~4차례 하면 설염(舌炎)이 소실되는 것을 몇 차례 체험했다. 이때 처방을 쓰자면 사위탕을 쓰고 싶은 생각이 난다.

下統18 寶 행습유기산 行濕流氣散

薏苡仁 二兩 白茯苓 一兩半 蒼朮 羌活 防風 川烏炮 各一兩

治 風寒濕痺 麻木不仁 手足煩軟
[用　　法] 上末 每二錢 溫酒或葱白湯 調下
[活　　套] 亦可作十貼用
[活套鍼線] 濕痺(濕) 風痺(風)
[適 應 症] 사지무력, 마비, 감각이상, 하지무력, 근육이완, 근육마비

처방설명 행습유기산은 습체(濕滯)로 인해 발생하는 감각이상이나 근육마비에 사용하는 처방이다. 조문을 보면 '風寒濕痺풍한습비 麻木不仁마목불인 手足煩軟수족번연'을 치료한다고 했는데, 여기서 풍(風)은 순환장애를 의미하며, 한(寒)과 습(濕)은 순환장애를 일으키는 병인(病因)이다. 즉 허랭(虛冷)과 습체(濕滯)로 인해 순환장애가 발생하여 말초까지 혈액순환이 불량해졌거나 신경전달이 잘 되지 않는다는 의미로 이해할 수 있다. 따라서 '麻木不仁'은 순환장애로 인해 발생하는 감각이상이며, '手足煩軟'은 이러한 순환장애가 심화되어 국소적으로 근육이 마비되거나 연약해졌음을 의미한다.

인체의 모든 조직은 혈액순환을 통해 산소와 영양분이 공급되어야 제 기능을 수행할 수 있다. 신경조직도 마찬가지인데, 국소적으로 혈액순환이 방해되어 영양분과 산소가 신경조직에 전달되지 못하면 신경전도가 원활하게 이루어지지 못하게 되므로 각종 장애가 발생할 수 있다. 즉 감각신경이 많이 분포되어 있는 피부에 혈액공급이 원활하게 이루어지지 못하면 온감(溫感)이나 냉감(冷感), 통증(痛症) 등을 느끼지 못할 수 있고, 운동신경이 분포되어 있는 근육에 이러한 현상이 발생하면 근육의 수축력이 떨어져 힘이 없어지기도 한다. 문제는 혈액순환을 방해하는 원인이 다양하다는 것이다.

첫째, 노화나 과로, 질병 등으로 인해 조직이 퇴화되고 위축되었을 때도 혈액순환이 방해될 수 있다. 둘째, 각종 스트레스에 의해서도 조직이 긴장과 위축될 수 있어 혈액순환이 방해될 수 있다. 셋째, 몸이 허랭해지면 혈액순환이 느려져 말초까지 충분한 혈액을 공급할 수 없기 때문에 허랭상태도 혈액순환을 방해하는 원인이 될 수 있다. 넷째, 부분적으로 습체가 발생했을 때도 혈액순환이 방해를 받을 수 있다.

이렇게 다양한 원인으로 혈액순환이 방해되고, 신경조직에 산소와 영양분, 전해질이 충분히 공급되지 못하면 신경전달이 원활하게 이루어지지 못하므로 감각장애가 나타나고 심하면 근무력이 나타날 수도 있다. 그러나 실제로는 위의 원인들이 각각 독립적으로 작용하기도 하지만 대부분 두세 가지가 겹쳐 있는 경우가 많다. 예를 들어 각종 스트레스로 인한 감각이상에는 향소산이나 개결서경탕 등을 사용할 수 있을 것이고, 노화나 과로, 질병으로 인한 자윤부족과 허랭상태에서 감각이상이나 근무력이 발생했을 때는 만금탕을 사용할 수 있을 것이다. 첫 번째 예는 스트레스라는 단일 원인이 작용한 것이고, 두 번째 예는 여러 원인이 겹쳐 있는 것이다.

행습유기산은 위의 원인 중에서 습체와 허랭상태가 원인이라고 할 수 있는데, 처방구성으로 볼 때 습체의 요인이 보다 많은 영향을 미치고 있음을 알 수 있다. 즉 국소의 습체로 인해 혈액순환이 방해되고, 이차적으로 신경전달이 원활하게 이루어지지 못하여 '麻木不仁'과 '手足煩軟'이 나타나는 것이다. 실제로 한장훈 선생의 처방활용을 보면, 갑자기 발에 힘이 없어 정형외과에서 캐스트를 해도 낫지 않고 발목이 아래로 처져서 스스로 발을 들어 올리지 못하는 사람을 치유한 내용이 있는데, 한장훈 선생은 이것을 습체와 허랭으

로 인한 신경마비로 판단하여 행습유기산을 투약했다.

양방에서는 이렇게 발목을 위로 들어 올릴 수 없는 질환을 비골신경(腓骨神經) 마비라고 하는데, 비골신경은 무릎 뒤쪽에서 좌골신경으로부터 분리되어 나와서 정강이 앞쪽을 지배하는 신경으로 발목을 위로 들어 올리는 근육인 장딴지신근이나 전경골근을 지배하고 있기 때문에 마비되면 발목을 들어 올릴 수 없게 된다. 이러한 행습유기산의 약성을 응용하면 전완부(前腕部)에 있는 요골신경이 마비되어 손목이 아래로 처지는 증상에도 사용할 수 있을 것이고, 안면신경이 마비되었을 때, 또는 여타 말초신경 장애로 인한 하지마비, 신경통, 관절염 등에도 사용할 수 있을 것이다.

습체(濕滯)와 허랭(虛冷)으로 이와 같은 증상이 발생했을 때 행습유기산은 의이인, 복령, 창출로 습체를 제거하여 이완된 조직을 수축시켜 주고, 강활과 방풍으로 울체된 부분의 소통을 원활하게 하고, 천오의 준열한 약성을 통해 감각이상과 근무력, 통증 등을 치료한다.

 처방구성 처방구성을 보면 의이인은 신사구체의 기능을 강화하여 이뇨작용을 하므로 피부, 점막 등의 세포간질에 정체된 과잉수분을 배설시킨다. 백복령은 세뇨관의 재흡수를 억제하여 이뇨를 증진하므로 조직 속의 정체된 수분을 배출시키고, 창출 또한 이뇨작용이 있어 과잉수분을 배출시키는 작용을 한다. 강활은 발한작용과 해열작용을 하고, 평활근을 이완시키는 작용이 있어 신경통과 관절통 등의 통증을 완화한다.

방풍은 해열작용이 있으며, 표재(表在) 혈관을 확장시켜 진통작용을 나타낸다. 천오는 뇌하수체와 부신피질을 자극하여 대사를 촉진하고 중추신경계와 혈관운동 중추를 흥분시켜 전신 또는 국소의 혈액순환을 촉진한다. 또한 신장세포의 기능을 활성화하여 이뇨를 증진하며, 특히 정맥의 탄력 부족에 기인한 하체 부종을 치료한다.

처방비교 풍비(風痺)에 사용하는 **만금탕**과 비교하면 만금탕은 중풍으로 인하거나, 근육의 자윤결핍으로 인하여 조직이 위축되고 경색되어 마비되거나 무력해진 증상이 발생했을 때 사용한다. 반면 행습유기산은 마비의 원인이 허랭(虛冷)과 습체(濕滯)일 때 사용한다.

목향보명단과 비교하면 목향보명단은 중풍으로 인한 근육의 경직과 동통, 마비에 사용하는 처방이지만, 약성을 응용하여 혈액순환장애로 인한 일반적인 관절통, 근육통, 지절통 등에도 사용한다. 반면 행습유기산은 중풍으로 인한 반신마비에 사용하는 것은 아니며, 습체로 인해 부분적으로 말초신경이 마비되었을 때 주로 사용한다.

이기거풍산과 비교하면 두 처방 모두 안면마비에 사용한다는 공통점이 있다. 이기거풍산은 안면조직이 긴장되어 있으면서 습담(濕痰)이 울체되어 안면신경마비가 발생했을 때 사용하는 반면, 행습유기산은 습체로 인해 조직이 이완되어 있으면서 허랭이 겸해 있을 때(안면이 시리거나 찬 증상이 현저할 때) 사용한다.

➡ **활용사례**

1-1. **부종(浮腫), 감각이상, 슬통(膝痛)** 여 35세 소양인
2-1. **하지무력(下肢無力), 보행불능(步行不能), 소변난(小便難)** 남 40세 태음인
2-2. **발목 무력(無力)** 남 37세
2-3. **사지무력(四肢無力), 마비(痲痺)** 남 52세 태음인
3-1. **의이인과 낭습(囊濕)**

➡ **행습유기산 합방 활용사례**

1-1. **+증미오비탕 – 대퇴부 비경, 통증, 저림** 남 60세

1-1. 부종(浮腫), 감각이상, 슬통(膝痛)

● 오○○ 여 35세 소양인 경기도 안양시 비산동 초원빌라

① 4~5년부터 자고 나면 전신이 붓고 계단을 오를 때 숨이 찬다. ② 2~3년 사이에 체중이 10kg 늘면서 걸을 때 무릎에 통증이 온다. ③ 4~5년 전부터 오른쪽 허벅지 안쪽이 처음에는 저리다가 현재는 남의 살처럼 감각이 없고, 역시 오른쪽 어깨의 일부도 감각이 둔하고 이상하다. ④ 손과 발이 저리다. ⑤ 아랫배가 매우 차다. ⑥ 더위와 추위를 심하게 탄다. ⑦ 식욕은 좋고 소화력 또한 좋다. ⑧ 대변은 2일에 1회 본다. ⑨ 잘 놀라고 짜증이 난다. ⑩ 피로감이 있고 몸이 무겁다. ⑪ 월경이 늦고 양이 적다.

우선 하복이 매우 차다는 점을 감안하니 행습유기산, 실비산, 승습탕, 진무탕 등이 있으나, 강한 거습제로 구성되어 있고 감각신경을 회복시켜 줄 수 있는 천오가 들어 있는 행습유기산이 가장 적합하다고 판단하고 행습유기산에 황기 3돈, 목통 2돈을 더하여 10일분 20첩을 지어주었다.

행습유기산은 청주의 한장훈 선생께서 즐겨 활용하는 처방으로, 근육이나 인대의 이완으로 인한 감각 마비(痲痺)나 둔화에 쓰며, 원인은 습체와 혈류의 부전에 따른 근육의 이완, 경색이나 위축 등이다.

6년 뒤에 소변불리(小便不利)와 하복랭(下腹冷)으로 약을 지으러 왔을 때 확인해 보니, 당시에는 바빠서 지난번 결과를 미처 확인하지는 못했지만 다시 약을 지어달라고 할 때 먼저의 감각이상을 호소하지 않은 것을 보면 약을 복용하고 슬관절통(膝關節痛)과 감각이상이 나았던 것이 아닌가 짐작해 본다. 왜냐하면 증세가 낫지 않았다면 6년이 지난 이번에도 그 증세를 말했을 것이고 자세한 상담에서도 표현했을 것이기 때문이다.

2-1. 하지무력(下肢無力), 보행불능(步行不能), 소변난(小便難)

다음은 한장훈 선생의 경험을 채록한 것이다.

● 서○○ 남 40세 태음인 충청북도 청주시 우암동

10년 전쯤의 일이다. 우리 한약방에서 50m 거리를 두고 있는 오랜 이웃 서 씨가 가족의 등에 업혀 본원을 내방했다.

① 며칠 전부터 양다리에 힘이 없어 흐느적거리고 전혀 걷지 못한다고 한다. ② 또한 배에 힘이 주어지지 않아 소변을 볼 수 없는 상황이라고 했다. ③ 그래서 내일 병원에 가 볼 예정인데 침이나 한번 맞아 보겠다고 본원을 내방했다고 했다.

이 환자의 양다리가 흐느적거리는 것은 습담(濕痰)이 하지(下肢)에 울체(鬱滯)되어 인대와 근육이 늘어져서 발생한 현상이라 보았다. 소변을 못 보는 것은 이 또한 하복부의 방광 부위에 습담(濕痰)이 울체되어 방광의 괄약근이 이완되어 나타나는 현상이라 보았다. 침도 좋고 병원에 가는 것도 좋지만 좋은 약이 있으니 2첩만 써 보는 게 어떻겠느냐고 했더니 낫기만 한다면 어떠냐고 약을 지어달라고 한다.

그래서 양다리에 힘이 없어 흐느적거리고 소변을 못 보는 40세 남자의 보행불능(步行不能)을 목표로 행습유기산으로 2첩을 지어주었다.

어제는 업혀 왔던 환자가 하루가 지난 다음날 가족의 부축을 받으며 걸어 들어왔다. 환자의 말인즉 약을 복용한 뒤부터 다리에 힘이 생기는 것 같다고 했다. 약효가 있는 것 같으니 약을 좀 더 복용하고 완치가 안 되면 그때 병원에 가도 늦지 않겠다며 약을 몇 첩 더 지어달라고 했다.

처음에는 업혀 왔던 사람이 다음날 부축이라도 받으며 걸어왔으니 약효가 있다고 보고 역시 같은 처방인 행습유기산으로 4첩을 지어주었다.

2일 후 이번에는 약간 절룩거리기는 하나 혼자서 본원을 찾아 왔다. 역시 같은 처방으로 4첩을 더 투약했다.

며칠 후 길에서 만났는데 언뜻 보기에 건강한 사람의 걸음걸이와 같았으며, 본인 애기로는 그 약을 다 먹은 후 이전처럼 다리에 힘이 생겨 똑바로 걸을 수 있게 되었으며, 소변보는 것도 전혀 불편이 없다고 했다.

행습유기산 8첩으로 걸음도 못 걸어 업혀 왔던 사람이 완전히 나은 것을 보면 한약의 위대함에 놀랄 뿐이다.

2-2. 발목 무력(無力)

다음은 한장훈 선생의 경험을 채록한 것이다.

● 이○○ 남 37세 충청북도 청주시 수곡동 주공아파트

지난 3월 말경 37세의 남자가 한쪽 발목을 질질 끌며 본원으로 들어왔다.

① 발목이 아래로 축 늘어지는데 기역(ㄱ)자로 발을 스스로 들어 올리지 못한다. ② 다리를 전다. ③ 통증은 없으며 부기도 없다.

앞의 증상을 좌골신경통(坐骨神經痛)으로 보고 좌골신경통에 사용하는 처방을 투약했다.

20일 후쯤 다시 왔을 때도 증상이 여전했다. 통증과 부종이 전혀 없으며 발목에 힘이 없는 증세가 척추에서 신경이 눌려 발생한 좌골신경통이 아니라 풍한습비(風寒濕痺)에 의해 근이완으로 발생한 하지무력(下肢無力)으로 생각되었다.

그래서 선생님들과 논의한 끝에 행습유기산을 쓰기로 했다.

30대 남자의 통증과 부종이 없는 발목무력을 목표로 행습유기산 2배량에 의이인 3돈, 우슬 1돈, 목향 1돈을 더하고 행습유기산에 포함되어 있는 천오의 독성을 완화시킬 목적으로 북어 2마리를 더하여 5일분 10첩을 지어주었다.

환자가 약을 지어간지 1달 뒤에 증세가 많이 좋아졌다며 약을 더 지어달라고 했다. 다시 지난번과 같은 행습유기산으로 10첩을 지어주었으며, 12일 뒤에 다시 10첩을 지어주었다.

1달 뒤에 보약을 지으러 왔을 때 확인해 보니, 발목이 늘어지는 것이 소실되었으며 걸음도 절지 않고 정상적인 모습이었다. 행습유기산 10첩씩 3회 복용으로 발목무력으로 발목이 아래로 처지고 꺾이는 증세가 완전히 치유된 것이다.

2-3. 사지무력(四肢無力), 마비(痲痺)

● 문 ○ ○ 남 52세 태음인 경상북도 울진군 울진읍 읍내리

얼굴이 약간 크고 약간 무른 듯한 태음인으로 2년 전 마주 오는 차와 정면충돌하여 경추 4, 5번 추간판이 탈출되어 상완신경총에 손상을 입어 양팔을 못 쓰고 요추도 다쳐 무릎 이하는 힘이 없어 걷지 못하는 사람이다. 멀리 울진에서 안양까지 약을 지으러 왔다.

① 2년 전 교통사고로 상완신경총에 손상을 입어 사지마비(四肢痲痺)가 발생했다. ㉠ 처음에는 손을 움직일 수 있었고 식사할 수 있었으나 시간이 지나면서 악화되었다. ㉡ 최근 1년 전부터는 손에 물건을 못 쥐고 물건을 5cm 정도 높이만 올릴 수 있고 그 이상은 안 된다. ㉢ 현재는 팔과 손을 전혀 못 쓰고 감각은 있으나 통증이나 저림은 없다.

② 교통사고를 당한 후에 처음에는 조금씩 걸을 수 있었으나 최근 1년 전부터는 무릎 이하로 힘이 없어 걸을 수가 없다.
③ 1년 전부터는 목에 힘이 없어 머리가 무거워 오래 못 들고 있다.   ④ 6개월 전부터는 말이 어둔하다.   ⑤ 더위를 많이 타고 땀이 많다.   ⑥ 식욕은 보통이고 소화력은 좋다.   ⑦ 대변과 소변, 잠은 정상이다.

교통사고로 인해 발생한 상하지(上下肢)의 마비(痲痺)와 무력(無力)을 목표로 행습유기산에 습담(濕痰)이 많은 태음인 체질이라는 점에서 열다한소탕을 합하고 평소에 더위를 많이 탄다는 점에서 황련, 목단피 각 1.5돈씩을 더하여 30일분 60첩을 지어서 택배로 보내주었다.

1달 뒤인 4월 초순에 전화로 그간의 상태를 알려왔는데, 우선 목소리를 들으니 음성이 전번과 다르게 힘이 있으며 생기가 돈다. 말이 어둔했던 것은 훨씬 나아져 전화로 듣기에도 현저하게 명료해져 있었다. 그간 목젖이 처져 있던 것이 덜해졌으며 걸음도 조금씩 걸을 수 있으며 먼저보다 조금 나아졌다고 한다. 물론 그간 걷는 연습도 많이 했다. 전체적으로 호전되는 느낌이 들어 약을 계속하여 복용하기를 원하여 전화를 한 것이다. 지난번 약을 복용한 뒤로 걷는 것이 조금 나아지고 목소리의 변화가 있는 것은 호전되고 있다는 증거이므로 이번에도 지난번과 같은 처방으로 20일분인 40첩을 지어주었다.

3-1. 의이인과 낭습(囊濕)

행습유기산의 군약이 의이인이므로 약성을 이해하는 데 참고가 될까 하여 의이인 단방을 복용하여 효과를 본 사례를 삽입했다. 신상권 선생의 경험담을 기록한 것이다.

● 신 ○ ○ 남 40세 급성태음인 은행원 서울특별시 광진구 구의동

지금으로부터 6년 전인 95년의 일이다. 아는 사람이 율무가루를 1근 정도 주면서 몸에 좋다고 복용하라고 했다. 그래서 매일 식사 사이에 한 숟가락씩 컵에다 넣고 물을 약간씩 섞어 마셨다. 1일 3~4회씩 모두 약 3개월가량 복용했다. 은행업무 때문에 늘 의자에 앉아 있는 시간이 많았던 탓인지 평소에 고환 밑에 땀이 나는 낭습 증상이 있었는데, 율무를 모두 복용한 뒤부터 어느 순간 이 낭습이 없어졌다. 그 뒤로 낭습 증상이 5년간 없어졌다가 작년부터 낭습(囊濕) 증상이 다시 생겨났다.

1-1. +증미오비탕 – 대퇴부 비경, 통증, 저림

다음은 맹화섭 선생의 상지대 강의를 녹취한 것이다.

● ○ ○ ○ 남 60세

① 넓적다리에 손바닥만하게 덩어리가 지고   ② 아프고 저리고 한다고 왔다.

처음에는 일반적으로 쓰는 약을 주니 낫지 않다가 행습유기산과 증미오비탕을 함께 주니 나았다.

㉮ 행습유기산-의이인 20, 백복령 15, 창출, 강활, 방풍, 천오, 각10. -풍한습비로 마목불인 수족번연한 것을 치료한다.
㉯ 증미오비탕-강황, 백출, 강황, 방기, 각2돈. 감초 1돈, 생강 7편. -치 풍한습 합위비 기복 마목불인.

下統19 寶 당귀승기탕 當歸承氣湯

當歸 大黃 各二錢 芒硝 七分 甘草 五分

治 燥之上藥
[活　　套] 亦治 血結 便閉
[用　　法] 煎後入硝 攪化服
[活套鍼線] 通治(燥) 血結閉(大便)
[適 應 症] 변비, 대변난, 광증

 당귀승기탕은 다양한 원인으로 대변(大便)이 비결(秘結)되었거나 변폐(便閉)가 되었을 때 사용
처방설명 한다. 물론 예전에는 조(燥)한 상태에서 발생하는 대변비결에 사용했었으나 조(燥)한 상태는 하나의 원인에 불과하기 때문에 다른 원인에 의한 대변비결에도 사용할 수 있는 것이다.

　인체는 수분대사를 통해 호르몬과 영양분을 공급하고 노폐물을 제거한다. 따라서 인체의 기능이 저하되거나 장애가 발생하면 수분대사도 원활하게 이루어지지 못하게 되므로 습체(濕滯)가 발생하기도 하고 담음(痰飮)이 형성되기도 하며, 반대로 경우에 따라 수분이 부족해져 조증(燥證)이 나타나기도 한다. 조증(燥證)이 발생하면 체액(體液)이 부족해져 피부가 건조하고 거칠어지며, 입술이 마르고 머리카락이 건조해지고, 기관지가 건조해져 마른기침이 나기도 한다. 마치 거담제(祛痰劑)인 이진탕을 연복(連服)했을 때 나타나는 부작용과 같은 현상이 생기는 것이다. 이처럼 조(燥)한 상태가 지속되면 인체 전반적으로 영향을 받게 되는데, 체액이 고갈되어 자윤이 부족해지면 대변이 굳어져 대변적체가 나타나는 경우도 있다. 이럴 때 당귀승기탕을 사용하게 된다.

　조증(燥證)은 대기 중의 습도(濕度)가 낮아진 것이 원인이 될 수도 있지만, 실제로는 당뇨병, 갑상선질환, 결핵 등으로 인해 체액이 소모되는 것이 주요한 원인이다. 또한 ≪제중신편≫에 서술되어 있는 대로 구토(嘔吐)나 설사(泄瀉), 과다한 발한(發汗) 등으로 체액이 결핍되었을 때도 조증이 발생하며, 금석류(金石類)의 조열(燥熱)한 약재나 술, 몸을 조열하게 만드는 건강이나 부자를 지속적으로 복용하는 것도 하나의 원인으로 작용할 수 있고, 지나친 성생활로 인체의 점액성 물질을 과도하게 배출한 것도 하나의 원인이다. 따라서 병인(病因)과 나타나는 증상을 잘 살펴 치료해야 한다.

　당귀승기탕은 조증(燥證)에 사용하는 처방이지만 생혈윤부음처럼 직접적으로 조증(燥證)을 완화시키는 처방이라기보다는 조증(燥證)으로 인한 변비에 사용하는 처방으로 이해해야 한다. 체내에 열이 많아지면 진액이 고갈되어 자윤(滋潤)이 부족해지고 대변이 굳어져 대변적체가 심해지며, 대변적체가 심해지면 열이 형성되어 조증을 더 심하게 만드는 악순환이 반복된다. 이처럼 조(燥)라는 것은 열이 있으면서 수분이 부족했을 때 발생하는 것이므로 대변적체를 해소시키면 열이 함께 해소되어 조증(燥證)은 자연히 완화된다. 당귀승기탕을 구성하고 있는 대황과 망초는 하기제(下氣劑)이고, 당귀와 감초는 완화제(緩和劑)이다. 당귀가 군약의 개념으로 들어가기 때문에 당귀승기탕이라고 했지만 여기서 당귀는 완화제이고, 주도적인 역할은 대황과 망초가 한다. 즉 하기제(下氣劑)로 대변적체를 해결해 주면 열이 해소되기 때문에 조증(燥症)을 완화시켜 줄 수 있는 것이다.

　당귀승기탕은 일차적으로 조증으로 인한 변비에 사용하는 처방이지만, 조증으로 인한 변비가 심해져 양

광증(陽狂症)이 발생했을 때도 사용할 수 있다. ≪방약합편≫에 당귀승기탕이라는 처방이 하나 더 있는데, 양광(陽狂)에 사용하는 하통 58번의 당귀승기탕이 그것이다. 하통 58번의 당귀승기탕은 당귀와 대황이 3.5돈이고 망초가 2.5돈, 감초가 1돈이며, 조증에 사용하는 당귀승기탕은 양광에 사용하는 당귀승기탕과 처방구성이 동일하지만 약량이 약간 적다. 따라서 증상이 더 심하지 않을 때 사용함을 알 수 있다. 그러나 정도의 차이일 뿐 조증에 사용하는 당귀승기탕도 대변적체로 인해 양광증이 발생했을 때 충분히 사용할 수 있는 처방이다.

처방구성 처방구성을 보면 대황은 사하제(瀉下劑)의 대표적인 약재로서 대황을 경구투여하면 대부분 소장에서 흡수되지 않고 직접 대장에 도달하여 장점막(腸粘膜)을 자극함과 동시에 나트륨 이온의 이동을 억제하여 대장 내의 수분이 증가하고 연동운동(蠕動運動)이 항진되어 설사를 유발한다. 당귀는 보혈제로서 자율신경계의 긴장을 조절하여 소화액분비와 연동운동을 촉진하고, 약한 사하력(瀉下力)이 있어 변비를 해결하는 데 도움을 준다. 또한 당귀는 항혈전작용을 하여 혈액순환을 원활하게 한다.

망초의 사하작용(瀉下作用)은 소화기 내의 삼투압을 변화시켜 물이 흡수되지 못하게 하는 한편 장벽으로부터 물을 빼내며, 또 증가된 소화기 내의 내용물이 점막을 기계적으로 자극하여 연동운동이 강해지는 것과 관련이 있다. 감초는 소화관 평활근에 작용하여 경련을 억제하며 위산분비를 억제하고, 위점막을 보호하는 항궤양작용을 한다. 또한 감초에 포함된 글리시린산(Glycyrrhetic acid)은 스테로이드 호르몬과 유사한 작용이 있어 항염증작용, 해독작용, 해열작용을 한다.

처방비교 조증(燥證)에 사용하는 **생혈윤부음**과 비교하면 생혈윤부음은 조증으로 인해 자윤이 부족해져 피부가 건조해지는 증상이나, 당뇨병을 완화시킬 목적으로 사용한다. 반면 당귀승기탕은 직접적으로 조증(燥證)을 치료하는 것이 아니라 조증으로 인해 대변이 적체되었을 때 대변적체를 해소하여 조증을 완화시킨다.

칠물후박탕과 비교하면 두 처방 모두 열성상태에서 발생하는 대변난(大便亂)이나 변비(便秘)에 사용한다. 칠물후박탕은 열창(熱脹)에 사용하는 처방으로 대변(大便)이 불통하여 발생하는 실증(實證)의 창만(脹滿)을 치료하는 반면, 당귀승기탕은 열성상태에서 나타나는 변비에 사용하며, 조증을 겸하여 변비가 있을 때도 사용한다.

양광(陽狂)에 사용하는 **당귀승기탕**과 비교하면 두 처방 모두 변비(便秘), 조증(燥證), 미친병에 공통적으로 사용할 수 있다. 양광당귀승기탕은 당귀와 대황, 망초의 약량이 상대적으로 많아서 보다 급박하고 대변비결이 심한 증상에 사용하며, 주로 고창, 변비, 미친병에 사용한다. 반면 당귀승기탕은 미친병에도 사용하지만 약량이 적어서 주로 변비나 변비를 겸한 조증에 사용한다.

風寒暑濕燥火內傷虛勞霍亂嘔吐咳嗽積聚腫滿浮脹渴疸黃疸邪祟身形精氣神血夢聲音津液痰飮蟲小便大便頭面眼耳鼻口舌牙齒咽喉頸項背胸乳腹腰脇皮手足前陰後陰癰疽諸瘡婦人小兒

下統20 寶 구미청심원 九味淸心元

蒲黄 二兩半 犀角 二兩 黃芩 一兩半 牛黃 一兩二錢 羚羊角 麝香 龍腦 各一兩 石雄黃 八錢 金箔 一千二百箔內四百箔爲衣

治 心胸毒熱
[用 法] 上末 煉蜜丸 兩作三十丸 金箔爲衣 每一丸 熟水化下
[活套鍼線] 上焦熱(火)
[適應症] 고열, 흉비, 경련, 발열, 심열, 심통, 가와사키병

처방 설명　구미청심원은 심장기능이 과다하게 항진되어 고열(高熱)과 흉비(胸痞)가 발생하고, 고열로 인해 경련(痙攣)이 일어났을 때 사용하는 처방이다. 우황청심원에서 9가지 약재만 가려 뽑아서 만든 처방이므로 이렇게 명명했으며, 청열작용(淸熱作用)과 진경작용(鎭痙作用)이 강하므로 매우 급박한 증상에 사용한다.

　조문을 보면 심흉(心胸)의 독열(毒熱)을 다스리는 처방이라고 했는데, 여기서 독열(毒熱)은 고열(高熱)을 의미한다. 황련해독탕도 독(毒)을 푼다는 뜻으로 해석할 수 있는데 황련해독탕의 독(毒)도 열(熱)을 의미하고 있다. 옛날사람들은 고열이 동반되면서 여러 증상이 발생하는 것을 열독(熱毒)으로 보았기 때문에 열을 내려주면 독(毒)을 풀 수 있다고 생각했다. 따라서 구미청심원이 심흉(心胸)의 독열(毒熱)을 치료한다는 것 또한 고열을 안정시킨다는 의미로 해석할 수 있다. 특히 심장기능이 이상항진되어 발생하는 전신발열과 발열로 인해 말초조직에 염증이 생기거나 고열로 인해 경련이 일어났을 때 적합하며, 고열과 더불어 흉통(胸痛)이나 구미(口糜)가 동반되는 경우에도 사용한다.

　구미청심원을 쓰기에 적합한 신체상태의 예로 과열된 엔진이나 벌겋게 달아오른 난로를 들 수 있다. 즉 열이 달아올라 대사가 빨라지고 심장의 기능이 과도하게 항진되어 심장에 압박이 가해진 상태라고 할 수 있다. 이러한 상태를 완화시키기 위해서는 과열된 엔진을 급히 냉각시키듯이 청열제(淸熱劑)를 사용하여 이상항진으로 인한 체열(體熱)의 불균형을 개선시켜야 한다. 대부분 이런 증상은 평소 체열이 많은 사람이나 성장열(成長熱)이 내재된 소아에게 흔히 나타나며, 평소 체열이 낮아 허랭(虛冷)한 사람에게는 같은 원인이 작용하더라도 고열보다는 다른 증상이 나타날 것이다.

　활투침선을 보면 상초열(上焦熱)을 다스리는 처방으로 분류되어 있다. 상초열은 열이 상초에 있어서 눈이 붉게 부르트고, 머리가 아프고, 목이 붓고 아프며, 입안이 허는 등의 증상이 나타나는 것으로, 구미청심원은 전신발열(全身發熱)도 치료하지만 상부(上部)에 열이 집중되었을 때도 사용할 수 있다.

　구미청심원을 사용할 수 있는 증상의 좋은 예로 가와사키병이 있다. 가와사키병은 중간 크기의 혈관을 주로 침범하는 전신성 혈관염으로 주로 4세 이하의 어린이에게 발생하며 발병원인은 정확히 규명되어 있지 않다. 증상으로는 5일 이상 계속되는 발열, 손발 끝의 홍반 및 부종과 회복기 때의 손톱·발톱 주위 피부의 막양낙설(膜樣落屑), 전신의 부정형(不定形) 발진, 안구결막의 충혈(充血), 구순(口脣)의 딸기혀, 경부(頸部) 림프절종창(腫瘡) 등이다. 이와 같은 증상 가운데 5가지 이상이 나타나면 가와사키병으로 진단할 수 있는데, 회복기에는 손상된 혈관들이 점차로 섬유화되며 내피의 증식이 발생하여 시간이 경과함에 따라 혈관이 협착 또는 폐쇄될 수도 있다. 가와사키병에 구미청심원을 투여하면 급속히 열을 떨어뜨리고 포황이 혈관장애를 개선해 주기 때문에 증상을 완화시킬 수 있다.

구미청심원은 고혈압이 있으면서 말초혈관이 막히기 쉬운 성인에게 사용할 수 있으며, 우황청심원을 사용해야 할 경우보다 열성(熱性)이 훨씬 심할 때 적합하다. 그래서 고열(高熱)이 동반된 심장질환과 심통(心痛)에 사용할 수 있고, 특히 평소 열이 많은 사람의 심근경색으로 인한 심장마비의 예방약, 뇌출혈로 인한 중풍의 예방약으로 사용할 수 있으며, 뇌출혈이 의심되는 경우 응급약으로 사용할 수 있다.

구미청심원은 경련(痙攣)이 발생했을 때도 사용할 수 있다. 경련의 원인은 다양하지만 뇌수막염에 걸렸을 때 고열과 경련이 일어나는 것처럼 고열(高熱)로 인해 뇌기능이 장애되어 경련이 발생했을 때 구미청심원을 사용한다.

처방구성을 보면 포황에 함유되어 있는 플라보노이드는 혈관수축 및 수렴작용을 하므로 지혈제(止血劑)로 사용하지만, 혈압을 조절하는 작용이 있고 혈관의 신축력을 조정하여 혈행상태를 개선하며, 혈관의 충혈상태를 개선하는 역할도 한다. 서각은 해열·진경작용이 있으며 매우 뛰어난 지혈효과가 있다. 황금은 혈관투과성 항진을 억제하고 소염작용이 강하여 혈관의 염증성 충혈(充血)과 울혈(鬱血)을 완화한다.

우황은 진정작용과 항경련작용이 있고, 체열중추에 작용하여 체온을 조절하며, 소염작용은 아스피린의 47배나 될 정도로 강력하다. 영양각은 해열작용과 진정작용, 항경련작용이 있다. 사향은 중추신경을 조절하는 작용이 있고, 강심작용이 있어 순환을 촉진하여 경풍(驚風)을 회복시키고 각성시키는 역할을 한다. 용뇌는 중추신경계를 자극시키며, 석웅황은 약리실험에서 살균작용이 밝혀졌으며, 주로 악성 종기(腫氣), 옴, 연주창(連珠瘡) 등에 사용한다. 금박은 열을 내리는 작용과 안신작용을 한다.

우황청심원과 비교하면 두 처방 모두 응급에 사용하며, 발열질환에 사용한다는 공통점이 있다. 우황청심원은 발열질환뿐 아니라 정신적인 충격, 놀람 등으로 인한 정충(怔忡), 항강(項强), 불면(不眠) 등에도 사용하고, 어린이의 원인불명의 발열과 토사(吐瀉)에도 사용하며, 음주과다로 인한 숙취에도 사용하는 등 사용범위가 매우 넓다. 반면 구미청심원은 주로 열성질환에 사용하며, 고열로 인한 심번(心煩), 심통(心痛), 고열을 겸한 구내염, 경기(驚氣)에도 사용한다.

황련해독탕과 비교하면 두 처방 모두 고열(高熱)이나 고열로 인한 심장의 이상항진에 사용한다. 그러나 황련해독탕은 열이 있으면서 혈관의 충혈증상이 함께 나타났을 때 사용하는 반면, 구미청심원은 증상은 동일하지만 전신열이나 심장열로 인한 심번(心煩)과 심통(心痛)이 주증상이며, 고열(高熱)의 정도에 비해 혈관의 충혈증상은 심하지 않을 때 사용한다.

양격산과 비교하면 두 처방 모두 고열이나 고열로 인한 번조, 구내염 등에 사용한다. 그러나 양격산은 표피(表皮)에서 열발산이 잘 되지 않고 소화기에 음식물이 적체되고 체내에 열이 울체되어 발생하는 요삽(尿澁)이나 구설생창(口舌生瘡)에 사용한다. 반면 구미청심원은 표울(表鬱)이나 음식의 적체를 겸한 발열이 아니라, 심장기능이 과잉항진되어 나타나는 전신발열에 사용하며, 주로 심통(心痛)이나 심통을 겸한 고열에 사용한다.

風寒暑濕燥 火 內傷勞 虛霍亂 嘔吐 咳嗽 積聚 浮腫 脹滿 消渴 黃疸疾 癉崇 邪身形 精氣神血 夢聲音 津液 痰飮 蟲 小便 大便 頭面眼耳鼻 口舌 牙齒咽喉 頸項背胸乳腹腰脇皮手足 前陰 後陰 癰疽諸瘡 婦人 小兒

下統21 寶 양격산 凉膈散

連翹 二錢 大黃 芒硝 甘草 各一錢 薄荷 黃芩 梔子 各五分　蜜少許 竹葉七片

積熱 煩燥 口舌生瘡 腸胃燥澁 便尿秘結 ① 積熱齦腫 加知母 石膏 升麻 大黃
[用　　法] 煎半入硝 再煎服
[活套鍼線] 積熱(火)　實乳蛾(咽喉)　口糜(口舌)　心熱口苦(口舌)　齦腫(牙齒)　二便閉(大便)　孕婦傷寒(寒)
　　　　　 痰盛(風)　暴瘖(風)
[適 應 症] 급성열병, 구내염, 인통, 대소변폐, 안충혈, 안기나, 두창, 피부병, 토혈, 육혈, 뇌증, 디프테리아

　　　양격산은 적열(積熱)로 인한 번조(煩燥), 구설생창(口舌生瘡), 대소변폐(大小便閉)에 사용하는 처방이다. 이외에도 잇몸이 붓고 아플 때, 편도(扁桃)가 부었을 때, 고열(高熱)로 인해 입이 쓰게 느껴질 때도 사용하는데, 이러한 증상이 발생하는 근본적인 원인은 체내에 과다하게 적체(積滯)되어 있는 열(熱)이다.

적열(積熱)이라는 것은 밖으로 열이 배출되지 못하여 지속적으로 열성상태가 유지되고 있다는 뜻이다. 체내에 열이 적체(積滯)되어 있으면 인체는 열을 밖으로 배출하기 위해 피부나 점막을 충혈(充血)시키며, 이러한 상태가 더 심해지면 발진(發疹)이 생기고 부분적으로 점막이 헐어 궤양(潰瘍)이 형성되기도 한다. 활투침선을 보면 은종(齦腫)과 구미(口糜)에 사용하는 처방으로 분류하고 있는데, 체내에 열이 적체(積滯)되어 잇몸과 구강점막이 충혈(充血)되었기 때문에 나타나는 현상이다. 또한 충혈이 비뇨기조직에 발생하면 소변불리(小便不利)가 나타나며, 적열(積熱)로 인해 체액의 소모가 많아지기 때문에 대변비결(大便秘結)이 나타날 수 있다. 그래서 이변폐(二便閉)에 사용하는 처방으로 분류하고 있는 것이다. 실유아(實乳蛾)에 사용할 수 있는 것도 적열로 인해 편도나 인후부가 충혈(充血)되기 때문이다. 잉부상한(孕婦傷寒)에 사용하는 처방으로 분류하고 있는데, 임신부가 감기에 걸려 열이 지나치게 많아질 경우 여러 처방 중에 양격산도 사용할 수 있겠지만, 실제로 사용하는 경우는 매우 드물다.

활투침선을 보면 심열구고(心熱口苦)에 사용하는 처방으로 분류하고 있다. 입이 쓰게 느껴지는 것은 흉곽에 열이 있을 때 나타나는 증상인데, 간기능이 항진되어 있을 때 나타나는 간열구고(肝熱口苦)가 있고, 심장기능이 항진되어 있을 때 나타나는 심열구고가 있다. 구분하자면 한열왕래(寒熱往來)와 같은 시호증이 있으면 간열구고로 보아 시호제를 사용하고, 심열로 인한 증상과 더불어 입이 쓰게 느껴질 때는 심열구고로 판단하여 청열제를 사용하는데, 양격산도 심열구고에 사용하는 처방 중 하나이다.

풍문(風門)의 담성(痰盛)과 폭음(暴瘖)에 사용하는 처방으로도 분류하고 있는데, 담성은 중풍에 걸려 의식불명이 된 상태에서 가래를 배출하지 못한 결과 목에서 그르렁거리는 가래 소리가 나는 것을 의미한다. 이럴 때는 거담제(祛痰劑)인 도담탕을 사용하는 경우가 많지만, 몸에 열이 많은 상태에서 이런 증상이 나타났을 때는 먼저 열을 풀어주어야 하기 때문에 양격산을 사용하는 것이다. 폭음(暴瘖)이 발생했을 때도 여러 처방을 사용할 수 있는데, 열성상태에서 폭음이 나타났을 때 양격산을 사용한다.

열이 과도하게 적체되었을 때 열을 해소시키는 방법을 네 가지 정도로 분류할 수 있다. 먼저, 천을환이나 오령산처럼 이뇨작용(利尿作用)을 통해 수분을 빼주면서 열을 빼주는 방법이다. 이러한 치법은 체내에 수분이 울체되어 있거나 수분이 울체되기 쉬운 조건을 가진 사람에게 사용할 수 있는 방법이다. 특히 유아나 소아는 수분함량이 많고 피부가 얇기 때문에 발표제보다는 이뇨제를 사용하여 열을 해소하는 치법을 사용

하는 것이 좋다. 둘째, 피부를 통해 열을 발산(發散)시키는 방법이다. 이것은 표피(表皮)가 위축되어 있거나 본래 기육(肌肉)이 두터운 사람에게 사용할 수 있는 방법이다. 셋째, 직접적으로 청열(淸熱)시키는 방법이다. 넷째, 사하(瀉下)시켜 열을 해소하는 방법이 있다. 대변적체가 심해져 뇌압이 상승하고 정신이상을 일으키는 경우에 사하(瀉下)시켜 열을 빼주면 정신이상이 치료되는 것이 그 예이다. 양격산은 청열, 사하, 발산의 치법을 통해 과도하게 적체(積滯)되어 있는 열을 해소시키는데, 연교와 박하는 표피의 열울(熱鬱)을 풀어주고, 내부에 적체된 열은 치자, 황금, 죽엽이 청열시키며, 대황과 망초는 대변을 배출시켜 체열배출을 도와준다.

처방을 사용할 때는 처방의 약성뿐 아니라 약을 복용하는 사람의 신체조건과 신체상태를 항상 염두에 두어야 부작용을 미연에 방지할 수 있다. 양격산도 신체조건을 고려해야 하는데, 평소 체열(體熱)이 높은 사람에게 위와 같은 증상이 나타나지, 체열이 낮고 허약한 사람에게는 이런 증상이 쉽게 나타나지 않는다. 그러나 허약한 사람이라도 비슷한 증상이 발생하는 경우가 있어 주의가 필요하다. 예를 들어 구설생창(口舌生瘡)은 체내에 열이 적체되어 발생하는 경우도 있지만 신경을 많이 쓰거나 몸이 허약해졌을 때도 발생한다. 이럴 때는 귀비탕이나 국로고를 사용해야 하며, 양격산을 사용하면 부작용이 나타날 수 있다. 또한 편도가 붓는 것도 허약해서 발생하는 경우가 있는데 이때 양격산을 사용하면 안 된다.

처방구성 처방구성을 보면 연교는 약리실험에서 비만세포막을 강화하여 화학전달 물질의 유리를 억제함으로써 항알레르기 작용을 나타내는 것으로 밝혀졌고, 황색포도상구균, 적리균, 용혈성 연쇄구균 등에 강력한 항균력이 있다는 것이 밝혀졌다. 대황은 강한 사하작용(瀉下作用)을 한다. 약리실험에서 밝혀진 바에 의하면 대황의 작용부위는 주로 대장이며, 횡행결장 및 하행결장의 장력을 증가시켜 연동운동(蠕動運動)을 빠르게 하면서 수분 및 Na$^+$흡수를 저해하여 설사를 유발한다. 또한 대황은 해열진통작용이 있으며, 모세혈관의 투과성항진을 억제하여 각종 염증을 완화시킨다.

망초의 사하작용(瀉下作用)은 소화기 내의 삼투압을 변화시켜 물이 흡수되지 못하게 하는 한편 장벽으로부터 물을 빼내며, 또 증가된 소화기내 내용물이 점막을 기계적으로 자극하여 연동운동이 강해지는 것과 관련이 있다. 감초는 소화관 평활근에 작용하여 경련을 억제하며 위산분비를 억제하고, 인후점막의 자극을 완화하여 보호하는 항궤양작용을 한다. 박하는 소염작용과 진통작용을 하며, 황금은 혈관투과성 항진을 억제하고 소염작용이 강하여 혈관의 염증성 충혈(充血)과 울혈(鬱血)을 완화한다. 치자는 혈관의 울혈(鬱血)과 충혈(充血)을 완화하여 소염, 진정, 지통효과를 나타내며, 발열중추를 억제하여 해열작용을 한다.

처방비교 **구미황련탕**과 비교하면 두 처방 모두 체내에 열이 적체되어 있으면서 구내염이 발생했을 때 사용한다. 구미황련탕은 구설생창(口舌生瘡)과 설종(舌腫)에 쓰는 처방으로 찬 약성과 수렴성을 이용하여 열성을 띤 피부질환에 활용하기도 한다. 반면 양격산은 적열(積熱)로 인해 발생하는 구내염에 사용하며, 발산(發散)과 사하작용(瀉下作用)은 구미황련탕보다 강하지만 청열작용(淸熱作用)은 상대적으로 약하다.

박하전원과 비교하면 두 처방 모두 열성상태에 발생하는 구내염과 편도염에 사용한다. 그러나 박하전원은 발열 정도가 심하지 않을 때 사용하며, 주로 피부가 엷거나 약하기 쉬운 청소년층에 사용하는 경우가 많다. 반면 양격산은 심한 열성상태에서 나타나는 구내염, 편도염에 사용하며, 이외에도 치은염, 대변비결, 잇부상한에도 사용하며, 대소변의 적체가 겸해 있을 때 더 유효하다.

오복화독단과 비교하면 두 처방 모두 열성(熱性)을 겸한 창(瘡)에 사용한다는 공통점이 있다. 오복화독단은 열감(熱疳)에 사용하는 처방으로 홍역이나 천연두로 인한 고열(高熱), 고열로 인한 창절(瘡癤)에 주로 사용하는 반면, 양격산은 주로 열(熱)의 울체(鬱滯)로 인한 고열이나 고열을 겸한 구설생창(口舌生瘡), 번조(煩燥)에 사용한다.

風寒暑濕燥火內傷虛勞霍亂嘔吐咳嗽積聚浮腫脹滿消渴黃疸邪祟身形精氣神血夢音聲津液痰飮蟲小便大便頭面眼耳鼻口舌牙齒咽喉頸項背胸乳腹腰脇皮手足前陰後陰癰疽諸瘡婦人小兒

→ **활용사례**

1-1. 인통(咽痛) 여 43세 태음인
2-1. 구내염(口內炎), 안충혈(眼充血) 남 25세 172cm 68kg
3-1. 중풍불어(中風不語), 유열자(有熱者), 변비(便秘) 남 73세
4-1. 소화불량(오운육기방) 여 47세

1-1. 인통(咽痛)

● 김 ○ ○ 여 43세 태음인 주부 경기도 안양시 안양3동

① 며칠 전부터 편도염이 생겨 목이 심하게 아프다. ② 평소부터 편도염을 자주 앓는 편이다. ③ 신경성 위장병을 8년간 앓은 적이 있다. ④ 식욕은 좋고, 소화도 잘되나 변비(便秘)가 있다. ⑤ 신경을 많이 쓴 경력이 있다.

인통(咽痛)은 대부분 목이 부어서 발생하는 증상이다. 평소에 식욕이 좋고 소화력이 좋은 것으로 보아 건실한 체격임을 알 수 있고, 이 여성의 인통(咽痛)은 적체된 체열(體熱)로 인해서 발생한 것으로 판단된다.

인통(咽痛)을 치유할 수 있는 처방으로는 양격산, 우황양격산, 방풍통성산, 필용방감길탕, 청화보음탕, 감길탕, 박하전원, 보중익기탕, 맥문동탕 등 많은 처방이 있다. 이 부인이 체력이 비교적 실하며 증세 중 변비를 겸하고 있다는 점에 착안하여 변비도 치료할 수 있는 양격산을 사용하기로 하고 양격산 2배량으로 2일분 4첩을 지어주었다. 양격산은 원래 체내에 열이 쌓여 번조(煩燥)하거나 입과 혀에 창(瘡)이 생기거나 열로 인해 변비가 있을 때 쓰는 처방인데, 구설(口舌)과 인후(咽喉)는 같이 붙어 있는 기관이어서 인후통에 활용하여 쓰기로 한 것이다.

3년 뒤인 12월 중순에 우측 목에 멍울이 생겨 약을 지으러 왔을 때 편도염은 어떠냐고 물어 보니, 먼저 그 약을 복용하고 인통이 나았으며 그 후 1년간 인후통이 없었다고 한다. 이번에는 목옆에 멍울이 생겼는데 병원에서는 수술을 해야 한다고 했으며, 정충(怔忡), 무력감(無力感) 등을 호소하여 청간해울탕을 지어주었다. 그 후 확인해 보니, 증상이 모두 나았으며 그 뒤로는 단골손님이 되었다.

2-1. 구내염(口內炎), 안충혈(眼充血)

다음은 진명섭 선생의 경험이다.

● 진 ○ ○ 남 25세 172cm 68kg 강원도 원주시 우산동

피부가 흰 편이고 성격이 급한 편인 본인의 경험이다.

① 구내염이 심하게 나서 2주째 낫지 않고 있었다. ② 아침에 자고 일어나면 구고(口苦), 인건(咽乾)을 심하게 느낀다. ③ 눈이 빨갛게 충혈되어 있다. ④ 2~3주 전부터 아침에 일어나면 소변색깔이 노랗다. ⑤ 구내염증이 심해지는 쯤에 변비 경향도 생겼다.

2주간 지속된 구내염을 목표로 양격산 2배량으로 1첩을 달여서 복용했다.

2배량의 영향인지 약맛이 상당히 쓰고 역했다. 하지만 자기 전에 먹고 아침에 일어나니

1. 입에 염증에서 느껴지던 통증은 어느 정도 가라앉았다.

2. 눈의 충혈감 역시 가라앉은 느낌이 들었다.

3-1. 중풍불어(中風不語), 유열자(有熱者), 변비(便秘)

다음은 우천 박인상 교수의 경험을 인용 정리한 것이다.

● ○ ○ ○ 남 73세

① 졸중풍(卒中風) 중에 있으며 말을 하지 못한다. ② 변비가 있고 ③ 상초(上焦)에 화(火)가 있고 열이 있는 사람이었다.

그 가족들도 의학에 유식한 분들이 있어서 약 처방을 사전에 상의해야 한다는 난점이 있다.

졸중풍(卒中風) 불어(不語)증상이나 변비가 있고 상초에 화가 있으며 열이 있는 만큼, 나는 가감양격산을 써야 한다고 보고 그렇게 가족들에게 말을 했다. 노인한테 양격산과 같은 찬 약을 쓸 수 없다는 결론이었다. 그래서 나는 단념할 터이니 타 명의를 초빙하여 치료하라 했고, 모 의사를 초빙해서 2, 3일 치료했다. 하등 효과를 보기보다는 더 심해지니 마지막으로 치료하여 달라는 요청을 해 왔다.

중풍불어 처방도 많고 잘 낫는 것도 많지만 여기에서는 유열자(有熱者)인 점을 감안했다. 같은 처방이라 할지라도 가미하는 약의 성질에 따라서 현저하게 달라지는 법이다.

나의 경험으로 볼 때 이러한 졸중풍이나 실증이며 대변을 못 볼 경우에는 대부분 효과를 보았으니 안심하고 사용하라고 했더니 비로소 가족들이 응하여 3첩을 지어 주었더니 그 약(가감양격산) 3첩을 복용하고 완전히 말을 하게 되었다.

한 가지 더 참고로 가첨할 것은 당시의 나는 농촌에서 개업한 관계상 환자들의 경제가 넉넉하지 않아서 고가약을 못 써서 유감인 때가 많다. 이러한 환자에게는 우황청심원을 복용시키면 기효가 있었다.

가감양격산-중풍불어(中風不語), 유열자(有熱者) 연교 2전, 감초 1전반, 치자, 황금, 길경, 박하, 죽엽 각 5푼. 원지, 석창포, 소목 각 1전.

4-1. 소화불량(오운육기방)

다음은 우천 임상경험방에서 인용한 것이다.

● ○ ○ ○ 여 47세

47세 부인인데 항상 소화불량증(消化不良症)이 있어서 양한방치료(洋韓方治療)를 했으나 하등의 효과가 없었다고 한다. 환자의 주소(主訴)는 ① 가슴이 답답하고 ② 소화가 잘 안되고 ③ 변비(便秘)가 있다.

자기집에서 한약방을 경영하므로 명의 선생의 처방으로 혹은 養胃湯加減 혹 建脾湯 등의 처방을 약 삼십 개 가량이나 수첩에 기재하여 가지고 왔다. 환자를 본 것도 아니고 말만 들어서 하는 것이라 어디서 근거를 두어야 할지 몰랐다.

나는 할 수 없이 尹草窓 선생의 오운육기를 활용하기로 결심하고서 加減凉膈散을 처방하여 주었다.

처음 자기도 불신하고서 값도 싸고 소화제도 별로 없는데 나을까? 의심했으나 6첩을 복용시켰더니 경과가 좋아서 50여 첩을 복용한 바, 완쾌되었고 감사하다는 인사를 했다.

나는 최초 처방 등을 줄 때 무조건 믿고 쓴다면 별문제이지만 다른 선생한테 평가받은 후에 쓴다면 주지 않겠다고 했더니 백방으로 약을 써보아도 듣지 않으니 꼭 써 보겠다는 약속을 했다.

완치가 되고나서 某 고명하신 선생님한테 가서 이 처방으로 완치되었다고 하니 某 선생曰 이해하기 어렵다는 것이다. 오운육기의 좋은 이론을 이해하려 들지 않는 것도 참으로 이해할 수 없는 일이다.

加減凉膈散

連翹 二錢 甘草 一錢半 梔子 薄荷 竹葉 各五分 加玄參 三錢 桔梗 枳殼 砂仁 陳皮 當歸 川芎 白芍藥 熟地黃 各一錢

주: 나는 변비에 현삼을 써서 효과를 본 일이 많다.

下統22 寶 평위산 平胃散

蒼朮 二錢 陳皮 一錢四分 厚朴 一錢 甘草 六分　薑三片 棗二枚

[出　典]
和劑局方: 治一切氣 [治脾胃不和 不思飮食 心腹脇肋 脹滿刺痛 口苦無味 胸滿短氣 嘔噦惡心 噫氣呑酸 面色
　　　　萎黃 肌體橡弱 怠惰嗜臥 體重節痛 常多自利 或發霍亂 及五噎八痞 膈氣反胃 並宜服之]
方藥合編: 和脾 健胃 胃和 氣平則止 不可常服
　　　　① 加白茯苓・丁香・白朮 名[調胃散]　② 加乾薑 名[厚朴湯]　　③ 合[五苓散] 名[胃苓湯]
　　　　④ 加藿香・半夏 名[不換金正氣散]　⑤ 加神麴・麥芽 名[加味平胃散]
[活　套] 食滯 加山査・神麴・麥芽・檳榔・枳實・蘿葍子・砂仁・草果之類
　　　　⑥ 暑滯 合[香薷散] 名[香平散]　　　⑦ 便血 加山査 二錢 當歸・枳殼・地楡 各一錢 荊芥 七分
　　　　⑧ 寒熱 合[小柴胡湯] 名[柴平湯] 亦治 瘧疾　⑨ 滯痢 加枳殼・檳榔・黃連 各一錢 木香 五分
　　　　⑩ 若泄瀉 合[四苓散] 加燈心・車前子之類 隨宜加減　⑪ 孕婦諸症 換白朮 只忌 半夏 神麴 等藥
　　　　⑫ 冷積 加乾薑・桂枝　　　　　　　　　　⑬ 酒滯 加乾葛 或葛花・良薑・草豆蔲之類
[活套鍼線] 食傷(內傷)　食痛(胸)　食痛(腹)　轉筋(霍亂)　果菜積(積聚)　食積(積聚)　瘴濕(濕)　滯泄(大便)
　　　　酒傷晨泄(大便)　吐瀉(小兒)　便血(血)　腸風(後陰)　子腫(婦人姙娠)　通治(濕)　下死胎(婦人姙娠)
※ 향평산(香平散) : 通治(暑)
※ 평위산(平胃散) 合 이중탕(理中湯) : 便血(血)
[適應症] 위통, 위경련, 상복통, 복통, 식체, 식체빈발, 구토, 설사, 하복포만, 급성만성위카타르, 위확장증, 복명, 식독, 식상, 위
　　　약, 과식으로 인한 천식, 음위, 치통, 태반잔류, 탄산증

처방설명　　평위산은 소화불량을 치료하는 대표적인 처방이다. 여기서 평위(平胃)는 위(胃)를 평안(平安)하게 한다는 뜻으로서, 평위산은 평소 소화력이 나쁘지 않았던 사람이 과식하거나 찬 음식, 소화가 잘 되지 않는 음식을 먹고 소화장애가 생겨 복통(腹痛), 설사(泄瀉), 포만(飽滿), 숨참 등의 증상이 나타났을 때 사용한다.

　소화가 잘 되지 않는 조악(粗惡)한 음식이나 생랭(生冷)한 음식을 섭취하여 위장 평활근이 손상되면 위장의 운동성이 급격히 저하된다. 또한 과식하여 위가 수용할 수 있는 정도 이상의 음식물이 갑자기 들어오면 위가 팽창하여 수축력이 떨어지고 위의 운동성이 저하되어 음식물을 소장(小腸)으로 내려 보낼 수 없기 때문에 가슴이 꽉 막힌 듯한 증상이 발생하며, 팽창된 조직을 회복하기 위해 수축하는 과정에서 경련이 뒤따르기 때문에 극심한 위통(胃痛)이 발생하게 된다. 이것을 보통 식체(食滯)라고 하며, 정도가 심하면 의식을 잃는 경우도 있지만 심하지 않은 경우에는 가슴이 답답하고 소화가 안 되는 등의 증상이 나타난다. 이처럼 과식이나 부적합한 음식물 섭취로 인해 위장의 기능장애가 발생했을 때 소화기의 습체(濕滯)를 제거하면서 동시에 운동성을 증가시켜 음식물의 이동을 도와주는 역할을 하는 처방이 평위산이다.

　소화기조직은 수분이 울체될 소지가 많은 곳이다. 소화기는 음식물을 소화시키기 위해 많은 양의 소화액을 분비할 뿐 아니라 섭취한 음식물로부터 흡수하는 수분의 양도 많아 소화기능이 저하되거나 장애가 발생할 경우 자체적으로 수분을 조절하는 기능이 떨어지기 때문이다. 따라서 식체(食滯)로 인해 소화기조직이 손상되고 운동성이 저하된 경우에는 운동성이 저하된 것도 문제이지만 부수적으로 습체가 발생하기 때문에 운동성을 회복시키면서 습체를 제거하는 것도 중요하다. 평위산은 창출과 후박으로 소화기의 운동성을 회복시켜 주는 동시에 창출과 진피로 습체로 제거하여 식체 증상을 치료한다. 이러한 제습작용 때문에 설사

뿐 아니라 부종(浮腫)에도 사용할 수 있는 것이다. 활투침선을 보면 습(濕)의 통치방(通治方)으로 되어 있는 것도 이러한 약성 때문이다. 그러나 소화기조직에 울체되어 있는 습(濕)을 제거하는 것이 주작용이므로 부종만을 목표로 사용하는 경우는 드물다.

소화기조직을 포함하여 인체의 조직에 수분이 울체되었을 때 사용하는 기본처방들을 구분하자면, 오령산은 전체적인 제습작용은 강하지만 평위산보다 소화기의 습체를 제거하는 작용은 강하지 않고 소화기의 운동성을 증가시키는 작용도 약하다. 사군자탕의 경우 복령과 백출을 통해 소화기조직의 습체를 제거하면서 인삼과 감초로 보기(補氣)시키는데, 평위산은 소화기의 운동성을 증가시키는 작용이 강하며 창출과 진피로 습체를 제거하므로 전체적으로 볼 때 사군자탕에 비하여 소화기의 습체를 제거하는 작용은 더 강하다고 할 수 있다. 이진탕의 경우는 소화기에 적체되어 있는 담음(痰飮)으로 인해 소화기조직이 이완되어 소화작용이 원활하지 않을 때 사용하며, 평위산처럼 통증이 나타날 때 사용하는 것은 아니다.

《화제국방》의 조문을 보면 '一切氣일체기'라는 표현이 있는데 이것은 소화기의 운동성 저하에 기인한 여러 소화기증상을 치료한다는 의미로 보면 된다. 또 '脾胃不和비위불화 不思飮食불사음식'은 사군자탕을 쓸 경우처럼 소화기가 연약하여 나타나는 것이 아니라 식체로 인해 소화작용이 원활하지 못하기 때문에 나타나는 증상이므로 원인과 현재 상태를 구분할 수 있어야 한다. '心腹脇肋심복협륵 脹滿刺痛창만자통'의 증상은 식체로 인해 소화장애가 발생하면 가스가 차고 위경련이 일어나므로 통증과 창만증상이 나타난다는 의미이다. '口苦無味구고무미'의 증상은 소화장애로 인해 나타나는 부수 증상이며 '胸滿短氣흉만단기'는 소화기에 가스가 차서 배가 불러 오르고 횡격막을 압박하여 호흡이 촉급(促急)해지는 것을 표현한 것이다. '嘔噦惡心구얼오심'을 비롯한 다음 증상들도 소화불량으로 인한 부수적인 증상이므로 이러한 증상을 목표로 평위산을 쓴다기보다는 식체가 발생했을 때 이러한 증상이 동반될 수 있다는 것으로 이해해야 한다.

활투침선을 보면 평위산을 식체나 소화불량에만 사용하는 것이 아니라 죽은 태아가 나오지 않을 때도 쓰며, 소화기의 운동성 저하로 인한 변혈(便血)과 장풍(腸風), 임신부(姙娠婦)의 소화불량과 습체로 인한 부종(浮腫), 곽란으로 인한 전근(轉筋), 주상신설(酒傷晨泄), 설사(泄瀉), 소아의 토사(吐瀉), 적취(積聚), 장습(瘴濕) 등 다양한 증상에 사용할 수 있음을 알 수 있다. 죽은 태아가 나오지 않을 때 사용할 수 있는 것은 평위산이 평활근의 운동성을 증가시켜 자궁에서 태아를 배출시키는 작용을 높여주기 때문이다. 그러나 근래에는 대부분 병원에서 사태분만을 하기 때문에 평위산을 사용할 기회가 없다.

변혈(便血)에도 사용하는데, 소화기가 연약해지고 조직의 신축력이 떨어지면 혈액순환(혈액순환)이 취약한 직장 부위에 혈액이 몰려 변을 볼 때 출혈이 유발될 수 있다. 이 경우에 평위산을 사용하면 소화기의 운동성을 증가시켜 몰려 있는 혈액을 순환시켜 주므로 변혈을 치료할 수 있다. 이처럼 혈액이 울체되어 있는 정도가 심화되면 대변을 볼 때 출혈이 심하게 나타나는데, 이것을 장풍(腸風)이라고 하며, 이럴 때도 평위산을 사용한다.

임신부종에도 사용하는데, 부종이 심하면 택사탕, 곽령탕, 달생산 등을 사용하지만 부종이 심하지 않으면서 소화장애가 동반된 경우에는 평위산을 사용할 수 있다. 전근(轉筋)에 사용하는 것은 거듭된 구토와 설사로 인해 체액손실이 많아져 근육에 경련이 일어날 때 소화기능을 조절하여 구토와 설사를 멎게 함으로써 전근이 심해지는 것을 방지하기 때문이다. 주상신설(酒傷晨泄)에는 보통 대금음자를 사용하지만, 담음(痰飮)보다는 습체(濕滯)의 경향이 강하게 나타나면서 소화불량 증상이 더 심할 때는 평위산을 사용할 수 있다.

소아토사의 경우 증상이 가벼우면 곽향정기산이나 오령산을 사용하겠지만, 소화장애가 현저한 경우에는 평위산을 사용한다. 여기서 말하는 소아는 젖먹이 유아가 아니라 밥을 먹기 시작한 이후의 소아를 뜻한다. 장습(瘴濕)에 사용하는 처방으로 되어 있는데, 장습은 다른 지역에 갔을 때 음식(飮食)이 바뀐 것이 원인이 되어 구토, 설사, 복통이 발생하는 것이다. 장습에 사용하는 처방을 보면 평위산 외에 불환금정기산, 곽향정기산, 시령탕, 보중익기탕이 있다. 시령탕은 설사와 함께 발열이 있을 때 사용하며, 보중익기탕은 전체적으로 허약한 증상이 두드러질 때 사용하고, 불환금정기산과 곽향정기산은 소화기에 습체가 더하다고 판단될 때 사용하며, 평위산은 소화장애가 더 현저할 때 사용한다.

    이인성 선생은 노인의 이완성 중풍으로 몸이 어둔하거나 정신이 흐린 경우에도 평위산을 사용한다고 한다. 그러나 평위산을 과다하게 복용하면 소화기의 운동성 증가로 인해 에너지 소모가 많아져 기운이 빠질 수도 있다. 따라서 기평즉지(氣平則止)라는 표현처럼 증상이 없어지면 계속 복용하지 말아야 한다.

    평위산은 기초처방이기 때문에 평위산을 바탕으로 하는 처방은 매우 많다. 예로 불환금정기산, 위령탕, 조위산, 향평산, 평진탕, 시평탕, 향사평위산, 이비탕, 조중이기탕, 도씨평위산, 후박탕 등이 그것이다.

처방구성   처방구성을 보면 창출은 소화기의 운동성을 증가시키는 작용이 있는데, 실험을 통해 창출이 포함된 처방을 토끼에게 주입했을 때 장을 흥분시켜 연동운동(蠕動運動)을 일으키는 것으로 밝혀졌다. 창출은 이외에도 이뇨작용과 항염증작용이 있고, 중추신경계에 대한 억제작용이 있어 진정, 항경련작용을 한다. 후박은 장(腸)의 운동을 촉진하거나 장(腸)의 경련을 완화하는 등, 장의 운동을 조정하는 작용이 있다. 진피는 소화기조직에 스며 있는 담음(痰飮)을 제거하는 동시에 소화기의 운동성을 조절하고, 위액분비를 촉진시키고 궤양의 발생을 억제하며, 이담작용을 한다. 감초는 소화관 평활근에 작용하여 경련을 억제하며 위산분비를 억제하고, 위점막을 보호하는 항궤양작용을 한다.

처방비교   **대화중음**과 비교하면 두 처방 모두 소화불량에 사용한다는 공통점이 있다. 그러나 대화중음은 소화효소 기능을 촉진시켜 주는 산사와 맥아가 군약이므로 음식물을 소도(消導)시키는 데 중점을 둔 처방인 반면, 평위산은 소화기의 운동성을 증가시켜 적체된 음식물의 이동을 도와 소화장애를 치료하는 데 중점을 둔 처방이다.

    대금음자와 비교하면 두 처방의 구성 약재가 같다는 공통점이 있다. 그러나 대금음자는 진피가 군약이며, 본래 몸이 이완된 상태에서 담음이 울체되어 나타나는 기결(氣結)에 사용하는 처방이었지만, 후세에 이러한 상태가 음주후 상태와 유사함을 발견하여 음주후에 나타나는 소화장애나 식상 등에 활용하게 되었나. 그래서 대금음자는 소화기 내에 담음제거를 통해 이완된 소화기조직을 정상화시키는 처방이다. 반면 평위산은 창출이 군약이며, 소화기의 운동성 증가와 습체를 제거하는 것이 중점이다. 그래서 식상이나 복통 등에 주로 사용한다.

    인삼양위탕과 비교하면 두 처방 모두 과식이나 생랭물, 부적합한 음식물을 섭취하여 발생한 경련성 위통에 사용한다. 그러나 인삼양위탕은 소화기가 더 연약한 사람이거나 평위산을 사용했음에도 위통이 개선되지 않는 경우에 사용하며, 경한 외감증상을 겸한 소화불량에도 사용한다. 반면 평위산은 식상으로 인한 위경련 초기에 사용하며, 인삼양위탕을 복용할 사람에 비하여 소화기가 건실할 때 적합하다.

→ 활용사례

1-1. 식체빈발(食滯頻發) 남 46세 태음인
1-2. 식체(食滯), 숨참 남 27세 열성태음인
1-3. 식체(食滯), 하복포만(下腹飽滿) 남 25세
1-4. 식체(食滯), 변비(便秘), 부종(浮腫) 여 31세 소음인 164cm 49kg
1-5. 소화불량(消化不良), 복부팽만(腹部膨滿), 복통(腹痛), 설사(泄瀉) 남 29세 소음인 178cm 62kg
1-6. 소화불량(消化不良), 심하부압통(心下部壓痛), 수족저림 여
1-7. 복부팽만감(腹部膨滿感), 소화불량(消化不良), 위산과다(胃酸過多) 남 23세
1-8. 피부발적(皮膚發赤) 소화불량(消化不良), 트림 남 31세 태음인 182cm 87kg
2-1. 상복통(上腹痛) 여 34세 소양인

2-2. **상복통(上腹痛)** 남 32세 태음인
2-3. **위통(胃痛), 복명(腹鳴), 하복포만(下腹飽滿)** 남 45세 소음인
2-4. **위통(胃痛)** 남 29세 태음인
2-5. **소아위통(小兒胃痛), 중이염(中耳炎), 구토(嘔吐)** 남 9세 태음인
2-6. **위경련(胃痙攣)** 여
2-7. **식후복통(食後腹痛)** 여 47세 소양인
2-8. **간암복통(肝癌腹痛)** 남 30세
3-1. **담즙역류성위염(膽汁逆流性胃炎), 소화불량(消化不良), 구취(口臭), 명치통** 여 25세 태음성소양인
4-1. **설사빈발(泄瀉頻發)** 남 20세 소음성태음인

➡ **평위산 합방 활용사례**
1-1. +인진오령산 – 간염(肝炎), 소화불량(消化不良) 남 54세 소양인 168cm 55kg
2-1. +귀비탕 – 견통(肩痛), 수족저림, 짜증, 소화불량(消化不良) 여 52세 소음인 158cm 58kg
3-1. +보중익기탕 – 무기력(無氣力), 지체침중, 생냉급체 남 30세 174cm 65kg

1-1. 식체빈발(食滯頻發)

● 서 ○ ○ 남 46세 태음인 경기도 안양시 안양1동 진흥아파트
보통 체격에 태음인으로 추측되는 남자로 부인이 대신 보약을 지으러 왔다. 증세를 물어 보니
① 자주 체한다. ② 대장과 소화기가 약하다. ③ 차멀미를 한다.
태음인으로 추측되는 남자의 잦은 식체(食滯)와 대장과 소화기 연약을 목표로 평위산 3배량에 연령고본단을 더하고 인삼 4돈과 녹용 1돈을 더하여 10일분 20첩을 지어주었다.
19일 뒤에 다시 내방했을 때 확인해 보니, 약을 복용한 이후 자주 체하던 것이 없어지고 식욕이 왕성해졌다고 한다. 또한 대장과 소화기도 튼튼해졌다고 한다. 이 약이 적합한 것으로 보고 같은 처방으로 10일분 20첩을 지어주었다.

1-2. 식체(食滯), 숨참
다음은 김을주 선생의 경험이다.

● 김 ○ ○ 남 27세 열성태음인 대학생 서울특별시 도봉구 창5동 상아아파트
① 한가위 때라 집에서 여러 가지 음식이 마련되어 있어 이것저것 먹다 보니 평소보다 과식을 했다. ② 여러 음식을 먹어 과식이 된 탓인지 식사 후 1시간이 지났는데도 식후부터 계속 상복부(上腹部)가 꽉 막힌 감이 들었다.
③ 억지로 트림을 해보았지만 속이 시원하지 않았다. ④ 거북감이 너무 심해 움직이거나 앉아 있기도 힘이 들었고 숨이 찼다. ⑤ 속이 불편하여 가스활명수를 먹었지만, 오히려 더 거북했다. ⑥ 평소 소화력은 좋고 특별히 아픈 곳은 없다. ⑦ 특히 살아오면서 병원을 가지 않을 정도로 건강한 편이다.
평소에는 소화기능이 왕성했으나 과식 후 발생한 식체(食滯)를 목표로 평위산 본방으로 1첩을 달여 먹었다.
약을 복용하자마자 상복부(上腹部)에 가득했던 것이 아래로 평 뚫리는 것 같으면서 배꼽까지 내려가는 느낌이 들었다. 그 후 상복부 거북감과 숨찬 증상이 완전히 소실되었다.

1-5. 소화불량(消化不良), 복부팽만(腹部膨滿), 복통(腹痛), 설사(泄瀉)
다음은 한동익 선생의 경험이다.

● 한 ○ ○ 남 29세 소음인 대학생 178cm 62kg 대전광역시 유성구
많이 말랐고 쉽게 추위와 더위를 느낀다. 평소 자주 소화불량 등의 증상으로 고생했으나 증상이 미미하여 방치하다가 이때쯤 며칠간 포만지속, 소화불량, 설사 등의 증상이 심해져 소화기를 개선하는 약을 생각하게 되었다.
① 소화가 불량하다. 상복부가 더부룩하다. ② 윗배가 차다. ③ 설사를 한다. ④ 설사와 함께 복통(腹痛)도 있다. ⑤ 빈속에는 신물도 오른다. ⑥ 긴장하면 소화가 잘 안 된다. ⑦ 자주 무력감을 느끼며 조금만 쉴 틈이 생기면 눕고 싶다. ⑧ 추위를 잘 탄다. ⑨ 혀에 치흔이 있다.
아직 젊은 29세 나이인데도 무력감이 있고 힘이 없는 것은 소화가 불량하여 영양의 흡수가 잘 이루어지지 않아서일 것이라 판단했다. 소화불량과 설사가 자주 있는 것은 소화기능이 저하되어 나타나는 것으로 보인다.
이에 소화기 근육이 이완되어 있고 비위에 습이 있다고 판단하여 가장 기초 처방 중에서 검토하기로 하고 평위산, 이진탕, 오령산, 사군자탕, 이중탕 등을 염두에 두었다.
근래 갑자기 복통, 소화불량, 설사가 빈번하여 먼저 이 같은 소화기 증상에 가장 많이 사용하는 평위산을 쓰기로 했다

평위산이야말로 소화불량에 대표적으로 사용하는 처방이기 때문에 가장 먼저 사용하여 보았다.

소화불량을 겸한 복통과 설사가 모두 소화기능 저하나 장애에 따른 소화불량과 연관이 있다고 보고, 복용이 간편한 평위산 과립제5g(한풍제약)를 하루 2회씩 3일간 복용했다.

1. 평위산 과립제를 복용한 후 바로 효과가 나타나 소화불량으로 인한 설사, 복통의 증상이 줄어들었다.

2. 상복부에 불편함이 거의 없어졌다.

3. 복용 후 바로 효과가 나타나기도 했지만 복용을 시작한지 3일쯤 되자 소화불량, 설사, 복통 모두 없어져 평위산 복용을 멈추었다.

4. 그러나 혀의 치흔(齒痕)은 남아있다. 혀의 치흔은 소화불량과 관련이 없는 듯 보인다.

1-6. 소화불량(消化不良), 심하부압통(心下部壓痛), 수족저림

다음은 병인학회 박철진 선생의 경험을 인용한 것이다.

● ○ ○ ○ 여

친구의 어머님으로

① 손과 발의 저림이 너무 심하다. ㉠ 하루에 몇 시간 빼고는 계속 저리다. ㉡ 특별히 밤에 심해지지도 않고, 자통(刺痛)이 있는 것도 아니다. ㉢ 병원을 다녀도 안 낫고 한의원 가도 안 낫는데, 길게 잡고 약을 좀 알아봐 달라고 한다.

② 심하부압통이 극심하고 항상 소화가 잘 안되어 밥을 많이 못 먹는다고 했다.   ③ 피곤하거나 몸이 무겁다.

④ 짜증은 별로 안 나고, 스트레스도 별로 안 받는다.

병인을 대답만으로 정확히 유추할 수 없으므로, 기타 증상의 문진으로 병인을 찾아나가기로 생각하고 우선 여자이므로 항상 식적과 칠정을 생각하여 증상을 문진했다.

병인론의 관점으로 ≪동의보감≫에서 마목을 찾아보면, 마목은 습담과 어혈, 혹은 기허(노권) 이 세 가지 병인으로 분류되어 있음을 알 수 있다. 따라서 문진의 포인트는 '습(식적)인가, 어혈인가, 노권인가, 담인가?'에 초점을 맞춰야 한다. 물론 여자이므로 칠정도 물어봐야 되나 일단 원문을 근거로 한다면, 칠정기체에 의해서 마목이 온다는 것은 서술되어 있지 않으므로 칠정은 마목증상에 대한 병인으로는 후순위로 생각한다. '언제부터 그렇느냐?'고 물어보니, "교통사고 난 이후부터인가? 잘은 모르겠다."고 했다. 환자의 대답만으로 병인을 외상으로 인한 어혈로 생각해 볼 수 있다. 그러나 증상이 특별히 밤에 심해지지도 않고, 통처가 고정되거나 자통이 있는 게 아니라서 어혈로 확증하긴 어려움이 있다. 또한 '피곤하거나 몸이 무거운지'를 물어보았을 때 '그렇다'고했다. 물론 피로감은 노권으로 볼 수도 있으나, 하는 일이 그렇게 몸을 쓰는 일은 아니었다. 또한 노권의 중요한 증상인, 표열자한, 단기, 나어언어 등은 전혀 없었으므로 우선적으로 노권은 제외하고, 식적의 증상 중 스테이지 2의 신중기와로 생각하여 이에 식적이 있음을 확인할 수 있었다. 질성에 대한 문진으로는 짜증이 별로 안 나고, 스트레스도 별로 안 받는다 하므로 제외시켰다. 담음의 경우 사지절통, 현훈, 심계, 단기, 없었으나 녹녹유성은 있어서 약간 고려해야 한다고 생각했다. 따라서 지금의 손발저림의 병인이 '사고후유증으로 인한 어혈인지' 아니면 '식적으로 인한 것인지'는 정확히 알 수 없으나, 증상의 문진상 식적이 확연하므로 우선 식적을 풀어줘야겠다고 생각했다.

≪동의보감≫을 근거로 할 때 수족마목의 병인이 습인 경우 향소산에 창출, 마황, 계지, 강활, 백지, 모과를 가한다고 되어 있고 식적으로 인한 위완통에 향소산가미를 쓰므로 결국 식적으로도 수족마목이 올 수 있음을 알 수 있고, 이에 평위산으로도 수족마목을 잡을 수 있다고 생각했다. 또한 병인론 책에서도 수족마목을 식적상의 제증으로 두고 있으므로 평위산을 우선적으로 생각했다. 그리고 만약 평위산으로 안 된다면, 어혈과 담음 둘 다 잡아주는 수족마목의 통치방인 사물합, 이진탕에 도인, 홍화, 백개자, 죽력, 생강즙을 쓰기로 결정했다.

평위산을 1제 보내드렸다.

1. 평위산을 먹고 심하부압통 완전히 소실되고

2. 속이 뻥 뚫린 것 같이 시원한데

3. 수족저림(마목)도 80% 이상 감소해서 한약이 매우 신기하다고 하셨다.

거의 낫긴 했지만, 교통사고 후유증으로 인한 어혈일 수도 있다 싶어서 두 번째로는 사물합, 이진탕, 가미방을 드렸다 (사실 담음이 별로 아닌 듯하여, 사물탕가미만 쓰고 싶었으나 김구영 선생이 워낙 이 처방의 평가를 높이 하셔서 써봤다).

사물합, 이진탕 복용 후 설사만 계속하고 증상 개선은 아주 약간 밖에 없다 하여 다시 평위산으로 교체했더니 반 제 더 먹고 수족마목이 완전하게 소실되었다고 한다.

결국 이 환자는 수족마목의 병인이 교통사고 후유증에 따르는 어혈이 아니라 식적임을 알 수 있었고, 증상도 증상이지만 역시 그 증상에 맞게 병인을 감별해서 처방을 써야 한다는 것을 다시금 깨달을 수 있었다.

1-8. 피부발적(皮膚發赤), 소화불량(消化不良), 트림

다음은 박동혁 선생의 경험이다.

● 오 ○ ○ 남 31세 태음인 182cm 87kg 전라남도 광양시

얼굴은 크고 검은 편이고 키가 크며 체격 조건도 좋다. 전형적인 태음인 체형인데 조금 소심하고 세심하지만 평소 음식 먹는 것을 보면 태음인처럼 식성이 아주 좋다. 본인의 친구로 광양제철소에 근무하고 있는데 술을 좋아하는 친구라 한 번 술자리를 가지면 꽤 많은 양을 마시는 편이다. 입사 후 일주일에 한두 번 이상 술자리를 가졌는데 요즘 들어 소화가 잘 안되고 목욕탕에 가면 피부가 벌겋게 달아올라 창피해서 못가겠다고 좋아질 수 있는지 물어왔다.
① 목욕탕이나 샤워장 같이 따뜻한 곳에 가면 가렵진 않으나 온몸이 벌겋게 된다. ② 요즘 소화가 더디게 되고 예전 양보다 적게 먹어도 더부룩하다. ③ 트림이 많이 나온다. ④ 피곤해지지는 않는다. ⑤ 복진을 해봤는데 배는 불러 있고, 심하가 단단하지는 않는데 누르면 아프다고 한다. ⑥ 가끔 피곤할 때는 술을 한 잔만 마셔도 피부가 벌겋게 올라온다고 한다.

이 친구와 만나면 모든 게 내 정량의 두 배였다. 밥도 그렇고 술도 그렇다. 그런데 이번에 만나 보니 밥도 한 공기밖에 못 먹고 술도 피하는 눈치였다. 물어보니 술을 먹으면 앞의 증상이 더 심해진다고 한다. 이것에 관심을 가졌다. 그리고 스트레스가 있냐고 묻자 스트레스는 직장생활이라 남들 받는 정도 받는다고 했다. 밥을 먹지 못하는 것이나 심하가 아프다고 하는 것이나 트림이 나온다는 것을 봤을 때 모두 식적에 해당하는 증상들이고 술을 먹으면 피부가 벌겋게 되거나 샤워하거나 온탕에 들어갔을 때 역시 그렇게 된다는 것은 몸에 열이 많아서 또는 땀을 발산해야 할 피부가 막혀서 또는 자주 마시던 술로 인해서 위장관이 충혈되어 피부 증상으로 표현되는 것, 셋 중 하나인 것 같았다.

일단 기본적으로 식적증상을 갖추고 있고, 술과 과식으로 인한 위장관의 충혈이 아닐까 생각되어 가장 기본적으로 쓸 수 있는 것을 생각해 보니, 향소산이나 갈근승마탕, 평위산이 떠올랐다. 피부발적이 주증상이라고 말했지만 원인은 식적으로 인한 것이 틀림없으므로 식적의 기본방인 평위산을 쓰기로 하고 위장관 충혈을 생각해서 황련 2g을 추가했다.

소화불량에 피부발적, 애기탄산(噯氣吞酸)을 주증상으로 하는 태음인에 평위산 본방+황련 2g하여 투약했다.

오자대로 하여 환으로 1달 분량을 주었는데 복용 후 소화가 잘된다고 한다. 피부발적도 반 정도 사라진 것 같다고 하며, 아직도 피곤할 때 샤워하면 올라온다고 했다. 또 트림도 많이 나아서 가끔 나온다.

처방이 맞는 것 같아서 2주 분량을 더 주었다.

소화 쪽으로는 문제가 없어졌고 이젠 피곤해도 온탕에 들어가도 발적(發赤)되지는 않는다고 했다. 약 남은 것 있으면 더 달라고 했으나, 이 약은 보약이 아니라 말하고 투약을 중단했다.

피부 쪽에 평위산을 써본 적은 처음이었는데, 식적이라는 병인이 확실하게 있었던 터라 자신 있게 쓸 수 있었다. 또 결과도 좋았던 만큼 증상보다는 원인, 신체 상태를 보는 것이 옳은 것이라는 걸 다시 느낄 수 있는 계기가 되었다.

2-1. 상복통(上腹痛)

● 조 ○ ○ 여 34세 소양인 서울특별시 서대문구 북가좌2동

필자의 아내로 3일 전 저녁 늦게 찬 돼지고기와 상추쌈을 과식한 후
① 다음날 아침부터 극심한 복통이 발생하였다. ② 움직이거나 걷거나 자세를 바꾸거나 또는 식사 후에도 출산 때처럼 심한 통증이 배꼽 바로 위에서 명치 부위까지 뻗쳐오르면서 양 옆으로 퍼져 나간다. ③ 3~4분간 지속되다가 그대로 있으면 통증이 그친다. ④ 배가 찬 느낌이 있으며 가방을 배에 대니 찬 느낌이 오면서 통증이 시작되었다.
⑤ 배꼽 주위와 배꼽 오른편이 만질 수 없을 정도로 아프다. ⑥ 그 부위를 누르니 변이 뭉쳐있는 것처럼 단단하다.
⑦ 과식 이후 돌아눕거나 움직이거나 걸으면 통증이 계속 오는 바람에 하루는 누워 있었고 ⑧ 이틀째는 억지로 출근했었는데 이틀간 계속 굶다가 저녁에 식욕이 당겨 밥을 약간 먹으니 역시 통증이 오면서 속이 느글거린다.
⑨ 3일째인 어제 아침도 굶고 점심 때 구운 떡을 한 조각 먹으니 역시 통증이 왔다. ⑩ 그간 소화불량(消化不良), 식체(食滯), 식통(食痛)에 효과가 좋은 소합향원을 복용했으나 효과가 없었다. 다시 우황청심원을 복용했으나 효과가 없었으며, 우담(牛膽) 말린 것 1.5돈을 각기 2회씩 복용했으나 복통은 여전했다.

이 증세는 명치 부위가 아픈 것이기에 심비통(心脾痛)에 사용하는 수점산을 복용시키려다가, 명치통이라는 점에서 식통(食痛)으로 생각되었다. ≪방약합편≫의 여러 처방을 검토해 보니 흉부의 식통에 평위산을 사용한다는 내용이 있어 평위산을 쓰기로 했다. 식상으로 격렬하고 간헐적인 위통(胃痛) 및 상복통(上腹痛)을 목표로 평위산 2배량에 건강 1.5돈, 육계 1.5돈을 더하여 주전자에 급히 끓여 뜨거운 상태에서 한 번에 마셨다.

마신 즉시 속이 편안하고 따뜻해지며 몸을 움직여도 통증이 없다. 평위산 한 번 복용으로 3일간 극심하던 통증이 사라진 것이다. 속이 나아져서 저녁은 마음을 놓고 먹었는데 아직 덜 나은 탓인지 먹자마자 복통은 없으나 속이 느글거리면서 음식을 모두 토해냈다. 통증은 멎었으나 아직 위 부위에 담음(痰飮)이 남아 있다고 판단하고 평위산에 이진탕이 더해진 평진탕을 본방으로 1첩을 복용하니 느글거리는 증상은 다소 호전되었으나 조금씩 아픈 것은 여전했다. 그

래서 이번에는 인삼양위탕 2첩을 복용했는데 통증이 없어져 인삼양위탕 10첩을 복용하고 폐약(閉藥)했다.

2-2. 상복통(上腹痛)

● 오 ○ ○ 남 32세 태음인 건설업 서울특별시 서대문구 북가좌2동

아침에 막 문을 나서려는데 이웃 아주머니가 왔다. 애기 아빠가 배가 아파서 병원에 갔다 왔는데 여전하니 잠깐만 좀 봐달라고 한다. 가서 보니 전번에 보약을 먹었던 30대 초반의 건장한 태음인형 남자이다.

이틀 전 점심에 돼지고기를 먹고 저녁엔 아내와 함께 여러 가지 생선회를 먹었는데 저녁에 집에 와서 속이 좋지 않은 것 같더니 구역질을 두어 번 하고 잤는데 다음날 아침 회사에 출근하고부터

① 바로 명치 부위에서 간헐적인 통증이 심하게 나타난다. ② 통증이 3~4초간 계속되며 통증의 간격은 3~4분마다 오고 드물게 10분마다 오는 수도 있다. ③ 통증이 계속되는 바람에 어제는 잠을 거의 자지 못했다. ④ 음식은 미음을 약간씩 먹고 대변도 보지 못했다고 한다. ⑤ 그간 약국에서 생위단이라는 한약과 물약, 흰 알약을 먹어도 별 차도가 없어 병원에 가서 진료를 받고 약을 타서 먹고 있으나 통증이 여전하다. ⑥ 배를 만져보니 위(胃) 부위 전체가 차다.

생선회를 먹은 뒤에 발생한 격심하고 간헐적인 상복통(上腹痛)을 목표로 평위산 2배량에 건강 1돈을 더하여 2일분 6첩을 지어주었다. 다음날 저녁 퇴근하여 아내로부터 소식을 들으니, 약을 복용하고 복통이 나았다고 한다.

2-3. 위통(胃痛), 복명(腹鳴), 하복포만(下腹飽滿)

● 이 ○ ○ 남 45세 소음인 경기도 안양시 동안구 관양동

키가 크고 얼굴이 작으며 피부가 흰 소음인 남자로 필자 자신이 겪은 경험이다.

3일 전 집에서 점심을 먹은 뒤 한약방에 나와 1시간 정도가 지났을 때 점심때 갈치 내장을 한 조각 먹은 것이 탈이 났는지

① 위장이 뻐근하며 뒤틀리듯 아프기 시작했다. ② 책상에 앉아 있으니 지속적으로 아파왔으나 우선 그냥 참아 보기로 하고 1시간 정도 버텨 보았다. ③ 여전히 지속적으로 뒤틀리는 듯 뻐근하게 아파서 도저히 그냥 참기가 힘들 뿐만 아니라 지속되는 뒤틀림통을 목표로 우선 급한 대로 사향소합원 4알을 냉수로 복용했다. 사향소합향원을 복용한 지 1시간이 지나도 조금도 차이가 없었다.

위(胃)가 뒤틀리는 듯 뻐근하게 아픈 것은 위(胃) 평활근의 손상으로 오는 통증이며, 이 경우는 예전의 경험으로 볼 때 평위산이나 평위산에 계피와 건강이 더해진 계강평위산 또는 평위산 처방이 포함되어 있는 인삼양위탕이나 계강양위탕이 적합할 것 같다는 생각이 들었다.

필자의 경우는 평소 위(胃) 부위가 찬 편이고 따뜻한 음식을 좋아하는 편이어서 평위산보다는 인삼양위탕이 적합할 것으로 판단되었으며, 평소 윗배가 차다는 점에서 계피와 건강이 더해진 계강양위탕을 복용해 보기로 했다. 그래서 계강양위탕 2배량으로 하여 달이는 동안에 며칠 전에 아내가 속이 불편하고 아랫배에 가스가 차고 헛배가 부르며 걸어 다니거나 움직이면 뱃속에서 부걱부걱 소리가 나는 증상이 있어 달여 놓은 평위산이 있어서 1첩 분량을 복용했다. 그런데 두 시간 이상 지속되던 통증이 평위산을 복용하자마자 통증이 사라지는 것이 아닌가? 그 뒤 40분 정도 지났을 때에는 위장의 통증이 경미하게 있어서 다시 평위산 1첩을 복용했는데 이번에도 통증이 소실되었다. 그 뒤 30분 정도는 아프지 않았으며 이어서 계강양위탕을 연복했는데 심한 위통은 이로써 완전히 사라졌고 그 뒤로는 아프지 않았다.

3일 뒤에 이 치험례를 쓸 때 아내에게 물어보니, 아내 역시 평위산을 복용하고 복명(腹鳴)과 헛배부름, 가스 참 등의 증상이 호전되었다고 한다. 평위산은 위의 경우처럼 식상으로 복통뿐만 아니라 소화불량과 포만(飽滿), 복명(腹鳴)에도 효과가 있음을 알 수 있다.

2-4. 위통(胃痛)

● 이 ○ ○ 남 29세 태음인 경기도 안양시 관양2동

근골형에 키가 크고 원만해 보이는 태음인으로 건강원 직원이다.

① 3개월 전에 체한 뒤부터 명치가 뒤틀리며 아프다. ② 1달에 15회 정도 통증이 있는데 한 번 발생하면 2분에서 20분까지 지속되며 아팠다 아프지 않았다를 반복한다. ③ 더위를 심하게 탄다. ④ 긴장하거나 일할 때, 또는 여름에 땀이 많다.

이 사람의 주증세는 식체(食滯) 후 반복되는 명치통이다. 개인에 따라 다르긴 하지만 대부분 사람들은 명치와 위장(胃腸) 부위가 일치하므로, 명치 부위가 아프다는 것으로 보아서는 일단 위장의 병변으로 짐작할 수 있다.

일반적으로 정상적인 위(胃)는 음식물을 섭취했을 때에 통증이 생기지는 않는다. 그러나 이 사람의 경우처럼 식체 후 위(胃) 기능의 이상이 발생한 상태에서는 위(胃) 근육이 수시로 비정상적으로 격렬히 운동하게 되고, 이것이 위경련으

로 인한 위통(胃痛)의 증상으로 나타날 수 있다. 이러한 증상이 식체(食滯)로 인해 발생했으므로 식상(食傷)과 식체(食滯)를 치료하면 위통(胃痛)도 함께 치유될 것으로 보고 평위산 3배량으로 5일분 10첩 지어주었다.
건강원 직원이라 자주 만날 수 있어 약을 복용한 후 어떠하냐고 물어 보니, 복용 이후 3개월간 반복되던 위의 간헐적 통증이 완전히 소실되었다고 한다.

2-5. 소아위통(小兒胃痛), 중이염(中耳炎), 구토(嘔吐)

● 유 ○ ○ 남 9세 태음인 경기도 안양시 달안동 한양샛별아파트
보통 체격의 태음인 남자 아이이다.
① 조금 전에 어묵, 초콜릿, 감을 먹고 하품을 했는데 배가 아프다고 한다. ② 평소에도 위(胃)가 좋지 않았다.
③ 어려서부터 왼쪽 귀의 고막 반쪽이 없으며 고름이 자주 나온다. ④ 체하거나 아플 때 구토(嘔吐)를 심하게 한다.
⑤ 식욕이 없고 소화력이 약하다. ⑥ 밥을 급하게 먹는다. ⑦ 변비가 있다. ⑧ 병원에서는 간이 약하다고 한다.
⑨ 작년에 콜라색 소변을 본 적이 있다. ⑩ B형 간염을 앓아 지금은 학교를 휴학 중이다.
어린이의 식상(食傷)으로 인한 하품, 복통(腹痛), 구토(嘔吐)를 목표로 평위산 3배량으로 2일분 4첩을 지어주었다.
약 2년 뒤에 다시 한약방에 왔을 때 물어 보니, 지난번 약을 복용한 이후 즉시 위통(胃痛)이 없어졌고 그 뒤로는 중이염(中耳炎)과 구토(嘔吐)도 모두 소실되었다고 한다.

2-6. 위경련(胃痙攣)

● 조 ○ ○ 여 서울특별시
2월 초순인 어제 새벽 2시경 겨울합숙교육 관계로 늦게 잔 탓에 피곤하여 곤히 자고 있는 나를 아내가 가려워서 미치겠다며 소리치며 깨웠다. 아내가 전신이 가렵다며 팔짝팔짝 뛰며 어쩔 줄 몰라 하면서 잠옷을 들쳐 피부를 보여주었다. 전신에 붉은 좁쌀에서 팥알 크기의 반점과 겨드랑이와 허벅지, 하복(下腹)에는 붉은색의 두드러기가 나서 가려워서 미칠 지경이니 빨리 병원에 데려다 달라고 한다.
순간 식중독으로 인한 것이 아닌가 하고 저녁에 뭘 먹었느냐고 물었더니 오후 5시반경에 처제와 횟집에서 세꼬시를 먹었다는 것이다. '아– 그럼 식중독이구나'하여 그 경황 중에도 처제에게 전화하여 물어보니 처제는 아무렇지도 않다는 것이다.
전화하고 있는 동안 한약으로 치료할 수는 없을까 하는 생각을 해보았으나 결국 별다른 방법이 없겠다는 생각이 들었다. 우선 찬 곳에 있으면 조금이라도 덜할 것 같아 베란다에 나가있으라고 했으나 팬티, 브래지어만 입은 채 베란다에 나가있으니 춥기만 할 뿐 가려운 것은 여전하다고 아우성이다. 그래서 소합향원이라도 먹으라고 했더니 이미 먹었으나 여전하다고 하며, 또한 우황청심원도 3알을 한 번에 먹었으나 여전했다.
기자가 특종이라면 불속에도 뛰어든다는 말이 있다시피 한약을 해온 나는 하나밖에 없는 반려자가 병원에 가서 주사만 맞으면 금방 가려움이 격감된다는 것을 알면서도, 한방으로 치료하는 방법이 없을까 하고 궁리하고 있었다.
그러나 이미 상황이 소화불량 상태를 지나 식중독으로 인한 극심한 피부소양이 된 만큼 별다른 방법이 없겠다고 판단하여 급히 택시를 타고 가까운 삼성의료원의 응급실로 들어갔다. 응급실에 들어서자 자초지종을 이야기하자 곧 적은 양의 주사(약 100cc)와 링거를 맞았는데 당시 얼굴을 보니 얼굴에도 열이 올라 붉으면서 약간 부은 듯 보였다. 주사를 놓기 시작한 지 5~10분이 지나자 그렇게 극심하게 가려운 것이 신기하게도 금방 없어졌다. 참으로 그 고통에 비해 가려움이 없어지는 속도는 놀라운 것이었다. 그러면서 좁쌀이나 팥알 크기의 발적(發赤)도 줄어들고 약간 부풀어 보이던 것도 약간 줄어든 것 같았다.
피부가 가려운 것이 없어지자 이번에는 위 부위가 뻐근한 경련성 복통(腹痛)이 간헐적으로 나타나며 이어서는 하복(下腹) 전체가 같은 식으로 아파서 얼굴을 찡그리며 몸을 웅크리고 있어야 했다. 이러한 유형의 복통은 식상후 위(胃)에 무리가 가거나 찬 음식 등으로 위의 평활근이 급격히 수축되면서 나타나는 증상이다. 이러한 복통은 양방으로 치료가 힘들다는 것을 알고 있어서 아내를 설득하여 안양에 있는 한약방에 가서 평위산을 지어오려고 했으나 내가 곁을 떠나는 것을 매우 꺼려했다.
복통이 심하자 당직 여의사에게 사정을 이야기했고, 아내를 의자에 누인 채 복진을 했으나 별다른 것이 없다고 한다. 그래서 아내가 처제와 같이 회를 먹고 난 뒤 이 증세가 생겼으며 식중독 같다고 하자, 처제는 아무렇지도 않다는 것을 들은 의사는 "그럼 식중독은 아니네요."라는 말을 했다. 만약 식중독 같으면 항생제등 다른 치료를 해야 하나 이번에 맞은 주사는 단지 가려운 것만 줄여 주는 것이지 식중독과는 아무런 관련이 없다는 것이다. 너무나 명쾌한 답이다. 이 친절한 여의사뿐만 아니라 의사로서는 당연한 대답이었으리라.
여기에서 양방은 병인을 위주로 보게 되므로 음식 자체가 문제가 없으면 공통적 특성으로 볼 때 식중독으로 인정할 수 없는 것이고, 한방은 공통성도 있으나 개별의 신체적 차이도 감안하므로 병인이 음식뿐만 아니라 연약한 소화기관

이 될 수도 있다는 것을 알고 있다. 양쪽의 요인을 모두 이해할 수 있으므로 복통이나 식중독이 발생하여도 치료범위가 넓고 치료율이 높은 장점이 있는 것임을 어찌 알 수 있으랴.

단지 속으로만 알고 있고 제대로 표현을 하지 않거나 특히 생선과 같은 동물성 단백질이 식상(食傷)으로 인해 발효되는 과정에서 다량의 독성물질인 암모니아가 발생하여 소화기를 통하여 흡수되어 피부를 통하여 배출되는 과정에서 발적이나 두드러기가 발생한다는 것을 알지 못한다.

복통(腹痛) 또한 이러한 식상(食傷)의 과정에서 인체 스스로 소화기 운동을 증가시켜 소화기관의 장애를 회복시키려는 과정에서 소화기가 과도하게 수축되어 발생하는 것이다. 내시경으로도 X-ray로도 확인이 안 되는 이 현상을 무엇으로 증명할 것인가?

처음 주사를 맞은 지 1시간 정도가 지나자 다시 몸이 가렵기 시작했는데 아직 링거는 절반도 맞지 못한 상태였다. 가렵기 시작하자 가려움에 신경을 쓰는 탓인지 배가 아프다는 말을 하지는 않는다. 어쩔 줄 몰라 하면서 당직의사에게 말을 하자, 이 시원스러운 소양인형의 여의사는 "아빌 한 대 더 놔줘요"하고 지시한다.

아빌 주사를 맞자 이내 가려움이 없어지고 가려움이 끝나면 복통(腹痛)이 시작된다는 것을 알고 있으므로 처제에게 전화하여 아내 간호를 부탁하고 안양의 한약방에 가니 문이 잠겨 있었다. 급한 마음에 그냥 온 것이다. 설사 들어간다 한들 약이 어디인지도 모를 것이라는 생각이 들어서 연구소에 옮겨 놓은 약장에 약이 있다는 것이 생각나 연구소로 올라가서 먼저 평위산을 지었다.

창출을 비롯한 약을 세 웅큼씩 담으면서(20첩 분량) 복통이 끝나고 다시 발생할 피부소양(皮膚瘙痒)을 감안하여 배농산의 의미로 지실, 작약, 금은화 3움큼을 더하여 집으로 갔다. 금은화를 넣은 것은 장내 점막의 미세한 충혈, 염증으로 피부소양이 발생했다고 보았기 때문이다.

5시 10분경 집에 도착하니 아내가 병원에서 와 있었다. 예상대로 피부발진(皮膚發疹)은 여전하나 소양증(瘙痒症)은 격감하였고 복통(腹痛)이 발생하고 있었다. 급히 들통에 한약을 한 번에 붓고 끓여 모두 큰 컵 4잔으로 나눈 뒤 그중 1잔을 아내에게 주었으며 아내는 약을 먹고 잠을 잤다.

점심때쯤 일어난 아내를 보니 피부는 깨끗하게 정상으로 돌아와 있었다. 지실, 작약, 금은화의 속효였던 것이라 생각한다. 물론 아빌을 2대나 맞은 영향인지도 모르나 경험으로 볼 때 한약으로 치료된 것으로 판단된다. 그러나 배가 다시 간헐적으로 꼬이면서 아프다고 한다. 그래서 아까 남은 약을 한 번 더 먹이면서 배가 차지는 않느냐고 물어보니 아랫배를 만지면 차다고 한다. 평위산의 복통의 경우는 복용하자마자 즉시 멈추는 것이 상례인데 비록 1회지만 이미 평위산을 다량 복용했음에도 복통이 멈추지 않는 것을 보면 평위산을 사용해야 할 경우는 지났다고 보았다. 이러한 경우에는 인삼양위탕을 사용해야 하며 배가 차다는 점에서 온리(溫裏)시킬 수 있는 육계와 건강이 더 들어있는 계강양위탕을 쓰기로 했다.

실장님께 전화하여 계강양위탕 2배량으로 6첩만 달여 달라고 부탁했고, 약을 달이는 동안 연구소에 나가서 일을 하고 달인 약을 가지고 집에 오니 아내는 그때까지 침대에 누워 간헐적으로 오는 복통을 참고 있었다. 아직도 뜨거운 계강양위탕 2배량 2봉지를(4첩 분량에 해당) 먹이자마자 곧 통증이 멈추었다. 1시간 뒤 다시 1봉을 복용했고, 저녁에는 처형의 환갑잔치에 함께 가서 가벼운 죽 종류의 음식을 먹었다. 저녁에 다시 약간 배가 아파오는 듯하여 1봉을 먹은 뒤로 다음날인 오늘 점심때까지 아픈 것이 없는 것으로 봐서는 복통이 완전히 사라졌다고 본다.

아내는 20여 년 전에도 이러한 복통으로 고생한 적이 있었는데 당시는 평위산에 계지와 건강을 더한 처방을 복용하고 나았었다. 이 복통은 진통제를 먹어도 별로 차도가 없으며 끈질기게 반복하여 아파오는 통증이다. 나 또한 회를 먹은 뒤에 갈치 내장 한 점을 먹고 통증이 발생한 적이 있었는데 이 통증이 얼마나 고통스러운 형태인지 잘 알고 있다.

응급실의 옆 의자에도 50대 뚱뚱한 부인이 링거를 맞고 있는데, 감자탕을 먹고 난 뒤 복통이 발생하여 응급실로 온 듯했다. 복통이 심한지 고통스러운 신음소리를 내고 있는데 아내가 이 소리를 듣고 더 아파하는 것 같아 자리를 옮겼다. 바로 앞자리에도 40대의 여윈 형의 부인이 식상으로 인한 복통으로 링거를 꽂은 채 신음을 하고 있었다.

이럴 땐 평위산을 먹으면 저 고통을 곧바로 멈출 수 있을 터인데 하는 안타까운 마음이 들었다.

2-7. 식후복통(食後腹痛)

● 박 ○ ○ 여 47세 소양인 여관업 서울특별시 서대문구 창천동

중풍의 한 증세인 중기(中氣)의 후유증으로 소변불리(小便不利)와 부종(浮腫)이 있는 기창(氣脹)으로 삼화탕과 방기황기탕을 복용하는 중인 부인으로 보통 키에 피부가 희고 살이 찐 소양인이다. 3일 전 저녁때 과식을 한 후부터

① 식사 후 1시간부터 배에 참기 힘든 심한 통증이 온다. ② 배꼽에서부터 왼편으로 퍼지면서 말로 표현하지 못할 정도로 아프다. ③ 왼쪽 윗배 전체가 아프다. ④ 간혹 왼쪽 윗배가 뻐근하게 당기기도 한다. ⑤ 아랫배가 팽만(膨滿)되기도 하는데 통증이 발생하자 소합향원 2알을 복용했는데 복용한 지 30분 후부터 통증이 서서히 줄어들었으나 식사를 하면 다시 발생했다고 한다. ⑥ 어제와 오늘 아침에는 복통이 없고 물 같은 설사가 나왔으며, 얼굴은 부어 있었고 부인의 표현으로는 통증이 워낙 격심하여 이러다가 죽는 게 아닌가 하여 겁이 난다고 한다.

수일 전 아내가 뒤틀리면서 간헐적으로 오는 위통(胃痛)에 평위산을 쓰고 대효(大效)를 본 것이 생각났다. 지금 이 부인의 증상과는 다소 차이가 있지만 통증이 격심하다는 점과 식상(食傷)으로 인해 통증이 발생했다는 점에서 평위산 2배량에서 생강 대신 건강 0.8돈, 대추 2매를 더하여 4첩을 달여서 2시간마다 복용하라고 일러주었다.

하루가 지난 다음날 아침 전화를 하여 어떠냐고 물어 보니, 무슨 그런 약이 있느냐고 하는데 약을 복용하고 신통하게도 증상이 소실되었다고 한다. 또한 "좌우간 한약이 좋아"라는 말을 했으며 식사도 잘했다고 한다.

2-8. 간암복통(肝癌腹痛)

다음은 이필운 선생의 경험을 인용한 것이다.

● 남 ○ ○ 남 30세 충청남도 당진군 합덕읍

① 10여 전에 간암이라는 진단을 받아 성모병원에서 수술까지 했으나 도저히 낫지 않고 죽게 되어 집으로 돌아가라고 했는데 한방으로 고칠 수 없냐며 내원했다.

그래서 평위산 합방에 계지, 작약, 청피, 지각, 길경을 가미하여 2첩을 지어 주었다. 이튿날 새벽에 문을 두드리기에 내심 병증이 악화되어 찾아 온 것으로 알고 걱정했으나, 전에는 통증으로 잠을 자지 못했는데 어제 밤에는 잠을 제대로 잤다고 하여 안도와 함께 흐뭇함을 느끼게 했다. 1주일 복약으로 자기 발로 걸어서 목욕하러 가게끔 되었고 2제를 복용한 후에는 완치되었다.

3-1. 담즙역류성위염(膽汁逆流性胃炎), 소화불량(消化不良), 구취(口臭), 명치통

다음은 문성근 선생의 경험이다.

● 김 ○ ○ 여 25세 태음성소양인 대학생 서울특별시 마포구 망원동

① 잘 체한다. ② 명치가 막힌 듯하고 더부룩하다. ③ 목, 가슴, 명치에 무엇이 걸린 듯하다. 겨울에는 항상 이런 느낌이 든다. ④ 심할 땐 명치가 아프고 등까지 걸리며 입에서 악취(惡臭)가 난다. ⑤ 몸을 숙이거나 물을 많이 마시면 음식물이 다시 나올 때도 있다. ⑥ 손발은 뜨겁고, 윗배와 아랫배는 따뜻한 편이다. ⑦ 대변은 불규칙적이고, 약간 변비기가 있다. ⑧ 음주한 다음날에는 설사를 1~2회 한다. ⑨ 월경통이 심한 편이다. ⑩ 식사는 아침은 거르고 점심과 저녁만 먹는다.

소화불량, 구취, 명치통을 목표로 평위산 2배량에 변비를 감안하여 삼황사심탕인 황금과 황련, 대황 각 1.2돈씩을 더하고 산사, 신곡, 맥아 각 2돈씩을 더하여 5일분 10첩을 투약했다.

약을 일주일에 걸쳐 복용을 했는데 소화와 관련된 제반증상이 많이 없어졌다고 한다. 입술 주위에 항상 반복하여 생기던 뾰루지도 없어졌다고 좋아한다. 약이 효과가 있는 것으로 판단되어 다시 10일분 20첩을 투약했다. 약을 복용하기 시작한 지 3일째에 점심과 저녁에 약을 복용하지 않았는데 소화불량 증세가 약간 나타났다. 그 후 약을 모두 복용하고 모든 증세가 소실되었다. 약 복용을 마치고 약 3주가 경과한 후 확실한 효과를 확인한 뒤 기록한 것이다.

이 환자는 병원에서 내시경으로 담즙 역류성 위염이라는 병명을 알았는데, 위에 염증이 있고 청색 담즙이 고여 있는 것을 볼 수 있었다고 한다. 그간은 병원에서 처방한 약을 먹으면 그때뿐이고 효과도 신통치 않았다고 했다. 이러한 병명이 한약을 처방하는 데 도움이 될 지 아니면 사고를 좁게 만들지 고심해 봐야 할 문제라 생각한다.

4-1. 설사빈발(泄瀉頻發)

● 지 ○ ○ 남 20세 소음성태음인 경기도 안양시 비산3동 삼호아파트

키가 크고 약간 여윈 소음성태음인으로 판단되는 남자이다.

① 중학교 1학년 때부터 아침에 일어나면 설사를 2번씩 한다. ② 몸을 차게 하면 설사가 더 심하다. ③ 평소에 밥을 먹고 나면 아랫배가 거북하고 살살 아픈데 최근에 더 심해졌다. ④ 병원을 다니면 당시는 설사가 소실되나 다시 발생하고 요 며칠은 병원약을 먹어도 설사가 여전하다고 한다. ⑤ 추위를 타며 선풍기 바람과 에어컨 바람을 싫어한다. ⑥ 물을 많이 마신다. ⑦ 손과 발이 차다. ⑧ 찬 것을 먹으면 속이 불편하다. ⑨ 기상시나 저녁때 피로하고 기운이 없고 몸이 무겁고 나른하다. ⑩ 식욕이 별로 없다. ⑪ 소화가 잘 안 되며 속이 거북하고, 답답하고 느글거리며 헛배가 부르고 가스가 잘 찬다. ⑫ 트림을 한다. ⑬ 장딴지에 쥐가 잘 난다. ⑭ 기상시 뒷머리가 뻐근하고 무겁다. ⑮ 땀이 없는 편이다.

손과 발이 찬 소음성태음인 남자의 설사빈발(泄瀉頻發)과 복통(腹痛)을 목표로 평위산 3배량에 몸이 차면 설사가 심하다는 점을 감안하여 건강 2돈과 인삼 4돈을 더하여 10일분 20첩을 지어주었다.

48일 뒤 다시 왔을 때 확인해 보니, 지난번 약을 복용한 이후 빈번하던 설사가 소실되었으나 복통은 여전하다고 한다. 그런데 일주일 전부터 설사가 재발했다며 약을 더 지어달라고 하여 전과 같은 처방으로 10일분 20첩을 지어주었다.

下統23 寶 지출환 枳朮丸

白朮 二兩 枳實麩炒 一兩

治痞 消食 ① 本 仲景 作湯用 至易老 改爲丸 ② 加橘皮 半夏 名[橘半枳朮丸] ③ 神麯 麥芽 名[麴蘗枳朮丸]
[用　　法] 上末 荷葉裏 燒飯和丸 梧子大 熟水下七十丸 ④ 荷葉包飯 恐不能盡味 不若以荷葉煮 粥用
[活　　套] 加減依[平胃散]
[活套鍼線] 痰滯(內傷) 食傷(內傷)
[適 應 症] 식욕부진, 대변불리, 변비, 소화불량

　　　　　　지출환은 식욕부진(食欲不振), 대변불리(大便不利), 소화불량(消化不良) 등에 사용하는 처방이다. 처방구성이 단순한 만큼 약성(藥性)을 파악하기 좋고, 다양한 처방에 지출환의 약성이 포함되어 있기 때문에 기본처방으로 알아두면 임상에서 활용할 기회가 많을 것이다.

　　≪금궤요략(金匱要略)≫에 나와 있는 지출환의 조문을 보면 '心下堅大如盤심하견대여반 邊如旋盤변여선반 水飮所作수음소작 **枳朮湯**主之지출탕주지'라고 되어 있는데, 이것을 해석하면 '심하(心下)가 단단하여 큰 쟁반과 같고 주변은 선반(旋盤) 같은데 이는 수음(水飮) 때문에 그러한 것이니 지출탕을 써야 한다.'이다. 이것은 소화기 내에 수분이 정체되어 있으면서 주위 조직이 긴장되어 있음을 표현한 것이다. 실제로 소화기는 많은 소화액이 분비될 뿐 아니라 음식물로부터 흡수하는 수분의 양이 상당하기 때문에 식상(食傷)으로 인해 소화기조직이 손상되면 습체(濕滯)가 발생하는 동시에 소화기의 운동성이 떨어지고 주위 조직이 긴장되어 위와 같은 증상이 나타날 수 있다. 그러나 이것은 지출환을 쓸 수 있는 주요 증상의 일부에 불과하며, 쟁반처럼 단단하게 느껴지는 것이 없어도 소화불량(消化不良), 식욕부진(食慾不振), 대변불리(大便不利) 등을 해소시키기 위해 사용할 수 있다.

　　지출환은 당장 소화가 안 될 때도 쓸 수 있지만, 소화기능을 근본적으로 보강하는 처방이기 때문에 만성소화불량에 더 유효하다. 소화불량이 있을 때 산사, 신곡, 맥아 같은 소식제(消食劑)를 먹으면 당장은 소화가 되지만 근본적으로 소화기능을 향상시킬 수는 없다. 그러나 지출환은 건비(健脾)시키는 백출과 소화기의 운동성을 증가시키는 지실을 포함하고 있어 근원적인 치료를 할 수 있는 것이다. 백출과 지실의 비율이 2:1인데, 백출은 소화기조직에 울체되어 있는 수분을 제거하여 에너지발생이 잘 되도록 환경을 조성해 주기 때문에 간접적인 보기작용(補氣作用)을 하는 격이며, 또한 직접적으로 소화기의 운동성을 증가시키기도 한다. 이러한 작용이 있기 때문에 백출을 건비제(健脾劑)로 분류하는 것이다. 지실은 소화기의 운동성을 촉진하는 작용을 한다.

　　소승기탕에 지실이 들어 있는데 소화기의 운동성을 촉진하여 대변을 배출시키는 작용이 있기 때문이다. 또한 지실은 간에 영양이 과도하게 적체되어 있을 때 배출시키는 작용이 있고 담즙분비를 촉진하여 소화를 돕는 작용도 있다.

　　활투침선을 보면 식상(食傷)과 담체(痰滯)에 사용하는 처방으로 되어 있다. 식상의 정의는 '먹은 음식이 소화되지 아니하여 복통, 토사 등이 나타나는 것'이고, 사용하는 처방을 보면 평위산, 향사평위산, 인삼양위탕, 내소산, 대화중음, 소체환, 입효제중단 등이 있다. 이렇게 다양한 처방이 있기 때문에 구분할 필요가 있는데, 지출환은 만성적으로 소화불량 성향이 있었던 사람이 음식에 체하여 복통, 설사 등이 나타났을 때 사용한다. 그러나 설사에 사용하는 경우는 많지 않고 소화불량에 주로 사용한다. 담체는 소화기조직에 담음이 울체되어 체증이 생기는 것으로 담(痰)의 성향이 강할 때는 평진탕이나 불환금정기산을 사용하는 것이 좋고, 음(飮)의 성향이 강할 때는 지출환이 보다 적합하다. 따라서 지출환의 증상에는 담(痰)으로 인한 오심(惡心)이나 구토(嘔吐) 증상이 강하게 나타나지 않는다.

지출환을 만들 때 하엽(荷葉)을 사용하는데, 하엽은 서열(暑熱)과 습(濕)을 없애고 설사를 멎게 하는 작용이 있으므로 소화기 내의 불필요한 수분을 제거하여 지출환의 약성을 돕는 역할을 한다. 이처럼 백출과 지실, 하엽으로 구성된 지출환은 식욕부진, 만성소화불량, 변비 등 일반적인 소화장애에 널리 사용할 수 있고, 환제이므로 급성보다는 만성소화불량, 도포(倒飽), 포만(飽滿) 등에 더 적합하다.

지출환에 귤피와 반하를 더한 것을 귤반지출환이라고 하는데, 지출환보다 거담성(祛痰性)이 더 높아졌기 때문에 소화불량(消化不良)과 함께 오심(惡心), 트림 등이 동반될 때 적합하며, 지출환에 신곡과 맥아를 더한 것을 국얼지출환이라고 하는데, 소도작용(消導作用)이 더 증가되어 당장의 소화불량을 개선해야 할 경우에 적합하다.

처방구성 처방구성을 보면 백출 2냥과 지실 1냥으로 구성되어 있다. 백출은 뚜렷하고 지속적인 이뇨작용이 있으며, 장관활동이 흥분된 경우에는 억제작용을 하고, 반대로 장관활동이 억제된 경우에는 흥분작용을 한다. 즉 장관활동을 조절하는 작용이 있어서 장관의 자발성 수축활동의 긴장성을 높이고 강직성 수축을 방지한다. 지실은 장관(腸管) 평활근의 이상수축을 억제하고 소화기의 운동을 조절한다. 이로 인해 소화관에 정체된 내용물과 가스배출을 촉진하여 흉만(胸滿), 복만(腹滿), 복통(腹痛) 등의 증상을 경감시킨다.

처방비교 **조중이기탕**과 비교하면 두 처방 모두 소화기의 운동성을 증가시키는 작용이 있으며, 소화불량에 사용한다는 공통점이 있다. 그러나 조중이기탕은 특히 소대장(小大腸)의 운동을 증가시켜 음식물의 이동을 도와주므로 소화불량이나 소화불량을 겸한 변비에 주로 사용하는 반면, 지출환은 당장의 소화불량에도 사용하지만 소화기가 연약하거나 이완되어 나타나는 만성소화불량이나 소화불량으로 인한 심하비경(心下痞硬)에 사용한다.

삼백탕과 비교하면 두 처방 모두 식욕부진과 만성소화불량에 사용하는데, 삼백탕은 소화기조직의 습체(濕滯)로 인해 발생한 소화불량, 설사, 연변(軟便)에 사용한다. 반면 지출환은 습체(濕滯)의 경향은 삼백탕보다 덜 하지만 백출의 비중이 높은 만큼 소화기를 튼튼히 하는 건비(健脾)의 기능이 더 강하며, 주로 소화불량에 사용한다.

평위산과 비교하면 두 처방 모두 소화불량에 사용하는데, 평위산은 주로 식상(食傷)이나 과식(過食)으로 인한 소화불량이나 복통 등에 사용하는 반면, 지출환은 당장의 소화장애 보다는 소화기능이 저하되어 나타나는 만성적인 소화불량에 주로 사용한다.

➡ **활용사례**

1-1. **변비(便秘), 식후 거북감** 여 23세 소음인
2-1. **하지무력(下肢無力)** 남 59세 소음인 175cm 67kg
3-1. **복용례** 20-30대 7명 복용, 3명 복용 후 트림 발생

1-1. 변비(便秘), 식후 거북감

다음은 김을주 선생의 경험이다.

● ○○○ 여 23세 소음인 대학생 서울특별시 도봉구 쌍문동

평소 아침마다 화장실을 갔는데, 요즘 3일째 화장실을 가지 못했다.

① 아랫배가 묵직하다.   ② 냄새가 심한 방귀만 뀐다.   ③ 식사를 하고 나면 속이 거북하다.   ④ 소변은 정상이다.
⑤ 평소 물을 많이 먹는데, 변비 중에도 물 먹는 양은 평소와 같다.   ⑥ 평소에 식사는 정상적으로 한다. 변비 중이지
만 식사량은 평소와 같다.

냄새가 심한 방귀만 뀌고, 식후 거북한 증상이 있는 것으로 보아 대변의 적체(積滯)로 인한 변비증세로 보인다. 제때
배출되지 않은 대변이 대장에 오래 머물면서 냄새가 심한 방귀가 나오게 되고, 장에 대변이 차 있어 식후에 거북한
증상이 나타난 것으로 보인다. 적체된 대변을 제거하기 위해 승기탕류를 고려해 볼 수 있으나, 소음인이라는 체질적
소인으로 승기탕을 사용하기에 무리가 있고 변비증상 이외에는 별 다른 증상이 없는 것으로 보아 윤장(潤腸)제인 자
윤탕을 쓰기에도 부적합한 것으로 보인다.

평소 처방구성이 간단한 방제들을 써 보려고 하던 차에 변비와 식후 거북함만을 목표로 지출환을 쓰기로 했다. 지출
환은 장의 연동운동을 높이는 지실과 소화기 전체의 기능 증가와 운동성을 높이는 백출이 함께 들어 있어 가장 적합
한 처방으로 보았다.

변비(便秘)로 인한 하복포만(下腹飽滿)을 목표로 지출환을 탕제로 투약하기로 하고 지출 5돈, 백출 2.5돈을 1첩으로 달
여 주었다.

경과를 확인하니, 약 복용 3시간 후에 변의를 느껴 화장실에 갔으며 배가 '사르르' 아프면서 대변을 보았다고 한다. 본
인 말대로는 '벽을 잡고 변을 보았다.'라는 표현을 쓸 정도로 변을 보기 위해 힘이 들었으나 약을 복용한 뒤부터는 특
별히 힘을 쓰지 않아도 배가 아프면서 설사같이 대변이 나온다고 한다. 변의 형태는 처음 나올 때는 단단하게 나오다
가 나중에는 설사처럼 쏟아졌다. 대변량은 한 번에 3일치 정도가 나오는 것처럼 많은 양이었다고 한다.

2-1. 하지무력(下肢無力)

● 이○○ 남 59세 소음인 연구원 175cm 67kg 경기도 안양시 만안구 안양9동

① 소화가 늘 늦게 된다.   ② 배에 가스가 차며 특히 아침 기상시에는 더욱 찬다.   ③ 운동을 하거나 활동을 하면
이 증상이 감소하거나 없어진다.   ④ 소화불량 때에는 아침에 얼굴이 붓는다. 특히 10여 일 전부터 이 증세가 현저하
게 나타난다.   ⑤ 저술을 위한 녹취작업을 위해 책을 보면서 연속으로 설명을 할 때 곤권하여 오전 오후로 1~2회씩
10여 분이상 누워서 잠을 잔다. 특히 점심 후 1시간 전후 곤권(困倦)이 심하며 점심량을 줄이면 괜찮아진다.
⑥ 늘 집중에 따른 긴장이 지속되는 생활이며 그 결과 운동이 부족하다 보고 출퇴근 때는 운동을 겸하여 걸어서 퇴근
하는데 걸음이 느리다.   ⑦ 추위를 많이 타며 겨울이면 손발이 차다.   ⑧ 최근 이중탕 3배량을 점심때 1회씩 복용했
으며 특별한 호전은 못 느꼈으나 약맛이 좋은 느낌이다.   ⑨ 최근 1~2년은 연구소의 저술업무로 늘 집중하므로 체
력을 과다하게 소모하는 탓인지 특히 퇴근시에는 힘이 없어 빠르고 힘 있게 걸어본 적이 없다.   ⑩ 연구소에서 집까
지 거리는 걸어서 천천히 가면 2시간 반 정도 걸리는 거리이다. 별도의 일이 있지 않으면 걷거나 버스로 출퇴근하는
데 대부분은 절반 거리는 걷고 절반은 버스를 타고 다니며 시간적으로 여유가 있거나 체력이 남아있으면 집까지 걸어
서 간다.   ⑪ 퇴근 때에는 대부분 40여 분을 걷고 난 다음 나머지 거리는 버스를 타고 가며 평소 걸을 때는 늘 천천
히 걷는 편이다.

평소 운동부족과 집중에 따른 긴장으로 소화력이 약한 만큼 소화력을 증진시키면서 빈번한 식후곤권(食後困倦)을 개
선할 목적으로 지출환을 탕제로 복용키로 하고 3배량으로 3첩을 3봉으로 달인 뒤 10월 17일 아침과 저녁, 18일 다음
날 아침에 모두 3회에 걸쳐 1.5일간 시험 복용했다.

맛은 지실의 탓인지 약간 쓰나 마실 만했다.

1. 다음날인 18일 저녁에 지출환을 먹고 나서인지 다리에 힘이 붙어서 매우 빠르고 힘 있게 걸어서 퇴근했다. 약 2일
간은 힘 있게 걸었으나, 과식한 탓인지 아니면 지출환을 1.5일분을 모두 먹고 중단한 탓인지 그 다음날부터는 복용 전
보다는 힘 있게 걸을 수 있었으나 처음처럼 다리에 힘이 붙는 정도는 현저히 감소했다.

2. 소화불량 상태는 아직 차이를 못 느끼겠으나 약간은 좋아지는 느낌이다.

3. 기상시 면부종(面浮腫)은 여전했다. 면부종도 계속 복용하면 감소하면서 소실될 것으로 짐작된다.

다시 6첩을 지어 1일 2회 아침저녁으로 식사 때 복용하되 21일 저녁부터 먹기 시작했으나 복용 후 특별한 변화는 없
었고, 그 이후부터는 다리에 힘이 붙어 힘 있게 걸어 다닌다.

3-1. 복용례

● ○ ○ ○ 남 26세 소음성태음인 172cm 66kg
평소에 특별한 증상은 없다. 지출환을 복용한 30분 후 트림이 나왔다. 소화가 잘되는 느낌이 들었다.

● ○ ○ ○ 남 26세 185cm
평소에 특별한 증상은 없다. 지출환을 복용한 후 트림이 나왔다.

● ○ ○ ○ 남 29세 175cm
평소에 특별한 증상은 없다. 지출환을 복용한 후 우측 흉협(胸脇)부위가 약간 쓰린 것을 느꼈다. 쓰린 느낌은 잠시 후 소실되었다.

● ○ ○ ○ 남 35세
평소에 특별한 증상은 없다. 지출환을 복용한 후 약간 시원해지는 느낌이 들었다.

● ○ ○ ○ 남 36세 열성태음인
평소에 특별한 증상은 없다. 지출환을 복용한 후 아무런 변화가 없었다.

● ○ ○ ○ 여 30세
평소에 특별한 증상은 없다. 지출환을 복용한 후 트림이 나오고 속이 시원해지는 것을 느꼈다.

● ○ ○ ○ 여 32세
평소 가벼운 빈혈기가 있다. 지출환을 복용한 후 변화가 없었다.

下統24 寶 향사평위산 香砂平胃散

蒼朮 二錢 **陳皮 香附子** 各一錢 **枳實 藿香** 各八分 **厚朴 砂仁** 各七分 **木香 甘草** 各五分　　薑三片

[出　典]
增補萬病回春 卷二方：治傷食
方藥合編：治傷食
[活套鍼線] 食傷(內傷)　嘈雜(內傷)
[適應症] 소화불량, 식체빈발, 더부룩함, 가스참, 위통, 명치통, 복통, 구토, 트림, 식욕부진, 차멀미, 설사, 대변난, 위산과다증, 속쓰림, 탄산, 면종, 현훈, 두중, 두통, 견통

처방설명　　향사평위산은 소화불량(消化不良)을 치료하는 대표적인 처방으로 헛배가 부르고, 가스가 차고, 식체(食滯)하여 소화가 안 될 때, 소화가 더디게 되는 도포(倒飽) 증상이 나타났을 때 사용한다. 평위산의 발전된 처방으로서 평위산의 약성을 뛰어넘어서 평위산보다 더 복합적인 소화불량 증상을 치유할 수 있다. 대부분의 소화기 처방이 그렇듯이 향사평위산 역시 위(胃)에서 대장(大腸)에 이르기까지 소화기 전체에 작용한다. 보약이 아니기 때문에 지속적으로 쓸 수는 없지만, 먹거리가 많아져 소화장애가 발생하기 쉬운 오늘날 일정 기간 지속적으로 사용해도 무방할 것이다. 이 처방은 체질에 관계없이 누구에게나 통용방으로 쓸 수 있고 약효도 뛰어나다.

조문을 보면 상식(傷食)에 사용한다고 했는데, 상식은 크게 두 가지로 분류할 수 있다. 먼저, 상한 음식을 먹고 소화장애가 발생하는 경우가 상식(傷食)에 속한다. 둘째, 부적합한 음식물, 과식, 생랭한 음식물 섭취로 인해 소화기에 무리를 주어 소화장애가 발생한 경우도 상식(傷食)에 속한다. 향사평위산은 두 경우에 모두 사용할 수 있지만 두 번째 경우에 더 많이 사용한다.

과식을 하면 위(胃)가 늘어나는데 늘어나는 데도 한계가 있다. 늘어날 수 있는 정도를 넘으면 위(胃)의 신축(伸縮)이 원활하지 못하여 연동과 분절운동이 어렵게 된다. 이런 상태가 지속되면 위의 신축성과 탄력성이 떨어져 음식물의 이동이나 소화액의 분비가 잘 이루어지지 않고, 위조직에 손상을 일으킬 수 있다. 따라서 음식물이 내려갔다고 해도 손상된 조직이 회복되지 않은 상태에서 음식을 섭취하면 소화장애가 생길 수 있다. 이럴 때 향사평위산은 거습(祛濕)시켜 주면서 소화기의 운동성을 증가시켜 위장의 신축력을 원래대로 회복시키고 손상된 조직을 치료하는 작용을 한다. 또한 지실, 후박, 목향 등의 약재는 소대장(小大腸)의 운동성을 증가시켜 소화기 전체적으로 적체되어 있는 음식물을 신속하게 이동하게 한다.

딱딱한 음식이나 소화를 방해하는 음식 등 부적합한 음식을 섭취하면 위에서 소화시키는 데 오랜 시간이 걸리며 위(胃)에 무리를 줄 수 있다. 향사평위산에는 소화제 역할을 하는 곽향, 사인, 지실 등이 포함되어 있고, 지실, 후박, 목향 등 가늘고 긴 소대장(小大腸)의 운동성을 증가시키는 약재가 들어 있어 부적합한 음식으로 인한 소화력저하와 소화장애를 치료한다.

개인적이 차이가 있지만 섭취된 음식물은 적합한 온도가 되어야 소화와 흡수할 수 있다. 따라서 평소 허랭한 사람이거나 찬 것을 과도하게 복용한 사람은 찬 음식을 데우기 위해 체열(體熱)을 빼앗기기도 하지만, 이로 인해 소화기조직이 과도하게 긴장될 수 있어 소화기능이 떨어지기 쉽다. 이 경우에는 온리제(溫裏劑)를 사용하는 것이 마땅하지만 조직이 손상되어 소화가 잘되지 않는 경우에는 소화불량을 목표로 향사평위산을 사용할 수 있다.

활투침선을 보면 조잡(嘈雜)에 사용하는 처방으로 분류되어 있는데, 조잡은 다양한 소화불량 증상을 복합적으로 표현한 것이며 하나의 증상을 표현한 것은 아니다. 따라서 조잡의 원인과 개인의 신체상태를 기준으로 처방을 선정해야 한다. 즉 소화기에 담음(痰飮)이 적체된 경우에도 조잡 증상이 나타날 수 있으며, 허랭하거나 소화기가 연약한 경우에도 나타날 수 있다. 담음이 적체된 경우에는 평진탕, 정전가미이진탕 등 이진탕류를 사용하면 될 것이고, 허랭하다면 이중탕 같은 온리제를 사용하면 된다. 향사평위산의 경우 식상으로 인해 소화가 안 되거나 복통, 구토, 설사 등이 나타날 때 사용한다.

예전에는 쌀이 주식이 아니었고 섬유질이 많은 잡곡을 주로 먹었다. 게다가 음식을 보온하는 방법이 부족했기 때문에 차게 먹을 수밖에 없었고, 먹을 것이 귀했기 때문에 음식이 상했더라도 할 수 없이 먹는 경우가 많았다. 처방집을 보면 식상에 사용하는 처방이 다양한 것은 이런 이유 때문이다. 지금은 영양상태가 개선되었고 상한 음식을 먹는 경우가 거의 없기 때문에 이와 같은 원인으로 소화장애가 발생하는 경우는 줄었지만 과식, 부적합한 음식섭취 등으로 인해 비슷한 증상이 나타날 수 있으므로 향사평위산을 빈용할 수 있는 것이다.

필자의 향사평위산 치방기준은
① 식욕은 왕성하지만 소화가 안 되는 사람
② 선천적인 위장허약이 아니라 일시적 또는 기능적인 결함으로 소화가 잘 안 되는 사람
③ 식후에 소화가 전혀 안 되는 사람
④ 잘 체하는 사람
⑤ 소화력이 약한 사람 등이며, 체질은 관계없이 쓰지만 소양성 체질이 많은 편이다.

 처방구성을 보면 창출은 소화기의 운동성을 증가시키는 작용이 있는데, 실험을 통해 창출이 포함된 처방을 토끼에게 주입했을 때 장을 흥분시켜 연동운동(蠕動運動)을 일으키는 것으로 밝혀졌다. 창출은 이외에도 이뇨작용과 항염증작용이 있고, 중추신경계에 대한 억제작용이 있어 진정, 항경련작용을 한다. 진피는 소화기조직에 스며 있는 담음(痰飮)을 제거하는 동시에 소화기의 운동성을 조절하고, 위액분비를 촉진시키고 궤양의 발생을 억제하며, 이담작용을 한다.

향부자는 장관(腸管) 평활근의 경련을 억제하여 소화관의 가스배출을 촉진하고 복부 팽만감을 개선한다. 지실은 장관(腸管) 평활근의 이상수축을 억제하고 소화기의 운동을 조절하여 소화관에 정체된 내용물과 가스의 배출을 촉진하며, 곽향은 위장기능을 항진시킨다. 후박은 장(腸)의 운동을 촉진하거나 장(腸)의 경련을 완화하는 등, 장의 운동을 조정하는 작용이 있다. 사인은 장관(腸管) 평활근을 이완시키며, 소화기의 운동을 촉진하여 음식물의 운송과 소화·흡수에 도움을 준다. 목향은 미주신경(迷走神經)을 자극하여 장(腸)의 수축력과 연동운동을 증가시키고 소화·흡수를 촉진하여 가스 정체로 인한 복통을 멎게 한다. 감초는 소화관 평활근에 작용하여 경련을 억제하며 위산분비를 억제하고, 위점막을 보호하는 항궤양작용을 한다.

 평위산과 비교하면 평위산은 과도하게 음식물을 섭취하여 소화불량, 복통 등의 증상이 나타났을 때 사용하는 반면, 향사평위산은 위 증상에 더하여 도포(倒飽), 하복 가스참, 식욕부진 등 다양한 증상들이 복합적으로 나타났을 때 사용한다.

소화불량과 복통에 사용하는 **인삼양위탕**과 비교하면 인삼양위탕은 소화기가 연약하고 허약한 상태에서 발생하는 복통, 소화불량, 식욕부진, 또는 소화불량과 함께 가벼운 외감(外感) 증상이 있을 경우에 사용한다. 반면 향사평위산은 식상으로 인한 일반적인 소화불량(消化不良), 복통(腹痛), 도포(倒飽) 등에 광범위하게 사용한다.

대화중음과 비교하면 대화중음은 소화기의 운동성을 증가시켜 직접 음식물을 이동시키는 것이 아니라,

소화액 분비를 촉진시켜 음식물을 소화시키는 작용이 더 강하다. 반면 향사평위산은 소화기의 운동성을 촉진시켜 소화기 내에 적체되어 있는 음식물을 이동시키는 작용이 주(主)이다.

소합향원과 비교하면 두 처방 모두 소화불량에 빈용한다는 공통점이 있다. 그러나 소합향원은 방향성 약재를 많이 포함하고 있어 속효가 있으며, 소화불량뿐만 아니라 복통, 설사 등에 광범위하게 사용하는 반면, 향사평위산은 소화불량, 식체, 복통에도 사용하지만 소합향원에 비하여 설사를 치료하는 데는 효력이 떨어진다. 또한 소합향원은 환제이기 때문에 산제인 향사평위산에 비하여 약성의 휘발을 막을 수 있고, 휴대가 간편하며 복용량을 조절하기 쉽다는 장점이 있다.

→ **활용사례**

1-1. 소화불량(消化不良), 대변난(大便難), 트림 남 28세 소음성소양인
1-2. 소화불량(消化不良), 차멀미 여 78세
1-3. 소화불량(消化不良), 식체빈발(食滯頻發), 명치비 남 43세 소양성태음인
1-4. 소화불량(消化不良) 여 23세 161cm 45kg
1-5. 소화불량(消化不良) 여 28세 태음인 158cm
1-6. 소화불량(消化不良) 남 25세 소음인 169cm 54kg
1-7. 소화불량(消化不良), 명치통, 가스참, 오심(惡心), 현훈(眩暈) 여 24세 164cm 46kg
1-8. 소화불량(消化不良), 변비(便秘), 식욕부진(食慾不振) 여 26세 소음인
1-9. 소화불량(消化不良), 만성두통(慢性頭痛) 여 43세 소양성소음인
1-10. 만성 소화불량(消化不良) 남 31세 174cm 68kg
1-11. 식체(食滯), 식체 후 소화불량(消化不良), 명치통, 가스참, 오심(惡心), 현훈(眩暈) 여 30세 소음인 173cm 54kg
2-1. 더부룩함, 가스참, 속쓰림 남 34세 태음인
2-2. 더부룩함, 속쓰림 남 32세 열성태음인
2-3. 식후포만(食後飽滿) 여 70세 태음인
2-4. 식후포만(食後飽滿), 위장통증(胃腸痛症) 여 32세 소음성소양인 172cm 54kg
2-5. 식후포만(食後飽滿), 위장통증(胃腸痛症) 여 19세 소음성소양인 160cm
2-6. 도포(倒飽), 명치통 여 44세 태음인 159cm 66kg
3-1. 명치통, 소화불량(消化不良) 여 69세 태양성소양인
3-2. 명치통, 오심(惡心), 현훈(眩暈), 두통(頭痛), 견통(肩痛), 무기력(無氣力) 여 54세 소양인
3-3. 위통(胃痛) 남 43세 소양인
3-4. 위통(胃痛) 남 38세 소음인
3-5. 위통(胃痛) 여 24세 소음인 163cm 45kg
3-6. 급체형 복통(腹痛) 여 34세 소음인 156cm 46kg
3-7. 식체(食滯) 후 복통(腹痛), 구토(嘔吐), 설사(泄瀉) 남 39세 태음인
4-1. 탄산(呑酸), 속쓰림, 속답답함 남 31세 소양성소음인
5-1. 식욕부진(食慾不振), 무기력(無氣力) 남 36세 소양인
6-1. 연변(軟便), 설사(泄瀉), 치질(痔疾) 남 37세 소양인 170cm 70kg
6-2. 설사(泄瀉) 여 17세 소양인
7-1. 두통(頭痛), 현훈(眩暈), 복통(腹痛), 식체빈발(食滯頻發) 여 17세 소음인
7-2. 두통(頭痛), 소화불량(消化不良) 여 32세 소양인 158cm 52kg
7-3. 현훈(眩暈), 두통(頭痛), 두중(頭重) 여 19세 소음인
7-4. 현훈(眩暈), 두중(頭重), 견통(肩痛), 차멀미 여 31세 소음인 164.5cm 49kg
8-1. 피부발적(皮膚發赤), 소양감(搔痒感) 여 5세 소음인
8-2. 여드름 남 23세 소음인 165cm 55kg
8-3. 소아태열(小兒胎熱)
9-1. 신체상태 호전 남 39세 태음인
10-1. 실패례 여 47세 태음인
10-2. 실패례-복약 후 설사
11-1. 시험복용 남 37세 168cm 69kg

→ **향사평위산 합방 활용사례**
1-1. +감맥대조탕+이진탕 – 속쓰림, 느글거림, 더부룩함 남 30세 170cm 49kg
2-1. +갈근탕+백호가인삼탕 – 삼차신경통 남 40대 후반

1-1. 소화불량(消化不良), 대변난(大便難), 트림

● 김 ○ ○ 남 28세 소음성소양인 서울특별시 성동구 하왕십리2동
보통 키에 약간 여윈 편이고 피부는 보통이며 하관(下觀)이 빠르고 소양인으로 보이는 청년이다.
3~4년 전 속쓰림이 심해 병원에서 내시경 검사를 하니 위궤양으로 진단을 받았으며, 그 뒤 양약을 복용하여 속쓰림은 없어졌으나 소화불량이 심하다고 한다. 3~4년 전 위궤양 앓은 때부터 소화가 전혀 안 된다.
① 밥이나 고기를 먹으면 위(胃)에서 정체되어 있는 것 같다. ② 배가 거북하여 힘을 주어 방귀를 뀌려고 해도 방귀가 안 나온다. ③ 배가 아래로 처져서 생똥이 나오려고 한다. ④ 밥을 먹으면 소화가 안 되어서 계속 죽을 먹고 있다. ⑤ 3년 전부터 변이 잘 안 나오며 2일에 1번꼴로 보고, 죽을 먹으면 겨우 1~2덩이 나온 뒤 설사로 나온다. ⑥ 속이 늘 거북하고 트림이 심하다. ⑦ 5개월 전부터 밥을 먹지 못하고 죽만 먹으니 기운이 거의 없고 차만 타고 다녀도 밑으로 꺼지려고 한다고 한다. ⑧ 식사를 전혀 못했던 전과 달리 식욕은 보통이고 단 것, 매운 것, 찬 것을 좋아한고 신 것을 싫어한다. ⑨ 손발이 차고 추위를 탄다. ⑩ 아픈 뒤로 체중이 70kg에서 63kg으로 줄었다.
신 것을 싫어하며 속쓰림을 앓은 경력을 감안하여 소화불량을 목표로 증미이진탕 2배량으로 10일분 20첩을 지어주었다.
10일 뒤에 내방했는데 그 약을 먹으니 소화가 전혀 안 되어서 약을 절반으로 줄여서 복용하여 10일이 지났는데도 5일분 밖에 못 먹었다고 한다. 그 약을 먹으면서 계속 소화가 안 되면 2알씩 복용하라고 소합향원 25환을 주었다. 다시 14일 뒤에 전화가 왔는데 그간 죽만 먹어서 힘이 없어 며칠 전부터는 밥을 먹었는데 소화가 안 된다는 것이다.
본인의 요청대로 이번에는 소화불량만을 목표로 향위평위산 2배량으로 10일분 20첩을 지어주었다.
10일 뒤에 다시 내방했는데 이번 약을 복용하면 소화가 잘되며 소화불량으로 인한 여러 증상과 트림, 거북한 증세도 없어지고 밥을 먹어도 괜찮다고 한다. 다만 대변은 나오는데 아직도 정상은 아니며 약간 거북하다는 것이다. 그리고 밥을 먹으니 기운이 좀 난다고 한다. 이번에도 향사평위산 2배량으로 10일분 20첩을 지어주었다.

1-2. 소화불량(消化不良), 차멀미

● 성 ○ ○ 여 78세 요구르트 할머니 서울특별시 은평구 역촌동
① 작년 여름 들깨를 심다가 허리를 삐어 아프다. ② 다리가 무겁고 힘이 없다. ③ 식욕은 왕성하나 소화가 잘되지 않는다. ④ 등 쪽에 상하(上下)로 열의 이동감이 있다. ⑤ 상기(上氣)가 잘 된다. ⑥ 복피(腹皮)가 아프다. ⑦ 차멀미가 심하다.
식욕은 왕성하나 소화가 잘되지 않는다는 점을 목표로 향사평위산 본방에 요통(腰痛)과 하지무력(下肢無力)을 감안하여 천궁 1돈, 당귀 1돈, 파고지 2.5돈을 더하여 5일분 10첩을 지어주었다.
초기 약을 복용할 때는 약맛이 입에 맞지 않아 약간 구역(嘔逆)을 느꼈으나 소화불량, 차멀미 등의 증상은 많이 좋아졌다. 아울러 요통과 하지무력도 많이 좋아져서 지금은 보행도 하고 있다고 한다.

1-3. 소화불량(消化不良), 식체빈발(食滯頻發), 명치비

● 남 ○ ○ 남 43세 소양성태음인 경기도 안양시 관양2동
약간 뚱뚱하고 키가 크며 얼굴색이 붉고 뼈대가 단단한 소양성태음인으로 보이는 공무원 남자이다.
2달 전부터 시험 준비로 식후에 바로 책상에 앉는다.
① 소화가 잘되지 않는다. ② 어릴 때부터 자주 체했다. ③ 명치가 답답하다. ④ 몸 전체가 따뜻하다. ⑤ 신 것과 담백한 음식, 커피를 좋아한다. ⑥ 식욕은 좋으나 식사량은 보통이다. ⑦ 신경을 쓰면 잘 체하고 가스가 찬다. ⑧ 1일 1회 매일 아침 대변을 보는데, 오래 본다.
몸 전체가 따뜻한 소양성태음인 남자의 소화불량, 잦은 식체, 명치비를 목표로 향사평위산 2배량으로 10일분 20첩을 지어주었다. 약 2개월 뒤에 몸살감기로 다시 왔을 때 확인해 보니, 지난번 약을 복용한 이후 소화불량이 소실되고 자주 체하던 것도 좋아졌으며 명치가 답답하던 것도 지금은 많이 괜찮아졌다고 한다.

2-1. 더부룩함, 가스참, 속쓰림

● 권 ○ ○ 남 34세 태음인 경기도 군포시 산본2동 개나리주공아파트
보통 체격에 키가 작고 태음인으로 추정되는 사람으로 부인이 대신 약을 지으러 왔다.

6년 전 중이염 수술을 받은 적이 있으나 현재는 특별한 증상 없이 보약을 지으러 왔다. 증상을 들어 보니
① 간이 약하다. ② 건강검진 때마다 동맥경화로 위험하다고 한다. ③ 속이 더부룩하고 가스가 차고 간혹 속이 쓰리기도 한다. ④ 식사시 반주를 조금 곁들인다고 한다. ⑤ 식욕은 좋으나 식사량은 보통이다. ⑥ 2~3일에 한번 대변을 보며 오래 보는 편이다. ⑦ 신경을 쓰면 가슴이 아프다. ⑧ 머리가 아프다. ⑨ 피로하다. ⑩ 땀이 많다.
소화불량 증세가 있는 태음인 남자의 보약으로 향사평위산 2배량에 황기 3돈, 인진 2.5돈을 더하여 10일분 20첩을 지어주었다.
약 4개월 뒤에 부인이 다시 한약방에 왔을 때 확인해 보니, 지난번 약을 복용한 이후 속이 더부룩하던 증세와 가스참, 속쓰림이 소실되었다며 약을 더 지어달라고 한다. 지금은 남편이 늘 피로하고 졸리고 다리의 모세혈관이 터져서 반점이 생겼다고 한다. 약을 복용한 이후 속 더부룩함, 가스, 속쓰림 등이 소실된 것으로 보아 이 처방이 적합한 것으로 보고 같은 처방으로 10일분 20첩을 지어주었다.

2-3. 식후포만(食後飽滿)

다음은 류병욱 선생의 경험이다.

● 양 ○ ○ 여 70세 태음인 서울특별시 도봉구 도봉1동

외부인에게는 인색하나 가족, 특히 손자(본인)에게는 한없이 인자한 태음인 할머니이다.
① 요즘 들어 소화가 잘 안 되고, 밥을 먹으면 속이 더부룩하고 그득하다. ② 1년 전 왼쪽 다리가 부러져 깁스를 한 후 오른쪽 다리에 무리가 왔는지, 오른쪽 서혜부에 종종 당기는 동통이 온다. ③ 우측 어깨가 결리고 한 곳에 압통이 있다. ④ 비가 오면 양쪽 어깨가 무겁다. ⑤ 오른쪽 4번째 손가락이 가끔 구부러지지 않는다. ⑥ 추위와 더위를 약간 탄다. ⑦ 얼굴에 땀이 많이 나며 일할 때 심하다. ⑧ 뜨거운 음식, 맵고 짠 음식을 좋아하신다. ⑨ 채식을 주로 하며 물은 거의 마시지 않는다. ⑩ 식욕은 좋으며, 식사량은 보통이거나 많다. ⑪ 차멀미를 심하게 한다. ⑫ 수면 중에 코를 심하게 곤다. ⑬ 잠을 잘 때 곧 잠이 들지만 밤새 꿈을 꾼다. ⑭ 몸 전체가 따뜻하다. ⑮ 가끔 심한 명치통이 있다.
주호소하는 것이 소화불량, 서혜부 통증이며 서혜부의 통증을 본인의 능력으로는 어찌할 수가 없어 일단 소화불량을 치료하기로 했다. 식욕이 좋은 태음인 할머니의 소화불량을 목표로 향사평위산 1.5배량으로 10일분 20첩을 투약했다.
약을 모두 복용한 후에 속 더부룩함과 그득함이 사라져 소화가 잘된다고 한다. 그러나 다른 증상은 여전하다고 한다.

2-6. 도포(倒飽), 명치통

다음은 임상묵 선생의 경험이다.

● 조 ○ ○ 여 44세 태음인 가정주부 159cm 66kg 대진광역시 서구 정림동

살집이 있고 부드러워 보이는 태음인 주부로
① 명치통이 있는데 밤에 심해진다. ② 속이 비면 편하다. ③ 소화가 안 되고 가득 찬 느낌이다. 하루에 2끼만 먹는다. ④ 가스가 차고 헛배가 부른다. ⑤ 입 냄새가 난다. ⑥ 손발이 따뜻하고 ⑦ 몸에 약간의 열감이 있다.
약간 뚱뚱해 보이는 태음인의 명치통과 도포(倒飽)를 목표로 향사평위산 2배량으로 10일분 20첩을 지어주었다.
10여 일 후에 전화로 확인해 보니, 약을 복용한 후 명치통과 도포가 모두 사라져 기분이 매우 좋았다고 한다.

3-1. 명치통, 소화불량(消化不良)

● 이 ○ ○ 여 69세 태양성소양인 경기도 안양시 동안구 관양1동

보통 키에 보통 체구이며 강단이 있어 보이는 할머니이다.
① 1달 전부터 소화불량으로 명치가 답답하며 숨이 찰 때가 있다. ② 3년 전부터 자고 일어나면 얼굴이 부석부석하며 벌겋게 부어오르는데 소화가 안 될 때는 더욱 심하다. ③ 2년 전 팔을 다쳐서 금이 간 이후로는 손떨림 증세가 있는데 올 봄부터 심하다. ④ 손발이 저리다. ⑤ 어제 돼지고기를 먹은 후로 얼굴이 불긋불긋하고 열감이 있다. ⑥ 식욕이 왕성하며 식사량이 많은 편이다. ⑦ 소화가 잘 안 되고 가스가 차며 늘 속이 더부룩하다. ⑧ 대변은 된 편이고 2~3일에 1회 정도 본다. ⑨ 소변을 자주 본다. ⑩ 잠은 잘 자는데 밤새 꿈을 꾸고 잠꼬대를 자주 한다. ⑪ 시고 단 음식을 제외하면 골고루 잘 먹는다.
강단이 있는 태양성소양인 할머니의 소화불량과 심하비(心下痞), 숨참을 목표로 향사평위산을 2배량으로 10일분 20첩을 투약했다. 40일 후에 다시 왔을 때 확인해 보니, 명치가 아픈 것과 소화불량은 소실되었으나 상열(上熱)시 얼굴에 생기는 부종(浮腫)과 1일 1~2회의 상열 증세는 여전하다고 한다.
이 할머니의 증세 중에 밤새 꿈을 많이 꾸고 잠꼬대를 하는 점이나 얼굴에 열이 달아오르는 것을 보면 평소 신경을 많이 쓴다고 보아 이번에는 온담탕 2배량에 향부자 3돈, 치자 2돈을 더하여 10일분 20첩을 투약했다.

25일 후 다시 약을 지으러 왔을 때 확인해 보니 얼굴 붓는 증세는 격감하였고 상열증세는 완전히 소실되었다고 한다.

3-2. 명치통, 오심(惡心), 현훈(眩暈), 두통(頭痛), 견통(肩痛), 무기력(無氣力)

● 권 ○ ○ 여 54세 소양인 경기도 군포시 산본동 한양목련아파트

보통 체격에 소양인으로 보이는 주부로 1주일 전 식사 바로 후에

① 위(胃)가 부은 것 같고   ② 쓰린 것도 같고   ③ 형용할 수 없을 정도로 아프다.   ④ 심한 운동 후에는 토했다.
⑤ 속이 계속 메슥거린다.   ⑥ 어지럽다.   ⑦ 머리가 아프다.   ⑧ 식욕이 왕성했으나 지금은 별로 없다.   ⑨ 자궁
적출 이후 소변을 자주 본다.   ⑩ 무릎이 쑤신다.   ⑪ 기운이 없고 입이 마른다.

몸 전체가 따뜻하다는 소양인 여자의 식상(食傷) 뒤에 발생한 명치통, 오심(惡心), 현훈(眩暈), 두통(頭痛)을 목표로 향
사평위산 2배량으로 3일분 6첩을 지어주었다.

4일 뒤에 다시 한약방에 왔을 때 물어 보니, 지난번 약을 복용한 이후 명치통, 오심(惡心), 현훈(眩暈)이 격감했으나
머리 아픈 것은 더 심하다며 약을 더 지어달라고 한다. 이번에도 같은 처방으로 3일분 6첩을 지어주었다.

약 4개월 뒤에 약을 지으러 다시 한약방에 왔을 때 경과를 물어 보니, 지난번 약을 복용한 이후 명치통, 오심, 두통 증
세가 다 나았다고 한다. 이번의 증세는

① 5일 전부터 우측 어깨 부위에 담이 결리는 듯하다.   ② 역시 5일 전부터 기운이 없어 졸린 이후에 혼미상태로 빠
진다.   ③ 뒷목이 당기면서 머리가 쥐어짜듯이 아프다.   ④ 눈 주위가 붓고 눈이 침침하다.

비록 증세는 다르지만 지난번 약으로 증세가 격감된 것으로 보아 이 처방이 효과가 있다고 보고 이번에도 우측 어깨
담결림, 무기력, 두통, 부종을 목표로 전과 같은 처방으로 5일분 10첩을 지어주었다.

일주일 뒤에 다시 한약방에 왔을 때 물어 보니, 약을 복용하는 중에 이틀 동안 식욕은 보통이나 배가 뿌듯하고 대변
은 시원치 않고 자주 보았으며 뭉클뭉클한 변을 보았다고 한다. 그러나 복용 이후 우측 어깨 담결림이 소실되었고, 기
운이 없어 가라앉는 듯한 증세도 많이 경감되었으나 머리 아픈 것과 눈이 붓고 침침한 증세는 여전했다고 한다.

약을 복용하는 중에 대변이 시원치 않고 뭉클한 변을 보았다고 하나 우측 어깨 담결림이 소실되고 무기력 증세가 경
감된 것으로 보아 이 처방이 적합한 것으로 보고 같은 처방으로 5일분 10첩을 지어주었다.

3-3. 위통(胃痛)

● 이 ○ ○ 남 43세 소양인 회사원 서울특별시 구로구 시흥동

건강하고 활달하며 소화력이 왕성한 보통 키의 소양인으로 필자의 백형이다.

① 5일 전 저녁에 제삿밥(나물 등)을 먹고 난 후부터 위장에 통증이 심하게 발생했다.   ② 특히 아침 식사시에 심하
며 점심과 저녁식사 때는 약하게 발생한다.   ③ 음식이 위(胃)에 들어가면 1시간 정도 뻐근하게 못 견딜 정도로 아파
온다.   ④ 위의 통증으로 점심과 저녁도 죽을 먹으니 근무를 하자면 힘이 없어 맥을 못 춘다고 하신다.

나물 등 제삿밥을 드신 후 발생한 통증이어서 평위산이 효과가 있을 것으로 보여 평위산 2배량에 건강 1.5돈, 계피 1.5
돈을 더하여 10첩을 지어주었다. 또한 평위산에 곽향과 반하를 더한 불환금정기산 2배량으로 4첩을 지어 주면서 평위
산이 효과가 없으면 불환금정기산을 복용하시도록 했으며 1일 2첩을 재탕까지 하여 3회 복용하라고 했다.

6일 후 다시 오셨는데, 불환금정기산이 효과가 있어 위의 통증이 줄어들었으니 그 약을 좀 더 지어오라고 하시기에,
검토 끝에 불환금정기산을 지어 드릴 게 아니라 아예 불환금정기산에 위통에 쓰는 향부자, 지실, 사인 등이 가미된 향
사평위산이 더 좋을 것 같았다. 그래서 향사평위산으로 14첩을 지어드렸다.

5일 후 큰형님 집에서 만났을 때, 점심을 먹고 보온병에서 약을 내어 마셔 좀 어떠냐고 물었더니, 식사 후인 지금 복
통(腹痛)이 있는데 이 약을 마시면 즉시 지통(止痛)이 되고 전보다는 통증도 훨씬 약하고 통증 시간도 줄어들었다고
한다. 그 뒤 식사 때마다 오는 복통으로 향사평위산을 계속 사용했으나 당시만 효과가 있고 식사 후에는 다시 발생하
곤 하여 처방을 바꾸기로 했다.

이번에는 인삼양위탕을 1제 투약했으며 인삼양위탕을 복용한 후에는 위통이 완전히 나았다고 한다.

그 뒤에도 과식 이후 간헐적인 복통이 발생하여 그때마다 인삼양위탕을 복용하면 복통이 한동안 소실되었다가 과식이
나 음주 뒤면 다시 발생하곤 하여 인삼양위탕을 10제 이상 먹었다.

향사평위산이 일반적으로 소화가 안 될 때 쓰는 대표적인 처방이지만 위통에 쓰기는 이번이 처음으로, 효과가 있었다.

3-7. 식체(食滯) 후 복통(腹痛), 구토(嘔吐), 설사(泄瀉)

● 손 ○ ○ 남 39세 태음인 경기도 안양시 관양동

보통 체격의 39세 된 태음인 남자로 일주일 전 라면을 먹고 체한 뒤부터

① 식후에 배가 아프다.   ② 설사를 한다.   ③ 구토를 한다.   ④ 뱃가죽이 아프다.   ⑤ 약간 더위를 탄다.

風寒 暑 濕 燥 火 內傷 虛勞 霍亂 嘔吐 咳嗽 積聚 浮腫 脹滿 消渴 黃疸 瘧疾 邪祟 身形 精氣神 血 夢 聲音 津液 痰飲 蟲 小便 大便 頭 面 眼 耳 鼻 口舌 牙齒 咽喉 頸項 背 胸 乳 腹 腰 脇 皮 手 足 前陰 後陰 癰疽 諸瘡 婦人 小兒

⑥ 소화력은 좋으나 잘 체한다.   ⑦ 과식하면 설사를 한다.   ⑧ 움직이면 피로하다.

평소 소화력은 좋으나 잘 체한다는 태음인 남자의 식체 뒤에 발생한 복통(腹痛), 설사(泄瀉), 구토(嘔吐)를 목표로 향사평위산 2배량으로 3일분 6첩을 지어주었다.

1년 뒤에 음식을 먹은 뒤로 두드러기가 발생하여 약을 지으러 다시 왔을 때 물어 보니, 지난번 약을 복용한 이후 복통, 구토, 설사가 모두 소실됐다고 한다. 이번에는 식체 뒤에 발생한 두드러기를 목표로 정전가미이진탕을 지어주었다.

4-1. 탄산(吞酸), 속쓰림, 속답답함

● 강 ○ ○ 남 31세 소양성소음인 제과점 서울특별시 은평구 응암동

연약해 보이면서 성격은 괄괄하나 잘 참는 남자로 제과업에 종사하고 있다. 2개월 전부터 위에서 신물이 올라오고 속이 답답하고 쓰려 양방치료를 받았으나 1주일 전부터 제과점 일로 식사조절이 불가능하여 다시 재발했다며 내방했다.

① 신물이 올라온다.   ② 속이 쓰리고 답답하다.   ③ 속이 쓰릴 때는 등 쪽 고황혈(膏肓穴) 부위가 답답하다.

④ 평소 식욕이 좋고 소화력도 양호하나 근래 속쓰림, 속답답함 이후 식욕도 줄고 공복이면 배가 아프다.   ⑤ 대변은 1일 1회로 보통이다.   ⑥ 땀이 많고 도한(盜汗)이 있다.   ⑦ 바람을 싫어한다.   ⑧ 신경을 쓰거나 피로하면 머리가 아프고 뒷목이 뻐근하다.   ⑨ 소화불량이 있거나 피로하면 입이 마르고 쓰다.   ⑩ 배에서 물소리가 난다.

이 사람의 주증상은 탄산(吞酸)과 속쓰림이지만 속이 답답하고 복명(腹鳴)이 겸하여 있는 점으로 보아 탄산과 속쓰림의 원인이 소화장애에 있다고 보고, 우선 소화장애를 치유하면 나머지 증세는 저절로 없어질 수도 있다고 판단했다. 연약해 보이는 소양성소음인의 소화불량을 겸한 탄산(吞酸), 속쓰림, 속 답답함을 목표로 향사평위산 2배량으로 10일분 20첩을 지어주었다.

12일 후 다시 본원을 찾았을 때 확인해 보니, 약을 복용한 후 신물, 속쓰림, 속 답답한 것이 모두 사라져서 기분이 매우 좋았다고 한다.

5-1. 식욕부진(食慾不振), 무기력(無氣力)

● 이 ○ ○ 남 36세 소양인 경기도 안양시 비산3동 군인아파트

보통 체격에 말이 빠른 소양인 남자로 육군 소령이다.

① 평소부터 위장이 약해 신경을 쓰면 식욕이 없다.   ② 4개월 전부터 술을 마시면 기운이 없다.   ③ 오래 전부터 양약을 잘못 복용하면 두드러기가 발생한다.   ④ 한약을 먹으면 설사를 한다.   ⑤ 익모초를 복용한 뒤로 위장이 많이 좋아졌다.   ⑥ 위장약을 자주 복용한다.   ⑦ 추위와 더위를 심하게 타고 선풍기 바람을 좋아한다.   ⑧ 손발이 뜨겁다.   ⑨ 3일에 한 번 정도로 술을 마신다. 음주 후에는 설사를 한다.   ⑩ 소변 줄기가 약하다.   ⑪ 기운이 없고 나른하며 특히 다리가 피로하다.

손발이 따뜻한 소양인 남자의 위장 약함, 무기력을 목표로 향사평위산에 모려, 황기 3돈, 산약, 구기자, 익모초 2.5돈을 더하여 10일분 20첩을 지어주었다.

약 10개월 뒤에 다시 왔을 때 확인해 보니, 지난번 약을 복용한 이후 위장이 많이 좋아졌으며 식욕이 증진되었고 기운이 났으며 이번에는 한약을 먹고도 설사를 하지 않았다고 한다. 지금은 다시 피로하고 기운이 없고 신경을 많이 쓴다며 약을 더 복용하기를 원했다. 약을 복용한 후 위장이 좋아지고 식욕과 기운이 증진된 것으로 보아 처방이 적합한 것으로 보고 같은 처방으로 10일분 20첩을 지어주었다.

6-1. 연변(軟便), 설사(泄瀉), 치질(痔疾)

다음은 장자한 선생의 경험이다.

● 고 ○ ○ 남 37세 소양인 170cm 70kg 경기도 구리시 인창동 한진그랑빌

아는 누나의 남편으로 누나의 약을 지으면서 혼자 먹기 미안해서인지 보약이나 같이 지어 줄까 했는데 문진(問診)을 하는 과정에서 몸 상태가 많이 안 좋아서 투약하게 되었다. 학원 강사로 육체적으로나 정신적으로 소모가 많다.

① 대변이 항상 연변(軟便)이고 불규칙하다. 술, 라면, 소주를 먹으면 설사를 한다.   ② 치질이 재발했다. 그전에 외치질로 치료를 받았으나 요즘 과로해서 그런지 변을 보면 장이 내려오는 느낌이고 2달 전에 1번, 2주전에 1번씩 증상이 나타났다. 가끔 혈변(血便)을 본다.   ③ 가스가 많이 차고 방귀가 많이 나오는 편이다. 식사가 불규칙적이다.

④ 눈 충혈이 심하고 치료 받은 경험이 있다.   ⑤ 더운 음식, 맵거나 뜨거운 음식을 먹을 때 얼굴에 땀이 난다.

⑥ 양쪽 어깨가 아프고 뒷목이 뻣뻣하다.   ⑦ 손발은 따뜻하다   ⑧ 추위와 더위를 모두 탄다. 찬바람이 불면 가끔 뼈까지 시리고, 무릎수술도 했다.   ⑨ 매일 소주 1병을 마신다. 전에는 더 심했다.   ⑩ 담배는 10년 전에 끊었다.

⑪ 식욕은 있고 소화는 잘되는 편이다.   ⑫ 수면량이 적고 약간의 불면(不眠)이 있다.

지나친 음주로 소화기의 기능이 떨어진 37세 학원강사의 설사와 치질(痔疾)을 목표로 향사평위산에 인진오령산을 합

방하고 지유 2돈을 더하여 투약했다(괴화가 없어 지유를 2돈으로 하여 투약했다). 투약 후에
1. 대변이 정상이 되었으며, 치질이 치유되었다.
2. 가스가 많이 차고 방귀가 많이 나오는 것이 많이 좋아져서 못 느낄 정도이다.
3. 눈 충혈이 약간 덜한 느낌이다.
4. 밥을 먹으면 얼굴에 땀이 나는 것은 여전하다.
5. 양쪽 어깨가 아프고 뒷목이 뻣뻣한 것은 여전하다.
6. 요즘에는 거의 술을 마시지 않는다고 한다.

6-2. 설사(泄瀉)

● 조 ○ ○ 여 17세 소양인 경기도 안양시 달안동 샛별한양아파트
보통 체격의 소양인으로 고등학교 2학년 여학생이다.
① 10일 전 튀김을 먹고 체하여 어제까지 설사(泄瀉)를 했다. ② 병원에서 치료했으나 아직 완전하지 않다.
③ 머리도 아프다. ④ 배는 고픈데 설사 때문에 음식을 먹지 못한다. ⑤ 시험 때나 신경을 쓸 때 잘 체한다.
⑥ 대변은 불규칙적으로 1~3일에 한 번 정도 보며 시간이 오래 걸리고 힘들다. ⑦ 추위를 약간 타며 선풍기 바람
과 에어컨 바람을 싫어한다. ⑧ 식사량은 적은 편이나 조금씩 자주 먹는 편이다. ⑨ 소화력은 좋은 편이다.
변비가 있는 소양인 여학생의 식체(食滯) 뒤 발생한 설사(泄瀉)를 목표로 향사평위산 2배량으로 2.5일분 5첩을 지어주
었다. 4일 뒤에 다시 약을 지으러 왔을 때 물어 보니, 약을 복용하는 중에는 죽만 먹었으며 복용 후에는 설사가 중단
되어 아침에 밥을 먹거나 오후에 떡볶이를 먹어도 괜찮았고 초콜릿을 먹으니 묽은 변을 보았다며, 약을 더 복용하기
를 원했다. 약을 복용한 이후 설사가 소실된 것으로 보아 이 여학생에는 이 처방이 적합한 것으로 보고 같은 처방으
로 2.5일분 5첩을 지어주었다.

7-1. 두통(頭痛), 현훈(眩暈), 복통(腹痛), 식체빈발(食滯頻發)

● 신 ○ ○ 여 17세 소음인 여사원 경기도 안양시 평촌동 동일아파트
보통 키에 피부가 희고 약간 여윈 편이며 수줍은 듯한 소음인으로 보이는 소녀이다.
① 3년 전부터 늘 머리가 아프며 자주 어지럽다. ② 3년 전부터 잘 체하며, 체하면 명치가 아프다. ③ 오른쪽 아랫
배가 사르르 아프다. ④ 식은땀이 잘 난다고 한다.
소화불량으로 두통과 복통(腹痛)이 발생한다고 보고 향사평위산 2배량에 계지탕을 더하여 10일분 20첩을 지어주었다.
만 1달 뒤에 시골에 계신 아버지의 약을 지으러 왔을 때 확인해 보니, 그 약을 복용한 뒤 두통(頭痛)과 어지러움, 하
복통(下腹痛)이 없어졌으며 그 약을 먹다가 휴가를 얻어 시골에 가서 약을 12첩 정도만 복용했다고 한다. 약을 복용하
고 체하는 것이 한 번도 없었으며 식은땀은 많이 줄어들었으나 아직도 약간은 난다고 한다. 남은 약 8첩을 머리가 뜨
서우면서 아프다는 아버지께서 드셨는데 늘 머리가 아프던 것이 많이 좋아졌다며 그 약을 더 지어 오라고 하여 다시
찾아왔다는 것이다. 이번에는 이 아가씨의 아버지 약으로 전과 같은 처방으로 10일분 20첩을 지어주었다.

8-3. 소아태열(小兒胎熱)

다음은 송종석 선생의 경험을 채록한 것이다.
소아들의 아토피성 피부염에 관한 치료방법에는 여러 가지가 있으나 나의 경우는 십전대보탕에 향사평위산(창출, 진
피, 향부자, 지실, 곽향, 후박, 사인, 목향 같은 양으로 등분)을 합방하여 사용하며 많은 효과를 보아왔다. 대부분 4~6
세의 어린이들로 1제 정도 복용하면 대부분 쾌유되는 것을 보아왔다. 아마 향사평위산의 소도하기(消導下氣)작용이 태
열(胎熱)의 원인으로 추정되는 장내(腸內) 울열(鬱熱)의 요인을 없애주고 십전대보탕으로 전체를 보강하여 치유되는
것이 아닌가 생각해 본다.

9-1. 신체상태 호전

● 권 ○ ○ 남 39세 태음인 경기도 안양시 안양7동 준마아파트
큰 키에 약간 뚱뚱한 태음인으로 보이는 남자로 특별한 증상 없이 보약을 지으러 왔다. 증세를 물어 보니 얼마 전 개
고기를 먹고 체했다고 한다.
① 땀이 많다. ② 몸 전체가 따뜻하다. ③ 모든 음식을 좋아하나 찬 음식을 특히 좋아한다. ④ 소화가 잘 안 되
며 속이 거북하고 가스가 찬다. ⑤ 음주 뒤 설사를 하고 평소에도 변이 묽고 가늘며 시원치 않다. ⑥ 잘 놀란다.
⑦ 뒷목이 땅기고 무겁고 뻐근하다. ⑧ 운동을 심하게 하면 뼈가 아프다. ⑨ 피로하다.
몸 전체가 따뜻한 태음인 남자가 개고기를 먹고 체한 것이나 평소 소화불량이 있다는 것을 참고하여 향사평위산 3일

風
寒
暑
濕
燥
火

內傷

虛勞
霍亂
嘔吐
咳嗽
積聚
浮腫
脹滿
消渴
黃疸
瘧疾
邪祟
身形
精
氣
神
血
夢
聲音
津液
痰飮
蟲
小便
大便
頭
面
眼
耳
鼻
口舌
牙齒
咽喉
頸項
背
胸
乳
腹
腰
脇
皮
手
足
前陰
後陰
癰疽
諸瘡
婦人
小兒

분 6첩과 보약으로 태음조위탕으로 10일분 20첩을 지어주었다.

9일 뒤에 부인이 전화를 했는데 향사평위산을 복용할 때는 아주 좋았으나 태음조위탕을 3번 복용하고 남편의 입안이 부르트고 식욕이 없고 밥이 안 넘어간다고 한다.

향사평위산 복용 이후 아주 좋았다고 하여 전과 같은 처방으로 10일분 20첩을 지어주었다.

10-1. 실패례

● 박 ○ ○ 여 47세 태음인 경기도 안양시 안양2동

보통 키에 약간 뚱뚱한 태음인 주부이다.

① 10일 전부터 자주 체한다.   ② 추위는 타지 않는다.   ③ 몸 전체가 매우 찼으나 약을 복용한 후 지금은 체열이 보통이다.   ④ 따뜻한 음식을 좋아한다.   ⑤ 잘 체하여 속이 답답하고 쓰리다.   ⑥ 소변을 매우 자주 본다.   ⑦ 꿈을 자주 꾸고 간혹 개꿈을 꾸며 기억이 나다 안나다 한다.   ⑧ 열이 달아오르고 매사에 신경질이 많다.   ⑨ 3달 전부터 월경이 중단되었다.

체열이 보통인 태음인 주부의 식체빈발을 목표로 향사평위산 1.5배량으로 2일분 4첩을 지어주었다.

3일 뒤에 다시 한약방에 왔을 때 물어 보니, 지난번 약을 복용한 뒤로 손이 저리고 가슴이 답답했다고 한다.

11-1. 시험복용

다음은 김호근 선생의 경험이다.

● 김 ○ ○ 남 37세 학생 168cm 69kg 충청북도 제천시 하소동

하체(下體)가 상체(上體)보다 발달한 편이라 개인적으로 소음인이라 판단된다.

① 눈에 힘이 없고 조금만 집중해도 눈이 피로해진다.   ② 무기력하다.   ③ 제변동계(臍邊動悸)가 있다.   ④ 아랫배가 자주 차고 헛배가 부른다.   ⑤ 대변은 보통 이틀에 한 번 정도 보며 변비증상은 없다.   ⑥ 소변은 거품이 좀 있고 노란색일 경우가 많다.   ⑦ 소화는 잘되는 편이다.   ⑧ 손발은 따뜻한 편이다.   ⑨ 잠을 자면 꿈을 거의 매일 꾸는 편이다.   ⑩ 가끔 왼쪽 팔이 저리는 경우가 있다.

향사평위산의 약성을 알아보기 위하여 시험 복용해 보기로 했다.

저녁에 1봉을 복용한 후 점심에 돼지고기를 먹고 저녁에 배가 별로 고프지는 않았지만 끼니를 거르면 안 될 것 같아서 점심때 먹다 남은 돼지고기를 맛있게 먹었다. 먹고 난 후 좀 배부른 느낌이다. 식사 후 입이 심심해서 과자를 이것저것 먹었더니 배가 더부룩해졌다. 시험 복용하려고 준비해둔 향사평위산이 생각이 나서 시험해 볼 겸 1봉을 복용했다. 맛은 처음에는 약간 단맛이 나다가 나중에는 쓴맛 위주로 났던 것 같다. 먹고 나니 뭔가 뱃속에서 변화가 있는 느낌이었다. 약간 부글부글 끓는 느낌이랄까, 말로 표현하긴 힘들지만 변화가 있는 것 같았고 기분 나쁜 느낌은 아니었다. 오히려 좋았다고 할 수 있다. 먹고 난 후 배가 팽팽한 느낌은 있으나 더부룩한 느낌은 약간 해소된 듯 보였다. 그리고 취침 전쯤에 방귀가 자주 나왔던 것 같다.

새벽 2시경에 1봉을 복용한 후 저녁에 밥 대신 피자를 먹었다. 내일이 병리학 시험이어서 일찍 잘 수 없었다. 12시 정도 되어서 참외를 2개 정도 먹으면서 2시까지 공부했다. 새벽 2시에 자려고 하니 배에 가스가 찬 듯했다. 향사평위산이 생각나서 시험차 1봉을 복용했다. 그리고 바로 침대에 누웠다. 일단 배에서 전체적으로 무엇인가 활발한 움직임이 생기는 듯했다. 10분 뒤 배에서 계속 꼬르륵하는 소리가 들렸다. 아침에 일어나서 시험공부를 하고 있는데 변의가 느껴져 변을 보았다. 상태는 적당한 굳기로서 무리 없이 나왔다. 최근 3주 정도 변이 굳은 편이고 양도 적은 편이어서 걱정하고 있었던 참이었다.

다음날 저녁에 약간 배가 부른 것 같아서 1봉을 먹었다. 어떤 변화가 있을까 하고 기대하고 있었는데 아무런 느낌이 없는 듯했다. 지난 2번의 복용도 약효에 의한 것인 아닌 나의 착각일 수도 있겠다는 생각이 들었다. 효과는 확실하지 않지만 이렇다 할 부작용은 없는 듯하다.

또 다음날 저녁에 고등어자반을 먹었다. 그렇게 많이 먹지는 않은 것 같은데 배가 불렀다. 집안에 비린내가 다 가시지 않은 것 같은 상황에서 약간 메스껍다는 생각을 했다. 향사평위산 1봉을 복용했다. 조금 후에 트림이 조금 나왔다. 메스꺼운 현상은 그다지 나아지지 않는 것 같았다.

총 4봉을 복용했다. 4봉 모두 과식을 했을 경우에 복용했다. 약량이 배량이고, 약성이 소화기의 운동성을 증가시킨다는 설명에 복용시에 조금 걱정이 들었다. 하지만 예상과 달리 소화기 계통에 어떤 무리한 영향을 주는 것 같지는 않았다. 소화기 계통의 운동성을 증가시킨다고 했을 때 그런 상황을 의식적으로 느낄 수 있는 지는 알아볼 사항이다. 4번의 복용에서 이렇다 할 부작용은 발생하지 않았으며 과식 후에 소화를 돕는다는 느낌이 들었다.

참고로, 여자 친구가 식사 후 가슴 쪽이 답답하다고 하여 향사평위산을 복용시킨 적이 있다. 그런 상황이 2번 있어서 각각의 경우에 1봉씩 복용시켰는데 복용 후 부지불식간에 답답한 현상이 사라졌다고 했다.

下統25 益 대화중음 大和中飲

山查肉 麥芽 各二錢 陳皮 厚朴 澤瀉 各一錢半 枳實 一錢 砂仁 五分

[出　　典] 醫宗損益·方藥合編：治食滯積聚　　① 胃寒惡心 加乾薑　　② 疼痛 加木香·烏藥·香附子
　　　　　　③ 痰多 加半夏
[活套鍼線] 食傷(內傷)
[適應症] 소화불량, 가스참, 속답답함, 식욕부진, 명치통, 건구역, 오심, 피로, 현훈, 두통, 기미

　　대화중음은 소화불량(消化不良)과 식욕부진(食慾不振)에 사용하는 처방이다. 대화중음의 소화불량은 소화기의 운동성이 저하된 것도 원인이지만 소화액 분비가 부족해진 것이 주요 원인이라고 할 수 있다. 그래서 소화액 분비가 저하되었거나 저하되기 쉬운 사람에게 일반적인 소화제로 사용한다.

　　음식물을 소화하는 소화액은 침샘에서 분비되는 타액(唾液), 위에서 분비되는 위액(胃液), 췌장에서 분비되는 췌장액(膵臟液), 담(膽)에서 분비되는 담즙(膽汁), 소장에서 분비되는 소장액(小腸液)이 있다. 이러한 소화액은 음식물을 잘게 분해하고 흡수되기 쉽게 하는 작용을 하기 때문에 음식물을 많이 섭취하면 섭취한 만큼 소화액 분비가 증가해야 한다. 그러나 소화기능이 약하거나 섭취한 양만큼 소화액 분비가 뒷받침되지 못할 경우에는 음식물을 충분히 소화시키지 못하기 때문에 소화불량이 생긴다. 이럴 때 대화중음을 복용하면 소화액 분비를 촉진하거나 부족한 소화액을 대신하는 역할을 하기 때문에 소화불량이 해소된다. 따라서 대화중음은 본래 소화기가 연약하여 소화가 안 되는 상태에 사용하는 것이 아니라, 갑자기 음식을 많이 섭취하여 상대적으로 소화액 분비가 부족해진 상태에 사용하는 것이므로, 만성소화불량에도 사용할 수 있겠지만 과식의 후유증 등으로 인해 소화액 분비가 저하되었을 당시에 사용한다.

　　평위산의 소화불량과 비교하면 대화중음의 소화불량을 이해하기 쉽다. 과식을 했을 때 평위산을 사용해야 하는 경우는 복통이나 숨참 등의 증상이 동반되지만, 대화중음을 사용해야 하는 경우는 통증이 동반되는 일은 거의 없고 단지 소화가 느리게 되는 증상만 있다. 또 평위산은 장관(腸管)에 머물러 있는 내용물을 속히 이동시키는 것이 목적이지만, 대화중음은 음식물을 이동시키는 목적도 있지만 그것보다 소화액분비를 증가시켜 음식을 소화시키는 것이 목적이다. 신체조건으로 볼 때 평위산을 쓸 수 있는 사람은 대화중음을 쓸 사람보다 건실한 경우가 많다. 따라서 대화중음은 평위산을 사용해야 하는 사람보다 더 약한 사람에게 쓸 수 있다. 또 평위산은 기평즉지(氣平則止)라고 하여 다량 복용하거나 장기간 복용하면 소화기의 운동성을 증가시켜 기운을 소모시키는 경향이 있다. 그러나 대화중음에는 이러한 경향이 적고 양약 훼스탈처럼 소화효소 위주로 구성된 한방 소화제로 이해하면 된다.

　　조문을 보면 '食滯積聚식체적취'를 치료한다고 했는데, 여기서 식체(食滯)는 앞서 언급한 대로 소화액 분비가 적절하게 이루어지지 않을 때 나타나는 증상이다. 적취(積聚)는 소화불량이 지속되어 소화불량이 만성화되었음을 의미하는데, 대화중음을 쓸 수 있는 적취는 상대적으로 가벼운 적취이다.

　　활투에 보면 위한(胃寒)으로 인한 오심에는 건강(乾薑)을 넣으라고 했는데, 담음(痰飮)으로 인해 오심(惡心)이 발생했을 때는 이진탕을 더하고, 허랭으로 오심이 생기면 건강을 추가하면 된다는 뜻이다. 한(寒)으로 인해서 발생하는 오심은 위(胃)가 냉하고 위 부위의 혈류량이 줄어들어 혈액과 분비된 소화액이 정체되어

담음(痰飮)이 형성되었기 때문에 발생하는 것이다. 이때는 건강을 넣어주면 된다. 그러나 오심이 발생하는 원인이 담음일 때는 거담제(祛痰劑)가 들어 있는 불환금정기산이나 평진탕, 보생탕 등이 더 적합하다.

처방구성　처방구성을 보면 산사는 지방 소화효소인 리파아제를 함유하고 있어 지방의 소화를 촉진시키며, 여러 종류의 유기산과 비타민C를 함유하고 있어 펩신의 활성을 높여 단백질 소화를 촉진한다는 약리실험 보고가 있다. 맥아에는 전분 분해효소인 아밀라아제가 들어 있어 곡물류 음식을 소화시키는 작용이 있다는 실험 결과가 있다. 참고로 맥아를 초(炒)하면 전분을 분해하는 효능이 떨어진다고 한다.

진피는 이기제(理氣劑)로서 소화관의 운동을 강화하여 가스배출을 촉진하고, 후박은 장(腸)의 운동을 촉진하거나 장(腸)의 경련을 완화하는 등, 장의 운동을 조정하는 작용이 있다. 택사는 세뇨관의 재흡수를 억제하여 이뇨작용을 함으로써 조직의 부종을 경감시킨다. 또한 콜레스테롤의 흡수·분해 및 배설하는 작용이 있어 소화기능을 돕는다고 볼 수 있다. 지실은 위장(胃腸)의 연동을 강화, 리듬을 조정하고 소화·흡수를 강화하여 복부팽만을 제거한다. 사인은 장관(腸管) 평활근을 이완시키며, 소화기의 운동을 촉진하여 음식물의 운송과 소화·흡수에 도움을 준다.

처방비교　**소합향원**과 비교하면 소합향원은 방향성 소도제(消導劑)가 많이 포함되어 있어 소화불량이나 복통, 설사 등에 사용하며, 소화불량으로 인해 정신기능이 저하되어 졸도, 실신 등의 증상이 나타났을 때도 사용한다. 반면 대화중음은 일반적인 소화불량에 사용하며 설사나 졸도 등에는 사용하지 않지만, 과다한 영양이나 독성물질을 일부 분해하는 기능이 있어 단순한 소화작용뿐 아니라 간의 기능을 보조하는 작용도 있다.

소화불량에 사용하는 **내소산**과 비교하면 내소산은 습담(濕痰)과 조직의 경직으로 인한 소화불량, 속쓰림, 만성소화불량에 사용하며, 이러한 증상이 빈발되거나 고착화된 경우에 적합하다. 반면 대화중음은 간이나 소화기에 영양이 과도하게 적체되었거나 소화액 분비가 감소되어 소화불량 증상이 나타났을 때 사용한다.

평진탕과 비교하면 두 처방 모두 소화불량과 식체(食滯)에 사용한다는 공통점이 있다. 평진탕은 소화기의 운동성을 증가시키고 소화기조직 내의 습담(濕痰)을 제거하는 기능이 있어 습담으로 인해 발생하는 식체빈발, 복통, 소화불량 등에 사용한다. 반면 대화중음은 습담이나 소화기의 운동성저하로 인한 소화불량에 사용하는 것이 아니라, 소화액 분비가 저하되어 음식물을 원활하게 소화시키지 못하기 때문에 발생한 소화불량에 사용한다.

→ **활용사례**

　1-1. **소화불량(消化不良), 속답답함, 트림, 대변난(大便難)** 여 59세 소음인
　1-2. **소화불량(消化不良), 식욕부진(食慾不振)** 남 69세 태음인
　1-3. **소화불량(消化不良), 가스참** 여 31세 태음인
　1-4. **소화불량(消化不良), 무기력(無氣力), 흉비(胸痞)** 남 29세 소양성태음인 177cm 77kg
　1-5. 소화불량(消化不良) 남 35세 소음성태음인
　1-6. 속이 더부룩한 증상 남 28세 소음인 172cm
　2-1. **명치통, 식후답답함** 남 34세 소음인
　2-2. **헛구역, 피로(疲勞)** 여 27세 소양인
　2-3. **구취(口臭), 포만(飽滿)** 남 30세 소양인
　2-4. 식욕부진(食慾不振) 남 49세 태음인
　3-1. **피로, 식욕부진(食慾不振), 흉통(胸痛)** 여 73세 태음인
　3-2. **피로(疲勞)** 여 18세 소양인
　3-3. **피로(疲勞), 오심(惡心), 두중(頭重), 건구역(乾嘔逆), 소화불량(消化不良), 흉비(胸痞)** 여 49세 소음인
　3-4. 전신피로(全身疲勞), 소화불량(消化不良), 허랭(虛冷), 갱년기증상 여 47세 소음인

風
寒
暑
濕
燥
火

內傷

虛勞
霍亂
嘔吐
咳嗽
積聚
浮腫
脹滿
消疸
黃疸
瘰疾
邪崇
身形
精
氣
神
血
夢
聲音
津液
痰飮
蟲
小便
大便
頭
面
眼
耳
鼻
口舌
牙齒
咽喉
頸項
背
胸
乳
腹
腰
脇
皮
手
足
前陰
後陰
癰疽
諸瘡
婦人
小兒

4-1. **현훈(眩暈)** 남 60세 소양인
4-2. 두통(頭痛), 현훈(眩暈) 여 70세 태음성소음인
5-1. **기미** 여 45세 태음인
6-1. **견통(肩痛), 슬통(膝痛)** 남 55세 소양성소음인
7-1. 시험복용례-복부에 적체된 가스 해소 남 38세 소음인 172cm 60kg
7-2. 시험복용례-속쓰림 남 38세 열성태음인 175cm 73kg
7-3. 시험복용례-명치비, 소화불량(消化不良) 여 31세 태음인 160cm
7-4. 시험복용례-식후복통(食後腹痛), 하복포만(下腹飽滿) 여 37세 소음인 160cm
7-5. 시험복용례-하복포만(下腹飽滿) 남 24세 태음인 172cm 62kg
7-6. 시험복용례-하복포만(下腹飽滿) 남 21세 태음인 180cm
7-7. 시험복용례-과식으로 인한 속 더부룩함, 가스참 여 35세 소음인 158cm
7-8. 시험복용례-역류성 식도염 같은 증상 남 34세 태음인 182cm
7-9. 시험복용례-포만감(飽滿感) 남 30세 소음인 178cm 74kg
8-1. 시험복용 무효례-식적(食積) 여 30세 열성태음인 173cm
8-2. 시험복용 무효례-소화력 약함, 복부허랭(腹部虛冷) 여 36세 태음인 160cm 54kg
8-3. 시험복용 무효례-소화불량(消化不良)
8-4. 시험복용 무효례 남 24세
8-5. 시험복용 무효례-속더부룩, 식체(食滯) 여 29세 소음인 160cm

1-1. 소화불량(消化不良), 속답답함, 트림, 대변난(大便難)

● 김 ○ ○ 여 59세 소음인 경기도 안양시 귀인동

키와 체격이 보통인 소음인으로 보이는 주부이다. 10일 전부터 소화불량으로 고생을 하다가 내방했다. 현재 조산원에서 근무하고 있다.

① 속이 답답하다. ② 트림이 자주 나고 신경을 쓰면 더욱 심하다. ③ 소화가 안 되어서 10일 동안 죽만 먹었다고 한다. ④ 평소에 손발이 차다. ⑤ 소화가 안 되는 경향이 있다. ⑥ 신경을 쓰면 잘 체한다. ⑦ 과식을 하면 소화가 더 안 된다. ⑧ 대변이 시원하지 않고 힘들게 본다. ⑨ 신 것을 좋아한다.

이 여성이 평소 소화기가 약하기 쉬운 소음인 체질이며, 조산원이라는 직업상 야간근무를 자주 하여 피로가 겹쳐서 소화기 증상이 나타난 것으로 보였다. 소음인 주부의 소화불량으로 명치가 답답하고 트림이 자주 나는 증상을 목표로 대화중음 본방으로 10일분 20첩을 지어주었다.

15일 후에 다시 왔을 때 확인해 보니, 속이 답답한 증세가 소실되고 트림 증세가 격감하여서 소화가 잘 된다고 한다. 전과 같은 약으로 지이달라고 하여 1제를 시어주었나.

15일 후에 내방했는데 약을 복용하고 소화가 잘 되면서 속이 많이 편해졌고 더불어 대변이 시원치 않고 힘든 증세도 경감되었다고 한다.

이번에도 약을 더 지어달라고 하여 전과 같은 처방으로 10일분 20첩을 지어주었다.

1-2. 소화불량(消化不良), 식욕부진(食慾不振)

● 박 ○ ○ 남 69세 태음인 경상북도 김천시 평화동 장미아파트

쾌활하고 활동적으로 보이는 태음인 남자이다. 딸이 대신 전화로 증상을 얘기하며 약을 요청해왔다.

① 젊어서부터 과음을 해서인지 소화가 너무 안 되어서 죽만 먹는다고 한다. ② 병원에서 검진해 본 결과 동맥경화가 있다고 한다. ③ 혈압은 정상이다. ④ 전에 황달로 입원한 적이 있다.

환자를 직접 본 것도 아니고 통화를 한 것도 아니라 고심을 하다가 소화불량에 주안점을 두고 대화중음 2배량으로 10일분 20첩을 지어주었다.

1년 뒤인 다음해 11월 초순에 딸이 대신 전화를 해왔을 때, 복용경과를 확인해 보니, 소화가 좀 잘된다고 한다. 이번에는 전과 같이

① 음주과다로 인해 소화가 안 된다. ② 심장이 늘어나서 평생 양약을 복용해야 한다고 한다.
③ 간경화(肝硬化)가 약간 있다고 한다.

지나친 음주로 인한 소화기 손상과 그로 인해 발생한 소화불량을 목표로 전과 같이 대화중음으로 1제를 지어주었다.

복용 후 한달 정도 지난 12월 초순에 확인해 보니, 약을 복용한 뒤로 식욕이 왕성해지고 식사도 잘 하며, 소화도 잘되는 편인데 그래도 아직까지는 좀 덜 될 때가 있다고 한다. 이번에는

① 숨이 찬다.   ② 황태(黃苔)가 심하며 부정맥(不整脈)이 있다고 한다.

아직까지는 소화력이 좋아진 것은 아니지만 약을 복용한 후 소화력이 호전된 것으로 보아 이 약이 이 남성에게 잘 맞는 것으로 판단되며, 음주과다로 인해 간이 손상되어 황태가 끼지 않았나 생각된다. 이번에도 지난번과 같이 대화중음 2배량으로 1제를 지어주었다.

1-3. 소화불량(消化不良), 가스참

● 박 ○ ○   여   31세   태음인   경기도 안양시 비산3동 삼호아파트

보통 체격의 태음인 주부이다. 자연유산 이후 보허탕을 복용한 적이 있다.

① 소화가 잘되지 않는다.   ② 가스가 잘 찬다.   ③ 추위와 더위를 모두 탄다.   ④ 따뜻한 음식을 좋아하고 신 것을 싫어한다.   ⑤ 늘 피로하고 기운이 없다.   ⑥ 손과 발이 저리다.   ⑦ 식욕은 보통이고 식사량이 적다.   ⑧ 1~2일에 한 번 대변을 보는데 변이 된 편이다.   ⑨ 가슴이 두근거리고 얼굴에 열이 가끔 달아오른다.   ⑩ 불안, 초조하고 짜증과 신경질을 잘 내며 가슴이 답답하다.   ⑪ 아침에 일어날 때 머리, 이마 부위가 아프다.   ⑫ 허리가 아프다.   ⑬ 월경주기가 부정확하고 느려진다.   ⑭ 냉대하(冷帶下)가 약간 있다.

변비가 있는 태음인 주부의 소화불량과 가스 참을 목표로 대화중음 2배량으로 10일분 20첩을 지어주었다.

약 1년 뒤에 코감기로 약을 지으러 왔을 때 물어 보니, 지난번 약을 복용한 이후 소화도 잘되고 가스 차던 것도 경감되었다고 한다.

1-4. 소화불량(消化不良), 무기력(無氣力), 흉비(胸痞)

● 박 ○ ○   남   29세   소양성태음인   177cm 77kg   경기도 고양시 일산구 마두2동 강촌라이프아파트

얼굴이 타원형이며 피부가 약간 검은 편으로 보약을 지으러 내방했다.

① 1년 전부터 아랫배에 가스가 차고 헛배가 부르며 방귀가 자주 나온다.   ② 1년 전부터 땀을 많이 흘리고 기운이 없다.   ③ 감기에 자주 걸린다.   ④ 가슴 부위가 답답하며 뒷목도 뻐근하다.   ⑤ 대변은 1일 1회로 묽은 편이다.   ⑥ 소변이 시원하지 않으며 색은 노랗다.   ⑦ 손발이 약간 차며 추위나 더위도 조금 탄다.   ⑧ 음식은 빨리 먹으며 성격은 느긋한 편이면서도 고집이 세다.   ⑨ 술, 담배는 약간 한다.

건실한 체격의 소양성태음인 남성의 소화불량을 목표로 대화중음 2배량으로 10일분 20첩을 지어주었다.

1달 뒤에 소화기가 약하다며 보약을 지으러 다시 왔다. 저번에 약의 경과를 물어 보니 소화불량, 기운 없는 것, 가슴 답답한 것은 모두 격감했으나 땀을 흘리는 것은 여전했다고 한다.

이번에는 온몸에 땀이 많고 기운도 없으며 소화도 잘 안 된다며 보약을 원하여 향사육군자탕 2배량으로 10일분 20첩을 지어주었다.

6개월 뒤에 피로하며 소화가 잘 안 된다고 내방했다. 6개월 전 약의 경과를 물어 보니, 두 번째 약이 오히려 별 효과가 없었다고 한다. 이번 증세도 저번과 같이

① 소화가 잘 안 된다.   ② 식은땀도 흘리며 예전에 술과 담배를 많이 하여 간 수치가 나쁠 것이라고 한다.   ③ 요즘에 소변도 자주 보고 입 냄새도 심하다고 한다.

증세 중 음식이 저류(低流)하며 입 냄새가 나고 속이 더부룩하며 이로 인해 기운도 없고, 기운이 없으므로 소·대변도 자주 보고 묽은 것이라 생각되었다. 이번에도 처음처럼 대화중음 본방에 연변(軟便)을 감안하여 연육 2돈, 산약 2돈과 보기(補氣)를 위해 황기 3돈을 더하여 10일분 20첩을 지어주었다.

2-1. 명치통, 식후답답함

● 백 ○ ○   남   34세   소음인   운전   경기도 안양시 관양동 원주아파트

화물을 운반하는 일을 하는 소음인 남성이다. 개소주에 넣을 약을 지어달라며 내방했다.

① 10여 년 전인 20대 때부터 위장이 좋지 않았으며, 과식하면 답답하고 명치를 누르면 통증이 온다. ㉠ 소화력이 약하고 속이 더부룩하다. ㉡ 병원에서 위염으로 진단을 받았다.   ② 피로하면 머리가 띵하고 쑤신다.   ③ 전신에 피로감이 있다.   ④ 추위를 약간 타고 선풍기, 에어컨 바람을 싫어한다.   ⑤ 식욕이 없다.   ⑥ 두정(頭頂) 부위에 탈모(脫毛)가 있다.   ⑦ 잠은 잘 잔다.

개소주 보약에 넣을 약을 지어달라며 내원한 소화력이 약한 34세 소음인 남성의 위장약으로 대화중음 2배량으로 10일분 20첩을 지어주었다.

1년 5개월 뒤인 6월 초에 다시 내원했을 때 증상을 물어 보니, 지난번 약을 복용한 뒤로 식후에 답답한 증상이 없어졌고 명치부위를 눌렀을 때 통증이 오던 것이 없어졌다고 한다.

이번에는 보약을 겸해서 위장약을 지어달라고 하여 삼출건비탕 2배량에 황기, 인삼, 녹용을 더하여 10일분 20첩을 지

어주었다.

2-2. 헛구역, 피로(疲勞)

● 김 ○ ○ 여 27세 소양인 경기도 안양시 비산3동 삼호아파트

보통 체격의 소양인 아가씨이다.

① 1년 전부터 헛구역질이 심하다.   ② 식욕이 별로 없다.   ③ 피로하여 낮에는 힘이 든다.   ④ 1년 전 병원에선 위염이라고 했다.   ⑤ 약간 추위를 탄다.   ⑥ 신 것과 매운 음식을 좋아한다.   ⑦ 헛배가 부르고 속이 느글거리며 뒤틀린다.   ⑧ 가슴이 답답하고 잘 놀란다.   ⑨ 불안, 초조하며 우울하고 늘 뭔가에 쫓기는 것 같다.   ⑩ 한숨을 잘 쉰다.   ⑪ 두통이 있으면 머리에 열이 난다.   ⑫ 아침에 일어날 때 어지럽다.   ⑬ 3개월 전 교통사고로 어깨가 뻐근하다.   ⑭ 피로하고 땀이 많다.   ⑮ 월경이 불규칙적이고 월경시 허리가 아프다.

신 것과 매운 음식을 좋아하는 소양인 아가씨의 헛구역질, 식욕부진(食慾不振), 피로(疲勞)를 목표로 대화중음 2배량에 건강 1돈을 더하여 10일분 20첩을 지어주었다.

9개월 뒤에 다시 왔을 때 물어 보니, 지난번 약을 복용한 후 헛구역질하던 증세도 없어지고 피로한 것도 괜찮아졌으나 재발했다며 약을 더 지어달라고 한다. 지난번 약을 복용한 후 헛구역질과 피로가 경감된 것을 감안하여 같은 처방으로 10일분 20첩을 지어주었다.

2-3. 구취(口臭), 포만(飽滿)

다음은 이창형 선생의 경험이다.

● 이 ○ ○ 남 30세 소양인 경기도 부천시 역곡동

예전에 술을 한동안 열심히 먹은 이후로 입에서 구취(口臭)가 나기 시작하더니 담배라도 많이 피운 날은 여지없이 입 냄새가 나는 것이었다. 그래서 한동안 담배연기가 위의 유문괄약근을 약화시켜서 냄새가 올라오는 것이 아닐까 생각하여서 담배를 끊어 보았다. 그랬더니 약간 증세가 호전됨을 느낄 수가 있었다. 그런데 완전히 소실되지는 않았다. 그래서 '담배가 약간의 영향만 주는 것이구나'라는 결론을 내리고 담배는 계속 피웠다. 그러면 원인이 무엇일까 생각해 보니 위(胃)에 소화되지 못한 노폐물이 남아 있어 입냄새가 나는 것으로 판단되었다. 운동을 하면 소화기능이 증강될 것이고 입 냄새도 나지 않을 것으로 생각하여 운동을 시작했다. 그랬더니 운동 당일 바로 효과가 나타났는데 입 냄새가 바로 사라졌다. 그러나 운동을 시작하고 보름이 지나고 나니 다시 전처럼 입 냄새가 나기 시작했다. 운동으로도 완치가 되지 않는다고 생각하면서 시간은 자꾸 흘러갔다.

① 그러던 어느 날 저녁에 고기를 먹었는데 그것이 내려가지 않고 더부룩한 느낌이 있었다.   ② 생각해 보니 언젠가부터 속에 가스가 찬 듯 답답하고 식사량이 조금만 많으면 갑갑한 느낌이 있었다.   ③ 그런데 생활습관이라 식사량은 항상 늘 하던 대로 하고 소화가 안 되는 느낌은 그냥 그러려니 하고 내버려 두었다.   ④ 그날에서야 나의 소화기에 문제가 있다는 것을 깨달았다.

다음날 출근하여 소화기에 가장 직접적으로 작용하는 것이 무엇일까 생각하다가 식체(食滯), 적취(積聚)에 빈용하며 산사, 맥아가 군약(君藥)인 대화중음이 적합할 것이라고 결론을 내고 3일간 6첩을 달여서 복용했다.

1. 약을 복용하자 뭔가 속이 시원한 느낌을 받게 되었다. 일단 갑갑한 느낌이 없어졌다.
2. 저녁이 되면 윗배가 갑갑한 느낌을 받게 되는데 그러한 것이 없어졌다.
3. 물론 입 냄새가 말끔히 사라졌다. 담배를 피우는데도 입 냄새는 확연히 사라졌다.
4. 그런데 약간씩 입주변이 바싹 마른다. 왠지 장복하면 안 될 것 같은 느낌이 든다.

3-1. 피로, 식욕부진(食慾不振), 흉통(胸痛)

● 주 ○ ○ 여 73세 태음인 대전광역시 동구 성남동

보통 키와 체격을 가진 태음인으로 보이는 할머니로

① 13년 전 등산 중에 나무에 묶여 있는 괭이에 부딪친 후 가슴에 통증이 있다.   ② 심장 통증으로 인하여 2달 전부터 밥을 하루에 한 공기도 못 먹었는데 요즘은 죽 한 사발 정도 먹는다.   ③ 음식 맛을 전혀 모른다.   ④ 평소에는 건강한 편이었다.   ⑤ 더위를 심하게 탄다.   ⑥ 땀이 많으며 특히 얼굴에 많은 편이다.   ⑦ 전에는 식욕이 좋았는데, 요즘에는 식욕이 없다.   ⑧ 소화력은 보통이고 속쓰림이 있다.   ⑨ 피로하면 잠을 잘 자는데 간혹 잠을 잘못 자는 경우가 있다.   ⑩ 피로하면 깊게 자며 꿈을 자주 꾼다.   ⑪ 대변은 규칙적인데 변비가 있다.   ⑫ 병원에서 협심증 진단을 받아 약물 치료를 받고 있다.

협심증이 있는 73세의 태음인 할머니의 식욕부진(食慾不振)을 목표로 대화중음 2배량으로 10일분 20첩을 지어주었다.

2주 후에 할머니의 동생에게서 약을 더 요청하는 전화가 걸려왔다. 그래서 그간의 경과를 물어 보니, 약을 복용한 후

피로(疲勞), 식욕부진(食慾不振), 흉통(胸痛) 등의 증상이 호전되었다며 약을 더 지어달라고 한다. 이번에는 변비가 있다고 하여 전과 같은 처방에 빈랑 1.5돈, 지각 1돈을 더하여 10일분 20첩을 지어주었다.

3-2. 피로(疲勞)

● 김 ○ ○   여   18세   소양인   고등학교 3년   서울특별시 강서구 발산동 낙원아파트

친구에게서 막내딸이 고3인데 근래 맥을 못 추어 걱정이라며 전화가 왔다. 그래서 고3이라 공부를 너무 많이 하거나 스트레스를 받아서 그런 것 아니냐고 묻자 그것도 아니라고 했다. 전화로 들어 본 증상은 다음과 같다.

① 약 3개월 전부터 학교에서 오면 그대로 누워서 잔다.   ② 그럼에도 아침엔 제때 일어나지도 못하고 몇 번 깨워야 겨우 일어난다.   ③ 공부를 열심히 하는 것도 아닌데 피곤해서 못 견디겠다는 것이다.   ④ 식욕이 없는지 밥을 제대로 먹지 않는다.   ⑤ 그 외에는 별다른 특징이 없다.

고등학교 3학년 여학생의 심한 피로와 기핍(氣乏)을 소화기능 저하로 인한 것으로 보고 대화중음 2배량으로 10일분 20첩을 지어주었다.

20여 일 뒤인 10월 초순에 친구를 만났는데, 그 약을 복용하고 1주일 정도 지나자 효력이 나타나서 그때부터는 집에 와서도 눕는 일이 없고 아침에도 잘 일어나며, 생기가 돌고 명랑해졌으며 밥도 전보다 아주 잘 먹는다고 한다.

3-3. 피로(疲勞), 오심(惡心), 두중(頭重), 건구역(乾嘔逆), 소화불량(消化不良), 흉비(胸痞)

● 주 ○ ○   여   49세   소음인   경기도 안양시 관양동

① 최근 1년 전부터 늘 피로하고 졸리다.   ② 속이 메슥거리고, 뛰어가면 건구역이 나온다.   ③ 늘 머리가 무겁고 체했을 때는 어지럽다.   ④ 소화가 안 되는데, 잘 체하고 헛배가 부른다. 트림이 나오며 속이 느글거리고 더부룩하다.   ⑤ 가슴이 두근거리고 답답하며, 하루에 한두 번 얼굴에 열 달아오름이 있다.   ⑥ 손발과 얼굴에 부기가 있다.   ⑦ 월경은 몇 달에 한 번 정도 하고 거의 끊어지려는 듯하다.   ⑧ 월경통이 심하다.   ⑨ 추위와 더위를 많이 타고 땀이 많다.   ⑩ 손발이 차다.

소화력이 약한 49세 소음인의 피로와 오심(惡心), 두중(頭重)을 목표로 대화중음 2배량으로 10일분 20첩을 지어주었다. 6개월 뒤인 6월 말에 다시 내원했을 때 확인해 보니, 피곤한 것이 덜하고 속이 메슥거리고 뛰면 건구역이 나오던 증상은 없어졌으며, 항상 머리가 무거웠던 것이 경감되었다고 한다. 소화가 안 되어 체하고 헛배가 부르며 느글거리던 증상들이 전체적으로 호전되었고 가슴이 뛰고 답답한 것이 없어졌다는 것이다.

이번에는 신경과다로 월경이 중단되어 내원했으므로 가미귀비탕으로 10일분 20첩을 지어주었다.

4-1. 현훈(眩暈)

● 손 ○ ○   남   60세   소양인   경기도 안양시 비산3동

앞뒤 이마가 나온 전체적으로 건강한 편인 소양인 남자로 개소주에 넣을 한약을 지어달라고 한다.

① 어지러움이 나타났다가 없어졌다가 하며, 가끔씩 고개를 돌리면 핑 돌 때가 있다. 이 증상은 10일 전부터 나타났다.   ② 기운이 없다.   ③ 신경을 쓰면 오심(惡心) 증상이 있다.   ④ 소변시에 잔뇨감(殘尿感)이 있다.   ⑤ 저녁이 되면 하체에 경미한 부종이 있다.   ⑥ 소화력은 보통이고 식욕은 맛을 모른다.   ⑦ 대변은 굵고 소변은 남아 있는 듯하다.   ⑧ 술을 자주 마신다.

우선 이 사람은 기운이 없고 가끔 어지럽다고 하지만 전체적으로 건강한 편이어서 별도의 보약이 필요 없다고 보고 개소주의 영양을 잘 소화하고 흡수할 수 있도록 소도(消導)기능이 뛰어난 대화중음 2배량으로 10일분 20첩을 지어주었다.

8개월 뒤인 10월 하순에 다시 왔을 때 확인해 보니, 어지러운 증세가 많이 경감되었고 가끔씩 고개를 돌리면 '핑' 도는 증상이 소실되었다고 한다.

5-1. 기미

● 권 ○ ○   여   45세   태음인   경기도 안양시 관양동

붕어와 잉어에 넣어서 달일 보약을 지으러 온 보통 키에 몸통이 약간 굵은 주부로

① 얼굴 전체에 기미가 있고 특히 양쪽 볼과 이마에 심하다.   ② 대변을 하루에 2~3회 정도 보며 묽은 편이다.   ③ 음식 맛을 잘 모르겠다.   ④ 구역감(嘔逆感)이 조금 있다.   ⑤ 저녁에 하체부종(下體浮腫)이 약간 생긴다.   ⑥ 잠은 잘 잔다.   ⑦ 체했을 때 뒷목이 아프다.

이 부인의 요구는 붕어와 잉어에 넣을 보약을 지어달라는 것이지만 한눈에 보기에 기미가 심했다. 또한 음식 맛을 모르겠다는 것이나 구역감이 있고, 1일 2~3회 연변(軟便)을 본다는 점에서 소화기가 약한 것으로 판단했다.

보약을 짓되 잉어나 붕어를 잘 흡수할 수 있으면서도 소화기능을 회복할 수 있도록 소도제(消導劑) 위주로 구성된 대화중음을 쓰기로 하고 대화중음 2배량으로 10일분 20첩을 지어주었다.

1개월 뒤에 아이의 약을 지으러 왔을 때 확인해 보니, 그 약을 복용한 후로 얼굴의 기미가 많이 엷어졌다고 한다.

6-1. 견통(肩痛), 슬통(膝痛)

● 서 ○ ○ 남 55세 소양성소음인 채소원예업 경기도 안양시 부흥동

개소주에 넣을 보약을 지어달라며 내방했다.

① 2개월 전부터 우측 어깨를 움직일 때 불편하다. ② 2개월 전부터 좌측 무릎이 오후쯤 되면 무거워진다. ③ 전신피로가 있다. ④ 추위를 탄다. ⑤ 더운물을 많이 마시고 땀도 많이 난다. ⑥ 식욕은 보통이고 소화도 잘 된다. ⑦ 잠이 부족하다. ⑧ 단 음식을 좋아한다. ⑨ 얼굴이 검고 혀에 백태(白苔)가 있다.

앞의 증상을 개선할 목적으로 대화중음 2배량에 백출 4돈, 토사자, 육종용 3돈을 더하여 10일분 20첩을 지어주었다.

5개월 후에 식욕이 없다며 약을 지으러 왔을 때 지난번 증상은 어떠냐고 물어 보니, 그 약을 복용한 후에 우측 어깨가 아팠던 것이 완전히 없어지고 오후가 되면 좌측 무릎이 무거워지던 것도 없어졌다고 한다.

대화중음에 개소주를 함께 복용한 후에 견통(肩痛)과 슬통(膝痛)이 없어졌으나 최근에 식욕이 없어져 약을 더 먹어야 되겠다며 이번에도 개소주와 같이 먹으려고 직접 개를 도살해 왔다.

이번에도 지난번과 같은 대화중음으로 10일분 20첩을 지어주었다.

4개월 후에 다시 어깨가 아프다며 왔을 때 식욕은 어떠냐고 물어 보니, 식욕이 많이 좋아졌다고 한다. 요즘 일을 무리하게 했는지 어깨와 목이 뻐근하다면서 개소주와 약을 더 먹었으면 좋겠다는 것이다. 이번에도 전과 같은 대화중음으로 10일분 20첩을 지어주었다.

風
寒
暑
濕
燥
火

內傷

虛勞
霍亂
嘔吐
咳嗽
積聚
浮腫
脹滿
消渴
黃疸
癍疾
邪祟
身形
精
氣
神
血
夢
聲音
津液
痰飮
蟲
小便
大便
頭
面
眼
耳
鼻
口舌
牙齒
咽喉
頸項
背
胸
乳
腹
腰
脇
皮
手
足
前陰
後陰
癰疽
諸瘡
婦人
小兒

下統26 寶 내소산 內消散

陳皮 半夏 白茯苓 枳實 山査肉 神麯 砂仁 香附子 三稜 蓬朮 乾薑 各一錢

治 傷食 生冷硬物 痞滿脹痛 大驗
[活套鍼線] 食傷(內傷)
[適 應 症] 소화불량, 속쓰림, 오심, 트림, 명치통, 도포, 변비

처방
설명
　내소산은 상한 음식, 찬 음식, 조악(粗惡)한 음식을 먹은 후에 소화불량이 발생했을 때 사용하는 처방이다. 일반적인 소화불량에도 사용하지만 급박한 증상이 지나고 증상이 만성화, 고착화되었을 때 적합하다.

　일반적인 소화불량에 사용할 수 있는 것은 이진탕이 바탕을 이루고 있고, 여기에 산사, 신곡, 사인, 지실 등 소도작용(消導作用)이 있는 약재가 다수 포함되어 있기 때문이다. 그러나 삼릉, 봉출, 향부자 등이 포함된 것을 보면 소화기에 습담(濕痰)이 울체되어 있는 동시에 소화기조직이 부분적으로 긴장(緊張)·경직(硬直)되어 있다는 것을 알 수 있고, 건강이 포함된 것을 보면 소화기가 허랭(虛冷)할 수 있다는 것을 알 수 있다. 이것은 내소산의 소화불량 증상이 만성적일 수 있다는 것을 암시하는 것이다. 조문에는 '傷食상식 生冷硬物생랭경물 痞滿脹痛비만창통'을 치료한다고 했는데, 비만창통(痞滿脹痛)의 증상은 급성 소화불량에 동반되기도 하지만 대부분 소화불량이 만성화되었을 때 나타나는 증상이기 때문에 내소산의 증상은 만성적이라는 것을 확인할 수 있다.

　옛날에는 지금처럼 먹는 음식이 부드럽지 못했고 따뜻하게 먹지 못했기 때문에 위장(胃腸)에 많은 부담이 되었다. 음식이 위장에 들어오면 소화·흡수할 수 있는 적합한 온도에 도달하기 전까지는 소화·흡수되지 않는다. 더구나 몸이 허랭(虛冷)한 사람의 경우에는 음식물을 데울 수 있는 체열(體熱)이 부족하기 때문에 소화·흡수하는데 더 많은 시간과 에너지가 필요하다. 게다가 찬 음식을 한두 번 먹는 것이 아니라 지속적으로 먹는 경우에는 위장의 기능을 약화시켜 만성소화불량을 유발할 수 있다. 또한 단단한 음식을 먹었을 때 소화력이 약한 사람은 제대로 소화시키지 못한 상태로 소·대장으로 내려 보내기 때문에 이것이 소화기에 부담을 주어 소화장애를 일으키는 원인이 될 수 있었다. 이처럼 예전에는 내소산을 쓸 수 있는 소화불량 증상이 많았기 때문에 많이 활용되는 처방 중에 하나였다.

　내소산은 이진탕에 산사, 맥아, 사인이 들어 있어 거담(祛痰)·소도(消導)시키면서 향부자가 행기(行氣)시키고 삼릉, 봉출은 경직(硬直)되어 있는 소화기조직을 풀어주며, 건강은 소화기의 허랭상태(虛冷狀態)를 개선시킨다. 따라서 약간 만성화된 소화불량에 사용하며 소화불량으로 인한 고창증에도 사용할 수 있다.

　내소산은 속쓰림에도 사용할 수 있다. 속쓰림에 사용하는 경우에는 증미이진탕의 증상보다 약간 가벼울 때 사용하는데, 만성 소화불량(消化不良)과 함께 속쓰림이 겸해 있으면 더 적합하다. 특히 매운 음식을 먹은 후에 속이 쓰리다고 할 때 사용할 수 있는데, 고춧가루나 신 것을 먹은 후에 속이 쓰린 것은 위점막이 충혈·과민해진 상태에서 이런 음식이 점막을 자극하기 때문이다.

　소화장애를 치료하는 처방을 보면 이진탕이 기본으로 포함되어 있는 경우가 매우 많다. 소화기조직에서는 소화액의 분비와 흡수가 일어나기 때문에 소화기조직이 이완될 경우 소화액이 담음(痰飮)으로 작용할 수 있는데, 조직에 담음이 쌓이면 소화기능이 저하되어 소화불량이 발생한다. 이때 이진탕이 담음을 없애주

는 작용을 하므로 소화기 처방에 이진탕이 기본으로 들어 있는 경우가 많다. 또한 이진탕은 자율신경실조로 인해 소화액 분비가 조절되지 않을 때 과다하게 분비된 소화액을 조절하는 작용이 있어 소화불량의 기본처방이 된다.

 처방구성 처방구성을 보면 이진탕에 지실, 산사, 신곡, 사인 등 소도제(消導劑)가 들어 있다. 진피는 이기제(理氣劑)로서 소화관의 운동을 강화하여 가스배출을 촉진한다. 반하는 장관운동을 촉진하여 소화관에 정체된 음식물과 수분의 배출을 촉진하고, 백복령은 세뇨관의 재흡수를 억제하여 이뇨를 증진하므로 정체된 수분을 해소시킨다. 지실은 위장(胃腸)의 연동운동(蠕動運動)을 강화, 리듬을 조정하고 소화·흡수를 강화하여 복부팽만을 제거하며 이급후중(裏急後重)도 완화시킨다.

산사는 지방 소화효소인 리파아제를 함유하고 있어 지방의 소화를 촉진시키며, 여러 종류의 유기산과 비타민C를 함유하고 있어 펩신의 활성을 높여 단백질 소화를 촉진한다는 약리실험 보고가 있다. 신곡은 보조효소의 작용을 통해 물질대사에 영향을 끼치며, 단백질의 소화·흡수와 이용에 도움을 준다. 사인은 건위작용(健胃作用)을 통하여 연동운동을 촉진하며, 다른 약의 흡수를 도와준다.

향부자는 중추신경 억제작용으로 정신을 안정시키고, 장관(腸管) 평활근의 경련을 억제하여 소화관의 가스배출을 촉진하며, 자궁근육의 경련을 억제하고 진통작용을 한다. 삼릉은 장관을 수축시키는 작용과 혈전형성을 억제하는 작용이 있다. 봉출은 복강(腹腔) 내의 혈괴흡수를 촉진하는 작용이 있고, 관상동맥의 혈액순환을 개선한다. 건강은 혈관을 확장시키는 작용이 있어 혈액순환을 촉진하고, 혈관운동중추를 흥분시켜 직접적으로 강심작용을 나타낸다. 또한 위액과 위산분비를 촉진하여 소화를 돕고, 소화기의 운동을 자극하는 작용도 있다.

처방비교 **보화환**과 비교하면 두 처방 모두 급·만성소화불량과 속쓰림에 사용한다는 공통점이 있다. 보화환은 내소산에 비해 열성(熱性)을 띠고 있을 때 적합하므로 속쓰림 증상이 더 심하거나 소화불량 증상이 만성화되어 약간 열성을 띠고 있을 때 사용한다. 반면 내소산은 소화불량과 속쓰림에 사용하는데 보화환보다 약간 냉성을 띨 때 사용한다.

속쓰림에 사용하는 **증미이진탕**과 비교하면 증미이진탕은 약성이 차고 충혈된 점막을 수렴시키는 황련을 포함하고 있어 실증이며 표재성 위염일 때 적합하다. 반면 내소산은 건강, 삼릉, 봉출이 들어 있어 약간 허랭(虛冷)하고 소화불량 증상이 만성적일 때 사용하며, 만성소화불량과 함께 속쓰림이 있을 때 사용한다.

정전가미이진탕과 비교하면 두 처방 모두 소화기에 담음(痰飮)이 적체되어 소화불량이 발생했을 때 사용한다. 그러나 정전가미이진탕은 거담(祛痰)보다는 소도(消導)의 비중이 더 높고, 소화기조직이 이완되어 발생하는 피부질환에도 사용한다. 반면 내소산은 상대적으로 거담(祛痰)의 비중이 더 높고, 보다 만성화되고 고착화된 소화장애에 사용하며, 약간 허랭(虛冷)한 경향을 띠고 있을 때 적합하다.

➜ **활용사례**

1-1. 소화불량(消化不良), 속쓰림, 속더부룩, 오심(惡心), 명치통, 트림, 변비(便秘) 남 25세 태음인

1-1. 소화불량(消化不良), 속쓰림, 속더부룩, 오심(惡心), 명치통, 트림, 변비(便秘)

● 박 ○ ○ 남 25세 태음인 경기도 안양시 관양동
① 5~6년 전부터 속이 더부룩하고 답답하며 체한 느낌이 들고 느글거리며 메슥거린다. ㉠ 명치 부위에 얼얼한 통증이 있으며 신트림이 자주 나온다. ㉡ 입에서 음식이 당기는데 속은 불편하고 밀가루 음식만 먹으면 증상이 발생한다.
② 5~6년 전부터 공복에 가끔씩 속이 쓰리고 동시에 헛배가 불러 숨을 못 쉴 정도이다. ③ 변비가 있어 2~3일에 한번 변을 본다. ④ 7~8년 전부터 손발이 시리며 겨울에 동상을 자주 걸린다. ⑤ 추위를 타고 손발이 매우 차다. ⑥ 소변을 조금씩 자주 보는데 시원하지 않고 남아 있는 느낌이 든다. ⑦ 잠은 잘 자는데 늘 죽은 사람 꿈을 꾸거

나 쫓기는 꿈을 꾼다.　　⑧ 눈이 피로하고 침침하며 흐릿하다.　　⑨ 감기에 걸리면 편도가 붓고 가래가 나온다. ⑩ 단 것과 신 음식을 좋아한다.

이 청년의 소화불량 증세는 식체(食滯)로 인한 트림과 오심(惡心), 포만(飽滿)과 위통(胃痛)으로 볼 수 있다. 증세 중에 위가 얼얼하게 아픈 것은 식체로 인해 평활근이 수축되어 발생한 것으로 보인다. 또한 증세 중 오심과 트림이 있는 것으로 보아 위(胃)에 담음(痰飮)이 울체(鬱滯)되어 있다는 것을 알 수 있다.

담음(痰飮)의 영향으로 소화기의 운동성이 저하되고 소화액의 분비도 원활하지 못하여 속이 더부룩하고 변비까지 발생한 것으로 보인다. 또한 25살 젊은 나이인데도 추위를 타고 손발이 시린 것이나 동상이 잘 걸린다는 것으로 봐서 체열이 낮다는 것을 알 수 있다.

소화기에 담음이 울체되어 있으므로 거담제(祛痰劑)를 사용해야 할 것이며, 위의 증상이 발생한 원인이 식상(食傷)이 므로 소도(消導)의 치법도 병행하기로 했다.

소화기 내의 담음(痰飮)을 제거할 수 있는 이진탕이 포함된 많은 처방을 검토하다가 당장의 소화불량 증상을 개선할 수 있는 신곡, 지실, 사인 등이 포함되어 있으며, 삼릉과 봉출이 더해져 만성적인 소화불량까지 해소할 수 있는 내소산 이 적합할 것으로 보여 내소산을 사용하기로 했다. 다만 수족(手足)이 시리고 추위를 탄다는 점에서 육계 4돈을 더하 여 10일분 20첩을 지어주었다.

15일 뒤인 11월 말에 다시 약을 지으러 왔을 때 확인해 보니, 그 약을 복용한 뒤로 소화불량 증세가 전반적으로 격감 되어서 많이 좋아졌다고 한다. 속이 더부룩하고 답답하며 체한 느낌이 들고 느글거리는 것이 덜하고, 메슥거리고 명치 부위의 우리한 통증과 트림도 호전되었으며, 밀가루 음식을 먹으면 소화가 안 되는 것과 빈속에 쓰리고 헛배가 부른 것도 나아졌다고 한다. 또한 변비도 호전되었다고 한다.

내소산을 복용한 뒤로 소화불량과 공복에 속쓰림, 변비 증세가 호전된 25세 태음인 남성에게 이번에도 내소산 2배량 에 육계 4돈을 더하여 10일분 20첩을 지어주었다.

下統27 寶 소체환 消滯丸

黑丑頭末 二兩 香附子炒 五靈脂 各一兩

消酒 食 水 氣 痞 滿 脹 腫 積 痛
[用　　法] 上末 醋糊丸 菉豆大 薑湯下 三十丸
[活　　套] 上末 二錢 薑湯下 亦可
[活套鍼線] 食傷(內傷)
[適 應 症] 식체, 소화불량, 복통

처방설명 　소체환은 소화기조직에 약간의 습체(濕滯)가 있으면서 부분적으로 긴장(緊張)되어 소화기능이 저하되고 소화불량이 나타났을 때 사용하며, 소화불량이 수반된 부종(浮腫)에도 사용한다.

　소화기관에서는 음식물을 소화시키기 위해 많은 양의 소화액을 분비한다. 위장에서 위액(胃液)을, 쓸개에서는 담즙(膽汁)을, 이자에서는 이자액(胰子液)을, 소장에서도 다양한 소화액을 분비하는데, 하루에 소화관에서 분비하는 소화액의 총량은 6~7리터 정도 된다. 이러한 소화액은 음식물을 소화시킨 후에 수분의 형태로 재흡수되며, 음식물에 함유되어 있는 수분도 흡수되기 때문에 소화기는 대단히 많은 양의 수분이 유통되는 곳이다. 이러한 소화액의 분비·흡수와 음식물에서의 수분흡수는 정상적인 과정이기 때문에 건강한 사람에게는 별 문제가 되지 않는다. 그러나 소화기조직이 손상되어 늘어나 있는 상태이거나 찬 음식, 거친 음식 등 부적합한 음식에 손상을 받아 신축력이 떨어졌을 때는 습체(濕滯)가 발생할 가능성이 높아진다. 또한 선천적으로 연약한 사람이나 음주를 과다하게 하는 사람도 습체(濕滯)가 발생하기 쉽다.

　소화기에 습체가 발생하고 소화기능이 떨어져서 소화불량이 나타났을 때 사용할 수 있는 처방은 대단히 많다. 이는 소화불량의 원인이 다를 수 있고, 개인의 신체조건과 신체상태에 따라 각각 다른 반응을 하기 때문이다. 소화불량의 원인은 상한 음식이 될 수도 있고, 찬 음식일 수도 있으며, 과식이 원인일 수도 있다. 그러나 이러한 원인이 작용했을 때 소화기가 연약한 사람, 소화기가 허랭한 사람, 소화기조직에 습담(濕痰)이 많은 사람 등 신체조건에 따라 나타나는 증상의 정도와 형태가 다를 수 있다. 따라서 처방을 활용할 때는 원인과 신체조건, 신체상태, 증상을 종합적으로 고려해야 한다. 소체환은 평소 소화기에 습담(濕痰)이 있었던 사람이 음주과다나 식체(食滯)로 인해 소화기조직에 습체가 발생하고 부분적으로 긴장되어 소화불량이 나타났을 때 사용한다. 즉 소체환은 습체(濕滯)를 빼주면서 긴장된 조직을 이완시켜 소화기조직의 탄력을 회복시켜 준다. 여기서 말하는 습체(濕滯)는 택사나 복령의 담음(痰飮)보다는 점도가 높고, 반하보다는 점도(粘度)가 떨어지는 담음이며, 복령과 진피의 중간쯤 되는 담음이라고 생각하면 된다.

　소체환은 허약한 사람보다는 약간 건실한 사람에게 사용하는 것이 좋다. 모든 이뇨제(利尿劑)는 수분을 배출시키면서 기운(氣運)을 소모시키는 작용이 있는데, 소체환에는 흑축의 양이 많아서 허약한 사람에게는 무리를 줄 수 있기 때문이다. 또한 향부자는 긴장된 조직을 풀어주는 작용이 강하여 탈기(脫氣)시킬 수 있으며, 오령지의 약성도 강하기 때문에 허약한 사람보다는 평소 건실하고 소화력이 좋았던 사람에게 더 적합한 처방이 된다.

　조문을 보면 '消酒소주 食식 水수 氣기 痞비 滿만 脹창 腫종 積적 痛통'이라고 했는데, 술을 마신 후에 소화기조직이 이완되어 습체가 발생하고 소화불량이 생길 수 있기 때문에 소주(消酒)라고 한 것이며, 소수(消水)도 마찬가지 개념으로 볼 수 있다. 소식(消食)은 음식을 소화시킨다는 것으로, 앞서 설명한 대로 습체의 경향이 있는 사람의 식체(食滯)에 사용한다는 의미이다. 소비(消痞), 소만(消滿), 소만(消滿), 소적(消積), 소통(消痛)은 모두 소화불량과 연관되어 있는 증상에 불과하며, 소종(消腫)은 습체로 인해 붓는 것이므로 치료 목적이 될 수 있다.

복용법을 보면 강탕(薑湯)에 복용하라고 했는데, 이것은 생강의 온열작용(溫熱作用)을 통해 혈액순환을 촉진하여 소체환의 약효를 최대화하기 위함이다. 또한 생강은 허랭상태에서의 습체(濕滯)를 제거하는 약성이 있어 소체환의 약성을 보조한다고도 할 수 있다.

처방구성 처방구성을 보면 흑축, 향부자, 오령지로 구성되어 있다. 흑축은 나팔꽃의 씨앗이며 장관(腸管)의 연동운동(蠕動運動)을 촉진하여 설사를 유발하고 소변을 잘 나오게 하며, 기생충을 구제(驅除)하고 부종(浮腫), 복수(腹水), 변비(便秘), 회충(蛔蟲), 전간(癲癎) 등이 있을 때 사용한다. 오령지는 날다람쥐의 똥을 말린 것으로, 혈액순환을 촉진하고 어혈(瘀血)을 없애며 통증을 멎게 하고, 무월경, 생리통, 복통, 부정기자궁출혈, 월경과다 등에 사용한다. 약리적으로는 위액 분비를 억제하고 점막의 혈행(血行)을 조절하여 위점막을 보호하는 작용이 있는 것으로 보고 되었다. 향부자는 중추신경 억제작용이 있어 정신을 안정시키고, 장관(腸管) 평활근의 경련을 억제하여 소화관의 가스배출을 촉진하며, 자궁경련을 억제한다.

처방비교 **평위산**과 비교하면 두 처방 모두 식상(食傷)으로 인한 소화불량에 사용한다. 그러나 평위산은 과식이나 부적합한 음식을 복용하여 음식물이 소화기에 적체되었을 때 음식물의 이동을 촉진하며, 과식으로 인해 소화기조직이 손상되어 복통이 발생하였을 때 소화기의 운동성을 촉진하여 손상된 조직의 회복을 돕고 적체된 음식물을 해소시킨다. 반면 소체환은 식상(食傷)으로 인해 소화기조직에 습담(濕痰)이 울체되거나, 담음이 울체되어 있는 상태에서 식상으로 인해 소화불량이 발생했을 때 사용한다.

소합향원과 비교하면 두 처방 모두 소화불량에 사용하는데, 소합향원은 방향성 약재가 많이 포함되어 있어 소화기의 운동성을 증가시키는 작용이 있고, 이완된 소화기조직을 수렴시키는 작용도 있어 소화불량뿐 아니라 설사, 복통 등에도 활용한다. 반면 소체환은 설사에 사용하는 경우는 드물며 주로 습체로 인한 소화불량이나 소화불량을 겸한 부종에 사용한다.

입효제중단과 비교하면 두 처방 모두 소화불량에 사용한다. 그러나 입효제중단은 허랭(虛冷)한 상태에서 발생하는 소화불량에 사용하는 반면, 소체환은 습체를 겸한 급·만성 소화불량에 사용한다. 또한 입효제중단은 반복적이고 완고한 소화불량에 사용하는 반면, 소체환은 음주과다나 소화기조직의 수분의 울체 등 습체로 인해 소화불량이 나타났을 때 사용한다.

➜ 활용사례

1-1. 소화불량(消化不良) 남 20세 소양성소음인
2-1. 복통(腹痛) 여 26세 소음인 165cm 50kg

1-1. 소화불량(消化不良)
다음은 송종석 선생의 경험을 채록한 것이다.
● 송 ○ ○ 남 20세 소양성소음인 서울특별시 강서구 화곡동
소체환은 젊었던 어린 시절에 스승이신 김형식 선생님께 배운 처방 중의 하나이다. 김형식 선생께서는 당시 한지한의사였는데 소화제로 소체환을 많이 쓰셨다. 선생님께서는 소체환의 3가지 약제 중 오령지를 대신하여 천궁을 넣어 사용하셨는데, 일반적인 소도제가 들어 있지 않지만 의외로 효과가 좋아 놀라곤 했다. 김형식 선생님께서는 이 처방의

활용법을 스승으로부터 물려받으셨다고 했으니 대물림을 한 것이다. 전통적인 도제교육을 통해서 용약과 결과를 곁에 서 직접 지켜보고 확인해 보지 않으면 손이 잘 가지 않는 처방 중 하나가 소체환이다.

젊은 시절 선생님 곁에서 일을 하면서 공부하던 때, 소화불량이 생기면 소체환을 20환 정도를 먹곤 했으며 그때마다 시간이 지나면 어느 사이 소화가 되었는지도 모르게 다 나았다. 대부분 소체환을 먹으면 체한 것이 쑥 내려가는 느낌 이 들었으며 속이 편해지고는 했다. 당시는 숙취 때나 과식 때 수시로 이 약을 먹었으며 그때마다 효과가 있었다. 선 생님께서는 이 처방을 소체환 또는 화중단이라고 말씀하셨다. 소체환은 녹두대 크기로 호환으로 만들며 1회 복용량은 30환이다.

2-1. 복통(腹痛)

다음은 조경남 선생의 경험이다.

● 박 ○ ○ 여 26세 소음인 165cm 50kg 경기도 안양시 동안구 관양2동

필자의 아내이다. 점심에 먹은 음식 때문인지 배가 아프다며 약을 달라고 한다. 마침 소화제가 없어서 약국에 가서 평 위산이나 향사평위산 등 과립제로 된 약을 달라고 했으나 없다며 소체환을 건네주었다.

① 점심을 먹은 뒤로 배가 아프다. ② 평소에 잘 체하는 편이고 자주 소화불량을 호소한다. ③ 따뜻한 음식을 좋 아하고 물은 보통으로 마신다. ④ 식성은 보통이고 1공기 정도 먹으며 먹고 싶은 것은 많으나 먹으려 하면 많이 먹 지 못한다. ⑤ 추위를 심하게 타고 더위도 타는 편이다. ⑥ 땀은 많은 편이고 요즘은 식은땀이 난다. ⑦ 손발과 하복(下腹)이 매우 차다. ⑧ 대변은 하루에 한 번 정도 보고 보통이고 두껍다. ⑨ 소변은 잠들기 전에 매우 자주 보고 남아 있는 듯 시원하지 않다.

26세 소음인 여성의 식체(食滯)로 인한 복통을 목표로 약국에서 판매하는 소체환 1봉을 복용시켰다.

소체환의 효과는 정말 빨랐다. 정확하게 시간을 체크한 것은 아니었으나, 대략 10분 쯤 후에 복통(腹痛)이 없어진 것 으로 보인다.

風
寒
暑
濕
燥
火

內傷

虛 勞
霍 亂
嘔 吐
咳 嗽
積 聚
浮 腫
脹 滿
消 渴
黃 疸
癖 疾
邪 祟
身 形
精
氣
神
血
夢
聲 音
津 液
痰 飮
蟲
小便
大便
頭
面
眼
耳
鼻
口 舌
牙 齒
咽 喉
頸 項
背
胸
乳
腹
腰
脇
皮
手
足
前 陰
後 陰
癰 疽
諸 瘡
婦 人
小 兒

下統28 寶 대금음자 對金飮子

陳皮 三錢 厚朴 蒼朮 甘草 各七分 薑三片

[出　典]
和劑局方：治諸疾無不愈者 常服 固元陽益氣 健脾進食 和胃祛痰 自然營衛調暢 寒暑不侵 療四時傷寒 極有效
方藥合編：治酒食傷 ① 加乾葛 二錢 赤茯苓·砂仁·神麯 各一錢 尤好
[活　套] 冷 加良薑 二錢 草豆蔲 一錢 亦妙
[活套鍼線] 酒傷(內傷) 酒痰(痰飮) 酒積(積聚)
[適應症] 음주후 설사, 소화불량, 속쓰림, 연변, 대변빈번, 오심, 구토, 위통, 건구역, 식욕부진, 가래, 피로, 기상곤권, 두중, 수족 떨림, 여드름

처방설명　　대금음자는 주상(酒傷)이나 소화기조직의 습담(濕痰) 울체로 인한 소화불량(消化不良), 오심(惡心), 구토(嘔吐), 설사(泄瀉), 연변(軟便) 등에 사용한다.

　　대금음자증의 담음(痰飮)은 비습한 태음인에게, 특히 음주과다로 인해 소화기조직이 이완되었을 때 발생하기 쉽다. 즉 술을 많이 마셔 소화기가 일시적으로 충혈·이완되고, 충혈이 해소된 뒤 이완된 부위에 담음(痰飮)이 울체되어 소화불량이나 설사가 발생했을 때 사용하는데, 대금음자는 소화기조직에 울체되어 있는 담음을 제거하는 작용이 있어 이러한 증상을 치료한다. 그러나 술로 인한 것뿐만 아니라 비습한 태음인의 만성 소화불량과 도포(倒飽)에 응용하는 경우도 있으며, 이 둘을 모두 겸하고 있는 경우에도 많이 사용한다. 일반적으로 주상(酒傷)에는 활투대로 갈근, 복령, 사인, 신곡 등을 더하여 사용한다.

　　소화기조직은 음식물을 소화시켜 흡수해야 하기 때문에 담음(痰飮)이 발생하기 좋은 조건이 형성되어 있다. 즉 음식물에 포함되어 있는 수분을 흡수해야 하고, 위장, 췌장, 소장, 대장에서 분비되는 소화액은 음식을 섭취하고 배설하는 과정에서 소화기조직을 통하여 이동하므로 소화기조직은 물에 젖어 있는 담요와 비슷하다고 할 수 있다. 이러한 소화기조직의 특성과 더불어 담음(痰飮)이 많기 쉬운 태음인이거나, 또는 술을 과도하게 복용하는 사람이라면 그만큼 담음이 쉽게 발생할 것이다. 술을 마시면 소화기조직이 늘어났다가 본래대로 수축하는 과정에서 완전히 수축되지 못한 틈 사이로 담음이 발생하는데, 소화기조직 속에 형성된 담음은 소화기의 운동성을 저하시키고 소화액 분비를 저해하여 소화불량을 일으킨다. 특히 대장조직이 이완되면서 담음이 울체(鬱滯)되면 수분의 흡수기능이 떨어지므로 술을 마신 다음에는 연변(軟便), 설사(泄瀉)가 나타나며, 위장에 담음이 울체되면 오심(惡心), 구토(嘔吐)의 증상이 나타난다. 이럴 때 대금음자를 사용하면 소화기조직에 울체되어 있는 습담(濕痰)을 제거하면서 소화기의 운동성을 증가시켜 위의 증상을 모두 치료할 수 있다.

　　조선조와 같은 시절에는 술 자체가 귀했을 뿐 아니라 막걸리 형태의 술이 대부분이었다. 소주나 약주가 없었던 것은 아니었으나 당시에는 고급주에 속했으므로 일반인이 마시기 어려웠다. 밥도 제대로 먹기 어려운 시절에 무슨 소주나 약주가 지금처럼 흔했겠는가. 지역이나 시기에 따라 차이가 있으나 약주가 보편화된 것은 일제 때이며, 소주는 산업화되기 시작한 70년대부터 대중주(大衆酒)로 떠올랐다. 물론 이전에도 있었으나 대중주는 아니었다. 대금음자는 막걸리류를 과다하게 마셨거나, 반복하여 마셨을 때 발생하는 소화기의 습담 울체에 사용했던 처방이다.

대금음자는 음주 후에 가래가 많아지거나 평소에 가래가 많은 경우에도 사용할 수 있다. 가래는 과다한 담이 밖으로 배출되는 것이므로 가래가 많다는 것은 체내에 담음이 많이 형성되어 있다는 것을 반증한다. 앞서 설명한 대로 담음은 소화액을 분비하고 재흡수하는 소화기관에서 형성되기 쉽기 때문에 가래가 많을 경우 거담제(祛痰劑)인 대금음자를 복용하여 소화기의 담음을 제거해 주면 가래의 양이 줄어든다.

《화제국방》의 조문을 보면 '諸疾無不愈者제질무불유자'라고 하여 치료하지 못하는 모든 질병을 다스린다는 말이 있다. 이것은 습담(濕痰)의 적체로 조직이 이완되어 에너지생산이 원활하게 이루어지지 못하여 병이 낫지 않을 때 습담을 제거하여, 특히 소화기에 적체되어 있는 담음을 제거하여 이완된 조직을 탄력 있게 하면 치료된다는 의미이다. 따라서 '固元陽益氣고원양익기'의 의미도 대금음자가 보기작용(補氣作用)을 한다는 것이 아니라 소화기조직의 이완을 개선하여 기운을 나게 한다는 의미로 이해할 수 있을 것이다.

활투침선을 보면 주적(酒積)에 사용하는 처방으로 되어 있다. 적취(積聚)는 현재 소화기에 음식물이 적체(積滯)되어 소화불량이나 복통을 일으키는 것으로도 볼 수 있고, 현재 소화기에 적체된 것은 없지만 상한 음식이나 부적합한 음식으로 인해 소화기조직이 손상을 입어 만성적으로 소화불량이 발생하는 것도 적취라고 할 수 있다. 주적(酒積)은 후자(後者)에 해당하는데, 과다한 음주로 인해 소화기조직에 담음이 울체되고 소화기능이 저하되어 만성적으로 소화불량이 발생하는 것으로 이해할 수 있다.

처방구성 처방구성을 보면 평위산과 구성약재는 같은데 약량의 차이가 있다. 평위산은 창출 2돈, 진피 1.4돈, 후박 1돈, 감초 0.6돈과 생강 3편, 대추 2개이며, 식체(食滯)나 식상(食傷)에 따른 증상에 사용한다. 반면 대금음자는 진피 3돈, 창출, 후박, 감초 0.7돈과 생강만 3편으로 구성되어 있어 소화기조직에 울체된 담음(痰飮)을 제거하는 작용을 향상시켰다.

진피는 이기제(理氣劑)로서 위장(胃腸)의 연동운동(蠕動運動)을 강화하여 가스배출을 촉진하고, 소화관 평활근의 경련에 의한 통증을 억제한다. 후박은 장(腸)의 운동을 촉진하거나 장(腸)의 경련을 완화하는 등, 장의 운동을 조정하는 작용이 있다. 창출은 소화기의 운동성을 증가시키는 작용이 있는데, 실험을 통해 창출이 포함된 처방을 토끼에게 주입했을 때 장을 흥분시켜 연동운동을 일으키는 것으로 밝혀졌다. 감초는 소화관 평활근에 작용하여 경련을 억제하며, 위산분비를 억제하고 위점막을 보호하는 항궤양작용을 한다.

처방비교 주상(酒傷)에 사용하는 **소조중탕**과 비교하면 소조중탕에는 황련, 과루인이 포함되어 있어 열실한 신체조건과 열실한 신체상태에서 나타나는 음주 후 장애에 쓸 수 있다. 따라서 일반적으로 얼굴이나 손바닥이 붉고 음주과다로 인해 주사비(酒齇鼻)가 있는 등 열성을 나타내는 사람에게 보다 적합하다. 반면 대금음자는 현저하게 열성이 나타나지 않을 때 사용하며, 일반인 또는 습담이 많은 사람의 음주 후에 발생하는 오심(惡心), 구토(嘔吐), 두중(頭重), 복통(腹痛), 설사(泄瀉), 소화불량(消化不良) 등에 사용한다.

평진탕과 비교하면 두 처방 모두 소화불량에 사용하며 소화기에 담음이 울체되어 나타나는 증상에 사용한다. 그러나 평진탕은 평소 잦은 식체가 있거나 식상(食傷)이 오래되어 소화기조직이 이완되어 있을 때 나타나는 식체빈발, 또는 식체를 겸한 오심, 트림, 복통 등에 사용한다. 반면 대금음자는 소화기에 울체된 담음의 정도나 점도는 평진탕을 사용해야 하는 경우보다 낮지만 소화기조직의 이완 정도는 더 심한 경우에 사용하며, 일반적으로는 음주후 소화불량, 오심, 구토, 설사 등에 많이 사용한다.

구토에 사용하는 **비화음**과 비교하면 두 처방 모두 소화기조직의 이완으로 기능이 저하되어 발생하는 구토에 사용한다. 그러나 비화음은 본래 소화기가 연약하여 이완되거나 기능이 저하되어 발생하는 구토, 식욕부진, 복통, 소화불량, 도포(倒飽) 등에 사용한다. 반면 대금음자는 선천적으로 소화기가 연약하거나 기허(氣虛)가 겸해 있는 상태에서 발생하는 구토에 사용하는 것이 아니라, 소화기조직이 이완되고 담음이 울체되어

구토나 오심이 나타날 때 사용하며, 이러한 증상은 주로 음주 후에 빈발하기 때문에 음주 후 구토, 오심에
사용하는 경우가 많다.

→ **활용사례**

1-1. 주상(酒傷)으로 인한 소화불량(消化不良) 남 30세 소양인
1-2. 음주 후 오심(惡心), 주설(酒泄) 남 55세 태음인
1-3. 음주(飮酒) 후 복만(腹滿) 여 60세
2-1. 음주과다(飮酒過多), 설사(泄瀉), 피로(疲勞), 속쓰림 남 30세 태음인
2-2. 오랜 음주로 인한 습관성 설사(泄瀉), 식후즉변(食後卽便) 여 61세 태음인
2-3. 음주(飮酒) 후 연변(軟便), 설사(泄瀉) 남 32세
3-1. 음주(飮酒) 후 위통(胃痛) 남 42세 열성태음인
3-2. 음주(飮酒) 후 숙취(熟醉), 속쓰림, 두통(頭痛) 남 30세 태음인
3-3. 주독(酒毒), 식욕부진(食慾不振) 남 31세
4-1. 연변(軟便), 대변빈번(大便頻繁), 피로(疲勞), 가래, 잔뇨감(殘尿感) 남 37세 소음인
4-2. 설사(泄瀉), 하지무력(下肢無力), 슬관절통(膝關節痛) 남 38세 태음인
4-3. 설사(泄瀉), 피로(疲勞) 남 36세 태음성소음인
4-4. 대변빈번(大便頻繁), 구토(嘔吐) 남 33세 소양성태음인
5-1. 구토(嘔吐), 오심(惡心), 설사(泄瀉) 남 29세 태음인 173cm 78kg
6-1. 하복랭(下腹冷), 미열(微熱), 소화불량(消化不良) 남 43세 태음인
6-2. 하복통(下腹痛), 설사(泄瀉), 다한(多汗) 남 40세 태음인 172cm 76kg
7-1. 가래, 음주 후 두중(頭重), 건구역(乾嘔逆) 남 37세 활달한소양인
7-2. 가래, 다한(多汗), 항강(項强) 남 34세 태음인
8-1. 현훈(眩暈), 다한(多汗) 남 36세 태음인
8-2. 두통(頭痛), 견중(肩重), 피로, 속더부룩함 여 35세 소양성소음인
8-3. 두통(頭痛) 남 32세 소음인
8-4. 후두통(後頭痛), 흉통(胸痛) 남 39세 열성태음인 86kg
8-5. 후두통(後頭痛), 상충(上衝) 남 64세 열성태음인
8-6. 항강(項强), 관절통(關節痛), 소화불량(消化不良), 속쓰림, 명치답답함 남 31세 소음성태음인
8-7. 전신통(全身痛), 항강(項强) 남 54세 태음인
9-1. 피로(疲勞), 기상곤권(起床困倦) 남 31세 태음인 178cm 75kg
9-2. 피로(疲勞), 근육결림 남 31세 태음인
9-3. 피로(疲勞), 감기빈발(感氣頻發) 남 37세 태음인
9-4. 피로(疲勞), 요통(腰痛), 설사(泄瀉) 남 42세 태음인
10-1. 피부소양(皮膚搔痒), 피로(疲勞), 수족랭(手足冷) 남 42세 태음인
10-2. 여드름, 다한(多汗) 남 35세 태음인
11-1. 알코올중독, 불면(不眠), 수전증(手顫症) 남 41세 태음인
11-2. 수족(手足) 저림, 손떨림 남 43세 소음성태음인

1-1. 주상(酒傷)으로 인한 소화불량(消化不良)

● 기 ○ ○ 남 30세 소양인 농업 경기도 파주시 탄현면 문지리
깡마른 30대 초반 농부로 전에 매일 폭주(暴酒)한 경력이 있고
① 1달 전부터 소화가 잘 안 되었는데 며칠 전의 과음과 과식으로 더 심해졌다. ② 속에 가스가 차고 거북하다.
③ 트림이 나며, 트림을 하면 속이 좀 편하다. ④ 방귀를 잘 뀐다. ⑤ 트림을 하면 방귀를 잘 안 뀐다. ⑥ 활동
을 하면 속이 더욱 거북하다. ⑦ 강단이 있는 편이다. ⑧ 식욕은 있는 편이다. ⑨ 피곤하다. ⑩ 일어서면 어지
럽다. ⑪ 감기에 자주 걸린다. ⑫ 근래에 서울에서 살다가 아버님이 돌아가신 뒤로 시골에 와서 농사를 짓는다며
신경을 많이 썼다고 한다. 그 외에는 특별한 증상이 없다.
지속적인 음주 과다로 장이 이완되어 가스가 차 있는 것으로 보고 트림이나 방귀, 소화불량이 발생한 것도 같은 원인
으로 보았다. 그래서 주상(酒傷)에 사용하는 대금음자에 추위를 탄다고 하여 육계 3돈을 더하여 10일분 20첩을 지어주
었다.
3개월 후인 겨울에 남은 약값을 주러 왔을 때 확인해 보니, 그 약을 먹고 몸이 좋아졌고, 약 덕분에 위가 다 나아서

가을 농사일을 할 수 있었다고 한다.

2-1. 음주과다(飮酒過多), 설사(泄瀉), 피로(疲勞), 속쓰림

● 송 ○ ○ 남 30세 태음인 서울특별시 관악구 봉천11동

약간 뚱뚱하며 키가 크고 원만해 보이는 태음인으로 공무원이다.

① 1년 전부터 기운이 없고 피곤하다. ② 1년 전부터 과음을 한 탓인지 피로하고 아침 기상이 곤란하며 설사를 자주 한다. ③ 더위를 약간 탄다. ④ 몸 전체가 따뜻한 편이다. ⑤ 시원한 것과 담백한 음식을 좋아한다. ⑥ 물을 많이 마시는 편이다. ⑦ 식사량, 소화력은 보통이나 속이 쓰린 편이다. ⑧ 소변색이 노랗고 거품이 난다. ⑨ 깊이 자나 가끔 꿈을 꾼다.

키가 크며 약간 뚱뚱한 태음인 남자의 음주과다로 인한 피로, 속쓰림, 설사 빈번을 목표로 대금음자에 활투대로 갈근 2돈, 사인, 복령, 신곡 각 1돈씩을 더해 10일분 20첩을 지어주었다.

18일 후에 전화로 확인해 보니, 약을 복용한 후에 피로, 속쓰림, 설사가 경감되고 전체적으로 몸이 좋아졌다고 한다.

3-1. 음주(飮酒) 후 위통(胃痛)

● 김 ○ ○ 남 42세 열성태음인 경찰 지서장 서울특별시 도봉구 창동

동네 지서의 지서장이 술을 먹고 난 뒤 속이 아프다며 왔다. 보통 키에 몸통은 다소 굵으며 살이 약간 쪘다.

근래 연일 술을 많이 마신 뒤부터

① 4일 전부터 위 부위가 항상 뻐근하게 아프다. ② 평소에도 음주 뒤에는 식전, 식후에 위가 뻐근하게 아팠던 적이 있었다. ③ 과음을 한 뒤에는 헛구역이 나고 속이 느글거리며 식사를 못하는 편이다. ④ 병원에서는 음주로 인한 위염과 급성 간염이라고 한다. ⑤ 평소 식욕은 왕성하고 소화도 잘된다. ⑥ 평소 가래가 많아 자주 뱉는다. ⑦ 신 음식을 싫어한다. ⑧ 잠을 빨리 못 이루며 뒤척이는 편이고 옅은 잠을 잔다. ⑨ 술을 매우 좋아한다.

연일 술을 마신 뒤에 발생한 복통을 목표로 주상(酒傷)에 사용하는 대금음자 2배량에 활투대로 갈근 2돈, 적복령, 사인, 신곡 각 1돈씩을 더하여 10일분 20첩을 지어주었다.

얼마 뒤에 다시 와서는, 그 약을 며칠 먹고는 뻐근했던 위통이 없어졌고, 무엇보다도 뱃속이 그렇게 편안하고 시원할 수가 없다고 했다.

3-2. 음주(飮酒) 후 숙취(熟醉), 속쓰림, 두통(頭痛)

다음은 최진령 선생의 경험이다.

● 최 ○ ○ 남 30세 태음인 전라북도 익산시

키는 평균보다 약간 크고 살집이 있는 태음인형이다.

평소 음주 후 다음날 속쓰림이 나타나는 등, 숙취(熟醉)로 고생한 적이 많았다. 하지만 음주하는 분위기를 좋아하는 관계로 자주 술자리를 가지게 되었는데, 음주 다음날에는 머리가 아프고 속이 쓰리는 등 숙취가 심하여 숙취를 해소하는 처방에 관심을 가지게 되었다.

① 음주 다음날에는 늘 속쓰림이 있다. ② 아울러 머리가 지끈거리듯이 아프다. ③ 음식 생각이 없고 ④ 갈증이 생긴다.

음주에 의한 손상은 역시 비위(脾胃)의 손상으로 보고, 술의 습열로 인한 손상으로 생각했다. 음주 뒤에 생긴 증상이라 ≪방약합편≫에 나와 있듯이 주상일 경우에 더하는 갈근, 복령, 사인, 신곡을 더했다. 또 여기에 습열로 인한 담(痰)의 생성으로 가래를 더욱 효과적으로 제거하기 위하여 지각을 더했고, 습열의 제거를 위하여 죽여를 더했으며, 행기, 건비에 도움이 되도록 목향과 박하를 더했다. 또한 ≪방약합편≫에 나와 있듯이 갈근, 복령, 사인, 신곡을 더했다.

대금음자를 단제로 제작하려고 했으나, 제환(製丸)하는 곳과 의사소통이 잘못되어 환제(丸劑)로 제작되어 배달되었다. 따라서 1食 1丹으로 투약하려고 했으므로, 30~40환을 복용하는 것으로 했다. 맥주를 마신 후 귀가하여 취침 전에 대금음자환을 복용하고 취침했다.

1. 대금음자를 먹기 전과는 다르게 다음날 아침 가볍게 일어났으며, 두통도 없었다.

2. 아침 식사가 가능했다.

맥주와 소주를 마신 후 바로 취침한 후, 다음날 아침 공복에 복용했다.

약 2~3시간 후 속쓰림과 머리가 지끈거리는 증상이 소실되었다.

대금음자가 음주에 충분한 효과가 있는 것을 확인했다.

본방(本方)을 사용하지는 않았으나, 목표로 했던 증상을 제거하는 게 가능했고, 음주 직후나 익일 오전 복용과 같이 복용 시간에 관계없이 양호한 효과가 있음도 확인할 수 있었다. 단, 환제는 복용이 거추장스러운 면이 있으므로 丹으

로 제작하는 것이 더 좋다고 생각된다.

3-3. 주독(酒毒), 식욕부진(食慾不振)
다음은 김홍율 선생의 경험을 인용한 것이다.

● 이 ○ ○ 남 31세

군 생활 중에 술을 배웠으며 전역 후에도 마땅히 직장을 구하지 못하여 하는 수 없이 자영사업을 해 보았으나 여의치 못한 가운데 자포자기하여 매일 술을 취하도록 마신 모양이다. 이렇게 4~5년간 지속되던 중에 알코올 중독자가 되어 버렸다. 술 냄새를 풍기면서 말을 하는데 약간 미친 사람 같고 담배를 달라고 하는 수작이 완전히 주정뱅이다.

① 술을 마시지 않으면 견디지 못한다.   ② 얼굴빛이 검고 몸은 삐쩍 말랐다.   ③ 밥을 거의 먹지 못한다.

4~5년간 매일 술을 마셔 알코올 중독이 되어 몸이 수척(瘦瘠)해지고 음식을 먹지 못하는 31세 청년에게 대금음자에 활투대로 갈근 2돈, 복령, 신곡, 사인 각 1돈씩을 더하여 5일분 10첩을 지어주었다.

지어준 대금음자 10첩을 복용하고 난 뒤에는 밥을 먹기 시작했고 대금음자 10첩을 더 복용하고 나서는 술을 마시지 않게 되어 제법 사람답게 행동하게 되었다.

4-1. 연변(軟便), 대변빈번(大便頻繁), 피로(疲勞), 가래, 잔뇨감(殘尿感)

● 김 ○ ○ 남 37세 소음인 회사원 경기도 안양시 동안구 비산3동 부강빌라

① 1~2년 전부터 소화불량이 있으며 대변이 묽게 나오고, 방귀가 자주 나온다. 1일 2~3회 정도 변을 본다.   ② 피로하다.   ③ 4~5년 전부터 온도차가 나면 기침과 함께 약간 회색의 가래가 나온다.   ④ 술을 1주일에 3일 정도 마시며, 과음 후 설사를 한다.   ⑤ 소변에서 거품이 나고 보고 나도 시원하지 않다.   ⑥ 소화력은 약하다.   ⑦ 신경질, 짜증이 난다.   ⑧ 잠귀가 밝고 가끔 꿈을 꾼다.

소화력이 약하고 음주 후에 설사를 하는 37세 소음인 남성의 설사빈발과 피로, 소화불량을 목표로 하여 대금음자에 활투대로 주상(酒傷)에 쓰는 갈근 2돈, 복령, 사인, 신곡 각 1돈씩을 더하고 요청대로 녹용 1돈을 더하여 10일분 20첩을 지어주었다. 45일 뒤인 10월 초순에 다시 왔을 때 확인해 보니, 대변이 묽고 변을 자주 보는 것이 소실되었고, 피로감도 소실되었으며 기침과 가래도 소실되었고, 소변보고 나서 시원하지 않은 것이 없어졌다고 한다.

다시 2년 뒤에 기핍(氣乏)과 소화불량으로 보약을 지으러 왔으며 이번에는 비화음 3배량으로 2제를 지어주었다.

4-2. 설사(泄瀉), 하지무력(下肢無力), 슬관절통(膝關節痛)

● 신 ○ ○ 남 38세 태음인 경마장 근무 경기도 안양시 만안구 안양7동

양쪽 볼이 약간 붉으며 키가 크고 몸통도 약간 굵은 태음인으로

① 30대 초반부터는 과음하면 설사를 한다. ㉠ 평소에는 하루에 1번 대변을 보며 술을 마시면 극심한 설사를 한다. ㉡ 매일 술을 먹는 편이었지만 1년 전부터는 1달에 2~3번 정도로 줄였다.   ② 과음하면 속이 메슥거리고 헛배가 부르며 가스가 차고 트림이 나오며 답답해서 밥을 조금 밖에 못 먹는다. ㉠ 평소에는 소화력이 좋고 식욕도 좋지만 밀가루 음식이나 우유를 먹으면 소화가 안 된다.   ③ 과음 때문에 설사와 구토를 하여 탈수로 쓰러져 병원에 입원한 적도 있다.   ④ 3년 전부터 갑자기 정력 감퇴를 느끼는데 30초도 안 되어 사정(射精)한다.   ⑤ 하지(下肢)가 약하여 약간만 움직여도 무릎이 시큰거리고 뛰지 못하며 등산을 하거나 뛰면 아프다. 이러한 증상은 우측이 더 심하다.   ⑥ 무릎을 2번 다친 적이 있다.   ⑦ 하지무력감(下肢無力感)이 있다.   ⑧ 추위를 타는 편이고 찬 물을 많이 마신다.   ⑨ 따뜻한 음식과 신 음식을 좋아한다.

과음 뒤에 설사를 하거나 소화불량이 생기는 것을 개선할 목적으로 대금음자 2배량에 양강 3돈, 반하 2돈을 더하고 양기(陽氣)부족이 있어 구기자, 산수유 3돈, 녹용 1돈을 더하여 10일분 20첩을 지어주었다.

16일 뒤인 10월 중순에 다시 약을 지으러 왔을 때 증상을 살펴보니, 음주 후 설사를 하는 증상은 없어졌고 하지무력증(下肢無力症)도 경감되었고, 슬관절통(膝關節痛)이 크게 좋아졌으나 소화불량과 정력감퇴는 여전하다고 한다.

과음으로 인한 설사와 하지무력과 슬관절통이 호전된 것으로 보아 대금음자가 적합하다고 판단되어 이번에도 지난번과 같은 처방으로 1제를 지어주었고, 다시 7년 뒤에도 보약으로 같은 처방을 1제 지어주었다.

4-4. 대변빈번(大便頻繁), 구토(嘔吐)

● 이 ○ ○ 남 33세 소양성태음인 회사원 경기도 안양시 동안구 달안동 한양샛별아파트

회사에서 영업직에 있으며 평소 인삼을 먹으면 열이 난다는 사람으로, 보약을 지으러 왔다.

① 1년 전부터 하루에 1~3번 정도 대변을 보는데 묽고 가늘게 나오는데 스트레스를 받으면 더 심해진다.   ② 2~3년 전부터 음주 뒤에는 습관적으로 구토(嘔吐)를 한다.   ③ 과음한 뒤에는 설사를 자주 한다.   ④ 배가 약간 차고

더위를 약간 타는 편이고 땀은 많이 나지 않는다.　⑤ 찬 음식을 좋아하고 물을 자주 마신다.　⑥ 저녁을 많이 먹고 잠은 잘 잔다.　⑦ 술은 1주일에 1번 정도 마신다.

대변빈번(大便頻繁)과 연변(軟便), 세변(細便)은 모두 대장과 관련이 깊다. 이 사람이 음주 뒤에는 구토를 하거나 과음하면 설사를 한다는 것으로 보아 소화기 전체의 부조화와 함께 기능이 저하되어 있음을 알 수 있다. 특히 위의 모든 증상이 소화기 내에 스며든 담음으로 인해 소화기관이 이완되어 제대로 기능을 발휘하지 못하여 나타난 증상으로 보고 대금음자 본방에 갈근, 복령, 양강 2돈, 연육 1.5돈을 더하여 10일분 20첩을 지어주었다.

1달 뒤인 9월 중순에 가족의 약을 지으러 왔을 때 확인해 보니, 하루에 1~3회 보던 변이 거의 정상이 되었으며 음주 후에 반드시 구토를 하던 것도 없어졌다고 한다.

5-1. 구토(嘔吐), 오심(惡心), 설사(泄瀉)

● 김 ○ ○ 남 29세 태음인 173cm 78kg 경기도 안산시 고잔동

얼굴이 약간 크며 원만한 성품에 목소리가 부드러운 태음인으로

① 술을 마신 뒤에는 반드시 구토(嘔吐)와 오심(惡心) 증상이 있다.　② 음주 뒤에는 설사를 2회 정도 한다.
③ 피로감이 있다.　④ 배에 가스가 차고 느글거리는 증상이 있고 배에서 꾸르륵 소리가 나고 방귀를 잘 뀐다.
⑤ 평소에 대변을 1일 1회 보는데 묽은 편이다.　⑥ 하루에 4시간 정도 자며, 잠귀가 밝아 자주 깬다.　⑦ 소변을 보고 난 후에도 시원하지 않다.　⑧ 손은 약간 두텁고 단단하다.

술을 마신 뒤에는 반드시 설사를 하고 구토(嘔吐)와 오심(惡心)이 있는 29세 태음인 남성에게 대금음자 본방으로 10일분 20첩을 지어주었다. 1개월 뒤에 우연히 만났을 때 설사하는 것은 어떠냐고 물어 보니, 그 약을 복용한 뒤로는 술 마신 뒤에 구토, 오심(惡心), 설사가 경감되었다고 한다.

6-1. 하복랭(下腹冷), 미열(微熱), 소화불량(消化不良)

● 조 ○ ○ 남 43세 태음인 경기도 안양시 만안구 안양8동 명학아파트

키가 크고 몸통이 굵으며 얼굴이 붉은 건장한 태음인 남자이다.

① 수십 년 전부터 음주과다로 인해 피로하고, 술을 마시거나 찬 것을 먹으면 하복통(下腹痛)이 있다.　② 몇 년 전부터 음낭(陰囊)을 비롯하여 하복부(下腹部) 이하로 발까지 모두 차다. 몸은 따뜻한 편이다.　③ 소화력은 좋은 편이지만 술을 마시면 소화가 안 되어 헛배가 부르고, 가스가 차며 방귀가 나온다.　㉠ 술을 마신 뒤에는 설사를 하고 평시에도 하루에 1~2번 대변을 보는데 시원하지 않다.　④ 지루성 피부염이 있어 약을 복용하고 있다.　⑤ 자고 일어난 아침이나 오후 3~4시경에 미열이 나고 축 늘어진다.　⑥ 2년 전부터 지방간이 있고, GOT, GPT가 높다.　⑦ 왼쪽 무릎이 쑤신다.　⑧ 얼굴로 열 오름 증상이 있고, 불안하고 신경질적이다.　⑨ 피로하고 눈이 침침하고 하지(下肢)에 힘이 없다.　⑩ 잘 때 땀이 나고 저녁에 부종이 있고, 몸의 좌측이 저리다.　⑪ 머리 뒤 쪽으로 땅긴다.　⑫ 인삼을 먹으면 설사를 하고, 원래 더위를 심하게 타고 땀을 많이 흘리나, 근래 와서는 추위를 심하게 타지만 시원한 음식을 좋아한다.　⑬ 소변은 남아 있는 듯 시원하지 않다.　⑭ 피로하면 자주 옅은 잠을 자고 잠귀가 밝다.　⑮ 정력이 감퇴하였다.

음주 후에 소화불량과 설사를 일으키고 음주과다로 인해 하체가 냉한 43세 태음인 남성에게 대금음자 1.5배량에 활투대로 갈근 3돈, 적복령 1.5돈, 사인 1.5돈, 신곡 1.5돈, 양강 1.5돈을 더한 뒤, 소화불량이 있으므로 초두구 1.5돈을 더하고 음주과도와 지방간을 감안하여 인진 3돈, 시호 1.5돈, 백작약 1돈, 택사 1돈을 더하여 10일분 20첩을 지어주었다.

1달 뒤인 5월 말에 다시 왔을 때 확인해 보니, 약을 복용한 뒤로 하체(下體)가 냉(冷)한 것과 음낭(陰囊)이 냉(冷)한 것도 경감되었으며, 미열(微熱)이 있던 것도 경감되었고 소화가 잘되지 않아서 가스가 차고 헛배가 부른 것이 소실되었다고 한다. 증세가 호전되고 있으나 정력이 부족하다고 하여 이번에도 같은 처방으로 10일분 20첩을 지어주었다.

6-2. 하복통(下腹痛), 설사(泄瀉), 다한(多汗)

● 김 ○ ○ 남 40세 태음인 172cm 76kg 경기도 수원시 권선구 탑동 삼성아파트

보통 키에 몸통이 약간 굵고 뼈대가 굵은 태음인으로 보약을 지으러 왔다.

① 3년 전부터 저녁에 2시간 정도 아랫배 전체로 쿡쿡 찌르는 통증이 있다.　㉠ 날씨가 덥거나 추울 때면 심해지고 이렇게 찌르는 하복통(下腹痛)이 심해지면 설사를 한다.　② 땀이 많다.　③ 손발은 따뜻하고 아랫배는 약간 차다.
④ 배에서 꾸르륵 소리가 난다.　⑤ 대변은 잘 나오나 1일 2회로 묽게 나오고 음주 후에는 설사를 한다.　⑥ 더위를 심하게 탄다.　⑦ 식성은 보통이며 소화력은 약하다.　⑧ 잠은 잘 잔다.　⑨ 열 달아오르는 증상이 있다.　⑩ 아침에 일어나기가 힘들다.　⑪ 성격은 느긋하고 부드럽다.　⑫ 피부색은 약간 황색이다.　⑬ 술은 1주일에 1회 정도, 담배는 1일 반 갑을 피운다.

風
寒
暑
濕
燥
火

內傷

虛勞
霍亂
嘔吐
咳嗽
積聚
浮腫
脹滿
消渴
黃疸
瘧疾
邪祟
身形
精
氣
神
血
夢
聲音
津液
痰飮
蟲
小便
大便
頭
面
眼
耳
鼻
口舌
牙齒
咽喉
頸項
背
胸
乳
腹
腰
脇
皮
手
足
前陰
後陰
癰疽
諸瘡
婦人
小兒

더위를 많이 타는 40세 태음인 남성의 하복통(下腹痛), 음주후 설사를 목표로 대금음자 2배량에 복명(腹鳴)과 설사(泄瀉)를 감안하여 목향 2.5돈, 연육 2.5돈을 더하고, 다한(多汗)을 감안하여 황기를 더했으며, 가져온 녹용을 넣어달라고 하여 녹용 1돈을 더하여 10일분 20첩을 지어주었다.

16일 뒤인 5월 중순에 확인해 보니, 하복통(下腹痛)이 격감하였고 음주 후 설사와 다한(多汗)이 소실되었다고 한다.

7-1. 가래, 음주 후 두중(頭重), 건구역(乾嘔逆)

● 이 ○ ○ 남 37세 활달한 소양인 영업사원 서울특별시 구로구 시흥동

건강하고 활달하며 타이어 영업을 하고 있으며 술을 좋아하지는 않으나 영업상 자주 마시게 되는 필자의 형님이다.
① 2일 전 마신 술로 머리가 띵하게 무겁고 아프다.   ② 구역질이 자주 나온다.   ③ 몸이 나른하다고 하신다.
위의 증세가 평소의 음주과다로 인한 것으로 생각하고 대금음자 3배량으로 10첩을 지어 드렸다. 약을 드신 지 5일 후에 확인해 보니, 전에는 말하지 않았지만 2달 전부터 가래가 많아 고생을 했는데 이번에 약을 복용하고 가래가 말끔히 없어졌다고 놀라워했다. 또한 두중(頭重)과 건구역(乾嘔逆)도 없어졌다고 한다.

7-2. 가래, 다한(多汗), 항강(項强)

● 송 ○ ○ 남 34세 태음인 경기도 안산시 본오동 신한아파트

몸통이 굵고 키가 크며 강단이 있고 근육질의 태음인이다.
① 본래 기관지가 약하며, 2달 전부터 노란 가래가 덩어리져서 대량으로 나온다.   ② 체질적으로 땀이 많고 특히 움직일 때 심하게 난다.   ③ 4~5년 전부터 어깨와 뒷목이 땅기고 결리고 뻐근하다.   ④ 눈이 침침하고 충혈된다.
⑤ 몸 전체가 더운 편이고 더위를 탄다.   ⑥ 식욕과 소화력은 좋다.   ⑦ 대변은 평소 된 편이지만 음주 뒤에는 설사를 한다.   ⑧ 혀에 황태(黃苔)가 끼었다.
노란 가래가 덩어리져서 나오는 것을 목표로 대금음자 2배량에 음주가 잦고 항강(項强)이 있어 활투대로 갈근 3돈, 복령 2돈, 사인 1돈, 신곡 1돈, 반하 2돈을 더하고, 다한(多汗)에 황기 3돈, 기울(氣鬱)에 소엽 2돈, 음주 후 설사에 황백 1돈을 더하여 10일분 20첩을 지어주었다.

1년 3개월 뒤인 이듬해 9월에 다시 왔을 때 확인해 보니, 가래가 나오는 것이 경감되었고 땀이 나는 것이 덜하다가 날씨가 더워지면서 조금만 움직여도 땀이 나고 항강(項强)은 격감하였다고 한다.
이번에도 지난번과 같은 처방으로 10일분 20첩을 지어주었다.

8-1. 현훈(眩暈), 다한(多汗)

● 주 ○ ○ 남 36세 태음인 회사원 경기도 안양시 비산동 두산아파트

50일 전 치질 수술을 하여 보약을 원하는 키가 크고 몸통도 굵은 태음인이다.
① 몸에서는 열이 많은데 배꼽 주위로는 매우 차서 손을 대면 시원하고 배가 꺼지는 느낌이 든다.   ② 어지럽고 식사할 때 땀이 많이 난다.   ③ 신경을 쓰면 뒷목이 땅기고 전신이 피로하다.   ④ 약하게 변비가 있다.   ⑤ 폭주(暴酒)를 하면 설사를 할 때도 있다.   ⑥ 잘 놀라며, 초조하고 가슴이 답답한 증상이 약하게 있고 짜증이 자주 난다.
⑦ 무릎이 시큰거린다.   ⑧ 더위를 많이 타고 땀이 많다.   ⑨ 식성이 좋고 소화도 잘 된다. 육식을 좋아한다.
⑩ 건강진단 때 지방간 진단을 받았다.
전신이 피로한 상태로 어지럽고 신경을 쓰면 뒷목이 땅기며, 식사할 때 땀이 많이 나는 증상을 호소하는 36세 태음인 남성에게 대금음자를 쓰기로 하고, 복랭(腹冷)이 있어 양강 2돈을 더하고, 항강(項强)에 갈근 2돈, 경계(驚悸)에 복령 2돈, 반하 1.5돈, 연육 2.5돈, 당귀 1.5돈과 다한(多汗)에 황기 4돈을 더하여 10일분 20첩을 지어주었다.
10개월 뒤인 다음해 4월 말에 보약을 지으러 왔을 때 확인해 보니, 어지러운 증상은 경감되었고 식사할 때 땀이 많이 나는 것도 좋아졌으며, 그 외 몸 전체적으로 여러 가지가 좋아졌다고 하여 이번에도 지난번과 같은 대금음자로 10일분 20첩을 지어주었다.

8-2. 두통(頭痛), 견중(肩重), 피로, 속더부룩함

다음은 임지현 선생의 경험이다.

● 임 ○ ○ 여 35세 소양성소음인 강원도 원주시 우산동

본인의 증상으로
① 평상시 두통이 항상 있다. 양쪽 관자놀이 쪽이 아프고 누르면 시원하다.   ② 뒷목과 어깨가 굳어 있고 무겁다.
③ 피곤하고 아침에 일어나기가 힘들다.   ④ 술을 먹은 후 몸이 좀 부은 듯하고 식욕이 없고 속이 더부룩하다.
⑤ 대변은 하루 1회 아침에 보는데, 요즘 앉아있는 시간이 많아서인지 대변을 보는 데 시간이 오래 걸리고 시원하게

잘 나오지 않는다. ⑥ 월경통이 있고 월경주기가 조금씩 늦어진다.

학기 초에 술 먹을 일이 몇 번 있었으나 특별히 주상(酒傷) 증상이 심하게 나타난 것은 아니었다.

그러나 그 영향인지 평상시 있던 두통이 조금 더 심해진 것 같았고, 속이 좀 더부룩하고 몸이 부어있는 느낌이 들었다. 또 전에 비해서 대변을 보는 데 시간이 오래 걸리고 시원하게 잘 나오지 않는다. 요즘 앉아있는 시간이 많아서 대장 운동성이 떨어져 있는 것 같은 느낌이 든다. 마침 익위승양탕을 복용하고 있었는데, 술을 마시게 되어 주독(酒毒)을 풀어주기 위하여 대금음자 본방에 갈근, 적복령, 사인, 신곡을 더하여 2일간 4첩을 복용했다.

익위승양탕을 먹고 있던 중에 술을 먹게 되어 주독(酒毒)을 풀자는 의미로 대금음자를 복용했는데, 주상 자체를 치료한 것을 넘어서 평상시 가지고 있던 두통과 어깨 뭉침 등이 풀리는 것을 경험했다. 어깨가 무거웠던 것이 풀리니 몸이 많이 개운했고, 두통이 없어지고 속이 더부룩한 것도 경감되어 기분이 무척 상쾌했다.

8-4. 후두통(後頭痛), 흉통(胸痛)

● 정 ○ ○ 남 39세 열성태음인 86kg 경기도 군포시 산본동 삼익아파트

① 일주일 전 과음한 뒤로 뒷골이 무겁고 꽉 차있는 느낌이 들었으나 지금은 괜찮다. ② 7일 전 과음한 뒤로 4일 전부터 가슴이 꽉 조이는 듯하다. ③ 군대에서 허리를 다친 적이 있는데 이틀 전부터 오후만 되면 심하게 아프다. ④ 대변을 하루에 3번 정도 보며 가늘게 나온다. ⑤ 식욕이 좋고 소화도 잘 되지만 느글거림, 메슥거림이 있다. ⑥ 더위를 타고 물을 많이 마신다. ⑦ 몸 전체가 더운 편이다.

과음을 한 뒤 발생한 흉통(胸痛)과 후두통(後頭痛)을 목표로 대금음자 2배량에 기울(氣鬱)을 감안하여 향부자 2돈, 소엽 2돈을 더하고 태음인의 대변빈번(大便頻繁)과 세변(細便)을 감안하여 파고지 3돈을 더하여 10일분 20첩을 지어주었다.

4개월 뒤에 다시 내원했을 때 증상을 살펴보니, 지난번 약을 복용한 뒤로 술을 마셔도 후두통(後頭痛)이 없으며 흉통(胸痛)이 없어졌고, 그 이후로는 발생하지 않았지만 최근 이사를 돕다가 허리를 삐끗한 뒤로 허리가 무거웠었는데 가래를 세게 뱉으면서 허리에 충격이 더해져 어제부터 요통이 심하다고 한다. 가래를 뱉다가 허리에 충격을 받은 것이지만 지난번과 신체상태가 유사하므로 이번에도 대금음자로 10일분 20첩을 지어주었다.

8-6. 항강(項强), 관절통(關節痛), 소화불량(消化不良), 속쓰림, 명치답답함

● 이 ○ ○ 남 31세 소음성태음인 회사원 경기도 안양시 관양1동 삼화빌라

7년 전에 머릿속에 피가 뭉쳐 있다고 하여 수술한 뒤로 목과 어깨의 통증이 줄어들었다가 다시 아프기 시작하여 내원한 소음성태음인 남성으로 1년 전에는 대장용종(大腸茸腫)으로 수술을 했다.

① 목과 어깨를 비롯하여 전신의 관절에 오래 전부터 심한 통증이 있다. ② 2~3개월 전부터 팔꿈치에 심한 통증이 오는데, 병원에서는 인대가 늘어났다고 한다. ③ 소화력이 약하여 잘 체하고 속이 답답하며 더부룩하다. ㉠ 속쓰림과 구토, 헛구역질을 하고 명치 부위가 아프고 가끔 복통이 있다. ㉡ 하품이 자주 나오고 방귀를 자주 뀐다. ④ 대변을 하루에 3-5회 보며 냄새가 심하고 변이 묽고 가늘게 나오며 대변을 보고 나서도 시원하지 않다. ⑤ 소변을 참지 못해 자주 화장실에 가게 되고, 보고 나서도 남아 있는 느낌이다. ⑥ 기울(氣鬱)증상으로 가슴이 두근거리고 답답하며 잘 놀라고 초조하며 불안하고 신경질이 많으며 매사가 귀찮다. ㉠ 가슴이 뻐근하여 한숨을 자주 쉬고 호흡이 곤란하여 숨이 찰 때가 있고 기억력이 많이 떨어졌다. ⑦ 배는 매우 차며 손은 따뜻하다. ⑧ 더위를 심하게 타고 땀이 매우 많다. ⑨ 물을 많이 마시고 식욕이 없으며 식사량이 일정하지 않다.

신경증상이 뚜렷하고 대장용종(大腸茸腫)으로 수술을 한 경력이 있는 소음성태음인 남성의 항강(項强)과 소화불량(消化不良)을 목표로 대금음자 본방에 기울(氣鬱)을 감안하여 향부자 2돈, 소엽 2돈을 더하여 10일분 20첩을 지어주었다.

13일 뒤에 찾아와서 갑자기 설사를 한다고 하여 그간의 증상을 확인해 보니, 목과 어깨의 통증이 경감되었고 팔꿈치의 통증도 줄어들었다고 한다. 또 속이 쓰리고 명치가 답답한 증상이 줄어들었고 소화기 상태도 좋아졌다고 한다. 갑작스런 설사는 부적합한 음식이나 약을 복용했을 때 이를 배출하기 위하여 소화기의 운동성이 증가하여 나타나는 증상으로 보고 일단 약을 중지했다가 설사가 멈추면 다시 복용하도록 권유했다. 20일 뒤에 내방했을 때 확인해 보니, 약을 중단했다가 다시 복용하니 설사를 하지 않았다고 한다.

9-1. 피로(疲勞), 기상곤권(起床困倦)

● 박 ○ ○ 남 31세 태음인 영업사원 178cm 75kg 경기도 안양시 동안구 관양2동

눕기를 좋아하고 성품도 느긋하며 원만한 회사원으로 보약을 지으러 왔다.

① 지난해부터 쉽게 피로를 느끼고 아침에 일어나기 힘들다. ② 매년 여름이면 얼굴에 집중되어 나는 땀으로 고생을 했는데 지난해부터 더 심해졌다. ③ 작년부터 더운 곳에 있으면 양손에 번열감(煩熱感)이 심하다. ④ 약한 비염으로 항상 코가 막혀 있고 가끔 노란 콧물이 나온다. ⑤ 대변은 하루에 1~2회 정도 보며 묽은 변이다. ⑥ 신경

질이 많고 매사가 귀찮으며 기억력이 격감하였다. ⑦ 더위를 많이 타고 땀이 많다. ⑧ 물을 자주 마시며 식욕이 좋고 소화도 잘된다. ⑨ 9년 전에는 우측, 5년 전에는 좌측으로 결핵성 늑막염을 앓은 적이 있다. ⑩ 술은 1주일에 2회 정도 마시며 예전에는 과음한 적이 많았다.

이 사람은 태음인으로 담음(痰飮)이 울체(鬱滯)되기 쉬운 체질적인 요인이 있으며, 몸이 무겁거나 눕기를 좋아하는 경향이 있다. 동시에 예전에는 과음을 한 적이 많았다는 점과 묽은 변을 1일 1~2회 본다는 점에서 소화기 내에 습담(濕痰)이 울체되어 있고 이로 인해 신중(身重)과 피로, 연변(軟便), 다한(多汗) 등의 증상이 발생한 것으로 보인다.

쉽게 피로를 느끼고 아침에 일어나기 힘들어 하는 31세 태음인 남성의 보약으로 대금음자 본방에 주상(酒傷)과 연변(軟便)을 감안하여 갈근 2돈, 복령 2돈, 연육 1.5돈을 더하여 10일분 20첩을 지어주었다.

1달 뒤인 8월 말에 보약을 지으러 왔을 때 물어 보니, 그 약을 복용한 뒤로 피로를 쉽게 느끼는 것이 경감되었고, 아침에 일어나기 힘든 것도 많이 좋아졌다며 계속 약을 먹고 싶다는 것이다.

이번에도 지난번과 같은 대금음자로 10일분 20첩을 지어 주었고 다시 2년 뒤인 9월에도 1제를 지어주었다.

9-2. 피로(疲勞), 근육결림

● 이 ○ ○ 남 31세 태음인 경기도 안양시 동안구 관양동

① 최근 1년 전부터 피로감이 심하며 아침에 일어날 때 나른하고 몸이 무겁다. ② 2주 전부터 숨을 크게 쉬면 우측 옆구리가 결린다. ③ 대변은 하루에 3~4번씩 본다. ④ 평소 변이 가늘고 대변을 본 후에도 시원하지 않다. ⑤ 찬 음식을 먹거나 술을 마신 뒤에는 설사를 한다. ⑥ 소변을 보고 난 후에도 시원하지 않다. ⑦ 추위를 많이 타지만 몸은 따뜻하다. ⑧ 술을 좋아하는데 한 번 마시면 폭음(暴飮)을 한다. ⑨ 신경을 많이 쓰는 편이다.

전신피로감이 심하고 음주 후에는 반드시 설사를 하는 태음인의 대변빈번(大便頻繁)과 세변(細便)을 목표로 대금음자에 활투대로 갈근1돈, 복령 1돈, 사인 1돈, 신곡 1돈, 양강 2.5돈을 더하고 대변빈번(大便頻繁)과 잔변감(殘便感)을 감안하여 목향 2돈, 연육 2.5돈을 더하고 보기(補氣), 보혈(補血)을 위해 황기 4돈과 당귀 1.5돈을 더하여 10일분 20첩을 지어주었다.

45일 뒤인 다음해 2월에 보약을 지으러 왔을 때 확인해 보니, 그 약을 복용한 뒤로 피로감이 훨씬 덜하고 옆구리가 결리는 것도 줄어들었다고 한다. 이번에도 지난번과 같은 대금음자로 1제를 지어주었다.

10-1. 피부소양(皮膚搔痒), 피로(疲勞), 수족랭(手足冷)

● 백 ○ ○ 남 42세 태음인 경기도 안양시 관양동 영광빌라

① 10일 전부터 심하지 않을 정도로 가렵고 피부가 매우 건조하다. ② 1달 전부터 피로감이 심하다. ㉠ 5~6개월간 술을 많이 마셨는데 식사도 제대로 안 하고 술을 마실 정도였다. ㉡ 3~4개월 전에 술을 끊었으나 술을 안 마신 이후로는 오히려 기상시 몸이 개운하지 않다. ③ 추위를 심하게 타고 선풍기, 에어컨 바람을 싫어한다. ④ 손과 발이 매우 차다. ⑤ 허리가 결리고 머리가 전체적으로 띵할 때도 있다. ⑥ 식욕이 별로 없고, 소화력도 보통이다. ⑦ 평소에도 술을 자주 마신다. ⑧ 따뜻한 음식을 선호한다. ⑨ 대변은 1일 1회 보며 보통 변이다.

음주과다로 인한 후유증으로 인한 피부소양(皮膚搔痒)과 기상곤권(起床困倦), 피로감을 목표로 대금음자 본방에 활투대로 갈근 2돈, 복령 2돈, 양강 2돈, 사인 1돈, 신곡 1돈을 더하고 추위를 탄다는 점에서 육계 4돈을 더한 뒤, 피로와 기상곤권을 감안하여 황기 4돈, 인삼 4돈, 구기자 2돈, 녹용 1돈을 더하여 10일분 20첩을 지어주었다.

26일 후인 4월 중순에 다시 왔을 때 확인하니, 피부소양(皮膚搔痒)이 소실되었고 피로가 경감되었으며 손발이 찬 증상도 경감되었다고 한다.

증상이 호전되고 있으므로 지난번과 같은 처방에서 녹용을 빼고 10일분 20첩을 지어주었다.

10-2. 여드름, 다한(多汗)

● 박 ○ ○ 남 35세 태음인 경기도 의왕시 내손2동 라성빌라

보통 키에 몸통이 약간 굵은 태음인이다. 간이 약해져 있다며 보약을 지으러 왔다.

① 평소에 음주과다로 알코올성 간염 진단을 받았고, 6년 전에는 지방간 진단을 받았다. ② 사춘기 이후로 얼굴에 여드름이 많았으며, 최근 1달 전 술을 끊은 이후로 경감되었으나 아직 상당하다. ③ 손발과 사타구니에 땀이 많이 난다. ④ 찬 음식을 먹거나 술을 마신 뒤 설사를 한다. ⑤ 뒷목이 땅기고 뻐근하다. ⑥ 아침에 몸이 무거워 일어나기가 힘들다. ⑦ 소화는 잘되지만 자주 가스가 차고 방귀를 뀐다. ⑧ 아랫배가 차고, 잘 때는 배를 덮고 잔다.

술을 좋아하고 대장기능이 약해 보이는 35세 태음인 남성의 보약을 겸하여 여드름과 다한(多汗)을 치료하기 위해 대금음자에 복랭(腹冷)을 감안하여 양강 3돈을 더하고, 설사에 연육 1.5돈, 다한(多汗)과 보기(補氣), 보혈(補血)을 위해 황기 3돈과 당귀 1.5돈을 더하여 10일분 20첩을 지어주었다.

약을 모두 복용하기도 전인 9일에 약을 더 지어달라며 전화가 왔는데, 약을 복용한 뒤로 여드름이 경감되어 얼굴이 좋아졌고 땀을 흘리는 것이 줄어들었고 장이 편해졌다고 한다.

대금음자를 복용한 뒤로 다한(多汗)과 여드름이 경감된 것으로 보아 효력이 있다고 보고, 지난번과 같은 대금음자로 10일분 20첩을 지어주었고, 그 다음 해 5월에도 전화로 주문하여 같은 약으로 1제를 지어갔다.

11-1. 알코올중독, 불면(不眠), 수전증(手顫症)

● 정 ○ ○ 남 41세 태음인 경기도 군포시 산본동 가야아파트

중동 지역에서 근무하고 귀국한 탓인지 원기가 부족하고 추위를 심하게 탄다고 하여 7년 전 녹용대보탕을 지어간 적이 있는 사람이 이번에는 보약을 겸한 알코올 중독 치료제를 지어달라고 왔다.

① 20년 전부터 술을 많이 마셔 왔으며, 알코올 중독 증상이 있다. ㉠ 3~4년 전부터는 술을 마시지 않으면 잠을 못 자서 매일 술을 마시고 있다. ㉡ 알코올 중독으로 인하여 전에는 머리가 떨려서 이발하기가 힘들 정도였고 ㉢ 지금은 손이 좀 떨리고, 머리는 가끔 떨린다. ② 가슴 뜀, 잘 놀람, 불안, 초조, 우울, 비관, 신경질, 짜증, 매사가 귀찮음 등의 증상이 있다. ③ 목이 뻐근하다. ④ 기억력이 격감했고 의욕이 없다. ⑤ 속이 더부룩하고, 속쓰림, 헛배가 부른 증상이 있다. ⑥ 음주 후에는 설사를 한다. ⑦ 물은 많이 마시는데 소변은 시원치 않고, 색은 노랗고 탁하다. ⑧ 요도(尿道)로 쌀뜨물처럼 정액(精液)이 몇 방울씩 나온다. ⑨ 술은 거의 매일 마시고 담배는 1일 1갑을 핀다. ⑩ 식욕과 소화력은 보통이다. ⑪ 이제는 추위는 안타고 더위를 약간 탄다. ⑫ 피부는 약간 검고 건성이다. ⑬ 성품은 저돌적이고 남의 말을 잘 듣지 않고 음식을 빨리 먹는다. ⑭ 10년 전부터 당뇨가 있다. ⑮ 군에서 대장(大腸)수술을 받은 경력이 있고 중동 지역에도 2회 다녀온 적이 있다.

알코올 중독으로 인한 소화불량과 불면(不眠), 수전증(手顫症)을 호소하는 41세 태음인 남성의 보약 겸 치료제로 대금음자에 불면을 감안해 산조인 2돈을 더하고 보기(補氣)를 위해 황기 2돈, 인삼 2돈을 더하여 10일분 20첩을 지어주었다.

약 1달 뒤인 3월 초순에 다시 왔을 때 확인해 보니, 요즘은 술을 마시지 않아도 잠을 잔다고 한다. 현재도 손이 좀 떨리고 머리도 간혹 떨리기는 하지만 호전되었다고 한다. 약을 복용하는 중에 술을 끊었고 마음이 좀 안정되었다고 한다. 증상이 개선되고 있으므로 지난번과 같은 처방으로 10일분 20첩을 지어주었다.

11-2. 수족(手足) 저림, 손떨림

● 이 ○ ○ 남 43세 소음성태음인 경기도 안양시 동안구 달안동 샛별한양아파트

내성적이고 급한 성격을 가진 소음성태음인으로 인천에서 건축일을 하는 사람이다.

아래의 증상은 5년 전부터 시작되었으며 최근 2달 전부터 심해졌다. 젊어서부터 술을 하루에 2~3병씩 마셨으며 요즘도 매일 마시는데 양을 줄여 나가고 있다.

① 5년 전부터 아침에 신문을 오래 보고 있으면 손에 감각이 없어져 손이 저릿저릿하고 운전시에는 계속 손을 주무른다. ② 젊은 시절부터 술을 마신 이후로 손 떨리는 증세가 나타났고, 옆 사람이 알 수 있을 정도로 떨리고 가만히 앉아 있어도 떨린다. ③ 잘 때나 식사를 할 때 또는 수시로 땀을 잘 흘리는 편이다. ④ 가끔 헛구역이 있다. ⑤ 피로하고 의욕이 없다. ⑥ 시력과 청력이 저하되었다. ⑦ 추위와 더위는 별로 안 타는 편이다. ⑧ 식사량은 적고 식욕은 별로이며 소화력도 보통이다. ⑨ 대변은 1일1회 보며 약간 변비 경향이 있다. ⑩ 소변색은 보통이고 뿌옇다. ⑪ 신경질, 짜증이 있고 매사가 귀찮다. ⑫ B형간염 보균자이다.

손의 감각이상이나 손이 떨리는 수전증은 청년 때부터 술을 마신 결과라고 할 수 있다. 가끔 헛구역이 있다는 것을 보면 잦은 음주로 인해 위(胃)에 담음(痰飲)이 울체되어 있다는 것을 의심할 수 있다.

수족저림과 손 떨림이 음주과다로 인한 후유증이라 보고 대금음자 본방에 활투대로 갈근 3돈, 백복령 1.5돈, 사인 1.5돈, 신곡 1.5돈과 다한(多汗)과 피로를 감안하여 황기 2돈, 인삼 2돈을 더하여 10일분 20첩을 투약했다.

6개월 뒤인 다음해 1월에 다시 내원했을 때 확인해 보니, 아침에 신문을 오래 보고 있을 때 일어나던 손 마비감 증세가 격감했고, 손발 저리던 것도 많이 호전되었으며, 손 떨림 증세는 소실되었다고 했다. 이번에는

① 특히 식사를 할 때 얼굴에 땀이 많이 난다. 식은땀이 많다. ② 아직도 수족 저림이 남아 있다. ③ 중이염(中耳炎)으로 귀에서 물이 나오고 귀가 잘 안 들린다. 피로하면 중이염이 재발한다. ④ 소변의 양도 많고 자주 본다.

이번에는 대금음자 본방에 소변빈번을 감안해 산수유 2돈을 더하고 귀에서 물이 나오고 잘 안 들리는 것을 감안하여 복령 2돈, 황기 4돈을 더하여 10일분 20첩을 투약했다.

下統29 寶 도씨평위산 陶氏平胃散

蒼朮 一錢半 厚朴 陳皮 白朮 各一錢 黃連 枳實 各七分 草果 六分 神麴 山查肉 乾薑 木香 甘草 各五分 薑三片

[出　典]
醫學入門 卷三 八一葉 : 治食積 類傷寒
方藥合編 : 治食積 類傷寒
[活　套] 鬱熱 加梔豉
[活套鍼線] 類傷寒(內傷)　食復(寒)　食積類傷寒(寒)
[適應症] 식체, 전신통, 고열, 두통, 소화불량, 매핵기, 식체빈발, 속쓰림, 트림, 감기

　　도씨평위산은 식적(食積)과 식적으로 인한 유상한(類傷寒)에 사용하는 처방이다. 즉 원인은 식체(食滯)지만 증상은 상한(傷寒)의 증상처럼 발열(發熱)과 신체통(身體痛)이 나타나는 경우에 사용한다. 따라서 도씨평위산은 상한(傷寒)을 치료하는 약이 아니라 식상(食傷)을 치료하는 소화제(消化劑)라고 할 수 있다.

　인체의 에너지는 한정되어 있기 때문에 생명유지에 필요한 장기(臟器)에 우선적으로 에너지를 분배하게 된다. 예를 들어 뇌, 심장, 간장, 신장과 같은 장기는 생명을 유지하는 데 매우 중요하기 때문에 이러한 장기에 우선적으로 에너지가 공급되는 것이다. 그러나 생명을 유지함에 있어 무엇보다 중요한 것은 체온을 일정하게 유지하는 것이다. 체온이 몇 ℃만 떨어져도 호르몬의 기능이 적절하게 이루어지지 못하며, 세포의 기능도 저하된다. 따라서 체온을 일정하게 유지하는 데 장애가 발생하면 인체는 가능한 모든 기능을 항진시켜 체온을 유지하려고 한다.

　유상한(類傷寒)이 발생하는 것도 체온 유지의 관점에서 볼 수 있는데, 식체(食滯)가 발생했을 때 이를 해소시키기 위해 소화기로 많은 에너지를 집중시킨 결과 체온을 일정하게 유지할 수 없게 되어 발열과 신체통이 발생하는 것이다. 이것은 원인만 다를 뿐 몸살감기가 발생하는 것과 비슷한 발병기전이라고 할 수 있다. 감기에 걸리면 찬 기온에 체온을 빼앗기지 않기 위해 피부를 수축시키고 근육을 긴장시켜 열생산을 증가시킨 결과 오한과 발열, 신체통이 나타나게 되는데, 유상한은 찬 기온이 아닌 식체(食滯)가 원인일 뿐 체온을 일정하게 유지하기 위한 반응으로 나타나는 같은 현상이다. 즉 식체로 인해 체표 쪽으로 분배되는 열에너지가 부족해져 체온유지가 힘들어지면, 인체에서는 소화장애를 해소하는 데 필요한 에너지와 체온유지에 에너지가 필요하기 때문에 열생산을 증가시키고, 그 결과 발열과 신체통이 나타나는 것이다. 따라서 이럴 때는 발산제와 청열제를 사용하는 것이 아니라 식체를 해소할 수 있는 소도제(消導劑)를 사용해야 하는데, 도씨평위산이 여기에 해당하는 처방이다.

　발열과 신체통의 원인이 소화장애라고 한다면, 소화장애를 치료하는 수많은 처방 중에서 도씨평위산을 사용하는 이유는 무엇인가. 이는 소화장애가 있으면서 열성(熱性)이 심하고 전신이 쑤시고 아픈 증상이 두드러지기 때문이다. 즉 소화불량과 함께 열이 나고 전신이 아플 때 곽향정기산이나 향소산 등도 쓸 수 있지만, 여기서 언급하고 있는 유상한은 발열과 신체통 정도가 매우 심하기 때문에 소도작용이 강한 도씨평위산을 사용하는 것이다. 도씨평위산을 유상한(類傷寒)에 사용하는 또 다른 이유가 있다. 식체를 치료하는 처방에는 일반적으로 청열제(淸熱劑)가 포함되어 있지 않지만 도씨평위산에는 청열제인 황련이 포함되어 있어 소화장애를 없애면서 발열상태를 조절하는 기능이 있기 때문이다.

식체(食滯)나 소화불량이 발생했을 때 모든 사람에게 유상한의 증상이 발생하는 것은 아니다. 이는 개인의 신체조건과 신체상태가 다르기 때문인데, 평소 체열(體熱)이 낮고 소화기가 연약하여 식욕부진, 소화불량, 설사 등의 증상이 쉽게 나타나는 사람에게 식체가 발생하였다면 발열(發熱)이나 신체통(身體痛)보다는 복통, 설사의 증상이 주증으로 나타날 것이다. 그러나 평소 체열이 높고 소화력이 좋은 사람에게 식체가 발생하였다면 복통, 설사보다는 발열과 신체통이 주증으로 나타날 가능성이 높다. 따라서 도씨평위산을 사용할 때는 발열이나 신체통 같은 증상뿐 아니라 신체조건도 고려해야 한다.

 처방구성을 보면 평위산에 지출환(백출, 지실)이 더해져 소화기의 운동성을 증가시켜 주고, 목향, 신곡, 산사육 등 소화액 분비를 돕는 소도제(消導劑), 그리고 황련, 건강, 초과 등 청열(淸熱)과 온열(溫熱)시키는 약으로 이루어져 있어, 처방목표의 주(主)는 식체(食滯)와 식적(食積)이고 부(副)는 유상한(類傷寒)이라는 것을 알 수 있다.

창출은 소화기의 운동성을 증가시키는 작용이 있는데, 실험을 통해 창출이 포함된 처방을 토끼에게 주입했을 때 장을 흥분시켜 연동운동(蠕動運動)을 일으키는 것으로 밝혀졌다. 후박은 장(腸)의 운동을 촉진하거나 장(腸)의 경련을 완화하는 등, 장의 운동을 조정하는 작용이 있다. 진피는 소화기조직에 스며 있는 담음(痰飮)을 제거하는 동시에 소화기의 운동성을 조절하고, 위액분비를 촉진시키고 궤양의 발생을 억제하며, 이담작용을 한다. 백출은 장관활동이 흥분된 경우에는 억제작용을 하고, 반대로 장관활동이 억제된 경우에는 흥분작용을 한다. 즉 장관활동에 대한 조절작용이 있어서 장관의 자발성 수축활동의 긴장성을 높이고 강직성 수축을 방지한다. 황련은 소화성궤양에 대한 억제작용이 있으며 타액, 위액, 췌액의 분비를 촉진하고, 위장의 연동운동을 항진시킨다. 지실은 위장(胃腸)의 연동을 강화, 리듬을 조정하고 소화·흡수를 강화하여 복부팽만을 제거하며 이급후중도 완화시킨다.

초과는 방향성 건위작용(健胃作用)이 있어 소화기 허랭(虛冷)으로 인한 복통(腹痛), 소화불량(消化不良), 구토(嘔吐) 등에 사용한다. 신곡은 보조효소의 작용을 통해 물질대사에 영향을 끼치며, 단백질의 소화·흡수와 이용에 도움을 준다. 산사는 소화효소를 함유하고 있어 육류의 소화를 촉진하는 동시에 정장작용(整腸作用)을 한다. 건강은 혈관확장 작용이 있어 혈액순환을 촉진하고, 혈관운동중추를 흥분시켜 직접적으로 강심작용을 나타낸다. 또한 위액과 위산분비를 촉진하여 소화를 돕고, 소화기의 운동을 자극하는 작용도 있다. 목향은 미주신경(迷走神經)을 자극하여 장(腸)의 수축력과 연동을 증강시키고, 소화·흡수를 촉진하여 가스 정체로 인한 복통을 멎게 한다. 감초는 소화관 평활근에 작용하여 경련을 억제하며, 위산분비를 억제하고 위점막을 보호하는 항궤양작용을 한다.

처방비교 **곽향정기산**과 비교하면 식상(食傷)으로 인한 신체통에 사용할 수 있다는 공통점이 있다. 그러나 곽향정기산은 더 허증(虛證)이고 발열 정도도 약하고, 주로 어린이와 연약한 사람에게 사용한다. 또한 계절적으로는 여름철에 외감(外感)으로 인해 내상(內傷)되거나 내상(內傷)으로 인해 외감(外感)되었을 때 빈용한다. 반면 도씨평위산은 신체조건으로 볼 때 보다 건실한 사람에게 사용하며, 심한 발열과 오한이나 신체통이 있는 내상외감(內傷外感)에 사용한다.

시평탕과 비교하면 두 처방 모두 열성을 띠고 있으면서 소화장애가 있을 때 사용한다는 공통점이 있다. 그러나 시평탕은 소화불량이 있으면서 열성을 띠고 있을 때 사용하지만 전신통이 동반되는 경우는 드물다. 반면 도씨평위산은 발열의 정도도 심할 뿐 아니라 전신통이 심한 경우에 사용한다.

육화탕과 비교하면 두 처방 모두 발열을 겸한 전신통이 있을 때 사용한다. 그러나 육화탕은 더위로 인해 소화기가 이완되어 소화장애가 나타나고, 이 과정에서 발열과 오한, 전신통이 나타났을 때 사용한다. 반면 도씨평위산은 더위와 관계없이 식상(食傷)이나 식적(食積)으로 인해 전신통과 발열이 나타났을 때 사용하며, 일반적인 소화불량에도 사용한다.

風
寒
暑
濕
燥
火

內傷

虛勞
霍亂
嘔吐
咳嗽
積聚
浮腫
脹滿
消渴
黃疸
癰疽
邪祟
身形
精
氣
神
血
夢
聲音
津液
痰飮
蟲
小便
大便
頭
面
眼
耳
鼻
口舌
牙齒
咽喉
頸項
背
胸
乳
腹
腰
脅
皮
手
足
前陰
後陰
癰疽
諸瘡
婦人
小兒

→ 활용사례

1-1. 식체(食滯), 전신통(全身痛), 두통(頭痛), 매핵기(梅核氣), 소화불량(消化不良) 여 32세 소음인

1-2. 전신통(全身痛), 고열(高熱), 소화불량(消化不良) 남 40세 건실한 태음인

1-3. 전신통(全身痛) 여 59세 소양인

1-4. 식적류상한(食積類傷寒) 여 37세 소양성태음인 160cm 50kg

2-1. 급체 후 미열(微熱), 속쓰림 남 29세 소음인 172cm

2-2. 발열(發熱), 복통(腹痛) 여 7세

2-3. 소아발열(小兒發熱), 수족통(手足痛), 명치통 여 10세 소양인

3-1. 식체빈발(食滯頻發), 속쓰림, 트림 여 36세 소양인

3-2. 소화불량(消化不良), 무기력(無氣力) 여 31세 태음인

4-1. 양약과다 복용 후에 지속된 감기 여 35세 소음인

1-1. 식체(食滯), 전신통(全身痛), 두통(頭痛), 매핵기(梅核氣), 소화불량(消化不良)

● 최 ○ ○ 여 32세 소음인 주부 경기도 안양시 관양동

작은 키에 보통 체구이며, 순하고 연약한 모습의 소음인으로 보이는 주부로

① 2달 전 닭고기를 먹고 약간 체기(滯氣)가 있었는데 ㉠ 7일전 돼지고기를 먹고 다시 체한 뒤로 전신이 아프고 팔다리가 저리고 땀이 난다. ㉡ 평소에 체하면 전신통이 있었다. ② 머리가 무거우며, 시각이 마치 안개가 낀 것 같다. ③ 동시에 구토가 심하며 1일 10~15회 정도 구토 증상이 있다. ④ 동시에 명치에서 목까지 차올라오면서 무엇이 막힌 듯하다. ⑤ 소화가 안 된다. ⑥ 동시에 속이 느글거리고 메슥거린다. ⑦ 헛배가 부르고 가스가 찬다. ⑧ 속이 쓰리고 트림이 많이 나온다. ⑨ 평소 추위를 많이 타며 손발과 아랫배가 차다. ⑩ 식욕이 없고 입이 텁텁하고 쓰다. ⑪ 특이한 것은 고기만 먹으면 체하고, 체하면 몸살처럼 전신통이 오는데 이때 양약을 먹으면 2시간 정도는 괜찮다가 다시 시작된다는 것이다.

식체(食滯)로 인한 전신통(全身痛), 두통(頭痛)을 목표로 도씨평위산 2배량으로 5일분 10첩을 지어주었다.

10일 뒤에 부인이 다시 왔을 때 확인해 보니, 그 약을 먹을 때는 아프거나 불편하지 않았는데 약을 다 먹고 나니 괜히 불안하고 지난번의 증세가 남아 있는 것 같다고 한다. 증세를 확인해 보니, 전신통과 팔이 저리고 땀이 나는 것은 약을 2일째 복용한 날부터 없어져 지금까지 괜찮다고 한다. 두통도 전보다는 많이 좋아졌으며 40% 정도 남아 있다고 한다. 구토(嘔吐)는 약을 복용할 때는 전혀 없어졌다가 근래에 다시 발생했고 매핵기(梅核氣) 증상은 약을 복용한 후부터 완전히 없어졌다고 한다.

아울러 소화불량(消化不良), 오심(惡心), 포만(飽滿), 탄산(呑酸), 애기(噯氣) 증세도 모두 격감되거나 소실되었고 식욕부진(食慾不振)도 지난번보다 나아졌고 입이 텁텁하고 쓴 증상은 없어졌다고 한다. 그러나 아직도

① 두통이 남아 있고 ② 구토는 1일 3~4회 정도 한다. ③ 약을 모두 복용하고 난 뒤로 괜히 불안, 초조하다. ④ 소화가 좀 안 되는 듯한 기분이 있다.

지난번의 잔여 증상이며 도씨평위산이 효력이 있었으므로 도씨평위산을 써볼까 하다가 이번에는 전신통은 없고 주로 소화기 증상만 남아 있으므로, 식체(食滯)에 쓸 수 있는 평위산에 거담지구(祛痰止嘔)제인 반하, 곽향이 더해진 불환금정기산을 써보기로 하고 불환금정기산 3배량으로 5일분 10첩을 지어주었다.

1-3. 전신통(全身痛)

● 최 ○ ○ 여 59세 소양인 주부 경기도 남양주시 진접읍 장현리

보통 키에 마른 편이며 소양인으로 보이는 부인으로

① 10일 전 마른 오징어 두 조각을 먹은 후 체했다. ② 4일 전부터 전신이 쑤시고 아프다. ③ 특히 목, 팔, 어깨, 머리 등의 상체(上體) 부위가 더 아프다. ④ 항강(項强)후에는 두통(頭痛)이 발생한다. ⑤ 뱃속 전체가 간헐적으로 사르르 아프다. ⑥ 체하면 분돈(奔豚)이 생겨서 뱃속을 돌아다닌다. ⑦ 소화가 안 된다. ⑧ 식욕이 전혀 없다. ⑨ 설사를 한다. ⑩ 평소에도 한 번 체하면 보통 10~15일 동안 심한 전신통(全身痛)이 있다.

식체(食滯)로 인한 복통(腹痛), 설사(泄瀉)를 겸한 전신통, 항강(項强), 두통(頭痛) 등의 식적류상한(食積類傷寒)을 목표로 도씨평위산 2배량으로 5일분 10첩을 지어주었다.

약을 지어간 다음날 환자가 한약방을 지나가다가 들렀다며, 어제 지어간 약 중에서 1일간 2첩을 먹으니 배가 아프고 설사를 하는 것은 사라졌으나 전신이 아픈 것은 여전하다고 한다.

그 뒤 얼마 후에 길에서 만났을 때 확인해 보니, 그때 전신이 아프고 머리 아픈 것과 목이 땅기는 것 등이 그 약을 전부 복용 후에 소실되었고 그 외 전신통(全身痛), 두통(頭痛) 등의 모든 증상들도 다 나았다고 했다.

1-4. 식적류상한(食積類傷寒)

다음은 고성희 선생의 경험이다.

● 고 ○ ○ 여 37세 소양성태음인 160cm 50kg 전라북도 익산시

보통 체구, 피부는 까끗까끗한 편이다. 여드름은 잘 나지 않으나 전체적으로 건조해서 항시 수분크림을 발라야 할 정도이며, 특히 손발이 잘 트고 갈라진다. 머리카락도 힘없고 가는 편이다. 겨울 건조한 방에서 잘 때 종종 목감기에 걸려 필히 가습기를 사용한다. 식성은 가리는 것은 없으나 소화가 잘 안 되고 잘 체하는 편이다. 매운 것을 먹으면 속쓰림과 변비가 아주 심하다.

① 지난해 설날 연휴 집에 내려간 날, 갑자기 선뜻선뜻한 찬 기운이 들면서 몸살감기가 발생했다.   ② 평소 감기에 잘 걸리지 않는 편이라 별 걱정 없었는데, 그날 밤부터 온몸이 쑤시는 몸살감기를 아주 심하게 겪었다.   ③ 아침에는 좀 덜한데 오후부터 발열, 오한, 기침, 콧물이 너무 심해졌다. 걷기도 힘들 정도이다. 하루 견딘 후 병원에 가서 링거(영양제)를 맞고 좀 덜해졌는데 그 다음날도 마찬가지로 심해졌다. 꼬박 일주일 고생하고 세 번이나 병원에 가서 링거를 맞은 후 점차 나아지긴 했으나 미열과 오한, 콧물, 기침, 가래 등은 여전했다.   ④ 말하기 고통스러울 정도로 온몸이 쑤시고, 식욕도 전혀 없고 잠만 쏟아진다.   ⑤ 영양제를 맞고 몇 시간은 괜찮다가도 오후가 되면 발열과 기침, 콧물, 몸살기가 다시 발생한다.   ⑥ 일주일 집에서 앓고 괜찮아진 듯했으나, 찬바람만 맞으면 오한과 몸살감기가 계속 나타나기를 한 달이 넘게(2월초~3월말) 계속된다.   ⑦ 밥상을 보는 것조차 싫을 정도로 식욕 없어진다.   ⑧ 소화가 잘 안되고 잘 체하는 편이라, 평소 찬 음식이나 고기, 생야채 등은 잘 안 먹고 익히거나 따뜻한 음식을 찾는 편이다.   ⑨ 평소 추위를 잘 타고 손발이 찬 편이지만, 감기는 잘 걸리지 않는 편이다.   ⑩ 운동을 좋아하는 편인데, 일주일 여 감기로 고생한 이후 움직이는 것이 싫어지고 찬바람만 맞으면 오한이 나타나 외출하기도 두려울 정도이다.   ⑪ 변비가 아주 심한 편이지만, 알로에나 키위 등 찬 음식을 먹으면 비위(脾胃)가 냉해져서 복부팽만증(腹部膨滿症)이 생기고 변비가 더 심해진다.

난생 처음으로 감기몸살 증세를 겪었는데, 한 달 이상 찬바람만 맞으면 감기가 재발했다. 증상이 오래갈수록 '감기'라고만 생각해서 따뜻한 곳만 찾았는데 별 차도가 없었고, 몸을 움직이는 것도 귀찮아지고, 입맛도 없고, 현맥(弦脈)이 느껴졌다. 그 당시 '유상한(類傷寒)'이라는 개념은 알지 못하고 여기 저기 자문을 구했었는데, 입맛이 없다는 것과 감기가 오래간다는 것은 이미 감기처방이 아니라 '내상병'으로 접근해야 한다는 것을 듣게 되었다. 평소 잘 체하는데다가 연말 분위기를 타서 고기를 평소보다 많이 먹은 것이 나도 모르게 쌓여 있다가 소화장애를 일으키고, 이를 해소하는 과정에서 기표와 기육이 긴장되어 전신통과 발열로 나타나는 것이라 이해되었다.

증상이 발열, 전신통, 오한이지만 식체로 인한 것이라 판단해서 도씨평위산을 선택하고 분량은 배량으로 하고 여기에 아직 한열왕래가 있다고 생각해서 시호, 승마를 가했다.

약을 먹고 3~4시간 후에 다시 한 첩을 복용한 후, 식체를 완전히 제거해야겠다는 생각에 삼릉침으로 은백, 대돈, 여태 등 발가락 10지를 사혈했다. 검붉은 혈이 많이 나온 건 물론이었다.

불과 몇 시간 만에 '비주사말(脾土四末)'이런 말이 실감날 정도로 꽁꽁 뭉쳐있던 사지가 풀리고 속이 후련해지면서 정말 오랜만에 기지개를 켤 수 있었다. 그날 저녁 운동을 하면서 땀도 나고 몸이 오히려 가벼워져서 한 달 넘게 지속되었던 감기가 순식간에 사라지는 경험을 했다. 15일 동안 도씨평위산을 복용하면서, 일체 고기류 등 단백질은 먹지 않았고 먹는 음식에 신경을 좀 더 썼더니 속이 편안해지고, 평소 포만감, 복부팽만감 등도 사라졌다.

그러나 도씨평위산 등 평위산류는 장복하면 좋지 않다는 말에 비위를 보강하고자 보중익기탕, 황기건중탕을 먹으면 다시 소화가 안 되는 듯해서 그 이후 세 번 정도 도씨평위산을 먹어왔다. 처음 복용했던 것만큼의 반응은 없으나, 본인에게는 평위산보다 신곡, 산사가 들어간 도씨평위산이 더 잘 맞는 듯하다. 한 번은 새벽에 잘 깨고 상기되는 경향이 있는 듯하여 향부자가 들어간 향사평위산을 먹었는데 한 첩 먹고 두통이 생겨 복용을 중단했다.

2-1. 급체 후 미열(微熱), 속쓰림

다음은 선기호 선생의 경험이다.

● ○ ○ ○ 남 29세 소음인 172cm

마른 편이며 허약해 보인다. 업무상 스트레스를 자주 받는 편이다.

저녁으로 만두를 먹은 후 한밤중에 갑작스런 체기(滯氣)를 호소했다. 오른쪽 머리가 쪼개질 정도로 아픔을 호소하며 눈이 아른거리고 오한(惡寒)이 난다고 한다. 급체증상이지만 한밤중이라 정확한 약을 쓸 수가 없어 급한 대로 평위산 과립제를 주고 사관(四關)에 자침(刺針)을 하여 체기를 내렸다. 그 후 계속 미열(微熱)이 오르며 상복부(上腹部)에 속쓰림 증상을 호소했다. 급체 후 속쓰림은 식적(食積)으로 인한 위의 염증으로 생각되고 미열이 있는 것으로 보아 식적류상한(食積類傷寒)으로 판단했다.

식적(食積)을 내리고 열을 내려줄 수 있는 도씨평위산을 선정했다. 도씨평위산이 평위산과 황련이 들어 있어 식적과

미열을 치료할 수 있다고 본 것이다. 환자가 속쓰림 증세보다는 미열 증세가 더 심하다고 말하여 도씨평위산에서 황련을 2배량으로 하여 5일분 10첩을 지어주었다. 복용 후 속쓰림은 완화되었으며 열이 완전히 내렸다고 한다. 또한 소화가 잘 되어 속이 편하다고 한다.

2-2. 발열(發熱), 복통(腹痛)

● 현 ○ ○ 여 7세 초등학생 경기도 남양주시 진접읍 장현리

보통 체격의 예쁘장한 여자아이다.

① 2년 전인 5세 때부터 월 1회 정도 복통(腹痛)이 발생했다.   ② 복통이 있을 때는 배를 만지지도 못하게 하며 소리도 못 지를 정도이고 몸을 잘 움직이지 못한다고 한다.   ③ 복통은 3~4일간 지속되며, 5~10분 정도 심하게 아프고 20분 간격으로 발생한다.   ④ 대개 이럴 경우 병원에 가서 3~4일간 치료를 해야 낫는다고 한다.   ⑤ 여름에는 좀 덜하며, 겨울철이나 간혹 다툼이 있을 때는 더욱 심하다.   ⑥ 발병 초기는 늘 열이 나기 시작하며, 동시에 다리가 아프다고 한다.

이 아이의 어머니는 지금은 아프지 않아도 이번 기회에 근본적인 치료를 위해서 한약방에 왔다고 한다.

우선 기생충으로 인한 것일 수도 있어 회충약은 먹여 보았느냐고 물어 보았더니, 1년에 2번 정도 먹인다고 한다.

겨울철에만 일어나며 복통을 겸한 발열(發熱), 하지통(下肢痛)이 있는 것을 목표로 상한(傷寒)과 식체(食滯)에 두루 잘 듣는 오적산 5첩을 지어 주었다. 5일 후 어머니가 찾아왔는데, 그 약(오적산)은 모두 달이다가 태워서 2첩밖에 먹이지 못했다고 한다. 지금 열이 나고 다리가 아픈데 복통의 시초 증상과 꼭 같다고 한다.

만약 오적산이 적합했다면 비록 2첩이라 하더라도 지금의 발열(發熱), 하지통(下肢痛) 증세가 일어날 수 없을 것이라 생각했다. 그러나 증상이 있는 것으로 보아 오적산이 부적합하며 이번에는 소화불량으로 오는 발열이라 보고 행기향소산으로 2일분 4첩을 지어주었는데 그 약을 복용하고는 발열(發熱)과 복통(腹痛)이 소실되었다고 한다. 1개월 후에 책가방을 메고 배가 아프다며 울면서 찾아왔다.

① 역시 전과 같은 증세인데 배가 아프다고 의자에 기대어 연신 울고 있다.   ② 손을 대니 머리에 열이 있다.   ③ 배가 뜨겁고 배꼽 주위에 단단한 적괴(積塊)가 잡힌다.

식적(食積)으로 인해 상한(傷寒)과 같은 증세인 발열(發熱), 신통(身痛)이 있는 점을 감안하여 식적류상한(食積類傷寒)에 쓰이는 도씨평위산을 쓰기로 하고 도씨평위산으로 2첩을 지어주었다.

다음날 지나가는 아이의 어머니에게 좀 어떠냐고 물어 보니, 그 약을 먹고 그날 저녁부터 복통과 하지통(下肢痛), 발열(發熱) 등의 증상이 모두 소실되었다고 한다. 전에는 이러한 증상이 있으면 병원에 3~4일 다녀야 열이 올랐다 내렸다 하면서 점차적으로 나았는데, 그 약을 먹고는 1시간도 되지 않아 열이 내리고 배가 아픈 것도 없어졌다고 한다.

이 증상이 식적(食積)으로 인한 발열과 복통이라고 단정을 하는 것은 앞서의 행기향소산을 복용하고 증상이 소실되었다는 점과 역시 도씨평위산으로도 즉효를 보았기 때문에 식적으로 인한 발열, 복통이라 판단한 것이다.

2-3. 소아발열(小兒發熱), 수족통(手足痛), 명치통

● 김 ○ ○ 여 10세 소양인 경기도 안양시 관양동

키와 체격이 보통이며 소양인으로 보이는 초등학생이다.

① 어제 낮에 부침개 먹은 것이 체한 듯 속이 답답하며, 어제 저녁부터 발열(發熱)이 있다.   ② 5월 이후 특별한 이유 없이 3번째 발열(發熱)현상이 있다. ㉠ 올해 여름 방학 후에는 1달 반가량 휴학을 하고 2곳의 대학병원에서 3차례 입원을 해서 검사를 했으나 특별한 병명을 알아내지 못했으며 퇴원한 지 1달 정도 되었다.   ③ 역시 어제부터 발열될 때는 팔다리가 쑤시고 아프다.   ④ 명치도 아프며 평소에도 자주 체한다.

소양인 아동의 식적류상한(食積類傷寒)을 목표로 도씨평위산 2배량으로 10일분 20첩을 지어주었다.

약 2년 후에 다시 왔을 때 확인해 보니, 약을 가져가서 1일 복용하니 발열현상이 격감하여 그 다음날부터 학교에 다녔고 2~3일 복용 뒤에는 완전 소실되었으며, 약을 복용한 다음날부터 팔다리가 쑤시는 증세와 명치통이 모두 소실되었다고 한다.

그동안 2년 간 괜찮았는데 3~4일 전부터 간혹 주로 밤 6~7시에서 12시까지 열이 올랐다 내렸다 하며, 1달 전부터 피로가 빈발하고 걸어 다니면 숨이 차며 팔다리가 아프고 머리도 아프다고 한다.

원인불명의 발열 및 피로, 숨참, 팔다리통증, 두통(頭痛)을 목표로 이번에는 청비음 본방으로 10일분 20첩을 지어주었다.

3-1. 식체빈발(食滯頻發), 속쓰림, 트림

● 최 ○ ○ 여 36세 소양인 경기도 안양시 동안구 관양동

심하비(心下痞)와 트림이 있으며 아랫배가 차고 통증이 있어 2년 전 복원단을 복용하고 나은 사람이다.

① 평소 신경을 쓰면 잘 체하는 편인데 1달 전 체한 이후로 속이 쓰리다.　② 게트림이 나는데 트림이 개운치 않다.
③ 오늘부터 두통, 콧물, 미열(微熱) 등의 감기증상이 있다.　④ 손발은 따뜻하나 추위를 탄다.　⑤ 아랫배가 차다.
⑥ 소화기가 약하며 식욕이 별로 없다.　⑦ 변은 묽은 편이다.

속쓰림과 트림을 겸한 약간의 콧물감기를 목표로 도씨평위산 2배량에 아랫배가 차다고 하여 황련을 빼고 평소 신경을
쓰면 잘 체한다는 것을 감안하여 소엽, 향부자 1.5돈을 더하여 3일분 6첩을 지어주었다.

50일 뒤에 과로로 인해 오줌소태가 발생하여 다시 내방했을 때 확인해 보니, 그 약을 복용한 후에 잘 체하는 것과 속
쓰림, 트림, 콧물 등이 모두 소실되었다고 한다.

3-2. 소화불량(消化不良), 무기력(無氣力)

● 김 ○ ○ 여 31세 태음인 경기도 안양시 동안구 비산3동 삼호아파트

2년 전에 피로가 심하여 보중익기탕을 복용한 적이 있는 부인으로 이번엔 소화불량으로 내방했다.

① 본래 식욕이 왕성하지만 잘 체하는 편이었다. ㉠ 최근 1주일 전에 체한 후에 소화불량이 시작되었다. ㉡ 점점 심해
져 병원에서 소화제를 사서 복용한 뒤로 몹시 피곤해졌다. ㉢ 소화불량이 있을 때 가슴이 두근거리는 정충(怔忡) 증상
이 있고 양약만 먹으면 위에 걸린 듯하다.　② 몸이 나른하고 무겁고 전신이 아프다.　③ 본래 위가 좋은 편은 아니
었으며 병원에서 위염(胃炎)과 위하수(胃下垂) 진단을 받았다.　④ 추위를 심하게 탄다.

위염(胃炎)과 위하수(胃下垂) 있으며 자주 체한 경력이 있는 부인으로 식체(食滯)로 인한 소화불량(消化不良)과 전신무
기력(全身無氣力), 전신통(全身痛)을 목표로 도씨평위산 2배량으로 10일분 20첩을 지어주었다.

2주일 후에 다시 소화불량을 호소하며 내방했을 때 확인해 보니, 그 약을 먹은 지 3~4일 뒤에 트림이 나오면서 소화
가 잘되었고, 기운이 없고 나른한 것도 많이 좋아졌다고 한다.

약을 복용한 후에 소화불량이 많이 좋아졌었는데 요즘 신경을 쓸 일이 있어서 스트레스를 많이 받은 뒤부터 다시 소
화가 안 된다고 한다. 지난번 약을 복용하고 좋아진 것으로 보아 다시 도씨평위산을 먹어도 소화불량이 호전될 수 있
겠으나 기울(氣鬱)로 인하여 악화되는 소화불량이므로 이번에는 향사양위탕으로 10일분 20첩을 투약했다. 그러나 복용
하는 중에 소화불량이 여전하다고 하여 소합향원을 1봉 주면서 함께 복용하라고 했다.

4-1. 양약과다 복용 후에 지속된 감기

다음은 장상갑 선생의 경험을 채록한 것이다.

● 김 ○ ○ 여 35세 소음인 주부 직장인 경기도 안양시 비산3동

여위고 혈색이 없어 보이며 소음인으로 보이는 주부로

표피(表皮)가 차고 속에만 열이 있는 감기 증세로 3일간 병원치료를 받고 양약을 복용한 지 20일이 되었고, 양약을 복
용할 때 잠깐 개운하다가 다시 증세가 나타나서 자리에 눕게 되는 것을 반복한 결과, 어제는 거의 탈기(脫氣)상태였다
며 부축을 빌은 채로 겨우 이곳까지 왔다.

① 머리가 아프다.　② 전신이 쑤시고 아프다.　③ 오한(惡寒)이 난다.　④ 불안하다.　⑤ 음식은 전혀 못 먹는다.
⑥ 기운이 없어 종일 누워 있다.

이 부인은 감기 중에서도 쉬지 않고 양약을 복용하면서 진통이 있는 상태로 일상생활을 계속했으며, 해열진통제를 연
속으로 복용하여 식상(食傷)이 아닌 약상(藥傷)으로 체열이 급격히 저하되고 외감(外感)이 내상(內傷)을 초래하여 지금
의 탈진상태가 발생한 것으로 판단된다.

원래 허랭(虛冷)하기 쉬운 소음인 체질인데다가 찬 성분의 양약을 지속적으로 복용하여 신랭(身冷)과 소화장애를 일으
킨 것으로 보이며, 이로 인해 유상한(類傷寒)의 증세로 진행된 것으로 보고 도씨평위산을 투약하기로 했다.

감기치료를 위해 양약을 과도하게 복용하여 발생한 소음인의 두통(頭痛), 전신통(全身痛), 오한(惡寒), 식욕부진(食慾不
振)을 유상한(類傷寒)의 도씨평위산증과 같다고 보고 도씨평위산 2배량으로 5일분 10첩을 지어주었다.

며칠 후에 확인해 보니, 도씨평위산 2~3첩을 복용한 이후 식사를 제대로 하게 되었고, 10첩을 모두 복용한 이후 대부
분의 증세가 완쾌되었으며 그 후 쌍화탕으로 체력회복과 몸조리를 했다.

風
寒
暑
濕
燥
火

內傷

虛勞
霍亂
嘔吐
咳嗽
積聚
浮腫
脹滿
消渴
黃疸
瘧疾
邪祟
身形
精
氣
神
血
夢
聲音
津液
痰飲
蟲
小便
大便
頭
面
眼
耳
鼻
口舌
牙齒
咽喉
頸項
背
胸
乳
腹
腰
脇
皮
手
足
前陰
後陰
癰疽
諸瘡
婦人
小兒

下統30 內局 衆 천금광제환 千金廣濟丸

紫檀香 十兩 檳榔 八兩 便香附 蒼朮 白檀香 各六兩 乾薑 厚朴 各五兩 陳皮 神麯炒 華撥

丁香去盖 枳實麩炒 各三兩 麝香 一兩

治 寒食傷 霍亂 及關格
[活　套] 薑茶調服 或水煎和滓服
[用　法] 上末 糊和 兩作三十丸 朱砂爲衣
※ 庚戌 自上製下
[活套鍼線] 食傷(內傷)
[適應症] 소화불량, 복통, 설사, 두통, 매핵기

처방설명　천금광제환은 한성(寒性)의 식상(食傷)으로 인한 곽란(霍亂)과 관격(關格)을 다스리는 처방으로 경술년(庚戌年: 1850년)에 호열자(虎列刺: 콜레라)가 돌 때 궁중에서 만들어 백성에서 내려 보냈던 처방이다. 그러나 실제 임상에서는 일반적인 소화불량(消化不良), 식체(食滯), 포만(飽滿), 복통(腹痛), 설사(泄瀉) 등에 두루 사용한다.

옛날에는 위생상태가 불량했기 때문에 전염병이 많았었다. 예를 들어 조선 순조 21년(1821) 평안감사는 호열자(虎列刺)의 내습(來襲)을 조정에 알렸는데, "평양부 성 안팎에서 지난 그믐 무렵에 갑자기 괴질(怪疾)이 돌아 사람들이 설사, 구토를 하고 근육이 비틀리다가 순식간에 죽어버렸습니다. 열흘 만에 1,000여 명이 죽었으나 치료할 약과 방책이 없습니다."라는 보고를 했다는 기록이 있다. 이때 괴질이라 불렸던 괴이한 질병은 뒷날 호열자, 즉 콜레라로 밝혀졌는데 콜레라를 호열자(虎列刺)로 부른 것은 '호랑이가 살점을 찢어내는' 고통을 주는 질병이었기 때문이다. 이처럼 콜레라는 수많은 생명을 앗아가는 질병이었기 때문에 나라 전체의 문제였으며, 천금광제환은 입효제중단과 더불어 경술년(庚戌年; 1850년)에 발생한 호열자를 치료하기 위해 나라에서 백성에게 하사한 처방이다.

경술년은 철종 2년이다. 이때 철종의 나이가 19세에 불과했기 때문에 1849~1851년까지는 대왕대비인 순원왕후가 대신 정치를 했다. 철종은 본인이 가난한 농사꾼으로 지냈기 때문에 빈민구제에 적극적인 정책을 폈던 임금이었으나 안동김씨 외척이 집권하여 매관매직을 일삼는 바람에 정사를 제대로 돌보지 못하고 조선이 기울어 가는 것을 목도해야만 했다. 이 시기에 콜레라가 유행하여 많은 사람이 죽거나 고통을 받고 있을 때 나라에서 백성에게 내려 보냈던 처방이 천금광제환과 입효제중단인데, 그 당시로서는 정확한 병인을 파악하지 못했으며, 식상(食傷)으로 인해 곽란(霍亂)이 발생하는 것으로 생각하여 이와 같은 처방을 내려 보냈던 것이다. 특히 찬 음식을 복용하여 발생한 것으로 보았기 때문에 '治寒食傷치한식상 霍亂곽란 及關格급관격'이라고 한 것이다. 물론 건강이나 필발처럼 온열성 약재가 포함되어 있기 때문에 찬 음식도 원인 중 하나이지만, 자단향, 백단향, 정향, 사향 등 방향성 약재가 다수 포함되어 있고, 소화기의 운동성을 강화하는 빈랑, 향부자, 창출, 후박, 진피, 지실이 포함되어 있어 찬 음식이 모든 원인이라고는 할 수 없으며, 일반적인 소화불량, 복통, 설사 등에도 사용할 수 있다.

섭취한 음식물을 소화시키는 데는 일정한 시간이 필요하다. 대개 위에서 음식을 소화시키는 시간은 2시간 정도인데, 아침을 먹은 후에 위에서 소화가 제대로 이루어지지 않으면 점심을 먹을 때 상당한 거북함을 느낀다. 그럼에도 불구하고 점심을 먹는다면 저녁식사 때까지 소화가 제대로 되지 않아 소화불량을 호소하게 된다. 이럴 때 방향성 약재로 구성된 처방을 복용하면 소화기능이 향상되고 소화기의 운동성이 증가되어 소화불량이 해소된다. 천금광제환에도 방향성 약재가 다수 포함되어 있어 이러한 소화불량을 치료하는데 좋은 처방이 된다.

활투를 보면 이질(痢疾)에 사용하는 강다탕과 함께 복용하라고 했는데, 강다탕을 복용함으로써 소화기의 허랭상태가 더 빨리 해소될 것이며, 허랭상태에서 비롯된 복통과 설사를 치료하는 데 도움이 될 것이다.

처방구성　　처방구성을 보면 자단향과 백단향은 모두 방향성이 있어 탕제(湯劑)보다는 산제(散劑)나 환제(丸劑)로 만들어 사용하는 것이 좋다는 특징이 있다. 자단향은 지혈(止血)과 지통(止痛)의 효과가 더 강하고, 백단향은 소화기능을 강화하는 작용이 보다 강하다. 빈랑은 부교감신경을 흥분시켜 위액분비를 촉진하고, 위장의 연동운동(蠕動運動)을 강화하며, 설사와 복통을 개선한다. 향부자는 장관(腸管) 평활근의 경련을 억제하여 소화관의 가스배출을 촉진하며, 음식물의 소화·흡수를 촉진한다. 창출은 소화기의 운동성을 증가시키는 작용이 있는데, 실험을 통해 창출이 포함된 처방을 토끼에게 주입했을 때 장을 흥분시켜 연동운동을 일으키는 것으로 밝혀졌다.

건강은 혈관확장 작용이 있어 혈액순환을 촉진하고, 혈관운동중추를 흥분시켜 직접적으로 강심작용을 나타낸다. 또한 위액과 위산분비를 촉진하여 소화를 돕고, 소화기의 운동을 자극하는 작용도 있다. 후박은 장(腸)의 운동을 촉진하거나 장(腸)의 경련을 완화하는 등, 장의 운동을 조정하는 작용이 있다. 진피는 이기제(理氣劑)로서 소화관의 운동을 강화하여 가스배출을 촉진한다. 신곡은 보조효소의 작용을 통해 물질대사에 영향을 주며, 단백질의 소화·흡수와 이용에 도움을 준다.

필발의 휘발성 정유는 대장간균, 이질간균에 대한 항균작용이 강하고, 모세혈관을 확장시키는 작용이 있다. 정향은 위액분비를 촉진하고 장관운동을 조절하며, 설사를 억제하는 작용이 있다. 또한 담즙분비를 촉진하는 작용과 진통작용이 있다. 지실은 위장(胃腸)의 연동을 강화, 리듬을 조정하고 소화·흡수를 강화하여 복부팽만을 제거한다. 사향은 관상동맥을 확장시키는 작용이 있고, 중추신경을 흥분시키기도 하고 진정시키기도 하는 조절작용을 한다.

처방비교　　**대화중음**과 비교하면 두 처방 모두 소화불량에 사용하는데, 대화중음은 소화액분비가 저하되고 소화기의 운동성이 약간 저하된 상태에서 발생하는 소화불량에 사용한다. 반면 천금광제환은 찬음식 복용으로 인한 소화불량뿐 아니라 소화불량으로 인한 복통, 설사 등에도 활용하며, 급·만성 증상에 모두 사용한다.

신향산과 비교하면 두 처방 모두 소화불량에 사용하며 방향성 약재가 들어 있다는 공통점이 있다. 그러나 신향산은 소화기 내부에 음식물이 부숙(腐熟)되어 있는 상태를 개선하면서 운동성을 증가시켜 소화불량이나 소화불량으로 인한 포만(飽滿), 창만(脹滿) 등을 다스리며, 이러한 상태에서 발생하는 딸꾹질에도 사용한다. 반면 천금광제환은 본래 한식상(寒食傷)으로 인해 복통이 심하면서 토사(吐瀉)를 하는 경우에 사용하는 처방이며, 약성을 응용하여 소화불량뿐 아니라 소화불량으로 인한 복통, 설사 등에도 광범위하게 사용한다.

만억환과 비교하면 만억환은 소화기에 음식물이 적체되어 소화불량이나 대변비결이 나타났을 때 사용하며, 식적(食積)으로 인한 이질(痢疾)에도 사용한다. 반면 천금광제환은 식상(食傷)이나 찬 음식 등으로 인한 토사(吐瀉)와 복통(腹痛)에 사용하는 처방이며, 일반적인 소화불량, 복통, 창만, 설사 등에도 사용한다.

風寒暑濕燥火 內傷 虛勞霍亂嘔吐咳嗽積聚浮腫脹滿消渴疸疾瘧邪祟身形精氣神血夢聲音津液痰飮蟲小便大便頭面眼耳鼻口舌牙齒咽喉頸項背胸乳腹腰脇皮手足前後陰癰疽諸瘡婦人小兒

➡ **활용사례**

    1-1. 소화불량(消化不良), 두통(頭痛), 매핵기(梅核氣) 여 43세 태음인
    1-2. 소화불량(消化不良), 복통(腹痛), 설사(泄瀉), 급체(急滯)
    2-1. 부작용(副作用), 구토(嘔吐) 여 31세 태음인

1-1. 소화불량(消化不良), 두통(頭痛), 매핵기(梅核氣)

● 유 ○ ○ 여 43세 태음인 경기도 안양시 관양동 하나하이츠빌라

평소 가끔씩 체하고, 체한 이후에 소화불량과 두통이 있다며 찾아온 태음인 여성이다.

① 2주 전에 체한 후부터 소화가 잘 되지 않는다. ② 식후에 목이 막힌 듯하다. ③ 속이 거북하고 그득하다.
④ 두통(頭痛)이 있다. ⑤ 약간씩 트림이 난다. ⑥ 현훈(眩暈)이 있다. ⑦ 가슴이 뛰고 가슴이 답답하다.
⑧ 피로하고 기운이 없다. ⑨ 추위를 심하게 타고 손발과 아랫배가 차다. ⑩ 식욕은 좋다.

이 여성이 주로 호소하는 증상은 식체 후에 발생한 소화불량과 두통이다. 2주 전에 체한 후부터 소화가 잘 되지 않았다는 점에서 식체로 인한 후유증이 지속되어 온 것으로 보인다. 또한 식체로 인해 소화기능이 저하되고 이로 인해서 두통(頭痛)과 매핵기(梅核氣)가 발생한 것으로 볼 수 있다. 따라서 소화불량만 해소되면 두통이나 매핵기(梅核氣) 등의 증상과 소화기 증상이 소실될 것으로 판단되었다.

소화불량에 사용할 수 있는 처방이 매우 많지만 이 부인은 당장 소화불량이 있다는 점에서 방향성약재로 구성된 천금광제환을 사용하기로 했다. 물론 소합향원도 방향성 약제로 구성되어 있으나, 이 부인이 아랫배가 차다는 점에서 한식상(寒食傷)으로 인한 곽란(霍亂)이나 관격(關格)에 사용하는 천금광제환이 더욱 적합할 것으로 보였다. 그러나 현재 천금광제환을 만들어 둔 것이 없어 탕제로 달여 주기로 하고 5일분 10첩을 투약했다.

8일 뒤인 5월 중순에 약을 좀 더 지어달라고 전화가 왔다. 경과를 들어 보니 소화불량 증세가 경감되어 그런대로 괜찮다는 것이다. 또 식후에 목이 막힌 듯한 것이 경감되었고, 속이 거북한 것이 소실되었다가 가끔씩 나타난다고 한다. 뱃속이 그득한 것도 덜하며 두통도 경감되었다고 한다.

약을 복용한 후 증세가 경감되었으므로 전과 같은 천금광제환으로 5일분 10첩을 탕제로 투약했다.

7개월 뒤인 12월 중순에 다시 왔을 때 확인해 보니, 2번째 약을 복용한 뒤로 그동안 소화가 정상적으로 되고 괜찮았다고 한다.

이번에는 1주일 전에 체한 뒤부터 다시 예전처럼 소화불량이 생겼다고 하여 다시 지난번과 같은 천금광제환으로 5일분을 지어 주었다. 9개월이 지난 다음해 9월말에 다시 약을 지어달라고 할 때 확인해 보니, 지난번 약을 복용하고 증상이 바로 없어졌다고 한다. 이번에도 소화불량이 있다고 하여 같은 처방으로 5일분을 지어주었고, 1달 뒤인 11월 초순에 약을 먹고 나아 그동안 괜찮았다는 연락이 왔다.

1-2. 소화불량(消化不良), 복통(腹痛), 설사(泄瀉), 급체(急滯)

다음은 송종석 선생의 경험을 채록한 것이다.

[1] 아이들에게 쓰는 경우
① 아이들이 우유를 먹고 나서 소화불량이 있는 경우
② 소화불량으로 인해서 설사를 하거나 밥을 잘 안 먹는 경우
③ 소화불량으로 인해서 몸이 불편하여 보채는 경우
④ 소화불량이나 설사는 있으나 손발이나 배가 차고 열은 없는 경우
⑤ 이는 천금광제단이 온열성(溫熱性)을 띠고 있는 약이기 때문이다.
⑥ 그 외에도 급체로 관격(關格)이 발생하여 복통이 있으면서 손발과 전신이 찰 때도 쓴다.
⑦ 유(幼), 소아(小兒)의 경우는 나이에 따라 다르나 유아의 경우에는 어른의 1/5~7 량인 3~5알 정도를 먹인다.

[2] 복통(腹痛)

● ○ ○ ○ 남 중년

일전에는 중년 남자가 근처에 낚시를 하러 왔다가 복통(腹痛)이 발생했다며 택시에 실려 왔다. 낚시를 하다가 점심에 찬밥을 쭈그리고 앉아 먹은 것이 체하여 배가 뒤틀리고 복통(腹痛)이 심해져 택시를 타고 병원으로 가던 중 택시기사의 권유로 찾아왔다는 것이다.

보통 소화불량에는 20환을 복용하나 급체(急滯)이므로 응접실의 의자에 앉은 채로 급히 천금광제환 30환을 뜨거운 물

로 복용시켰다.

천금광제단을 복용한 지 5~10분 사이에 '푸~' 하고 한숨을 쉬면서 복통(腹痛)이 나았다고 한다. 일어서면서 약값을 주려는 것을 그냥 가라고 했고, 얼마 후 가족과 함께 보약을 지으러 왔을 때 확인해 보니, 그때는 정말 죽는 줄 알았으며 약을 먹고 복통이 소실된 이후로는 괜찮았다고 한다.

이 사람 뿐만 아니라 이러한 경우를 많이 경험했다. 어떤 경우는 택시를 타고 가다가 갑자기 복통이 나서 왔는데 이때에도 천금광제환을 복용하자 복통(腹痛)이 멎고 쾌유했다. 이 약은 소화불량(消化不良), 설사(泄瀉), 복통(腹痛), 식욕부진(食慾不振) 등에 광범위하게 사용하고 있으며 동시에 소화가 잘 안 되는 처방이나 약을 복용하는 중에 소화불량이 생길 때 복용하면 소화장애가 없어지기도 한다. 30여 년간 수없이 많이 써온 처방이라 누구보다도 경험이 많다고 자부하나 그 사례를 일일이 기록하지 않아서 다 설명할 수가 없다.

제법, 복용량

오자대 호환(糊丸)으로 하며, 1회 복용량은 어린이는 3~10환, 어른은 20~30환이며, 급체나 곽란이 심할 경우는 30환 정도로 쓴다.

2-1. 부작용(副作用), 구토(嘔吐)
다음은 최선경 선생의 경험이다.

● 최 ○ ○ 여 31세 태음인 서울특별시 송파구 가락동

보통 소화가 안 되면 두통부터 발생하고 어지러움을 느낀다. 예전에도 소화가 안 되었을 때 천금광제환을 복용했는데 그때에도 밤새 토하느라 잠을 이루지 못했다. 증상이 나타난 때가 밤이고 특별히 약을 구할 수도 없는 상황이어서 혹시나 하는 마음에 이번에도 천금광제환을 복용하게 되었다.

① 급체로 인해 소화가 안 된다.   ② 소화불량(消化不良)과 두통(頭痛)이 있다.   ③ 약간 어지러움이 있었다.

우황청심원 크기의 천금광제환 한 알을 복용했다.

예전에 천금광제환을 먹고 밤새 토한 적이 있었다. 당시에는 약을 제대로 씹어 먹지 못해서 소화제 자체를 소화시키지 못하여 그러한 것이 아닌가 하는 생각이 들어 이번에는 꼭꼭 씹어서 복용했다.

1. 하지만 예전과 같이 밤새 토하는 증상이 나타나게 되었다.

2. 더 어지럽고 눈앞이 핑 돌았다.

왜 소화제인데 이러한 증상이 반복해서 나타났는지 아직도 의문이다. 오히려 소화제를 복용하지 않고 그냥 두느니만 못한 결과를 초래했다. 지금 와서 가만히 생각해보면 천금광제환이 부적합했던 이유는 나의 소화불량 증상은 단순한 소화불량이었던 반면 천금광제환은 허랭(虛冷)을 겸한 소화불량에 적합한 것이 아닌가 하는 점이었다. 천금광제환은 방향건위제(芳香健胃劑)와 건강과 같은 온열제(溫熱劑)가 포함되어 있어 맛이 매운 편이며, 약성은 자연히 허랭(虛冷)을 겸한 소화불량이나 허랭(虛冷)하기 쉬운 상태의 소화불량에 적합하며 이러한 상태에 사용하는 소화제라는 생각이 든다. 따라서 몸이 따뜻하거나 허랭하지 않은 사람이 약을 복용할 경우에는 효력이 나타나지 않을 수도 있고 약간 일시적인 미열(微熱)이 나타날 수도 있다는 생각이 든다.

風
寒
暑
濕
燥
火

內傷

虛勞
霍亂
嘔吐
咳嗽
積聚
浮腫
脹滿
消渴
黃疸
瘧疾
邪祟
身形
精
氣
神
血
夢
聲音
津液
痰飲
蟲
小便
大便
頭
面
眼
耳
鼻
口舌
牙齒
咽喉
頸項
背
胸
乳
腹
腰
脇
皮
手
足
前陰
後陰
癰疽
諸瘡
婦人
小兒

下統31 內局 衆 입효제중단 立效濟衆丹

紫檀香 檳榔 乾薑 各二十兩 蒼朮 厚朴 便香附 各十五兩 神麯炒 陳皮 半夏 胡椒 各十兩
青皮 木香 各五兩

治 寒食傷 霍亂 及關格
[用　　法] 上末糊丸 兩作二十丸 朱砂爲衣　　※ 庚戌 自上製下
[活套鍼線] 食傷(內傷)
[適 應 症] 소화불량, 복통, 설사

처방설명　　　입효제중단은 한성(寒性)의 식상(食傷)으로 인한 곽란(霍亂)과 관격(關格)에 사용하는 처방으로 천금광제환의 치료목표와 동일하다. 단지 구성상의 차이가 있는데, 입효제중단에는 건강의 양이 상대적으로 많고 호초가 들어 있어 허랭의 정도가 심한 경우에 사용할 수 있고, 백단향, 필발, 정향이 빠져 있어 장의 운동성을 활성화시키는 약성은 상대적으로 덜하다고 할 수 있다. 그러나 큰 차이가 없으므로 거의 비슷한 증상에 사용할 수 있다.

입효제중단도 경술년(庚戌年; 1850년)에 호열자(虎列刺: 콜레라)가 돌 때 궁중에서 만들어 내려 보냈던 처방이다. 황도연 선생의 저술을 보면 회생산을 사용하여 콜레라를 구제했던 기록이 있고, 《방약합편》 뒤쪽을 보면 윤증곽란(고종 18년-1881년- 신사년에 유행했던 콜레라)이 있었을 때 황련탕이나 위풍탕을 포함한 많은 처방을 활용했던 기록이 나온다. 이처럼 콜레라는 수시로 만연하여 수많은 사람의 목숨을 앗아갔으며 국가에 막대한 영향을 끼쳤다. 이럴 때 국가 차원에서 만들어 내려 보냈던 처방이 천금광제환과 입효제중단이었다.

그러나 천금광제환에는 필발, 정향, 사향 등 고가의 약재가 들어 있어 일반 백성에게 충분히 공급할 수 없었다. 필발과 정향은 열성대 향료이기 때문에 우리나라에 도착하려면 중국을 거쳐 와야 했다. 따라서 매우 고가였고, 돈이 있어도 구하기 어려웠던 약재이다. 이처럼 당시는 나라 전체적으로 이런 약재가 매우 귀했던 시절이었기 때문에 이런 약재를 사용하여 처방을 할 경우 효력은 좋겠지만 현실적이지 못하다는 점이 있었다. 그래서 구하기 쉬운 약재로 구성된 처방을 만들게 되었는데, 바로 입효제중단이다. 따라서 입효제중단이 보다 대중적인 처방이라고 할 수 있다.

조문을 보면 한성(寒性)의 식상(食傷)으로 인한 곽란(霍亂)과 관격(關格)을 치료한다고 했는데, 예전에는 원인을 명확하게 알지 못했기 때문에 콜레라의 원인을 식상(食傷), 특히 한식상(寒食傷)으로 판단했던 것이다. 입효제중단은 콜레라에 걸려 복통, 설사를 심하게 할 때 사용했으나, 콜레라를 치료하는 것이 아니라 복부허랭과 소화기능 저하를 개선하는 처방이라고 할 수 있다. 예전에는 보온기구가 없었기 때문에 생랭한 음식을 먹는 것이 거의 일반적이었다. 또한 영양이 부족하고 노동이 심하여 허약했고, 찬 기온을 방어할 수 있는 옷이나 주거환경이 충분하지 못했기 때문에 소화기가 허랭(虛冷)해질 가능성이 높았다. 그래서 소화불량이 생겼을 때 소화기의 허랭(虛冷)을 함께 치료해 주어야 할 경우가 많았는데, 입효제중단도 소화기의 허랭과 운동성을 개선하는 처방에 속한다.

입효제중단에 포함된 자단향과 목향은 방향성이 강하여 소화기의 운동성을 촉진하는 역할을 하며, 빈랑은 소·대장의 운동성을 급격히 증가시키면서 동시에 소화기조직에 스며든 습담(濕痰)을 배출시키는 작용을 한다. 건강은 허랭(虛冷)한 상태를 개선함과 동시에 조직을 자극한다. 처방에 평진탕, 즉 창출, 후박, 진피, 반하가 들어 있는데, 이것은 장의 운동성을 증가시키고 동시에 소도(消導)시키는 역할을 하며, 청피, 목향, 호초는 보조적으로 장의 운동을 더 활발하게 해준다. 따라서 전체적으로 볼 때 소화기의 허랭상태를 개선하고 장의 운동을 촉진시켜 소화불량을 치료하는 처방이다. 부작용이 있다면, 약맛이 맵기 때문에 체열이 높은 사람이나 본래 속쓰림이 있었던 사람이 복용하면 속쓰림 증상이 더 심해지거나 몸에서 열이 날 수 있다는 것이다. 따라서 이런 사람에게 사용할 때는 주의해야 한다.

예전에는 환제(丸劑)를 많이 사용했었다. 평위산, 불환금정기산 같은 산제(散劑)는 가루약이라서 포장할 종이가 필요하여 휴대하기 불편하고 약성이 빨리 휘발되는 단점 때문에 흡수가 빠른 산제의 장점에도 불구하고 많이 사용되지 못했다. 그러나 단(丹)이나 환(丸)으로 사용하면 약성의 휘발을 방지할 수 있을 뿐 아니라 복용이 간편하고, 휴대하기 편하고, 보관이 용이하기 때문에 많이 사용되었다. 즉 약의 제형이 산제에서 환제로 발전하게 되었고 제형이 안정되다 보니 약의 용량도 정해질 수 있었다.

처방구성을 보면 자단향은 향나무의 목질부이며 지혈(止血)과 지통(止痛)의 효과가 있다. 빈랑은 부교감신경을 흥분시켜 위액분비를 촉진하고, 위장의 연동운동을 강화하며, 설사와 복통을 개선한다. 건강은 혈관확장 작용이 있어 혈액순환을 촉진하고, 혈관운동중추를 흥분시켜 직접적으로 강심작용을 나타낸다. 또한 위액과 위산분비를 촉진하여 소화를 돕고, 소화기의 운동을 자극하는 작용도 있다. 창출은 소화기의 운동성을 증가시키는 작용이 있는데, 실험을 통해 창출이 포함된 처방을 토끼에게 주입했을 때 장을 흥분시켜 연동운동을 일으키는 것으로 밝혀졌다. 후박은 장(腸)의 운동을 촉진하거나 장(腸)의 경련을 완화하는 등, 장의 운동을 조정하는 작용이 있다.

향부자는 장관(腸管) 평활근의 경련을 억제하여 소화관의 가스배출을 촉진하며, 식욕을 증진시키고 대뇌피질을 흥분시켜 우울증을 개선한다. 신곡은 보조효소의 작용을 통해 물질대사에 영향을 주며, 단백질의 소화·흡수와 이용에 도움을 준다. 진피는 이기제(理氣劑)로서 소화관의 운동을 강화하여 가스배출을 촉진하고, 반하는 소화관에 정체된 음식물과 수분의 배출을 촉진한다. 호초는 위의 연동운동을 촉진하고 소화액 분비를 촉진하여 소화력을 증가시킨다. 청피는 소화액 분비를 항진시켜 소화를 촉진하며, 세포질의 투과성을 조절하여 염증증상을 개선한다. 목향은 미주신경(迷走神經)을 자극하여 장(腸)의 수축력과 연동을 증강시키고, 소화·흡수를 촉진하여 가스 정체에 의한 복통을 멎게 한다.

이비탕과 비교하면 두 처방 모두 소화불량에 사용하는데, 이비탕은 본래 산후 소화불량이나 소화불량으로 인한 부종에 사용하는 처방이며, 소·대장의 운동이 상대적으로 미약할 때 사용한다. 반면 입효제중단은 허랭(虛冷)한 상태에서 발생하는 소화불량(消化不良), 복통(腹痛), 설사(泄瀉) 등에 사용한다.

후박전과 비교하면 두 처방 모두 허랭(虛冷)을 겸한 소화불량(消化不良)에 사용하는데, 후박전은 본래 허랭(虛冷)을 겸한 변혈(便血), 자궁출혈(子宮出血), 설사(泄瀉)에 사용하는 처방이지만 하복랭을 겸한 소화불량에도 사용한다. 반면 입효제중단은 허랭(虛冷)한 정도는 덜 하지만 전체적인 소화불량 증상은 더 현저할 때 사용한다.

대금음자와 비교하면 두 처방 모두 소화불량에 사용하는데, 대금음자는 소화기에 습담(濕痰)이 울체되어 오심(惡心), 구역(嘔逆), 트림, 소화불량(消化不良) 등이 발생했을 때 사용하며, 주로 음주과다로 인한 주상(酒傷)에 사용한다. 반면 입효제중단은 담음(痰飮)의 경향은 적고 주로 허랭(虛冷)과 소화기능저하가 원인이 되어 소화불량, 복통, 설사 등이 발생했을 때 사용하며, 열실한 사람에게 사용하면 속쓰림 같은 부작용이 생길 수 있다.

下統32 寶 증미이진탕 增味二陳湯

半夏 陳皮 赤茯苓 梔子炒 黃連炒 香附子 各一錢 枳實 川芎 蒼朮 各八分 白芍藥 七分 神麴炒 五分

甘草 三分 薑三片

[出　　典] 醫方集略 · 方藥合編 : 治呑酸
[活套鍼線] 呑酸(內傷)
[適應症] 위산과다증, 위궤양, 위장염, 속쓰림, 속 화끈거림, 속 따가움, 신물 오름, 쓰리면서 뻐근함, 위염(위점막 충혈성위염), 십이지장염, 십이지장궤양, 식도염, 소화불량, 신경성 속쓰림, 오심, 트림, 위통, 복명, 배통, 매핵기, 다몽, 명치통, 면종, 변비, 상기, 정충, 경계, 흉비

처방
설명

　　증미이진탕은 속쓰림이나 탄산(呑酸)에 사용하는 처방이다. 탄산이란 위(胃)에서 올라온 신물을 삼킨다는 뜻이며, 쉽게 말해서 위산과다(胃酸過多)나 역류성 위염의 증상이라고 할 수 있다. 임상에서는 탄산(呑酸)보다는 속쓰림에 더 많이 사용한다.

　　위(胃)에서는 섭취한 음식물을 충분히 소화시킬 수 있는 만큼의 위액(胃液)이 분비된다. 그러나 경우에 따라 위액 분비가 부족해지면 음식물을 적절히 분해할 수 없어 소화불량이 나타나기도 하고, 반대로 위액이 불규칙하게 분비되거나 과다하게 분비될 때는 속쓰림이나 복통이 나타나기도 한다. 위액은 음식물을 섭취했을 때 분비되어야 하는데, 불규칙한 식습관, 자극적인 음식섭취, 음주과다, 신경과다 등으로 인해 위액분비가 일정한 주기를 벗어나 음식물을 섭취하지 않았는데 분비되는 경우가 있다. 이것을 보통 자율신경부조로 인한 위액의 이상분비라고 하는데, 이런 현상이 반복되면 위산이 위벽을 충혈(充血)시키고 미란(糜爛)을 유발하며 심해지면 궤양(潰瘍)을 일으킨다.

　　우리나라 사람들은 맵고 짠 음식을 선호하며, 술이나 커피처럼 자극성이 강한 음료를 마시기 때문에 위장장애가 빈발되는 편이고, 각종 스트레스에 노출되는 경우가 많아서 위장장애가 가중되기도 한다. 위점막은 강한 위산으로부터 점막하조직을 보호하는 역할을 하는데, 스트레스에 노출되어 위점막을 생성하는 세포에 혈액공급이 원활하게 이루어지지 않으면 위점막이 탈락되기만 하고 재생되지 못하기 때문에 위산의 공격을 받을 수밖에 없다. 따라서 자극성 음식과 각종 스트레스가 많은 우리나라 사람들에게 위염이 많이 발생하는 것이다. 이외에도 식사 중에 물을 많이 먹는 습관도 속쓰림을 일으키는 주요 원인이라고 할 수 있다. 식사 중에 물을 마시거나 국물을 통한 수분섭취가 많아지면 위액이 희석될 수밖에 없고, 그 결과 위산이 과다하게 분비되어 위점막을 손상시킬 수 있기 때문이다. 따라서 위염과 속쓰림을 근본적으로 치료하기 위해서는 식습관과 스트레스에서 벗어나야 한다.

　　증미이진탕은 위산분비가 불규칙하거나 위산이 과다하게 분비될 때, 위점막이 손상되어 점막하조직이 충혈되었을 때 사용한다. 위산이 과다하게 분비되거나 불규칙하게 분비될 때 이진탕은 위산분비를 조절하고, 현재 충혈(充血)되어 있는 조직은 치자와 황련이 수렴시킨다. 또한 향부자, 지실, 치자는 자율신경부조로 인한 위액의 이상분비를 조절하는 작용을 한다. 이러한 약성이 있어 증미이진탕을 위염, 위궤양으로 인한 속쓰림 증상에 가장 빈용하는 것이다.

　　증미이진탕은 허약(虛弱)하거나 조열(燥熱)한 사람에게는 적합하지 않다. 약성이 다소 차고 강하기 때문

에 허약한 사람에게는 적합하지 않고, 이진탕이 포함되어 있어 조열한 사람에게 투여하면 오히려 부작용이 나타날 수 있기 때문이다. 그러나 임상에서 속쓰림과 탄산에 가장 보편적으로 사용하는 처방 중 하나이며, 특히 새벽이나 공복에 속이 쓰리다고 할 때 사용하면 좋다.

필자의 증미이진탕의 처방기준은
① 빈속이나 식후에 속이 쓰리거나, 소화가 안 되면서 속이 쓰릴 때
② 위(胃) 부위가 더부룩하고, 트림이 나오고, 헛배가 부르면서 소화불량(消化不良)을 겸한 속쓰림 증세가 있을 때
③ 배꼽 윗부분인 위·십이지장이나 식도 부위의 쓰림이나 화끈거림, 따가운 증세에 주효하며, 신경 쓴 뒤에 속쓰림 증세가 나타날 때 효력이 좋다.
④ 속이 쓰린 증상이 한두 번으로 끝나는 것이 아니라 반복하여 나타날 때 사용하며
⑤ 일반적으로 사용할 수 있지만 허약하고 연약한 사람에게 사용하는 경우는 드물고, 중(中)정도 이상의 체력을 가진 사람에게 사용한다.

처방구성 처방구성을 보면 반하는 장관(腸管)의 운동을 촉진하여 소화관에 정체된 음식물과 수분의 배출을 촉진한다. 진피는 이기제(理氣劑)로서 소화관의 운동을 강화하여 가스배출을 촉진한다. 적복령은 세뇨관의 재흡수를 억제하여 이뇨를 증진하므로 부종을 경감시키고, 치자는 혈관의 울혈와 충혈을 완화하며, 발열중추를 억제하여 해열작용을 한다. 황련은 소염작용이 강하여 다양한 염증을 치료하며, 소화성궤양에 대한 억제작용이 있다.

향부자는 중추신경 억제작용이 있어 정신을 안정시키고, 장관(腸管) 평활근의 경련을 억제하여 소화관의 가스배출을 촉진한다. 지실은 위장(胃腸)의 연동운동(蠕動運動)을 강화, 리듬을 조정하고 소화·흡수를 강화하여 복부팽만을 해소한다. 천궁은 항혈전작용(抗血栓作用)으로 혈액순환을 촉진한다. 창출은 소화기의 운동성을 증가시키는 작용이 있는데, 실험을 통해 창출이 포함된 처방을 토끼에게 주입했을 때 장을 흥분시켜 연동운동을 일으키는 것으로 밝혀졌다. 백작약은 평활근의 경련을 억제하고, 중추신경 흥분을 억제하여 진통, 진경, 진정작용을 한다. 신곡은 보조효소의 작용을 통해 물질대사에 영향을 주며, 단백질의 소화·흡수와 이용에 도움을 준다. 감초는 소화관 평활근에 작용하여 경련을 억제하며, 위산분비를 억제하고 위점막을 보호하는 항궤양작용을 한다.

처방비교 비화음과 비교하면 비화음은 위장으로의 혈액순환이 원활하지 못하고 위점막의 재생이 불량하여 발생하는 속쓰림에 사용하며, 혈색이 좋지 않고 피부가 연약한 사람에게 적합하다. 따라서 평소 소화기가 연약하여 식욕부진이 있고, 소화가 안 되는 사람의 식후 속쓰림에 사용하는 경우가 많다. 반면 증미이진탕은 공복이나 식전에 속쓰림이 나타날 때 사용하는 경우가 많고, 비화음의 속쓰림보다 정도가 심한 경우가 많다.

향사양위탕과 비교하면 향사양위탕은 소화기를 보강하는 사군자탕이 바탕을 이루고 있으며, 습체(濕滯)의 경향이 많을 때 사용한다. 반면 증미이진탕은 담(痰)의 경향이 많고 위점막의 충혈상태가 더 현저한 경우에 사용한다. 증미이진탕은 주로 위산과다로 인해 위점막이 충혈되고 궤양이 발생한 경우에 사용하는 반면, 향사양위탕의 속쓰림도 위산과다가 원인일 수도 있으나 비화음의 속쓰림처럼 혈액순환부전으로 점막재생이 불량한 것이 주원인이다. 또한 향사양위탕의 주증상은 소화불량이며, 소화불량을 겸한 속쓰림에도 사용한다는 특징이 있다.

평진탕과 비교하면 두 처방 모두 소화기에 습담이 울체되어 발생하는 소화장애나 속쓰림에 쓸 수 있다. 그러나 평진탕은 소화기에 스며 있는 습담을 제거하고 소화기의 운동성을 증가시켜 식체빈발, 식체, 오심, 트림 등을 겸한 속쓰림에 사용한다. 반면 증미이진탕은 소화불량 증세보다는 속쓰림을 목표로 사용하는 처

방이며, 새벽이나 공복에 나타나는 속쓰림에 많이 사용한다.

→ **활용사례**

1-1. 속쓰림 여 62세
1-2. 속쓰림, 위통(胃痛), 소화불량(消化不良), 탄산(呑酸), 오심(惡心), 트림, 피로(疲勞), 변비(便秘), 편두통(偏頭痛) 여 31세 소양인
1-3. 속쓰림, 배통(背痛), 변비 여 79세 소양인
1-4. 속쓰림, 소화불량(消化不良) 남 30세 소음성소양인
1-5. 속쓰림, 복통(腹痛) 남 27세 태음인
1-6. 속쓰림, 건구역(乾嘔逆), 소화불량(消化不良), 복통(腹痛), 설사(泄瀉) 여 31세 소양인
1-7. 속쓰림, 전중통(膻中痛), 세변(細便) 남 31세 태음인
1-8. 속쓰림, 위통(胃痛), 복명(腹鳴), 오심(惡心), 연변(軟便) 남 65세 태음인
1-9. 속쓰림 남 26세 태음인
1-10. 속쓰림 남 37세 소양성태음인
1-11. 속쓰림 남 33세 태음인 168cm 83kg
1-12. 속쓰림, 느글거림, 오심(惡心) 여 48세 태음성소양인 160cm 65kg
1-13. 속쓰림, 오심(惡心), 위통(胃痛), 위염(胃炎), 위궤양(胃潰瘍) 여 58세 소음인 155cm 60kg
1-14. 속쓰림, 소화불량(消化不良) 남 58세 소양인 173cm 70kg
1-15. 속쓰림, 잦은 설사(泄瀉), 매핵기(梅核氣) 여 61세 154cm 55kg
1-16. 속쓰림, 소화불량(消化不良), 가스참 여 50세 소양인
1-17. 식전 속쓰림, 소화불량(消化不良), 심하비(心下痞) 남 31세 한성소양인 168cm 73kg
1-18. 임신부(姙娠婦) 속쓰림 여 28세 소양인
2-1. 탄산(呑酸), 두통(頭痛), 견통(肩痛), 요통(腰痛), 쥐남, 흉비(胸痞) 여 31세 소양성소음인
2-2. 탄산(呑酸), 속쓰림 남 29세 소양인
2-3. 신물오름, 역류성 식도염, 잦은 설사(泄瀉) 남 54세 소양인 173cm 68kg
2-4. 10년 이상 앓아 온 역류성 식도염 29세 소음성태음인 170cm 75kg
2-5. 신트림, 속쓰림 여 32세 소양인
3-1. 위통(胃痛), 속쓰림, 변비(便秘), 탈항감(脫肛感) 여 54세 근골성태음인
3-2. 두드러기, 속쓰림, 탄산(呑酸), 명치통 여 46세 태음인
3-3. 현훈(眩暈), 속쓰림, 흉비(胸痞), 수족(手足) 저림, 족번열(足煩熱) 여 55세 태음성소양인
4-1. 위염(胃炎) 여 22세 태음인 164cm 55kg
4-2. 위궤양(胃潰瘍), 복통(腹痛) 남 63세 태음인
4-3. 십이지장궤양(十二指腸潰瘍), 복통(腹痛), 속쓰림 남 14세 소양인
4-4. 포만(飽滿), 복통(腹痛), 위궤양(胃潰瘍) 여 33세 소양인
5-1. 소화불량(消化不良), 매핵기(梅核氣), 피로(疲勞), 다몽(多夢), 기울(氣鬱) 여 32세 태음성소양인
6-1. 실패례 남 44세 열성태음인

1-1. 속쓰림

● ○ ○ ○ 여 62세 경상북도 금릉군 개령면

친구로부터 시골에 계신 어머니의 한약을 지어달라는 부탁을 받고 증상을 물어 보니
① 3달 전인 8월부터 식전(食前)이나 식후(食後)에 속이 쓰리고 따갑다.
② 그간 수차 광고에 나오는 '암포젤 M'을 먹어도 조금도 차도가 없다.
속쓰림에 탁효가 있는 증미이진탕 2배량에 모려 2돈을 더하여 5일분 10첩을 지어드렸다.
4일이 지난 뒤에 소식을 알려 왔는데, 그 약을 복용하고 나서는 속이 쓰리고 따갑던 증상이 현저하게 줄어들어 요즘은 식사도 잘하시고 소화도 잘된다고 하셨다.
또한 같은 약으로 10첩을 더 지어달라고 하셔서 전과 같은 처방으로 5일분 10첩을 지어드렸다.
1년이 지난 뒤에는 속을 썩인 뒤로 다시 속이 쓰리다고 하여 전과 같은 처방으로 5일분 10첩을 지어드렸다. 그 후 속쓰림이 나았다는 소식을 들었다.
1년 후에 다시 속을 썩인 뒤 같은 증상이 있어 앞과 같은 약을 보내 드렸으며, 아들로부터 그 약만 먹으면 곧바로 좋아진다는 경과보고를 들을 수 있었다.

1-2. 속쓰림, 위통(胃痛), 소화불량(消化不良), 탄산(呑酸), 오심(惡心), 트림, 피로(疲勞), 변비(便秘), 편두통(偏頭痛)

● 문 ○ ○ 여 31세 소양인 상업 경기도 안양시 동안구 관양1동

보통 키에 성격이 급해 보이는 소양인 부인이다.

① 6개월 전인 작년 8월에 갑자기 소화가 안 된 뒤로 위 부위가 뻐근하듯 쓰려 왔다. ② 거의 매일 새벽과 낮에 빈속일 때와 식후 10분 정도에 속이 쓰리고 신물이 넘어온다. ③ 신경을 쓰면 더하고 어제와 오늘이 더 심한 편이며, 병원에서 검사를 하니 위염(胃炎)이라고 한다. ④ 평소에 속이 느글거리고, 트림을 많이 하며 헛배가 부르고 소화가 잘 안 된다. ⑤ 변비가 있으며 3~4일에 1번 대변을 본다. ⑥ 작년 8월부터 편두통(偏頭痛)이 있는데 우측이 더 심하다. 증상은 쏟아질 듯하고 어지럽고 쑤시며, 신경을 쓰면 발생하고 지금도 몹시 아프다. ⑦ 1~2년 전부터 가슴이 잘 뛰고 간혹 열이 달아오르기도 하고 신경을 쓴 뒤 또는 괜히 발생하기도 한다. ⑧ 평소에 잘 놀란는데 누가 부르기만 하거나 전화 소리에도 깜짝 놀란다. ⑨ 평소에 추위를 많이 타고 손발과 몸 전체가 찬 편이다. ⑩ 소변을 자주 보고 자다가 소변을 2번씩 보며, 가끔 소변이 시원하지 않다. ⑪ 음식은 찬 것을 좋아하고 신 것과 매운 것을 싫어한다. ⑫ 가래가 있고 가끔 죽은 사람이 보이는 등의 흉몽(凶夢)을 꾸는 편이다. ⑬ 몸이 피로하고 기운이 없고 무거우며 아침에 잘 붓고 일어나기가 힘들다.

새벽 속쓰림을 목표로 증미이진탕 1.5배량에 모려 2돈을 더하여 10일분 20첩을 지어주었다.

18일이 지난 뒤에 다시 왔을 때 확인해 보니, 속쓰림과 뻐근한 듯한 아픔이 현저히 줄어들었으며, 신물이 오르는 것과 오심(惡心), 트림, 헛배가 부른 것도 현저히 줄어들고 소화는 잘 된다고 한다. 변비(便秘)도 없어지고 편두통(偏頭痛), 정충(怔忡), 상기(上氣), 경계(驚悸)도 모두 경감되었으며 피로, 신중(身重) 등도 훨씬 줄어들었고, 아침에 쉽게 일어날 수 있으며 몸도 가볍다고 한다.

본인의 요청에 따라 이번에도 전과 같은 처방으로 10일분 20첩을 지어 주었으며, 그 뒤 연락을 받지 못했으나 경험으로 볼 때 충분히 나았으리라 본다.

1-3. 속쓰림, 배통(背痛), 변비

● 안 ○ ○ 여 79세 소양인 경기도 안양시 석수2동 한일빌라

키와 체격이 보통이고 얼굴이 붉은 할머니이다.

① 2~3일 전에 체하고 난 뒤로 가슴이 쥐어짜듯이 아프다. ㉠ 본래 위장(胃腸)이 약하여 잘 체한다. ㉡ 소화가 안 되고 속이 거북했으며 속쓰림과 느글거림, 메슥거림 등의 증상이 있다. ㉢ 대변은 3일에 1회 정도 보는데 변비이다. 단 음식과 따뜻한 음식을 좋아한다. ② 체하면서 등살이 아프기 시작했다. ③ 1년 전부터 시작된 변비(便秘)로 약을 먹어야 2~3일에 한 번 꼴로 대변을 본다. ④ 10년 전부터 허리에서 다리로 내려가면서 통증이 오며 좌측보다 우측이 더 심하다. ⑤ 안구(眼球)가 충혈되어 있다. ⑥ 불면증(不眠症)이 있고 늘 무서운 꿈을 꾼다. ⑦ 입이 텁텁하고 쓰다. ⑧ 기울(氣鬱) 증상으로 성충(怔忡), 물안, 초조, 가슴 답답함, 건망증 등이 있다. ⑨ 얼굴로 열이 달아오르는 것이 1일 4~5회 정도 있다. ⑩ 소변이 시원하지 않다. ⑪ 전신피로(全身疲勞)가 있고 전신이 저린데 특히 하체(下體)쪽이 심하다. ⑫ 잠을 잘 못 잔다. ⑬ 몸의 전체적인 체열은 낮은 편으로 발이 차고 몸이 약간 붓는다. ⑭ 10여 년 전부터 고혈압이 있고 위장약과 신경통약을 상복하고 있다.

얼굴이 붉고 안구충혈(眼球充血)이 있는 79세 할머니의 속쓰림과 식체(食滯)를 목표로 증미이진탕 2배량에 속쓰림을 감안하여 모려 3돈, 불면(不眠)과 기울(氣鬱), 변비(便秘)를 감안하여 산조인 3돈, 향부자 3돈, 작약 2돈을 더하여 10일분 20첩을 지어주었다.

25일 뒤인 3월 말에 다시 내원했을 때 확인해 보니, 지난번 약을 먹고 속쓰림이 많이 좋아졌고 더불어 등이 아프던 것이 조금 덜해졌으며 변비도 좋아진 것 같다고 한다. 속쓰림이 어느 정도 좋아졌으니 이제 허리와 다리에 좋은 약을 지어달라고 하여 이번에는 요통(腰痛)과 하지통(下肢痛)을 목표로 대방풍탕을 지어주었다.

1-4. 속쓰림, 소화불량(消化不良)

● 김 ○ ○ 남 30세 소음성소양인 경기도 안양시 호계동

평소 국수를 좋아한다는 보통 키에 약간 여윈 형의 소음성소양인 남성이다.

① 10일 전 체한 뒤부터 소화불량 증상이 발생하였다. ㉠ 동시에 명치 부분이 답답하고 속이 쓰리는 듯도 하고 아픈 것 같기도 하다. ② 빈속에는 속이 쓰리며, 위(胃)가 헐었다고 한다. ③ 병원에서 위궤양으로 진단을 받고, 1달 전부터 치료 중이다. ④ 기운이 없다. ⑤ 1~2개월 사이 체중이 7kg 정도 줄었다. ⑥ 찬물을 좋아하고 더위를 타는 편이다. ⑦ 몸 전체는 더운 편이며 선풍기 바람과 에어컨 바람을 좋아한다. ⑧ 평소 식욕은 좋은 편이나, 소화가 잘 안 되는 편이다. ⑨ 술을 자주 마신다. ⑩ 대변을 1일 3~4회 보는데 연변(軟便) 또는 설사(泄瀉)이다.

風寒暑濕燥火

內傷

虛勞 霍亂 嘔吐 咳嗽 積聚 浮腫 脹滿 消渴 黃疸 瘧疾 邪祟 身形 精 氣 神 血 夢 聲音 津液 痰飲 蟲 小便 大便 頭 面 眼 耳 鼻 口舌 牙齒 咽喉 頸項 背 胸 乳 腹 腰 脇 皮 手 足 前陰 後陰 癰疽 諸瘡 婦人 小兒

⑪ 소변은 자주 본다.　⑫ 잠을 잘 못 잔다.

체열이 높은 편인 30세 소양성소음인 남성의 소화불량 증세와 속쓰림을 목표로 증미이진탕 1.5배량에 모려 3돈, 연육 2.5돈을 더하여 10일분 20첩을 지어주었다.

35일 뒤인 7월 말경에 다시 왔을 때 확인해 보니, 소화불량과 속쓰림은 경감되었으나 명치 부분이 답답한 것은 여전 하고 배가 아픈 증상은 오후가 되면 살살 아프다고 한다.

소화불량과 속쓰림은 호전되었으나 흉비(胸痞)와 복통은 여전하여 아직 약량이 부족하다고 보고 이번에도 전과 같은 처방으로 10일분 20첩을 지어주었다.

1-5. 속쓰림, 복통(腹痛)

● 이 ○ ○ 남 27세 태음인 경기도 안양시 만안구 호계동 신라연립

보통 키에 몸통이 약간 굵고 얼굴이 약간 큰 태음인 남성이다.

① 5개월 전부터 아랫배가 차갑기 시작하더니 거의 하루 종일 쑤신다. ㉠ 양약을 복용하면 은근한 통증이 있다. ㉡ 병원에서 과민성 대장염 진단을 받았다.　② 공복시에는 속이 쓰리고 식후에는 갑갑하고 헛배가 부르다. 병원에서 위염으로 진단받았다.　③ 몸이 차가워지면 손발이 저리고 근래에 추위를 타기 시작했다.　④ 눈을 많이 사용하면 눈이 피로하고 눈이 시리다.　⑤ 대변은 하루에 1번 볼 때도 있고 3~4번 보기도 하는데, 묽은 변과 된 변이 교대로 나온다.

위염과 과민성 대장염 진단을 받은 27세 태음인 남성의 복통(腹痛)과 속쓰림을 목표로 증미이진탕 10일분 20첩을 지어주었다.

10일 뒤인 4월 초에 전화로 약을 더 지어달라고 하여 경과를 묻자, 복통이 많이 경감되었고 속쓰림도 호전되었다고 한다. 약을 복용한 뒤로 복통과 속쓰림이 좋아진 것으로 봐서 약이 적합한 것으로 판단하고 같은 증미이진탕으로 1제 를 지어 주었는데, 약을 지어간 후 20일 뒤에 더 지어달라고 누나가 대신 전화를 하여 하는 말이 전보다 더 많이 좋 아졌다고 한다.

1-6. 속쓰림, 건구역(乾嘔逆), 소화불량(消化不良), 복통(腹痛), 설사(泄瀉)

● 최 ○ ○ 여 31세 소양인 숯불갈비 식당업 경기도 안양시 관양동

보통 키에 약간 여위고 약간 약해 보이며 하관(下觀)이 빠르고 소양인으로 보이는 부인이다.

① 1년 전 충격으로 놀란 뒤부터 늘 속이 쓰리고 아프며 동시에 건구역질이 난다. ㉠ 이 증세는 신경을 쓰면 더하며 전에 십이지장염을 앓았던 경력이 있다고 한다.　② 아울러 3개월 전인 8월부터 배가 아프며 간혹 사르르 아프기도 하고 느글거린다.　③ 늘 어지럽다.　④ 늘 머리가 아프다.　⑤ 대변은 변비와 설사가 반복된다고 한다.　⑥ 평소 가슴이 잘 뛰고 괜히 불안, 초조하다.　⑦ 늘 꿈을 많이 꾸고 공상을 많이 하게 된다.　⑧ 추위를 심하게 타고 선풍 기 바람을 싫어한다.　⑨ 아랫배가 차고 발이 시리다.　⑩ 평소 늘 신경을 써서 소화는 늘 안 되는 편이나 식욕은 왕성하다.　⑪ 피로한 탓인지 눈에 충혈이 잘 된다고 한다.

속쓰림을 목표로 증미이진탕 1.5배량에 모려, 연육 2.5돈과 추위를 타고 발이 시리다는 점을 감안하여 육계 2돈, 경포 부자 1.5돈, 육두구 1돈을 더하여 10일분 20첩을 지어주었다.

9일 뒤에 약을 절반 정도 복용했는데 복용 3~4일부터 두통(頭痛), 복통(腹痛), 설사(泄瀉)는 중단되었으나 속쓰림은 여전하다는 연락이 왔다. 14일 뒤에 내방했는데 약을 모두 복용하니 속쓰림과 건구역은 많이 줄어들었으며 복통(腹痛), 오심(惡心), 변비(便秘) 겸 설사(泄瀉)는 모두 나았다고 한다. 그런데 현훈(眩暈)과 두통(頭痛)은 여전하다고 한다. 그러 나 추위를 심하게 타는 것이 전보다 덜하며 아랫배가 차고 발이 시린 것도 없어졌다고 한다.

대부분의 증상은 좋아졌으나 불안, 초조한 증상은 여전하다고 하여 다시 본인 요청대로 증미이진탕 1.5배량에 연육, 육 두구 대신 산조인 2돈을 더하고 반하를 3돈, 진피를 2돈으로 증량하여 10일분 20첩을 지어주었다.

6개월 정도가 지나서 이 부인이 아들의 보약을 지으러 왔을 때 확인해 보니, 요즘도 소화는 늘 잘 안 되지만 속이 쓰 린 증세는 완전히 다 나았다고 한다.

1-7. 속쓰림, 전중통(膻中痛), 세변(細便)

● 김 ○ ○ 남 31세 태음인 경기도 안양시 비산3동 삼호아파트

10년 전 대학 다닐 때부터 자취생활과 음주과도로 인해 속 쓰리는 것이 심해졌다가 없어졌다가를 반복해왔다.

① 10년 전부터 거의 계속하여 속 쓰리는 증상이 있다.　② 식후 1시간 후에 명치 부위가 쓰리다.　③ 전중(膻中) 부분에 따가운 통증이 있다.　④ 병원에서는 위염이라고 한다.　⑤ 대변이 가늘고 조금씩 나온다.　⑥ 술을 자주 마신다.

과도한 음주와 불규칙한 생활에서 비롯된 위염으로 인한 속쓰림과 전중통(膻中痛)을 목표로 증미이진탕 2배량에 모려, 연자육, 용안육을 더하여 10일분 20첩을 지어주었다.

12일 뒤인 9월 초순에 다시 왔을 때 확인해 보니, 속쓰림이 경감되었고 명치통도 경감되었으며 전중통(膻中痛)은 거의 없어졌고 대변도 굵고 시원하게 나온다고 한다.

증상이 호전되고 있으므로 이번에도 종전과 같은 처방으로 10일분 20첩을 지어 주었고, 다시 12일 뒤에 내원했을 때도 같은 처방으로 10일분을 지어갔다.

2-1. 탄산(呑酸), 두통(頭痛), 견통(肩痛), 요통(腰痛), 쥐남, 흉비(胸痞)

● 노 ○ ○ 여 31세 소양성소음인 경기도 안양시 관양동 백산연립

① 1년 전부터 식사 시간이 되어 속이 비면 신물이 올라온다. ② 1년 전부터 신물이 올라온 후에 명치 부위가 막힌 듯이 무지근하다. ③ 앞머리의 양쪽 관자놀이 부위가 쑤시고 띵하며 무거운 통증이 있다. ④ 3년 전 출산한 뒤로 월경이 거의 없다. ⑤ 출산한 뒤로 견비통(肩臂痛)이 생겼다. ⑥ 허리가 항상 쑤시고 끊어지는 듯이 아프다. ⑦ 잘 때 손발에 자주 쥐가 나는데, 낮에도 저릴 때가 있다. ⑧ 걸을 때 숨이 차고 가슴이 답답하며 숨을 몰아 쉴 때도 있다. ⑨ 식욕이 없다. ⑩ 소화가 안 되고 포만감(飽滿感)과 오심(惡心)이 있다. ⑪ 정충(怔忡)이 있다. ⑫ 전신무력감이 있다.

소화불량과 공복에 속쓰림이 있는 31세 소양성소음인 여성의 탄산(呑酸)을 목표로 증미이진탕 1.5배량에 위산과다를 감안하여 모려 2돈, 연육 2.5돈, 용안육 2.5돈과 허랭(虛冷)을 감안해 건강 1.5돈을 더하여 10일분 20첩을 지어주었다.

2개월 뒤인 다음해 2월에 다시 내원했을 때 확인해 보니, 지난번 약을 복용한 뒤로 공복에 신물 올라오는 것은 약을 거의 모두 복용할 즈음에 없어졌다가 최근에 경미한 증세가 있다. 또한 속이 막혀 있는 듯하며 무지근한 것은 경감되었다가 재발했고, 관자놀이 부위에 통증이 있던 것은 없어졌으며 월경을 조금 했다고 한다. 또한 출산 후에 발생한 견비통(肩臂痛)이 경감되었고, 수시로 아팠던 허리는 이제 통증이 사라졌고 손발에 쥐나는 것도 없어졌으며, 숨을 몰아 쉬는 것은 경감되었다고 한다. 식욕이 증가되었고 소화불량과 포만감은 경감되었다고 한다.

증미이진탕을 복용한 뒤로 모든 증상이 호전된 것으로 보아 적합한 처방이라고 판단되어 이번에도 전과 같은 증미이진탕으로 10일분 20첩을 지어주었다.

2-4. 10년 이상 앓아 온 역류성 식도염

다음은 조용준 선생의 경험이다.

● 황 ○ ○ 29세 소음성태음인 170cm 75kg 충청남도 공주시

① 고등학교 때부터 신물 넘어오는 것이 상당히 심했다. 현재 밤에 속쓰림이 너무 심하여 잠이 안 온다고 한다. ② 눈이 항상 충혈되어 있다. ③ 피곤하다. ④ 대변은 정상이고 입이 쓰다. 또한 입 냄새가 심하다. ⑤ 성격이 온순하고 작아서 진구늘이 많고 남에게 함부로 대하지 못하는 성격이다. 그래서 화를 속으로 삭이는 타입이다.

건설업을 하는 본인의 친구이다. 이 친구의 경우는 스트레스를 잘 받고 그것을 풀지 못하는 성격이다. 이런 경우 스트레스성으로 소화불량과 함께 소화액 또한 비정상적으로 분비가 된다. 이러한 악순환으로 인해 위부위에 궤양이 생긴 것이다. 심한 구취(口臭)는 간기울결(肝氣鬱結)로 인해 위열(胃熱)이 발생했다는 증거이므로 모든 정황을 종합해 볼 때 치자와 황련이 들어있어 위열(胃熱)을 제거하면서 이진탕으로 과도한 소화액 분비를 막을 수 있는 증미이진탕이 적합할 것으로 보여 증미이진탕 본방에 갈근탕의 의미로 시호와 승마, 갈근을 더하여 투약했다.

한 포를 복용할 때부터 기분이 좋았고 그동안(두 달이 지났다) 재발하지 않았고 친구가 효과가 좋아서 아버님의 대변을 보기가 힘든 증상에 대한 약도 부탁해서 지어드렸고 그것 또한 효과가 좋았다고 한다.

3-1. 위통(胃痛), 속쓰림, 변비(便秘), 탈항감(脫肛感)

● 정 ○ ○ 여 54세 근골성태음인 식당업 경기도 안양시 동안구 비산2동

보통 키에 골격이 단단한 근골성태음인으로 보이는 부인이다.

① 1달 전부터 빈속이면 속이 쓰리고 뒤틀리게 아프며, 고추나 매운 음식을 먹으면 더 심하다. ② 아울러 전에는 없었던 변비가 속 쓰릴 때부터 생겼으며 대변이 잘 나오지 않고 힘들다. ③ 대변은 마려우나 나오지 않는 이급후중(裏急後重) 증세가 있다. ④ 아울러 항문이 빠지는 듯한 탈항감(脫肛感)이 있다. ⑤ 가끔씩 열이 확확 얼굴로 달아오른다.

속쓰림, 속뒤틀림, 변비를 목표로 증미이진탕 2배량에 속쓰림과 뒤틀림을 치료하는 약성을 보강하기 위해 상기생 2.5돈, 후중감(後重感)을 감안하여 후박 2돈을 더하여 5일분 10첩을 지어주었다.

13개월 뒤에 이 부인의 남편이 부인 약을 지으러 왔을 때 확인해 보니, 그때 그 약을 먹고 속쓰림과 변비(便秘)와 후

風寒暑濕燥火

內傷

虛勞
霍亂
嘔吐
咳嗽
積聚
浮腫
脹滿
消渴
黃疸
瘧疾
邪祟
身形
精
氣
神
血
夢
聲音
津液
痰飮
蟲
小便
大便
頭
面
眼
耳
鼻
口舌
牙齒
咽喉
頸項
背
胸
乳
腹
腰
脇
皮
手
足
前陰
後陰
癰疽
諸瘡
婦人
小兒

중감(後重感), 탈항감(脫肛感)이 모두 없어졌다고 한다. 이번에는 기운이 없고 열이 달아오르고 소화가 안 된다고 하여 가미귀비탕을 지어주었다.

3-2. 두드러기, 속쓰림, 탄산(呑酸), 명치통

● 김 ○ ○ 여 46세 태음인 경기도 안양시 관양동 창대빌라
보통 체격에 태음인으로 보이는 주부이다.
① 1년 전부터 두드러기처럼 얼굴 전체가 붉고 가렵고 따갑다. ② 특히 속이 아플 때 발생하면 1~2일간 지속된다. ③ 두드러기가 발생할 때에 병원에서 주는 위장약을 먹으면 증세가 경감된다. ④ 대변이 시원하지 않다. ⑤ 1년 전부터는 속이 비었을 때 가슴이 쓰리고 무엇이든 먹을 때까지 계속 된다. ⑥ 식사 후에 1~2시간 동안 신물이 넘어 온다. ⑦ 식욕이 좋고 식사량은 많으나 잘 체한다. ⑧ 트림과 하품을 자주하며 명치가 아프다. ⑨ 추위를 약간 탄다. ⑩ 발이 건조하다. ⑪ 대변은 매일 아침 1일 1회로 규칙적이나 토끼 똥처럼 나온다. ⑫ 매사에 귀찮고 의욕이 없으며 가슴이 뻐근하다.
속쓰림 및 탄산 증세가 있는 태음인 부인의 두드러기를 목표로 증미이진탕 2배량에 속쓰림을 감안해 모려 2.5돈을 더하여 10일분 20첩을 지어주었다.
5일 후에 두드러기와 가려움이 오히려 심하다며 내방했다. 그래서 약을 줄여서 복용하라고 권했다.
3주 후에 다시 내방했는데 약을 줄여서 복용하자 심해지던 두드러기가 가라앉았다고 한다. 아직 흔적이 남아 있으나 한눈에 얼굴이 전체적으로 매끈해진 것을 알 수 있었다. 얼굴이 붉고, 가렵고 따가운 증상도 소실되었다고 한다. 또한 속쓰림과 신물이 넘어오는 증상, 명치통 및 비린 것을 먹으면 속이 울렁거리던 증상, 식욕이 왕성한 것도 소실되었다고 한다. 아울러 약을 복용한 후 검었던 대변색이 약간 노랗게 변했다고 한다. 속쓰림과 탄산은 소실되었으나, 아직 남아 있는 두드러기를 목표로 같은 증미이진탕으로 10일분 20첩을 지어주었다.

3-3. 현훈(眩暈), 속쓰림, 흉비(胸痞), 수족(手足) 저림, 족번열(足煩熱)

● 신 ○ ○ 여 55세 태음성소양인 경기도 광명시 광명1동
키는 보통이고 살집이 약간 있는 편이며 태음성소양인으로 보이는 부인이다.
평촌 신도시 아파트 공사장 식당에서 일하고 있는 성격이 쾌활하고 소탈한 부인이다.
① 20세부터 어지러운 증상이 있었다. ㉠ 어제는 어지러우면서 속이 느글거리고 하품이 나왔다. ㉡ 우황청심원 1알을 먹으니 느글거림과 하품은 없어졌으나 종일 어지러웠다. ② 3~4년 전부터는 누우면 상기(上氣) 증세와 동시에 가슴이 답답하며 한숨을 잘 쉰다. ③ 1~2년 전부터 손발이 저리며 발바닥이 화끈거려서 이불 밖으로 내놓고 잔다. ④ 10년 전부터 공복에 속이 쓰리며 트림이 자주 나온다. ⑤ 3~4년 전부터 손, 발가락 마디가 쑤시고 아프다. ⑥ 3~4년 전부터 하루에 3~5회 정도 상기(上氣)가 된다. ⑦ 소화불량이 있다. ⑧ 추위와 더위를 탄다. ⑨ 배가 차고 음식은 따뜻한 것을 좋아한다. ⑩ 피로하고 기운이 없으며 몸이 무겁고 나른하다. ⑪ 아침에 얼굴이나 손발이 붓고 손에 쥐가 잘 나고 발이 저리다. ⑫ 평소 가슴이 뛰고 잘 놀라며 불안, 초조하고 늘 꿈을 꾸는 편이며, 기억력이 없고, 건망증이 심하다. ⑬ 가슴이 답답하며 한숨을 잘 쉰다. ⑭ 소화가 안 되는 편이며, 속이 늘 거북하고, 잘 체하는 편이고, 헛배가 부르며, 가스가 잘 차고, 속이 메슥거린다. ⑮ 대변은 2~3일에 1번 보며 변이 되거나 혹은 묽다. ⑯ 혈압이 오르면 소변을 자주 보고 어지럽다.
신경을 쓴 뒤에 발생한 어지러움, 흉비(胸痞), 소화불량(消化不良)이 있는 속쓰림 증상을 목표로 증미이진탕 2배량에 모려 2.5돈, 향부자 4돈, 치자 2돈, 목단피 1돈, 육계 2돈을 더하여 10일분 20첩을 지어주었다.
4일 후에 전화가 왔는데 상기(上氣)와 흉통(胸痛)이 심해졌다고 하여 첨가용으로 치자 40g을 8일분으로 주었다.
17일 후에 내방했을 때 확인해 보니, 현훈(眩暈), 흉비(胸痞), 족번열(足煩熱), 상기(上氣), 탄산(呑酸)이 격감하고 소화도 잘된다고 한다. 처음 증세가 격감하였으나 아직 미진하다고 보고 처음과 같이 증미이진탕 2배량에 치자 2돈, 목단피 1돈, 향부자 4돈, 육계 2돈, 모려 2.5돈을 더해서 10일분 20첩을 지어주었다.
22일 후에 다시 내방했을 때 확인해 보니, 현훈(眩暈), 흉비(胸痞) 증상이 격감되었으며 족번열(足煩熱)과 탄산(呑酸) 증세가 소실되었다고 한다. 손발가락이 쑤시고 아픈 것과 상기(上氣)가 소실되었다.
22일 후에 다시 와서 우측 견정(肩井) 부위가 아프다고 하여 처음의 처방에 강활, 모과, 계지, 의이인 각2돈씩을 더하여 10일분 20첩을 지어주었다.
9일 후에 다시 내방했을 때는 우측 견정통(肩井痛)은 소실되었다고 한다. 이번 증세는
① 손바닥이 건조하다. ② 식사할 때 땀이 난다. ③ 공복에 속이 쓰리다. ④ 입술이 마른다.
처음 증세가 아직 잔존해 있다고 보고 처음과 같은 증미이진탕으로 1제를 투약했다.
약 9개월 후에 다시 왔을 때 증세를 확인해 보니, 음식을 함부로 먹어서인지

① 3주 전부터 소화가 안 된다.   ② 공복에 속이 쓰리다.   ③ 가스가 차고 트림이 아주 심하다.
④ 오른쪽 팔다리의 관절이 아프다고 한다. 전의 증세가 재발한 것으로 보고, 처음과 같이 증미이진탕에 가감해서 투약했다.

4-1. 위염(胃炎)

다음은 송종세 선생의 경험이다.

● 허 ○ ○ 여 22세 태음인 학생 164cm 55kg 전라북도 완주군 삼례읍

약간 통통한 정도이고 대체로 활기찬 사람으로
① 속이 쓰리다. ㉠ 가끔씩 뜨끔 하는 느낌이 드는 게 아주 기분이 나쁘다. ㉡ 표현을 빌리면 위장벽을 바늘로 꼭 찌르는 기분이라고 한다. ㉢ 횟수를 물어보니 하루에 10번 정도 그렇다고 한다. ㉣ 병원에 갔더니 위염이라고 한다.
③ 손발은 따뜻하다.   ④ 연변(軟便)을 본다.   ⑤ 식사는 잘하는 편이라고 한다.   ⑥ 소화도 잘 된다.   ⑦ 대체로 위염증세 외에는 대체로 건강한 편이라 특별한 증세는 없다.   ⑧ 담배는 안 피우고 술도 많이 먹는 편이 아니다.
다른 특별한 증상이 없고 속쓰림이 주증상이었으므로 가장 일반적으로 쓰는 증미이진탕을 선방하여 증미이진탕 2배량으로 투약했다. 대체로 모려를 가하는 경우가 많은데 속쓰림이 심한 정도가 아니라고 판단하여 넣지 않았다. 하루가 지나서 연락을 해보니 약 맛이 좋았다고 하면서 약을 하루분 먹고 나서는
1. 뜨끔하던 증세가 훨씬 줄었다고 했다. 얼마나 줄었냐고 물어보니 하루에 한두 번 정도 그런 증상이 있다고 한다.
2. 한동안 바빠서 못 보다가 우연히 학교에서 만났는데 요즘 어떠냐고 물었더니 좋아졌다고 하면서 약을 5일분 정도 먹고 나서는 뜨끔한 증세가 거의 없어졌다면서 좋아했다.

4-3. 십이지장궤양(十二指腸潰瘍), 복통(腹痛), 속쓰림

● 김 ○ ○ 남 14세 소양인 경기도 안양시 관양동

단단해 보이며 성격이 활발해 보이는 중학생이다.
① 1년 전부터 명치 오른쪽인 위장 부위가 몹시 아프다.   ② 통증이 아주 심한데 쑤시고 당기는 듯 뒤틀린다.
③ 쓰린 증세도 있다.   ④ 밤 2시경에 특히 심하고 아침 10시와 오후 4시경에도 통증이 오며 자다가도 통증으로 잠에서 깬다.   ⑤ 식사 후 한참(1시간 정도) 있다가 속이 아프다고 한다.   ⑥ 위의 증세는 1년 전 물을 먹다가 토한 뒤에 시작되었다.   ⑦ 신 것을 싫어한다.   ⑧ 그간 약국과 병원치료를 계속 했지만 별다른 진전이 없었다.
⑨ 병원에서 내시경 검사결과 십이지장궤양이라고 했다.
속쓰림이 있는 위통(胃痛)을 목표로 증미이진탕 1.5배량에 신 것을 싫어한다는 점을 감안하여 위산(산성)을 중화시킬 수 있는 모려 2돈을 더하고, 작약감초탕 3배량을 합방하여 5일분 10첩을 지어주었다.
2달이 지난 다음 어머니가 내방했을 때 확인해 보니, 그때 약을 먹고 다 나아 그 후로는 아프다는 소리가 없다고 한다.

4-4. 포만(飽滿), 복통(腹痛), 위궤양(胃潰瘍)

● 오 ○ ○ 여 33세 소양인 경기도 안양시 관양동 골든빌라

① 2주 전부터 배에 가스가 차서 포만감(飽滿感)이 있다.   ② 간혹 우측 맹장 부위가 땅긴다.   ③ 2주 전 습진약을 과다 복용하고 나서 식후에 뻐근한 통증이 있다.   ④ 3년 전에 위궤양이 있었다.   ⑤ 간혹 무릎이 시리고 저리다.
⑥ 월경통이 있다.   ⑦ 어려서 홍역을 많이 앓았으며, 약한 천식이 있다.   ⑧ 추위를 타고 손발이 약간 차다.
⑨ 신 것과 뜨거운 것을 좋아한다.
습진약을 과도히 복용한 뒤에 발생한 복통(腹痛)과 포만감(飽滿感)을 목표로 증미이진탕 2배량에 위궤양 경력을 감안하여 연육 1.5돈, 상기생 1.5돈을 더하고, 추위를 타고 무릎이 시린 점에서 육계 2.5돈, 건강 0.7돈을 더하여 10일분 20첩을 지어주었다.
15일 후인 2월 하순에 확인해 보니, 포만감(飽滿感)이 소실되었고 우측 하복부(下腹部)가 땅기는 증상이 소실되었다고 한다.
증세가 호전되어 전과 같은 처방으로 10일분 20첩을 지어주었다.

5-1. 소화불량(消化不良), 매핵기(梅核氣), 피로(疲勞), 다몽(多夢), 기울(氣鬱)

● 정 ○ ○ 여 32세 태음성소양인 경기도 안양시 동안구 달안동 샛별 한양아파트

말이 매우 빠른 소양인 아가씨이다.
① 몇 년 전부터 위염이 있고 위(胃)가 헐어 있다.   ② 신경을 쓰면 자주 체하고 소화가 안 된다.   ③ 신경을 쓰면 목에 무엇인가 걸린 듯한 매핵기(梅核氣)가 있다.   ④ 비위생적인 음식을 먹거나 요구르트만 먹어도 설사를 한다.

風
寒
暑
濕
燥
火

內傷

虛勞
霍亂
嘔吐
咳嗽
積聚
浮腫
脹滿
消渴
黃疸
瘰癧
邪祟
身形
精
氣
神
血
夢
聲音
津液
痰飮
蟲
小便
大便
頭
面
眼
耳
鼻
口舌
牙齒
咽喉
頸項
背
胸
乳
腹
腰
脇
皮
手
足
前陰
後陰
癰疽
諸瘡
婦人
小兒

⑤ 몇 년 전부터 쉽게 피로해지고 기운이 없다.　⑥ 꿈이 많고 잠귀가 밝아 숙면(熟眠)을 취하지 못한다.　⑦ 가슴 뜀, 답답함, 얼굴로 열 오름, 잘 놀람, 불안, 우울, 짜증, 기억력격감, 건망증, 숨참 증상이 있다.　⑧ 때때로 아랫배가 약간 아픈 월경통이 있다.　⑨ 비염(鼻炎)이 있다.　⑩ 두통(頭痛)과 현훈(眩暈)이 있다.　⑪ 추위와 더위를 심하게 타고 선풍기, 에어컨 바람을 싫어한다.　⑫ 손과 발은 차다.　⑬ 대변은 2~3일에 한 번 보는데도 가늘게 나온다. ⑭ 설사도 자주 하는 편이다.

신경을 쓰면 자주 체하고 소화가 안 된다는 것이나 신경을 쓰면 목에 무엇인가 걸린 듯 매핵기가 있다는 것을 보면, 이 아가씨의 소화불량 증상이 신경을 쓰는 것과 관련이 있음을 알 수가 있다. 또 이미 증세로 나타난 가슴 뛰는 것이나 답답한 것, 얼굴로 열 오름, 잘 놀람, 불안, 우울, 짜증, 기억력격감, 건망증, 숨참 등의 증상이 있는 것으로 보아서 신경을 많이 쓴 뒤에 나타난 기울(氣鬱)의 증상임을 알 수가 있다.

병원의 진단결과는 위가 헐었다는 것이며, 위가 헐었다는 것은 곧 궤양을 의미하므로 위궤양(胃潰瘍)과 기울(氣鬱)로 인한 매핵기(梅核氣), 소화불량 등을 모두 치유할 수 있는 처방을 검토한 끝에 증미이진탕 1.5배량으로 10일분 20첩을 지어주었다.

16일 후인 12월 말에 다시 왔을 때 확인해 보니, 소화력이 좋아져서 체하는 증상이 경감되었고 매핵기는 때때로 나타나지만 거의 소실되었으며 피로감이 덜하다고 한다. 약을 복용한 뒤로는 잠을 잘 자고 가슴 뜀, 답답함, 얼굴의 열 오름, 잘 놀람, 불안 등의 증상이 경감되었다.

증상이 호전되고 있으므로 전과 동일한 처방으로 10일분 20첩을 지어주었다.

6-1. 실패례

● 오 ○ ○ 남 44세 열성태음인 건축업 경기도 안양시 비산동 삼호아파트

보통 키에 몸통이 약간 굵고 배가 나왔으며 열도 많은 사람으로 4년 전 보약으로 인삼을 뺀 삼령백출산을 복용한 적이 있다. 이번에는 속쓰림으로 약을 지으러 왔다.

① 오래 전부터 속이 쓰리다. 특히 음료수나 밀가루 음식 또는 떡을 먹으면 쓰리다.　② 음식을 먹은 뒤에 가끔 배가 아프다.　③ 신경을 쓰면 뒷목이 뻐근하다.　④ 대장이 약한지 방귀가 잦고 술을 마시면 설사를 한다.　⑤ 몸 전체가 뜨겁고 더위를 많이 탄다.　⑥ 시원하고 얼큰한 음식을 좋아한다.　⑦ 식욕이 좋고 식사량이 많으며 소화도 잘된다.　⑧ 평소 인삼을 먹으면 발진(發疹)이 난다.

열성태음인의 속쓰림을 습담열(濕痰熱) 과다로 인한 현상으로 보고 증미이진탕 1.5배량으로 10일분 20첩을 지어주었다. 4일 뒤인 다음해 정초에 전화가 왔는데, 약을 복용하니 오히려 전보다 속이 더 쓰리다고 한다. 이 증세는 약이 이 사람에게 잘 맞지 않거나 아니면 약량이 과다해서 나타날 수가 있어서, 1회의 복용량을 반으로 줄여 복용토록 권유했다. 다시 3일 뒤 전화가 왔는데 약을 반으로 줄여서 복용해도 여전히 속이 쓰리다는 것이다.

증상은 같다고 해도 결국 증미이진탕이 이 사람에게는 적합하지 않다고 보고 삼령백출산으로 약을 바꾸어 주었다.

下統33 寶 사백산 瀉白散

桑白皮 地骨皮 各二錢 甘草 一錢

治 肺實 ① 亦治 乾咳 水枯 火炎 ② 鼻瘡 加芩 梔 薄荷 ③ 或加桔梗 梔子 知母 貝母 麥門冬 生地黃

[活套鍼線] 痰喘(小兒) 口糜(口舌) 龜胸(小兒) 鼻痔鼻瘡(鼻) 鬱嗽(咳嗽) 諸熱(小兒) 肺實(咳嗽) 肺熱 口辛(口舌)

[適應症] 폐열, 폐괴저의 초기, 숨참, 기침, 가래, 고열, 한숨, 폐렴

처방설명
　사백산은 소아의 기침과 천식(喘息)에 사용하는 처방이다. 소아질환을 다룬 초기 의서(醫書) 중 하나인 《소아약증직결》(錢乙 著)에 처음 실려 있는 처방이기 때문에 소아의 생리에 맞는 처방이라고 할 수 있지만, 실제로는 성인에게도 사용할 수 있다.

　오행(五行)에서 폐(肺)는 흰색을 의미하므로 사백(瀉白)은 폐의 열성상태를 해소시킨다는 의미로 해석할 수 있으며, 따라서 사백산의 증상은 실증(實證)이라는 것을 알 수 있다. 또한 조문을 보면 폐실(肺實)을 다스리는 처방으로 되어 있는데, 여기서 폐실이란 폐를 비롯한 호흡기의 열성상태(熱性狀態)와 미세한 충혈상태(充血狀態)를 의미한다. 물론 황금탕의 폐화(肺火)나 폐열(肺熱)이 의미하는 열성상태에 비하여 심한 상태를 의미하는 것은 아니다.

　폐(肺)의 개념은 광의(廣義)와 협의(俠義)로 구분할 수 있다. 광의의 폐는 전통적으로 한의학에서 사용하는 개념인데, 인체의 에너지를 주관하는 주체로서의 폐이다. 반면 협의의 폐는 호흡기를 의미한다. 그러나 이렇게 구분할 수 있다는 것이지 실제로 광의의 폐와 협의의 폐는 상당한 관련이 있다. 즉 에너지를 발생시키기 위해서는 영양분과 산소가 필요하며, 이것을 에너지로 전환시키는 세포의 기능이 완전해야 한다. 아무리 영양분이 충분하다고 해도 산소공급이 충분하지 못하면 에너지를 발생시킬 수 없기 때문이다. 호흡기능 여하에 따라 에너지의 양이 결정되므로 호흡량이 많으면 기(氣)가 충실하고, 호흡량이 적으면 기(氣)가 약해져 기허(氣虛)가 발생하기 쉽다. 즉 광의의 폐와 협의의 폐는 불가분의 관계라고 할 수 있다. 그러나 사백산에서의 폐는 협의(俠義)의 폐이다.

　사백산은 소아기침에 많이 사용한다. 소아는 성장열(成長熱)을 내재하고 있어 열성(熱性)을 띠기 쉽고, 성장하기 위해 영양과 수분이 많이 필요하다는 특징이 있다. 그래서 감기에 걸렸을 때 호흡기조직이 충혈(充血)되고 수분이 울체되어 기침이 발생할 수 있다. 이때는 충혈된 기관지 점막의 수분을 빼주면서 약간의 자윤을 공급하여 기침을 멎게 해야 하는데 사백산이 여기에 해당되는 처방이다.

　여기서 생각해야 보아야 할 것은 조문에는 乾咳건해에 사용한다고 했는데, 수분의 울체가 거론된다는 점이다. 이것은 소아와 성인의 특성 차이 때문인데, 소아는 앞서 설명한 대로 수분이 많이 필요한 시기이고 어른에 비해 수분함량이 높기 때문에 습체(濕滯)가 발생할 수 있는 소지가 높다. 반면 성인은 비슷한 상태에 있다고 해도 습체의 경향이 많지 않다. 따라서 마른기침에 사용하는 처방이지만 소아의 경우 호흡기조직에 수분이 울체될 수 있다는 것을 언급하고 있는 것이며, 활투침선에 소아 담천(痰喘)에 사용하는 처방으로 분류되어 있는 것도 이러한 맥락에서 이해할 수 있다.

　사백산은 해수문(咳嗽門)에 속한 처방이라는 것에 의미를 둘 필요가 있다. 기침에 사용하는 처방을 보면 한문(寒門)에 속한 것도 있고, 해수문(咳嗽門)에 속한 것도 있는데, 한문(寒門)에 속한 처방은 대부분 찬 기

온이나 바이러스에 의해 호흡기조직이 손상되어 기침이 발생했을 때 사용하며, 해수문에 속한 처방은 외인(外因)보다는 내인(內因)의 경향이 강할 때 사용하는 경우가 많다. 사백산도 해수문(咳嗽門)에 속한 처방이기 때문에 내인의 경향이 강할 때 사용한다고 볼 수 있다. 즉 본래 열이 많은 체질이거나 성장열을 내재하고 있는 어린이처럼 체열(體熱)이 증가한 상태에서 기관지조직이 충혈되고 예민해져 발생하는 마른기침에 사백산을 사용한다. 물론 이렇게 체열이 증가된 상태에서 외감의 영향이나 허약의 영향이 있었기 때문에 기침이 발생하는 것이지만 주요한 원인을 내인(內因)으로 보는 것이다.

활투침선을 보면 소아 제열(諸熱)에 사용하는 처방으로 분류하고 있는 것도 소아는 성장열이 있어 질병에 걸렸을 때 열성상태(熱性常態)를 보이는 경우가 많기 때문이다. 이럴 때 사백산은 청열(淸熱)·이뇨작용(利尿作用)을 통해 열성상태를 해소한다.

처방구성 처방구성을 보면 상백피, 지골피, 감초로 구성되어 있다. 상백피는 청열작용(淸熱作用)과 이뇨작용(利尿作用)이 있고, 약리실험에서는 해열작용(解熱作用), 이뇨작용, 혈압강하작용(血壓降下作用), 심장억제작용, 혈관수축작용, 진정작용, 항경련작용 등이 입증되었다. 지골피는 해열작용이 강하며, 약리실험에서는 혈당강하작용과 혈압강하작용이 밝혀졌다. 감초는 심근세포에 영양을 공급하고 심장운동을 정상화하며, 스테로이드 호르몬과 유사한 작용이 있어 항염증작용, 해독작용(解毒作用), 해열작용을 한다.

처방비교 삼소음과 비교하면 두 처방 모두 소아기침에 많이 사용한다. 그러나 삼소음은 연약한 사람이 외감(外感)으로 인해 호흡기점막이 손상되었을 때 사용하며, 기침뿐 아니라 콧물, 코막힘, 발열, 오한 등 다양한 증상이 혼재되어 있는 혼합감기에도 사용한다. 반면 사백산은 외감(外感)으로 인한 조직의 손상은 거의 없고, 내부의 열성상태로 인해 기관지가 충혈·과민되어 기침을 할 때 사용하며, 소아에게 빈용한다.

청상보하환과 비교하면 두 처방 모두 호흡기점막의 충혈로 인한 기침에 사용하는데, 청상보하환은 호흡기조직에 자윤이 결핍되어 있으면서 담음(痰飮)이 울체되어 있고, 기관지가 충혈·과민되어 기침을 하는 경우에 사용하며, 주로 만성화된 기침에 사용한다. 반면 사백산은 기관지에 자윤이 결핍된 것이 아니라, 단순한 열성상태와 습체(濕滯)로 인해 기침이 발생하는 경우에 사용하며, 만성기침에 사용하는 경우는 드물고 소아에게 빈용한다.

삼요탕과 비교하면 두 처방 모두 기침에 사용한다. 그러나 삼요탕은 감기로 인해 호흡기조직이 손상되어 발생하는 기침에 사용하는 반면, 사백산은 외감(外感)에 의한 직접적인 손상이 아니라, 내부의 열성상태로 인해 기관지가 건조해지고 충혈되어 발생하는 기침에 사용한다.

→ **활용사례**

1-1. 숨참 남 62세
1-2. 천식(喘息) 남 3세
1-3. 폐렴(肺炎), 기침, 가래, 고열(高熱) 남 6세
1-4. [디프테리아], 호흡급박(呼吸急迫) 남 5세
2-1. 잦은 한숨 남 9세
3-1. 만성불면증(慢性不眠症-17년) 남 35세 소양인 182cm 71kg

1-1. 숨참

다음은 곽명근 선생의 경험을 채록한 것이다.

● ○ ○ ○ 남 62세 서울특별시 성동구 금호동

① 몇 십 년 전부터 날이 더워지면 숨이 차고 헉헉거린다고 한다.

더운 날이면 숨이 차는 증상을 호소하는 남자에게 사백산에 활투대로 길경, 황금, 맥문동, 오미자, 지모를 더하여 지어주었다.

약을 모두 복용한 뒤에 소식을 전해 왔는데, 지어준 약을 먹고 몇 십 년 된 증상이 감쪽같이 없어졌다고 한다.

1-3. 폐렴(肺炎), 기침, 가래, 고열(高熱)

다음은 곽명근 선생의 경험을 채록한 것이다.

● 곽 ○ ○ 남 6세 경기도 수원시

필자의 동생으로 폐렴에 걸려 병원에서 10여 일간 치료했으나 고열이 지속되는 등 낫지 않아 약을 지어주게 되었다.

① 10여 일 전에 병원에서 폐렴 진단을 받았다.　② 몸에 고열(高熱)이 난다.　③ 기침과 가래가 나오면서 숨이 가쁘다.　④ 병원치료를 계속했으나 어떻게 된 것인지 전혀 차도가 없다.

폐렴의 진단이야 병원에서 판단한 것이라 그렇게 볼 수 있으나, 10여 일간의 치료에도 전혀 고열이 떨어질 기미가 보이지 않는 것이었다. 비록 50여 년 전의 일이긴 했으나, 당시에도 항생제는 있었으므로 필경 폐렴에 사용하는 항생제를 사용했을 터인데도 좀처럼 고열이 떨어지지 않았다.

결국 한약으로 치료하기로 하고 지은 약이 바로 폐실(肺實)에 쓰는 사백산이었다. 기침과 가래를 수반한 폐렴으로 고열(高熱)과 기침을 하는 6세 동생에게 사백산 6첩을 지어서 먹였는데, 약 1첩을 먹으니 열이 내리기 시작하여 6첩 모두 먹인 뒤로는 모든 증상이 호전되어 정상으로 돌아왔다.

1-4. [디프테리아], 호흡급박(呼吸急迫)

다음은 우천 박인상 교수의 자료를 인용하고 정리한 것이다.

● ○ ○ ○ 남 5세

내가 경험한 디프테리아로 1953년 12월 중순경의 일이다. 5세 된 남아인데 한눈에 보기에 비대한 편으로 호흡곤란으로 대단히 위급한 상태여서 병원으로 갈 것을 권고했다. 병원을 2~3군데 전전하다가 혈청이 없다는 이유로 거절을 당했다며 한약을 요청했다. 나는 경험이 없어서 못하겠다고 했으나 교통이 불편할 뿐만 아니라 전란 중(6·25동란)이어서 혈청을 구할 수 없다고 치료를 간청했다.

심사숙고한 결과 폐경열(肺經熱)이 틀림없다고 단정하여 사백산(瀉白散)을 투여했다.

의외로 호전되었는데, 1첩에 효(效)를 보고 불과 5~6첩에 완치(完治)되었다.

(티프테리아의 치료방법은) 현대 양방학회에서는 혈청이 아니면 다른 방법이 없다고 하나 기경락(其經絡)의 약물(藥物)을 잘 쓰면 된다는 신념이 굳어졌다. 이것은 난중(亂中)이고 농촌(農村) 이어서 혈청(血淸)을 구할 수 없는 데서 얻은 경험이다.

그 후 10여 명을 치료했으나 다행히도 실패는 없었다.

당시 나는 양방병원에서 디프테리아로 진단(診斷)을 받은 것을 치료했다. 왜냐하면 병명을 확실히 알고 결과를 보겠다는 심산이어서다. 이러한 환자가 있을 때 우리는 그냥 속수무책으로 있을 것이 아니라 한번 시용(試用)해 보고서 그 결과를 지상(紙上)을 통하여 발표함으로써 좋은 성과를 기대할 수 있지 않을까 한다.

사백탕(瀉白湯)

地骨皮 桑白皮 名二錢 + 桔梗 一錢半 黃芩 梔子 麥門冬 杏仁 貝母 各一錢

血虛者에게는 四物湯을 加하여 썼다.

2-1. 잦은 한숨

다음은 장상갑 선생의 경험을 채록한 것이다.

● ○ ○ ○ 남 9세 초등학생 경기도 안양시 동안구 비산1동

사백산을 보면 떠오르는 아이가 있다.

① 어린 아이인데 연신 흐~ 흐~ 하고 한숨을 쉰다.　② 기침은 하지 않는다.

사백산은 기침에 쓰는 약이고 특히 가래가 없는 마른기침, 밭은기침에 많이 사용하는 처방이다. 이 아이가 기침은 하지 않지만 연신 한숨을 쉬는 것을 속에 있는 열을 뿜어내려는 현상의 하나로 보고, 이 아이의 뿜어 내쉬는 증상을 폐실(肺實)이라고 판단하여 사백산으로 3일분 6첩을 지어주었다.

咳嗽

風
寒
暑
濕
燥
火
內傷
虛勞
霍亂
嘔吐
積聚
浮腫
脹滿
消渴
黃疸
瘧疾
邪祟
身形
精
氣
神
血
夢
聲音
津液
痰飮
蟲
小便
大便
頭
面
眼
耳
鼻
口舌
牙齒
咽喉
頸項
背
胸
乳
腹
腰
脇
皮
手
足
前陰
後陰
癰疽
諸瘡
婦人
小兒

사백산 6첩을 모두 복용한 뒤에 전화를 하여 확인해 보니, 약을 복용한 뒤로 한숨이 나오지 않는다고 한다.

3-1. 만성불면증(慢性不眠症-17년)

다음은 이병수 선생의 경험이다.

● 정 ○○ 남 35세 소양인 변리사 182cm 71kg 서울특별시 관악구 봉천5동

큰 키에 마른 편이고 목소리가 크면서도 낭랑하다. 피부는 비교적 검은 색이고 얼굴에 여드름 흉터가 많은 편이고 평소에도 피부는 안 좋다. 얼굴에는 기름기가 많은 편이다. 성격이 약간 불같은 면이 있다.

불면증으로 오랜 동안 고생해 온 사람이다. 어머니가 약사이고 친한 친구 중에 한의사도 있어서 불면증에 관한한 양약이나 한약을 많이 써봤다. 심지어는 산조인만 갈아서도 2달 동안 먹어봤다. 그간 지어먹은 약은 육미지황원+산조인, 원지 한 제, 육미지황원+단삼, 산사, 삼릉, 아출 한 제 후에는 가미온담당 한 제다. 한의사의 변증은 스트레스, 담음, 정부족에 의한 허열로 봤다. 그러나 약의 효과는 첫 번째 약을 먹을 때 잠시만 있었고 그 뒤에는 약효가 거의 없었다.

① 만성 불면증으로 ㉠ 수면은 1주일에 2~3일 정도만 6시간 정도 자고, 나머지 4~5일은 2~3시간 잔다. ㉡ 옅은 잠을 자고 잘 깬다. 깨고 나면 다시 잠들지 못한다. ㉢ 17년 전인 고등학교시절 성적에 대해 아버지에게 엄청난 압력을 받고부터 불면증이 시작되었다. ② 현재는 지방간까지 있어서 걱정을 하고 있다. ③ 발이 약간 차지만 그건 한두 해 전부터 그러기 시작했다. ④ 술은 1주일에 0.5회를 한다. ⑤ 물을 자주 많이 마신다. ⑥ 식욕 좋고 소화 잘된다. ⑦ 소화기 문제로는 방귀가 나온다. ⑧ 대변은 2~3일에 한 번 굵게 나온다. ⑨ 소변은 노랗고 거품이 있다. ⑩ 가슴 답답함과 불안, 신경질이 있다. ⑪ 전신에 피로와 무거움이 있다. ⑫ 변리사이고 주식투자를 하고 있어서 스트레스를 평소에 많이 받고 있다.

불면증의 원인을 스트레스로 인한 신경성으로 봤다. 그리고 그 스트레스로 인해서 콜레스테롤 수치가 높아져서 지방간이 생겼다고 판단했다.

치법도 스트레스를 덜어주면서 담음을 없애 불면을 해결하는 쪽으로 구상해봤다.

불면에 쓸 수 있는 귀비탕, 가미귀비탕, 소요산, 육울탕, 온담탕, 가미온담탕 등을 고려해 봤고, 말소리나 성격 등을 봤을 때, 귀비탕에 차가운 약이 약간 섞인 가미귀비탕이 좋을 것이라 판단했다.

신경과다로 인한 불면증으로 보고 가미귀비탕 과립제 5g/포, 하루 2회(점심, 저녁 식후) 2주간 분량을 투여했다.

약을 복용하자 1주일간은 좋았으며, 그 뒤에는 효과가 별로 없다가 약을 끊은 후에는 극심한 금단현상으로 더욱 고생했다고 한다.

불면증의 요인의 하나인 담음이 문제는 분명 아니고 스트레스가 분명 문제지만 스트레스로 인한 불면증은 이 사람에게만 국한되어 나타나는 것은 아님을 파악하게 되었다. 다른 쪽으로 접근을 모색하다가 여름캠프에서 유달산 선배의 강의를 통해 배운 운기의 내용을 토대로 체질을 보니 이 사람의 일주의 간지가 모두 '火'였다. 그리고 월간도 '火'였다. 그리고 오운육기를 통해서 확인해 보니 폐의 기능이 왕성한 상태였다. 결국 이 사람의 경우는 폐의 열이 수면을 방해하는 것이 된 것이다. 즉 소양인의 체질적 소인과 신경과다로 인한 긴장도 증가가 맞물려 체열증가와 기능항진으로 이어지고 이것이 불면증의 원인이 되었다고 본 것이다.

따라서 치법은 폐실증을 다스려주는 즉 폐화를 사하는 쪽으로 생각했다.

폐실증 특히 폐가 열이 많을 때 쓰는 약으로 사폐탕(=사백산)을 생각했다. 사백산의 처방은 상백피, 지골피, 감초로 구성되어 있다. 상백피는 청열성 이뇨제로 사폐평천, 이수소종의 효과가 있고, 폐열을 식혀준다. 지골피 역시 폐의 열을 식혀준다.

목소리가 크면서도 낭랑하고 성격이 약간 불같은 소양인의 신경과도로 인해 나타난 불면증을 '화'로 인한 폐실로 보고 사백산 본방으로 반 제를 지어 주었다. 아울러 복약지도로 점심이나 저녁 후에 한 봉씩 복용하고 효과에 따라서 저녁에만 한 봉을 복용하도록 했다.

사백산을 복용하자 초반에는 잠은 잘 왔고 낮에는 기운이 떨어졌다고 했다. 그래서 약을 한 봉만 먹도록 권유했다. 그 뒤로는 일주일에 5일 정도는 잘 잤다. 그 다음 주는 잠을 잘 못 잤다고 하여 물어보니 심각한 스트레스를 받아서 못 잤던 것이다. 약을 끊은 뒤에도 일주일에 4~5일은 만족스럽게 잠을 자고 2~3일 잘 못 자는 정도로 호전되었다.

17년간 치료가 안 된 불면증이라 큰 기대를 안 하고 약을 주었는데 의외로 효과가 좋아서 기분이 좋다. 정말로 변증이 잘 안 될 때는 사상방이나 고방처럼 오운육기의 도움이 유용함을 알았다. 더군다나 단지 3가지로만 구성된 약재로 효과를 봤다는 것이 놀랍다. 복약 중에 잠을 못자는 게 약효가 부족한 게 아니라 극심한 스트레스 때문인 적도 있기 때문에 약효에 대해 물을 때는 주변의 다른 상황도 같이 물어봐야 하는 것도 경험을 통해 알게 되었다. 이끌어 주시고 훌륭한 가르침을 주신 유달산 선배님께 다시 한 번 감사의 인사를 드린다.

下統34 寶 청금강화탕 清金降火湯

陳皮 杏仁 各一錢半 赤茯苓 半夏 桔梗 貝母 前胡 瓜蔞仁 黃芩 石膏 各一錢 枳殼 八分 甘草 三分
薑三片

治 熱嗽 能瀉肺胃之火 火降則痰消嗽止
[活套鍼線] 痰喘(小兒)　鬱嗽(咳嗽)　火嗽(咳嗽)
[適 應 症] 기침, 숨참, 가래, 구건, 고열, 오한, 폐렴

처방설명　　청금강화탕은 소아(小兒)나 평소 체열(體熱)이 높은 사람의 기침이나 천식에 사용하는 처방이다. '清金降火청금강화'에서 금(金)은 폐(肺)를 의미하므로 청금(清金)은 폐의 열성상태(熱性狀態)를 해소한다는 뜻이며, 강화(降火) 또한 열을 내린다는 뜻이므로 청금강화탕의 증상은 폐의 열성상태에서 나타나는 것임을 알 수 있고, 실증(實證)이라는 것을 짐작할 수 있다. 다만 이진탕과 더불어 과루인, 길경, 패모, 전호 등 거담제(祛痰劑)가 많이 포함되어 있어 열성상태를 해소하는 동시에 거담(祛痰)시키는 작용이 있다는 것을 알 수 있다. 따라서 청금강화탕은 기관지에 담(痰)이 울체(鬱滯)되어 있으면서 조직이 충혈(充血)되어 기침과 숨참이 발생할 때 사용한다.

해수(咳嗽)의 해(咳)는 기침(건성)을, 수(嗽)는 가래(습성)를 뜻하는데, 감기에 의해 호흡기조직이 손상되어 나타나는 급성증상으로부터 호흡기조직이 기질적으로 변성되어 나타나는 만성증상에 이르기까지 모두 포괄하는 용어이다. 이처럼 해수(咳嗽)라는 것은 기침, 가래의 증상을 나타내는 표현이므로 해수를 일으키는 근본 원인을 밝히는 것이 우선되어야 한다. 해수(咳嗽)의 발병 원인과 상태는 매우 다양하다. 예를 들어 과로했거나 허약한 상태에서 외감(外感)의 영향을 받아 기침이 발생했을 경우 이것을 노수(勞嗽)라고 하며, 몸에 열이 많은 상태에서 여러 요인으로 호흡기조직이 충혈(充血)되어 기침이 발생하는 것을 울수(鬱嗽), 열수(熱嗽), 화수(火嗽)라고 한다. 건수(乾嗽)는 여러 요인에 의해 기관지점막이 건조해져 기침이 발생하는 것이고, 혈수(血嗽)는 기관지조직의 충혈상태가 심화되어 출혈과 함께 기침이 발생하는 증상이다. 이처럼 원인과 신체상태가 다르기 때문에 처방을 선택할 때는 증상의 경중(輕重)도 중요하지만 원인별, 신체조건별, 신체상태별 기준을 세우는 것이 매우 중요하다.

청금강화탕의 경우 울수(鬱嗽)와 화수(火嗽)에 사용하는 처방으로 분류되어 있는데, 울수(鬱嗽)는 화해(火咳)를 의미하며, 기침을 하면서 얼굴이 붉어지는 증상이 특징이다. 화수(火嗽)는 기침이 나오지만 상대적으로 가래가 적고 얼굴이 붉고 혹은 번갈(煩渴)하여 물을 마시려 하며, 맥(脈)이 홍삭(洪數)한 것이 특징이다. 이처럼 울수(鬱嗽)와 화수(火嗽)는 열성상태의 기침을 뜻하는 것이며, 실증(實證) 기침을 의미한다. 따라서 청금강화탕은 해수(咳嗽) 중에서도 열성(熱性)을 동반한 해수에 사용하며, 실증(實證)의 기침에 사용하는 처방이다.

열성상태에서의 기침이 발생하였을 때 청금강화탕에 포함된 반하, 진피, 복령, 감초의 이진탕과 길경, 패모, 전호, 과루인 등은 열담(熱痰)을 제거하는 역할을 하며, 황금과 석고는 청열(清熱)시켜 과도하게 높아져 있는 체열상태를 조절해 준다. 군약인 행인은 폐의 표면활성물질의 합성을 촉진하여 폐의 저항력을 강화하는 것으로 알려졌으며 기침을 억제하는 주요작용을 한다.

청금강화탕을 쓰기에 적합한 신체조건으로는 신체가 건강하고 식욕이 왕성하고 얼굴이 붉거나 몸에 열이

250 | 새로보는 방약합편

많은 사람이며, 평소에 체열이 낮은 사람에게는 사용할 수 없다. 체질적으로는 열성태음인이나 소양인에게 적합하며 소음인에게는 청금강화탕의 증상이 잘 나타나지 않는다. 그러나 처방을 선정할 때 체질에 국한시키다보면 처방을 이해하는 데 걸림돌이 될 수 있다. 즉 '어떤 체질에는 무슨 처방'하는 식으로 단순하게 체질과 처방을 연결시켜 버리면 처방의 활용범위도 축소되고 처방에 대한 오해의 소지가 생긴다. 체질은 처방을 이해하고 활용하기 위한 참고사항일 뿐이며, 체질보다는 현재의 신체상태에 기준을 두고 접근해야 한다.

처방구성 처방구성을 보면 진피는 이기제(理氣劑)로서 위장(胃腸)의 운동을 촉진하여 다른 약의 흡수를 강화하고, 모세혈관의 탄력을 강화하여 미소출혈(微少出血)을 방지한다. 행인은 진해작용(鎭咳作用)과 평천작용(平喘作用)을 한다. 적복령은 세뇨관의 재흡수를 억제하여 이뇨를 증진하므로 부종을 경감시키고, 반하는 중추성 구토나 점막자극에 의한 구토를 억제하고, 인후점막자극에 의한 해수(咳嗽)를 억제한다. 길경은 거담작용(祛痰作用)과 진해작용(鎭咳作用)이 있으며, 염증을 억제하는 소염작용(消炎作用)도 있다.

패모의 알칼로이드 성분은 기관지평활근을 이완시키고 기관지의 분비를 억제하는 작용이 있다. 전호는 거담작용(祛痰作用)과 진해작용(鎭咳作用)이 있고, 과루인은 관상동맥을 확장하는 작용과 거담작용이 있고, 설사를 일으키는 물질을 함유하고 있어 사하작용(瀉下作用)을 나타낸다. 황금은 직접적으로 말초혈관에 작용하여 혈압을 강하시키며, 혈관투과성 항진을 억제하고 소염작용이 강하여 혈관의 염증성 충혈(充血)과 울혈(鬱血)을 완화한다. 석고는 발열중추를 억제하여 해열작용을 하며, 항진된 혈관투과성을 억제하여 소염작용을 한다.

지각은 위장(胃腸)의 연동운동(蠕動運動)을 항진시켜 위내용물의 배출을 촉진함으로써 복부 팽만감을 개선하고 변비를 완화하며, 장관(腸管) 평활근의 경련을 억제하여 진경작용을 한다. 감초는 소화관 평활근에 작용하여 경련을 억제하며, 스테로이드 호르몬과 유사한 작용이 있어 항염증작용, 해독작용, 해열작용을 나타낸다.

처방비교 자음강화탕과 비교하면 두 처방 모두 열성기침에 사용하는데, 자음강화탕은 주로 자윤결핍으로 인해 기관지가 충혈되었을 때 사용하며, 기침뿐 아니라 음허화동(陰虛火動)으로 인한 허번(虛煩), 도한(盜汗) 등에도 사용한다. 반면 청금강화탕은 자윤결핍이 아니라 담음울체와 열성상태에서 발생하는 기침에 사용하며, 신체조건으로 볼 때 더 열실한 사람에게 적합하다.

청상보하환과 비교하면 청상보하환은 자윤(滋潤)·청열(淸熱)·거담작용(祛痰作用)을 위주로 하는 처방으로 호흡기조직에 자윤이 결핍되어 있으면서 충혈·예민해져 기침을 할 때 사용하며, 만성기침이나 밤기침에 주로 사용한다. 반면 청금강화탕은 열성(熱性)이 더 심한 상태에서 나타나는 기침에 사용하며, 자윤보다는 청열과 거담작용이 강하다.

사백산과 비교하면 두 처방 모두 폐실(肺實)로 인한 기침에 사용하는데, 폐실의 정도를 기준으로 한다면 사백산을 써야 하는 증상은 청금강화탕보다 심하지는 않다. 또한 사백산은 비교적 소아에게 사용하는 경우가 많고, 소아 제열(諸熱), 구미(口糜), 비창(鼻瘡)에도 사용한다. 반면 청금강화탕은 열성상태에서 기관지조직에 담음이 울체되어 발생하는 기침에 사용하며 소아기침뿐 아니라 성인기침에도 사용한다.

→ **활용사례**

1-1. **기침, 숨가쁨, 구갈(口渴)** 여 64세 소양성태음인 70kg
2-1. **폐렴(肺炎), 고열(高熱), 오한(惡寒), 기침** 남 27세 소음인
3-1. **몸살, 발열(發熱), 기침, 흉통(胸痛), 가래** 남 30세 태음인

1-1. 기침, 숨가쁨, 구갈(口渴)

● 박 ○ ○ 여 64세 소양성태음인 70kg 경기도 안양시 관양동

보통 키에 뚱뚱한 체구를 지닌 비교적 체력이 충실한 할머니이다.

① 10일 전 감기에 걸렸는데 양약을 복용하고 열은 내렸으나 기침이 아주 심하며 좀처럼 멎지 않는다고 한다.
② 마른기침을 한다. 평소에 마른기침이 있는 편이다. 가래는 거의 없는 편이다.   ③ 입이 마르고 물을 많이 마신다.
④ 평소 혈압이 높고 심하면 200까지 오른다.   ⑤ 언덕길을 오르면 숨이 가쁘다.   ⑥ 더위를 많이 타며 손발이 더운
편이다.   ⑦ 식욕과 소화력은 좋고 대변은 된 편이며 소변을 자주 본다.   ⑧ 가끔 가슴이 두근거리고 잘 놀란다.
⑨ 불안하고 초조하며 신경질이 잘 나는 편이다.   ⑩ 가슴이 답답하고 한숨을 쉬는 버릇이 있다.   ⑪ 전에는 얼굴로
열이 잘 달아올랐다.   ⑫ 눈이 침침하고 귀가 잘 들리지 않는다.

평소 혈압이 높고 더위를 타는 여성의 기침을 목표로 청금강화탕 2배량에 이열(裏熱) 해소를 위해 죽엽을 더해서 3첩
을 지어주었다.

약 2달 뒤에 내방했는데 기침이 현저히 좋아졌고, 숨이 가쁜 것도 줄어들었으며 입 마르고 갈증 나던 것도 훨씬 나아
졌다면서 보약을 지어달라고 했다.

2-1. 폐렴(肺炎), 고열(高熱), 오한(惡寒), 기침

● 이 ○ ○ 남 27세 소음인 경기도 안양시 관양동

큰 키에 약간 여윈 체격이며 소음인으로 보이는 남자이다.

얼마 전 감기로 한약을 지어 먹은 후 다시 왔다. 13일 전인 8월초 고열(高熱)로 ○○병원에 입원했는데 진단결과 폐렴
이었다. 지금은 고열은 내린 상태에서 해열제를 복용하는 중이라고 하며 증세를 들어 보니

① 열이 나는데 저녁에는 더 심하다.   ② 오한(惡寒)이 나서 덜덜 떤다.   ③ 저녁이면 기침이 심하며 누우면 더욱
심하다.   ④ 가래가 약간 있다.   ⑤ 추위를 타며 에어컨 바람은 싫어한다.   ⑥ 따뜻한 음식과 신 맛이 나는 음식을
좋아한다.   ⑦ 어려서부터 경기(驚氣)를 자주 했었다.   ⑧ 혈압이 약간 높은 편이다.

폐렴(肺炎)으로 인한 발열(發熱), 오한(惡寒), 기침을 목표로 청금강화탕 2배량으로 3일분 6첩을 지어주었다.

4일 후 다시 왔을 때 물어 보니 고열, 오한, 기침이 없어졌고 가래는 조금 나아졌다. 약을 복용한 후 경과가 좋다면서
지난번과 같은 처방으로 지어달라고 하여 5일분 10첩을 지어주었다.

3-1. 몸살, 발열(發熱), 기침, 흉통(胸痛), 가래

다음은 김경철 선생의 경험이다.

● 김 ○ ○ 남 30세 태음인

① 발열로 인하여 두통과 심한 기침이 나온다.   ② 몸살이 있는데 온몸이 저리고 쑤시듯이 아픈 증상이 있다. 전날
심하다가 조금 완화된 상태이다.   ③ 허리가 아프고 잠을 잘 못 잔다.   ④ 살이 많고 평소 가래가 있다.

폐열(肺熱)과 함께 담(痰)이 많은 체형으로 인해 담음(痰飮) 증상이 나타난다고 보여 청금강화탕으로 3일분 6첩을 투
약했다.

2첩을 복용한 후 열이 거의 소실되었으며 그와 함께 몸살 증상과 가래가 대부분 소실되었다.

3첩을 복용한 후부터 기침이 많이 줄었으나 모두 복용한 후 기침 증상은 완전히 사라지지 않았다.

風
寒
暑
濕
燥
火
內傷
虛勞
霍亂
嘔吐

咳嗽

積聚
浮腫
脹滿
消渴
黃疸
瘧疾
邪祟
身形
精
氣
神
血
夢
聲音
津液
痰飮
蟲
小便
大便
頭
面
眼
耳
鼻
口舌
牙齒
咽喉
頸項
背
胸
乳
腹
腰
脇
皮
手
足
前陰
後陰
癰疽
諸瘡
婦人
小兒

下統35 寶 천민탕 千緡湯

半夏炮 七枚 南星炮 一錢 皂角炙 甘草炙 各一寸 薑五片

治 痰喘 數服則安 ① 加陳皮 赤茯苓 枳殼 各一錢 名[千緡導痰湯] 治 痰喘
[活套鍼線] 虛乳蛾(咽喉)
※천민도담탕(千緡導痰湯)：痰喘氣喘(咳嗽) 哮吼(咳嗽)
[適應症] 천식, 천명, 편도염, 파킨슨씨병, 손떨림, 우울, 사지무력, 다면(多眠), 슬통, 보행곤란

처방설명 천민탕은 호흡기조직에 담(痰)이 과다하게 형성되어 발생하는 가래나 천식(喘息)에 사용하는 처방이다. 물론 기관지에 담이 과다하게 형성되면 점막이 자극을 받기 때문에 기침이 동반되는 경우에도 사용할 수 있다. 또한 천민탕은 약성을 응용하여 담음울체로 인한 중풍, 파킨슨씨병, 어삽(語澁), 어둔함 등에도 사용한다.

담음(痰飮)은 인체대사의 부산물이며, 건강할 때는 잘 형성되지 않을 뿐 아니라 형성되어도 적절히 배출되기 때문에 문제될 것은 없다. 그래서 담음은 에너지 대사가 왕성한 소아에게는 잘 생기지 않고 나이가 들면서 인체의 기능이 저하되어 대사가 느려졌을 때 생기기 쉽다. 또 개인의 신체조건으로 볼 때 몸이 이완되고 운동성이 떨어져 순환이 느려졌을 때 생기기 쉽고, 심장이 약한 사람에게도 발생하기 쉽다. 심장이 약하면 체액의 이동이 느려지기 때문에 대사산물의 배출이 원활하지 않기 때문이다. 이 밖에도 영양이 너무 과다한 사람이나 음주를 과도하게 하는 사람에게도 담음이 생기기 쉽다.

이렇게 여러 원인에 의해 발생한 담음(痰飮)은 호흡기뿐만 아니라 인체의 여러 조직에 영향을 주어 장애를 야기한다. 먼저 열성상태에서 호흡기조직에 담음이 울체되면 조직이 충혈(充血)되거나 붓게 되어 기침이 유발되고, 심하면 기관지의 내경(內徑)이 좁아져 호흡곤란이 유발되기도 한다. 또한 뇌조직에 담음이 적체되면 뇌기능을 저하시켜 말이 어둔해지고 행동이 느려지며 기억력이 떨어지는 등의 증상이 나타난다. 따라서 담음을 제거해 주면 기침과 가래, 호흡곤란 증상을 치료할 수 있을 뿐 아니라 담음울체로 인한 뇌기능 저하도 개선할 수 있다.

천민탕의 담천(痰喘)은 외감(外感)에 의해 발생하는 것이라기보다는 대부분의 경우 앞서 설명한 대로 노화나 기능저하로 인해 인체 내부에서 담음이 형성되었을 때 발생한다. 즉 찬 기온으로 인해 호흡기조직이 손상되어 가래와 기침이 발생하는 것을 외상(外傷)이라고 한다면, 천민탕증은 인체 내부에서의 담음형성에 의해 호흡기조직에 담이 울체되어 발생하는 것이므로 상대적인 개념으로 내상(內傷)이라고 할 수 있다. 이러한 관점에서 본다면 허랭(虛冷)하여 기침이 발생하는 것이나 자윤(滋潤)이 결핍되어 기침이 발생하는 것도 내상(內傷)이라고 할 수 있다.

활투침선을 보면 허유아(虛乳蛾)에 사용하는 처방으로 분류되어 있는데, 허유아란 허약(虛弱)한 상태에서 편도가 부어 있는 것이다. 실유아(實乳蛾)가 있을 때는 열(熱)을 발산(發散)·청열(淸熱)시켜 충혈된 조직을 수렴시켜 주면 치료되지만, 허유아는 원인에 따라서 습담(濕痰)을 없애주어야 할 경우도 있고, 보혈(補血)·자윤(滋潤)을 해주어야 할 경우도 있기 때문에 신체조건과 상태를 참고해야 한다. 천민탕은 호흡기조직에 담음(痰飮)이 과다하게 적체되어 발생하는 허유아에 사용한다.

천민탕에 진피, 적복령, 지실을 더하면 천민도담탕이 되는데, 이렇게 하면 이진탕이나 도담탕과 같은 개

넘이 된다. 이진탕, 도담탕, 천민탕을 지속적으로 복용하면 사람들이 바짝바짝 마른다. 왜냐하면 담음(痰飮)을 삼출시켜 빼내기 때문에 체액이 점차 말라서 피부가 건조해지고 까칠해지면서 마르기 때문이다. 살이 찌거나 약간 비습한 사람의 처방에 이진탕이 배합되는 것도 이런 원리에 의한 것이다. 천민도담탕은 천민탕의 증상과 유사할 때 사용하지만 습담이 더 많을 경우에 적합하며, 천민탕은 담음이 비교적 완고할 때 사용하는 반면 천민도담탕은 담음의 양은 많지만 점도가 더 낮을 때 사용한다. 그래서 천민도담탕은 담음 울체로 인한 천식을 비롯하여 평소 가래를 잘 뱉는 사람, 습체(濕滯)가 많아서 감기에 걸리면 가래형 기침 감기를 앓는 사람, 기관지가 확장되어 기관지조직에 농(膿)이 생겨 가래로 농을 배출하는 사람들에게 쓸 수 있다.

처방구성   처방구성을 보면 반하는 중추성 구토나 점막자극에 의한 구토를 억제하고,_인후점막자극으로 인한 해수(咳嗽)를 억제한다. 남성은 강력한 거담작용(祛痰作用)이 있어 조직의 순환을 저해하는 불필요한 물질을 빼주는 작용을 통해 뇌혈류를 정상화시키는 역할을 하고, 진정작용이 강하며 강력한 항경련작용이 있다. 조각은 조협(皂莢)이라고도 하며 조각자 나무의 미숙한 실과를 건조한 것으로 거담개규(祛痰開竅), 산결소종(散結消腫)의 효능이 있어 담(痰)을 제거하는 효능과 염증을 가라앉히는 효능을 동시에 갖고 있다. 감초는 인후점막의 자극을 완화하고 기관지평활근의 경련을 억제하여 진해, 진정작용을 한다.

처방비교   **도담탕**과 비교하면 두 처방 모두 담음울체로 인한 증상에 사용한다는 공통점이 있다. 그러나 도담탕은 중풍으로 인해 기관지에 담음이 성(盛)해져 풍억(風癔) 증상이 발생했을 때 사용하며, 담음(痰飮)이 뇌조직에 적체(積滯)되어 인사불성(人事不省), 어삽(語澁) 현훈(眩暈) 등이 발생했을 때도 사용한다. 반면 천민탕은 도담탕을 써야 하는 경우보다 점도가 높고 고착화되어 있는 담(痰)을 치료하며, 이러한 담(痰)으로 인한 천식이나 중풍 등에 사용한다.

해표이진탕과 비교하면 두 처방 모두 천식에 사용한다는 공통점이 있다. 해표이진탕은 외감(外感)으로 인해 호흡기점막이 충혈·과민되어 있으면서 담음울체가 겸해 있을 때 사용하는 처방이며, 천식뿐 아니라 기침이나 가래, 코막힘에도 사용한다. 반면 천민탕은 외감(外感)으로 인한 천식에 사용하는 것은 아니며, 인체 내부에서 형성된 담(痰)으로 인해 발생하는 천식에 시용힌디.

이진탕, 도담탕, 천민탕을 비교하면, 담(痰)을 치료하는 효력은 이진탕 〈 도담탕 〈 천민탕 순이며, 이들 처방(處方)의 차이점은 이진탕과 도담탕은 담음(痰飮)을 치료하는 반면, 천민탕은 완고한 담(痰)을 치료한다는 점이다.

→ 활용사례

1-1. 파킨슨씨병, 손떨림, 우울, 사지무력(四肢無力), 다면(多眠), 슬통(膝痛), 보행곤란(步行困難)
    남 68세 태양성소음인 167cm 70kg

1-1. 파킨슨씨병, 손떨림, 우울, 사지무력(四肢無力), 다면(多眠), 슬통(膝痛), 보행곤란(步行困難)
● 이 ○ ○ 남 68세 태양성소음인 167cm 70kg 강원도 동해시 천곡동 한양아파트
약간 작은 키에 보통 체구를 가진 필자의 장형이다. 추석 며칠 뒤 모친 제사 때 큰형을 만났는데 우울증이 심하다고 하소연하셨다. 형제들이 별것 아니라고 격려를 했지만 당사자는 여간 고통스러운 것이 아닌 듯했다.
① 1달 전부터 우울증이 심해져 매사가 귀찮고 비관적인 마음이 든다. ㉠ 의욕이 전혀 없고 모든 게 귀찮으며, 말도 하기 싫고, 책도 보기 싫고, 사람도 피하게 된다. ㉡ 그래서 퇴직 후 수년 동안 지속해 왔던 민방위강사, 봉사활동 등도 그만두었다.   ② 역시 1달 전부터 사지(四肢)에 힘이 하나도 없다. 다리에도 힘이 없어 전과 다르게 10걸음도 걷기가 힘들다.   ③ 3개월 전부터 손이 떨린다. 젓가락질을 하거나 글씨를 쓰면 손이 떨린다. 손이 떨려 글씨를 쓰면 1줄에 1~2자는 글씨가 오그라들어 있다.   ④ 1달 전부터 잠을 12시간씩 잔다. 전신에 기운이 하나도 없다.

風寒暑濕燥火內傷虛勞霍亂嘔吐 咳嗽 積聚浮腫脹滿消渴黃疸邪祟身形精氣神血夢聲音津液痰飮蟲小便大便頭面眼耳鼻口舌牙齒咽喉頸項背胸乳腹腰脇皮手足前陰後陰癰疽諸瘡婦人小兒

⑤ 걸음을 걸으면 마치 중풍에 걸린 사람처럼 발을 땅에 끌면서 걷게 된다. 즉 더듬거리는 걸음이다.　⑥ 6개월 전부터 어깨가 아파 정형외과에 다니면서 치료를 받았으나 아직 차도가 없다.　⑦ 병원에서는 파킨슨씨병이 의심되니 검사를 한번 해보라고 한다. 인터넷을 찾아보니 본인의 증상과 병명이 일치하는 듯했다.　⑧ 평소 술, 담배는 전혀 하지 않는다.　⑨ 그 외 식욕과 소화력은 보통이며 대변과 소변도 정상이다.　⑩ 10여 년 전부터 고혈압이 있어 약을 복용하는 중이다.

다면증(多眠症)이나 손 떨림의 원인이 뇌혈관의 담음(痰飮)의 울체(鬱滯)와 연관이 있다고 보고 담음울체(痰飮鬱滯)로 인한 천식에도 활용하고 있는 천민도담탕을 뇌혈관의 담음으로 인한 파킨슨씨병에 사용하기로 하고 증상이 심한 만큼 2배량으로 10일분 20첩을 지어주었다.

약을 5일분 정도 복용하던 중 그간의 변화를 알려주는 전화가 왔는데 그간 아무 약도 먹지 않고 한약만 복용했다고 한다. 지난번 약을 1일 3회 복용하니 약량이 많아서인지 설사를 하여 아침저녁으로 1일 2회만 복용하고 있다고 한다. 약을 절반 정도인 10첩 정도를 복용하니

1. 모든 것을 비관하게 되고 귀찮아지며 회피하게 되던 우울증이 없어졌고 기분도 좋고 의욕이 생긴다.
2. 1일 12시간씩 자는 것이 덜해져 10시간도 자고 8시간을 자기도 한다.

약 15일 뒤인 10월 하순에 다시 전화가 왔다.

그간의 경과로 약 1제를 모두 복용한 뒤에는 모든 것이 거의 다 나았다고 하여 확인해 보니

1. 손떨림이 완전히 없어졌다. 그리고 글씨를 쓰면 1줄에 1~2자는 글씨가 오그라들던 것이 2페이지를 써보니 겨우 4자만 글씨가 오그라들었다.
2. 잠을 1일 12시간씩 자던 것이 예전처럼 8시간씩 정상적으로 잔다.
3. 사지에 힘이 생겼으며, 이제는 1일 4~5천 걸음을 걷는다.
4. 우울한 것과 기운이 없는 것은 소실되었다.
5. 단지 걸을 때 다리를 끌면서 끄는 것은 아직 여전하다.
6. 오늘 ○○병원에서 30여 분 동안 검사한 결과 파킨슨씨병이라고 한다. 병이 발생한 것은 6개월가량 되었으며 6개월 전 어깨가 아팠던 것이 파킨슨씨병의 시초 때 나타나는 증상이라는 것이다. 그러면서 담당전문의가 말하기를 대부분의 파킨스씨병 환자들이 병이 상당히 진행이 된 3년 정도가 되어서야 병원을 찾아오는데 6개월 정도 되어서 찾아왔으니 의외로 일찍 찾아왔다고 했다는 것이다.

우울증이나 손떨림, 불면, 사지무력 등의 증상이 나아가는 정황으로 볼 때 약을 계속 복용하면 다리 끄는 증상도 나아질 수 있다고 보고, 다시 지난번과 같은 천민도담탕으로 1제를 더 지어주었다.

약을 3/4정도 복용한 11월 중순, 전화를 하여 확인해 보니, 모든 것은 정상이 다 되었고, 글씨를 써도 글자가 오그라드는 것이 하나도 없이 예전과 같다. 걸을 때 다리를 끄는 증상은 95% 정도 나았는데 평지를 걸을 때는 전혀 나타나지 않으나 경사진 길을 내려 오다보면 이따금씩 한 번씩 발을 더듬거리는 경우는 있다고 한다.

병원에 문의한 결과 한약은 절대 먹지 말라고 했다는 것이다.

2개월 정도가 지난 후에 다음과 같은 증상을 호소해 왔다.

① 일어서면 무릎이 아파 빨리 일어나지 못한다.
② 동시에 경사진 오르막길을 걸으면 무릎이 아파 제대로 걷지 못한다.

지난번과 같은 천민도담탕 2배량으로 20일분 40첩을 지어주었다.

2월 중순 부친 제사 때 큰형이 왔을 때 확인해 보니, 5일분 10첩 가량 복용한 후부터 일어서면 무릎이 아파 급히 일어나지 못했던 증상이 없어졌다.

동시에 경사진 오르막길을 걸으면 무릎이 아파 걷질 못하던 것도 없어져 경사진 길도 정상인처럼 잘 걸을 수 있게 되었다. 우울증과 파킨스씨병 증상은 그 뒤로 없어져서 지금까지 재발하지 않고 있다.

下統36 寶 정천화담탕 定喘化痰湯

陳皮 二錢 半夏 南星炮 各一錢半 杏仁 一錢 五味子 甘草 各八分 款冬花 人蔘 各七分　薑五片

治 咳嗽痰喘
[活套鍼線] 痰喘氣喘(咳嗽)
[適應症] 기침, 숨참, 천명, 가래, 기관지확장증

 　정천화담탕은 호흡기조직에 담음(痰飮)이 과다하게 울체(鬱滯)되어 발생하는 기침과 숨참에 사용하는 처방이다. 처방명이 정천(定喘)으로 되어 있어 숨참에 사용하는 처방으로 인식하기 쉽지만, 실제 임상에서는 숨참 증상에 사용하는 경우는 드물며, 주로 가래를 동반한 기침에 사용한다.

　기침과 가래를 유발하는 원인을 외인(外因)과 내인(內因)으로 나눌 수 있다. 외인(外因)은 찬 기온이나 바이러스에 의해 호흡기조직이 손상되고 충혈(充血)되는 경우이며 대부분의 기침과 가래는 여기에 해당되는데, 비교적 급성적인 경향이 강하다. 반면 내인(內因)으로는 자윤결핍, 허랭, 담음울체 등이 있으며, 만성적인 경향이 강하다. 먼저 호흡기조직에 자윤물질(滋潤物質)이 결핍되면 조직이 충혈·예민하게 되어 기침과 숨참의 원인이 된다. 특히 평소 조열(燥熱)한 사람은 외부요인에 의해 쉽게 자윤결핍이 발생할 수 있으며, 체질적으로는 양인(陽人)이거나 조열(燥熱)한 태음인에게 많이 볼 수 있다. 둘째, 몸이 허랭해지면 흡입된 공기를 가온(加溫)하기 위해 호흡기점막을 충혈시켜야 하기 때문에 기침과 가래가 발생할 수 있다. 평소 몸이 찬 사람은 이러한 요인을 가지고 있다고 할 수 있으며, 체질적으로는 소음인에게 많이 볼 수 있다. 셋째, 담음이 호흡기조직에 과도하게 울체되면 기침과 가래, 숨참이 발생한다. 담음은 노화로 인해 인체의 기능이 감소되고 조직이 이완되는 과정에서 이완되어 있는 조직 사이에 적체되기 쉽기 때문에 나이가 들면 담음(痰飮)이 많아질 수 있다.

　이러한 담음이 호흡기조지에 울체되면 조직을 이완시키고 팽창시켜 기침을 유발하고, 담음이 기관시조식 밖으로 유출되어 가래를 형성시키면 그르렁거리는 가래 소리가 나타나기도 한다. 또한 담음울체가 심해지면 기관지의 수축력이 약화되고 내경(內徑)이 좁아져 약하게나마 '색색'거리는 소리가 나타나기도 하고 숨참 증상이 발생하기도 한다. 이럴 때 정천화담탕은 반하, 진피, 남성의 거담제(祛痰劑)가 군약이므로 호흡기조직에 울체되어 있는 담을 강력하게 거담(祛痰)시키면서 오미자로 이완된 조직을 수렴시키며, 관동화와 행인은 거담(祛痰)하면서 기침을 멎게 하는 작용을 한다. 이러한 약성을 통해 호흡기조직의 담음울체로 인한 기침, 가래를 겸한 기침, 천식, 만성기관지염, 기관지확장증, 숨참 등을 치료할 수 있다.

　참고로 거담제(祛痰劑)라고 하면 이진탕 계열의 처방을 떠올리기 쉽지만 마황같은 발표제(發表劑)도 거담(祛痰)시키는 효능이 있어 서로 간의 구별이 필요하다. 마황같은 발표제는 주로 호흡기조직에 담음이 발생했을 때 사용하며, 이진탕을 써야 하는 경우보다 급성적인 경향이 강할 때 적합하다. 이러한 담음은 찬 기온이나 바이러스에 의해 호흡기조직이 손상되고 충혈(充血)되었을 경우, 충혈된 부위의 혈관투과성이 높아지기 때문에 분비물이 많아져서 발생한다. 이 경우 발표제를 사용하면 호흡기조직의 충혈을 감소시키기 때문에 자연히 담음이 해소된다. 반면 이진탕 계열의 거담제(祛痰劑)는 인체의 대사과정에서 발생한 담음을 제거하는 작용이 있으며, 이러한 담음은 인체의 기능이 저하된 상태에서 발생하기 때문에 나이가 들거나 허약해졌을 때 나타나는 경향이 강하다. 또한 이러한 담음(痰飮)은 인체의 어느 조직에나 적체되어 다양한 증상을 일으킨다는 특징이 있다. 예를 들어 호흡기조직에 적체되면 기침과 가래, 숨참을 일으키고, 소화기조직에 적체되면 오심, 구토, 소화불량, 설사 등을 일으키며, 생식기조직에 적체되면 생리불순과 불임을 야기한다.

이진탕 계열의 거담제(祛痰劑)를 쓸 경우에는 기침보다 가래가 주증상이므로 열성(熱性)이 있을 때는 기침이 발생할 수 있지만, 열성이 없으면 기침이 잘 나타나지 않는다. 정천화담탕은 열성(熱性)을 띠고 있으면서 담이 있을 때 사용하는데, 열성(熱性)의 정도가 매우 낮은 편이며 주로 담음이 호흡기조직에 울체되어 기침과 가래가 나올 때 사용한다.

처방구성 처방구성을 보면 진피는 이기제(理氣劑)로서 폐점막(肺粘膜)의 부종을 개선하며, 진해작용(鎭咳作用)과 거담작용(祛痰作用), 해열작용(解熱作用)이 있다. 반하는 중추성 구토나 점막자극에 의한 구토를 억제하고, 인후점막자극에 의한 해수(咳嗽)를 억제한다. 남성은 강력한 거담작용(祛痰作用)이 있어 조직의 순환을 저해하는 불필요한 물질을 빼주는 작용을 통해 뇌혈류를 정상화시키는 역할을 하고, 강력한 진정작용과 항경련작용을 한다.

행인은 호흡중추를 약하게 억제하여 호흡운동을 억제시킴으로 지해(止咳)·평천작용(平喘作用)을 한다. 오미자는 기관지평활근의 경련을 억제하며, 기관지 상피세포의 기능을 높이는 작용이 있다. 감초는 인후점막의 자극을 완화하고 기관지평활근의 경련을 억제하여 진해, 진정작용을 한다. 관동화는 인후(咽喉)를 소염시키는 작용이 강하고, 기관지평활근을 이완시켜 진해작용(鎭咳作用)을 나타낸다. 인삼은 중추신경계에 대한 흥분작용이 강하며, 강심작용이 있어 심장의 수축력을 강화한다.

처방비교 소자도담강기탕과 비교하면 두 처방 모두 감기로 인한 기침이나 가래에 사용하며, 이진탕을 포함하고 있다는 공통점이 있다. 그러나 소자도담강기탕은 호흡기조직에 담음이 울체되어 기침과 천식이 발생했을 때 사용할 뿐 아니라, 담음이 순환기나 근육조직, 소화기조직에 울체되어 발생하는 매핵기(梅核氣), 배통(背痛), 숨참, 흉번(胸煩) 등에도 사용한다. 반면 정천화담탕은 주로 호흡기조직에 담음이 울체되어 나타나는 기침이나 천식에 사용한다.

천민탕과 비교하면 두 처방 모두 호흡기의 담음울체로 인한 천식에 사용한다. 그러나 천민탕은 주로 완고한 담음울체로 인한 숨참에 사용하며, 약성을 응용하여 담음울체로 인한 중풍, 파킨슨씨병, 어삽(語澁) 등에도 사용한다. 반면 정천화담탕은 담음울체의 정도가 상대적으로 덜 완고한 경우에 사용하며, 숨참뿐 아니라 감기로 인한 기침에도 사용한다.

해표이진탕과 비교하면 두 처방 모두 이진탕이 포함되어 있으며, 담음(痰飮)이 울체되어 발생하는 천식에 사용한다는 공통점이 있다. 그러나 해표이진탕은 찬 기온의 영향과 인체 내부에 형성된 담음이 결합되어 발생하는 기침과 천식에 사용한다. 반면 정천화담탕은 외감(外感)으로 인하여 호흡기점막이 충혈·예민해져 있으면서 담음(痰飮)이 울체되어 기침, 가래, 천식이 발생했을 때 사용한다. 그러나 해표이진탕을 사용해야 하는 경우보다 증상이 약할 때 사용하며, 원인은 외감(外感)보다는 인체 내부에서 생성된 담음인 경우가 많다.

→ 활용사례

1-1. **기침, 숨가쁨, 가래, 구건(口乾)** 남 84세 태음인
2-1. **숨참, 천명(喘鳴)** 여 31세 태음성소음인
3-1. **기관지확장증(氣管支擴張症)** 여 52세 소음인 155cm 46kg

1-1. 기침, 숨가쁨, 가래, 구건(口乾)

● 정 ○ ○ 남 84세 태음인 경기도 안양시 동안구 비산3동

보통 체격에 키가 약간 큰 태음인으로 보이는 할아버지이다.

① 오래전부터 해수(咳嗽)가 있었는데 기침이 심하다. ② 숨이 가쁘다. ③ 더위를 약간 탄다. ④ 체열은 보통이며 손발은 약간 차다. ⑤ 식욕과 식사량은 보통이며 소화는 잘된다. ⑥ 소변을 자주 보며 밤 소변을 2회 본다.

더위를 약간 타는 태음인 할아버지의 기침과 숨가쁨을 목표로 정천화담탕 본방에 창출, 소엽, 향부자 각 1.25돈씩을 더하여 5일분 10첩을 지어주었다.

9일 후에 다시 입이 마르고 기침이 난다며 약을 더 지어달라고 하여 같은 처방으로 5일분 10첩을 지어 주었다.

약 8개월 후에 다시 내방했을 때 확인해 보니, 심하던 기침이 많이 줄고 숨이 가쁘던 것도 좀 덜하며 입이 마르던 것도 호전되었다고 한다. 이번에도 며칠 전부터 감기기운이 있으면서 다시

① 숨이 찬다. ② 기침과 가래가 약간 있다. ③ 다리가 아프다. ④ 소변을 자주 본다고 한다.

지난번 약을 복용한 후 기침과 숨가쁨이 경감되었으므로 효과가 있다고 보고 전과 같은 처방에 녹각을 더하여 10일분 20첩을 지어주었다.

약 4개월 후에 다시 왔을 때 확인해 보니, 3번째 약을 복용한 후에는 숨찬 것, 기침, 가래가 현저히 줄어들어 그동안 별 불편 없이 잘 지냈는데 새해 들어 날씨가 추워지면서 다시 약간씩 숨이 차다고 하여, 이번에도 같은 처방인 정천화담탕으로 5일분 10첩을 지어주었다.

2-1. 숨참, 천명(喘鳴)

● 박 ○ ○ 여 31세 태음성소음인 경기도 안양시 관양2동 상남아파트

① 숨이 찬다. ② 움직이면 더 심하다. ③ 숨을 쉴 때 색색거리는 소리가 난다. ④ 병원에서는 기관지확장증이라고 한다.

위 증상을 담천(痰喘)으로 판단하여 정천화담탕 1.5배량에 소엽 1돈을 더해 3일분 6첩을 지어주었다.

11개월 뒤인 다음해 10월, 이번에도 감기 뒤에 숨이 차다며 왔을 때 확인해 보니, 지난번 약을 먹고 숨찬 것이 격감하였고 그간은 별다른 불편함 없이 잘 지냈다고 한다.

이번에는 10일 전부터 감기가 왔는지

① 기침과 가래가 있다. ② 어제부터는 콧물이 나온다. ③ 숨찬 증상이 심해졌다. ④ 숨쉴 때 역시 색색소리가 난다고 한다.

이번에도 정천화담탕으로 5일분 10첩을 지어주었다.

3-1. 기관지확장증(氣管支擴張症)

다음은 조경남 선생의 경험이다.

● 나 ○ ○ 여 52세 소음인 155cm 46kg 경기도 의왕시 내손동

같은 교회에 출석하는 여집사님이다. 10여 년 전에 우측 기관지확장증으로 수술을 받았으며, 그 이후로 재발할 가능성이 있으니 감기에 걸리지 않도록 주의하라는 의사의 지시대로 조심조심 살고 있다.

3개월 전인 1월에 감기에 걸리면서 기관지확장증이 재발하여 객혈(喀血)을 하고 기침이 심하여 처음에는 정천탕으로, 다음에는 해표이진탕으로 급한 증상은 치료했고, 연이어 사수음 2제를 연복하여 증상은 많이 좋아진 상태이다. 그러나 지금도 간혹 기침을 하고 흉통(胸痛)이 있으며 가래 끓는 증상이 남아 있다. 그러던 중에 이번에 감기에 걸리면서 다시 기침과 가래가 더 심하게 나온다고 하여 약을 지어드리게 되었다.

① 기관지확장증의 잔여 증상인 기침, 가래, 흉통(胸痛) 등이 남아 있다. ② 현재 감기에 걸린 뒤로 기침과 가래가 심해졌다. ③ 고무줄로 가슴을 조이는 듯하게 가슴이 답답하다. ④ 추위를 심하게 타고 더위는 타지 않는다.

⑤ 밖에 나가면 손이 얼음처럼 차가워진다. ⑥ 땀은 없는 편이며 피부가 건조하다. ⑦ 육식을 싫어하고 채식을 즐기며 물 마시는 것이 좋다고 하여 하루에 1ℓ 정도 마신다. ⑧ 항상 식욕이 없다. ㉠ 어른 수저로 가득하게 3수저 정도 먹는다. ㉡ 소화가 잘 안 되고 잘 체한다. ㉢ 소화불량 증상으로 하복에 가스가 차고 트림이 나온다. ㉣ 이런 증상은 일주일에 3~4번 정도 발생한다. ㉤ 집에서 식사하면 괜찮은데 외식을 하면 이 증상이 꼭 발생한다. ⑨ 대변은 하루에 2~3번 본다. 묽은 변이고 대변이 가늘다. ⑩ 밤낮을 불문하고 소변을 자주 보는데 1시간 간격으로 보는 듯하다. ㉠ 이 증상은 기관지확장증 수술을 한 이후에 시작된 것으로 기억하고 있다. ㉡ 소변은 맑은 때도 있지만 뿌옇게 나올 때도 있다. ㉢ 당뇨 검사를 했으나 정상이었다. ⑪ 잠을 잘 자지 못한다. ㉠ 소변을 자주 보는 것 때문이 아니라 본래 그렇다고 한다. ㉡ 옅은 잠을 자고 자주 깬다. ㉢ 가끔 꿈을 꾸는데 무서운 꿈이다. ⑫ 항상 피로하다.

지난번 겨울에 기침증상이 심했을 때는 정천탕과 해표이진탕을 지어 주었고, 심한 증상이 없어진 뒤로는 사수음을 투

여하여 많이 호전되었다. 따라서 이번에 사수음을 투약해도 좋은 결과를 기대할 수 있겠지만 적극적인 치료와 다른 처방의 효능을 알아보기 위해 처방을 달리하기로 했다. 마침 그날 《방약합편》해설서 작업을 하던 중이었는데 하통 36번에 있는 정천화담탕 해설을 보강하고 있었다. 처방을 살펴보니 기관지확장증에도 사용할 수 있을 것으로 판단되어 투약해 보기로 했다.

52세 소음인이며 기관지확장증으로 인해 평소에도 기침과 가래가 나오는 환자이다. 이번 감기에 걸린 뒤로 기침과 가래, 흉비(胸痞)가 심해졌다고 하므로 해수(咳嗽)와 담천(痰喘)에 사용하는 정천화담탕 본방에 오미자 2돈, 길경 1돈을 더하여 10일분 20첩을 투약했다.

20일 뒤에 전화로 확인해 보았다.

1. 감기에 걸린 3일째부터 약을 복용했는데 바로 감기는 치료되었다.

2. 감기에 걸리면 기침과 가래가 심해져 객혈(喀血)이 나오곤 한다. 그래서 항상 삼성병원에서 처방한 지혈제(止血劑)를 비상용으로 가지고 있는데, 이번에도 기침이 심하므로 먹을까 하다가 한약을 복용하고 기침이 줄어드는 것을 보고 복용하지 않았다고 한다.

3. 감기가 완치되기까지 총 일주일이 걸렸는데, 전에 비하면 정말 수월하게 넘어간 것이다.

4. 정기적으로 삼성의료원에서 검진을 하는데 이번 달에는 증상이 호전되고 있어 다음 달로 미루었다.

5. 감기가 치료되면서 감기 걸리기 전부터 있었던 기침과 가래가 현저하게 줄었다.

6. 지금은 숨이 찰 때만 밭은기침이 나오며, 가래는 1주일에 1번 정도로 가끔 나온다.

7. 고무줄로 조이는 듯한 가슴 답답함은 없어졌다.

8. 무엇보다도 평소 증상이 심해지면 입에서 비린내가 나면서 객혈을 시작하는데, 이번 약을 복용한 뒤로 비린내 나는 증상이 많이 좋아졌다.

下統37 寶 소자도담강기탕 蘇子導痰降氣湯

蘇子 二錢 半夏 當歸 各一錢半 南星 陳皮 各一錢 前胡 厚朴 赤茯苓 枳實 各七分 甘草 五分
薑三片 棗二枚

治 痰喘 上氣
[活　　套] 陰虛 加熟地 五七錢 ① 肺火 加黃芩 桑白皮
[活套鍼線] 痰喘氣喘(咳嗽)
[適應症] 만성 해수, 기침, 가래, 효천, 숨참, 근육결림

처방설명 　소자도담강기탕은 기침, 가래, 숨참, 근육결림 등에 사용하는 처방이다. 조문에는 담천(痰喘)에 사용하는 처방으로 되어 있는데, 담천은 천식(喘息)의 일종으로 숨참 증상과 함께 가래 끓는 소리가 나고 기침을 하며, 걸쭉한 가래가 잘 뱉어지지 않고 가슴이 그득하고 답답한 증상이 동반된다. 그러나 실제로 소자도담강기탕은 숨참보다는 가래와 기침이 나타났을 때 사용하는 경우가 많고, 약성을 응용하여 상기(上氣), 매핵기(梅核氣), 배한(背寒) 등에도 사용한다.

　담음(痰飮)은 인체대사의 부산물이며, 건강할 때는 잘 형성되지 않을 뿐 아니라 형성되어도 적절히 배출되기 때문에 문제되지 않는다. 그러나 노화(老化), 질병(疾病), 허약 등으로 인해 인체의 기능이 저하되면 담음이 형성되기 쉽고, 이러한 담음은 잘 배출되지 않기 때문에 인체의 각 조직에 적체되어 다양한 증상을 야기한다. 소자도담강기탕은 이렇게 담음이 형성될 수 있는 상태가 바탕을 이루고 있는 사람에게 적합하다. 즉 담음이 형성될 수 있는 상태에서 외감(外感)이나 신경과다 같은 요인이 작용하여 기관지에 담음울체가 심해지고 기침과 가래, 숨참 등이 나타났을 때, 또는 담음이 형성될 수 있는 상태에서 기침을 오랫동안 계속하여 기관지에 담음이 많아지고 기침, 가래, 숨참 등이 나타났을 때 소자도담강기탕을 사용하는 것이다.

　여기서 알 수 있는 것은 병인이 동일하더라도 나이와 건강정도, 현재의 신체상태에 따라 나타나는 증상이 달라질 수 있다는 것이다. 예를 들어 외감(外感)이나 신경과다의 병인이 작용했을 경우 어떤 사람에게는 향소산을 써야 할 증상이 나타나며, 이보다 더 건실한 사람에게는 갈근탕을 써야 할 증상이 나타나며, 허약한 사람에게는 귀비탕이나 가미귀비탕을 써야 할 증상이 나타나고, 체열이 높은 사람에게는 소요산이나 치자청간탕을 써야 할 증상이 나타날 것이다. 그러나 실제로는 이렇게 간단하게 처방을 나눌 수 있는 것은 아니며, 병인, 신체조건, 신체상태, 증상의 정도 등을 다각도로 참고하여 처방을 선정해야 한다.
　소자도담강기탕의 경우 앞서 언급한 대로 일단 담음이 형성될 수 있는 조건을 가지고 있는 사람에게 외부자극이 가해지고 담음울체가 심해져 기침, 가래, 숨참, 상기(上氣), 등시림 등이 나타날 때 사용한다. 따라서 소자도담강기탕의 증상은 모든 사람에게 발생할 수 있지만, 나이가 많은 사람에게 나타나는 경향이 있고, 특히 비습(肥濕)한 사람에게 많이 나타나며, 체질로 본다면 태음인에게 잘 나타난다. 태음인은 순환이 느리고 습담(濕痰)이 많기 때문에 질병에 대응하는 과정에서 담음이 발생하기 쉽기 때문이다. 물론 기관지에 염증이 생긴 경우에는 소양인에게도 소자도담강기탕의 증상이 나타날 수 있다.

　소자도담강기탕은 기관지확장증에 사용할 수 있다. 기관지확장증은 기관지가 이완되고 조직에 담음이 적체되고, 부분적으로 농성물질(膿性物質)이 발생한 것으로 소자도담강기탕을 복용하면 담이 제거되고 기관지에 혈류가 증가하므로 기관지확장증이 치료된다. 또한 기관지확장증 자체가 담천(痰喘)의 요인 중 하나이기

때문에 소자도담강기탕을 사용할 수 있는 것이기도 하다.

　소자도담강기탕은 매핵기(梅核氣)에도 사용할 수 있는데, 처방에 반하후박탕이 포함되어 있기 때문이다. 소화기조직에 담음이 울체되면 소화기의 운동성이 떨어지고 소화기능이 저하되어 소화장애가 생길 수 있는데, 상태가 심하지 않으면 자체적으로 회복되지만 심해지면 목에 매핵기 현상이 나타난다. 이럴 때 소자도담강기탕은 담음을 빼주면서 소화기능을 활성화시키므로 매핵기를 치료할 수 있는 것이다.

　소자도담강기탕은 등이 시리거나 아플 때도 사용한다. 배부(背部)에 담음(痰飮)이 울체되어 있으면 혈액순환이 원활하지 못하기 때문에 혈액을 통한 영양과 산소가 전달되지 못하여 에너지 생산이 잘 이루어지지 않을 뿐 아니라, 혈액을 통한 체열의 전달이 이루어지지 않기 때문에 등이 시리고 결리는 증상이 나타날 수 있다. 이때 담음을 없애주면 정상적으로 혈액소통이 이루어져 등시림과 배통(背痛)이 없어진다. 배통에 이진탕을 사용하는 것과 배한(背寒)에 도담탕을 사용하는 것을 이해한다면 소자도담강기탕을 등시림에 사용한다는 것도 쉽게 이해할 수 있다.

처방구성　처방구성을 보면 소자는 호흡기에 직접 작용하여 진해작용(鎭咳作用)을 하며, 지방유 성분은 장점막(腸粘膜)에 자윤(滋潤)을 공급하여 윤장작용(潤腸作用)을 한다. 반하는 중추성 구토나 점막 자극에 의한 구토를 억제하고, 인후점막자극에 의한 해수(咳嗽)를 억제한다. 당귀는 혈액순환을 촉진하는 작용이 있고, 약리실험에서는 기관지평활근의 경련을 억제하여 평천작용(平喘作用)을 나타내는 것으로 밝혀졌다.

　남성은 강력한 거담작용(祛痰作用)이 있어 조직의 순환을 저해하는 불필요한 물질을 빼주는 작용을 한다. 진피는 이기제(理氣劑)로서 폐점막의 부종을 개선하여 진해작용(鎭咳作用)을 한다. 전호는 거담작용(祛痰作用)이 강하며 가벼운 진해작용(鎭咳作用)도 있다. 후박은 기관지평활근의 경련을 억제하여 진해작용(鎭咳作用)을 나타내고, 항히스타민작용을 하여 알레르기천식을 완화시킨다. 적복령은 세뇨관의 재흡수를 억제하여 수분배출을 증가시키고, 지실은 기관지를 확장시키는 작용이 있다. 감초는 인후점막의 자극을 완화하고 기관지평활근의 경련을 억제하여 진해, 진정작용을 한다.

처방비교　**소자강기탕**과 비교하면 두 처방 모두 감기(感氣)나 기울(氣鬱)로 인한 기침에 사용하며, 가래가 주증상일 때 사용한다. 그러나 소자강기탕은 가래의 정도는 경미하고, 천촉(喘促)의 증상도 상대적으로 덜하며, 상기(上氣) 증상이 더 심할 때 사용한다. 반면 소자도담강기탕은 소자강기탕을 써야 하는 경우보다 담(痰)의 정도가 많고, 증상이 더 완고해졌을 때 사용한다.

　해표이진탕과 비교하면 해표이진탕은 효천, 즉 그렁거리면서 숨이 찬 증상에 사용하며, 발표(發表)시키면서 거담(祛痰)·진해(鎭咳)시키는 마황이 들어 있어 외감의 영향이 강한 경우에 사용한다. 반면 소자도담강기탕은 담음이 형성될 수 있는 상태에서 외감이나 신경과다의 요인이 작용하여 가래, 기침, 숨참이 발생했을 때 사용한다.

　소청룡탕과 비교하면 소청룡탕은 감기(感氣)로 인한 기침, 가래, 천식(喘息)뿐 아니라 비색(鼻塞), 비염(鼻炎) 등에도 사용하며, 나이와 상관없이 사용할 수 있다. 반면 소자도담강기탕은 촉발요인이 외감(外感)이라 해도, 인체 내부에서 형성된 담음(痰飮)이 직접적인 원인이 되어 기침, 천식이 발생했을 때 사용한다.

➜ **활용사례**

　1-1. 만성해수(慢性咳嗽) 남 41세 태음인 170cm 75kg
　2-1. 감기 후유증으로 인한 효천(哮喘) 남 35세 태음성소양인
　3-1. 만성(慢性) 기침, 가래 남 73세 소양성소음인 173cm 65kg
　4-1. 기침, 천식(喘息) 여 76세 열성태음인

1-1. 만성해수(慢性咳嗽)

다음은 이진상 선생의 경험이다.

● 이 ○ ○ 남 41세 태음인 170cm 75kg 충청북도 제천시 청전동 주공아파트

동그란 얼굴에 눈썹이 짙고 통통한 체격의 태음인으로 필자이다.

1년 6개월 전 겨울과 봄이 교차하는 환절기에 과음한 후에 감기에 걸렸는데, 자연히 나을 것으로 생각하고 치료를 소홀히 했다. 이후 찬 교실에서 오랫동안 앉아있는 생활과 계속된 음주로 몸이 전체적으로 허약해지자, 기침감기가 낫지 않고 계속되었다. 병원에 가서 진단을 받았으나 기관지에 약간 먼지가 있다고 하여, 일주일 분의 약과 주사제를 투여받았으나 차도가 없었다. 여름이 되어 서울로 돌아오자 약간의 차도가 있었으나, 다시 제천에 돌아가자 기침감기가 계속되었다. 그 후 아침저녁으로 콧물과 재채기가 계속되었고, 기침은 시도 때도 없이 나왔다. 한약으로 고쳐보겠다는 생각에 해수(咳嗽)에 관한 처방을 이것저것 써보고, 동료에게 부탁하여 여러 약을 복용했으나 커다란 차도가 없었으며 계속 악화되었다.

① 기침이 하루에 수십 차례 나온다.   ② 기침을 할 때는 가슴이 아플 정도로 여러 번 한다.   ③ 특히 잠들기 전에 심하며 심할 때는 1시간 정도 기침을 하다 겨우 잠든다.   ④ 술을 먹으면 곧바로 기침을 하며 증상이 더욱 심해진다.   ⑤ 아침에 기상할 때 발작적으로 재채기를 한다.   ⑥ 묽은 담(痰)이 있다.   ⑦ 음식은 전혀 가리지 않고 잘 먹으며 소화력은 왕성하다.   ⑧ 평소 술을 즐기는 편이다.   ⑨ 대변은 하루에 3차례 정도 보며 연변이 많다.

외부의 찬 공기는 코를 통해서 폐에 도달하는 동안 체열에 의해 덥혀져, 체온과 비슷한 온도에 이르게 된다. 만일 외부의 공기 온도가 너무 낮거나, 몸이 허약하여 체열이 부족하게 되면 공기를 충분히 덥힐 수 없게 되고, 인체는 이를 보완하기 위해 기관지에 혈액을 집중시킨다. 이러한 과정에서 기관지가 붓고 충혈되며 예민해진다. 이때 공기의 자극을 받으면 기침이 발생한다. 말하자면 환절기에 과음하여 체열을 빼앗긴 상태에서 감기에 걸렸는데, 조기 치료를 소홀히 하고 계속 찬 환경에서 생활하며 음주도 계속하여 체열의 부족상태와 기관지 손상상태가 지속되어 만성 해수에 이르게 된 것이다.

우연히 처방집을 뒤적이다가 정천탕을 10첩 복용하게 되었다. 기침이 많이 나아졌으나 이후 10첩 가량 더 복용하자 별 차도가 없게 되었고, 원래 상태로 돌아가게 되었다. 11월 이종대 선생님께서 제천을 방문하셨을 때 여쭈어보니 소청룡탕과 금수육군전을 합방하여 복용할 것을 권하셨다.

약을 1첩 먹자 폐를 강하게 누르는 듯한 느낌이 들었고, 이후 밤에 기침이 적어져 편하게 잠을 잘 수 있었다. 계속하여 약 1제를 복용하고 난 뒤 증세가 많이 좋아졌다. 1제 더 복용할까 했으나 그동안 만성 해수로 약해진 몸을 보하려고 육미지황원 가감방을 1제 복용했다.

약을 다 복용했으나 해수에는 커다란 효과가 없었으나 정력이 강해지는 느낌이 들었다.

육미지황원 가감방이 별 효력이 없는 것으로 보고, 다른 처방을 복용하기로 했다. 다른 동료가 만성해수에 효력이 있다고 자신하면서 삼자양친탕과 생맥산을 합방하여 복용하기를 권하여 1제 복용하기로 했다.

1제를 복용한 후 해수가 약간 경감되는 것 같으나 큰 효력은 없는 듯했다. 그동안 복용한 약을 검토해보니, 가장 효력이 좋았던 것은 소청룡탕과 금수육군전을 합방한 것이었다. 그 처방을 그대로 써볼까 하다가, 평소 담이 많은 체질이므로 강기(降氣)와 거담을 동시에 할 수 있는 처방이 적당할 것이라는 생각이 들어 소자도담강기탕을 선택했다. 여기에 만성 해수로 폐가 많이 약해졌을 것이라는 생각이 들어 폐를 보할 목적으로 금수육군전을 합방하여 복용키로 했다.

약을 1제 복용하자 만성해수가 감쪽같이 없어졌다. 아침에 일어날 때 있던 알레르기성 재채기도 없어졌다. 그 후로 음주를 하여도 기침에 시달리지 않게 되어 너무 신기하게 생각되었고, 한약의 우수성에 다시 한 번 매료되었다.

2-1. 감기 후유증으로 인한 효천(哮喘)

다음은 이진상 선생의 경험이다.

● 오 ○ ○ 남 35세 태음성소양인 서울특별시 금천구 독산동 중앙하이츠아파트

체격은 태음인 같으나 성격은 소양인인 남성으로 필자가 한의학 개론을 강의하는 학원의 학생이다. 2004년 11월 27일 본인의 한의원으로 찾아왔다. 2개월 전에 감기에 걸렸는데, 양방치료를 아무리 해도 차도가 없어 내원했다고 한다. 필자는 강의 중간 중간에 임상 이야기를 덧붙여 흥미를 유발하곤 하는데, 감기가 한약으로 치료가 잘 된다고 늘 강조하여, 한약을 복용하고자 찾아왔다고 한다.

① 감기에 걸린 후 기침이 2개월 동안 계속되었다.   ② 한 번 기침을 하면 숨이 넘어갈 듯이 한다.   ③ 초기에는 밤에 심했으나 이제는 밤낮으로 기침을 한다.   ④ 기침을 하고 나면 구토증까지 생긴다.   ⑤ 계단을 오르거나 빨리 걸으면 숨찬 것이 더욱 심하다.   ⑥ 양방의원에서 기관지 협착증이라고 진단받았다.   ⑦ 무릎 아래가 시리다.   ⑧ 1주일 전부터 두통과 설사가 생겼다.   ⑨ 식후 2시간 후 배가 아파 하루 3회 정도 화장실에 간다.   ⑩ 평소에는 설사가 없었다.   ⑪ 추위를 심하게 탄다.   ⑫ 땀이 얼굴에 많다.   ⑬ 물을 많이 마신다.   ⑭ 평소 소화력이 좋다.

風寒暑濕燥火內傷虛勞霍亂嘔吐

咳嗽

積聚浮腫脹滿消渴黃疸瘧疾邪祟身形精氣神血夢聲音津液痰飮蟲小便大便頭面眼耳鼻口舌牙齒咽喉頸項背胸乳腹腰脇皮手足前陰後陰癰疽諸瘡婦人小兒

이 환자의 효천(哮喘)은 감기 후 치료가 제대로 되지 않아, 인후부에 담(痰)이 축적되어 발생하는 것으로 보았다. 필자는 감기 후유증에 소청룡탕과 행소탕을 주로 사용하는데, 이 환자의 경우 체격도 튼실하고 병정도 오래되어 소청룡탕이 적방이라고 보았다. 기침을 오래하여 기관지가 많이 상했을 것으로 보고 숙지황을 가하기로 했다. 다만 숙지황을 가했을 때, 소화기가 좋지 않을 경우 설사를 할 수 있고 환자가 현재 설사를 3회씩 한다는 것이 마음에 걸렸으나, 충분히 극복할 수 있을 것이라고 생각하고 소청룡탕 2배량에 숙지황 2돈을 더하여 10일분 20첩을 투약했다.

복용 후 결과가 궁금했는데, 4일 후 그 간의 경과를 팩스로 보내왔다. 첫날 복용 후 기침이 약간 좋아졌으나, 설사를 5회 했다. 2일 후에도 큰 차도는 없는 것 같고, 설사를 계속한다.

3일 후 기침은 마찬가지이고, 5회의 잦은 설사로 기운이 하나도 없어 약을 먹지 못하겠다고 한다.

숙지황을 가한 것이 설사의 원인이 된 것으로 보고, 약을 중지시키고 다른 약으로 바꿔주기로 했다.

다시 다른 증상이 없는지 묻자, 기침을 하면 위쪽으로 기(氣)가 치밀어 올라 눈이 빠질 듯이 아프다고 한다. 이러한 증상과 담(痰)으로 인한 효천(哮喘)과 상기(上氣) 증상을 감안하여 소자도담강기탕을 쓰기로 하고 소자도담강기탕 2배량으로 10일분 20첩을 투약했다.

일주일 후 학원에서 만나 경과를 물어보자, 기침과 상기(上氣), 담(痰)이 많이 줄어들어 살만하다고 했다. 계단 오를 때 약간 힘들지만 견딜 만하고 설사도 하지 않는다고 했다.

다시 일주일 후 학원에서 만나 경과를 물어보았는데 계단 오를 때도 기침과 상기(上氣) 증상으로 힘들지 않다고 한다. 그리고 사실 환자의 동생이 의사인데, 2주일 전에 자신의 폐기능을 검사했을 때 정상인의 60% 정도였는데, 이번에 다시 검사하고 난 뒤 정상으로 돌아왔다고 신기해한다고 했다.

다만 밤기침이 남아 한 번씩 깨어난다고 했다. 밤기침에는 소청룡탕이 좋으니, 설사를 겁내지 말고 복용해보라고 했다. 다음날 소청룡탕 복용 후 결과를 확인해 보니, 잠자기 전에 1봉 복용했는데 밤에 깨지 않고 잘 잤다고 한다.

3-1. 만성(慢性) 기침, 가래

다음은 조경남 선생의 경험이다.

● 조 ○ ○ 남 73세 소양성소음인 농업 173cm 65kg 전라남도 진도군 군내면 죽전리

필자의 아버지로 부지런하고 성실하신 분이며, 소음인이지만 농사일로 단련되었기 때문에 젊은 사람 못지않게 건강하다. 얼굴은 작은 편이며 젊었을 때는 근육이 발달해 있었지만 지금은 살이 많이 빠져 있다.

보름 전에 기침이 시작되었는데 양약을 먹고 주사를 맞아도 낫지 않는다며 한약을 지어달라고 했다. 나이가 많지만 평소 아버지는 매우 건강한 분이라서 잔병치레를 거의 하지 않는다. 최근까지도 젊은 사람이 감기에 걸려도 본인은 감기 한 번 걸린 적 없었는데 이번에는 기침과 가래가 떨어지지 않고 계속된다고 한다.

① 보름 전부터 기침과 가래가 시작되었다. ㉠ 밤낮을 가리지 않고 기침과 가래가 나온다. ㉡ 기침은 특히 밤이나 낮에 더 심하다. ㉢ 자다가도 기침 때문에 일어난다. ㉣ 기침을 하고 나면 숨이 가쁘다. ㉤ 목에 가래가 차있어 뱉으려 해도 잘 나오지 않지만 3~4번 기침을 하면 나온다. ㉥ 흰색 가래가 나오는데 끈끈한 콧물 형태이다.   ② 소화력이 좋고 식욕도 좋다.   ③ 대소변은 정상적이다.   ④ 추위를 많이 타는 편이고 더위도 탄다.

73세 소양성소음인 남성의 보름 전부터 시작된 기침과 가래를 목표로 금수육군전 본방으로 10일분 20첩을 지어주었다.

10일 뒤에 확인해본 결과 한약을 복용하면서 병원약과 주사를 맞았는데도 전혀 효과가 없다고 한다.

가래형 기침이므로 금수육군전이 전혀 무효하리라고 생각하지 못했는데, 아무 효과가 없다는 소식에 고민이 되었다. 이런 저런 생각 끝에 소자도담강기탕 본방으로 10일분 20첩을 투약했다.

8일 뒤에 확인해본 결과

1. 아직 약을 모두 먹지 않았는데 기침과 가래가 90% 정도 치료되었다고 한다.

2. 기침이 간혹 나오는데 거의 없어졌으며   3. 아침에 간혹 가래가 나온다고 한다.

4-1. 기침, 천식(喘息)

다음은 이진상 선생의 경험이다.

● 정 ○ ○ 여 76세 열성태음인 서울특별시 금천구 시흥동

중키에 풍채 좋고 활달한 열성태음인으로 아내의 절친한 친구 어머니로 혼자 사신다.

11월 초에 아내가 갑자기 절친한 친구 어머니가 중풍이 와서 구로 성모병원에 입원했는데, 친구가 어머니의 예후가 어떻게 되는지 알고 싶어 한다고 한다. 병원에 갔더니 의사가 뇌경색이 왔는데 그보다 혈중 이산화탄소 농도가 높아서 더 걱정이라고 했다고 한다. 주증상이 뇌경색인데 그것보다 이산화탄소 농도에 강조를 두는 것을 보면, 뇌경색은 별거 아니니까, 걱정하지 않아도 될 것 같다고 말해 주었다. 며칠 뒤 입원한 친구 어머니는 벌써 일어나셔서 식사도 잘하시는데, 혈중 이산화탄소 농도를 치료해야 한다고 퇴원을 안 시켜준다고 했다. 어떻게 하면 좋겠냐고 해서 퇴원하

면 중풍약을 드시면 된다고 했다. 3주 입원 후에 퇴원했는데, 중풍약을 지어 달라고 한다. 그래서 전화로 문진을 하는데 천식이 있다고 한다. 그래서 우선 천식약부터 드시고, 중풍약을 드시는 게 순서 같다고 말씀드렸다.

① 천식이 약 10년 정도 전에 처음 생겼는데 최근에 심해졌다.   ② 밤에 기침이 심하고 낮에도 한다.   ③ 가래가 있는데 뱉기 힘들고 뱉어보면 노란색이다.   ④ 혈압이 높아 고혈압 약을 복용한다.   ⑤ 약 30년 전에 뇌경색이 한 번 왔었는데 한방 치료를 받고 나은 적이 있다.   ⑥ 대소변은 정상이다.   ⑦ 식욕이 왕성하다.   ⑧ 더위를 많이 탄다.

이번에 뇌경색이 왔는데, 후유증이나 다른 자각 증상이 없고 그보다 혈중 이산화탄소 농도가 높은 것이 문제가 된 것을 보면 천식으로 인해 호흡기 기능 이상이 있는 것으로 판단되었다. 아내 친구 어머니로 가끔 뵙는데, 아주 튼실하시고 활달하신 것으로 보아 열성태음인으로 생각했다.

열성체질의 천식 증상에는 소자강기탕 계열을 써서 자주 효과를 본 경험도 있는데 가래가 심한 것을 감안하여 소자도담강기탕을 쓰기로 했다.

열성태음인의 천식형 기침에 소자도담강기탕 2배량에 심한 호흡기 증상을 감안하여 행인, 오미자, 관동화, 상백피 120을 더하여 60봉을 12월 초에 지어드렸다. 그리고 하루 3봉을 꼭 드시고 밤에 기침이 심하면 1봉 더 드시라고 알려 드렸다.

1주일 정도 지난 뒤 확인을 해보니 많이 좋아졌다고 한다. 계속 드시면 틀림없이 좋아질 터이니 끝까지 드시라고 했다. 그 후 2주 후에 약을 거의 다 먹었고 천식 증상이 거의 없어졌으니 중풍약을 드시고 싶다고 한다. 그래서 팔보회춘탕을 지어주기로 했다.

風寒暑濕燥火
內傷勞亂
虛霍嘔吐
咳嗽
積聚腫滿
浮脹消渴
脈黃疸疾
虛邪祟形
身精氣神血夢
聲音津液
痰飮蟲
小便大便
頭面眼耳
鼻口舌
牙齒喉項
咽頸背胸乳腹腰脇皮手足
前陰後陰
癰疽瘡
諸婦人
小兒

下統38 寶 육울탕 六鬱湯

香附子 蒼朮 神麯 梔子 連翹 陳皮 川芎 赤茯苓 貝母 枳殼 蘇葉 各一錢 甘草 五分   薑三片

開諸鬱火 ① 氣鬱 加木香 檳榔 蘇葉 ② 濕鬱 加白朮 羌活 防己 ③ 熱鬱 加黃連 連翹 ④ 痰鬱 加南星 瓜蔞 海粉
⑤ 血鬱 加牧丹 桃仁 韭汁 ⑥ 食鬱 加山查 神麯 麥芽 ⑦ 一方 無神麯 連翹 貝母 枳殼 蘇葉 加砂仁 半夏
[活套鍼線] 六鬱(積聚)
[適 應 症] 불안, 초조, 우울, 분노, 흉비, 번열, 상열, 불면, 소화불량, 대인기피증, 구고, 구건

처방
설명

　　육울탕은 울화(鬱火)로 인한 흉비(胸痞), 번열(煩熱), 상열(上熱), 불안(不安), 우울(憂鬱), 불면
(不眠), 소화불량(消化不良) 등에 사용하는 처방이다. 이 중에서 가장 많이 사용하는 증상은 역시
신경과다로 인한 흉비(胸痞), 번열(煩熱), 소화불량(消化不良)이다.
　울(鬱)은 인체가 에너지를 생산·소모하면서 대사·순환할 때, 어떤 원인으로 인해 기능이 장애를 받아 다
소 정체되어 있는 상태를 의미한다. 그 결과 약간의 열성상태를 띠는 경우도 있고, 혈액순환이 원활하게 이
루어지지 못하는 경우도 있으며, 소화기의 운동성이 떨어지는 경우도 있고, 대사산물이 배출되지 못하여 습
담(濕痰)이 형성되기도 한다.

　　활투침선을 보면 육울에 사용하는 처방으로 되어 있는데, 육울(六鬱)은 식울(食鬱), 기울(氣鬱), 담울(痰
鬱), 습울(濕鬱), 열울(熱鬱), 혈울(血鬱)을 말하는 것으로 울(鬱)이 발생하는 원인에 따라 분류한 것이 아니
라, 다양한 원인에 의해 발생하는 울(鬱)을 상태나 증상별로 분류해 놓은 것이다.
　인간은 감정의 변화나 기온의 변화, 환경의 변화처럼 살아가면서 대응해야 할 갖가지 스트레스에 노출된
다. 문제는 이러한 공통된 원인이 작용하더라도 사람에 따라서 전혀 다른 반응을 보인다는 것이다. 예를 들
어 스트레스를 받으면 소화가 안 되고 체하는 사람이 있는 반면, 그렇지 않은 사람도 있다. 마찬가지로 계
속적으로 스트레스에 노출되었을 때 열적 증상을 보이는 사람이 있는가 하면 담음(痰飮) 증상을 보이는 사
람도 있다. 경우에 따라서는 조직에 수분이 울체되어 부종이 발생하거나 몸이 무겁게 느껴질 수도 있다. 이
처럼 스트레스를 받았을 때 체하거나 소화가 안 되는 것을 식울(食鬱)이라고 하며, 열적 증상이 나타나는
것을 열울(熱鬱)이라고 한다. 또 부종(浮腫)이나 신중(身重) 증상이 나타나는 것을 습울(濕鬱)이라고 하며,
담음(痰飮) 증상이 두드러질 때는 담울(痰鬱)이라고 한다.

　　이렇게 같은 원인이 작용했지만 증상이 달리 나타나는 것은 개인의 신체조건에 따라 병인(病因)에 대한
반응이 다르기 때문이다. 예를 들어 평소 체열(體熱)이 높은 사람이 스트레스에 노출되었을 때는 열(熱)로
대응할 것이며, 평소 조직에 담음(痰飮)이 끼기 쉬운 사람의 경우에는 담음의 증상이 더욱 심화되어 병적으
로 나타날 것이다. 또 평소에 소화력이 약한 사람이 스트레스를 받았을 때는 소화불량 증상이 먼저 나타날
것이다. 따라서 원인과 증상만을 기준으로 처방하면 큰 오류에 빠질 수 있으므로 반드시 개인의 신체조건
이나 신체상태를 파악해야 한다. 육울탕은 여러 요인에 의해 발생한 울체(鬱滯)를 해소시키는 통용방이지
만, 너무 허약한 사람이거나 너무 건실하여 체열(體熱)이 높은 사람에게 사용하면 부작용이 나타날 수 있으
므로 주의해야 하며, 중간 정도의 체열과 체력을 가진 사람에게 사용하는 것이 좋다.

　　육울탕을 가장 많이 사용할 수 있는 증상은 신경을 과도하게 쓴 뒤에 가슴이 답답하면서 소화가 잘 되지
않고 더불어 상열감(上熱感)이 느껴질 때이다. 적취문(積聚門)에 포함된 처방이므로 소화불량이 수반되는

경우가 많을 것이고, 적취는 갑자기 생기는 것이 아니기 때문에 만성적으로 스트레스를 받았거나 화를 참아서 소화기능이 떨어질 수밖에 없는 상태가 형성되었을 때 적합하다고 볼 수 있다. 따라서 육울탕의 증상은 급성인 경우도 있지만 다소 만성적인 경향을 갖는다.

소화기능이 떨어지는 것은 반복적으로 스트레스를 받았을 때 소화기에 배분되는 에너지가 줄어들기 때문이다. 그 결과 소화기조직이 긴장·위축되면서 소화액을 분비하는 작용과 음식물을 흡수하는 작용이 떨어져 각종 소화불량 증상이 발생한다. 그러나 스트레스를 받았을 때 조직이 긴장·위축되는 현상은 소화기조직에서만 나타나는 것이 아니라 근육조직에서도 나타난다. 문제는 근육이 긴장·위축되어 있으면 심장에서 혈액을 내뿜는 데 부하가 발생하기 때문에 가슴이 답답해지는 증상이 나타난다는 것이다. 육울탕의 증상 중에 소화불량(消化不良)과 흉비(胸痞)가 수반되는 이유가 여기에 있다. 상열감(上熱感)이 나타나는 것은 이러한 상태를 개선하기 위해 인체의 기능을 항진시키는 과정에서 열이 발생하기 때문이다. 육울탕은 긴장된 조직을 이완시키는 동시에 열성상태를 해소시키는 작용이 있어 위의 증상을 모두 치료할 수 있다. 또한 조문에 나와 있는 대로 증상에 따라 약재를 가감하여 사용하면 활용의 폭을 넓힐 수 있다.

처방구성을 보면 향부자는 중추신경억제 작용이 있어 정신을 안정시키고, 대뇌피질을 흥분시켜 우울증을 개선하며, 장관(腸管) 평활근의 경련을 억제하여 소화관의 가스배출을 촉진한다. 창출은 소화기의 운동성을 증가시키는 작용이 있는데, 실험을 통해 창출이 포함된 처방을 토끼에게 주입했을 때 장을 흥분시켜 연동운동(蠕動運動)을 일으키는 것으로 밝혀졌다. 신곡은 보조효소의 작용을 통해 물질대사에 영향을 주며, 단백질의 소화·흡수와 이용에 도움을 준다.

치자는 발열중추를 억제하는 해열작용이 있고, 혈관의 울혈(鬱血)과 충혈(充血)을 완화시킨다. 연교는 약리실험에서 비만세포막을 강화하여 화학전달 물질의 유리를 억제함으로써 항알레르기 작용을 나타내는 것으로 밝혀졌고, 황색포도상구균, 적리균, 용혈성 연쇄구균 등에 강력한 항균력이 있다는 것이 밝혀졌다. 진피는 이기제(理氣劑)로서 소화관의 운동을 강화하여 가스배출을 촉진한다. 천궁은 항혈전작용(抗血栓作用)으로 혈액순환을 촉진한다. 적복령은 세뇨관의 재흡수를 억제하여 이뇨를 촉진하며, 패모는 거담작용(祛痰作用)이 강하며, 기관지평활근을 이완시켜서 진해작용(鎭咳作用)을 한다.

지각은 위장(胃腸)의 연동운동을 항진시켜 위내용물의 배출을 촉진함으로써 복부 팽만감을 개선하고 변비를 완화시키며, 장관(腸管) 평활근의 경련을 억제하여 진경작용을 한다. 소엽은 중추신경의 흥분을 억제하여 진정작용을 나타내며, 한선(汗腺) 분비를 자극하여 발한(發汗)을 촉진하고, 소화액 분비를 촉진시키고 위장운동을 증강시킨다. 감초는 소화관 평활근에 작용하여 경련을 억제하며, 위산분비를 억제하고 위점막을 보호하는 항궤양작용을 한다.

향소산과 비교하면 두 처방 모두 신경과다, 외감, 소화불량 등이 원인이 되어 나타나는 울증(鬱症)에 사용한다. 그러나 향소산은 신경과다나 외감으로 인한 감기(感氣), 소화불량(消化不良), 흉비(胸痞) 등에 사용하는 반면, 육울탕은 주로 울화(鬱火)로 인해 발생하는 상열(上熱), 흉비(胸痞), 우울(憂鬱) 등의 증상에 사용한다.

가미귀비탕과 비교하면 가미귀비탕은 울화(鬱火)나 충격(衝擊), 긴장(緊張), 스트레스 등으로 인해 경폐(經閉)와 혈붕(血崩)이 발생했을 때 사용하며, 약성을 응용하여 상열(上熱), 정충(怔忡), 우울(憂鬱), 흉비(胸痞), 항강(項强), 수족저림, 기핍(氣乏) 등 다양한 증상에 응용한다. 또한 평소 피부가 얇고 연약하며, 심허(心虛)한 사람에게 보다 적합하다. 반면 육울탕은 가미귀비탕을 사용해야 하는 증상과 유사하지만, 가장 많이 사용하는 증상은 신경과다로 인한 흉비(胸痞), 번열(煩熱), 소화불량(消化不良) 등이다. 또한 가미귀비탕을 사용해야 하는 경우보다 체력이 좋은 사람에게 적합하다.

단치소요산과 비교하면 단치소요산은 혈울(血鬱)과 간울(肝鬱)로 인한 증상에 사용하며 대부분 소화장애는 동반되지 않고, 갱년기장애와 같은 여성질환에 빈용한다. 또 기육(肌肉)의 긴장보다는 간울(肝鬱)로 인한

風寒暑濕燥火內傷勞霍亂嘔吐咳嗽 積聚 浮脹消黃瘧邪身精氣神血夢聲津痰蟲小便大頭面眼耳鼻口牙咽頸背胸乳腹腰脇皮手足前後癰諸婦小 腫滿渴疸疾祟形 液飲 兒

증상이 많이 사용한다. 반면 육울탕은 기육의 긴장 증상이 더 현저하여 전중통이나 흉비의 증상이 두드러지고 소화불량이 동반되는 경우에 많이 사용한다.

→ 활용사례

1-1. 흉부열감(胸部熱感), 심계(心悸), 위장불편(胃腸不便), 설사(泄瀉), 피로(疲勞)　남　32세　소음성소양인
1-2. 흉비(胸痞), 소화불량(消化不良), 불면증(不眠症), 구고(口苦), 구건(口乾)　여　81세　소양인
2-1. 불안(不安), 분노(憤怒), 불면(不眠), 흉비(胸痞)　남　55세　소양인
2-2. 우울증(憂鬱症), 대인기피증　여　24세　소음인
3-1. 편두통(偏頭痛), 흉민(胸悶), 상열감(上熱感), 우울증(憂鬱症), 항강(項强), 견비통(肩臂痛), 복랭(腹冷), 족랭(足冷),
　　하복포만(下腹飽滿)　여　34세　소양인
4-1. 불면증(不眠症), 천식(喘息), 두통(頭痛)　여　73세　소양인
5-1. 식울(食鬱), 기울(氣鬱), 담울(痰鬱)　남　28세　소음성태음인　178cm 69kg

1-1. 흉부열감(胸部熱感), 심계(心悸), 위장불편(胃腸不便), 설사(泄瀉), 피로(疲勞)
다음은 이정근 선생의 경험이다.

● 김 ○○　남　32세　소음성소양인　한국계　미국 캘리포니아 로스앤젤레스 카운티
중키에 몸통이 약간 굵은 소음성소양인이다. 1년 전 메슥거림과 상열감으로 본원에서 소시호탕을 복용하여 좋아졌으나 최근 들어 졸업과 동시에 직장 문제로 다시 심계와 흉부열감으로 약을 복용하기 위해 내원했다.
① 스트레스로 인해 잠을 자다 깬다.　② 가슴에 열감이 있으며 심계가 있다.　③ 미열이 있다.　④ 위(胃) 부위가 불편하다.　⑤ 종종 설사를 하며 대부분 대변이 묽다.　⑥ 피곤하며 아침에 몸이 무겁다.　⑦ 맥은 빈맥(頻脈)이며 활(滑)과 현(弦)이 우측맥에서 잡히고 좌측은 세(細)하다.　⑧ 혀는 백니태(白膩苔)가 있다.　⑨ 복진시 중완부가 압통이 있다.　⑩ 졸업 준비와 취업 준비로 많은 스트레스를 받았다.
주호소인 흉부열감은 졸업과 취업 준비과정의 스트레스로 인해 소화기 이상과 가슴에 열감이 발생한 것이다. 스트레스에 대응하는 방법은 그 사람의 성격과 기질(氣質)에 따라 달라진다. 호탕하고 낙천적이면 스트레스 상황에서 쉽게 벗어나고 잊어버리지만, 세심하고 낙천적이지 않은 사람의 경우 스트레스 상황에서 벗어나지 못해 점점 쌓이게 되고 이로 인해 새로운 스트레스를 만들어 내는 악순환에 빠진다. 또 기질이 빠르고 용량이 크다면 스트레스에 직면해서 해결하기 위해서 동분서주하겠지만 기질이 느리고 적다면 수동적인 대응을 하면서 해결보다는 기다리는 경향이 강할 것이다.
한방에서는 이를 기울화화(氣鬱化火)라고 한다. 기울이라는 것은 스트레스가 풀리지 않고 쌓이며 되풀이된다는 의미일 것이다. 스트레스 상황에 처하게 되면 교감신경의 흥분으로 소화기(消化器)와 사지 말단에 배분되는 에너지와 혈류량이 줄어들게 되며 얼굴과 머리 쪽으로 혈류량이 증가되고 심박과 심박출량을 증가시키기 위해 심장 쪽으로 혈류량이 증가한다.
이러한 상황이 반복, 지속된다면 사지는 차갑게 되고 소화장애를 가져 오며 소화장애는 소화기 구조에 영향을 끼치게 된다. 여기서 화화라는 의미는 지속되는 스트레스로 인해 우리의 몸은 적응되고 환원이 되지 않기 때문에 스트레스와는 상관없이 얼굴과 머리, 가슴 쪽으로 증가된 혈류량이 지속되기 때문에 열감을 느끼게 된다. 이를 옛 선인들은 눈으로 볼 수 없고 느낄 수 없는 기(氣)가 열에너지를 가진 화(火)로 변환되었다고 표현한 것 같다.
이 환자는 성격이 조용하고 음인(陰人)적인 성향이 강하기에 스트레스를 적절하게 풀기보다는 쌓아두는 편이어서 소화기장애와 심계, 흉부열감을 호소하며 지속되는 긴장과 소화기장애로 수분대사가 떨어져서 몸이 무겁고 혀와 맥에서 습과 담의 증상이 나타나게 되었다.
먼저 기울화화로 인해 발생한 앞의 증상을 해결하기 위해 개울, 행기, 진정 방법이 필요할 것 같고, 소화기장애를 해소하기 위해 소도와 운동성 증가, 그리고 습체와 담을 제거하기 위한 거습, 거담을 겸해야 할 것으로 보았다.
울화로 인한 심계, 소화불량, 흉부열감에 사용할 수 있는 처방으로는 치자청간탕, 가미귀비탕, 향소산, 행기향소산, 정기천향탕, 육울탕, 향사육군자, 단치소요산 등이 있다. 이 처방들 중에서 향소산의 개념이 포함되어 있고 소도제와 거습, 거담제, 진정제가 포함되어 있는 육울탕을 쓰기로 했다.
육울은 식울, 기울, 담울, 습울, 열울, 혈울을 말하는 것으로 울로 인해 발생할 수 있는 상태별 분류이며 육울탕은 육울을 모두 치료한다는 의미로 구성된 처방이기 때문에 기울, 식울, 울화, 담울, 습울이 있는 이 환자에게는 적방이라 사료되었다.
졸업과 취업 스트레스로 인해 발생한 흉부열감과 심계, 소화장애를 목표로 육울탕 1.5배량에 소화불량을 개선하기 위

해 백출을 더했으며 울화 증상이 심한 정도가 아니라 판단되어 치자와 연교는 본방인 1배량으로 10일분 20첩을 지어주었다.

육울탕 1제를 모두 복용한 후
1. 속 불편함이 많이 호전되어 거의 없다.
2. 설사는 멈췄으며 연변을 본다.
3. 심계 증상은 거의 사라졌다.
4. 흉부열감은 없어졌다.
5. 피곤한 감이 없고 아침에 몸 무거움이 없다.

1-2. 흉비(胸痞), 소화불량(消化不良), 불면증(不眠症), 구고(口苦), 구건(口乾)
다음은 서영학 선생의 경험을 채록한 것이다.

● 정 ○ ○ 여 81세 소양인 경기도 광주군 초월면 도평리
딸이 정신질환자로 방에 가둬 놓고 있으며 아들은 며느리와 사이가 좋지 않은 탓에 신경을 많이 쓰는 할머니로, 가슴이 답답하여 살 수 없다며 가슴이 뻥 뚫리는 약을 지어달라며 왔다.
성격이 칼칼한 전형적인 소양인이다.
① 심한 변비가 있다. ② 가슴이 답답하다. ③ 잠이 오지 않는다. ④ 소화불량이 있다. ⑤ 입이 쓰고 건조하다.
자녀들의 불화와 정신질환자인 딸 때문에 만성적인 스트레스를 받아 늘 신경을 많이 쓰다 보니, 소화도 안 되고 잠도 제대로 자지 못하게 되자 이러한 것들이 복합되어 가슴이 답답한 증상이 심해진 듯하다.
속을 많이 끓이는 소양인 할머니의 소화불량과 불면(不眠), 변비(便秘)를 겸한 흉비(胸痞)증상을 목표로 육울탕 2배량에 기울(氣鬱)과 식울(食鬱)의 활투에 따라 소엽 1돈과 목향, 맥아, 지실, 황련 0.5돈을 더하여 10일분 20첩을 지어주었다.
육울탕 10일분을 모두 복용한 뒤에 다시 내원했을 때 가슴 답답한 것은 어떠냐고 물어 보니
1. 그 약을 먹은 뒤로 가슴이 뚫려 후련하고 소화도 잘되며
2. 잠이 잘 온다고 한다.
3. 또 입이 쓰고 건조한 것도 없어졌다고 한다.

2-1. 불안(不安), 분노(憤怒), 불면(不眠), 흉비(胸痞)
다음은 노상호 선생의 경험을 채록한 것이다.

● ○ ○ ○ 남 55세 소양인 미국 LA
필자의 사촌형으로 미국에 살다가 잠시 귀국하여 동생들과 집안 문제로 다툰 뒤로 심화(心火)가 생겼다.
① 동생들과 다투고 난 뒤로 억울하고 분한 마음이 쌓였다. ② 미칠 것 같고 잠이 오지 않고 속이 갑갑하다.
③ 위(胃) 절제 수술을 한 적이 있어 소화기능이 좋지 않다.
소양인인 사촌 형의 증상들이 울화(鬱火)로 인해 나타났다고 보고, 특히 소화력이 약한 점도 고려하여 울화와 소화력이 약화된 곳에도 쓸 수 있는 육울탕 6첩을 지어주었다.
육울탕 6첩을 모두 복용한 뒤에 연락이 왔는데 그 약을 복용한 뒤로
1. 가슴 답답한 것이 없어지고
2. 밤에 잠을 잘 자고 모든 증상이 좋아졌다고 했다.

2-2. 우울증(憂鬱症), 대인기피증
다음은 노상호 선생의 경험을 채록한 것이다.

● ○ ○ ○ 여 24세 소음인 유치원 교사 인천광역시 남동구 구월동 주공아파트
우연히 우울증이 시작되어 3개월 동안 병원에서 입원 치료를 받았고 완전히 회복되지 않아 일상적인 사회생활이 곤란하여 사회복귀가 어렵다는 판정을 받았다. 병원에서 3개월 동안 통원치료를 지속적으로 받던 중에 내원한 사람이다.
① 우울증과 대인기피증이 있다. ② 불안하고 초조하다. ③ 밤에 잠을 못 이룬다. ④ 소화불량이 있다.
우울증과 대인기피증으로 내원한 24세 소음인 여성이며 소화력도 약하다는 점을 감안하여 육울탕 본방으로 10일분 20첩을 지어주었다.
얼마 지난 뒤에 어머니와 함께 내원했다. 한약을 복용하는 중에는 병원약을 전혀 먹지 않았으며 지난번 약을 복용한 뒤로 증세가 좋아져서 사회생활에 자신감이 생기고, 명랑해졌고 우울증이나 대인기피증도 없어졌다며 고맙다는 인사를 했다. 그 뒤에 가족의 약을 지으러 다시 한 번 방문했는데 그 이후로는 괜찮아져 정상적으로 생활을 잘하고 있다고 한다.

風
寒
暑
濕
燥
火
內傷
虛勞
霍亂
嘔吐
咳嗽

積聚

浮腫
脹滿
消渴
黃疸
瘧疾
邪祟
身形
精
氣
神
血
夢
聲音
津液
痰飲
蟲
小便
大便
頭
面
眼
耳
鼻
口舌
牙齒
咽喉
頸項
背
胸
乳
腹
腰
脇
皮
手
足
前陰
後陰
癰疽
諸瘡
婦人
小兒

3-1. 편두통(偏頭痛), 흉민(胸悶), 상열감(上熱感), 우울증(憂鬱症), 항강(項强), 견비통(肩臂痛), 복랭(腹冷),
　　족랭(足冷), 하복포만(下腹飽滿)

다음은 이상철 선생의 경험이다.

● 김 ○ ○ 여 34세 소양인 공무원 서울특별시 서대문구

얼굴에 여드름이 많이 난 얼굴이다.

최근 들어간 직장에서 대인관계에서 스트레스를 많이 받았다. 한의원에는 항강, 견비통으로 왔는데 자세히 문진하는
과정에서 편두통, 흉민과 상열감의 증상을 보이는 바 침과 한약으로 치료하기로 했다.

① 편두통, 흉민과 상열감, 우울증이다. ㉠ 스트레스 받으면 편두통, 흉민과 상열감이 더욱 심해지고 얼굴도 벌게진다.
㉡ 최근 직장 내 대인관계로 스트레스를 많이 받고 있다. ㉢ 일에 있어서 꼼꼼한 편이다. ② 근육질환: 자고 일어나
면 목이 항상 뻣뻣하고 오후가 되면 어깨가 결리고 아프다. ③ 여드름: 얼굴에는 여드름이 많은 편이며 스트레스 받
으면 더욱 심해진다. ④ 칠정: 스트레스를 받으면 편두통, 흉민과 상열감이 심하다. 또한 심계, 한숨, 항강증이 있으
며 헛구역질이 나고 속이 더부룩하다. ⑤ 한열: 얼굴에는 열감이 있고 손은 화끈거리나, 복랭, 족랭이 있다. 찬물을
조금씩 먹는 편이며 국은 따뜻한 것을 좋아한다. ⑥ 소화: 평소 속이 더부룩하고 신경을 많이 쓰면 헛구역질을 한다.
가스가 차고 아랫배가 부르다. ⑦ 대소변: 대변은 정상, 소변은 긴장하면 소변불리의 경향이 약간 있다. ⑧ 수면:
정상이나 스트레스 심하게 받는 날은 잠을 설친다. 최근 잠을 설쳤다. ⑨ 생리: 생리주기가 불규칙하며 최근 생리량
이 줄었다. 생리통은 있다가 없다가 하며 덩어리가 나오기도 한다. ⑩ 최근 체력저하로 기운이 없고 몸이 무겁다.
입맛이 떨어진 것은 아니다. ⑪ 설진: 백태, 딸기혀이다. ⑫ 맥진: 현활맥이다. ⑬ 복진: 명치압통, 제 좌하부위의
어혈압통이다. ⑭ 우울증으로 병원치료를 받고 있으나 편두통과 흉민, 상열감이 심한 것이 치료되지 않았다. 기운이
없고 만사가 귀찮다. 직장을 그만둘까도 생각중이다.

평소에 신경이 예민한 편인데 직장 내 대인관계로 스트레스를 받아서 편두통, 흉민과 상열감이 생겼다. 기울증상과 더
불어 여러 울증의 증상을 가지고 있다. 항강이나 견비통은 스트레스(기울요인)로 인한 긴장으로, 편두통, 흉민과 상열
감은 스트레스로 인한 열의 상승과 편제로 수장열과 복랭, 족랭 역시 이로 인한 열의 편재로 나타났다고 볼 수 있다.
우울증은 스트레스형 긴장 후 오는 이완이나 에너지 부족으로 가스가 차고 하복이 부른 것 역시 같은 이유로 소화기
운동성이 저하되어 나타난 현상이라 볼 수 있다.

처음 내원하게 된 동기가 항강, 견비통이나 이 역시 정신적인 스트레스로 기혈순환이 떨어지고 활동을 하지 않는 사
무직 노동자에게 자주 생기는 것인데, 울증 치료에 포인트를 두기로 했다. 울증은 사람의 형태(신체조건)에 따라 여러
형태로 나타난다. 주로 건실하거나 열이 있는 사람들은 간울을 위주로 나타나 소간제인 소요산이나 단치소요산, 치자
청간탕, 시호억간산, 치시탕 등을 사용하는 경향이 있다. 보통 사람들은 전신이나 소화기에 영향을 많이 받는다. 전신
의 경우는 가벼우면 십육미유기음에서부터 교감단이나 강기탕, 분신기음, 향소산, 행기향소산, 청심연자음, 육울탕, 향
부자팔물탕(사상방) 등을 사용하거나 허약하면 가미귀비탕 등을 사용한다. 소화불량이 겸하여 오면 향소산류를 많이
사용하는 경향이 있어서 향소산이나 행기향소산, 정기천향탕, 신계향소산, 육울탕 등을 많이 사용하게 된다.

이 환자의 경우는 소화기 증상도 있으면서 흉민, 상열감 등도 겸해 있어서 칠정상으로 인한 육울의 가장 기본적인 방
인 육울탕을 사용하기로 했다. 육울탕은 향부자, 진피, 소엽, 지각으로 기울. 창출, 복령으로 습울. 연교, 치자로 화울.
패모, 진피로 담울. 창출, 신곡으로 식울. 지각, 천궁으로 혈울을 제거한다. 다만 육울탕 활투에 보면 울병, 소화불량,
복창만의 간에서 시발한 기울기체증이므로 시호를 가하고 편두통, 흉민의 증을 보고 향부자를 증량했으며, 가스차고
하복팽만한 하초 기울증에 목향, 빈랑을 가하고 상열하한 증상이 있어서 황련을 가했다. 또한 소화기장애로 여드름이
난 것으로 보고 창출을 증량하기로 했다.

스트레스로 인한 항강이나 견비통, 편두통, 흉민과 상열감에 속이 더부룩하고 가스차고 아랫배가 부르다는 소화기증상
을 감안하여 육울탕을 사용하기로 하고 1제씩 연이어 2제를 지어주었다.

2제를 복용한 후에

1. 편두통이 없어졌고
2. 가슴 답답한 증상도 없어졌으며
3. 상열감은 약간 남아있다.
4. 마음이 한결 편해지고
5. 기운이 없고 몸이 무거운 것도 많이 좋아졌다.
6. 항강과 견비통도 많이 좋아졌다. 침치료를 병행했다.
7. 배가 많이 따뜻해지고 발도 차지는 않다.
8. 평소 음식을 먹으면 속이 더부룩하고 하복이 팽만했는데 음식을 먹어도 괜찮다.
9. 여드름도 좋아지기는 했는데 눈에 띄는 정도는 아니다.

이 환자의 경우 편두통, 흉민과 상열감을 치료하고자 양방에서 우울증약으로 신경안정제와 수면제를 복용했으나 더욱

기운이 빠지고 치료의 효과가 없었지만 한약으로 많은 증상의 소실을 가져왔다. 결국 칠정상으로 인한 질병은 양방보다 한방이 더욱 우수한 효과를 가지는 치료영역임을 재차 확인했다.

4-1. 불면증(不眠症), 천식(喘息), 두통(頭痛)

다음은 유호종 선생의 경험이다.

● 조○○ 여 73세 소양인 경기도 수원시

작은 키의 뚱뚱한 소양인으로 팔다리 힘이 없고 잠을 못 자겠다고 하여 찾아왔다.

① 1년 전부터 생긴 불면증으로 힘들다. 때때로 약국에서 약을 사서 복용한다.　② 숨이 차고 누워 있으면 그르렁 소리가 난다. 찬바람을 쏘이면 심해진다.　③ 두통, 기립성현훈이 있다. 잠을 잘 못자거나 감기시에 증상이 심해진다.　④ 며칠 전 오징어를 먹고 체했으나 지금은 조금 나아졌다. 현재 소화가 잘 안 되는 편이다.　⑤ 팔다리 힘이 없어 걸을 때 휘청거리기도 하다.　⑥ 20년 전 남편과 사별하여 기울 증상이 있다.　⑦ 당뇨로 1년 전 병원에 입원한 적이 있으나 치료가 잘되어 현재는 괜찮다.　⑧ 최근 몇 년간 배가 많이 나와서 일부러 식사량을 줄인다.　⑨ 평소 소화력이 좋고 더위를 타는 편이다.　⑩ 의심이 많고 괴팍한 성격이다.

평상시 소화력이 왕성하고 체열상태가 좋은 소양인의 불면증이다. 기타 여러 증상들이 있지만 일단은 불면증부터 치료하기로 했다.

온담탕 종류를 생각했으나 담음의 증상은 보이지 않았고, 귀비탕 종류도 체열 체질이 맞지 않아 보였다. 소요산이나 사물안신탕이 적합할 듯 보였으나 며칠 전 체한 증상이 걸려 소화기 운동성을 증진시키는 약물이 많이 포함되었으며 기울이 겸한 특징을 살려 육울탕을 선택하기로 했다.

남편 사별 후 기울 증상이 잠재되어 있고 식체로 소화가 잘 안 되고 있다는 점을 고려하여 육울탕을 선방한 뒤 불면증을 감안하여 산조인 8g을 더하여 15일분으로 1제를 지어주었다.

투약 5일 후 전화해보니 복용한 후 3일간 잘 잤다고 했다.

약을 다 복용하고 보약을 원하여 찾아 왔을 때 확인해 보니

1. 불면증이 소실되었다. 오히려 낮에도 잠이 많이 온다고 한다.
2. 천식 증상도 많이 경감되었다.
3. 두통도 많이 경감되었다.
4. 처음 뵐 때는 안색이 어둡고 표정이 좋지를 않았는데 육울탕을 복용한 후에는 한결 표정이 밝아졌다.

보약으로는 가미팔진탕의 의미로 팔물탕에 향부자 사인을 가하여 투약했다.

風
寒
暑
濕
燥
火
內傷
虛勞
霍亂
嘔吐
咳嗽

積聚

浮腫
脹滿
消渴
黃疸
瘧疾
邪祟
身形
精
氣
神
血
夢
聲音
津液
痰飮
蟲
小便
大便
頭
面
眼
耳
鼻
口舌
牙齒
咽喉
頸項
背
胸
乳
腹
腰
脇
皮
手
足
前陰
後陰
癰疽
諸瘡
婦人
小兒

下統39 寶 보화환 保和丸

白朮 五兩 陳皮 半夏 赤茯苓 神麯 山査肉 各三兩 連翹 香附子 酒炒 厚朴 蘿蔔子 炒 各二兩 枳實 麥芽 黃連 酒炒 黃芩 酒炒 各一兩

一切食傷 及積聚痞塊 ① 一方 山査肉 五兩 神麯 半夏 各三兩 赤茯苓 陳皮 蘿蔔子 連翹 麥芽 各一兩
[用　　法] 上末 薑汁糊丸 梧子大 茶下五~七十丸
[活　　套] 分作二十貼 亦好 ② 食鬱 加檳榔 一錢 木香 五分 荷葉如掌大 無熱 去芩連
[活套鍼線] 宿滯(內傷) 積聚(積聚) 久熱(內傷) 積痢(大便) 赤白痢(大便)
[適 應 症] 식체, 소화불량, 속쓰림, 위통, 복통, 가스참, 부종

 보화환은 소화기에 습담(濕痰)이 울체되고 조직이 약간 충혈(充血)되어 있는 상태에서 발생하는 급·만성의 소화불량(消化不良), 속쓰림, 도포(倒飽), 복통(腹痛) 등에 사용한다.

보화환에는 평진탕이 포함되어 있으므로 습담(濕痰)으로 인해 소화기조직이 이완되었을 때 사용한다는 것을 짐작할 수 있으며, 습담(濕痰)의 울체는 급격히 발생하는 것이 아니기 때문에 보화환의 증상은 만성적이라는 것을 알 수 있다. 활투침선을 보면 숙체(宿滯)에 사용하는 처방으로 되어 있는데, 숙체는 만성적으로 소화기능이 저하되어 발생하는 체증(滯症)이므로 이 또한 보화환의 증상이 만성적이라는 것을 시사한다. 조문에도 '一切食傷일체식상 及積聚痞塊급적취비괴'를 치료하는 것으로 되어 있는데, 비괴(痞塊)의 증상도 만성 소화장애로 인해 소화기조직이 기질적인 변화를 일으켰을 때 나타나는 것이므로 만성적인 증상이라는 것을 확인할 수 있다. 따라서 평소에 구토, 오심, 느글거림과 같은 습담(濕痰) 증상이 상존한 상태에서 소화불량이 심해졌을 때 보화환을 사용한다.

그러나 실제로 임상에서는 급성 소화불량에 사용하는 경우도 있으므로 반드시 만성 소화불량에 사용한다고 생각할 필요는 없다. 처방을 만들었을 때 주로 만성적인 증상에 사용하기 위함이었다는 것이지, 약성을 응용한다면 급성 증상에도 충분히 사용할 수 있다. 특히 보화환은 적취(積聚)에 사용하는 처방으로 되어 있는데, 적취의 개념을 이해한다면 급·만성 증상에 모두 사용한다는 것을 이해할 수 있을 것이다.

소화기에 발생한 적취(積聚)는 첫째, 음식물이 소화기에 적체(積滯)되어 있는 것을 의미한다. 음식물이 소화되지 않고 적체되는 것은 만성적으로 소화기능이 떨어진 것도 원인이지만, 과식이나 부적합한 음식물을 먹었을 때 급체(急滯)하는 것도 원인이다. 둘째, 적취는 부적합한 음식물이나 음주로 인해 소화기가 손상되어 기능적 또는 기질적인 변화를 일으킨 것을 의미한다. 즉 부적합한 음식물을 먹거나 어패류, 과채류 등을 과식(過食)하여 소화기조직에 미세한 손상이 발생하여 복통이나 구토, 설사, 팽만 등의 증상이 나타나고, 또 손상을 일으킨 물질이 모두 배설되었음에도 불구하고 소화기조직의 손상이 회복되지 않고 기능적, 기질적인 변화를 초래하여 오랜 시간 소화불량을 일으키게 되는 것이다. 보화환은 적취(積聚)에 사용하는 처방이므로 첫 번째와 두 번째 경우에 모두 사용할 수 있고, 따라서 급·만성 증상을 불문하고 사용한다. 조문의 '一切食傷일체식상'에 사용한다는 언급도 이를 뒷받침해 준다.

보화환은 이진탕에 황금, 황련, 연교 등 청열제(淸熱劑)를 포함하고 있기 때문에 증미이진탕 못지않게 속쓰림에도 빈용하는 처방이다. 소화기조직에 담음(痰飮)이 울체되어 있으면서 부분적으로 조직이 충혈(充血)되어 있을 때 담음을 제거하면서 충혈된 조직을 청열(淸熱)·수렴(收斂)시켜 속쓰림을 치료하는 것이다. 이런 증상이 위장조직에 나타나면 속쓰림 증상으로 나타나겠지만, 대장조직에서 나타나면 설사나 이질 증상

이 발생한다. 활투침선에 적리(積痢)와 적백리(赤白痢)에 사용하는 처방으로 분류되어 있는 것도 이런 이유에서 이다.

활투침선을 보면 구열(久熱)에 사용하는 처방으로 분류되어 있는데, 구열(久熱)은 적취(積聚)가 오래 지속되는 경우 인체 스스로 이것을 해결하려는 과정에서 열이 형성되기 때문에 나타나는 현상이며, 소화불량이 해소되면 자연히 치료된다.

처방구성 처방구성을 보면 백출은 장관활동이 흥분된 경우에는 억제작용을 하고, 반대로 장관활동이 억제된 경우에는 흥분작용을 한다. 즉 장관활동에 대한 조절작용이 있어서 장관의 자발성 수축활동의 긴장성을 높이고 강직성 수축을 방지한다. 진피는 소화기조직에 스며 있는 담음(痰飮)을 제거하는 동시에 소화기의 운동성을 조절하고, 위액분비를 촉진시키고 궤양의 발생을 억제하며, 이담작용을 한다. 반하는 장관(腸管)의 운동을 촉진하여 소화관에 정체된 음식물과 수분의 배출을 촉진하고 신경성 구토를 억제한다.

적복령은 세뇨관의 재흡수를 억제하여 이뇨를 촉진하고, 신곡은 보조효소의 작용을 통해 물질대사에 영향을 주며, 단백질의 소화 그리고 흡수와 이용에 도움을 준다. 산사는 소화효소를 함유하고 있어 육류의 소화를 촉진하는 동시에 정장작용(整腸作用)을 한다. 연교는 약리실험에서 비만세포막을 강화하여 화학전달물질의 유리를 억제함으로써 항알레르기 작용을 나타내는 것으로 밝혀졌다. 향부자는 장관(腸管) 평활근의 경련을 억제하여 소화관의 가스배출을 촉진한다.

후박은 장(腸)의 운동을 촉진하거나 장(腸)의 경련을 완화하는 등, 장의 운동을 조정하는 작용이 있다. 나복자는 위장 평활근의 수축작용을 증가시키고, 지실은 장관(腸管)의 운동을 조절한다. 맥아는 당분과 단백질을 분해하는 효소가 함유되어 있어 소화를 촉진한다. 황련은 소화성궤양에 대한 억제작용이 있으며 타액, 위액, 췌액의 분비를 촉진하고 위장의 연동운동(蠕動運動)을 항진시키며, 담즙분비를 촉진하여 간기능을 강화한다. 황금은 혈관투과성 항진을 억제하고, 소염작용이 강하여 혈관의 염증성 충혈(充血)과 울혈(鬱血)을 완화시킨다.

처방비교 증미이진탕과 비교하면 두 처방 모두 속쓰림에 사용한다는 공통점이 있다. 증미이진탕은 속쓰림이나 탄산(呑酸)에 사용하는 처방이며, 속쓰림이 있을 때 가장 많이 사용하는 처방이기도 하다. 반면 보화환도 속쓰림에 사용하는데, 증미이진탕증보다 소화불량 증상이 좀더 심하면서 속쓰림 증상은 상대적으로 약할 때 사용한다. 특히 환제이므로 일반적인 소화제로 많이 활용할 수 있다.

태화환과 비교하면 태화환은 보기(補氣)·소도(消導)·거담제(祛痰劑) 위주이며, 건비(健脾)의 약성이 포함되어 있어 만성적인 소화불량이나 소화기보약으로 빈용한다. 반면 보화환은 보기(補氣)에 의한 건비(健脾)의 측면은 상대적으로 약하고, 거담(祛痰)·소도(消導)·하기제(下氣劑) 위주로 구성되어 있어 만성 소화불량뿐 아니라 급성 소화불량에도 사용한다.

대화중음과 비교하면 두 처방 모두 소화불량에 사용하는데, 대화중음은 소도제(消導劑)로 구성되어 있어 당장의 소화불량에 주로 사용하며, 소화불량으로 인한 식욕부진에도 사용한다. 반면 보화환은 당장의 소화불량뿐 아니라 약간 열이 내재되어 있는 상태에서 발생하는 만성소화불량에도 사용하며, 소화불량과 함께 속이 쓰리거나 설사가 나타났을 때도 사용한다.

風寒暑濕燥火 內傷勞 虛霍亂 嘔吐 咳嗽 積聚 浮腫 脹滿 消渴 黃疸 癍疾 邪祟 身形 精氣神 血夢 聲音 津液 痰飮 蟲 小便 大便 頭面 眼耳 鼻 口舌 牙齒 咽喉 頸項 背胸 乳腹 腰脇 皮手 足前後 陰陰 疝瘡 癰諸人 婦人 小兒

→ **활용사례**

1-1. 식체(食滯) 여 68세 태양성소양인
1-2. 식체(食滯), 부종(浮腫), 위통(胃痛), 속쓰림, 가스참 여 53세 소양성태음인
2-1. 식후도포(食後倒飽), 더부룩함, 속쓰림, 식도염(食道炎), 부종(浮腫) 남 27세 태음인
2-2. 과식 후 더부룩함, 트림, 탄산(呑酸), 호흡곤란(呼吸困難) 남 28세 태음인 연구원 175cm 80kg
2-3. 소화불량(消化不良), 연변(軟便), 하복팽만(下腹膨滿), 잔변감, 두통(頭痛), 입면장애, 다몽 여 51세 153cm 56kg
3-1. 속쓰림, 소화불량(消化不良) 여 45세 소양인
3-2. 속쓰림, 식후비만감 여 21세 165cm 80kg

1-1. 식체(食滯)

● 장 ○ ○ 여 68세 태양성소양인 전라북도 진안군 마령면 평자리

보통 키에 몸통이 약간 굵고 얼굴이 크며, 목소리가 약간 굵고 말이 빠른 할머니이다.
① 2~3주 전 재판 관계로 속을 끓인 뒤부터 식체가 심하여 명치가 아프다. ② 속이 더부룩하며 마치 밥알이 살아 있는 것 같다. ③ 동시에 메슥거리고 건구역질이 난다. ④ 명치가 막힌 듯하고 속도 쓰리다. ⑤ 가슴이 답답하고 열이 달아오르며 짜증이 잘난다. ⑥ 잠을 잘 못 자며 깨면 잠이 안 온다. ⑦ 식욕이 없다. ⑧ 추위는 안 타는데 더위를 타며 땀이 많고 손발은 매우 뜨겁다. ⑨ 물은 거의 안 마시고 담배는 1일 1갑을 피운다. ⑩ 대변은 1일 1회 보며 된 편이고 보기 힘들다.
할머니의 증세는 크게 두 가지이다. 하나는 소화장애이고 다른 하나는 화병(火病)이다. 소화기장애는 평소 건강했으나 심화(心火) 후에 발생한 것으로 볼 수 있고, 동시에 메슥거리고 건구역질이 난다는 것을 보면 소화기에 담음(痰飮)이 울체된 것으로 보인다. 또한 명치가 막힌 듯한 것은 식체로 인해 위장조직이 긴장되어 있고, 속이 쓰리다는 것을 보면 위점막이 충혈되어 있다고 보이며, 이는 곧 위 점막하조직도 충혈되어 있다고 볼 수 있다.
할머니의 두 가지 증세 중에 소화기 증세를 치유시킨 뒤 소화력이 정상화되면 화병에 관한 약을 쓰기로 했다.
신경을 쓴 뒤로 명치가 아프고 메슥거리고 건구역질이 난다는 점에서 소화기에 담음이 있다고 보고 거담제(祛痰劑)를 쓰고, 신경을 쓴 뒤 발생한 점으로 보아서 해울제(解鬱劑)를, 그리고 속이 쓰린 점을 봐서 황련, 황금 등의 약재로 구성된 처방을 쓰기로 했다. 그래서 일체 식상(食傷)과 적취비괴(積聚痞塊)에 쓰는 보화환 1.5배량을 탕제로 하여 3일분 6첩을 지어 주고, 속이 좋아지면 곧이어 복용하라고 단치소요산 2배량으로 10일분 20첩을 지어주었다.
8개월 뒤인 다음해 3월에 다시 약을 지으러 왔다. 경과를 확인해 보니, 첫 번째 약을 먹고 속이 편해져서 밥을 잘 먹었으며, 연이어 다음 약을 복용한 뒤에 가슴 답답한 것과 열 달아오르는 것이 나았다고 한다. 그런데 근래 들어서 다시 열이 달아오른다는 것이다.
이번에는 소화장애가 없으므로 다시 지난번과 같은 단치소요산 2배량으로 1제를 지어주었다.

1-2. 식체(食滯), 부종(浮腫), 위통(胃痛), 속쓰림, 가스참

● 장 ○ ○ 여 53세 소양성태음인 주부 경기도 안양시 동안구 귀인동 꿈마을 라이프아파트

10일 전에 닭고기를 먹고 체(滯)한 후에 두드러기가 생겨서 정전가미이진탕을 복용하고 증세가 격감한 주부이다.
① 3일 전에 생선회를 먹고 체한 후 얼굴이 붓는다. ② 속이 쥐어뜯는 듯하고 쓰리다. ③ 가스가 차고 속이 치밀어 오르는 증세가 나타난다. ④ 월경을 하거나 과식을 하면 얼굴이 붓는다. ⑤ 월경 전에 두통이 있고, 특히 현훈(眩暈)이 심하다. ⑥ 쇠고기, 돼지고기, 닭고기, 생선을 싫어한다. ⑦ 우측 신장염으로 신장을 1개 절제했다. ⑧ 추위를 심하게 탄다. ⑨ 찬 것과 단것을 좋아한다. ⑩ 쉽게 피로하다. ⑪ 월경은 정상이다.
3일전 생선회를 먹고 체한 후에 얼굴이 붓는 여성에게 보화환 본방에 소엽을 더하여 5일분 10첩을 투약했다.
13일 뒤인 4월 7일에 감기약을 지으러 왔을 때 확인해 보니, 식체 후에 붓는 증세가 소실되었고 속이 쓰리고 가스가 차는 증상도 소실되었다고 한다. 이번에는 두통, 가래, 기침이 있다고 하여 십신탕으로 3일분 6첩을 지어주었다. 2첩을 복용한 이후 감기는 나았으나, 마황 탓인지 가슴이 두근거리고 잠이 오지 않는다고 하여 4첩을 환불하여 주었다.

2-1. 식후도포(食後倒飽), 더부룩함, 속쓰림, 식도염(食道炎), 부종(浮腫)

다음은 지승혁 선생의 경험이다.

● 박 ○ ○ 남 27세 태음인 대학생 서울특별시 노원구 신내동

기육(肌肉)이 두텁고 단단하며, 활달한 성격에 강단이 있어 보이는 비슷한 태음인이다.
대학원 졸업 준비를 하고 있는 친구로 평소 건강한 편이나 6개월 전 무릎을 다쳐서 1달 동안 병원을 다닌 후 소화가

안 되고 아침마다 붓는다면서 상담해 왔다.

① 식후도포: 식후 2~3시간 정도 명치 밑이 더부룩하고 걸린 듯하다.　② 공복시에 속쓰림이 있고 트림할 때 신물이 약간 올라오는 듯하다. 주로 밤에 심하다.　③ 공복시 명치부터 목까지 쓰리고 조이듯이 아프며 음식을 먹으면 가라앉는다.　④ 아침마다 붓는다. 피로하거나 스트레스를 많이 받은 다음날 아침은 반드시 붓는다. 얼굴, 손, 발이 특히 부우면 대부분 오전 중에 사라진다.　⑤ 2~3주 동안 무리해서 일한 후부터 피로하고 무기력하다. 잠이 부족하다.　⑥ 예전에는 가끔 있었으나 최근에는 설사, 연변의 경향이 많다.　⑦ 졸업과 논문준비로 하루 15시간 이상 신경을 쓰고 있으며 스트레스를 많이 받고 있다. 스트레스를 받거나 피로할 때면 매핵기, 식도염, 어깨결림 등이 나타난다.　⑧ 6개월 전 무릎을 다쳐서 뼈 조각이 관절 사이에 있는 상태이다. 1달간 병원을 다녔었는데, 앞의 증상들이 그때 이후로 심해진 것 같다. 위염도 있었기 때문에 위장약도 같이 복용했었다.　⑨ 5년 전, 위염으로 치료를 받은 적이 있다. 식욕은 좋으나 식사량을 조절하는 중이다.　⑩ 매년 환절기에 목이 붓고 염증이 생긴다.　⑪ 더위를 타고 땀이 많은 편이며, 추위는 타지 않는다.　⑫ 물은 시원한 물만 먹으며, 자주 먹는 편이다.　⑬ 꿈은 자주 꾸지 않는다.

앞의 소화기증상이 발생한 시기로 볼 때, 무릎을 다치면서 몇 달 동안 운동을 전혀 하지 못했고 병원 치료를 받으면서 진통소염제와 제산제 등을 복용했던 것이 원인이 되었다고 생각했다. 또한 신체조건이 평소 담음이 있을 것 같은 태음인으로 판단하고 있었고, 소화기에 습담이 울체되어 운동성이 저하되고 신체의 순환기능도 저하된 상태에서 최근 몇 주 동안 하루 15시간 이상 무리하게 일을 한 것이 발병의 원인이라 사료된다. 과로나 스트레스 또는 지속적인 긴장상태, 또는 긴장 뒤에 오는 이완상태로 인해 소화기능이 더욱 떨어지고 그로 인해 제반 증상들이 나타났다고 생각되었다.

증상이 6개월 이상 지속된 만성 소화불량으로 원인이 소화기 조직의 담음이라고 생각되어, 거담제를 통해서 소화기의 담음과 그로 인한 신체의 수분대사 장애를 치료하고 현재의 소화불량과 허약상태를 개선할 수 있도록 보기와 건비할 수 있는 처방을 생각해 보았다.

소화기의 담음이 근본적인 원인이라고 생각했기 때문에 거담제인 이진탕을 위주로 생각하게 되었다. 거담 위주의 처방에는 이진탕, 가미이진탕, 평진탕, 내소산, 보화환, 증미이진탕, 사칠탕 등 여러 처방이 있고, 건비 위주의 처방에는 태화환, 비화음, 육군자탕, 삼령백출탕, 삼출건비탕 등이 있다. 그 외에도 불환금정기산, 인삼양위탕, 십신탕, 향사육군자탕, 치출환, 소조중탕, 비화음, 응신산, 전씨이공산, 소조중탕 등도 검토해 보았다.

이 중에서 보기와 건비보다는 거담 위주의 처방이 근본적인 치료에 도움이 된다고 생각되어 거담, 소도, 하기할 수 있는 처방을 고려해 보았다. 이중에서 보화환은 소화기에 습담이 울체되고 조직이 약간 충혈되어 있는 상태에서 발생하는 소화불량, 속쓰림, 도포, 복통 등에 사용하는 처방이다. 활투침선을 보면 숙체(宿滯)에 사용하는 처방으로 되어 있는데 숙체란 만성적으로 소화기능이 저하되어 발생하는 체증(滯症)이고, 이진탕이 포함되어 있기 때문에 담음으로 인한 소화기 장애에 적합하다고 생각되었다.

보화환 조문에는 '일체식상(一切食傷) 급적취비괴(及積聚痞塊)'라고 되어있는 것은 비괴(痞塊)라는 실질적인 기질적 변화까지 생긴 상태이므로 만성적인 소화불량에 적합하다고 할 수 있다. 또한 백출이 군약으로 건비조습할 수 있고, 소도하기제를 통해 현재의 소화불량을 개선할 수 있으며, 청열제인 황련, 황금이 포함되어 있어 속쓰림이나 위염 증세에도 적합하다고 생각되었다. 스트레스성 매핵기가 있기 때문에 사칠탕의 의미로 소엽을 가해주었다.

담음으로 인한 소화불량, 속쓰림, 부종에 보화환 본방(加 소엽)을 탕제로 해서 한 제 투여했다.

복용 후 처음 2일 동안은 별다른 반응이 없었으나 3일째 확인해 보니

1. 소화가 잘되는 것 같고, 식후 더부룩한 것이 줄었으며
2. 속쓰림, 식도염, 매핵기 등이 없어졌다.
3. 아침마다 붓는 것도 덜 하며
4. 낮이나 식후에 졸리지 않는다.
5. 한 제를 다 복용할 때 쯤 확인해보니 아침마다 붓는 것이 조금 남아있지만, 대부분 증상들은 사라졌다고 한다.
6. 하지만 보화환을 복용하는 동안 갈증이 심해져 물을 하루에 2L 이상 먹었고 복용이 끝나면서 심하던 갈증도 사라졌다고 한다.
7. 연변과 설사가 계속되었지만, 힘들기 보다는 시원한 느낌이 들었다고 한다.

일주일 뒤에 전화가 와서, 다른 증상은 없지만 다시 목이 쓰린 듯한 느낌이 든다며, 같은 약으로 한 제 더 지어달라고 했다.

보화환이 효과가 있다고 생각되어, 보화환 본방대로 한 제를 더 투여했다.

식후도포, 속쓰림, 부종, 피로 등 모든 증세는 소실되었으나, 여전히 약을 복용하는 동안에는 갈증이 심해진다고 한다.

여러 처방을 두고 고민해 보다가 보화환을 선방하여 의외로 효과가 좋았다. 그러나 갈증이 심해졌다는 점으로 보아 보화환을 너무 오래 복용해서 그런 것이 아닌가 생각되었다. 소화불량 증세가 없어졌을 때 이진탕이 빠진 다른 처방으로 바꿔서 줘야하지 않았을까 뒤늦게 고민해 보았다. 약만 지어주고 뒷짐 지고 서서 낫기만 바라는 안이한 자세를

반성해야 한다는 생각을 해 본다

2-2. 과식 후 더부룩함, 트림, 탄산(呑酸), 호흡곤란(呼吸困難)

다음은 윤여빈 선생의 경험이다.

● 윤 ○ ○ 남 28세 태음인 연구원 175cm 80kg 경기도 안양시 동안구 관양동

보통 키에 피부가 두터운 편이며 비습하고 성격이 급한 태음인으로 본인이다.

모임에서 회식을 한 적이 있었고 음식이 너무 맛있어 평소보다 많은 양의 음식을 먹게 되었다.

평소에는 식욕이 왕성하고 소화도 잘되는 편이었다.

① 과식을 한 뒤 속이 불편하다. ㉠ 음식이 목까지 차 있는 느낌이며 목으로 넘어올 것만 같다. ㉡ 속이 더부룩하고 자꾸 트림이 나온다. ㉢ 너무 많은 음식을 먹은 탓인지 숨을 쉬기가 불편하여 헉헉대고 있었다. ② 추위는 별로 타지 않고 더위를 타는 편이다. ③ 평소에 몸에 땀이 많으며 특히 상체에 땀이 많다. 또한 뜨겁거나 매운 음식을 먹으면 머리에서 땀이 난다. ④ 몸 전체는 따뜻한 편이나 아랫배가 찬 편이다. ⑤ 단 것을 좋아하고 시원한 것을 좋아한다. ⑥ 물은 보통으로 마신다. ⑦ 식욕이 왕성하고 식사량이 많다. ⑧ 소화는 잘되나 가끔 신물이 넘어온다. ⑨ 대변은 1일 1~3회 정도 보며 무른 편이다. ⑩ 소변을 자주 본다. ⑪ 평소에 잠이 적은 편이며 옅은 잠을 자고 잠을 자는 동안 자주 깨고 뒤척인다. ⑫ 피로하고 기운이 없다. ⑬ 알레르기비염으로 소청룡탕을 복용하고 증상이 호전된 경력이 있다. ⑭ 알레르기성 피부염으로 정전가미이진탕을 복용하고 증상이 호전된 경력이 있다.

과식으로 인한 소화불량을 해소하기 위하여 보화환 탕제로 달인 것을 한 봉 복용했다.

약을 복용한 지 30분 정도 지나자 속이 편안해지는 것을 느낄 수 있었다. 그 후에 트림이나 신물이 올라오는 것도 소실되었으며 호흡이 곤란한 것도 소실되었다.

3-1. 속쓰림, 소화불량(消化不良)

다음은 박영진 선생의 경험이다.

● 박 ○ ○ 여 45세 소양인 경기도 안양시 안양9동

① 5년 전부터 아침 기상시 위장에 쓰~리한 느낌이 5~10분 간격으로 1회 지속된다. ② 처음에는 배가 고픈 것으로 생각하여 운동이나 활동량이 별로 없음에도 불구하고 음식물을 섭취했다 ③ 양치질 전에 약간의 구취가 있다. ④ 1년 전에는 식사 시간이 불규칙했다. ⑤ 운동을 잘하지 않는 편이다. ⑥ 신경이 예민하고 감정의 기복이 있는 편이다. ⑦ 평소에 손발이 차고 추위를 많이 탄다. ⑧ 평소 소화는 이상이 없으나 과식 때는 속이 거북하다.

아침 공복에 속이 쓰린 것을 목표로 보화환 오자대 20환을 매일 아침마다 복용했다.

만성적인 속쓰림에도 불구하고 첫날 속이 쓰리기에 보화환을 복용한 지 15분 정도 지난 후 신기하게도 속이 편안해지며 속이 쓰린 증상이 없어졌다. 그 이후로도 아침 공복 때 미리 보화환을 복용하니 속쓰림이 나타나지 않았다.

그 외에도 음식물을 많이 먹고 속이 답답하고 팽만감(膨滿感)을 느낄 때 소화제로도 복용해보니 팽만감이 완화되고 속이 편안해졌다. 오히려 본인에게는 소화불량시 소합향원보다도 보화환이 효력이 좋았다.

下統40 實 소적정원산 消積正元散

白朮 一錢半 神麯 香附子 枳實 玄胡索 海粉 各一錢 赤茯苓 陳皮 青皮 砂仁 麥芽 山査肉 甘草 各七分
薑三片

治 痰飮 氣血鬱結 食積 氣不升降 ① 一名[開鬱正元散] 無枳實 有桔梗
[活套鍼線] 積聚(積聚)
[適 應 症] 복통, 명치통, 속쓰림, 연변, 항강

처방
설명

　　소적정원산은 소화기조직이 충혈(充血)되어 극심한 복통(腹痛)이 나타났을 때 사용하는 처방으로, 일시적인 복통에 사용하는 경우도 있지만 지속성을 띠는 복통에 사용하는 경우가 많다. 또한 약성을 응용하여 식상(食傷)으로 인한 소화불량에도 사용한다.

　과식했거나 부적합한 음식물을 먹었을 때 소화기조직에 미세한 손상과 충혈이 발생하여 복통이 나타나는 경우가 많다. 위나 소장에서 일시에 처리할 수 있는 음식물의 용량에는 어느 정도 한계가 있으며, 음식물을 원활하게 소화하기 위해서는 분절운동과 연동운동이 규칙적으로 일어나야 하는데, 한 번에 많은 양의 음식을 섭취하면 위와 소장이 팽창되기 때문에 수축력이 약해져 소화기의 운동성이 떨어질 수 있다. 또한 팽창되는 과정에서 소화기점막에 손상이 발생하여 조직이 충혈(充血)되는 경우도 있다. 물론 소화기의 점막하조직은 혈액공급이 왕성하기 때문에 손상되더라도 신속하게 치료되는 것이 보통이지만, 여러 원인으로 손상되었던 조직의 회복이 더딜 경우에는 복통이 뒤따르게 된다.

　부적합한 음식물을 섭취한 경우에도 소화기점막에 자극을 주기 때문에 복통(腹痛)이 나타날 수 있다. 특히 예전에는 부지중(不知中)에 돌이나 흙을 먹는 경우가 많았고, 음식을 보관하는 기술이 발달하지 못하여 찬 음식이나 상한 음식을 먹는 일이 흔했다. 따라서 소화기조직이 손상되어 복통이 발생하는 경우가 많았다. 요즘에는 이와 같은 일이 많지 않지만 간혹 상한 음식이나 소화하기 힘든 음식을 섭취했을 때 이러한 복통이 나타날 수 있다. 이처럼 과식(過食)하거나 부적합한 음식물을 섭취하여 발생한 복통에 소적정원산을 사용한다.

　소적정원산은 소화기의 운동성을 증가시키는 약재와 소도작용(消導作用)을 하는 약재가 주가 되어 소화기장애를 해소하는데, 특징적인 것은 현호색이 포함되어 있어 소화기조직의 울혈(鬱血)과 충혈(充血) 등으로 인한 통증에 사용할 수 있다는 것과, 해분이 들어 있어 충혈된 조직을 수렴(收斂)·고삽(固澁)시킨다는 것이다. 따라서 소화기의 운동성이 저하되어 있으면서 소화기조직이 충혈되어 복통이 일어날 때 적합한 처방이다. 과식이나 부적합한 음식물을 섭취하여 복통이 발생한 경우 평위산이나 향사평위산 같은 처방을 쓸 수도 있는데, 평위산이나 향사평위산은 조직의 손상보다는 평활근의 수축이 원활하게 이루어지지 않아서 발생하는 복통에 사용하므로 기능적인 장애에 사용하는 처방이라고 한다면, 소적정원산은 조직의 손상과 충혈로 인한 복통에 사용하기 때문에 기질적인 장애에 쓰는 처방이라고 할 수 있다. 통증의 양상을 보더라도 소적정원산의 복통이 보다 극심하고 통증도 지속적인 경향이 강하다.

　소적정원산은 주로 소장(小腸)부위가 충혈되어 통증이 일어날 때 사용한다. 소장은 영양을 흡수하는 곳이기 때문에 혈관분포가 많아서 질병이 많이 발생하는 곳은 아니다. 그러나 여러 요인에 의해 장애가 생기면 조직이 충혈되거나 혈종(血腫)이 생겨 복통이 일어날 수 있다. 물론 소장 부위가 충혈되었다고 하는 것은 다분히 경험적인 것이며, 소적정원산은 여타(餘他)의 부위가 충혈되었을 때도 사용할 수 있다.

　활투침선에는 적취(積聚)에 사용하는 처방으로 분류되어 있는데, 적취에는 두 가지 형태가 있다. 하나는 음식물이 실제로 소화기관에 적체되어 소화불량, 창만, 복통 등을 일으키는 것이고, 다른 하나는 음식물의 적체가 없지만 과식이나 부적합한 음식물에 의한 손상으로 소화기조직이 충혈되어 지속적으로 복통과 소화불량을 일으키는 것이다. 소적정원산은 음식물이 적체되어 있는 경우에도 쓸 수 있지만, 해분과 현호색이 포함되어 있어 소화기조직이 손상되어 지속적으로 복통과 소화불량이 나타나는 적취(積聚)에도 사용할 수 있다. 즉 현재 통증이 나타났을 때 사용하는 것이지만, 증상의 발생시점은 오래되었을 가능성이 있다는 의미이다.

처방구성 처방구성을 보면 백출은 장관활동이 흥분된 경우에는 억제작용을 하고, 반대로 장관활동이 억제된 경우에는 흥분작용을 한다. 즉 장관활동에 대한 조절작용이 있어서 장관의 자발성 수축활동의 긴장성을 높이고 강직성 수축을 방지한다. 신곡은 보조효소의 작용을 통해 물질대사에 영향을 주며, 단백질의 소화·흡수와 이용에 도움을 준다. 향부자는 장관(腸管) 평활근의 경련을 억제하여 소화관의 가스배출을 촉진한다. 지실은 위장(胃腸)의 연동운동(蠕動運動)을 강화, 리듬을 조정하고 소화·흡수를 강화한다.

현호색은 강력한 지통작용(止痛作用)이 있어 모든 급·만성 통증에 사용한다. 그 중에서도 위통(胃痛)에 대한 지통효과가 아주 빠른 것으로 알려져 있다. 해분은 자해합으로 만든 것으로 탄산칼슘을 많이 함유하고 있어 완고한 담(痰)을 다스리며, 부인의 백대하를 치료한다. 적복령은 세뇨관의 재흡수를 억제하여 이뇨를 촉진하고, 진피는 소화관의 운동을 강화하여 가스배출을 촉진한다. 청피는 소화액분비 항진작용, 위산분비 강화작용으로 소화를 촉진하며, 세포질의 투과성을 조절하여 염증 증상을 개선하고, 모세혈관의 탄력을 강화하며 미소출혈(微少出血)을 방지한다.

사인은 장관(腸管) 평활근을 이완시키며, 소화기의 운동을 촉진하여 음식물의 운송과 소화·흡수에 도움을 준다. 맥아는 당분과 단백질을 분해하는 효소를 함유하고 있어서 소화를 촉진한다. 산사 또한 소화효소를 함유하고 있어 육류의 소화를 촉진하는 동시에 위장의 연동을 조정한다. 감초는 소화관평활근에 작용하여 경련을 억제하며, 위산분비를 억제하고 위점막을 보호하는 항궤양작용을 한다.

처방비교 인삼양위탕이나 평위산증의 복통은 일시적인 소화기계의 과부하로 인한 소화기근육의 과도한 수축 때문에 발생한 것이지만, 소적정원산증의 복통은 소화기에 적체가 있으면서 소화기 조직이 손상되어 나타나는 극심한 복통이다. 즉 적체를 일으키는 내용물(음식물)이 소화기 내에 없는 상태에서 일시적으로 발생한 복통은 인삼양위탕이나 평위산을 쓸 증상이지만, 적체를 일으키는 내용물(음식물)이 현재 소화기 내에 있으면서 소화기조직의 충혈이나 염증 때문에 통증이 오거나 소화기의 기질적 변화로 통증이 발생하는 경우는 소적정원산을 쓸 증상인 것이다.

반총산과 비교하면 두 처방 모두 극심한 복통에 사용한다. 그러나 반총산의 복통은 허랭이 바탕이 되어 있는 경우가 많고, 통증의 양상은 하복에서 위로 뻗치는 방사통이라는 특징이 있다. 반면 소적정원산의 복통은 허랭이 바탕이 된 경우는 드물며, 통증의 양상은 일정 부분이 심하게 아프다는 특징이 있다. 또한 반총산은 소화기뿐 아니라 비뇨기와 생식기장애에 기인한 복통에도 사용하는 반면, 소적정원산은 소화기장애에 기인한 복통에만 사용한다.

보화환과 비교하면 두 처방 모두 소화불량이나 소화불량을 겸한 적취에 사용한다. 그러나 보화환은 주로 소화불량에 사용하는 반면, 소적정원산은 소화불량을 겸한 복통에 주로 사용한다.

복통(腹痛)에 쓰는 처방을 살펴보면 소적정원산 이외에 인삼양위탕, 평위산, 향사평위산, 반총산, 황련탕 등이 있다. 인삼양위탕이나 평위산은 상복통(上腹痛)에 주로 사용하며, 배가 뒤틀리듯이 아픈 것이 잠깐씩 반복적으로 나타나는 간헐적인 양상을 보이는 경우에 적합하다. 반면 소적정원산은 상복통(上腹痛)에 사용하는 경우도 있지만, 복부 전체나 하복부(下腹部)에서 통증이 나타날 때 사용하며, 지속적인 통증에 사용한다는 점이 다르다.

➔ **활용사례**

　1-1. **복통(腹痛), 피로(疲勞)** 　남 　27세 　태음인
　1-2. **복통(腹痛)** 　여 　17세
　1-3. **복통(腹痛)** 　남 　60세
　1-4. **명치통, 속쓰림, 두통(頭痛)** 　남 　41세 　소음인
　2-1. **항강(項強), 복통(腹痛), 연변(軟便)** 　남 　46세 　소양성태음인

1-1. 복통(腹痛), 피로(疲勞)

● 이 ○ ○ 　남 27세 　태음인 　경기도 안양시 귀인동 꿈마을 건영아파트

키와 체격이 보통이며 태음인으로 보이는 남자이다.
① 쉽게 피로를 느낀다. 　② 복통(腹痛)이 심하다. 　③ 1주일에 3~4번 자다가 깰 정도로 복통이 심하며, 명치부터 배 전체가 사르르 조이는 듯하면서 아프다. 　④ 대변 후에도 30분 정도 지속되면서 아프다. 　⑤ 평소 더위를 타며 여름에는 에어컨 바람을 좋아한다. 　⑥ 식욕은 보통이고 소화력은 좋다.
쉽게 피로를 느끼고 복통(腹痛)을 호소하는 남성에게 소적정원산으로 10일분 20첩을 투약했다. 약 1년 후에 내방했을 때 확인해 보니, 약을 복용한 이후 좋아져서 그간 잘 지냈으나 1년이 지나니 다시 재발했다고 한다.

1-2. 복통(腹痛)

다음은 맹화섭 선생의 경험을 인용한 것이다.

● ○ ○ ○ 　여 17세

필자가 17세 되던 해 그러니까 30년 전의 이야기다. 당시 당주동 한 모퉁이에서 명성을 떨치던 은사 조명호 선생 밑에서 열심히 공부하던 입문시절이었다. 그 집엔 필자와 동년배인 옥매라는 처녀가 있었는데 때마침 초동(初冬)이라 한랭지기(寒冷之氣)의 부조(不調)로 감기에 걸렸다. 원래 약이라면 죽기보다 더 싫어하던 옥매는 처음엔 그렁저렁 앓더니 나중엔 견디다 못해 자진하여 약을 청하기에 이르렀다. 표허외감(表虛外感)이었으니 해표약 4~5첩으로 소강(少康)은 얻어 조섭(調攝)하던 중 밤에 먹은 호떡이 잘못되었는지 야심하여 돌연 급성위염을 발하게 되었다.
그 통소(痛訴)는 이만저만이 아니어서 곤히 자던 이웃 사람까지도 모조리 깨게 되었다. 선생님께선 응급처치로 다각도로 시치(施治)하시었으나 좀처럼 위경련양동통(胃痙攣樣疼痛)이 가라앉지 않자 꼭두새벽에 약방으로 달려 나와서 "옥매란 년이 간밤에 들큰한 호떡을 먹고 체하여 동회(動蛔)가 된 모양이니 속히 양위탕에다 치회지제(治蛔之劑)와 소도지제(消導之劑)를 가미하여 2첩만 주라"고 지시했다. 그래서 즉각 달여서 두 첩을 다 먹였으나 효과가 없었다. 이간장방(二間長房)을 아래위로 구르며 생한(生汗)을 비 오듯 흘리면서 사람 살리라고 소리소리 질렀다. 이번엔 안회이중탕으로 해 보았다. 허나 역시 무효(無效)이므로 할 수 없이 양의(洋醫)를 청하여 시치(施治)를 받게 되었으나 어찌된 셈인지 주사제도 하등의 효과를 내지 못했다. 일이 이쯤 되니 선생님도 은근히 초조해지시는 것 같았다. 이렇게 되자 당시 침술로 명성이 높던 내자부(內資府) 이경창 선생의 왕진을 청하여 급처(急處) 시술을 받게 했으나 역시 무효과로 끝났다. 식중독일지도 모르니 위(胃)내용물을 훑어 내리는 것이 좋겠다하여 온백원을 투여했으나 1~2차의 설사 이외엔 아무런 변화가 없었다. 만 2일간에 첩약만도 무려 17첩에 달했으나 속수무책이었다. 선생님도 기분이 울적하여 사랑에 들어가 아주 누우시고 집안 식구들도 모두 얼빠진 사람처럼 되었다.
드디어는 장안의 명의를 차례로 모시게 되었다. 즉 선생님이 숭배하시던 통영 출신의 김숙재 선생, 창신동의 조익준 선생 등의 연속 내진(來診)이 있었으나 역시 별무묘책(別無妙策)이었다. 이때 약방에 독좌한 필자 역시 그 심회가 우울하여 혹시나 좋은 묘책이 없을까 하고 의서를 펴놓고 축조모색(逐條摸索)하다가 문득 소적정원산의 치론(治論)을 본즉 '기혈울결기불승강(氣血鬱結氣不升降)'이란 조문이 눈에 띠었다. 혹시 옥매의 병이 감기의 여열이 미진하여 기불서창(氣不舒暢)한데다 식체(食滯)가 되어 울열(鬱熱)이 생겨 기불승강이 된 것은 아닐까 하는 생각이 들었다.
그래서 자의(自意)대로 소적정원산에다 면체(麵滯)를 다스리는 의미에서 나복자 3돈을 더하여 1첩을 투여하여 보기로 했다. 그랬더니 불과 20분이 못되어 식모 노인이 쫓아 나왔다. 혹시 무엇이 잘못된 것인가? 했더니 그런 것이 아니라 옥매가 그 약을 한 첩만 더 먹었으면 한다는 이야기이다. 옳다! 되는 모양이다 하며 다시 1첩을 투약했더니 그길로 잠이 들어 곤히 자고 일어나더니 언제 아팠던가 하는 식으로 통증이 없어졌다.

1-3. 복통(腹痛)

다음은 맹화섭 선생의 경험을 인용한 것이다.

● ○ ○ ○ 　남 60세

약 20년 전 필자가 광주군청에 재직하던 때이다. 어느 날 밤 읍내에서 개업하고 있던 김동지(지금은 안양에서 한의원 개원) 집에 놀러갔더니 최○○라는 분이 약을 지으러 와서 하는 말이 자기 부친이 60세인데 발병주여(發病週餘)에 기지사경(幾至死境)이라 자손 된 도리로서 수인사(修人事)로 원이나 없게 약을 시탕할 뿐이지 회생되길 바람이 아니라고 하면서 눈물을 흘린다. 무슨 병인지 필자가 듣기에도 딱했다. 때는 왜정하(倭政下)라 섬유통제가 극심하여 백방으로 사람을 보내어 수의(壽衣)감과 관곽용(棺槨用)목재까지 준비하여 곧 운명의 시간을 기다리고 있었다.

야심(夜深)하여 아까 왔던 최 씨가 또 다시 왔다. 사연인즉 필자의 왕진을 최후로 한 번만 받고자 한다는 것이다. 비록 약방을 개설하고 있지는 않았으나 한의학엔 다소의 경험이 있는 것을 인정하는 그들이라 첫마디에 응낙하고 따라나가서 본즉 이 노인의 통소(痛訴)가 10여 년 전에 목격했던 옥매의 통증과 꼭 같거늘 전례와 같은 방의(方意)로 소적정원산을 처방하여 먼저 2첩만 써보라고 했다. 그랬더니 감쪽같이 제통증(諸痛症)이 무산되곤 그 길로 완쾌하고 말았다. 얼마 후 노인은 필자를 찾아와 백배사례를 하며 돌아갔다.

1-4. 명치통, 속쓰림, 두통(頭痛)

● 황 ○ ○ 남 41세 소음인 중국 흑룡강성 아성시 계전기황 설비과

귀국을 앞둔 중국 교포이다.

① 1달 전 회식 때 돼지고기를 먹은 후부터 체한 듯 식후에 명치 부위가 뜨끔 뜨끔하며 ㉠ 최근 1주일 전부터 격심해졌다. ② 옆으로 누워도 배가 아파서 잠을 편하게 못 잔다. ③ 새벽이나 수면 중 또는 공복시에 속이 쓰리다. ④ 늘 윗배가 빵빵하여 꺼지지 않고, 간혹 식욕이 당겨 과식을 하면 숨이 차다. ⑤ 이때는 트림이 나오면 시원할 것 같은데 안 나온다. ⑥ 명치 우측으로 단단한 덩어리가 만져지며 누르면 명치에서 간 부위까지 아프다. ⑦ 열이 수시로 오르락내리락한다. ⑧ 열이 날 때 간혹 두통이 있다. ⑨ 기운이 없고 빈맥(頻脈)이다. ⑩ 소화기가 약한 편이다. ⑪ 식사는 죽으로 하고 있다. ⑫ 병원에서 간경화(肝硬化), 간암(肝癌) 증세가 있다고 한다. ⑬ 대변은 3일 1회 정도 보며 소변색이 노랗다. ⑭ 몸 전체가 찬 편이다.

식체(食滯)로 인한 격심한 명치통과 속쓰림을 목표로 소적정원산 2배량에 간경화 증세를 감안하여 황금 1돈, 시호 2돈, 인진 3.8돈을 더하여 5일분 10첩을 지어주었다.

5일 후인 1월 하순에 다시 방문했을 때 경과를 확인해 보았다. 약을 하루 복용하니 복통이 격감해서 저녁때부터는 옆으로 누워도 괜찮고 잠을 편하게 잘 수 있었으며, 명치통이 없어져 살 것 같다고 한다. 동시에 속이 쓰린 것도 없어졌고 머리 아픈 것과 열이 오르락내리락하던 것이 모두 나아서 없어졌다고 한다. 그 외에 헛배가 부른 것과 적취통(積聚痛)도 약간 줄어들었으며 빈맥(頻脈)이었던 100/분의 맥박수도 줄어들었다고 한다. 이제는 살 것 같으나 그래도 완전하게 낫고 싶다며 다시 약을 지어달라고 한다.

지난번 약이 효력이 있는 만큼 전과 같은 처방으로 5일분 10첩을 지어주었다.

5일 후인 1월말에 다시 방문했을 때 경과를 물어보았다. 명치통은 거의 다 나았으며, 그 외 잠잘 때의 복통은 완전히 소실되었고, 적취(積聚)로 인한 덩어리도 현저하게 줄어들었다고 한다. 소변도 맑아졌고 대변 역시 1일 1회로 정상적으로 본다고 한다. 지난번의 증세는 거의 다 나았으나, 배에 가스가 많이 찬다고 하여 《경악전서》에 있는 배기음 2배량으로 5일분 10첩을 지어주었다.

2-1. 항강(項强), 복통(腹痛), 연변(軟便)

● 용 ○ ○ 남 46세 소양성태음인 경기도 안양시 관양동

한의원 앞 매점 아줌마의 남편 되는 사람으로, 병원 진단 결과 췌장에 물혹이 있어 기름기 있는 음식을 섭취하지 못하며, 대변이 잘 나오지 않는다며 찾아 왔다.

① 소화가 잘 안 되며 식사 전후로 속이 답답하고 헛배가 부르며 가스가 찬다. ② 식후 1시간 정도 지나면 십이지장 부위에 뻐근한 통증이 온다. ③ 대변이 잘 나오지 않는데 변비는 아니며 대변이 묽다. ④ 뒷목이 뻐근하다. ⑤ 추위를 심하게 타고 더워도 약간 타는 편인데 따뜻한 물을 좋아한다. ⑥ 새벽 4시부터 7시까지 자는데 잠은 잘 잔다. ⑦ 머리가 쑤시는 때가 있다. ⑧ 혀 주위의 굴곡이 매우 심하다.

췌장에 물혹이 있으며 소화가 잘 안 되고 대변이 잘 나오지 않는 남성에게 소적정원산 본방으로 10일분 20첩을 지어주었다.

10일 뒤인 7월 말에 다시 약을 지으러 왔을 때 확인해 보니, 대변보기 힘든 것은 여전하며 대변에서 냄새가 나고 배에 가스가 찬다고 한다. 그러나 대변이 묽었던 것은 없어졌고 뒷목이 뻣뻣한 것도 소실되었으며, 식후 1시간 후에 십이지장 부위에 뻐근한 통증이 있었던 것도 없어졌다고 한다.

소적정원산을 복용한 후에 묽은 대변이 좋아지고 항강과 뻐근한 복통이 없어진 것으로 보아 적합한 처방이라고 판단되어 이번에도 같은 처방으로 10일분 20첩을 지어주었다.

下統41 寶 대칠기탕 大七氣湯

三棱 蓬朮 靑皮 陳皮 桔梗 藿香 益智仁 香附子 官桂 甘草 各一錢 薑三片 棗二枚

治 五積六聚 心腹痛脹 二便不利
[活套鍼線] 積聚(積聚)
[適 應 症] 복통, 연변, 대소변불리, 잔뇨감

대칠기탕은 적취(積聚)로 인해 소화기의 운동성이 저하되어 늘 배가 그득하고, 이로 인해 고창(鼓脹)과 통증(痛症)이 발생하며, 대변이 시원하게 나오지 않는 증상에 사용한다.

'五積六聚오적육취'에 사용하는 처방이므로 먼저 적취의 개념을 이해해야 한다. **적(積)이란** 쌓이는 것이다. 음식이 쌓이면 식적(食積), 혈액이 쌓이면 혈적(血積), 담이 쌓이면 담적(痰積), 수분이 쌓이면 수적(水積), 허랭(虛冷)한 상태에서 발생하면 냉적(冷積)이라고 한다. 술로 인해 소화기장애가 발생했을 때는 주적(酒積), 회충이 소화기관을 막고 있으면 충적(蟲積)이라고 한다. 또한 해산물로 인한 소화장애를 어해적(魚蟹積), 과일과 채소로 인한 소화장애를 과채적(果菜積)이라고 하는데, 사실 어해적과 과채적은 넓은 의미의 식적(食積)이다. 대칠기탕은 오적(五積) 중에서 식적(食積)에 사용하는 처방으로 이해하면 된다.

식적(食積)에는 두 가지 형태가 있다. 첫째, 소화기에 음식물이 적체되어 있는 형태이며, 급성 식체(食滯)나 소화불량(消化不良)이 여기에 속한다. 둘째, 현재 소화기에 적체된 내용물은 없지만 소화기조직이 손상되거나 변성되어 소화기능이 떨어졌을 때 발생하는 만성 소화불량도 식적(食積)이다. 후자(後者)의 좋은 예로 주적(酒積)을 들 수 있는데, 과음(過飮)을 했을 때 소화기에 술이 적체되어 있는 것은 아니지만 술로 인해 소화기조직이 이완되고 손상되어 각종 소화장애가 나타나기 때문에 이것을 적(積)으로 표현한 것이다. 마찬가지로 현재 음식물이 소화기에 적체되어 있는 것은 아니지만 식상(食傷)으로 인해 소화기조직이 손상되어 만성적인 소화장애를 일으키는 것도 식적(食積)으로 보는 것이다. 대칠기탕은 후자(後者)에 더 적합한 처방이라고 할 수 있으나 전자(前者)에도 사용할 수 있다.

후자의 식적(食積)은 만성적인 증상이기 때문에 여러 원인이 반복적으로 작용하여 발생한다. 즉 급성 식체(食滯)가 적절히 치료되지 않아서 증상이 반복된다거나, 외감(外感)이나 신경과다 등에 지속적으로 노출되어 소화기능이 저하되었을 경우, 과로(過勞)와 허약(虛弱)으로 인해 전체적으로 기능이 저하되면서 소화기능도 저하되었을 경우, 허랭(虛冷)과 담음(痰飮)으로 인해 소화기능이 저하된 경우 등 다양한 원인이 작용하여 소화기의 운동성을 떨어뜨리고 소화기조직을 긴장·경직시켜 식적(食積)을 일으킨다. 이 때 대칠기탕은 경직된 조직을 풀어주고 소화기의 운동성을 증가시켜 저하된 소화기능을 회복시켜 준다.

취(聚)는 한곳에 머무르지 않고 여기저기에서 증상이 나타나며, 있다가 없다가 하고, 손으로는 만져지지 않는 것을 의미한다. 그러나 이것은 형태와 정도의 차이일 뿐 적(積)과 크게 다르지 않다. 소화기조직의 긴장(緊張)과 경직(硬直)이 심하거나 적체된 음식물이 한 곳에 머물러 형태를 이루고 있으면 적(積)이 되는 것이고, 동일한 상태이지만 형태를 이루지 않고 이동성이 있는 것을 취(聚)라고 할 수 있다. 즉 적(積)과 취(聚)는 동일한 것이며, 취(聚)는 적(積)의 가벼운 형태로 볼 수 있다. 결론적으로 여기서는 '五積오적'과 '六聚육취'를 나누어 생각할 필요가 없으며, 특히 대칠기탕의 '五積六聚오적육취'는 만성 소화장애와 관련되어 있는 것으로 이해하면 된다.

보통 '五積六聚'로 인한 증상은 만성적이기 때문에 젊고 건강한 사람보다는 소화력이 약하고 허약한 사람에게 발생하는 경우가 많다. 따라서 대칠기탕의 '心腹痛脹심복통창 二便不利이변불리' 증상도 젊은 사람보다는 나이든 사람에게 발생하는 경우가 많다.

처방구성   처방구성을 보면 삼릉은 장관(腸管)을 수축시키는 작용과 혈전형성을 억제하는 작용이 있다. 봉출은 복강(腹腔) 내의 혈괴흡수를 촉진하는 작용이 있고, 관상동맥의 혈액순환을 개선한다. 청피는 소화액분비 항진작용, 위산분비 강화작용이 있어 소화를 촉진하며, 세포질의 투과성을 조절하여 염증증상을 개선한다. 진피는 이기제(理氣劑)로서 소화관의 운동을 강화하여 가스배출을 촉진하며, 모세혈관의 탄력을 강화하여 미소출혈(微少出血)을 방지한다.

길경은 거담작용(祛痰作用)과 진해작용(鎭咳作用)이 있으며, 염증을 억제하는 소염작용(消炎作用)도 있다. 곽향은 위점막(胃粘膜)의 모세혈관을 확장하여 위장기능을 항진시키고, 위액분비를 촉진하여 소화력을 강화한다. 익지인의 정유는 건위작용(健胃作用)을 하며, 향부자는 장관(腸管) 평활근의 경련을 억제하여 소화관의 가스배출을 촉진한다. 육계는 심장의 수축력과 심박동을 증가시키며, 말초혈관의 혈류를 원활하게 한다. 감초는 소화관 평활근에 작용하여 경련을 억제하며, 위산분비를 억제하고 위점막을 보호하는 항궤양작용을 한다.

처방비교   **대이향산**과 비교하면 대이향산은 대칠기탕에 반하와 지각이 더해지고 관계가 빠진 처방이다. 따라서 대칠기탕도 대이향산처럼 곡창(穀脹)에 사용할 수 있다. 곡창이란 소화기의 운동성이 저하되어 가스가 차는 증상이므로 대칠기탕의 이변불리(二便不利) 증상도 소화기조직의 긴장·경색으로 인해 발생하는 증상이라고 할 수 있다. 따라서 두 처방 모두 유사한 증상에 사용할 수 있으나, 대칠기탕은 육계가 더해져 있어 대이향산을 사용해야 하는 경우보다 약간의 허랭(虛冷) 증상이 수반되었을 때 적합하다.

보화환과 비교하면 두 처방 모두 식적(食積)과 소화불량(消化不良)에 사용한다. 그러나 보화환은 급·만성의 소화불량에 모두 사용할 수 있는 반면, 대칠기탕은 당장의 소화불량을 치료하는 기능은 상대적으로 떨어지지만, 만성적이고 고착화된 소화불량을 치료하는 기능은 더 좋다.

오적산과 비교하면 두 처방 모두 적취(積聚)에 사용하는데, 오적산은 복부허랭이 겸해 있거나, 노쇠(老衰)나 허약(虛弱)으로 전신이 이완되어 있거나, 여러 요인으로 음식물이 적체(積滯)되어 있으면서 소화불량이 나타날 때 사용한다. 또한 약성을 응용하여 요통, 냉대하, 불임, 감기 등에도 사용한다. 반면 대칠기탕은 주로 소화기조직이 경색되거나 변형되어 발생하는 만성소화불량에 사용한다.

→ **활용사례**

> **1-1. 상복통(上腹痛), 대변불리(大便不利), 소변불리(小便不利)**   여   11세   태음인

1-1. 상복통(上腹痛), 대변불리(大便不利), 소변불리(小便不利)
● 장 ○ ○ 여 11세 태음인 경기도 안양시 관양동 하나빌딩
양쪽 볼이 붉고 뚱뚱한 태음인 여자 어린이다.
① 작년 봄부터 1일 2~3번 수시로 윗배가 아프다.   ② 사르르 아프기도 하고 뒤틀리고 콕콕 찌른다.
③ 아침저녁으로 특히 심하다.   ④ 대변을 볼 때나 분식을 먹으면 특히 통증이 심하다.
⑤ 대변을 1일 2~3회 보며 변이 묽고 가늘다.   ⑥ 변이 시원하지 않고 변보기가 힘들다.
⑦ 8살 때 오줌소태를 앓은 경험이 있으며 그 이후로 자주 소변이 나올 것 같은데 보려면 안 나오고 남아 있는 것 같다.
⑧ 소변빈삭(小便頻數)으로 양약과 한약을 같이 복용한 이후 살이 쪄서 현재 비만이다.
⑨ 식욕과 소화력이 좋고 땀은 많은 편이다.   ⑩ 여름에도 오한(惡寒)이 나며 가끔 춥다고 한다.

연변(軟便)과 세변(細便)을 겸한 복통을 목표로 대칠기탕 2배량으로 5일분 10첩을 지어주었다.

23일 뒤에 다시 왔을 때 확인해 보니, 상복통(上腹痛)이 줄어들었으며 소변이 잘 안 나오고 남아 있는 것이 현저하게 좋아졌으나, 대변상태가 좋지 못한 것과 오한은 여전하다고 했다.

1달 뒤에 손발이 차고 추위를 탄다며 약을 지으러 왔을 때 확인해 보니, 배가 아프던 것이 현저히 줄어 간혹 한 번씩만 아프다고 하며 대변을 1일 1회 보며 변이 보통 변으로 잘 나온다고 한다.

風寒暑濕燥火 傷寒 內傷 勞 虛 霍亂 嘔吐 咳嗽 積聚 浮腫 脹滿 消渴 黃疸 疾 瘧 邪 祟 身形 精 氣 神 血 夢 聲音 津液 痰飮 蟲 小便 大便 頭 面 眼 耳 鼻 口舌 牙齒 咽喉 頸項 背 胸 乳 腹 腰 脇 皮 手 足 前陰 後陰 癰疽 諸瘡 婦人 小兒

下統42 寶 적소두탕 赤小豆湯

赤小豆 猪苓 桑白皮 防己 連翹 澤瀉 當歸 商陸 赤芍藥 各一錢　薑五片

治 年少 氣血熱生瘡 變爲腫滿
[活套鍼線] 瘡腫(浮腫)
[適 應 症] 부종, 호흡촉박, 소변불리

처방설명　　적소두탕은 창종(瘡腫)에 사용하는 처방으로 열성(熱性)을 겸한 창(瘡)이나, 창이 있으면서 부종(浮腫)이 발생했을 때 사용한다. 대부분 청열성이뇨제(淸熱性利尿劑)로 구성되어 있어 이뇨작용을 통해 부종과 열성상태를 개선한다는 특징이 있다.

　　체내에 열이 많은 상태에서 열발산이 잘 이루어지지 않으면 피부에 발적(發赤)이 생기고, 심해지면 피부가 해지는 등 창(瘡)이 생기는데, 적소두탕은 이뇨작용을 통해 열성상태를 해소시켜 창종(瘡腫)을 치료한다. 조문을 보면 '年少년소 氣血熱生瘡기혈열생창 變爲腫滿변위종만'을 치료한다고 했는데, 체내에 열이 너무 많아져서 창(瘡)이 생기고, 창 치료되지 않아 창종(瘡腫)으로 이행(移行)되는 증상을 치료한다는 의미이다. 특히 소아는 성장열(成長熱)이 있기 때문에 열성(熱性)을 동반하기 쉽다는 점이 있고, 더불어 성장하는 시기이므로 피부가 얇기 때문에 피부의 위축이 심하지 않다는 특징이 있다. 따라서 열성을 동반한 창이 생겼을 때 발산(發散)의 치법보다는 청열(淸熱), 이뇨(利尿)의 치법을 사용하는 것이 좋기 때문에 연소한 사람의 창종(瘡腫)에 사용한다고 한 것이다. 이것은 마치 소아발열이 있을 때 이뇨제(利尿劑)로 구성된 천을환을 사용하는 것과 비슷한 개념이라 하겠다.

　　적소두탕을 열성 창종에 사용할 수 있는 것은 대부분 청열성 이뇨제로 구성되어 있고, 특히 적소두는 열성상태의 창이나 부종을 치료하는 약재이기 때문이다. 《제중신편》을 보면 '열독(熱毒)으로 하혈(下血)을 하거나 열(熱)이 나는 음식을 먹어서 하혈(下血)이 발생했을 때는 붉은 팥가루(赤小豆)를 한 숟가락씩 먹는다.' '중설(重舌)이나 아구창에 붉은 팥가루를 초에 개서 바른다.' '옹저(癰疽)의 초기에 붉은 팥가루를 물에 타서 바르면 독이 곧 삭는다.'는 언급이 있는데, 이것은 적소두가 열성상태의 창(瘡)이나 창으로 인한 부종에 사용하는 약재라는 것을 의미한다.

　　적소두탕은 창(瘡)으로 인한 국소부종뿐 아니라 전신부종에도 사용할 수 있다. 양방에서는 전신부종을 일으키는 원인을 신장질환(신부전), 심장질환(심부전), 소화기질환(간경화), 내분비질환(갑상선기능저하증), 알레르기나 류마티스질환, 혈관질환, 임파계질환 등으로 나누고 있는데, 창(瘡)으로 인한 전신부종과 연관이 있는 것은 임파계질환으로 인한 부종이다. 임파부종은 수술이나 외상, 감염, 임파선의 선천적인 기형으로 임파선의 기능이 완전, 또는 불완전하게 상실되어 임파관으로 배출되던 체액과 단백질 등의 물질들이 흡수되지 못하고 그대로 축적되어 생긴 부종이다.

　　임파부종은 수술을 받은 후에 발생하는 후천적인 경우도 있지만, 선천적으로 임파계의 기능이 저하되어 있는 상태에서 팔이나 다리의 경미한 상처나 감염이 원인이 되어 발생하는 선천적인 경우도 있다. 그러나 선천적이든 후천적이든 간에 상처로 인한 감염으로 임파계에 손상이 가해졌을 때 부종이 발생할 수 있다는 것을 이해한다면 창(瘡)으로 인해 국소부종과 전신부종이 발생할 수 있다는 것을 알 수 있을 것이다. 특히 이러한 부종과 함께 열성이 동반되었을 때 적소두탕을 사용할 수 있다. 따라서 적소두탕은 창종(瘡腫)이 있으면서 열성(熱性)이 동반되었을 때 사용할 수 있으며, 몸이 허랭하거나 현재 허랭한 상태에 있는 사람에게는 적합한 처방이 아니다.

처방구성 처방구성을 보면 적소두는 소변을 잘 나오게 하고 혈액순환을 촉진하며, 배농작용(排膿作用)을 한다. 김희경 선생에 의하면 적소두는 능갱이팥이라고 하여 약간 길쭉한 형태를 지닌 토종 팥이며, 수확량이 적은 탓으로 잘 심지 않아서 요즘은 시중 양곡점에서는 찾기 어렵다고 한다. 저령은 세뇨관의 재흡수를 억제하여 이뇨작용을 나타내며, 상백피 또한 이뇨작용을 갖는 약재이다.

방기는 해열작용, 진통작용, 혈관확장작용이 있으며, 혈관운동 중추와 교감신경 중추를 억제하여 강압작용을 한다. 연교는 비만세포막을 강화하여 화학전달 물질의 유리를 억제함으로써 항알레르기 작용을 한다. 택사는 세뇨관의 재흡수를 억제하여 이뇨작용을 함으로써 조직의 부종을 경감시킨다. 당귀는 항혈전작용을 하여 혈액순환을 원활하게 하고 철분결핍에 의한 빈혈에 좋은 효과를 나타낸다. 상륙은 축수소종(逐水消腫)하는 효능이 강해 적소두탕의 강력한 이뇨작용을 뒷받침하는 약재이다. 적작약은 중추신경 흥분을 억제하여 진통, 진경, 진정작용을 한다.

처방비교 **사령오피산**과 비교하면 사령오피산은 일반적인 부종에 널리 사용하는 처방이며 속효가 있지만 원인을 치료하는 것이 아니라 부종이라는 증상을 개선하기 위해 사용한다. 반면 적소두탕은 체열이 많은 연소자(年少者)의 창종(瘡腫)에 사용하는 처방이며, 약성을 응용하여 열성상태의 부종에도 사용한다.

오령산과 비교하면 두 처방 모두 습체(濕滯)로 인한 부종에 사용한다. 그러나 오령산은 인체 내부에 수분이 울체되어 나타나는 전신부종이나 습체(濕滯)로 인한 오심, 구토, 설사, 현훈, 두통 등의 증상에 광범위하게 사용하는 반면, 적소두탕은 주로 어린이나 열성이 내재되어 있는 사람의 창종(瘡腫)과 일반적인 부종에 사용한다.

오복화독단과 비교하면 두 처방 모두 열로 인한 창(瘡)에 사용하는데, 오복화독단은 소아의 열감(熱疳)으로 인해 온몸에 창절(瘡癤)이 발생하였을 때 사용하며, 소아발열과 천연두 후에 열이 남아 있을 때도 사용한다. 반면 적소두탕은 열성상태의 창종(瘡腫)에 사용하는 처방이다.

→ 활용사례

1-1. 부종(浮腫), 소변불리(小便不利) 여 62세

1-1. 부종(浮腫), 소변불리(小便不利)
다음은 김종명 선생의 경험을 채록한 것이다.

● ○○○ 여 62세 주부 서울특별시 성북구 성북동
친구 부인이며 췌장암으로 병원에서는 사형선고를 받았으나, 당장의 고통과 불편이라도 덜어주고 싶다며 약을 지어달라고 부탁했다.
① 췌장암으로 인하여 전신(全身)과 복부(腹部)가 약간씩 부어 있다. ㉠ 췌장암 말기에 흔히 나타나는 복수로 이행 중인 상태이다. ㉡ 복수가 차서 창만(脹滿)이 된 것은 아니었다. ② 소변불리(小便不利)가 있으며 병원에서 이뇨제를 써도 효과가 없다며 복수(腹水)가 차기 전에 미리 한약을 복용하고 싶다고 한다.
참으로 난감했으나 복수를 예방하고 지금의 부종을 빼어 숨찬 증세와 신중(身重)으로 인한 불편한 증세를 조금이나마 보완하기 위하여 적소두탕을 검토해 보았다. 물론 복수(腹水)가 있을 경우에 복령이나 목통, 차전자 같은 이수제(利水劑)가 있으나 나의 경우에는 경험상 잘 듣지 않았고, 췌장염으로 인한 부종의 경우에는 적소두탕이 효력이 있었으며, 예전에는 민간방으로 적소두 단방만으로도 부종에 많이 사용했으므로 적소두탕을 지어주기로 했다.
췌장암으로 인한 복수를 예방하고 소변불리(小便不利)를 치료하기 위해 적소두탕으로 10일분 20첩씩으로 2달여간 5제

風寒暑濕燥火 內傷 虛勞 霍亂 嘔吐 咳嗽 積聚 浮腫 脹滿 消渴 黃疸 瘧疾 邪祟 身形 精 氣 神 血 夢 聲音 津液 痰飲 蟲 小便 大便 頭 面 眼 耳 鼻 口 舌 牙齒 咽喉 頸項 背 胸 乳 腹 腰 脇 皮 手 足 前陰 後陰 癰疽 諸瘡 婦人 小兒

를 연속으로 투약했다

처음 적소두탕 1제를 복용할 때는 소변불리(小便不利)가 호전되고 복수가 차는 정도가 현저히 감소했으나, 시간이 지나면서 약을 복용해도 처음처럼 부종이 경감되는 정도가 덜했다. 그래서 이번에는 다시 적소두탕에 잉어를 넣어 달여 주었는데 마찬가지로 처음에는 호전되다가 나중에는 덜하다고 한다.

처음 봄부터 시작하여 적소두탕 5제를 복용했고, 1년여가 지난 그해 겨울에 사망했지만 양약 이뇨제로 호전되지 않는 소변불리에 적소두탕은 효과가 있어 한약의 우수함을 새삼 느끼게 되었다.

下統43 寶 사령오피산 四苓五皮散

桑白皮 陳皮 地骨皮 茯苓皮 生薑皮 大腹皮 蒼朮 白朮 澤瀉 猪苓 青皮 車前子炒 各一錢

治 浮腫
[活套鍼線] 通治(浮腫)
[適應症] 부종, 대변난, 이뇨제 중독, 신성고혈압

처방설명　사령오피산은 부종(浮腫)에 사용하는 처방으로, 오령산보다 이뇨성(利尿性)이 더 강하다. 그래서 부종이 심화되어 수분을 급히 빼내야 하는 경우에 사용한다.

부종(浮腫)이란 몸의 일정 부위에 물이 고여서 부풀어 오른 상태를 의미한다. 인체의 60%가량을 차지하는 물은 2/3가량이 세포 속에 들어 있고, 나머지가 세포 밖에 있게 되는데, 부종이 생기면 세포 밖의 물이 특히 많아지기 때문에 손가락으로 정강이 등을 눌렀을 때 움푹 들어가는 흔적을 만들어 낼 수 있다. 육(肉=月)달월변에 무거울 중(重)이 결합된 종(腫)의 의미 그대로, 부종이 있으면 고여 있는 물의 무게로 인해 몸이 무겁게 느껴지고, 실제로 체중도 증가하게 된다. 또 반지가 꼭 끼는 느낌이 들고, 신발이 작아진 것 같으며, 푸석푸석한 얼굴 때문에 화장이 잘 받지 않는다.

부종은 일반적으로 물이 고여 있는 부위에 따라 국소성과 전신성으로 구분한다. 국소성 부종은 염증이나 종양 등으로 인해 주위에 있는 혈관이 압박을 받아 혈관 속의 물이 밖으로 빠져 나오기 때문에 생기는 것인데, 모기에 물리거나 벌에 쏘였을 때를 떠올린다면 쉽게 이해된다. 전신성 부종은 심장질환, 간장질환, 내분비질환 등에 의해서 일어난다.

한편 아무리 복잡한 검사를 해도 신장이나 심장, 간장 및 내분비계의 질환이 발견되지 않으면서 붓는 경우도 있다. 이를 특발성 부종이라고 하는데, 특발성 부종은 여성, 특히 신경질적이면서 좀 우둔퉁한 여성에게 많다. 주된 증상은 어딘지 모르게 부은 듯한 느낌을 갖는 것인데, 아침에는 얼굴과 손이, 저녁에는 복부와 발이 많이 부으며, 하루 중의 체중변화가 심하여 조석으로 1.4kg 이상 차이가 나는 경우도 있다.

심장질환, 간장질환, 내분비질환 등으로 부종이 생겼을 때 한약을 복용하는 경우도 있겠지만, 요즘에는 대부분 원인을 알 수 없는 부종을 치료하기 위해, 즉 특발성 부종을 치료하기 위해 한약을 복용하는 사람이 많다. 물론 특발성 부종이라는 말 자체가 원인을 알 수 없다는 뜻이므로 어려운 점이 있지만, 인체의 생리변화에 기준을 두고 생각해 본다면 충분히 원인을 유추할 수 있다. 예를 들어 소화불량이 있을 때 몸이 붓는 경우가 있는데, 이를 특발성 부종이라고 할 수 있다. 에너지가 부족한 사람의 경우 소화불량이 발생하면 소화기에 많은 에너지를 집중시키므로 수분대사에 장애를 주기 때문에 부종이 발생하는 것이다. 몸이 허랭(虛冷)한 사람에게 부종이 발생하는 경우가 있는데, 이 또한 특발성 부종이라고 할 수 있다. 몸이 허랭하다는 것은 전신기능이 떨어져 있다는 것이고, 더불어 대사와 순환도 저하되어 있다는 것이다. 따라서 체액(體液)이 정체되기 쉽고 그로 인해 부종이 나타나게 된다. 여름에 발생하는 부종, 즉 서종(暑腫)도 특발성 부종으로 분류할 수 있다. 여름에는 인체의 조직이 이완되어 기능이 떨어지기 쉽고, 소화기의 흡수력이 저하될 수 있어 수분대사가 적절하게 이루어지지 않기 때문에 부종이 생길 수 있으며, 이를 서종(暑腫)이라고 한다.

이상과 같이 부종을 분류할 수 있고, 특발성이라고 해도 원인을 유추할 수 있기 때문에 원인에 적합한 치법과 처방을 사용하는 것이 옳다. 그러나 정확한 원인을 알 수 없는 경우, 혹 원인을 안다고 해도 증상이 너무 심한 경우에는 浮腫부종이라는 증상을 신속하게 해소시키는 것이 우선되어야 하며, 이럴 때 사령오피산을 사용한다.

사령오피산을 지속적으로 사용하는 것은 고려해야 한다. 왜냐하면 사령오피산은 체내의 수분을 빼내기만 하고 다시 붓는 것을 막아 주지 못하기 때문이다. 담음(痰飮)을 제거하는 이진탕처럼 담음을 삼출(滲出)시켜 없애는 것이 아니라 단지 신장(腎臟)을 통해 수분을 이뇨시키기 때문에 한계가 있는 것이다.

처방구성을 보면 사령산에 오피산과 차전자, 창출을 더하여 이뇨작용(利尿作用)을 증가시키고 진피, 청피로 이기작용(理氣作用)을 증가시켰다. 오피(五皮)라는 말은 상백피, 지골피, 복령피, 생강피, 대복피의 껍질인 피(皮)에서 따온 말이다. 모든 약재가 그런 것은 아니지만 피류(皮類) 약재 중에는 이뇨작용을 나타내는 것이 많다. 예를 들어 복령도 백복령, 적복령, 복신, 복령피로 구분해서 사용하는데, 복령피에 가장 강한 이뇨작용이 있다.

상백피는 이뇨작용과 소염작용, 혈압강하작용이 있고, 진피는 소화관의 운동을 강화하여 가스배출을 촉진한다. 지골피는 혈압강하작용과 해열작용이 강하며, 복령피와 생강피는 이뇨작용이 강하고, 대복피는 이뇨작용이 있으면서 소화관의 연동운동(蠕動運動)을 촉진하는 작용을 갖는다. 창출과 백출은 모두 소화기의 운동성을 증가시키는 작용이 있으면서 동시에 세뇨관의 재흡수를 억제하여 이뇨작용을 나타낸다. 택사와 저령 또한 세뇨관의 재흡수를 억제하여 이뇨작용을 나타낸다. 청피는 세포질의 투과성을 조절하여 염증증상을 개선한다. 차전자는 이뇨를 증진시켜 수분, 요소, 나트륨 등의 배설을 증가시킨다.

보중치습탕과 비교하면 보중치습탕은 기허부종(氣虛浮腫)에 사용하는 처방으로, 부종의 정도가 만성적이고 완만하며 완고하다. 반면 사령오피산은 수분배출이 원활하게 이루어지지 못하여 부종이 발생했을 때 사용하며, 부종의 정도가 심하고 급성인 경우가 많다.

곽령탕과 비교하면 곽령탕은 곽향정기산과 오령산을 합한 처방으로 소화장애로 인한 부종에 사용하며, 설사나 소화불량을 겸한 부종에도 사용한다. 반면 사령오피산은 소화불량, 간장장애, 심장질환 같은 원인에 기준을 두고 사용하는 것이 아니라, 부종이라는 증상을 개선하기 위해 사용한다.

달생산과 비교하면 두 처방 모두 부종에 사용한다는 공통점이 있다. 달생산은 본래 최산(催産)을 목적으로 사용하는 처방이지만 임신부종, 임신고혈압, 산후부종에도 사용하고 있다. 반면 사령오피산은 임신 중에 발생하는 부종에는 사용하지 않고, 부종이 심한 경우에 일시적으로 수분을 빼주는 것을 목적으로 사용한다.

→ 활용사례

　　1-1. 부종(浮腫), 이뇨제중독(利尿劑中毒) 여 31세 소양인
　　1-2. 하지부종(下肢浮腫), 소변불리(小便不利) 여 57세 태음인 150cm 57kg
　　2-1. 신성고혈압(腎性高血壓) 남 58세

1-1. 부종(浮腫), 이뇨제중독(利尿劑中毒)
● 권 ○ ○ 여 31세 소양인 경기도 안양시 안양8동
매일 부종(浮腫)으로 이뇨제를 먹다가 이뇨제 중독에 걸렸으며, 이뇨제를 먹지 않으면 전신이 부어서 견딜 수가 없다는 부인이 부종을 없애고 이뇨제를 끊게 해달라고 내방했다.
① 3년 전부터 몸이 부어서 이뇨제를 매일 복용해 왔다.　② 첫해 1년간은 매일 1알씩 복용했으나 요즘은 1일 3~4알씩 복용한다.　③ 아침부터 부어 있으며 하루 종일 전신이 부어 있다.　④ 변비가 약간 있는 편이며 대변은 1~2일에 1번 본다.　⑤ 이뇨제를 먹으면 5~6회 야뇨(夜尿)가 있다.　⑥ 이뇨제를 복용하면 물을 많이 마시게 된다.　⑦ 기운이 없다.　⑧ 전에는 식욕이 좋았으나 지금은 식욕이 없다.

이뇨제 상복(常服)으로 인한 부종과 이뇨제를 끊기 위한 약으로 사령오피산을 10일분 20첩을 지어 주면서, 이 약은 처음에는 효력이 있으나 지속하여 복용하면 양약 이뇨제처럼 당시만 효력이 있는 약인데 양약을 끊기 위해서 이 약부터 1~2제 우선 써 보자고 했다.

16일 뒤인 7월 중순에 다시 약을 지어달라고 전화가 왔을 때 경과를 확인해 보니, 그간 상용하던 이뇨제를 복용하지 않고 한약만 복용했는데도 전처럼 전혀 붓지도 않았으며, 밤이면 5~6차례 보던 소변도 2~3번으로 줄었다고 한다. 동시에 대변도 시원하게 잘 나오며 변비 경향도 없어졌다고 한다.

약을 복용한 후 지금 당장은 부종이 없어졌으나 약을 중단하면 양약의 이뇨제보다는 덜하더라도 다시 부종이 나타날수 있으며, 아직 완전히 나은 것은 아니므로 같은 약으로 1제를 더 지어주었다.

12일 뒤인 8월 초순에 전화가 와서, 2번째 지어간 약을 다 먹어 가는데, 이번에는 선생님 말씀대로 다시 붓기 시작한다는 것이다. 이뇨제로만 구성된 사령오피산은 당장의 이뇨는 가능하나 근원적인 치료는 어려우므로 이번에는 이뇨제(利尿劑)와 보혈제(補血劑)로 구성된 당귀작약산에 목통 3돈, 차전자 1돈을 더하여 1제를 지어주었다.

당귀작약산을 복용한 후 부종이 완전히 없어졌으며 오랫동안 복용해 왔던 이뇨제도 더 이상 복용하지 않았다.

1-2. 하지부종(下肢浮腫), 소변불리(小便不利)

다음은 문성기 선생의 경험이다.

● 배 ○ ○ 여 57세 태음인 150cm 57kg 전라남도 여수시 소호동

하체가 상체에 비해 가는 느낌이 들고 몸통이 통통한 태음인이다.

갑자기 하지가 많이 부으면서 이뇨제도 잘 듣지 않는다는 어머니의 전화를 받고 급하게 약을 지어 보내게 되었다.

① 2001년부터 관상동맥이 막혀 심혈관수술을 한 이후로 순환기 내과에서 아침저녁으로 이뇨제를 꾸준히 복용하여 왔으나, 며칠 전부터 소변을 하루에 2번 보는 것도 힘들어진다[小便不利]. 순환기 내과로부터 심장 관련 약을 계속 복용중이다.   ② 소변불리와 더불어 발, 종아리, 허벅지 할 것 없이 다리 전체가 많이 붓기 시작한다[下肢浮腫].   ③ 변비가 심해 날마다 아락실 3개, 다시마 분말을 먹고 있다.   ④ 추위는 약간 타는 편이나 더위를 더욱 많이 타는 편이다.   ⑤ 아랫배가 약간 차다.   ⑥ 식성은 시원한 것을 좋아했으나, 나이가 들면서 좀 덜해지는 경향이 있다.   ⑦ 물은 양약을 많이 먹는 터라 끼니때마다 병째로 먹고 있는 편으로 많이 먹는 편이다.   ⑧ 식성은 보통이다. 식사량은 1공기 이하이다.   ⑨ 소화력은 약하다(악성위궤양이 있다).   ⑩ 대변 변비약을 과하게 복용중이며 1일 1회 보긴 하지만 시원하지 않다.   ⑪ 기운이 없고 피로하다. 알레르기성 비염이 오래되어 지금은 축농증 치료중이다.   ⑫악성위궤양으로 위장약을 하루 3회 복용중이다.   ⑬ 당뇨를 앓은 지 오래되었고 현재 인슐린을 아침에 한 번 주사제로 맞고 있고 대학병원에서는 관리가 잘되고 있다고 했다.   ⑭ 척스트라우스 신드롬이라는 희귀성 자가면역 난치질환을 앓고 있지만 대학병원에서도 특별한 치료법이 없다하여 방치중이다.   ⑮ 천식으로 심비코트라는 천식치료제로 장기간 치료중이며, 천식 또한 대학병원에서 관리가 잘되고 있다고 하였다. 시력이 급격히 저하되어, 현재 장애 3급 판정을 받은 상태이다.

당뇨, 천식, 악성위궤양, 심혈관질환 등 워낙 질환이 많아 2004년부터는 한 달에 한 번씩 대학병원에서 정기적으로 건강관리를 받아 건강을 유지해오던 환자이다. 2001년도부터 아침저녁 이뇨제를 복용중인데도 소변불리와 하지부종이 나타나고 있는데다 급하게 연락이 온 터이다. 갖은 질환으로 양약을 과량 복용중인지라 함부로 약을 쓸 수 없다고 판단되었고, 일주일 정도 있으면 대학병원에 정기적으로 가는 날이라고 하여, 일단 급한 대로 체내에 적체되어 있는 수분만 일시적으로 빼주어야겠다고 생각하게 되었다. 체내 수분정체는 수분대사 장애가 원인으로 다년간 사용해온 이뇨제에 대해 이뇨중독현상으로 판단하였고, 당뇨를 오래 앓은 환자의 경우 눈과 심혈관, 신장으로 가장 먼저 합병증으로 발전하게 되는데, 눈과 심혈관은 이미 문제로 드러나고 있고, 나머지 하나인 신장이 문제가 되고 있음을 알 수 있다. 특히 하지가 많이 붓는 것으로 보아 더욱 확신할 수 있었다.

체내 수분대사 장애로 인한 하지 부종을 치료하기 위해서 이뇨제를 많이 함유한 이뇨계열로 치료하기로 했다.

우선 부종에 사용할 수 있는 처방을 살펴보면 허랭성부종에 승습탕, 복원단, 허약성 부종에 쓸 수 있는 보중치습탕, 군령탕, 습체부종에 오령산, 적소두탕, 택사탕, 사령오피산 등이 있다. 이 환자의 경우 많은 질환을 가지고 있고 복용중인 양약도 많은 터라 자칫 잘못하면 잘 관리되던 다른 질환에도 약성이 미칠까 걱정되어 원인치료와는 거리가 다소 멀지만 며칠 있으면 정기적으로 관리 받아오던 대학병원으로 가는 것을 감안하여 습체성 부종에 쓰는 사령오피산을 생각하게 되었다. 무엇보다 사령오피산은 급성이면서 수분배출의 문제로 부종에만 초점이 맞춰져 있는 처방이다. 따라서 몸의 수분을 급하게 빼주어 부종을 해결해 주고자 사령오피산을 선방하게 되었다.

이뇨제 복용 중에 발생한 하지부종과 소변불리에 사령오피산을 사용하기로 하고 효력증대와 속효를 위해 1.5배량으로 10첩(5일분)을 투약했다.

투약 후 걱정이 되어 매일 전화로 경과를 확인했다.

1. 약을 2첩 복용 후부터 소변을 2회에서 3회까지 잘 보게 되었고

2. 3일째인 5첩째부터는 부종이 많이 빠진다며 약을 좀 더 지어 보내라고 했다.

3. 그래서 이 약은 단지 급하게 부종만 치료하는 약이지 오래 쓸 약이 아니라며 대학병원에 가면 꼭 이야기해서 상담을 받고 약을 조절하도록 권유했다.

사령오피산의 경우는 이뇨제들로만 구성이 된 처방으로 부종에는 그냥 써도 무방하겠지만, 체내에 근본적인 치료는 되지 않으므로 반드시 일시적으로 사용해야 할 것이다. 어머니의 건강을 근본치료하지 못하고 병원관리에 의존하고 있다는 것이 못내 마음이 아프다.

---

*주 ※ Churg-Straus Syndrome(CSS) | 척스트라우스신드롬
(=알레르기성 육아종성 혈관염, 척-스트라우스증후군)
천식이나 비염 환자에서 주로 나타나는 특수한 질환으로 혈액 내에 호산구의 증가와 전신 혈관의 염증을 특징으로 한다. 초기에는 보통 천명, 호흡곤란, 콧물, 코막힘 등 천식이나 비염의 증상을 호소하는 경우가 많으며 병의 진행에 따라 전신발열, 쇠약감, 체중감소, 피부발진이나 결절 등이 나타난다. 일부에서는 신경을 침범하기 때문에 감각의 이상이나 뇌경색 증상이 나타나기도 한다.
천식이나 비염 증상을 가지고 있던 환자에게 주로 나타나는 질환으로 알레르기 염증 반응의 원인이 되는 호산구 증가에 의한 전신 혈관의 염증을 특징으로 한다.
알레르기성 염증을 일으키는 호산구의 증가와 관계가 있다고 알려져 있으나 어떠한 이유로 이러한 혈관염을 일으키는지는 아직 밝혀지지 않았다.
다만 30세 이후에 발병한 천식을 앓고 있는 환자들에게서 흔히 나타나는 것으로 알려져 있으며 흔히 조직을 침범하여 혈관염을 일으키고 진행되면 종양을 형성하므로 알레르기성 육아종성 혈관염이라고 불린다.
합병증: 천식 증상의 악화, 뇌경색, 심장질환.
치료: 비교적 고용량의 전신부신피질 호르몬제와 흔히 항암제로 사용하는 면역 억제제 치료가 필요하며 병변이 소실된 후에도 재발의 위험이 높으므로 장기적인 관찰과 치료가 필요하다.

2-1. 신성고혈압(腎性高血壓)

다음은 배원식 선생의 경험을 인용한 것이다.

● 이 ○ ○ 남 58세 서울특별시 동작구 흑석동

체구가 여윈 편이고 신경질 형이다.

이 남성은 필자의 친지로부터 소개를 받아 온 사람으로, 소개장에 치료되지 않을 경우에는 책임을 지라는 식의 글이 적혀 있었다. 10여 년 전 신장염(腎臟炎)에 걸려 양, 한방 유명한 곳을 찾아다니며 치료를 받아 보았으나 아무런 효과가 없어 사경을 헤매다가 故 임홍근 씨에게 치료를 받아 구사일생한 적이 있다고 한다.

① 첫눈에 보기에 눈 잔등이 부어 있다.   ② 소변이 시원하게 나오지 않는다.   ③ 두통이 있다.

④ 혈압은 200/140이었다.

신성 고혈압인 것으로 생각되었고 치료에 있어서 안면(顔面)의 부종(浮腫)을 없애기 위해 사령오피산에 신음(腎陰)을 도우기 위해 구기자, 복분자, 토사자, 오미자, 두충 1돈을 더하여 3일분 6첩을 지어주었다.

사령오피산 6첩을 모두 복용한 뒤에 전화를 하여 하는 말이, 약을 먹어도 호전이 되지 않고 도리어 하지(下肢) 쪽으로 더 붓는 느낌이라고 한다. 그래서 부종을 빼는 데는 양방이 빠르니 양방약을 복용하라고 권유했더니, 병원에서 검사를 한 뒤에 결과를 알려주기를 신장이 몹시 나빠져 있어 멀지 않아 신부전증을 일으킬지 모르니 종합병원에 가보라는 말을 들었다고 한다.

그래서 신장의 기능이 좋아지려면 시간이 걸리기 때문에 마음을 차분하게 먹고 한약을 복용하자고 했다. 결국 양약을 모두 복용하여 부기는 빠졌으나 혈압은 그대로이다. 그래서 신장기관이 노쇠하여 임홍근 씨가 치료할 때와는 상황이 다르고 체력도 저하되어 있었으므로, 그때 생각을 하지 말고 마음을 차분히 먹고 치료하자고 했다.

이번에도 신수기(腎水氣)를 도우면서 이뇨작용을 하는 사령오피산에 용안육, 산약, 산수유, 목단피, 백복령, 구기자, 복분자, 토사자 1돈을 더하여 10일분 20첩을 지어주었다.

위의 처방을 연속하여 40첩을 복용한 뒤에는 혈압이 184/104로 낮아졌으며 환자도 기분이 좋아졌다.

이번에는 오줌에 단백이 심하게 나온다고 하여 사령오피산에 팔미원을 더하여 지어 주고 싶었으나 혈압이 상승할 우려가 있어, 이번에도 위와 같은 처방으로 투여하여 연속 4제를 복용하고 있는 중이며 현재 혈압은 176/104로 낮아진 상태이다.

下統44 寶 대이향산 大異香散

三稜 蓬朮 靑皮 陳皮 藿香 半夏麴 桔梗 益智仁 香附子 枳殼 各一錢 甘草 二分半   薑五片 棗二枚

[出　　典] 醫學入門·方藥合編 : 治 穀脹 亦治 氣脹
[活套鍼線] 穀脹(脹滿)
[適 應 症] 고창, 복부팽만, 하복포만, 소화불량, 명치통, 탄산, 설사, 요통, 부종

　　대이향산은 만성 소화불량으로 인한 창만(脹滿), 도포(倒飽), 식욕부진(食慾不振), 대변난(大便難), 하복포만(下腹飽滿) 등에 사용하는 처방이다. 조문에는 고창(臌脹)의 일종인 곡창(穀脹)에 쓰는 처방으로 되어 있다. 고창은 소화기에 가스가 차서 생기는 것과 복부에 수분이 적체되어 생기는 것이 있는데, 대이향산은 음식상(飮食傷)으로 인해 소화기능이 저하되어 복부에 가스가 차서 생기는 곡창(穀脹)에 사용하는 처방이며, 이러한 상태에서 발생하는 다양한 소화장애에도 사용한다.

　　고창(臌脹)을 창만이라고도 하는데 소말리아 어린이처럼 배는 부풀어 있고 사지(四肢)는 말라 있는 형상, 즉 말 그대로 배가 북이나 고무풍선처럼 부풀어 오르는 증상이다. 이 상태가 되면 복부의 압력이 높아져 횡격막을 자극하고 흉강(胸腔)을 압박하므로 호흡하는 것이 힘들어질 수 있다. 그래서 가슴이 답답하고 숨이 차는 것이다. 이는 명절에 음식을 갑자기 많이 먹었을 때 위장을 비롯한 소·대장에 음식물이 과다하게 적체(積滯)되거나 가스가 차면서 횡격막이 압박되어 호흡에 영향을 주는 것과 같은 이치이다.

　　대이향산을 사용할 수 있는 고창의 주원인은 장(腸)의 기능저하에 따른 운동성 부족이다. 이런 상태에서 기력이 떨어지면 소화기조직이 이완되고, 이것이 또 하나의 병인(病因)이 되어 대변이 잘 나오지 않게 되고, 오래 쌓이다 보면 가스가 차고 다시 적체(積滯)가 발생하는 악순환이 반복되면서 복부에 가스가 차는 창만(脹滿)이 일어나게 된다. 또한 인간은 직립을 하므로 내부 장기들이 수직상태로 배치되어 있어 소화기조직이 연약해지면 아래로 처지게 된다. 걷거나 달리면 다리까지 혈액순환이 활발해져 소화기에 충분한 혈액을 공급받을 수 있겠지만, 요즘은 주로 의자에 앉아서 생활하다보니 운동이 급격히 감소하여 하복부에 혈액순환부전이 가중된다.

　　이러한 원인으로 소화기조직이 이완되고 처지는 상태가 만성화되면 조직의 미세한 긴장과 경직이 동반되어 소화기능이 급격히 감소하므로 소화불량이 발생하고, 가스가 차서 창만에 준하는 하복팽만이 발생하기 쉽다. 이럴 때 대이향산은 조직의 이완으로 인해 발생한 담음(痰飮)을 빼주고 소화기의 운동성도 증가시키며, 긴장된 조직을 이완시켜 창만(脹滿)을 해소한다.

　　창만이 주로 노인이나 허약인, 식상(食傷) 경력자에게 발생하는 이유는 몸이 허약해지면서 소화기의 운동성도 감소되기 때문이다. 또 옛날에 창만이 흔했던 이유는 영양결핍에 따라 에너지생산이 줄어들므로 소화기의 운동성이 저하되어 음식을 제대로 분해·흡수하지 못했기 때문이다. 더 나아가 요즘과 달리 쌀밥도 제대로 먹지 못했던 시절이었기에 부드러운 음식을 먹는 것이 아니라 비교적 섬유질이 많은 조, 수수 같은 딱딱한 음식이 주식(主食)이었고, 그것도 찬 상태로 먹었기 때문에 소화장애가 발생하기 쉬웠다.

　　≪급유방≫을 보면 '감창(疳瘡)으로 뱃가죽이 긴장되었을 때는 대이향산에 오령지 가루를 더하여 소엽 달인 물에 먹이고, 변비가 나타나면 자상환을 적당하게 먹이는 것이 좋다.'라는 언급이 있다. 대체로 대이향산의 증상은 조직이 긴장, 경직되었을 정도로 만성적이기 때문에 소아에게는 쉽게 발생하지 않지만, 먹을 것이 부족하여 감질(疳疾)이 생겼을 때는 대이향산을 쓸 수 있는 상태가 형성되기 때문에 위와 같이 언급하

고 있는 것이다. 요즘에는 영양상태가 좋아졌기 때문에 소아에게 위와 같은 증상이 나타나는 일이 없다. 그러나 노화나 질병으로 인해 만성적으로 소화기능이 떨어졌을 때는 대이향산을 사용할 수 있는 증상이 나타나며, 특히 운동량이 부족한 사람에게 많이 나타날 수 있다.

처방구성　처방구성을 보면 삼릉은 장관(腸管)을 수축시키는 작용이 있으며, 항혈전작용(抗血栓作用)과 혈소판응고 억제작용이 있다. 봉출은 복강(腹腔) 내의 혈괴흡수를 촉진하는 작용과 관상동맥의 혈액순환을 개선하는 작용이 있다. 청피는 소화액분비 항진작용, 위산분비 강화작용이 있어 소화를 촉진한다. 진피는 소화관의 운동을 강화하여 가스배출을 촉진한다. 곽향은 위장기능을 항진시키고, 반하는 장관(腸管)의 운동을 촉진하여 소화관에 정체된 음식물과 수분의 배출을 촉진한다.

길경은 위액분비를 억제하여 항궤양작용을 하며, 익지인은 평활근(平滑筋)의 이완작용과 염증을 유발하는 프로스타글란딘(prostaglandin)의 합성을 억제하는 작용이 있다. 향부자는 장관(腸管) 평활근의 경련을 억제하여 소화관의 가스배출을 촉진하여 복부팽만감을 개선시킨다. 지각은 위장(胃腸)의 연동운동(蠕動運動)을 항진시켜 위 내용물의 배출을 촉진함으로써 복부 팽만감을 개선하고 변비를 완화하며, 장관 평활근의 경련을 억제하여 진경작용을 한다. 감초는 소화관 평활근에 작용하여 경련을 억제하며, 위산분비를 억제하고 위점막을 보호하는 항궤양작용을 한다.

처방비교　**칠물후박탕**과 비교하면 두 처방 모두 고창에 사용한다는 공통점이 있다. 칠물후박탕은 승기탕의 변방이며 열창(熱脹)에 쓰는 처방으로, 고창증이 실증(實證)일 때, 대변난(大便難)을 겸하고 있을 때, 열이 많고 체격이 건실한 사람에게 사용한다. 반면 대이향산은 칠물후박탕을 써야 하는 경우보다 체력이 약하고 이완이 겸해 있을 때 사용하며, 열성상태에서 발생한 창만에는 사용하지 않는다.

목향순기탕과 비교하면 목향순기탕은 상복부에 가스가 차는 증상에 사용하며, 속쓰림을 비롯하여 만성 위장질환에도 사용하는데, 대부분 소화불량을 겸한 상복창만(上腹脹滿)에 사용한다. 반면 대이향산은 복부 전체나 하복부에 가스가 차는 증상에 사용하며, 상태가 심해져 고창증이 나타날 때도 사용한다.

중만분소탕과 비교하면 중만분소탕은 보중익기탕과 이진탕을 합방하고, 여기에 온열제(溫熱劑)가 더해져 있어, 허약하고 허랭한 상태에서 소화기능이 저하되어 창만이 발생했을 때 사용한다. 반면 대이향산은 허랭한 상태에서 발생하는 창만에 사용하는 것이 아니라, 과식이나 식상으로 인해 소화불량이 만성화되어 곡창이 발생했을 때 사용한다.

➡ 활용사례

　1-1. 고창(鼓脹), 명치통, 요통(腰痛), 두통(頭痛)　여　40세　내열성태음인
　1-2. 복부팽만(腹部膨滿), 소화불량(消化不良)　남　51세　태음인
　1-3. 하복팽만(下腹膨滿), 위통(胃痛)　여　41세　소음인
　1-4. 하복팽만(下腹膨滿), 소화불량(消化不良), 부종(浮腫)　여　26세　태음성소양인
　2-1. 하복포만(下腹飽滿), 탄산(呑酸)　남　30세　소양성소음인
　2-2. 헛배부름, 성기능저하, 설사(泄瀉), 요통(腰痛)　남　43세　태음인　171cm 69kg
　2-3. 소화불량(消化不良), 고창(鼓脹), 압통(壓痛), 슬통(膝痛)　여　57세　비습형　165cm 75kg
　3-1. 실패례-하복포만(下腹飽滿)　남　26세　태음인

1-1. 고창(鼓脹), 명치통, 요통(腰痛), 두통(頭痛)

● 김 ○ ○　여　40세　내열성태음인　주부　경기도 과천시 문원동 주공아파트

　보통 키에 좋은 체구이며 내열성태음인으로 보이는 주부이다.

　① 3개월 전부터 명치가 뻐근하게 늘 아프며 누르면 더 심하게 아프고 한숨을 쉬어도 아프다. ㉠ 최초에는 배가 부풀어 오르면서 명치가 아파왔다.　② 아울러 아랫배가 아프다.　③ 20일 전부터는 바가지를 엎어 놓은 듯 배가 부어오

른다.　④ 역시 20일전부터 허리가 아프며 병원에서는 좌골신경통(坐骨神經痛)으로 진단했다.　⑤ 머리가 아프며 특히 복통이 발생하면 두통이 발생하며 두통이 있으면 코피가 잘난다.　⑥ 식사는 아직 잘 못하고 20일 전 고창증(鼓脹症)이 있은 후부터 내내 죽을 먹고 있다.　⑦ 가끔 얼굴에 열이 달아오른 뒤에 자한(自汗)이 온다.　⑧ 이번 달에는 월경이 나오지 않으면서 월경통이 심했다고 한다.

이 부인의 증상이 윗배가 부풀어 오르는 창만(脹滿)증이며, 소화불량과 명치통, 하복통(下腹痛) 등이 있는 점으로 보아 창만증(脹滿症) 중에서도 음식상으로 오는 곡창(穀脹)으로 보인다. 따라서 창만(脹滿)의 증세만 치유하면 명치통과 하복통 등 또한 저절로 소실될 것으로 보고 곡창에 쓸 수 있는 대이향산을 쓰기로 하고 복부팽만과 소화불량, 위통을 목표로 대이향산 2배량으로 10일분 20첩을 지어주었다.

6개월 뒤인 다음해 봄, 왼쪽 갈비뼈 밑이 불편하다며 약을 지으러 왔을 때 확인해 보니, 그때 그 약을 먹고 배가 부어 있는 증세도 없어졌고, 명치통과 요통, 두통이 훨씬 줄어들었으나 아직은 약간씩 아프다며 보약을 지어달라고 한다.

이번에는 좌측 상복통(上腹痛)이 있고, 식욕은 왕성한데 소화가 안 된다고 한다. 여러 증세를 물어 보니 흉비(胸痞), 한숨, 정충(怔忡), 경계(驚悸), 불안, 초조, 천면(淺眠) 등의 신경증세와 이로 인한 듯한 피로(疲勞), 무기력(無氣力), 곤권(困倦) 등의 증상이 있어 가미귀비탕에 평위산을 더하여 10일분 20첩을 지어주었다.

1-2. 복부팽만(腹部膨滿), 소화불량(消化不良)

● 강○○ 남 51세 태음인 경기도 안양시 동안구 관양동

보통 키에 보통 체구이며 근골성태음인으로 보이는 회사원이다. 8년 전부터 감기와 상복통(上腹痛), 설사, 소화불량 등의 증세로 그때마다 오적산, 인삼양위탕, 부자이중탕, 향사양위탕 등 온열제가 포함된 처방을 복용한 경력이 있다.

① 이번에는 2달 전부터 배에 가스가 찬 것 같이 팽팽하다.　② 소화제를 먹어야 소화가 된다.　③ 평소 추위를 많이 탄다.　④ 묽은 변을 보는 경향이 있다.

음식을 먹은 뒤에 배가 팽창하는 것은 고창(鼓脹) 중에서도 곡창(穀脹)으로 볼 수 있으나, 또 다른 증상이나 원인이 없나 검토해 보니 별다른 이상이 없고 소화불량증이 있었다. 지금까지 아팠을 때 주로 소화기 계통의 약재가 포함된 처방으로 효과를 보아온 점을 감안하더라도 이 증세는 소화기와 연관이 있는 곡창(穀脹)으로 보았다.

복부팽창(腹部膨脹)과 소화불량의 증세가 음식상으로 인한 곡창(穀脹)이라면, 이는 소장이나 대장의 기능이 약하여 가스가 차는 정도가 심한 것이며, 이로 인해 소화도 안 되는 것이므로 장의 운동을 활발히 하며, 가스 발생의 원인이 되는 적체된 찌꺼기를 밖으로 배설시키면서 대장의 기능을 향상시키는 방법으로 치법의 방향을 정했다.

고창증에 쓸 수 있는 처방은 매우 많아서 대이향산, 목향순기산, 삼화탕 등과 대이향산과 처방이 비슷한 대칠기탕 등이 있으나, 이 증세가 곡창(穀脹)인 점으로 보아 대이향산을 쓰기로 했다.

평소 소화불량이 잦았던 사람의 하복팽만(下腹膨滿)과 소화불량을 곡창으로 판단하고 대이향산을 2배량으로 10일분 20첩을 지어주었다. 25일이 지난 뒤에 왔을 때 확인해 보니, 복부에 가스 차는 증세가 줄어들었다고 한다. 가스가 차는 증세가 격감하였으므로 전번과 같이 대이향산 2배량으로 10일분 20첩을 달여 주었다.

1-3. 하복팽만(下腹膨滿), 위통(胃痛)

● 김○○ 여 41세 소음인 주부 경기도 안양시 달안동 샛별한양아파트

① 5~6개월 전부터 하복(下腹)이 팽만(膨滿)하며 소화가 안 된다. ㉠ 하복에 가스가 찬 듯이 답답하고 하복이 뻐근하고 더부룩하고 그득하다. ㉡ 변비가 있어 대변을 본 뒤에도 시원하지 않다. 1달 전부터는 거의 매일 이러한 증상들이 있다.　② 7년 전부터 위(胃)가 약했는데 위에 우리(얼얼)한 통증이 있고 누르면 아프다. ㉠ 조금만 과식을 해도 통증이 오고 명치 부위가 묵직하다.　③ 등이 뻐근하다.　④ 전신에 피로감이 있고 기운이 없다.　⑤ 병원에서 위염(胃炎), 위궤양, 위하수 진단을 받았다.　⑥ 식욕은 보통이고 식사량은 적은 편이다.　⑦ 따뜻한 음식을 좋아하고 아랫배가 차다.　⑧ 추위를 심하게 타고 선풍기 바람도 싫어한다.　⑨ 밤에 잠은 잘 자고 월경통이 약간 있다.

위염(胃炎)과 위하수(胃下垂)가 있어 위통과 소화불량이 겸하여 있는 41세 소음인 부인의 하복팽만에 대이향산 2배량으로 5일분 10첩을 지어주었다.

1년 10개월 뒤인 다음해 12월에 내방했을 때 확인해 보니, 그 약을 복용한 후 하복팽만이 소실되었고 그 후로는 가스 차는 것도 경감되었으며 아울러 위통(胃痛)도 소실되었다고 한다.

1-4. 하복팽만(下腹膨滿), 소화불량(消化不良), 부종(浮腫)

● 이○○ 여 26세 태음성소양인 직장인 경기도 안양시 평촌동 삼아주택

자취를 하고 있다는, 보통 키에 몸통이 약간 굵고 얼굴이 넓은 아가씨이다.

① 대소변을 보기가 매우 힘들다.　② 수면제 과용으로 위장이 손상되어 소화불량이 생겼다.　③ 하복(下腹)에 가스

가 차서 걸어 다니기가 힘들다. ④ 자주 체한다. ⑤ 몸이 자주 붓는다. ⑥ 햇빛을 보면 어지럽다. ⑦ 자주 두통에 시달린다. ⑧ 식욕은 왕성하다. ⑨ 따뜻한 음식을 좋아한다. ⑩ 전에 알레르기성 피부염으로 고생을 했다.
대변과 소변보기 힘들어하고, 소화불량과 하복팽만감을 호소하는 26세 태음성소양인 아가씨의 가스가 심하게 찬 증상을 고창(鼓脹)으로 보고 대이향산 2배량으로 10일분 20첩을 지어주었다.
6일 뒤에 전화로 상태를 알려왔을 때 자세히 확인해 보니, 대변을 보기 힘들었는데 약을 복용한 뒤로 오히려 설사를 한다고 하고, 소화불량과 하복에 가스가 차는 것도 소실되었다고 한다. 또한 몸이 붓는 것은 경감되었다고 한다. 이때 설사는 소대장(小大腸)의 운동이 갑자기 증가하여 적체되어 있던 것이 빠져나가면서 발생하는 일시적인 현상이니 설사하는 것에 너무 걱정하지 말고 계속 복용하라고 했다.

2-1. 하복포만(下腹飽滿), 탄산(呑酸)
다음은 조경남 선생의 경험이다.

● 조 ○ ○ 남 30세 소양성소음인 경기도 양주군 회천읍 덕계리 신우아파트
필자가 근래에 소화불량으로 고생한 경험이다.
① 식후 포만감(飽滿感)이 있다. ㉠ 식사를 하면 명치 밑으로 식사 내용물이 움직이지 않고 그대로 다음 식사할 때까지 남아 있다. ㉡ 그래서 배가 고픈 생각도 없고 가끔은 신물이 넘어온다. 물론 트림은 자주자주 한다. ② 대변이상이 있다. ㉠ 요즘 신경을 많이 써서인지 된변과 물변이 교대로 나온다. ㉡ 그리고 전에 치핵(痔核)이 있어 칠제향부환을 먹고 좋아졌었는데 또 나와서 마음을 아프게 한다. ③ 배에 가스가 많이 찬다. 그래서 방귀를 쉴 사이 없이 낀다. ④ 추위를 타는 편이다. ⑤ 땀이 없고 물은 조금 마신다. ⑥ 본인은 위 증상 외에는 잘 자고 별다른 이상은 없다.
이러한 증상으로 답답하여 지난번 감기에 오적산이 유효했기에 이번에도 오적산 산제(散劑)를 복용했다. 산제로 3봉지 정도를 먹었는데 아무런 변화가 없어서 다른 약을 먹기로 했다.
배에 가스가 차고 방귀가 많이 나오는 데에 주목하여 배기음 4첩을 먹어보았다. 그랬더니 심하던 가스가 없어지고 방귀를 뀌는 횟수도 많이 줄었다. 하지만 식후포만감(食後飽滿感)은 여전했으며, 신물 넘어오는 것도 여전해서 매우 힘들었다. 그래서 이번에는 대이향산을 복용하기로 했다.
약성을 검토해 보니 별 부작용 없이 사용할 수 있을 것으로 생각되어 집에 오는 길에 1첩을 지어왔다.
대이향산 1첩을 달여서 먹었는데 기분으로는 시원한 느낌이 있었지만 결과적으로는 별 차이가 없는 듯했다. 그러나 다음날 자고 일어나니 전날과 확실히 달라진 변화를 느낄 수 있었다. 속이 편안해지고 밥을 먹어도 쑥 내려가는 기분이 아주 좋았다. 현재 4일이 지났는데 아직까지 밥을 잘 먹고 있다. 지금은 소화기 전체를 보강하기 위해 삼출건비탕을 복용하고 있다. 물론 치핵(痔核)과 대변 이상도 사라졌다. 대변은 약간 묽게 잘 나오고 치핵은 언제 없어졌는지 모르게 없어졌다.

2-2. 헛배부름, 성기능저하, 설사(泄瀉), 요통(腰痛)
다음은 노의준 선생의 경험이다.

● 이 ○ ○ 남 43세 태음인 171cm 69kg 서울특별시 용산구 한남2동
약간 비만이며 골격이 굵다. 얼굴이 큰 태음인 남성이다.
① 1년 전부터 헛배가 부른다. ㉠ 식욕이 왕성하고 소화는 잘되는데 조금만 먹어도 헛배가 부른다. ㉡ 스트레스를 많이 받은 후부터 이러한 증상이 있다. ② 요통(腰痛)이 있다. 장이 안 좋아지면서 요통이 더 심해진다. 운동을 하면서 조금 나아진 듯하다. ③ 술을 먹으면 장이 더 안 좋고, 신장부위에 통증이 있다. ④ 하루에 3번 가량 설사를 한다. ㉠ 고 3때 관장한 이후로 연변(軟便)이 심하고 변이 시원하지 않다. ㉡ 음주 다음날에는 7~8회의 설사를 한다. 아침에 대변을 2~3회 연달아 보는 경향이 있다. ⑤ 헛배가 부르고 트림이 나고 방귀가 자주 나온다. ⑥ 가슴이 뻐근하고 한숨을 쉬고 호흡곤란이 있다. 가끔 뒷목이 뻐근하다. ⑦ 술을 1주일에 5회 정도 마시는데 한 번 마시면 폭음(暴飮)을 한다. ⑧ 소변도 약해졌다. ⑨ 추위와 더위는 약간 탄다. ⑩ 체열상태는 보통이다. ⑪ 잠은 잘 잔다.
⑫ 3년 전에 사랑니를 뽑고 안면부위 신경이 마비되었었다. 며칠 전에 증세가 심해졌으나, 3차 신경통은 아니다.
⑬ IT산업에 종사하고 있으며, 스트레스를 심하게 받는다.
고창(鼓脹)은 장 이완무력으로 대장이 이완되고 운동성이 저하되어 음식물의 적체(積滯)가 심해져서 생기는데 체질이 태음인이고 주증상이 고창(鼓脹)인 것을 감안하여 고창을 다스릴 수 있는 대이향산을 쓰기로 결정했다. 또한 환자의 증상이 오래되었다는 것을 감안하여 약량을 늘여서 1.5배량으로 10일분 20첩을 투약했다.
약을 복용하고 증세가 많이 호전되었는데 한약을 먹고 좋아진 것은 이번이 처음이라고 한다. 자세히 물어 보니, 답답하고 헛배가 부른 것은 소실되었다고 한다. 성기능도 많이 좋아졌다고 하는데 성욕이 많이 생기고 발기력도 강해졌다고 한다. 다만 약을 먹으니 위장 점막이 약간 아린 듯하고, 술을 먹으면 숙취가 심해지고 슬통(膝痛)이 있다고 한다.

또한 등이 뻐뻑하게 아프다고 한다.

성기능의 회복은 대장기능의 회복에 따른 부수적인 효과로 볼 수 있으며 약을 복용한 후 여러 증세가 호전된 것으로 보아 대이향산이 적합하다고 보고 다시 대이향산 1.5배량으로 하여 1제를 투약했다.

이번에도 약을 복용하고 좋았는데 음주 다음날 설사를 7~8회 하던 것이 3~4회 정도로 줄어들었다고 한다.

증세가 점점 호전되는 것으로 보아 대이향산이 적합하다고 보고 하복창만(下腹脹滿)과 기울(氣鬱)을 목표로 하여 대이향산 1.5배량에 신경을 많이 쓴다는 점에서 향부자 2돈을 더하여 1제를 투약했다.

약을 복용한 후에 가슴이 뻐근한 것과 한숨 쉼, 호흡곤란이 호전되었고 요통은 소실되었다. 음주 후 신장 부위 통증도 소실되었다고 한다. 이번에는

① 20대에 4개월간 야근을 하면서 소변을 볼 때 소변은 못보고 통증이 있었다고 한다. ⊙ 그때 요도가 말라서 통증이 있었다. ⓒ 요즘에는 소변을 볼 때 통증은 없지만 뻐뻑한 느낌이 든다.　② 요사이 잠을 못 자면서 피곤하다.
③ 항강(項强)이 이제는 저릴 정도이다. 평소 담(痰)이 가슴 쪽으로 자주 걸린다.　④ 헛배가 부르는 것은 거의 없다.
⑤ 최근에 음주를 과하게 해서 필름이 끊긴 적이 있다. 일주일에 한 번씩 술을 과도하게 마셨다.　⑥ 요사이 음주 때문인지 하루에 대변을 3~4번가량 본다.

하복창만(下腹脹滿)과 헛배부름을 목표로 대이향산 1.5배량에 진피 3돈, 후박, 창출 0.75돈, 갈근, 복령 2돈을 더하여 1제를 투약했다.

약을 복용한 뒤로 증상이 호전되었는데 대변을 정상적으로 보며 헛배가 부르는 것은 조금 남아 있다고 한다.

3-1. 실패례-하복포만(下腹飽滿)

다음은 안신홍 선생의 경험이다.

● 김○○ 남 26세 태음인

친구의 동생으로, 공무원 시험을 준비하는 학생이다. 하루 종일 독서실 생활을 하면서 배에 가스가 차는 것이 신경이 쓰인다고 한다.

① 배에 가스가 찬다.　② 가스 차는 증상으로 신경이 많이 쓰인다.　③ 식후 한 시간 후에 꼭 변을 보고　④ 가끔 변을 보러 가서 가스만 나오는 경우가 있다.　⑤ 평균적으로 3회/1일의 대변 습관을 지니고 있다.　⑥ 식욕은 왕성하나 가끔 더부룩함을 느낀다.　⑦ 추위를 탄다.　⑧ 피로함을 호소한다.　⑨ 소변은 낮 10회로 조금 많은 편이고 양은 적다고 한다.　⑩ 성격이 조용하고, 앉아서 무엇을 하는 것을 좋아한다.

독서실에서 하루 종일 앉아있는 학생이 배에 가스가 찬다고 힘들어 하는 것은 쉽게 생각해서 소화기의 운동성이 떨어짐을 원인으로 들 수 있다. 온통 책을 보고 있으니 머리로만 혈액이 공급될 것이고 더불어 소화기의 혈액순환에도 문제를 일으켜 위액분비, 장액분비 등에도 악영향을 끼칠 것이다. 똑같은 자세로 앉아 있다 보면 당연히 장(腸)의 운동은 감소하고 음식물의 적체가 이루어진다. 음식물의 적체는 다량의 가스를 배출하게 되고 다량의 가스는 소화불량, 더부룩함으로 이어진다. 독서실에서 가스를 배출하는 것은 학생 입장에서는 대단한 곤욕일 것이다. 환자의 상황을 이해하면 쉽게 생각할 수 있는 것이다.

가스배출의 원인이 되는 소화관 운동성 부족을 해결하고, 소도지제를 통해 이 약성을 도와주면 운동부족으로 인한 소화기 운동성의 떨어짐을 인위적으로 해결할 수 있을 것이다.

소화기에 적용하는 처방은 수없이 많다. 그중에서도 향사양위탕, 대이향산, 삼출건비탕 등을 놓고 고민을 했다. 향사양위탕과 삼출건비탕을 비교하면 삼출건비탕에 신곡, 맥아, 산사육 등 소도지제가 향사양위탕에 비해 더 들어가서 건비하며 소도시킬 수 있는 작용이 더 강할 것이라 판단되었다. 더불어 환자의 상황이 공부에 지친 수험생이기에 사군자탕이 기본으로 들어있는 삼출건비탕을 대이향산에 우선하여 처방하게 되었다.

삼출건비탕 한 제를 투여한 후에 살펴보니, 식후에 변을 보는 것은 없어졌다고 한다. 또한 하루 대변 횟수도 1일 1~2회로 격감했다. 소화상태는 밥 먹을 시간에 쫓겨 소량의 김밥으로 대체하는 경우가 많아 나아진 것을 못 느낀다 했다. 하지만 중요한 증상인 배에 가스 차는 것은 여전하다고 한다.

삼출건비탕으로 변의 문제는 약간 해결을 본 듯하다. 하지만 정작 가스가 나오는 현상을 없애지는 못했다. 때문에 좀더 운동성을 증가시킬 요량으로 청피, 진피, 향부자 등 이기제가 많이 들어간 대이향산을 선방하게 되었다. 대이향산은 창만 중에 곡창에 사용하는 처방으로 소화불량으로 인한 창만, 도포, 하복부 포만감에 사용하는 대표적인 처방이다.

도포, 하복부포만감을 감안하여 대이향산 본방대로 한 제를 투여했다.

대이향산을 절반쯤 먹었을 때 전화를 하여 상태를 체크한 결과, 전혀 무효했다. 오히려 저번 삼출건비탕이 대변 상태는 좋았다고 말했다. 장관 내 가스 배출에는 오히려 대이향산을 확신하고 투여했는데 난감한 순간이었다. 나중에 다시 전화로 물어본 결과 밥도 제대로 먹기 힘들고, 시간 맞추기도 힘들다며 약 복용을 멈췄다 한다.

이번 경우는 스스로도 확신을 가지며 투약했는데, 무효함에 실망한 경우였다. 차라리 삼출건비탕을 연속으로 투여했으면 어땠을까 하는 생각이 들고 대이향산의 경우 무엇을 잘못 잡았는지 고민할 부분이다.

風寒暑濕燥火內傷虛勞霍亂嘔吐咳嗽積聚浮腫

脹滿

消渴黃疸瘰癧邪祟身形精氣神血夢聲音津液痰飲蟲小便大便頭面眼耳鼻口舌牙齒咽喉頸項背胸乳腹腰脇皮手足前陰後陰癰疽諸瘡婦人小兒

下統45 寶 삼화탕 三和湯

白朮 陳皮 厚朴 各一錢 蘇葉 檳榔 各七分半 木通 大腹皮 白茯苓 枳殼 海金砂 甘草 各五分

治 氣脹 大小便不利
[活套鍼線] 氣脹(脹滿)
[適 應 症] 고창, 복부팽만, 하복팽만, 부종, 숨참, 대소변불리, 소변난, 소변빈삭, 잔뇨감, 하복불쾌, 대변난, 세변, 소화불량, 복명, 오줌소태, 두중, 신중

**처방
설명**　　　삼화탕은 기울(氣鬱)로 인해 소화기능이 저하되고, 수분대사에 장애가 생겨 창만(脹滿), 대변불리(大便不利), 소변불리(小便不利), 부종(浮腫) 등이 나타났을 때 사용하는 처방이다.
　　　삼화탕의 증상이 발생하는 최초의 원인은 기울(氣鬱)이다. 기온의 변화, 감정의 변화, 사려과다, 정신집중 등 인체의 기능을 원활하게 수행할 수 없게 하는 것은 모두 기울(氣鬱)의 원인이라고 할 수 있다. 기울의 원인에 노출되었을 때 인체는 최대한 기능을 항진시켜 기울상태에 빠지지 않으려 한다. 문제는 이렇게 대응하는 과정에 따른 결과는 개인의 신체조건과 기울의 원인이 어느 정도 작용하는가에 따라 다를 수 있다는 것이다.
　　예를 들어 평소 체열이 높고 건실한 사람의 경우에는 인체의 기능을 항진시킨 결과 상열(上熱)이나 번열(煩熱)의 증상이 나타날 수 있을 것이고, 반대로 평소 허랭하고 허약한 사람의 경우에는 소화불량이나 설사가 나타날 것이다. 또한 기울의 원인에 노출되어 있는 정도도 살펴야 하는데, 일시적으로 추위에 노출되었거나 스트레스를 받았다고 해서 인체의 기능에 장애를 야기하는 것은 아니며, 어느 정도 지속적으로 노출되었을 때 장애가 나타난다. 삼화탕의 증상은 신체조건으로 보았을 때 평소 체열이 아주 높거나 낮은 사람은 아니며, 소화기능이 약간 좋지 않은 경향이 있고, 평소 잘 붓는 성향을 가진 사람에게 발생할 가능성이 높다. 기울의 원인에 노출되는 정도도 일시적이 아니라 어느 정도 지속적으로 노출되었다고 볼 수 있다.

　　또 다른 측면에서 생각해야 할 것이 있다. 앞서 언급한 대로 개인의 신체조건에 따라 전혀 다른 반응이 나타날 수 있다고 했는데, 비슷한 원인에 노출되었고, 비슷한 신체조건을 가졌다고 해도 어떤 사람은 매핵기(梅核氣) 증상만 나타나는 경우도 있고, 어떤 사람은 소화불량(消化不良) 증상만 나타나며, 어떤 사람은 두통(頭痛)이나 견통(肩痛)만 나타날 수 있다는 것이다. 삼화탕은 지속적으로 기울의 원인에 노출됨으로 인해 소화기능이 저하되어 소화불량(消化不良)과 창만(脹滿), 대변불리(大便不利) 증상이 나타나고, 수분대사에 장애가 생겨 부종(浮腫)과 소변불리(小便不利), 소변빈삭(小便頻數) 증상이 나타났을 때 사용한다. 물론 매핵기나 견통, 두통 등이 나타나지 않고 이러한 증상이 나타나는 것은 평소 이러한 증상이 나타날 수 있는 소인이 있었기 때문이라고 볼 수 있다. 종합해 보면 평소 체열(體熱)이 보통 정도이고, 소화력이 약한 성향이 있으며, 평소 잘 붓는 등 습체(濕滯)가 발생할 수 있는 성향을 가진 사람에게 기울상태가 유발되었을 때 삼화탕을 사용할 수 있는 증상이 발생한다.

　　삼화탕의 증상 중에 창만(脹滿)과 대소변불리(大小便不利)는 모두 소화기의 운동성이 저하되었을 때 나타나는 증상이므로, 이런 상태에서는 일반적인 소화불량 증상도 나타날 수 있다. 따라서 약간의 습체가 있으면서 소화가 안 되고 답답하다고 할 때 삼화탕을 사용할 수 있다. 또한 삼화탕은 항강(項强)에 사용할 수 있는데, 항강이 발생하는 다양한 원인 중 하나가 소화장애이기 때문이다. 예를 들어 변비가 심해지면 뒷목이 뻣뻣해지는 경우가 있는데, 이것은 장(腸)의 압력이 증가하면서 나타나는 증상이다. 삼화탕은 승기탕을

써야 할 경우처럼 대변적체가 심한 것은 아니지만 대변불리(大便不利) 증상이 나타날 수 있으므로 항강(項強)에 사용할 수 있는 것이다.

　　필자의 삼화탕 처방기준은
　　① 배 또는 배 주위의 살이 터져 나갈 듯한 창만 증상
　　② 아울러 대변과 소변이 불리(不利)하며
　　③ 평소에 부종이 있거나 전에 부종이 자주 있었으며
　　④ 몸에 수분이 울체되어 숨이 차거나 몸이 무겁고
　　⑤ 소화가 잘 안 되고 속이 답답하며
　　⑥ 혹, 뱃속에 물이 꽉 차서 출렁거리는 느낌도 있다.
　　⑦ 대부분 신장기능이 약한 사람이 신경을 과도히 썼을 때 발생한다.

　　처방구성을 보면 평위산과 향소산의 의미가 들어 있으나, 주도적인 역할을 하는 것은 백출, 빈랑, 목통, 대복피, 백복령 등의 이뇨제(利尿劑)이다. 백출은 뚜렷하고 지속적인 이뇨작용이 있으며, 장관활동이 흥분된 경우에는 억제작용을 하고, 반대로 장관활동이 억제된 경우에는 흥분작용을 한다. 즉 장관활동에 대한 조절작용이 있어서 장관의 자발성 수축활동의 긴장성을 높이고 강직성 수축을 방지한다. 진피는 소화관의 운동을 강화하여 가스배출을 촉진하고, 후박은 장(腸)의 운동을 촉진하거나 장(腸)의 경련을 완화하는 등, 장의 운동을 조정하는 작용이 있다. 소엽은 소화액 분비를 촉진시키고 위장운동을 증강시킨다. 빈랑은 부교감신경을 흥분시켜 소화액분비를 촉진하고 식욕을 증가시키며, 위장의 연동운동(蠕動運動)을 강화한다.

　　목통은 이뇨작용이 있어 관절에 정체된 부종을 억제하고, 대복피는 이뇨작용과 소화관의 연동운동을 촉진하는 작용이 있다. 백복령은 세뇨관의 재흡수를 억제하여 이뇨를 증진하며, 해금사 또한 이뇨작용이 강하다. 지각은 위장의 연동운동을 항진시켜 위내용물의 배출을 촉진함으로써 복부 팽만감을 개선하고 변비를 완화하며, 장관 평활근의 경련을 억제하여 진경작용을 한다. 감초는 소화관 평활근에 작용하여 경련을 억제하며, 위산분비를 억제하고 위점막을 보호하는 항궤양작용을 한다.

　　분심기음과 비교하면 두 처방 모두 기울(氣鬱)로 인한 부종에 사용한다. 분심기음은 신경을 과도하게 썼을 때 발생하는 흉비(胸痞), 정충(怔忡), 손저림에도 사용하며, 신경과다나 외감(外感)이 간접적인 영향을 주어 발생하는 부종에도 사용한다. 반면 삼화탕은 신경을 쓴 뒤에 발생하는 기창(氣脹)에 사용하며, 이로 인해 하복부에 수분이 울체(鬱滯)되어 부종이 생기거나 대소변불리, 또는 소변난이 나타났을 때도 사용한다.

　　한창(寒脹)에 사용하는 **중만분소탕**과 비교하면 두 처방 모두 창만에 사용하며 대소변불리의 증상이 나타난다는 공통점이 있다. 그러나 중만분소탕은 허랭한 상태에서 나타나는 곡창(穀脹)에 사용하며, 삼화탕은 기울(氣鬱)로 인한 수창(水脹)에 사용한다. 즉 중만분소탕은 허랭으로 인해 소화기의 운동성이 떨어져서 복부에 창만 증상이 나타났을 때 사용하며, 삼화탕은 기울(氣鬱)로 인해 소화기의 운동성이 저하되었을 뿐만 아니라 수분대사에 장애가 발생하여 부종이 생겼을 때 사용한다.

　　위령탕과 비교하면 두 처방 모두 부종에 사용하는데, 위령탕은 소화장애로 인한 부종에 사용하며, 소화기조직 내의 습체(濕滯)로 인한 설사에도 사용한다. 반면 삼화탕은 식상(食傷)으로 인한 부종이나 설사에 사용하는 경우는 없고, 신경을 과다하게 써서 발생하는 기창(氣脹)에 사용하며, 이것이 원인이 되어 나타나는 하복부 습체(濕滯)나, 이로 인한 부종에 사용한다.

風寒暑濕燥火 內傷勞亂 霍吐 嘔咳嗽 積聚 浮腫 脹滿 渴疸疾崇 黃癉邪形 身精氣神血夢 聲音津液 痰飮 蟲 小便 大便 頭面眼耳鼻 口舌齒牙咽喉 頸項背胸乳腹腰脇皮手足 前陰後陰癰疽 諸瘡婦人 小兒

→ **활용사례**

   1-1. 기창(氣脹), 복부팽만(腹部膨滿), 부종(浮腫), 대변불리(大便不利), 소변불리(小便不利)　여　47세　소양인
   1-2. 기창(氣脹), 식후팽만(食後膨滿), 소화불량(消化不良)　여　74세
   2-1. 부종(浮腫), 숨참　여　33세　태음인
   2-2. 부종(浮腫), 소화불량(消化不良)　여　39세　태음인
   2-3. 상체부종(上體浮腫), 숨참, 대소변난(大小便難)　여　57세　소양인
   2-4. 부종(浮腫), 소변난(小便難)　여　19세
   2-5. 부종(浮腫), 단백뇨(蛋白尿), 탈모(脫毛)　여　43세　태음인
   2-6. 부종(浮腫), 하복팽만(下腹膨滿), 대변불리(大便不利), 소변불리(小便不利), 소화불량(消化不良)　여　38세　소양인
   2-7. 기울성 부종(浮腫), 대소변불리, 하복팽만(下腹膨滿), 소화불량(消化不良), 수족저림, 신중(身重)
        여　43세　164cm　48kg
   3-1. 방광염(膀胱炎), 소변불리(小便不利), 소변빈삭(小便頻數), 하복불쾌감(下腹不快感), 복명(腹鳴), 변비(便秘)
        여　33세　소양인
   3-2. 오줌소태　여　30세　소양인
   4-1. 대변불리(大便不利), 소변불리(小便不利), 부종(浮腫), 소화불량(消化不良), 세변(細便)　여　31세　소양성태음인
   4-2. 대변불리(大便不利), 창만(脹滿), 변비(便秘), 숨참, 소변불리(小便不利)　남　28세　소양인
   5-1. 소화불량(消化不良), 방귀냄새, 소변빈삭(小便頻數), 야뇨(夜尿), 부종(浮腫)　여　30세　소양인
   6-1. 두통(頭痛), 소화불량(消化不良), 부종(浮腫), 피로(疲勞), 신중(身重), 견통(肩痛), 다몽(多夢)　여　40세　소양인

1-1. 기창(氣脹), 복부팽만(腹部膨滿), 부종(浮腫), 대변불리(大便不利), 소변불리(小便不利)

● 박 ○ ○ 여 47세 소양인 여관업 서울특별시 서대문구 창천동

보통 키에 피부가 희고 살집이 많은 소양인 부인이다.

평소 부종(浮腫)이 자주 있었던 사람으로서 신경과도 후 중기(中氣)로 인해서 전신마비 증세와 중풍증세가 있어서 경희대 한방병원에 2달 가까이 입원한 후 퇴원하여 6개월가량 다른 한의사에게 치료받던 중

① 복부가 부풀어져 터져 나갈 것 같다.　② 소변이 잘 안 나오면서 몸이 부어 있다.　③ 숨이 차고 어지럽다.
④ 기운이 없고 몸이 둔해 잘 걷지 못한다.

2년 전부터 부종이 있어 당귀작약산을 복용하고 효과가 있었다. 피부가 이완되어 있으면서 전신이 부어 있어 어둔해 보이므로 마치 물살형인 방기황기탕증의 증세로 보이나 복부팽만(腹部膨滿), 부종(浮腫), 소변불리(小便不利)를 보니 이뇨하기(利尿下氣), 기창(氣脹)의 삼화탕증이라고 생각했다.

그래서 대변불리, 소변불리를 겸한 기창에 삼화탕 2배량에 황기 1.5돈을 더하여 10일분 20첩을 투약했다.

약을 복용하면서부터 배 부위가 터져 나갈 것 같던 피부의 느낌이 없어지고, 소변이 증가하면서 부종이 빠진다고 한다. 몸이 한결 가벼워지며 식욕도 증진되고 기분이 상쾌하다고 한다. 10월 10일부터 12월 27일까지 6제를 복용했다.

4제 째, 복용하는 중이던 12월 20일 대변이 엄청난 양이(본인 말을 빌면 한 세숫대야) 나오면서 방귀가 심하게 연속적으로 나왔다고 하며, 그 후부터 몸이 더욱 가볍고 기분이 상쾌하며 속이 빈 듯하며(전에는 답답했음) 음식을 두 그릇씩 먹는다고 한다.

4제 째, 약을 8일간 복용하자 가슴이 답답하고 다시 전신이 부으면서 뒷골이 땅긴다고 하여 황기를 빼고 복용을 권유하니 서서히 답답한 증세는 사라지나 전번같이 개운한 상태는 아니라고 한다.

그 후 1제를 더 복용했으나 부종이 잘 빠지지 않아 삼화탕에 당귀 2.5돈, 작약 3돈을 더하여 투약했는데, 부종이 서서히 빠지기 시작한다고 한다.

1-2. 기창(氣脹), 식후팽만(食後膨滿), 소화불량(消化不良)

● 신 ○ ○ 여 74세 여위고 작은 체구 경기도 의왕시 청계동

청계사 인근에서 농사를 짓는다는 키가 작고 여윈 할머니이다.

① 4~5년 전부터 배가 풍선처럼 불러오는데 걸으면 점차 배가 더 불러온다. ㉠ 식사를 조금만 해도 배가 불러 많이 먹지 못한다.　② 음식을 먹으면 배가 뻐근한 듯하면서도 불러온다.　③ 소화불량이 있다.　④ 40년 전인 6.25때의 정신적인 충격으로 지금까지 정충(怔忡)이 있다.　⑤ 소변이 잘 나오지 않고 붉은 소변이 똑똑 나오는 정도이고 이뇨제(利尿劑)를 먹으면 괜찮다.　⑥ 이뇨제(利尿劑)를 먹지 않으면 부종(浮腫)이 생긴다.　⑦ 대변을 보기가 힘들다.
⑧ 눈동자가 아파서 밤새 엎드려 잔다.

소화불량(消化不良), 대변불리(大便不利), 소변불리(小便不利)와 더불어 배가 풍선처럼 불러오는 것을 기창(氣脹)으로

보고 삼화탕 2배량에 해금사 대신 차전자를 넣어 3일분 6첩을 지어주었다.

4일 뒤에 할아버지가 전화로 약을 10첩만 더 지어서 배달해 달라고 하여 어이가 없었으나 거리가 멀고 바빠서 곤란하다고 하자, 요즘 슈퍼에서 물건을 사도 배달을 해주는데 왜 안 해주느냐고 억지를 쓰며 욕을 해왔다.

얼마 후 할머니가 직접 와서는 대신 사과를 하며 지어둔 약을 찾아갔는데, 약을 3일간 복용한 뒤 풍선처럼 불러오는 기창(氣脹) 증상이 경감되었고 식후팽만감(食後膨滿感)도 경감되었으며 소화불량도 덜하다고 한다.

2-1. 부종(浮腫), 숨참

● 구 ○ ○ 여 33세 태음인 상업 경기도 안양시 관양1동

비디오 가게를 운영하는 부인으로 7년 전 임신중독증으로 몸무게가 20kg이 늘어서 출산 후에도 계속 빠지지 않고 지속되어 왔다.

① 3~4년 전부터 저녁 무렵에 손, 다리, 얼굴로 부종이 생기고 저녁에 종아리를 누르면 쑥 들어간다.   ② 출산 후 몸이 부은 뒤로 체중이 20kg 늘어서 현재 95kg이다.   ③ 숨이 찬다.   ④ 피로하다.   ⑤ 추위를 타며, 몸 전체가 차다.   ⑥ 식욕은 별로이고 소화력은 좋다.   ⑦ 대변은 1일 2회 보고, 변의가 있으나 잘 나오지 않는다.   ⑧ 소변은 드물게 본다.   ⑨ 잠은 잘 잔다.   ⑩ 땀은 없는 편이다.

태음인 주부의 대변과 소변불리를 겸한 부종을 목표로 삼화탕 2배량으로 10일분 20첩을 지어주었다.

17일 뒤인 6월 중순에 다시 왔을 때 확인해 보니, 약을 복용하는 중에는 부종이 경감되었으나 약이 떨어진지 2~3일 후부터 다시 약간 부종이 생긴다고 한다. 숨찬 증세도 약을 복용하는 중에는 경감되었으나, 다시 숨이 차고 머리가 맑지 않고 월경이 한 달 걸러 나오고 배가 더부룩하다고 한다.

이번에는 대변난(大便難)을 감안하여 두충잎 600g을 10일분으로 지어주었다.

2-2. 부종(浮腫), 소화불량(消化不良)

● 이 ○ ○ 여 39세 태음인 직장인 경기도 안양시 관양2동

① 1달 전부터 부종이 발생했는데 얼굴, 손, 발이 붓고 몸이 무겁다. 음식을 먹고 자거나 월경을 할 때에 부종이 생기는데 월경할 때는 상체가 붓고 월경이 끝나면 하체가 붓는데 지금은 몸 전체가 부어 있다.   ② 본래 소화력이 약하여 과식을 하면 속이 거북하고 구토를 한다.   ③ 월경불순으로 월경이 있을 때도 있고 없을 때도 있는데 지난달에 갑자기 많아졌다.   ④ 손발이 저린데 우측 손이 주로 저리다.   ⑤ 변비로 3~4일에 한 번씩 대변을 본다.   ⑥ 뒷목이 뻐근하고 다리, 허리 등이 쑤신다.   ⑦ 전신이 피로하고 몸이 무겁고 기운이 없다.   ⑧ 추위와 더위를 약간 타고 매운 음식과 따뜻한 음식을 좋아하는데 식욕이 없고 소화력이 약하다.   ⑨ 지방간이 있고 심장약을 복용하는 중이다.

소화력이 약하여 만성적인 소화불량이 있는 39세 태음인 여성의 부종(浮腫)과 변비를 대변불리(大便不利), 소변불리(小便不利)로 보고 삼화탕 2배량에 월경 때의 증상을 감안하여 향부자 3돈을 더하여 10일분 20첩을 지어주었다.

7개월 뒤인 7월 중순에 다시 내원했을 때 증상을 살펴보니, 약을 복용한 뒤로 부종은 좋아졌다가 1~2달 전부터 다시 붓기 시작하고, 약을 복용한 뒤로 속이 편해져서 소화도 잘 됐었는데 요즘 다시 거북해진다는 것이다.

월경불순은 여전하여 현재는 월경량이 적어졌고 손발이 저린 것도 여전하다고 한다.

소화불량을 겸한 부종(浮腫)에 삼화탕을 복용한 뒤로 6개월간 부종과 소화불량 증상이 경감되거나 소실되었다가 최근에 재발했다고 하여 이번에도 지난번과 같은 삼화탕으로 10일분 20첩을 지어주었다.

2-3. 상체부종(上體浮腫), 숨참, 대소변난(大小便難)

● 신 ○ ○ 여 57세 소양인 주부 경기도 안양시 관양동 수정아파트

키가 약간 크고 몸통이 약간 굵고 말의 속도가 약간 빠른 소양인이다. 50일 전 부군의 사망으로 쇼크를 받은 이후로 여러 증상이 발생했다며 내방했다.

① 화날 때나 걸음을 걸을 때 땀이 많이 난다.   ② 1일 7회 정도 얼굴로 열이 달아오른다.   ③ 상체부종(上體浮腫)이 있으며 저녁에 심하다.   ④ 과식을 하면 숨이 찬다.   ⑤ 30년 전부터 대변을 보지 못하면 소변이 잘 나오지 않는다. 변비약으로 둘코락스를 10년간 복용하는 중이다.   ⑥ 추위를 심하게 타며 에어컨 바람을 싫어한다.   ⑦ 손발은 뜨겁고 아랫배는 차다.   ⑧ 식욕은 보통이다

소양인 여성의 다한(多汗), 면열(面熱), 대변불리(大便不利), 소변불리(小便不利)를 목표로 삼화탕 2배량에 면열(面熱)이 있어 치자 1.5돈을 더하여 5일분 10첩을 지어주었다.

3일 후에 전화가 왔을 때 확인해 보니, 다한(多汗)과 면열(面熱)은 여전하지만 상체부종(上體浮腫)은 많이 경감되어서 몸이 가뿐하고 좋다고 했다. 숨 차는 것도 호전되었고 대소변난(大小便難)도 호전되어 소변을 보는 것도 좋아졌다고

한다.
증세가 전반적으로 많이 호전되었으므로 지난번 약과 동일하게 5일분 10첩을 지어주었다.

2-4. 부종(浮腫), 소변난(小便難)

● 이 ○ ○ 여 19세 고등학교 3년 휴학 경기도 안양시 관양동 화원빌라

2년 전에 순천향병원에서 신부전증으로 입원했다가 2개월 전에 토혈(吐血)하고 폐에 물이 차올라 혈액투석을 연속 4번 했다. 몸이 많이 부어서 이뇨제로도 빠지지 않았다고 한다. 어느 스님이 할아버지한약방에서 약을 먹은 후에 기사회생했다고 하여 내원하게 되었다고 한다.

① 얼굴과 발목에 부종이 있는데 얼굴은 정상인의 2배 정도로 부어 있고 발목은 정상인의 3배 정도로 부어 있다.
㉠ 발등에 부어 있는 곳을 누르면 들어간다.   ② 갈증이 심하여 물을 많이 마신다.   ③ 소변을 거의 보지 못한다.
④ 손발이 차다.   ⑤ 식욕이 거의 없고, 소화가 잘 안 되며 속이 답답하고 그득하다.   ⑥ 월경주기가 부정확하다.
⑦ 더위를 조금 타고 찬 음식을 선호한다.   ⑧ 평소에 이뇨제인 라식스를 3일에 1알씩 복용했다.

신부전증(腎不全症)으로 인한 부종(浮腫)과 소변난(小便難)을 치료하기 위해 자금정 18개를 지어주었다.

3일 뒤에 다시 내원했을 때 어떠냐고 물어 보니, 그 약을 복용한 뒤로 발목과 얼굴의 부종이 경미하게 경감되었다고 한다. 또 자금정 복용 30분 뒤에 20분간 사르르 통증이 있은 후에 설사를 했다고 한다.

자금정을 복용한 뒤에도 증상이 크게 호전되지 않은 것으로 보아 자금정이 적합하지 않다고 판단되어 이번에는 삼화탕 2배량으로 10일분 20첩을 지어주었다.

24일 뒤에 다시 내원했을 때 증상을 살펴보니, 지난번 약을 복용한 뒤로 얼굴과 발목에 부종이 생겼던 것이 크게 호전되어 거의 정상인에 가깝게 되었고 소변도 전보다 자주 본다고 한다.

삼화탕을 복용한 뒤로 부종이 거의 소실되었고, 전보다 소변을 자주 보게 된 것으로 보아 적합한 처방이라고 판단되어 이번에도 삼화탕 2배량으로 10일분 20첩을 지어주었다.

15일 뒤에 다시 내원했을 때 증상을 살펴보니, 4~5일 전부터 이뇨제인 라식스를 복용하지 않아도 얼굴에만 경미한 부종이 있다고 한다. 또 평상시에는 붓지 않고 많이 걷거나 힘이 들면 무릎과 발등이 붓는다고 한다.

계속하여 삼화탕 2배량으로 10일분 20첩을 지어주었다.

2-5. 부종(浮腫), 단백뇨(蛋白尿), 탈모(脫毛)

● 구 ○ ○ 여 43세 태음인 경기도 군포시 산본동 주공아파트

출산 후 2개월이 된 산모로 10개월간 통원치료를 받고 있다.

① 출산 2개월 뒤인 7개월 전부터 전신에 부종이 있으며, 특히 다리에 심하며 발목이 많이 부어 있다. ㉠ 현재 배도 불러 있어 '출렁출렁'거리고 부어 있으면 체중이 5~7kg 더 나간다. ㉡ 신경을 쓰면 더 심해지고 이뇨제를 복용해야 한다. ㉢ 7개월 전 중앙병원에서 신증후군으로 진단받아 일주일간 입원치료를 받은 적이 있고 ㉣ 그 후 8개월간 계속 통원치료를 하고 있다.   ② 소변으로 단백(蛋白)이 배출되며 소변에 거품이 나오기도 하며 알부민을 맞아야 부기가 빠진다. ㉠ 단백뇨가 심해지면 피로가 심하고 탈모(脫毛)가 된다.   ③ 근래 땀이 많이 난다.   ④ 피로감이 심하다.
⑤ 대변을 하루에 한 번 보는데 힘들게 변이 나오는 변비이다.   ⑥ 속쓰림이 있고 가스가 차고 걸린 듯한 느낌이 들 때도 있다.   ⑦ 다리가 저린 증상이 있다.   ⑧ 추위를 조금 타는 편이다.   ⑨ 식욕은 좋고 잠을 잘 깬다.

신증후군으로 인해 전신부종이 있으며 대변도 시원하지 않은 태음인 주부의 증상을 기창(氣脹)과 유사하다고 보고 삼화탕 2배량에 목통 2.5돈을 더하여 10일분 20첩을 지어주었다.

11일 뒤에 다시 내원했을 때 증상을 살펴보니, 부종이 현저하게 호전되어 발목에 부종이 없어지고 배가 출렁출렁 하던 것이 없어졌다고 한다. 단백뇨(蛋白尿)가 나오지 않고 탈모도 경감되었고 체중이 59kg에서 4kg 빠졌고 피로(疲勞)와 변비(便秘)도 소실되었다고 한다.

이번에도 삼화탕 2배량으로 10일분 20첩을 지어주었다.

3-1. 방광염(膀胱炎), 소변불리(小便不利), 소변빈삭(小便頻數), 하복불쾌감(下腹不快感), 복명(腹鳴), 변비(便秘)

● 하 ○ ○ 여 33세 소양인 일본 동경 아까사까

약간 작은 키에 보통 체구이며 얼굴이 흰 편이면서 약간 붉은 소양인이다.

일본 동경에 살고 있다. 안양의 동생 집에 왔다가 방광염이 재발했는데, 마침 동생네 식구들이 모두 이곳으로 한약을 지으러 간다고 하여 같이 왔다.

① 15일 전부터 오줌소태가 생겼다. ㉠ 소변은 마려우나 화장실에 가서 앉으면 소변이 잘 안 나오고 하여 밤으로는 화장실에 다니느라고 잠을 못 잔다. ㉡ 이럴 때는 아랫배에 물이 찬 듯하고 찌릿찌릿하며 아랫배가 불쾌하다고 한다.

© 오줌소태는 3년 전부터 생겼으나 피로할 때는 늘 발생하곤 한다.   ② 뒷덜미가 몹시 땅기고 아프다.   ③ 변비가 있다.   ④ 잘 체하는 편이다.   ⑤ 추위를 몹시 타고 손발이 차다.   ⑥ 음식은 찬 것과 신 것을 좋아한다.   ⑦ 식욕은 보통이고 가끔 머리가 아프다고 한다.

3년 전부터 오줌소태가 있었으며 15일 전부터 발생한 소변불리(小便不利)를 목표로 기창(氣脹)에 사용하는 삼화탕을 쓰기로 하고 삼화탕 2배량에 손발이 차고 추위를 몹시 타는 점을 감안하여 건강 1돈을 더하여 5일분 10첩을 지어주었다.

1달 뒤에 확인해 보니, 약을 5일간 복용하니 소변불리(小便不利), 소변빈삭(小便頻數), 하복부(下腹部) 불쾌증상이 사라졌으며 물이 뱃속에 찬 듯한 증상도, 밤에 화장실 다니는 증세도 모두 나았다는 것이다. 아울러 변비증상도 복용하는 중에 완전히 없어졌으며, 복용 후에도 전보다 많이 좋아져 가벼워졌고 잘 체하던 것도 전과 달리 그간에 체한 적이 없다고 한다.

이번에는 며칠 전부터 감기기운이 있으면서 전과 같은 오줌소태 증상이 약간씩 생겨서, 일본으로 들어가기 전에 약을 먹고 가야겠다며 약을 요청했다.

이번에도 전과 같은 삼화탕 2배량에 건강 1돈을 더하여 5일분 10첩 지어주었다.

3-2. 오줌소태

● 배 ○ ○ 여 30세 소양인 경기도 안양시 관양동 현대아파트

① 5~6년 전부터 밤마다 10회 이상 화장실에 가며, 막상 소변(小便)을 보려고 해도 1~2방울씩 밖에 나오지 않는다.
② 소변을 보면 뻐근하고 불쾌한 느낌이 있으며 근래 5일 전부터 심해졌다.   ③ 소변의 색깔은 붉거나 노란색이고 앙금이 있다. 본인은 운전을 많이 하고 과로를 한 탓이라고 생각한다.   ④ 2~3일 전부터 배가 부글부글 끓고, 거품 같은 설사가 나오고 속이 느글거리고 대변도 시원한 느낌이 없다. ㉠ 평소에도 소화가 잘 안 되고 헛배가 부르며 가스가 차고 속이 거북하고 방귀를 자주 뀐다. ㉡ 속에서 꾸르륵 소리가 자주 난다.   ⑤ 3~4개월 전부터 백색의 냉(冷)이 있으며 항상 조금씩 불쾌하고 묽게 1~2방울씩 나온다. ㉠ 병원에서는 염증성이라고 한다.   ⑥ 머리가 무겁고 허리가 뻐근하다. 피로하고 기운이 없다.   ⑦ 아침에 얼굴과 손발이 붓고 아랫배가 차다.   ⑧ 식욕은 좋으나 소화는 잘 안 된다.   ⑨ 입덧이 심해서 임신을 하면 힘들다.   ⑩ 월경통이 약간 있으며, 허리와 가슴이 아프다.

소화가 안 되고 염증성으로 인한 냉이 있는 30세 소양인 여성의 오줌소태를 목표로 삼화탕 2배량에 경부자 1.5돈, 산수유, 모려 2돈을 더하여 10일분 20첩을 지어주었다.

1달 뒤에 우연히 만나게 되었을 때 확인해 보니, 약을 복용하고 오줌소태가 완전히 없어졌다고 한다.

20개월 뒤인 다음해 12월 중순에 약을 지으러 왔을 때 확인해 보니, 완전히 좋아졌던 오줌소태가 다시 재발했으나 냉은 없어졌다고 한다. 이번에도 지난번과 같은 삼화탕 2배량으로 10일분 20첩을 지어주었다.

4-1. 대변불리(大便不利), 소변불리(小便不利), 부종(浮腫), 소화불량(消化不良), 세변(細便)

● 권 ○ ○ 여 31세 소양성태음인 주부 경기도 안양시 관양동 백남빌라

① 3달 전에 조산(早産)을 하고 나서 울적한 마음을 달래려고 수영을 하고 밖으로 돌아다녀서 그런지, 한 달 전부터 소변보기가 힘들어지기 시작하여 하루에 2~3번 소변을 보는데, 한 번 볼 때 요구르트 병으로 1/2정도 나온다.
② 1달 전부터 전신이 붓기 시작했는데 몸이 전체적으로 무겁고 부기는 특히 아침에 심하다.   ③ 대변이 가늘게 나오고 보고 나서도 시원하지 않다.   ④ 한 달 전부터 소화가 안 되고 가스가 차고, 속이 더부룩하고 느글거리며 속쓰림과 복명(腹鳴)이 있다.   ⑤ 전화를 받거나 속상한 일이 있으면 얼굴에 열이 달아오르는데, 얼굴만 뻘겋고 뜨겁게 달아오른다.   ⑥ 1달 전부터 가슴이 두근거리고 불안하며 초조하고 매사가 귀찮고 비관적인 생각이 든다.   ⑦ 손발이 약간 차다.   ⑧ 전신피로감이 있다.   ⑨ 식성은 좋고 따뜻한 음식을 좋아한다.   ⑩ 월경통은 없고 월경주기는 정상적이다.   ⑪ 평상시에는 몸이 가벼웠다.

1달 전부터 소변보기가 힘들고 잘 나오지 않으며 전신에 부종이 생기고, 소화불량이 발생하여 내원하게 된 31세 소양성태음인 여성에게 삼화탕 2배량으로 10일분 20첩을 지어주었다. 10일 뒤에 다시 내원했을 때 증상을 살펴보니, 약을 복용한 뒤로 소변불리는 없어졌고 더불어 전신부종도 없어졌으나 얼굴에 부기가 남아 있다. 소화불량도 사라져 지금은 식욕이 좋아졌다고 한다. 그런데 대변이 이제는 똥글똥글하게 굳게 나온다고 한다.

삼화탕을 복용한 뒤로 부종과 소변불리는 소실되었으나 대변이 굳어져서 변을 보기 힘들다고 하여 이번에는 대변난(大便難)을 목표로 소승기탕 2배량으로 2첩을 지어주었다.

13일 뒤에 만났을 때 대변은 어떠냐고 물어 보니, 그 약을 복용한 뒤로 대변을 잘 볼 수 있었다고 한다.

4-2. 대변불리(大便不利), 창만(脹滿), 변비(便秘), 숨참, 소변불리(小便不利)
다음은 윤준민 선생의 경험이다.

● 윤 ○ ○ 남 28세 소양인 서울특별시 강북구 수유동

살집이 있어 태음인처럼 보이나 눈이 위로 찢어지고 열이 있는 성격이 급한 소양인이다.
2학기에 들어서면서 살이 찜과 동시에 몸의 붓기가 빠지지 않는 느낌과 복부팽만감이 있었다. 3개월 정도 지나자 변비경향이 생기려고 하고 평소 식성이 좋았으나 식욕부진 증상이 나타났다.
① 변비 증세가 생기려고 한다. ㉠ 평소 하루에 1~2회 변을 보았으나 4일부터 변을 보면 이틀에 1회 정도 세변을 보았다. ㉡ 변비증세가 생기면서 복부가 불편해지고 가스가 많이 생기며 냄새가 진했다.   ② 복부팽만감이 있고 하복에 불편한 느낌이 있다. ㉠ 식사를 하면 배가 빵빵한 느낌이고 손으로 눌러도 빵빵하다. ㉡ 숨이 차기도 한다.   ③ 안구의 피로감이 자주 나타난다.   ④ 트림을 자주 한다.   ⑤ 몸이 무겁다.   ⑥ 식욕도 좋고 식사량도 많았으나 근래 들어 음식 먹기가 힘들다.   ⑦ 최근 소변이 시원치 않다.   ⑧ 밤에 졸리지 않아 늦게 취침하나 아침에 일어나기가 힘들다(평소 수면시간 4~5시간).   ⑨ 더위를 좀 타는 편이다.   ⑩ 땀을 많이 흘리는 편이나 요즘 들어 많이 흘린 기억은 없다.   ⑪ 매운 음식을 좋아한다.   ⑫ 6개월 전에 위경련이 있었다.   ⑬ 머릿속에 생각이 많거나 신경 쓸 것이 많으면 장염이나 위경련 쪽으로도 발전할 정도로 스트레스에 민감한 성격이다.
기온의 변화, 감정의 변화, 사려과다, 정신집중 등은 기울의 원인이 될 수 있다. 기울이 있으면 과도하게 에너지를 소모시킬 뿐만 아니라 에너지를 한 곳에 집중시키기 때문에 소화기능이 저하되기 쉽다. 그 결과 소화기근육이 이완되어 운동성 저하에 따른 창만이 발생할 수 있고 수분대사에 장애를 줄 경우에는 부종과 함께 소변불리나 대변불리가 나타날 수 있다. 변비경향이나 소변이 시원치 않은 것은 기울로 인한 소화기 운동성 저하와 수분대사에 장애를 준 것으로 사료된다. 창만과 함께 숨이 차는 것 역시 수분대사의 장애로 인한 것으로 보이며 몸이 무거운 증상도 기울로 인한 것으로 보인다.
복부창만과 대변불리를 먼저 해결하기 위해서는 이완된 소화기관에 정체된 수분을 빼주는 약과 장(腸)운동을 증진시켜주는 약을 써야 한다고 생각했다.
창만(脹滿)에는 대이향산, 칠물후박탕, 중만분소탕, 소창음자, 인삼궁귀탕, 삼화탕 등을 쓴다. 마침 수업 도중 기체로 인한 창만증세에 쓰는 삼화탕인 위의 증세에 정증이라 생각하여 한번 써보기로 했다. 처방구성을 보면 평위산과 향소산의 의미가 들어 있으나 주도적인 역할을 하는 것은 백출, 빈랑, 목통, 대복피, 백복령 등 이뇨제이다. 소화기의 운동성을 높여주는 후박, 지각, 백출 등이 있어 소화기의 운동성을 높여주면 수분을 배출시켜준다.
삼화탕을 본방으로 하루 세 번 11일 복용했다.
1. 복용 2일 후부터 가스는 더 심하게 찼으나 냄새는 거의 없어졌다. 냄새가 없었던 것으로 보아 대장운동 촉진에 의한 것으로 보인다.
2. 복용 2일후에 녹갈색 세변이 나왔으나 숙변에 의한 것으로 생각되었고
3. 5일 정도 지나자 황갈색 변이 나왔다.
4. 변비초기에 약을 먹어서 그런지 변은 1일 1~2회로 정상적으로 나왔으며 굵기는 세변과 정상변을 반복하다 약을 거의 다 먹을 쯤에는 정상 굵기로 나왔다.
5. 복부창만 증세는 다소 경감되었으나 완전히 사라지진 않고
6. 하복의 불편한 느낌과
7. 숨참 증상은 사라졌다.
8. 소변은 처음에는 개선됨을 잘 못 느꼈으나 10일정도 경과 후 소변이 잘 나옴을 확인할 수 있었다.
9. 식욕도 정상으로 돌아와 편안하게 식사하고 있다.
삼화산 복용을 통해 이뇨제와 장운동 촉진제에 대해 느낄 수 있었다. 그러나 약성이 조금은 약한 처방을 본방으로 하여 큰 효과는 보지 못한 것 같아 아쉽다. 지각 대신 지실을 쓴다거나 이뇨제의 가감을 더 했더라면 좀 더 좋은 효과를 보았을 것으로 보인다. 그러나 변비 초기에는 충분히 쓸 수 있는 처방이라고 느꼈다. 또한 기울을 동반한 소화기장애는 약복용과 함께 적당한 운동을 하는 것이 더 좋지 않을까 생각해 본다.

5-1. 소화불량(消化不良), 방귀냄새, 소변빈삭(小便頻數), 야뇨(夜尿), 부종(浮腫)

● 박 ○ ○ 여 30세 소양인 경기도 안양시 동안구 부림동 한가람두산아파트

① 2년 전부터 신경과다시 소화불량 증세가 있고 방귀를 뀌면 심한 악취가 난다.   ② 1년 전부터 소변을 찔끔찔끔 자주 보게 된다. ㉠ 이 증상은 임신했을 때 자궁이 내려앉으면서 잔뇨감(殘尿感)이 있은 후부터 시작되었다.   ③ 2년 전부터 매일 밤마다 2~3회 정도 소변을 본다.   ④ 1년 전부터 신경을 쓰거나 피로하면 손발과 얼굴이 붓는다.   ⑤ 5년 전부터 얼굴에 기미가 낀다.   ⑥ 식욕과 소화력은 좋으나, 간혹 느글거리고 메슥거린다.   ⑦ 과로를 하거나

신경을 쓰면 피로하고 기운이 없고 나른하다. ⑧ 허리가 뻐근하다. ⑨ 눈이 피로하고 충혈되고 침침하다.
⑩ 대변은 2~3일에 1회 본다. ⑪ 땀은 얼굴을 비롯하여 상반신에서 많이 난다. ⑫ 입술이 건조하다. ⑬ 더위를 타고 찬 음식이나 뜨거운 음식도 잘 먹는다. ⑭ 개꿈을 많이 꾼다.
앞의 증상을 개선하기 위해 삼화탕 2배량에 산조인, 산수유를 더하여 10일분 20첩을 지어주었다.
1년 7개월 후인 5월에 보약을 지으러 왔을 때 확인해 보니, 약을 복용한 뒤에 소화불량과 방귀냄새가 심한 것이 소실되었고, 소변빈삭이 경감되었으나 지금도 약간 남아 있다. 야뇨(夜尿)는 경감되었고 부종은 소실되었다.
이번에는 보약을 지으러 왔으므로 인삼양영탕 본방으로 10일분 20첩을 지어주었다.

6-1. 두통(頭痛), 소화불량(消化不良), 부종(浮腫), 피로(疲勞), 신중(身重), 견통(肩痛), 다몽(多夢)

● 조 ○ ○ 여 40세 소양인 경기도 안양시 동안구 관양동

수원의 한의원에서 두통으로 3개월 동안 한약을 먹었다는 보통 키에 약간 살이 찐 원만한 소양인 부인이다.
17년 전 출산 후부터 두통 등 여러 병에 시달려온 부인이다. 4년 전에 나팔관 종양제거 수술을 받으면서 몸 상태가 더욱 악화되었다.
① 17년 전 출산 후부터, 머리가 띵하고 간헐적으로 찌르는 듯한 두통이 1주일에 4일 정도 있다. ② 동시에 그때부터 항상 머리가 무겁다. ③ 10년 전부터 배에 전체적으로 포만감(飽滿感)을 느끼며, 피로하면 팽만(膨滿)해진다.
㉠ 이러한 증상은 1달에 10번 이상 발생하며, 갑자기 팽만해질 때는 허리가 안 잡힐 정도이다. ④ 10년 전부터 항상 손이 건조하며 갈증은 없다. ⑤ 17년 전 출산 후부터 두통이 있으면 전신부종이 발생하며, 하루 종일 부종이 빠지지 않는다. ⑥ 피로하고 기운이 없고 몸이 무거우며 숨이 차다. ⑦ 신장에 결석이 2개나 있으며 신장이 약하다고 하여 1년 전부터 2주마다 검사를 받고 있다. ⑧ 2년 전부터 가끔씩 눈이 빠지는 듯한 안통(眼痛)이 있으며 두통이 심할 때 발생한다. ⑨ 4년 전 나팔관 종양(폴립)제거수술을 한 후부터 요통이 심해졌다. ㉠ 일을 심하게 하면 허리를 펴질 못할 정도이고 요추 4번이 아파서 일을 못한다. ⑩ 한열왕래(寒熱往來)가 가끔씩 있으며, 저녁에 더 심해진다.
⑪ 치질(痔疾)로 인한 출혈이 있으며 가끔씩 과다 출혈될 때도 있고, 피곤할 때 발생하게 되면 며칠씩 지속된다.
⑫ 월경 며칠 전부터 월경통이 심한 편이고 몸은 찬 편으로 추위를 타며, 손발이 차다. ⑬ 대변은 묽고 잘 나오지 않고 어깨가 아프다. ⑭ 불안, 초조하며 늘 꿈을 많이 꾸고 신경을 많이 쓴 적이 있으며 가끔 한숨을 쉰다.
⑮ 손발이 저리며 기지개를 켜면 쥐가 잘 나고 식욕은 좋다.
소화불량과 부종이 함께 있을 때 쓸 수 있는 처방 중에서 체질이 소양인이라는 것과 신경을 많이 쓴 경력이 있는 점으로 보아서 기울(氣鬱)로 인한 대소변불리(大小便不利)와 기창(氣脹)에 쓰는 삼화탕이 적합할 것으로 판단되어 삼화탕 2배량에 추위를 타므로 육계 3돈과 건강 1돈을 더하여 10일분 20첩을 지어주었다.
12일 뒤인 10월 하순에 다시 왔을 때 확인해 보니, 두통은 많이 좋아져 어제와 그제만 있었고, 입술이 마른 것은 여전하다. 부종은 경감되었으며, 안통(眼痛)도 어제와 그제만 있었고, 한열왕래(寒熱往來)는 소실되었다. 부수적으로 불안초조, 다몽(多夢), 견통(肩痛), 저림 등이 없어졌으며 소화력이 좋아졌다.
17년 된 두통이 격감했으므로 같은 처방으로 1제를 더 지어주었다.
그 후 확인한 결과 두통은 다시 발생한 적이 없었으며 소화불량과 포만감이 경감되었다. 부종도 거의 없어졌으며 피곤함과 저리고 쥐나는 증상이 모두 소실되었다. 연변(軟便)과 대변불리(大便不利)의 증상이 약간 남아 있다고 하여 이번에도 같은 처방으로 1제를 다시 지어주었다.

風寒暑濕燥火內虛霍嘔咳積浮 胀滿 消黃癰邪身精氣神血夢聲津痰蟲小大頭面眼耳鼻口牙咽頸背胸乳腹腰脇皮手足前後癰諸婦小

傷勞亂吐嗽聚腫

渴疸疾祟形

液飲

便便

陰陰

痼痼人兒

下統46 寶 칠물후박탕 七物厚朴湯

厚朴 三錢 枳實 一錢半 大黃 甘草 各一錢 桂心 五分   薑五片 棗二枚

治 熱脹
[活套鍼線] 熱脹(脹滿)
[適 應 症] 고창, 복부팽만, 숨참, 협통, 대변난, 변비, 배꼽돌출, 두통, 수족저림

처방설명   칠물후박탕은 열창(熱脹)에 사용하는 처방으로 대변난(大便難)이 원인이 되어 발생하는 실증 (實證)의 창만(脹滿)을 다스린다.
창만증의 종류에는 칠물후박탕을 쓸 수 있는 열창(熱脹)을 비롯하여 식상(食傷)으로 인해 발생하는 곡창(穀脹), 기울(氣鬱)로 인해 발생하는 기창(氣脹), 어혈(瘀血)이 응결(凝結)되어 발생하는 혈창(血脹), 허랭(虛冷)한 상태에서 발생한 한창(寒脹) 등이 있다. 창만의 증상은 배만 불룩하게 부르고 얼굴, 눈, 사지(四肢)에는 부종이 없으며, 배를 누르면 북처럼 팽만(膨滿)하다는 특징이 있다. 또한 평상시처럼 음식을 섭취할 수 있는 부종증(浮腫症)과는 달리 창만증(脹滿症)은 대체로 소화장애에 기인한 것이기 때문에 평상시처럼 음식을 섭취하지 못하는 것이 보통이다. 따라서 복부가 창만하면서 동시에 소화불량과 식욕부진이 동반되는 경우가 많다.

그러나 열창(熱脹)의 경우 배가 불러 오르는 정도가 더 심하며, 입이 마르고 찬 것을 즐기고 대변이 굳고 소변색이 붉은 경향을 보이며, 일반적인 창만증과 달리 평상시처럼 음식을 먹을 수 있다는 특징이 있다. 이 것은 일반적인 창만(脹滿)과 달리 소화기능에 장애가 생긴 것이 아니기 때문에 소화력에는 문제가 없는 것 이며, 단지 몸에 열(熱)이 많고 대변난(大便難)으로 인해 대변배출이 원활하지 못한 것이 원인이다. 따라서 대변난을 해소시키면 창만증상은 자연히 사라진다. 열창(熱脹)의 증상 중에 찬 것을 즐기며 입이 마르는 증 상이 있는 것은 열성상태로 인해 체액(體液)의 소모가 많아지기 때문이며, 소변색이 붉은 것도 양격산이나 승기탕의 증상에서 볼 수 있는 것처럼 열성상태로 인해 체액의 소모가 많아져 소변이 농축되었기 때문이다.

칠물후박탕은 소승기탕에 감초와 계심을 더했다. 그러나 승기탕은 대황이 4돈으로 군약이고 후박과 지실 은 각 1돈씩 들어가는데, 칠물후박탕은 후박이 3돈으로 군약이라는 특징이 있다. 대황은 주로 대장의 연동 운동(蠕動運動)을 촉진하고 점막(粘膜)을 자극하여 대변을 배출하는 작용이 있는 반면, 후박은 소·대장의 연동운동을 모두 증가시켜 준다. 그래서 대황은 소화제로 사용하는 일이 거의 없지만 후박은 소화제(消化 劑)로도 많이 사용한다.

소장은 대장에 비해 길고 가늘다. 따라서 소장의 운동성이 저하되면 가볍게는 포만(飽滿)이 발생하고 심 해지면 창만(脹滿)이 발생한다. 이때 후박은 저하되어 있는 소·대장의 연동을 활성화시켜 창만을 치료한다. 이렇게 소·대장의 운동성이 저하되어 소화기관 내에 음식물이 적체(積滯)되었을 경우 평소 체열(體熱)이 낮은 사람은 실증(實證)을 보이지 않지만, 평소 열이 많은 사람은 칠물후박탕의 증상처럼 실증의 창만증을 나타낸다. 따라서 칠물후박탕의 증상은 평소 허랭(虛冷)한 사람에게는 나타나지 않는다.

박태기 선생에 의하면 칠물후박탕의 증상은 건실한 체격의 소유자에게 많이 나타나고, 대부분 만성화되 어 나타나는 증상인 만큼 장기간 복용해야 하는 경우가 많다고 한다. 또한 증세가 위중(危重)하면 배의 표

면에 정맥(靜脈)이 뚜렷하게 돌출되는 청근(靑筋: 靜脈怒張)이 생기는 경우도 있으며, 청근이 생기면 위중하여 회생이 어려운 경우가 많다고 한다.

처방구성을 보면 후박은 장경련을 억제하는 작용이 있어 소화기의 운동성에 영향을 준다. 지실은 위장(胃腸)의 연동운동을 강화하거나 억제하여 소화관의 운동을 조정하는 작용을 하고, 소화관에 정체된 내용물과 가스의 배출을 촉진하여 복부팽만을 제거한다. 대황은 강한 사하작용(瀉下作用)이 있으며 작용부위는 주로 대장이다. 즉 횡행결장 및 하행결장의 장력을 증가시켜 연동운동을 빠르게 하는 반면, 소장의 영양흡수 기능에는 영향을 주지 않는다. 감초는 소화관 평활근에 작용하여 경련을 억제하며, 위산분비를 억제하고 위점막을 보호하는 항궤양작용을 한다. 계심은 혈관을 확장하여 혈압을 저하시키고, 말초혈관의 혈류를 원활하게 함으로써 말초순환장애를 개선한다.

소승기탕과 비교하면 두 처방 모두 대변난(大便難)이나 대변비결(大便秘結)로 인한 고창(鼓脹)에 사용한다는 공통점이 있다. 그러나 소승기탕은 주로 변비나 변비로 인한 고창에 사용하며, 고창의 원인은 대장의 대변적체이다. 반면 칠물후박탕은 후박이 군약이므로 주로 소장에 울체되어 있는 음식물의 이동을 도와 고창증을 치료하며, 열창(熱脹)에 사용한다.

비급환과 비교하면 두 처방 모두 음식물 적체로 인한 대변난이나, 대변불리를 겸한 고창에 사용한다. 그러나 비급환은 대변비결이 심하고 소화기의 대변적체가 심하여 졸도, 정신이상, 호흡장애 등이 발생했을 때 사용하며, 파두가 포함되어 있어 급박한 증상에 주로 사용한다. 반면 칠물후박탕은 장(腸)의 운동이 저하되어 발생하는 고창증에 사용하고, 보다 만성적일 때 적합하다.

병인(病因)이나 신체조건마다 다르지만 변비(便秘)나 대변난(大便難) 등으로 가스가 차서 창만(脹滿)이 발생하였을 경우 실증(實證)에 쓸 수 있는 처방 순으로 나열하면 비급환, 온백원 > 대승기탕 > 소승기탕 > 칠물후박탕 > 대이향산 > 목향순기탕 > 육마탕 > 조중이기탕 > 삼출건비탕 순이다.

➡ **활용사례**

　1-1. **고창(鼓脹), 배꼽돌출, 변비(便秘), 숨참, 요통(腰痛), 수족(手足) 저림**　여　56세
　2-1. **협통(脇痛), 숨참, 대변난(大便難), 고창(鼓脹), 두통(頭痛)**　여　67세

1-1. 고창(鼓脹), 배꼽돌출, 변비(便秘), 숨참, 요통(腰痛), 수족(手足) 저림
　다음은 박태기 선생의 경험을 채록한 것이다.

● **○○○ 여 56세 강원도 원주시 단대동**
하체불구로 걸음을 못 걷는 탓에 늘 한약방에는 못 들어오고 문 앞에서 차에 탄 채로 아들과 함께 약을 가지고 간 부인으로 몸통이 굵고 퉁퉁하다.
① 배가 북처럼 팽창되어 있고 배의 팽창으로 배꼽도 튀어나와 있다. ② 숨이 차고 허리가 아프다.　③ 손과 발이 저리다.　④ 변비가 있으며 대변이 안 나온다.
배가 팽팽하게 불러 있으며 배꼽까지 돌출된 것을 보면 고창(鼓脹)증이 확실하며, 부종이나 소변불리(小便不利)가 없는 것을 보면 습체(濕滯)로 인한 고창(鼓脹)이 아닌 가스로 인한 고창증(鼓脹症)으로 볼 수 있다.
고창에 쓰는 처방은 대이향산, 삼화탕, 인삼궁귀탕, 중만분소탕, 칠물후박탕, 목향순기탕 등 많은 처방이 있다. 이 부인의 경우는 배꼽이 돌출된 것이나 대변을 잘 못 본다는 점에서 칠물후박탕을 쓰기로 하고 칠물후박탕 본방으로 10일분 20첩을 지어주었다. 약을 모두 복용한 뒤 다시 왔을 때 보니, 기대한 것과는 다르게 배가 팽창된 것만 조금 빠졌고 숨이 찬 것은 많이 좋아졌다고 한다.
다시 지난번과 같은 칠물후박탕 1제를 지어주었으며 증상이 조금씩 호전되고 있었다. 반복하여 2제를 더 지어간 뒤에 고창증, 배꼽돌출, 요통, 수족 저림이 모두 완치되어 폐약(閉藥)했다.

風寒暑濕燥火內傷勞霍亂嘔吐咳嗽積聚浮腫 脹滿 消渴疸疾黃癉邪祟瘀血形身精氣神血夢聲音津液痰飮蟲小便大便頭面眼耳鼻口舌牙齒咽喉頸項背胸乳腹腰脇皮手足前後陰陰疝癰疽諸瘡婦人小兒

2-1. 협통(脇痛), 숨참, 대변난(大便難), 고창(鼓脹), 두통(頭痛)

다음은 박태기 선생의 경험을 채록한 것이다.

● 이 ○ ○ 여 67세 서울특별시 노원구

체격이 좋고 건실한 편인 할머니. 작년에 갑자기 이종사촌 누나가 이제 며칠 못 살고 죽을 때가 된 것 같다며 숨을 헐떡이며 찾아왔다. 이유를 묻자

① 양쪽 갈비뼈 밑이 결려서 아프다. ② 가만히 있기만 해도 숨이 찬다. ③ 머리가 몹시 아프다는 것이다.

④ 배에 가스가 차서 단단하게 팽창되어 있다. ⑤ 소화도 안 되고 밥도 못 먹는다고 한다. ⑥ 대변은 잘 안 나오고, 나올 경우에도 조금씩 나오나 시원하지 않다. ⑦ 그간 여러 병원에서 치료를 받아왔으나 차도가 전혀 없고 점차 더 심해져 죽을 것 같다는 것이다. ⑧ 평소에는 매우 건강한 편이다.

대변난(大便難)으로 발생한 사촌 누나의 협하통(脇下痛)과 숨찬 증상을 고창(鼓脹)으로 보고 열창(熱脹)에 쓰는 칠물후박탕 본방으로 10일분 20첩을 지어주었다.

보름쯤 뒤 누나가 이젠 살겠다면서 다시 왔다. 그간의 경과를 들어 보니

1. 우선 팽팽하고 단단하던 배가 푹 꺼졌다.
2. 결리고 아픈 것도 없어졌다.
3. 숨찬 것도 없어졌다.
4. 머리가 아픈 것은 줄어들었다.
5. 이제 식사도 조금씩 한다.
6. 소화도 조심하면 그런대로 된다는 것이다.
7. 대변은 전보다는 잘 보나 아직 시원치 않은 것이 남아 있다고 한다.

증세가 격감했으나 아직 완전하게 나은 것이 아니라 보고 같은 칠물후박탕으로 1제를 더 지어주었다.

한참이 지난 뒤에 전화하여, 그 약을 먹은 뒤부터는 증상이 완전히 소실되어 요즘은 괜찮다고 하신다.

下統47 寶 소창음자 消脹飮子

猪苓 澤瀉 人蔘 白朮 赤茯苓 蘿葍子 半夏 陳皮 靑皮 厚朴 蘇葉 香附子 砂仁 木香 檳榔 大腹皮 木通 甘草 各五分   薑五片 棗二枚

治 單腹 蠱脹
[活　　套] 氣虛 倍人蔘 尿不利 倍澤瀉 ① 冷 加桂 附
[活套鍼線] 蠱脹(脹滿)
[適 應 症] 단복고창, 고창, 발열, 식욕부진, 소화불량

소창음자는 단복고창(單腹蠱脹)과 고창(鼓脹)에 사용하는 처방이다. 고창은 창만(脹滿)과 같은 뜻으로 쓰이는데, 팔다리가 말라 있고 배가 불러오르면서 그득하고 딴딴하며, 속이 비어 있어 마치 북과 같다 하여 고창(鼓脹)이라고 했다. 단복고창(單腹蠱脹)은 단순히 배만 몹시 불러 오르고 팔다리는 말라 있지 않는 것을 특징으로 하는 고창증이며, 고창(蠱脹)이라고 한 것은 좀처럼 낫지 않으면서 그 경과가 마치 벌레가 파먹어 들어가는 듯했기 때문이다.

고창증은 급성(急性)으로 발병하기도 하지만 대부분은 만성(慢性)이다. 이는 고창증이 발병할 정도이면 소화기능이 극히 약해졌다는 의미이기 때문이다. 따라서 일반적인 고창증은 소화기능이 약해져 배가 팽팽하게 창만(脹滿)되어 있을 뿐 아니라 영양흡수가 불량하기 때문에 사지(四肢)가 마르고 피골(皮骨)이 상접(相接)하는 등의 증상이 나타난다. 결국 배가 북처럼 불러 오르고 사지는 말라 있어 거미처럼 보인다. 그러나 소창음자는 배가 팽만해져 있지만 사지(四肢)가 마르지는 않은 단복고창(單腹蠱脹)에 주로 사용한다. 이것은 고창의 원인이 만성적인 소화장애라기보다는 상대적으로 급성장애라는 것을 의미한다.

창만의 원인을 크게 소화기장애와 수분대사장애로 나눌 수 있다. 대부분의 창만은 소화장애 때문에 발생하며, 만성적인 경향이 강하다. 치아를 보면 인간의 주식(主食)이 곡식이라는 것을 알 수 있다. 물론 사냥을 하긴 했으나 주(主)가 되지는 않았다. 인간을 포함하여 이런 치아구조를 갖는 동물은 대부분 창자가 길다. 반면 육식동물은 음식을 소화시키는 데 시간이 걸리지 않기 때문에 창자가 길지 않다. 이러한 구조적인 차이 때문에 소화장애가 발생하면 고창이 나타날 가능성이 높은 것이다. 또한 인간은 직립을 하므로 몸이 약해지면 조직이 연약해져서 처지게 되는데, 소화기도 역시 연약해져 처질 수 있다. 이처럼 소화기관이 길고 직립을 하는 인간의 특성 때문에 몸이 약해지고 소화기능이 저하되었을 때 고창이 발생하기 쉽다.

수분대사장애로 인해 창만이 발생하는 경우는 만성인 것도 있지만 급성인 것도 있다. 즉 소화기에 수분이 울체되었을 경우 가볍게는 소화기조직이 이완되어 소화기능이 저하되고 소화불량이 생길 수 있으며, 이러한 상태가 만성화되어 창만을 일으킬 수 있다. 또한 이러한 상태가 급격히 진행될 경우에는 급성 창만을 일으키기도 하며, 이 경우에는 복통과 고열이 동반되기도 한다.

소창음자는 소화기장애로 인한 만성적인 창만증상에도 사용할 수 있으며, 수분대사장애로 인한 급·만성 창만증상에도 사용한다. 그러나 상대적으로 급성 창만에 사용하는 경우가 많고, 급성 창만과 더불어 복통과 발열이 동반되는 경우에도 사용한다. 이러한 통증은 배에 손을 대지 못하게 할 정도로 격심한 경우도 있고, 간헐적으로 발생하기도 한다.

風寒暑濕燥火 內傷 虛勞 霍亂 嘔吐 咳嗽 積聚 浮腫 脹滿 消疸 黃疸 痰祟 邪身形 精氣神血夢 聲音 津液 痰飮 蟲 小便 大便 頭面 眼耳鼻 口舌 牙齒 咽喉 頸項 背胸乳 腹腰 脇 皮手足 前後陰 癰疽諸瘡 婦人 小兒

소창음자는 사령산과 육군자탕, 향소산을 합하고 빈랑, 대복피, 목통 등 이뇨제와 나복자, 사인, 목향 등 소도(消導)와 하기제(下氣劑)를 더한 것으로 사칠탕의 의미가 포함되어 있다. 따라서 소화기의 운동성저하나 소화기조직의 습체(濕滯)로 인해 창만이 발생한 경우 소화기의 운동성을 증가시키고 울체(鬱滯)되어 있는 수분을 배설시켜 고창증을 치료한다.

 처방구성을 보면 저령과 택사는 세뇨관의 재흡수를 억제하는 이뇨작용을 나타낸다. 인삼은 심장기능을 강화하며 소화액 분비를 증진시켜 식욕을 강화하고 위장의 연동운동(蠕動運動)을 항진시켜 소화·흡수를 촉진한다. 백출은 뚜렷하고 지속적인 이뇨작용이 있으며, 장관활동에 대한 조절작용이 있어서 장관의 자발성 수축활동의 긴장성을 높이고 강직성 수축을 방지한다. 적복령은 세뇨관의 재흡수를 억제하여 이뇨작용을 나타낸다.

나복자에는 다량의 지방산과 소량의 정유가 함유되어 있고, 혈압강하작용 및 항염증작용이 알려져 있다. 반하는 장관의 운동을 촉진하여 소화관에 정체된 음식물과 수분의 배출을 촉진하고, 진피는 소화관의 운동을 강화하여 가스배출을 촉진한다. 청피는 소화액분비 항진작용, 위산분비 강화작용으로 소화를 촉진하며, 세포질의 투과성을 조절하여 염증 증상을 개선한다. 후박은 장(腸)의 운동을 촉진하거나 장(腸)의 경련을 완화하는 등, 장의 운동을 조정하는 작용이 있다.

소엽은 소화액 분비를 촉진시키고 위장운동을 증강시키며, 향부자는 장관 평활근의 경련을 억제하여 소화관의 가스배출을 촉진한다. 사인은 장관(腸管) 평활근을 이완시키며, 소화기의 운동을 촉진하여 음식물의 운송과 소화·흡수에 도움을 준다. 목향은 미주신경(迷走神經)을 자극하여 장(腸)의 수축력과 연동운동을 증강하고, 소화·흡수를 촉진하여 가스 정체에 의한 복통을 멎게 한다. 빈랑은 위장의 연동운동을 강화하며, 대복피는 이뇨작용과 소화관의 연동운동을 촉진하는 작용이 있다. 목통은 이뇨작용이 있어 관절에 정체된 부종을 억제하고, 감초는 소화관 평활근에 작용하여 경련을 억제하며, 위산분비를 억제하고 위점막을 보호하는 항궤양작용을 한다.

 중만분소탕과 비교하면 중만분소탕은 고창(臌脹)의 일종인 한창(寒脹)을 다스리는 처방으로, 고창증의 원인이 허랭(虛冷)이거나 허랭상태에서 고창증이 나타났을 때 사용한다. 반면 소창음자는 발열과 복통이 동반되는 실증의 창만에 주로 사용한다.

칠물후박탕과 비교하면 두 처방 모두 소화장애로 인한 고창증에 사용한다. 그러나 칠물후박탕은 체열이 높은 사람의 고창증에 사용하며, 대변난(大便難)이 원인이 되어 만성적인 창만증상을 야기할 때 사용한다. 반면 소창음자는 만성적인 고창에도 사용하지만 상대적으로 급성 고창증에 사용하는 경우가 많고, 열성의 정도는 칠물후박탕보다 더 심한 경우도 있다.

삼화탕과 비교하면 두 처방 모두 소화장애나 습체(濕滯)가 겸해 있을 때 사용하는데, 삼화탕은 기울(氣鬱)로 인해 소화기나 하복부 조직이 이완되어 소대변이 불리(不利)하고 부종이 생기며, 이로 인해 고창증이 발생했을 때 사용한다. 반면 소창음자는 병인이 기울이 아니라 인체 내부에 적체되어 있는 습담(濕痰)이나 식적(食積), 기생충(寄生蟲) 등이며, 삼화탕의 증상에 비하여 발열이 있고 급성이며 증상이 심한 경우도 있다.

→ **활용사례**

1-1. 단복고창(單腹蟲脹) 여 21세 태음인
2-1. 신중(身重), 속쓰림, 식욕부진(食慾不振), 소화불량(消化不良) 여 39세 157cm 51kg
3-1. 당뇨병(糖尿病) 남 27세

1-1. 단복고창(單腹蠱脹)

다음은 최문옥 선생의 경험을 채록한 것이다.

● ○○○ 여 21세 태음인 술집종업원 서울특별시 서대문구 창천동

청년 시절 신촌에 거주할 때 있었던 일이다.

보통 키에 체구는 땅땅하고 골격은 건실해 보이는 옆방에서 자취하는 아가씨이다. 배가 아프고 부풀어 올라 인근 병원에 갔는데, 급성 복막염이라고 수술을 해야 한다고 했다. 밤이면 술집에 나가 일하여 번 돈으로 겨우 입에 풀칠만하고 있는 터라 수술도 걱정이려니와 수술을 한다고 해도 수술비를 감당할 수 없는 형편이기 때문에 배는 아파서 터질 듯한데 걱정이 이만저만이 아니다. 그래서 수술 전날 입원해 있는 병원에 가서 증상이 어떤지 들어 보았다.

① 배에 격심하고 반복적인 통증이 오고 복통이 있으면 손으로 배를 감싸면서 아프다고 하는데 배에는 손도 못 대게 하고, 배에 통증이 심해 약간만 닿아도 자극이 되어 속옷 고무줄도 배에 못 닿게 한다. ② 아랫배가 부풀어 올라 터질 것 같으며 마치 바가지를 엎어 놓은 듯하다. ③ 숨이 몹시 가쁘다. ④ 병원에서는 급성복막염이라며 빨리 수술하지 않으면 생명이 위험하다고 한다. ⑤ 밤이면 술손님 시중을 드느라고 술을 같이 마실 수밖에 없어 최근 며칠 무리하게 술을 많이 마셨다. ⑥ 며칠 전부터 소변이 시원하지 않고 잘 안 나온다.

배가 팽만(膨滿)되어 있고 아픈 배에 손도 못 닿게 하는 점이나 소변이 불리(不利)한 것으로 보아서 방광의 팽창과 염증 및 주변 조직으로 수분이 울체되어 고창(鼓脹)이 생긴 것을 금방 알 수가 있었다. 어려서부터 군산 형님의 한약방에서 현대의학으로 치료되지 않는 수많은 병들을 쉽게 치료하고 낫는 것을 늘 보아왔다. 개중에는 이러한 고창(鼓脹)도 치료하는 것을 보아 왔고 또 이 아가씨처럼 소변불리를 겸하여 오는 고창증도 이미 익혀 왔으므로 내심으로는 별다른 걱정을 하지 않았다.

이 고창증은 소변이 제대로 배출되지 않아 복수가 차고, 그 정도가 심해지자 배가 북처럼 부풀어 오르는 고창증인데 복통으로 배에는 손도 못 닿게 하는 등의 현상을 보고 병원에서는 급성복막염으로 진단을 내린 듯하다. 대부분의 고창증은 배에 가스가 차서 배가 부풀어 오르는 고창(鼓脹)이므로, 대부분 소화장애가 겸해 있고 소화기의 장애나 연약으로 음식을 제대로 먹지 못하는 관계로 배는 북처럼 불러 있으나 배를 제외한 전신과 사지는 살이 빠져 마치 배가 부르고 사지는 말라있는 거미의 형국을 나타내는 특징이 있다.

이처럼 통증이 격심하고 복수가 차서 오는 고창증 중에서 배만 부르고 사지는 마르지 않는 것을 단복고창(單腹蠱脹)이라고 한다. 이 아가씨의 고창이 고열과 함께 소변불리를 겸하여 온 고창인 만큼 과도하게 적체된 열과 수분을 빼주기로 하고 동시에 소변불리도 함께 치료하기로 했다.

복수(腹水)로 인한 고창(鼓脹)과 소변불리(小便不利)를 동시에 치유할 수 있는 처방을 검토해보니, 분심기음과 소창음자, 온백원 등이 있었다. 이 처방들이 모두 부종(浮腫)을 감소시키는 데는 효력이 있겠으나 지금의 고창증을 소실시킬 수 있다는 데는 확신이 서질 않으므로, 우선 수술 전에 의사 몰래 약을 몇 첩이라도 복용하기로 하고 단복고창(單腹蠱脹)에 쓰는 소창음자에 통증이 격심하므로 소회향, 현호색을 각 0.5돈씩 더하여 3첩을 지은 뒤 약탕기가 없어 냄비에 끓여 연속적으로 먹였다.

약을 복용한 다음날 아침에 보니, 격심한 통증이 많이 줄어들어서 30여 분씩 지속되던 통증이 5분 정도로 가볍게 나타나고, 통증이 발생하는 간격도 벌어져 가끔씩 통증이 발생했다. 아울러 바가지를 엎은 듯한 배가 많이 줄어들어 있었고, 밤사이에 몇 차례 소변을 보았다고 한다. 동시에 숨이 차는 것도 괜찮은 것 같다고 한다.

다음날 3첩 약을 연어어 복용한 다음에는 부풀어 올랐던 배가 거의 평소처럼 줄어들었으며 복통은 완전히 사라져 수술을 하지 않고 퇴원했으며 영문을 모르는 의사는 몹시 의아한 듯 여러 번 진찰을 다시 했다고 한다.

2-1. 신중(身重), 속쓰림, 식욕부진(食慾不振), 소화불량(消化不良)

다음은 정미화 선생의 경험이다.

● 정 ○○ 여 39세 157cm 51kg

① 신체의 다른 부위에 비해 유독 아랫배만 부르다. ㉠ 운동을 하여도 다른 부위의 살은 더 찌지 않으나 뱃살은 빠지지 않고 더 불러오는 편이다. ② 여름이 되어 식욕이 없어 하루 한 끼 먹기도 힘들고 기운이 없고 졸리다. ③ 식사 후 소화가 안 되고 쓰리기도 하며 숨을 쉬기 힘들 정도로 배가 부른 느낌이 든다. ④ 복진시(腹診時) 배에 뭉친 느낌이 있고 압통(壓痛)이 있어 식적(食積)이 있는 것으로 생각했다. ⑤ 밤에 잠이 잘 오지 않고 새벽에 꼭 깼다가 다시 잠들어 늦잠을 자게 되고 일어나면 온몸이 쑤시고 아프다. ⑥ 더위를 타지 않는 편인데 요즘은 더위 먹은 증상에 시달린다. ⑦ 겨울에 추위를 몹시 타는 편이고 찬 음식을 먹으면 꼭 배가 아프다. ⑧ 소변을 자주 본다. ⑨ 피곤할 때 허리가 뻐근하게 아프다. ⑩ 최근 몇 년간 위염, 헬리코박터균 감염 등으로 소화기계 질환을 앓은 경력이 있다. ⑪ 비가 오는 날은 정상적인 활동을 하기 힘들 정도로 몸이 무겁고 졸린다.

유독 아랫배만 부르며 식사 후 소화가 안 되고 쓰리기도 하며 숨을 쉬기 힘들 정도로 배가 부른 느낌이 드는 증상이

고창(鼓脹)증과 유사하다고 보고 소창음자 1제를 지어 복용해 보았다.

1. 우선 아침에 일어날 때 몸이 가벼운 느낌을 받았다.

2. 식후 속쓰림 증상이 덜 하다.

3. 그러나 복창(腹脹) 증세가 줄어든 느낌은 별로 받지 못했다. 운동과 처방을 병행했으나 복부 부피감이 줄지 않았다.

4. 3일째부터 약간 변비 증세가 나타나서 일주일째가 되니 변비가 주증상이 될 정도로 심해졌다. 원인이 소창음자에 들어간 오령산(택사, 적복령, 백출, 저령)처방 때문으로 생각되어 선배에게 물어보니 그 정도는 변비가 될 양은 아닐 거라고 했다.

5. 식욕이 없고 소화가 안 되는 증상은 많이 좋아졌으나 계속 변비증상이 나타나서 10일 정도 복용하고 복용을 멈추었다.

下統48 寶 인진오령산 茵蔯五苓散

五苓散(下統十) 倍入 茵蔯

治 濕熱黃疸

[活　　套] 虛 加人蔘三~五錢 ① 冷 加薑 附 ② 鬱熱 加山梔

[活套鍼線] 濕熱(黃疸)

[適 應 症] 황달, 흑달, 복수, 숨참, 대변난, 소화불량, 유행성간염, 네프로제, 신염의 부종, 숙취, 복막염, 발열, 구갈, 초생아황달, 담석증, 간경화

인진오령산은 황달(黃疸)에 사용하는 처방으로 간질환에 의해 복수(腹水)가 찼을 때, 음주 이후에 발생하는 부종, 일반적인 부종(浮腫), 고지혈증(高脂血症), 숙취(宿醉), 습체(濕滯)로 인한 곤권(困倦), 설사(泄瀉) 등에도 응용한다.

황달(黃疸)은 담즙색소(빌리루빈)가 혈액 및 조직 속에서 비정상적으로 증가하여 피부나 점막 등의 조직이 황염(黃染)되는 질환이다. 황달이 생기면 안구결막(眼球結膜)의 황염이 가장 빨리 나타나는데, 공막(鞏膜)에는 빌리루빈에 대한 친화력이 높은 탄력소(elastin)가 풍부하기 때문이다. 황달을 원인에 따라 분류하면 다음과 같다. 첫째, 간전성(肝前性) 황달이라고 하여 빌리루빈이 과잉 생성되는 경우이다. 용혈성 빈혈이 대표적 질환인데, 여러 가지 원인에 의해 적혈구가 과도하게 파괴되어 간장(肝臟)에서 처리할 수 있는 한도 이상의 빌리루빈이 생성되었을 때 발생하는 황달이다. 둘째, 간성(肝性) 황달이라고 하여 간세포의 기능장애에 의해 발생하며, 간염(肝炎), 간경변(肝硬變), 간암(肝癌) 등이 여기에 해당되는 질환이다. 셋째, 간후성(肝後性) 황달이라고 하여 간에서 생성된 담즙이 담관(膽管)이나 장관(腸管)으로 배출되지 못하여 발생하며, 담낭염, 담낭암, 담관암, 췌장염 등이 여기에 속하는 질환이다.

조문과 활투침선을 보면 인진오령산을 습열성황달(濕熱性黃疸)에 사용하는 처방으로 분류하고 있다. 따라서 간전성(肝前性) 황달에 사용하는 것인지, 간성(肝性) 황달이나 간후성(肝後性) 황달에 사용하는 것인지 알 수는 없다. 그러나 약성으로 볼 때 이수작용(利水作用)과 청열작용(淸熱作用)이 있으므로 염증이 되었건, 기능장애가 되었건 간에 수분대사량을 증가시키고, 담즙 분비를 촉진시켜 황달을 치료한다는 것을 알 수 있다.

인진오령산은 숙취(宿醉)에도 사용한다. 음주를 과다하게 하면 열에너지가 많아지고 혈액순환이 빨라지는데, 이러한 현상은 일정시간이 지나면 본래대로 돌아온다. 이때 체력이 좋은 사람은 본래대로 돌아오지만 그렇지 못하면 수분이 조직 내에 울체되기 쉽고, 알콜성분이 간(肝)에 무리를 주어 간장애를 유발할 수 있다. 이때 인진오령산으로 간장애를 치료하고 조직의 습체(濕滯)를 제거하여 숙취를 해소한다.

인진오령산은 습체로 인한 곤권(困倦)이나 설사(泄瀉)에도 사용한다. 인체에 습체가 발생하면 소화기능이 떨어지기 때문에 설사가 나타날 수 있고, 인체의 기능이 활발하게 이루어지지 못하므로 곤권하게 느껴지는 증상이 나타난다. 물론 이러한 증상이 있을 때 사용하는 처방이 많지만, 간장장애가 있거나 간기능이 저하되어 있다고 판단되면서 곤권이나 설사가 나타났을 때 보다 적합하다고 하겠다.

처방구성을 보면 오령산에 다량의 인진이 포함되어 있다. 인진은 약리실험에서 이담작용(利膽作用)과 손상된 간실질(肝實質)의 회복을 촉진하는 작용, 혈압강하작용, 진통, 소염, 해열작용 등이 밝혀져 황달과 간염 등에 사용하는 근거가 된다. 택사와 적복령은 세뇨관의 재흡수를 억제하

여 이뇨작용을 함으로써 조직의 부종을 경감시킨다. 저령의 이뇨작용은 복령보다 우수하지만 보익작용(補益作用)이 없는 것이 복령과 구별되는 점이다. 백출은 뚜렷하고 지속적인 이뇨작용이 있으며, 장관활동에 대한 조절작용이 있어서 장관의 자발성 수축활동의 긴장성을 높이고 강직성 수축을 방지한다. 육계는 심장의 수축력과 심박동을 증가시키며 말초혈관의 혈류를 원활하게 한다.

 가감위령탕과 비교하면 가감위령탕은 소화불량이 수반된 황달에 사용하는 처방이지만, 황달과 연관이 없는 일반적인 소화불량에도 사용할 수 있고, 위령탕증보다 좀 더 실증(實證)의 소화불량과 부종(浮腫)에도 사용한다. 반면 인진오령산은 황달에 가장 많이 사용하는 처방이며, 소화불량 증상이 두드러지지 않아도 사용할 수 있다.

탁리소독음과 비교하면 탁리소독음은 염증을 치료하는 처방이므로 간에 염증이 있을 때 사용하면 좋다. 따라서 허약이 겸해 있는 만성간염에 사용할 수 있다. 반면 인진오령산은 습체(濕滯)를 치료하는 처방이므로 담즙울체로 인한 황달에 많이 사용한다.

용담사간탕과 비교하면 용담사간탕은 국소적인 조직의 충혈(充血)로 인한 외음부(外陰部) 가려움증, 낭습(囊濕), 냉대하, 전립선염, 전립선비대증, 외음부의 창종(瘡腫), 안구충혈(眼球充血), 구내염(口內炎), 요도충혈로 인한 소변불리(小便不利) 등에 사용한다. 반면 인진오령산은 황달(黃疸)에 사용하는 처방으로 간질환에 의해 복수(腹水)가 찼을 때, 음주 이후에 발생하는 부종, 일반적인 부종(浮腫), 숙취(宿醉), 습체(濕滯)로 인한 곤권(困倦), 설사(泄瀉) 등에도 응용한다. 인진오령산은 이뇨(利尿)시켜 증상을 치료하고, 용담사간탕은 청열(淸熱)시켜 치료한다.

→ **활용사례**

1-1. 흑달(黑疸), 복수(腹水), 숨참, 대변난(大便難) 남 42세
1-2. 황달(黃疸), 건구역(乾嘔逆), 정신혼미(精神昏迷), 요통(腰痛), 소변불리(小便不利), 구건(口乾), 피부소양(皮膚搔痒), 수족마비감(手足痲痹感) 남 19세
1-3. 황달(黃疸) 여 16세
1-4. 황달(黃疸), 소화불량(消化不良), 우협하압통(右脇下壓痛) 남 39세
1-5. 인진과 개의 황달(黃疸) 개 수컷
2-1. 간염(肝炎), 황달(黃疸), 복수(腹水) 남 45~6세
2-2. 간경화(肝硬化), 복수(腹水), 황달(黃疸) 남 29세
2-3. 담석증(膽石症) 남 56~7세
3-1. 음주 후 설사 남 26세 태음인
4-1. 현훈(眩暈), 오심(惡心), 흉민(胸悶) 남 32세 소양성소음인
5-1. 만성피로증후군, 구토(嘔吐), 설사(泄瀉) 남 35세 태음인 173cm 95kg
6-1. 소아비뇨기염증(小兒泌尿器炎症), 심인성빈뇨(心因性頻尿) 여 7세 태음인 128cm 27kg
7-1. 실패례 여 80세
8-1. 부작용 여 60대 소양인

→ **인진오령산 합방 활용사례**
1-1. +인진호탕 – 항문출혈, 통증, 소양감(搔痒感) 남 25세 165cm 60kg
2-1. +평위산 – 간염(肝炎), 소화불량(消化不良) 남 54세 소양인 168cm 55kg

1-1. 흑달(黑疸), 복수(腹水), 숨참, 대변난(大便難)
다음은 김희경 선생의 경험을 채록한 것이다.

● 현 ○ ○ 남 42세 고등학교 교사 제주도 제주시 용담2동
평소 가까이 지내는 전매청을 다녔던 이웃 형님을 만났는데, 아들이 다 죽게 되었다고 탄식을 한다.
그간의 경과를 들어 보니 며느리와 아들이 둘 다 고등학교 교사인데, 친구 카드 빚보증을 해준 것이 잘못되어서 집과 재산이 모두 압류당하고 학교의 봉급까지 압류를 당하자, 처음에는 고심을 하던 아들이 이겨내질 못하는지 자포자기

하여 병가를 내고 매일 술을 마시기 시작했다고 한다.

술을 마시는 것이 오래 지속되자 황달(黃疸)이 오고 복수(腹水)가 차서 급기야 병원치료를 했으나, 당시 나으면 퇴원하여서 다시 술을 마시길 반복하면서 결국은 점차 더 심해져 흑달(黑疸)까지 진행되었고 병원에서는 포기한 상태이며 죽기만 기다리고 있다고 한다. 그래서 어릴 때 아들을 본 생각이 나서 한번 데려와 보라고 했고, 옛 모습이 남아 있는 40여 세 어른이 된 아들을 만나 보았다.

① 황달이 지나 얼굴과 혀가 검게 변한 흑달(黑疸)이 되어 있었다.　② 복수가 차서 배가 남산만하게 불러 있다.
③ 복수로 숨이 차서 허리가 헐거운 잠옷 같은 것을 입고 왔었다.　④ 복수가 많이 차서 곧바로 앉아 있거나 눕지도 못하며 비스듬하게 기대어 앉아 있다.　⑤ 그럼에도 변비가 있다.　⑥ 병원에서는 간경화증이 심해져 있으므로 치료가 어렵다고 했다.

음주과도로 인해 극심한 복수가 된 흑달을 목표로 인진오령산으로 10일분 20첩을 지어주었다.

약을 1제 복용한 뒤에 복수가 많이 빠지고 복수가 빠진 탓으로 숨찬 것이 덜하고 숨쉬기가 편해졌으며, 검은색이 돌던 얼굴이 본래의 모습 쪽으로 약간 돌아와 있었다. 대변도 잘 본다는 것이다.

인진오령산을 쓴 뒤에 다시 자세히 보니, 구고(口苦)와 한열왕래(寒熱往來)의 증세가 약간 있어서, 이번에는 인진오령산에 소시호탕을 합방하여 10일분 20첩을 지어주었다.

복용 후에는 얼굴과 증상이 현저히 회복되었지만 그렇다고 완전히 회복된 것은 아니어서 이어서 3제를 더 복용하고 완쾌되어 폐약했다. 얼굴도 원래의 모습대로 깨끗한 피부로 되돌아 왔으며, 건강을 되찾은 뒤 학교에도 복직하여 건강하게 잘 지냈다.

1년 뒤에 다시 음주습관이 남아서인지 음주를 과도하게 하여 다시 복수가 차서 왔고, 이번에는 소시호탕과 오령산이 합방된 시령탕을 복용하고 쾌유했다.

그 후에도 음주를 과도하여 황달기가 오면 1년에 2차례 정도 약을 지어 갔고, 그때마다 시령탕이나 인진오령산에 향사평위산을 합한 것을 먹고 회복하곤 했다.

다른 사례로 가파도에 사는 사람이 11월경 감기처럼 열이 오르면서 황달이 되어서 인진오령산에 소시호탕 합한 것을 몇 첩을 복용하고 낫더니 연이어 같은 약을 몇 첩씩 지어가곤 했다.

왜 아프지도 않는데 이 약을 지어 가느냐고 묻자 가파도란 섬에 사는 아이들이 유행병처럼 황달이 번갈아 와서 이 약을 4~5첩 먹으면 곧바로 낫기 때문이라고 한다.

25년 전에는 해마다 11~12월이 되면 약을 지어갔는데 이때의 황달은 전염성이 있는 듯 보였고 시기적으로는 11월과 12월에 걸쳐 빈발했으며, 바이러스성 전염성 간염이 아니었을까 추측해 본다.

가파도는 제주도 남쪽에 있는 섬으로 제주도 – 가파도 – 마라도 순으로 대한민국 국토의 최남단에 있는 섬이다. 섬은 좁고 땅은 척박하여 예전에는 살림살이가 워낙 궁핍하다보니 인심이 사나웠던 섬이었다. 외상약을 지어가면 약값을 잘 주지 않는 것으로 소문이 나 있는데 제주에서는 외상을 가져가면 갚아도(가파도) 그만, 말아도(마라도) 그만이라는 우스개 이야기가 있다.

1-2. 황달(黃疸), 건구역(乾嘔逆), 정신혼미(精神昏迷), 요통(腰痛), 소변불리(小便不利), 구건(口乾),
　　　 피부소양(皮膚搔痒), 수족마비감(手足痲痺感)
다음은 염태환 선생의 경험을 인용한 것이다.

● 김 ○○ 남 19세 학생 서울특별시 종로구 사직동

① 1주일 전부터 황달이 발생했다.　② 건구역이 자주 난다.　③ 가끔 정신이 혼미해지곤 한다.　④ 허리 부위가 무겁고 아프며 뒷목 부위도 땅긴다.　⑤ 전신의 피부에 불규칙하게 마진(痲疹)이 출현하여 가렵다.　⑥ 대변은 시원하게 나오지 않는다.　⑦ 소변은 황달뇨이고 불리(不利)하다.　⑧ 식욕은 없고 입이 마른다.　⑨ 수족(手足)에 마비감(痲痺感)이 있다.　⑩ 맥은 허(虛)하고 무력(無力)하다.　⑪ 복진상 흉협고만(胸脇苦滿), 복피구련(腹皮拘攣)은 없고 오히려 심하(心下)가 연약(軟弱), 무력(無力)하다.　⑫ 기운이 없어 눈도 잘 못 뜬다.

맥증과 복증이 모두 허증이라는 점에서 시호제, 치자제의 적응증이 아니다. 구건(口乾), 건구토(乾嘔吐), 정신혼미(情神昏迷), 소변불리(小便不利) 등의 증이 모두 오령산의 증상으로 보고 인진오령산 2첩을 지어 주었다.

하루 뒤에 2첩을 복용하고 호전되어 딴 사람이 되어 왔다. 즉 건구역, 정신혼미, 요통(腰痛), 경부 긴장감, 심마진, 피부소양, 소변불리, 구건, 수족마비감 등 전 증세가 거짓말 같이 사라졌다는 것이다. 인진오령산의 멋있는 적중이었다. 같은 처방으로 4첩을 더 지어주었다.

10월 24일 황색이었던 피부색이 많이 탈색되고 혈색이 돈다. 맥상도 제법 유력해졌다. 식욕도 증가하고 기운도 좋아졌다. 같은 처방으로 4첩을 더 지어 주었는데, 그 후 완치되어 폐약했다.

風
寒
暑
濕
燥
火
內傷
虛勞
霍亂
嘔吐
咳嗽
積聚
浮腫
脹滿
消渴
黃疸
瘧疾
邪祟
身形
精
氣
神
血
夢
聲音
津液
痰飮
蟲
小便
大便
頭
面
眼
耳
鼻
口舌
牙齒
咽喉
頸項
背
胸
乳
腹
腰
脇
皮
手
足
前陰
後陰
癰疽
諸瘡
婦人
小兒

1-3. 황달(黃疸)

다음은 배원식 선생의 경험을 인용한 것이다.

● ○○○ 여 16세 중학생 서울특별시 도봉구 상계동

이 아이는 8세 때에 무슨 병인 줄도 모르고 이 병원 저 병원으로 두루 찾아다니면서 진찰을 받아 보았으나, 병명도 모른 채 죽는 날만 기다리는 여아이다. 그 위기에 놓여 있을 때에 상계동 자택으로 왕진을 하여 약을 써서 목숨을 구했는데, 1년이면 몇 번이고 재발하는 것이 보통이며, 재발할 때마다 필자의 약을 먹으면 낫게 되곤 했다. 필자가 왕진을 갔을 때의 증상은,

① 황달이 전신에 나타난다.   ② 열이 39도 내지 40도 내로 오르락내리락한다.   ③ 오한(惡寒)이 있다.   ④ 간은 종대(腫大)하여 손으로 쉽게 촉지된다.   ⑤ 배는 포만(飽滿)하고 가스가 차서 팽팽하다.   ⑥ 소화가 잘 되지 않는다.   ⑦ 맥은 열 때문에 현삭(弦數)하다.

치료에 있어서 주요 목표를 오한발열(惡寒發熱)에 두고, 소시호탕 중심으로 아래와 같이하여 처방을 했다.

시호 3돈, 황금 2돈, 인삼, 반하, 감초 각1.5돈, 산사육 2돈, 신곡 1.5돈, 맥아 1.5돈, 강三, 조二 이상으로 하여 30첩 정도까지 사용하는 중에 완치되어 일단 투약을 중지했다.

그 후 3개월이 되어 다시 재발했는데, 그전 증상과 비슷한데 다른 것은 발열(發熱), 오한(惡寒)이 그리 심하지 않은 것이고, 대신에 소화가 잘 안 되며 열이 37.5~37.6도이다.

이제는 인삼양위탕과 인진오령산의 합방 중심으로 처방을 바꾸어 오전 오후 나눠서 복용하도록 지시하고, 열이 있을 때에 시호 2돈, 황금 1돈을 더하여 사용했다.

이 아이에게는 8년 동안 병이 재발할 때마다 증상을 물어보아서, 전과 특이한 점이 없으면 위의 처방 그대로 사용하면 효과가 좋았다.

1-5. 인진과 개의 황달(黃疸)

다음은 김희경 선생의 경험을 채록한 것이다.

● 개 도베르만 수컷 제주도 제주시 이도동

30년 전의 이야기이다. 지금은 고인이 된 분으로 평소 존망을 받아오던 적십자사 회장이다.

"우리 집 개가 황달이 걸려 죽게 되었는데 살려줄 수 있으면 살려 달라"는 것이다. 그래서 "개는 수의사한테 문의를 해야지 왜 한약방을 하는 저에게 말씀하십니까?"라고 되묻자 수의사에게 그간 치료를 해 왔으나 차도가 없고 수의사도 별다른 방법이 없으며 죽기만 기다리는 수밖에 없다는 것이다. 한 번 봐주기만 해달라는 간청에 못 이겨 개를 보러 집으로 왕진(?)을 간 셈이다.

개는 당시에 제주도에서는 희귀한 검은색의 도베르만이라는 큰 개였다. 도베르만은 다른 개와 다르게 혀를 밖으로 내면 마치 밥주걱처럼 혀끝이 위로 올라가는 것으로 순종을 구별한다는 이야기도 들어왔는데 과연 고급개 팔자는 주인의 사랑을 독차지하는 것뿐만 아니라 먹이는 음식에서부터 달라서 서민들이 먹고사는 것보다도 훨씬 품위(?) 있는 생활을 해온 것을 알 수가 있었다. 그간의 얘기를 들은즉 특별한 것은 없었고 어느 날부터 개가 활기를 잃어 수의사에 데려간 즉 황달이 왔다는 것이다. 그래서 이왕 죽을 개라면 한번 시도나 해보자고 하고 개를 자세히 관찰하여 보았다.

① 개의 눈을 보니 사람의 황달처럼 흰눈동자가 노랗게 변해있는데다가 충혈이 되어 있다.   ② 눈가에는 눈곱이 끼어 있고   ③ 코끝은 건조해 있었다.   ④ 개가 엎드려 있기만 할 뿐 일어서지 않고 늘어져 있다.   ⑤ 평소와 달리 낯선 사람이 와도 짖지도 않는다.   ⑥ 수의사에게 계속 치료받았으나 고급견이어서인지 치료비도 비쌀 뿐 아니라 가망이 없다고 한다.

이런 경우는 처음 겪는 일이지만 황달뿐만 아니라 촉촉하고 윤기가 나야하는 코끝이 건조해져 있는 것이나 눈곱이 끼어 있는 것을 보면 개의 건강이 매우 나빠져 있음을 알 수 있었다. 어차피 그냥 두면 개는 죽을 것이므로 사람이나 개나 모두 황달은 올 수 있다고 본다면 황달이 된 원인을 알 수는 없어도 통상 사람을 치료하는 대로 가장 보편적인 방법으로 한번 시도해 보기로 했다.

황달 중에서도 가장 흔한 것이 용혈성 황달이므로 용혈성 황달을 기준으로 치료하기로 하고 용혈성 황달에 가장 대표적으로 사용하는 인진을 달여 한번 먹여 보기로 했다.

우선 개에게 약을 먹여야 할 것이므로 용혈성 황달에 빈용하는 인진 1kg을 큰 솥에 넣고 달인 뒤, 달인 액을 고무호스를 이용해 목 속으로 넣어 먹일 생각이었다. 그러나 개는 크고 쓴 약을 강제로 입으로 넣어주어야 하므로 약을 잘 먹으려고 하지 않을 뿐 아니라, 약을 먹이는 동안 달려들어 물 가능성도 높기 때문에 어떻게 약을 먹일 것인가를 궁리해 보았다.

결국 개의 온몸과 머리를 밧줄로 꽁꽁 묶은 채 고무호스를 이용하여 달인 인진 액의 1/5을 개의 목으로 넘겨주었다. 같은 방법으로 매일 한번씩 5일간 인진을 모두 먹인 후에 놀랍게도 황달이 치료되어서 예전처럼 굳건하고 무서워 보

이는 맹수의 모습으로 되돌아왔다. 나에겐 개의 황달도 치료될 수 있다는 또 하나의 의외성을 경험한 기회였으며, 애견을 살려주어 고맙다는 인사를 받았던 것이 오랫동안 잊어지지 않고 있다.

2-1. 간염(肝炎), 황달(黃疸), 복수(腹水)

다음은 심선택 선생의 경험을 발췌한 것이다.

● ○ ○ ○ 남 45~46세

① 간염과 황달(黃疸)로 복만(腹滿)하여 몇 개월간 통원 치료를 했으나 검사 때마다 간염은 그래도 남아 있다. 부인은 음식도 따로 먹게 하고 먹다 남은 음식은 모두 버리고 환자는 동료들과 가까이 대화도 하지 않으며 음식도 같이 먹지 않는다. 병원에서 전염성이라며 대인 관계를 멀리하라고 했다는 것이다.   ② 환자는 복만(腹滿)하여 복피후(腹皮厚)하고 음식이나 활동에 별로 지장이 없다.   ③ 대변도 좀 견(堅)하다고 한다.

나는 대시호탕에 인진호탕을 합하여 주었다.

이것을 복용하니 어지러워 걸을 수 없고 힘이 쫙 빠져서 누워만 있다고 한다.

인진오령산으로 전방(轉方)하여 10일분을 지어주었다.

10일분을 복용하고 검사를 하니,

1. 황달과 복수가 차는 것이 거의 좋아지고 조금만 남아 있다고 한다.

2. 다시 10일분으로 불룩 나와 있는 배가 쭉 들어가고, 소변이 그렇게 많이 나오더라는 것이다.

복만(腹滿), 변비(便秘) 하더라도 대시호탕이 아니고 인진오령산으로 좋아지는 경우도 이에 있었다.

4-1. 현훈(眩暈), 오심(惡心), 흉민(胸悶)

다음은 조경남 선생의 경험이다.

● ○ ○ ○ 남 32세 소양성소음인 연구원 경기도 안양시 동안구 관양2동

8월 하순인 어제 저녁 빌라의 아래층에 사는 이웃과 함께 식사를 했다. 술을 먹지 않는데도 자꾸 술을 권하는 바람에 맥주 한 잔을 받아 놓고, 대신에 물만 연신 먹었는데 나중에는 배가 불룩하게 나올 정도였다. 다음날 어지러운 증상이 나타났는데 전날에 먹은 물 때문인지는 정확하지 않지만 이게 수분이 과다하게 적체(積滯)되어 나타나는 '오령산증'이라는 것을 짐작할 수 있었다.

① 아침에 일어나니 약간 어지러운 느낌이 들었다. ㉠ 예비군 훈련을 받기 위해 동사무소로 가는 길에서도 현기증 비슷한 느낌이 들었다. ㉡ 동사무소 의자에 앉아 있을 때도 어지러웠다. ㉢ 눈을 감고 있다가 눈을 뜨면 땅이 빙빙 돈다. ㉣ 고개를 들어도 앞에 보이는 사물이 왔다 갔다 한다. ㉤ 이러다가 쓰러져서 병원에 실려 가는 것이 아닌가하는 생각마저 든다.   ② 동사무소로 걸어올 때는 괜찮았으나 의자에 조금 앉아 있으려니 구역질이 나온다. ㉠ 구토를 했으면 좋겠는데 나오지는 않고 답답하기만 하다. ㉡ 가끔 트림이 나온다.   ③ 구역감이 들면서부터 가슴이 답답하여 어쩔 줄 몰라 했다. ㉠ 너무 답답해서 가슴을 두드려야만 했다.   ④ 에어컨 바람을 쏘이는 데도 등에는 땀이 났다.

㉠ 에어컨을 피해서 밖에 나가니 구역감(嘔逆感)과 흉민감(胸悶感)이 덜했다.   ⑤ 이런 증상은 태어나서 처음이다.

⑥ 아침에 밥을 먹지 않고 단호박을 쪄서 먹고 나왔는데 식사로는 부실하다는 생각이 들었고 약간 허기가 졌다.

현훈 중 빙빙 도는 듯한 '훈(暈)'의 현상이나 구역질, 트림, 흉비(胸痞) 등이 모두 '수독(水毒)'으로 나타난 현상이 아닐까 하는 생각이 들었다. 어제 저녁에 배가 부를 정도로 너무 물을 많이 마신 탓으로 체내에 수분이 많아져 나타나는 증상이라고 짐작이 되었다. 먼저 구역질이나 트림, 흉비(胸痞)는 소화기 중 위장 부위에 수분이 과도하게 울체되어 나타나는 현상으로 볼 수 있다.

에어컨 바람을 쏘이는 데도 등에는 땀이 나다가 에어컨을 피해서 밖에 나가니 구역감과 흉민감이 덜하다는 것은 에어컨의 찬 기온이 피부의 체온을 냉각시켜 땀이라는 수분배출을 억제하게 되자 체내의 수분울체로 인한 땀이 억제되었다가 찬 공기를 안 쏘여서 다시 수분의 체표배출이 어느 정도 가능해지자 구역감과 흉민감이 덜해졌다는 것으로 이해되었다. 어지러운 것 중 땅이나 하늘, 사물이 빙빙 돈다는 것은 일반적으로 수독이 있을 때 잘 나타나는 현상으로 이는 과도한 수분이 두부(頭部)의 뇌나 전정기관에 작용을 하여 일종의 장애를 일으키는 것으로 짐작이 된다. 물론 이러한 수독이 호박 한 쪽으로 한 아침식사가 충실히 못해서 혈액 농도가 떨어져 나타날 수도 있으나 이는 경험으로 보면 체내에 적체된 수분 때문에 두부로 혈액순환이 원활히 이뤄지지 못하여 나타나는 현상인 것을 금방 알 수가 있다.

원인이 수독(水毒)이라면 당연히 치법은 수분을 빼주는 방법을 택해야 할 것이다. 수독(水毒)으로 인한 현훈(眩暈)이라면 머리에 스치고 지나가는 처방이 바로 택사, 백출 두 약재로 구성된 택사탕이었으나 흔히 구할 수 있는 것은 오령산이었다.

실제로 수독에 광범위하게 쓰는 오령산만 써본 경험이 없는 터라 이번에 한번 시험 삼아 써보기로 하고 약국으로 갔다. 약사에게 오령산이 있느냐고 물었더니 없다고 했다. 오령산이 포함된 위령탕이나 곽령탕등은 빈용하는 처방이라

그럼 오령산이 포함되어 있는 약이라도 달라고 했더니 인진오령산이 있다고 했다. 약사가 내놓은 인진오령산은 박카스 병 크기에 담겨 있었고 인삼이 더해져 있었다.

오령산 본방이 없었지만 인진오령산도 적합하리라 생각되어 약사가 내놓은 인진오령산에 인삼 드링크를 1병 마셨다.

인진오령산 드링크를 먹기 전에도 증상은 약간씩 호전되고 있었으나, 인진오령산을 마시고 난 뒤부터 증상이 많이 호전되는 느낌을 받았다.

약을 복용한 지 20분 후에는 오심(惡心)과 현훈(眩暈), 흉민(胸悶)이 거의 사라졌다. 오후에 관양동 주위를 돌았는데 현훈(眩暈)과 오심(惡心)이 없어졌기 때문에 정상적인 몸 상태로 훈련을 마칠 수 있었다.

본인의 증상이 오령산증인지는 정확하지 않지만 인진오령산을 복용한 뒤에 증상이 개선된 점으로 미루어 보면 체내에 수분이 적체되었기 때문에 이런 증상이 나타난 것으로 확신할 수 있다.

5-1. 만성피로증후군, 구토(嘔吐), 설사(泄瀉)

다음은 김현우 선생의 경험이다.

● 윤 ○ ○ 남 35세 태음인 173cm 95kg

명절 때 술을 먹고 나서 그 뒤로 급성위염으로 병원에서 진단을 받았다. 구토와 설사가 계속되었으며, 어느 정도 진정된 후 집에서 쉬는데도 끊임없는 피로감을 본인이 느꼈다. 본인이 건강에 대한 염려로 내시경검사까지 한 상태였고 특별히 간수치 등에서 이상한 점은 발견되지 않았다. 이 후 양약과 한약을 복용했으나 딱히 증상의 호전을 보이지 않고 본인의 식이조절로 증상이 심화되지 않도록 주의하는 중이었다.

① 식욕은 있으나 많이 먹지는 못한다.   ② 쉽게 피로해진다.   ③ 조금이라도 과식을 한 뒤에는 체기를 자주 느끼고 설사와 구토가 반복된다.   ④ 과외를 많이 하는 관계로 과외가 끝나면 집에서 끊임없이 자려 한다.   ⑤ 예전부터 식사 때나 노동 후 머리에서 땀이 많이 났다.   ⑥ 지금은 바꿨지만 예전에는 식사를 규칙적으로 하지 못했다.   ⑦ 원래부터 식사 후 복명증상이 있었다.   ⑧ 그동안 기름진 음식과 술을 즐겨먹었다.   ⑨ 학업과 연애, 경제생활로 스트레스를 많이 받는 편이었다.

처음에 변증을 할 때 소화기 질환에 초점을 맞추려 했으나, 다른 한약을 먹었다는 얘기를 듣고 조금 다른 관점에서 접근할 필요성을 느꼈다. 여러 가지 증상 중 겨울인데도 머리에서 땀이 자주 나는 현상을 옆에서 많이 볼 수 있었는데, 이 친구 몸에는 습열이 증상의 원인이 될 수 있다는 생각을 했다. 원래 간담의 습열은 그 장기뿐만 아니고 다른 장기까지도 영향을 끼칠 수 있으므로 간의 피로누적이 일시에 위장관과 전신의 피로를 가져 오는 게 아닌가 싶었다.

습열을 목표로 거기에 맞는 처방을 구상하던 중 두한출(頭汗出)에 인진호탕을 쓰는 것을 보고, 설사와 구토를 목표로 인진오령산을 기본처방으로 생각하게 되었다. 원래는 황달에 쓰는 처방이지만 조문에 습열황달이라는 말이 있어 습열에 초점을 맞춘 것이다. 다른 증상은 약재의 가감으로 어느 정도 컨트롤할 수 있을 거라 생각하고 인진오령산 가감방을 투약하기로 최종결정했다.

설사, 구토, 피로를 목적으로 인진오령산에 구토의 명약인 반하와 간(肝)의 해독기능을 정상화시켜주는 시호, 기체에 쓰이는 진피, 태음인의 설사에 쓰이는 갈근, 기운을 북돋아주고 한출(汗出)을 방지하는 황기를 가미하여 하루 2봉씩 총 50봉을 투약했다.

① 식욕이 늘어났으며 ② 피로감이 예전보다 많이 줄었다. ③ 설사와 구토도 거의 없어졌다고 할 만큼 좋아졌다. 투약 시 식사량을 평소의 반으로 줄일 것과 기름진 음식을 멀리할 것을 권유했는데 다행히 본인 스스로 잘 지켜 주었다. ④ 투약 3일째에 구토의 증상이 한 번 심하게 있었는데, 그래도 환자에게 꾸준히 먹을 것을 당부했는데 믿고 따라주었다.

문진표를 제대로 작성한 상태에서 처방을 결정한 것이 아니었으나, 옆에서 그 친구를 자주 보면서 몸의 습열을 병의 원인으로 볼 수 있었던 것은 역시나 관찰의 중요성을 느끼게 한 소중한 경험이었다.

6-1. 소아비뇨기염증(小兒泌尿器炎症), 심인성빈뇨(心因性頻尿)

다음은 정송화 선생의 경험이다.

● ○ ○ ○ 여 7세 태음인 128cm 27kg 서울특별시 노원구 공릉동

얼굴은 비백(肥白)하고 둥글며 눈이 크고 눈매가 순하며 7세 소아임에도 늑골이 분명하게 넓은 각을 이루고 있다.

① 오한, 발열 등의 별다른 신체증상은 동반하지 않은 채로 속옷에 비뇨생식기 분비물이 묻어나오며 소변을 조금씩 자주 보았다.   ② 평소 겁이 많고 더위를 많이 탄다.   ③ 모친이 태음인 경향인 것을 고려할 때 이 여아도 태음인으로 추정된다.

비뇨, 생식기계의 면역기능이 완전치 않은 7세 여아의 음부(陰部)에 외부의 물리적 자극이나 대변, 소변과 같은 이물질에 의한 자극으로 염증이 발생하여 분비물이 나오고 이로 인해 소변불리(小便不利)가 나타난 것으로 보았다.

비뇨기계 감염을 우려해 초기에 인진오령산 3첩을 3일 동안 투약했다(7세 소아이므로 성인 복용량의 1/2을 투약했다).

1. 3일 동안 복용 후 분비물은 나오지 않는다.

2. 청결교육에 의하여 생식기 부위의 청결에 대한 강박증이 생긴 아이가 자꾸 음부를 씻으려 한다.

3. 집에서는 괜찮으나 외출을 하게 되면 10분~20분 간격으로 변의를 느끼고 실제로 그때마다 소변을 조금씩 본다고 했다.

4. 잠이 들면 7시간 정도는 소변을 보지 않고 잠을 잔다.

이후에 인진오령산을 2일간 더 투약했지만 빈뇨는 해결되지 않아 다시 처방을 구상했다.

소아의 빈뇨를 목표로 '계장산, 축천환' 등을 떠올렸으나 야간에는 증상이 나타나지 않으며 전형적인 태음인의 신체조건과 심리적 불안정이 빈뇨와 함께 나타난 것을 고려하여, '연자육'이 군약으로 안신(安神)시키며 수렴시키고 '산약, 산조인, 원지, 용안육, 백자인'이 함께 작용하여 심리적인 문제를 해결하는 것을 우선으로 생각하고 '청심연자탕'을 투약했다.

1. 1첩을 1일에 복용하여 3첩을 복용시키자 10~20분 간격이던 변의(便意)가 30~40분 간격으로 늘어났다.

2. 1주일 경과했을 때는 2~3시간에 한 번 정도 변의(便意)를 느끼는 정상 주기를 찾았다.

7-1. 실패례
다음은 김희경 선생의 경험을 채록한 것이다.

● 김 ○ ○ 여 80세 제주도 남제주군 남원읍

86년경이었는데 면장의 소개를 받고 할아버지와 함께 온 할머니이다.

① 극심한 가려움이 있다. 할아버지의 말을 들으면 가려움이 극심하여 참지 못하여서 그 모습이 처참하여 마치 쥐약을 먹은 강아지가 고통에 못 이겨 날뛰듯 한다는 것이다. ② 물론 평소에도 늘 가려워서 항상 플라스틱 솔이나 수세미 솔로 피부를 긁어댄다. ③ 황달에 걸린 후에 가려움이 시작되었으며 눈을 보니 초기의 노란색을 지나서 담즙의 푸른색을 겸한 노란색을 띠고 있었다. ④ 약간의 변비가 있다. ⑤ 지금까지 여러 병원에서 오랫동안 치료를 받아왔으나 차도가 없어서 수소문 끝에 소개를 받고 왔다고 한다. ⑥ 할아버지는 포기하려고 했으나 50여 년을 같이 살았는데 죽더라도 고통이라도 면하게 해주고 싶다는 말을 듣자 가슴이 찡해왔다. ⑦ 그래서 그간 황달과 황달로 인한 피부소양증(皮膚瘙痒症)을 많이 치료해 온 경험이 있는지라 치료가 될 수도 있으니 너무 걱정 말라고 했다.

이 할머니의 극심한 가려움은 황달로 인해 나타나는 것이므로 황달을 치료하면 저절로 가려움이 소실될 것이므로 황달을 치료하기로 했다. 그간의 경험대로 황달에 쓰는 인진오령산에 소시호탕을 더하여 쓰기로 하고 10일분 20첩을 지어주었다.

약을 1제 복용했으나 아무런 차도가 없었다. 증세가 극심한 탓에 약효도 늦게 나타날 것으로 보고 연이어 2제를 더 복용했으나 아무런 차도가 없었다. 3제를 먹었음에도 별 효력이 없자 처음의 기대에 차서 낫게 해달라며 간청하던 모습은 간 곳이 없고 불신에 가득 찬 퉁명한 모습으로 물음에 대한 대답 또한 퉁명스럽고 짜증이 난 말씨였다. 그래서 인진오령산으로는 낫긴 어렵겠구나 생각하고 처방을 한번 바꾸어 보기로 하고

① 혹 몸이 약간 붓지는 않느냐고 묻자 "몸이 붓기도 한다."는 것이다.

약을 바꾸어 보자고 하자 이번엔 약을 먹어 보고 확인한 뒤에 더 지어가겠다는 듯이 약을 반 제만 지어달라고 한다. 그래서 이 병은 황달이 완고해서 온 병이므로 너무 조급하게 생각하지 말고 또 다시 오자면 거리도 먼 점을 겨우 이해시킨 뒤 1제를 지어 가기로 했다.

그래서 이번엔 역시 황달에 약간의 부종을 겸한데 쓰는 마황연요적소두탕을 1제 지어주었다.

마황연요적소두탕을 먹자 며칠 후부터 가려움이 서서히 줄어들었고, 절반인 5일을 먹고 나자 가려움이 거의 없어졌으며 황달도 약간 노란색만 띠고 있다고 한다. 나머지 약을 모두 복용하고 가려움과 황달이 모두 나았다고 한다. 마황연요적소두탕은 그 당시 1번 써본 것이 유일하며 할머니의 경우는 극심하고 특이했기에 지금까지 기억이 뚜렷하다. 이때는 연교 뿌리인 연요를 구하지 못해 연교를 대신 사용했으며, 적소두는 보통 일반 팥의 둥근 모양과 달리 능갱이팥이라 하여 붉은색을 띠고 약간 길쭉한 모양이며 수확량이 적어 요즘에는 찾기가 힘들다. 능갱이팥이 적소두이다. 그때도 물론 적소두로 능갱이팥을 넣었다.

8-1. 부작용
다음은 추정호 선생의 경험이다.

● 김 ○ ○ 여 60대 소양인

키는 보통이고 체격이 좋으며 부지런하고 성질이 있는 소양인이며 몸은 부종으로 뚱뚱한 편이다.

① 한열왕래(寒熱往來), 구고(口苦) 증상이 있다. ② 간에 약 10cm 정도의 물혹이 있고 간복수(肝腹水)가 있다.

③ 담석(膽石)이 있다.　④ 오랜 동안 당뇨로 고생을 하시고 홍삼을 꾸준히 복용하고 있다.　⑤ 식욕은 있다.
⑥ 현훈(眩暈)이 있으며 정신이 없을 때도 있다.　⑦ 십여 년 전에 막내아들을 교통사고로 잃었다.　⑧ 자궁 절제 수술을 했다.　⑨ 양방 병원에서는 휴양하시라면서 우루사와 약 한 알만 준다.　⑩ 농촌에서 지금도 남편과 함께 비닐하우스에서 배, 포도 농사를 짓는다.

한열왕래(寒熱往來), 구고(口苦), 담석(膽石), 간복수(肝腹水)를 감안하여 소시호탕에 인진오령산을 합방하여 1제를 지어드렸다.

약을 복용한 후 어떤지 여쭈어 보니 속이 많이 편하다고 한다. 그래서 구체적으로 여쭈어 보니

1. 한열왕래(寒熱往來)와 구고(口苦) 증상은 많이 좋아졌다.
2. 간복수(肝腹水)는 여전하다.
3. 소변이 특별하게 많이 나오지는 않는다고 하신다.

증상이 호전된 것으로 판단하고 이번에도 전과 같은 처방으로 1제를 다시 지어 드렸다. 한참 지난 후에 전화로 확인하여 보니,

1. 우측 하복부(下腹部) 및 대퇴부(大腿部)에 부종이 심하며 우측 간 부위가 우리하게 아파서 약을 중단했다고 한다. 현재 약은 1/3 정도가 남아 있다고 한다. 병원 검사를 받았는데 간의 물혹 크기는 변함이 없고 간 상태가 나빠졌다고 한다.

下統49 寶 가감위령탕 加減胃苓湯

胃苓湯(下統八十六) 去 官桂 加 藿香 半夏 大腹皮 山査子 蘿蔔子 三棱 蓬朮 靑皮 各五分
薑三片 棗二枚

治 黃疸 飮食無味 脈澁而濡
[活套鍼線] 濕熱(黃疸)
[適 應 症] 황달, 한열왕래, 소화불량, 부종, 신장염

가감위령탕은 황달(黃疸)에 사용하는 처방으로 황달증상과 함께 소화불량이 겸해 있을 때 적합하다. 또한 약성을 응용하여 소화불량과 설사에도 사용할 수 있고, 소화불량과 부종이 겸해 있을 때도 사용할 수 있다.

황달은 혈액 속의 빌리루빈[膽汁色素]이 비정상적으로 증가하여 피부나 점막에 침착되어 노랗게 염색되는 병증으로, 원인에 따라 몇 가지로 분류할 수 있다. 첫째, 급성간염에서 볼 수 있듯이 간세포의 기능장애에 의해 담즙분비장애가 발생한 경우이다. 둘째, 용혈성 빈혈이 있을 때 과잉하게 혈구(血球)가 파괴되어 발생하는 경우이다. 셋째, 음주과다로 인해 몸에 열이 많아지고 간장애를 일으켜 황달이 발생하는 경우도 있다. 넷째, 담석(膽石)이나 종양(腫瘍), 간부종(肝浮腫) 등에 의하여 담관(膽管)에서 장관으로 유출되어야 할 담즙이 배출되지 못하여 발생하는 황달이 있다.

황달에 걸렸을 때 사람에 따라서는 소화불량이 발생하는 경우도 있지만 소화불량 증상이 전혀 나타나지 않는 경우도 있고, 어떤 사람은 황달과 함께 열증(熱症)이 나타날 수도 있고, 어떤 사람은 허랭증상이 동반되는 경우도 있다. 이처럼 황달과 함께 다양한 증상이 나타날 수 있는데, 가감위령탕은 소화불량 증상이 동반되었을 때 사용한다. 이수작용(利水作用)을 하는 오령산과 대복피가 포함되어 있어 수분대사를 원활하게 하고 담즙배출을 촉진하며, 평위산을 비롯하여 소화기의 운동성을 증가시키는 약재가 다수 포함되어 있어 소화불량을 개선하는 작용이 있다.

가감위령탕은 위령탕에 이뇨제(利尿劑)와 소화기능을 개선하는 약재를 더한 처방이므로 황달(黃疸)뿐 아니라 부종, 특히 아침에 자고 일어나서 붓는 사람에게 사용할 수 있다. 자고 일어나면 붓고 활동하면 없어지는 사람은 소화기능이 약한 경우가 많다. 이는 저녁에 먹고 잤을 때 아침에 붓는 것을 생각하면 이해하기 쉽다. 소화력이 좋으면 많이 먹고 자도 부담 없이 소화시킬 수 있어 수분대사에 영향을 주지 않지만, 소화력이 나쁘면 섭취한 음식을 밤새 소화시켜야 하므로 수분대사에 영향을 주어 아침에 붓게 된다. 또한 소화력이 평소 좋지 않은 사람은 저녁에 먹지 않더라도 아침에 붓는 경우가 있는데, 이럴 때 가감위령탕을 응용할 수 있다.

가감위령탕은 소화기에 습체(濕滯)가 과다해져 발생하는 설사(泄瀉)에도 사용할 수 있다. 처방구성을 자세히 살펴보면 위령탕에 곽향, 대복피, 반하 등이 더해져 있어 외감(外感)에 사용하는 약재가 제외된 곽향정기산이 포함되어 있는 격이기 때문에 당연히 소화기의 습체를 겸한 식상(食傷)과 설사(泄瀉)에 사용할 수 있는 것이다.

과식(過食)하거나 부적합한 음식물을 섭취했을 때 인체에서는 섭취한 음식물을 빨리 배출시키기 위해 장액을 증가시켜 설사를 유발하는데, 이를 식상(食傷)으로 인해 소화기조직에 습체가 발생했다고 표현한다.

風寒暑濕燥火 內傷勞亂吐嗽 霍嘔咳積聚腫 浮脹滿消渴 黃疸 癧疾邪祟身形精氣神血夢聲音津液痰飲蟲小便大便頭面眼耳鼻口舌齒喉項背胸乳腹腰脇皮手足前後陰痔癰諸瘡婦人小兒

이럴 때 가감위령탕에 포함된 평위산과 곽향, 산사, 나복자, 삼릉, 봉출, 청피 등이 소화기의 운동성을 증가시켜 소화불량 증상을 치료하고 섭취한 음식물을 배출시키는 작용을 하며, 오령산과 대복피는 소화기의 습체를 제거하여 설사를 멈추게 한다.

소화기에 습체(濕滯)가 발생하면 소화기의 운동성이 떨어지고 음식물의 소화·흡수력이 저하되기 때문에 설사가 발생하는 것은 당연한 결과이다. 그러나 이런 상태에서는 설사뿐 아니라 식욕부진(食慾不振), 소화불량(消化不良), 오심(惡心), 구토(嘔吐), 복명(腹鳴), 복통(腹痛) 같은 일반적인 소화불량 증상도 나타날 수 있다. 따라서 가감위령탕의 약성을 활용하여 황달(黃疸), 부종(浮腫), 설사(泄瀉) 이외의 증상에 다양하게 응용해야 한다.

처방구성 처방구성을 보면 창출은 소화기의 운동성을 증가시키는 작용이 있는데, 실험을 통해 창출이 포함된 처방을 토끼에게 주입했을 때 장을 흥분시켜 연동운동(蠕動運動)을 일으키는 것으로 밝혀졌다. 후박은 장(腸)의 운동을 촉진하거나 장(腸)의 경련을 완화하는 등, 장의 운동을 조정하는 작용이 있다. 진피는 소화기조직에 스며 있는 담음(痰飮)을 제거하는 동시에 소화기의 운동성을 조절하고, 위액분비를 촉진시키고 궤양의 발생을 억제하며, 이담작용을 한다. 감초는 소화관 평활근에 작용하여 경련을 억제하며 위산분비를 억제하고, 위점막을 보호하는 항궤양작용을 한다.

택사와 적복령은 세뇨관의 재흡수를 억제하여 이뇨작용을 함으로써 조직의 부종을 경감시킨다. 저령의 이뇨작용은 복령보다 우수하지만 보익작용(補益作用)이 없는 것이 복령과 구별되는 점이다. 백출은 뚜렷하고 지속적인 이뇨작용이 있으며, 장관활동에 대한 조절작용이 있어서 장관의 자발성 수축활동의 긴장성을 높이고 강직성 수축을 방지한다. 육계는 심장의 수축력과 심박동을 증가시키며 말초혈관의 혈류를 원활하게 한다.

곽향은 위장기능을 항진시키고, 반하는 장관의 운동을 촉진하여 소화관에 정체된 음식물과 수분의 배출을 촉진한다. 대복피는 이뇨작용과 소화관의 연동운동을 촉진하는 작용이 있고, 산사는 소화효소를 함유하고 있어 육류의 소화를 촉진하는 동시에 정장작용(整腸作用)을 한다. 나복자에는 다량의 지방산과 소량의 정유가 함유되어 있고, 혈압강하작용 및 항염증작용이 알려져 있다. 삼릉은 장관(腸管)을 수축시키는 작용과 혈전형성을 억제시키는 작용이 있다. 봉출은 관상동맥의 혈액순환을 개선하고, 청피는 소화액분비 항진작용, 위산분비 강화작용으로 소화를 촉진하며, 세포질의 투과성을 조절하여 염증 증상을 개선한다.

처방비교 **위령탕**과 비교하면 두 처방 모두 소화불량을 겸한 습체(濕滯), 습체로 인한 소화불량에 사용하며 설사와 복통에도 사용한다. 그러나 위령탕은 평위산에 오령산이 합방되어 있으므로 소화기의 운동성이 저하되고 소화기조직에 습담(濕痰)이 울체되어 발생하는 설사나 복통, 습체(濕滯)로 인한 입덧, 구토, 오심 등 주로 소화장애에 국한하여 사용한다. 반면 가감위령탕은 소화장애와 습체(濕滯)가 더 심하고 만성화되었을 때 사용하며, 습체(濕滯)와 소화장애를 겸한 황달에도 사용한다.

인출탕과 비교하면 두 처방 모두 소화장애를 겸한 황달에 사용한다는 공통점이 있다. 인출탕은 본래 학질(瘧疾)에 사용하는 처방이지만 약성을 활용하여 소화장애를 겸한 황달에도 사용한다. 반면 가감위령탕은 간의 부종이나 소화기의 습체를 겸한 황달에 사용하며, 소화기의 습체로 인한 부종과 설사에도 사용한다.

만병오령산과 비교하면 두 처방 모두 소화기에 습체가 있으면서 소화기의 운동성이 저하되어 나타나는 설사에 사용한다. 그러나 만병오령산은 소화기에 발생한 습체(濕滯)로 인해 소·대장의 탄력이 떨어져서 나타나는 이완성 설사에 사용하는 반면, 가감위령탕은 소화기조직의 손상이 만성화되고, 동시에 습체(濕滯)가 겸해 있는 상태에서 발생하는 부종이나 설사에 사용한다.

→ **활용사례**

1-1. 황달(黃疸), 한열왕래(寒熱往來), 불면(不眠)　여　76세　소양인
2-1. 신장염(腎臟炎), 음수부종(陰水浮腫)　남　50세

1-1. 황달(黃疸), 한열왕래(寒熱往來), 불면(不眠)

● 이 ○ ○　여　76세　소양인　경기도 평택시 비전동

① 1개월 전부터 황달이 와서 눈 흰자위가 담즙색으로 변하고 얼굴은 금빛으로 변했다.　② 평생 체한 적이 없었는데 2달 전부터 음식이 전혀 내려가지 않고 소화불량이 있다.　③ 가슴이 답답하여 명치로 무엇이 치받아 오르는 느낌이다.　④ 구역질이 나며 음식 냄새도 맡기 싫고 속이 메슥거린다.　⑤ 음식을 전혀 먹지 못하고, 맛도 모른다.　⑥ 2개월 전부터 입이 마르고 쓰며, 쓴 침이 고인다.　⑦ 5개월 전인 지난 해 9월부터 소변색이 빨갛다 못해 검게 보인다.　⑧ 두통(頭痛)과 현훈(眩暈)이 있다.　⑨ 4개월 전부터 하루에 15회 정도 얼굴로 한열왕래 증상이 반복되며 오한이 들 때는 등에 찬물을 끼얹은 듯하다.　⑩ 1개월 전 ○○병원에서 검사한 결과 담도폐쇄로 진단받아 약을 복용했으나 효력이 없었다.　⑪ 대변은 2~3일에 1번 정도 본다.　⑫ 전신피로가 있고 기운이 없으며 몸이 나른하다.　⑬ 잠을 잘 못 잔다.　⑭ 추위를 탄다.

앞의 증세 중에 한열왕래(寒熱往來)와 구고(口苦), 구건(口乾)의 증상이 있고, 체질이 소양인이라는 점을 감안하여 울열(鬱熱)된 간을 소간(疏肝)시킬 수 있는 시호제가 적합할 것 같았으며, 소화기 증세가 겸하여 있으므로 소화기의 장애를 풀 수 있는 하기(下氣), 소도(消導)의 치법을 병행하기로 했다.

한열왕래(寒熱往來)와 구고(口苦), 구건(口乾)을 감안하여 소시호탕을, 소화불량을 감안하여 소화불량에 대표적으로 사용하는 평위산을 생각하니, 곧 시평탕이다. 시평탕과 유사한 청비음을 검토해 보다가 시평탕 쪽에 무게를 실었다. 황달만을 생각한다면 인진오령산, 인진사물탕, 가감위령탕, 인출탕 등도 쓸 수 있겠지만, 부종이 없고 소화불량 증세가 두드러지므로 시평탕을 쓰기로 하고 시평탕 2배량으로 10일분 20첩을 지어주었다.

보름 뒤인 3월 초에 약을 더 지으러 왔을 때 물어보니, 얼굴과 눈 흰자위가 노랗던 것만 경감되고, 소화불량 증상은 여전하다고 한다. 시평탕을 먹고 소화불량의 여러 가지 증상은 여전하지만 황달이 약간 좋아진 것으로 봐서, 약이 환자에게 적합하다고 판단되어 지난번 투약했던 시평탕에 인진호를 더하여 10일분 20첩을 지어주었다.

약을 다 먹기도 전인 8일 후에 다시 내원했을 때 살펴보니, 황달은 지난번보다 더 좋아졌고 구역감이 약간 경감되었다. 소변이 적색인 것이 조금 좋아졌고, 한열왕래(寒熱往來)도 경감되었다고 한다.

약을 복용한 후에 황달(黃疸), 구역감(嘔逆感), 소변적색(小便赤色)은 호전되었지만 약효가 미약하다고 보였다. 또한 소화기의 운동성을 더욱 증가시켜 주고 간의 울혈(鬱血)을 풀어주려면 수분대사를 증가시켜야 한다는 생각이 들었다. 그래서 이번에는 가감위령탕이 더욱 적합한 처방이라고 판단되어 가감위령탕으로 10일분 20첩을 투약했다.

가감위령탕을 연속하여 2제를 먹고 난 후에 황달(黃疸)과 한열왕래(寒熱往來) 증상은 완전히 소실되었으나, 아직도 식욕부진이 호전되지 않고 남아 있어 이번에도 가감위령탕 본방으로 1제를 지어주었다.

2-1. 신장염(腎臟炎), 음수부종(陰水浮腫)

다음은 이명한 선생의 경험을 인용한 것이다.

● 한 ○ ○　남　50세

환자의 부인이 와서 자기의 남편이 감기에 걸려 기침을 한다기에 삼소음증으로 짐작하고 삼소음을 3첩 주었던 바, 별다른 반응이 없을 뿐 아니라 상체에 부기(浮氣)가 생기고 신통(身痛), 갈증(渴症)을 호소한다고 하여 월비탕을 3첩 지어 보냈다. 그러나 환자의 부기가 전신에 파급되고 심복팽만(心腹膨滿)하고 음식이 내려가지 않으며 요량이 감소했다고 한다. 그래서 환자의 요청대로 환자가 있는 집으로 찾아가게 되었다.

① 환자의 부종(浮腫)은 전신에 이르렀다.　② 요색(尿色)은 황적(黃赤)하며 그 양이 극소했다.　③ 음식은 전혀 소화되지 않는다고 한다.　④ 맥은 침세(沈細)하다.　⑤ 간장은 비대(肥大)해 있다.　⑥ 수십 년 동안 폭주를 했다.

환자를 만져보니 처음에는 양수부종(陽水浮腫)의 형상을 취했는데도 결국 음수부종(陰水浮腫)으로 입증되었다. 신장염이나 기관지염 등이 발병했을 때 이런 증상이 나타나더라도 결국 음수부종의 형태로 귀착되기 마련이다. 그래서 가감위령탕을 투약했다.

그 다음날 환자는 위(胃) 부위가 훨씬 편해지고 요량도 늘었다고 하여, 같은 처방을 4일간 계속 투약하니 부기가 완전히 빠지고 요량도 정상으로 되었으나 소화되지 않는 증상은 여전하다고 한다.

風寒暑濕燥火 內傷 虛勞 霍亂 嘔吐 咳嗽 積聚 浮腫 脹滿 消渴

黃疸

瘧疾 邪祟 身形 精 氣 神 血 夢 聲音 津液 痰飮 蟲 小便 大便 頭 面 眼 耳 鼻 口 舌 牙齒 咽喉 頸項 背 胸 乳 腹 腰 脇 皮 手 足 前陰 後陰 癰疽 諸瘡 婦人 小兒

下統50 寶 쟁공산 爭功散

知母 貝母 柴胡 常山 梔子 檳榔 地骨皮 甘草 各一錢 蟬退 二十七枚 桂枝 柳枝 各五寸

治 熱瘧 多效 ① 未效 加過路葛藤 五寸
[活套鍼線] 熱瘧(瘧疾)
[適 應 症] 발열, 학질

**처방
설명** 쟁공산은 열학(熱瘧)에 사용하는 처방이다. 열학은 학질 중에서도 열증(熱證)을 주증상으로 하
는 학질인데, 기록에 의하면 발작할 때 열만 나고 몸을 떠는 정도가 약하거나 거의 떨지 않고,
숨이 차고 땀이 나며 갈증이 나고 안절부절 못하며, 가슴이 답답하고 헛구역을 하는 증상이 동반
된다고 한다.

예전에는 모기장이나 방충망이 없었고 가옥구조도 단순하여 모기에 물릴 가능성이 높았으며, 그만큼 학
질(瘧疾) 때문에 고생하는 사람이 많았다. 우리나라의 학질은 온대성 학질이라 하여 초학으로 불리는 열대
성 학질과는 차이가 있으며, 감염을 일으키는 모기의 종류도 다르다. 우리나라에서 학질을 일으키는 모기는
중국 말라리아모기, 한국 말라리아모기, 일본 말라리아모기가 주류를 이루고 있다. 다행히 이러한 학질모기
의 원충은 심각한 증상을 유발하는 것은 아니지만, 고열(高熱)과 오한(惡寒)이 수반되기 때문에 큰 고통과
체력소모를 야기한다.

전 세계적으로 매년 학질에 걸리는 사람은 대략 3~5억 명 정도로 추산되고 있으며, 매년 100~280만 명
정도는 학질에 걸려 사망하는 것으로 알려져 있다. 또한 치료약에 대한 내성이 생기고, 지구 온난화 현상으
로 모기가 늘고, 해외여행이 늘 것을 생각하면 앞으로 학질에 걸리는 사람은 더 많아질 것으로 예상되고
있다. 따라서 학질문에 있는 처방을 활용할 기회가 있을 것이다.

학질의 증상은 종일 나타나기도 하고, 3~5일을 걸러서 발생하는 것도 있고, 학질의 종류나 건강의 정도
에 따라서 다양하게 나타난다. 학질의 전형적인 증상은 오한(惡寒)과 발열(發熱)이 반복되는 것으로 그 정
도가 심한 경우에는 고통이 매우 심하다. 그래서 학(瘧)을 뗀다는 말이 생겼을 정도이다. 학질은 근세에 와
서야 모기로 인해 발병한다는 것이 밝혀졌으며, 예전에는 원인을 몰랐기 때문에 증상에 따라 분류할 수밖
에 없었다. 그래서 열이 주증상이면 열학(熱瘧), 허랭(虛冷)이나 한증(寒症)이 주증상이면 한학(寒瘧), 여름
철에 발생하면 서학(暑瘧), 소화불량 증상이 동반되면 식학(食瘧) 등으로 분류했다. 이처럼 오한과 발열이
반복적으로 발생하는 것이 보통이지만 쟁공산은 오한보다는 발열이 심한 열학(熱瘧)에 사용하는 처방이며,
보통 이런 증상은 평소 허랭(虛冷)한 사람보다는 체열(體熱)이 높았던 사람에게서 흔히 볼 수 있다.

쟁공산에는 시호, 치자, 지모 등 청열성(淸熱性) 약재가 포함되어 있고, 특히 아스피린의 원료가 되는 유
지가 들어 있어 해열작용(解熱作用)이 강하다. 따라서 발열(發熱)을 주증으로 하는 학질에 적합한 처방이다.
유지는 버드나무의 가지이며 목질부에는 아스피린의 원료인 살리신이 함유되어 있다. 살리신은 위에서 흡
수되어 일부가 해열, 진통작용이 있는 살리실산로 바뀐다.

필자가 남양주에서 개업했을 때 학질에 걸린 사람이 용담초를 달여 먹고 나았다는 얘기를 들은 적이 있

다. 이것은 쟁공산의 시호, 치자가 간장에 작용하여 열성상태를 해소하는 것처럼 용담초의 청열작용(淸熱作用) 때문에 학질의 발열 증상이 해소된 것이 아닌가 생각한다. 지금은 임진강이나 한탄강 인근에서 복무하는 군장병 외에는 일반인이 학질에 걸리는 경우는 거의 없고, 학질에 걸리더라도 양방병원에서 치료하기 때문에 쟁공산 같은 처방을 사용할 기회가 계속 줄어들고 있다. 그래서 쟁공산은 학질 외에 원인불명의 발열에 응용할 수 있다고 생각한다.

처방구성 처방구성을 보면 지모는 산소소비량 증가에 대한 뚜렷한 억제작용이 있어 열을 낮춰주는 것으로 알려져 있고, 소염작용과 이뇨작용이 있다. 상산은 담(痰)을 삭이고 학질을 낫게 한다. 패모에 함유된 알칼로이드 성분은 기관지평활근을 이완시키고 기관지의 분비를 억제하는 작용이 있다. 시호는 중추신경을 억제하여 정신을 안정시키며 담즙의 합성과 분비를 촉진하고, 항염증작용이 있어 만성 염증, 간경화, 간염, 지방간(脂肪肝)을 개선하며 해열작용과 진통작용이 있다. 치자는 혈관의 울혈(鬱血)과 충혈(充血)을 완화시키며, 연부조직 손상에 대해 소염·지통효과가 있어 근육통에 사용되며, 구강이나 비강의 염증으로 인한 통증에도 사용한다.

빈랑은 위장의 연동운동(蠕動運動)을 강화시키고, 지골피는 혈압강하작용과 해열작용이 강하다. 감초는 스테로이드 호르몬과 유사한 작용이 있어 항염증작용, 해독작용, 해열작용을 한다. 선퇴는 약리실험에서 진정작용, 항경련작용, 해열작용이 밝혀졌고, 계지는 말초혈관을 확장시킴으로써 혈액순환을 조절하여 체표의 순환을 증가시킨다. 유지는 버드나무의 가지로 목질부에는 아스피린의 원료인 살리신이 함유되어 있다. 살리신은 위에서 흡수되어 일부는 해열, 진통작용이 있는 살리실산으로 바뀐다.

처방비교 열학(熱瘧)에 사용하는 **소시호탕**과 비교하면 소시호탕은 학질에도 사용하지만 감기나 간장질환 등에 광범위하게 사용하며, 한열왕래(寒熱往來), 흉협고만(胸脇苦滿), 구고(口苦), 인건(咽乾) 등의 특징적인 증상이 동반되는 경우에 적합하다. 반면 쟁공산은 주로 학질에 사용하는 처방이며, 청열제와 이뇨제로 구성되어 있어 학질 중에서도 열학에 주로 사용한다.

가감청비음과 비교하면 두 처방 모두 학질에 사용하며, 아스피린의 원료인 유지가 들어 있다는 공통점이 있다. 가감청비음은 학질(瘧疾)의 통치방이며, 약성을 응용하여 오한, 발열을 겸한 신체통(身體痛), 미열(微熱)이 동반된 소화불량(消化不良), 설사(泄瀉), 복통(腹痛), 식욕부진(食慾不振) 등에도 사용한다. 반면 쟁공산은 학질 중에서도 열학(熱瘧)에 사용하며, 가감청비음과 달리 소화불량에는 사용하지 않는다.

시령탕과 비교하면 두 처방 모두 열학(熱瘧)에 사용하는 처방이다. 그러나 시령탕은 상한양증(傷寒陽症)으로 신열(身熱), 맥삭(脈數), 번갈(煩渴), 자리(自利) 등이 나타날 때 사용하며, 소시호탕과 오령산이 포함되어 있기 때문에 열(熱)과 습체(濕滯)가 겸해 있는 증상에 많이 사용한다. 반면 쟁공산은 습체의 증상이 두드러지지 않고 발열이 주증상인 열학(熱瘧)에 사용한다.

風寒暑濕燥火 內傷勞 虛霍亂 嘔吐 咳嗽 積聚 浮腫 脹滿 消渴 黃疸

瘧疾

邪祟 身形 精氣 神血 夢 聲音 津液 痰飮 蟲 小便 大便 頭 面 眼 耳 鼻 口 舌 牙齒 喉 項 背 胸 乳 腹 腰 脇 皮 手 足 前陰 後陰 癰疽 諸瘡 婦人 小兒

下統51 寶 **십장군환** 十將軍丸

縮砂 檳榔 常山 草果 各二兩 三棱 蓬朮 靑皮 陳皮 烏梅 半夏 各一兩

治 久瘧 及瘧母
[用　　法] 上先將 常山 草果 酒醋 各一椀 浸一宿後 入八味同浸 至晚 炭火煮乾 爲末 酒醋各半打 糊丸如梧子
　　　　　白湯下 三~四十丸 日二服 服至八兩 除根
[活套鍼線] 久瘧(瘧疾)
[適 應 症] 발열, 소화불량, 학질, 췌장염

 십장군환은 구학(久瘧)과 학모(瘧母)를 다스리는 처방이다. 학모(瘧母)는 학질을 오래 앓았을 때 옆구리 아래에 어혈(瘀血)이 생겨 뜬뜬하게 된 것이며, 유사한 질병명으로는 비장종대(脾臟腫大)와 간종대(肝腫大)가 있다.

학질모기에 감염되면 학질원충이 혈액을 통해 간(肝)으로 이동하고, 간세포에 잠복해 있다가 일정기간이 지나면 간세포를 파괴하면서 혈액 속으로 방출되어 적혈구에서 자라게 되는데, 적혈구에서 어느 정도 자라면 다시 적혈구를 파괴하면서 다른 적혈구로 이동하게 된다. 따라서 학질이 제때 치료되지 않으면 적혈구는 계속 파괴될 것이며, 여러 가지 허약 증상이 나타날 수 있다.

학모는 이처럼 적혈구가 파괴되는 것과 비장의 연관성을 통해 이해할 수 있다. 비장(脾臟)은 인체 내에서 가장 큰 림프기관으로써 혈액을 저장하고 수명을 다한 적혈구를 파괴하는 장소이다. 비장의 수질(髓質) 속은 림프구의 집단인 림프소절로 구성된 백색수질과 적혈구로 차있는 적색수질로 구분되는데, 백색수질은 림프구를 생산하는 장소이며, 적색수질은 노쇠한 적혈구를 파괴하고 혈중의 이물질을 제거하는 곳이다.

학질로 인해 파괴된 다량의 적혈구와 학질원충은 비장의 적색수질에서 처리되므로 학질을 오랫동안 앓다 보면 비장의 혈관이 확장되고 조직이 비대해져 점차 커지게 되며, 종국에는 딱딱하게 굳어진다. 이것을 학모라고 하며 학질이 만성화되었을 때 나타나는 증상이다. ≪의학입문≫을 보면 '노학(勞瘧) 때에는 반드시 담수(痰水), 어혈(瘀血)이 몰려서 비괴(痞塊)가 생기는데 이것을 학모(瘧母)라고 하며, 이때는 상산과 빈랑이 아니면 없애지 못한다.'고 되어 있어 학모는 만성화된 학질에서 나타나는 증상임을 확인할 수 있다.

십장군환에는 거담제(祛痰劑)와 소도제(消導劑)가 들어 있어 학모(瘧母)로 인해 비장이 종대되어 있으면서 소화불량, 식욕부진 등의 증상이 발생했을 때 사용한다. 상산에는 퀴닌의 26배에 달하는 강한, 항말라리아에 효과를 발휘하는 성분이 있어 학모를 치료하는 주요한 역할을 하며, 삼릉과 봉출, 오약, 청피 등은 경직되어 있는 비장조직을 풀어주는 역할을 한다. 또한 사인, 초과, 청피, 진피 등으로 소화(消化)를 돕고 반하와 진피로 습담(濕痰)을 제거한다.

십장군환은 구학(久瘧)에도 사용한다. 구학은 허약(虛弱)하여 학질이 잘 낫지 않고 오랫동안 지속되는 것이다. 특히 소화기기능이 저하되어 소화불량 증상이 두드러질 때 십장군환을 사용한다. 구학(久瘧)에 사용하는 처방을 보면 십장군환 외에도 노강양위탕, 귤피전원, 휴학음, 우슬전, 추학음, 하인음 등이 있다. 이렇게 각기 다른 특성을 가진 처방을 동일한 구학에 사용한 것을 보면 학질이 낫지 않고 오래 지속되었을 때 사람에 따라 각기 다른 증상이 나타난다는 것을 알 수 있다.

허약한 사람의 경우 학질이 떨어지지 않고 오랫동안 지속되면 말라리아의 원충이 적혈구를 파괴하므로 매우 빠르게 빈혈(貧血)이 진행된다. 특히 아이들의 경우에 더 심한데, 양방에서는 빈혈수치를 검사하여 철분제를 먹이거나 필요하면 혈액을 주사하기도 한다. 이 경우에 휴학음을 사용할 수 있는데, 휴학음에는 인삼, 백출, 감초의 보기제(補氣劑) 외에 하수오, 당귀 같은 보혈제(補血劑)가 들어 있어 학질에 의한 빈혈을 염두에 둔 처방이라고 할 수 있다. 노강양위탕은 허랭(虛冷)과 소화불량(消化不良) 증상이 함께 나타날 때 사용할 수 있으며, 귤피전원은 오랜 학질로 인해 허랭(虛冷)해지고 자윤(滋潤)이 결핍되어 소화기능이 약해졌을 때 사용하며, 우슬전은 허약(虛弱)으로 인한 자윤부족(滋潤不足)을 보강하고 습담(濕痰)을 제거하여 학질(瘧疾)을 치료하는 처방이다. 십장군환은 같은 구학에 사용하지만 기허(氣虛)나 혈허(血虛)의 증상보다는 소화기조직이 경직되어 있거나 경직과 함께 부분적으로 소화기조직에 습담(濕痰)이 생겨 소화기능에 장애가 생겼을 때 사용한다.

처방구성 처방구성을 보면 사인은 장관(腸管) 평활근을 이완시키며, 소화기의 운동을 촉진하여 음식물의 운송과 소화·흡수에 도움을 준다. 빈랑은 위장의 연동운동(蠕動運動)을 강화시키고, 상산은 담(痰)을 삭이고 학질을 낮게 한다. 초과는 소화관에 분포된 혈관의 운동을 강화하고 소화관 내의 혈류를 촉진하여 소화기를 온열(溫熱)시키고 소화를 촉진한다.

삼릉은 장관을 수축시키는 작용과 혈전형성을 억제하는 작용이 있다. 봉출은 복강(腹腔) 내의 혈괴 흡수를 촉진하는 작용이 있고 관상동맥의 혈액순환을 개선하는 작용이 있다. 청피는 소화액분비 항진작용, 위산분비 강화작용으로 소화를 촉진하며, 세포질의 투과성을 조절하여 염증증상을 개선한다. 진피는 소화관의 운동을 강화하여 가스배출을 촉진하고, 오매는 지사작용(止瀉作用)이 있다. 반하는 장관의 운동을 촉진하여 소화관에 정체된 음식물과 수분의 배출을 촉진한다.

처방비교 **귤피전원**과 비교하면 두 처방 모두 구학(久瘧)에 사용한다는 공통점이 있다. 귤피전원은 식욕부진(食慾不振), 소화불량(消化不良), 원기부족(元氣不足), 학질기(瘧疾氣), 이질(痢疾) 등에 사용하는 처방으로 건비(健脾)·온열(溫熱)시키고 자윤(滋潤)을 공급하여 소화기연약과 전신허약을 개선하여 학질을 치료하며, 소화기가 약하고 허랭한 사람의 보약으로도 사용한다. 반면 십장군환은 구학으로 인한 비장종대에 사용하며, 약성을 응용하여 만성화된 소화장애에도 사용한다.

노강양위탕과 비교하면 노강양위탕은 허랭(虛冷)이 심하고, 특히 배가 차거나 전신에 전율(戰慄)이 나타나고, 평소에 소화력이 약한 사람에게 사용할 수 있어 학질뿐 아니라 배가 차고 소화력이 약한 사람의 보약으로도 사용한다. 반면 십장군환은 구학(久瘧)과 학모(瘧母)에 사용하는 처방으로 오랜 학질로 인한 비장종대와 소화불량 증상에 사용하며, 약성을 응용하여 만성 소화불량에도 사용할 수 있다.

하인음과 비교하면 하인음은 허약(虛弱)으로 인해 신체 조정기능이 실조(失調)되어 오랫동안 학질이 떨어지지 않을 때 사용하며, 자윤(滋潤)을 공급하고 보기(補氣)시켜 학질을 낮게 한다. 반면 십장군환은 같은 구학에 사용하지만 하인음을 사용해야 하는 경우처럼 허약이 심하지는 않을 때 사용하며, 오랜 학질로 인해 소화장애가 고착화되었을 때 사용한다.

下統52 俗 인출탕 茵朮湯

茵蔯 二錢 蒼朮 一錢半 青皮 赤茯苓 厚朴 各一錢 神麯 砂仁 木香 各七分

治 諸瘧
[用　　法] 朱砂 密陀僧 細末各五分 調服
[活　　套] 胃弱者 不可輕服
[活套鍼線] 通治(瘧疾)
[適 應 症] 황달, 소화불량, 간염, 간장애, 학질

**처방
설명**　　인출탕은 학질(瘧疾)에 사용하는 처방으로 학질에 걸려 황달증상이 나타나거나 학질과 함께
　　　　　　소화불량이 나타났을 때 사용한다. 물론 학질에 사용하는 처방이기 때문에 학질과 함께 황달과
　　　　　　소화불량이 발생했을 때 사용하는 것이 원칙이지만, 약성을 이용한다면 황달 증상만 있을 때도
사용할 수 있고, 소화불량만 나타날 때도 사용할 수 있으며, 특히 간염(肝炎)을 비롯하여 간장장애와 함께
소화불량이 나타났을 때 사용하면 좋다.

　학질에 걸리면 다양한 합병증이 동반되는데, 소아에게는 저혈당, 경련, 심한 빈혈 등이 나타나는 경우가
많고, 성인에게는 신부전, 황달, 폐부종 등이 나타나는 경우가 많다. 빈혈은 말라리아의 원충이 적혈구를 파
괴하고 골수를 억제하기 때문에 나타나는 증상이며, 적혈구가 많이 파괴될수록 혈액 중에 빌리루빈의 양이
많아지므로 황달이 발생하는 것이다.

　학질로 인한 황달은 용혈성(溶血性) 황달과 같다고 생각하면 된다. 빌리루빈은 헤모글로빈의 대사산물로
서 간(肝)으로 수송되어 담즙(膽汁)으로 분비되는 것이 정상인데, 용혈성 빈혈의 경우 급격한 적혈구 파괴
로 인해 빌리루빈이 과다하게 증가하여 간세포에서 빌리루빈을 처리하는 능력의 한계에 이르렀을 때 잉여
(剩餘) 빌리루빈이 피부(皮膚)와 점막(粘膜)에 침착된다. 따라서 피부와 점막을 노랗게 물들게 하는 것이다.
이와 같이 말라리아 원충이 적혈구를 파괴하여 혈액 중 빌리루빈의 양이 증가하면 간에 부담을 주기 때문
에 황달(黃疸)이 동반되는 것이다. 인출탕을 황달에 사용하는 경우 인진오령산의 개념과 비슷하다고 할 수
있으나 인진오령산보다 인진의 양이 적고 이뇨작용이 강하지 않다는 특징이 있다. 반면 소화기의 운동성을
강화하는 작용이 강하여 황달과 함께 소화불량이 동반되었을 때 더 적합하다.

　학질에 걸리면 소화불량(消化不良) 증상이 동반되는 경우가 많다. 그 이유는 첫째, 말라리아 원충이 간장
조직에 침투하여 간에 손상을 주고, 적혈구를 파괴하여 결과적으로 소화기능을 떨어뜨리기 때문이다. 둘째,
학질에 걸리면 계속된 오한(惡寒), 발열(發熱)에 의해서 체력소모가 많아져 소화기에 배분되는 에너지가 부
족해지기 쉽고, 그로 인해 소화장애(消化障礙)가 발생하기 쉽기 때문이다. 셋째, 예전에는 영양이 충분하지
못했기 때문에 병에 걸리면 허약해지면서 허약한 만큼 소화기능도 약해질 수밖에 없었다. 이러한 이유 때
문에 학질을 치료하는 처방에 소화기능을 조절하는 약재가 많이 포함되어 있는 것이다. 인출탕에도 소화기
의 운동성을 강화하는 약재와 간장애를 치료하는 인진이 포함되어 있어 학질로 인해 소화장애가 발생했을
때 적합한 처방이 된다.

　인출탕은 학질로 인한 간장장애와 소화장애뿐 아니라 일반적인 황달과 소화불량에도 사용할 수 있다. 간
장이 좋지 않으면 소화장애가 생길 수 있고, 반대로 소화장애로 인해 간장장애가 생기기도 하는데, 인출탕

은 두 가지 경우에 모두 사용할 수 있다. 따라서 학질이 거의 없어진 요즘에는 학질보다는 황달이나 간장이 좋지 않은 사람의 소화불량에 사용하는 경우가 많다.

20여 년 전의 일이다. 필자의 고향 선배가 황달에 걸려 몇 개월 동안 병원치료를 받았으나 차도가 없다하여 약을 지어준 적이 있었다. 체질은 소양인이고, 증상은 황달과 소화불량이 겸해 있었는데, 인출탕과 처방구성이 비슷한 향사평위산에 인진을 더한 처방을 사용하여 치료했다. 인진이 간의 기능을 조절하면서 창출, 진피, 후박, 사인, 목향이 소도(消導)시키므로 적합하다고 보았기 때문이다. 인출탕도 인진이 군약이고 창출, 청피, 후박, 신곡, 사인, 목향 등 소도제(消導劑)가 들어 있어 황달과 소화불량에 충분히 사용할 수 있는 처방이다. 인출탕은 이외에도 술을 많이 마셔 간이 좋지 않고 소화가 안 될 경우에도 사용한다.

　　　　처방구성을 보면 인진은 약리실험에서 이담작용(理膽作用)과 손상된 간실질(肝實質)의 회복을 촉진하는 작용, 혈압강하작용, 진통, 소염, 해열작용 등이 밝혀져 황달과 간염 등에 사용하는 근거가 된다. 창출은 소화기 운동성을 증가시키는 작용이 있는데, 실험을 통해 창출이 포함된 처방을 토끼에게 주입했을 때 장을 흥분시켜 연동운동(蠕動運動)을 일으키는 것으로 밝혀졌다. 청피는 소화액분비 항진작용, 위산분비 강화작용으로 소화를 촉진하며, 세포질의 투과성을 조절하여 염증증상을 개선한다.

적복령은 세뇨관의 재흡수를 억제하여 이뇨를 증진하므로 부종을 경감시키고, 후박은 장(腸)의 운동을 촉진하거나 장(腸)의 경련을 완화하는 등, 장의 운동을 조절하는 작용이 있다. 신곡은 보조효소의 작용을 통해 물질대사에 영향을 주며, 단백질의 소화·흡수와 이용에 도움을 준다. 사인은 장관(腸管) 평활근을 이완시키며, 소화기의 운동을 촉진하여 음식물의 운송과 소화·흡수에 도움을 준다. 목향은 미주신경(迷走神經)을 자극하여 장(腸)의 수축력과 연동운동(蠕動運動)을 증강시키고, 소화·흡수를 촉진하여 가스 정체로 인한 복통을 멎게 한다.

　　　　청비음과 비교하면 청비음은 식학(食瘧)에 사용하는 처방으로 약성을 응용하여 소화불량이 있으면서 오한(惡寒), 발열(發熱)이 동반되는 경우, 소화불량과 고열(高熱)을 동반한 감기 증상이 있으면서 식음(食飮)을 전폐한 경우, 간장장애가 있으면서 소화불량, 발열 등이 동반되는 경우에 사용한다. 반면 인출탕은 학질로 인해 나타나는 황달에도 사용하며, 일반적인 황달과 소화불량에도 사용한다.

향사평위산과 비교하면 두 처방 모두 소화장애에 사용하는데, 향사평위산은 일반적인 소화불량에 광범위하게 사용하는 처방이며, 급성 소화불량에 비교적 많이 사용한다. 반면 인출탕은 일반적인 소화불량에도 사용하지만, 간염이나 황달을 겸한 소화불량에 사용한다는 특징이 있다.

이비탕과 비교하면 두 처방 모두 소화불량에 사용하는데, 이비탕은 후박이 군약이므로 산후에 소·대장의 운동성이 감소하여 발생하는 소화불량에 많이 활용하며, 일반인의 소화불량에도 사용한다. 반면 인출탕은 군약이 인진이므로 간에 염증이 있을 때 사용하거나, 황달을 겸한 소화불량에 사용하는 경우가 많다. 물론 황달이 없더라도 소화불량이 있으면서 약간 열성(熱性)을 띠고 있다면 사용할 수 있다.

→ 활용사례

1-1. 황달(黃疸) 남 55세 태음인

1-1. 황달(黃疸)

● 이 ○ ○ 남 55세 태음인 경기도 의왕시 내손2동

보통 키에 체격이 좋은 태음인으로 1달 전 과음과 과로를 한 이후에 체했는데, 그 이후로 피부소양(皮膚搔痒)과 황달(黃疸)이 발생했다.

① 1달 전에 과음과 과로한 후에 체했다.　② 1달 전부터 전신이 가렵다. 병원에서 담도가 막혀 황달이 발생한 듯하다고 한다.　③ 1달 전부터 피부, 눈동자, 소변색이 노랗게 변했고 얼굴은 검어진다.　④ 1달 전부터 기운이 없다.

風寒暑濕燥火 內傷勞亂 霍嘔吐 咳嗽 積聚 腫滿 脈 消渴 黃疸

瘧疾

邪祟 身形 精 氣 神 血 夢 聲音 津液 痰飮 蟲 小便 大便 頭 面 眼 耳 鼻 口舌 牙齒 咽喉 頸項 背 胸 乳 腹 腰 脇 皮 手 足 前陰 後陰 癰疽 諸瘡 婦人 小兒

⑤ 약간 더위를 탄다.　⑥ 몸은 전체적으로 따뜻하다.　⑦ 식성과 소화력은 보통이다.　⑧ 대변은 굵다.

피부, 눈동자, 소변색이 노랗다는 것으로 봐서 황달임이 틀림없다. 1달 전에 체한 뒤로 황달이 발생한 것을 보면 황달 증상은 소화기와 관련되어 있음을 짐작할 수 있다. 이 환자의 경우는 식체(食滯)로 인해 일시적으로 담도가 폐색되었거나 소화기능의 이상으로 담즙이 소장으로 나올 수 없는 상태가 되어 황달이 유발되었다고 보았다. 그래서 식체(食滯)를 개선시킬 수 있는 방법을 선택해야 할 것이다. 식체로 인한 황달인 경우 이미 혈액 속에 과다하게 혼입된 담즙을 소산(疏散)시키면서, 동시에 소화기의 운동성을 증가시키고 폐색되어 있는 담도를 넓혀 담즙의 배설을 증가시키는 것이 급선무라고 판단되어 소도하기(消導下氣)의 방법을 사용하기로 했다.

황달에 사용하는 처방으로는 인진오령산을 위시하여 인진호탕, 인진사역탕, 인출탕, 생간건비탕, 마황연교적소두탕, 서각산, 대시호탕, 용담사간탕 등 다양한 처방이 있다. 그러나 이 사람의 황달은 소화장애와 연관되어 있다는 점을 감안하여 평위산, 평진탕, 시평탕, 정전가미이진탕, 대화중음, 청비음 등을 고려해 보았다. 이 중에서 황달 증상이 뚜렷하게 보이므로 인진이 들어있고 평위산과 소도제가 들어있는 인출탕이 적합하다고 판단되었다. 인출탕은 학질에 쓰는 처방이며, 특히 식학(食瘧)에 사용하는 처방이지만, 처방구성으로 볼 때 인진이 포함되어 있어 황달에도 사용할 수 있을 것으로 보았다. 인출탕을 쓰기 전에 생간건비탕이나 향사평위산(加 인진 5돈)도 검토했으나, 가급적 기존 처방 중에서 쓰기로 하여 인출탕을 선방한 것이기도 하다.

식체로 인해 발생한 황달증세를 치료하기 위해 인출탕 2배량에 인진사물탕과 진피를 더하여 3일분 6첩을 지어주었다. 2일 후에 전화로 약을 더 지어달라고 했을 때 확인해 보니, 피부소양은 더 심해졌으나 피부가 노랗던 것은 경감되었고, 기운이 없는 것은 여전하다고 한다. 이번에는 인출탕 2배량으로 5일분 10첩을 지어주었다.

下統53 寶 가미이진탕 加味二陳湯

半夏薑製 赤茯苓 塩水炒 梔子炒黑 各一錢半 陳皮 白朮 桔梗 升麻酒炒 柴胡酒炒 甘草 各一錢 石菖蒲 七分
知母 黃柏 各三分 薑三片

治 濕痰滲爲遺精
[活套鍼線] 濕痰(精)
[適應症] 허겁, 불안, 정충, 경계, 불안, 우울, 흉비, 속쓰림, 상열, 항강, 소변혼탁, 유정, 가래

처방설명

가미이진탕은 이진탕을 기본으로 하는 처방으로 유정(遺精)에 사용한다. 또한 약성을 응용하여 약간의 열성(熱性)이 있는 사람의 담음울체로 인한 정충(怔忡), 경계(驚悸), 불안(不安), 우울(憂鬱), 흉비(胸痞), 속쓰림, 상기(上氣), 항강(項强), 소변혼탁(小便混濁) 등에도 사용한다. 여기서 주의해야 할 것은 양방에서 사용하는 유정(遺精)과 한방에서 사용하는 유정의 개념에 차이가 있다는 것이다. 양방에서는 수면(睡眠) 중에 성적인 꿈을 통해 사정하는 것을 몽정(夢精)이라고 하고, 운동 등을 하다가 흥분하여 사정하는 것을 유정(遺精)이라고 하며, 성적자극(性的刺戟)이 없음에도 사정되는 것을 정액루(精液漏)라고 하여 각각 분류하고 있다. 그러나 한방에서는 유정(遺精)과 정액루를 모두 포괄하여 유정(遺精)으로 표현한다.

유정을 유발하는 원인은 다양하다. 한의학에서는 심화(心火), 습열(濕熱), 신음부족(腎陰不足), 신양부족(腎陽不足) 등을 원인으로 보고 있으며, 양방에서는 오랫동안 금욕했거나 자율신경계 약화로 인해서 발생하는 것으로 보고 있다. 그러나 표현의 차이일 뿐 근본은 비슷하다고 생각한다. 심화(心火)나 습열(濕熱)은 인체의 기능이 이상항진되어 있다는 것을 표현한 것으로 자율신경계 약화와 일정 부분 부합되며, 신음부족(腎陰不足)과 신양부족(腎陽不足)은 허약해졌다는 의미로 양방에서는 표현하지 않는 내용이다. 결국 유정(遺精)은 신경과다(神經過多), 과로(過勞), 허약(虛弱) 등으로 인해 인체의 기능이 과다하게 항진되었을 경우 나타나는 증상으로 볼 수 있으며, 이것을 양방에서는 자율신경계의 약화로 표현했을 뿐이다.

신경과다와 과로, 허약한 상태에서 현재 유정이 나타났을 경우 양방에서는 대부분의 사람에게 자율신경계를 안정시키는 약을 투여하겠지만, 근본적으로 치료하기 위해서는 개인의 신체조건과 현재의 신체상태를 고려하여 약을 투여해야 한다. 예를 들어 동일한 원인으로 인해 유정이 발생했을 때 현재 체열(體熱)이 높은 상태이면 황련청심음이나 가미이진탕을 고려할 수 있고, 이보다 약간 더 허약하면 청심연자음을, 더 허약하면 계지가용골모려탕이나 비원전, 귀비탕 등을 사용할 수 있을 것이다. 특히 가미이진탕은 현재 열성상태이면서 체내에 습담이 울체되어 있는 사람에게 유정이 발생했을 때 적합하다.

활투침선을 보면 습열(濕熱)로 인해 발생하는 유정, 습담(濕痰)으로 인해 발생하는 유정, 허랭(虛冷)한 상태에서 발생하는 유정, 허약(虛弱)한 상태에서 발생하는 유정 등으로 나누고 있다. 이것은 예전에 먹는 것이 부실했고 추위, 과도한 노동 등으로 인해 허약한 사람이 많았기 때문에 허약이 바탕이 되어 있는 상태에서 나타나는 증상 또한 많았는데, 유정(遺精)도 허약한 상태에서 발생하는 증상 중의 하나라는 것을 알게 한다.

가미이진탕은 습담(濕痰)이 스며 나와 유정(遺精)이 되는 것을 다스린다고 하여 유정에만 사용하는 처방으로 되어 있으나 ≪동의보감≫에서는 '습담(濕痰)으로 몸과 머리가 뜨거워지고 무거우며 팔다리가 나른하고 가슴이 답답한 데와 유정에 사용하는 처방'으로 분류하고 있다. 따라서 가미이진탕은 습담(濕痰)이 정체

되어 있는 상태와 열성상태에서 발생하는 경계(驚悸), 정충(怔忡), 우울(憂鬱), 불안(不安), 상기(上氣), 흉비 (胸痞), 허번(虛煩), 항강(項强), 불면(不眠), 소변혼탁(小便混濁) 등 다양한 증상에 사용할 수 있다. 열이 달아오를 때 소요산이나 가미귀비탕 등을 생각하기 쉬운데, 담(痰)이 있으면서 열성(熱性)이 있을 때는 가미이진탕도 사용할 수 있는 것이다.

처방 구성 처방구성을 보면 이진탕에 황백, 지모, 승마, 시호, 치자, 길경, 석창포 등이 포함되어 있다. 반하는 장관(腸管)의 운동을 촉진하여 소화관에 정체된 음식물과 수분의 배출을 촉진하며, 중추성 구토나 점막자극에 의한 구토를 억제하고 인후점막자극에 의한 해수(咳嗽)를 억제한다. 적복령은 백복령에 비해 이뇨작용이 강하다. 치자는 진정작용이 있어서 열병이나 정신흥분으로 인한 불면, 심계항진 등의 증상을 완화시키며, 혈관의 울혈(鬱血)과 충혈(充血)을 개선한다.

진피는 위장의 운동을 촉진하며 모세혈관의 탄력을 강화하여 미소출혈(微少出血)을 방지한다. 백출은 뚜렷하고 지속적인 이뇨작용이 있으며, 장관활동에 대한 조절작용이 있어서 장관의 자발성 수축활동의 긴장성을 높이고 강직성 수축을 방지한다. 길경은 소염작용과 해열작용을 하고, 점막의 점액분비량을 증강시키고 배농(排膿)을 촉진한다. 승마는 해열작용과 소염작용이 있다.

시호는 중추신경을 억제하여 정신을 안정시키며, 항염증작용과 해열작용이 있다. 또한 간에서 당대사를 촉진하고 지질이 담즙으로 합성되는 것을 촉진하며, 간기능을 강화한다. 감초는 위산분비를 억제하고, 위점막을 보호하는 항궤양작용을 한다. 석창포는 중추신경을 억제하여 항경련작용을 나타내고 기억력장애를 개선한다. 지모는 해열작용이 뚜렷하며, 모세혈관을 확장하여 혈류를 개선하고, 보효소로서 인체의 생리활성을 증강한다. 황백은 혈관의 충혈(充血)과 울혈(鬱血)을 경감시킨다.

처방 비교 **황련청심음**과 비교하면 두 처방 모두 기능항진으로 인한 유정(遺精)에 사용한다. 그러나 황련청심음은 인체의 기능이 이상항진되어 정액이 배출되는 정설(精泄)에도 사용하며, 기능이 이상항진된 상태에서 발생하는 정충(怔忡), 현훈(眩暈), 구미(口糜), 천면(淺眠), 잇몸출혈 등에도 응용한다. 반면 가미이진탕은 담울(痰鬱)과 열성상태(熱性狀態)에서 발생하는 유정에 사용하며, 이런 상태에서 나타나는 정충, 상열, 불면 등에도 사용한다.

고암심신환과 비교하면 두 처방 모두 인체의 기능항진에 따른 유정에도 사용하는데, 고암심신환은 음허 (陰虛)로 인해 즉, 정허(精虛)와 조열(燥熱)한 상태에서 발생하는 유정(遺精), 정충(怔忡), 도한(盜汗), 피로 (疲勞) 등에 사용하며 소화력이 왕성하고 몸이 뜨거운 사람에게 적합하다. 반면 가미이진탕은 담음(痰飮)이 울체되어 있으면서 약간 열성을 띠고 있는 상태에서 나타나는 유정에 사용하며, 이런 상태에서 발생하는 우울(憂鬱), 경계(驚悸), 허번(虛煩), 상열(上熱)에도 사용한다.

매촉유정(每觸遺精)에 사용하는 **귀비탕**과 비교하면 귀비탕은 피부가 희고 연약한 사람의 심허(心虛)로 인한 경계(驚悸), 정충(怔忡), 불면(不眠), 불안(不安), 수족저림, 이명(耳鳴) 등에 사용하며, 허약한 상태에서 나타나는 조루증에도 사용한다. 반면 가미이진탕은 신체조건으로 볼 때 귀비탕을 쓸 사람보다 건실하고 체열이 높고, 담음이 많은 사람에게 사용하며, 신경과다, 노력과다로 인해 자율신경계가 교란되어 나타나는 유정에 사용한다.

→ **활용사례**

1-1. **가래, 경계(驚悸)** 남 25세 태음인 177cm 80kg
2-1. **항강(項强), 정충(怔忡), 흉비(胸痞), 상열(上熱), 수장한(手掌汗), 우울(憂鬱), 소변탁(小便濁), 수족랭(手足冷)**
　　　남 21세 180cm 115kg
3-1. 매핵기(梅核氣) 여 30세
4-1. **소변불금(小便不禁)** 여 5세 95cm 25kg

1-1. 가래, 경계(驚悸)

다음은 이재문 선생의 경험이다.

● 이 ○ ○ 남 25세 태음인 177cm 80kg 대구광역시 수성구 상동

① 가래가 많은 편이다. 특히 달고 기름진 것을 많이 먹거나 고추를 먹으면 가래가 잘 생긴다.   ② 가끔 변이 묽다. 하루 걸러서 변이 묽게 나온다.   ③ 설태(舌苔)가 후백(厚白)하다. 이보다 더 두터운 설태는 본 적이 없다.   ④ 평소에 잘 놀란다. 그래서 별명이 심담허겁(心膽虛怯)이다.   ⑤ 소화력은 좋으며, 평소 느끼한 것을 좋아한다.   ⑥ 체열 상태는 중(中)이상이다.   ⑦ 구갈(口渴)의 증상은 없다.   ⑧ 몸에 습담(濕痰)이 많은 편이다.   ⑨ 몸이 좋지 않을 때 이진탕을 먹고 좋아진 적이 많이 있다.   ⑩ 그러나 이진탕을 복용했을 경우 속에서 열감(熱感)이 생기며 구갈(口渴)이 생기고, 두면부(頭面部)로 열이 오른다.   ⑪ 동시에 육체적 정신적으로 상당히 stressful하게 된 적이 있었다.   ⑫ 이러한 부작용들은 겨울에 더 심하게 나타난다.

평소 이진탕을 복용하면 몸이 좋아진 적이 많이 있는 점과 습담(濕痰)이 많고 잘 놀라는 본인의 신체상태를 고려하여 이진탕에 치자, 시호 등의 청열제(淸熱劑)가 포함된 가미이진탕으로 5일분 10첩을 복용했다. 약을 복용한 후에 보니,

1. 가래는 줄었고 느끼한 것을 먹고 이 약을 먹으니 속이 한결 편해진다. 시험 삼아 다른 사람에게도 주었더니 다들 속이 편해진다고 한다.
2. 대변 상태는 크게 달라진 점이 없는 것 같다. 이 약을 먹는 동안에 기름진 음식, 단 음식, 맥주 등을 많이 먹어서 그런 것 같다.
3. 설태(舌苔)는 약간 줄었으나 여전히 두텁다.
4. 잘 놀라는 증상의 변화는 잘 모르겠으나 약 먹고 나서는 놀란 적이 없는 것 같다.

2-1. 항강(項强), 정충(怔忡), 흉비(胸痞), 상열(上熱), 수장한(手掌汗), 우울(憂鬱), 소변탁(小便濁), 수족랭(手足冷)

다음은 이재문 선생의 경험이다.

● 노 ○ ○ 남 21세 180cm 115kg 대구광역시

① 목 뒤와 등이 항상 뻐근하다.   ② 가슴이 자주 두근거리고 답답하다.   ③ 열이 가끔 달아오른다.   ④ 요즘에 손바닥과 손가락 사이에 땀이 많이 난다.   ⑤ 기분이 가끔 언짢고 우울하다.   ⑥ 악몽(惡夢)을 자주 꾼다.   ⑥ 콧물과 가래가 많다.   ⑦ 예전에는 쇠도 녹일 정도로 소화가 잘 되었는데 요새는 속이 더부룩하고 소화가 잘 안 된다. 특히 요즘 들어 느끼한 것을 먹으면 소화가 잘 안 된다.   ⑧ 가끔 구역질하며 어지럽다. 생선비린내 같은 것을 맡을 때 심해진다.   ⑨ 주로 무른 변이 나오며 배변 후에도 시원치가 않다. 더부룩하면 설사한다.   ⑩ 소변은 하루에 3번 정도 보고 색은 노랗고 뿌옇다.   ⑪ 소변이 잘 안 나오는 경우가 있다.   ⑫ 손, 발이 자주 차다. 공부하다가도 손이 차가워진다. 몸은 따뜻한 편이다.   ⑬ 최고 혈압이 120~150, 최저혈압이 80~90이다.   ⑭ 더위를 타는 편이며, 추위는 타지 않았는데 요즘에 좀 탄다.   ⑮ 땀이 나고 나면 몸이 개운하다. 물을 많이 마시며 시원한 것을 좋아한다.   ⑯ 몸은 따뜻한 편인데 손, 발이 차다. 혀는 분홍빛이며, 설태(舌苔)는 거의 없다.   ⑰ 입안에 침이 많이 고여 있다. 목이나 입안이 건조한 느낌이 자주 있다.   ⑱ 얼굴에 붉은 반점이 많다.   ⑲ 환자의 친구들한테서 들었는데 가끔 울컥 화를 내는 성격이라고 한다.

습담의 기본방 이진탕이 생각났지만 이 환자의 경우 체열 상태가 높아 조열한 약물로만 구성된 이진탕을 투약하면 열이 달아오르며 스트레스가 가중되는 부작용이 있을 수 있다. 또 물론 습담(濕痰)으로 인해 여러 신경 증상들이 나타나기도 하지만 이진탕만으로는 여러 신경 증상들을 다스리기에는 한계가 있다고 생각되었다. 습담(濕痰)으로 인한 여러 소화기 증상들과 신경 증상들을 함께 치료하기 위하여 가미이진탕을 사용하기로 하고 가미이진탕 본방으로 10일분 20첩을 투약했다.

1제를 10일이면 모두 복용하지만 술을 먹는 동안 약을 먹지 않고 또 약을 제때 챙겨먹지 않아서 1달 만에 약을 복용했다.

1. 최고 혈압이 118~138로 여전히 잴 때마다 큰 변동을 보인다. 수치상으로는 크게 낮아지진 않았다.
2. 목 뒤가 뻐근한 느낌이 경감되었다.
3. 가슴이 두근거리고 답답한 느낌이 거의 사라졌다.
4. 열이 가끔 달아오르는 것이 경감되었다.
5. 손바닥에서 땀나는 것이 눈에 띄게 줄었다.
6. 기분이 안 좋고 우울한 것이 호전되었다.
7. 소변색이 노랗고 뿌연 것이 사라졌다.
8. 손발이 찬 것이 호전되고 있다.

4-1. 소변불금(小便不禁)

다음은 임은철 선생의 경험이다.

● ○ ○ ○   여 5세 95cm 25kg **부산광역시**

소심한 편이고, 항상 어머니를 따라다니며, 처음 보는 사람에겐 낯을 가린다는 여아이다.

① 외출 때 어머니와 함께 문밖만 나가면 소변을 못 참고, 옷에 싼다.   ② 평소에도 소변을 자주 본다.   ③ 야간에도 오줌을 싸지 않는다.   ④ 평소에 잘 놀란다.   ⑤ 수면도 불규칙하다.   ⑥ 겨울에 추위를 잘 타고, 여름에 더위를 잘 탄다.   ⑦ 식욕은 왕성하여 늘 먹을 것을 입에 달고 있으며 소화도 잘되는 편이다.   ⑧ 야간 수면중 식은땀을 흘리는데 주로 두면부에 흘린다. 땀은 더울 때 많다   ⑨ 대변은 1~2일에 한 번씩 본다.   ⑩ 맥은 부세삭(浮細數)하고 무력(無力)한 느낌이다.   ⑪ 혀의 설질은 담홍(淡紅)과 홍(紅)사이이며, 설질(舌質)은 백후태(白厚苔)이다.   ⑫ 복진때 심하비(心下痞)가 있어 누르면 저항감이 있다. 복진시 경결(硬結)이 있고 압통(壓痛)을 호소한다.   ⑬ 어린아이인데도 복부 탄력이 저하되어 무력한 느낌이며, 소복(小腹)은 정중선으로 약간 무력하다.   ⑭ 흉협고만(胸脇苦滿)이 있으며, 중완(中脘) 이후 제하부(臍下部)에 냉감(冷感)이 있다.   ⑮ 복피(腹皮)는 황색(黃色)이다.

집에서는 괜찮다가 외출시 소변불금이 있는 것은 긴장성으로 인한 것으로 볼 수 있으며, 평소 잘 놀라고 수면이 불규칙하다는 점에서 온담탕이 포함된 처방 중에서 소변불금에도 응용할 수 있는 가미이진탕을 선정했다. 다만 가미이진탕에는 온담탕에 포함된 죽여와 지실이 없으므로 가미이진탕의 백출과 진피 대신 죽여와 지실을 더하고 소변불금을 감안하여 계내금 1돈을 더하여 10일분 20첩을 투약했다.

1. 복약 중 3~4일부터 배뇨장애인 소변불금의 증세가 호전되기 시작했다.

2. 복약 7일째부터 반하제가 조열하게 한 탓인지 일시적으로 구갈(口渴)을 호소했다가 이후로 구갈 증상도 없어졌다.

3. 10일간 복용 후 완치를 위하여 약을 더 복용하도록 권유했으나 어머니가 거부했다.

下統54 寶 신보원 神保元

全蝎 七枚 **巴豆**爲霜 十枚 **木香 胡椒** 各二錢半 **朱砂**半入半衣 一錢

治 諸氣注痛 又治 心膈痛 腹脅痛 腎氣痛
[用　　法] 上末 蒸餠 丸如麻子 朱砂爲衣 每五~七丸 薑湯 溫酒 任下
[活套鍼線] 氣痛(氣)　氣痛(脅)　痰喘氣喘(咳嗽)　不通(小便)　心腎痛(胸)　右痛(脅)　積痢(大便)
　　　　　　 㿉疝(前陰)
[適 應 症] 소화불량, 대변난, 고창, 하복포만, 복통, 대소변불통, 소복창만(小腹脹滿)

　　　　　신보원은 적취(積聚)로 인한 통증에 사용하는 처방이다. 이러한 통증은 위, 소장, 대장 같은 소화기와 연관되어 있는 경우가 많으므로 소화기를 덮고 있는 흉부(胸部), 협부(脅部), 복부(腹部)에서 주로 발생한다.

　통증을 유발하는 가장 큰 원인은 소화기에 발생한 적취(積聚)이다. 이러한 적취는 현재 소화기에 음식물이 적체(積滯)되어 있는 형태와, 과식이나 부적합한 음식물, 찬 음식 등 다양한 원인에 의한 소화기의 손상이 치유되지 않고 지속적으로 장애를 유발하는 형태가 있다.

　첫째, 현재 음식물이 적체되어 있으면 적체된 음식물로 인해 소화기점막이 손상되어 충혈되기도 하고, 음식물의 이동성이 떨어지므로 소화기가 부분적으로 긴장되기도 하고, 음식물 적체로 인해 소화기관이 팽창되므로 주위 조직을 압박할 수 있다. 이러한 소화기의 손상과 부분적인 긴장, 팽창으로 인한 압박 등이 원인이 되어 통증이 발생했을 때 신보원은 적체된 음식물을 해소시켜 통증을 치료한다.

　둘째, 현재 적체되어 있는 음식물은 없으나 여러 원인에 의한 소화기조직의 손상이 치유되지 않아서 통증과 장애를 유발하는 경우이다. 소화기조직이 손상되어 있으면 섭취한 음식물을 소화시키는 기능이 떨어지기 때문에 식욕부진과 소화불량이 나타나고, 손상으로 인해 조직이 충혈(充血)될 경우에는 통증이 발생할 수 있으며, 음식물을 소화·흡수할 수 없으므로 설사가 나타날 수 있다. 이 경우에도 신보원을 사용하면 소화기의 운동성이 증가하고 소통장애가 해소되어 통증과 장애를 치료할 수 있다. 이러한 형태의 적취의 예로 주적(酒積)이 있다. 주적은 과음으로 인해 소화기조직이 이완되고 손상되어 소화불량, 설사, 오심 등이 나타나는 것이지만, 소화기에 술이 적체되어 있는 것은 아니다.

　활투침선에는 기통(氣痛), 심신통(心腎痛), 협통(脅痛)에 사용하는 처방으로 분류되어 있는데, 이러한 통증은 모두 소화기의 적체와 조직의 손상에 기인한 것이다. 여기서 유념해야 할 것은 기통과 협통은 협문(脅門)에 속해 있고, 심신통은 흉문(胸門)에 속해 있다는 것이다. 이것은 흉문(胸門)이나 협문(脅門)에 속한 처방이 실제 흉부(胸部)나 협부(脅部)에서 발생하는 통증과 장애를 다루는 것도 있지만, 소화기장애로 인한 통증도 흉통(胸痛)과 협통(脅痛)으로 분류했기 때문이다. 이것은 옛날 사람들이 위장의 일부를 흉(胸)으로 보았기 때문에 위장장애로 발생하는 통증이나 소·대장의 적체로 위장장애가 발생하여 통증이 나타날 때도 흉통으로 분류했다는 것을 이해하면 된다. ≪의종손익≫을 보면 식적(食積)으로 인해 옆구리가 아플 때 신보원을 먹는다는 언급이 있어 이러한 주장을 뒷받침해 준다.

　활투침선을 보면 소변불통(小便不通), 퇴산(㿉疝), 적리(積痢), 담천기천(痰喘氣喘)에 사용하는 처방으로 분류되어 있는데, 소변불통과 퇴산은 소화기 적체(積滯)가 주위조직을 압박하여 나타나는 현상으로 볼 수 있고, 적리는 소화기조직의 손상으로 인한 만성설사로 볼 수 있으며, 담천기천은 적체로 인해 복강에 압력이 생겨 흉곽을 압박하여 발생하는 것으로 볼 수 있다.

風寒暑濕燥火 內傷勞亂吐嗽 虛霍嘔咳聚腫 嘔咳積浮滿渴 積浮脹消疸疾 脹消黃癉崇形 黃瘤邪身精

氣

神血夢音液 聲津痰飮蟲 津痰蟲小便 小大便頭面 大頭眼耳鼻 面眼口舌齒 鼻口牙喉項 舌牙咽頸背 齒咽頸背胸 喉項胸乳腹 頸背乳腹腰 胸腹腰脅皮 乳腰脅皮手 腹脅皮手足 腰皮手足前 脅手足前後 皮足前後癰 手前後癰諸 足後癰諸婦 前癰諸婦人 後諸婦人小 癰婦人小兒 諸人小兒 婦小兒 人兒 小兒 兒

신보원을 응용하면 온백원이나 비급환처럼 장중첩증(腸重疊症)에도 사용할 수 있다. 장중첩은 장이 이완되어 중첩되는 것으로 장이 튼튼한 사람에게는 발생하지 않는다. 장중첩증이 있을 때 한방에서는 장을 급격히 움직여서 풀어주는 치법을 사용하는데, 일단 소통시켜 장을 움직여주면 중첩된 장이 풀리기 때문이다. 온백원, 비급환, 신보원은 장의 운동성을 급격히 증가시키는 작용이 있어 장중첩증에 사용할 수 있는 것이다.

복용법을 보면 강탕(薑湯)이나 온주(溫酒)로 복용하라고 했는데, 이것은 신보원의 증상이 매우 급박하다는 것을 말해준다. 파두가 포함되어 있는 처방은 하기(下氣)의 약성이 매우 강하기 때문에 다른 음식물과 함께 복용하더라도 강한 약효를 발휘하는데, 강탕이나 온주와 함께 복용하면 약효가 더욱 빠르게 나타난다. 이것은 소화기의 적취(積聚)가 비록 만성적인 증상이기는 하지만 현재 나타나는 증상은 매우 급박한 통증이기 때문에 이렇게 복용하는 것이다.

처방구성 처방구성을 보면 전갈에는 광범위한 항경련작용이 있으며, 비교적 강한 진통작용을 나타낸다. 파두는 장점막(腸粘膜)을 자극하여 소화기의 운동성을 급격하게 증가시켜 설사를 유발함으로써 소화기에 적체(積滯)되어 있는 내용물을 배출시키는 작용을 한다. 목향은 미주신경(迷走神經)을 자극하여 장(腸)의 수축력과 연동운동(蠕動運動)을 증가시키고, 소화·흡수를 촉진하여 가스 정체에 의한 복통을 멎게 한다. 호초는 위의 연동운동을 촉진하고 소화액 분비를 촉진하여 소화력을 증가시킨다. 주사는 정신을 안정시키는 기능이 있어 정신불안 증상을 치료하며, 약리실험에서는 진정작용과 진경작용(鎭痙作用)이 밝혀졌다.

처방비교 **반총산**과 비교하면 반총산은 허랭(虛冷)으로 인해 조직이 급격하게 위축되어 발생하는 통증에 사용하며, 통증의 양상은 하복(下腹)에서 주위로 뻗어나가는 방산통이 많고, 요로결석이나 오줌소태에도 사용하지만 소화장애로 인한 통증에 가장 많이 사용한다. 반면 신보원의 통증은 허랭(虛冷)으로 인한 조직의 위축이 아니라, 소화기의 적체에 기인한 것으로 소화기 적체로 인한 협통(脇痛), 흉통(胸痛), 퇴산(㿗疝) 등에 사용한다.

온백원과 비교하면 두 처방 모두 소화기 적체로 인한 복통에 사용하는데, 온백원은 소화기 적체로 인한 복만(腹滿), 만성소화불량, 부종 등 다양한 증상에 사용한다. 반면 신보원은 소화기 적체로 인한 통증 위주로 사용한다.

만억환과 비교하면 두 처방 모두 적취(積聚)에 사용한다. 만억환은 식체(食滯)나 식체로 인한 설사(泄瀉), 변비(便秘)에 사용하는 처방으로 과식이나 운동부족으로 인한 장조직의 이완, 장조직의 이완으로 인한 알레르기성 피부염, 과음(過飮) 등에 응용할 수 있다. 반면 신보원은 적취(積聚)로 인한 복통(腹痛), 흉통(胸痛), 협통(脇痛) 등에 주로 사용한다.

→ 활용사례

1-1. 대소변불통(大小便不通), 소복창만(小腹脹滿) 여

1-1. 대소변불통(大小便不通), 소복창만(小腹脹滿)
다음은 ≪급유방≫에서 발췌한 것이다.
● ○○○ 여
한 여자 아이가 대소변(大小便)이 통(通)하지 않은 지 3일이 되어 아랫배가 창만(脹滿)하고 아프며 뜬뜬하여 손을 대지 못하게 하고 앉아 있어서 앉으나 누우나 답답하여 못 견뎠다. 나는 말하기를 찬 땅에 오래 앉아 있어서 찬 기운이 속에 엉킨 것이라고 했다. 때문에 파뿌리와 쑥으로 배꼽 아래를 찜질하면서 파흰밑 달인 물에 신보원(神保元)을 먹이니 나았다.

下統55 寶 추풍거담환 追風祛痰丸

半夏末六兩·一分皂角湯作麴·一分薑汁作麴 南星三兩·一半白礬水浸一宿·一半皂角水浸一宿 防風 天麻 白殭蠶炒 白附子煨 皂角炒 各一兩 全蝎炒 枯白礬 木香 各五錢

治 風痰發癎
[用　　法] 上末 薑汁糊丸梧子大 朱砂爲衣 薑湯下 七~八十丸
[活套鍼線] 癲癎(神)
[適應症] 간질, 지보(遲步), 어삽(語澁), 행동 어둔함과 담음울체로 인한 현훈, 기억력감퇴, 치매, 파킨슨씨병

　　추풍거담환은 담음울체와 혈액소통장애로 인해 발생한 간질(癎疾)을 치료하는 처방이다. 옛날에는 만성적으로 영양이 부족했고 허약한 사람이 많았기 때문에 간질을 앓는 사람 또한 많았다. 한의서에서는 발작적인 의식장애를 주증으로 하는 병증을 간질로 정의하고 있으며, 증상의 경중(輕重)에 따라 대발작(大發作)과 소발작(小發作)으로 구분하고 있다. 먼저 어지럽고, 머리가 아프며, 가슴이 답답하고, 하품을 하는 등의 증상이 나타나다가 갑자기 정신을 잃고 넘어지면서 경련발작이 일어나는 것을 대발작(大發作)이라고 하며, 때로 순간적인 의식장애와 무의식적인 행동을 하는 것을 소발작(小發作)이라고 한다.

　　간질은 칠정내상(七情內傷), 음식(飮食), 풍(風) 등으로 인해 간비신(肝脾腎)이 장애되어 발생되거나, 담(痰)이 위로 치밀어서 발생한다는 것이 한의학의 일반적인 견해이다. 물론 간질은 뇌종양(腦腫瘍), 뇌수종(腦水腫), 뇌암(腦癌) 같은 뇌의 기질적인 장애가 있을 때도 생길 수 있고, 정신적, 육체적 충격을 받았을 때나 과도하게 신경을 썼을 때도 발생할 수 있다. 그러나 한의학에서 지적한 대로 체내에 담음(痰飮)이 과다하게 적체되어 뇌의 기능장애를 일으키는 것이 가장 큰 원인이라고 할 수 있다. 신체조건으로 본다면 평소 심허(心虛)한 사람에게 간질 발생률이 높다.

　　담음(痰飮)은 인체의 대사산물의 일종이기 때문에 인체의 기능이 활성화되어 있을 때는 쉽게 발생하지 않지만, 노화(老化)나 질병(疾病)으로 인체의 기능이 저하되었을 때는 어느 조직에나 울체(鬱滯)될 수 있다. 소화기나 호흡기조직에 울체되는 경우가 많지만 근육조직, 비뇨기조직, 생식기조직 등 어느 곳에나 울체될 수 있으며, 그만큼 다양한 증상(症狀)을 야기한다. 만약 이러한 담음(痰飮)이 뇌조직에 울체되면 처음에는 현훈(眩暈), 두중(頭重), 기억력감퇴(記憶力減退) 등을 유발하지만, 좀 더 심해지면 행동과 말이 어둔해지는 증상이 나타나기도 하고, 더욱 심해지면 치매(癡呆), 파킨슨씨병, 간질(癎疾)을 일으킬 가능성도 있다. 조문의 '風痰發癎풍담발간' 또한 뇌조직에 담음이 울체되고 순환장애가 발생하여 간질을 일으킨다는 뜻으로 해석할 수 있다. 이 경우에는 간질의 원인이 뇌의 구조적인 장애가 아니기 때문에 CT나 MRI 등을 찍어도 잘 나타나지 않는다.

　　앞서 언급한 대로 간질은 담음(痰飮) 외에도 충격(衝擊)으로 인해 발생할 수 있기 때문에 병력을 자세하게 살펴야 한다. 예를 들어 필자의 팔촌동생의 경우 자다가 불이 나서 화상(火傷)을 입었는데 그 이후로 간질을 했다. 이 경우는 갑작스런 충격으로 인체가 급격히 긴장되고, 그에 따라 심장기능이 약해져 뇌에 충분한 혈액공급이 이루어지지 않았기 때문에 간질을 한 것으로 볼 수 있다. 이때는 귀비탕이나 온담탕 같은 강심제(强心劑)를 사용하면 치료할 수 있다. 이창형 선생의 경우 사기사건 이후에 간질발작을 하는 부인에

風寒暑濕燥火 內傷 勞亂吐嗽 聚腫滿渴疸疾崇形氣 神 血夢聲音津液痰飮蟲 小便大便頭面眼耳鼻口舌齒喉項背胸乳腹腰脇皮手足前陰後陰癰疽諸瘡 婦人 小兒

게 가미온담탕을 사용하여 심번(心煩)과 간질발작을 호전시켰는데, 복용 중이던 간질약을 중단하자 다시 간질발작이 시작되었다고 한다. 이 경우 가미온담탕을 지속적으로 복용했다면 완치할 수 있었을 것으로 생각된다. 이처럼 간질의 발병원인을 담음(痰飮)에만 국한시키지 말고 병력을 통해 다양한 원인을 유추할 수 있어야 하며, 더불어 신체조건을 참고해야 적합한 처방을 선택할 수 있다.

추풍거담환은 담음이 뇌조직에 울체되고 순환장애가 발생하여 간질을 일으킬 때 사용하며, 약성을 응용하여 중풍으로 인한 지보(遲步), 어삽(語澁), 행동 어둔함과 담음울체로 인한 현훈, 기억력감퇴, 치매, 파킨슨씨병 등에 사용할 수 있다. 또한 천민탕이 포함되어 있어 호흡기조직에 담음이 울체되어 숨참 증상이 나타나는 경우에도 사용할 수 있다.

처방구성 처방구성을 보면 반하는 중추성 구토나 점막자극에 의한 구토를 억제하고, 소화관에 정체된 음식물과 수분의 배출을 촉진하는 작용을 한다. 남성은 강력한 거담작용(祛痰作用)이 있어 조직의 순환을 저해하는 불필요한 물질을 제거하는 역할을 한다. 방풍은 말초의 투과성을 조절하며 표재(表在) 혈관을 확장시킨다. 천마는 진정작용, 항경련작용, 진통작용 등이 있다. 백강잠은 항경련작용이 있는데, 이는 척수수준에서의 흥분을 억제하면서 다른 부위에도 작용을 미쳐 나타나는 것으로 알려져 있으며, 간질 발작에도 일부 효과가 있을 것으로 추측하고 있다.

백부자는 천남성과 효능이 유사하여 풍담(風痰)을 제거하는 작용을 하며, 성온(性溫)하므로 허랭상태(虛冷狀態)를 개선하여 마비감(痲痹感)과 통증을 치료(治療)한다. 조각은 조협(皂莢)이라고도 하며 평활근에 대한 진경작용, 혈관확장작용, 강압작용, 호흡흥분작용 등을 나타낸다는 것이 실험적으로 밝혀졌다. 전갈은 약리적으로 밝혀진 바가 적지만 한방(韓方)에서는 진정, 진경효과 등을 목적으로 응용하고 있으며, 혈압강하 효과가 있는 것으로 알려져 있다. 고백반은 거습작용(祛濕作用)을 하며, 목향은 미주신경(迷走神經)을 자극하여 장(腸)의 수축력과 연동운동을 증가시키고, 소화·흡수를 촉진하여 가스 정체로 인한 복통(腹痛)을 멎게 한다.

처방비교 **도담탕**과 비교하면 두 처방 뇌조직에 담음이 적체되어 중풍, 파킨슨병, 간질, 치매 등이 나타났을 때 사용한다는 공통점이 있다. 그러나 도담탕은 담음으로 인한 오심, 구토, 불임 등 담음성 질환에 광범위하게 사용하며, 주작용은 거담작용(祛痰作用)이다. 반면 추풍거담환은 주로 담음으로 인한 간질에 사용하며, 거담(祛痰)하면서 소통장애를 없애준다는 특징이 있다.

청심곤담환과 비교하면 두 처방 모두 간질에 사용하는데, 청심곤담환은 대변의 적체(積滯)와 습열(濕熱)로 인한 실증의 간질에 사용하며 경광(驚狂)에도 사용한다. 반면 추풍거담환은 음식물의 적체나 열성상태가 원인이 아니라, 뇌조직의 담음울체와 소통장애가 원인이 되어 간질이 발생했을 때 사용하며, 치매, 중풍, 파킨슨씨병 등에도 응용한다.

용뇌안신환과 비교하면 용뇌안신환은 비교적 연약하기 쉬운 사람의 완고한 간질에 사용하며, 두후여열(痘後餘熱)로 인한 여러 증상에도 사용할 수 있고, 주로 어린이에게 사용한다. 반면 추풍거담환은 뇌조직에 담음이 울체되고 소통장애가 발생하여 간질을 일으킬 때 사용하며, 약성을 응용하여 현훈(眩暈), 두중(頭重), 어삽(語澁), 치매(癡呆) 등에도 사용한다.

→ **활용사례**

1-1. 간질(癎疾) 남 50대 태음인

1-1. 간질(癎疾)

다음은 이인성 선생의 경험을 채록한 것이다.

● 김 ○ ○ 남 50대 태음인 농부 전라북도 김제군 황산면

지금은 고인이 되신 필자의 고종사촌형으로 20여 년 전에 간질(癎疾)이 발생하자 다른 곳의 치료를 받지 않고 직접 필자를 찾아왔다.

① 간질로 한 달에 4~5 차례씩 쓰러진다. ② 발작 때는 거품을 물며 쓰러져 정신을 잃는다. ③ 이전에는 한 번도 간질이 온 적이 없으며 최근 들어 발생했다. ④ 식욕이 왕성하다. ⑤ 체구가 건실하고 몸이 퉁퉁하고 힘이 좋다.

최근에 처음으로 간질이 발생한 50대 태음인 고종사촌 형님의 간질을 치료하기 위해 여러 방법을 검토하다가 ≪동의보감≫의 지시대로 추풍거담환을 환으로 만들어 주었는데, 추풍거담환을 복용한 뒤로는 한 번도 간질(癎疾)이 발생하지 않았는데 4년 정도 경과한 뒤 서울로 이사를 하고, 간질(癎疾)이 재발했다고 한다.

지난번에 지어준 약을 더 먹기를 원하여 같은 추풍거담환을 다시 지어주었다. 그러나 똑같은 추풍거담환을 복용했으나 이번에는 별 차도가 없었다고 한다.

風寒暑濕燥火 內傷勞亂吐 虛霍嘔咳嗽積聚浮腫脹滿消渴黃疸邪祟身形精氣 神 血夢聲音津液痰飲蟲小便大便頭面眼耳鼻舌口牙齒喉咽項頸背胸乳腹腰脇皮手足前陰後陰癰疽諸瘡婦人小兒

下統56 寶 청심곤담환 淸心滾痰丸

大黃酒蒸 黃芩 各四兩 靑礞石 同焇硝煆煨如金色 犀角 皂角 朱砂 各五錢 沈香 二錢半 麝香 五分

治 癲癇 驚狂 一切怪症 專治痰火
[用　　法] 上末 水丸梧子大 朱砂爲衣 溫水下 七十丸
[活套鍼線] 癲狂(神)
[適應症] 간질, 정신이상

처방설명　　청심곤담환은 체내에 열담(熱痰)이 적체(積滯)되어 전간(癲癇), 경광(驚狂)을 일으키고, 여러 가지 괴병(怪病)을 유발할 때 사용하는 처방이다.
　　처방구성을 보면 경담(驚痰), 간질(癎疾), 광증(狂症), 담핵(痰核) 등에 사용하는 곤담환(대황, 황금, 청몽석, 침향)이 바탕이 되어 있다. 약량을 보면 곤담환의 양이 2배 많지만 복용하는 양은 청심곤담환이 오자대로 70환이고, 곤담환은 오자대로 40~50환이기 때문에 전체적인 복용량의 차이는 크지 않다. 따라서 곤담환처럼 소화기 내에 담음(痰飮)이 적체되어 있는 상태에서 대변비결(大便秘結)이 발생하여 간질(癎疾)과 광증(狂症)을 일으키고, 여러 가지 희귀한 병을 야기할 때 사용할 수 있다. 그러나 청심곤담환에는 서각, 조각, 주사, 사향이 더해져 있어 곤담환을 써야 하는 경우보다 열성(熱性)이 더 강하게 나타나고, 일정 부분 소통장애가 있을 때 사용한다는 것을 알 수 있다.

　　체내에 열(熱)이 울체(鬱滯)되어 발산되지 않으면 뇌기능에 장애가 발생하여 간질발작을 일으키기도 하고 광증(狂症)을 일으키기도 한다. 체내에 열(熱)을 적체(積滯)시키는 원인은 다양하지만 청심곤담환을 쓸 수 있는 증상은 담(痰)과 대변적체(大便積滯)가 주요한 원인이다. 담과 대변적체가 가벼우면 전간(癲癇)이 나타나고, 더 심해지면 경광(驚狂)이 나타나는 것이다. 양광(陽狂)에 사용하는 당귀승기탕을 생각하면 적체된 열이 뇌에 영향을 준다는 것을 이해할 수 있다. 당귀승기탕은 대변적체로 인해 광증(狂症)이 나타났을 때 사용하는 처방으로 적체된 대변을 빼주므로 인해 뇌의 열성상태를 해소하여 광증을 치료한다. 청심곤담환 또한 당귀승기탕처럼 대변적체를 해소하면서 더불어 소화기에 적체되어 있는 담음(痰飮)을 제거하는 작용이 있어 간질과 광증에 사용하는 것이다. 곤담환을 먹은 사람의 이야기를 들어보면 곤담환을 복용하면 대변으로 구정물 같은 것이 나온다고 한다. 이것은 소화기 내에 불필요한 물질이 끼여 뇌장애를 유발한다는 간접적인 증거이다.

　　체내에 적체(積滯)되어 있는 열(熱)을 해소하는 방법을 네 가지로 분류할 수 있다. 먼저, 피부를 통해 발표(發表)시키는 방법이다. 예를 들어 열울(熱鬱)로 인해 피부에 발진(發疹)이 나타나는 경우가 있는데, 이럴 때 발산의 치법을 사용하게 된다. 둘째, 이뇨제(利尿劑)를 사용하여 소변으로 열을 배출하는 방법이 있는데, 소아발열에 사용하는 천을환이나 오령산을 예로 들 수 있다. 셋째, 청열제(淸熱劑)를 사용하여 열성상태를 완화시키는 방법이 있는데, 사청환이나 황련해독탕 등이 여기에 속한다. 넷째, 소화기에 적체된 대변을 빼면서 열을 해소시키는 방법인데, 앞서 언급한 당귀승기탕이나 청심곤담환이 여기에 속한다. 이처럼 열을 해소하는 치법은 다양하며, 하나의 치법을 사용하는 경우도 있지만 때로는 2~3가지 치법이 어우러져 있는 경우도 있다.

　　청심곤담환은 간질 외에 미친병이나 정신이 오락가락하는 등의 괴병(怪病)에도 사용한다. 물론 이러한 괴병(怪病)의 원인은 대변적체(大便積滯)와 담음(痰飮)의 울체에 있는 것이므로 청심곤담환으로 대변과 담음 적체를 해소시키면서 열성상태를 완화하고, 사향, 조각 등으로 소통을 원활하게 하여 괴병(怪病)을 치료하는 것이다.

김희경 선생은 청몽석을 주로 담질환(痰疾患)에 사용하는데, 청몽석을 그대로 사용하지 않고 염초(焰硝)로 수치(修治)하여 금몽석을 만들어 사용한다고 한다. 청몽석을 염초와 같은 양으로 쇠옹기에 넣고 2~3m 되는 거리에서 불을 염초에 붙이면 염초의 폭발성으로 불이 확~ 하면서 순식간에 타버려 없어진다. 이때 청몽석을 보면 전과 달리 금빛이 나는데, 마치 화강암에 금색을 입힌 듯하여 이를 금몽석이라고 하며, 분쇄하여 가루를 내보면 겉뿐만 아니라 속까지 모두 금색으로 변해 있다고 한다. 근래에는 염초를 쉽게 구할 수 없어 고압의 가스 불에 청몽석을 달구어 보았으나 염초로 수치(修治)한 것과 달리 금색이 나타나지 않는다고 한다. 아마 염초가 폭발하면서 발생하는 고열과 염초의 약성이 화학적으로 청몽석의 성질을 변화시켜 금몽석을 만드는 것 같다. 염초는 망초, 박초를 개어서 돌처럼 결정시킨 것이다.

처방구성 처방구성을 보면 대황은 대장의 연동운동(蠕動運動)을 항진시키고 수분흡수를 저해하여 설사를 유발한다. 황금은 교감신경 흥분을 완화하여 신경안정작용을 하며, 대뇌피질의 흥분을 억제하여 진정작용을 한다. 또한 혈관투과성 항진을 억제하고 소염작용이 강하여 혈관의 염증성 충혈(充血)과 울혈(鬱血)을 완화시킨다. 청몽석은 가래를 삭이고 적(積)을 없애며 간화(肝火)와 기(氣)를 내려주는 약으로, 특히 가래를 삭이는 작용이 강하다. 침향은 진통, 진정작용을 한다.

서각은 해열작용과 진경작용이 있으며, 매우 뛰어난 지혈작용이 있어서 고열로 인한 토혈, 객혈에 사용하면 좋다. 조각은 조각자 나무의 미숙한 실과를 건조한 것으로 담(痰)을 제거하는 효능과 염증을 가라앉히는 효능이 있으며, 평활근에 대한 진경작용, 혈관확장작용 등이 실험적으로 밝혀졌다. 주사는 정신안정작용이 있어 정신불안의 증상을 치료하며, 소아의 고열, 혼미, 경련 등의 증상에도 사용한다. 사향은 관상동맥을 확장시키고, 중추신경계를 조절하는 작용이 있다.

처방비교 **죽력달담환**과 비교하면 두 처방 모두 담음(痰飮)으로 인한 간질에 사용할 수 있는 처방이다. 그러나 죽력달담환은 소화기연약과 습담(濕痰)의 울체가 더 현저할 때 사용하며, 허약과 담음울체로 인한 불안, 정신이상, 간질, 담괴(痰塊) 등에 사용한다. 반면 청심곤담환은 열담(熱痰)을 겸한 변비로 인해 간질이나 정신이상이 발생했을 때 사용하며, 비교적 실증일 때 적합하다.

자상환과 비교하면 두 처방 모두 소화기의 적체로 인한 간질에 사용하는데, 자상환은 소화기장애로 인한 고창(鼓脹)에도 사용하며 주로 소아에게 빈용한다. 반면 청심곤담환은 주로 성인에게 사용하며 열성(熱性)과 대변비결(大便秘結)이 겸해 있는 간질에 사용하는 경향이 있다.

風寒暑濕燥火 內傷 虛勞 霍亂 嘔吐 咳嗽 積聚 腫滿 浮脹 消渴 黃疸 瘧疾 邪祟 身形 精氣 **神** 血 夢 聲音 津液 痰飮 蟲 小便 大便 頭 面 眼 耳 鼻 口 舌 牙齒 咽喉 頸項 背 胸 乳 腹 腰 脇 皮 手 足 前後 陰 癰疽 諸瘡 婦人 小兒

下統57 內局 寶 용뇌안신환 龍腦安神丸

白茯苓一方白茯神 三兩 人蔘 地骨皮 麥門冬 甘草 各二兩 桑白皮 犀角 各一兩 牛黃 五錢 龍腦 麝香 各三錢
朱砂 馬牙硝 各二錢 金箔 三十五片

治 五種癲癇 無問新久遠近
[活　　套] 痘後餘熱諸症 亦可
[用　　法] 上末 蜜丸彈子大 金箔爲衣 每一丸 冬溫水 夏凉水 化下
[活套鍼線] 癲癇(神)　驚風(小兒)　解毒(小兒痘瘡)
[適 應 症] 간질, 소아경기, 피부발진, 아제

**처방
설명**　　용뇌안신환은 간질(癎疾)에 사용하는 대표적인 처방으로 조문에는 신구원근(新舊遠近)을 불문하고 5종의 전간(癲癇)을 치료할 수 있다고 했다. 5종의 전간(癲癇)에는 계간(鷄癇), 마간(馬癇), 우간(牛癇), 양간(羊癇), 저간(豬癇)이 있는데, ≪동의보감≫의 설명에 의하면 이러한 명칭은 간질 발작을 할 때 나타나는 소리를 집짐승에 비유하여 붙이게 된 것이지 근본 원인은 담(痰), 화(火), 경(驚)이라고 했다.

여기서 담(痰)은 체내에 적체된 담음(痰飮)이 간질의 한 원인이라는 것을 의미하고, 화(火)는 열성상태가 뇌의 기능장애를 초래하여 간질을 야기할 수 있다는 것을 뜻하며, 경(驚)은 외부충격이 인체기능에 부조화를 초래한다는 것을 시사한다. 그러나 용뇌안신환을 쓸 수 있는 간질은 담음(痰飮)이 작용하기는 하지만 주요한 원인은 화(과도한 열)이다. 즉 과다한 열로 인해 뇌압이 상승되어 기능장애를 일으키고 동시에 수분장애가 발생하여 간질이 발생하는 것으로 볼 수 있다. 따라서 용뇌안신환의 간질은 얼굴이 붉다거나 열이 나는 등 열적 증상이 동반되는 경우가 많다.

용뇌안신환의 또 다른 특성으로는 백복령, 인삼, 감초 등 보기제(補氣劑)가 많이 포함되어 있어 열성(熱性)과 담음(痰飮)뿐 아니라 기허(氣虛)와 조직의 연약(軟弱)이 바탕을 이루고 있을 때 적합하다는 것이다. 용뇌안신환을 소아에게 많이 사용할 수 있는데, 소아는 성장단계에 있어 형체가 미숙하기 때문에 주위 환경이 좋지 않으면 허약해지기 쉽다는 측면이 있고, 성장열(成長熱)을 내재하고 있어 열적 증상이 쉽게 나타난다는 특징이 있기 때문이다. 그래서 용뇌안신환은 소아와 비슷한 신체상태를 가지고 있는 사람 즉, 조직이 연약하고 허약하면서 열성상태를 보이는 사람에게도 적합하다. 그러나 여기서 허약하다는 것은 백호탕이나 황련해독탕처럼 청열성(淸熱性)이 강한 처방을 써야 할 경우보다 약하다는 의미이다.

용뇌안신환은 습(濕)을 제거하는 백복령이 군약이며 보기(補氣)·자윤(滋潤)하는 인삼, 지골피, 맥문동, 감초로 구성되어 있으나, 주요한 작용은 지골피, 상백피, 서각, 우황, 마아초 같은 열성상태를 해소하는 약재가 발휘한다. 또한 우황, 용뇌, 사향 등 기제(氣劑)의 대표적인 약재가 포함되어 있다는 특징이 있는데, 기제는 세포의 혈행상태를 방해하는 이물질로 인해 기능이 감소되거나 약해졌을 때 이물질을 제거하여 일시적으로 소통시키는 역할을 한다. 그래서 사향은 신경을 많이 쓰거나 조직이 이완되거나 경색되었을 때도 사용하고, 살이 썩어 들어가는 경우에도 가루로 만들어 뿌려 주면 썩는 것을 멈추게도 한다. 이처럼 용뇌안신환은 뇌조직이 충혈(充血)되거나 뇌혈관이 미세하게 울혈(鬱血)되어 간질을 할 때 충혈된 상태를 해소하면서 사향, 용뇌, 우황 등이 뇌를 자극해서 울체된 것을 해소시키고, 인삼, 복령, 감초로 인체의 기능저하를 개선하여 간질을 치료한다.

용뇌안신환은 두창(痘瘡) 중에 발생하는 경풍(驚風)에도 사용한다. 두창(痘瘡)을 앓을 때는 천식, 구토, 설사, 발열 등 다양한 증상이 동반될 수 있는데, 고열(高熱)로 인해 경풍(驚風)이 발생하는 경우도 있다. 이러한 경풍은 일반적인 경풍과 다르기는 하지만 열성상태를 해소시키면 치료되기 때문에 용뇌안신환을 사용할 수 있는 것이다. 활투침선에는 소아 경풍에 사용하는 처방으로 되어 있는데, 두창으로 인해 열성상태가 되었건, 다른 원인으로 열성상태가 되었건 간에 경풍이 발생했을 때 사용한다는 의미로 이해하면 된다. 활투에 두창여열(痘瘡餘熱)로 인한 제증상(諸症狀)을 치료한다는 것 또한 용뇌안신환의 청열성 때문이다. 참고로 ≪광제비급≫을 보면 소아 경풍(驚風)이 있을 때 1세 이하의 유아는 1/3, 2~3세의 소아는 1/2을 먹이는 것으로 되어 있다.

≪급유방≫을 보면 용뇌안신환을 야제(夜啼)에 사용하는 것으로 되어 있다. 야제는 말을 하지 못하는 소아가 자신의 몸이 불편하다는 것을 표현하기 위해 우는 것이므로, 몸을 불편하게 하는 원인이 무엇인지 살펴야 한다. 만약 놀라서 우는 것이라면 우황청심원을 사용하면 되고, 소화불량으로 우는 것이라면 우황청심원이나 작약감초탕을, 열이 있어서 우는 것이라면 역시 우황청심원이나 용뇌안신환 등을 사용할 수 있다.

처방구성 처방구성을 보면 백복령은 뇌세포를 활성화하여 정신을 안정시키며 세뇨관의 재흡수를 억제하여 이뇨를 증진시킨다. 인삼은 말초혈류를 증진시키고 세포의 기능을 활성화시켜 에너지생산을 촉진한다. 또한 소화액 분비를 증진시켜 식욕을 강화하고 위장의 연동운동을 항진시켜 소화·흡수를 촉진한다. 지골피는 해열작용과 혈압강하작용이 있고, 맥문동은 다량의 포도당과 점액질을 함유하고 있어 진액을 보충한다. 감초는 심근의 세포에 영양을 공급하고, 심장운동을 정상화시킨다.

상백피는 이뇨작용과 혈압강하작용이 있고, 서각은 해열작용과 진경작용이 있으며 매우 뛰어난 지혈효과가 있다. 우황은 진정작용과 항경련작용이 있고 중추신경의 흥분을 억제한다. 용뇌는 중추신경계를 자극하며, 사향은 관상동맥을 확장시키고 중추신경계를 조절하는 작용을 한다. 주사는 정신안정작용이 있어 정신불안의 증상을 치료하며, 소아의 고열, 혼미, 경련 등의 증상에도 사용한다. 마아초는 망초의 일종으로 청열작용(淸熱作用)을 하며, 금박도 열을 내리는 작용과 안신작용을 한다.

처방비교 청심곤담환과 비교하면 두 처방 모두 열성상태에서 발생하는 간질에 사용한다. 그러나 청심곤담환은 어른에게 많이 사용하며, 체내에 열담(熱痰)이 적체(積滯)되어 전간(癲癇), 경광(驚狂)을 일으키고, 여러 가지 괴병(怪病)을 유발할 때 사용한다. 반면 용뇌안신환은 광증(狂症)에 사용하는 경우는 거의 없고 주로 소아간질에 사용하며, 담음보다는 열(熱)과 습(濕)이 원인이 되어 간질을 일으킬 때 적합하다.

우황청심원과 비교하면 두 처방 모두 뇌장애로 인한 증상에 사용하며 신경을 안정시키는 서각, 우황, 사향, 금박 등을 포함한다는 공통점이 있다. 그러나 우황청심원은 소아경기, 소화불량, 놀람, 구토, 설사 등 사용할 수 있는 증상이 매우 다양하며, 소아의 전간(癲癇)에 사용하여 일시적인 효력을 기대할 수 있다. 반면 용뇌안신환은 소화불량이나 구토, 설사에 사용하는 경우는 없고, 주로 소아간질에 사용한다.

우황포룡환과 비교하면 두 처방 모두 소아의 열경기(熱驚氣)에 사용하는데, 우황포룡환은 소아의 열경을 비롯한 소아발열, 구토, 설사 등 응급성 질환에 사용할 수 있다. 반면 용뇌안신환은 열성상태에서 나타나는 소아간질이나 경풍에 사용하며, 두창(痘瘡)의 여열(餘熱)이나 두창 중에 발생하는 경련에도 사용한다.

風寒暑濕燥火 內傷勞亂 霍吐 咳嗽 積聚 腫滿 浮脹 渴 消 黃疸 瘧疾 癨 邪祟 身形 精 氣 神 血 夢 聲音 津液 痰飮 蟲 小便 大便 頭 面 眼 耳 鼻 口 舌 牙齒 咽喉 頸項 背 胸 乳 腹 腰 脇 皮 手 足 前陰 後陰 癰疽 諸瘡 婦人 小兒

下統58 寶 양광 당귀승기탕 陽狂 當歸承氣湯

當歸 大黃 各三錢半 **芒硝** 二錢半 **甘草** 一錢 **薑五片 棗十枚**

治 陽狂奔走
[活套鍼線] 癲狂(神)
[適 應 症] 광증, 변비

처방
설명

당귀승기탕은 변폐(便閉)로 인해 발생한 광증(狂症)에 사용하는 처방이며, 일반적인 변비(便秘)에도 사용한다. 조문을 보면 '陽狂奔走양광분주'를 치료한다고 했는데, 양광분주(陽狂奔走)는 지붕에 올라가서 노래를 부르는 등 미쳐서 날뛰는 증상이 주증이며, 반대로 우울증(憂鬱症)처럼 미쳐도 가만히 앉아 있는 것을 음광증(陰狂症)이라고 한다.

당귀승기탕의 양광증(陽光症)은 대변의 적체(積滯)로 체내에 열이 울체(鬱滯)되어 뇌압이 상승하고, 이러한 상태가 지속되어 뇌기능에 장애가 발생했을 때 나타난다. 대변적체가 직장(直腸) 수준에서 끝난다면 뇌압(腦壓)을 상승시키지 않겠지만 하행결장과 횡행결장까지 적체되어 있으면 정신이상이 발생하게 된다. 이럴 때 대변적체를 해소시키면 정신이상이 치료된다.

이런 경우에는 대변적체를 해소시키는 것이 급선무이므로 대변적체로 인한 광증에 반드시 당귀승기탕을 써야 한다는 관념에서 벗어나 신체상태와 증상의 정도를 참고하여 온백원이나 비급환을 써도 된다. 원종태 선생은 억울한 일을 당해 직장에서 해고당한 뒤부터 정신이상이 발생한 사람에게 온백원을 써서 치료했다고 한다. 이처럼 대변적체를 해결하기 위해 비단 당귀승기탕뿐 아니라 앞서 언급한 온백원이나 비급환을 쓸 수도 있고, 소승기탕, 대승기탕, 도인승기탕도 사용할 수 있다.

변비(便秘)가 뇌기능에 장애를 미칠 수 있다는 예로 변비가 심해지면 두통(頭痛)이 발생하고 짜증이 심해지는 것을 들 수 있다. 변비가 발생하면 소화가 안 되어 속이 답답해지고, 오래 지속되면 내장(內臟)에 발생한 압력이 뇌에 영향을 주어 머리가 띵해지고 멍한 느낌이 발생하며, 이 정도가 심해지면 두통이 생긴다. 이러한 논리에 따르면 당귀승기탕은 광증 외에도 변비로 인한 두통(頭痛)이나 두중(頭重)도 치료할 수 있는 처방임을 알 수 있다.

어느 일본 의학자는 숙변(宿便)이 쌓이면 뇌혈관이 팽창하여 뇌를 압박하므로 신경중추의 작용이 떨어진다는 사실을 증명했다. 토끼를 가지고 실험을 했는데, 토끼의 장(腸)을 묶은 쪽과 같은 쪽의 뇌혈관이 팽창하여 경미한 출혈이 있었고, 다른 곳을 묶자 이번에는 그쪽 뇌혈관이 팽창하여 출혈이 나타났다. 또한 약물로 토끼의 장운동을 저지하고 1주일에서 열흘 정도 변이 나오지 않게 만들었더니 역시 출혈이 일어났다고 한다. 즉 장폐색(腸閉塞)이 일어나면 뇌출혈이 일어난다는 것을 증명한 것이다. 이처럼 변폐(便閉)는 뇌에 압력을 높여 출혈을 일으킬 수도 있고, 출혈이 되지 않더라도 뇌기능에 장애를 유발하여 광증(狂症)을 일으킬 수도 있다.

요즘에는 변비로 인해 광증(狂症)이 발생하는 경우가 많지 않지만 예전에는 어렵지 않게 찾아볼 수 있었다. 예를 들어 감기에 걸리면 인체는 체열을 빼앗기지 않기 위해 기표(肌表)를 위축시키고 부족해진 열에너지를 보충하기 위해 조직을 긴장시킨다. 그 결과 체열이 과다해져 몸은 조열(燥熱)한 상태에 빠질 수 있다. 조열한 상태가 되면 체액(體液)이 부족해지므로 대변에 함유된 수분이 흡수되어 대변이 굳어지고 이동성이 떨어지는 결과가 발생한다. 따라서 대변이 비결(秘結)되고 심해지면 변폐(便閉)가 발생하여 뇌압이 상승되므로 광증(狂症)이 발생한다. 활투침선의 한문(寒門)을 보면 감기를 앓은 뒤에 광증이 발생했을 때 대승기탕을 사용하는 것과 고열(高熱)로 인해 발생한 광증에 조위승기탕을 쓰는 것이 그 예이다.

당귀승기탕을 쓸 수 있는 광증의 특징은 대변을 오랫동안 보지 않았거나 먹는 양은 많은데 대변을 조금씩 본다든지, 대변이 잘 나오지 않는 등의 증상이 동반된다는 점이다. 따라서 광증이나 정신이상이 있을 때 반드시 청열제(清熱劑)를 써야 하는 것은 아니며, 원인과 상태를 살펴 적합한 처방을 응용해야 한다. 당귀승기탕은 보약처럼 장기간 복용하는 것이 아니라 증상이 없어지면 바로 중단해야 한다. 적합한 증상이라면 길어야 10여 일 이내에 치료될 수 있다.

처방구성 처방구성을 보면 당귀는 윤장작용(潤腸作用)이 있어 배변을 용이하게 한다. 대황은 장점막(腸粘膜)을 자극하여 연동운동을 항진시키고, 수분흡수를 저해하여 설사를 유발한다. 망초의 사하작용은 장내(腸內) 삼투압을 변화시켜 물이 흡수되지 못하게 하면서 장벽으로부터 물을 빼내고, 또한 증가한 장내물이 장점막을 기계적으로 자극하여 연동운동을 강하게 하는 것과 관련이 있다. 감초는 장관 평활근의 경련을 억제하며 진통작용, 해독작용, 항염증작용을 한다.

처방비교 백호탕과 비교하면 두 처방 모두 열성상태(熱性狀態)에서 발생하는 양광증(陽狂症)에 사용한다. 그러나 백호탕은 체내에 열이 적체되어 갈증(渴症)과 번갈(煩渴)을 일으키고 얼굴에 홍조를 띠는 등 열적 증상이 강하게 나타나는 광증에 사용하지만, 변비 증상은 동반되지 않는다. 반면 당귀승기탕은 대변적체로 인해 열이 형성되고 뇌압이 상승되어 광증이 발생했을 때 사용하며, 변폐의 증상이 동반되는 특징이 있다.

우황청심원과 비교하면 우황청심원은 긴장, 충격, 놀람 등으로 인해 소화기에 음식물이 적체되거나 심장기능에 이상이 생겨 전광(癲狂)이 발생했을 경우에 사용하며, 이외에도 소아의 경기(驚氣), 야제(夜啼), 발열(發熱) 등에도 사용한다. 반면 당귀승기탕은 내외적인 요인으로 인해 체액이 부족해지고 변비가 발생하여 광증이 나타났을 때 사용한다.

온백원과 비교하면 두 처방 모두 소화기 내에 적체된 음식물이나 대변비결로 인해 발생하는 정신이상에 사용한다. 그러나 온백원은 적취로 인한 만성 소화불량뿐 아니라 수분적체로 인한 부종에도 사용한다. 반면 당귀승기탕은 음식물 적체로 인한 소화장애나 수분적체로 인한 부종에 사용하는 경우는 드물며, 주로 변폐(便閉)로 인한 정신이상에 사용한다.

➡ **활용사례**
 1-1. 광증(狂症) 남 58세
 1-2. 광증(狂症) 남 45세
 2-1. 실패례-뇌막염 투약 여 21세 비습형태음인

1-1. 광증(狂症)
다음은 의림지 편집부에서 작성한 치험례를 인용한 것이다.
● ○○○ 남 58세
20여 일 동안 유행성감기에 걸려 고생을 하다가 치료를 받았으나 그 예후가 좋지 못하여 빈혈과 동시에 몸이 몹시 쇠약해졌다.
① 식욕도 없어지고 현기증이 생길뿐만 아니라 불면증(不眠症)이 빈발(頻發)하여 약 10일간 쓸데없는 번민(煩悶) 속에서 보냈다.   ② 이어서 뇌신경이 극도로 과민해져 심지어 헛소리를 빈발하면서 꼭 미친 사람처럼 지껄이기 시작했다.
③ 그러더니 정말 발광을 했는데 동네 사람이 시끄러워서 못 견디겠다고 항의를 할 정도로 떠들기 시작했다.

의사의 진찰을 받아보니 뇌신경의 쇠약이라고 하여 기혈(氣血)을 보(補)하고 환자를 안정시킨다는 의미에서 사물안신탕과 귀비탕을 합하여 1주일간 복용시켰더니 병세가 더욱 악화되어 전보다 심하게 발광했다. 그래서 필자에게 왕진을 청하기에 응하게 된 것이다

① 발광(發狂)을 하고 아무런 의미 없는 소리를 지른다.   ② 눈에 실핏줄이 보인다.   ③ 전에 진찰한 의사는 뇌신경 쇠약이라고 한다.   ④ 좌측 촌관맥(寸關脈)은 미약(微弱)하고 우측 촌관맥도 침미(沈微)하다.   ⑤ 우측 척맥(尺脈)은 부(浮)활(滑)무력(無力)하고, 좌측은 침(沈)활(滑)무력(無力)하다.

필자는 광증에 대해 연구한 적이 있어 개인적으로 광증에 자주 사용하는 처방인 당귀승기탕 3첩을 복용시켰다.

2일간 당귀승기탕 3첩을 복용하니 발병 후 수일이 경과하도록 잠을 자지 않고 발광하더니, 그 후 차차 평상시처럼 잠을 잘 자고 그렇게 온 동네가 시끄럽게 떠들던 증상도 진정되었다. 뿐만 아니라 병에 걸린 지 수일간 담화(談話)를 해본 적이 없던 환자는 맥이 없다면서 자리에 누워 편안히 푹 잠이 들어서 수면을 취하고 있다. 그래서 다시 가미해독탕 3첩을 더 복용한 후에 완치되었는데 환자는 지난날 자신이 미쳤다는 사실도 모르고 있었다.

1-2. 광증(狂症)
다음은 의림지 편집부에서 기록한 치험례를 인용한 것이다.

● ○○○ 남 45세
감기에 걸려 여러 날 고생하다가 정상으로 돌아왔으나 5~6일 뒤에 우연히 불면증(不眠症)이 생겨 정신이 매우 난잡해지고 정신이상이 생겨 자꾸 떠들기 시작했다. 그래서 모 신경정신과에서 진찰한 결과 신경성 정신이상이라고 하면서 하루 이틀에 좋아질 수 있는 병이 아니므로 입원하여 시간을 두고 치료하자고 했으나, 가정형편이 극빈(極貧)하여 입원하는 일이 불가능했다. 그래서 어느 한의원에 찾아가 사정을 말하니 이 병은 심간(心肝)의 기혈(氣血)이 부족한 것이니 인삼 5돈을 위군(爲君)으로 하는 보기탕을 3첩만 복용하면 좋아질 것이라고 하여 없는 돈을 모아 약을 복용했으나 효과가 없을 뿐만 아니라 증세가 더 심해져 사람도 몰라보고 가족도 알아보지 못하고 그냥 미친 소리만 하고 다닌다.

① 환자는 발광을 하고 소리를 고래고래 지른다.   ② 진찰할 때도 3~4명이 환자를 붙잡고 진료를 했을 정도이다.
③ 전신이 빈혈상태로 안면이 창백하고 두 눈은 푹 꺼져있다.   ④ 눈에는 실핏줄이 여러 개 보였다.   ⑤ 좌측 촌관척(寸關尺) 맥은 침미(沈微)하고 우관척(右關尺)은 침활무력(沈滑無力)했다.

이 광증은 양명위부(陽明胃腑)와 삼초(三焦) 내지 육부이열(六腑裏熱)이 승(勝)하여 상화겸심(相火兼心)이 되는 고로 나타난다고 보았다.

그래서 45세 남성의 광증을 치료할 목적으로 당귀승기탕에 후박, 지실, 황련, 산조인, 도인 2돈, 백복신, 황백 1돈을 더하여 3첩을 지어주었다.

다음날 오전 12시경까지 모두 약을 복용한 결과 환자의 광증은 차차로 진정되었다. 그래서 저녁부터는 제정신이 돌아왔으며 수일간 미쳤다는 사실을 부끄럽게 생각하고 있었다. 그래서 가미해독탕 2첩을 지어주었는데 그 후로 건강해져 일을 잘 하고 있다는 소문을 들었다.

2-1. 실패례-뇌막염 투약

● 이○○ 여 21세 비습형태음인 대학생 서울특별시 성동구 성수동
보통 키에 뚱뚱하고 무른 듯하며 착하고 말이 적은 태음인으로 보이는 여대생이다.
오랜 해수(咳嗽)로 한약을 먹고 나은 할머니가 조카딸이 정신이상이 왔다며 온순하고 살이 찐 아가씨를 오전 11시쯤 데리고 왔다. 데리고 온 가족과 본인에게 증상을 자세히 들어 보니
① 4일 전부터 엉뚱한 헛소리를 하며 머리가 아프다. ㉠ 잘 때는 더욱 뚜렷이 헛소리를 하고, 소리를 지른다. ㉡ 오늘 아침부터는 헛소리를 자주 하며 하는 정도도 심해졌으며, 정신이상 증세가 뚜렷하다.   ② 어제부터는 잘 울며 혼잣말로 알았다고 하면서 울고, 여기로 오는 차 속에서도 울었다고 한다.   ③ 어제는 더 심해졌는지 정신이 없고 전화가 와도 약속시간도 모르고 금방 한 말도 모르고 정신이 정상이 아니었다.   ④ 4일 전 감기가 걸려 3일 전에 감기몸살약을 먹고 몹시 자고 난 뒤부터 건망증이 더욱 심해졌다. ㉠ 감기약을 먹기 전에도 잘 잊어 먹었다고 한다.
⑤ 3일 전부터 앞이마의 양쪽 관자놀이가 찢어지는 듯 아프며 두통은 1일 3~4회, 1회 4~5분 정도 지속된다.
⑥ 2일 전부터는 손발이 저리며 꿈은 늘 꾸나 늘 기억이 안 난다.   ⑦ 4일 전 감기에 걸리면서부터 하루에 3~4번씩 얼굴로 열이 달아오른다. ㉠ 또한 1달 전 친구가 간질로 쓰러져 몹시 놀란 뒤부터 상기(上氣) 증상이 조금 있었다.
⑧ 어려서부터 변비가 있었으나 5~6년 전부터 변비가 심하여 변비약을 먹지 않으면 대변을 보지 못하고,7일에 1번 대변을 볼까말까 한다.   ⑨ 식욕이 없고 살을 뺀다고 밥을 잘 안 먹는 편이라고 한다.   ⑩ 평소 성격이 내성적이라 말을 안 하며, 1달 전에 남자친구와 결별하여 심리적 충격을 받은 듯하다.   ⑪ 한약방에 들어오기 전까지 승용차에서도 제정신이 아니었다. ㉠ 한약방에 와서는 나에게 모든 증세와 질문에 대한 답을 또렷이 말을 한다. ㉡ 전에는 이상

함을 못 느낄 정도였다고 한다.　⑫ 맥박은 99/1분의 삭맥(數脈)이며 완활약긴(緩滑弱緊)하다.　⑬ 부모님은 실연의 충격으로 인한 정신이상이나 간질(癎疾)로 짐작하고 데리고 왔다.

이 학생의 증상이 순간적으로 정신이 이상했다가 돌아오고, 알 수 없는 소리를 지르거나 헛소리를 하거나 울거나 하는 증세가 있으므로 정신이상이라 보았다. 아버지나 가족의 말을 종합하면 말이 없는 내성적인 성격인데다가 남자 친구와의 결별로 심한 충격을 받아 증상이 나타난 것으로 추측했다. 또한 변비가 있다는 점에서 변비와 정신이상도 연관이 있을 수 있다고 보았다.

신체적 조건과 증상을 보면 평소 심장이 약하기 쉬운 무르고 뚱뚱한 태음인이며, 말이 없고 온순한 여학생이 고민을 많이 하거나 충격을 받아서 온 정신이상으로 본다면 가미귀비탕을 써야할 증세이지만, 이미 이 학생의 광증(狂症)이 소리를 지르기 시작했고 맥이 99번으로 삭(數)하고, 완고한 변비 증상이 있는 것을 감안하여 당귀승기탕을 써보기로 했다.

정신적 충격으로 맥삭(脈數)하여 섬어(譫語)와 괴성을 지르며 완고한 변비가 있는 태음인 여학생의 광증의 정신이상을 목표로 당귀승기탕 본방으로 5일분 10첩을 지어주었다.

부모에게는 대변이 완전히 나오면 약을 중단해야 하니 중간마다 경과를 알려달라고 했으며, 빠르면 3~4일 안으로 증상이 호전될 것이라고 말해주었다. 내심 이 증상이 확실한 양광(陽狂)이고 완고한 변비도 있으므로 의심할 여지없이 당귀승기탕 1~2첩으로 호전되거나 완치될 수 있고 길어야 5일 이내면 완전히 회복될 것으로 짐작했다.

이 아가씨는 한약방 가까운 삼촌 집에 머무르면서 치료를 받기로 했다. 집에 온 뒤 오후 2시부터 6시까지 4시간 동안 발작(發作)이 있었는데 울며 계속 소리를 지르고 뛰쳐나가려고 하고 눈동자가 돌아가고 사람을 전혀 못 알아보며 입에서 거품이 나고, 혼자 심하게 울고 웃으면서 배가 당기는 듯 아프다고 했다. 또한 일어나서 사람을 때려 힘센 2~3사람이 달려들어 누인 채 계속 누르고 있었으며, 간혹 생각을 하는 듯하다가 얘기를 하려는 듯도 한 적이 있으며, 이 상태가 지나고 약간 정신이 돌아오면 머리가 아프다고 한다.

달인 한약은 3~4시간마다 1~2첩을 한 번에 복용하게 했으며 복용 시간과 복용량 및 복용 후의 경과는 다음과 같다. 1봉을 복용했고 3~4분 뒤에 배에서 꾸룩꾸룩 소리가 자주 나고 방귀가 자주 나왔으나 9시에 30분간 발작증세가 있었다. 1봉을 복용했으나 아직 대변은 여전히 마렵지 않았고, 약을 복용한 뒤 30분간 소변을 2번 보았다. 3시에 60분간 발작했다.

그 뒤로 4시에 1봉 복용. 6시 30분에 다시 60분간 발작. 8시에 다시 1봉 복용. 09시 밥 3순갈을 먹고 약 복용 1시간 뒤에 밥 3순갈을 먹고 화장실에 감. 09시 보통 대변으로 조금 봄. 낮 12시 1봉 복용. 12시 약 복용 1시간 뒤에 대변을 봄. 설사인 물변은 좀 많이 나옴. 대변을 본 뒤 약간씩 잠을 잠. 16시 2봉 복용. 20시 2봉 복용. 09~16시까지는 발작증상이 없었음의 과정을 거쳤다.

그 다음날부터는 종일 의식불명상태로 누이면 눕고 화장실에 데려 가면 대변을 본다고 한다. 사람은 전혀 알아보지 못하고 기운도 빠져 있으며 계속 눈을 감고 누워서 자거나 눈을 뜨고 눈동자가 사물을 보는 듯 돌리고 있으며 가끔 가볍게 손발을 10분 정도 떠는 듯한 증세가 있다가 없어진다고 한다.

당귀승기탕 복용으로 광증은 격감하다가 없어졌으나 정신이상 상태는 나아지는 것 같지 않았다.

3일째 아침에도 어제 이후의 상태가 여전하여 음식도 거의 못 먹고 탈기(脫氣)가 되어 있어 병원에 가서 포도당 주사라도 맞고 정확한 검사를 해보도록 권유했다.

아침 9시경 ○○대학병원에 입원시켰다. 입원 4일 뒤에 전화가 와서 아직 의식불명 상태가 여전하다고 한다. 입원 58일에 전화가 와서 의식불명 상태가 지속되다가 사망했다고 한다.

병명은 감기 바이러스가 뇌를 침범하여 온 뇌막염이며, 이미 초기에 상당히 진행되었고 그 결과 정신이상과 발작증세가 왔을 것이며 뇌세포의 50%가 손상되어 있었다고 한다. 내방 4일 전에 바이러스로 인해 헛소리를 하고 두통을 호소했던 발병초기에 이미 뇌손상이 시작되어 정신이상증세가 나타난 것을 변폐(便閉)로 인한 것으로 보고 당귀승기탕을 사용했던 것이다. 이미 정신이상 증세 초기에 뇌가 손상되었으나 치유되지 못한 채 아까운 생명이 져버린 것이 두고두고 가슴을 누르고 있다.

風寒暑濕燥火 內傷勞亂吐 霍嘔咳嗽積聚 浮腫脹滿消渴 黃疸瘧邪崇身形精氣 神 血夢聲音津液痰飲蟲 小便大便頭面眼耳鼻舌口齒咽喉頸項背胸乳腹腰脇皮手足前陰後陰癰疽諸瘡婦人小兒

下統59 寶 사궁산 莎芎散

香附子 四兩 川芎 二兩

治 衄血
[用　　法] 上末 每二錢 茶淸調下 不以時
[活套鍼線] 衄血(血)
[適 應 症] 코피, 흉비, 생리불순, 생리통, 경소

처방설명　　사궁산은 조직의 긴장으로 인해 발생한 육혈(衄血)에 사용하는 처방이다. 향부자를 사근(莎根)이라고도 부르는데 사근의 '사(莎)'와 천궁(川芎)의 '궁(芎)'을 합쳐 '사궁산'이라고 명명(命名)했다.
　　기후의 변화, 영양상태, 심리변화 등 환경적인 요인에 의해 근육은 긴장될 수 있으며, 이러한 요인이 적정 수준으로 작용한다면 인체의 기능을 정상적으로 유지하는 데 좋은 영향을 줄 수 있다. 그러나 너무 급격한 기온변화나 강한 스트레스 하에서는 조직이 긴장하는 정도가 높아질 수밖에 없는데, 조직이 긴장되면 조직 속에 포함된 혈관에도 압력이 가해져 혈압이 높아지며, 혈관의 압력이 높아지면 높아진 압력을 견디지 못할 정도로 약한 부분은 터질 수 있다. 더구나 혈관분포가 많은 부위라면 더욱 그러한데, 비강(鼻腔)이 이러한 특성을 가지고 있어 몸이 긴장되었을 때 코피가 쉽게 발생하는 것이다.

　　비강(鼻腔)의 점막표면은 섬모세포(纖毛細胞)나 점액을 분비하는 배세포(胚細胞)로 덮여있고, 그 밑으로는 분비선(分泌腺)이나 혈관이 많이 분포되어 있는데, 특히 정맥(靜脈)은 복잡한 해면정맥총을 만들어 혈액을 울혈(pool)하고 있다. 정상적인 상태에서도 울혈(鬱血)되어 있는 이유는 외부에서 흡입되는 공기를 적절한 온도와 습도로 유지하여 폐에까지 들여보내기 위함이다. 특히 비중격 아래쪽 앞에 위치한 키셀바흐 부위(Kiesselbach 部位)는 혈관분포가 많고 손가락을 콧구멍 속으로 밀어 넣으면 바로 닿는 부위라서 전체 코피의 약 90%가 이곳에서 발생한다. 이러한 해부학적인 특성 때문에 몸 전체가 긴장되어 혈관의 압력이 높아졌을 때 점막이 얇고 혈관분포가 많은 비강에서 출혈 가능성이 높아지는 것이다.
　　이럴 때 사궁산은 향부자로 조직의 긴장을 풀어주고 천궁으로 울체(鬱滯)된 혈액을 소통시켜 출혈을 멈추게 한다. 코피가 너무 잦을 경우 양방에서는 해당부위를 소작(燒灼)하여 치료하는 방법을 사용하기도 하는데, 언급한 대로 코피는 대부분 키셀바흐 혈관총에서 발생하기 때문에 소작(燒灼)하더라도 바로 인접한 부위나 다른 부위에서 다시 코피가 발생하게 된다. 따라서 근본적으로는 비강점막이 제 기능을 회복하도록 돕는 것이 중요하며, 혈관을 소작(燒灼)하는 것은 근본적인 치료라고 할 수 없다.

　　사궁산의 코피는 조직의 긴장(緊張)에 기인하기 때문에 성격이 느긋하여 살이 찐 사람에게 사궁산을 사용하는 경우는 드물 것이고, 평소 소심하고 신경을 많이 쓰는 사람, 직업적으로 스트레스를 많이 받는 사람에게 사용할 기회가 많을 것이다. 코피에 사궁산을 사용할 경우 단독으로 사용하기보다는 대부분 다른 처방과 함께 합방하는 경우가 많다. 필자도 서각지황탕이나 박하전원 등과 합방해서 활용하는 경우가 많다.

　　사궁산은 약성을 응용하여 가슴 답답한 증세와 손발저림, 생리통, 월경불순에도 사용할 수 있다. 조직이 긴장되고 혈관의 내경(內徑)이 좁아지면 심장의 박출력이 높아져야 하므로 심장의 부담이 늘어나 흉비(胸痞)가 발생한다. 이때도 향부자로 조직의 긴장을 풀어주고 천궁으로 혈액순환을 증가시켜 심장의 부담을 줄여주면 흉비는 저절로 사라진다. 또한 조직이 긴장된 후에는 이완이 오고, 긴장과 이완이 반복되면 혈관의 탄력이 떨어지므로 손발저림이 나타날 수 있는데, 이럴 때도 사궁산을 사용할 수 있다. 생리통과 월경불순에 사용할 수 있는 것은 칠제향부환처럼 향부자가 자궁의 긴장을 풀어주고, 천궁이 혈액의 울체를 해소시키기 때문이다.

처방구성 처방구성을 보면 향부자는 장관(腸管) 평활근의 경련을 억제하여 소화관의 가스배출을 촉진하며, 자궁경련을 억제하고 대뇌피질을 흥분시켜 우울증을 개선한다. 천궁의 정유는 중추신경계에 작용하여 진정작용을 하며, 관상동맥과 말초혈관을 확장하여 하지(下肢)와 심근(心筋)의 혈류량을 증가시켜 혈액순환을 촉진한다. 약리실험에서 진정작용, 혈압강하작용, 자궁수축작용, 항균작용 등이 밝혀졌다.

처방비교 코피에 사용하는 **서각지황탕**과 비교하면 두 처방 모두 비점막이 울혈(鬱血)되어 코피가 났을 때 사용한다. 서각지황탕은 체내에 열이 많아졌음에도 원활하게 해소되지 못하고 피부나 점막에 열이 몰려 있을 때 사용하는데, 특히 비강점막에 혈액이 울체되어 코피가 나는 경우에 빈용한다. 반면 사궁산은 조직의 긴장으로 인해 혈관에 압력이 증가했을 때, 상대적으로 연약한 비강의 혈관이 터져서 코피가 발생했을 때 사용한다.

교감단과 비교하면 두 처방 모두 향부자가 군약이며 흉비(胸痞)에 사용한다는 공통점이 있다. 그러나 교감단은 조직의 긴장과 이완이 반복되는 과정에서 형성된 담음(痰飮)이 울체되어 있을 때 사용하며, 흉비(胸痞)뿐 아니라 불안(不安), 우울(憂鬱), 정충(怔忡) 등에도 사용한다. 반면 사궁산은 긴장으로 인해 비강에 압력이 형성되어 발생하는 코피에 사용하며, 조직의 긴장과 혈액순환 장애로 인한 흉비와 수족저림에도 사용한다.

사물탕과 비교하면 두 처방 모두 수족저림에 사용하는데, 사물탕은 혈액이 부족하고 혈류량이 감소하여 발생하는 수족저림에 사용하며, 소화력이 중(中)이상 되어야 사용할 수 있다. 반면 사궁산은 조직의 긴장으로 혈관의 수축과 이완이 반복되어 혈관의 탄력성이 떨어져서 나타나는 수족저림에 사용한다.

風
寒
暑
濕
燥
火
內
傷
虛
勞
霍
亂
嘔
吐
咳
嗽
積
聚
浮
腫
脹
滿
消
渴
黃
疸
瘧
疾
邪
祟
身
形
精
氣
神

血

夢
聲
音
津
液
痰
飮
蟲
小
便
大
便
頭
面
眼
耳
鼻
口
舌
牙
齒
咽
喉
頸
項
背
胸
乳
腹
腰
脇
皮
手
足
前
陰
後
陰
癰
疽
諸
瘡
婦
人
小
兒

下統60 寶 서각지황탕 犀角地黃湯

生地黃 三錢 赤芍藥 二錢 犀角鎊 牧丹皮 各一錢

| [出　　　典] 備急千金要方·方藥合編 : 治 衄血不止 及上焦有瘀血 便黑　　① (回春) 加黃芩·黃連·當歸 |
| [活套鍼線] 衄血(血)　衄血(婦人産後)　血症(小兒麻疹)　失血(小兒痘瘡)　麻疹初熱(小兒麻疹)　解毒(小兒痘瘡) |
| 丹毒(小兒)　諸瘡(小兒)　瘀血痛(牙齒) |
| [適 應 症] 코피, 홍역, 피부발진 |

처방설명 　서각지황탕은 열성상태에서 혈액이 울체(鬱滯)되어 육혈(衄血), 피부발진(皮膚發疹), 종창(腫瘡), 치통(齒痛), 자반증(紫斑症), 혈붕(血崩) 등이 발생했을 때 사용한다.

　　코피가 발생하는 형태는 크게 두 가지 유형으로 나눌 수 있다. 먼저, 체내에 열이 울체되어 있는 경우이다. 열병(熱病)을 앓았거나 과로(過勞)하여 에너지소모가 많아진 경우, 소모가 많은 만큼 자윤물질(滋潤物質)이 결핍될 소지가 많아지고, 자윤물질이 결핍되면 허열이 발생할 수 있다. 이것을 보통 음허(陰虛)라고 하며, 이런 상태에서 열이 울체되면 코피가 발생할 수 있다. 물론 음허로 인한 허열이 아니더라도 여러 원인으로 열이 울체되어 발산이 원활하지 못한 경우에는 코피가 발생한다.

　둘째, 조직이 긴장되어 있는 경우이다. 조직이 긴장되면 그만큼 혈관의 압력은 높아지고, 이런 상태가 해소되지 않고 지속되었을 때는 가장 약한 부위를 통해 압력을 해소하게 되는데, 그 중에 비강점막이 속해 있다. 이런 형태는 다시 두 가지 유형이 있는데, 하나는 허약(虛弱)이 심화되어 조직이 긴장되는 경우이며, 이럴 때는 소건중탕을 사용한다. 소건중탕의 증상 중에 복직근구급(腹直筋拘急)이 있는데, 이는 허약으로 인해 조직이 긴장되어 있음을 나타내는 증상이며, 이러한 긴장으로 인한 혈관의 압력이 코피를 통해 해소되는 것으로 볼 수 있다. 또 다른 하나는 허약한 상태는 아니지만 외감(外感)이나 신경과다로 인해 조직이 긴장되는 경우이다. 물론 이 경우도 허약으로 인해 긴장되는 것과 같은 기전으로 코피가 발생하며, 이럴 때 사용하는 처방이 사궁산이다.

　이처럼 열이 울체된 경우와 조직이 긴장된 경우로 나눌 수 있는데, 이러한 원인이 작용했을 때 다른 부위에서 출혈이 발생하는 것이 아니라 비강(鼻腔)에서 발생하는 이유에 대한 이해가 필요하다. 일단 비강은 말 그대로 점막(粘膜)으로 덮여 있기 때문에 다른 부위보다 약하다는 특징이 있다. 둘째, 비강에는 많은 혈관이 분포한다는 특징이 있다. 즉 비강에는 키셀바흐 부위(Kiesselbach 部位)라는 정맥총이 있어 평상시에도 혈액이 다량으로 울혈(鬱血)되어 있다. 이러한 이유 때문에 열이 울체되거나 조직이 긴장되어 압력이 높아졌을 때 약하면서도 혈액이 많이 몰려 있는 비강점막에서 출혈이 발생하는 것이다.

　서각지황탕은 열울(熱鬱)로 인해 혈액이 울체(鬱滯)되었을 때 사용한다. 찬 약성을 갖는 생지황과 서각이 들어 있고, 울혈을 개선하는 적작약과 목단피가 포함되어 있어 열울(熱鬱)과 혈울(血鬱)로 인해 코피가 발생했을 때 적합한 처방이다. 체내에 열이 몰려 코피가 발생한 경우, 양방에서는 전기소작을 통해 터진 혈관을 때우는 방법을 사용하지만, 전기소작으로 증상만 없애고 울혈상태를 개선하지 못한다면 언제든지 다시 출혈될 소지가 있기 때문에 근본적인 치료라고 할 수 없다. 그러나 한방에서는 증상을 없애는 것에 초점을 맞추는 것보다는 코피의 원인을 없애는 데 초점을 맞춘다.

　활투침선을 보면 산후에 발생하는 코피, 홍역(紅疫)을 앓는 중에 발생하는 코피, 두창(痘瘡)을 앓는 중에 발생하는 코피에 사용하는 것으로 되어 있다. 산후에는 여열(餘熱)과 어혈(瘀血)이 있을 수 있어 코피가 발생할 소지가 높고, 홍역이나 두창을 앓을 때도 열성상태가 되기 때문에 열이 울체되어 코피가 발생할 수 있다. 따라서 원인이 다른 질병일 뿐 바탕이 되는 상태는 같다.

또한 홍역의 초열(初熱)에도 사용하고, 두창(痘瘡)의 해독약(解毒藥)으로도 사용하며, 단독(丹毒)이 있을 때도 사용하는 것으로 되어 있는데, 이는 서각지황탕의 청열성을 통해 열성상태를 해소할 수 있기 때문이다. 따라서 두창(痘瘡)의 해독약이라고 했을 때 해독(解毒)의 개념은 세균이나 바이러스를 제거하는 의미가 아닌 열독(熱毒)을 풀어준다는 의미이다.

이러한 약성을 이용하여 피부에 발진(發疹)이 생기거나 창(瘡)이 생겼을 때도 사용한다. 활투침선을 보면 소아 제창(諸瘡)에 사용하는 처방으로 되어 있는 것도 이런 이유이다. 소아는 성장열이 있어 성인보다 체열이 높다. 따라서 홍역이나 두창이 아니더라도 체내에 열이 울체(鬱滯)될 수 있으며, 피부에 발진(發疹)이나 창(瘡)이 생길 수 있다. 서각지황탕은 청열작용(淸熱作用)을 통해 울체된 열을 해소시키므로 발진과 창을 치료한다.

참고로 처방에 포함되어 있는 서각은 피부가 변형되어 형성된 것이며, 뼈가 변형된 물소나 한우의 것과는 약성의 차이가 있다. 그러나 서각은 현재 사용할 수 없는 약재이므로 대부분 물소뿔인 수서각을 쓴다. 그것도 없으면 쇠뿔인 우각을 쓰기도 한다.

처방구성 처방구성을 보면 생지황은 충분한 전해질을 인체에 공급함으로써 묽은 혈액을 진하게 만들어주는 역할을 하여 혈허(血虛)를 개선하고, 중추신경계통에 대한 억제작용으로 이상항진된 기능을 조절한다. 적작약은 평활근의 경련을 억제하고, 중추신경 흥분을 억제하여 진통, 진경, 진정작용을 한다. 서각은 해열작용과 진경작용을 하며, 뛰어난 지혈효과가 있어서 고열로 인한 토혈(吐血), 객혈(喀血), 비혈(鼻血)에 사용한다. 목단피는 중추신경 흥분을 억제하여 진정작용을 하며, 항염증작용과 소염작용이 있어서 염증성 질환에 사용되고, 항혈전작용(抗血栓作用)이 있어 혈액순환을 촉진한다.

처방비교 코피에 사용하는 **박하전원**과 비교하면 박하전원은 두면부(頭面部)에 열이 몰려 코피가 나는 증상을 비롯하여 편도염이나 구내염에도 사용한다. 반면 서각지황탕은 찬 약 위주로 구성되어 있어 박하전원을 사용해야 하는 경우보다 전신의 열적 증상이 강하게 나타날 때 사용하며, 청열(淸熱)과 구어혈(驅瘀血)의 작용이 있어 코피를 주로 치료한다.

산후 코피에 사용하는 **형개산**과 비교하면 형개산은 산후에 열성(熱性)을 띠고 있으면서 혈액이 울체되어 순환장애가 발생하고, 이로 인해 현훈(眩暈), 두통(頭痛), 코피가 나타났을 때 사용한다. 반면 서각지황탕은 열성상태에서 혈액이 울체(鬱滯)되어 육혈(衄血), 피부발진(皮膚發疹), 종창(腫瘡), 치통(齒痛) 등이 발생했을 때 사용하며, 대체로 평소 건실한 사람에게 사용한다.

피부염에 사용하는 **승마갈근탕**과 비교하면, 두 처방 모두 피부에 열이 몰려 혈관이 확장되고, 열발산이 원활하지 못한 상태에서 나타나는 피부발진, 발적, 소양증 등에 사용한다. 그러나 승마갈근탕은 근육의 긴장과 담음울체 등의 원인으로 발생하는 피부질환과 감기에 사용하는 반면, 서각지황탕은 혈열(血熱)이 증가하여 나타나는 충혈성 피부질환에 사용하기도 하지만, 주로 코피에 사용한다.

→ **활용사례**

 1-1. 코피 남 3세 태음인
 1-2. 코피 남 62세 태음인

　　1-3. 코피 여 13세 소양인
　　1-4. 소아 야간 코피 남 8세 소양인
　　1-5. 코피, 비건(鼻乾), 상열(上熱), 두중(頭重) 남 24세 소음인 177cm 66kg

1-1. 코피
다음은 노의준 선생의 경험이다.

● 김 ○ ○ 남 3세 태음인 경기도 안양시 안양7동
비만한 태음인 남자아이다.
① 일주일에 1~2번 코피가 나오는데, 한 번 나오면 양이 많다. ② 감기가 빈발한다. ③ 알레르기성 비염이 있다. ④ 피부가 두터운데 건조하고 거칠다. ⑤ 추위를 약간 타고, 더위는 심하게 탄다. 땀이 아주 많다. ⑥ 물을 자주 마신다. 식사량은 일정하지 않다. 소화는 잘된다. ⑦ 체열 상태는 보통이다. ⑧ 대변은 2일에 1회 정도 보며 불규칙하다. 가끔 변비가 있다. 소변을 자주 본다. ⑨ 지방간이 있어 간수치가 높아졌다. ⑩ 얼굴이 사각형이고 얼굴색이 검다.
코피를 목표로 서각지황탕(去 서각)에 승마갈근탕을 합방하고 길경 1.5돈을 더하여 5일분 10첩을 투약했다.
약 3개월이 지난 9월 중순에 확인해 보니, 약을 복용하고 나니 코피가 한 번만 나오고 나오지 않았다고 한다.

1-2. 코피
다음은 이진상 선생의 경험이다

● 임 ○ ○ 남 62세 태음인 경기도 용인시 상현동 금호아파트
4월 초순 개업한 지 얼마 지나지 않은 어느 날 아침에 부인과 함께 찾아오신 분으로 코피가 그치지 않는데 한약으로 치료할 수 있는지 물어보러 왔다고 한다.
① 4일전 일요일에 샤워한 후에 화분에 물을 주는데 갑자기 코피가 쏟아지듯 흘렀다. ② ○○병원에서 치료를 받는데 지혈(止血)이 안 되어 손수건을 5장이나 코피로 적신 후에야 레이저 소작술을 받아 겨우 지혈시켰다. ③ 다시 코피가 날까 두렵다고 한다. ④ 당뇨가 있는데 식전수치가 157이라고 한다. ⑤ 5년 전부터 인삼엑기스를 복용하고 있다. ⑥ 몸에 좋다고 하여 마늘도 복용하고 있다. ⑦ 실외에서 실내로 들어오면 코가 막힌다. ⑧ 기타 본인이 특이하다고 느끼는 상태는 없다고 한다. ⑨ 이분은 머리가 커서 태음인으로 보여, 태음인으로 가정하고 문진을 했는데 자신의 몸 상태와 다른 말을 많이 해서인지 본인의 진단에 신뢰를 보이지 않았다. 그래서 상담만 하고 다음에 다시 들르겠다고 하며 돌아갔다. ⑩ 그로부터 20일 후쯤 부인과 아들을 대동하고 다시 내원했는데, 콧속의 모세혈관이 터져 다시 수술을 했다며, 병원에서는 다시 터질 수 있다고 하는데, 한약으로 치료될 수 있는지 물어보러 왔다고 한다.
그래서 코피는 코 안쪽에 있는 키젤바흐란 부위가 충혈되어서 나타나는 것이므로 충혈된 상태를 해소시켜 주면 코피가 나는 근본적인 원인이 소실될 것이니 걱정하지 말라고 하고, 혈열(血熱)로 인한 코피에 쓰는 서각지황탕 2배량에 만전을 기하기 위하여 청열수렴(淸熱收斂)성이 강한 황련해독탕을 더하여 5일분 10첩을 지어주었다.
그로부터 9개월 쯤 후에 연말정산용 영수증을 받으러 왔다. 지난번의 경과를 확인하자, 그 약 10첩을 먹고 난 뒤부터는 9개월이 지난 지금까지 코피가 나오지 않는다고 한다. 다만 지난번 병원에서 수술한 후유증 탓인지 코 밑둥 부위가 함몰되어 올해 성형 수술을 해야 한다고 했다.

1-3. 코피
다음은 이진상 선생의 경험이다.

● 이 ○ ○ 여 13세 소양인 중학생 경기도 안양시 갈산동 샘마을아파트
밤 11시 경 함께 TV를 보고 난 뒤 화장실에 씻으러 들어간 둘째딸이
① 갑자기 '아빠 나 코피나'하고 급박하게 부른다. 급히 휴지로 코를 막은 다음에 침으로 '상성, 합곡, 천부, 영향'혈을 자침하고 휴지를 서너 번 계속 갈아주는데도 코피가 멈추지 않는다. ② 코피가 많이 나서인지 코 뒤로 넘어간다고 한다. ③ 몸에 열이 많다. ④ 손바닥을 만져보면 뜨끈뜨끈할 정도이다. ⑤ 식성이 아주 좋으며 ⑥ 대변은 굵고 크며, 매일 아침 1회 본다. ⑦ 평소 잔병치레를 하지 않고 ⑧ 겨울에 초경을 해서 키가 안 클까 걱정되어 청열사물탕 가감방을 복용시키고 있는 중이다. ⑨ 약 한 달 전에도 코피가 갑자기 많이 나와 침으로 겨우 지혈시키고 다음날 예비용으로 서각지황탕을 4첩을 지어, 2첩을 복용시켜서 코피가 멈추어서 나은 바가 있다.
코피는 콧속 혈관이 충혈되어 오는 증상이므로 코의 충혈상태를 없애주면 저절로 치유될 것으로 보았다. 흔히 콧속 터진 부분의 혈관을 전기나 레이저로 지져서 치료하는 방법이 있으나 이렇게 하면 지진 옆에서 다시 혈관이 터져 코

피가 나오는 경우 다시 지져야 하고 이런 것을 반복하는 수가 많다. 근본적으로 코의 충혈상태를 없애주는 것이 코피의 근원을 없애주는 방법이 될 것이다.

콧속의 충혈된 혈관을 수렴시키자면 원인이나 상태에 따라 치법이 다를 것이다. 딸아이는 허약하지도 않아서 청소년의 허약으로 인한 코피에 사용하는 소건중탕이나 육미지황탕을 제외했다. 또한 성격도 활달하고 좋아서 달리 긴장할 여지도 없어서 긴장형 코피에 사용하는 승마갈근탕이나 사궁산도 제외했다. 청소년의 허약이 내재된 열실상태의 코피에 사용하는 박하전원도 허약하지 않아서 제외했다.

코피에 사용하는 처방으로는 서각지황탕을 비롯하여 박하전원, 소건중탕, 육미지황탕, 승마갈근탕, 사궁산 등이 있다. 그러나 임상에서 코피 하면 가장 많이 사용하는 처방이 서각지황탕이고, 또 평소 열이 많고 건실하다는 점에서도 적합한 처방이라 보았다. 무엇보다도 이미 한 달 전에도 코피가 나서 서각지황탕 2첩을 먹고 나은 경험이 있어서 생각해볼 필요도 없이 서각지황탕을 쓰기로 했다. 물론 평소 열이 많다는 점이나 13세 성장기에 있는 소녀라는 점을 보면 박하전원을 검토해 볼 수도 있겠으나 박하전원증보다는 건실한 편이어서 비교적 성인들의 코피에 많이 사용하는 서각지황탕을 쓰기로 했다.

마침 한 달 전 코피가 났을 때 복용하고 남은 서각지황탕 2첩이 생각이 나서 약을 냉장고에서 찾아 먹으려고 하니 코피가 코 안쪽인 코 뒤로 넘어간다고 한다. 코피의 양이 많아지자 코 뒤로 넘어가는 것이라는 생각이 들었다. 그래서 냉장고에 남아있던 서각지황탕을 꺼낸 뒤 빨대를 끼워 급히 2봉을 연복시켰다.

서각지황탕 2봉을 연복하자 잠시 후에 지혈이 되어서 코피가 뒤로 넘어가는 것이 멈추었다. 그 이후로는 더 이상 코피는 나지 않았고, 달여 둔 서각지황탕 2첩을 마신 것으로 폐약했다.

서각지황탕은 서각이 들어있으나 서각은 사용금지품목이라 사용하지 않았고 서각을 대신하여 우각의 분말형태인 우각방을 사용했다. 또한 서각지황탕의 활투대로 황금 황련 당귀4g을 더한 것을 1첩을 2봉으로 하여 4첩을 달여 두었던 것이다.

얼마 전에 사업을 하는 후배가 한의원을 방문했다. 그 후배가 작년에 술을 먹다가 코피가 나서 지혈이 안 되어 삼성병원 응급실에 갔는데 거기서도 지혈이 되어야 터진 부위를 때우는 소작술을 할 수 있다고 하여, 많이 고생한 경험이 있단다. 한방으로 치료법이 없냐고 물었다. '그거, 약 반 제면 치료가 되는데'하고 말해주었는데도 미심쩍은 눈치다. 한방에 의구심을 갖는 그 후배가 야속했다. 그래서 이번에 둘째 코피 났을 때 사진으로 찍어 증거로 삼으려 했고, 마지막 부분은 제대로 안 나왔지만 사진을 올려본다.

1-4. 소아 야간 코피
다음은 서인권 선생의 경험이다.

● ○○○ 남 8세 소양인 대전광역시 동구 용운동
눈이 크고 눈과 입술선이 분명하다. 코는 약간 들려 있다. 얼굴은 하얀 편이고 체격도 다른 애들에 비해 좋은 편이다. 기육(肌肉)에 탄력이 있다. 아버지는 소양성태음인 같은데 아버지의 영향을 많이 받은 것 같다. 목소리도 가늘게 쫙 퍼지고 울린다. 시끄러운 편이다.
① 밤에 잠잘 때 코피 나는 것 말고 별 다른 증상은 없다. ② 썩은 이가 좀 있는 편이다. ③ 황태(黃苔)가 조금 껴있다. ④ 복진시에 하복부가 약간 함몰되어 있다. 나머지는 간지럼을 타서 확실하지는 않지만 별 이상 없었다.
이 소아의 경우는 용모와 체질 상태 정도로 볼 때 어느 정도 열증을 포함하고 있기 때문에 열을 꺼주고 보음(補陰)을 시키기로 했다.
코피에는 서각지황탕, 사궁산, 박하전원 등을 사용하고, 소양인일 경우 양격산화탕을 사용하며, 야간 코피일 경우 육미지황탕을 사용한다. 이 소아는 소양인이지만 양격산화탕 정도의 실증이 아니고 대변에는 별 문제가 없어서 서각지황탕으로 먼저 3첩을 사용하고 육미지황원으로 반 제를 투약하기로 했다. 아직 어리기 때문에 한 첩을 2번으로 나누어 복용하도록 했다. 바빠서 생각을 못하다 일주일 뒤에 물어보니
1. 2첩을 먹고 나서 코피가 나오지 않는다고 한다.
2. 이번에는 육미지황원으로 반 제를 지어주었다.
3. 2주일 뒤에 물어보니 코피가 계속 안 나왔다고 했다.
4. 언젠가 만났을 때 물어보니 코피가 한 번 나왔다고 했다. 그래서 만약에 코피가 나오면 약을 더 지어주기로 했다.

下統61 寶 칠생탕 七生湯

生地黃 生荷葉 生藕節 生韭菜 生茅根 各一兩 生薑 五錢

治 血出口鼻如泉 諸藥不效
[活　　套] 加生薊汁 尤妙
[用　　法] 上俱取汁 濃磨 京墨與汁 同服
[活套鍼線] 積血吐血(血)
[適 應 症] 코피

처방설명　　칠생탕은 육혈(衄血)의 통용방(通用方)으로 코피가 갑자기 쏟아져 나오는 경우, 코피가 대량으로 나오는 경우, 코피가 났을 때 여러 처방을 사용해도 치료되지 않을 때 사용하면 속효가 있다.
　　　　　　사궁산이나 소건중탕을 써야 할 코피를 제외한다면 대부분의 코피는 몸에 열이 울체되었을 때 발생한다. 비강점막에는 키셀바흐 부위(Kiesselbach 部位)라는 정맥총(靜脈叢)이 있어 평상시에도 혈액이 다량으로 울혈(鬱血)되어 있다. 따라서 몸에 열이 많아졌음에도 원활하게 발산되지 않으면 키셀바흐 부위에 혈액이 울체되어 코피가 발생할 수 있다. 더구나 몸이 허약해지면 어느 조직에나 영향이 미치겠지만 층(層)이 엷은 점막은 더 많은 영향을 받는다. 따라서 몸이 허약해지면서 열이 울체(鬱滯)되었을 때 코피가 발생하기 쉽다. 감기에 걸리거나 과로(過勞)를 하여 몸이 약해진 상태에서 열이 발생했을 때 코피가 발생하는 것이 그 예이다.

　　칠생탕의 구성약재는 각각 단독으로 사용해도 코피를 치료하는 데 유효하다. 따라서 급할 때는 약재를 모두 갖추고 있지 않더라도 있는 대로 섞어서 사용하면 된다. 그러나 모두 함께 사용하면 효과가 더 좋다. 생지황은 자윤(滋潤)을 공급하면서 청열(淸熱)시키고, 박하는 발산(發散)시켜 열을 떨어뜨려 주고, 우절은 심장의 박출력을 감소시켜 주고, 모근은 직접 지혈(止血)시키고, 생강은 찬 약들을 조화롭게 하면서 잘 흡수될 수 있게 한다. 부추는 한 종지가 피 한 종지의 역할을 한다는 말처럼 조혈작용(造血作用)이 있는 것으로 보인다.

　　부추를 먹고 코피가 치료된 사례는 많이 있다. 농사를 짓는 50대 소양인인 필자의 처형은 갑자기 코피가 쏟아져 병원에서 비점막(鼻粘膜)을 소작(燒灼)했는데 당시만 좋아졌다가 다시 반복하여 재발하였다. 그래서 부추를 갈아 마셨는데 그 후에 나았다고 한다. 어느 남학생은 국민학교 6학년 때 앞으로 넘어져서 코뼈가 내려앉았는데 이후 중학교 때까지 코피가 계속 났다고 한다. 그래서 부추 뿌리를 삶아서 먹었는데 그 이후로 더 이상 코피가 나지 않았다고 한다. 또 어렸을 때부터 거의 매일 코피가 났었던 여자 아이는 중·고등학교 시절에 코피가 가장 심했는데, 20세 즈음에 부추뿌리를 삶아서 1.5리터 정도를 마신 뒤로 코피가 없어졌다고 한다.
　　이처럼 예전에는 시골에서 형편이 어려워 병원에 갈 여유가 없을 때 칠생탕을 구성하는 약재를 모두 구할 수 없더라도 몇 가지라도 구해서 사용했었다. 예를 들어 모근을 구할 수 없으면 연뿌리나 박하잎, 부추를 갈아서 단방으로 또는 합쳐서 사용했는데, 이 경우 약을 달일 시간적 여유가 없어 있는 대로 찧어 즙을 만들어 복용했다.
　　용법을 보면 칠생탕을 복용할 때 경묵을 함께 복용하는 것으로 되어 있다. 경묵은 소나무 진을 태운 그을음을 모아 아교와 반죽하여 만드는데, 이것을 송연먹이라고도 한다. 따라서 먹에는 그을음의 지혈작용(止

血作用)과 아교의 지혈작용이 내재되어 있는 것이다. 그래서 예전에는 코피뿐 아니라 각종 출혈에 먹을 갈아서 먹게 했다. 요즘에는 송연먹을 만드는 곳이 많지 않기 때문에 식용기름(참기름, 콩기름, 면실유)을 태워서 만든 유연먹을 사용할 수 있을 것이다. 그러나 요즘에 생산되는 먹은 카본과 아교를 반죽하고 여기에 향을 더한 것이 대부분이기 때문에 효력은 있을지 모르지만 유해성이 우려된다.

칠생탕은 코피뿐 아니라 토혈(吐血)에도 사용할 수 있다. 다른 처방집을 보면 맥(脈)이 삭(數)하고 내열(內熱)이 있고 구설(口舌)이 건조(乾燥)하면서 토혈(吐血)을 할 때 칠생탕을 사용한다는 언급이 있는데, 맥이 삭(數)하다는 것은 심장의 기능이 항진되어 있다는 것으로 몸에 열성상태에 있다는 뜻이다. 내열(內熱)이 있다는 것도 이러한 열성상태를 의미하며, 구설건조는 열로 인해 수분이 부족해지므로 나타나는 현상이다. 결과적으로 이런 상태에서 혈행(血行)이 증가하여 충혈이 발생하고, 이런 현상이 위장점막에 나타나면 토혈(吐血)이 발생한다.

 처방구성을 보면 생지황은 충분한 전해질을 인체에 공급함으로써 묽은 혈액을 진하게 만들어 주는 역할을 하여 혈허(血虛)를 개선하며, 중추신경계통에 대한 억제작용으로 이상항진된 기능을 조절한다. 생하엽은 연꽃의 잎으로 설사, 두통, 어지럼증, 토혈, 코피 등 출혈증, 산후어혈, 야뇨증 등에 쓰인다. 생우절은 연꽃의 뿌리줄기이며 각혈, 토혈, 코피, 치질, 대변출혈 등에 사용한다.

생구채는 자율신경을 자극하여 에너지대사를 활발하게 하고, 항균작용도 있어서 세균성 질환이나 식중독을 치료한다. 생모근은 K^+를 많이 함유하고 있고 혈액의 응고시간을 단축시키며, 혈관투과성을 저하시켜 항염증작용을 한다. 생강은 혈관운동중추를 강화하여 혈액순환을 촉진하고 소화액의 분비와 소화를 촉진한다.

 서각지황탕과 비교하면 서각지황탕은 코피에 가장 많이 사용하는 처방이며, 흔히 승마갈근탕을 합방하기도 한다. 군약인 생지황은 청열·자윤작용이 있어 열성상태를 떨어뜨려 지혈작용을 하며, 서각, 작약, 목단피 또한 청열작용이 있어 열울(熱鬱)로 인한 코피에 사용할 수 있다. 반면 칠생탕은 열성상태에서 나타나는 코피에 사용하며, 코피의 양이 많을 때 속효를 낼 수 있는 처방이고, 코피뿐 아니라 토혈에도 사용한다.

박하전원과 비교하면 두 처방 모두 코피에 사용하며, 특히 열성을 띤 코피에 사용한다. 그러나 박하전원은 코피뿐 아니라 인후부(咽喉部), 두면부(頭面部)의 충혈로 인한 구미(口糜)나 인통(咽痛), 편도염(扁桃炎) 등 광범위하게 사용한다. 반면 칠생탕은 코피나 토혈에 주로 사용하며, 응급에 사용하는 처방이다.

사궁산과 비교하면 두 처방 모두 코피에 사용하는데, 사궁산은 조직의 긴장으로 혈관의 압력이 높아지고, 상대적으로 혈관분포가 많고 점막이 연약하기 쉬운 비강부위에 울혈이 발생하여 코피가 발생했을 때 사용한다. 반면 칠생탕은 열성상태에서 나타나는 코피에 사용하며, 상태가 급박하고 출혈량이 많을 때 사용하고, 이런 상태에서 나타나는 토혈(吐血)에도 사용한다.

➔ 활용사례

1-1. 연근과 코피 남 9세
2-1. 부추뿌리와 코피 여 18세 소양인
2-2. 부추뿌리와 코피 남 15세 태음인

1-1. 연근과 코피
다음은 김경수 선생의 경험이다.
● 김○○ 남 9세
① 1년 전부터 코피가 자주 나서 지금까지 20차례 이상 코피를 흘리곤 했다. ② 심할 때는 아침저녁으로 코피가 나

오기도 한다.　③ 잘 멈추지 않아 늘 고생을 많이 했다.

그러던 중 생연근즙이 코피 나는 데 좋다는 얘기를 듣고 길이 20cm쯤 되는 생연근을 갈아서 그 즙을 짜서 커피잔 반 잔 정도 먹이니 코피가 멎었다.

그러나 3~4일 후 코피가 다시 나기 시작하여 같은 방법으로 연근즙을 먹이면 그 당시에는 코피가 멎는다고 하며 일시적으로 효과가 있는 것 같다고 한다.

2-1. 부추뿌리와 코피

다음은 최미선 선생의 경험이다.

● 최 ○ ○　여　18세　소양인　울산광역시 동구 서부동

얼굴이 창백하고 생각이 많은 마른 소양인으로

① 초등학교 다닐 때부터 코피가 많이 났다. ㉠ 특히 아침에 심하게 났는데 코피가 멈추지 않아 학교에 지각한 적도 있고 학교 가는 버스 안에서 코피가 쏟아져 집으로 돌아오기도 했다. ㉡ 그래서 항상 어지럽고 얼굴이 창백하여 아픈 사람처럼 보였다. ㉢ 당시에 약간의 축농증도 있어서 이비인후과에 가서 치료를 받고 있었는데 치료 중 코피가 쏟아져 혈관을 지지는 시술을 받기도 했으나 다시 코피가 나왔다.　② 빈혈(貧血)로 항상 어지러웠으며 당시 빈혈 치료를 위해 병원에 다니기도 하고 소 지라를 자주 먹기도 했다.　③ 부정맥(不整脈)이 있다. 심박동이 불규칙해서 가끔씩 심장이 멎는 듯한 통증이 있었다.

당시 친구였던 강○○ 군이 부추뿌리를 삶아 먹고 폭발적으로 나던 코피가 멈추었다는 경험담을 듣고 어머니가 1.5 L 콜라 한 병 분량이 나오게 부추뿌리를 삶아 주셨다. 맛이 없어서 한 병을 채 마시지 못했다. 그 후로는 코피가 거의 나지 않았다. 직장을 다닐 때 야근을 한 후 가끔씩 나긴 했으나 금방 멈추곤 했다.

2-2. 부추뿌리와 코피

다음은 최미선 선생이 채록한 것이다.

● 강 ○ ○　남　15세　태음인　울산광역시 동구 양정동

또래에 비해 키와 체격이 월등하게 큰 태음인으로

① 5세 때 놀이터에서 놀다가 누군가가 뒤에서 밀어 얼굴 정면으로 땅에 떨어진 이후에 코피가 자주 났다. 한 번 나면 코를 막는 수건을 흥건히 적시고도 뚝뚝 떨어질 정도로 나온다.

외할머니가 부추뿌리를 삶아 먹으면 코피가 멎는다고 하여 부추뿌리를 삶아 먹었다. 한 주전자 정도로 삶아서 먹은 후 20년이 지난 지금까지 코피가 나지 않았다.

下統62 寶 가미소요산 加味逍遙散

牧丹皮 白朮 各二錢半 當歸 赤芍藥 桃仁 貝母 各一錢 山梔 黃芩 各八分 桔梗 七分 青皮 五分 甘草 三分

治 痰中見血 ① 有火方用
[活套鍼線] 便秘(婦人産後)　濕瘇(前陰)　陰戶腫(前陰)　咳唾喀血(血)
[適應症] 상열, 정충, 불안, 습양, 음호종, 산후변비, 월경불순, 혈도증, 대하, 노이로제, 불면증, 심계항진증, 기울증, 결핵, 간염, 피부병, 간경변증, 간반, 면포, 불임증, 사지권태, 수충, 습증, 안면홍조, 인공유산후유증, 자궁후굴, 흑피증, 두통, 복통, 한열왕래, 갑상선기능항진증

　　가미소요산은 체내의 열성상태에서 나타나는 상열(上熱), 정충(怔冲), 불안(不安) 등에 사용한다. 본래는 기관지점막이 충혈(充血)·이완(弛緩)된 상태에서 모세혈관이 터져 가래에 혈액이 섞여 나오는 경우, 여성 생식기점막이 충혈(充血)되어 붓거나 가려움증이 발생한 경우에 사용하는 처방이다.

　가래를 뱉었을 때 피가 섞여 나오는 증상에 쓴다고 했는데, 이것은 호흡기 점막이 충혈·이완된 상태에서 혈관의 연약으로 인해 혈액이 스며 나와 가래에 섞여 나오기 때문에 나타나는 증상이다. 그러나 이런 현상은 가미소요산을 써야 하는 상태에서 나타나는 증상의 일부일 뿐이다. 가미소요산을 사용할 수 있는 신체상태는 몸에 열성(熱性)이 있으면서 모세혈관이 충혈되어 있는 상태이다.

　혈관이 충혈되어 있으면 다양한 증상이 나타날 수 있는데, 특히 혈액분포가 많고 층이 얇은 점막부위와 구조적으로 혈액이 많이 몰리는 부위에서 쉽게 나타난다. 예를 들어 혈액이 많이 몰리는 부위인 생식기에 이런 현상이 발생하면 그 부위가 붉어지고 뾰루지처럼 나오는데, 이것이 음호종(陰戶腫)이다. 또 이런 현상이 피부에 집중적으로 나타나면 발적(發赤)과 가려움증을 발생시킬 수 있으며, 기관지에 나타나면 객혈(喀血)이나 담혈(痰血)을 발생시킬 수 있다. 따라서 가미소요산을 담혈(痰血)이라는 하나의 증상에만 국한시키지 말고 증상의 바탕을 이루고 있는 신체상태를 파악하여 처방을 다양하게 활용할 수 있어야 한다.

　가미소요산에 적합한 신체상태는 열성상태이므로 전체적인 순환이 빠르다. 따라서 맥(脈)이 빠르고 유력(有力)하게 되어 빈맥(頻脈)이 나타나고, 이러한 상태에서는 심장의 박출력 또한 증가되므로 정충(怔忡)이 나타날 수 있으며, 전체적으로 순환량이 증가되어 있기 때문에 상열감(上熱感)이 나타날 수 있다. 따라서 가미소요산을 가장 많이 활용할 수 있는 증상은 갱년기에 나타나는 상열(上熱), 정충(怔忡), 불안(不安), 초조(焦燥) 등의 증상, 부인의 신경과다로 인한 증상, 여성의 성적욕구를 억제했을 때 나타나는 증상 등이다.

　활투침선을 보면 부인의 습양(濕痒)과 음호종(陰戶腫), 산후변비(産後便秘)에 사용하는 처방으로 분류되어 있다. 습양은 여자의 음문(陰門)이 습(濕)해서 가렵고 진물이 나오면서 아프기도 한 증세이며, 음호종은 여자의 음문이 붓고 아픈 증세이다. 습양은 하초(下焦)에 습열(濕熱)이 몰려 점막이 충혈·이완되어 있기 때문에 발생하며, 증세가 더 실증이면 가미소요산뿐만 아니라 용담사간탕도 쓸 수도 있다.

　습양(濕痒)은 외음부 질염(膣炎)에 해당된다고 할 수 있다. 외음부 질염은 여성에게 매우 흔한 질환으로 외음부와 질에 염증이 생기고 가렵고 작열감(灼熱感)이 동반되며 주로 칸디나 등의 진균이나 질트리코모나스 등의 원충에 의한 감염으로 유발된다. 이렇듯 한의학적으로는 습열(濕熱)이고, 양의학적으로는 염증(炎症)이다. 모두 열적 증상이 동반되므로 청열(淸熱) 위주의 치법을 사용해야 할 것이다. 따라서 청열(淸熱)·

거습작용(祛濕作用)이 있는 가미소요산이나 용담사간탕을 음호종이나 습양에 사용할 수 있는 것이다.

산후변비에는 보통 궁귀탕을 사용하지만 여열(餘熱)이 있으면서 변비가 발생했을 때는 가미소요산을 사용할 수 있다. 임신중에 높아졌던 체열(體熱)이 산후에도 조정되지 않고 여열로 남아 있을 수 있는데, 이런 상태에서 변비가 나타났을 때는 단순히 보혈(補血)·하기작용(下氣作用)을 갖는 처방보다는 청열제(淸熱劑)가 포함된 처방을 사용하는 것이 좋다.

객혈(喀血)을 비롯한 위의 증상은 구조적으로 열(熱)을 발생시킬 수 있는 신체조건을 가지고 있는 사람에게 나타날 수 있기 때문에 가미소요산의 증상은 허랭한 사람에게는 잘 나타나지 않는다. 체질적으로 본다면 조열(燥熱)한 소양인에게 많이 나타날 수 있다.

처방구성 처방구성을 보면 목단피는 중추신경 흥분을 억제하여 진정작용을 하며, 혈소판응집을 억제하여 항혈전작용(抗血栓作用)과 항염증작용(抗炎症作用)을 한다. 백출은 뚜렷하고 지속적인 이뇨작용이 있으며, 장관활동이 흥분된 경우에는 억제작용을 하고, 반대로 장관활동이 억제된 경우에는 흥분작용을 한다. 당귀는 항혈전작용(抗血栓作用)을 하여 혈액순환을 원활하게 하고 철분결핍에 의한 빈혈에 좋은 효과를 나타낸다.

적작약은 평활근의 경련을 억제하고, 중추신경 흥분을 억제하여 진통, 진경, 진정작용을 한다. 도인은 혈관확장 작용이 있고, 패모는 혈압을 낮추고 관상동맥의 혈류를 증가시키고 진해, 거담작용을 한다. 치자는 발열중추를 억제하여 해열작용을 하며, 혈관의 울혈(鬱血)과 충혈(充血)을 완화시킨다. 황금은 교감신경 흥분을 완화시켜 신경안정작용을 하며, 혈관투과성 항진을 억제하고, 소염작용이 강하여 혈관의 염증성 충혈(充血)과 울혈(鬱血)을 완화한다. 길경은 거담작용(祛痰作用)과 진해작용(鎭咳作用)이 있으며, 염증을 억제하는 소염작용(消炎作用)도 있다. 청피는 모세혈관의 탄력을 강화하며 미소출혈(微少出血)을 방지하고 세포질의 투과성을 조절하여 염증 증상을 개선한다. 감초는 스테로이드 호르몬과 유사한 작용이 있어 항염증작용, 해독작용, 해열작용을 한다.

처방비교 소요산과 비교하면 두 처방 모두 부인질환에 많이 사용하며 신경과다나 갱년기장애, 감정의 억제로 나타나는 상열(上熱), 정충(怔忡)에 사용한다는 공통점이 있다. 소요산은 혈열(血熱)로 인한 혈행장애나 월경불순, 오심번열(五心煩熱) 등에 사용하는 반면, 가미소요산은 소요산을 사용해야 하는 경우보다 열성상태가 약간 더 심한 상태에 사용하며, 울혈(鬱血)과 울혈로 인한 출혈에 사용하고, 상열과 정충의 증상이 더 심할 때 사용한다.

정충(怔忡)에 사용하는 **황련청심음**과 비교하면 두 처방 모두 인체의 기능이 항진되어 나타나는 상열(上熱), 정충(怔忡), 불안(不安), 번조(煩燥) 등에 사용한다. 황련청심음은 심장의 기능이 항진되어 나타나는 상열, 정충 등에 사용하며, 남여를 불문하고 사용한다. 반면 가미소요산은 주로 여성에게 많이 사용하며 갱년기장애나 신경과다로 인해 나타나는 증상에 사용하는데, 전체적으로 몸에 열이 많은 상태에서 발생하는 증상에 사용한다.

소요산 계열의 처방을 실증(實證)부터 허증(虛證) 순으로 나열해 보면 치자청간탕 > 가미소요산 > 단치소요산 > 소요산 > 도씨승양산화탕 > 인삼소요산 순이다. 따라서 가미소요산은 소요산보다 실증에 가까운 증상에 더욱 적합함을 알 수 있다.

→ 활용사례

1-1. 갱년기증상, 두통(頭痛), 복통(腹痛), 한열왕래(寒熱往來) 여 54세 소양인 152cm 52kg
1-2. 갱년기증상, 열달아오름, 얼굴빨간열꽃, 발한(發汗) 여 소양인 155cm 53kg
1-3. 갱년기장애, 상열감(上熱感), 흉부, 불안(不安), 우울(憂鬱) 여 53세 소양인 160cm 65kg
1-4. 갱년기장애, 월경중단, 소화불량(消化不良), 슬통(膝痛), 짜증 여 52세 소음인

1-5. 얼굴달아오름, 스트레스, 피로감(疲勞感) 여 40세 소양인 157cm 55kg
1-6. 상열(上熱), 불안(不安) 여 23세 소양인 163cm 50kg
1-7. 번열감(煩熱感), 소화불량(消化不良), 생리통(生理痛), 빈혈(貧血) 여 42세 158cm 50kg
2-1. 갑상선기능항진(甲狀腺機能亢進), 상열감(上熱感), 구갈(口渴) 여 31세
3-1. 피로(疲勞), 심계(心悸), 상열(上熱), 안구충혈(眼球充血) 여 27세 소양인
4-1. 백대하(白帶下), 월경불순(月經不順), 소복통(小腹痛), 불면증(不眠症), 권태감(倦怠感) 여 36세
5-1. 변비(便秘), 수족랭(手足冷), 복랭(腹冷), 견통(肩痛) 여 27세 161cm 56kg
6-1. 여드름 여 25세
7-1. 부인 정신이상 여 47세
8-1. 무효례 여 50세 153cm 50kg

1-1. 갱년기증상, 두통(頭痛), 복통(腹痛), 한열왕래(寒熱往來)

다음은 이건호 선생의 경험이다.

● 김 ○ ○ 여 54세 소양인 152cm 52kg 서울특별시 관악구 봉천11동

보통 체격에 강단이 있어 보이는 여성이다. 다른 곳에서 한약을 지어 먹었는데 속이 쓰리고 거북하며 가슴이 답답하고 두통이 있다며 내방했다.

① 체하면 머리가 아프다.   ② 가슴이 답답하며, 약한 두통기가 있다.   ③ 갱년기 증상으로 폐경이 진행된 상태이고 위쪽으로 열이 오르기도 하고 한열왕래(寒熱往來)가 있다.   ④ 작년에 병원에서 고혈압(高血壓)이 의심된다고 했다.   ⑤ 자다가 전신(全身)에 흠뻑 땀이 나는 경우가 가끔 있다.   ⑥ 배에 가스가 찬다.   ⑦ 어쩌다 어지러울 때가 있다.   ⑧ 대변을 자주 본다.   ⑨ 발목이 아파서 한의원에서 침을 여러 번 맞았다.   ⑩ 허리가 상당히 아파서 침을 맞고 나은 적이 있다.   ⑪ 2년 전까지 사업을 하다가 그만두었던 분으로 상당히 활동적인 소양인이다.   ⑫ 약간 통통해 보이며 얼굴은 동그란 상으로 다부져 보인다.   ⑬ 목소리도 힘이 있으며 눈매도 살아있다.

현재 갱년기 증상으로 상열감(上熱感) 및 한열왕래(寒熱往來)가 나타난다고 보고 가미소요산을 투약하기로 하고 먼저 4첩을 달여 준 뒤 경과를 보고 10일분 20첩을 투약하기로 했다.

4첩을 복용했을 때쯤 전화를 하여 경과를 확인해 보니, 몸이 가뿐하다고 좋아했다. 두통이 해소되었고 복통도 해소되었으며 한열왕래도 감소했다고 한다.

여러 증상이 경감된 것으로 보아 적합한 처방으로 판단되어 1제를 투약했다.

1-3. 갱년기장애, 상열감(上熱感), 흉비, 불안(不安), 우울(憂鬱)

다음은 윤초롱 선생의 경험이다.

● 신 ○ ○ 여 53세 소양인 160cm 65kg

피부가 희며 얼굴은 둥근 편으로 인자해 보인다. 하체보다 상체에 살집이 많고 배가 많이 나온 전형적인 50대 아주머니 체형으로 활동적인 소양인이다. 갱년기증상의 대부분을 호소했다.

① 3년 전 폐경 후부터 상열감이 있으면서 뒷목이 뻐근하다.   ② 머리에 땀이 많이 난다.   ③ 괜히 불안감을 느끼며 초조하고 우울하다.   ④ 가슴이 답답하다.   ⑤ 건망증이 심하다.   ⑥ 무릎이 가끔 시리다.   ⑦ 아침에 일어나기 힘들다.   ⑧ 소변을 자주 본다.   ⑨ 고혈압 초기이다.   ⑩ 엉치 윗부분이 땅긴다.   ⑪ 발이 화끈거릴 정도로 뜨겁다.   ⑫ 눈의 피로감 느낀다.   ⑬ 체열은 보통이다.   ⑭ 식욕은 좋고 음식을 자주 드는 편이다. 위염이 예전에는 심했으나 요즘은 많이 괜찮아졌다.

폐경 후 얼굴 부위의 상열감과 건망증, 심리적인 불안감은 전형적인 갱년기증상으로 사료된다. 과도한 스트레스를 받을 때 상열감이 더욱 심해지면서 뒷목이 뻐근하므로 약간의 고혈압 증세도 동반하는 것은 스트레스를 통한 긴장의 증가로 일시적으로 혈압증가에 따른 에너지 증가가 원인이라 판단된다.

갱년기장애인 경우 상열감을 없애기 위해 보혈, 활혈제로 청열제 위주로 약제를 많이 사용한다. 그러나 요즘은 많이 괜찮아졌다고는 하지만 위염으로 소화장애가 잔존해 있을 수 있다고 보고 건비와 보기의 작용이 있는 백출 등이 포함된 처방을 검토해 보았다.

이 여성은 체온이 보통으로 좀 열실한 편이고, 땀을 많이 흘리는 점을 감안하여 소요산보다 목단피와 치자, 황금이 포함되어 있어서 청열성이 보다 강하고 열담을 치료하는 효능이 더해 있으며 좀 더 실증에 많이 쓰이는 가미소요산을 처방해야겠다고 판단했다.

갱년기장애로 인한 상열감과 불안, 우울 등을 없애주는 처방으로 소요산보다 청열성이 높고 위염 등의 병력을 감안하여 목단피와 백출이 군약으로 구성된 가미소요산 30첩을 투여했다.

1. 가미소요산을 15일간 복용한 후 상열감이 좀 나아졌으며
2. 가슴 답답함이 많이 없어졌다고 한다.
다시 15일(30첩)을 더 투여했고, 복용 후
3. 불안하거나 우울했든 마음이 많이 편안해짐을 느끼고
4. 상열감은 많이 없어졌지만
5. 상열시 뒷목의 뻐근함은 여전하다고 했다.
갱년기장애는 폐경 전후에 흔히 여성들에게 있는 증상들이라 생각하며 소홀히 생각하고 넘어갈 수 있다. 하지만 한약으로 증상의 일부분이 개선되는 것을 보고 사람에게 나타나는 어느 증상 하나 소홀하게 생각해서는 안 되겠다는 것을 새삼 느꼈다.

1-6. 상열(上熱), 불안(不安)
다음은 이보라 선생의 경험이다.

● 이 ○ ○ 여 23세 소양인 학생 163cm 50kg 경기도 용인시 기흥읍 서천리

보통 체격에 성격이 아주 활달하고 다혈질에 성급하고 한시도 가만히 있지 못하는 전형적인 열성 소양인인 본인으로 국가고시를 앞에 두고 심한 스트레스와 불안에 시달린 상태에서 가미소요산을 복용했다.

① 가슴이 답답하고 불안하다.   ② 상열감(上熱感)이 심하고 실제로도 얼굴이 발갛게 달아오른다.   ③ 낮에는 심하고 저녁때가 되면 상열감(上熱感)이 좀 떨어진다.   ④ 변비가 있다.   ⑤ 소변색이 진하고 평소 열이 많다.   ⑥ 성격이 매우 급하고 식욕이 왕성하다.   ⑦ 소화력이 좋다.   ⑧ 얼굴에 여드름이 잘 난다.   ⑨ 항강(項強)을 자주 느낀다.   ⑩ 평소 없던 불면(不眠)이 생겼다.   ⑪ 땀은 잘 나지 않는다.   ⑫ 국시로 인해 스트레스를 받고 있다.   ⑬ 원래 열이 많은 체질이다.   ⑭ 저혈압이 있다.   ⑮ 입안이 잘 헌다.   ⑯ 간이 좋지 않은 가족력이 있다.   ⑰ 술자리를 즐긴다.   ⑱ 충분한 휴식을 취하지 못했다.   ⑲ 화를 잘 낸다.

처음에는 간울(肝鬱)로 보고 소요산을 생각했으나 소요산 계통은 혈열(血熱)로 인한 혈행장애에 많이 쓰이는 데 반해 상열감(上熱感)이 심하고 스트레스를 많이 받는다는 점에서 가미소요산을 복용하기로 하고 가미소요산 본방으로 15일분 30첩을 달여서 복용했다.

3~4일 정도 지나자 대변을 보는 것이 쉬워졌고 1주일 정도 지나자 숙면을 취할 수 있었다. 또한 심리적으로도 많이 안정되고 차분해져 집중이 잘 되었다.

2-1. 갑상선기능항진(甲狀腺機能亢進), 상열감(上熱感), 구갈(口渴)
다음은 최변탁 선생의 경험이다.

● 김 ○ ○ 여 31세 주부

얼굴이 희고 키가 크며 몸집은 중간쯤 되는 젊은 주부이다. 결혼 3년차이다.

5월 4일에 내원했는데 3년 전부터 갑상선기능항진증이 있어 양약인 '인데놀'을 1일 2회씩 복용하던 중 최근 부친의 별세로 충격과 스트레스, 과로가 겹쳤다.

① 목이 심하게 부었는데 특히 왼쪽이 심하다.   ② 상열감(上熱感)이 심한데, 특히 밤 10시~12시 사이에 심하다.   ③ 열이 달아올라서 잠도 잘 안 온다.   ④ 구갈(口渴)이 심하다.   ⑤ 사지(四肢)가 쑤시는 느낌이 강하다.   ⑥ 두통도 약간 있다.   ⑦ 체열이 높고 땀이 많이 난다.   ⑧ 식욕은 매우 좋고 소화도 잘되는 편이다.   ⑨ 대변이 약간 묽은 편이다.   ⑩ 피곤하고 기운이 없다.   ⑪ 3년 전에 월경량이 많아서 수혈(受血)을 받은 적이 있다.   ⑫ 결혼 3년째인데도 불임으로, 불임클리닉을 다니고 있다.   ⑬ 혈압은 125/90, 맥은 긴삭(緊數)하다.

이 부인은 결혼 후에도 직장생활을 계속하다가, 최근 회사가 부도나서 쉬고 있고 부친의 별세로 정신적 스트레스가 매우 심했다.

갑상선기능항진증으로 인한 상열감(上熱感), 구갈을 목표로 하여 가미소요산 1.5배량을 투약했다.

3개월쯤 지난 후 남편이 요통으로 내원했을 때 확인해 보니, 그 약을 복용한 후 그렇게 심하던 상열감(上熱感), 구갈(口渴) 등 모든 증상이 사라졌다고 했다.

3-1. 피로(疲勞), 심계(心悸), 상열(上熱), 안구충혈(眼球充血)
다음은 김진영 선생의 경험이다.

● 김 ○ ○ 여 27세 소양인 회사원 경기도 수원시

전체적으로 약간 마른 체형이고 신경이 예민한 소양인이다.
본인의 동생으로 심장이 두근거리고 피로하다고 하여 약을 지어 주게 되었다.

① 피로하다.　② 주로 아침에 심장이 두근두근거린다.　③ 심장이 두근거릴 때는 머리 혈관이 조여드는 느낌이 들며 두통이 있다.　④ 열이 얼굴로 달아오르는 증상이 있다.　⑤ 신경 쓰는 일이 있을 때 귀가 아프다.　⑥ 다리가 잘 붓는다.　⑦ 눈이 뻑뻑하고 충혈이 잘된다. 시력도 떨어진 것 같다.　⑧ 발끝이 저리다.　⑨ 생리통이 약간 있다.　⑩ 냉대하가 약간 있다.　⑪ 잠들기 어렵고 아침에 일어나기가 힘들다.

주증상이 피로, 정충, 상열이다. 이런 증상이 나타나게 된 원인에 대해서 생각하다가 회사에 입사한 지 얼마 안 된 신입사원이라는 것에 주목했다. 신입사원으로 받는 스트레스에 대한 반응으로 간(肝)의 기능이 항진되어 피로, 정충, 상열이 나타난다고 생각된다.

스트레스로 인한 긴장의 지속적인 반복으로 인한 간(肝)기능의 항진 및 열성을 청열과 여성이기에 활혈을 겸한 약성으로 치유하면 증상이 치료된다고 생각했다.

피로, 정충, 상열 등의 간기능 항진에 쓰는 처방은 청간탕이나 소요산계열이 있다. 그중에서 증상이 상대적으로 가볍고 오래되지 않았으며 눈이 뻑뻑하고 충혈이 잘되고 두통을 심하게 표현하는 것을 보고 소요산 계열을 선정한 뒤, 열적 증상이 많다고 판단하여 소요산보다는 가미소요산이 적합하다고 판단했다.

소양인 아가씨의 정충과 피로가 직장에서 스트레스 과다가 축적되어 나타난 것으로 보고 다리가 잘 붓는다는 점을 감안하여 백출이 군약에 포함되어 있는 가미소요산을 선방한 뒤 효력증대를 위해 2배량으로 1제 투약했다.

1. 가슴이 두근거리는 증상이 많이 완화되었다.
2. 피로함이 덜하다.
3. 열 달아오르는 현상은 가끔만 있다.
4. 잠이 잘 온다.
5. 눈 충혈이 사라졌다.

여러 증상들이 완화되고 없어졌기에 투약이 잘되었다고 생각한다. 정증의 환자를 만나기 힘들다고 하는데 정증의 환자를 만났고 또한 치료도 잘되어서 어느 경우에 소요산계열을 투약해야 하는지 명확하게 알게 되어서 좋은 공부가 되었다.

4-1. 백대하(白帶下), 월경불순(月經不順), 소복통(小腹痛), 불면증(不眠症), 권태감(倦怠感)
다음은 조용안 선생의 경험을 인용한 것이다.

● ○○○ 여 36세

① 백대하(白帶下)가 심하다.　② 몸이 수척(瘦瘠)하고 사지권태감(四肢倦怠感)이 있다.　③ 안면홍조(顔面紅潮)하고 불면증(不眠症)이 있다.　④ 소복통(小腹痛)이 있으며 월경불순(月經不順)이 있다.　⑤ 맥상(脈狀)은 침긴(沈緊)하다.
신경성인 울화(鬱火)의 소지로 보고 가미소요산에 건강, 계지, 검인, 목향, 향부자 1돈을 더하여 10첩씩 3회를 연속하여 지어준 결과 모든 증상이 좋아졌다고 한다.

5-1. 변비(便秘), 수족랭(手足冷), 복랭(腹冷), 견통(肩痛)
다음은 안신홍 선생의 경험이다.

● 송○○ 여 27세 161cm 56kg

본인 친구의 여자 친구이다. 5월에 친구 결혼식에서 만나 얘기를 하던 중 살을 빼고 싶다며 한약을 지어달라고 했다. 그래서 상담을 했는데 살을 빼는 것보다 다른 증상을 먼저 치료해야 할 것으로 보여서 동의하에 우선 증상을 먼저 치료하기로 했다.

① 매사가 귀찮고 짜증이 심하다. 더불어 불안, 초조 등의 신경증상이 있다.　② 변비가 있다. 2~3일 간격으로 된변을 본다. 식사량이 많으므로 여성들이 적게 먹어 느끼는 변비는 아닌 것 같다.　③ 어깨가 아프다.　④ 손발이 차고 저린 감이 있다.　⑤ 월경통이 월경 시작 하루 전에 약간 있다.　⑥ 소변이 시원치 않게 나온다.　⑦ 밥을 먹고 속쓰림 증상을 느낀다. 밥은 잘 먹는다.　⑧ 몸이 잘 붓는 편이다.　⑨ 추위를 많이 탄다. 아랫배가 특히 차다.
매사가 귀찮고 짜증이 심하고 불안, 초조 등의 증상이 있는 여성에게 가미소요산 본방으로 10일분 20첩을 투약했다.
1. 약을 먹은 지 3일째부터 변을 보기가 편해졌다. 말로는 변비약을 먹는 듯한 느낌이라고 했다.
2. 4일째부터 손발이 따뜻해짐을 느꼈다. 5일째는 배까지 따뜻해짐을 확인할 수 있었다.
3. 16일째부터는 어깨가 덜 아프다고 말했다. 기대하던 효과를 2주가 지난 후에 알 수 있었다.
4. 17일째, 약을 먹고 한두 시간 정도 머리가 지끈거린다고 하여 약 두 봉을 세 번 먹을 양으로 조절해 먹으라고 했다. 다음날 이 증세는 없어졌다.
5. 짜증이 느낄 정도로 줄어들었다. 내 친구에게도 신경질 횟수가 줄어들고, 누가 잘못해도 화를 내는 경향이 적다고 한다.
6. 몸 전체적으로 따뜻함을 느낀다고 한다.

7. 식욕이 저하되었다.

6-1. 여드름
다음은 최변탁 선생의 경험이다.

● 윤 ○ ○ 여 25세 태음인 서울특별시 강서구 화곡동

① 얼굴에 여드름이 극심하다. 특히 양턱 부위에 굵은 여드름이 덕지덕지 붙어 있다. 생리 직전에 심하다. ② 가끔 얼굴에 상열감이 심하고 스트레스에 예민하다. ③ 체형은 약간 통통하고 얼굴은 흰 편이다. ④ 설진상 자윤(滋潤)하고 백태도 없다. ⑤ 맥은 긴현(緊弦)한 편이다. 혈압은 130/90이다. ⑥ 아랫배 배꼽 주위에 통증이 있고 답답하다. 소화 안 되고 심하비통, 복통, 배에 가스가 찬다. ⑦ 사람 많은 곳, 공기가 탁한 곳에 가면 가끔 어지럽다. ⑧ 추위 더위 심하게 타며, 손발에 땀이 많고 발이 저리고 차다. ⑨ 생리통이 심하다. 특히 아랫배가 많이 땅긴다.

여드름은 대부분 위장의 열이나 상초의 화가 뜰 때 나타나는 것으로 보이지만, 자궁의 문제, 생리의 문제, 호르몬의 문제까지 여러 가지 원인도 무시할 수 없다. 이 여성의 경우는 스트레스에 민감하다는 점, 생리통이 심하고 배꼽 주위에 통증이 있고 답답하다는 점, 소화가 안 되고 심하비통, 복통, 배에 가스가 찬다는 점을 보면 소화불량을 겸한 하복 순환장애가 여드름의 원인 중 하나가 될 수도 있다고 보았다.

일반적으로 청상방풍탕, 승마위풍탕, 형방패독산, 방풍통성산, 형개연교탕, 가미소요산, 온경탕 등을 사용한다. 앞의 경우는 스트레스에 민감하다는 점, 생리통이 심하고 상열감이 있다는 점, 소화불량을 감안하여 가미소요산을 기본방으로 하기로 했다.

2년여 된 처녀의 극심한 여드름에 가미소요산에다 화피를 가하고 하초어혈을 감안, 익모초, 도인, 홍화를, 습담의 제거를 위해 의이인을 각각 가하여 투약했다.

1개월 뒤인 12월초 두 번째 약을 지으러 왔기에 확인해 보니 굵게 났던 여드름이 70% 가까이 소실되었다고 했고, 약을 안 먹으니 다시 생기는 것 같다고 하여, 다시 한 번 투약하기로 했다.

8-1. 무효례
다음은 이보미 선생의 경험이다.

● ○ ○ ○ 여 50세 판매원 153cm 50kg

① 2주전부터 직장일과 집안일 등으로 인한 신경성 스트레스로 가슴이 답답하고 눈의 근육이 미세하게 떨리는 경련이 있다. ② 계속 서 있는 직업이어서 그런지 전체적으로 피로감이 있고 어깨가 결리고 다리가 쑤신다. ③ 3년 전부터 고혈압으로 보건소에서 가져온 양약을 복용하는 중이며 많이 나아졌으나 약을 먹을 때만 효과가 있다고 한다. ④ 콜레스테롤 수치도 높다. ⑤ 20년 전과 10년 전 2차례 요로결석이 있었으나 지금은 다 나았다. ⑥ 체형은 왜소하고 예민하고 언행이 빠르며 목소리는 크고 쉰 소리가 난다. ⑦ 추위와 더위를 심하게 타며 땀은 많고 소화는 비교적 잘되는 편이다. ⑧ 몸이 전체적으로 무겁고 뻐근하며 결리고 조이는 듯하고 쑤신다. ⑨ 몸은 비교적 따뜻한 편이고 대변, 소변상태도 정상이다. ⑩ 월경량이 줄어들었고 가슴이 뛰고 답답하며 한숨을 자주 쉰다. ⑪ 숨이 잘 차고 잘 놀라며 불안하고 초조하며 신경질, 짜증을 잘 낸다. ⑫ 건망증, 현기증 증세도 약간 있고 피로하며 기운이 없다.

50세에 갱년기와 더불어 정신적인 스트레스가 원인으로 판단되어 갱년기증상을 치료할 수 있는 처방 중에서 가미소요산을 사용하기로 하여 10일분 20첩을 지어드렸다.

친구의 어머니여서 몇 개월 뒤에 다시 만난 친구에게서 증상이 좋아지셨다는 얘기를 들었으나 정확한 얘기나 약을 더 먹고 싶다는 얘기가 없었으므로 아마도 인사치레로 한 얘기가 아닌가 하는 생각이 든다.

下統63 寶 청장탕 淸腸湯

當歸 生地黃 梔子炒 黃連 赤芍藥 黃柏 瞿麥 赤茯苓 木通 萹蓄 知母 麥門冬 各七分 甘草 五分
燈心一團 烏梅一枚

治 尿血 ① 空心服
[活套鍼線] 尿血(血)
[適應症] 소변출혈, 혈뇨, 요로결석, 만성 신장염, 하복포만, 족번열, 흉비

처방설명　청장탕은 소변출혈에 사용하는 처방이다. 소변에서 출혈이 나타나는 질환은 매우 다양하다. 신장에서는 신장염, 신장결핵, 신장종양, 신장결석, 수신(水腎), 외상(外傷), 유주신(遊走腎) 등에 의해 출혈이 발생할 수 있으며, 요관(尿管)에서는 결석이나 종양이 있을 때 출혈이 동반된다. 방광에서는 방광염, 종양, 결석 등이 원인인 경우가 많고, 요도(尿道)에서는 요도염이 가장 큰 원인이 된다.

일반적으로 소변에 혈액이 섞여 나오면서 배뇨통(排尿痛)이 있고 소변을 자주 보고 싶은 증상은 방광질환이나 요도질환에서 나타날 가능성이 높다. 또한 신장에 결석이 있거나 신우신염으로 인해 출혈이 발생한 경우는 배뇨통과 소변빈삭(小便頻數)보다는 산통(疝痛)이나 둔통(鈍痛)을 호소하는 경우가 많다. 이외에도 소변을 볼 때 처음부터 끝까지 혈액이 섞여 나오면 신장, 요관, 방광에서 기인한 출혈을 의심할 수 있으며, 마지막 즈음에 혈액이 섞여 나오면 방광경부(膀胱頸部)나 후부요도(後部尿道)로부터의 출혈을 의심할 수 있다.

그러나 옛날에는 이렇게 혈뇨(血尿)의 원인을 정확히 알 수 없었기 때문에 혈뇨라는 증상을 기준으로 처방을 선택할 수밖에 없었다. 청장탕도 마찬가지인데, 비뇨기증상에 사용하는 수많은 처방들 중에서 '血尿혈뇨'가 주증상일 때 가장 먼저 생각해 보는 처방이 청장탕이었다. 따라서 혈뇨의 기원이 신장이든지 방광이든지를 생각하지 않고 혈뇨가 주증상으로 나타날 때 사용했던 것이다. 그러나 혈뇨에 사용하는 처방 또한 다양하기 때문에 신체조건이나 신체상태, 증상의 양상을 다각도로 참고해야 처방을 정확하게 활용할 수 있다.

청장탕은 대부분 약성이 찬 약재로 구성되어 있다. 기본적으로 황련해독탕이 들어 있고 더불어 청열제(淸熱劑)인 지모와 황백이 포함되어 있다. 또한 청열성 이뇨제(利尿劑)인 구맥, 목통, 편축, 등심 등이 들어 있다. 이것은 비뇨기조직의 충혈이 매우 심하다는 것이므로 평소 체열(體熱)이 중(中) 정도이고 체력도 중(中)이나 중(中)이상인 사람에게 적합한 처방이라고 할 수 있다. 물론 평소 약한 사람은 청장탕의 증상이 잘 나타나지 않을 뿐 아니라 소변출혈이 심한 경우에는 청장탕보다 다른 처방을 사용하는 것이 좋을 것이다.

청장탕의 혈뇨는 비뇨기점막이 심하게 충혈(充血)되어 혈관이 터져서 발생하는 것이기 때문에 앞서 언급한 신장염, 방광염, 결석, 종양 등이 원인이 될 수 있다. 그러나 신체조건으로 볼 때 평소 체열(體熱)이 높고 체력(體力)이 좋은 사람에게 주로 발생하기 때문에 감염이나 결석처럼 물리적인 자극 못지않게 내부적인 열성상태도 원인이 될 수 있음을 고려해야 한다. 예를 들어 과로(過勞)나 과음(過飮)으로 인해 체내에 열성상태가 형성되었을 때 비강점막이 충혈(充血)되어 출혈이 나타날 수 있는 것처럼, 비뇨기조직이 충혈되면 가볍게는 소변빈삭이나 배뇨통이 나타날 수 있고, 충혈이 심해지면 혈뇨(血尿)가 나타날 수 있으며, 이런 상태가 더 심화되면 요폐(尿閉)가 나타날 수 있다. 청장탕에는 비뇨기점막의 충혈상태를 해소하는 작용이 있기 때문에 점막의 충혈상태가 가벼울 때 나타나는 소변빈삭(小便頻數)에도 사용할 수 있고, 심화되어 나타나는 혈뇨(血尿)나 요폐(尿閉)에도 사용할 수 있다.

청장탕에 지혈제(止血劑)가 포함되어 있지 않음에도 혈뇨를 치료할 수 있는 것은 출혈의 원인을 제거하

기 때문이다. 출혈이 발생했을 때 지혈제 위주의 처방을 사용한다면 당장의 출혈은 멈추게 할 수 있지만 근본적인 치료는 기대할 수 없다. 보다 근본적인 치료를 하기 위해서는 출혈이 발생하는 원인을 제거해야 하는데, 청장탕의 경우 충혈된 점막을 수렴시킬 수 있는 황련, 황백 등이 포함되어 있어 출혈 증상뿐 아니라 출혈의 원인을 제거할 수 있다.

처방구성 처방구성을 보면 당귀는 말초혈관의 혈류를 원활히 함으로써 말초순환장애를 개선한다. 생지황은 충분한 전해질을 인체에 공급함으로써 묽은 혈액을 진하게 만들어 주는 역할을 하여 혈허(血虛)를 개선하며, 중추신경계통에 대한 억제작용으로 이상항진된 기능을 조절한다. 치자는 혈관의 울혈(鬱血)과 충혈(充血)을 완화시키고, 발열중추를 억제하여 해열작용을 한다. 황련은 소염작용이 강하며, 적작약은 평활근의 경련을 억제하고, 중추신경 흥분을 억제하여 진통, 진경, 진정작용을 한다.

황백은 소염작용과 수렴작용이 강하며, 혈소판응고를 억제하여 혈관의 충혈(充血)과 울혈(鬱血)을 경감시킨다. 적복령은 세뇨관의 재흡수를 억제하여 이뇨를 증진시키며, 목통은 이뇨작용과 소염작용이 있다. 구맥은 이뇨작용과 청열작용이 있어 염증을 제거하는 보조역할을 한다. 편축은 이뇨작용이 있어 실증의 비뇨기 질환에 사용하는데, 약성이 차므로 장기간 사용하는 것은 바람직하지 않다. 지모는 해열작용이 뚜렷하며 관절의 염증반응을 개선한다. 맥문동은 다량의 포도당과 점액질을 함유하고 있어 진액(津液)을 보충하고, 감초는 스테로이드 호르몬과 유사한 작용이 있어 항염증작용, 해독작용, 해열작용을 한다.

처방비교 증미도적산과 비교하면 두 처방 모두 소변출혈에 사용하는데, 증미도적산은 소변출혈뿐 아니라 요도·방광이 충혈(充血)되어 발생하는 통증(삽통)에도 사용하며, 약성을 응용하여 요로결석에도 사용한다. 반면 청장탕은 삽통(澁痛)에 사용하기보다는 소변출혈을 목표로 사용하는데, 감염이나 결석(結石) 같은 외부 요인 외에도 내부적인 열성상태가 점막을 충혈(充血)시키는 요인으로 작용했을 때도 사용한다.

오림산과 비교하면 두 처방 모두 비뇨기조직이 충혈(充血)되었을 때 사용하는데, 오림산은 주로 비뇨기조직의 충혈로 인한 소변빈삭과 배뇨통에 사용한다. 반면 청장탕은 소변빈삭과 배뇨통에도 사용하지만 점막의 충혈 정도가 더 심하여 소변출혈이 나타났을 때 사용한다.

팔정산과 비교하면 두 처방 모두 비뇨기조직에 열이 울체되어 장애가 나타났을 때 사용한다. 그러나 팔정산은 하초(下焦)에 습열(濕熱)이 울체되어 나타나는 소변불리나 소변불통, 소변불리를 겸한 대변불리에 사용한다. 반면 청장탕은 배뇨곤란보다는 주로 출혈에 사용하며 청열제와 활혈제, 이뇨제로 구성되어 있어 청열제와 이뇨제 위주로 구성된 팔정산과 차이가 있다.

➔ **활용사례**

1-1. 소변출혈(小便出血) 남 42세 소양인
2-1. 요로결석(尿路結石), 혈뇨(血尿) 남 52세 태음인
3-1. 하복포만(下腹飽滿), 피로(疲勞), 족번열(足煩熱), 흉비(胸痞) 남 36세 소양인
4-1. 만성신장염(慢性腎臟炎), 혈뇨(血尿) 남 10세

1-1. 소변출혈(小便出血)

● 강 ○ ○ 남 42세 소양인 서울특별시 구로구 고척2동

부인이 약을 지으러 왔다. 요즘 남편의 소변에 피가 섞여 나오는데 왜 그런가 묻는다.

① 4일 전부터 아무런 통증이나 증상 없이 소변에 피가 섞여 나온다. ㉠ 첫날은 마치 소변이 붉은 포도주 색처럼 나왔다. ㉡ 그제는 출혈이 없이 소변이 맑아졌다. ㉢ 어제는 다시 약간의 소변 출혈이 있었다. ㉣ 큰 병에 걸렸다고 농담인지 진담인지 걱정스러운 말을 하더라는 것이다. ② 남편은 몸이 아주 뜨겁고 열이 많아서 잘 때도 살이 닿으면 뜨끈뜨끈하다. ③ 성격이 급하고 행동이 빠르며 경쾌하고 활달하다. ④ 직장을 다니는데 평소 술을 좋아해서 매일

술을 마신다고 하며 밤늦게 들어오는 편이다.

소변출혈은 신장의 신우염(腎盂炎)이나 방광염(膀胱炎), 요도염(尿道炎)이나 결석 등에 의한 것이 많다. 배에 격렬한 통증이 없으면 요로결석은 아니고, 허리의 좌측이나 우측 중간 부위가 뻐근하면 신장결석이나 유주신(遊走腎)을 염려할 수 있으나 아무런 통증이나 배뇨곤란 등이 없이 출혈하면 대개 신우신염(腎盂腎炎)이나 방광염일 가능성이 많다.

앞의 증상을 살펴볼 때 아무런 통증이 없이 출혈이 되고 행동이 빠른 소양인 체질이며 체열이 높은 점을 감안하여 소변 출혈에 쓰이는 처방 중 요혈(尿血)에 쓰이며 대부분 찬 약으로 구성되어 있는 청장탕을 쓰기로 했다.

몸이 뜨겁고 열이 많은 사람의 혈뇨(血尿)를 목표로 청장탕 1.5배량으로 하루 3첩씩 2일분인 6첩을 지어주었다. 4일 후에 전화가 왔는데, 그 약을 먹고 소변출혈은 없어졌는데 아무래도 기분이 개운하지 못해 종합병원에 가서 내시경으로 방광을 검사해 보니 암이라고 진단이 나왔다며 방광 전체를 들어내야 한다고 걱정을 한다.

한방에서는 혈뇨에 따른 증상 위주로만 치료를 하고, 증상 위주의 치료하다 보니 출혈의 구체적인 원인을 모르기 쉽고, 따라서 이 경우 원인적인 치료가 되었는지 의구심이 가지 않을 수 없다.

2-1. 요로결석(尿路結石), 혈뇨(血尿)

● 석 ○ ○ 남 52세 태음인 해군대령 서울특별시 노원구 상계3동 보람아파트

사각형의 얼굴에 키가 크며 뼈대가 굵은 근골형이고 당당한 체격이다.

부인이 갱년기 장애로 인한 상기(上氣)와 불안(不安), 정충(怔忡) 등의 증세로 단치소요산을 복용하고 쾌유하자 남편과 함께 내방했다.

① 1달 전부터 가끔씩 소변에서 피가 나온다.   ② 소변이 시원하지 않다.   ③ 간혹 하복(下腹)이 격렬하게 아플 때도 있다.   ④ 병원에서는 요로결석(尿路結石)이라고 한다.

요혈(尿血)이나 소변난(小便難), 하복통(下腹痛)은 모두 요로결석(尿路結石)으로 인한 것으로 보이지만, 증세 중 혈뇨(血尿)가 있는 점을 감안하여 청장탕 본방으로 10일분 20첩을 지어주었다.

1달 뒤인 7월 중순에 피로하다면서 보약을 지으러 왔을 때 확인해 보니, 약을 먹는 도중에 소변으로 검은색 돌이 나왔고 그 뒤로는 혈뇨(血尿), 소변불리(小便不利), 하복통(下腹痛)이 없었다고 했다.

이번에는 보약으로 십전대보탕에 연령고본단을 더하여 10일분 20첩을 지어주었다.

3-1. 하복포만(下腹飽滿), 피로(疲勞), 족번열(足煩熱), 흉비(胸痞)

● 이 ○ ○ 남 36세 소양인 경기도 안양시 관양동 하나타운

이틀 전 병원에서 급성(急性) 사구체신염(絲毬體腎炎)으로 진단을 받은 사람으로 소변에 거품이 심하고 아랫배가 팽만(膨滿)되어 있고 피로가 심하다며 보약을 지으러 왔다.

① 일주일 전부터 하복포만감(下腹飽滿感)이 있다.   ② 1달 전부터 피로감이 매우 심하다.   ③ 발이 후끈거리며 열이 난다.   ④ 속이 답답하다.   ⑤ 1년 전부터 소변에 거품이 많이 나는데, 음주 후에는 더 심해진다.   ⑥ 식욕이 좋고 소화도 잘 된다.   ⑦ 중학교 2학년 때 신장염을 앓은 적이 있다.

급성 신사구체신염으로 소변에 거품이 나오고 하복포만감(下腹飽滿感)과 족번열(足煩熱), 피로를 호소하는 36세 소양인 남성에게 육미지황원에 오자연종환을 더하고 육계, 백작약 2돈을 더하여 5일분 10첩을 지어주었다.

5일 뒤에 다시 내방했을 때 확인해 보니, 그 약을 복용한 뒤에 아무런 변화가 없다며 다른 약으로 지어달라고 한다. 육미지황원이 적합한 처방이 아니라고 판단되어 급성 신사구체신염으로 인한 소변거품과 족번열(足煩熱), 하복포만(下腹飽滿), 피로감 등을 목표로 청장탕 1.5배량으로 5일분 10첩을 지어주었다.

8일 뒤에 부인과 함께 내원했을 때 확인해 보니, 지난번 약을 복용한 뒤로 하복포만감(下腹飽滿感)이 완전히 없어졌고 심했던 피로감은 경감되었으며, 발에 열이 나는 것이 없어졌고 속이 답답한 것도 소실되었다고 한다.

부인이 말하기를 남편이 식욕이 좋아졌으나 소변에 거품 나는 것은 여전하다고 한다. 청장탕을 복용한 뒤로 하복포만감(下腹飽滿感)과 피로, 족번열(足煩熱), 흉비(胸痞) 등의 증상이 경감되거나 소실된 것으로 보아 급성 신사구체신염으로 인한 증상에 효력이 있다고 판단되어 이번에도 청장탕 1.5배량으로 5일분 10첩을 지어주었다.

風寒暑濕燥火 內傷勞亂 霍吐嗽聚 腫渴疾 邪身 精氣神 血 夢 聲音津液痰飲蟲 小便大便頭面眼耳鼻口舌牙齒咽喉頸項背胸乳腹腰脇皮手足前陰後陰癰疽瘡 諸婦人小兒

평위지유탕 平胃地楡湯

下統64 寶

蒼朮 升麻 附子炮 各一錢 地楡 七分 乾葛 厚朴 白朮 陳皮 赤茯苓 各五分 乾薑 當歸 神麴炒 白芍藥 人蔘 益智仁 甘草炙 各三分　薑三片 棗二枚

治 結陰便血 陰氣內結 滲入腸間
[活套鍼線] 便血(血)
[適應症] 변혈, 항문부종, 항문 가려움, 음주후 변혈, 대변빈번, 허약성설사, 식후즉변, 소화불량, 가스참, 과민성대장증후군

처방설명 평위지유탕은 대변출혈(大便出血)에 사용하는 처방으로 평소 장(腸)이 좋지 않은 사람의 치질 (痔疾)에도 사용할 수 있고, 허랭(虛冷)한 사람이 술을 먹고 난 후에 대변을 볼 때 출혈이 나타나 거나, 몸이 허약해져 대변출혈이 나타났을 때도 사용할 수 있다. 또한 약성을 이용하여 대변빈번 (大便頻繁), 허약성 설사(泄瀉), 식후즉변(食後卽便), 소화불량(消化不良), 가스참에도 사용하며, 장이 약한 사람의 과민성대장증후군에도 응용한다.

심장에서 기원한 혈액은 동맥(動脈)을 거쳐 각 조직에 영양분과 산소를 전달하고 정맥(靜脈)을 통해 다시 심장으로 되돌아와야 하는데, 여러 원인에 의해 되돌아오지 못하고 정체되는 경우가 있다. 특히 직장(直腸) 과 항문(肛門)에는 많은 정맥총(靜脈叢)이 발달해 있는데, 이들 정맥총에 혈액이 울체되면 정맥이 확장되고 혹 모양으로 부풀어져 대변을 볼 때 압력이 높아지거나 대변이 배출될 때 자극을 받아 출혈이 유발될 수 있다. 더구나 직장 부위는 혈액순환이 매우 느린 곳이기 때문에 인체의 기능이 저하되면 그만큼 혈액이 울체되기 쉽고, 결과적으로 출혈이 발생할 소지가 많아진다.

직장 정맥총에 혈액이 울체(鬱滯)되는 원인은 신체조건과 신체상태마다 다를 수 있다. 예를 들어 인체 전반적인 기능저하로 인해 소화기조직이 연약해졌을 때 혈액순환이 원활하지 못하여 혈액이 울체될 수 있다. 이럴 때는 보중익기탕이나 익위승양탕 같은 보기제(補氣劑)를 사용해야 한다. 술을 자주 마시는 사람에게도 이런 현상이 나타날 수 있는데, 자주 술을 마시면 소화기조직의 이완과 수축이 반복되면서 조직 사이에 습담(濕痰)이 낄 수 있고, 조직 자체가 이완되어 혈액순환이 방해받을 수 있기 때문에 정맥총에 혈액이 울체될 수 있다. 이럴 때는 거담제(祛痰劑)가 포함된 처방을 활용해야 한다.

허랭(虛冷)과 습담(濕痰)의 울체로 조직이 이완되었을 때도 울혈(鬱血)이 발생할 수 있는데, 허랭(虛冷)하고 습담(濕痰)이 울체되면 정맥의 환류(還流)를 억제하여 혈행(血行)을 저해하고 심해지면 혈액을 정체시켜 대변볼 때 출혈을 야기한다. 이럴 때 평위지유탕을 사용하는데, 허랭과 습담이 바탕을 이루고 있기 때문에 복랭(腹冷), 연변(軟便), 설사(泄瀉), 소화불량(消化不良), 복명(腹鳴) 등이 함께 나타날 수 있다. 신체조건으로 본다면 평소 소화력이 약하고 약간 허랭한 사람에게 이런 증상이 나타나기 쉽다. 처방구성을 보더라도 이공산이나 백출산의 의미가 포함되어 있어 변혈(便血)과 함께 설사(泄瀉)가 동반될 수도 있고, 소화력이 약한 사람에게 이런 증상이 나타날 가능성이 높다는 것을 알 수 있다. 조문에서 '結陰便血결음변혈 陰氣內結음기내결'을 치료한다고 한 것도 허랭상태에서 대변출혈이 나타났을 때 사용함을 표현한 것으로 볼 수 있다.

참고로 대변에서 출혈이 나타나는 것을 위치(位置)와 특징(特徵)에 따라 나눌 수 있다. 먼저, 위나 십이지장 등 상부(上部) 소화기관에서 출혈이 발생하는 경우는 검은색 변이며, 마치 타르처럼 보이기 때문에 타르

변이라고도 한다. 둘째, 대장을 비롯한 하부(下部) 소화기관에서 출혈이 나타나는 경우에는 끈적끈적한 피가 변에 붙어 있거나 피가 빨간 실처럼 변에 달라붙어 있고 통증은 동반되지 않는다. 셋째, 항문(肛門)에서 출혈이 나타나는 경우, 출혈 부위가 매우 가깝기 때문에 선명한 혈액이 나온다는 특징이 있다. 이 경우 대부분 치질(痔疾)이 원인이며, 심한 통증이 동반되기도 한다. 평위지유탕은 하부 소화기관에서 출혈이 발생한 경우와 항문에서 출혈이 발생한 경우에 사용한다.

처방구성 처방구성을 보면 창출은 소화기의 운동성을 증가시키는 작용이 있는데, 실험을 통해 창출이 포함된 처방을 토끼에게 주입했을 때 장을 흥분시켜 연동운동(蠕動運動)을 일으키는 것으로 밝혀졌다. 승마는 진통작용과 소염작용이 있으며, 발열증상에 대해 체온을 하강시킨다. 부자는 혈관운동 중추를 흥분시켜 전신 또는 국소의 혈액순환을 촉진한다. 지유는 대표적인 지혈제(止血劑)로서 주성분인 탄닌에 강력한 지혈작용이 있어 설사와 출혈을 멎게 하며, 약리실험에서 소염작용, 항균작용, 혈관수축작용 등이 밝혀졌다. 그래서 설사, 이질, 위장출혈, 대하증, 월경과다, 위산과다증, 악성종기, 화상 등에 응용된다. 갈근은 말초의 혈액순환을 촉진하고, 관상동맥을 확장하여 혈류량을 증가시킨다.

후박은 장(腸)의 운동을 촉진하거나 장(腸)의 경련을 완화하는 등, 장의 운동을 조정하는 작용이 있다. 백출은 장관활동에 대한 조절작용이 있어서 장관의 자발성 수축활동의 긴장성을 높이고 강직성 수축을 방지한다. 진피는 소화관의 운동을 강화하여 가스배출을 촉진하고, 적복령은 세뇨관의 재흡수를 억제하여 이뇨를 증진시킨다. 건강은 혈관확장 작용이 있어 혈액순환을 촉진하고, 혈관운동 중추를 흥분시켜 직접적으로 강심작용을 나타낸다. 또한 위액과 위산분비를 촉진하여 소화를 돕고, 소화기의 운동을 자극하는 작용도 있다.

당귀는 항혈전작용이 있어 혈액순환을 원활하게 한다. 신곡은 보조효소의 작용을 통해 물질대사에 영향을 주며, 단백질의 소화·흡수와 이용에 도움을 준다. 백작약은 평활근의 경련을 억제하고, 중추신경 흥분을 억제하여 진통, 진경, 진정작용을 한다. 인삼은 소화액의 분비를 증진시켜 식욕을 강화하고 위장의 연동운동을 항진시켜 소화·흡수를 촉진한다. 익지인의 정유는 건위작용(健胃作用)을 하고, 감초는 소화관 평활근에 작용하여 경련을 억제한다.

처방비교 익위승양탕과 비교하면 두 처방 모두 대변출혈에 사용하는데, 익위승양탕은 전신이나 소화기 조직의 연약으로 인해 정맥환류가 원활하지 못하여 변혈이 발생했을 때 사용하며, 이러한 상태에서 발생하는 자궁출혈에도 사용한다. 반면 평위지유탕은 자궁출혈에 사용하는 경우는 드물며 대부분 변혈에 사용하는데, 전신이 연약한 것이 아니라 소화기의 허랭(虛冷)과 습체로 인해 발생하는 변혈에 사용한다.

주증황련환과 비교하면 주증황련환은 복서증(伏暑症)에 사용하며, 음주과다로 인한 주달(酒疸)에도 사용하고, 열실한 사람의 대변출혈에도 사용한다. 반면 평위지유탕은 소화기연약과 습체(濕滯), 허랭(虛冷) 등이 원인이 되어 직장 주위가 연약해져 변혈이 발생했을 때 사용하며, 이러한 상태에서 나타나는 설사, 대변빈번, 식후즉변(食後卽便) 등에도 활용한다.

당귀화혈탕과 비교하면 두 처방 모두 직장출혈에 사용하는데, 당귀화혈탕은 혈액순환장애로 인하여 혈액이 직장 주위에 울혈(鬱血)되어 나타나는 출혈에 사용하며, 평위지유탕을 써야 할 경우처럼 소화력이 나쁘거나 허랭하지 않을 때 사용한다. 반면 평위지유탕은 직장 주위 조직의 연약(軟弱)과 허랭(虛冷), 습체(濕滯)로 인해 혈액이 울체되어 나타나는 변혈에 사용한다.

風寒暑濕燥火 內傷勞 虛霍亂嘔吐 咳嗽積聚腫滿 浮脹消渴 黃疸瘧疾 邪祟身形 精氣神

血

夢聲音津液痰飲蟲 小便大便頭面眼耳鼻口舌牙齒咽喉頸項背胸乳腹腰脇皮手足前陰後陰癰疽諸瘡婦人小兒

→ 활용사례

1-1. 변혈(便血), 항문부종(肛門浮腫), 항문소양(肛門搔痒) 남 44세 태음인

1-1. 변혈(便血), 항문부종(肛門浮腫), 항문소양(肛門搔痒)

● 이 ○ ○ 남 44세 태음인 서울특별시 성동구 광장동 미도아파트

건실해 보이는 태음인으로 손을 보면 두텁고 단단하다.

① 18년 전인 청년시절부터 대변을 본 뒤에 검붉은 피가 많이 나온다. ② 특히 피로할 때나 잠이 부족할 경우에는 더욱 심하며 1일에 3~4차례나 나온다. ③ 간혹 항문이 붓거나 가렵기도 한다. ④ 간혹 피로하기도 하고 기운이 떨어지기도 한다. ⑤ 요통(腰痛)이 있으며 몸을 앞으로 구부리면 아프다. ⑥ 설사를 자주 한다. ⑦ 가끔씩 아랫배가 차다. ⑧ 더위를 많이 탄다.

이 사람의 주호소는 변혈(便血)이다. 신체가 건실함에도 불구하고 설사를 자주 한다는 것을 보면 대장기능이 약해 보인다. 변혈(便血)은 직장 부위에 피가 울체되어 있다가 대변이 나가면서 울체되어 있던 곳에서 출혈이 되어 대변과 함께 나오는 것이다. 대부분의 경우는 선홍색을 띠기 쉬운데 피가 검붉다는 것은 피가 이미 조금씩 스며 나와 항문 쪽에 고여 있다가 나오거나, 아니면 직장 주위 정맥혈의 울혈상태가 심하여 대변을 볼 때 검붉은 출혈이 있는 것으로 볼 수 있다.

건실한 태음인의 만성화된 변혈(便血)을 목표로 평위지유탕 1.5배량에 하복부의 혈체(血滯)의 해소와 지사(止瀉)를 위하여 익모초 5돈을 더하여 10일분 20첩을 지어주기로 했다. 18년이나 되었고 집이 서울이라 거리도 멀어 자주 오기 어려우니 1달분을 지어달라고 하여 1달분으로 3제를 지어주었다.

17일 뒤인 9월 초순에 가족의 보약을 지으러 다시 왔을 때 확인해 보니, 약을 2일간 복용하자 매일 반복되던 변혈(便血)이 멈추었고 그 뒤부터는 변혈(便血)이 없었다고 한다. 음주한 뒤나 심하게 피로할 때 간혹 1~2 방울씩 피가 나오는데 전에 비하면 다 나은 것 같다고 한다. 지난번에 왔을 때 있었던 항문이 붓고 가려웠던 것도 없어졌다고 한다. 그러나 요즘에 과로한 탓인지 피로한 것과 기운이 없는 것은 오히려 더 심해졌다고 한다.

9월 하순에 피로가 심하다며 보약을 지으러 다시 왔다. 전에 약을 모두 복용했는데 그 뒤로는 변혈(便血)이 거의 없었고 약 1달간 복용하는 중에 3~4방울의 출혈이 1번 있었을 뿐 전혀 이상이 없다고 한다. 이번에는

① 기운이 없다. ② 몸이 나른하고 몽롱하다며 보약을 지어달라고 한다.

비록 건실한 체격이지만 기력이 매우 쇠진해있다고 보고 전씨이공산 4배량으로 1달분 3제를 지어주었다.

약 2달 뒤인 11월 중순에 다시 왔을 때 확인해 보니, 약을 복용한 뒤로 기운 없고 나른하던 것이 없어지고 의식이 몽롱해지던 것도 격감했다고 한다.

이번에는 항상 연변(軟便)을 보고 1년 전부터 감기에 자주 걸린다면서 다시 약을 지어달라고 했다.

이번에는 간혹 하복(下腹)이 차고 대장기능이 약하며 연변(軟便)이 있다는 것을 감안하여 오적산 1.5배량에서 마황을 빼고 익모초, 파고지 2돈과 육두구, 가자 1돈씩을 더하여 1달분으로 3제를 지어주었다.

1달 뒤인 12월 하순에 다시 와서, 그 약을 먹으니 연변은 많이 좋아져 정상적인 굳은 변을 보는 횟수가 훨씬 많아졌으나, 그 후로 감기에 걸린 적이 없어 약효가 있는지는 잘 모르겠다고 했다.

이번에는 전과 같은 오적산에 토사자, 천문동 2돈과 감기빈발을 염두에 두어 육계 0.75돈, 마황 1돈을 더하여 1달분인 3제를 지어주었다.

下統65 寶 후박전 厚朴煎

厚朴同炒黃 生薑 各五兩 白朮 神麯 麥芽同炒黃 五味子 各一兩

治 便血及諸下血 緣氣虛臟薄 自榮衛滲入而下
[用　　法] 上末 水丸梧子大 米飮下 百丸
[活套鍼線] 便血(血)
[適 應 症] 혈변, 설사, 복통, 하복통, 거품변, 점액변, 궤양성 대장염, 자궁출혈

후박전은 허랭성 설사(泄瀉), 하복통(下腹痛), 변혈(便血), 자궁출혈(子宮出血)에 사용하는 처방으로, 후박전의 변혈(便血)은 소화기점막이 연약해지면서 점막하에 분포된 혈관이 터져서 발생하는 변혈이다.

골반 내의 혈관분포를 보면 내장골정맥(內腸骨靜脈 또는 동맥)을 하나의 줄기로 하여 직장정맥총(直腸靜脈叢), 방광정맥총(膀胱靜脈叢), 음부정맥총(陰部靜脈叢), 자궁정맥총(子宮靜脈叢)이 서로 연결되어 있다. 따라서 골반 내에 혈액을 정체시킬 수 있는 어떤 요인이 작용하면 직장정맥총을 비롯하여 자궁정맥총과 방광정맥총, 음부정맥총에 모두 울혈(鬱血)이 발생할 수 있다. 예를 들어 소화기의 운동성이 떨어질 경우에는 직장정맥총에 혈액이 울체되어 대변이 배출될 때 점막이 자극을 받아 출혈이 발생할 수 있다. 마찬가지로 이러한 상태에서는 자궁출혈도 발생할 수 있는 것이다. 따라서 '便血及諸下血변혈급제하혈'을 치료한다고 했을 때의 제하혈(諸下血)에는 자궁출혈도 포함된다. 물론 이러한 현상은 혈액이 울체되었을 때만 나타나는 것이 아니라 조직이 연약해졌을 때도 나타난다. 실제로 후박전은 조직이 연약해진 상태에서 혈액이 울체되었을 때 사용한다.

소화기의 운동성이 저하되어 혈액이 울체되었을 때 자궁에 영향을 줄 수 있다는 이해를 돕는 처방으로 생리불통에 사용하는 통경탕이 있다. 통경탕은 사물탕과 승기탕의 개념이 포함된 처방으로 대변적체를 해소함과 동시에 혈액순환을 개선하여 혈폐(血閉)를 치료한다. 이는 대변적체를 해소함으로써 주위의 혈울(血鬱)이 해소되어 혈폐가 치료되는 데 간접적인 영향을 주었다고 할 수 있다. 물론 후박전은 통경탕처럼 대변이 적체된 것이 아니라 소화기조직을 포함한 주위 조직이 연약해진 상태에서 혈액이 울체되어 출혈이 발생한 경우에 사용한다. 조문을 보면 기허(氣虛)로 인해 장기가 얇아져서 출혈이 된다고 했는데, 하복이 허랭(虛冷)하여 조직이 이완되고 연약해졌다는 것을 의미한다.

소화기의 허랭과 조직의 연약은 몸이 전체적으로 연약해졌을 때 발생하는 경우가 있고, 전체적으로 연약하지 않으면서 소화기가 연약해지는 경우가 있다. 후박전은 후자(後者)에 해당하는 처방으로 소화기의 운동성이 떨어져 있으면서 허랭해져 조직이 연약해지고, 이런 상태에서 혈액이 울체(鬱滯)되어 출혈이 나타났을 때 사용한다. 후박전은 이렇게 출혈이 발생했을 때 장의 운동성을 증가시키면서 혈액의 울체를 없애주고, 허랭상태를 개선하여 전체적으로 혈액순환을 촉진하므로 변혈(便血)을 치료한다. 동시에 소화기조직의 습체(濕滯)를 해소하며 내용물의 이동을 돕고, 이완되어 있는 조직을 수렴시켜 탄력성을 회복시키므로 출혈을 멈추게 하는 간접적인 작용을 한다.

옛날에는 영양이 부족하고 노동(勞動)이 심했기 때문에 조직의 연약과 소화기의 운동성 저하, 허랭(虛冷)

으로 인한 대변출혈과 자궁출혈에 후박전을 사용했으나, 현재는 약성을 이용하여 소화기 전체가 연약하고 허랭(虛冷)해서 발생하는 하복랭(下腹冷), 하복랭을 겸한 소화불량(消化不良), 연변(軟便), 설사(泄瀉), 복통 (腹痛) 등에 응용한다. 그래서 변혈(便血)에만 사용한다는 관념에서 벗어나 소화불량(消化不良), 설사(泄瀉), 연변(軟便) 등에도 사용할 수 있는 처방으로 이해해야 한다.

몸은 전체적으로 따뜻하지만 운동량이 부족하여 배가 찬 사람에게 후박전을 응용해 볼 수 있다. 이런 사람은 시골에서 농사를 짓는 사람보다 도시인에게 해당한다고 할 수 있는데, 도시인은 보행부족으로 인해 골반의 혈액 순환량이 감소하여 혈액이 정체되기 쉽고, 의자생활을 많이 하기 때문에 하복부 조직이 압박을 받기 쉬워 혈액이 정체될 수 있다. 그러나 무엇보다도 업무 스트레스에 따른 조직의 긴장과 이완이 조직을 무력하게 하여 혈액을 울체시키는 가장 큰 원인이라고 할 수 있다. 이처럼 운동량이 부족한 도시인에게 나타나는 하복랭(下腹冷), 연변(軟便), 설사(泄瀉), 소화불량(消化不良)에 후박전을 응용해 볼 수 있다.

최문옥 선생은 후박전을 생리불순에도 응용하고 있다. 월경을 보름씩 하는 경우 난소의 문제이기도 하지만 난소에 문제가 없다면 자궁 내막이 엷어져서 출혈될 가능성이 높은데, 후박전에 아교, 천궁을 더해 복용하면 생리가 정상화된다고 한다.

 처방구성을 보면 후박은 평활근의 경련을 완화시켜 연동운동(蠕動運動)을 조정하고 가스를 배출시킨다. 또한 위액분비를 억제하여 항궤양작용을 하며, 광범위한 항균작용이 있다. 생강은 혈관운동 중추를 강화하여 혈액순환을 촉진하고 소화액 분비를 항진시켜 소화를 촉진한다. 백출은 장관활동에 대한 조절작용이 있어서 장관의 자발성 수축활동의 긴장성을 높이고 강직성 수축을 방지한다. 신곡은 보조효소의 작용을 통해 물질대사에 영향을 주며, 단백질의 소화·흡수와 이용에 도움을 준다. 맥아는 당분과 단백질을 분해하는 효소가 함유되어 있어서 소화를 촉진한다. 오미자의 각종 유기산은 강장작용을 하며 피로회복을 촉진하고 뇌의 활동을 활발하게 하여 신경쇠약을 개선한다.

 평위지유탕과 비교하면 두 처방 모두 복부가 허랭(虛冷)하고 소화불량이 있을 때 사용한다는 공통점이 있다. 그러나 평위지유탕은 이공산의 개념이 강한 편이어서 조직이 연약해진 상태에서 발생하는 변혈(便血)에 사용하며, 후박전을 사용해야 하는 경우보다 출혈의 정도가 심하다. 반면 후박전은 하복이 허랭하고 조직이 연약해져 발생하는 변혈에 사용하며, 자궁출혈에도 사용한다.

익위승양탕과 비교하면 익위승양탕은 소화기조직이 연약해지고 이완되어 혈액이 원활하게 환류(還流)되지 못하여 항문과 자궁에 울혈이 발생했을 때 사용하며, 변혈, 치질, 자궁출혈, 소화불량, 설사, 기핍으로 인한 탈항에도 사용한다. 반면 후박전은 소·대장의 기능이 저하되고, 골반내 장기의 기능저하로 인해 조직이 연약해지고 허랭해져 발생하는 변혈과 자궁출혈에 사용한다.

황련해독탕과 비교하면 황련해독탕은 체열이 과다해져 혈관이 충혈·팽창되고, 상태가 더 심화되어 출혈이 나타났을 때 사용하는데, 출혈뿐 아니라 발열이나 피부질환에도 사용한다. 반면 후박전은 소화기가 약해져 조직이 이완되고 엷어져서 발생하는 변혈과 자궁출혈에 사용하는데, 약성을 응용하여 복랭(腹冷)을 겸한 복통(腹痛), 설사(泄瀉), 연변(軟便) 등에도 사용한다.

→ **활용사례**

　1-1. **설사(泄瀉), 혈변(血便), 복통(腹痛)**　여　27세　소양성소음인
　2-1. **자궁출혈(子宮出血)**　여　25세　소음인

1-1. 설사(泄瀉), 혈변(血便), 복통(腹痛)

● 김 ○ ○ 여 27세 소양성소음인 서울특별시 노원구 공릉동

약간 마른 체형의 소양성소음인으로 보이는 여자로

① 7일 전부터 특별한 원인 없이 설사를 심하게 한다. ㉠ 설사에 피가 섞여 나온다. ㉡ 심할 때 설사를 하루 15회 이상 하기도 한다. ㉢ 주로 밤에 설사를 하며 어제부터는 종일 수시로 한다. ② 3~4일 전부터 배가 땅기고 아파서 허리를 제대로 펼 수가 없다. ③ 열이 나고 춥다. ④ 아랫배가 아프다. ⑤ 추위를 심하게 탄다. ⑥ 몸 전체가 약간 찬 편이다. ⑦ 평소 식욕은 좋으나 현재 죽을 먹고 있다. ⑧ 손모양이 약간 길고 가늘며 손두께는 얇고 무르다.

혈변을 보며 오한(惡寒), 발열(發熱)을 수반한 설사를 목표로 인삼양위탕 2배량에 육계 2돈, 건강 2돈, 가자 1.5돈을 더하여 2일분 4첩을 지어주었다.

6개월 뒤에 다시 설사를 한다며 약을 지으러 왔을 때 확인해 보니, 지난번에는 지어간 약을 미처 못 먹고 바로 병원에 입원했으며 병원에서 궤양성 대장염이라고 하여 치료를 받고 퇴원했다고 한다. 이번에는 ① 10일 전부터 아침에 3~4회씩 설사를 한다. ② 대변에 피가 섞여 나온다. ③ 역시 10일 전부터 계속 아랫배가 사르르 아프다.

궤양성 대장염 경력이 있는 소음인 여자의 설사와 혈변을 목표로 주증황련환의 의미로 모황련 10돈씩으로 10첩을 지어주었다. 12일 뒤에 다시 약을 지으러 왔을 때는 설사가 호전된 것 같으나 여전하다며 약을 더 지어달라고 한다.

주증황련환을 복용한 이후 덜해긴 하나 여전한 설사를 목표로 후박전에 익모초 2.5돈을 더하여 5일분 10첩을 지어주었다.

5개월 후에 다시 설사를 한다며 약을 지으러 왔을 때 확인해 보니, 약을 복용하고 하루 10회 이상 하던 심한 설사와 혈변(血便)이 소실되고 아울러 사르르 아프던 하복통(下腹痛)도 소실되었다고 한다. ① 7일 전 휴가를 다녀온 뒤에 다시 설사가 난다. ② 역시 대변에 피가 섞여 나온다. ③ 간혹 아랫배가 따끔따끔하다고 한다.

지난번에도 같은 증세로 후박전을 복용하고 치유되었던 것으로 보아 이번에도 역시 같은 처방으로 5일분 10첩을 지어주었다. 1년 3개월 후 전화가 왔는데 설사약을 지어달라고 한다. 지난번의 경과를 물어 보니 지난번에도 약을 복용한 후 다 나았으니 또 전화를 하는 것이 아니냐고 한다. ① 이번에도 10일 전부터 1일 15회 이상 설사를 한다. ② 자다가도 화장실에 간다. ③ 대변에 피가 물같이 쏟아진다. ④ 혹 거품과 코 같은 것도 나온다. ⑤ 배변 전에 배가 많이 아프다. ⑥ 배가 아파서 반듯이 눕지 못한다. ⑦ 병원에 갔더니 역시 궤양성 대장염이라고 한다.

역시 같은 후박전으로 10일분 20첩을 지어주었다.

40일 뒤에 왔을 때 확인해 보니, 약을 복용하고 설사(泄瀉)와 혈변(血便), 거품변, 점액변(粘液便), 복통(腹痛) 등이 소실되었다고 한다. 그러나 또 재발할까 걱정이 된다며 예방 및 대장기능을 튼튼하게 할 약을 지어달라고 하여 복원단으로 10일분 20첩을 지어주었다. 25일 뒤에 전화를 하여, 약이 매우 좋은 듯하니 다시 그대로 1제만 지어달라고 하여 전과 같은 복원단으로 1제를 지어주었다.

2-1. 자궁출혈(子宮出血)

다음은 최문옥 선생의 경험을 채록한 것이다.

● ○ ○ ○ 여 25세 소음인 회사원 서울특별시 동대문구 전농동

오래 전부터 가족 모두가 단골인데, 딸의 월경이 이상하다며 찾아 왔다. 20세부터 월경이 불규칙하게 나왔으나

① 작년부터는 월경이 한 번 나오면 15일 이상 지속된다. ② 산부인과에서 하혈(下血)은 아니라고 한다. ③ 평소 추위를 많이 탄다. ④ 배가 차다는 것을 느낀다. ⑤ 소화에는 별다른 증상이 없다.

월경지속은 난소 호르몬의 장애로 인해서일 수도 있고, 자궁의 내벽이 얇어서도 나타나는데 이 아가씨의 지속된 출혈은 자궁내막이 얇은 탓으로 생각되었다. 월경 후에 계속되는 출혈에 쓰는 처방으로는 복원양영탕을 비롯하여 궁귀교애탕, 전생활혈탕, 온청음 등이 있으나, 이 아가씨가 하복(下腹)이 차다는 것을 보고 하복(下腹)을 온리(溫裏)시키는 생강이 군약 중 하나인 후박전을 쓰기로 했다.

후박전이 자궁출혈(子宮出血)이나 변혈(便血)에 애용하는 처방의 하나이기 때문에 쉽게 결정했던 것이다. 따라서 하복(下腹) 허랭(虛冷)이 있으면서 월경 후에 지속되는 출혈을 목표로 후박전에 지혈(止血)을 위해 아교, 지유, 천근 각 1돈씩을 더하여 10일분 20첩을 지어주었다.

약을 모두 복용한 뒤로는 월경이 정상이 되었으며 2달이 지난 그 다음달에도 월경이 정상으로 7일 정도만 나왔다고 한다.

下統66 寶 녹포산 綠袍散

黃柏 薄荷 芒硝 靑黛 各等分 龍腦 少許

治 齒縫出血不止
[用　　法] 上爲末 糝牙床 卽止
[活套鍼線] 齒舌衄(血)
[適 應 症] 잇몸출혈, 습진

 **처방
설명** 　녹포산은 잇몸출혈에 사용하는 처방으로 잇몸에 직접 도포하는 외용약이다. 잇몸출혈은 과로
나 긴장으로 인해 몸이 허약해지면서 잇몸조직도 연약해져 발생하는 경우가 있고, 특정 질환에
걸려 이차적으로 출혈이 발생하는 경우가 있다.

　먼저, 과로(過勞)나 긴장(緊張)으로 인해 허약해졌을 경우 인체의 모든 조직과 기관이 허약의 영향을 받
겠지만 잇몸 또한 많은 영향을 받는 곳 중에 하나이다. 예를 들어 구치소(拘置所)에 수감되어 있는 사람들
중에 치통(齒痛)을 호소하는 사람이 많은데, 이것은 긴장과 스트레스로 인해 인체의 조직이 긴장과 이완을
반복하면서 잇몸에 혈액이 울체(鬱滯)되었기 때문에 발생하는 현상이다. 이 경우 출혈이 발생하지는 않지만
몸 전체의 허약이나 긴장이 잇몸조직에 막대한 영향을 줄 수 있다는 좋은 예라고 할 수 있다.
　이처럼 몸이 허약해진 상태에서 발생하는 잇몸출혈은, 과로나 긴장으로 심한 허약상태에 빠졌을 때 허약
을 개선하기 위해 몸에서 열을 내는 경우, 또는 본래 열이 많은 사람이 과로를 하여 조직이 이완된 상태에
서 몸에 열이 과다해진 경우에 나타날 수 있다. 특히 예전에는 영양상태가 좋지 않았기 때문에 형체가 부
실했고, 이런 상태에서 천연두나 홍역, 학질 등에 걸려 체력소모가 많아져 극도로 허약해지고 조직이 연약
해진 상태에서, 이러한 열병(熱病)으로 인한 여열(餘熱) 때문에 잇몸출혈이 발생하는 경우가 있었다.

　둘째, 특정 질환에 걸려 출혈이 발생하는 경우를 생각해 볼 수 있다. 치은염이나 치조농루 때문에 잇몸출
혈이 발생하는 경우가 있는데, 일반적으로는 사과를 먹거나 칫솔질을 할 때 출혈이 발생하며, 이런 유형은
출혈이 심하지 않고 곧 멈추는 것이 보통이다. 그러나 혈우병(血友病), 심한 빈혈(貧血), 자반증(紫斑症), 백
혈병(白血病), 괴혈병(壞血病) 등 전신질환을 앓고 있을 때도 잇몸출혈이 발생할 수 있는데, 이 경우는 출혈
되는 양도 많고 잘 멈추지 않는 특성이 있다.
　녹포산은 과로(過勞), 긴장(緊張)과 함께 몸에 열이 많아져서 출혈이 발생하는 경우와, 특정 질환에 걸려
출혈이 발생하는 경우 모두에 사용할 수 있다. 왜냐하면 녹포산은 외용약이며 출혈의 근본적인 원인을 제
거하는 것이 아니라, 잇몸출혈이라는 증상을 개선하는 처방이기 때문이다. 옛날 사람들도 잇몸출혈의 원인
을 따지지 않고 증상을 치료하기 위해 녹포산을 사용했다.

　녹포산의 치료기전을 이해하기 위해 잇몸출혈이 있을 때 내복하는 황련해독탕을 예로 들면, 황련해독탕
은 전신발열의 원인을 제거하여 충혈된 혈관을 수축시키므로 잇몸출혈의 근본원인을 제거한다고 할 수 있
다. 이 경우 실열(實熱)로 인해 잇몸조직의 충혈이 심화되어 출혈이 발생하는 것이므로 허열(虛熱)로 인한
출혈에는 사용할 수 없다. 반면 녹포산은 외용약이기 때문에 주로 국소적으로 작용하여 조직을 수렴(收斂)
시키며, 충혈(充血)된 조직에서 열을 급속히 빼앗아 혈관을 수축시켜 출혈을 멈추게 한다. 따라서 녹포산은
잇몸출혈이 심할 때 응급약으로 사용할 수 있는 처방이지, 출혈의 원인을 제거하지는 못한다.

녹포산은 구강궤양, 피부염, 태열, 대상포진, 코피, 외상(外傷)으로 인한 출혈 등에 외용약으로 사용할 수 있을 것이다. 녹포산을 환부에 직접 적용하면 열을 급히 빼앗기 때문에 발진과 궤양, 출혈이 해소될 것이며, 근본치료는 아니지만 급성증상을 없애는 역할은 충분히 할 수 있기 때문이다.

녹포산에는 다른 처방에서 볼 수 없는 청대가 들어 있는데, 청대는 대청(쪽풀)의 전초를 가공하여 만든다. 만드는 과정을 보면 먼저, 쪽의 전초를 항아리에 넣고 물을 넣은 다음 2~3일 동안 발효시킨다. 잎이 줄기에서 떨어질 정도로 되면 쪽을 건져 버리고, 우려낸 액체에 석회(약재의 1/10량)를 넣고 충분히 저어 준다. 우려낸 액체가 어두운 풀색에서 붉은 보라색으로 변할 때 위에 뜨는 남색 거품을 걷어내 햇볕에서 말려 사용하는데, 이것이 청대이다.

처방구성 처방구성을 보면 황백은 소염작용과 수렴작용이 강하며, 혈소판응고를 억제하여 혈관의 충혈(充血)과 울혈(鬱血)을 경감시킨다. 박하는 소염작용, 진통작용, 항염증작용이 있으며, 망초는 Na⁺ 이온을 다량 함유하고 있어 외용으로 청열소종(淸熱消腫)과 지통작용(止痛作用)을 한다. 청대는 옷감에 물을 들이는 쪽풀이며, 구강점막에 궤양이 있을 때 효력이 뛰어나다. 용뇌는 중추신경계를 자극하며 소염작용이 있다.

처방비교 **옥지산**과 비교하면 옥지산은 풍치통에 사용하는 처방으로, 잇몸조직이 화농되어 피고름이 나오면서 통증이 발생한 경우에 사용하고, 녹포산과 달리 물에 녹여 입에 머금고 있거나 복용하여 이완되고 충혈되어 있는 조직을 수렴시켜 근원적인 치료를 한다. 반면 녹포산은 잇몸조직의 충혈로 인한 잇몸출혈에 사용하며, 근원적인 치료를 하는 것이 아니라 급히 잇몸출혈을 멈추게 하기 위해 출혈된 부위에 도포하여 조직을 수축시키는 처방이다.

우황고와 비교하면 우황고는 시호사물탕처럼 산후 열증(熱症)에 사용하는 처방이지만 체내에 열이 과도해져 발생하는 피부질환이나 잇몸출혈에도 사용한다. 녹포산과 달리 울결(鬱結)된 열을 청열시켜 증상을 없앤다는 점에서는 근본적인 접근 방법이라고 할 수 있다. 반면 녹포산은 잇몸이 충혈되어 출혈이 발생할 때 사용하는 외용약이며, 약성을 이용하여 궤양, 피부염, 외상 등에도 응용한다.

귀비탕과 비교하면 두 처방 모두 풍치통에 사용할 수 있는 처방인데, 귀비탕은 잇몸조직이 연약해지고 혈액순환이 불량해져서 풍치통이 발생했을 때 사용하며, 주로 피부가 연약하고 허약한 사람에게 사용할 기회가 많다. 반면 녹포산은 귀비탕처럼 혈액순환을 개선하는 것이 아니라 혈관을 수축시켜 조직의 충혈을 개선하는 처방이며, 귀비탕처럼 복용하는 것이 아니라 환부에 직접 바르기 때문에 속효가 있다.

風寒暑濕燥火 內傷勞亂吐 霍嘔咳嗽 積聚浮腫脹滿消渴黃疸瘧疾邪祟身形精氣神 血 夢聲音津液痰飮蟲 小便大便頭面眼耳鼻口舌牙齒咽喉項背胸乳腹腰脇皮手足前後陰陰疸痛癰諸人婦小兒

下統67 寶 당귀육황탕 當歸六黃湯

黃芪 二錢 生地黃 熟地黃 當歸 各一錢 黃連 黃柏 黃芩 各七分

[出　　典] 蘭室秘藏·方藥合編 : 治 盜汗聖藥 乃血虛有火也　　① 氣虛 加蔘·朮
[活套鍼線] 盜汗(津液)
[適 應 症] 도한, 다한, 하지한, 피부발진, 피로, 두통, 현훈, 곤권

처방설명　당귀육황탕은 도한(盜汗)에 사용하는 처방이며, 특히 성장기(成長期) 어린이의 도한에 많이 사용한다. 도한은 잠잘 때에는 땀이 나다가 잠에서 깨어나면 곧 땀이 멎는 것으로, 잠잘 때 나는 땀이라 하여 침한(寢汗)이라고도 한다. 만성 질병을 앓았거나 심한 출혈, 열성(熱性) 질병으로 허약(虛弱)해졌을 때 발생하는데, 신체조건과 신체상태에 따라 사용할 수 있는 처방이 다르기 때문에 도한(盜汗)에는 특정 처방을 사용한다는 식의 접근은 피해야 한다.

인간은 항온동물이기 때문에 일정한 체온이 유지되어야 생존할 수 있다. 따라서 원인이 무엇이든 간에 땀이 나는 것은 체내에 열성상태가 형성되었을 때 체온의 항상성(恒常性)을 유지하기 위한 방편이다. 즉 인체에 존재하는 2백~3백만 개의 땀샘에서 분비되는 땀을 공기 중으로 확산시켜 열을 배출시키는 것이다. 실제로 이러한 방식을 통해 배출되는 열은 몸에서 배출되는 전체 열량의 80%에 해당하므로 땀이 난다는 것은 현재 몸에 열(熱)이 울체(鬱滯)되어 있다는 증거일 수 있다.

열성 질환에 이환(罹患)되면 체액(體液)이 소모될 수도 있고, 세포나 조직이 손상(損傷)될 수도 있다. 따라서 열성 질병이 치료되었음에도 인체에서는 이러한 체액의 손실과 조직의 손상을 치료하기 위해 에너지를 발생시킬 것이며, 이 과정에서 발열이 나타난다. 이것을 보통 병후(病後)에 발생하는 여열(餘熱)이라고 하며, 이러한 상태를 음허(陰虛)라고 표현하기도 한다. 이러한 여열(餘熱) 때문에 자한(自汗)이나 도한(盜汗)이 발생하는 것인데, 문제는 신체조건과 신체상태이다.

열성 질환에 이환되었을 때, 평소 건실하면서 체열(體熱)이 높은 사람이었다면 에너지가 많은 만큼 열을 발생시킬 수 있는 여력(餘力)이 있기 때문에 적극적으로 열을 발생시킬 것이고, 결과적으로 땀이 많이 발생한다. 반면 평소 체력이 약하고 허랭한 사람이었다면 적극적으로 에너지를 발생시킬 수 없으므로 발열이 나타나더라도 심하게 나타나지는 않을 것이며, 결과적으로 땀이 나더라도 많이 나지는 않는다.

따라서 치법의 측면에서 본다면, 평소 체력이 좋고 체열이 높은 사람이며, 현재 열성상태에 있으면서 도한이 발생했을 때는 청열(淸熱)과 자윤(滋潤)의 치법을 사용해야 하며, 당귀육황탕이 여기에 해당되는 처방이다. 즉 청열제(淸熱劑)를 사용하여 당장의 열성상태를 개선하는 동시에, 자윤제를 사용하여 체액의 손실과 조직의 손상을 치료해 준다. 그러나 체력이 약하면서 허랭한 사람이었다면 허약상태를 개선할 수 있는 보약을 사용하여 기능을 회복시키는 방법을 사용해야 한다. 여기에 해당하는 처방으로 보중익기탕, 십전대보탕, 황기건중탕 등이 있다.

이러한 기전을 통해 발생하는 도한은 비단 열성 질환에 이환되었을 때만 나타나는 것은 아니다. 과로를 했거나 신경을 많이 썼거나 심한 출혈이 발생했을 때도 열성상태가 형성되어 도한이 나타날 수 있다. 즉 원인은 다양할 수 있지만, 신체조건과 신체상태가 다르다는 측면을 염두에 두어야 한다. 당귀육황탕은 평소 체격이 좋고, 체열이 높은 사람에게 도한이 나타났을 때 적합하다.

당귀육황탕은 소아의 도한에 사용하는 경우가 많다. 소아는 성장열이 있기 때문에 성인보다 체열이 많다.

따라서 특정 질병에 걸리지 않았더라도 체내에 열성상태가 형성되어 도한이 발생할 수 있다. 이는 활동량이 많은 낮 동안에 증가된 체열(體熱)이 저녁이 되어서도 여열(餘熱)로 남아 있기 때문이다. 이럴 때 당귀육황탕을 사용할 수 있다.

당귀육황탕은 황련, 황백, 황금으로 청열(淸熱)시켜 체열을 조절해 주는 동시에 확장되어 있는 혈관을 수축시켜 순환을 저하시킨다. 또한 생지황과 숙지황, 당귀는 자윤(滋潤)을 공급해 주고, 황기의 보기작용(補氣作用)을 통해 피부의 이완된 혈관을 수축시켜 땀을 막는다. 그래서 도한(盜汗)이 아니더라도 열실한 사람에게 나타나는 다한(多汗)이나 피부발진에도 사용할 수 있고, 열실하면서 자윤이 결핍되어 있는 사람의 보약으로도 사용한다.

필자의 당귀육황탕 처방기준은
① 열실(熱實)한 사람의 도한(盜汗)에 사용한다.
② 체질적으로 체열이 높은 소양인, 열성태음인, 태양인에게 이런 증상이 많다.
③ 성장에너지가 많은 어린이나 청소년에게 많이 사용한다.
④ 소화력이 왕성한 사람에게 적합하며 소화력이 약하거나 허랭한 사람에게는 이런 증상이 나타나지 않는다.
⑤ 열성질환으로 인한 도한, 음허상태에서 발생하는 도한에 사용한다.
⑥ 도한뿐 아니라 열이 많은 사람의 다한(多汗)에도 사용한다.

처방구성을 살펴보면 황기는 강심작용이 있어 심장의 박출량을 높이고, 말초순환을 개선하며 모세혈관의 저항력과 투과성을 증가시킨다. 생지황은 충분한 전해질을 인체에 공급함으로써 묽은 혈액을 진하게 만들어 주는 역할을 하여 혈허(血虛)를 개선하며, 중추신경계통에 대한 억제작용으로 이상항진된 기능을 조절한다. 숙지황은 여러 종류의 당류와 아미노산, 기타 미량원소를 함유하고 있으며, 철분이 포함되어 있어 조혈작용(造血作用)을 한다.

당귀는 항혈전작용(抗血栓作用)을 하여 혈액순환을 원활하게 하며, 적혈구의 상태를 개선하고 철분결핍으로 인한 빈혈에 좋은 효과를 나타낸다. 황련은 부교감신경을 강화하고 해열작용을 가지며, 소염작용이 강하다. 황백은 소염작용과 수렴작용이 강하며, 혈소판응고를 억제하여 혈관의 충혈(充血)과 울혈(鬱血)을 경감시킨다. 황금은 혈관투과성 항진을 억제하고 소염작용이 강하여 혈관의 염증성 충혈(充血)과 울혈(鬱血)을 완화한다.

육미지황원과 비교하면 육미지황원은 당귀육황탕을 쓸 사람에 비하여 열성(熱性)은 덜하지만 자윤부족(滋潤不足)이 더 심한 상태에서 발생하는 도한에 사용하며, 도한은 증상의 일부일 뿐 주증상은 아니다. 반면 당귀육황탕은 열성상태가 더 심한 경우에 사용하며, 자윤부족은 육미지황원보다 심하지는 않고, 도한이 주증상일 때 사용한다.

황기건중탕과 비교하면 황기건중탕은 허약한 어린이나 수척하고 연약한 성인의 도한(盜汗)에 사용한다. 그러나 이러한 도한(盜汗)은 당귀육황탕의 도한처럼 실열(實熱)로 인한 것은 아니며, 허약한 상태에서 일시적으로 기능을 항진시켜 장애를 해소하려는 목적으로 열을 발생시키는 과정 중에 발생하는 도한이다. 어린이의 도한(盜汗)에는 건실하면 당귀육황탕을, 허약하면 황기건중탕을 사용한다.

옥병풍산과 비교하면 옥병풍산은 기허(氣虛), 즉 허약(虛弱)을 개선하는 과정에서 발생하는 땀을 치료하는 반면, 당귀육황탕은 소화력이 좋고 체열이 높은 사람에게 사용하며, 과다하게 발생한 체열(體熱)을 배출하는 과정에서 발생하는 땀을 치료한다.

風寒暑濕燥火 內傷勞 霍亂嘔吐 咳嗽 積聚 浮腫 脹滿 消渴 黃疸 瘧疾 邪祟 身形 精氣神血夢 聲音 津液 痰飮 蟲 小便 大便 頭 面 眼 耳 鼻 舌 口 牙齒 咽喉 頸項 背 胸 乳 腹 腰 脇 皮 手 足 前陰 後陰 癰疽 諸瘡 婦人 小兒

→ 활용사례

1-1. 도한(盜汗), 피로(疲勞), 현훈(眩暈) 남 20세 소양인

1-2. 소아도한(小兒盜汗) 남 4세 소양인

1-3. 도한(盜汗), 하퇴부통증(下腿部痛症) 남 32세 소양인

1-4. 도한(盜汗), 피로(疲勞), 두통(頭痛), 식욕부진(食慾不振), 기핍(氣乏), 속쓰림 남 33세 소양인

1-5. 도한(盜汗) 남 46세 열성태음인

1-6. 도한(盜汗), 발열감(發熱感) 남 54세 열성태음인 172cm 78kg

1-7. 소아보약(小兒補藥), 도한(盜汗), 감기빈발(感氣頻發) 남 3세 소음인

2-1. 다한(多汗), 비습(肥濕) 여 56세 소양성태음인

2-2. 다한(多汗) 28세 열성태음인 방송국 FD

2-3. 하지허한(下肢虛汗), 기침, 눈물, 견통(肩痛), 요통(腰痛), 곤권(困倦) 남 34세 태음인

3-1. 피부발진(皮膚發疹) 남 25세 열성태음인

4-1. 알레르기성 자반증, 하체반진, 도한(盜汗) 남 10세 소양인 130cm 30kg

5-1. 설사(泄瀉), 피로(疲勞) 남 34세 태음인 170cm 65kg

→ 당귀육황탕 합방 활용사례

1-1. +시령탕 – 두한(頭汗), 다한(多汗), 방광염(膀胱炎) 남 9세 열성태음인

2-1. +보중익기탕 – 도한(盜汗) 남 11세 소양인 133cm 30kg

1-1. 도한(盜汗), 피로(疲勞), 현훈(眩暈)

● 정 ○ ○ 남 20세 소양인 대학생 서울특별시 서대문구 북가좌2동

심하던 상기(上氣)로 고통을 받았던 어머니가 단치소요산으로 치료되자 이번엔 그 아들을 데리고 왔다.

① 2년 전인 고3때 82년 가을부터 지금까지 매일 도한이 심하다. ㉠ 자고 나면 숨이불이 다 젖을 정도이다. ㉡ 어머니가 등에 손을 넣어 자세히 관찰하니 잠들고 3~4시간 후부터 도한이 나기 시작한다고 한다. ② 체격은 건강하며 전에는 몸무게가 82kg였지만 지금은 70kg밖에 나가지 않는다. ③ 근래에 피로가 잦다. ④ 간혹 어지럽다. ⑤ 항강증상과 기침이 있다. ⑥ 혈압은 100/50인 저혈압이다. ⑦ 맥(脈)은 좌우 모두 약(弱)하다. ⑧ 식욕은 보통이고 소화는 잘된다. ⑨ 잠은 잘 잔다. ⑩ 매핵기(梅核氣) 증상이 있다. ⑪ 안통(眼痛)이 있다. ⑫ 더위를 많이 탄다.

더위를 많이 타며 도한(盜汗)이 있고 소화력이 왕성한 소양인이라는 점에서 당귀육황탕 3배량으로 10일분 20첩을 지어주었다. 40일 후에 다시 왔을 때 확인해 보니, 땀이 나는 양이 1/2 정도로 줄어들었고 도한이 전혀 없는 날도 3, 4일에 1회씩 있다고 한다. 아울러 어지러운 것과 피곤한 것도 줄어들었다고 한다.

① 이번에는 기침을 한다. ② 가래가 끓는다. ③ 저녁에 목이 마른다. ④ 눈썹 주위가 아프다.

소청룡탕 증이 있으며 매핵기(梅核氣)가 있다고 하여 소청룡탕에 사칠탕을 합방하고 항강(項强)을 감안하여 영지버섯을 더하여 지어줄까 하다가 도한(盜汗)을 완치시키기 위해 다시 당귀육황탕 2배량으로 10일분 20첩을 투약했다.

그 후 출근할 때 만나서 좀 어떠냐고 물어 보았더니, 도한(盜汗)이 완전히 나아서 요즘은 밤에 땀을 흘리는 적이 전혀 없으며, 어지러운 것과 피곤한 것도 없어졌다고 한다.

1-2. 소아도한(小兒盜汗)

● 김 ○ ○ 남 4세 소양인 경기도 안양시 만안구 안양3동 뉴골든빌라

① 3년 전 젖을 먹을 때부터 매일 잠들면 땀이 많이 난다. ② 식욕이 왕성하다.

식욕이 왕성한 4세 된 어린 아이의 도한을 목표로 당귀육황탕을 쓰기로 하고 소양인이므로 자윤(滋潤)과 청열(淸熱)을 더해주기 위해서 목단피, 산수유, 구기자, 복령, 작약, 육계, 녹용을 더하여 4첩을 지어주었다.

3년 후에 편도선(扁桃腺)이 있다며 약을 지으러 왔을 때 확인해 보니, 그 약을 복용한 후에 모두 나아서 그 뒤로부터는 정상이 되었다는 것이다.

아이의 편도비대(扁桃肥大)와 축농증(蓄膿症), 호흡곤란은 소건중탕에 소청룡탕을 합방한 처방을 복용하고 나았다.

1-3. 도한(盜汗), 하퇴부통증(下腿部痛症)

● 박 ○ ○ 남 32세 소양인 경기도 안양시 동안구 달안동 샛별한양아파트

① 어른이 되면서 땀이 많아졌는데, 잘 때 이불이 젖을 정도이고 오래 앉아 있으면 의자가 젖을 정도이다. ㉠ 하체에 특히 심하다. ② 교통사고로 비골(腓骨)에 금이 갔으며, 그 때문에 약간 통증이 있다. ③ 2년 전에 비장파열(脾臟

破裂)로 비장을 절제하는 수술을 했는데, 수술 후에 체중이 10kg 빠졌다. 전에는 더위를 탔는데 수술 후에는 추위를 탄다.   ④ 비장을 수술한 이후에 소화력이 약해졌으며, 병원에서는 위에서 소화가 되지 않고 내려간다고 한다.
⑤ 잠귀가 밝다.   ⑥ 늑막염을 앓은 적이 있다.
위의 증상을 감안하여 당귀육황탕 2배량에 산약 2돈, 복령 2돈을 더하여 10일분 20첩을 지어주었다.
6개월 뒤인 10월 말에 다시 보약을 지으러 왔을 때 확인해 보니, 잘 때 이불이 젖을 정도로 많이 흘리던 땀이 올여름에는 좀 덜 했으며, 교통사고로 인한 하퇴부 통증은 없어졌다고 한다.
약이 몹시 써서 고생했지만 그 약 때문에 올 여름은 고생하지 않고 지냈다며 고마워했다.
이번에는 피로와 소화불량을 호소했는데, 병원에서 만성장염으로 진단을 받았고 증상으로는 식후즉변(食後卽便)이 있고 수시로 화장실에 간다고 한다. 이번에는 전씨이공산 3배량에 건강 1.5돈, 갈근 2돈, 녹용 0.5돈을 더하여 10일분 20첩을 지어주었다.

1-4. 도한(盜汗), 피로(疲勞), 두통(頭痛), 식욕부진(食慾不振), 기핍(氣乏), 속쓰림

● 정 ○ ○ 남 33세 소양인 트레일러 기사 서울특별시 관악구 봉천동
보통 체구에 단단해 보이는 건강한 운전기사로 피로하다며 보약을 지으러 왔다. 증상을 들어보니
① 3년 전 사우디 건설현장에서 귀국 후부터 도한(盜汗)이 있었으나, 1년 전부터 도한(盜汗)의 증세가 심하다.
② 근래 들어서 피로하다.   ③ 신경을 쓴 후에는 지끈거리면서 전두통(前頭痛)이 심하여 꼭 진통제를 먹는다고 한다.
④ 식욕은 보통이고 소화력은 왕성하다.   ⑤ 단것과 신것을 싫어한다.   ⑥ 밀가루 음식을 먹으면 소화가 잘 안 된다.
⑦ 10년 전부터 지금까지 환절기 때마다 소화불량, 구토(嘔吐), 복명(腹鳴)이 있는데 가을, 겨울 환절기에 특히 심하다.
체격이 단단한 소양인의 도한(盜汗)을 목표로 당귀육황탕 2배량으로 10일분 20첩을 투약했다.
일주일 후에 확인해 보니, 지금까지 5일간 10첩을 복용했는데, 도한(盜汗)이 절반 이상 줄어들었으며 식욕이 증가하고 피로도 모르겠다고 한다. 또한 기운이 나고 기분도 좋다는 것이다.
처음 약을 지어간지 약 15일이 되었을 때 내방했는데 약을 모두 복용한 후에 도한(盜汗)이 모두 없어졌다. 그 약을 먹으니 몸의 상태가 매우 좋아졌다며 약을 더 지어달라고 한다.
이번에도 당귀육황탕 2배량으로 10일분 20첩을 투약했다. 그 약을 모두 복용하고는 도한(盜汗)이 나지 않았다고 한다. 식욕이 좋아져서 전보다도 체중이 늘었다며 다 선생님 덕분이라고 고마워한다. 물론 도한이 멈춰짐과 동시에 신경을 쓴 후 발생한 전두통 증세도 없어졌고 피로감도 없어졌다고 한다.
도한은 없어졌으나, 본인의 요청에 의해 보약용으로 다시 당귀육황탕으로 1제를 투약했다. 이번에는 건강상태가 점차 더 좋아졌으며 환절기마다 오는 소화장애도 없어졌다고 한다.

2-1. 다한(多汗), 비습(肥濕)

● 강 ○ ○ 여 56세 소양성태음인 서울특별시 구로구 구로본동
체격은 보통이며 약간 살이 쪘으며 비습하고 열이 있는 부인이다. 땀을 많이 흘리며, 5~6년 전부터 칼슘이 몸에서 빠져 나가면서 허리가 잘 구부러지고, 당뇨증세가 있는 중년 여성이다.
① 평소부터 땀이 많으며 찬밥만 먹어도 땀이 난다. 땀은 주로 얼굴을 비롯하여 상반신(上半身)에서 많이 난다.
② 5~6년 전부터 허리가 잘 구부러지며 병원에서는 칼슘부족이라고 한다.   ③ 당뇨가 있으며 당뇨 약을 복용했다가 중단했다가를 반복한다.   ④ 평소에 얼굴이 달아오를 때도 있다.   ⑤ 오후만 되면 피로하다.   ⑥ 사채업을 하는데, 신경을 많이 쓴다.   ⑦ 더위를 타며 찬 음식을 좋아한다.   ⑧ 식욕과 소화력이 좋은 편이다.   ⑨ 변은 묽은 편이다.
더위를 많이 타고 찬 음식을 좋아하며 식욕과 소화력이 모두 좋은 여성의 다한(多汗)과 요통(腰痛)을 목표로 당귀육황탕 2배량에 비습(肥濕)하다는 점에서 진피 3돈, 복령 3돈, 갈근 2돈을 더하고 요통을 감안하여 파고지 1.5돈, 산수유 1.5돈, 구기자 1.5돈을 더하여 10일분 20첩을 지어주었다.
6개월 뒤인 다음해 4월 중순에 왔을 때 확인해 보니, 약을 복용한 후에 다한(多汗)이 격감되었고, 허리가 잘 구부러지는 것은 여전했다고 한다. 또한 약을 복용하는 중에 체중이 감소했으나 약을 복용한 후 한동안 있다가 다시 늘었다고 한다. 다한(多汗)이 격감한 것으로 보아 효과가 있다고 보고 전과 같은 처방으로 1제를 더 지어주었다.

2-2. 다한(多汗)

다음은 김혜진 선생의 경험이다.

● 김 ○ ○ 28세 열성태음인 방송국 FD
약간 마른 편이며 피부는 가무잡잡하고 성격은 원만하다.
① 발에 땀이 너무 많이 나서 양말을 두 개씩 신으며 온몸에 열이 나면 열 알레르기 증상이 나타난다.   ② 소화력은

좋은 편이며 일이 끝난 후 회식하며 고기와 술을 자주 먹는다. ③ 자주 머리가 아프며 눈이 충혈된다. ④ 소변색은 노랗고 음주 후 다음날은 약간 설사를 한다. ⑤ 찬물 마시는 것을 좋아한다. ⑥ 자면서도 땀을 많이 흘린다.

우선 다한과 도한을 모두 치료할 수 있는 처방이 무엇일까 생각하던 중 도한(盜汗)에 사용하는 당귀육황탕을 생각하게 되었다. 찬물을 좋아하며 자주 눈이 충혈되는 사람의 다한(多汗)을 목표로 당귀육황탕으로 10일분 20첩을 투약했다.

약을 복용한 지 일주일 후에 설사를 한다는 연락이 왔다. 평소에 술을 먹은 다음날 설사를 하는데 약을 복용하는 중에도 술을 먹었다는 것이다. 절대 술을 먹지 말고 약을 더 복용하도록 권유했다.

약을 모두 복용한 후 일주일이 지나자 발에 땀이 많이 줄었으며 약을 복용하는 동안에는 열 알레르기 증상이 없었는데 약을 모두 복용하고 나니 다시 알레르기 증상이 있다며 약을 1제 더 지어달라고 했다.

2-3. 하지허한(下肢虛汗), 기침, 눈물, 견통(肩痛), 요통(腰痛), 곤권(困倦)

● 이 ○ ○ 남 34세 태음인 콩나물재배 경기도 안양시 관양동 로얄타운

약간 작은 키에 단단한 체구이며, 성품은 온순한 편이고 얼굴이 약간 붉은 내열성 태음인으로 보이는 34세 남자이다.
① 2년 전부터 배꼽 이하로 헛땀이 거의 매일 하루 종일 나온다. ㉠ 특히 일을 마치고 저녁에 누워 있을 때와 잠들기 직전에 많이 난다. ㉡ 정도가 심하여 거의 땀이 줄줄 흐르고 끈적거려 불편하고 불쾌하다. ② 기관지도 약한데 6개월 전인 올겨울부터 매일 가끔씩 열이 나면서 기침을 한다. ㉠ 잠들기 전과 자다가도 기침을 하는데 기침을 할 때는 얼굴로 열이 달아오른다. ㉡ 낮에는 기침을 안 한다. ③ 평소에 눈곱이 많이 끼며 바람이 불면 눈물이 잘 나온다. ④ 콩나물 재배를 하느라 거의 종일 물을 주거나 일을 하는데, 일을 하면 어깨가 무겁고 뻐근하게 아프다. ⑤ 과로를 해서인지 몸이 약간 무겁고 곤권하다. ⑥ 추위는 안 타는데 더위를 몹시 타며 음식도 찬 것을 좋아하고 시고 단 것은 싫어한다. ⑦ 식욕과 소화력은 보통이고, 대변과 소변은 정상이나 간혹 대변이 된 편이다. ⑧ 몸은 단단하고 근육질이며 손은 두텁고 단단하다.

내열성 태음인의 도한을 목표로 당귀육황탕 2배량에, 신 것을 싫어하고 체열이 높고 노력이 과도하여 체내의 무기질이 결핍되어 있다고 보고 모려 2돈을 더하여 10일분 20첩을 지어주었다.

14일 뒤에 다시 왔을 때 확인해 보니, 하지허한(下肢虛汗)이 격감하였으며 매일 나던 기침도 며칠에 1번씩으로 줄어들었고, 잠들기 전과 자다가 나오는 기침과 기침을 할 때 열이 달아오르는 것도 없어졌다고 한다. 눈곱과 바람이 불면 나오는 눈물도 없어지고, 어깨와 허리가 아픈 것도 없어졌으며 몸이 곤권한 것도 훨씬 가볍다고 한다.

단지 소화가 약간 덜 되는 것 같다고 하여 이번에는 전과 같은 당귀육황탕 백출 2돈, 맥아, 신곡 1.5돈, 산사 1돈, 구기자 2돈, 오미자 1.5돈을 더하여 5일분 10첩을 지어주었다.

1년 뒤에 속이 허(虛)하다며 보약을 지으러 왔을 때 확인해 보니, 첫 번째 약을 먹었을 때 하체에 나던 땀이 거의 다 나았었고, 두 번째 지어간 10첩을 먹고부터는 1년이 지난 지금까지 전혀 하체에 땀이 나는 것을 몰랐으나 근래에 다시 가끔 약간씩 땀이 난다고 했다.

이번에는 속이 허하며 먹어도 속이 빈 것 같다고 하며 가끔 하지(下肢)에 허한(虛汗)이 난다는 것을 목표로 고진음자 3배량에 황기 5돈, 녹용 1돈을 더하여 10일분 20첩을 지어주었다.

4개월이 지난 10월에 다시 왔을 때 확인해 보니, 그 약(고진음자)을 먹고 속이 허한 증세와 하지허한(下肢虛汗)도 없어지고 기운이 났다며, 지난번과 같은(고진음자) 약을 다시 지어달라고 하여 1제를 지어주었으며, 다음해 6월에도 다시 허기(虛氣)로 고진음자를 1제 지어갔다.

3-1. 피부발진(皮膚發疹)

● 오 ○ ○ 남 25세 열성태음인 경기도 안양시 만안구 안양7동

① 2년 전부터 피부에 발진(發疹)이 생기는데 얼굴, 손, 다리에 좁쌀처럼 발생한다. ㉠ 일을 하거나 술을 마신 뒤에 발진이 생기고 30~40분 후에 자연히 없어지고 약간 가렵다. ② 더위를 많이 타고 땀도 많다. ③ 식욕이 좋고 소화도 잘되며 물을 자주 마신다. ④ 음주 후에는 설사를 한다.

소화력이 좋은 건실한 열성태음인의 음주 이후 발생하는 피부발진(皮膚發疹)을 경감시킬 목적으로 당귀육황탕 2배량에 음주 이후 설사를 감안하여 진피 2돈, 갈근 2돈을 더하여 10일분 20첩을 투약했다.

10개월 후인 다음해 3월에 전화가 왔을 때 확인해 보니, 지난번 약을 먹은 뒤에 음주 후에나 일할 때 발생하는 발진(發疹)이 없어졌다가 최근에 다시 발진이 나타난다면서 지난번에 먹었던 약으로 지어달라고 한다.

당귀육황탕이 효과가 있는 것으로 판단되어 이번에도 지난번과 같은 당귀육황탕으로 10일분 20첩을 지어주었다.

1년 6개월 후에 다시 약을 지으러 왔을 때 증상을 확인해 보니, 피부에 발진이 나는 것은 완전히 소실되었다고 한다. 그러나 요즘에 몸에 열이 너무 많이 나서 고생을 한다고 하여 약을 지으러 왔다고 한다.

이 사람은 근본적으로 열이 많은 체질이라서, 몸에 열이 너무 많아서 제 증상이 발생한 것으로 과잉 발생한 열을 없

애주면 모든 증상이 없어질 것으로 판단하여 이번에도 같은 당귀육황탕으로 10일분 20첩을 지어주었다.

4-1. 알레르기성 자반증, 하체반진, 도한(盜汗)
다음은 박건주 선생의 경험이다.

● 박 ○ ○ 남 10세 소양인 초등학교 3년 130cm 30kg 대전광역시 유성구 전민동 엑스포아파트
약간 통통한 편이며, 활발한 성격의 초등학교 3학년인 필자의 아들이다.
① 하체에 모기 물린 자국처럼 붉은색 반진이 생겼다. ㉠ 붉은색의 반진만 하체 부위에 집중적으로 나타났다.
㉡ 심한 운동을 하거나 피로하면 붉은색 반진이 더 많이 하체에 나타났다. ㉢ 가렵거나 통증이 있는 것은 아니다.
② 동네 소아과에 가니 알레르기성 자반증이라고 진단했다. ③ 짧게는 2~3개월에서 길게는 1~2년까지 가기도 하고, 심하면 뇌출혈이나 신장혈관 파열 등 치명적인 상황으로 갈 수도 있다고 한다. ④ 할 수 있는 방법은 많이 걷지 않고 누워서 쉬면서 낫기를 기다리는 것뿐이라고 한다. ⑤ 알레르기성 자반증이라고 병명이 명명되었지만, 왜 생기는지도 모르고 별다른 치료약도 없다는 것이 특징이라고 한다. ⑥ 어려서부터 잠잘 때 땀을 많이 흘렸고 ⑦ 감기에 자주 걸려 동네 이비인후과에서 자주 감기 치료를 받았었지만 그 외에는 건강하고 잘 뛰어 놀았다.
아들에게 생긴 알레르기 자반병이 잦은 감기 때문에 항생제를 많이 복용해서 발생한 일종의 혈열 혹은 혈독으로 인해 발생한 반진이 아닐까 생각해 보았다.
생소한 병이라 인터넷에 조회해 보니, 보중익기탕을 3제 먹고 나았다는 치험례가 있었다. 보중익기탕이 도한에도 효과가 있고, 또 몸 기능 전체를 항진시키면 나을 수도 있다고 판단하여 보중익기탕을 쓰기로 했다.
도한이 많은 아이의 알레르기 자반병에 인터넷 치험례를 근거로 보중익기탕 본방대로 1제 반을 투약했다.
보중익기탕을 복용하자, 도한 증상은 없어졌으나 알레르기성 자반증은 낫지 않았고 여전했다.
보중익기탕이 효력이 없어서 이번에는 보약을 겸한 개념으로 육미지황원을 본방대로 1제를 투약했다.
육미지황원을 복용하자, 다시 도한 증상이 나타나게 되고 알레르기성 자반증은 여전히 낫지 않았다.
혈열과 혈독을 없앨 처방을 찾다가 당귀육황탕을 찾았다. 황금, 황련, 황백이 들어 있어 너무 찬 약이 아닌가 싶어서 고민하던 중, 마침 특강을 오신 이종대 선생님께 여쭤봤다. 양방에서 알레르기 자반병이라고 하더라도 도한이 겸해 있는 것을 보니, 원인은 열이 피부에 몰려서 혈관이 충혈, 울혈된 것으로 볼 수 있으므로 당귀육황탕을 써보고 안되면 사위탕을 쓰라고 일러주셨다.
아이의 도한을 겸한 알레르기 자반병이라는 점에서 당귀육황탕을 본방대로 반 제를 먼저 투약했다.
당귀육황탕은 약맛이 워낙 써서, 하루에 아침과 저녁에만 투약했는데
1. 2일 후에 도한이 없어지고
2. 6일째 저녁때에는 6월이라 날씨가 더웠는데도 약을 복용하고 반진도 격감하면서 춥다고 했다.
3. 그래서 약효가 잘 나타나고 있다고 보고, 다음날 소아과에 가서 소변 검사를 한 결과 알레르기 자반병이 완치되었다고 했다. 하여 즉시 폐약했다.
4. 폐약 후 왼쪽 허벅지에 동전크기 만하게 고름이 생겨나 고약으로 치료했다.
알레르기성 자반증, 양방에서는 원인도 모르고 치료방법도 없다고 하는 병이다. 개인적으로는 어려서부터 병원에 자주 다녀 항생제를 과다하게 사용하여 발생하지 않았나 생각해 본다.

5-1. 설사(泄瀉), 피로(疲勞)
● 이 ○ ○ 남 34세 태음인 건축 170cm 65kg 경기도 안양시 동안구 관양동
부인이 남편의 보약을 지으러 왔다. 남편은 건설회사의 공사 현장에서 일하며 지방에 있어서 대신 왔다고 한다.
1년 전에 피로감과 관절통(關節痛), 도한(盜汗)으로 당귀육황탕을 복용한 사람이며, 몸에 열이 많고 땀이 많은 것이 특징이다. 당귀육황탕을 복용한 뒤로 호전 여부는 언급하지 않았지만 보약을 지어달라는 것으로 보아 피로감에 효과가 있었다고 생각되었다.
① 요즘 피로감이 심하다. ② 1년 전부터 매일 도한이 있다. ③ 일을 많이 해서인지 무릎과 손목이 약간 아프다.
④ 설사를 자주 한다. ⑤ 몸에 열이 많다. ⑥ 더위를 심하게 타고 땀을 많이 흘린다. ⑦ 식욕이 좋고 소화도 잘된다. ⑧ 물을 많이 마신다. ⑨ 신경을 많이 쓴다. ⑩ 술은 1주일에 2회 정도 마시며 음주량이 많지는 않다.
더위를 많이 타고 몸에 열이 많아 땀이 많이 나는 34세 태음인 남성의 피로감과 도한(盜汗)을 목표로 당귀육황탕에 설사를 감안하여 갈근 3돈, 연육 2돈, 육두구 1돈 더하고 요청대로 녹용 1돈을 더하여 10일분 20첩을 지어주었다.
1개월 뒤에 다시 왔을 때 확인해 보니, 설사를 자주하는 것은 경감되었고 피로감도 덜하며 전체적으로 매우 좋았다고 한다.

下統68 寶 소조중탕 小調中湯

甘草黃連煎水浸炒乾 黃連甘草煎水浸炒乾 半夏瓜蔞仁煎水浸炒乾 瓜蔞仁半夏煎水浸炒乾 各等分　薑三片

治 一切痰火 及百般怪病 善調脾胃 ① 或爲末良薑煎汁 作糊和丸 白湯下 五十丸 ② 加人蔘 白朮 白茯苓 當歸
川芎 生地黃 白芍藥 名[大調中湯] 卽合[八物湯]也 治 虛而有痰火 ③ 又治 積熱 吐血 ④ 每五錢 煎服
[活　　套] 陰虛痰火 合[六味元] ⑤ 血虛痰火 合[四物湯] 或合[歸脾湯] ⑥ 一切痰火 合[導痰湯]
[活套鍼線] 熱痰(痰飮)　熱嗽(咳嗽)　積熱吐血(血)　酒痰(痰飮)　酒傷(內傷)
※대조중탕(大調中湯) : 熱痰(痰飮)　酒傷(內傷)
[適 應 症] 가래, 피로, 도한, 식욕부진, 기침, 유주담, 열감, 음주 후유증(오심, 설사, 속쓰림), 흉만, 번조, 기침, 전광, 낭습

소조중탕은 열성상태(熱性狀態)에서 담음(痰飮) 증상이 나타났을 때 사용하는 처방이며, 주로 사용하는 증상은 과음(過飮)으로 인한 오심(惡心), 설사(泄瀉), 속쓰림 등이다. 또한 열담(熱痰)으로 인한 흉만(胸滿), 번조(煩燥), 속쓰림, 기침, 전광(癲狂) 등에도 사용한다.

　소조중탕의 증상을 이해하기 위해서는 신체조건과 신체상태를 참고해야 한다. 열성상태라는 조건하에서 담음 증상이 나타났을 때 사용하는 처방이기 때문에, 본래부터 체열(體熱)이 높은 사람이었거나 현재의 병리상태가 열성상태일 때 사용할 수 있다는 의미이다. 따라서 담음 증상만 나타나는 것이 아니라 열적 증상, 즉 얼굴이 붉고, 맥(脈)이 활(滑)하거나 홍대(洪大)하고, 갈증(渴症)이 나는 등의 증상이 함께 나타난다. 또한 신체조건으로 본다면 추위를 타지 않고 더위를 타며, 찬 물이나 찬 음식을 선호하고, 술을 마시더라도 다른 사람보다 얼굴이 빨리 붉어지는 경향을 보인다.
　조문을 보면 '治一切痰火치일체담화 及百般怪病급백반괴병 善調脾胃선조비위'라고 하여 일체의 담화(痰火)와 온갖 괴상한 병을 치료하며, 비위(脾胃)를 고르게 하는 데 효과가 좋다고 했다. 이는 열성상태의 담음으로 인해 발생하는 각종 증상을 치료하며, 특히 소화기와 연관된 증상에 많이 사용한다는 것을 암시한다. 활투침선을 보면 이런 상태에서 나타나는 증상이 어떤 것이 있는지 알 수 있다.

　첫째, 열담(熱痰)에 사용하는 처방으로 되어 있는데, 정의를 보면 '열담은 즉, 화담(火痰)이며 증상으로는 맥(脈)이 홍(洪)하고, 얼굴이 붉어지며 번열(煩熱)과 심통(心痛)이 있고, 입안이 마르고 입술이 건조해지며, 때로는 기뻐서 많이 웃고 담(痰)이 굳어서 덩어리가 되며 담색(痰色)은 누렇다.'고 되어 있다. 맥(脈)이 홍(洪)하다는 것은 혈액순환량이 많다는 것이며, 얼굴이 붉다는 것도 말초까지 혈액순환이 왕성하다는 것을 의미한다. 심장이 빠르게 뛰기 때문에 심장에 부담이 되어 번열심통(煩熱心痛)이 나타나는 것이며, 입안이 마르고 입술이 건조한 것과 담(痰)이 굳어서 덩어리가 되는 것, 담색이 누런 것은 몸에 열이 있기 때문이다. 이럴 때 열성상태를 개선하면서 담음을 제거하는 처방이 소조중탕이다.
　둘째, 소조중탕은 열수(熱嗽)에 사용한다. 열수의 정의를 보면 '서열(暑熱)에 상하여 기침을 하며, 입이 마르고 목이 쉬며, 번열(煩熱)하고, 인음(引飮)하고 연말(涎沫)을 토하고 객혈(喀血)도 하는 증상'으로 되어 있다. 서열(暑熱)은 열성상태를 조장하는 하나의 원인에 불과한 것이지 반드시 서열에 상했을 때만 이런 증상이 나타난다고 볼 수 없고, 분명한 것은 몸에 열이 있으면서 기침이 나올 때 사용한다는 것이다. 열이 있기 때문에 번열(煩熱)이나 인음(引飮)의 증상이 수반되는 것이다. 이러한 증상을 쉽게 표현하면, 기관지가 충혈(充血)되어 있는 상태이므로 기침이 나는 것이고, 충혈이 심화되어 객혈(喀血)이 나는 것이다. 따라서 충혈된 조직을 수렴시켜 주면서 담음을 제거하는 소조중탕을 사용하는 것이다.

셋째, 소조중탕은 적열토혈(積熱吐血)에 사용한다. 속에 축적된 열로 인해 토혈(吐血)하는 것을 적열토혈이라고 하는데, 이는 소화기조직의 충혈(充血)이 심화되었을 때, 특히 위장조직의 충혈이 심해져서 출혈되는 것으로 볼 수 있다. 이럴 때는 청열제(淸熱劑)나 수렴제(收斂劑)를 사용하는 것이 옳지만, 소화기이기 때문에 담음(痰飮)의 영향을 받는다고 생각하여 거담제(祛痰劑)가 포함된 소조중탕을 사용하는 것이다. 이러한 약성을 응용하여 열이 많은 사람의 속쓰림에도 사용할 수 있고, 술을 먹고 갈증이 나거나 속이 쓰리고 설사할 때도 사용할 수 있다.

넷째, 주담(酒痰)에 사용하는 처방으로 되어 있다. 주담은 '술을 마신 것이 소화되지 않았거나 음주 후 차를 많이 마셔서 다음날 토하고 음식을 먹지 못하면서 신물을 토하고 담(痰)이 끓는 것'이다. 이는 과음(過飮)으로 인해 위가 충혈(充血)되었기 때문에 나타나는 증상이다. 따라서 충혈된 위조직을 청열(淸熱)·수렴(收斂)시키는 치법을 사용해야 하며, 소조중탕도 여기에 포함되는 처방 중 하나이며, 실제 임상에서는 주담(酒痰) 증상에 가장 빈용하고 있다.

소조중탕에 팔물탕을 더한 처방을 대조중탕이라고 한다. 대조중탕 또한 열담(熱痰)에 사용하는데, 체력이 떨어진 상태에서 열담의 증상이 나타났거나 소조중탕의 증상이 만성화되어 체력이 떨어졌을 때 사용한다고 보면 된다. 물론 실제 사용하는 증상은 주담(酒痰) 증상이라고 할 수 있다.

처방구성 처방구성을 보면 감초, 황련, 반하, 과루인으로 이루어져 있다. 약재를 수치(修治)하는 방법이 특이한데, 감초는 황련을 달인 물에 담갔다가 초(炒)해서 말리고, 황련은 감초를 달인 물에 담갔다가 초해서 말린다. 반하는 과루인을 달인 물에 담갔다가 초해서 말리고, 과루인은 반하를 달인 물에 담갔다가 초해서 말린다.

감초는 소화관 평활근에 작용하여 경련을 억제하며, 위산분비를 억제하고 위점막을 보호하는 항궤양작용을 한다. 황련은 소화성궤양에 대한 억제작용이 있으며 타액, 위액, 췌액의 분비를 촉진하고 위장(胃腸)의 연동운동(蠕動運動)을 항진시키며, 담즙분비를 촉진하여 간기능을 강화한다. 또한 소염작용이 강하여 다양한 염증에 치료한다. 반하는 장관(腸管)의 운동을 강화하여 소화관에 정체된 음식물과 수분의 배출을 촉진하며, 거담작용(祛痰作用)과 진해작용(鎭咳作用)이 있다. 반하의 약성은 따뜻하지만, 찬 성질의 약과 배합해서 사용하면 열담(熱痰)을 치료한다. 과루인의 지방유는 피부점막에 자윤을 공급하고 관상동맥을 확장하며, 소화관 점막의 손상에 대해 억제작용이 있으며, 장관 평활근의 수축에 대해 뚜렷한 이완작용이 있다.

처방비교 대금음자와 비교하면 대금음자는 담음으로 인한 소화불량이나 음주 후유증에 사용하며, 담음(痰飮) 중에서도 '음(飮)'의 개념이 강한 경우에 적합하다. 반면 소조중탕은 열담(熱痰)에 사용하는 처방으로 점도가 높은 '담(痰)'의 경향이 더 뚜렷한 경우에 사용하며, 증상 중에 소화불량은 뚜렷하게 나타나지 않고, 체력이 더 건실하고 열실한 사람에게 적합하다.

과루지실탕과 비교하면 두 처방 모두 흉곽의 열담(熱痰)으로 인한 해수나 천식에 사용한다. 그러나 과루지실탕은 천식의 정도가 심한 경우에 사용하며, 열성상태는 소조중탕을 사용해야 하는 경우보다 약간 덜한 편이다. 반면 소조중탕은 과루지실탕을 사용해야 하는 경우보다 열성이 내재된 상태에 사용한다.

이진탕과 비교하면 두 처방 모두 담음(痰飮)으로 인한 호흡기질환과 소화기질환에 사용하는 공통점이 있다. 이진탕은 담음치료의 기본처방으로 특히 소화기에 담음이 적체되었을 때 많이 사용하며, 순환계, 골격계, 비뇨기, 생식기에 담음이 적체되었을 때도 사용하기 때문에 소조중탕보다 사용범위가 더 넓다고 할 수 있다. 반면 소조중탕은 열실한 사람의 열담(熱痰)에 사용하며, 주로 소화기와 호흡기의 담음증상에 사용한다.

→ **활용사례**

 1-1. 열담(熱痰), 유주담(流注痰) 여 58세
 1-2. 가래 남 32세 열성태음인
 1-3. 음주 후 식욕부진(食慾不振), 도한(盜汗), 피로(疲勞) 남 56세
 1-4. 피로(疲勞), 기침, 낭습(囊濕) 남 40세 태음인

1-1. 열담(熱痰), 유주담(流注痰)

다음은 조세형 선생의 경험을 인용한 것이다.

● ○ ○ ○ 여 58세

36세 때 집에서 출산을 했는데, 신생아가 가사상태가 되어 산모가 놀라 한기(寒氣)가 나기 시작했는데, 2일 후에 등 부위에 손바닥만하게 담 같은 것이 눌리는 것 같더니, 2개월 후에는 전요부(前腰部)가 아프면서 결리고 이것이 손으로 돌아오면 손바닥에서 열이 불같이 난다고 한다.

약간 덜하다가 다시 이런 증상이 발생하는데, 봄과 가을에 더하고 여름과 겨울에는 덜하다고 한다. 손바닥에 불같은 열이 나는 것이 덜해지면, 허리가 아프고 이 증상 다음에는 제하(臍下)에 통증이 오고 이것이 덜해지면, 슬통(膝痛)이 와서 보행을 못하고, 다시 이 증상이 없어졌다 나타난다고 한다.

위와 같은 증상이 계속되던 중 50세에 신경 쓰이는 일이 많았는데, 처음에 후두부(後頭部)에 머리카락이 걸려 있는 것 같다가 혀가 갈라지고 혓바늘이 나면서 해지고 입이 마른다고 한다. 또 덜하다가도 하복통(下腹痛)이 오고 수장열(手掌熱)이 나타났다가 요통으로 변하기도 한다는 것이다.

① 56세가 된 여름부터는 안면(顔面), 경항(頸項), 후두부(後頭部)에 열감이 상충(上衝)하면서 어깨가 빠지는 듯도 하고 ② 때로는 심하부(心下部)가 손도 못 대게 아프기도 하고, 이 증상이 없어지면 허리와 어깨까지 뻗치며 후두통(後頭痛)까지 있다고 한다. ③ 이 증상이 소실되고 숨을 겉으로 내뿜을 때는 기육윤동(肌肉潤動)하면서 상지소양(上肢搔痒)도 온다. ④ 이것이 덜하면 제하통(臍下痛)이 생기면서 소변불리가 발생한다. ⑤ 다시 상초(上焦)로 올라가서 안면(顔面), 경항(頸項), 후두부(後頭部)에 열통(熱痛)이 오면 소변이 시원하게 나온다고 한다. ⑥ 종합병원에 가서 소변 검사 등 제 검사를 해도 별 이상이 없다고 했으며, 23년간 이런 증상에 시달려서 여러 의원을 찾아봐도 병명과 원인을 못 밝혀냈으며 백약이 무효였다고 한다.

열성담증(熱性痰症)인 이 환자는 산후(産後)에 얻은 병이며, 20년이 경과된 구병(久病)으로 현재 58세나 되었으니 허증(虛症)으로 보아야 한다. 그래서 일체의 담화(痰火)에 쓸 수 있는 소조중탕에 팔물탕이 합방되어 이 환자처럼 虛而有火者에 쓸 수 있는 대조중탕을 투약하기로 하고 대조중탕으로 10일분 20첩을 투약했다.

그 후 경과를 확인해 보니, 뻐근하게 아프면서 돌아다니는 것이 우선 경감되면서 열감(熱感)이 덜해지고 점차 호전되었다.

1-2. 가래

● 송 ○ ○ 남 32세 열성태음인 경기도 안양시 관양동 시온빌라

얼굴이 약간 크며 양쪽 볼이 붉고, 키가 크고 체격도 좋은 30대 초반 남자가 술에 취한 채 약을 지어달라고 왔다.

① 가래가 많이 나오는데 본인은 흡연과다로 인해 온 것이라고 한다. ② 술을 좋아한다. ③ 더위를 많이 타고 찬물을 즐겨 마신다. ④ 평소 물을 많이 마신다. ⑤ 몸은 전체적으로 따뜻한 편이다. ⑥ 식욕과 소화력이 좋다. ⑦ 가래가 많아 13일 전부터는 담배를 끊었다.

음주와 흡연과다로 인해 가래가 많이 나오는 열성태음인의 가래를 목표로 소조중탕에 애주가인 점을 감안하여 대금음자를 합하여 10일분 20첩을 지어주었다.

1년 뒤에 음주와 흡연과다로 피로감을 호소하며 다시 왔을 때 확인해 보니, 지난번 약을 복용한 뒤로 가래가 많이 없어졌으나 요즘에 과음과 흡연과다로 피로감이 심하고 피부가 건조해졌다고 한다.

증상은 다르지만 기본적인 신체상태는 거의 같다고 보고, 이번에도 같은 처방으로 10일분 20첩을 지어주었다.

1-3. 음주 후 식욕부진(食慾不振), 도한(盜汗), 피로(疲勞)

다음은 장상갑 선생의 경험을 채록한 것이다.

● 이 ○ ○ 남 56세 은행지점장 서울특별시 강남구 개포동 주공아파트

원래 술을 무척 좋아하는 은행지점장이다.

평소 술을 좋아하여 매일 술을 마신 지 30~40년이 되었는데, 특히 맥주를 잘 마시는 편이며 마시는 양도 많고 술을

안 먹고는 하루도 못 견디겠다고 한다. 대신해서 내방한 부인에게 자세한 증상을 들어 보니 다음과 같다. 처음에는 괜찮았으나

① 수년 전부터는 술을 먹으면 식사량이 현저히 줄어들거나 아예 먹지 않으며 하루 1~2끼 정도 식사를 한다.
② 잠잘 때 도한(盜汗)이 심하다.   ③ 기운이 없고 나른하다.   ④ 근래 와서는 음주과다로 설사를 자주 하는 편이다.
⑤ 그 외에는 얼굴이 늘 붉은 편이며 체구는 보통이다.

앞의 증상은 부인의 말을 종합한 것이며 실제로 이분을 한 번도 만나보지 못했으나, 위의 증상을 검토해 보니 알코올 증상, 즉 중독의 증세가 농후하다고 보았다. 얼굴이 붉어진 것으로 봐서는 알코올중독으로 인한 위(胃)의 담화(痰火)로 보고, 음주 후에 식사량이 급격히 줄어든 점은 위의 담화로 비위(脾胃)의 기능이 저하된 것으로 보았다.

얼굴에 붉은 점은 열을 나타내는 것인 만큼 담열(痰熱)을 해소시킬 수 있는 찬 성분의 약성을 가진 황련과 역시 열담(熱痰)을 다스릴 수 있는 과루인이 포함되어 있으며, 거담제(祛痰劑)의 대표적인 반하와 완화제(緩和劑)인 감초, 이 네 가지로 구성되어 있으면서 열담을 치유할 수 있는 소조중탕을 검토했다.

소조중탕의 일체담화(一切痰火)와 이로 인한 여러 가지 괴병(怪病)을 치료하며 비위(脾胃)를 잘 조화한다는 치료 목표를 감안하여 생각해 보니 소조중탕이 적합해 보였다. 여기에 도한(盜汗)이 나고 기운이 없고 곤권한 것은 몸이 허약해져 발생하는 증상으로 보았다.

팔물탕을 합방한 대조중탕을 쓸 것을 염두에 두고 생각해 보니, 또 음주 후 얼굴이 붉어진 것은 열이 쌓여 있다는 것이며, 즉 적열이 있는 증세이니 적열(積熱)과 토혈(吐血)을 치유시킬 수 있는 대조중탕이 적합해 보였다.

음주과도로 얼굴이 붉은 편인 애주가의 식욕부진(食慾不振)과 도한(盜汗), 곤권(困倦)을 목표로 대조중탕으로 5일분 10첩을 지어주었다.

그 약을 다 복용한 후로는 식사도 잘하고, 도한(盜汗)도 없어졌으며 기운도 나며 생기가 돈다고 한다.

본인의 요청으로 매달 같은 양의 한약을 지어가고 있으며, 한 달에 10첩씩 계속 약을 복용하는 편인데, 그 약을 한두 달 중단하면 위의 증세가 다시 나타나곤 한다. 지금까지 물론 술도 계속 마시면서 약도 한 달에 10첩씩 계속 복용하는 편이다. 근래에 와서는 음주과다로 인한 탓인지 처음과 달리 설사가 자주 나는 편이라고 한다.

이 설사는 지속된 음주로 인해 대장기능이 약해져 발생한 것으로 보고 음주 뒤에 발생한 설사(泄瀉)를 목표로 대조중탕에서 생지황을 제외하고 갈화 3돈과 양강 2돈을 더하여 투약하니 설사도 멎고 아주 좋아졌다고 한다.

소화가 잘 안 되고 부담된다고 할 때는 신곡, 맥아, 진피, 사인, 초두구 1돈을 더하여 투약하면 소화도 잘된다고 했다.

이 분의 경우 3년 전부터 1달에 한 번 꼴로 매번 대조중탕을 지어 가는 편이며, 그간 대조중탕의 효과로 술과 함께 그 약을 늘 복용하고 있다.

1-4. 피로(疲勞), 기침, 낭습(囊濕)

● 임 ○ ○   남 40세 태음인 건설업 경기도 안양시 관양동 현대아파트

건설업을 하는 남성으로 근골형이며, 키가 크고 뚱뚱하며 얼굴이 붉은 열성태음인이 보약을 지으러 왔다.

① 늘 피로하고 몸이 무겁다.   ② 9년 전부터 아침에 마른기침을 하는데 가래도 있다. 본인은 담배를 하루에 1갑에서 2갑 정도 피워서라고 생각하고 있다.   ③ 여름이면 고환 밑에 땀이 많다.   ④ 찬물을 많이 마시고 몸 전체가 더운 편이다.   ⑤ 식욕은 아주 좋고 하루 3끼 식사를 한다.   ⑥ 소화력은 좋고 가끔씩 속이 쓰리고 헛구역이 있다.
⑦ 대변은 아침에 1번 보는데 대변 상태는 보통이다.   ⑧ 뒷목이 무겁다.   ⑨ 체했을 때 어지럽다.   ⑩ 잠잘 때 뒤척인다.   ⑪ 손은 두껍고 단단하다.

이 사람은 태음인이며 뚱뚱하므로 담음(痰飮)이 있기 쉬운 구조를 갖는다는 특징이 있고 체열이 높은 반면 피로감이 많다는 것을 고려할 때 담의 한 형태인 열담(熱痰)을 치료하는 소조중탕에 팔물탕이 더해진 대조중탕을 사용하기로 했다. 또한 가래가 있다는 점과 낭습(囊濕)을 감안하여 진피 3돈과 오자연종환을 더하여 10일분 20첩을 투약했다.

보름 뒤인 2월 초에 다시 내방했을 때 확인해 보니, 마른기침이 많이 경감되었고 낭습(囊濕)도 경감되었다고 한다.

약이 잘 받는다며 1제를 더 지어달라고 하여 이번에는 전과 같은 처방에 육계 3돈을 더하여 10일분 20첩을 투약했다.

10개월 뒤인 12월 초에 다시 내원했을 때 확인해 보니, 지난번 약이 피로감 개선에 효과가 있었다고 한다. 이번에는 근무시간이 새벽 6시부터 저녁까지여서 피로감이 심하고 환절기마다 수장각피(手掌角皮)가 된다고 호소하여 처음의 처방에 황기 4돈과 녹용 1돈을 더해서 10일분 20첩을 투약했다.

下統69 寶 과루지실탕 瓜蔞枳實湯

瓜蔞仁 枳實 桔梗 赤茯苓 貝母 陳皮 片芩 梔子 各一錢 當歸 六分 縮砂 木香 各五分 甘草 三分

竹瀝五匙 薑汁半匙調服
治 痰結 胸滿 氣急
[活套鍼線] 鬱痰(痰飮) 破傷風(風)
[適 應 症] 기관지천식, 흉만, 숨참, 호흡곤란, 혼절, 가래, 기침, 매핵기

처방설명 과루지실탕은 흉부(胸部)에 담음(痰飮)이 울체되어 발생하는 기관지 천식(喘息), 호흡곤란(呼吸困難), 매핵기(梅核氣), 기침, 가래 등에 사용하는 처방이다.

담음(痰飮)은 체액(體液)이 변성된 것이며, 인체의 어느 조직에나 적체(積滯)될 수 있다. 따라서 담음이 바탕을 이루고 있는 증상이 많고, 담음을 치료하는 처방 또한 매우 다양하다. 예를 들어 담음은 호흡기조직에 적체될 수도 있고, 소화기조직에 적체될 수도 있으며, 근육조직, 비뇨기조직, 생식기조직 등 어느 조직에나 적체될 수 있다. 호흡기조직에 담음이 적체되었을 경우에도 동일한 처방을 사용할 수 있는 것은 아니며, 개인의 신체조건과 현재의 신체상태에 맞게 처방을 달리 써야 한다.

과루지실탕의 경우 흉곽(胸廓)에 담음이 울체되어 가슴이 답답하거나 숨이 차고, 가래나 기침이 나올 때 사용하는데, 특히 열성상태에서 점도가 높은 담이 흉곽에 울체되었을 때 적합하다. 열성상태의 담이기 때문에 담이 밖으로 배출되었을 때의 형태는 진하고 둥글둥글 뭉쳐 있는 형태를 보이는 경향이 있고, 열성상태이기 때문에 증상이 급박하거나 더 심하게 나타나는 경향이 있다.

열성상태에서 흉곽에 담음이 울체되어 있는 것이므로 거담제(祛痰劑)와 청열제(淸熱劑)를 함께 사용해야 한다. 그래서 과루지실탕에는 열담(熱痰)을 치료하는 과루인이 들어 있고, 염증상태의 농성물질을 제거하는 길경과 지실이 포함되며, 적복령, 패모, 진피 또한 담음을 제거하는 역할을 한다. 죽력과 강즙도 담음을 치료하는 작용이 있는데, 죽력은 열담(熱痰)을 치료하는 작용이 강하고, 열담(熱痰)은 아니지만 강즙도 담음을 해소하는 작용이 있다. 또한 황금과 치자는 열성상태를 안정시키는 역할을 한다. 이러한 약성이 결합되어 열성상태에서 발생하는 담음을 개선한다.

과루지실탕은 소조중탕을 확대한 처방으로도 볼 수 있다. 소조중탕은 일체(一切)의 담화(痰火)에 사용하는 처방으로, 평소 체열(體熱)이 높은 사람에게 적합하다. 과루지실탕도 열성태음인이나 평성 태음인에게 사용하는 경우가 많고, 기본적으로 몸이 건실하면서 습열(濕熱)이 나타날 수 있는 사람에게 적합하다. 즉 과루지실탕의 증상은 평소 몸이 찬 사람이나 허약한 사람에게는 잘 나타나지 않는다.

과루지실탕은 천식(喘息)에 사용하는 경우가 많다. 담음이 기관지에 끼어 있으면 기관지조직이 이완되고 기관지의 내경(內徑)이 좁아질 수 있다. 내경(內徑)이 좁아지면 호흡이 곤란해지기 때문에 숨이 차게 되며, 이것이 천식의 형태로 나타날 수 있다. 이러한 천식은 기관지가 자극을 받아 급격히 수축하는 형태의 천식은 아니며, 기관지에 담음이 적체되어 만성적으로 숨이 차고 가래와 기침이 나오는 형태의 천식이다. 물론 열성상태에서 이런 증상이 발생했을 때 과루지실탕을 사용할 수 있다.

활투침선을 보면 울담(鬱痰)에 사용하는 처방으로 분류되어 있는데, 울담(鬱痰)이란 칠정(七情)이 울결(鬱結)되어 목에 걸린 것으로 인후나 흉격에 끈끈하게 달라붙어서 토해도 나오지 않고 삼켜도 내려가지 않는

것을 말한다. 또한 입과 목이 건조하고 기침이 나고 숨이 가쁘며, 가슴이 뭉클하고 얼굴이 마른 뼈같이 희고 맥은 침세(沈細)하거나 활(滑)하며 담색(痰色)은 까맣다고 기록되어 있다. 그러나 얼굴이 희다는 것은 그럴 때도 있다는 것이며, 담색이 반드시 검은 것은 아니고 검을 때도 있다는 뜻으로 이해해야 한다. 울담(鬱痰)은 열담(熱痰)이나 화담(火痰)의 경(輕)한 상태라고 할 수 있다. 즉 약간 열성(熱性)을 띠고 있는 상태에서 발생한 담(痰)이라고 할 수 있는데, 이러한 담이 흉곽에 몰려 번민(煩悶), 흉민(胸悶), 기급(氣急), 매핵기(梅核氣) 등의 증상을 일으킬 때 과루지실탕을 사용한다.

곽명근 선생은 과루지실탕을 매핵기(梅核氣)에 사용하는 경우 가미사칠탕의 매핵기와 잘 구분해야 한다고 조언한다. 가미사칠탕은 소화기조직에 습담(濕痰)이 정체되어 발생하는 매핵기에 사용하는데, 과루지실탕의 매핵기는 호흡기조직에 담음이 울체되어 발생하는 매핵기이며, 담이 잘 뱉어지지는 않지만 간혹 담이 나오는 경우 담(痰)이 퍼지지 않고 동글동글하다고 한다. 그러나 이러한 증상적인 구분 외에도 신체조건과 신체상태를 참고한다면 가미사칠탕과 과루지실탕의 혼동은 피할 수 있다.

과루지실탕은 파상풍(破傷風)에 사용하는 처방으로 분류되어 있다. 파상풍은 상경(傷痙)이나 금창경(金瘡痙)이라고도 하는데, 타박상, 화상, 동상 등이 있는 경우, 산후출혈이 심한 경우, 상한(傷寒)이나 잡병(雜病)을 앓을 때 땀을 지나치게 흘린 경우에 발생하는 증상으로 경련(痙攣)을 일으키는 일종의 치병(痙病)이다. 증상으로 초기에는 머리가 아프고 오슬오슬 춥고 열이 나며, 상처가 조여들고 아프다가 입을 벌리지 못하며(牙關緊急) 쓴 웃음을 짓는 듯한 표정(輕笑)을 나타낸다. 또한 시간이 지나면서 점차 목과 등, 가슴, 배, 팔다리로 경련이 퍼져 목이 뻣뻣해지고(項部强直), 등이 뒤로 젖혀지며(後弓反張), 숨을 가쁘게 쉬고, 목에서 가래 끓는 소리가 나며, 온몸이 움직일 수 없게 된다. 이러한 파상풍 증상이 있을 때 사용할 수 있는 처방은 다양한데, 과루지실탕은 발열과 담음 증상이 있을 때 적합하다.

처방구성 처방구성을 보면 과루인은 관상동맥을 확장하는 작용과 거담작용이 있고, 설사를 일으키는 물질을 함유하고 있어 사하작용(瀉下作用)을 나타낸다. 지실은 교감신경계를 흥분시켜 기관지를 확장하고, 위장평활근 경련을 억제하여 진경작용을 하며, 심장의 운동능력을 강화시켜 흉통을 억제한다. 또한 소화관의 운동리듬을 조정하고 소화·흡수를 강화한다. 길경은 거담작용(祛痰作用)과 진해작용(鎭咳作用)이 있으며, 염증을 억제하는 소염작용(消炎作用)도 있다.

적복령은 세뇨관의 재흡수를 억제하여 이뇨를 증진하므로 부종을 경감시킨다. 패모는 기관지 평활근을 이완시켜 진해(鎭咳), 거담작용(祛痰作用)을 하며, 항종양작용이 강하다. 진피는 소화관의 운동을 강화하여 가스배출을 촉진하고, 황금은 혈관투과성 항진을 억제하고 소염작용이 강하여 혈관의 염증성 충혈(充血)과 울혈(鬱血)을 완화한다. 치자는 혈관의 울혈(鬱血)과 충혈(充血)을 완화하며, 발열중추를 억제하여 해열작용을 한다.

당귀는 항혈전작용이 있어 혈액순환을 원활하게 한다. 사인은 장관(腸管) 평활근을 이완시키며, 소화기의 운동을 촉진하여 음식물의 운송과 소화·흡수에 도움을 준다. 목향은 미주신경(迷走神經)을 자극하여 장(腸)의 수축력과 연동운동을 증가시키고 소화·흡수를 촉진하여 가스 정체에 의한 복통을 멎게 한다. 감초는 인후점막의 자극을 완화하고 기관지평활근의 경련을 억제하여 진해(鎭咳), 진정작용(鎭靜作用)을 한다. 죽력은 항염증작용, 항알레르기 작용이 있다.

처방비교 **청금강화탕**과 비교하면 두 처방 모두 천식(喘息)에 사용한다는 공통점이 있다. 청금강화탕은 열성상태에서 나타나는 담음성 기침과 천식에 사용하는 반면, 과루지실탕은 열담(熱痰)으로 인한 천식에 사용하며, 호흡곤란이나 매핵기에도 사용한다. 여기서 주의할 것은 열성상태의 담음과 열담을 구분해야 한다는 것이다. 청금강화탕은 열성상태의 담이고 과루지실탕은 열담이다. 열성상태의 담이란

風寒暑濕燥火內傷勞亂吐嗽聚腫滿渴疸疾祟形氣神血夢音液

痰飮

蟲小便大便頭面眼耳鼻口舌齒喉項背胸乳腹腰脇皮手足前後陰癰疽瘡婦人小兒

체온이 높으면서 담이 있는 것으로 점조(粘稠)하지는 않고, 열담은 점조한 것이다.

　　가미사칠탕과 비교하면 두 처방 모두 매핵기에 사용하는데, 가미사칠탕은 소화불량이나 소화불량성 매핵기에 사용하며, 담음울체로 인한 경계(驚悸), 정충(怔忡) 등에도 사용한다. 반면 과루지실탕은 흉곽의 열담(熱痰)으로 인한 천식, 호흡곤란에 사용하며, 기관지에 담음이 울체되어 매핵기가 발생했을 때도 사용한다.

　　소자강기탕과 비교하면 두 처방 모두 매핵기를 겸한 해수(咳嗽)에 사용한다는 공통점이 있다. 그러나 소자강기탕은 습담(濕痰)이 울체되어 있는 상태에서 기온변화나 신경과다로 인해 기침이 발생했을 때 사용하며, 아울러 근육조직에 담음이 울체되어 등결림이나 등시림이 나타났을 때도 사용한다. 반면 과루지실탕은 열성상태에서 나타나는 숨참이나 호흡곤란, 매핵기 등에 사용한다.

➜ 활용사례

> **1-1. 조담(燥痰), 호흡곤란(呼吸困難), 혼절(昏絶), 숨참** 남 52세
> **1-2. 가래 多(黃痰), 가슴 따가움** 남 57세 소양인 162cm 62kg
> **1-3. 8년 된 가래, 매핵기(梅核氣), 목소리 탁함** 남 28세 소양인 170cm 66kg
> **2-1. 실패례-기관지 울담** 여 25세 소음인 162cm 50kg

1-1. 조담(燥痰), 호흡곤란(呼吸困難), 혼절(昏絶), 숨참
　다음은 곽명근 선생의 경험을 채록한 것이다.

● 성 ○ ○ 남 52세 서울특별시 성동구 응봉동
　종로에 약재를 구입하러 가는데 키가 크고 삐쩍 말라있어 눈이 쑥 들어가고 광대뼈가 불쑥 나와 있는 남자가 나를 보고 반긴다. 가만히 보니 10여 년 전 군에 있을 때 잘 알던 사람이었는데, 몰라볼 정도로 몰골이 참혹하게 되어 있어 어찌된 영문인지 물어 보니 건강이 나빠져 그렇단다. 근처의 한의원에 들러 자초지종 얘기를 들어 보니 어려서 부잣집에서 호의호식하면서 지내다가 정쟁(政爭)싸움으로 몰락했고, 피신차 숨어살던 강원도의 추운 환경에서 생활하다가 병을 얻어 건강이 나빠지게 되었다고 한다. 그래서 왜 이렇게 얼굴이 못쓰게 되었느냐고 자세히 물어보게 되었는데
　① 10년 전부터 가래가 심하여 뱉으려고 해도 뱉어지지 않는다.　② 가래가 나오지 않고 막히게 되면 숨을 못 쉬게 되어 혼절(昏絶)을 한다.　③ 가래가 혹 뱉어지면 콩알처럼 둥글게 생겼다고 한다.　④ 그렇다 보니 항상 숨이 가쁘고 헉헉거리다가 심해지면 혼절하게 된다.　⑤ 마른기침을 자주 한다.　⑥ 이런 생활이 반복되다보니 건강이 극도로 나빠져 몸이 이 지경이 되었다는 것이다.
　증상을 들어 보니 이것이 조담(燥痰)의 과루지실탕증이구나 하는 생각이 번쩍 들었다.
　이 조담(燥痰)이 기관지나 기도를 막아 기도가 좁혀지면 숨이 차게 되고, 막히게 되면 호흡이 되지 못하여 혼절을 하게 되는 것이다. 이 사람의 경우 담(痰)이 심규(心竅)를 막는 과루지실탕증이며, 따라서 이 처방을 사용하는 것이 적합하다고 생각되어 마침 사는 곳도 가까운 응봉동이라 급히 과루지실탕으로 5일분 10첩을 지어주었다.
　과루지실탕 10첩을 모두 복용한 뒤에 다시 찾아왔다.
　1. 지어준 약을 복용한 뒤로 숨이 덜 차고
　2. 혼절하는 횟수와 정도도 덜하며 발생 간격도 길어졌다는 것이다.
　3. 또 뱉으려고 해도 뱉어지지 않던 가래가 뱉어진다고 한다.
　10년 이상 지병(持病)을 앓고 있다가 한약 10첩으로 증상이 호전되는 것이 너무 신기하고 기뻐서 1제를 더 지어달라고 하여 이번에도 과루지실탕으로 10일분 20첩을 지어주었다.
　얼마 뒤에 손님이 찾아왔다고 하여 나가보았다.
　건강해 보이는 한 사람이 서 있어 가까이 가보니 과루지실탕을 복용한 그 사람이었다. 그 사람이 하는 말이 이제는 다 나았다면서 마른기침이 없어지고 숨차고 혼절하던 것도 모두 나아 너무나 고맙다고 했다. 2번째 약을 절반 정도 복용한 뒤로는 혼절이 한 번도 없었다는 것이다. 그런데 그 약을 복용하면 양기(陽氣)가 좋아지냐고 물어보아서 잘 모르겠다고 했더니 양기도 많이 좋아졌다는 것이다. 양기(陽氣)의 회복은 몸에 이상이 있을 때는 인체의 에너지가 장애가 나타난 부위를 치료하기 위해 집중하게 되므로 성적인 능력이 저하되었다가, 치료가 되면서 에너지 소모가 적게 되자 본래의 건강상태로 되돌아오게 되니 그 결과 양기가 좋아진 것이라고 보았다. 필자는 담(痰)을 뱉으면 콩알 크기의 가래가 나오는 것을 조담(燥痰)으로 보고 과루지실탕을 응용한다.

1-2. 가래 多(黃痰), 가슴 따가움

다음은 장자한 선생의 경험이다.

● 임 ○ ○ 남 57세 소양인 농부 162cm 62kg 경상북도 예천군 지보면 암천리

약간 검게 탄 얼굴을 가진 소양인 남성이다.

① 노란 가래가 많다.　② 가슴이 굉장히 따갑다.　③ 불면증(不眠症)이 있다.

주 증세는 노란 가래가 기관지에 가득하여 나타나는 흉통(胸痛)이다. 워낙 괄괄하고 시원시원한 성격인 소양인의 체질적 특성을 가지고 있고 농사일을 하는 전형적인 농부이다. 워낙 괄괄하고 시원시원한 성격이어서 그런지 가슴 답답하고 아픈 것도 농사일에 집중하면 느끼지 못한다고 한다. 또 아침 일찍 일어나서 일을 하러 나가는 부지런한 사람이다.

결국 가래와 가슴이 따가운 것은 소화기능이 왕성한 소양인의 생리 기전에서 여분의 열로 진액이 훈증(熏蒸)되고 이것이 비(脾)의 운화(運化)기능을 통해 승청(升淸)되어 폐에 가서 맺혀 있는 것으로 보았다.

담으로 인하여 가슴에 통증이 생겼고 체열이나 몸의 기능은 건실한 편이므로 가슴에 맺힌 담을 제거해주고 담이 생기는 근원을 튼튼하게 하면 될 걸로 보고 담을 제거하는 데 중점을 두었다.

담을 제거하는 처방에는 이진탕, 평진탕, 증미이진탕, 불환금정기산, 곽향정기산 등 간단한 처방에서부터 도담탕, 소청룡탕, 반하온폐탕까지 수없이 많은 처방이 있다. 그 중에서 가래를 치료할 때는 이기(理氣)와 거담(祛痰)의 치법을 사용하므로 담이 맺혀서 흉만(胸滿)하고 약간 열성이 내재된 상태에서 기급(氣急)한 것을 다스리는 소조중탕이나 과루지실탕 중에서 가래가 주소증이라는 점에서 과루지실탕을 선방했다. 연세가 있긴 하지만 건실하다는 점에서 2배량을 사용하기로 했다. 마침 죽력이 없어서 죽여로 대신하고 겨울이고 지나치게 찬 약성으로 인한 소화기능 저하를 염려하여 백출, 만삼을 더하여 10일분 20첩을 투약했다.

한 달 후에 전화를 하여 확인해 보니, 약을 복용하고 나서 가슴이 따가운 것과 가래가 소실되었다. 불면증은 조금 나아졌지만 조금 남아있다고 한다.

1-3. 8년 된 가래, 매핵기(梅核氣), 목소리 탁함

다음은 홍시갑 선생의 경험이다.

● 홍 ○ ○ 남 28세 소양인 추정 170cm 66kg 서울특별시 동대문구 회기동

활발하고 기세가 있고 의지가 강하며 똑똑 부러지는 성격이며 열이 많다.

① 8년 전 20살 때부터 심한 흡연의 영향인지 목 안에 항상 가래가 끼어 있다.　② 그러면서도 조담처럼 잘 뱉어지지 않는다. 잘 뱉어지지 않아서 계속해서 헛기침을 한다.　③ 힘겹게 뱉으면 작고 동글동글하고 탁한 가래가 나온다.
④ 가래로 인해 목소리가 탁하다.　⑤ 목이 또한 답답하고 아침에 가장 심하며 흡연을 하면 더욱 악화된다. 컨디션에 따라서 증상의 정도가 다르나 보통 하루 중 삼분의 일은 목에 불편함을 느껴서 계속 신경이 쓰인다.　⑥ 소화불량 증세로 헛배 부르고 배가 답답하다.　⑦ 소변이 잘 안 나오고 빈도도 2시간에 1번 정도이며 소변색은 보통이다
⑧ 대변은 1일 1회, 매일 아침 보나 설사 경향이다.　⑨ 잠들기 어렵고 신경이 예민한 편이다. 하루 6시간 정도 잔다.
⑩ 추위를 약간 타고 더위를 심하게 탄다.　⑪ 땀이 아주 많으며 얼굴과 몸 전체적으로 난다.　⑫ 식성은 찬 것, 매운 것을 좋아하고 물을 많이 마신다.　⑬ 식사량은 보통으로 하루 3끼를 먹고 소화력은 보통이거나 약한 편이다.
⑭ 손과 발은 따뜻하고 윗배, 아랫배가 약간 차며 몸 전체적으로는 뜨겁다.　⑯ 피부색은 검은 편이다.

우선 이 사람의 경우 다른 어떤 증상보다 본인이 괴로워하는 것이 목 안의 뱉어지지 않는 가래인 조담(燥痰)이었다. 조담의 원인은 여러 가지가 복합되어 있으나 과도한 흡연 못지않게 체열과다라고 보았다. 특히 이 사람의 경우 더위를 많이 타고 몸이 뜨거우며 물을 많이 마시는 걸로 봐서 이러한 체열과다가 조담을 형성하는 요인의 하나가 된다고 보았다.

이 사람의 경우 조담이 있으면서 더위를 많이 타고 몸이 뜨거우며 물을 많이 마시는 걸로 봐서 청열성 약재가 꼭 필요하다고 보아 청열거담의 치법을 검토했다.

본인이 가장 괴로워하는 가래를 목표로 거담제가 들어 있으며, 소화기를 터치해 줄 수 있는 사인과 목향이 들어 있어서 과루지실탕을 생각하게 되었다. 또한 끽연가의 조담에 쓰는 대표적 처방인 과루지실탕이 제일 먼저 떠올랐고 그 약제 구성을 보니 또한 청열성 거담제들이 있고 사인이 있어 소화불량 증세를 개선하고, 목향이 있어서 헛배 부르고 답답한 증세에 도움이 되리라 생각했다.

잘 뱉어지지 않으면서 힘겹게 뱉으면 작고 동글동글하고 탁한 가래인 조담이 나온다는 점에서 조담에 사용하는 과루지실탕 본방으로 우선 반 제를 투여했다.

1. 처음 3첩을 복용한 후 목이 건조함을 느껴졌으나 뚜렷한 가래의 감소는 없었다.
2. 새로이 반 제를 지어 복용하면서 효과를 보기 시작했는데
3. 아침에 목에 심하게 가래가 끼었는데, 공복에 약을 복용하면 1시간 내에 가래가 소실되었다.

4. 반 제를 거의 다 복용했을 때는 가래가 하루 1번 정도 끼었고
5. 이후는 가래가 끼는 그때만 복용을 했으며 현재에는 가래가 거의 끼지 않는다.
6. 가래가 끼지 않자 헛기침이 나오지 않았고
7. 목에 답답함이 없어져서 매우 좋아했다.

2-1. 실패례-기관지 울담

다음은 안지혜 선생의 경험이다.

● 안 ○ ○ 여 25세 소음인 162cm 50kg

체격은 보통이고 얼굴은 하얀 편이고 갸름한 소음인이다.
언제부터인지는 정확히 모르겠으나 목구멍 안쪽 깊은 곳에 가래가 생겨서 잘 빠지지 않는다. 감기이려니 하고 그냥 지낸 것이 벌써 6개월째인데 담이 잘 뱉어지지 않지만 간혹 나오기도 하는데, 이 경우 담이 퍼지지 않고 동글동글하다. 그래도 약을 먹지 않고 지내서 증상이 더욱 심해져서 숨이 차고 그것이 심할 경우는 어지럽다. 한숨을 많이 쉬고 흉만함을 느낀다. 그러다가 최근에는 소화도 잘되지 않고 잘 체하는 편이고 한때는 갑자기 토하고 설사도 며칠을 했다. 그리고 며칠 전에는 길을 걷다가 폐가 쥐어짜듯 통증이 있어서 숨을 쉴 수 없었다.
① 기관지에 담이 있어 숨이 차다. ② 숨이 차서 그런지 두통이 있다. 어지럽다. ③ 흉만이 있다. ④ 가슴에 담이 먼저 달라붙어있어 잘 뱉어지지 않는 증상이 가장 먼저 시작되었고, 오래되었다. ⑤ 오래되어서 그런지 몸이 많이 약해졌다. ⑥ 알레르기성 비염이 있어서 콧속은 항상 막혀 있었다. 이비인후과에서 권유했으나, 수술을 하지 않은 상태였다. ⑦ 요즘 스트레스가 매우 심했다. ⑧ 다른 곳에 비해 손바닥과 발바닥에 땀이 많다. ⑨ 오후가 되면 눈 위부터 열이 나고 정신이 몽롱하다.
가슴에 담이 먼저 달라 붙어있어 뱉어도 잘 뱉어지지 않는 증상이 오래 되었고, 담이 퍼지지 않고 동글동글하다는 것을 보면 이 증세는 울담이나 조담으로 인한 것이라 볼 수 있다.
소화기에는 별다른 이상이 없었고 체질은 열실하지 않은 편이었으나 스트레스도 심해 폐열로 인한 담이 울체된 것으로 생각되어 청열과 거담하는 치법을 사용하기로 했다.
조담에는 과루지실탕이나 소조중탕 등을 사용한다. 과루지실탕은 보통, 칠정이 울결되어 목에 걸린 것으로 인후나 흉격에 끈끈하게 달라붙어서 토해도 나오지 않고 삼켜도 내려가지 않는 '울담'에 쓰인다. 특히 열성상태에서 점도가 높은 담이 흉곽에 울체되었을 때 적합하다. 또한 입과 목이 건조하고 기침이 나고 숨이 가쁘다. 과루지실탕은 기본적으로 몸이 건실하면서 습열이 나타날 수 있는 사람이게 적합하다. 처방 구성시 체질에 조금은 맞지 않았으나 소화기에 큰 문제가 없었으므로 증상 위주로 하여 과루지실탕을 써보기로 했다.
담이 퍼지지 않고 동글동글하고 가슴에 담이 달라붙어 있으며 잘 뱉어지지 않는 것을 조담이라 보고 조담에 사용하는 과루지실탕 1배량으로 반제를 투여했다.
㉮ 약 복용 후 심리적인 요인에서 괜찮아진 것 같았으나 실제로는 잘 맞지 않았다.
㉯ 흉곽의 담이 잘 없어지지 않았다.
㉰ 그리고 과루인은 설사를 일으키는 물질을 함유하고 있다고 하여 걱정을 많이 했으나
㉱ 심할 정도로 설사하지는 않았다.
흉곽에 담이 맺혀서 잘 빠지지 않는 것은 열담이라 생각하여 증상 위주로 찾아본 처방 중 증상이 가장 일치하여 과루지실탕을 처방했다. 그러나 생각보다 치료가 잘되지 않았다. 이는 열습한 사람에게 써야 하는 과루지실탕을 몸이 찬 소음인에게 투약해서 그런 것이 아닌가 하는 생각이 든다. 그래서 열습하여 담이 생긴 것보다 오히려 체열이 부족하여 기관지가 말라서 담이 붙어서 잘 떨어지지 않는 것은 아닌가 하는 생각을 했다. 지금은 이 증상들에 더해서 기력도 많이 떨어진 상태이므로 보음과 보기를 같이 하는 약을 처방해야 할 것 같은 생각을 하면서 고심하고 있다.

下統70 寶 가미사칠탕 加味四七湯

半夏 陳皮 赤茯苓 各一錢 神麯 枳實 南星炮 各七分 青皮 厚朴 蘇葉 檳榔 縮砂 各五分 白豆蔲 益智仁 各三分 薑五片

治 痰氣鬱結 窒碍咽喉之間 喀之不出 嚥之不下 謂之梅核氣
[活套鍼線] 梅核(咽喉) 氣痰(痰飮) 氣嗽(咳嗽) 驚悸(神) 悸痛(胸) 七情痛(胸)
[適應症] 매핵기, 소화불량, 명치비, 명치통, 흉비, 속쓰림, 트림, 구취, 구토, 변비, 복명, 식체빈번, 설사, 오심, 차멀미, 하복통, 위통, 식욕부진, 헛배부름, 경계, 불안, 우울, 상기, 두중, 현훈, 하복랭, 대하, 비듬, 부종

처방설명 가미사칠탕은 매핵기(梅核氣), 소화불량(消化不良), 경계(驚悸), 흉비(胸痞), 정충(怔忡), 흉통(胸痛) 등에 사용하는 처방이다. 거담제(祛痰劑)와 소도제(消導劑) 위주로 구성되어 있기 때문에 매핵기 증상이 있더라도 소화불량을 겸하고 있거나 소화불량 때문에 매핵기 증상이 나타났을 때 주로 사용한다. 이러한 매핵기는 인후(咽喉) 부위뿐만 아니라 가슴[膻中穴]이나 위(胃) 부위에 나타나는 경우도 있다.

가미사칠탕에는 사칠탕의 약성이 모두 포함되어 있고, 여기에 소도제(消導劑)가 더 들어 있는 격이다. 사칠탕은 매핵기에 사용하는 처방이며, 매핵기를 발생시키는 주원인은 칠정(七情), 즉 각종 스트레스이다. 따라서 가미사칠탕 또한 칠정(七情)이 원인이 되어 매핵기가 발생했을 때 사용한다고 할 수 있는데, 사칠탕과 다른 점이 있다면 첫째, 칠정에 의해 매핵기가 생겼더라도 소화불량 증상이 보다 뚜렷하게 동반되었을 때 사용한다는 것이고, 둘째 칠정이 아닌 소화불량 때문에 매핵기가 발생했을 때도 사용할 수 있다는 것이다.

먼저, 칠정으로 매핵기가 발생하는 기전을 살펴보면, 지속적으로 신경을 썼을 때 인체의 조직은 긴장하게 되고, 긴장된 이후에는 조직의 이완이 뒤따른다. 물론 이러한 현상이 일시적이고 가볍다면 다른 장애를 낳지 않겠지만, 지속적으로 반복된다면 조직의 긴장과 이완이 반복되면서 조직이 무력해지고 이완된 부위에 담음(痰飮)이 울체(鬱滯)될 수 있다. 담음이 울체되면 여러 가지 증상이 나타나는데, 소화기조직에 담음(痰飮)이 울체되면 소화기운동이 저하되고 소화액분비가 감소하여 소화불량(消化不良), 오심(惡心), 구토(嘔吐), 포만(飽滿) 등이 발생한다. 그래서 소화기질환에 사용하는 처방에는 이진탕이나 습담(濕痰)을 제거하는 약재가 많이 포함되는 것이다. 매핵기 또한 소화기조직에 담음이 울체되었을 때 나타나는 증상 중에 하나이며, 가미사칠탕은 소화기의 운동성을 증가시켜 각종 소화불량 증상을 치료하면서, 거담(祛痰)시켜 직접 담음을 제거하여 매핵기를 치료한다.

둘째, 소화불량으로 인해 매핵기가 발생하는 기전을 살펴보면, 신경성이 아니더라도 식체나 노화 등으로 소화기조직이 이완되어 담음(痰飮)이 울체되고, 그 결과 소화불량(消化不良), 오심(惡心), 구토(嘔吐), 트림, 도포(倒飽) 등이 발생할 수 있으며, 이러한 상태에서는 매핵기도 나타날 수 있다. 가미사칠탕은 앞서 언급한 대로 직접 담음을 제거하면서 소화불량을 치료하기 때문에 이런 형태의 매핵기를 치료할 수 있는 것이다. 이러한 약성 때문에 가미사칠탕은 매핵기뿐만 아니라 소화불량(消化不良), 식체(食滯), 포만(飽滿) 등 담음(痰飮)으로 인한 일반적인 소화불량 증상에도 사용할 수 있다.

활투침선을 보면 가미사칠탕을 매핵기와 소화불량 외의 다른 증상에도 사용한다는 것을 알 수 있다. 첫째, 기담(氣痰)에 사용하는 것으로 되어 있는데, 기담은 칠정(七情)이 울결(鬱結)하여 가래가 목에 걸려서

뱉고 삼키기가 곤란하며, 가슴이 답답하고 괴로운 증상이므로 앞서 설명한 매핵기와 같은 의미로 볼 수 있다.

둘째, 기수(氣嗽)에 사용하는 처방으로 되어 있다. 기수는 칠기(七氣)가 쌓이고 상해서 기침이 생기고, 가래가 엉켜서 헌솜이나 매핵(梅核)처럼 되어 인후(咽喉)를 막아 뱉어도 나오지 않고 삼켜도 넘어가지 않는 증상으로, 기침과 매핵기가 동시에 나타나는 것으로 볼 수 있다. 이는 담음(痰飮)이 호흡기조직에 영향을 주어 기침을 유발하는 것이므로 가미사칠탕의 거담력을 통해 호흡기에 울체된 담음을 제거하여 기침을 치료하는 것이다. 물론 매핵기나 소화불량 증상이 수반되거나 내재되어 있을 때 사용할 수 있다.

셋째, 가미사칠탕은 경계(驚悸)에도 사용한다. 잘 놀라는 것은 심기능이 약하기 때문인데, 가미사칠탕은 담음(痰飮)이 심장을 포함한 순환기에 영향을 주어 심장기능을 약하게 하여 잘 놀라는 증상이 나타났을 때 사용한다. 처방구성을 보더라도 온담탕을 구성하는 약재가 모두 포함되어 있어 경계(驚悸)에 충분히 사용할 수 있음을 알 수 있다. 물론 온담탕의 경계와 차이점이 있다면 잘 놀라는 증상과 함께 소화불량이 동반된다는 점이다.

넷째, 계통(悸痛)에 사용하는 처방으로 되어 있다. 계통(悸痛)은 '칠정(七情)의 손상으로 기울(氣鬱)하여 정충(怔忡), 경계(驚悸)가 나타나면서 심해지면 흉통(胸痛)까지 나타나는 것'으로 정의되어 있는데, 이는 칠정(七情)으로 인한 담음(痰飮)이 심장의 박출력을 저하시킨 결과 나타나는 증상으로 볼 수 있다. 다섯째, 칠정통(七情痛)에 사용하는 것으로 되어 있는데, 이 또한 계통(悸痛)과 유사하다고 할 수 있다.

여기에서 중요하게 생각해야 할 것은 칠정(七情)으로 인해 담음이 울체되었을 때 반드시 소화기에만, 또는 호흡기에만 영향을 주는 것이 아니라는 것이다. 매핵기는 분명 소화기와 연관된 증상이지만, 계통(悸痛)은 순환기와 연관된 증상이고, 기수(氣嗽)는 호흡기와 연관된 증상이기 때문이다. 따라서 가미사칠탕은 분명 매핵기에 빈용하는 처방이지만, 담음울체로 인한 소화불량(消化不良), 오심(惡心), 경계(驚悸), 흉비(胸痞), 흉통(胸痛), 기침 등에도 사용할 수 있다.

필자의 가미사칠탕 처방기준은
① 소화불량 증세가 있으면서 신경을 쓴 뒤에 발생한 매핵기
② 소화불량으로 인한 매핵기
③ 소화불량 성향이 늘 있는 사람의 매핵기
④ 목이나 가슴, 위장 부위에 무언가 걸린 느낌이 있거나 혹 뻐근한 증세
⑤ 소화불량, 식체(食滯), 포만(飽滿), 오심(惡心) 같은 일반적인 소화장애
⑥ 소화불량이나 매핵기 증상이 있으면서 경계, 정충, 불안 증상이 나타날 때

처방구성 처방구성을 보면 반하는 중추성 구토나 점막자극에 의한 구토를 억제하고, 인후점막자극에 의한 해수(咳嗽)를 억제한다. 진피는 이기제(理氣劑)로서 위장의 연동을 촉진하여 다른 약의 흡수를 강화하고, 소화관의 운동을 강화하여 가스배출을 촉진한다. 적복령은 세뇨관의 재흡수를 억제하여 이뇨를 촉진한다. 신곡은 보조효소의 작용을 통해 물질대사에 영향을 끼치며, 단백질의 소화·흡수와 이용에 도움을 준다. 지실은 위장의 연동운동(蠕動運動)을 강화, 리듬을 조정하고 소화·흡수를 강화하여 복부 팽만을 제거한다. 남성의 거담작용(祛痰作用)은 사포닌이 위점막을 자극하는 반사작용으로 기관지 분비샘의 분비를 유발하여 담액의 점도가 낮아지기 때문인 것으로 간주되고 있다. 청피는 소화액분비 항진작용, 위산분비 강화작용으로 소화를 촉진하며, 모세혈관의 탄력을 강화하며 미소출혈(微少出血)을 방지한다. 후박은 중추흥분을 억제하여 진정작용을 하므로 불안, 초조 등의 정신증상을 완화하며, 기관지평활근의 경련을 억제하여 진해작용(鎭咳作用)을 한다. 또한 장경련의 억제작용이 있으며, 위액분비를 억제하므로 항궤양작용을 한다.

소엽은 중추신경의 흥분을 억제하여 정신을 안정시키며, 기관지 분비물을 감소시켜 거담작용(祛痰作用)을

하며, 기관지평활근의 경련을 완화하여 진해작용(鎭咳作用)을 한다. 또한 소화액 분비와 위장연동을 촉진하여 구토를 멎게 한다. 빈랑은 부교감신경을 흥분시켜 소화액분비를 촉진하고, 위장의 연동운동을 강화한다. 사인은 장관(腸管) 평활근을 이완시키며, 소화기의 운동을 촉진하여 음식물의 운송과 소화·흡수에 도움을 준다. 백두구의 정유는 위액분비를 촉진시키며, 장(腸)의 연동운동을 활발하게 하여 장내(腸內) 적취물을 제거해서 이상발효를 억제한다. 익지인의 정유는 건위작용(健胃作用)과 항궤양작용(抗潰瘍作用)을 한다.

 매핵기(梅核氣)에 사용하는 사칠탕과 비교하면 사칠탕의 매핵기는 주로 신경을 많이 썼을 때 발생하는 반면, 가미사칠탕의 매핵기는 소화장애를 겸하고 있는 경우가 많고 평소 소화기가 약한 사람에게 많이 나타난다. 그래서 소화기가 약한 경우에는 매핵기 증상이 없더라도 가미사칠탕을 쓸 수 있다.

매핵기(梅核氣)에 사용할 수 있는 다른 처방과 비교하면, **십육미유기음**은 매핵기에도 사용하지만 기울로 인한 결핵(멍울), 수족저림, 갑상선질환에 주로 사용한다. **향소산**은 기울로 인해 발생한 매핵기에 사용하지만 가미사칠탕증처럼 습담 증상은 나타나지 않는 경우이고, **가미귀비탕**은 기울과 전신허약이 겸해 있을 때 나타나는 매핵기에 사용하는데 이들 처방 모두 매핵기가 주증상은 아니다. **비화음**이나 **삼출건비탕**은 소화기가 연약하여 발생하는 매핵기에 사용한다.

내소산과 비교하면 두 처방 모두 담음(痰飮)이 울체되어 발생하는 소화불량에 사용한다. 그러나 내소산은 소화불량이 만성화되고 완고할 때 사용하는 반면, 가미사칠탕은 내소산을 쓸 경우처럼 만성화된 소화불량에 사용하는 것은 아니며, 소화불량과 함께 매핵기가 있을 때 가장 적합하다.

→ **활용사례**

1-1. 매핵기(梅核氣), 구취(口臭), 소화불량(消化不良), 속쓰림, 두중(頭重), 현훈(眩暈) 여 31세 소양인
1-2. 매핵기(梅核氣), 부종(浮腫), 명치통, 하복랭(下腹冷), 대하(帶下) 여 32세 소음인
1-3. 매핵기(梅核氣), 소화불량(消化不良), 명치 답답함 여 37세 소양성소음인
1-4. 매핵기(梅核氣), 구토(嘔吐) 남 39세 열성태음인
1-5. 매핵기(梅核氣), 설열(舌熱) 여 40세 소음인
1-6. 매핵기(梅核氣), 심하비경(心下痞硬), 소화불량(消化不良), 견통(肩痛), 경계(驚悸), 불안(不安), 우울(憂鬱), 상기(上氣)
　　　 여 35세 소음인
1-7. 매핵기(梅核氣), 흉비(胸痞), 소화불량(消化不良), 트림, 현훈(眩暈), 두중(頭重), 구건(口乾), 소변빈삭(小便頻數),
　　　 자한(自汗), 정충(怔忡), 상기(上氣), 지절통(肢節痛) 여 59세 소양인
1-8. 매핵기(梅核氣), 비듬, 식욕부진(食慾不振) 남 53세 소양성소음인
1-9. 매핵기(梅核氣), 소화불량(消化不良), 헛배부름 여 34세 태음인
1-10. 매핵기(梅核氣), 흉비(胸痞) 남 34세 소음성태음인
1-11. 매핵기(梅核氣) 남 18세 소양인 180cm 58kg
1-12. 매핵기(梅核氣), 소화불량(消化不良), 오심(惡心), 속쓰림, 심하비(心下痞), 불면, 신중(身重) 여 35세 165cm 60kg
2-1. 소화불량(消化不良), 매핵기(梅核氣), 복명(腹鳴), 흉민(胸悶), 설사(泄瀉), 식체빈발(食滯頻發), 트림
　　　 남 28세 소양성소음인
2-2. 소화불량(消化不良) 여 27세 소음인
2-3. 식체빈발(食滯頻發) 여 32세 소양인
3-1. 흉비(胸痞), 매핵기(梅核氣), 변비(便秘) 여 33세 소양인
3-2. 흉비(胸痞), 매핵기(梅核氣), 변비(便秘), 식욕부진(食慾不振) 여 33세 태양성소양인
4-1. 복명(腹鳴), 매핵기(梅核氣), 소화불량(消化不良), 하복통(下腹痛), 피로(疲勞) 남 43세 소양성태음인
5-1. 위궤양(胃潰瘍), 위통(胃痛), 매핵기(梅核氣), 트림, 오심(惡心), 차멀미, 호흡곤란, 변비(便秘) 여 31세 소양인
6-1. 현훈(眩暈) 여 64세 소음인 153cm 64kg

風寒暑濕燥火 內傷 虛勞 霍亂 嘔吐 咳嗽 積聚 浮脹 消渴 黃疸 瘧疾 邪祟 身形 精氣神血夢 聲音 津液 **痰飮** 蟲 小便 大便 頭面眼耳鼻口舌牙齒咽喉頸項背胸乳腹腰脇皮手足前後陰癰疽諸瘡婦人小兒

1-1. 매핵기(梅核氣), 구취(口臭), 소화불량(消化不良), 속쓰림, 두중(頭重), 현훈(眩暈)

● 최 ○ ○ 여 31세 소양인 식당업 경기도 안양시 동안구 관양동

보통 키에 약간 여윈 편이며 약간 약해 보이면서 하관(下觀)이 빠르고 소양인으로 보이는 33세 부인이다.

이 부인은 2년 전 속쓰림과 건구역(乾嘔逆), 복통(腹痛), 현훈(眩暈), 두통(頭痛), 변비(便秘) 겸 설사(泄瀉)의 증세로 증미이진탕 1제를 복용한 후 치유가 되었던 적이 있다. 갈비집을 하느라고 신경을 많이 쓰고 식사를 제때 못하여 늘 소화불량 증세가 있는 분인데, 6개월 전부터 목에 무엇이 걸린 듯한 매핵기(梅核氣) 증세가 있어서, 그간 집에서 가까운 한의원에서 약을 2제 지어 먹었으나 여전하여 아예 포기하고 있다가, 문득 2년 전에 이곳에서 약을 먹고 나은 것이 생각나서 찾아왔다는 것이다.

① 6개월 전부터 목에 무엇이 걸려 있으며 뱉거나 삼켜도 넘어가거나 나오지 않고 늘 목이 답답하며 헛기침을 하면 가래는 약간 나오는데 목의 상태는 여전하다. ② 목에서 냄새가 나며 특히 목의 가래에서 이상한 냄새가 나며 귀까지 아프다. ③ 항시 소화가 잘 안 된다. ④ 예전처럼 심하지는 않으나 속이 쓰리다. ⑤ 항상 아랫배가 차다. ⑥ 머리가 띵하고 무겁다. ⑦ 자주 어지럽다.

신경을 많이 쓴 후에 발생한 매핵기(梅核氣)와 소화불량을 목표로 가미사칠탕 2배량으로 10일분 20첩을 지어주었다.

13일 뒤에 전화가 왔는데, 그 약을 먹으니 매핵기 증상은 잘 모르겠으나 목에서 냄새가 나는 것과 소화가 안 되는 것, 속쓰림, 두중(頭重), 현훈(眩暈) 증세가 많이 줄어들었다며 전과 같은 약으로 10첩만 더 지어달라고 한다.

요청대로 가미사칠탕을 지어주기로 하고 이번에는 가미사칠탕 3배량으로 5일분 10첩을 지어주었다.

14일 뒤에 전화가 왔는데, 그 약을 마저 복용한 후 매핵기 증세가 다 나았다고 한다.

1-2. 매핵기(梅核氣), 부종(浮腫), 명치통, 하복랭(下腹冷), 대하(帶下)

● 강 ○ ○ 여 32세 소음인

키는 보통이고 약간 여윈 소음인으로 보이는 여자이다.

① 가슴과 목 사이에 막혀 있는 느낌이 있다. ② 명치가 콕콕 찌르듯이 아프다. ③ 명치의 통증으로 인해서 은근하게 사르르 아프다. ④ 아랫배가 차다. ⑤ 대하(帶下)가 많다. ⑥ 평소 피로가 심하다. ⑦ 평소에 소화력이 약해서 소화제를 상복(常服)하고 있다. ⑧ 속이 자주 쓰리다. ⑨ 몸이 자주 붓는 편이다. ⑩ 감기에 잘 걸린다. ⑪ 땀이 많은 편이다. ⑫ 가슴이 자주 두근거리고 잘 놀란다. ⑬ 한 달에 5~6회 정도 열이 달아오르며 불안, 초조하다. 얕은 잠을 자며 늘 꿈을 꾼다. ⑭ 손발이 차면서 화끈거리는 번열(煩熱) 증상이 있다. ⑮ 단맛과 신맛을 싫어하고 매운 음식을 좋아한다.

평소 소화기가 약하고 하복부(下腹部)가 찬 편이며 신경증세가 있는 소음인의 매핵기(梅核氣)를 목표로 가미사칠탕 2배량으로 10일분 20첩을 투약했다.

40일 후인 11월 28일에 다시 왔을 때 확인해 보니, 매핵기(梅核氣) 증상과 부종(浮腫), 명치통이 소실되었으며 하복랭(下腹冷), 대하(帶下)가 경감되었으나 어제부터 기상시 전신이 붓고 아랫배가 팽만(膨滿)된다고 한다.

가미사칠탕을 복용하고 부종(浮腫)과 하복팽만(下腹膨滿)이 소실된 것으로 보아, 이번에도 가미사칠탕 2배량으로 5일분 10첩을 투약했다.

8일 후인 12월 6일에 왔을 때 부종과 하복팽만이 여전하다고 호소하여 온백원 12환(丸)을 주면서 공복에 2알씩 1일 3회 복용하도록 했다.

1-3. 매핵기(梅核氣), 소화불량(消化不良), 명치 답답함

● 이 ○ ○ 여 37세 소양성소음인 주부 경기도 안양시 동안구 관양동 삼익빌라

약간 여윈 편이고 키는 보통인 소양성소음인으로 보이는 주부이다.

① 1년 전부터 명치에서 목까지 매우 답답하여 밤에는 잠자기가 불편할 정도이다. ② 1년 전부터 체했을 때는 목에 뭔가 걸린 듯한 매핵기 증상이 있다. ③ 1년 전부터 명치가 막힌 듯 답답하고 특히 신경을 많이 쓰면 심하다. ④ 평소 잘 체하며 헛배가 부르고 거북하며 신경을 쓰면 더욱 심하다. ⑤ 피로를 자주 느낀다. ⑥ 가슴이 두근거리고 잘 놀란다. ⑦ 불안하고 초조하다. ⑧ 신경질이 잘 난다. ⑨ 가슴이 답답하고 ⑩ 상열(上熱) 증상이 있다. ⑪ 건망증이 심하고 기억력이 저하되었다. ⑫ 한숨을 잘 쉬고 호흡이 곤란할 때가 있다. ⑬ 왼쪽 어깨와 오른쪽 다리가 시큰거린다. ⑭ 식욕은 보통이나 식사량이 적은 편이다. ⑮ 시부모님을 모시고 산다.

평소 식사량이 적고 소화장애가 있는 소음인 주부의 매핵기(梅核氣)를 목표로 가미사칠탕 2배량으로 5일분 10첩을 지어주었다.

약 7개월 후에 다시 내방했을 때 확인해 보니, 매핵기(梅核氣)가 소실되고 명치에서 목까지 답답한 증상과 소화불량이 호전되었으나 근래에 재발하였다고 한다.

이번에는 15일 전쯤 아이가 경기(驚氣)를 하여 대단히 놀란 후 전신이 몸살 난 것처럼 아픈데 특히 팔다리가 쑤신다고 한다. 심장이 놀라서 오는 증세로 보고 이번에는 가미귀비탕으로 10일분 20첩을 지어주었다.

1-4. 매핵기(梅核氣), 구토(嘔吐)

● 박 ○ ○ 남 39세 열성태음인 경기도 안양시 만안구 석수동 주공아파트

20년 전에 농약을 마셔 위장이 약해져 있었는데

① 음식을 먹으면 내려가지 않고 식도에 걸려 있는 느낌이 강하다. ② 농약을 마신 후에 자주 토한다. ③ 안면근육의 감각이 이상하다. ㉠ 10년 전인 80년 오토바이 사고로 안면근육 절반 정도가 마비되었다. ㉡ 올 봄부터 안면에 경련이 오고 감각이상이 있으며 눈이 작아지는 느낌이 든다. ④ 일주일 전에 감기에 걸렸는데 낮에 기침을 심하게 한다. ⑤ 성격이 급하다. ⑥ 식욕이 좋고 소화력도 좋으며 물을 많이 마신다. ⑦ 대변은 하루에 1~2회 보는데 된 편이다. ⑧ 병원에서는 위산이 많다고 한다.

식후에 음식이 식도에 걸려 있는 느낌이 강하고 평소에도 구토를 자주 하는 39세 열성태음인 남성에게 가미사칠탕 3배량에 기침을 감안해 소엽 3돈을 더하여 10일분 20첩을 지어주었다.

2개월 뒤인 6월 말에 안면불인(顔面不仁)으로 약을 지으러 왔을 때 증상을 살펴보니, 음식을 먹으면 식도에 걸린 듯한 느낌은 완전히 없어졌고, 평소의 잦은 구토도 없어졌다고 한다.

가미사칠탕이 효과가 있는 것으로 보고 이번에도 가미사칠탕으로 1제를 지어주었다.

1-5. 매핵기(梅核氣), 설열(舌熱)

● 추 ○ ○ 여 40세 소음인 강원도 양구군 남면 청4리

① 2개월 전 추석 무렵에 오징어를 먹고 체한 후에 목에 무엇이 걸린 느낌이 있는데 ㉠ 트림이 나오지 않고 목에서부터 명치까지 가슴이 답답하고 기운이 없을 때는 숨이 찬다. ② 3년 전부터 매운 음식을 먹은 것처럼 혀에서 열이 나는데 따갑지는 않다. ③ 추위를 심하게 타고 손발, 아랫배가 매우 차다. ④ 식사량이 적고, 소화력이 약하여 잘 체한다. ⑤ 잠귀가 밝고 밤새 쫓기는 꿈이나 죽은 사람 꿈을 꾼다. ⑥ 월경주기가 부정확하고 월경 4일 중에 1일은 많고 2일은 적게 나온다. ⑦ 누런색의 냉이 많다. ⑧ 소변을 자주 보고 대변은 된 편이다. ⑨ 물을 거의 마시지 않는다. ⑩ 6개월 전인 올 6월에는 폐에 곰팡이균이 있다고 하여 수술을 받았다.

식체(食滯) 후에 나타난 매핵기(梅核氣)의 원인을 소화불량으로 보고 가미사칠탕 2배량으로 7일분 14첩을 지어주었다.

11일 뒤인 12월 하순에 다시 약을 지으러 왔을 때 확인해 보니, 매핵기 증상은 조금 덜해졌고 속이 편해졌으며 꺽꺽거리는 것은 없어졌다고 한다. 또한 3년 전부터 매운 음식을 먹은 것처럼 혀에서 열이 나는 것은 완전히 없어졌다는 것이다. 이번에도 가미사칠탕 2배량으로 10일분 20첩을 지어주었다.

1-6. 매핵기(梅核氣), 심하비경(心下痞硬), 소화불량(消化不良), 견통(肩痛), 경계(驚悸), 불안(不安), 우울(憂鬱), 상기(上氣)

● 김 ○ ○ 여 35세 소음인 경기도 안양시 동안구 달안동 샛별아파트

① 3년 전부터 위 부위가 돌같이 단단하다. ㉠ 병원에서 위염(胃炎)과 위하수(胃下垂)로 진단받았고 양약을 먹으면 단단한 것이 좀 경감된다. ② 6개월 전부터 음식이 소화될 즈음이면 목에 인절미가 꽉 막고 있는 듯한 느낌이 있고 종일 지속된다. ③ 명치 쪽으로 헛배가 부르고 트림이 나고 꾸르륵 소리가 난다. ㉠ 식사량이 적고 소화도 안 된다. ㉡ 4년 전 운전을 하면서부터 늘 헛배가 부르기 시작했다. ④ 6개월 전부터 감기가 빈번했는데 목감기가 심하여 가래에 피가 섞여 나왔다. ⑤ 피로하고 기운이 없다. ⑥ 잘 놀라고 열 달아오르는 것이 있다. ⑦ 불안, 초조, 우울감이 있고, 신경질과 짜증이 나고 매사가 귀찮다. ⑧ 한숨을 잘 쉬고 정신이 몽롱하고 기억력이 격감하였다. ⑨ 어려서 기관지확장증 때문에 약을 복용했는데, 이 약 때문에 위(胃)가 약해진 것 같다고 한다. ⑩ 5개월 전에 민간약으로 구절초를 달여 복용했는데 헛배가 꺼지면서 속이 편하고 소화가 잘 되며 식욕이 좋아졌다. 기미도 없어졌으나 한 달 뒤에 재발하였다. ⑪ 추위와 더위를 심하게 타고 손발과 배를 비롯하여 몸 전체가 매우 차고 물을 많이 마신다. ⑫ 결혼 12년차로 출산은 1회, 자연유산은 3회 했다. ⑬ 월경주기는 정상이며 색은 검붉고, 대하(帶下)가 약간 있다. ⑭ 잠귀가 밝고 죽은 사람 꿈을 꾼다.

소화불량과 매핵기(梅核氣)를 목표로 가미사칠탕 2배량으로 10일분 20첩을 지어주었다.

13일 뒤인 3월 초순에 다시 왔을 때 확인해 보니, 증세가 격감되어 돌같이 단단한 위 부위를 눌러도 안 아프고 종일 지속되던 매핵기(梅核氣)도 소실되었다고 한다. 밥을 먹고 싶은 마음이 생기고 헛배부름, 트림, 꾸르륵 소리 나는 것이 소실되었으며 기침도 경감되었다. 좌측 견통(肩痛)도 경감되었고 식사량이 반 공기에서 2/3공기 정도로 늘었다. 잘 놀라고, 열 달아오르는 증상, 불안, 초조, 우울감, 피로, 기운 없는 것이 경감되었다. 증세가 격감했으므로 전과 동일한 처

방으로 10일분 20첩을 지어 주었고, 12일 후에 매핵기가 다시 발생하여 10일분 20첩을 지어주었다.

1-7. 매핵기(梅核氣), 흉비(胸痞), 소화불량(消化不良), 트림, 현훈(眩暈), 두중(頭重), 구건(口乾), 소변빈삭(小便頻數), 자한(自汗), 정충(怔忡), 상기(上氣), 지절통(肢節痛)

● 김 ○ ○ 여 59세 소양인 경기도 안양시 관양1동

동네에서 다방을 운영하고 있는 부인이다.
① 1년 전부터 소화불량과 함께 매핵기(梅核氣)가 있는데 무엇인가 달려 있는 것 같다. ② 가슴이 답답하다.
③ 소화불량과 심한 트림이 있다. ④ 예전부터 잘 체하고 배고픈 것을 모른다. ⑤ 신경을 쓰면 상기(上氣)와 정충(怔忡)이 있다. ⑥ 어지럽고 머리가 무겁다. ⑦ 오줌소태가 있어 병원약을 먹으면 바로 소실되는데 곧 재발한다.
⑧ 좌골신경통(坐骨神經痛)이 있다. ⑨ 입이 건조하다. ⑩ 간혹 도한(盜汗)이 있다. ⑪ 지절통(肢節痛)과 요통(腰痛)이 있다. ⑫ 변비로 대변을 보기가 힘들다.

매핵기(梅核氣)를 동반한 소화불량을 호소하는 여성에게 가미사칠탕 2배량으로 5일분 10첩을 지어주었다.

7일 뒤인 5월 중순에 왔을 때 확인해 보니, 매핵기가 경감되어 식사를 잘 하고 있으며 흉비(胸痞), 소화불량, 두중(頭重), 구건(口乾)이 경감되었다. 또한 트림, 현훈(眩暈), 대변을 보기 힘든 것이 소실되었다.

증상이 크게 호전되고 있어 이번에도 같은 처방으로 5일분 10첩을 지어주었다.

2달 뒤인 7월 중순에 다시 왔을 때 확인해 보니
① 양쪽 엉치가 아프다. ② 오줌소태가 있어서 소변을 볼 때 찌릿하다. ③ 가만히 앉아 있어도 땀이 흐른다.
④ 전신에 지절통(肢節痛)이 있고 상기(上氣)와 정충(怔忡)이 있다.

이번 증상은 지난번과는 다르지만 신체상태가 거의 같고, 이 모든 증상이 소화불량으로 인해서 생긴 점과 지난번 약의 효과가 매우 좋았다는 점에서 전과 같은 처방에 두충 1돈, 홍화 1돈을 더하여 5일분 10첩을 지어주었다.

4개월 뒤인 9월 중순에 확인해 보니, 오줌소태, 자한(自汗)이 소실되었으나 양쪽 엉치통은 여전하고 지절통(肢節痛)과 정충(怔忡), 상기(上氣)는 당시만 소실되었다고 한다.

이후 5년에 걸쳐 비슷한 증상으로 인해서 가미사칠탕으로 5회 약을 지어 갔다.

1-8. 매핵기(梅核氣), 비듬, 식욕부진(食慾不振)

● 김 ○ ○ 남 53세 소양성소음인 회사원 경기도 안양시 동안구 관양동

금성전선에서 알루미늄어 관계된 일을 한다는 남자로
① 한 달 전부터 밤알만한 것이 목에 걸려 있어 답답하며 회사에 들어가면 생기고, 회사에서 나오면 없어진다.
② 한 달 전부터 식욕이 없어져 먹고 싶은 생각이 거의 없다. ③ 몸이 피곤해지면 비듬이 심해진다. ④ 회사에서 매연을 많이 마시며 담배를 피워서 그런지 1달 전부터 계단 오를 때 숨이 찬다. ㉠ 원래 기관지가 약하다. ⑤ 족번열(足煩熱)이 있다. ⑥ 2일에 1번 정도 관자놀이 부위에 통증이 온다. ⑦ 양쪽 어깨가 뻐근하다. ⑧ 전신이 피곤하고 기운이 없다. ⑨ 가슴이 두근거리고 답답한 증상이 약하게 있다. ⑩ 추위를 약간 타서 선풍기 바람, 에어컨 바람을 싫어한다.

식욕부진과 함께 목에 있는 밤알 크기의 이물감을 목표로 가미사칠탕을 사용하기로 하고 숨찬 것을 감안해 소자 3돈을 더하여 10일분 20첩을 지어주었다. 2개월 뒤인 4월 초에 다시 내원했을 때 확인해 보니, 지난번 약을 복용한 뒤로 매핵기는 거의 없어진 상태이고, 식욕이 약간 증가했으며 비듬이 좀 덜하다고 한다.

이번에는 식욕이 더 좋아지는 약을 지어달라고 하여 전과 같은 처방으로 10일분 20첩을 지어주었고, 다시 1년 뒤인 5월에도 같은 처방으로 1제를 지어갔다.

2-1. 소화불량(消化不良), 매핵기(梅核氣), 복명(腹鳴), 흉민(胸悶), 설사(泄瀉), 식체빈발(食滯頻發), 트림

● 허 ○ ○ 남 28세 소양성소음인 경기도 군포시 당동

① 6개월 전부터 소화가 잘 안 된다. ② 배에 가스가 차고 꾸룩꾸룩 소리가 난다. ③ 가슴이 답답하다. ④ 배가 고픈 줄을 모른다. ⑤ 1년 6개월 전부터 전중혈(膻中穴) 부위에 무엇이 막혀 있는 것 같으며 4개월 전부터 심하다.
⑥ 1년 전 위염으로 2개월간 병원약을 복용한 적이 있다. ⑦ 추위와 더위를 약간 탄다. ⑧ 식욕은 별로이며 잘 체한다. ⑨ 속이 답답하고 느글거리며 트림을 자주 한다. ⑩ 설사를 한다. ⑪ 불안하고 초조하다. ⑫ 움직이면 허리가 뻐근하다. ⑬ 주로 오전에 피로하고 기운이 없으며 몸이 무겁고 나른하다. ⑭ 거무스름한 가래가 많이 나온다. ⑮ 병원에서는 신경성 위염이라고 한다.

평소 소화력이 약한 소양성소음인 남자의 매핵기(梅核氣), 소화불량(消化不良), 복명(腹鳴), 흉민(胸悶) 등을 목표로 가미사칠탕 2배량으로 10일분 20첩을 지어주었다.

18일 뒤에 약을 더 지으러 왔을 때 확인해 보니, 약을 2~3일 복용한 이후 속이 울렁거렸으나 7일 정도 복용한 이후 소실되었다고 한다. 소화도 잘 되고 설사도 멈추었으며 가슴에 무엇이 막혀 있는 것이 없어졌으며, 복명(腹鳴)과 가슴이 답답한 것, 식체빈발, 트림 등도 격감했다고 한다.

약 1제를 복용한 후 여러 증세들이 소실, 격감한 것으로 보아 효과가 있다고 판단하여 같은 처방으로 10일분 20첩을 지어주었다.

2-2. 소화불량(消化不良)

● 최 ○ ○ 여 27세 소음인 경기도 안양시 관양동

보통 키에 약간 야윈 편이며 소음인으로 보이는 아가씨이다.

① 1달 전부터 위(胃) 부위가 막힌 것 같이 더부룩하다. ② 신경을 쓰면 소화가 안 된다. ③ 상복부(上腹部)나 하복부(下腹部)가 땅기며 쑤시기도 한다. ④ 차멀미를 한다. ⑤ 15일 전 체하고 난 후부터 얼굴에 여드름이 생긴다. ⑥ 추위를 탄다. ⑦ 손발은 따뜻하다. ⑧ 전신에 기운이 없다. ⑨ 잠을 깊게 자지 못한다. ⑩ 발뒤꿈치가 갈라진다.

추위를 타며 소화력이 좋지 않은 소음인 아가씨의 식체와 위 부위가 막힌 듯하다는 증상을 목표로 가미사칠탕 2배량으로 5일분 10첩을 지어주었다.

2주 후에 우연히 길에서 만났을 때 물어 보니, 약을 복용하니 속이 뻥 뚫린 것처럼 후련해졌다고 한다.

2-3. 식체빈발(食滯頻發)

● 문 ○ ○ 여 32세 소양인 경기도 안양시 부림동 한가람 신라아파트

보통 키에 약간 여윈 편인 소양인 여성이다.

① 1달 전부터 체기(滯氣)가 있는데 명치가 답답하고 무언가 걸린 것 같고 뛰면 명치가 아프다. ② 추위를 심하게 탄다. ③ 손발이 아주 차다. ④ 소화가 잘 안 되며 답답하고 헛배가 부르며, 트림이 난다. ⑤ 대변이 된 편이고 힘들게 나온다. ⑥ 꿈을 잘 꾸며 무섭고 쫓기는 꿈을 자주 꾼다. ⑦ 잠들기 전에 소변을 보러 3~4회 가며, 시원하지 않다. ⑧ 월경이 불순하며 색이 검붉다. ⑨ 월경통이 아랫배에 극심하게 있다. ⑩ 대하(帶下)가 심하며 가끔은 가렵고 색은 누렇다.

추위를 심하게 타는 소양인 여성의 매핵기(梅核氣)와 식체빈발(食滯頻發)을 목표로 가미사칠탕 2배량으로 10일분 20첩을 지어주었다.

6개월 후에 월경통(月經痛)과 수족랭(手足冷)으로 왔을 때 확인해 보니, 10일분 20첩을 복용한 이후 식체(食滯)가 소실되었으며 복용 이후 3개월 정도 지나자 다시 식체가 발생하기 시작했다고 한다.

4-1. 복명(腹鳴), 매핵기(梅核氣), 소화불량(消化不良), 하복통(下腹痛), 피로(疲勞)

● 최 ○ ○ 남 43세 소양성태음인 경기도 안양시 관양동 서진빌라

용접을 하여 기관지가 약하다는 사람으로 4년 전에 피로를 겸한 보약으로 연령고본단에 평위산을 합한 처방을 복용한 적이 있다.

① 10년 전부터 늘 배가 부글부글 끓고 대변이 묽다. ② 가스가 차고 트림을 한다. ③ 목에 무엇인가 걸려 있는 듯이 답답하다. ④ 좌측 하복부(下腹部)가 항상 아픈 듯하고, 아침에 장이 꾸룩꾸룩 한다. ⑤ 피로가 심하고 특히 눈이 피로하다. ⑥ 기운이 없다. ⑦ 식욕이 없고 식사량도 적으며 소화도 안 되고 찬 음식을 먹으면 배탈이 난다. ⑧ 조금만 일을 해도 등과 허리로 담이 걸린다. ⑨ 추위를 탄다. ⑩ 가래가 끓는다. ⑪ 얕은 잠을 잔다.

소화불량이 심하면서 매핵기가 나타나는 것을 참고하여 가미사칠탕 2배량에 황기, 인삼, 백출 각 3돈씩을 더하여 10일분 20첩을 지어주었다.

23일 뒤인 4월 하순에 다시 왔을 때 확인해 보니, 약을 복용한 뒤로 복명(腹鳴), 매핵기(梅核氣), 소화불량이 경감되었다고 한다. 더불어 좌측 하복통이 호전되었고 피로감도 줄어들었다.

대부분의 증세가 경감되어 종전과 같은 처방으로 10일분 20첩을 지어 주었고, 2년 뒤인 1월에도 같은 증상으로 내방하여 2회에 걸쳐 같은 처방으로 2제를 지어주었다. 다시 2년이 지난 뒤에는 오적산을, 3년 후엔 배기음을 지어주었다.

5-1. 위궤양(胃潰瘍), 위통(胃痛), 매핵기(梅核氣), 트림, 오심(惡心), 차멀미, 호흡곤란, 변비(便秘)

● 김 ○ ○ 여 31세 소양인 경기도 수원시 권선구 구운동 강남아파트

① 1년 전부터 위궤양이 있어 위가 뻐근하면서 아프고 묵직하며, 잘 때 증상이 심하여 1시간 정도 지속된다. ㉠ X-ray검사 결과 위, 십이지장 궤양이라고 한다. ㉡ 전에는 밤에 잘 때만 통증이 있었으나 요즘에는 낮에도 1~2번

5분 정도 통증이 지속된다.　②1년 전부터 소화가 잘 안 되며 식후에 뭔가 걸려 있는 듯하고 가득 차 있다.
③저녁 6시면 내려앉는 듯 숨이 가빠서 숨을 들이쉬기가 힘들다.　④트림, 느글거림, 메슥거림, 헛구역, 구토, 차멀미 등의 증상이 있다.　⑤최근 들어서 잘 체한다.　⑥배가 차다.　⑦추위를 심하게 탄다.　⑧잘 놀란다.
⑨전신이 피로하고 저린 증상이 있다.　⑩변비가 있고 대변이 검다.　⑪얕은 잠을 자고 꿈을 늘 꾼다.
⑫신경을 쓰면 열이 달아오르는 증상이 오후에 1~2번 정도 나타난다.　⑬뒷목이 땅긴다.　⑭매운 것과 뜨거운 음식을 좋아한다.

소화가 잘 안 되며 식후에 뭔가 걸려 있는 듯하다는 것을 목표로 가미사칠탕 2배량으로 10일분 20첩을 지어주었다.

16일 뒤인 12월 하순에 다시 왔을 때 확인해 보니, 뻐근하고 아픈 것이 처음 복용할 때는 경감되었으나 2일전 8시부터 몹시 아팠다고 한다. 식후에 걸려 있는 듯한 것이 소실되었고 소화불량 증세로 속이 그득한 것이 경감되었으며 트림, 느글거림, 미식거림, 차멀미 등의 증상이 경감되었고 숨쉬기가 힘든 것이 소실되었다. 변비는 경감되었으나 대변이 검은 것은 여전하다.

소화불량 증세는 경감되었으나, 두드러기가 있다고 하여 정전가미이진탕으로 10일분 20첩을 지어주었다.

下統71 寶 정전가미이진탕 正傳加味二陳湯

山査肉 _一錢半_ 香附子 半夏 各一錢 川芎 白朮 蒼朮 各八分 橘紅 白茯苓 神麴炒 各七分 砂仁 麥芽炒 各五分
甘草炙 三分 薑三片 棗二枚

治 食積及痰 補脾 消食 行氣
[活套鍼線] 痰滯(內傷) 食痰(痰飮)
[適應症] 식체, 소화불량, 흉비, 오심, 명치비, 속쓰림, 위통, 위염, 트림, 식체빈발, 변비, 두드러기, 피부 소양증, 두부 소양증,
비듬, 습진, 발진, 알레르기성 피부염, 한랭성 알레르기성 피부염, 접촉성 피부염, 태열, 복통, 건구역, 복통, 차멀미, 식
욕부진, 옻오름, 다래끼, 현훈

정전가미이진탕은 소화기조직 내에 적체되어 있는 담음(痰飮)을 제거하면서 소도(消導)시키는
작용이 있어 소화불량(消化不良), 식체빈발(食滯頻發), 하복포만(下腹飽滿), 트림, 은진(癮疹), 발진
(發疹) 등을 치료한다.
정전가미이진탕은 식체(食滯)로 인해 지금 당장 소화불량 증상이 나타났을 때도 사용할 수 있지만, 소화
불량이 만성화되었거나 은근하게 소화가 잘되지 않을 때 사용하는 경우가 더 많다. 이진탕이 포함되어 있
어 소화기조직에 담음(痰飮)이 울체되어 소화기능을 떨어뜨리고 있다고 볼 수 있는데, 담음(痰飮)은 급속하
게 형성되는 것이 아니므로 약간 만성화된 소화불량 증상에 적합한 것이다. 물론 소화기조직의 위축이 심
한 상태에서 나타나는 완고한 소화불량과는 구분할 수 있어야 한다.

소화불량의 원인은 다양하다. 소화기의 운동성(運動性)이 저하되어 있으면 평위산이 포함된 처방을 사용
하게 되고, 소화기조직이 연약(軟弱)하여 소화불량이 나타나면 사군자탕이나 전씨이공산, 비화음, 삼출건비
탕 등을 사용하며, 허랭(虛冷)한 상태에서 소화불량이 나타나면 이중탕이나 부자이중탕, 오적산 등을 사용
하고, 소화기조직의 긴장(緊張)이 원인이면 향소산, 정기천향탕, 신계향소산을 사용한다. 또한 소화기조직이
긴장(緊張)되고 자윤(滋潤)이 결핍되어 있는 상태에서 소화불량이 나타나면 소건중탕이나 작약감초탕을 사
용하고, 소화효소 분비가 부족하여 소화불량이 생겼을 때는 대화중음을 사용한다. 소화기조직에 습담(濕痰)
이 울체되어 소화불량이 나타난 경우에는 평진탕, 불환금정기산, 반하백출천마탕, 정전가미이진탕을 사용하
게 되는데, 정전가미이진탕은 소화기조직에 담음(痰飮)이 울체되어 있으면서도 소화효소 분비가 저하되어
소화가 잘 되지 않을 때 적합하다.

소화기조직에 담음(痰飮)이 울체된 경우 소화기능이 저하되기 때문에 소화불량(消化不良)이나 식체빈발
(食滯頻發), 식욕부진(食慾不振) 등의 증상이 나타나는 것은 일반적인 현상이다. 그러나 이것 때문에 피부질
환이 발생하기도 한다. 소화기능 저하로 인해 소화기 내에 음식물이 장시간 정체되었을 경우 음식물이 발
효·부패되어 여러 종류의 독소가 생성되기도 하는데, 만약 소화기점막의 손상(損傷)이나 담음(痰飮)의 울체
로 인한 조직의 이완(弛緩)이 심한 경우에는 이러한 독소가 흡수되어 발진(發疹), 은진(癮疹) 같은 피부질환
을 야기하기 때문이다. 이는 상한 음식을 먹고 식중독에 걸렸을 때 피부에서 발진이 생기는 것과 유사하다
고 할 수 있다. 물론 식중독은 급성 증상이기 때문에 원인 물질이 제거되면 치료되지만, 정전가미이진탕의
피부발진은 만성적으로 소화기능이 저하되어 있는 상태에서 발생하기 때문에 빈발(頻發)되는 경향이 있다.
이러한 증상이 나타났을 경우 정전가미이진탕은 소화기조직에 스며 있는 담음(痰飮)을 없애주면서 소도(消
導)·하기(下氣)시켜 손상된 점막을 회복시켜 주므로 내상(內傷)으로 인한 피부질환에 사용하는 것이다.

風寒暑濕燥火 內傷 虛 霍亂 嘔咳 積 浮 脹 消 黃疸 邪 身 精 氣 神 血 夢 聲音 津液

痰飮

蟲 小便 大便 頭 面 眼 耳 鼻 口 舌 齒 牙 喉 咽 項 背 胸 乳 腹 腰 脇 皮 手 足 前陰 後陰 癰疽 諸瘡 婦人 小兒

조문을 보면 '食積及痰식적급담 補脾보비 消食소식 行氣행기'라고 했는데, 여기서 식적(食積)은 현재 소화불량 증상이 나타나고 있음을 뜻하며, 식담(食痰)은 소화기조직에 습담(濕痰)이 울체되어 소화기능을 저하시키고 있다는 것을 의미한다. 이것은 만성적인 소화불량을 의미한다고 볼 수 있어 정전가미이진탕을 쓸 수 있는 기준에 대한 근거가 된다. 보비(補脾)는 거담(祛痰)과 소도작용(消導作用)을 통해 소화기능이 회복된다는 뜻이지 사군자탕의 보기(補氣)·건비(健脾)의 의미는 아니다. 소식(消食)은 거담(去痰)시키고 소도(消導)시킴으로 인해 나타나는 결과이자 치료목표가 된다. 행기(行氣)는 담(痰)을 없애주고 소도(消導)시킴으로 인해 소화기의 운동성이 증가하여 소화운동이 활발히 이루어지는 것을 의미한다.

필자의 정전가미이진탕 처방기준은
① 체한 것이 오래되어 발생하는 다양한 소화장애
② 식적(食積)과 식담(食痰)으로 인한 소화불량, 식체빈발, 복통, 흉비(胸痞), 오심(惡心)
③ 소화장애로 인한 두드러기
④ 소화장애로 인한 알레르기성 피부염, 접촉성 피부염, 한랭성 피부염
⑤ 옻이나 약물 복용으로 인한 발진, 피부소양 등에 사용한다.

 처방구성을 보면 산사는 소화효소를 함유하고 있어 육류의 소화를 촉진하는 동시에 정장작용(整腸作用)을 한다. 향부자는 장관 평활근의 경련을 억제하여 소화관의 가스배출을 촉진한다. 반하는 중추성 구토나 점막자극에 의한 구토를 억제한다. 천궁은 관상동맥과 말초혈관을 확장하여 하지(下肢)와 심근(心筋)의 혈류량을 증가시키며, 평활근 이완작용이 있어서 장관의 경련을 억제한다. 백출과 창출은 소화액 분비를 항진시켜 소화·흡수를 촉진하고 소화기에 정체된 수분의 배출을 증진시킨다.

귤홍은 소화관의 연동운동을 강화하여 거담작용(祛痰作用)을 한다. 백복령은 세뇨관의 재흡수를 억제하여 이뇨를 증진하며, 신곡은 보조효소의 작용을 통해 물질대사에 영향을 끼치며, 단백질의 소화·흡수와 이용에 도움을 준다. 사인은 장관(腸管) 평활근을 이완시키며, 소화기의 운동을 촉진하여 음식물의 운송과 소화·흡수에 도움을 준다. 맥아는 당분과 단백질을 분해하는 효소가 함유되어 있어 소화를 촉진한다. 감초는 소화관 평활근에 작용하여 경련을 억제하며, 위산분비를 억제하고 위점막을 보호하는 항궤양작용을 한다.

 소화불량이나 식체(食滯)에 쓰는 **평진탕**과 비교하면 두 처방 모두 이진탕이 포함되어 있어 담음성 소화불량에 사용한다는 공통점이 있다. 평진탕은 소화기의 운동성을 증가시키고 적체되어 있는 담음을 제거하는 작용이 있어 식체빈발에 주로 사용하는 반면, 정전가미이진탕에는 산사육, 신곡, 사인, 맥아 같은 소도제(消導劑)가 더 포함되어 있어 평진탕을 사용해야 하는 경우보다 소화불량 증상이 오래되거나 심한 경우에 적합하다.

보화환과 비교하면 두 처방 모두 소화기에 담음이 울체되어 있으면서 만성적인 소화불량이 나타날 때 사용한다는 공통점이 있다. 보화환은 만성 소화불량의 정도가 완고하고, 식적(食積)이 심하여 비괴(痞塊)가 나타나는 경우에도 사용하며, 속쓰림에도 응용한다. 반면 정전가미이진탕은 담음성 만성소화불량에 사용하지만 보화환처럼 완고한 상태에는 사용하지 않고, 속쓰림에도 사용하지만 정도가 심한 경우에 사용하는 것은 아니다. 다만 소화불량을 겸한 피부질환에 응용한다는 점이 특징이다.

지출환과 비교하면 지출환은 소화기의 습체를 제거하면서 운동성을 증가시켜 소화불량이나 소화기 연약을 개선하며, 담음 증상이 동반되지는 않는다. 반면 정전가미이진탕은 소화기에 담음(痰飮)이 울체되어 있으면서 운동성이 저하되고 소화액 분비도 저하되어 발생하는 각종 소화불량에 사용한다.

탁리소독음과 비교하면 두 처방 모두 소화기조직의 이완이나 염증으로 인하여 두드러기나 피부염이 발생했을 때 사용한다. 탁리소독음은 소화기조직의 염증으로 인해 피부염이 나타난다고 생각될 때 사용하기는 하지만, 염증을 유발하는 원인을 정확히 알 수 없는 경우가 많다. 증상으로 본다면 탁리소독음은 소화불

량 증상이 동반되지 않는 경우에 사용하는 반면, 정전가미이진탕은 소화불량이 동반된 피부염에 사용한다.

→ **활용사례**

1-1. 식체(食滯), 흉비(胸痞), 소화불량(消化不良), 오심(惡心), 대변불통(大便不通) 여 33세 소양인
1-2. 식체빈발(食滯頻發), 건선(乾癬) 여 41세 소음인 165cm 57kg
1-3. 식체빈발(食滯頻發), 트림, 오심(惡心), 위하수(胃下垂) 남 45세 태음인
1-4. 소화불량(消化不良), 명치비, 속쓰림, 대변빈번(大便頻繁), 오심(惡心) 만23세 소음인
1-5. 소화불량(消化不良), 더부룩 여 28세
1-6. 흉비(胸痞), 소화불량(消化不良), 위통(胃痛) 여 37세
1-7. 식적담(食積痰), 소화불량(消化不良), 오심(惡心), 구역(嘔逆), 견중(肩重), 기미, 신중(身重), 면황(面黃) 여 42세
1-8. 오심(惡心), 두통(頭痛), 두중감(頭重感), 냉다(冷多), 생리통(生理痛), 트림, 피부소양감(皮膚瘙痒感) 여 45세
1-9. 위염(胃炎) 남 40세
2-1. 두드러기, 트림 남 43세
2-2. 두드러기, 소화불량(消化不良), 식체빈발(食滯頻發), 변비(便秘) 여 30세 소음인
2-3. 두드러기, 소양감(搔痒感), 습진(濕疹) 남 10세 소음인
2-4. 유아(幼兒) 두드러기 남 14개월 소양성태음인
2-5. 두드러기 남 59세 소양성태음인
2-6. 두드러기, 피로(疲勞) 남 16세 소음성태음인
2-7. 두드러기, 식욕부진(食慾不振), 피로(疲勞) 남 13세 소음인
2-8. 두드러기, 빨갛고 좁쌀같은 발진, 피부발열감 여 161cm 51kg
2-9. 두드러기 여 24세 태음인
2-10. 식상 후 두드러기 여 50세
3-1. 소아피부발진(小兒皮膚發疹), 복통(腹痛) 남 8세 태음인
3-2. 피부발진(皮膚發疹), 소양(搔痒) 여 30세 소음인
3-3. 피부발진(皮膚發疹), 소양감(搔痒感) 여 22세 소양성태음인
3-4. 피부소양(皮膚搔痒) 여 약 30세 소음인
4-1. 알레르기성 피부염, 속쓰림, 헛구역, 복통(腹痛) 여 23세 소음성소양인
4-2. 알레르기 피부염, 차멀미, 피부돌기 여 49세 태음인 158cm 56kg
4-3. 복숭아 알레르기 두드러기 여 29세 태음성소음인 166cm 56kg
4-4. 접촉성피부염(接觸性皮膚炎) 여 38세 태음성소음인
4-5. 한랭성 알레르기성 피부염 남 9세 소음인
5-1. 옻오름 남 37세 소음인
5-2. 옻오름 여 71세 소양인
6-1. 태열(胎熱), 차멀미, 식욕부진(食慾不振), 식체빈발(食滯頻發), 가래, 숨참 여 8세 소양성태음인
6-2. 태열(胎熱), 피부소양(皮膚搔痒) 여 15세 소양인
7-1. 주부습진(濕疹), 위궤양(胃潰瘍), 두드러기 여 33세 소양인
8-1. 면열(面熱), 여드름, 위통(胃痛), 소화불량(消化不良) 여 18세 소양성태음인
8-2. 면종(面腫), 소화불량(消化不良), 심하비(心下痞), 포만(飽滿), 트림, 피로, 월경통(月經痛) 여 33세 156cm 44kg
8-3. 다래끼 남 13세 소음성태음인
9-1. 두통(頭痛), 재채기, 소화불량(消化不良), 손 부종, 화농성 여드름 여 36세 태음성소음인 155cm 56kg
9-2. 현훈(眩暈), 두드러기, 식욕부진(食慾不振) 여 29세 소음성소양인

→ **정전가미이진탕 합방 활용사례**
1-1. +승마갈근탕합+인진호탕 – 알레르기성 피부염, 항강(項强), 견중(肩重) 남 34세 182cm 76kg

1-1. 식체(食滯), 흉비(胸痞), 소화불량(消化不良), 오심(惡心), 대변불통(大便不通)

● 주 ○ ○ 여 33세 소양인 주부 경기도 안양시 동안구 비산3동 효성빌라
지금까지 체해본 적이 없다는 주부이다.
① 3일 전 라면과 빵, 떡 등을 먹은 뒤부터 몹시 체했다. ② 명치 부위가 답답하고 아프다. ③ 건구역질이 자꾸 나고 소화가 안 된다. ④ 눕고만 싶고 옆으로 누우면 괜찮으나 바로 누우면 가슴이 답답하고 토할 것 같다. ⑤ 3일

전 첫날에는 조금씩 4번 정도 토했으나 그 뒤로 토한 적이 없다.   ⑥ 하품이 자주 나온다.   ⑦ 속이 느글거린다.
⑧ 체한 후 매일 보던 대변을 한 번도 못 보았다.   ⑨ 가끔 트림을 하며 체한 이후 지금까지 죽만 먹고 있다.

식체(食滯)로 인한 담음(痰飮)의 영향으로 속이 느글거리고 건구역이 나온다고 보고 정전가미이진탕 2배량으로 3일분 6첩을 지어주었다.

2일 뒤에 남편이 오는데, 그 약을 먹고 많이 좋아졌으니 2일분만 더 지어달라고 한다. 그래서 부인에게 전화를 하여 자세히 들어보니, 전체의 증상이 가벼워져 하품과 느글거림도 줄어들었으며 계속 못 보던 대변도 본다는 것이다. 만약을 생각해 아직 죽을 먹고 있다고 한다.

요청대로 정전가미이진탕 2배량으로 2일분 4첩을 지어주었다.

약을 모두 복용한 후에 완쾌되어 식사도 아주 잘 한다는 말을 들었다. 만약 이때 정전가미이진탕 말고도 평위산이나 평진탕 등 다른 처방을 사용했어도 효력이 있으리라 생각되는데, 정전가미이진탕이 모든 증세에 보다 적합하다고 판단되어서 이 처방을 쓰게 된 것이다.

1-4. 소화불량(消化不良), 명치비, 속쓰림, 대변빈번(大便頻繁), 오심(惡心)
다음은 정은주 선생의 경험이다.

● 노 ○ ○ 만 23세 소음인 서울특별시 동대문구 이문동

보통 체격에 얼굴은 흰 편이며, 이목구비가 작고 섬세하게 생겼고 수줍음이 많고 약간 소심하나 평소에는 명랑하다.
① 밥을 먹고 나면 소화가 안 되고 더부룩하다.   ② 자주 체하고 명치가 단단해지면서 답답하다.   ③ 하루에 대변을 7~8번 정도 보며, 시원하지 않고 토끼 똥을 눈다.   ④ 예전에 위염 진단을 받았으며 평소에도 속쓰림 증상이 있다.
⑤ 현재 사법시험을 준비 중이며, 신경을 쓰면 손에 땀이 나고 소화가 더 안 된다.   ⑥ 속이 느글거리고 구토가 있었는데 최근에 조금 나아졌다.   ⑦ 항문에 종기 같은 것이 났으며, 닿으면 통증이 있다.   ⑧ 몸은 전체적으로 따뜻한 편이다.   ⑨ 평소에 신경을 많이 쓰고 하루에 12시간 정도 앉아 공부하고 있다.   ⑩ 피로하고 가끔 현기증이 난다.

식체빈발(食滯頻發)을 겸한 소화불량(消化不良)을 목표로 정전가미이진탕 2배량으로 10일분 20첩을 지어주었다. 모두 복용한 후에는

1. 밥을 먹은 후에 소화가 잘된다.
2. 명치끝이 답답하면서 더부룩한 증상이 없어졌다.
3. 속쓰림 증상이 없어졌다.
4. 마음이 많이 편해져서 예전만큼 스트레스를 받지 않게 되었다.
5. 하루에 대변을 7~8번 보던 것이 이제는 2~3번 정도로 줄어들었다.
6. 속이 느글거리는 것도 없어졌다.
7. 예전엔 커피를 마시면 바로 화장실로 갔는데 이제는 하루에 4~5잔을 마셔도 괜찮다.
8. 화장실에 가는 횟수는 줄었으나 토끼 똥으로 나오는 상태는 여전하다.

1-6. 흉비(胸痞), 소화불량(消化不良), 위통(胃痛)
다음은 서영학 선생의 경험을 채록한 것이다.

● 정 ○ ○ 여 37세 경기도 광주군 광주읍 쌍령1리

소화가 안 되고 가슴이 답답하여 여기저기 병원에 다녀도 치료되지 않자 한약으로는 치료될 수 있을 것 같다며 찾아온 사람이다.
① 5~6개월 전부터 소화가 되지 않는다.   ② 가슴이 답답하다.   ③ 간혹 위 부위에 통증이 온다.   ④ 입 안이 쓰고 마른다.   ⑤ 위의 증상이 나타나기 2~3개월 전에 남편과 금전 문제로 몹시 다투었다.

신경성 위 기능 장애로 판단하여 정전가미이진탕 10첩을 지어주며 5일 동안 복용한 뒤에 연락하라고 당부했다. 아니나 다를까 5일 후에 한약이 이렇게 좋은 줄 몰랐다며 얼굴에 미소를 지으며 찾아왔다. 그간 여러 병원에 다녀도 조금도 차도가 없었다면서 양의사들은 아무것도 모른다고 비난을 하기에, 당신 성격이 그 모양이니 병이 들었다고 주의를 주고 같은 약으로 2제를 더 복용시켜 완치가 되었다.

1-9. 위염(胃炎)
다음은 이인성 선생의 경험을 채록한 것이다.

● ○ ○ ○ 남 40세 전라남도 장성군

위염이라는 병원 진단을 받고 치료를 받았으나 약을 먹고 있으면 그대로 괜찮으나 얼마 지나면 다시 아프다.
① 식후포만감(食後飽滿感)이 있다.   ② 심하비(心下痞)가 있고 오심(惡心)과 애기(噯氣)가 있다.   ③ 간혹 복통(腹

痛)이 있고 현기증을 느낄 때도 있다. 지방질음식(脂肪質飮食)을 먹으면 더한다. ④ 술도 좋아한다. ⑤ 맥상(脈象)은 실(實)한 편이다.

앞의 증상에 향사평위산에 갈근을 더하여 사용했는데 좋아지는 것 같다가 더는 좋아지지 않는다. 그래서 향사육군자탕을 줄까 하다가 약간의 복명(腹鳴)이 있다고 하여 정전가미이진탕을 1제 지어주었다. 향사평위산과는 약재가 거의 비슷하나 정전가미이진탕은 반하 등이 들어 있어서 담음증(痰飮證), 담적(痰積), 식담(食痰) 등에 쓰이기 때문에 식담증(食痰證)으로 보고 투약한 것이다. 뱃속이 한군데가 아니고 어디가 아픈지 잘 모르겠다고 하는 것도 담음증(痰飮證)의 하나이다. 이 사람은 정전가미이진탕을 복용하고 치료가 되었다. 요즘에는 향사평위산에 합방하여 많이 쓰고 있는데, 매핵기에도 효과가 있다.

2-1. 두드러기, 트림

● 권 ○ ○ 남 43세 경기도 안양시 관양동 원주아파트

상당히 건강하고 몸에 열이 많은 남자이다.

① 1년 전부터 저녁이면 전신이 가려워서 참지 못한다. ② 긁으면 두드러기처럼 붉게 올라온다. ③ 비린 음식이나 생선을 먹으면 더 심하다. ④ 트림이 많이 난다. ⑤ 머리가 아프다. ⑥ 두통이 오면 코피를 잘 쏟고 코피를 쏟으면 두통은 경감된다. ⑦ 병원에서는 알레르기성 피부염이라고 하며 치료하는 도중에 나았다가 치료가 끝나면 다시 발생하며 체질 개선을 해야 완전히 나을 수 있다고 한다.

피부염을 목표로 정전가미이진탕 2배량에 이 증상이 피부에서 일어나고 있는 점에 착안하여 부평초 4돈을 더하여 10일분 20첩을 지어주었다.

7일 뒤에 전화가 왔을 때 좀 어떠냐고 물어보니, 밤이면 가렵던 것이 많이 없어졌고 따라서 발진과 두드러기는 생기지 않았다고 한다. 또한 트림도 없어졌고 전보다 식욕도 좋아졌고 소화도 더 잘 된다는 것이다. 그 뒤로는 연락이 없어 결과를 모르겠으나 약을 10첩 정도 먹은 뒤에 증세가 이만큼 호전된 것으로 봐서 나머지 약을 모두 먹었다면 훨씬 더 나아졌거나 완전히 나은 것이 아닌가 짐작해 본다.

2-2. 두드러기, 소화불량(消化不良), 식체빈발(食滯頻發), 변비(便秘)

● 최 ○ ○ 여 30세 소음인 경기도 군포시 당동 주공아파트

① 작년 10월 한약을 먹는 중에 두드러기가 발생했다. ② 처음엔 작게 나타나더니 점점 커졌다. ③ 밤에 특히 심하며 많이 가렵다. ④ 얼굴과 입술도 부르텄다. ⑤ 생알로를 갈아서 먹으니 조금 덜하다. ⑥ 두드러기가 나면 한기(寒氣)가 든다. ⑦ 추위를 심하게 타며 아랫배가 차다. ⑧ 식욕은 보통이나 소화가 잘 안 되며 잘 체하고 헛배가 부른다. ⑨ 평소 커피를 즐겨 마신다. ⑩ 변비가 있어 3일에 1회 변을 보며 대변이 잘 나오지 않고 시원하지 않다. ⑪ 잠을 잘 잔다. ⑫ 간혹 무릎 부위가 쑤신다.

소화력이 약하며 잘 체하고 변비가 있는 소음인 주부의 두드러기가 소화기의 손상으로부터 왔다고 보고 정전가미이진탕 1.5배량으로 10일분 20첩을 지어주었다.

약 2달 반 뒤에 두드러기는 나았으나 소화가 안 될 때는 가끔 두드러기가 나타난다고 한다. 또 아이들을 가르치므로 신경을 자주 쓰며 전신통증과 피곤이 겹치고, 눈도 침침한 느낌이 든다며 보약을 지어달라고 한다. 지금까지 보약을 먹으면 두드러기가 나서 미루어 왔다고 한다.

비록 보약을 지어달라지만 이 부인이 현재 소화력이 썩 좋지 않으며 소화가 안 될 때면 두드러기가 간혹 발생하므로 같은 처방인 정전가미이진탕에 전신통증과 피로를 해소하기 위하여 황기 4돈을 더하여 10일분 20첩을 지어주었다.

약 3개월 후에 다시 와서, 자주 체하던 것이 이제는 없고 소화도 잘되며 변비도 없어졌으며, 신경을 많이 쓰던 것도 안정되었다고 한다.

그런데 근래에 신경을 쓰면 소화력이 간혹 약해지며 항강(項强) 증세도 있다고 한다.

지난번 약을 복용한 이후 식체빈발(食滯頻發), 소화불량(消化不良)이 소실되었으므로 이번에는 같은 처방인 정전가미이진탕으로 10일분 20첩을 투여했다.

2-3. 두드러기, 소양감(搔痒感), 습진(濕疹)

● 강 ○ ○ 남 10세 소음인 경기도 안양시 비산3동 삼호아파트

키와 체격이 보통인 소음인 아이이다.

① 4개월 전인 1월부터 저녁 무렵이면 피부가 가렵고, 발적(發赤)이 되면서 전신에 두드러기가 난다. ② 5~6살 때부터 좌측 엄지손가락에 습진이 있다. ③ 평소 몸이 더운 편이고 예민한 편이다. ④ 물을 많이 마시는 편이다. ⑤ 찬 방에서 자는 것을 좋아하고 찬 음식을 좋아한다.

두드러기와 피부발진(皮膚發疹)을 목표로 정전가미이진탕 2배량으로 10일분 20첩을 투약했다.

4개월 후에 다시 왔을 때 확인해 보니, 첫날 약을 복용하고 다음날부터 가려움과 두드러기가 없었으며 4년 된 습진과 이로 인하여 손가락이 갈라지는 증상도 없어졌다고 한다. 그 뒤로는 두드러기와 발적(發赤)이 발생한 적이 없이 완전히 나았으며, 복용하는 중에 복통(腹痛)과 설사(泄瀉)가 있었으나 약을 절반으로 줄여서 복용하니 괜찮았다고 한다.

복통과 설사는 가려움으로 잠을 자기 힘든 증세를 감안하여 속효를 위해 약량을 과량으로 사용해서 일시적으로 발생한 증상으로 짐작된다.

2-4. 유아(幼兒) 두드러기

● 이 ○ ○ 남 14개월 소양성태음인 경기도 군포시 당동 한미아파트

① 3일 전부터 두드러기가 나고 가렵다. ② 두드러기는 몸 전체에 나는데 뒷머리, 목, 얼굴, 전신으로 진행된다. ③ 항문에도 두드러기가 난다. ④ 두드러기는 땀띠처럼 나는데 가려워서 긁으면 커지면서 확대되어 붉은색의 두드러기로 진행된다. ⑤ 낮에는 두드러기가 들어가는 듯하다가 밤에는 더 심해진다. ⑥ 분유나 우유를 먹이면 더 심하다. ⑦ 두드러기로 가려워 긁느라고 3일째 밤에 잠을 못자고 있다. ⑧ 3일간 소아과와 피부과를 다녔으나 차도가 없다.

우유나 분유를 먹이면 더 심해지는 두드러기를 목표로 정전가미이진탕으로 5일분 10첩을 지어주었다.

17일 뒤인 2월 하순에 감기를 겸한 보약을 지으러 왔다. 두드러기의 경과를 묻자, 그 약을 먹고 다 나아 그 후로는 아무렇지 않다고 한다.

3-1. 소아피부발진(小兒皮膚發疹), 복통(腹痛)

● 조 ○ ○ 남 8세 태음인 경기도 안양시 안양 7동 서안주택

키와 체격이 보통인 태음인 남아로 2주 전 오징어와 생선을 먹고 난 뒤

① 전신에 울긋불긋한 발진(發疹)이 생겼다. ② 발진 부위가 가렵고 화끈거린다. ③ 목욕할 때 비누칠을 하고 타월로 자극하면 발진 부위가 심하게 더 가렵다. ④ 피부가 약간만 스쳐도 벌겋게 일어나며 두터워진다. ⑤ 식욕은 좋으나, 어려서부터 배가 수시로 아프다. ⑥ 어려서부터 소변에서 냄새가 심한데 암모니아 냄새가 난다. ⑦ 변비가 있으며 대변은 2일에 1회로 정도 본다. ⑧ 발진 부위에 얼음찜질을 하면 조금 가라앉고, 잠을 자고 나면 발진이 없어진다.

평소 수시로 복통이 빈발하는 태음인 남아의 생선을 먹고 난 뒤에 발생한 전신 피부발진(皮膚發疹)을 목표로 정전가미이진탕으로 10일분 20첩을 지어주었다.

13일 후에 아이의 엄마가 다시 왔다. 아이의 증상에 대해 물어 보니, 전신에 생기던 발진 증세가 경감되었으며 발진 부위도 줄어들었으나 자극을 받으면 또다시 울긋불긋 벌겋게 일어난다고 한다. 더불어 어려서 수시로 있던 복통이 소실되었다고 한다.

약을 더 지어달라고 하여 전과 같은 처방으로 10일분 20첩으로 지어주었다.

18일 후에 아이 엄마가 다시 왔는데 3일 전에 아이가 약을 다 먹었다고 한다. 두 번째 지어간 약에 대해 물어 보니, 전신 피부발진(皮膚發疹)이 전처럼 심하지 않고 크게 부풀어 오르지도 않으며 긁으면 땀띠처럼 나타난다고 한다. 특히 가방을 맨 부위의 피부는 붉은 선이 생기며 상체(上體)에 땀이 난다고 한다.

전체적으로 점차 완화되어 가는 것으로 보아 증세가 호전되고 있다고 보고 이번에도 전과 같은 처방으로 10일분 20첩을 지어주었다.

3-2. 피부발진(皮膚發疹), 소양(搔痒)

● 황 ○ ○ 여 30세 소음인 경기도 안양시 부흥동 공작 성일아파트

보통 키에 약간 마른 체격인 소음인 주부로 6개월 전 평촌 신도시로 이사한 후부터

① 전신 피부에 빨갛게 발진이 생겼다. ② 발진 부위가 가렵다. ③ 자는 동안 더 심하며 낮에도 가렵다. ④ 옷이 끼는 부위가 특히 심하다. ⑤ 병원약을 복용하는 동안에는 일시적으로 증상이 소실된다. ⑥ 추위를 약간 탄다. ⑦ 손발이 차다. ⑧ 식욕이 별로 없는 편인데 임신 중 입덧을 심하게 한 이후로 식욕을 잃었다. ⑨ 식사량이 적은 편이다. ⑩ 소화가 잘 안 되는 편이며 자주 체한다. ⑪ 대변과 소변은 보통이다. ⑫ 잠은 잘 자는 편이나 꿈을 자주 꾼다. ⑬ 잘 놀란다. ⑭ 피로하고 기운이 없다. ⑮ 손발이 건조하다.

식욕과 소화력이 약한 소음인의 피부발진(皮膚發疹) 및 소양감(搔痒感)을 목표로 정전가미이진탕 1.5배량으로 10일분 20첩을 투약했다.

19일 뒤에 다시 내방했는데, 약을 복용하는 중에는 좀 덜하다가 다시 재발했다면서 약을 더 지어달라고 한다.

한약은 증상을 위주로 하는 양약과는 달리 신체상태를 조정하여 그 증상을 소실시키는 것을 목표로 하기 때문에 복용하는 중에는 경감되었다가 다시 재발한 것은 약량이 미흡하기 때문이라고 설명을 하고 전과 같은 정전가미이진탕으로 10일분 20첩을 투약했다.

14일 뒤에 전화로 약 1제를 더 요구했다. 전화로 약을 요구하여 자세한 경과는 확인하지 못했으나 같은 약을 더 요구한 것으로 보아 효과가 있는 것으로 판단하고 같은 처방으로 10일분 20첩을 더 지어주었다.

4개월 뒤에 보약을 지으러 왔을 때 확인해 보니, 피부발진(皮膚發疹) 및 가려움증이 완전히 소실되었다고 한다.

4-1. 알레르기성 피부염, 속쓰림, 헛구역, 복통(腹痛)

● 박 ○ ○ 여 23세 소음성소양인 경기도 안산시 본오동

키와 체격이 보통인 소음성소양인으로 보이는 아가씨이다.

① 1년 전부터 전신이 벌게지면서 가려운 증세가 생겼는데 긁으면 줄처럼 되고 두드러기가 생긴다.   ② 가려움증으로 잠을 자기가 곤란할 정도이다.   ③ 2년 전부터 공복에 속이 쓰리다.   ④ 헛구역질이 잘 난다.   ⑤ 기상시 간혹 배가 아프다.   ⑥ 차멀미를 한다.   ⑦ 추위를 심하게 탄다.   ⑧ 식욕은 보통이다.   ⑨ 병원에서는 알레르기성 피부염이라고 한다.

헛구역감, 차멀미를 겸한 알레르기성 피부염을 목표로 정전가미이진탕 1.5배량으로 10일분 20첩을 투약했다.

19일 후에 다시 내방했을 때 확인해 보니, 가려움증은 여전하나 속쓰림 증세와 헛구역질, 기상시 복통 증세가 경감되었다고 한다. 지난번 약이 효력이 있다고 보고 역시 같은 처방으로 10일분 20첩을 투약했다.

23일 후에 다시 확인해 보니, 가려운 증세와 두드러기 증세는 완전히 소실되었고 소화기 증세는 경감된 상태로 더는 차도가 없었다고 한다. 다시 정전가미이진탕 1.5배량으로 10일분 20첩을 투약했다.

약 2년 후에 결혼을 하여 임신보약을 지으러 왔을 때 확인해 보니, 가려움과 두드러기는 물론 속쓰림, 헛구역질과 복통도 모두 동시에 소실되었으며 그 뒤에도 알레르기성 피부염이 재발한 적은 없었다고 한다.

이번에는 출혈로 유산의 징후가 농후하여 유산방지 겸 임신보약으로 삼기탕에 맥아 2.5돈을 더하여 지어주었다. 20일 후에 전화가 왔는데 약을 복용하기 전에 계류유산이 되었다고 한다. 유산 후에 먹어도 좋으냐고 문의하여 복용이 가능하다고 했다.

4-4. 접촉성피부염(接觸性皮膚炎)

● 송 ○ ○ 여 38세 태음성소음인 법무사 사무소 경기도 안양시 동안구 관양동

근육이 연약한 태음성소음인 여성으로, 6개월 전부터 접촉성 피부염이 있다.

① 전신이 따끔거리고 소양감(搔痒感)이 심하다.   ② 긁으면 줄이 일어나고 따끔하면 그 자리가 벌겋게 올라온다.   ③ 샤워 후에 전신에 두드러기처럼 일어나며, 샤워할 때는 접촉 부위를 따라 두드러기가 생긴다.   ④ 현재 알약을 복용하는 중이다.   ⑤ 목, 어깨 주위에 5개월 전부터 항강(項强)이 심하여 현재 침을 맞고 있다.   ⑥ 추위를 심하게 타며 더위는 약간 탄다.   ⑦ 윗배가 약간 차며 아랫배는 매우 차다.   ⑧ 채식 위주의 식사를 하고, 소화력은 보통이며 헛배가 부른다.   ⑨ 대변은 불규칙하게 보며 변비가 있다.   ⑩ 뒷목이 뻐근하다. 전신에 피로감이 있고 아침에 일어나기 힘들다.   ⑪ 잠이 부족하고, 잠귀가 밝다.   ⑫ 에어컨을 틀면 추워서 못 견딘다.   ⑬ 귀가 가렵고 귀 주위가 약간 곪았다.

접촉성 피부염을 목표로 정전가미이진탕 2배량에 변비를 감안하여 소승기탕을 더하여 1제를 투약했다.

약을 복용할 때는 많이 좋아졌으나 약을 복용하지 않으니 좀더 심해졌으며 변비는 없어졌다고 한다.

이번에도 접촉성 피부염을 목표로 정전가미이진탕 2배량에 소승기탕을 더하여 1제를 투약했다.

4-5. 한랭성 알레르기성 피부염

● 양 ○ ○ 남 9세 소음인 경기도 안양시 달안동 샛별단지 한양아파트

키와 체격이 보통이며 소음인으로 보이는 남아이다.

① 전부터 추우면 얼굴에 두드러기가 나는 증상이 있었다.   ② 2월 하순인 오늘 아침부터 두드러기가 났으며 전에는 얼굴에 났으나 이번에는 전신에 났다.   ③ 오후 1~2시경부터 전신의 가려움이 심해서 오후 5시인 지금까지 계속 가렵다.   ④ 6개월 전부터 두통이 자주 발생한다.   ⑤ 1달에 1~2번 정도는 학원 차를 타고 가다가 구토를 한다.   ⑥ 1년 전부터 밖에서 놀다가 오면 간혹 어지럽다는 말을 한다.   ⑦ 입은 짧은 편이다.   ⑧ 병원에서는 한랭성 알레르기성 피부염이라고 했다.

한랭성 두드러기를 목표로 정전가미이진탕으로 3일분 6첩을 투약했다.

10일 후에 보약을 지으러 왔을 때 확인해 보니, 복용 3~4일 뒤에 두드러기와 가려움이 모두 소실되었으며 복용 뒤에

식욕도 증진되고 혈색이 좋아졌다고 한다.

6-1. 태열(胎熱), 차멀미, 식욕부진(食慾不振), 식체빈발(食滯頻發), 가래, 숨참

● 김 ○ ○ 여 8세 소양성태음인 경기도 안양시 안양동

보통 체구에 피부가 약간 검고 성격이 소탈하며 소양성태음인으로 보이는 여자아이다.

① 3년 전인 5살 때부터 태열(胎熱)이 발생하여 팔목 안과 손목 접합 부위가 벌겋게 발진이 되고 진물이 나기도 한다.
② 기온차가 심하면 증세가 더 심하고 목욕을 한 뒤에도 증세가 더 심하며, 목욕탕에 가면 냉탕만 들어가려고 한다.
③ 팔목과 손목 안쪽뿐만 아니라 눈 주위와 입주위도 약한 암갈색(暗褐色)의 반점이 있으며, 그 표피는 하얗게 일어나 있다.   ④ 머리에도 비듬처럼 하얗게 일어나 있고 머리도 잘 긁는다.   ⑤ 밤만 되면 가려워 전신을 긁어댄다.
⑥ 평소에 밥을 거의 먹지 않으려고 한다.   ⑦ 어려서부터 지금까지 차멀미가 심했고 차를 타면 구토(嘔吐), 복통(腹痛), 두통(頭痛) 증상이 있다.   ⑧ 가끔 식체(食滯)가 있으며 체하면 머리가 아프고 귀에서 소리가 난다.   ⑨ 가래가 많다.   ⑩ 뛰면 숨이 차다고 한다.

소화기가 약한 소아의 태열을 목표로 소풍산 2배량에 백출, 진피 5돈을 더하여 10일분 20첩을 지어주었다.

13일 뒤에 아이의 아버지가 전화를 했는데 약을 다 먹었는데 전혀 차도가 없다고 한다.

전신 가려움, 태열(胎熱) 등 증상 이외에도 식욕부진(食慾不振), 차멀미, 식체(食滯), 가래 등 증상이 있다는 점에서 정전가미이진탕을 사용하기로 하고 정전가미이진탕 1.5배량에 태열을 감안하여 형개 2.5돈을 더하여 10일분 20첩을 지어주었다.

12일 뒤에 어머니가 다시 전화를 했다. 두 번째 약을 먹고 많이 좋아지는 것 같은데 우선 밤에 긁는 정도가 좀 줄어들었으며 아이가 밥을 아주 잘 먹는다고 한다.

어머니의 요청대로 두 번째와 같은 정전가미이진탕 1.5배량으로 10일분 20첩을 지어주었다.

15일 뒤에 아버지가 전화를 하여, 아직도 부분적으로 증상이 남아있으나 전보다는 많이 나았다면서 약 1제만 더 지어달라고 한다. 다음날 어머니와 함께 약을 찾으러 왔을 때 확인해 보니, 전신의 발진(發疹)과 가려움, 귀 접합 부위의 증상이 소실되었고, 팔꿈치 안쪽 팔목에는 아직 붉은 반점이 많이 남아 있으나 그래도 지난번보다는 다소 줄어있었다. 눈 주위와 입주위의 암갈색의 피부도 옅어져 거의 다른 얼굴 부위 피부와 분별이 잘 안될 정도로 회복되었고 표피가 하얗게 일어나는 증세가 없어졌다. 아울러 머리의 비듬처럼 허옇게 늘 일어나던 것도 없어지고 머리가 가려운 것도 많이 줄었다. 그리고 저녁마다 가려워 긁는 것은 덜했다가 여전했다가 하지만 전보다는 격감했다고 한다. 또한 여전히 식욕이 좋다고 한다. 이번에는 차를 타고 오면서 보니 차멀미도 소실되었고 가끔 체하던 것도 그간에는 전혀 없었고 가래와 숨찬 것도 모두 없어졌다고 한다.

6-2. 태열(胎熱), 피부소양(皮膚搔痒)

● 서 ○ ○ 여 15세 소양인 경기도 과천시 원문동 주공아파트

보통 체격의 소양인 여중생이다.

① 초등학교 2학년 때부터 태열(胎熱)이 발생하여 피부가 빨갛게 트고 비늘처럼 일어난다.   ② 심하면 갈라진다.
③ 전신이 가려운데 얼굴이 특히 심하며 살이 겹치는 부위인 목, 팔 안쪽, 팔목 접히는 부위, 허벅지 안쪽에 주로 발생한다.   ④ 머리는 가렵지 않다.   ⑤ 저녁에 심하게 가려워서 잠을 못 잔다.   ⑥ 태열기가 심한 곳은 뜨겁고 열감(熱感)이 느껴진다.   ⑦ 식욕과 소화력은 좋다.   ⑧ 대변은 2~3일에 1회 보나 보통변이다.   ⑨ ○○병원에서 1년간, ○○피부과에서 1년간 등 수차례 병원치료를 받았으나 뚜렷한 효과를 보지 못했다.

심한 소양감(搔痒感)이 있는 태열(胎熱)을 목표로 정전가미이진탕 1.5배량으로 10일분 20첩을 투약했다.

11일 뒤에 어머니가 내방했는데 별 차도가 없다고 하여 이번에는 사위탕 2배량으로 10일분 20첩을 투약했다.

10일 뒤에 인덕원 삼호아파트에 사는 김○○씨가 이 학생의 아버지로부터 소개를 받고 약을 지으러 왔는데 그 학생의 태열이 많이 나았다는 얘기를 했다. 그래서 두 번째 지어간 사위탕이 효과가 있었다는 생각을 하고 있었다. 다음달 이 학생이 어머니와 함께 약을 지으러 와서 하는 말이, 첫 번째 약을 먹고 많이 좋아졌는데 두 번째 약은 별로 효과가 없는 것 같다고 하기에 깜짝 놀라 자세히 물어 보았다.

처음 약을 복용한 후에 증세가 격감하여 가려운 것이 소실되었고 비늘처럼 일어나고 벗겨지고 갈라지던 것이 현저히 줄었으며, 얼굴에 붉게 났던 것이 없어져 현재는 약간 거무스름하긴 한데 살색과 거의 비슷했다.

또한, 얼굴과 입 주위가 이제는 건조하지 않고 손등도 가렵지 않다고 하며, 아울러 태열기가 격감해서인지 뜨겁고 열감이 있던 것이 격감하여 얼굴과 목에만 열감이 약간 느껴진다고 한다. 가려움으로 잠을 못 자던 것도 약간 가렵기는 하나 잠은 잘 잔다고 한다.

그런데 두 번째 약을 복용하는 중에는 오히려 다시 일시적으로 붉어지고 가려움이 발생하고 약간 건조해졌으며 손등

과 얼굴이 가렵고 붉어졌다며 첫 번째 약으로 1제만 더 지어달라고 하다.

정전가미이진탕을 복용한 후 많은 효과를 보았으므로 같은 처방으로 10일분 20첩을 투약했다.

7-1. 주부습진(濕疹), 위궤양(胃潰瘍), 두드러기

● 전 ○ ○ 여 33세 소양인 매장근무 경기도 안양시 달안동 샛별한양아파트

작은 키에 약간 뚱뚱하며 건강해 보이는 소양인 주부이다.

① 4~5년 전부터 주부습진이 있어 손가락 끝마디가 가렵고 갈라지고 허물이 벗겨진다. ② 평소 위궤양이 있어 인근 병원에서 치료하여 소실되었다가 1달 전에 재발했다. ③ 두드러기가 잘 나며 평소 스타킹을 신거나 씻기만 해도 두드러기가 솟는다. ④ 식사량은 적은 편이지만 식욕이나 소화력은 보통이다. ⑤ 대소변도 정상이고 잠도 잘 잔다. ⑥ 추위와 더위 등은 특별히 타는 것은 없지만 선풍기, 에어컨을 싫어한다. ⑦ 평소 자주 우울하다고 한다.

이 부인의 주증세는 주부습진인데, 증세 중에 두드러기가 있는 점을 감안하여 정전가미이진탕 2배량으로 10일분 20첩을 지어주었다.

1달 뒤인 10월 초순에 다시 내방했을 때 증상을 확인해 보았다. 약을 복용한 뒤부터 위궤양 증상과 두드러기가 격감했고 놀랍게도 주부습진 증세도 소실되었다가 재발의 기미가 보인다며 다시 약을 지어달라고 한다. 지난번 약으로 많은 효과를 보았으므로 다시 같은 정전가미이진탕으로 20첩을 지어주었다.

1년 뒤인 다음해 10월 중순에 다시 내방했을 때 확인해 보니, 두 번째 지어간 약을 모두 복용한 뒤 두드러기는 완전히 소실되었고, 위궤양 역시 많이 격감했으며 주부습진도 소실되었다가 얼마 전부터 재발했다고 한다. 아울러 근래에는 식후즉변(食後卽便)의 증세가 있다고 한다. 다시 정전가미이진탕으로 10일분 20첩을 투약했다.

3년 후인 2월 하순에 우측 팔 마비증세와 항강(項强)으로 약을 지으러 왔을 때 확인해 보니, 세 번째 지어간 그 약을 복용하고 주부습진이 소실되었으며 현재까지 재발하지 않고 잘 지낸다고 했다.

다시 그해 가을인 9월 하순에 이맘때쯤이면 매번 주부습진이 발생한다면서 약을 지으러 와서 전과 같은 처방으로 1제를 지어주었다.

다음해 4월 초순에 주부습진으로 다시 약을 지으러 왔을 때 확인해 보니, 작년 9월에도 약을 먹고 나았으나 올해는 전과 달리 4월부터 주부습진이 나타난다고 한다. 이번에는 가미귀비탕을 지어주었다.

8-1. 면열(面熱), 여드름, 위통(胃痛), 소화불량(消化不良)

● 강 ○ ○ 여 18세 소양성태음인 고등학교 3년 충청북도 청주시 가경동 세원아파트

키가 보통이고 몸통이 약간 굵은 편이며 소양성태음인으로 보이는 여학생이다.

1달 전인 8월 말에 손 저림과 두통으로 가미귀비탕을 복용한 적이 있다.

① 양쪽 볼이 붉고 열이 난다. ② 속으로 화끈거리는 느낌이 있다. ③ 껍질이 벗겨지고 발진(發疹)이 되기도 한다. ④ 피부가 건조하다. ⑤ 피부약을 먹으면 어지럽고 손이 저리다. ⑥ 자주 체한다. ⑦ 식욕은 좋은 편이나 소화가 잘 안 돼서 간혹 소화제를 복용한다. ⑧ 음식은 가리지 않고 잘 먹는 편이다. ⑨ 대변과 소변은 정상이다. ⑩ 머리 뒤가 땅기고 무겁다. ⑪ 가끔 아찔하면서 어지럽다.

주로 호소하는 면홍(面紅)과 면열(面熱)이 소화장애로 인해서 발생할 수 있다고 보고 정전가미이진탕에 치자, 시호 1.5돈, 승마 1돈을 더하여 10일분 20첩을 투약했다.

2년 뒤인 3월에 체했다며 약을 지으러 왔다. 지난번의 경과를 물어 보니 그 약을 복용한 뒤 양쪽 볼이 붉고 열이 나던 것과 얼굴에 여드름이 생기는 것이 모두 없어졌으며 그 뒤로 지금까지 증상이 나타나지 않는다고 한다. 이번에는 ① 5일 전 체한 뒤로 위가 아프고 ② 소화가 안 된다. ③ 체한 뒤부터 4일간 제대로 밥도 못 먹었다. ④ 손발도 차고 ⑤ 냉도 심하다. ⑥ 병원에서는 위궤양이라고 한다.

식체(食滯) 후의 위통(胃痛)과 소화불량(消化不良), 음식불납(飮食不納)이 있으나 평소에 잘 체한다는 측면도 참고하여 정전가미이진탕 2배량으로 10일분 20첩을 지어주었다.

1년 뒤인 다음해 2월 중순 이번에도 체했다며 약을 지으러 왔다. 지난번의 증상을 확인해 보니, 약을 복용하고 식사도 잘하고 위통도 없어졌다고 했다.

이번에도 식체(食滯)와 식체빈발(食滯頻發)을 목표로 지난번과 같은 정전가미이진탕으로 1제를 지어주었다.

8-2. 면종(面腫), 소화불량(消化不良), 심하비(心下痞), 포만(飽滿), 트림, 피로, 월경통(月經痛)

다음은 김재영 선생의 경험이다.

● 김 ○ ○ 여 33세 캐디 156cm 44kg

평소 앞머리를 내리고 다니기 때문에 이마에 여드름 같은 것이 한두 개 정도 돋아 있다가, 얼마 전 마사지를 다니면

서 이마와 턱밑에 여드름이 심해졌다.

① 이마와 턱밑에 여드름이 심해져서 신경이 많이 쓰인다.　② 식욕도 별로 없고 식사량이 적다.　③ 평소나 식후에 속이 답답하고 더부룩하며 그득하다.　④ 헛배가 부르고, 트림, 가스가 차는 소화불량 증세가 있다.　⑤ 대변은 보통이지만, 가끔 물변을 본다.　⑥ 피로하며 오후에 기운이 없고 신경질, 짜증, 눈 피로감이 있다.　⑦ 허벅지에 극심한 월경통이 있는데 월경 첫날 움직이지 못할 정도이다.　⑧ 약간 냉대하(冷帶下)가 있다.　⑨ 월경 주기가 부정확하다.　⑩ 더위를 심하게 타지만, 몸은 찬 편이다.

여드름이 소화기의 장애로 인하여 발생한다고 보고 정전가미이진탕 2배량으로 10일분 20첩을 투약했다.

약을 모두 복용한 뒤 확인해 보니

1. 여드름이 치료되어 예전처럼 1~2개 정도만 이마에 남아 있다.

2. 소화기도 좋아져 더부룩함, 트림, 가스가 차는 등의 증상이 모두 소실되었다.

3. 피로감도 약을 복용하기 전보다 훨씬 덜하다.

4. 약을 먹고 월경통이 없어졌다.

처음에는 마사지의 부작용이 아닐까도 생각했지만 환자가 약을 먹는 중간에도 마사지를 계속했고, 피부 관리사의 말에 따르면, 마사지를 하면서 피부의 독소가 빠져나오는 중이라고 했다며 여드름이 나은 것이 마사지의 효과인지 약 때문인지 모르겠다고 했다.

8-3. 다래끼

● 이 ○ ○　남　13세　소음성태음인　경기도 안양시 호계2동 럭키아파트

키는 보통이며 약간 여윈 편이고 소음성태음인으로 보이는 중학교 1학년 남학생이다.

① 1달 전부터 다래끼가 끊이지 않고 좌우 교대로 계속 나는데 지금은 좌측 눈 아래에 났다.　② 식욕이 없으며 식사량이 적다.　③ 감기에 잘 걸린다.　④ 혈색이 좋지 않다.　⑤ 목소리가 가늘다.

평소 마르고 식욕이 없는 태음인의 다래끼가 빈발하는 증상을 목표로 정전가미이진탕 본방으로 10일분 20첩을 지어주었다. 약 4개월이 지난 연말에 보약을 지으러 왔을 때 확인해 보니, 복용 이후 약 4개월간은 다래끼가 안 났는데 먼저보다는 덜해도 최근에는 간혹 약간씩 난다고 했다.

下統72 寶 공연단 控涎丹

甘遂 大戟 白芥子 各等分

治 痰飮 流注作痛 ① 一名[妙應丹]
[活　　套] 驚痰 加朱砂爲衣 ② 痛甚 加全蝎 ③ 臂痛 加木鼈子 桂心 ④ 驚痰成塊 加穿山甲 鼈甲 玄胡索 蓬朮
[用　　法] 上末 糊丸梧子大 臨臥薑湯或溫水下 七丸至十丸
[活套鍼線] 流注(痰飮)
[適 應 症] 폐수종, 유주작통, 늑막염, 부종

　　공연단은 담음(痰飮)으로 인한 유주작통(流注作痛), 늑막염(肋膜炎), 국소부종(局所浮腫), 전신부종(全身浮腫) 등에 사용하는 처방이다. 비교적 몸이 건실하고 강단이 있는 사람, 즉 기실자(氣實者)에게 수음(水飮)에 가까운 담음(痰飮)이 울체되었을 때 사용한다.
　　담음(痰飮)의 형태는 다양하다. 점도(粘度)가 높은 담(痰)이 있고, 소조중탕이나 과루지실탕을 사용할 수 있는 열성상태의 열담(熱痰), 조담(燥痰)이 있으며, 허랭한 상태의 한담(寒痰)이 있으며, 곤담환을 써야 하는 경우의 담(痰)이 있고, 통순산의 요통처럼 기육(肌肉)에 담음이 울체되는 경우도 있는데, 모두 담음(痰飮)으로 표현하고 있지만 실제로 치법이 다르기 때문에 구분해야 한다. 이 중에서 공연단의 담음과 유사하다고 할 수 있는 것은 통순산의 담음이다.

　　통순산은 조직 속에 스며 있는 미세한 담음(痰飮)을 제거하는 작용이 있어 요통(腰痛)에 많이 응용하고 있다. 과로(過勞)나 허약(虛弱) 등에 의해 미세한 담음이 허리근육에 울체되어 소통장애를 일으키고 근력을 약화시킬 경우 요통이 발생할 수 있는데, 이럴 때 통순산을 복용하면 조직 사이에 끼여 있는 미세한 담음이 제거되면서 근력이 회복되기 때문에 자연히 통증을 치료할 수 있다. 공연단은 요통에 사용하는 것은 아니지만 통순산처럼 담음이 기육(肌肉)에 울체되어 있을 때 사용한다.
　　차이점이 있다면 통순산의 증상은 완만한 편이고, 담음이 급격하게 울체되어 발생하는 것이 아니지만, 공연단의 증상은 급속하게 발생하는 경향이고 실증(實證)이다. 또한 통순산의 증상은 조직이 약간 긴장(緊張)·경직(硬直)되어 있으면서 습체(濕滯)가 발생하여 주로 요통(腰痛)이나 지절통(肢節痛)이 나타났을 때 사용한다면, 공연단은 조직의 긴장은 없고 단지 수분울체가 더 현저하고 급박할 때 사용하며, 통증부위는 주로 흉협(胸脇)과 배부(背部)이다. 또한 통순산은 거담작용(祛痰作用) 외에도 해기(解肌)와 이기작용(理氣作用)이 포함되어 있는 반면, 공연단은 급속하게 담음을 제거하는 작용만 있다.

　　양방에서는 기육(肌肉) 속에 울체된 미세한 습체(濕滯)를 인식하지 못하고 있다. 구조적인 문제가 아니어서 각종 진단기기를 사용해도 원인을 밝힐 수 없기 때문이다. 그래서 통증은 나타나지만 실제로 진단이 용이하지 않아 대증요법으로 진통제를 사용하지만 잘 치료되지 않는다. 그러나 공연단이나 통순산을 사용하여 기육(肌肉)에 포함된 미세한 습체(濕滯)를 제거하면 통증을 치료할 수 있다.
　　조문을 보면 '流注作痛유주작통'이라고 하여 여기저기 돌아다니면서 통증이 나타날 때 사용한다고 했는데, 이것은 실제로 담(痰)이 여기저기를 이동하는 것이 아니라 여러 곳에 담(痰)이 울체되어 동시 다발적으로 증상이 나타나는 것을 표현한 것이다.
　　공연단은 강압·이뇨작용이 강해 체내의 수분을 급히 빼주어야 할 경우에 사용하는데, 그래서 예전에는 삼출성늑막염에 많이 사용했다. 늑막염은 폐렴이나 폐결핵 등 다른 염증성 폐질환에 동반되는 경우가 많은데, 심호흡을 했을 때 가슴에 통증이 느껴지는 것이 주증상이다. 또한 흉막액(胸膜液)이 많이 차면 호흡하기 힘들어지고 기침, 가래, 가슴 두근거림, 발열, 오한, 권태감, 식은땀 등이 나타나는데, 일단 물을 빼내면 증상이 호전되기 때문에 공연단으로 수분을 빼내어 치료하는 것이다. ≪의종손익≫을 보면 '복음(伏飮)은 흉격(胸膈)에 담(痰)이 가득 차서 숨이 차고 기침을 하며 혹 게우기도 하는 것이다. 병이 발작하면 추웠다 열이 났다 하며 허리와 잔등이 아프고 눈물을 흘리며 눈이 부들부들 떨리는데, 공연단을 사용한다.'고 되어 있다. 이처럼 예전에는 복음(伏飮)으로 표현했으나, 이는 습성 늑막염에 해당한다고 할 수 있다.

종합해보면 공연단의 통증은 조직에 담음(痰飮)이 울체되어 발생하는 것이며, 이러한 담음을 강력하게 이뇨(利尿)시켜 배출시키기 때문에 통증이 치료되는 것이므로 담음이 기육(肌肉)에 울체되어 통증을 유발할 때도 사용할 수 있고, 늑막염처럼 늑막강(肋膜腔)에 체액(體液)이 정체되어 통증을 일으킬 때도 사용할 수 있다. 또한 이러한 작용 때문에 전신부종이나 국소부종에 응용할 수 있는 것이다. 물론 부종이라는 증상을 급히 해소시켜야 할 경우에 사용해야 하며, 건실한 사람은 괜찮지만 그렇지 않으면 기탈(肌脫)이 발생할 수 있다.

활투를 보면 경담(驚痰)에는 주사를 입혀서 사용할 수 있다고 했으며, ≪의종손익≫에서도 '놀란 것이 원인이 되어 담(痰)이 뭉쳐서 덩이가 된 것이 가슴이나 뱃속에 있는데, 발동하면 그 부위가 툭툭 뛰면서 참을 수 없이 아프며, 이것이 전간(癲癎)이 되기도 한다. 부인들에게 흔히 생기는데 공연단이나 곤담환을 쓰는 것이 좋다.'라고 했다. 이는 놀란 것이 원인이 되었을 때 수분대사에 장애가 생기고, 통증이 나타나고, 비교적 급성이면 공연단을 사용하고, 만성적으로 담음이 울체되어 전간(癲癎)이 나타났을 때는 곤담환을 사용하는 것으로 이해하면 된다.

처방구성 처방구성을 보면 감수는 장점막(腸粘膜)을 자극하고 장(腸)의 연동운동(蠕動運動)을 증가시켜 강력한 사하작용(瀉下作用)을 나타내며, 이뇨작용(利尿作用)이 있어 심출성 늑막염, 간경화로 인한 복수(腹水)에 사용된다. 대극은 사하작용(瀉下作用)과 이뇨작용(利尿作用)이 있고, 피부의 화농성 질환에 있어서의 수분정체, 간경화로 인한 복수(腹水), 기관지염 등에 사용한다. 백개자는 기도점막을 강하게 자극하는 약성이 있어 점액분비를 촉진하여 담(痰)의 배출을 용이하게 한다.

처방비교 오약순기산과 비교하면 두 처방 모두 유주작통(流注作痛)에 사용한다. 그러나 오약순기산은 근육의 긴장·위축으로 인해 근육 속에 포함된 혈관이 압박을 받아 요통, 지절통, 마비감 등이 발생했을 때 사용한다. 반면 공연단은 기육(肌肉)이나 장기(臟器)에 담음이 울체되어 흉통(胸痛), 협통(脇痛), 견통(肩痛) 등이 발생했을 때 사용하며, 증상이 급박하게 나타나며 매우 실증일 때 사용한다.

소풍활혈탕과 비교하면 두 처방 모두 유주통에 사용한다. 소풍활혈탕은 주로 혈관이 충혈되어 나타나는 통증에 사용하는데, 이것이 관절에 나타나면 관절통이 되고, 피부에 발생하면 자반증이 된다. 또한 환부가 충혈되어 열감이 동반된다는 특징이 있다. 반면 공연단은 혈관의 손상으로 인한 충혈이 아니라, 조직에 적체된 담음으로 인해 혈행이 방해되어 나타나는 통증에 사용한다.

오령산과 비교하면 두 처방 모두 습담(濕痰)이 울체되어 있는 증상에 사용하며, 이뇨제라는 공통점이 있다. 그러나 오령산은 음(飮)이 적체되어 나타나는 부종, 오심, 구토, 두통 등에 주로 사용하며, 이러한 증상은 약간 실증이지만 공연단의 증상처럼 실증은 아니다. 반면 공연단은 오령산을 사용해야 하는 담음보다 점도(粘度)가 높을 때 적합하며, 늑막염이나 조직 속에 스며 있는 담음으로 인해 통증이 나타날 때 사용한다.

➜ **활용사례**

　1-1. **폐수종(肺水腫)** 여 30대
　2-1. **감수의 복용례**

1-1. 폐수종(肺水腫)
다음은 맹화섭 선생의 경험을 인용한 것이다.

● ○ ○ ○ 여 30대 주부
실속 있게 생긴 주부이다.
① X-ray 사진 상으로 폐에 물이 차 있는데 링거병으로 2개 정도여서 꼼짝도 못하고 누워만 있다.　② 물을 빼자는 의사도 있고 물을 빼면 늑막이 유착되어 큰일 난다는 의사도 있다고 한다.　③ 그래서 이 부인이 물을 빼지 않고 내 게 찾아와 한약으로 치료해 달라는 것이다.
폐에 물이 차 있어 꼼짝하지 못하는 30대 부인에게 공연단에 남성, 천궁, 창출을 넣어 환으로 만들어 처음에는 3개를 먹고 괜찮으면 4개, 5개를 먹어보라고 했다.
이 부인이 병을 낫게 할 욕심으로 하루에 3개, 4개, 5개를 마구 먹었는지 어깨가 아프다고 하더니 조금 뒤에는 어깨는 좋아졌는데 가슴이 아프다고 난리를 쳤다. 나중에는 폐가 아프다고 하고 또 아랫배가 아프다고 하더니 아랫배가 똥똥해지더니 죽는다고 난리를 쳤다고 한다. 그러더니 대변을 보고 싶다며 화장실에 갔는데 설사가 나온 후에 밤톨만한 멍울이 30개가 나왔다고 한다. 그 뒤로 속이 시원해지고 폐에 물이 찬 것이 없어졌다고 한다.

2-1. 감수의 복용례
이 글은 공연단 주약재의 하나인 감수와 대극에 관한 것으로 전덕봉 선생의 '감수, 대극, 파두의 시험복용' 내용을 자료로 활용하기 위하여 발췌 정리한 것이다.
지난 겨울 3일간에 걸쳐 감수, 대극, 원화, 파두를 직접 먹어본 체험기로 각 약들의 성미, 귀경과 효능은 생략하고 복용 후의 반응을 위주로 기록한 것이다. 감수의 쥐에 대한 시험결과 치사율이 매우 높은 자료를 보고 입에 넣는 순간 겁이 나기도 했다. 하지만 감수, 대극, 원화, 파두를 혹시 써 볼 기회가 있을지도 모른다는 생각에 남에게 주기 전에 내가 먼저 먹어 보겠다는 마음으로 시험을 해보았다. 감수는 두 차례를 복용했다.

● 전 ○ ○ 남 37세 소음인 전라북도 익산시
첫 번째는 감수를 밀가루 반죽 속에 넣고 밀가루가 잘 익을 때까지 구워 약 0.5g 정도 먹었다.
1. 감수를 먹고 약 1시간 후부터는 뱃속이 묵직하고 약간 메스껍고 가슴이 답답하며 막힌 듯한 느낌도 들었다.
2. 2시간 정도 되었을 때 배가 살살 틀면서 아프고 꼬르륵 소리가 나면서 설사를 했다.
3. 설사를 한 차례 했는데 힘 있게 뻗어 내리는 설사라기보다는 변이 나오면서 퍼지는 듯한 느낌이었다.
4. 포제에 따른 약의 독성완화 효과를 알아보기 위해 다음날은 포제방법을 바꾸었다.
이번에는 식초에 감수를 담갔다가 불에 볶아서 0.5g정도 먹었다.
1. 첫 번째 복용했을 때보다는 속이 덜 불편하고 설사도 하지 않았다.
2. 먹어본 결과 식초로 포제를 한 것은 크게 무리가 없어서 다른 사람도 괜찮을 것이라고 생각하여 감수에 대한 선입견을 배제하기 위해 무슨 약인지는 밝히지 않고 먹게 했다.

● ○ ○ ○ 남 36세 열성태음인 전라북도 익산시
식초포제 감수를 먼저 1g 먹은 사람은 열태음인에 가깝고 아침 11시쯤 감수를 먹었다.
1. 별 반응이 없다가 1시쯤 점심을 먹고 배에서 꼬르륵 소리가 나면서 묽은 설사를 했다.
2. 그날 저녁때 식욕이 없고 몸이 찌뿌드드했다.
3. 8시쯤에는 으슬으슬 춥고 속이 약간 메스꺼웠으나 그냥 잠을 잤다.
4. 다음날 아침부터 저녁까지 2~3시간에 한 번씩 5번 정도 설사를 했고 소변은 아주 노란색을 띠었다.
5. 식욕이 없어 밥을 조금 먹고 잠을 잔 뒤 다음날 회복되었다.
6. 확인해 본 결과 몸무게는 약 1kg 정도 빠졌다.

● ○ ○ ○ 남 32세 한태음인 전라북도 익산시
식초포제 감수를 0.5g 먹은 사람은 한태음인 같은데 확신은 할 수 없다. 아침 11시에 감수를 복용했다.
1. 이 사람도 이틀 뒤에 설사가 시작되어 약 17번 정도 설사를 했다.
2. 설사의 양상과 다른 증상이 첫 번째 사람과 비슷했으며, 몸무게는 3kg 정도 빠졌다.
3. 평소 장이 안 좋아서 그런지 감수의 복용과 설사와의 인과관계가 분명하지 않다.
4. 하나 아쉬운 것은 감수를 먹은 사람들의 체질이 분명하지 않아서 감수와 체질과의 상관관계를 연결시켜 보지 못한 것이다.

참고
대극과 원화는 식초에 하루 정도 담갔다가 초(炒)해서 각각 1g을 12시간 간격으로 먹었는데 별다른 증상은 없었고 심
리적으로 약간 찝찝한 정도였다.

下統73 寶 죽력달담환 竹瀝達痰丸

半夏薑製 陳皮去白 白朮微炒 白茯苓 大黃酒浸 黃芩酒炒 青礞石焰硝一兩同煆如金色 各二兩 人蔘 甘草 各一兩半 沈香 五錢

能運痰 從大便出 不損元氣
[用　　法] 上末 竹瀝 一椀半 薑汁三匙 拌勻晒乾 五~六度 復以竹瀝薑汁 丸如小豆 每百丸 臥時米飲或薑湯下
　　　　　① 痰在四肢 非竹瀝 不能開
[活套鍼線] 痰塊(痰飮)
[適應症] 담핵, 담종, 간질, 정신이상

죽력달담환은 담괴(痰塊)를 치료하는 처방이며, 약성을 응용하여 해수(咳嗽)나 목현(目眩)에도 사용한다. 담괴는 피하(皮下)에 멍울이 형성되는 것으로 크기와 숫자는 일정하지 않고, 멍울이 생긴 피부는 붉어지지도 않고 열감(熱感)도 없으며, 만져보면 단단하지만 아프지 않고 곪거나 터지지 않는다.

죽력달담환의 담괴를 이해하기 위해서는 처방구성을 살펴보아야 한다. 기본적으로 육군자탕과 곤담환이 포함되어 있고, 죽력과 강즙(薑汁)으로 복용한다. 여기서 가장 중요한 작용을 하는 것은 곤담환이라고 할 수 있다. 약량을 비교하면 곤담환은 대황과 황금이 8냥이고 청몽석이 1냥, 침향이 5전이다. 반면 죽력달담환에는 대황과 황금이 각각 2냥이고 청몽석도 2냥이며, 침향은 곤담환의 양과 동일하다. 그러나 복용하는 양을 보면 곤담환은 오자대의 환을 한 번에 40~50환씩 복용하고, 죽력달담환은 팥알 크기의 환을 한 번에 100환씩 복용한다. 따라서 환의 크기와 복용하는 양을 기준으로 한다면 죽력달담환에도 곤담환의 약성이 충분히 발휘되고 있음을 알 수 있다.

곤담환은 소화기에 적체되어 있는 완고한 열담(熱痰)으로 인해 발생한 흉비(胸痞), 변비(便秘), 적취(積聚), 간질(癎疾), 전광(癲狂) 등을 치료하는 처방이다. 또한 소화기에 적체되어 있는 담음을 계속 배출시키면 피하조직에 적체된 담음까지 배출시킬 수 있기 때문에 곤담환도 담괴(痰塊)에 사용할 수 있다. 즉 담음이 가장 쉽게 적체되는 곳은 소화기이고, 더 심해지면 피하조직에도 담음이 울체되어 담핵(痰核)을 형성하는데, 이 경우 거담제(祛痰劑)와 사하제(瀉下劑)를 사용하여 적체된 담음을 자꾸 배출시키면 소화기에 적체된 담음이 빠져나가면서 피하조직에 울체되어 있는 담음도 함께 빠져 나간다.

이러한 기전으로 담괴(痰塊)가 치료되는 것인데, 곤담환과 죽력달담환의 차이점은 신체조건에 있다고 할 수 있다. 죽력달담환에는 육군자탕이 포함되어 있어 곤담환을 쓸 사람보다 더 허약하고 소화기가 더 약할 때 적합하다. 그래서 조문에 '能運痰능운담 從大便出종대변출 不損元氣불손원기'이라고 하여 담(痰)을 이동시켜 대변으로 내보내되 원기는 손상시키지 않는다고 표현한 것이다. 곤담환은 사하제(瀉下劑)이므로 허약한 사람이 복용했을 때 부작용을 일으킬 수 있기 때문이다. 결과적으로 육군자탕으로 대변을 배출시킨다는 말이 없듯이 여기서 대변을 통해 담(痰)을 배출시키는 것은 곤담환의 작용이고, 원기를 손상시키지 않는 것은 육군자탕의 작용이다. 물론 육군자탕에 포함된 이진탕에도 거담작용(祛痰作用)이 있으므로 곤담환의 약성과 더불어 담(痰)을 제거하는 역할을 한다고 볼 수 있다.

죽력달담환은 곤담환을 포함하고 있기 때문에 담괴(痰塊)뿐 아니라 간질이나 정신이상에도 사용할 수 있다. 당귀승기탕을 써야 할 경우처럼 대변이 적체되었을 때 정신이상이 발생할 수 있는데, 죽력달담환은 대변적체와 더불어 담음이 적체되어 정신이상을 일으킬 때 사용할 수 있고, 이러한 담음의 적체는 만성적인 경향이 있기 때문에 당귀승기탕을 써야 할 증상에 비하여 급작스럽게 나타나지는 않는다. 즉 죽력달담환의 증상은 비록 급작스럽게 나타나는 경우도 있겠지만, 담음은 서서히 형성되기 때문에 만성적이라는 의미이다.

죽력달담환의 증상은 곤담환의 경우처럼 설탕이나 버터 같은 기름기가 많은 음식을 먹거나 과식을 했을 때 증상이 더 심해진다는 특징이 있다. 이러한 음식은 장기능을 저하시키고 담음을 형성하여 뇌에 영향을 줄 수 있기 때문이다. 그러나 신체조건을 기준으로 한다면 곤담환을 쓸 사람보다 허약한 사람에게 적합하다.

처방구성 처방구성을 보면 반하는 장관(腸管)의 운동을 촉진하여 소화관에 정체된 음식물과 수분의 배출을 촉진하며, 중추성 구토나 점막자극에 의한 구토를 억제하고 인후점막자극에 의한 해수(咳嗽)를 억제한다. 진피에 함유된 헤스페리딘(Hesperidin)은 진경작용을 하여 소화관 평활근의 경련을 억제하며, 시네프린(Synephrine)은 교감신경계를 흥분시켜 기관지를 확장하며, 위장 평활근의 경련을 억제하고 심장의 운동능력을 강화한다. 백출은 장관활동에 대한 조절작용이 있어서 장관의 자발성 수축활동의 긴장성을 높이고 강직성 수축을 방지한다. 백복령은 세뇨관의 재흡수를 억제하여 이뇨를 촉진한다.

대황은 대장의 연동운동(蠕動運動)을 항진시키고 수분흡수를 저해하여 설사를 유발한다. 황금은 교감신경 흥분을 완화하여 신경안정작용을 하며, 대뇌피질의 흥분을 억제하여 진정작용을 한다. 또한 혈관투과성 항진을 억제하고 소염작용이 강하여 혈관의 염증성 충혈(充血)과 울혈(鬱血)을 완화시킨다. 청몽석은 가래를 삭이고 적(積)을 없애며 간화(肝火)와 기(氣)를 내려주며, 특히 가래를 삭이는 작용이 강하다. 인삼은 소화액 분비를 증진시켜 식욕을 강화하고, 위장의 연동운동을 항진시켜 소화·흡수를 촉진한다. 감초는 소화관 평활근에 작용하여 경련을 억제하며 위산분비를 억제하고, 위점막을 보호하는 항궤양작용을 한다. 침향은 진통작용과 진정작용을 한다.

처방비교 추풍거담환과 비교하면 두 처방 모두 담음(痰飮)으로 인한 간질이나 정신이상에 사용한다. 그러나 추풍거담환은 담음이 직접적으로 뇌에 영향을 주어 발생하는 간질과 정신이상에 사용한다. 즉 뇌에 담음이 적체되고 순환장애를 일으켜 정신이상을 야기할 때 사용하며, 주로 노인에게 사용한다는 특징이 있다. 반면 죽력달담환은 대변배설을 통해 담음을 배출시켜 정신이상을 치료한다.

용뇌안신환과 비교하면 두 처방 모두 간질에 사용하는데, 용뇌안신환은 허약과 열성상태에서 나타나는 간질에 사용하며, 주로 어린이에게 사용한다. 반면 죽력달담환은 허약한 상태에서 담음이 울체되어 담괴(痰塊), 정신이상, 간질이 나타났을 때 사용한다.

과루지실탕과 비교하면 두 처방 모두 담음질환에 사용하며 죽력이 군약이다. 과루지실탕은 흉부(胸部)에 담음(痰飮)이 울체되어 발생하는 기관지 천식(喘息), 호흡곤란(呼吸困難), 매핵기(梅核氣), 가래 등에 사용한다. 반면 죽력달담환은 천식보다는 담음울체로 인한 담괴(痰塊)나 정신이상, 간질 등에 사용한다.

下統74 寶 개기소담탕 開氣消痰湯

桔梗 便香附 白殭蠶炒 各一錢 陳皮 片芩 枳殼 各七分 前胡 半夏 枳實 羌活 荊芥 檳榔 射干 威靈仙 各五分 木香 甘草 各三分 薑三片

治 胸中胃脘 至咽門窄狹如線疼痛 及手足俱有核如胡桃者 甚驗
[活套鍼線] 結核(諸瘡) 痰塊(痰飮)
[適應症] 담핵, 지방종, 인통, 목 불편, 소화불량, 피로, 오심, 차멀미

개기소담탕은 피하(皮下)에 포도송이처럼 말랑말랑하게 뭉쳐 있는 멍울, 즉 담핵(痰核)이 줄지어서 볼록볼록 튀어나와 있는 경우, 또는 이러한 증상과 더불어 인통(咽痛)이 있을 때 사용하는 처방이다.

영양분을 과다하게 섭취한 경우 인체는 지방의 형태로 영양분을 저장하게 되는데, 어떤 원인에 의해 피하조직(皮下組織)에 비정상적으로 영양분이 축적되면 멍울의 형태를 나타내게 된다. 이것은 일종의 습담(濕痰)이라고 할 수 있는데, 습담(濕痰)이 충분히 배출되지 못하고 부분적으로 조직에 축적되어 멍울을 이루는 것이다. 따라서 이러한 멍울은 영양분이 결핍되면 자연히 줄어들거나 없어졌다가 영양과잉 상태가 되면 다시 증가하기도 한다.

실제로 과식을 일삼았던 사람에게 담핵(痰核)이 발생했는데, 담핵뿐 아니라 다른 성인병(成人病)이 동반되어 식이조절을 하면서 요양을 했더니 다른 성인병이 좋아지면서 담핵도 없어진 예가 있다. 이 사람의 경우 이후에도 담핵이 생겼을 때마다 식사량을 줄이면 이내 담핵이 없어진다고 했다. 따라서 담핵은 영양분이 과잉되었을 때 발생한다는 것을 알 수 있고, 근본적으로 치료하기 위해서는 영양과잉(營養過剩) 상태를 만들지 말아야 한다. 그러나 현재 담핵(痰核)이라는 증상을 없애주어야 하기 때문에 개기소담탕을 사용하는 것이다.

개기소담탕의 기본적인 약성은 거담성(祛痰性)이며, 부수적으로 소통을 원활하게 하는 약성이 포함되어 있다. 《의종손익》을 보면 목에 멍울이 생겼을 때는 이진탕에 대황, 길경, 시호, 연교를 넣어 사용하고, 팔에 멍울이 생겼을 때는 이진탕에 연교, 방풍, 천궁, 황금, 창출, 조협, 백강잠을 넣어 달인 물에 사향을 조금 넣어 사용한다는 말이 있다. 이는 멍울을 없애기 위해서는 반드시 거담제(祛痰劑)가 들어가야 한다는 것을 의미한다. 개기소담탕에도 거담(祛痰)시키는 약재가 다수 포함되어 있고, 여기에 소통을 원활하게 하여 담음(痰飮)을 제거하는 작용을 높여주는 약재가 포함되어 있다.

참고로 담핵(痰核)은 담괴(痰塊)라고도 하는데 피하에 존재하는 담(痰)이며 달리 멍울이라고 한다. 비허(脾虛)로 습담(濕痰)이 피하에 몰려서 생기고, 멍울의 크기와 수는 같지 않으며, 멍울이 생긴 곳의 피부도 붉어지지 않으며 열감도 없고 또 단단하거나 아프지도 않다. 손으로 밀어보면 움직이는데 흔히 목과 턱 아래, 팔다리 등에 생긴다. 일반적으로 곪거나 터지는 일은 없다.

담괴(痰塊)는 양방의 질환명 중 지방종(脂肪腫)과 유사하다. 지방종은 가장 흔한 연부조직 종양 중 하나이며 주로 성숙한 지방소엽으로 구성된 양성 종양이다. 주로 성인에서 발생하는데 부드럽고 서서히 자라며 통증은 없다. 지방종은 보통 피하조직 내에 표재성으로 위치하거나 신경혈관의 다발을 따라 있는 지방층

風寒暑濕燥火 內傷勞亂吐嗽聚腫滿渴疸疾祟形精氣神血夢聲音津液

痰飮

蟲小便大頭面眼耳鼻口舌齒喉項背胸乳腹腰脇皮手足前陰後陰癰疽諸瘡婦人小兒

내에 위치하는 경우가 많지만 깊은 조직에서 발생할 경우 훨씬 더 클 수 있다. 주로 활동성으로 나타나지만 나중에 비활동성 잠복기가 된다. 구별해야 할 것은 지방종임에도 혈관성분을 갖는 지방종이다. 이 지방종은 주로 소아에게서 볼 수 있는데 깊은 근육 내 연부종괴의 형태로 나타난다. 이것은 압통을 갖고 있어서 보통의 지방종과 구별된다. 피하, 특히 목 부위, 등 부위, 견갑부, 둔부(臀部), 대퇴(大腿) 등에 호발(好發)하는데 근육 사이나 소화관, 후복막 등에도 드물게 발생한다.

《동의보감》에는 개기소담탕을 기울(氣鬱)로 가슴이 답답하고 목 안에서 위까지 아프면서 좁아지는 듯한 감이 있을 때, 습담(濕痰)이 팔다리에 뭉쳐 멍울이 생겼을 때 쓰는 것으로 되어 있다. 맹화섭 선생은 음식을 먹으면 시원하게 내려가지 않고 빡빡하게 내려가는 것 같고 목에 뭔가 걸린 느낌이 있는 매핵기에도 효과가 좋다고 한다.

처방구성을 보면 길경은 거담작용(祛痰作用)과 진해작용(鎭咳作用)이 있으며, 염증을 억제하는 소염작용(消炎作用)도 있다. 향부자는 중추신경 억제작용이 있어 정신을 안정시키고, 장관(腸管) 평활근의 경련을 억제하여 소화관의 가스배출을 촉진한다. 백강잠은 항경련작용(抗痙攣作用)이 있어서 전간(癲癇)을 억제한다. 진피는 소화관의 운동을 강화하여 가스배출을 촉진하고, 모세혈관의 탄력을 강화하여 미소출혈(微少出血)을 방지한다.

황금은 혈관투과성 항진을 억제하고 소염작용이 강하여 혈관의 염증성 충혈(充血)과 울혈(鬱血)을 완화한다. 지각은 모세혈관의 투과성 항진을 억제하여 항알레르기 작용을 하며, 위장의 연동운동을 항진하여 위내용물의 배출을 촉진한다. 전호는 거담작용(祛痰作用)이 강하며, 소염작용(消炎作用)과 소종작용(消腫作用)이 있다. 반하는 소화관에 정체된 음식물과 수분의 배출을 촉진하고, 지실은 위장의 연동을 강화, 리듬을 조정하고 소화·흡수를 강화하여 복부팽만을 제거한다. 강활은 평활근을 이완시키는 작용이 있고, 형개는 피부의 혈행(血行)을 촉진하며 소염작용(消炎作用)을 한다.

빈랑은 부교감신경을 흥분시켜 위액분비를 촉진하고, 위장의 연동운동을 강화하며, 설사와 복통을 개선한다. 사간은 청열작용과 거담작용이 있고, 위령선은 담즙분비를 촉진하고 진통작용을 한다. 목향은 미주신경(迷走神經)을 자극하여 장(腸)의 수축력과 연동운동을 강화하며, 소화·흡수를 촉진하여 가스 정체에 의한 복통을 멎게 한다. 감초는 소화관 평활근에 작용하여 경련을 억제하며 위산분비를 억제하고, 위점막을 보호하는 항궤양작용을 한다. 침향은 진통작용과 진정작용을 한다.

통순산과 비교하면 통순산은 담종(痰腫)에 사용하는 처방으로, 담종이 주먹이나 귤처럼 크기가 크고 물주머니 형태를 띠고 있을 때 사용하는 반면, 개기소담탕은 담괴(痰塊)에 사용하는 처방이며, 담괴(痰塊)의 크기가 포도알이나 호두알처럼 작고 여러 개이며 피지와 같은 형태일 때 사용한다.

담괴(痰塊)에 사용하는 죽력달담환과 비교하면 죽력달담환은 곤담환과 육군자탕을 합한 처방으로, 대변배출을 통해 담괴를 치료하며, 간질이나 정신이상에도 사용한다. 반면 개기소담탕은 담음을 삼출시켜 담괴를 치료한다.

→ 활용사례

1-1. 담핵(痰核), 무기력(無氣力), 피로(疲勞), 식욕부진(食慾不振), 인통(咽痛), 오심(惡心) 남 52세 태음인
2-1. 무릎과 허리의 지방종(脂肪腫) 여 72세 태음인
3-1. 전신무력(全身無力), 담핵(痰核), 피로(疲勞), 소화불량(消化不良), 차멀미 여 40세 소양인
4-1. 위암(胃癌) 남 60세

1-1. 담핵(痰核), 무기력(無氣力), 피로(疲勞), 식욕부진(食慾不振), 인통(咽痛), 오심(惡心)

● 최 ○ ○ 남 52세 태음인 직장인 경기도 안양시 관양동 중앙연립

보통 키에 몸통이 약간 굵고 건강해 보이는 서울역에서 격일제 근무를 하는 남성으로 보약을 지으러 왔다.

10일 전에 장어구이를 먹고 식중독에 걸린 후로 피로하고 기운이 없다고 하여 찾아 왔으나, 특이한 것은 전신에, 특히 배, 가슴, 등, 엉덩이에 호두알 크기의 말랑말랑한 담핵(痰核)이 수십 개씩 있다는 점이다.

① 만지면 말랑말랑한 호두알 크기의 멍울이 전신(全身)에 수십 개 있다. ㉠ 예전부터 조금 있었으나 3년 전부터 없어지는 듯하더니 많이 생겼다. ㉡ 담핵(痰核)은 지방이 많은 부위에 있으며, 특히 복부(腹部)나 등의 살 속에 집중되어 있다. ② 10일 전 장어구이를 먹고 식중독으로 두드러기가 나고 발진(發疹)이 돋고 혈압이 오르고(120~180) 설사를 했다. ③ 식중독을 앓은 후 진땀이 나고, 기운이 없고 피로하며 식욕이 없다. ④ 인통(咽痛)이 있으며 담배를 피우거나 피로하면 목에 무엇인가 걸린 듯하고 목이 마르는 느낌이 든다. ⑤ 가슴 뜀, 잘 놀람, 불안 등의 증상이 있다. ⑥ 가래가 간혹 많을 때가 있다. ⑦ 간혹 버스를 타면 메스껍다. ⑧ 손과 발, 다리가 저리다. ⑨ 목이 마르다. ⑩ 혀에 백태(白苔)가 있고 발이 차다. ⑪ 손이 크고 두텁다. ⑫ 20년 전에 요통(腰痛)이 오고 하지(下肢)가 마비(痲痺)된 적이 있었다. ㉠ 병원에서는 좌골신경통(坐骨神經痛)이라고 했다. 지금도 하지(下肢)가 덜 풀린 느낌이다. ⑬ 평소 식욕은 좋으나, 현재는 별로이고 대변은 1일 1회 보는데 된 편이고, 소변은 시원하지 않다. ⑭ 식욕과 소화력은 좋다. ⑮ 지난 5월에 건강진단 때 혈압이 180/130이다.

이 사람의 호소는 피로와 기운이 없는 것이며, 요구는 보약을 지어달라는 것이다.

특이한 것은 전신에 호두 크기의 담종이 수십 개 있는 것이다. 이 담종이 없어지는 듯하다가 3년 전 급격히 증가한 점으로 보면 증감이 가능한 것이며, 지방이 많은 부위에 집중되어 있다는 것을 보면 영양의 과잉과 연관이 있다고 짐작된다. 특히 체형이 약간 뚱뚱하며 고혈압이 있는 점으로 보아서 과다한 영양이 근육 속에서 부분적으로 멍울 형태로 형성된 것이 아닌가 짐작해 보았다.

피로하고 기운이 없다는 것을 보면 식중독 후유증이 있지만 전신기능이 부조화된 것으로 보인다. 증세 중 가래가 간혹 많을 때가 있다는 점을 보면 실제로 객담(喀痰)이 많이 있다는 것을 알 수 있고, 버스를 타면 메스껍다고 하는 것을 보면 소화기에 담음(痰飮)이 울체(鬱滯)되어 있다는 것을 알 수 있다.

근육의 담종에 빈용하는 처방으로는 통순산과 개기소담탕이 있다. 그 중에서 개기소담탕의 치료 목표를 보니 흉중위완(胸中胃脘)에서 인문(咽門)에 이르기까지 줄지어 동통(疼痛)이 나고, 수족(手足)에 호도 같은 담핵(痰核)이 있는 것을 다스린다고 표현되어 있어, 증세 중 인통이 있으며 담배를 피거나 피로하면 목에 무엇인가 걸린 듯하고 목이 마르는 느낌이 든다는 증세와 흡사하다고 보았다. 신체 상태에 적합하면 보약이 된다는 평소의 신념대로 이 사람의 보약으로 개기소담탕을 지어 주기로 하고, 개기소담탕 2배량으로 10일분 20첩을 지어주었다.

24일 뒤인 10월 말에 다시 왔을 때 확인해 보니, 기운이 없는 것이 많이 좋아졌고 피로가 경감되었으며 식욕부진도 좋아졌다고 한다. 또한 목에 통증이 소실되었고 담종이 옅어진 것 같다고 한다. 버스를 타면 발생하는 오심(惡心)도 소실되었다.

담종이 약간 옅어진 듯하고 전체적으로도 좋아졌으므로 종전과 같은 처방으로 10일분 20첩을 지어주었다.

약 2개월 후인 다음해 1월 7일에 다시 왔을 때 확인해 보니, 첫 번째보다 더 좋아진 느낌이 들고 담핵(痰核)은 1/5정도 없어졌다고 한다.

효과가 좋다고 하여, 종전과 같은 처방으로 다시 10일분 20첩을 지어 주었다.

9개월 후인 10월 2일에 객혈(喀血)을 한 이후 약을 지으러 왔을 때 확인해 보니, 말랑말랑하게 있던 담핵(痰核)이 대부분 흔적만 남고 없어졌으며, 어떤 곳에는 그대로 남아 있다고 한다.

비록 객혈(喀血)은 있었으나 가래나 식욕부진이 담에 있다고 보고 종전과 같은 처방에 행인 2돈과 패모 2돈을 더하여 20첩 10일분을 지어주었다.

2-1. 무릎과 허리의 지방종(脂肪腫)

다음은 조영재 선생의 경험이다.

● 이 ○ ○ 여 72세 태음인

보통 키에 배가 많이 나온 태음인 할머니로

① 많이 움직이면 무릎이 붓고 시리다. ㉠ 무릎이 시려서 뜨거운 것으로 싸고 있다. ㉡ 10년 전부터 퇴행성관절염이 있어서 일어설 때 손으로 땅을 짚고 일어선다. ② 허리가 아파 앉아서는 아무 일도 못 한다. 가만히 누워서 10분도 못 견딘다. ㉠ 2~3개월 전부터 압박골절이 있어 수술을 받았다. ③ 30년 전부터 몸 여기저기에 지방종 덩어리가 뭉쳐 있다. 병원에서 수술을 받으라고 한다. ④ 뒷목이 뻐근해서 베개도 잘못 벤다. 그래서 이런저런 베개를 자주 바꾼다. ⑤ 이가 시리다. ⑥ 구고(口苦)가 있고, 저녁에 입이 마른다. 가끔 편두통(偏頭痛)이 있다. ⑦ 가래는 밤

에 더 심하다. 아침에 침을 뱉으면 검붉다.   ⑧ 추위는 안타고 더위를 많이 탄다.   ⑨ 땀은 약간 난다.   ⑩ 식사량이 적고 소화가 잘 안 되며 식욕도 별로 없다.   ⑪ 속이 답답하고 더부룩하고 느글거리며 아침에 가래를 뱉고 나면 구토(嘔吐)가 난다.   ⑫ 가슴이 두근거리고 답답하고 뻐근하다.   ⑬ 얼굴에 열이 수시로 달아오른다.   ⑭ 잘 놀라고 불안하며 신경질과 짜증이 많이 난다.   ⑮ 손이 저리다.   ⑯ 잠을 잘 못 잔다.   ⑰ 아랫배가 약간 차다.   ⑱ 소변을 자주 본다. 밤에도 소변을 10분에 한 번 정도 볼 정도이다. 그리고 시원하지 않다.   ⑲ 골다공증(骨多孔症)이 있어 3개월 동안 병원치료 중이다.

이 할머니의 무릎은 퇴행성관절염이라는 병명에서 보듯이 연세가 높고 오랜 활동으로 연골이 닳아서 생겼다고 볼 수 있다. 특히 남편 때문에 속상한 일이 많아서 심계(心悸), 흉민(胸悶), 상열감(上熱感) 등이 발생한 것으로 보아 심장이 나빠져서 무릎에 혈액공급이 원활치 않아 무릎이 더욱 나빠지고 허랭(虛冷)해졌으며 아울러 골다공증도 생긴 것이 아닌가 의심된다. 이분이 약간 뚱뚱한 편이긴 하지만 몸 여기저기서 지방종이 발견되고 가래가 많은 것으로 보아 담음(痰飮)이 많다고 여겨진다. 따라서 온랭거담(溫冷祛痰)의 치법을 기준으로 처방을 선택해야 할 것으로 판단했다. 할머니의 무릎과 허리를 치료하기 위해서는 온열제(溫熱劑)인 부자가 들어간 처방을 사용해야 할 것으로 보였는데, 체격이 좋으므로 대방풍탕보다는 대강활탕이나 계작지모탕이 적합할 것으로 보였다. 곰곰이 생각해보니 부자가 들어간 계작지모탕이 더욱 적합할 것으로 보였으며 아울러 몸 여기저기에 지방종이 있다는 점에서 개기소담탕을 합방하면 더욱 좋을 것 같았다.

슬통(膝痛)과 요통(腰痛)을 목표로 계작지모탕에서 부자를 3g으로 증량하고, 지방종 덩어리를 목표로 개기소담탕을 합하여 10일분 20첩을 투약했다.

첫날 침을 맞고 허리가 다소 부드럽다고 했는데 그 후 4~5일 정도 침을 맞다가 그 뒤 소식이 없어 주차할 곳이 없어 오지 않는 것으로 생각하고 있었다. 약을 지어간 지 한 달 만에 내원하셨다. 경과를 확인해 보니, 무릎과 허리가 많이 좋아져서 누워있는 것도 편하고 시리고 붓는 것도 덜하다고 한다. 지방종도 다소 줄어들었다. 할머니가 지방종은 생각도 안 했는데 수술을 받으라고 했던 것이 줄어들었다며 매우 기뻐했다. 뒷목 뻐근한 것도 좋아져서 요즘은 베개 베기가 편하다고 하신다. 이빨이 시린 것도 덜하게 되었다. 소화불량 증세와 심계(心悸), 상열감(上熱感), 불안(不安), 짜증, 신경질, 소변빈삭(小便頻數)도 모두 좋아졌다. 그러나 입이 마르는 것은 여전하고 가래는 다소 없어졌으나 아직도 많이 나온다. 또한 여전히 밤에 잠을 잘 못 잔다고 한다. 약을 복용한 이후 전반적인 증상이 호전되었으므로 전과 같은 처방으로 다시 1제를 투약했다.

3-1. 전신무력(全身無力), 담핵(痰核), 피로(疲勞), 소화불량(消化不良), 차멀미

다음은 정석천 선생의 경험이다.

● 최 ○ ○ 여 40세 소양인 주부 서울특별시 강동구 길동 프라자아파트

① 1~2년 전부터 전신 무력감에 시달려 왔는데, 본인의 표현에 따르면 온몸이 미세하게 떨리면서 기운이 빠져나가고 몸이 가라앉는 느낌을 갖는다고 한다.   ② 가슴 중앙선과 팔 안쪽을 중심으로 호두알 혹은 그보다 작은 구슬 같은 담핵(痰核)이 만져지며 유방과 등으로도 확산되고 있다. 본인이 별로 의식하지 않아 이를 주지시키자, 벌써 수년 전부터 이런 증상이 있었으나 개의치 않았다고 한다.   ③ 소화가 잘 되지 않아 더부룩하고 자주 체하며 차멀미도 심하다.   ④ 최근 월경량이 줄었으며 어깨가 아픈 경우가 잦아졌다.   ⑤ 비록 현재 소화가 잘 되지 않고 있으나, 친척으로서 오랜 기간 접촉한 경험에 의하면 그 성정이나 체질로 볼 때 소양인으로 사료된다.

현재의 증상을 구조적인 면과 체감적인 측면에서 볼 때, 담핵(痰核)과 무력감(無力感) 두 가지 점에서 변증할 수 있다. 일단 가슴선과 팔 안쪽에 나타나는 담핵(痰核)은 말 그대로 체내 대사의 불순한 산물인 담음(痰飮)이 완고하게 응결된 것이다. 무력감(無力感)은 기허(氣虛) 혹은 양허(陽虛) 증세인데, 이는 행기(行氣) 기능의 저하에서 유래되는 것으로 사료된다. 소화불량과 어깨 통증은 담음(痰飮)과 기허(氣虛)를 모두 포괄하고 있다. 거담(祛痰)시키고 행기(行氣) 혹은 보기(補氣)시켜야 할 것이다. 담핵(痰核)과 같은 완고한 담(痰)이 아니면서 기허증(氣虛症)이 있다면 육군자탕, 여기에 행기(行氣)를 보완하려면 향사육군자탕을 쓸 것이다. 그러나 담핵(痰核)인 만큼 보다 강력한 거담(祛痰)이 필요하다고 할 수 있는데, 이를 위한 대표적 처방으로는 죽력달담환과 개기소담탕이 있다. 죽력달담환은 보기(補氣)하면서 대변을 통해 거담(祛痰)하고, 개기소담탕은 행기(行氣)시킴으로써 거담(祛痰)한다. 맥상(脈狀)으로 기허(氣虛)증보다는 기체(氣滯)증이 강하게 나타나고 있어 행기(行氣) 위주의 처방이 필요할 것으로 생각되었다. 그래서 개기소담탕 본방으로 10일분 20첩을 투약했으며 경과가 좋아 복용 후 본방대로 1제를 더 투약했다.

개기소담탕을 복용한 이후 담핵(痰核) 자체의 외형상 변화는 뚜렷하지 않으나 피로 및 무력감이 현저히 감소하여, 다니던 수영장에서 예전의 3배 이상 거리를 수영할 수 있게 되었으며 소화불량이 개선되고 멀미가 없어졌고 어깨 통증도 나타나지 않게 되었다.

복용 후 2년이 지난 현재까지 추가 한약 복용 없이도 과거의 힘들었던 증세는 나타나지 않고 있다. 다만 언급한 대로 담핵(痰核) 자체는 약간 줄었을 뿐 여전히 남아 있다. 추가 투약을 생각해 보았으나 본인이 개의치 않는 것 같아

그것으로 종료했다.

4-1. 위암(胃癌)

다음은 송재옥 선생의 경험을 인용한 것이다.

● 박 ○ ○ 남 60세 무직 경기도 안양시

소화불량이 있어 모대학병원에서 진찰 받은 결과 위암(胃癌) 판정을 받았으며, 당장 수술하여도 3년 밖에 살지 못한다고 한다. 하지만 가정 형편이 어려워 수술을 포기하고 마지막으로 한의사의 진찰을 받고 싶다고 하여 찾아왔다.

① 화담체(火痰滯)이다.　　② 심하(心下)가 답답하고 그득하다.　　③ 소화불량이 계속된다.　　④ 음식 생각이 전혀 나지 않는다.

위암 판정을 받은 60세 남성에게 개기소담탕에 평위산을 합하여 연속으로 3제를 투약했다.

약을 모두 복용한 뒤에 치료비도 없다고 하기에 공기 좋고 물 좋은 산간벽지로 휴양을 다니면서 백출, 창출, 길경, 사삼 등 산 야채를 캐서 복용하며 지내라고 했다. 10년이 지난 현재 건강을 회복했는데 위암에 걸리기 전보다 더 건강해졌다고 한다.

下統75 寶 곤담환 滾痰丸

大黃酒蒸 黃芩 各八兩 靑礞石 一兩同焰硝一兩入罐內蓋定鹽泥固濟曬乾火煅如金色 沈香 五錢

治 濕熱 痰積 變生百病
[用　　法] 上末 滴水丸梧子大 茶淸溫水任下 四~五十丸 臨睡送下 令藥氣在咽膈之間 ① 一方 以朱砂爲衣
[活套鍼線] 驚痰(痰飮) 痰飮通治(痰飮)
[適 應 症] 간질, 흉비, 변비, 전광, 담핵

처방설명　　　곤담환은 소화기에 적체되어 있는 완고한 열담(熱痰)으로 인해 발생한 흉비(胸痞), 변비(便秘), 적취(積聚), 간질(癎疾), 전광(癲狂), 담핵(痰核) 등 다양한 질환에 사용한다. '濕熱습열 痰積담적 變生百病변생백병'라고 한 것을 보면 열담(熱痰)으로 인해 수많은 증상이 발생할 수 있음을 알 수 있고, 그만큼 곤담환의 적응증 또한 다양하다는 의미가 될 수 있다.

활투침선을 보면 경담(驚痰)을 치료하는 처방으로 분류하고 있다. 경담(驚痰)은 '놀란 뒤에 담(痰)이 뭉쳐서 가슴이나 배에 덩어리가 생기는 것으로 발작하면 툭툭 뛰면서 참을 수 없이 아프며, 이로 인해 간질(癎疾)이 발생하기도 하는 병증(病症)'으로 정의하고 있다. 그러나 사실 경담(驚痰)은 병증(病症)이 아니라 담(痰)이 적체되어 있는 일종의 병리적인 상태(狀態)라고 하는 것이 타당하다. 즉 현재 체내에 담(痰)이 적체되어 여러 가지 증상을 유발하는 것으로, 특히 가슴이 뛰고 통증이 나타나며, 혹은 간질이나 정신이상을 발생시키기 때문에 예전에는 이것을 경담(驚痰)이라는 병증으로 인식했던 것이다. 따라서 놀람이나 충격은 담음적체를 더 가중시키는 하나의 원인일 뿐이다.

활투침선 담음문(痰飮門)에 분류되어 있는 풍담(風痰), 한담(寒痰), 울담(鬱痰), 기담(氣痰) 등도 모두 담음이 적체되어 있는 상태를 표현한 것이며, 여기에는 담음적체의 원인과 현재의 신체상태, 나타나는 증상이 모두 포함되어 있다. 경담(驚痰)은 부인에게 많이 생긴다고 하는데, 부인은 남성에 비해 심허(心虛)의 성향이 있어 충격, 놀람, 스트레스 등이 가해졌을 때 인체의 기능이 교란되어 담음(痰飮)이 쉽게 형성되기 때문이라고 생각한다. 그러나 원인이 무엇이든 간에 담음으로 인해 간질과 정신이상이 생겼으므로 담음을 빼주는 치법을 사용해야 하며, 곤담환도 여기에 해당하는 처방이다.

여러 의서(醫書)를 살펴보면 곤담환을 광증(狂症), 열성 변비(便秘), 주담(酒痰)으로 인한 적취(積聚), 담핵(痰核) 등에 사용하는 처방으로 명시되어 있다. 먼저, 광증의 원인은 다양하지만 대변적체로 인해 뇌압이 상승하여 광증이 나타나는 경우가 있고, 체내에 과다하게 열이 울체되어 나타나는 경우가 있는데, 곤담환은 당귀승기탕을 써야 하는 경우처럼 심한 대변적체는 아니지만 대변적체와 더불어 담음이 적체되어 광증을 일으킬 때 사용할 수 있다. 이것을 경담(驚痰)과 연관 지어 생각한다면, 대변과 담음적체가 가벼우면 경담이 나타나고, 이러한 상태가 더 심화되면 간질이나 정신이상이 나타나며, 더욱 심화되면 광증이 나타나는 것으로 이해할 수 있다. 따라서 정도의 차이일 뿐 증상의 바탕이 되는 상태는 동일하다. 열성 변비에 사용할 수 있는 것도 곤담환이 대변적체를 해소시키는 작용이 있기 때문이다.

주담(酒痰)으로 인한 적취(積聚)에 사용할 수 있는 것은, 평소 열이 많고 살이 찐 사람의 경우 소화기에 담음성 물질이 많이 낄 수 있는데다가 술을 계속 마시면 소화기조직에 담음이 더 가중될 수 있고, 이러한 상태에서 대변비결이 동반된다면 일종의 적취(積聚)가 발생할 수 있기 때문이다. 곤담환은 담음과 대변적체를 동시에 해소시키는 작용을 하므로 주담(酒痰)으로 인한 적취에 사용할 수 있는 것이다.

담핵(痰核)에 사용할 수 있는 것도 곤담환이 과도하게 적체되어 있는 담음(痰飮)을 배출시키기 때문이다. 담음이 가장 쉽게 적체되는 곳은 소화기이고, 더 심해지면 피하조직에도 담음이 울체되어 담핵(痰核)이 형성되는데, 이 경우 거담제(祛痰劑)와 사하제(瀉下劑)를 사용하여 적체된 담음을 자꾸 배출시키면 소화기에 적체된 담음이 빠져나가면서 피하조직에 울체되어 있는 담음도 함께 빠져 나간다. 담괴(痰塊)에 사용하는 죽력달담환을 생각하면 쉽게 이해할 수 있는데, 죽력달담환은 이미 곤담환을 포함하고 있으며 이진탕이 들어 있어 피하조직에 담음이 울체되어 담괴(痰塊)가 발생했을 때 사용한다.

곤담환의 증상을 보이는 사람의 특징은 보통 뚱뚱하고 피부가 검고 건실한 편이며, 외형적으로는 건강하게 보이지만 눈 흰자위를 보았을 때 약간 미친 사람처럼 보이고, 혀에는 백태나 황태가 끼어 있는 경우가 많다. 백태나 황태가 끼어 있는 것은 소화기에 담음이 울체되어 있다는 증거라고 할 수 있다. 또한 이런 사람들에게 설탕이나 버터처럼 기름기가 많은 음식을 먹이거나 과식을 시키면 증상이 더 심해진다는 특징이 있다. 이런 점으로 미루어 볼 때 소화기조직에 울체된 담음이 근본적인 병인(病因)이 된다는 것을 알 수 있다.

곤담환의 증상을 보이는 사람의 맥을 잡아보면 실(實)하거나 침삭(沈數)한 경우가 많은데, 이것은 신체조건으로 볼 때 건실한 사람이라는 것을 의미한다. 따라서 곤담환의 증상은 건실한 사람에게 많이 나타나며 연약한 사람에게는 잘 나타나지 않는다. 《급유방》을 보면 '대체로 청몽석과 염초가 비록 담(痰)은 제거한다고 하나 위장에 좋은 것이 아니기 때문에 목향을 보조약으로 사용한다.'는 말이 있어 허약한 사람, 특히 소화기가 약한 사람에게 곤담환을 사용하는 것은 신중을 기해야 한다.

처방구성 처방구성을 보면 대황, 황금, 청몽석, 침향으로 이루어져 있다. 대황은 대장의 연동운동(蠕動運動)을 항진시키고 수분흡수를 저해하여 설사를 유발한다. 대황을 경구투여하면 결합상태의 anthracene glycoside가 대부분 흡수되지 않고 직접 대장에 도달하는데, 장내 세균의 효소작용 하에서 환원되어 만들어진 anthrone(anthranol)이 장점막(腸粘膜)을 자극함과 동시에 Na^+의 이동을 억제한다. 따라서 대장 내의 수분이 증가되고 연동운동이 항진되어 설사를 하게 된다. 황금은 교감신경 흥분을 완화하여 신경안정작용을 하며, 대뇌피질의 흥분을 억제하여 진정작용을 한다. 또한 혈관투과성 항진을 억제하고 소염작용이 강하여 혈관의 염증성 충혈(充血)과 울혈(鬱血)을 완화시킨다. 청몽석은 가래를 삭이고 적(積)을 없애며 간화(肝火)와 기(氣)를 내려주며. 특히 가래를 삭이는 작용이 강하다. 침향은 진통, 진정작용을 한다.

처방비교 **용뇌안신환**과 비교하면 두 처방 모두 간질에 사용하는데, 용뇌안신환은 열(熱)이 과다하게 울체되어 있는 상태에서 간질이 발생했을 때 사용하며, 소아간질에 사용하는 경향이 강하다. 또한 천연두의 여열(餘熱)로 인한 제증상을 치료하는 처방이기도 하다. 반면 곤담환은 소화기에 적체되어 있는 담음과 대변적체로 인해 발생하는 간질에 사용하며, 점차 증상이 심해져 광증이 나타날 때도 사용한다.

추풍거담환과 비교하면 두 처방 모두 간질에 사용하는데, 추풍거담환은 노화로 인해 담음이 뇌조직에 울체되어 나타나는 간질에 사용하며, 천민탕이 포함되어 있어 어삽(語澀), 지보(遲步) 등의 증상이 겸해 있을 때도 사용한다. 반면 곤담환은 대변비결로 인한 복만(腹滿) 등 소화기증상이 겸해 있는 경우가 많고, 대변적체와 완고한 담음적체가 뇌에 영향을 주어 간질을 일으킬 때 사용한다.

가미온담탕과 비교하면 두 처방 모두 놀란 뒤에 정충, 경계, 정신이상 등이 나타났을 때 사용한다. 가미온담탕은 담(痰)이 울체되어 있는 상태에서 충격이나 신경과다 등으로 조직이 긴장되어 경계, 정충, 불안, 초조, 겁심, 심장비대, 건망 등이 나타났을 때 사용한다. 반면 곤담환은 가미온담탕을 써야 하는 담음보다 점도가 높은 담음이 소화기에 울체되어 있는 상태에서 발생하는 경담(驚痰), 정신이상(精神異常), 간질(癇疾), 광증(狂症) 등에 사용한다.

風寒暑濕燥火 內傷 勞 虛 霍亂 嘔吐 咳嗽 積聚 浮腫 脹滿 消渴 黃疸 瘧疾 邪祟 身形 精氣神血 夢 聲音 津液 痰飮 蟲 小便 大便 頭 面 眼 耳 鼻 口 舌 牙齒 咽喉 頸項 背 胸 乳 腹 腰 脇 皮 手 足 前陰 後陰 癰疽 諸瘡 婦人 小兒

→ **활용사례**

  1-1. 간질(癎疾) 남 50세
  1-2. 간질(癎疾) 여 40대 태음인
  2-1. 실패례 남 23세

1-1. 간질(癎疾)

다음은 김희경 선생의 경험을 채록한 것이다.

● ○○○ 남 50세 목수 제주도 제주시 용담동

두 사람이 50세 남자를 부축하여 옮겨 왔는데 술에 만취하여 깨어나지 못하는 것처럼 의식이 없다. 그래서 온 경위와 그간의 과정을 들어 보니 다음과 같다.
① 올해 간질(癎疾)이 잦아지더니 근래 몇 차례 발작을 했었고 간질(癎疾)을 하고 난 뒤에는 자신이 한 일을 전혀 모른다.
② 이번에 또 간질(肝蛭)이 시작된 지 3일째인데 깨어나지 못하고 있다. ③ 간질의 형태는 마치 술에 만취한 뒤의 의식불명 상태와 같으며, 회복될 것 같지 않아서 데리고 왔다는 것이다.

평소 하는 대로 간질(癎疾)의 근원적인 치료를 위해 자주 쓰고 있는 곤담환 약 1근을 지어준 뒤 1일 3회, 1회 60~70환씩 식후에 복용토록 했다.

그 후 이 사람은 그간 해오던 목수를 그만두고 무도학원에서 춤을 배워 춤 선생을 하고 있었고, 또 부적을 쓴다며 한약방에 경면주사를 사러 자주 오곤 했는데 전 같으면 발작이 일어날 시기가 되었는데도 전혀 발작(發作)이 없었다. 그 후에도 춤 선생을 계속하고 있는데 요즘도 가끔 경면주사를 사러 와서 만나는데 10여 년이 지난 지금까지 한 번도 간질(癎疾)이 발작한 적이 없다고 한다.

곤담환을 간질을 하는 5명에게 투약했는데, 3명은 완전히 치유되었으나 나머지 2명은 전혀 차도가 없었다.

1-2. 간질(癎疾)

다음은 김희경 선생의 경험을 채록한 것이다.

● ○○○ 여 40대 태음인 주부 제주도 남제주군 서귀포

보통 키에 약간 통통한 체격이고 피부는 약간 검고 외견상으로는 건강한 태음인형으로 오랫동안 앓아 온 간질(癎疾)로 인해 가정이 파탄되어 혼자 생활하는 부인이다.
① 오래된 간질로 인해 갑자기 거품을 물고 넘어지며 정신을 잃곤 한다. ② 변비를 비롯하여 그 외의 특별한 증상은 없다. ③ 간질을 앓고 있는 대부분의 사람들처럼 발작이 끝나면 간질을 했는지조차 모른다. ⑤ 간질발작을 한 이후에는 심한 피로감을 느껴 계속 잠을 잔다.

간질은 뇌의 기질적인 장애나 기능적인 변화로 인해 발생하는 것이다. 그러나 원인을 알 수 없는 경우가 대부분이다. 이 부인의 경우에도 특별한 원인을 알 수 없었다.

이미 간질(癎疾)을 한 지 오래 되었고, 간질에 대한 특별한 기준이 명확하지 않을 뿐 아니라 치료가 된다는 확증을 얻지 못한 상태라서 우황, 사향, 주사, 서각 등이 포함된 처방을 사용하는 데 망설임이 있었고, 이미 간질을 오래 앓았기 때문에 다른 곳에서 이런 약들을 복용했으리라 짐작되었다. 그렇다고 그냥 되돌려 보낼 수 없어 약을 투약하기로 하고 곤담환 2근을 지어 인삼곽 1통에 넣어주었다.

그 후 잊고 지냈는데, 1년 정도 후에 다른 간질환자가 찾아왔다. 어떻게 왔냐고 묻자 앞의 부인이 소개하여 왔다고 한다. 경과를 물어보니, 앞의 부인은 그 약을 복용하고 간질이 없어져 지금은 정상적으로 생활하고 있다는 것이다.

곤담환을 만들 때 가장 어려운 점은 청몽석을 금몽석으로 만드는 점이다. 청몽석을 쇠도가니에 넣고 화약의 일종인 염초를 넣어 불을 붙이면 순식간에 불이 붙어 폭발하면서 금몽석으로 변한다. 이렇게 하면 겉 표면뿐만 아니라 내부까지 금색으로 변한다. 그러나 근래에는 염초를 구하기 어렵다. 큰 건재상이나 화공공장에 물어봐도 모른다고 하여 지금은 사용하지 못하고 있다. 또한 대부분의 간질환자는 한약방으로 오지 않고 병원으로 가기 때문에 이러한 처방을 사용하는 기회가 급감하고 있는 실정이다.

곤담환은 대황, 황금, 청몽석, 침향으로 이루어져 있으나 앞의 경우는 침향을 넣지 않았다. 본래 침향을 물에 넣으면 물속에 가라앉지만 여러 건재상에서 침향을 구입하여 실험을 해보면 물에 가라앉지 않았기 때문에 위품으로 판단하여 넣지 않았던 것이다.

곤담환에 적합한 간질환자는 살이 찌고 피부가 검고 체격이 좋은 사람, 체질로는 태음인으로 보이는 사람이 많았다. 또한 혀에는 백태(白苔)나 황태(黃苔)가 낀 경우가 많았다. 건재상에 문의했더니 대부분 금몽석을 잘 모르고 한 곳에서는 2005년 11월 청몽석 1근의 가격은 3,500원 정도이고 금몽석은 5만원 정도라고 한다.

2-1. 실패례

다음은 김희경 선생의 경험을 채록한 것이다.

● ○ ○ ○ 남 23세 지체장애자 제주도 남제주군 한경면 조수리

자식이 간질(癎疾)을 한다며 데리고 왔는데 청년은 꼽추에 소아마비로 걸음이 불편한 사람이었다. 청년을 보고 그간의 경과와 증상을 들어 보니, 하늘도 무심하지 하나의 질환도 아닌 몹쓸 병을 한꺼번에 여럿을 준 것 같아 안타까운 마음에 어찌할 바를 모르겠어서 결국은 얘기를 하다말고 울컥대는 감정을 참기가 어려웠다.

그래서 역시 간질에 쓰는 곤담환 반 근을 염가에 주었고, 그 뒤에 다시 온 부모의 말을 들어보면 곤담환을 복용하고도 별다른 차도가 없었다고 한다. 이외에도 한 사람에게 곤담환을 사용했으나 별다른 차도가 없어 약을 중단한 적이 있었다.

風寒暑濕燥火內虛霍嘔咳積浮脹消黃癰邪身精氣神聲津

傷勞亂吐嗽聚腫滿渴疸疾崇形血夢音液

痰飮

蟲小便大頭面眼耳鼻口牙咽頸背胸乳腹腰脇皮手足前後癰諸婦小兒

舌齒喉項陰陰疳瘡人

下統76 衆 연진탕 棟陳湯

苦楝根皮 二錢 陳皮 半夏 赤茯苓 各一錢 甘草 五分　薑三片

治 小兒蛔蟲
[活　　套] 挾滯 加山査 神麴 檳榔 ① 痛甚 加使君子 烏梅
[活套鍼線] 腹痛(小兒) 蛔厥(蟲)
[適 應 症] 소아의 회충복통과 오심구토, 현훈

**처방
설명** 　　연진탕은 회충(小兒蛔蟲)을 치료하는 처방이며, 나이를 불문하고 사용할 수 있는 구충제(驅蟲劑)이다. 회충이 있을 때 일반적으로 나타나는 증상은 입에 침이 고이고 속이 느글거리고 배가 그득하고 소화가 잘 되지 않는 것이다. 그래서 구역(嘔逆), 설사(泄瀉), 복통(腹痛) 등이 나타날 수 있는데, 이러한 일반적인 증상이 있을 때 연진탕을 사용할 수 있다. 즉 회충에 의한 것으로 의심되는 증상이 나타날 때 연진탕을 사용한다. 이외에도 빈혈(貧血)이 있거나 소화제를 먹어도 소화가 잘 되지 않을 때, 원인불명으로 기운이 없고 아플 때 예전에는 이것을 회충의 증상으로 인식했고, 이럴 때 가장 확실하게 회충을 치료할 수 있는 방법으로 고련피가 들어 있는 연진탕을 사용했다.

　　장내(腸內)에 회충이 증가하면 덩어리를 이루면서 소화관의 '일부를 일시적으로 막거나 적체를 일으킬 수 있다. 회충은 흡수되는 영양분을 먹고 사는데, 먹는 것이 부실한 경우에는 먹이를 찾기 위해 이동하기 때문에 입으로 나오는 경우도 있고, 십이지장에 연결된 담관(膽管)을 막을 수 있어 흉통(胸痛)을 일으키기도 한다. 또 몸이 허랭(虛冷)한 상태에 있으면 소화기관이 긴장되고 경직되는 경향이 있어 조직의 신축력이 떨어지는데, 더불어 회충이 장내(腸內)에 뭉쳐 있을 경우 경직되어 있는 조직과 함께 복통을 유발하는 원인이 된다.

　　이처럼 원인과 상태가 다양하기 때문에 상태에 적합한 처방을 선택해야 하는데, 먼저 소화기관 내에 뭉쳐 있는 회충이 점막(粘膜)을 자극하여 통증을 유발할 때, 요동하는 회충을 안정시키기 위해 회충의 먹이가 될 수 있는 당분(糖分)을 공급해 주는 삼원음이 있다. 삼원음은 인삼, 용안육, 귤피로 구성되어 있는데, 용안육이 당분을 공급하는 주요한 역할을 한다. 둘째, 몸이 허랭(虛冷)하여 소화기조직이 긴장되고 회충으로 인한 복통이 나타났을 때는 안회이중탕, 이중탕, 건리탕, 온장환 등을 사용하여 소화기조직의 긴장을 풀어주면서 회충의 이동을 촉진해야 한다. 셋째, 습담(濕痰)이 정체되어 있는 상태에서 회궐(蛔厥) 증상이 있을 때는 연진탕 같은 처방을 사용하여 회충으로 인한 증상을 치료할 수 있다. 여기서 유념해야 할 것은 영양분을 공급하는 삼원음이나 허랭(虛冷)을 개선하는 안회이중탕은 회충을 직접 구충(驅蟲)하는 것이 아니라 말 그대로 안회(安蛔)하는 작용을 하는 반면, 연진탕은 회충을 직접 사멸시키는 약성이 있다는 것이다.

　　회충에 사용하는 ≪방약합편≫ 처방 중 구충작용이 가장 강한 처방이 연진탕이며, 연진탕에서 구충작용을 발휘하는 주요 약재는 고련피이다. 따라서 회충이 있을 때 고련피만 달여 먹어도 구충할 수 있는데, 연진탕을 복용하는 것은 회충이 있으면서 오심(惡心), 건구(乾嘔), 복통(腹痛) 같은 소화장애가 동반되기 때문에 이런 증상들도 함께 개선하기 위함이다.

　　활투를 보면 협체(挾滯)에는 산사, 신곡, 빈랑을 더하라고 했는데, 회충이 있는 상태에서 음식이 적체되면 증상이 더 악화될 수 있기 때문에 소화불량 증상을 신속하게 개선해야 한다는 의미이다. 또한 통증이 심할 때는 사군자와 오매를 더하라고 했는데, 이러한 약재가 회충을 일시적으로 마취시켜 회충의 움직임을 둔화 시키므로 회충의 움직임으로 인한 복통을 감소시킬 수 있다.

활투침선에는 소아 복통(腹痛)과 회궐(蛔厥)에 사용하는 처방으로 분류되어 있다. 소아에게 회충이 발생 했을 때 회충이 장관(腸管)을 이동하면서 내경(內徑)이 좁은 소장(小腸)을 막을 경우 통증이 발생한다. 이럴 때는 구충(驅蟲)시켜야 복통이 치료되기 때문에 연진탕을 사용하는 것이며, 따라서 소아복통은 회충으로 인 한 복통을 의미한다. 회궐(蛔厥)은 평소 회충이 있던 사람이 정신을 잃는 것인데, 회충이 총담관을 막거나 회충 덩어리가 소장에 울체되어 소통을 방해하므로 정신을 잃게 되는 것이다. 이럴 때도 연진탕을 복용시 켜 구충(驅蟲)하면 회궐(蛔厥) 증상이 없어진다.

처방구성 처방구성을 보면 고련피는 이름대로 맛이 매우 쓰며 우리나라에 널리 분포되어 있는 멀구슬나 무의 뿌리껍질이다. 고련피는 회충의 두부(頭部)에 작용하여 신경절을 마비시킨다. 또 충체(蟲體) 의 표피에 침투하여 그 근육에 직접 작용함으로써 에너지대사를 교란시키고, 더 나아가 피로 및 경련을 일으키게 하여 결국에는 충체가 장벽에 붙지 못하게 하여 충체가 체외로 배출되게 만든다. 그래서 구충약으로 쓸 때는 설사약을 따로 쓰지 않는다.

진피는 이기제(理氣劑)로서 소화관의 운동을 강화하여 가스배출을 촉진한다. 반하는 장관(腸管)의 운동을 촉진하여 소화관에 정체된 음식물과 수분의 배출을 촉진하며, 중추성 구토나 점막자극에 의한 구토를 억제 하고 인후점막자극에 의한 해수(咳嗽)를 억제한다. 적복령은 세뇨관의 재흡수를 억제하여 이뇨를 증진한다. 감초는 소화관 평활근에 작용하여 경련을 억제하며, 위산분비를 억제하고 위점막을 보호하는 항궤양작용을 한다.

처방비교 온장환과 비교하면 두 처방 모두 구충제(驅蟲劑)라는 공통점이 있다. 온장환의 구충작용은 연 진탕에 미치지 못하지만 소화기가 연약하고 허랭(虛冷)하면서 대변이 잘 나오지 않거나, 하복허 랭을 겸한 충적(蟲積)이 있을 때 사용할 수 있다. 또한 약성을 응용하여 묽은 대변을 보거나 설 사나 복통이 있을 때 사용할 수 있다. 반면 연진탕은 회충이 있으면서 오심, 구토, 트림 등 증상이 있을 때 사용하며, 가장 강력한 구충제에 속하는 처방이다.

오매환과 비교하면 오매환은 소화기의 허랭(虛冷)으로 인해 조직이 경색되어 있으면서 장내에 회충이 몰 려 있는 경우에 사용하며, 온리(溫裏)시켜 경색을 풀어주고 소화기의 운동성을 증가시켜 회충으로 인한 복 통을 치료한다. 또한 약성을 응용하여 장조직이 이완되어 발생하는 연변(軟便), 설사(泄瀉), 식후즉변(食後卽 便) 등에도 사용한다. 반면 연진탕은 회충을 직접 구충하는 작용이 있으며, 회충으로 인해 기절하는 회궐 증상에도 사용한다.

삼원음과 비교하면 삼원음은 보기(補氣)·자윤제(滋潤劑)로 구성되어 있어 직접 구충(驅蟲)하는 것이 아 니라, 용안육의 단맛을 이용하여 회충의 움직임을 완화시켜 통증을 멎게 할 뿐이다. 반면 연진탕은 회충을 직접 구충하는 작용을 한다.

→ **활용사례**

1-1. 횟배, 복통(腹痛), 소화불량(消化不良) 여 40대
1-2. 회궐복통(蛔厥腹痛), 오심(惡心), 기핍(氣乏) 여 50대
1-3. 회궐복통(蛔厥腹痛) 여 13세
2-1. 현훈(眩暈) 여 40대

風寒暑濕燥火內傷虛勞霍亂嘔吐咳嗽積聚浮腫脹滿消渴黃疸疾邪崇身形精氣神血夢聲音津液痰飲 蟲 小便大便頭面眼耳鼻口舌牙齒咽喉頸項背胸乳腹腰脇皮手足前陰後陰癰疽諸瘡婦人小兒

1-1. 횟배, 복통(腹痛), 소화불량(消化不良)
다음은 최경구 선생의 경험을 채록한 것이다.

● ○○○ 여 40대 전라북도 완주군 삼례읍

매번 허약하고 병치레가 잦아 녹용이 든 보약을 자주 지어 먹는 친구의 부인이다. 녹용이 든 보약을 지어 먹으면 대부분 한 달이나 1년 동안은 잔병치레가 없는데 이 부인은 약을 먹어도 효력이 없어 일주일을 멀다 하고 약을 지어먹었다. 이는 필히 허약으로 인한 것이 아니라 다른 요인인 회충의 요인이 아닌가 판단되었다. 그간 집안에서는 이 부인이 자주 아프니 귀신 들린 병이라고 굿도 하고 오랜 기간 요양도 시켰다.
① 늘 기운이 없고 혈색이 없다.   ② 시시로 배가 아프고 식사도 잘 못한다.   ③ 배가 아프고 입에 침이 고인다.
④ 자주 어지럽고 속이 느글거리고 배가 아프다.   ⑤ 소화제를 먹어도 소화가 안 되며 복통, 횟배가 위로 치밀어 숨이 꽉꽉 막히는 등의 증상이 있다.
이는 필시 회충(蛔蟲)으로 인한 것으로 판단되었다. 그래서 확인 차 눈밑을 까서 하안검(下眼瞼)을 보니 역시 흰색으로 빈혈기가 현저했다. 복통이 있으므로 삼원음 4첩을 지어 주어 당장의 기핍(氣乏)과 복통(腹痛)을 완화하고자 했으며 연이어 고련피탕 2첩을 같이 지어주었다.
이것을 복용한 후 3~4 일 후에 대변에 회충이 보로 싸여 큰 덩어리가 나왔다고 한다. 그로서 오랫동안의 횟배가 나았고 복통(腹痛), 소화불량(消化不良)도 모두 나았다고 한다.

1-2. 회궐복통(蛔厥腹痛), 오심(惡心), 기핍(氣乏)
다음은 최경구 선생의 경험을 채록한 것이다.

● ○○○ 여 50대 전라북도 완주군 삼례읍

30년 전 일이다. 삼례 농협에 다니는 이 씨 부인으로, 위장이 늘 약하여 기운이 없고 늘 얼굴에 기미가 가득하게 끼어 있었다. 이에 한약방에 자주 와서 위장약을 지어서 복용했다. 특히 삼출건비탕 같은 약을 수시로 복용했다. 삼출건비탕을 수 첩씩 그만큼 복용했으면 효력이 있을 텐데 여전한 것으로 보아 필경 소화기 연약으로 인한 소화불량이라기보다는 회충(蛔蟲)으로 인한 것이 아닌가 의심이 되었다. 하루는 약을 지으러 왔는데 자세히 관찰하며 증세를 물어보니
① 늘 소화가 안 되고   ② 배가 아프다.   ③ 무엇인가 뱃속에서 움직이는 것을 느낀다.   ④ 속이 느글거린다고 한다.   ⑤ 밥을 먹고 나면 위가 답답하고 체한 것 같다.
이를 회충(蛔蟲)으로 인한 것으로 보고 확인차 하안검(下眼瞼)의 결막(結膜)을 보니 역시 흰색으로 빈혈이 현저했다. 따라서 회충으로 인해서 나타나는 소화불량과 복통을 목표로 삼원음을 4첩 지어준 뒤 다음날 아침을 굶은 뒤 고련피탕을 점심과 저녁에 복용하라고 주었다. 얼마 후 다시 찾아와서 이야기 하는데 복용 3일 후 대변에서 보(褓)같은 것이 나왔는데 부지깽이로 보(褓)를 헤쳐 보니 회충들이 우글거리고 있었다고 한다. 이 부인 또한 이후부터 소화불량뿐만 아니라 복통, 기미가 없어지고 늘 기운이 없어 하는 것도 없어졌다.

1-3. 회궐복통(蛔厥腹痛)
다음은 염태환 선생의 경험을 인용한 것이다.

● ○○○ 여 13세

13세 소녀인데 밥을 먹을 때면 배가 아픈데, 이런 지 어언 6년이나 되었다고 한다. 소아과 명의로부터 별별 민간치료법까지 다 받아 보았으나 치료는 물론 그 원인을 모른다는 것이다. 혹시 충(蟲)은 아닌가 하여 근래에도 5~6 차례의 대변검사를 했으나 충란(蟲卵)을 발견하지 못했으며 또 병원에 갈 때마다 구충제를 복용했으므로 충(蟲)으로 인한 것은 아닌 것 같다고 모친이 말했다.
몸은 마른 편이고 혈색도 좋지 않으며 얼굴에는 마른버짐이 나와 있었다. 그렇다고 건중탕을 주기에는 이급(裏急)의 조(條)가 없으니 필시 노회(老蛔)의 소치일 것이라는 데서 마음이 더 움직이질 않으므로 한방구충제를 투약을 한 다음에 안 되면 달리 생각해 보기도 하고 연진탕에 해인초(靑角으로 대용했음) 12g을 더하여 주었다.
그랬더니 그 이튿날 새벽에 길이 20cm의 큰 회충 한 마리가 나왔으며 6년여의 복통(腹痛)이 나았다. 분명히 이 병의 원인이 회충인데 검사에서 나타나지 않았는지, 양약 구충제(驅蟲劑)로 구충(驅蟲)이 되지 않았는지 모를 일이다.

2-1. 현훈(眩暈)
다음은 최경구 선생의 경험을 채록한 것이다.

● ○○○ 여 40대 전라북도 완주군 삼례읍

40대 부인으로 현훈(眩暈)이 심하여 왔다. 현훈(眩暈)이 심하면 도저히 머리를 들고 다닐 수가 없는데 돌발적으로 현훈이 발생하면 땅이든 호박 구덩이든 머리를 어딘지 처박고 있어야 한다. 주요 증세는

① 무언가 치밀어 오르면 답답해서 미치겠다고 한다. 설탕물을 먹으면 다시 괜찮아졌다가 다시 이런 증상이 생긴다.
② 평소에 소화가 안 된다.   ③ 위(胃) 부위가 답답하다.   ④ 속이 느글거린다.

증세로 볼 때 이것은 필경 회충(蛔蟲)으로 인한 것으로 짐작했다. 이 부인은 어려서 횟배로 고생을 했으며 옻나무를 먹고 회충덩어리인 보(褓)를 뺀 전력도 있다, 이미 이런 전력으로 보아 잔존한 회충들이 이런 작용을 일으키는 것으로 보아 회충을 치료하기로 했다. 역시 삼원음 4첩을 복용시켜 안회(安蛔)를 시켰다. 아침을 굶은 뒤 북어를 구워 냄새를 맡게 하고 고련피탕을 점심과 저녁에 복용시켰다.

3~4일 후 대변에 섞여 동아줄 꼬이듯이 연이은 회충들이 무더기로 쏟아져 나왔다. 그 후로 소화도 잘 되고 어지러움도 없고 치밀어 오르는 증세도 없어졌다고 한다.

風
寒
暑
濕
燥
火
內傷
虛勞
霍亂
嘔吐
咳嗽
積聚
浮腫
脹滿
消渴
黃疸
癃疾
邪祟
身形
精
氣
神
血
夢
聲音
津液
痰飲
蟲
小便
大便
頭
面
眼
耳
鼻
口舌
牙齒
咽喉
頸項
背
胸
乳
腹
腰
脇
皮
手
足
前陰
後陰
癰疽
諸瘡
婦人
小兒

下統77 寶 만전목통탕 萬全木通湯

滑石 二錢 木通 赤茯苓 車前子炒 瞿麥 各一錢

治 膀胱熱 小便難而黃
[用　　法] 上爲末 煎服 或水調服 或剉煎服 亦可
[活套鍼線] 不利(小便)
[適 應 症] 소변난, 소변불리, 배뇨통, 오줌소태, 방광염, 요도염

처방설명 　만전목통탕은 소변난(小便難)이나 소변불리(小便不利)에 사용하는 처방이다. 그러나 소변불리는 증상이기 때문에 원인이 다양할 수 있고, 소변불리가 나타나는 신체상태도 다양할 수 있다. 따라서 '小便不利소변불리'라는 증상에 기준을 두고 처방을 선택한다는 것은 무의미하다. 따라서 질병의 원인과 개인의 신체상태, 나타나는 증상의 양태를 종합해야 적합한 처방을 선택할 수 있다.

　먼저 소변불리 증상을 일으킬 수 있는 원인이나 질병을 살펴보면, 신장염이나 신부전증으로 인해 소변이 잘 나오지 않을 수 있고, 방광이나 요도가 충혈(充血)되었을 때도 소변불리가 나타날 수 있다. 만전목통탕은 신장질환에도 사용할 수 있겠지만 주로 방광이나 요도가 충혈되어 소변불리 증상이 나타났을 때 사용하는 경우가 많다. 따라서 조문의 '膀胱熱방광열 小便難而黃소변난이황'이라는 것은 비뇨기조직, 특히 방광이나 요도점막이 충혈(充血)되어 소변이 잘 나오지 않고, 나오더라도 진하게 나온다는 의미로 이해할 수 있다. 방광에 열이 있다는 것은 방광이나 요도에 혈액이 많이 몰려 점막이 충혈되어 있다는 것이며, 점막이 충혈되어 있으면 조직의 수축력이 떨어지기 때문에 소변이 제대로 나오지 않을 수 있는 것이다.

　만전목통탕은 방광과 요도점막의 충혈을 개선하여 소변불리를 치료한다. 여기서 생각해야 하는 것은 방광과 요도가 충혈되면 소변불리(小便不利)뿐 아니라 소변빈삭(小便頻數)이나 배뇨통(排尿痛)이 나타날 수 있고, 더 심해지면 소변불통(小便不通)까지 나타날 수 있다는 것이다. 물론 만전목통탕을 써야 하는 경우는 충혈이 심하지 않기 때문에 소변불통까지 나타나지는 않는다. 따라서 조문의 소변난(小便難)이나 활투침선의 소변불리(小便不利)의 의미는 소변불통이 나타날 정도로 충혈이 심하지 않다는 반증이기도 하다.

　다음으로 생각해야 할 것은 소변불리(小便不利) 증상이 나타나더라도 개인의 신체조건과 신체상태에 따라 처방이 달라질 수 있다는 것이다. 즉 병인(病因)이 동일하더라도 신체조건과 신체상태에 따라 증상과 정도가 달라질 수 있다.
　첫째, 허약으로 인해 조직이 연약해지면 방광조직도 연약해져 소변불리나 소변빈삭이 나타날 수 있다. 물론 이 경우에는 소변불리보다 소변빈삭이 주증상이며 소변불리는 나타날 수도 있고 없을 수도 있다. 이런 상태에서 발생한 소변불리에는 보중익기탕 계통을 사용하면 된다. 둘째, 몸이 허랭(虛冷)한 상태에서도 소변불리가 나타날 수 있다. 허랭(虛冷)하다는 것은 인체의 기능저하가 매우 심하다는 것이므로 비뇨기조직으로 침입하는 균에 대응하는 능력이 떨어질 수 있다는 점도 있지만, 허랭(虛冷)하면 수분대사가 원활하지 못하기 때문에 조직에 수분이 정체될 수 있는데, 비뇨기조직에 수분이 정체되면 소변불리와 소변빈삭 증상이 발생할 수 있다. 이 경우에는 복원단, 실비산, 팔미원, 반총산 등을 사용할 수 있다.

　셋째, 비뇨기조직에 자윤과 전해질이 결핍되었을 때도 소변불리가 발생할 수 있다. 물론 이런 증상은 평

소 허랭(虛冷)한 사람보다는 열실한 사람에게 발생할 가능성이 많기 때문에 신체조건을 참고해야 한다. 이 경우 소변빈삭이 주증상으로 나타나지만 소변불리도 나타날 수 있고, 계장산을 사용해 볼 수 있다. 넷째, 조직에 습담(濕痰)이 적체되었을 때도 소변불리 증상이 나타날 수 있다. 습담이 있으면 방광·요도의 신축력이 떨어지기 때문에 소변빈삭이 나타날 수 있고, 습체의 정도가 심하여 조직이 부어 있을 경우에는 내경(內徑)이 좁아져 소변불리가 나타날 수도 있다. 이 경우에는 우공산, 오령산, 만전목통탕 등을 사용할 수 있다.

다섯째, 어떤 원인으로 비뇨기점막이 충혈(充血)되었을 때도 소변불리 증상이 발생하는데, 이 경우는 소변빈삭보다 소변불리 증상이 주증상일 수 있으며 팔정산, 용담사간탕, 오림산, 만전목통탕, 증미도적산 등을 사용할 수 있다. 이처럼 신체상태에 따라 처방이 달라질 수 있기 때문에 소변불리를 일으키는 원인도 중요하지만 현재의 신체상태를 고려하는 것이 매우 중요하다.

종합해보면 만전목통탕은 방광이나 요도점막이 충혈(充血)되어 소변불리 증상이 나타날 때 사용할 수 있으며, 소변불리뿐 아니라 소변빈삭이나 배뇨통에도 사용할 수 있고, 질병으로 본다면 방광염, 요도염, 전립선염 등에 사용할 수 있다. 또한 신체상태로 볼 때 허약하거나 허랭하지 않고, 자윤이 부족한 것도 아니며, 단지 방광, 요도점막이 충혈되어 소변불리와 소변빈삭이 나타날 때 사용한다.

처방구성 처방구성을 보면 활석은 약리실험에서 이뇨작용, 점막보호작용, 소염작용, 지사작용, 항균작용 등이 밝혀졌으며, 주로 비뇨기계통의 급·만성 염증에 대하여 뚜렷한 소염·이뇨작용이 있다. 목통은 이뇨작용과 소염작용이 있고, 적복령 또한 세뇨관의 재흡수를 억제하여 이뇨를 촉진한다. 차전자의 이뇨작용은 Aucubin 성분에 의해 이루어지며, 구맥은 이뇨작용 외에도 혈액순환을 촉진하여 월경을 순조롭게 하는 작용이 있다.

처방비교 **도적산**과 비교하면 두 처방 모두 열성상태의 소변불리에 사용한다는 공통점이 있다. 도적산은 몸 전체적으로 열성을 띠고 있으면서 비뇨기가 충혈되어 소변불리 증상이 나타났을 때 사용하며, 소변불리 외에도 소아발열, 야제(夜啼), 경축(驚搐) 등에도 사용한다. 반면 만전목통탕은 열성(熱性)을 띠고 있지만 전신열이 아니라, 비뇨기에 국한된 열로 인해 소변불리가 나타났을 때 사용한다.

우공산과 비교하면 두 처방 모두 소변빈삭에 사용한다. 그러나 우공산은 비뇨기조직에 습담(濕痰)이 울체되어 소변빈삭이나 소변불리가 나타났을 때 사용하는 반면, 만전목통탕은 비뇨기조직이 충혈되어 소변불리와 소변빈삭이 나타났을 때 사용한다. 체질적으로 본다면 담음성 체질자에게 우공산이 더 적합하다고 할 수 있다.

팔정산과 비교하면 두 처방 모두 비뇨기조직이 충혈되어 소변빈삭이나 소변불리가 나타났을 때 사용한다. 그러나 팔정산은 열실한 상태에서 나타나는 소변불리나 소변폐에 주로 사용하며 소변폐뿐 아니라 대변폐가 겸해 있는 경우에도 사용한다. 반면 만전목통탕은 팔정산에 비해 열적 증상이 심하지 않고 소변폐에 사용하는 경우는 거의 없다.

→ **활용사례**

1-1. **소변난(小便難), 산증(疝症)** 남 30세 태음인
2-1. **목통과 임질(淋疾)** 남 27세
3-1. **목통과 오줌소태** 남 67세
4-1. **목통과 오줌소태** 여 38세 소음인
5-1. **목통과 단백뇨(蛋白尿)** 남 15세

1-1. 소변난(小便難), 산증(疝症)

다음은 장동훈 선생의 경험이다.

● 장 ○ ○ 남 30세 태음인 인천광역시 연수구 연수동

① 시험 중에 스트레스로 인해 산증(疝症)이 생긴 후로는 가끔 소변을 볼 때 힘이 들 때가 있고, 서혜부(鼠蹊部)가 땅
길 때가 많다.   ② 한산(寒疝)으로 생각하여 반총산을 복용했는데 효과는 어느 정도 있었으나 완치는 되지 않았다.
③ 그 후 팔미원을 복용했더니 아무 반응이 없다.

이번에는 방광열(膀胱熱)로 인한 소변난(小便難)에 사용하는 만전목통탕을 사용하기로 했다. 마침 어머님이 방광염(膀
胱炎) 증상이 가끔 있어서 2제를 지은 뒤 1첩씩 복용했다.

1. 약을 복용하고 나니 소변을 보기가 많이 쉬워졌다.
2. 소변을 하루에 8번 이상 보는데, 자주 본다. 그리고 소변도 많이 나온다.
3. 3일째부터는 겨울이라 소변을 자주 보는지 원래 그런지 구별이 되지 않았다.

2-1. 목통과 임질(淋疾)

다음은 조재걸 선생의 경험을 기록한 것이다.

이 글은 만전목통탕의 주요 약재인 목통의 효능과 임상을 참고하기 위하여 개제한 것이다.

● 남 ○ ○ 남 27세 경기도 수원시

20여 년 전의 일이다. 친구의 아들이

① 임질(淋疾)에 걸렸다.   ② 병원에서 치료를 했으나 잘 낫지 않는다.

그래서 임질에도 쓰는 으름덩굴(목통) 잘라 놓은 것을 차처럼 달여 마시라고 주었다. 이 때 겉껍질의 검은 것은 벗겨
내고 주었고 양은 한 봉투로 15일분 정도 되었다.

3~4개월 뒤에 친구를 만났는데, 그때 목통을 달여 마신 뒤로 잘 치료되지 않았던 임질(淋疾)이 곧바로 나았다고 한다.

3-1. 목통과 오줌소태

다음은 조재걸 선생의 경험을 기록한 것이다.

● 조 ○ ○ 남 67세 경기도 안양시 안양9동

평소부터 몸이 불편하면 자주 문의를 해오고 있는 집안의 사람이다.

① 소변을 보기가 불편하다.   ② 소변을 보고나서도 남아 있는 듯하다.   ③ 소변을 볼 때 요도가 찌릿찌릿하다.
④ 약국에 가니 방광염이라고 한다.   ⑤ 항생제를 복용했으나, 복용당시만 호전되었고 복용 후에는 재발하곤 했다.
⑥ 고혈압이 있다.

증세가 오줌소태이므로 으름나무 덩굴(통초, 목통)을 달여 먹으라고 권유했다. 얼마 후에 다시 왔을 때 물어 보니, 목
통을 복용한 이후 오줌소태 증세가 모두 깨끗이 나았다고 한다.

이번에는 조○○씨의 부인도 오줌소태 증세가 발생했다. 그래서 자신의 경험대로 가까운 수리산에 가서 으름나무 덩
굴을 잘라 달여 먹었는데, 으름나무 덩굴을 복용한 이후 부인의 오줌소태도 모두 나았다고 한다.

4-1. 목통과 오줌소태

다음은 홍태희 선생의 경험이다.

● 이 ○ ○ 여 38세 소음인

① 오줌소태가 있어 소변을 자주 본다.   ② 추위를 심하게 타고 더위는 안 탄다.   ③ 땀은 없는 편이다.   ④ 식성
은 따뜻한 것을 좋아하고 단 것, 매운 것을 좋아한다.   ⑤ 소화력이 약하고 잘 체한다.   ⑥ 잠들기가 어렵고 가끔 꿈
을 꾼다.   ⑦ 손발과 아랫배, 몸 전체가 매우 차다.   ⑧ 건망증이 있다.   ⑨ 아침에 잘 못 일어난다.   ⑩ 냉대하가
약간 있고 희다.

오줌소태를 목표로 한 번에 목통 12g씩을 달여 먹으라고 권유했다. 2번을 복용하자 오줌소태가 거의 없어졌다고 한다.
이 환자는 그 후로 승습탕을 복용하고 두통을 호소하여 약량을 줄여서 복용했는데 아무런 변화를 느끼지 못했고 두
번째로 보중익기탕에 목통, 택사, 차전자를 더해서 복용했을 경우에는 약간 좋아졌다고 한다. 약미가 많은 것보다는 단
방이 효과가 신속하다는 것을 알게 한 경우였다.

그 후로도 오줌소태가 있는 사람 두 명에게 목통 단방으로 처방한 결과 모두 효험이 있었다.

5-1. 목통과 단백뇨(蛋白尿)

다음은 조재걸 선생의 경험을 기록한 것이다.

● 황 ○ ○ 남 15세 중학생 서울특별시 종로구 청운동

친구의 아들로 20년 전의 일이다. 지금은 서울에서 정형외과 의사를 하고 있는 황 군의 이야기이다.

① 병원에서 소변검사를 했을 때 소변에서 단백뇨(蛋白尿)가 나왔다.   ② 병원에서 오랫동안 치료를 해 왔으나, 단백뇨는 여전했다.   ③ 한약도 5제나 복용(復用)했으나 차도가 없다.   ④ 학생은 본 적이 없고 아버지인 친구가 걱정을 해왔다.

그래서 목통을 달여 먹으라고 권유한 뒤, 마침 집에 비상용으로 둔 온백원을 10일분가량 주었다.

온백원을 목통과 함께 복용하되 1회에 2~3알씩, 1일 3회 복용토록 했다. 목통과 함께 온백원을 준 것은 온백원의 치료범위가 적취(積聚), 부종(浮腫) 등 매우 넓기 때문이다.

목통과 온백원을 복용한 뒤, 처음에는 설사가 나는 듯하면서 속이 시원했다고 한다. 모두 10일 가량을 복용한 뒤로 병원에 가서 다시 검사를 하니 단백뇨가 완전히 사라졌다고 한다.

風寒暑濕燥火
內虛霍嘔咳積浮脹消黃癯邪身精氣神血夢聲津痰
傷勞亂吐聚腫滿渴疸疾祟形
音液飲蟲

小便

大便頭面眼耳鼻口牙咽頸背胸乳腹腰脇皮手足前後癮諸婦
舌齒喉項

陰陰疸瘑人
小兒

下統78 寶 도적산 導赤散

生地黃 木通 甘草 各一錢 燈心一團

治 小腸熱 小便不利 ① 合[四苓散](下十) 名[移熱湯] 治 口糜 心胃壅熱 口瘡 ② 一方 有竹葉 無燈心
[活　　套] 熱甚 加苓 連 麥門冬
[活套鍼線] 諸熱(小兒)　夜啼(小兒)　驚搐(小兒痘瘡)　尿澁(小兒痘瘡)　熱淋(小便)　不利(小便)　不通(小便)　莖
　　　　　中痒痛(小便)　尿血(血)
※이열탕(移熱湯) : 口糜(口舌)
[適應症] 소변불리, 소복통, 하복팽만, 야제, 난관폐쇄증

처방설명　　도적산은 신체 전반적인 열성상태에서 비뇨기조직이 충혈(充血)되어 소변불리(小便不利) 증상이 나타났을 때 사용하는 처방이며, 성장열(成長熱)이 내재되어 있는 소아에게 주로 사용한다.

조문에는 소변불리(小便不利)에 사용하는 처방으로 되어 있지만, 소변불통(小便不通)이나 배뇨통(排尿痛), 혈뇨(血尿)에도 사용할 수 있고, 열울(熱鬱)로 인한 구내염(口內炎), 소아 야제(夜啼), 소아 경기(驚氣) 등에도 사용한다. 이러한 증상의 공통점은 기본적으로 체열(體熱)이 높은 사람이 여러 요인에 의해 체내에 열이 너무 많아졌을 때 나타난다는 것이다. 이런 관점에서 볼 때 조문에 '小腸熱소장열'이라고 한 것은 전신의 열성상태를 의미한다고 할 수 있고, 전신의 열성상태와 더불어 비뇨기증상이 나타나기 때문에 이렇게 표현한 것으로 볼 수 있다.

따라서 도적산의 소변불리(小便不利)는 몸 전체에 열이 많은 상태에서 비뇨기조직이 충혈(充血)되었을 때 발생하는 것이며, 이러한 증상이 더 심해지면 소변을 볼 때 통증이 나타날 수도 있고, 소변불통이 발생할 수도 있으며, 소변에서 피가 섞여 나올 수도 있다. 활투침선에 요혈(尿血), 불통(不通), 경중양통(莖中痒痛), 열림(熱淋)으로 분류되어 있는 것은 이러한 이유 때문이다.

도적산은 몸 전체에 열이 많아졌을 때 사용할 수 있기 때문에 비뇨기증상 외에도 열울(熱鬱)로 인한 다양한 증상에 응용할 수 있다. 활투침선에 소아 제열(諸熱), 소아 두창(痘瘡)의 경축(驚搐)과 요삽(尿澁), 소아 야제(夜啼)에 사용하는 처방으로 분류한 것을 보면 알 수 있다. 도적산을 소아 제열(諸熱)에 사용할 수 있는 것은 소아의 경우 스스로 몸을 유지하는 데 필요한 열뿐 아니라 성장하면서 발생하는 열을 가지고 있기 때문이다. 즉 인체의 기능을 안정적으로 유지하기 위한 유지에너지와 성장에 필요한 성장에너지를 가지고 있기 때문에 성인에 비하여 체열(體熱)이 높을 수밖에 없다. 따라서 에너지가 많은 만큼 에너지의 한 형태인 열에너지도 많아서 인체에 장애가 발생하면 열성반응, 즉 발열(發熱)이 쉽게 일어난다. 이러한 특성 때문에 아이들은 감기에 걸려도 열이 심하게 나고, 음식을 체했을 때도 열이 발생하는 것이다. 도적산을 소아 제열(諸熱)에 사용할 수 있는 것은 도적산이 과도하게 발생한 열을 조절해 주기 때문이다.

도적산은 천연두를 앓는 도중에 발생하는 경축(驚搐)에도 사용하는데, 앞서 언급한 대로 아이들은 기본적으로 체열(體熱)이 높은데다가 천연두로 인해 열이 발생하면 체내에 열이 너무 과다해져 경기(驚氣)를 일으킬 수 있기 때문이다. 이럴 때 도적산을 복용하면 전체적인 열성상태가 해소되므로 경기를 치료할 수 있다. 이런 점에서 본다면 천연두를 앓는 도중에 발생하는 경기(驚氣) 외에도 여러 원인으로 열이 많아져서 발생하는 소아 경기에 충분히 응용할 수 있다.

도적산은 소아 야제(夜啼)에도 사용하는데, 앞서 설명한 대로 소아는 성장을 하기 때문에 기본적으로 열

이 많기 쉬운 구조를 가지고 있어, 필요한 양보다 열이 많을 때 열을 빼주지 않으면 괴로워하거나 이상이 발생한다. 즉 열이 많은 상태인데다가 밀폐된 공간에서 생활하다보면 공기의 흐름이 느려서 열발산이 원활하게 이루어지지 않기 때문에 체내에 적열(積熱)이 발생하여 괴로운 나머지 울게 되는 것인데, 이것이 소아 야제(夜啼)이다. 장상갑 선생은 소아 야제에 도적산을 즐겨 쓰는데, 울 때 시원한 배란다로 데려 가면 울음을 그치는 아이에게 사용한다. 이것은 시원한 공기가 체표의 열을 더 식힌다는 것에 착안하여 열이 많은 것으로 판단했다고 한다. 그래서 여름에 어린 아이가 잠을 이루지 못하고 징징거리면 배가 고파서 그럴 수도 있지만, 열이 많아서 그럴 수도 있기 때문에 도적산을 활용해 볼 수 있다.

도적산은 생지황의 찬 약성으로 열을 식혀 주면서 동시에 자윤을 공급한다. 열성상태가 지속되면 자윤이 결핍되기 쉽기 때문에 생지황을 사용하는 것이다. 동시에 목통과 등심초의 이뇨작용을 통해 열을 빼준다. 그 결과 소변불리(小便不利)나 소변불통(小便不通), 혈뇨(血尿) 등이 치료되고, 과도한 열울(熱鬱)로 인한 소아발열, 경기, 구내염, 피부염 등이 치유되는 것이다.

처방구성　처방구성을 보면 생지황, 목통, 등심, 감초로 구성되어 있다. 생지황은 충분한 전해질을 인체에 공급함으로써 묽은 혈액을 진하게 만들어 주는 역할을 하여 혈허(血虛)를 개선하며, 중추신경계통에 대한 억제작용으로 이상항진된 기능을 조절하며, 차고 자윤성질을 가진 약성으로 열성상태를 해소한다. 목통은 소염·이뇨작용이 현저하여 비뇨기계의 염증을 치료하는 요약이며, 이뇨작용을 통해 관절에 정체된 부종을 억제하고 소염작용을 나타낸다. 등심은 이뇨작용과 약한 소염작용이 있어 소변불리, 부종, 심열(心熱)로 가슴이 답답하고 잠을 이루지 못하는 증상에 사용한다. 감초는 심근세포에 영양을 공급하고 심장운동을 정상화하며, 스테로이드 호르몬과 유사한 작용이 있어 항염증작용, 해독작용, 해열작용을 한다.

처방비교　**대분청음**과 비교하면 두 처방 모두 약간 열성(熱性)을 띠고 있는 소변불리에 사용하는 공통점이 있다. 대분청음은 주로 성인의 소변불리에 사용하며, 열성을 띠고 있지만 비뇨기조직에 습체(濕滯)가 주원인인 경우에 적합하다. 반면 도적산은 비뇨기조직에 습체(濕滯)도 있지만 열성상태의 비중이 더 높을 때 사용하며, 소아에게 사용하는 경우가 많다.

우공산과 비교하면 두 처방 모두 소변불리에 사용하는 공통점이 있다. 우공산은 습담(濕痰)이 울체되었을 때, 특히 방광에 습담이 울체되어 신축력이 떨어져 소변난과 소변빈삭이 나타났을 때 사용한다. 반면 도적산은 전선에 열이 많은 상태에서 발생하는 소변불리나 소변난에 사용하며, 열울(熱鬱)로 인한 발열, 야제 등에도 사용한다.

소아발열에 사용하는 **우황청심원**과 비교하면 우황청심원은 충격, 놀람 등으로 인해 발열(發熱)이나 경기(驚氣)가 발생했을 때 사용하며, 식상(食傷)으로 인한 복통, 설사 등 사용범위가 광범위하다. 또한 소아뿐 아니라 성인의 정충(怔忡), 항강(項强) 등에도 사용한다. 반면 도적산은 열이 많은 소아가 여러 요인으로 체열이 증가하여 나타나는 발열에 사용하며, 전신열과 함께 비뇨기조직이 충혈되어 소변불리나 소변빈삭이 나타났을 때도 사용한다.

→ **활용사례**

　1-1. **야제(夜啼)**　남　생후 10일
　1-2. **야제(夜啼)**　남　1세　태음인
　2-1. **난관폐쇄증(卵管閉鎖症), 소변불리(小便不利), 소복통(小腹痛)**　여　30세

1-1. 야제(夜啼)

다음은 장상갑 선생의 경험을 채록한 것이다.

● ○○○ 남 생후 10일 경기도 안양시 동안구 호계2동

단골손님으로 둘째 아이를 낳은 지 10일이 되었는데, 밤에 잠을 자지 않고 연신 울어댄다며 약을 지어달라고 전화를 했다.

① 생후 10일된 남자 아이로 며칠 전부터 밤에 잠을 자지 않고 운다. ② 목을 조르면 숨이 막혀 우는 것처럼 기절하듯 계속 운다. ③ 달래 봐도 그치지 않고 젖을 물려도 그치지 않아 어른들도 잠을 못 이룬다. ④ 집 밖에 시원한 곳에 데려가 보라고 했더니 시원한 곳으로 가면 우는 것이 그친다. ⑤ 얼굴이 붉은 경우가 많은데 이 아기는 확인하지 못했다. ⑥ 소변이 붉은 경우도 있는데 또한 확인하지 못했다.

방 안에서 울다가 밖에 나가면 울음을 그치는 것으로 보아, 방 안보다 온도가 낮아 시원하기 때문에 울음을 그치는 것이며 이는 방 안에서는 열이 많아 발산되지 못하여 우는 것이라고 판단했다. 따라서 체내에 적체된 열을 제거하는 방법을 선택하기로 했다. 열을 제거하는 방법으로는 발산(發散)과 청열(淸熱), 이뇨(利尿) 등이 있으나 표피가 얇은 신생아이므로 발산보다는 청열(淸熱)과 이뇨(利尿)의 방법이 적합할 것이라고 판단했다.

청열과 이뇨의 처방으로 소아 야제(夜啼)에 필자가 자주 사용하는 처방으로 도적산이 있다. 도적산은 소장의 열을 빼주어 소변불리(小便不利)를 치료하는 처방이지만, 소장열(小腸熱)이란 곧 심장열(心腸熱)과 같은 것으로 볼 수가 있어서 소장열(小腸熱)로 인한 소변불리(小便不利)에 쓰는 도적산을 열울(熱鬱)로 인한 신생아 야제(夜啼)에 쓰는 것이다.

도적산에는 청열(淸熱)을 시키는 생지황과 이뇨의 목통과 등심이 들어 있고 여기에 사령산을 합하면 이열탕이 되어 열이 더 심할 때 사용한다고 되어 있어 도적산에 사령산을 합하여 주면 소아 야제에 큰 효과를 보곤 했다.

그래서 이번에도 생후 10일된 남아의 야제(夜啼)를 목표로 도적산 3배량에 사령산 본방을 합하고 활투대로 죽엽, 등심초, 황금, 맥문동을 더하여 1첩을 지어주었다.

낮에 약을 지어가 그날 저녁에 달여서 서너 수저 먹였더니, 매일 밤마다 심하게 울던 아이가 전혀 울지 않고 잠에 골아 떨어졌는데, 너무 잠을 곤하게 잘 자서 밤늦게 전화를 했다고 한다. 혹시 약에 마약을 넣지 않았냐며 걱정스럽게 물어보기에, 그 약이 제대로 맞아서 그렇다며 안심하고 모두 먹이라고 했다. 그 뒤로는 밤에 운 적이 없었다고 한다.

도적산에 사령산을 합하여 주면 소아 야제에 효과가 좋아 본인이 자주 사용한다. 소아 야제의 증상이 경미할 때는 밤에 울지는 않아도 잠을 자지 않는다. 이런 아이는 밤낮이 바뀌어서 낮에 자다가도 밤이 되면 눈이 말똥말똥 하여 잠을 자지 않는다. 이런 경우에도 도적산에 산조인, 용안육을 더하여 쓰면 밤에 잠을 잘 자게 된다. 도적산은 특히 신생아의 원인불명 야제(夜啼)에 많이 사용하여 효과를 보아온 명방 중의 하나이다. 신생아 적열(積熱)로 인한 야제에는 사청환도 사용하는데 통리(通利)를 통하여 해열시키려면 도적산을 사용하는 것이다.

1-2. 야제(夜啼)

다음은 조경남 선생의 경험이다.

● 이 ○○ 남 1세 태음인 경기도 남양주시 진접면 청학리 청학 주공아파트

친구 집에 놀러 갔다가 그 밤 11시 경에 친구 내외가 밤참을 사러 간 사이에 그 집 아이를 맡게 되었다.

그런데 아이를 재우려고 하여도 자지 않고 울곤 했다. 안아주고 달래도 잠시 멈췄다가 다시 운다. 아이가 낯을 가리는 것은 아니므로 열심히 달래고 또 달랬다. 그때 문득 장상갑 선생의 도적산 치험례가 기억났다.

아! 아이가 너무 더워서 우는 것일 수도 있겠다는 생각을 한 것이다.

그래서 아이를 안고 베란다로 나갔다. 그런데 신기하게도 금방 잠이 드는 것이다. 신생아는 열이 많아서 너무 더우면 열 발산이 원활하지 못하여 운다는 것을 경험하게 된 것이다.

그런데 자는 아이를 침대에 눕혔더니 조금 있다가 또 깼다. 그래서 다시 베란다로 나가서 달랬더니 또 잠에 빠졌다. 그때 좋은 실험이 떠올랐다. 선풍기 바람을 쏘이면 좋지 않을까! 다시 거실로 들어와서 선풍기 바람을 쏘였다. 아이가 정말 좋아하는 모습이다.

요즘 아파트 생활을 하는 사람이 많아서 그런지, 너무 밀폐된 공간에서 실온이 높고 공기가 탁하다. 이런 환경에서 너무 아이들을 혹사(?)시키는 것이 아닌지 생각해보며, 이 아이처럼 열이 많아 아기가 울 때는 도적산이 좋을 것이란 생각을 해본다.

2-1. 난관폐쇄증(卵管閉鎖症), 소변불리(小便不利), 소복통(小腹痛)

다음은 송재옥 선생의 경험을 인용한 것이다.

● 김 ○○ 여 30세 서울특별시 영등포구 도림동

환자는 고향이 전남 목포시로 임신 3개월 중에 붕루(崩漏)가 있어 산부인과에서 낙태(落胎)를 했다. 소파수술 후에 월

경이 없어 병원에 가니 임신이라 하여 지내오던 중에 시내 영등포구 도림동으로 이사를 오게 되어 내원했다. 초진 1966년 3월 10일이다.

① 맥은 활삭(滑數)하고, 창만(脹滿)이 있어 바가지를 엎어놓은 것 같다. ② 소복통(小腹痛), 소변불리(小便不利), 적색대변(赤色大便), 보행 시 양측 소복(小腹) 땅김, 미열(微熱), 구갈(口渴)이 있다. ③ 진찰 결과 양측 난관폐쇄증에 자궁염증의 합병증으로 판단되며 복부를 만져보니 통증이 심하다. ④ 보호자로 동반한 이모에게 설명한즉 화를 내면서 손자가 하나밖에 없는데! 아니라면서, 타 병원에서는 아이라고 하여 5개월씩이나 있었고, '오조(惡阻)'라고 하여 맛있고 먹고 싶다는 음식만 해주었다고 한다. ⑤ 종합병원에 가서 진찰하겠다며 가서 해보니, 역시 동일한 진찰결과로 나와서 하루 속히 자궁적출수술을 받을 것을 권고 받고는 할 수 없이 다시 내원하여 치료를 요구했다.

도적산에 사령산인 백출, 저령, 적복령, 택사 각 1.5돈씩을 더한 이열탕에 황금, 맥문동, 황련 각 1돈을 더하여 1일 2첩, 1일 3회 공복에 복용하고, 섬수환 2환씩 조복(朝服), 침치료는 삼음교(三陰交)에 피내침을 2개월간 시행했다. 그 후 결과 완치되어 아들 형제를 더 낳아서 만족하며 살고 있다.

下統79 寶 팔정산 八正散

瞿麥 大黄 木通 萹蓄 滑石 梔子 車前子 甘草 燈心 各一錢

治 膀胱積熱 小便癃閉
[活套鍼線] 熱淋(小便) 尿血(血) 不通(小便) 關格(小便) 下焦熱(火) 陰蝕瘡(諸瘡)
[適應症] 방광염, 요도염, 소변불통, 소변난, 소변빈삭, 잔뇨감, 배뇨통, 혈뇨, 하복팽만통, 방광통, 부종, 전립선암, 전립선비대, 요로결석, 요도협착

 처방
설명
팔정산은 비뇨기조직의 심한 충혈(充血)로 인해 소변빈삭(小便頻數), 소변불리(小便不利), 배뇨통(排尿痛), 요혈(尿血), 소변불통(小便不通) 등이 발생했을 때 사용한다. 질병으로는 신장염, 방광염, 요도염, 요로결석, 요도협착, 전립선비대 등이 해당된다.

조문을 보면 '膀胱積熱방광적열 小便癃閉소변용폐'를 치료한다고 했다. 여기서 '膀胱積熱'은 비뇨기에 열이 많이 울체되어 있다는 것이고, 이는 비뇨기조직의 충혈이 매우 심하다는 표현이다. 충혈(充血)이 심하기 때문에 소변이 잘 나오지 않고, 소변을 볼 때 통증이 생기며, 더욱 심해지면 소변에서 출혈이 발생하기도 하는데, 이럴 때 팔정산을 사용한다. '小便癃閉'는 소변을 누지 못하는 증상으로 요륭(溺癃) 또는 폐륭(閉癃)이라고도 하며, 예전에는 매우 위급한 증상으로 보았다. ≪동의보감≫에서는 융폐(癃閉)를 다음과 같이 정의하고 있다. '융(癃)과 폐(閉)는 한가지 병이지만 갈라서 보면, 폐(閉)는 갑자기 생긴 병인데 소변이 방울방울 떨어지다가 나오지 않는 것이고, 융(癃)은 오랜 병인데 소변을 시원하게 보지 못하고 방울방울 떨어지면서 하루에 수십 번 이상씩 누는 것이다. 그러나 융과 폐는 모두 배뇨장애이며 정도의 차이에 따라 나눈 것에 지나지 않는다. 그러므로 그것들을 합해서 융폐(癃閉)라고 한다.' 이처럼 융폐는 소변이 나오지 않는 증상을 표현한 것이므로 원인이 다양할 수 있다.

첫째, 갑자기 발생하는 것을 폐(閉)라고 했는데, 이는 감염으로 비뇨기조직이 충혈(充血)되어 소변난(小便難)이 발생하는 증상, 결석(結石)으로 인해 소변을 보지 못하는 증상, 신장질환으로 인해 소변이 잘 나오지 않는 증상이라고 할 수 있다. 즉 조문에서 膀胱積熱로 표현한 것처럼 어떤 원인에 의해서든지 비뇨기의 충혈은 융폐(癃閉)의 원인이 될 수 있다.

둘째, 허약으로 인해 비뇨기조직의 신축력이 저하된 경우에도 소변이 잘 나오지 않을 수 있다. 물론 허약의 상태에 따라 보기제(補氣劑)나 보정제(補精劑), 보혈제(補血劑), 온열제(溫熱劑)를 구분해서 사용해야 하지만, 허약해지면 모든 조직의 탄력성이 떨어지면서 비뇨기조직의 탄력성도 떨어지므로 배뇨기능에 문제가 발생할 수 있다. ≪동의보감≫에서도 '신양(腎陽)이 허한 경우에는 팔미환(八味丸)에 우슬, 차전자를, 신음(腎陰)이 허한 경우에는 육미환(六味丸)에 저령탕(猪苓湯)을 합하여 쓴다. 또한 중기(中氣)가 허약하여 식욕이 없고 몸이 노곤하며 소변이 힘없이 방울방울 떨어지는 경우에는 보중익기탕(補中益氣湯)에 차전자, 목통을 더 넣어 쓴다. 그 밖에 노인들의 융폐 때 숨이 차고 어지러우면 사물탕(四物湯)에 황기, 인삼을 더 넣어 쓰거나 자신환을 함께 쓴다.'는 말이 있어 허약해졌을 때도 융폐가 발생할 수 있음을 알 수 있다. 물론 이러한 종류의 융폐(癃閉)는 상대적으로 만성적이라고 할 수 있다.

팔정산은 허약으로 융폐(癃閉)가 발생했을 때 사용하는 것은 아니며, 상대적으로 급성인 경우, 즉 비뇨기조직의 충혈이 심화되어 소변이 나오지 않는 경우에 사용한다. 그러나 이런 상태에서는 소변불통뿐 아니라,

조직의 충혈이 보다 가볍다면 소변빈삭(小便頻數)이나 소변불리(小便不利)가 나타날 수도 있고, 경우에 따라서 배뇨통(排尿痛)이나 요혈(尿血)이 나타날 수도 있다. 따라서 융폐(癃閉)에 사용하는 처방이기 때문에 소변불통에만 사용한다는 관념에서 벗어나 조직이 충혈되어 있는 상태에서 나타나는 다양한 증상에 사용할 수 있는 처방으로 이해해야 한다. 물론 신체조건으로 본다면 평소 체열(體熱)이 높은 사람에게 적합하며, 허랭(虛冷)한 사람에게 이러한 증상이 나타났을 때는 다른 처방을 선택하는 것이 좋다.

활투침선을 보면 열림(熱淋), 관격(關格), 하초열(下焦熱), 음식창(陰蝕瘡)에 사용하는 처방으로 분류되어 있다. 열림은 요도(尿道)가 뿌듯하고 소변색이 붉고 찔끔거리고 배꼽 이하가 몹시 아픈 증상이며, 이는 비뇨기조직이 충혈(充血)되었을 때 나타나는 증상이며, 앞서 설명한 융폐보다 경(輕)한 상태라고 할 수 있다. 관격(關格)은 '소변이 나오지 않는 것과 구토가 멎지 않는 것이 동시에 나타나는 병증으로 소변이 나오지 않는 것을 관(關), 구토가 멎지 않는 것을 격(格)이라고 하는데 융폐(癃閉)보다 증상이 심해진 것'으로 정의한다. 따라서 여기서 관격(關格)은 소변불통이 심화되어 위험한 상태에 이른 것을 표현한 것으로 볼 수 있다.

하초열(下焦熱)은 하초(下焦)에 열이 있어서 소변적삽(小便赤澁)하고 변비(便秘)가 되는 등의 증상인데, 앞서 설명한 대로 비뇨기조직이 충혈되어 있기 때문에 나타나는 증상이다. 음식창(陰蝕瘡)은 생식기가 충혈(充血)되어 창(瘡)이 생기고 가렵거나 진물이 흐르거나 통증이 나타나는 것이며, 특히 감염이 쉽게 발생할 수 있는 해부학적인 구조 때문에 여성에게 많이 나타나는 증상이다. 이러한 증상에 팔정산을 사용할 수 있는 것은 청열작용(淸熱作用)과 이뇨작용(利尿作用)이 있어 충혈된 조직을 수렴시키는 약성이 강하기 때문이다.

처방구성 처방구성을 보면 구맥은 이뇨작용 외에도 혈액순환을 촉진하여 월경을 순조롭게 하는 작용이 있다. 대황은 장점막(腸粘膜)을 자극하여 연동운동(蠕動運動)을 항진시키고, 수분흡수를 저해하여 설사를 유발하며, 모세혈관의 투과성항진을 억제하여 각종 염증을 완화시킨다. 목통은 이뇨작용이 있어 관절에 정체된 부종을 억제하고, 편축 또한 이뇨작용과 혈압을 낮추는 작용이 있다. 활석은 약리실험에서 이뇨작용과 점막보호작용, 소염작용, 항균작용 등이 있음이 밝혀졌다. 치자는 혈관의 울혈(鬱血)과 충혈(充血)을 완화시키고, 발열중추를 억제하여 해열작용을 하며, 연부조직 손상에 대해 소염·지통효과가 있다. 차전자와 등심은 이뇨작용을 하며, 감초는 스테로이드 호르몬과 유사한 작용이 있어 항염증작용, 해독작용, 해열작용을 한다.

처방비교 **용담사간탕**과 비교하면 두 처방 모두 실증의 소변불리나 배뇨통에 사용하는 공통점이 있다. 용담사간탕은 비뇨기의 충혈로 인한 소변불리나 소변난에도 사용하지만, 외음부(外陰部) 가려움증, 낭습(囊濕), 냉대하, 전립선염이나 전립선비대증, 외음부의 창종(瘡腫), 안구충혈(眼球充血), 구내염(口內炎) 등 사용범위가 넓다. 반면 팔정산은 비뇨기의 충혈로 인한 실증의 소변불리나 소변폐에 주로 사용한다.

우공산과 비교하면 우공산은 이진탕과 오령산의 약재가 다수 포함되어 있어 조직에 습담(濕痰)이 울체되어 있고, 점막은 미세하게 충혈되어 있는 상태에서 소변불리, 소변빈삭이 발생했을 때 사용하며, 비교적 약한 사람에게 사용하는 경우가 많다. 반면 팔정산은 실증의 소변불리와 소변불통에 사용하는데, 체열이 높고 건실한 사람에게 사용하는 처방이다.

보중익기탕과 비교하면 보중익기탕은 평소 기운이 없고 식욕이 없는 등 기허증상이 있거나, 노약해져 조직이 연약·무력해졌을 때 사용하는데, 비뇨기조직이 연약·무력해져 소변이 잘 나오지 않거나 소변을 자주 보는 증상이 나타날 때도 사용한다. 반면 팔정산은 평소 열실한 사람에게 사용하는데, 비뇨기조직의 충혈 정도가 심하여 소변불리나 소변불통이 나타났을 때 사용한다. 같은 증상에 사용하는 경우 보중익기탕은 가장 허증(虛證)이고, 팔정산은 가장 실증(實證)이라고 할 수 있다.

風寒暑濕燥火
內傷勞
虛霍亂
嘔吐
咳嗽
積聚
浮腫
脹滿
消渴
黃疸
癮疾
邪祟
身形
精氣
神血
夢音
聲液
津飮
痰蟲

小便

大便
頭面
眼耳
鼻口
舌齒
牙咽
喉項
背胸
乳腹
腰脇
皮手
足前
陰後
陰癰
疽痛
諸人
婦小
兒

➜ 활용사례

1-1. 소변불리(小便不利), 혈뇨(血尿), 하복팽만통(下腹膨滿痛) 남
2-1. 방광염(膀胱炎), 소변난(小便難), 소변빈삭(小便頻數), 잔뇨감(殘尿感), 방광통(膀胱痛) 여 40세 소음인
2-2. 방광염(膀胱炎), 잔뇨감(殘尿感), 소변빈삭(小便頻數), 배뇨통(排尿痛) 여 56세
3-1. 전립선암(前立腺癌), 소변불통(小便不通) 남 70세 소양인
4-1. 한약을 복용한 후 부종(浮腫), 소변불리(小便不利) 여 61세

1-1. 소변불리(小便不利), 혈뇨(血尿), 하복팽만통(下腹膨滿痛)
다음은 한남수 선생의 경험을 인용한 것이다.

● 박 ○ ○ 남 1946년 6월 3일생 일본
작년 봄에 1차 발병하여 응급치료를 하고 호전되었다. 금번에 재발하여 하루 밤 사이에 요폐불출(尿閉不出)로 양방의 진찰결과 우선 소변을 배설하기 위하여 치료했으나, 혈뇨가 1000g 이상 배설되었고 오후 3시경 혈뇨(血尿)가 나온 후로 그 다음날 아침 10시경까지 소변이 나오지 않았다. 다시 앞의 치료를 받으니 혈뇨(血尿)가 500g가량 나왔다. 소변 및 혈액검사상 무균이고, X-ray 검사를 하니 결석은 없었다. 그러나 1차 개복수술을 하자고 했으나 환자가 반대하여 본원에 내원했다. 건강과 체격은 보통이고
① 맥규(脈芤)하고, 얼굴이 붉다. ② 요폐(尿閉)하고, 병원에서 혈뇨가 나왔다. ③ 제하(臍下)에 팽만통(膨滿痛)이 있다. ④ 무열불갈(無熱不渴)이다. ⑤ 발병 전에 발기가 되지 않고, 정액도 배출되지 않았다고 한다.
팔정산에 호장근, 왕불류행, 지모, 황백을 더하여 2첩을 투약했다.
2첩을 복약한 후, 야간 소변이 2회나 다량 배출되었고 혈액도 함께 나왔다고 한다.
다시 2첩을 복용한 후 소변을 잘 볼 수 있게 되었고 혈뇨(血尿)도 배출되지 않았다. 이후 다시 2첩을 더 투약한 후에 완쾌되었다. 그 후에 육미지황탕에 지모, 황백을 더하여 10첩을 투약했다.

2-1. 방광염(膀胱炎), 소변난(小便難), 소변빈삭(小便頻數), 잔뇨감(殘尿感), 방광통(膀胱痛)
다음은 서영학 선생의 경험을 채록한 것이다.

● 김 ○ ○ 여 40세 소음인 주부 경상남도 하동군 하동읍
하동에 살고 있는 집안의 누나가 전화로 병원에서 방광염으로 진단받아 치료를 받았으나, 치료받을 때만 증상이 없어졌다가 하루 이틀만 지나면 재발한다며 한약으로 치료될 수 있는지 문의해 왔다.
① 15일 전 병원에서 방광염 진단을 받았는데 소변이 자주 마려우나 소변이 잘 나오지 않고 소변을 본 뒤에도 잔뇨감(殘尿感)이 있으며 항상 방광 부위가 뻐근하다.
방광 부위가 뻐근하게 아픈 것은 방광이나 요도가 충혈(充血), 팽창(膨脹)되어 부어 있으면서 신경에 압박을 준 것이라고 볼 수 있으며, 소변이 잘 나오지 않는 것은 방광과 요도의 과다한 충혈로 인한 팽창으로 요로가 좁아져서 나타나는 증상으로 보았다.
방광 부위가 뻐근하게 아프면서 소변이 잘 안 나오는 것을 실증으로 인한 융폐(癃閉)의 한 현상이라고 보고 팔정산 본방에 지부자 3돈을 더하여 5일분 10첩을 지어 하동으로 보내주었다.
약을 보낸 며칠 뒤에 전화가 왔는데 지난번에 지어서 보내준 약 10첩을 모두 복용하기도 전에 소변이 자주 나오던 것이 없어지고, 소변도 시원하게 잘 나오며 잔뇨감(殘尿感)이 없어졌고, 하복(下腹)의 뻐근한 통증도 없어졌다고 한다.

2-2. 방광염(膀胱炎), 잔뇨감(殘尿感), 소변빈삭(小便頻數), 배뇨통(排尿痛)
다음은 노상호 선생의 경험을 채록한 것이다.

● ○ ○ ○ 여 56세 주부 인천광역시 연수구 연수1동 영남아파트
방광염을 앓은 지 2년이 경과하여 병원에서 살다시피 한 사람으로, 아무리 약을 먹어도 호전되지 않아 남편과 함께 내원한 주부이다.
① 2년 동안 방광염이 계속된다. ② 소변을 조금씩 자주 본다. ③ 소변을 볼 때 통증이 있다. ④ 소변을 보아도 남아 있는 듯하다. ⑤ 변비가 있다. ⑥ 병원에 다니면 당시는 낫는 듯하다가 곧 원래대로 증상이 나타난다.
이 사람의 방광염은 오래된 만큼 만성으로 볼 수 있고, 변비가 있다는 점에서 약간의 실증(實證)으로 판단할 수 있어 팔정산으로 5일분 10첩을 지어주었다.
팔정산 10첩을 모두 복용한 뒤에 내원했을 때 확인해 보니, 지난번 지어준 약을 복용한 뒤로 방광염이 호전되었다고 한다. 잔뇨감(殘尿感)이 덜하고 소변을 자주 보는 것도 호전되었으며 소변시에 통증도 줄었고 대변이 부드러워졌다고

한다.

팔정산을 복용한 뒤에 완고했던 방광염이 호전되고 있는 56세 주부에게 이번에도 팔정산으로 10일분 20첩을 지어주었다. 1년 뒤에 다시 내원했는데, 지난번 약을 복용한 뒤로 방광염이 모두 나아 그동안 방광염 증상이 없었다가 최근에 다시 느낌이 좋지 않다고 한다.

방광염이 재발한 것은 아니지만 느낌이 좋지 않아 예방하기 위하여 약을 지어달라고 하여 이번에도 팔정산으로 10일분 20첩을 지어주었다.

팔정산 10일분을 모두 복용한 뒤에 전화로 소식을 알려 왔는데, 지어간 약을 모두 복용한 뒤로 소변이상의 느낌이 없다고 한다. 그 후로 이것이 인연이 되어 집안 식구 모두가 단골이 되었다.

3-1. 전립선암(前立腺癌), 소변불통(小便不通)
다음은 이인성 선생의 경험을 채록한 것이다.

● 이 ○ ○ 남 70세 소양인 전라북도 김제시

마른 체격에 성격이 사납고 일을 하면 결코 지지 않으려고 하는 전형적인 소양인 체질이다. 전립선암 초기로 소변이 나오지 않아 4개월 정도 고생하고 있는 먼 친척 되는 형으로 병원에서는 소변만 빼주지 치료되지 않는다며 한약으로 치료하기 위해 찾아왔다.

① 4개월 전부터 소변이 나오지 않는다.   ② 방광에 소변이 차면 그때마다 병원에서 카테터를 요도에 끼어 소변을 빼내고 있다.   ③ 병원에서는 전립선염이라고 한다. 그러나 함께 온 아들의 말을 들으니 전립선암 초기라고 진단을 받았다고 한다.

70세 소양인 할아버지의 소변불통을 치료하기 위해 각변연소탕 10첩을 지어주었으나, 효력이 없었다.

이번에는 소양인 체질이며 소변불통이 전립선의 암으로 인한 부종(浮腫), 충혈(充血)로 인해 발생했다고 보고 팔정산으로 5일분 10첩을 지어주었다.

팔정산을 복용한 뒤부터는 소변을 조금씩 보기 시작하여 이제는 카테터를 사용하지 않아도 되지만, 정상인처럼 시원하게 소변을 볼 수 있는 것은 아니라고 하여 같은 처방으로 1제를 더 지어주었다. 그리고 연이어 하초(下焦)를 보강하려는 의미에서 신기환 1제를 지어주었다.

두 번째 팔정산을 복용하고는 소변을 그럭저럭 보았으며 그 뒤로 1년 동안은 소변에 불통이 없었다.

약을 지어간 지 1년 쯤 뒤에 다시 처음처럼 소변이 나오지 않는다고 하여 같은 팔정산으로 1제를 지어 주었으나, 이번에는 효력이 전혀 없다고 한다. 결국 전립선암을 치료하지 못하고 저 세상으로 떠나고 말았다.

4-1. 한약을 복용한 후 부종(浮腫), 소변불리(小便不利)
다음은 김진우 선생의 경험을 채록한 것이다.

● ○ ○ ○ 여 61세 주부 경상북도 청송군 청송읍 월막리

성품이 활달하고 준비만형이며 가족이 한약방에서 보약을 자주 지어가는 집의 부인이다. 이번에도 피로하고 식욕이 없으며 몸이 무겁다고 하여 보약을 지어달라기에 애용방인 향사육군자탕에 귀비탕을 더하여 1제를 지어 주었는데

① 약을 4일 정도 복용한 뒤로 약을 먹어서인지 몸이 약간씩 붓는다.   ② 눈꺼풀도 붓는다.   ③ 손을 쥐면 손이 뻣뻣하여 부어 있는 것을 금방 느낀다.

약을 2~3일간 중단한 뒤에 다시 복용하면 괜찮아질 것이라고 말했다. 며칠 뒤에 다시 전화가 왔는데 여전히 부어 있으며 약을 중단하고 있다는 것이다. 다시 소변은 어떠냐고 물어 보니 한약을 복용하기 전부터 자주 가면서도 잘 안 나왔다고 한다. 소변빈삭(小便頻數)과 불리(不利)가 있는 것을 미처 파악하지 못하고 피로와 신중(身重)만을 생각하여 약을 지어준 것이 소변불리(小便不利)의 증상을 심화시켜 부종(浮腫)까지 발생한 것이라 보았다.

우선 지난번 약은 냉장고에 보관하여 나중에 복용하라고 이르고 부종과 소변빈삭(小便頻數)과 소변불리(小便不利)에 관해 약을 먼저 쓰기로 했다. 이 부인이 체격도 좋은데다가 소변불리와 부종이 오면 체력이 실한 만큼 실증이 오기 쉽다고 보고 팔정산으로 3첩을 지어주었다.

그간 인근 병원에 가서 진찰을 받으니 부종이 심하면 큰 병원에 가서 정밀검사를 받아보아야 한다는 말을 듣고 많이 놀랐다고 한다. 하지만 팔정산 복용 이후 소변이 좀 쉽게 나오면서 부종도 약간 빠졌다. 다시 연이어 팔정산으로 5일분 10첩을 복용하고 쾌차했다.

風寒暑濕燥火內傷勞霍嘔咳積浮脹消黃癰邪身精氣神血夢聲津痰蟲 虛亂吐嗽聚腫滿渴疸疾祟形 音液飲

小便

大頭面眼耳鼻口牙咽頸背胸乳腹腰脇皮手足前後癰便舌齒喉項 陰陰諸婦小 疝瘡人兒

下統80 寶 자신환 滋腎丸

{黃柏 知母}並酒炒 各一兩 官桂 五分

治 不渴 小便閉
[用　　法] 上末 丸梧子大 空心白湯下 百丸
[活套鍼線] 不通(小便)　腎熱口鹹(口舌)　女疸(黃疸)
[適 應 症] 구건, 소변폐, 피로, 지절통, 요슬산연

처방설명　　자신환은 조열(燥熱)한 상태에서 나타나는 소변폐(小便閉), 구건(口乾), 요슬산연((腰膝痠軟) 등에 사용하는 처방이다. 이러한 증상은 자윤이 결핍되어 있으면서 열성상태가 유지될 때 나타나는 증상이며, 이것을 한의학에서는 명문화(命門火)가 성(盛)하나 신기(腎氣)가 미약(微弱)하다고 표현한다. 즉 인체를 안정적으로 유지·보존하기 위해 필요한 점액성 물질이 부족하면서 열이 많은 상태를 의미한다. 이럴 때 나타나는 증상들이 소변폐(小便閉), 구건(口乾), 요슬산연((腰膝痠軟) 등이다.

증상이 발생하는 기전을 각각 살펴보면 다음과 같다. 나이가 들면 간질액을 포함한 체액(體液)이 감소하기 때문에 인체의 기능은 점차 저하될 수밖에 없다. 이것을 자윤물질(滋潤物質)이 부족해진다고 표현할 수 있으며, 누구에게나 나타나는 현상이기 때문에 자연적인 결과라고 할 수 있다. 그러나 나이가 들더라도 개인의 신체조건에 따라 조열(燥熱)한 상태에 빠지는 사람이 있는가 하면, 기허상태(氣虛狀態)에 빠지는 사람도 있을 수 있다. 기허상태에 빠지는 사람은 평소 체열이 낮고 연약한 사람이며, 조열한 상태에 빠지는 사람은 평소 체열이 높은 사람일 가능성이 많다.

자신환의 소변폐 증상은 평소 체열이 높고 조열(燥熱)해지기 쉬운 소양인이 나이가 들어 점액성 물질이 부족해졌을 때 나타나는데, 자윤이 부족하면서 조열해지면 배뇨기능이 저하되기 때문에 소변폐(小便閉)가 발생하는 것이다. 그러나 이런 상태에서는 소변폐가 나타날 수도 있지만 전혀 나타나지 않을 수도 있다. 따라서 소변폐에 기준을 두지 말고, 노인들이 조열(燥熱)해지고 진액이 부족해져 나타나는 증상에 사용하는 처방으로 이해해야 하며, 실제로 가장 기준점이 되는 증상은 구건(口乾)이라고 할 수 있다.

체액이 부족하고 조열(燥熱)한 상태에서는 분비액이 감소하기 때문에 분비액의 일종인 타액(唾液)이 부족해져 입이 마르고 건조해지는 현상이 발생한다. 이것을 구건(口乾)으로 표현한 것인데, 열성상태가 극심한 실열(實熱)이 아니기 때문에 구갈(口渴)이 발생하지는 않는다. 구갈(口渴)과 구건(口乾)의 차이점을 구분해야 하는데, 구갈은 목이 말라 자꾸 물을 마시려고 하는 것이고, 구건은 목이 마르지만 물을 찾지 않고 단지 구강이 건조한 것이다. 조문에 '不渴불갈'이라고 표현한 것은 입은 마르지만 물을 마시고 싶지 않다는 표현이며, 이것은 노인의 조열한 상태에서 나타나는 증상이기 때문에 불균형되어 있는 열성상태를 조절해 주면 자연히 없어진다.

점액성 물질이 감소하고 조열해지면 근육의 탄력성을 유지하는 데 필요한 점액성 물질이 감소하며, 더불어 관절액도 부족해져 관절통이 유발될 수 있다. 특히 관절은 굴신(屈伸)이 많은 부위이기 때문에 점액성 물질이 부족해졌을 때 많은 영향을 받을 수밖에 없다. 이것을 요슬산연(腰膝痠軟)으로 표현했다. 이럴 때는 점액성 물질을 공급하는 처방을 사용해야 하지만, 자신환의 경우 조열한 상태를 개선하여 점액성 물질의

감소요인을 없애주므로 간접적으로 관절통을 치료하는 역할을 한다.

활투침선(活套針線)을 보면 여달(女疸)에 사용하는 처방(處方)으로 분류되어 있다. 과색(過色)으로 인해 인체의 에너지가 많이 소모되고 점액성(粘液性)물질이 결핍되어 체열의 부조화로 인해 황달(黃疸)이 나타나는 것을 여달(女疸)이라고 할 수 있는데, 예전에는 이런 증상이 있었겠지만 지금은 이러한 증상을 좀처럼 보기 힘들다.

자신환의 증상이 나타날 수 있는 사람은 조열(燥熱)해지기 쉬운 노인이나 소양인이다. 소양인은 체열이 높기 쉬운 구조이기 때문에 조열하기 쉽고, 노인은 조직에 점액성 물질이 부족해져 몸이 조열해지기 쉽기 때문이다. 물론 노인이라도 매우 허약하여 기허(氣虛)가 주증상일 때는 다른 처방을 선택해야겠지만 열성상태에 있으면서 점액성 물질이 고갈되어 여러 증상이 나타날 때는 자신환을 사용할 수 있다. 그러나 이러한 사람들에게 사용할 때 반드시 소변폐(小便閉) 증상이 있어야 하는 것은 아니며, 소변장애가 없으면서 구건(口乾) 증상이 나타날 때도 사용할 수 있다. 즉 조열(燥熱)한 상태를 개선하는 처방이기 때문에 반드시 소변폐(小便閉)가 있어야 사용할 수 있는 것은 아니다.

처방구성 처방구성을 보면 지모와 황백은 각 1냥이고, 계피는 0.5돈으로 상대적으로 미량이다. 지모는 소염작용과 해열(解熱)작용이 있어서 관절의 염증반응을 개선하고, 항혈전작용(抗血栓作用)과 모세혈관 확장작용이 있어 혈류를 개선하고, 보효소로서 인체의 생리활성을 증강시킨다. 황백은 소염작용과 수렴작용이 강하며, 혈소판응고를 억제하여 혈관의 충혈(充血)과 울혈(鬱血)을 경감시키고 피하출혈의 흡수를 촉진한다. 육계는 심장(心臟)의 수축력과 심박동을 증가시키며, 말초혈관의 혈류를 원활하게 한다.

처방비교 구갈(口渴)에 사용하는 **오령산**과 비교하면 두 처방 모두 소변불리에 사용한다는 공통점이 있다. 그러나 오령산은 갈증이 심하면서 소변불리가 나타날 때 사용하며, 이외에도 소화기의 습체(濕滯)로 인한 오심(惡心), 구토(嘔吐), 설사(泄瀉)에도 사용하며, 수분울체로 인한 현훈(眩暈), 두통(頭痛), 이명(耳鳴) 등에도 사용한다. 반면 자신환은 구갈(口渴)에는 사용하지 않고, 주로 노인성 구건(口乾)에 사용하며, 오령산과 달리 수분울체에 따른 소변불리가 아니라 점액성 물질의 부족으로 배뇨기능이 저하되어 발생하는 소변불리에 사용한다.

팔정산과 비교하면 두 처방 모두 열성상태에서 발생하는 소변불리에 사용한다. 그러나 팔정산은 비뇨기 조직의 충혈과 습체로 인해 요로(尿路)가 좁아져서 소변이 잘 나오지 않을 때 사용하며, 건실하고 열이 많은 사람에게 적합하다. 반면 자신환은 조열한 상태에서 나타나는 노인성 소변불리에 사용하며, 이러한 상태에서 나타나는 구건(口乾)이나 요슬산연(腰膝痠軟)에도 사용한다.

요슬산통(腰膝痠痛)에 사용하는 **삼기음**과 비교하면 삼기음은 관절과 관절 주위에 점액성 물질이 부족해진 상태에서 노력과다로 인해 슬통이 발생했을 때 사용한다. 즉 자윤을 공급하는 처방이며, 비교적 소화력이 좋은 사람에게 사용한다. 반면 자신환은 체력이 감소되어 있는 노인의 조열(燥熱)한 상태에서 나타나는 요슬산통에 사용하며, 직접 자윤을 공급하는 것이 아니라 조열한 상태를 개선하여 간접적으로 관절통을 치료한다.

➜ **활용사례**

1-1. 구건(口乾) 여 84세 소양인 150cm

1-1. 구건(口乾)

다음은 장상갑 선생의 경험을 채록한 것이다.

● ○ ○ ○ 여 84세 소양인 150cm 서울특별시 동작구 사당동

필자의 장모님으로 작은 키에 보통 체격이며 성정이 부지런하여 잠시도 쉬지 않는 소양인이다.

① 항상 입이 건조하여 입이 쩍쩍 마르지만 ② 물을 마시고 싶지는 않다. ③ 부지런하여 잠시도 쉬지 않고 종일 일을 많이 해서 피로감이 많다. ④ 나이가 들어 관절에 통증이 오고 여기저기 사지(四肢)가 아프다.

일반적으로 구건(口乾)과 구갈(口渴)은 다르다. 구갈(口渴)은 입이 마르면서 물을 마시고 싶어 하는 것이고, 구건(口乾)은 물은 마시고 싶지 않으나 입안이 마르는 것이다. 이러한 구건(口乾)은 당뇨병 초기에 나타나는 경우도 있고 스트레스를 받거나 심화(心火)가 있어도 나타난다. 이런 증상이 있을 때는 자신환을 쓴다. 동시에 소변폐(小便閉)가 있으면 더 적증이고 소변폐가 없더라도 구건(口乾)만 있어도 사용할 수 있다. 단지 이것은 입안이 마른다고 다 쓸 수 있는 것은 아니고, 기허(氣虛)나 혈허(血虛)증 등 허증(虛症)으로 오는 구건에는 사용하지 못한다. 그래서 장모님의 갈욕(渴慾)이 없는 구건(口乾)에 자신환 4냥을 오자대 크기로 하여 1회 80환씩 10일분을 드렸다.

자신환을 2~3일 복용한 뒤부터, 구건이 없어져 입안이 촉촉해졌고 피곤함도 덜하며 사지(四肢)가 아픈 것이 덜하다고 하셨다. 한동안 괜찮다가 또 무리를 하여 구건(口乾)이 생기면 자신환을 드리곤 한다. 처방설명에는 1회 100환씩 복용하라고 예시되어 있으나 필자는 통상 80알씩 복용을 권유하고 있다.

下統81 益 대분청음 大分淸飮

赤茯苓 澤瀉 木通 猪苓 梔子 枳殼 車前子 各一錢

治 積熱閉結 小水不利 黃疸 尿血 淋閉 ① 疸 加茵蔯 ② 去木通 車前子 加薏苡仁 厚朴 名[小分淸飮] 治 濕滯
不能受補
[活套鍼線] 熱淋(小便)　不通(小便)　實熱面浮(面)　濕熱(黃疸)
※대소분청음(大小分淸飮) : 濕熱(精)
[適應症] 혈뇨, 소변폐결, 백탁, 부종, 미열, 음식전폐, 황달

처방설명　대분청음은 소변불리(小便不利), 혈뇨(血尿), 소변불통(小便不通), 황달(黃疸), 면부종(面浮腫) 등에 사용하는 처방이며, 소변난(小便難)을 겸한 소변백탁(小便白濁)에도 사용한다.

소변불리(小便不利)나 소변불통(小便不通)은 방광염(膀胱炎), 요도염(尿道炎), 신장염(腎臟炎) 등에서 공통적으로 나타날 수 있는 증상이며, 혈뇨(血尿) 또한 정도의 차이가 있겠지만 이러한 질환에서 모두 볼 수 있는 증상이다. 따라서 대분청음은 특정 질환에 사용하는 처방으로 단정하지 않고 신장, 방광, 요도를 포함한 비뇨기조직의 염증성, 충혈성 질환으로 인해 소변이 잘 나오지 않고 심해지면 혈뇨(血尿)가 나올 때 사용하는 처방으로 인식하면 된다.

따라서 임상에서 대분청음을 사용할 수 있는 질환으로는 방광염(膀胱炎), 요도염(尿道炎), 신우신염(腎盂腎炎), 신사구체염(腎絲球體炎) 등이 있으며 개인의 신체조건과 신체상태를 참고하여 실증(實證)을 보일 때 사용할 수 있고, 기허(氣虛)나 허랭상태(虛冷狀態)에서 나타나는 증상에는 사용할 수 없다. 옛날 사람들도 방광염이나 신장염처럼 특정 질환 때문에 이런 증상이 나타났다고 생각하여 사용한 것이 아니다. 단지 소변질환에 사용하는 다양한 처방 중에서 소변불리(小便不利)나 혈뇨(血尿) 등이 나타났을 때 사용했다고 보아야 한다.

대분청음은 비뇨기질환에 사용하는 다양한 처방 중 하나이며, 앞서 언급한 대로 비뇨기조직이 충혈(充血)되어 발생하는 여러 증상에 사용할 수 있다. 따라서 대분청음을 쓸 수 있는 증상보다는 어떤 상태일 때 적합한가를 아는 것이 더 중요할 것이다. 대분청음과 가장 비슷하다고 할 수 있는 처방으로 만전목통탕이 있다. 만전목통탕은 모두 이뇨제(利尿劑)로 구성되어 있고, 조문에는 '小便難소변난'을 치료하는 것으로 되어 있다. 반면 대분청음은 소변불리(小便不利)뿐 아니라 소변불통(小便不通)의 증상이 나타나고, 더 심화되어 혈뇨(血尿)가 나타날 때도 사용한다. 처방구성을 보더라도 대분청음에는 이뇨제(利尿劑)가 더 많이 포함되어 있을 뿐 아니라 청열제(淸熱劑)인 치자가 들어 있어 증상이 더 심할 때 사용한다는 것을 알 수 있다. 따라서 만전목통탕을 써야 하는 경우보다 비뇨기조직의 충혈이 더 심할 때 대분청음을 사용한다.

활투침선을 보면 열림(熱淋)에 사용하는 처방으로 분류하고 있다. 열림(熱淋)의 증상으로는 소변을 볼 때 통증이 발생할 뿐 아니라 소변을 보지 않을 때도 요도가 뿌듯하고 열감(熱感)이 느껴지며, 더 심해지면 배꼽 아래가 아프기도 한 것이다. 이것은 비뇨기조직의 충혈이 경(輕)하지 않다는 것을 의미한다. 대분청음은 비뇨기조직의 충혈을 해소하는 작용이 있어 열림(熱淋)에도 사용하는 것이다.

대분청음은 습열성황달(濕熱性黃疸)에도 사용할 수 있다. 물론 황달에 사용할 때는 인진을 더해야 한다. 인진을 더하면 인진오령산과 유사한 처방이 되는데, 치자가 들어 있어 인진오령산보다 청열성(淸熱性)은 더

강하다. 황달(黃疸)은 담즙색소(빌리루빈)가 혈액 및 조직 속에서 이상 증가하여 피부나 점막 등의 조직이 황염(黃染)되는 질환이다. 황달에 인진오령산을 사용할 수 있는 것은 오령산의 이수작용(利水作用)을 통해 담즙배출을 촉진하고 수분대사량을 증가시키며, 인진으로 간의 기능을 회복시켜 주기 때문이다. 대분청음도 인진오령산과 같은 기전으로 황달을 치료한다.

대분청음은 면부종(面浮腫)에도 사용한다. 몸에 열이 있으면서 수분이 울체되어 얼굴이 부었을 때 사용하는데, 대부분 소변불리(小便不利) 같은 비뇨기증상이 동반되면서 면부종이 나타났을 때 사용하면 좋다.

처방구성 처방구성을 보면 적복령은 세뇨관의 재흡수를 억제하여 이뇨를 촉진한다. 택사 또한 세뇨관의 재흡수를 억제하여 이뇨작용을 함으로써 조직의 부종을 경감시킨다. 목통은 이뇨작용과 소염작용이 있다. 저령은 이뇨제이며, 염증성, 발열성 부종에 유효하지만, 신장기능을 강화하는 작용은 없으므로 장기간 투여하는 것은 바람직하지 못하다. 차전자가 함유하고 있는 아우쿠빈(Aucubin)은 이뇨를 증진하여 수분, 요소, 나트륨 등의 배설을 증가시킨다. 치자는 혈관의 울혈(鬱血)과 충혈(充血)을 완화시키고, 발열중추를 억제하여 해열작용(解熱作用)을 한다. 지각은 모세혈관을 강화하여 혈액순환을 촉진하며, 위장의 연동운동(蠕動運動)을 항진시켜 위내용물의 배출을 촉진함으로써 복부 팽만감을 개선하고 변비를 완화시킨다.

처방비교 사령산과 비교하면 두 처방 모두 부종에 사용한다는 공통점이 있다. 그러나 사령산은 전신부종에도 사용하며, 소화기조직의 습체로 인한 오심(惡心), 구토(嘔吐)에도 사용한다. 반면 대분청음은 비뇨기조직에 수분이 울체되고 충혈되어 발생하는 소변불리(小便不利), 소변불통(小便不通), 요혈(尿血) 등에 사용하며, 습열성 황달(黃疸)에도 사용한다.

팔정산과 비교하면 두 처방 모두 요로(尿路)의 충혈로 인한 소변불통(小便不通)과 소변불리(小便不利)에 사용한다. 그러나 팔정산은 실증(實證)의 소변폐(小便閉)와 소변불리(小便不利)에 쓰는 처방이며, 체력이 좋고 건실한 사람에게 적합하다. 반면 대분청음은 소변폐에 사용하기는 하지만 열성상태나 증상의 정도가 더 가벼울 때 사용한다. 따라서 팔정산은 소변폐의 증상에 사용한다면, 대분청음은 소변폐와 소변불리의 중간 정도 증상에 사용한다고 할 수 있다.

증미도적산과 비교하면 두 처방 모두 소변난(小便難)이나 요혈(尿血)에 사용한다. 증미도적산은 도적산의 발전된 처방으로 비뇨기조직이 충혈(充血)되어 소변난(小便難), 소변불리(小便不利), 혈뇨(血尿)가 발생할 때 사용하며, 요로결석에도 사용한다. 반면 대분청음은 증미도적산처럼 비뇨기조직이 충혈되었을 때 사용하기는 하지만, 조직의 충혈과 더불어 습체가 발생했을 때 사용한다는 차이점이 있다.

→ **활용사례**

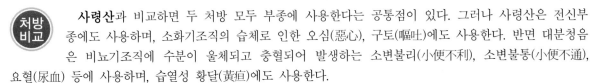

1-1. 혈뇨(血尿), 소변폐(小便閉), 백탁(白濁), 부종(浮腫), 미열(微熱), 음식전폐(飲食全廢) 여 75세 조열성태음인

1-1. 혈뇨(血尿), 소변폐(小便閉), 백탁(白濁), 부종(浮腫), 미열(微熱), 음식전폐(飲食全廢)

● 조○○ 여 75세 조열성태음인 서울특별시 마포구 상수동

5년 전 뇌출혈로 인한 중풍으로 좌측 수족(手足)의 굴신(屈伸)이 불가능한 할머니이다. 평소 고혈압이 심하여 혈압이 200~110 정도이며, 어제는 160~90 이하로 상당히 좋다고 했는데

① 3일 전 체한 후부터 몸 상태가 좋지 않다가 지난밤부터 콜라색 같은 소변을 본다.   ② 소변이 잘 나오지 않아 1시간 정도 앉아 있었으며, 많이 볼 때는 5순갈, 적게는 한 방울씩 밤새 5회 정도 소변을 보았다.   ③ 소변에 흰 비지 같은 뜬 물도 같이 섞여 나온다.   ④ 어젯밤부터 얼굴이 붓는다.   ⑤ 전신에 미열(微熱)이 있다.   ⑥ 간혹 목이 마르다고 물을 찾는다.   ⑦ 속이 느글거리고 올라오려고 한다.   ⑧ 변비가 심하여 3일마다 관장을 했는데 오늘은 연변(軟便)을 보았다.   ⑨ 음식을 먹지 못한다.   ⑩ 혈압이 많이 떨어져 110/70이다.

사구체와 세뇨관이 확장되고 울혈되는 급성 신장염으로 판단하고 구갈(口渴)과 소변폐(小便閉)를 목표로 대분청음을 쓰기로 했다. 그전에 우선 급한 대로 치자 10개를 커피잔 반만큼 끓여 먹게 한 이후 대분청음 4배량으로 2첩을 4시간 마다 복용할 것을 권유했다. 다음날 아침에 전화를 해보니 지금껏 소변을 한 대접씩 2회 보았으며, 소변 색깔은 훨씬 열어지고 맑아졌다고 한다. 또한 아침에는 죽도 한 그릇 먹었다고 한다. 다시 같은 약으로 4첩을 지어 이번에 1일 3회 8시간마다 복용하라고 했고, 다음날 소식을 들으니 정상을 되찾았다고 한다.

風寒暑濕燥火
傷勞亂吐嗽聚腫滿渴疸疾祟形
內虛霍嘔咳積浮脹消黃癉邪身
精氣神血夢音液飮蟲
聲津痰
小便
大便
頭面眼耳鼻口牙咽頸背胸乳腹腰脇皮手足前後陰
舌齒喉項
陰疸瘤人
癰諸
婦小兒

下統82 衆 우공산 禹功散

陳皮 半夏薑製 赤茯苓 猪苓 澤瀉 白朮炒 木通 條芩 山梔炒 各一錢 升麻 三分 甘草 二分

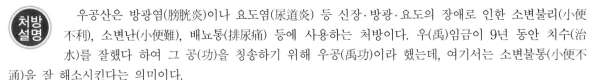

治 小便不通 百法不能奏效 服此無不愈 ① 不拘時服 少時以鷄翎 探痰吐之 譬如滴水之器 閉其上竅則澁 拔之則水通流洩矣

[活套鍼線] 不通(小便)

[適 應 症] 방광염, 소변빈삭, 소변불리, 잔뇨감, 배뇨통, 하복통, 요통, 두중, 두통

처방설명 우공산은 방광염(膀胱炎)이나 요도염(尿道炎) 등 신장·방광·요도의 장애로 인한 소변불리(小便不利), 소변난(小便難), 배뇨통(排尿痛) 등에 사용하는 처방이다. 우(禹)임금이 9년 동안 치수(治水)를 잘했다 하여 그 공(功)을 칭송하기 위해 우공(禹功)이라 했는데, 여기서는 소변불통(小便不通)을 잘 해소시킨다는 의미이다.

우공산의 조문이나 활투침선에는 소변불통(小便不通)에 사용하는 처방으로 표현되어 있다. 그러나 실제 임상에서는 소변불통보다 소변빈삭(小便頻數)이나 배뇨통(排尿痛)에 사용하는 경우가 많다. 물론 소변빈삭과 배뇨통, 소변불통은 모두 동일한 상태에서 나타나는 증상이지만, 실제 임상에서는 소변빈삭이나 배뇨통에 더 많이 활용한다는 뜻이다.

소변빈삭(小便頻數)이 나타나는 원인은 크게 두 가지로 나눌 수 있다. 첫째, 요도·방광 조직이 연약해져 있을 때이다. 노화, 질병, 과로 등으로 체력소모가 많아지면 요도·방광 조직을 포함한 인체의 모든 조직이 연약해진다. 조직이 연약해졌다는 것은 조직의 본래 기능이 저하되었다는 것을 의미하며 허실(虛實)로 나눈다면 허증(虛症)에 해당한다. 방광의 본래 기능은 소변을 일정 분량으로 모아 두었다가 한 번에 배출하는 것인데, 기능이 상실되면 소변을 모아 두는 기능이 떨어지므로 소변을 자주 보게 된다.

둘째, 요도·방광 조직의 충혈(充血)이다. 조직이 충혈되면 약간의 자극에 의해서도 통증이 발생하며 주위 신경이 자극되어 소변을 자주 보게 된다. 조직을 충혈시키는 원인에는 감염(感染)이나 결석(結石) 같은 외적인 요인이 많다. 그러나 이러한 원인에 의해 증상이 발생한다고 하더라도 담음(痰飮)과 습체(濕滯)가 겸해 있는 등 신체조건에 따라 약간의 차이가 있으므로 처방을 달리해야 한다. 우공산은 요도·방광 조직이 충혈(充血)되어 있으면서 습담(濕痰)이 있을 경우에 적합하다.

옛날 사람들은 소변빈삭이나 배뇨통, 소변불통 같은 증상에 기준을 두고 우공산을 사용했을 것이다. 그러나 이러한 증상은 대부분 방광염과 요도염에서 나타나기 때문에 이에 대한 이해가 필요하다. 요도·방광염은 남녀 모두 걸릴 수 있는 질환이지만, 세균감염에 취약한 구조를 갖는 여성에게 빈발하는 경향이 있다. 요도·방광염이 걸렸을 때 개인적으로 증상의 차이는 있겠지만 보통은 소변을 자주 보고, 소변을 볼 때 통증이 동반되며, 심하면 소변에 피가 섞여 나오기도 한다. 이러한 증상은 세균감염으로 요도·방광조직이 충혈(充血)되어 있기 때문에 나타난다. 따라서 충혈된 조직을 청열(淸熱)·소염(消炎)시켜 주는 처방을 사용하면 된다.

여기서 유념해야 할 것은 단순한 조직의 충혈만 생각해서는 안 된다는 것이다. 예를 들어 평소 체열(體熱)이 높은 사람의 경우 세균감염이 되었을 때 열을 발생시켜 대응하기 때문에 청열제(淸熱劑) 위주로 구성된 처방을 사용해도 무방하다. 그러나 평소 습담(濕痰)이 많은 사람의 경우 세균감염에 대응하는 과정에서 열을 발생시키는 것은 물론이고, 비뇨기조직에 습담(濕痰)이 울체될 가능성이 높기 때문에 청열제(淸熱劑),

이뇨제(利尿劑), 거습제(祛濕劑)를 함께 사용하는 것이 좋다. 우공산은 청열제(淸熱劑), 이뇨제(利尿劑), 거습제(祛濕劑)로 구성되어 있어 평소 습담(濕痰)이 발생하기 쉬운 사람이 요도·방광염에 걸렸을 때 사용한다. 따라서 우공산을 사용할 때는 증상뿐 아니라 신체조건을 참고해야 한다.

조문을 보면 '百法不能奏效백법불능주효 服此無不愈복차무불유'라고 하여 여러 약을 사용해도 낫지 않을 때 우공산을 사용한다는 말이 있다. 이는 조직에 담음(痰飮)이 울체되어 이완되어 있는 상태이므로 청열제(淸熱劑)만 사용해서는 안 되며, 거담제(祛痰劑)를 사용하여 조직의 신축력을 높여 주어야 한다는 의미이다. 병증(病症)을 잘 이해하지 못하여 적합한 처방을 사용하지 못했기 때문에 이러한 조문이 있는 것이며, 백약(百藥)이 무효(無效)할 정도로 심한 증상이라는 표현은 아니다. 대금음자의 조문을 보면 '諸疾無不愈者제질무불유자 常服상복 固元陽益氣고원양익기'라는 말이 나오는데, 조직에 울체되어 있는 담음을 제거해 주면 기능이 회복되어 '固元陽益氣'한다는 뜻이다. 이처럼 담음(痰飮)이 있을 때 거담제(祛痰劑)를 사용하지 않고, 다른 치법만 사용한다면 당연히 치료효과는 없을 수밖에 없다.

우공산은 소변불통(小便不通), 소변불리(小便不利) 외에 약성을 응용하여 입덧, 오심(惡心), 설사(泄瀉), 음주 후에 발생하는 오심, 속쓰림 등에도 사용할 수 있다. 입덧이 있을 때 오령산이나 이진탕을 사용하는 경우가 있는데, 우공산은 이진탕과 사령산이 합방된 처방이므로 입덧이 있을 때 사용할 수 있다. 특히 입덧이 있으면서 속이 쓰리다고 할 때 사용하면 좋다.

처방구성 처방구성을 보면 진피는 이기제(理氣劑)로서 소화관의 운동을 강화하여 가스배출을 촉진하고, 모세혈관의 탄력을 강화하여 미소출혈(微少出血)을 방지한다. 반하는 중추성 구토나 점막자극에 의한 구토를 억제하고 장관의 운동을 촉진하여 소화관에 정체된 음식물과 수분의 배출을 촉진한다. 적복령은 세뇨관의 재흡수를 억제하여 이뇨를 증진시키고, 저령 역시 세뇨관의 재흡수를 억제하는 이뇨제이며 염증성, 발열성 부종에 유효하다.

택사는 세뇨관의 재흡수를 억제하여 이뇨작용을 나타내며, 백출은 뚜렷하고 지속적인 이뇨작용이 있으며, 장관활동에 대한 조절작용이 있어서 장관의 자발성 수축활동의 긴장성을 높이고 강직성 수축을 방지한다. 목통은 이뇨작용을 통해 관절의 부종을 억제하고, 사포닌(Saponin) 성분은 소염작용을 한다. 조금은 혈관투과성 항진을 억제하고 소염작용이 강하여 혈관의 염증성 충혈(充血)과 울혈(鬱血)을 완화시킨다. 치자는 혈관의 울혈(鬱血)과 충혈(充血)을 완화시키고 발열중추를 억제하여 해열작용을 한다. 승마는 해열작용과 진통작용, 소염작용이 있고, 감초는 스테로이드 호르몬과 유사한 작용이 있어 항염증작용, 해독작용, 해열작용을 한다.

처방비교 **용담사간탕**과 비교하면 두 처방 모두 소변불리나 배뇨통에 사용하는 공통점이 있다. 용담사간탕은 비뇨기조직의 충혈로 인한 소변장애에도 사용하지만, 생식기조직이 충혈되어 나타나는 음호출(陰戶出), 냉대하, 안구충혈에도 사용한다. 반면 우공산은 요도·방광조직에 담음(痰飮)이 울체되고 점막이 충혈되어 나타나는 소변불리나 소변빈삭에 사용한다.

보중익기탕, 삼기탕과 비교하면 보중익기탕이나 삼기탕은 조직 자체가 연약해져서 발생하는 소변빈삭에 사용하며, 전체적인 기능을 증가시키는 작용을 통해 연약해지고 처져 있는 조직을 회복시켜 증상을 개선한다. 반면 우공산은 요도·방광 조직이 충혈(充血)되어 있으면서 습담(濕痰)이 울체되어 소변빈삭이 발생했을 때 사용한다.

복원단과 비교하면 복원단은 택사와 부자가 군약이고 나머지는 소도제(消導劑)로 구성되어 있어 하복의 허랭을 동반한 오줌소태에 사용한다. 즉 하초(下焦)에 습체가 있으면서 허랭할 때 사용한다. 반면 우공산은 비뇨기조직에 습담이 울체되어 있으면서 점막이 충혈되어 소변빈삭이 발생했을 때 사용한다.

➔ **활용사례**

1-1. 배뇨통(排尿痛), 방광염(膀胱炎)   여   25세   소음성태음인
1-2. 방광염(膀胱炎), 하복통(下腹痛), 요통(腰痛)   여   35세   소양인   163cm 70kg
1-3. 방광염(膀胱炎), 소변빈삭(小便頻數), 소변난(小便難), 배뇨통(排尿痛)   여   50세   소음인
1-4. 소변빈삭(小便頻數), 두통(頭痛), 두중(頭重), 요통(腰痛), 견비통(肩臂痛)   여   34세   태음인
2-1. 두드러기, 두통(頭痛), 방광염(膀胱炎)   여   30세   소양성태음인

1-1. 배뇨통(排尿痛), 방광염(膀胱炎)

다음은 조경남 선생의 경험이다.

● 박 ○ ○   여   25세   소음성태음인   대학생   서울특별시 서대문구 남가좌동

① 첫날에는 소복(小腹)이 가끔씩 따끔따끔 아프다.   ② 2~3일 지난 후에는 소변에 피가 섞여 나와서 무척 놀랐다.
③ 배뇨시 삽통(澁痛)이 있으며 배변 후에는 음부(陰部)에 발열감(發熱感)이 있다.   ④ 손발이 차고 추위도 무척 타며, 전체적으로 허랭한 상태이다.   ⑤ 본래 소화기가 약하여 소화불량 증상은 항상 있었다.   ⑥ 밥을 먹고 추운 곳에 가면 체하는 경우가 잦다.   ⑦ 하복(下腹)이 냉(冷)하다.   ⑧ 의원에서 방광염으로 진단했고 항생제와 소염제를 2~3일 먹으면 좋아진다.

여자는 요도가 남자보다 짧아서, 외부에서 세균이 침입했을 때 인체의 방어통로가 짧아지기 때문에 쉽게 감염되는 특징이 있고 비교적 여자들에게는 빈발하는 질환이고 재발율도 높다. 처방을 검토하다가 오림산을 사용했으나 차도가 없었다. 그래서 고심 끝에 우공산을 선택했다.

배뇨통(排尿痛)을 목표로 우공산 2배량으로 2일분 4첩을 지어주었다.

배뇨통(排尿痛)은 우공산을 먹고 좋아졌으나 2일간 중단하면서 다시 증상이 발생했다. 그래서 또 우공산 2일분 4첩을 복용하니 배뇨통이 없어졌다. 항생제를 먹으면 곧 호전되거나 나아지지만, 이 경우는 우공산의 약효를 알기 위해서 계속 우공산만을 고집하고 복용시켰다.

1-2. 방광염(膀胱炎), 하복통(下腹痛), 요통(腰痛)

● 황 ○ ○   여   35세   소양인   163cm 70kg   경기도 의왕시 내손1동 주공아파트

키가 크고 뚱뚱한 소양인 부인으로 아침에만 물을 5~6컵씩 먹는 물 단식 요법으로 살을 1달 동안 3kg 뺐다고 한다. 1년 전부터 허리가 아파서 ○○병원에서 검사한 결과 방광염 진단을 받았다. 양약을 먹으면 속이 쓰리고 아파서 한약을 먹으면 좋을 것 같아서 내방했다.

① 1년 전부터 소변을 자주 보는 편이고, 소변을 보면 남아 있는 것 같고 찝찝한 느낌이 든다.   ② 같은 시기부터 과로를 하면 아랫배가 뻐근하다.   ③ 과로를 하면 요통이 생긴다.   ④ 더위를 타고 땀이 많으며 몸 전체가 따뜻하다.   ⑤ 식욕과 소화력이 좋은데 양약을 복용하면 속이 쓰리다.   ⑥ 단 것과 따뜻한 음식을 좋아한다.   ⑦ 대변은 2일에 한 번 정도 보며 된 편이다.   ⑧ 잠은 잘 잔다.

1년 전부터 소변을 자주 보고 잔뇨감(殘尿感)이 있는 여성에게 대분청음을 쓰기로 하고 대분청음 3배량으로 5일분 10첩을 지어주었다.

6일 뒤에 다시 약을 지으러 내방했다. 지난번 약을 복용한 후에 하복통이 조금 좋아졌으며, 요통도 조금 경감되었으나 소변을 자주 보는 것과 잔뇨감은 여전하다고 한다.

대분청음을 복용한 뒤로 하복통과 요통은 조금 좋아졌으나 잔뇨감과 소변빈삭은 여전하여 약을 계속 복용해도 더 이상 호전되지 않을 것 같아서 다른 처방을 구상하게 되었다.

이번에는 방광기능이 연약해져서 방광염이 왔다고 보고 우공산을 사용하기로 했다. 우공산은 대분청음보다 허증일 때 쓸 수 있는 처방이다. 대분청음에서 지각, 차전자가 빠지고 진피, 반하, 백출, 황금, 승마, 감초가 더하여진 처방으로, 대분청음에 반하, 진피, 감초가 더하여지면서 이진탕을 포함하게 되어, 대분청음보다 소화기 등에 적체된 담을 빼주기가 원활하다. 그래서 우공산에서 치자를 빼고 천초 1돈, 비해 2.5돈, 오약 2.5돈을 더하여 5일분 10첩을 지어주었다.

15일 후에 약을 지으러 왔을 때 확인해 보니, 잔뇨감(殘尿感)은 여전한데 병원에서 방광염은 없어졌다고 하며 하복통(下腹痛)은 더 좋아졌고 요통도 전보다 더 좋아졌다고 한다. 이번에는 위의 증상 외에도

① 10년 전부터 발뒤꿈치가 아프고 시린 것이 최근 4~5개월 전부터 심해졌다.   ② 방광염이 없어졌어도 잔뇨감(殘尿感)이 여전하다.   ③ 자궁이 빠지는 느낌이 있다.   ④ 약간 어지러움도 있다.   ⑤ 견비통(肩臂痛)이 있었으나 물리치료 받은 후에 소실되었다.   ⑥ 공복에 속쓰림이 약간 있다.   ⑦ 엉치뼈가 아픈데 오른쪽이 더 심하다고 한다.

앞의 증상을 개선할 목적으로 이번에는 가미귀비탕으로 10일분 20첩을 지어주었다.

1-3. 방광염(膀胱炎), 소변빈삭(小便頻數), 소변난(小便難), 배뇨통(排尿痛)

다음은 연만희 선생의 경험을 채록한 것이다.

● ○○○ 여 50세 소음인 주부 충북 괴산군 증평읍

우공산의 사례는 워낙 많아 다 기억할 수가 없다. 보통 키에 보통 체격인 필자의 아내로 방광염으로 소변을 볼 때 뻐근하다고 하여 약을 지어준 경험이다.

① 소변이 마려워 자주 화장실에 가지만 막상 소변이 잘 나오지 않는다.
② 소변이 나올 때는 하복이 뻐근하다.   ③ 부종은 없다.

오줌소태는 방광염으로 일어나는 경우가 대부분이고 특히 여자에게 많다는 특징이 있다. 아내는 몸이 실한 편도 아니고 그렇다고 아주 쇠약한 편도 아니어서 우공산이 적합하다고 생각하여 우공산을 지어 주었다.

소변빈삭(小便頻數)과 소변난(小便難)을 호소하는 50세 소음인 아내에게 우공산 본방으로 5첩을 지어주었다.

우공산 5첩을 모두 복용한 뒤로는 방광염이 완전히 나아 화장실 가는 횟수도 정상이 되었고 소변도 잘 나오며 소변시에 뻐근한 것도 없어졌다고 한다.

1-4. 소변빈삭(小便頻數), 두통(頭痛), 두중(頭重), 요통(腰痛), 견비통(肩臂痛)

● 장○○ 여 34세 태음인 주부 경기도 안양시 부림동 공작마을 부영아파트

보통 키에 몸통이 굵은 태음인 주부로

① 근래 2~3년 전부터 전두통(前頭痛)이 있다. ㉠ 머리 전체에 얼얼한 통증이 오거나 혹은 갑자기 양쪽 관자놀이 부분에 통증이 온다. ㉡ 통증은 종일 있는 편인데 아침에 일어날 때 심하고 저녁에는 통증이 없어진다.   ② 2~3년 전부터 아침부터 점심때까지 머리가 흐리멍덩한 두중(頭重)이 있다.   ③ 10년 전부터 오줌소태가 잦아 자주 소변을 보는데 최근 10일 전부터 심해졌으며 소변을 보고 나면 하복(下腹)이 뻐근하고 소변을 본 후에 시원하지 않다. ④ 허리가 아픈데, 누르면 아프다.   ⑤ 좌골신경통이 있어서 우측 다리 끝까지 저리다.   ⑥ 견비통(肩臂痛)이 있으며 좌측으로 약한 통증이 있다.   ⑦ 편도염(扁桃炎)이 빈발(頻發)한다.   ⑧ 전신피로가 있다.   ⑨ 얼굴과 손에 부종(浮腫)이 있다.   ⑩ 가슴이 답답하고 힘든 일을 하면 한숨을 자주 쉬게 된다.   ⑪ 추위와 더위를 심하게 탄다.   ⑫ 식욕이 좋고 소화도 잘되며 찬 것을 잘 먹는다.

10년 전부터 소변빈삭(小便頻數)이 있으며 2~3년 전부터 전두통이 있는 여성에게 우공산 본방에 요통을 감안하여 소회향, 건강 1돈을 더하여 10일분 20첩을 지어주었다.

12일 뒤인 10월 하순에 다시 약을 지으러 왔을 때 확인해 보니, 머리에 전체적으로 통증이 있던 것이 경감되었고 머리가 멍하던 두중감도 경감되었으며 소변빈삭은 피곤할 때만 발생하고 요통도 좋아졌고, 우측 하지 끝까지 저린 것도 많이 경감되었으며 좌측 견비통도 경감되었다고 한다.

우공산을 복용한 뒤로 모든 증상들이 경감된 것으로 보아 효력이 있다고 판단되어 이번에도 같은 우공산으로 1제를 지어주었다.

2-1. 두드러기, 두통(頭痛), 방광염(膀胱炎)

다음은 최변탁 선생의 경험이다.

● 신○○ 여 30세 소양성태음인 경기도 안산시 사동.

보통 키에 보통 몸무게에 얼굴이 불그레한 소양성태음인 부인이다.

① 두드러기가 있다. ㉠ 2년 전부터 눈, 귀, 코, 입, 혀, 목 등을 중심으로 전체적으로 벌겋게 부어오른다. ㉡ 화끈화끈하고 따끔거리며 가끔은 가렵기도 하다. ㉢ 특히 겨울이 되면 심해지는데, 한 달에 1~2회 꼴로 발생한다. 여름에는 괜찮다. ㉣ 어제는 두드러기가 심해 코, 목 등이 부어 숨이 막힐 정도였다. ㉤ 음식 때문인지, 약이나 기타원인인지는 본인도 잘 모르겠다.   ② 한 달에 20일은 머리가 띵하고 묵직하다.   ③ 어지럽고 메스껍기도 하다.   ④ 얼굴에 열이 확 달아오르고 몸, 손발이 화끈거린다. 한겨울에도 여름이불을 덮을 정도이다. 가끔은 손발이 시리기도 하다. ⑤ 혈압은 정상이나 약간 낮은 편이다.   ⑥ 맥은 세약(細弱)하다.   ⑦ 추위, 더위에 대한 민감도, 땀나는 정도 등은 보통이다.   ⑧ 손발은 차다가 화끈거리기를 반복한다.   ⑨ 식욕은 괜찮은 편이나 소화력은 약하고, 잘 체하며 메스꺼운 증상이 자주 있다.   ⑩ 가슴이 두근거리고 답답하거나, 뻐근하다.   ⑪ 숨이 차고 한숨이 나오며 전신이 꽉 막히고 조이는 듯하다.   ⑫ 피곤하고 기운이 없다.   ⑬ 월경은 일부덩어리가 있으나, 큰 이상은 없는 편이다.

이 부인은 필자의 외사촌 형님의 딸로서 결혼하여 현재 5세 되는 여아를 두고 있다. 이 두드러기 때문에 양방치료도 받아보았으나 약을 먹을 때만 조금 나아졌고 한의원에서 두 번인가 약을 복용해 보았으나, 맞지 않아서 중도에 폐약(閉藥)했다고 한다.

두드러기의 원인에는 외감(外感), 식상(食傷), 선천적인 위 및 대장의 열 등 여러 가지가 있으며, 위의 경우에도 위장

의 열 등을 의심할 수도 있었으나, 소화력이 약하고, 오심(惡心), 구역감(嘔逆感), 두중(頭重), 두통 등이 있다는 사실에 착안하여 소화기의 담음에서 기인한 것으로 파악했다.

소화기의 담음에서 오는 소화불량, 두드러기에 많이 쓰이는 정전가미이진탕을 투약하기로 하고 정전가미이진탕 2배량에 지실, 금은화 12g을 더하여 10일분 20첩을 투약했다.

약 20일 후에 확인해본 결과 두드러기가 전보다 많이 회복되는 느낌이라며 1제를 더 부탁했다.

이번에도 두드러기를 목표로 정전가미이진탕 2배량에 지실, 금은화 12g을 가하여 1제 투약했다.

20일 후에 확인해본 결과

1. 두드러기는 이제 완전히 괜찮아졌다.

2. 속이 안 좋고 메스꺼우며 어지럽고 머리가 무겁다.

3. 얼굴의 열과 가슴이 답답한 것은 없으나 손발바닥은 여전히 화끈거린다.

소화불량, 오심(惡心), 두중(頭重), 두통을 목표로 이번에는 담훈(痰暈)에 자주 쓰이는 반하백출천마탕을 엑스제로 5일분씩 2회를 투약했다. 그랬더니 위의 증상이 상당히 개선되었다고 하면서 탕약을 부탁하기에 반하백출천마탕 2배량으로 1제를 투약했다.

30일 후에 확인해본 결과

1. 소화력도 좋아지고, 오심, 두중, 두통 증상도 거의 사라졌다.

2. 이번에는 갑자기 소변보기가 불편하고 아랫배가 뻐근하여 병원에 갔는데 방광염이라고 하여 양약을 며칠 동안 먹었으나 별 효과가 없다고 약을 부탁했다.

방광염에 무슨 약을 쓸까를 생각하다가, 이 환자의 증상이 모두 담음(痰飮)으로 인한 두드러기, 오심, 두중, 두통 등이었음을 감안하여, 반하, 진피, 복령, 백출 등이 있는 우공산을 투여하기로 하고 우공산 1.5배량으로 5일분 10첩을 투약했다.

약을 모두 복용한 후에 확인해 보니, 방광염이 많이 개선되었으나 이번에는 두중(頭重), 오심(惡心), 두통 등 증상이 발생했다고 한다.

이번에는 방광염과 두중을 함께 치료하기 위해 우공산 1.5배량에 반하백출천마탕을 합방하는 개념으로 맥아 1.5돈, 신곡 1돈, 창출, 인삼, 황기, 천마 0.7돈 생강 5편을 더하여 1제를 투약했다.

일주일도 못되어 전화가 왔는데, 이번에는 방광염도 두통도 별로 좋아지지 않고 오히려 심해지는 느낌이 있다고 한다. 무분별한 합방, 가미에 대해 반성하는 계기가 되었으며 이번에는 우공산 1.5배량으로 5일분 10첩을 보내주었다.

下統83 寶 지축이진탕 枳縮二陳湯

枳實 二錢 川芎 八分 縮砂 白茯苓 貝母 陳皮 蘇子 瓜蔞仁 厚朴 便香附 各七分 木香 沈香 各五分
甘草 三分 薑三片

治 關格上下不通 此痰隔中焦也
[用　　法] 入竹瀝 及木香 沈香 濃磨 水調服
[活套鍼線] 關格(小便)
[適應症] 소화불량, 복만, 복통, 오심, 구토, 대소변불리, 속쓰림, 탄산, 딸꾹질, 어깨 결림

　　　　지축이진탕은 소화기에 담음(痰飮)이나 음식물이 적체(積滯)되어 소화불량(消化不良), 복만(腹滿), 복통(腹痛), 오심(惡心), 구토(嘔吐), 속쓰림, 대소변불리(大小便不利), 딸꾹질 등이 나타났을 때 사용하는 처방이다.

　조문이나 활투침선에는 관격(關格)에 사용하는 처방으로 분류하고 있다. 예전에는 관격(關格)으로 죽는 사람이 많았는데, 곽란(霍亂)의 경우 격심한 복통이 있으면서 토사(吐瀉)하는 병증(病症)이므로 중(重)한 증상이기는 하지만, 관격(關格)은 격심한 복통이 있으면서 대소변(大小便)이 불통(不通)하는 것이므로 매우 위급하고 보다 중(重)한 증상이라고 할 수 있고, 적절히 치료하지 못하면 죽는 경우도 있었다. 그래서 곽란(霍亂)보다 관격을 위중하게 생각했던 것이다.

　'관격(關格)은 소변이 나오지 않는 것과 구토가 멎지 않는 것이 동시에 나타나는 병증으로, 소변이 나오지 않는 것을 관(關), 구토가 멎지 않는 것을 격(格)이라고 하는데 융폐(癃閉)보다 증상이 심해진 것'으로 정의하기도 하고, '대소변이 나오지 않는 것으로 대변이 나오지 않는 것을 내관(內關), 소변이 나오지 않는 것을 외격(外格)이라고 하는데 관격(關格)이 되면 배가 창만(脹滿)하고 대소변이 나오지 않으며 손발이 싸늘해진다.'라고 표현하기도 한다. 그러나 실제로는 소화장애로 인해 음식물을 제대로 소화·흡수할 수 없기 때문에 구토(嘔吐)가 나타나는 것이고, 음식물 적체로 소화기의 운동성이 떨어졌기 때문에 대변이 잘 나오지 않는 것이며, 이런 상태가 비뇨기에 영향을 주어 소변이 잘 나오지 않게 할 수도 있기 때문에 소변불통(小便不通)의 증상이 있는 것이다.

　결과적으로 관격(關格)의 증상 중에 소변불통(小便不通)이 있기 때문에 지축이진탕을 소변문(小便門)에 포함시킨 것이지 실제로는 소화장애(消化障礙)를 원인으로 보아야 한다. 따라서 소변불통은 주증상이 아닐 가능성이 크며, 예전에는 지축이진탕을 소변장애에 사용했을 수도 있겠지만 이것은 본말(本末)이 바뀐 것으로 볼 수밖에 없다. 즉 소변불통은 이러한 상태에서 나타나는 증상의 일부일 뿐이다. 따라서 지축이진탕을 소변문(小便門)에 포함시킨 것은 잘못된 것이라고 할 수 있다. 관격(關格)과 소변불통(小便不通)에 사용하는 처방으로 분류한 것은 한의학의 특성상 경험에 의해 처방을 분류했고, 권위자가 어떤 처방은 어떤 증상에 사용하는 것이라고 한 번 명시하면 이에 대해 이의를 제기하지 않고 받아들이기 때문이다. 또한 후대 사람들은 약성을 연구하지 않고 조문(條文)에만 너무 의지하여 단정을 하기 때문에 이러한 결과를 낳는다고 할 수 있다.

　구성을 보면 지궁산에 소도·하기제(消導下氣劑)인 사인, 후박, 침향, 향부자, 목향 등이 포함되어 있고, 거담제(祛痰劑)인 백복령, 패모, 진피, 과루인 등이 들이 있어 소화기장애로 인한 소화불량에 사용한다는 것

小便

風寒暑濕燥火
內傷勞倦
虛霍亂
嘔吐
咳嗽
積聚
浮腫
脹滿
消渴
黃疸
積疾
邪祟
身形
精氣神血
夢
聲音
津液
痰飮
蟲

大便
頭面
眼耳
鼻口
舌牙齒
喉咽
項背
胸乳
腹腰
脇皮
手足
前陰後陰
癰疽
諸瘡
婦人
小兒

을 한눈에 알 수 있다. 따라서 소변장애는 지엽적인 증상이므로 크게 상관할 필요가 없으며, 실제로 사용할 수 있는 증상은 담음(痰飮)이 울체되어 있으면서 소화기의 운동성이 떨어져서 발생하는 만성 소화불량(消化不良), 식체빈발(食滯頻發), 소화불량으로 인한 구토(嘔吐), 대변불리(大便不利) 등이며, 소화불량으로 인한 복통(腹痛), 속쓰림, 복만(腹滿) 등에도 사용한다. 또한 소화기의 담음 적체로 인한 오심, 구토, 딸꾹질에도 사용한다. 이런 증상은 평소 소화기가 좋지 않았던 사람에게 나타나는 것이며, 만성화되어 나타나는 경향이 있다.

처방구성 처방구성을 보면 지실은 위장(胃腸)의 연동운동(蠕動運動)을 강화, 리듬을 조정하고 소화·흡수를 강화하여 복부팽만을 해소한다. 천궁은 관상동맥과 말초혈관을 확장하여 하지(下肢)와 심근(心筋)의 혈류량을 증가시킨다. 사인은 장관(腸管) 평활근을 이완시키며, 소화기의 운동을 촉진하여 음식물의 운송과 소화·흡수에 도움을 준다. 백복령은 세뇨관의 재흡수를 억제하여 이뇨를 증진시킨다. 패모는 진해작용(鎭咳作用)과 거담작용(祛痰作用)이 강하며, 진피는 이기제(理氣劑)로서 소화관의 운동을 강화하여 가스배출을 촉진한다. 소자의 지방유는 장점막(腸粘膜)에 자윤(滋潤)을 공급하여 배변을 원활하게 한다.

과루인은 관상동맥을 확장하는 작용과 거담작용이 있고, 설사를 일으키는 물질을 함유하고 있어 사하작용(瀉下作用)을 나타낸다. 후박은 장(腸)의 운동을 촉진하거나 장(腸)의 경련을 완화하는 등, 장의 운동을 조정하는 작용이 있다. 향부자는 장관 평활근의 경련을 억제하여 소화관의 가스배출을 촉진한다. 목향은 미주신경(迷走神經)을 자극하여 장(腸)의 수축력과 연동운동을 증가시키고 소화·흡수를 촉진하여 가스 정체에 의한 복통을 멎게 한다. 침향은 진통, 진정작용을 하며, 감초는 소화관 평활근에 작용하여 경련을 억제하며 위산분비를 억제하고, 위점막을 보호하는 항궤양작용을 한다.

처방비교 **정전가미이진탕**과 비교하면 두 처방 모두 담음울체로 인한 소화불량, 오심, 복통 등에 사용할 수 있다. 그러나 정전가미이진탕은 소화기조직 내에 적체되어 있는 담음(痰飮)을 제거하면서 소도(消導)시키는 작용이 있어 소화불량(消化不良), 식체빈발(食滯頻發), 하복포만(下腹飽滿), 트림, 은진(癮疹), 발진(發疹) 등을 치료한다. 반면 지축이진탕은 소화시키는 작용과 음식물의 이동을 돕는 작용이 강하여 창만(脹滿), 하복포만(下腹飽滿) 등의 증상에 더 적합하다.

증미이진탕과 비교하면 두 처방 모두 거담제(祛痰劑)가 포함되어 있으며 속쓰림에 사용하는 공통점이 있다. 그러나 증미이진탕은 위점막이 충혈되고 과민해진 상태에서 나타나는 속쓰림에 사용한다. 반면 지축이진탕은 소화기에 음식물이 적체되어 있거나 소화장애가 있으면서 속쓰림이 나타날 때 사용하지만, 속쓰림이 주증상일 때 사용하는 것은 아니다.

정향시체산과 비교하면 두 처방 모두 딸꾹질에 사용한다. 그러나 정향시체산은 딸꾹질의 통치방이며, 소화기가 연약하고 허랭(虛冷)한 상태에서 나타나는 딸꾹질에 적합하다. 반면 지축이진탕은 소화기에 담음(痰飮)이 울체되어 있으면서 소화기에 음식물이 적체되어 복통, 구토, 하복포만이 발생했을 때 사용하며, 이러한 상태에서 발생하는 딸꾹질에도 사용한다.

➡ **활용사례**

1-1. 딸꾹질 남 40세
2-1. 속쓰림, 탄산(呑酸), 어깨 결림 여 57세

1-1. 딸꾹질

다음은 최문옥 선생의 경험을 채록한 것이다.

● ○○○ 남 40세 미군부대 군속 경기도 파주군 월롱면 영태리

① 딸꾹질이 멈추지 않는다.　② 자다가도 딸꾹질이 난다.

딸꾹질은 횡격막의 경련인 만큼 가벼울 경우에는 호흡을 멈춰서 일시 정지하거나 또는 민간요법으로 꿀을 머금고 있어도 낫는 경우가 있다. 대부분은 횡격막주위의 조직이나 횡격막이 인접한 소화기조직에 습담(濕痰)이 차거나 허랭(虛冷)하여 나타난다.

딸꾹질에 사용하는 처방은 정향시체산을 비롯하여 신향산, 인삼복맥탕 등이 있으나 필자는 최관범 선생님의 경험대로 늘 지축이진탕을 활용하고 있으며 그때마다 효험을 보아오곤 했다. 그래서 이 사람에게도 지축이진탕으로 3일분 6첩을 지어 주었다. 약을 복용하고는 지속되던 딸꾹질이 나았다고 한다.

2-1. 속쓰림, 탄산(呑酸), 어깨 결림

다음은 의림합본 제17권 149호 일본 矢數道明 선생의 치험을 인용한 것이다.

● ○○○ 여 57세 일본

몸은 작은 편이며, 여위였다.

① 2년 전부터 속이 쓰려서 아픔으로 괴롭다.　② 저녁 때 쯤이 되면 신물이 올라온다.　③ 밤에는 잠이 잘 오지 않는다.　④ 몸이 화끈거린다.　⑤ 상기(上氣)가 되면서 왼쪽 어깨와 허리가 결린다.　⑥ 변비가 있으며 식욕은 좋은 편이다.　⑦ 혀의 중간에는 탄백색의 설태가 있고 가장자리에는 평활하다.　⑧ 맥(脈)은 침약(沈弱)하고 복부(腹部)는 연약하다.　⑨ 내장은 하수(下垂)했다.

속쓰림과 탄산, 어깨 결림을 호소하는 57세 주부에게 지축이진탕을 투여했다.

1. 3일 째에는 증상이 매우 호전됐고
2. 다시 30일 복용한 뒤에는 위(胃)가 편해지고 결리는 증상도 사라졌다.

투약내역, 방약합편 하통83 지축이진탕 = 지실 2, 천궁 0.8, 사인, 백복령, 패모, 진피, 소자, 과루인, 후박, 향부자 각 0.7, 목향, 침향 각 0.5, 감초 0.3, 강(薑) 3편.

下統84 寶 오림산 五淋散

赤芍藥 山梔 各二錢 當歸 赤茯苓 各一錢 條芩 甘草 各五分

[出　　典] 古今醫鑑·方藥合編 : 治 五淋
[活　　套] 或加牛膝 不甚去梔
[活套鍼線] 通治(小便)
[適 應 症] 방광염, 요도염, 임질, 신석증, 전립선염, 소변빈삭, 잔뇨감, 배뇨통, 요도통, 좌측하복통

**처방
설명**　　　오림산은 소변빈삭(小便頻數), 잔뇨감(殘尿感), 소변난(小便難), 배뇨통(排尿痛) 등의 증상에 가
　　　　장 빈용하는 처방이다. 이는 소변장애가 나타났을 때 체질이나 증상의 경중(輕重)에 관계없이 가
장 일반적으로 사용할 수 있는 처방이기 때문이다. 즉 증상이 매우 심하거나 열적 증상이 수반되
었을 때는 팔정산이 적합하고, 허약하다면 우공산이나 보중익기탕 등을 사용하겠지만, 허실(虛實)을 크게
구별하지 않고 비뇨기조직이 충혈(充血)되어 위의 증상이 나타났을 때는 오림산을 사용한다. 활투침선에서
소변의 통치방(通治方)으로 분류하고 있는 것도 이런 이유 때문이다.

　　조문을 보면 오림(五淋)을 치료한다고 했는데, 임질(淋疾)이라고 하면 임균 감염에 의한 것으로만 생각할
수 있다. 사실 임질이라는 용어는 양방과 한방에서 공통으로 사용하고 있기 때문에 실제로 어떤 증상을 뜻
하고 있는지를 알아야 오해를 피할 수 있다. 양방에서 통용되고 있는 임질은 임균감염에 의한 성병을 뜻한
다. 그러나 한방에서는 증상을 기준으로 질환을 분류하고 있기 때문에 임균에 의한 임질 외에 소변빈삭(小
便頻數), 잔뇨감(殘尿感), 배뇨통(排尿痛) 등 소변장애로 인한 증상을 모두 임질로 분류하고 있다. 따라서 오
림산이 치료한다고 하는 오림(五淋)은 임균감염에 의한 것이라고 단정지어 생각해서는 안 되며, 여러 원인
에 의해 방광·요도점막이 충혈(充血)되어 소변빈삭, 잔뇨감 등이 나타나는 증상으로 보는 것이 타당하다.

　　방광·요도점막이 충혈(充血)되는 원인은 크게 내인(內因)과 외인(外因)으로 나눌 수 있다. 외인으로는 대
장균 같은 세균감염에 의해 방광·요도점막이 충혈되는 것이다. 점막이 충혈되어 있으면 소변자극에 의해
통증이 일어나고, 계속된 자극으로 소변을 자주 보려고 하며, 충혈로 인해 방광·요도괄약근의 수축력이 약
화되어 소변난(小便難)과 잔뇨감(殘尿感)이 나타난다.

　　내인의 예로는 평소 열실한 사람이 과로(過勞)한 경우를 들 수 있다. 사람마다 차이가 있겠지만 열실한
사람이 과로를 하면 혈행이 증가하면서 피부가 뜨거워지고 열이 나는 것처럼 비뇨기점막도 충혈(充血)될
소지가 있다. 결과적으로 과로하여 방광·요도점막이 충혈되어 있으면 세균감염에 의해 충혈된 것과 같은
증상을 일으키게 된다. 그러나 실제로는 내인이 있다고 하더라도 외인이 작용해야 증상이 발현된다고 보는
것이 타당하다. 즉 평소 열실한 사람이 과로를 하면 혈행이 증가하여 점막이 충혈(充血)될 수 있으며, 과로
로 인해 조직이 연약해질 수 있어 외부감염에 대한 방어력이 떨어져 감염으로 인한 점막충혈이 가중될 수
있다. 오림산은 청열제(淸熱劑)와 이뇨제(利尿劑), 활혈제(活血劑)로 구성되어 있어 열성상태를 해소하면서
울체된 것을 풀어 임질(淋疾) 증상을 치료하므로 외인이 작용했을 때도 사용하고, 내인과 외인이 겸해 있을
때도 사용한다.

　　활투를 보면 우슬을 가하기도 한다고 했는데, 우슬을 더하면 이뇨작용(利尿作用)이 증가할 뿐 아니라 자
윤(滋潤)을 공급하는 작용이 더해지는 것이므로 비뇨기의 기능을 보강하는 측면이 있다. 증상이 심하지 않

을 때는 치자를 빼라고 했는데, 이는 오림산의 증상이 비뇨기조직의 충혈(充血)로 인해 발생한다는 것을 반증하는 것이다.

 처방구성을 보면 적작약은 평활근의 경련을 억제하고, 중추신경의 흥분을 억제하여 진통(鎭痛), 진경(鎭痙), 진정작용(鎭靜作用)을 한다. 치자는 담즙분비와 배설을 촉진하고, 혈관의 울혈(鬱血)과 충혈(充血)을 완화시키며, 발열중추를 억제하여 해열작용을 한다. 당귀는 혈관확장작용이 있어 말초혈관의 혈액순환을 원활하게 하며, 항염증작용과 진통작용이 있어 각종 염증과 통증을 완화한다. 적복령은 세뇨관의 재흡수를 억제하여 이뇨를 증진하므로 부종을 경감시키고, 조금은 혈관투과성 항진을 억제하고 소염작용이 강하여 혈관의 염증성 충혈(充血)과 울혈(鬱血)을 완화시킨다. 감초는 스테로이드 호르몬과 유사한 작용이 있어 항염증작용, 해독작용, 해열작용을 한다.

 우공산과 비교하면 우공산은 요도·방광조직에 담음(痰飮)이 울체되고 점막이 충혈되어 나타나는 소변불리나 소변빈삭에 사용한다. 반면 오림산은 같은 증상에 사용하지만 담음울체와 상관없이 비뇨기점막의 충혈로 소변빈삭이나 소변불리가 나타났을 때 사용한다.

팔정산과 비교하면 두 처방 모두 배뇨통, 배뇨곤란 등을 주소로 하는 요도·방광염에 사용한다. 그러나 팔정산은 오림산보다 더욱 열실한 상태에 사용하며, 충혈의 정도나 소변불리의 정도가 더욱 심할 때 적합하다. 반면 오림산은 실증의 배뇨통과 배뇨곤란에 사용하지만, 팔정산을 사용해야 하는 경우보다 증세가 가벼울 때 적합하다.

보중익기탕과 비교하면 보중익기탕은 허약으로 인해 요도·방광의 기능이 저하되었을 때, 이러한 상태에서 감염이 일어났을 때 사용한다. 반면 오림산은 보중익기탕을 사용해야 하는 경우보다 실증이며, 약간의 열성을 띠면서 요도·방광조직이 충혈·과민되어 있을 때 사용한다.

오림산을 기준으로 소변장애에 사용하는 처방을 허증(虛證)에서 실증(實證) 순으로 나열하면, 보중익기탕 < 삼기탕 < 사령산 < 우공산 < 오림산 < 팔정산 순이다.

→ **활용사례**

1-1. 배뇨통(排尿痛) 여 42세 소양인
1-2. 요도염(尿道炎), 배뇨통(排尿痛) 여 15세 태음인
1-3. 방광염(膀胱炎), 하복부팽만감(下腹部膨滿感) 여 56세 소음인
1-4. 방광염(膀胱炎) 여 26세 소음성태음인
1-5. 소변빈삭(小便頻數), 잔뇨감(殘尿感) 여 77세 태양성소양인
2-1. 전립선염(前立腺炎), 하복통(下腹痛), 직장통(直腸痛), 요도통(尿道痛) 남 40세 건실한 태음인

1-1. 배뇨통(排尿痛)

● 윤 ○ ○ 여 42세 소양인 식당운영 경기도 안양시 만안구 석수2동 우주빌라
시어머니가 대신 약을 지으러 내방했다. 식당을 운영하는 성격이 활달한 소양인으로 추정되며 직업상 서서 일을 하므로 다리가 부어 있는 경우가 많고 3~4일 전부터 소변을 볼 때 따끔거린다고 한다.
① 3~4일 전부터 소변을 자주 보게 되고 소변을 보면서 따끔거리는 것이 심하다. ② 소변이 시원하지 않다.
③ 서서 일하는 탓인지 다리가 부어 있다. ④ 병원에서는 피로누적으로 발생했다고 한다. ⑤ 추위를 약간 타는 편이다. ⑥ 식욕은 좋고 소화도 잘된다.
소변을 자주 보고 소변시 따끔거리는 증상을 목표로 오림산을 사용하기로 하고 오림산 1.5배량에 다리에 부종이 있다는 점을 감안하여 오령산 1.5배량을 합하여 5첩을 지어주었다.
4일 후인 9월 중순에 다시 약을 지으러 왔을 때 확인해 보니, 소변볼 때 따끔거리던 것이 현저하게 줄어들었다고 한다. 약을 복용한 뒤 효력이 있고 완전히 나아야겠다며 약을 더 지어달라고 하여 전과 같은 처방으로 5일분 10첩을 지어주었다.

1-3. 방광염(膀胱炎), 하복부팽만감(下腹部膨滿感)
다음은 임준홍 선생의 경험이다.

● 서○○ 여 56세 소음인 경기도 과천시 별양동

키가 크고 마른 체격에 피부가 희고 약해 보이는 필자의 어머니이다. 병원에서 방광염이라고 하는데 방광에 좋은 보약이 없냐고 하신다.

① 아랫배가 무겁고 팽팽하며 눌리는 듯 답답하다.   ② 앉아있을 때와 식후에 더 그렇다.   ③ 소변은 잘 나오고 대변도 정상이다.   ④ 기운이 없고 잠을 잘못 잔다.   ⑤ 식욕은 정상이고 소화도 잘된다.   ⑥ 추위를 타는 편이고 더위도 약간 탄다.   ⑦ 병원에서는 스트레스로 인한 신경성 방광염이라 한다.

하복부 팽만감 이외의 특별한 증상이 없어서 처방을 선정하기 어려웠다. 병원에서 방광염이라 하니 일단 방광염, 요도염, 임질 등 소변질환에 통용방으로 쓰이는 오림산을 써보기로 했다.

56세 소음인 부인의 방광염과 하복부 팽만감을 목표로 오림산 6첩을 지어드렸다.

병원약을 복용할 때에는 별 차도가 없었는데 한약을 먹으니 많이 좋아진 것 같다고 하신다. 병원에 가서 다시 검사해 보니 방광염(膀胱炎)이 나았다고 한다.

1-5. 소변빈삭(小便頻數), 잔뇨감(殘尿感)

● 황○○ 여 77세 태양성소양인 경기도 안양시 관양1동 금성연립

① 한 달 전부터 소변을 볼 때 요도가 찌릿찌릿하다.   ② 소변이 10분 간격으로 조금씩 나온다.   ③ 소변을 본 후에 잔뇨감(殘尿感)이 있다.   ④ 방광에 항시 오줌이 차 있는 것 같다.   ⑤ 약한 변비 증상이 있다.   ⑥ 식욕과 소화력은 보통이다.

오줌소태를 호소하는 77세 소양인 할머니의 소변빈삭과 잔뇨감을 목표로 오림산 2배량에 산수유 3돈, 모려 3돈을 더하여 6첩을 지어주었다.

6일 뒤에 다시 내방했을 때 확인해 보니, 지난번 약을 복용한 뒤로 10분마다 보던 소변을 1시간에 한 번씩 보게 되었고, 소변을 본 후에 불쾌한 느낌도 경감되었고 잔뇨감(殘尿感)이 없어졌다고 한다.

오림산을 복용한 뒤로 잔뇨감은 소실되었으나 여전히 소변을 1시간마다 한 번씩 보는 것으로 보아 계속하여 약을 복용해야겠다고 판단하여 이번에도 같은 처방으로 3일분 6첩을 지어주었다.

10일 뒤에 다시 내방했을 때 물어 보니, 지난번 약을 복용한 뒤로 소변을 자주 보던 것도 나았다고 좋아한다. 그래도 마음이 놓이지 않는다며 다시 6일분만 더 지어달라고 하여 전과 같은 처방으로 6일분을 지어주었다.

2-1. 전립선염(前立腺炎), 하복통(下腹痛), 직장통(直腸痛), 요도통(尿道痛)

● 김○○ 남 40세 건실한 태음인 서울특별시 서초구 방배동

키가 크고 체격이 좋으며, 평소 튼튼한 태음인 남자이다. 얼마 전부터 전립선염이 있어 술을 많이 먹거나 과로를 하고 나면 하복(下腹)이 불쾌하고 전립선 비대 증상이 있었다. 이럴 경우 대개 병원에서 2일간의 양약만 복용하면 증상은 없어진다고 한다. 그간 병원에서 전립선 치료를 받아왔다가 증세가 호전되어 치료를 중단했는데 얼마 전 음주과다로 인한 탓인지 다시 같은 증세가 있는데

① 왼쪽 하복부(下腹部)인 S결장 부위가 뻐근하게 아프다.   ② 하복부가 불쾌하고 가스가 차서 땡땡하다.   ③ 대변 볼 때 직장(전립선) 부위가 뻐근함을 느낀다.   ④ 요도가 찌릿찌릿하다.

우선 병명이 전립선염이 확실하며 근원적인 치료를 해보고자 망충을 1회 한 마리씩 활석과 섞어 하루에 2회 5일간 복용시켰으나, 복용할 때마다 소변시 심한 통증을 느꼈다. 전립선 염증의 고름 덩어리가 빠져 나오지 못했고 결국 5일간으로 치료를 중단했다. 다시 위의 증상을 위주로 치료를 해 보고자 오림산을 3배량으로 5일분 10첩을 지어주었다.

2일간 복용한 후에는 상기(上記) 모든 증상은 없어졌으며 단지 소화가 잘 안 되는 느낌이 있다고 한다.

그 후 남은 약을 모두 복용하고 증상은 모두 없어졌다. 그 후 소변검사를 해 보니 현미경으로 보면 소변에는 여전히 농(膿)이 섞여 나오며, 이것으로 봐서 전립선염 자체가 완전히 치료된 것은 아니고 전립선염으로 오는 하복 불쾌감에 효력이 있었음을 알 수 있었다.

下統85 寶 증미도적산 增味導赤散

生乾地黃 木通 黃芩 車前子 梔子 川芎 赤芍藥 甘草 各一錢　薑三片 竹葉十片

治 血淋澁痛
[活　　套] 或加澤瀉 或麝香調服
[活套鍼線] 血淋(小便)
[適 應 症] 혈뇨, 배뇨통, 소변난, 소변빈삭, 요로결석, 신장결석, 복통, 미열

처방 설명　증미도적산은 비뇨기조직이 충혈(充血)되어 혈뇨(血尿)나 배뇨통(排尿痛)이 나타났을 때 사용하며, 약성을 응용하여 요로결석(尿路結石)에도 사용한다.

비뇨기조직의 충혈상태(充血狀態)는, 첫째 과로 등으로 인해 비뇨기의 고유기능이 저하되었을 때 이를 회복시키는 과정에서 비뇨기조직으로 혈액을 집중시키기 때문에 나타날 수 있다. 둘째, 세균감염으로 충혈될 수도 있으며, 셋째 두 가지 원인이 겹친 경우가 있으며, 넷째 결석(結石)이 점막을 자극하여 충혈시키는 경우가 있다. 점막(粘膜)이 충혈되어 있으면 다량의 염분을 포함하고 있는 소변이 지나갈 때 충혈된 부분이 자극을 받기 때문에 배뇨통(排尿痛)이 발생할 수 있고, 충혈상태가 심해지거나 결석이 점막을 자극하면 소변출혈(小便出血)이 나타날 수 있다.

소변에 피가 섞여 나오는 것은 증상에 따라 다양한 원인을 유추해 볼 수 있다. 처음부터 끝까지 소변에 피가 섞여 나오면 신장(腎臟), 요관(尿管), 방광(膀胱)의 출혈을 의심할 수 있고, 소변의 끝에 혈뇨(血尿)가 되는 것은 방광경부(膀胱頸部)나 후부요도(後部尿道)로부터의 출혈을 생각해 볼 수 있다. 반대로 소변의 시작에 혈뇨(血尿)가 나오는 것은 요도(尿道)로부터의 출혈이 가장 많다.

혈뇨가 생기는 질환을 보면 신장에서는 신장염(腎臟炎), 신장결핵(腎臟結核), 신장종양(腎臟腫瘍), 신장결석(腎臟結石), 외상(外傷) 등이 있으며, 요관에서는 결석(結石), 종양(腫瘍) 등이고, 방광에서는 방광염(膀胱炎), 종양(腫瘍), 결석(結石) 등이고, 요도에서는 요도염(尿道炎) 등이 원인이 된다. 일반적으로 혈뇨와 더불어 배뇨통이나 빈뇨 등의 자각증상을 수반하는 것은 방광 또는 요도질환이며, 신장출혈인 경우는 때로 산통(疝痛)과 둔통(鈍痛)을 호소하기도 하지만 대체로 자각증상은 경미한 편이다. 증미도적산은 신장출혈에 사용하는 경우는 드물며, 대부분 요도나 방광조직의 충혈이 심화되어 출혈이 나타났을 때 사용한다. 단지 소변출혈은 허약한 상태에서도 나타날 수 있기 때문에 신체조건과 상태를 분별해야 하는데, 증미도적산은 체력이 중(中) 정도 이상은 되어야 사용할 수 있다.

증미도적산은 충혈(充血)되고 부종(浮腫)되어 있는 점막(粘膜)과 점막하조직의 염증상태를 해소시켜 준다. 그래서 이러한 염증이 진행되어 나타나는 출혈을 막아줄 것이고, 충혈상태에서 나타나는 배뇨통(排尿痛)도 개선해 준다.

증미도적산은 결석(結石)을 녹이는 작용도 있어 석림(石淋)이나 사림(砂淋)에도 사용한다. 결석은 해부학적으로 어느 곳에 있느냐에 따라 그 명칭이 달라진다. 즉 신장(腎臟)에 있으면 신장결석이고 신장과 방광의 연결통로인 요관(尿管)에 위치하고 있으면 요관결석이 된다. 마찬가지로 방광에 있으면 방광결석이 되는데, 요관결석과 방광결석은 자체적으로 형성되기도 하지만 대부분은 신장결석이 떨어져 나와 요관에 걸치거나 방광에 머물면서 점막을 자극하여 통증과 출혈을 발생시키는 것이다. 결석의 성분은 요산, 요산염, 옥살산

風寒暑濕燥火內傷勞霍亂嘔吐咳嗽積聚腫滿浮脹消渴黃疸瘧疾邪祟身形精氣神血夢聲音津液痰飮蟲

小便

大便頭面眼耳鼻口舌齒喉項背胸乳腹腰脇皮手足前陰後陰癰疽諸瘡婦人小兒

염, 인산염, 탄산염, 크산틴, 시스틴 등이며, 가장 흔한 요관결석은 거의 옥살산 결석이다.

증미도적산은 결석을 녹이는 성분을 증가시켜 결석을 치유하는 것으로 보인다. 결석을 녹이는 기전은 확실하지 않지만 복용했을 때 결석의 크기가 작아지면서 없어지는 것을 보면 확실히 녹이는 작용이 있으며, 이뇨제(利尿劑)가 그 역할을 하는 것이 아닌가 생각한다. 또 결석을 녹일 뿐만 아니라 충혈(充血)된 부위를 청열(淸熱)·수렴(收斂)시키는 과정에서 조직의 수축이 일어나므로 결석이 빠져 나가는 것으로 보인다.

활투를 보면 택사나 사향을 더하여 사용할 수 있다고 했는데, 택사를 더하는 것은 이뇨작용을 강화하는 의미이고, 사향을 더하는 것은 손상된 조직을 신속하게 치료하기 위함이다. 사향은 창(瘡)이 생기거나 외상(外傷)을 입었을 때 직접 도포하면 손상된 조직을 신속하게 회복시키는 작용이 있다. 따라서 증미도적산에 사향을 더하는 것은 이러한 작용을 얻기 위함이다.

 처방구성을 보면 생지황은 충분한 전해질을 인체에 공급함으로써 묽은 혈액을 진하게 만들어 주는 역할을 하여 혈허(血虛)를 개선하며, 중추신경계통에 대한 억제작용으로 이상항진된 기능을 조절한다. 목통은 이뇨작용을 하여 관절부종을 억제하고, 황금은 혈관투과성 항진을 억제하고 혈관의 염증성 충혈(充血)과 울혈(鬱血)을 완화시킨다. 차전자는 이뇨작용이 강하며, 치자는 혈관의 울혈(鬱血)과 충혈(充血)을 완화시키고 발열중추를 억제하여 해열작용과 진정작용을 나타낸다. 천궁은 관상동맥과 말초혈관을 확장하여 혈액순환을 원활하게 하며, 적작약은 평활근의 경련을 억제하고, 중추신경의 흥분을 억제하여 진통, 진경, 진정작용을 한다.

 팔정산과 비교하면 두 처방 모두 실증(實證)의 소변출혈에 사용한다는 공통점이 있다. 팔정산은 열실한 사람의 소변불리나 소변불통에 사용하며, 소변불리나 소변불통을 겸하여 요혈이 있을 때도 사용한다. 반면 증미도적산은 치료목표가 요혈(尿血)에 있으며, 요혈뿐 아니라 요로결석에도 사용한다.

요도결석(尿道結石)에 사용하는 저령탕과 비교하면 저령탕은 신장기능을 증가시키고 요로의 수축력을 증가시켜 결석을 제거한다. 또한 증미도적산에 비해 이뇨성이 강하며, 요삽(尿澁)의 증상은 있으나 증미도적산을 사용해야 하는 경우처럼 통증이나 출혈은 없다. 따라서 증미도적산은 더 실증에 사용하며 요도나 방광의 충혈이 더 심할 때 적합하다.

반총산과 비교하면 요로결석으로 인한 통증에는 반총산을 사용하기도 한다. 반총산은 하복의 허랭으로 인한 통증에 사용하는 처방으로 결석을 목표로 사용하는 것이 아니라, 허랭해진 상태에서 결석 때문에 통증이 발생했을 때 사용한다고 하는 것이 옳다. 반면 증미도적산은 혈림(血淋)에 사용하는 처방이며, 약성을 응용하여 요로결석에도 사용한다.

→ **활용사례**

1-1. 혈뇨(血尿), 소변난(小便難), 소변빈삭(小便頻數) 남 73세 소양성태음인
1-2. 방광염(膀胱炎) 여 86세 소음성소양인
2-1. 요로결석(尿路結石), 복통(腹痛), 미열(微熱) 남 46세
2-2. 요로결석(尿路結石) 남 31세 소양인
2-3. 요로결석(尿路結石) 남 60세 소양성소음인 178cm 65kg
3-1. 신장결석(腎臟結石) 남 50세
3-2. 신장결석(腎臟結石), 요로결석(尿路結石) 남 44세 173cm 60kg

1-1. 혈뇨(血尿), 소변난(小便難), 소변빈삭(小便頻數)

● 곽 ○ ○ 남 73세 소양성태음인 경기도 안양시 관양동 동진빌라

약간 작은 키에 약간 굵은 몸통이고 말이 없는 편이며, 소양성태음인으로 보이는 할아버지이다.

① 4개월 전부터 매일 소변볼 때 피가 다량으로 나오며, 선홍빛 피가 나오다가 핏덩어리도 나오고 있으며 이로 인해 소변이 붉다.   ② 역시 같은 때부터 소변이 자주 마렵고 잘 안 나온다.   ③ 40년 된 해수(咳嗽)가 있으며 기침, 가래가 많고 숨이 차며 추우면 더 심하다.   ④ 요혈 이후로 체중이 4개월 사이에 60kg에서 54kg으로 줄었다.
⑤ 맥박은 84번이고 침긴(沈緊)맥이다.   ⑥ 추위를 타고 따뜻한 음식을 좋아한다.   ⑦ 손발과 배가 약간 찬 편이다.
⑧ 종일 피로하며 식욕은 없으나 소화는 잘된다.   ⑨ 변은 정상이고 귀는 잘 안 들려 큰 소리로 말해야 알아듣는다.
⑩ 모 종합병원에서는 혈뇨(血尿)증상을 보고 서울의 큰 병원으로 가 보라고 치료를 안 해준다고 한다.

단단한 체구의 소화가 왕성하며 추위를 타고 손발이 찬 노인의 요혈을 목표로 증미도적산에 팔미원을 더하여 2일분으로 4첩을 지어주었다. 4일 뒤에 확인해 보니, 그 약을 1첩 먹고 4개월 동안 다량으로 나오던 요혈(尿血)이 멎었다면서 아주 신기해했다. 자세히 설명을 들어 보았다. 약을 지어가서 저녁에 1첩을 달여 먹으니, 속이 메슥메슥하면서 배가 살살 아프다가 소변을 1시간에 2번 이상 보던 것이 2시간에 1번씩 보며, 소변이 자주 마려운 것과 잘 나오지 않던 것이 모두 없어졌으며 아울러 소변볼 때의 요혈도 없어졌다는 것이다. 나머지 약 3첩을 모두 복용한 뒤에 왔다며 1일분 2첩을 더 지어 갔다. 다음날 다시 와서, 전처럼 많은 양은 아니지만 어제는 다시 약간의 요혈이 1번 나왔으며, 그 약을 먹으니 속이 거북하다고 하며 약 2첩을 더 요청했다.

이 분은 그 뒤로 약을 먹으니 계속 속이 불편하여 죽을 먹는다고 했으며, 그 약이 소변출혈에는 효력이 좋으나 소화장애를 주어서 지금 죽을 먹고 있으며 기운이 없어 그 약은 그만 먹겠다고 하며 다른 보약을 지어 갔다.

1-2. 방광염(膀胱炎)

다음은 김용대 선생의 경험이다.

● 김 ○ ○ 여 86세 소음성소양인

3년 동안 거동을 못하고 누워 계셔서인지 몸이 야위었는데 상체(上體)는 야위었지만 그래도 보통이나 하체(下體)는 더욱 여위었다. 며느리 말로는 가슴(유방)이 크다고 하신다. 젊었을 때는 기세가 강하고 부지런하고 적극적이며 활동적이고 일을 잘 안 미루는 성격이었다. 또한 며느리 말로는 이중적인 성격이 있어 비위(脾胃) 맞추기가 까다로웠다고 한다.
① 3년 전부터 방광염이 있다. ㉠ 소변에서 악취가 난다. ㉡ 소변에 피가 섞여 나오는 듯 소변색깔이 빨갛고 진하다.
㉢ 요도기관이 매우 약해서서 소변조절이 잘 안 되어 기저귀를 차고 있다. ㉣ 요도 주변에 하얗게 이물질이 낀다.
② 몇 년 전에 넘어져 골반수술을 했다. 거동을 못하시고 장애 2급 판정을 받았다.   ③ 대변과 소변을 잘 못 가린다.
④ 추위는 안 타나 더위를 약간 탄다.   ⑤ 며느리 말로는 손발의 체온은 보통 정도라고 한다.   ⑥ 식욕은 보통이고 단 것, 담백한 것을 좋아한다. 그리고 채식, 육류, 해물을 좋아하신다. 물은 거의 안마시고 국물 또한 잘 안 마신다.
⑦ 소화력은 보통 이상이다.   ⑧ 대변은 1~2일 1회를 보고 변이 굵게 잘 나오든지 토끼 똥처럼 나온다.   ⑨ 출산은 6회 했으며 자연유산을 2번 했다.   ⑩ 전체 피부에 각질이 심하며 특히 다리 쪽으로 각질이 심하다.   ⑪ 입술이 매우 많이 터서 딱지가 많이 졌다.   ⑫ 눈은 매우 맑았으며 힘이 없으신지 눈을 감는 경향이 있었다.   ⑬ 설(舌)을 보니 무태(無苔)였고 설색(舌色)은 전체적으로 약간 붉으면서도 흰빛이 돌았다.   ⑭ 맥을 보았을 때 표를 눌렀을 때는 맥이 약하게 뛰었으나 약간 깊게 눌렀을 때는 맥이 정상인처럼 약간 강하면서 고르게 뛰었다.

혈뇨에 쓰는 증미도적산도 염두에 보았지만 골반 수술을 했고 허리 다리 밑으로 매우 약하고 기력이 쇠진한 노인이면서 소양임을 감안하여 방광염에 무난하게 쓸 수 있는 우공산에 육미지황원을 합방하여 주어야겠다고 생각했다. 그러나 이종대 선생님께 문의한 끝에 증미도적산과 증익귀비환(4량을 8g으로)을 합방하고 용골, 모려 8g을 더하여 투약했다. 5일 정도 지나 며느리가 찾아왔다. 대변을 너무 많이 보셔서 자기가 변을 받아내느라고 귀찮다고 얘기하는데 순간 당황했지만 소변상태를 물어보니 정상인보다 더 맑게 나온다고 한다. 대변이 많이 나오는 것은 나쁜 변이 체내에서 나오는 것이라고 말씀드렸지만 그래도 변의 양이 너무 많이 나오는 것을 감안하여 약량을 줄여서 복용하시라고 했다. 하루에 2봉씩 복용했는데 10일 정도 지나 다시 물어보니, 대변은 정상으로 돌아왔지만 소변의 색깔은 다시 진하게 나온다고 하신다. 요도 주변의 냄새나는 것은 없어졌다고 한다.

2-1. 요로결석(尿路結石), 복통(腹痛), 미열(微熱)

다음은 강덕재 선생의 경험을 채록한 것이다.

● 이 ○ ○ 남 46세 경기도 안양시 비산동 미륭아파트

약간 살이 찌고 보통 키이며 피부는 보통인 집안의 형님 되는 분께서

① 아침에 일어나 소변을 보다가 격렬하고 심한 복통으로 쓰러져, 집안 식구들이 급히 종합병원으로 모시고 갔다.

② 당직의사가 통증의 정도로 봐서는 담석증(膽石症)이거나 교장증(交腸症)일 수 있겠으나 통증이 배를 눌러도 더 심해지지 않는 점으로 봐서 담석증(膽石症)인 것 같다고 한다. 마침 일요일이라 해당 전문의가 없다고 하여 서울의 큰 병원으로 옮겨서 진찰과 X-ray 사진을 찍어보니

③ 신장에서 방광 사이의 요로에 팥알 크기의 결석(結石) 2개가 걸쳐 있었으며, 4시간 뒤인 오후 2시경에 수술하자고 하여 본인의 요청에 의해 이왕 수술을 할 것이라면 혹시 모르니 그 사이에 한약이라도 한번 써 보자고 하여 필자를 부른 것이다.   ④ 증상을 자세히 들어보니 복통(腹痛)이 극심하며 지속적이고, 통증이 심하다가 약하다가를 반복하고 있다.   ⑤ 아침부터 지금까지 통증은 계속되고 통증이 심하게 올 때는 이를 악물고 있다.   ⑥ 얼굴은 창백하다.
⑦ 전술한 대로 요도에는 2개의 결석이 있다.   ⑧ 통증이 심할 때는 미열(微熱)이 있다.
병원에 입원하여 수술대기 상태이니 한약을 먹고 낫지 않는다고 해도 큰 부담이 없으므로, 본인의 요청도 있고 하여 증미도적산 본방 2첩을 급히 달여 입원중인 오전 11시경에 모두 환자에게 먹였다.
약 2첩을 복용하고 20분 후부터 통증이 약간씩 줄어들기 시작하여 이를 악물던 것이 풀어지더니, 2시간 뒤인 오후 1시경부터 통증이 절반 정도 소실되어 이제 아프긴 한데 참을 만하다고 한다. 창백하던 혈색도 정상으로 돌아왔다. 통증이 줄어들었으므로 수술을 연기하고 입원한 상태로 오후 5시경에 사진을 찍으니, 요로 위에 있던 결석(돌)이 방광 가까이로 내려 왔으며 크기도 작아졌다고 한다.
다시 급히 증미도적산 4첩을 달여 4번에 나누어 복용했다.
1. 오후부터는 통증이 완전히 없어져서
2. 다음날 다시 X-ray를 찍어보니 돌이 모두 완전히 없어져서 퇴원을 했다.
그간 약을 드리면서 혹 소변으로 결석(돌)이 빠져나올지 모르니 소변을 잘 살펴보라고 말씀을 드렸지만 통증은 없어지고 사진상 돌이 없어진 전후에도 돌은 발견하지 못했다.

2-2. 요로결석(尿路結石)

● 김 ○ ○   남 31세 소양인   회사원   경기도 안양시 관양동
보통 키에 단단한 체구와 야무진 느낌을 주는 보통 체구의 소양인이다.
어제 이분의 어머니가 와서 우리 아들이 신장에 돌이 있어 지금 병원에 입원하여 내일이라도 수술을 해야 하는데, 수술을 하지 않고 혹 한약으로 돌을 녹이거나 빠지게 하는 수가 없겠느냐며 만약 그런 방법이 있다면 내일 아침에라도 퇴원하여 데리고 오겠다고 한다.
영화당 한약방의 강덕재 선생으로부터 이런 경우 치료될 수 있다고 들었으나, 나 자신의 경험이 없고 1년 전에 이러한 경우에 약을 지어주었으나 설사를 하여 치료를 중단한 바가 있어서 자신할 수 없으나, 이 할머니는 그간 가족들의 약을 여러 차례 지어가서 효험을 본(?) 탓으로 나를 과신(?)하고 있는 듯했다. 경제적으로도 그리 여유가 있는 분이 아니어서 마치 애걸하듯 기대하는 눈치이므로 난감하기도 했으나, 한번 시도해 보기로 하고 위급한 상황이 아니면 한약을 써 보는 것도 좋겠다고 했다. 다음날 아들과 같이 왔을 때 자세히 들어 보니
① 사흘 전인 8월 7일 새벽 2시에 좌측 배와 등이 1시간 정도 격렬하고 극심하게 아파 왔다.   ② ○○종합병원의 응급실로 가서 여러 검사를 한 결과 X-ray검사에서 좌측 콩팥 바로 밑 요도에 팥알 크기의 돌이 있는 것이 발견되었으며, 당시 주사를 맞고 통증은 즉시 멈추어 일단 귀가했다.   ③ 수술을 해야 한다는 말을 듣고 어제 병원에 입원하여 수술을 기다리다가, 어머님의 말을 듣고 오늘 퇴원하여 곧바로 한약방으로 오는 길이라고 한다.
얼굴을 보니 1년 전 냉면을 먹고 식체(食滯)와 매핵기(梅核氣)로 가미사칠탕을 복용한 뒤에 고생하던 증세가 나은 적이 있는 낯익은 얼굴이었다. 우선 신장결석과 요도결석에 대해 자세히 설명해 주고 양방 치유방법과 한방 치유방법의 특징과 차이점 또는 집에서 평소에 취할 자세 등을 말해 주었다. 이 약을 먹게 되면 요도의 수축 이완이 활발하게 되면서 결석이 녹아 점차 적어지면서 소변으로 빠질 수 있겠으며, 기간은 10일에서 90일 사이면 충분히 가능할 것 같다고 설명해 주었다.
체질이 소양인이며 추위를 안 타며 더위를 몹시 타는 점으로 봐서 체열은 높은 편이므로 증미도적산과 같은 주로 찬 약으로 구성되어 있는 처방이 적합하며 설사 등 부작용이 적을 수 있겠다고 판단을 하고, 혈림(血淋), 삽통(澁痛), 결석(結石)에도 적용할 수 있는 증미도적산을 쓰기로 했다.
단단한 체구이며 평소 추위는 안 타며 더위를 몹시 타는 체열이 높고 소화장애가 없는 소양인 체질의 요도결석을 목표로 증미도적산 1.5배량에 소변량의 증대를 위하여 백출 4돈과 택사 2.5돈을 더하여 20첩을 지어주었다.
열흘 뒤에 다시 왔는데, 공복에 약을 먹으니 배가 살살 아팠는데 식후에 먹으니 괜찮아졌다고 한다. 그간에 요도결석으로 인한 격렬한 통증은 없었으나, 어제 소주를 한잔했더니 누워 있으면 돌이 맺힌 부위가 살살 아프다는 것이다. 이번에도 전과 같은 처방으로 10일분 20첩을 지어주었다.
3일 뒤에 이 분의 어머니가 아침에 찾아왔다.
어제 저녁에 돌이 소변으로 빠졌으며 팥알 크기였다고 한다.

그리고 정말 대단히 고맙다며 수술을 했더라면 비용도 감당하기가 힘들었을 터이고, 수술로 몸이 많이 손상되고 직장도 당분간 쉬었어야 할 뻔했는데, 정말 한약을 쓰길 잘했다고 한다. 나머지 약을 돌이 나온 지금도 계속 먹어도 되느냐고 물어서, 돌이 걸린 부위에 약간의 상처가 있을 수도 있으니 마저 먹으면 요도의 염증도 소실된다고 설명하여 주었다.

3-1. 신장결석(腎臟結石)
다음은 강덕재 선생의 경험을 채록한 것이다.
● 김 ○ ○ 남 50세 목사 서울특별시 서초구 반포동
요로결석으로 한약을 먹고 치료된 분의 소개로 피부가 희고 살이 찐 남자분이 찾아왔다.
① 평소에 소변을 볼 때 방광의 양쪽 부위가 뻐근하게 아프다. ② 소변이 시원치 않다. ③ 3년 전 사진을 찍은 결과 신장에 5~6개의 큰 돌이 있다. ④ 신장결석으로 인하여 소변을 볼 때 방광통(膀胱痛)과 잔뇨감(殘尿感)이 있다고 한다.
그간 병원에서 여러 번 수술을 권유받았으나 지금까지 미루어 왔으며, 한약을 먹고 요로결석이 나았다는 소식을 듣고 한약으로 치료받고자 왔다는 것이다.
이 남성의 경우 요로결석이 아니라 신장에 돌이 고여 있었으며, 격렬한 통증은 없는 점 또한 요로 결석과는 다르나 요도에 있는 결석이나 신장에 있는 결석이 모두 같은 원인으로 보고, 또 요로결석도 신장결석이 떨어져 나올 수 있다고 가정할 때 요도결석에 효험을 본 바 있는 증미도적산을 쓰기로 했다.
또한 발열(發熱)이나 미열(微熱)도 없어서 생건지황, 황금, 치자, 차전자, 작약 등 대부분의 찬 약으로 구성된 증미도적산이 부담될 것 같아서 증미도적산과 함께 별도로 우공산 1제를 지어 증미도적산과 우공산을 하루씩 번갈아 먹으라고 일러 주면서 1제씩 지어주었다. 그 후 연속으로 위와 같이 다시 증미도적산과 우공산을 1제씩 복용했다.
앞의 약을 모두 먹은 후에 병원에 가서 신장결석이 있나 확인하기 위해 사진을 찍어보니, 전에 있었던 신장의 돌(결석)은 모두 없어졌다고 한다.

風
寒
暑
濕
燥
火
內傷勞
虛霍亂
嘔吐嗽
咳嗽聚
積腫滿
浮脹疸
脹消渴
消黃癉
黃癉疾
瘧邪祟
邪身形
身精氣
精神血
氣神夢
血聲音
夢津液
聲痰飲
音蟲

小便

大便
頭
面
眼耳
鼻舌
口齒
牙喉
咽項
頸背
胸乳
腹腰
腰脇
脇皮
皮手
手足
足前陰
前後陰
後瘡痔
癰諸瘡
諸婦人
婦小兒
小兒

下統86 寶 위령탕 胃苓湯

蒼朮 厚朴 陳皮 猪苓 澤瀉 白朮 赤茯苓 白芍藥 各一錢 官桂 甘草 各五分 薑三片 棗二枚

治 脾胃濕盛 泄瀉腹痛
[活　　套] 暑 加香薷 白扁豆 ① 滑脫 加肉豆蔲 車前子 ② 挾滯 加神麯 檳榔 砂仁
[活套鍼線] 濕泄(大便) 濕滯(足) 滯泄(大便)
[適 應 症] 복통하리, 뇨량감소, 구갈, 급성장카타르, 식상, 급성신염, 급성위염, 복막염, 복중뇌명, 부종, 식중독, 자가중독, 설사, 발열, 두통, 항강, 현훈, 전신권태, 고혈압

처방설명 위령탕은 식상(食傷)으로 인해 소화기조직에 습체(濕滯)가 발생하여 설사(泄瀉), 소화불량(消化不良), 복명(腹鳴), 복통(腹痛), 각기(脚氣), 부종(浮腫) 등이 나타났을 때 사용하는 처방이다. 그러나 식상(食傷)이 아니더라도 여러 원인으로 인해 소화기에 습체가 심해져서 발생하는 일반적인 설사에도 사용할 수 있다. 활투침선에 체설(滯泄)뿐 아니라 습설(濕泄)에 사용하는 처방으로 분류하고 있는 것은 이런 의미로 볼 수 있다.

먼저, 식상(食傷)으로 인해 설사가 발생하는 것은 식중독(食中毒)에 걸려 설사하는 것을 생각하면 이해하기 쉽다. 식중독에 걸리면 병원균을 빨리 배출시키기 위해 장액(腸液)을 증가시켜 설사를 일으킨다. 그래서 식중독에 걸리면 탈수증상이 현저해지기 때문에 수분을 보충하는 수액요법을 사용하는 것이다. 식상(食傷)으로 인한 설사는 식중독처럼 오염된 음식물을 섭취한 경우를 포함하여 과식이나 부적합한 음식물을 섭취했을 때 발생하는 설사로 생각하면 된다. 이런 음식을 섭취했을 때 인체에서는 섭취한 음식물을 빨리 배출시키기 위해 장액을 증가시켜 설사를 유발하는데, 이를 식상(食傷)으로 인해 소화기조직에 습체가 발생했다고 표현한다. 이럴 때 위령탕에 포함된 평위산은 소화기의 운동성을 증가시켜 소화불량 증상을 치료하고 섭취한 음식물을 배출시키는 작용을 하며, 오령산은 소화기의 습체를 제거하여 설사를 멈추게 한다. 이러한 설사는 식상(食傷)이 원인이기 때문에 소화불량과 복통이 동반된다는 특징이 있다.

다음으로는, 식상(食傷)이 없으면서 소화기에 습체(濕滯)가 많아져 설사하는 경우에도 위령탕을 사용할 수 있다. 소화기조직은 습체(濕滯)가 발생하기 좋은 조건을 가지고 있다. 먼저 음식물을 소화하기 위해 많은 양의 소화액을 분비한다. 위액만 보더라도 하루에 1.5~2.5ℓ 정도 분비되며 소장과 대장에서도 많은 양의 소화액이 분비된다. 또한 음식물에서 흡수되는 수분의 양도 적지 않다. 이처럼 소화기조직은 항상 수분의 흡수와 분비가 이루어지는 곳이므로 인체의 기능이 저하되거나 기능장애가 발생하면 습체(濕滯)가 발생할 가능성이 높아진다. 더구나 소화기관은 자율신경의 지배를 받기 때문에 감정이나 신체상태에 따라 소화기의 운동성이 저하될 수 있다. 따라서 습체(濕滯)와 함께 소화기의 운동성이 저하되면 설사가 발생할 가능성은 더욱 높아진다. 이럴 때도 위령탕을 사용하여 저하된 소화기능을 회복시키고 습체를 제거하여 설사를 치료할 수 있다.

처방구성으로 이해를 돕자면 위령탕에는 습체(濕滯)로 인한 설사에 사용하는 삼백탕의 개념이 들어 있다. 따라서 평위산에 삼백탕을 합하고 이뇨제(利尿劑)가 더 들어 있다고 생각해도 된다. 전체적으로 보면 삼백탕과 오령산이 소화기조직의 습체(濕滯)를 제거하고, 평위산이 소화기(消化器)의 운동성을 증가시켜 설사를 치료한다.

소화기조직에 습체(濕滯)가 발생하면 소화기의 운동성이 떨어지고 음식물의 소화·흡수력이 저하되기 때문에 설사가 발생하는 것은 당연한 결과이다. 그러나 이런 상태에서는 설사뿐 아니라 식욕부진(食慾不振), 소화불량(消化不良), 오심(惡心), 구토(嘔吐), 복명(腹鳴), 복통(腹痛) 같은 일반적인 소화불량 증상이 나타날 수 있다. 따라서 위령탕은 설사만 치료하는 처방이라는 개념에서 벗어나 소화기조직에 습체(濕滯)가 발생하여 나타나는 다양한 소화장애에 사용하는 처방으로 이해해야 한다.

위령탕은 식상(食傷)이나 소화불량으로 인해 설사가 발생했을 때 개인의 신체조건을 크게 고려하지 않고 사용할 수 있다. 그러나 허약한 사람에게 이런 증상이 발생했을 때는 위령탕보다 군령탕이나 백출산을 사용하는 것을 고려해야 한다.

 처방구성을 보면 평위산에 오령산을 합하고 백작약을 더했다. 창출은 소화기의 운동성을 증가시키는 작용이 있는데, 실험을 통해 창출이 포함된 처방을 토끼에게 주입했을 때 장을 흥분시켜 연동운동(蠕動運動)을 일으키는 것으로 밝혀졌다. 후박은 장(腸)의 운동을 촉진하거나 장(腸)의 경련을 완화하는 등, 장의 운동을 조정하는 작용이 있다. 진피는 소화기조직에 스며 있는 담음(痰飮)을 제거하는 동시에 소화기의 운동성을 조절하고, 위액분비를 촉진시키고 궤양의 발생을 억제한다.

택사는 세뇨관의 재흡수를 억제하여 이뇨작용(利尿作用)을 함으로써 조직의 부종(浮腫)을 경감시키고, 적복령은 세뇨관의 재흡수를 억제하여 이뇨를 증진하므로 체내의 정체된 수분을 처리한다. 저령의 이뇨작용은 복령보다 우수하지만 보익작용(補益作用)이 없는 것이 복령과 구별되는 점이다. 백출은 뚜렷하고 지속적인 이뇨작용이 있으며, 장관활동에 대한 조절작용이 있어서 장관의 자발성 수축활동의 긴장성을 높이고 강직성 수축을 방지한다. 육계는 심장의 수축력과 심박동을 증가시키며 말초혈관의 혈류(血流)를 원활하게 한다. 감초는 소화관 평활근에 작용하여 경련을 억제하며 위산분비를 억제하고, 위점막을 보호하는 항궤양작용을 한다.

처방비교 **오령산**과 비교하면 두 처방 모두 습체(濕滯)로 인한 설사에 사용한다는 공통점이 있다. 그러나 오령산은 설사뿐 아니라 구토(嘔吐), 오심(惡心), 부종(浮腫), 두통(頭痛) 등 습체(濕滯)로 인한 증상에 광범위하게 사용한다. 반면 위령탕은 오령산과 평위산이 합해져 있어 소화기조직에 스며 있는 습체(濕滯)를 제거하면서 소화기의 운동성을 증가시켜 설사와 소화불량을 치료한다.

인삼양위탕과 비교하면 인삼양위탕은 보기제와 온열제가 포함되어 있어 소화기가 선천적으로 연약하거나 기허증상이 있는 사람의 설사와 복통에 사용하며, 처방목표는 설사보다 복통이나 소화불량이다. 반면 위령탕은 복통과 소화불량에도 사용하지만 주요 처방목표는 식상(食傷)과 습체(濕滯)로 인한 설사이다.

유령탕과 비교하면 두 처방 모두 습체로 인한 설사에 사용한다. 그러나 유령탕은 여름철에 빈용하는 향유, 백편두와 적체된 열을 청열(淸熱)시키는 황련이 포함되어 있어 주로 여름철에 발생하는 소화불량성 설사에 사용한다. 반면 위령탕은 계절에 상관없이 습체(濕滯)나 식체(食滯)로 인한 설사에 사용한다.

→ **활용사례**

1-1. 설사(泄瀉), 발열(發熱), 두통(頭痛) 여 25세 태음인 156cm 51kg
1-2. 설사(泄瀉) 남 78세 태음인
1-3. 복통(腹痛), 설사(泄瀉) 남 30세 태음인 176cm 80kg
1-4. 소화불량(消化不良), 설사(泄瀉), 소변불리(小便不利), 명치통, 신중(身重) 남 27세 태음인 171cm 69kg
2-1. 위하수(胃下垂)로 인한 식체(食滯), 구토(嘔吐) 여 32세 소양인 165cm 44kg
3-1. 고혈압(高血壓), 현훈(眩暈), 항강(項强), 전신권태감(全身倦怠感) 여 56세
4-1. 두통(頭痛) 여 56세 소양성소음인

1-1. 설사(泄瀉), 발열(發熱), 두통(頭痛)

● 김 ○ ○ 여 25세 태음인 156cm 51kg 경기도 수원시 팔달구 매탄동

말이 약간 빠른 결혼 2년차 쌍둥이 엄마이다. 얼마 전 감기에 걸려 몸살과 오한(惡寒)이 있었으나 양약을 먹고 나은 뒤로

① 3일 전부터는 음식을 먹으면 곧이어 배가 아프면서 조금씩 잦은 설사를 심하게 한다.　② 동시에 열이 나면서 머리가 아프며 오늘 아침에도 열이 나서 해열제를 먹었다.　③ 병원에서는 장염이라고 한다.　④ 시원한 것과 담백한 음식을 좋아하며 소화는 잘된다.　⑤ 평소에 대변을 1일 2회 정도 본다.　⑥ 추위와 더위를 약간 타나, 손발과 몸은 따뜻한 편이다.　⑦ 잠을 깊이 자지 못한다.　⑧ 꿈을 자주 꾼다.　⑨ 신경질이 많아졌다.

이 부인의 주증상은 설사이며 부수증상은 발열과 두통이다. 설사가 몸살과 오한 뒤에 발생한 점으로 보아서 이른바 외감(外感)으로 인한 내상(內傷)으로 볼 수 있다.

외감(外感) 후에 발생한 설사에 쓸 수 있는 처방에는 곽향정기산, 곽령탕, 위령탕, 불환금정기산, 인삼양위탕 등이 있으나, 소화장애 중에 소화불량이나 위통, 구토 등의 증세가 없는 점으로 보아서 불환금정기산이나 인삼양위탕을 제외하고, 외감의 증세가 없으므로 곽향정기산이나 여기에 오령산을 더한 곽령탕은 제외하고 나니, 평위산에 오령산을 더한 위령탕이 남았다. 위령탕은 소화기 내의 수분을 배출시키기에 적합한 약성을 가지고 있으므로 외감 뒤에 발생한 설사에 위령탕을 쓰기로 하고 위령탕 2배량으로 10일분 20첩을 지어주었다.

40일 뒤인 9월 초순경에 아이들 보약을 지으러 왔을 때 확인해 보니, 약을 복용하면서 잦은 설사와 복통이 모두 중단되더니 소실되었으며 두통(頭痛)과 발열(發熱)도 함께 소실되었다고 한다.

1-2. 설사(泄瀉)

● 유 ○ ○ 남 78세 태음인 경기도 안성군 안성읍 성남리

얼굴이 약간 크며 붉고, 키가 크고 체격이 좋고 단단해 보이며 성품은 원만하고 느려 보이는 태음인으로 오랜 설사로 고생을 한다며 찾아왔다.

① 5개월 전부터 설사를 하여 하루에 6회 이상 변을 보며, 가끔 아랫배의 항문 부위에서 부글부글 끓는다.　② 대변을 보아도 시원하지 않고 조금씩 나오고 설사를 해도 복통(腹痛)은 없다.　③ 혀에 백태(白苔)가 심하게 끼어 있다.　④ 식욕이 없고 식사량이 적다.　⑤ 소화력은 보통이나 지금은 약해져 있다.　⑥ 방귀를 자주 뀌고 배에서 꾸르륵 소리가 자주 난다.　⑦ 소변도 잘 나오지 않는다.　⑧ 더위를 심하게 타며 식사 때 땀이 많다.　⑨ 시원한 음식을 좋아한다.　⑩ 손발을 비롯해 몸 전체가 따뜻하다.　⑪ 손도 두껍고 단단하며 혀도 크고 두껍다.

이 할아버지는 78세 고령이기는 하나 몸 전체가 따뜻하고 추위는 안타며 더위를 타는 점, 현재 12월 하순의 추운 날씨이며 고령인데도 시원한 음식을 좋아하는 점, 얼굴이 붉은 점을 보면 체열이 충분한 상태인 것을 알 수 있다. 또 체격도 좋고 손도 두터운 것을 보면 구조가 건실하며, 손이 단단한 것을 보면 몸 전체가 단단한 구조라서 질병이 잘 걸리지 않을 것으로 보인다. 따라서 체열이 많고 건실한 체격이라 소화기관도 튼튼하다고 볼 수 있다.

그럼에도 불구하고 5개월 이상 1일 6회 설사를 지속한 것을 보면, 이것은 선천적인 비위허약(脾胃虛弱)으로 인한 설사가 아니고, 복통이 없는 점이나 농(膿)이나 혈액이 섞여 나오지 않는 것을 보면 세균성장염이나 이질(痢疾)로 인한 설사도 아니다.

항문 가까운 쪽에서 부글거리는 소리가 난다는 것을 보면 항문 주변인 대장과 소장에 수분이 과도하게 정체되어 있다고 판단되며, 이러한 수분이 장조직에 스며들게 되고 장을 이완시켜 장기능을 저하시켜 설사가 난 것이 아닌가 짐작해 보았다. 즉 하복의 습체(濕滯)로 인해서 설사가 발생한 것으로 보았다.

체열이 높고 건실한 할아버지의 소변불리와 복명(腹鳴)이 하복(下腹)의 습체(濕滯)로 인하여 발생한 것으로 보고 위령탕 2배량으로 5일분 10첩을 지어주었다.

7일 뒤에 다시 내방했을 때 설사는 멈추었냐고 물어 보니, 약을 복용한 뒤로 설사하는 것이 절반 이하로 줄었다고 한다. 위령탕을 복용한 뒤로 설사가 경감된 것으로 보아서, 이번에도 위령탕 2배량에 지사(止瀉)의 기능을 높이기 위해 인삼, 산약 2돈, 목향, 곽향 1돈을 더하여 10일분 20첩을 지어주었다.

1-3. 복통(腹痛), 설사(泄瀉)

다음은 최진석 선생의 경험이다.

● 최 ○ ○ 남 30세 태음인 경향 회사원 176cm 80kg 서울특별시

살이 많으나 단단한 편이고 땀이 많이 나는 태음인 경향이다.

건축사무소에서 근무하는 친구인데, 휴일 밤에 본인의 집에 놀러왔다가 수면을 취하던 중에 갑자기 심한 복통과 설사로 고통스러워했다.

① 식상으로 인한 복통, 설사이다. ㉠ 최근 회사에서 야근을 많이 했고 특히 증세가 나타난 전날에는 철야 근무를 했다고 한다. ㉡ 증세가 나타난 날 저녁에는 퇴근 후에 회사 동료들과 술을 마셨는데, 그때부터 설사를 한두 차례 했고 밤이 되어 본인의 집에 놀러왔을 때에도 한 번 설사를 했다. 하지만 복통은 없어서 걱정하지 않고 잠자리에 들었다. ㉢ 수면을 취하던 중 갑작스러운 복통과 설사로 매우 고통스러워했고 더 이상 잠을 자지 못했다. ㉣ 계속 설사를 하다가 구토를 했고 코피까지 나왔다. ㉤ 음료수만 마셔도 바로 설사를 했다. ② 추위를 약간 타고 더위는 많이 탄다. ③ 땀이 몸 전체에서 많이 나는 편이다. ④ 몸 전체가 따뜻한 편이다. ⑤ 음식은 골고루 잘 먹는다. ⑥ 찬 것을 좋아한다. ⑦ 소화력은 좋고 체하는 경우가 거의 없다. ⑧ 대변은 하루 1~2회, 변의 형태는 정상이다. ⑨ 담배는 피우지 않는다. ⑩ 술은 일주일에 2~3회 정도 마신다. ⑪ 야근을 많이 하여 전신이 피로한 상태이다.

회사에서 철야 근무하여 신체가 허약해져 소화기능이 저하된 상태에서 음주와 기름진 안주를 섭취하여 발생한 소화장애, 설사인 듯하다. 식상으로 인한 급성 복통과 설사이기 때문에 평위산류의 처방을 사용하고 싶었지만, 마침 집에 상비해놓은 평위산이 다 떨어졌고 새벽이라 약국에 갈 수도 없는 상태였다.

상비된 약 중 이 증세에 어느 정도 부합되는 약은 삼령백출산 과립제 뿐이어서 삼령백출산을 투약했다. 삼령백출산은 질병이나 허약으로 인한 만성설사에 주로 사용하는 처방으로 급성 소화불량에는 사용하지 않는 것으로 알고 있다.

삼령백출산은 사군자탕이 포함되어 있어 비위의 기능을 강화하여 소화기능을 정상화시켜 주고 백편두, 산약, 연자육, 의이인 등이 있어 장내의 수분흡수를 원활하게 하여 약간의 지사작용을 나타낼 수도 있을 것이라 생각하고 삼령백출산 과립제 1일분을(하루 3회 복용)투약했다.

1. 삼령백출산 과립제 1봉을 복용하고 30~40분 후에 다행히 복통이 완화되었고 다시 잠자리에 들 수 있었다.
2. 아침이 되어 기상한 후에도 복통은 전혀 없었으나 설사는 계속 되었다.
3. 삼령백출산을 2봉 더 아침 점심에 각각 복용했으나 계속 설사를 했다.
4. 특히 음료수만 마셔도 설사를 했다.

이튿날에도 계속 설사를 하여 지사를 목적으로 위령탕을 투여했다. 위령탕은 평위산에 오령산이 더해진 처방으로 식상이나 습체가 원인이 되어 나타나는 설사나 소화불량에 사용하기 때문에 이번에는 위령탕 과립제를 2일분(6봉)을 투약했다.

1. 위령탕 과립제 1봉을 복용한 후에는 변화를 느끼지 못했다.
2. 2봉째 복용 후에는 설사 횟수가 줄어들고 대변의 형태가 모아지기 시작했다.
3. 3봉째 복용 후 설사 증세가 소실되었다.
4. 4봉째 복용 후 모두 나아서 투약을 중지했다.

새벽에 갑작스럽게 생긴 급성 복통(腹痛), 설사여서 많이 당황스러웠는데, 미봉책으로 사용했던 삼령백출산이 복통을 완화시켜주어 다행이었다. 특히 위령탕의 지사효과가 매우 좋았다. 친구의 회사 동료도 같은 시기에 유사한 원인으로 설사 증세가 심하게 나타나서 약국에서 일반의약품인 양방지사제를 구입하여 복용했다고 한다. 한통(5회분)을 다 복용한 후에도 설사가 계속되어서 친구가 그 동료에게 남은 위령탕을 건네주었는데, 2봉을 먹고 설사 증세가 소실되었다고 한다.

1-4. 소화불량(消化不良), 설사(泄瀉), 소변불리(小便不利), 명치통, 신중(身重)

다음은 안신홍 선생의 경험이다.

● 김 ○ ○ 남 27세 태음인 회사원 171cm 69kg

약간 퉁퉁한 느낌을 준다. 태음인이라 생각된다. 얼굴에 여드름이 나있다.

고등학교 친구이다. 서울에 올라와 술을 마시던 중 원인모를 피부 두드러기에 대해 이야기하게 되었다. 대학교에 입학하면서부터 두드러기가 시작되었는데 땀을 휴지로 닦거나 몸이 간지러워 긁으면 피부가 빨갛게 일어난다고 한다. 한의원 두 곳과 피부과 여러 곳을 다녔는데 여전하다고 한다.

① 피부가 간지럽다. ㉠ 땀을 닦거나 몸이 간지러워 긁을 때 발생한다. ㉡ 샤워하고 몸을 닦고 난 후에도 발생한다. ㉢ 피부과에서 항히스타민제를 3알 복용하고 있는데 간지러운 증상은 완화된다. ② 소화가 불량하다. ㉠ 가스가 자주 찬다. ㉡ 잘 체하고 더부룩한 느낌이 있다. ㉢ 명치 부위가 아프다고 호소한다. ㉣ 속쓰림 증세를 약간 호소한다. ㉤ 하지만 식사량은 많다. ③ 설사를 자주 한다. ㉠ 1일 3회 정도이다. ④ 소변빈삭이나 힘들게 본다. ⑤ 직장에서 스트레스를 많이 받는다. ⑥ 더위보다 추위를 많이 탄다. ⑦ 피로하고 몸이 무거운 느낌을 받는다. ⑧ 설태(舌苔)는 백태가 약간 전체적으로 꼈다. 승기탕의 태(苔)로 보기에는 무리가 있었다. ⑨ 물을 많이 마신다. ⑩ 땀은 보통이다. ⑪ 발하고 아랫배가 약간 차다. 다른 부위 체열은 보통이다. ⑫ 꿈은 꾸지 않는다. ⑬ 맵고 짠 음식을 선호한다.

한의원에서는 체질 개선약이라 하여 7개월간 한약을 복용했으나 무효했고 올해 강남의 한 한의원에서 몸의 열이 원인이라 판명해 또 다른 한약을 2개월간 복용했으나 전혀 무효했다고 한다. 그래서 피부과에서 약을 처방받아 복용중이다. 처방전 약을 알려 달라 하여 찾아보니 3개의 다른 제약회사에서 나온 항히스타민제가 전부였다. 본인이 7월에 정전가미이진탕 1.5배량 해서 한 제를 주었으나 소화불량만 해소되었을 뿐 간지러움은 여전하다고 한다.

친구의 주 증상은 피부 간지러움이다. 양방에서도 알레르기성이라고 진단한 걸 보면 원인을 판명하기 어려웠던 것이라 생각된다. 친구의 신체 상태나 다른 증상들을 살펴보면, 우선 소화불량이 있다는 데서 큰 힌트를 얻을 수 있다. 한방에서 말하는 피부병의 원인 중 하나가 소화기장애, 즉 소화불량으로 인해 소화기에 음식이 적체되면 그 음식물의 발효로 인한 독한 기운이 피부에까지 영향을 주는 경우가 있기 때문이다. 그래서 7월에 기본적으로 소화기장애의 피부 알레르기에 쓰는 정전가미이진탕을 1.5배량 해서 한 제를 투여했다. 하지만 소화상태만 약간 좋아졌을 뿐 피부 간지러움은 여전했다.

솔직히 7년 가까이 된 피부문제를 단 한 제로 다스린다는 것이 어려운 것이라 생각되지만, 이번에 다른 처방을 써보기로 하고 생각을 해 보았다. 대학교 입학 후부터 그러니까 20살부터 이 증세가 나타났다. 그 상황을 생각해 보면, 술을 갑자기 많이 먹었을 것이다. 수능 긴장감에서 해방되었을 것이다. 무절제한 생활이 시작되었을 것이다. 즉 고등학교 때까지 이어온 생활 패턴에 많은 부분 변화가 생겼을 것이라 생각된다. 그때부터 술로 인해 소화기 쪽에 무리가 생겼을 것이고 담음이 생겼을 가능성도 충분하다.

두드러기의 다른 원인으로 볼 수 있는 열(熱)은 추위를 많이 타고 설사를 하고 맥도 빠르지 않고 설태도 보통보다 약간 긴 백태이고 체열도 보통 이하이기 때문에 배제했다. 다른 한의원에서 이 체열의 울체를 원인으로 보고 청열제를 썼을 것이나 무효한 것도 생각했다. 설사를 하니 변비로 인한 것도 아닐 것이다. 추운 것에 민감해서 생기는 것이 아니니 한랭성 두드러기로 볼 수도 없다. 스트레스가 원인이 될까 싶지만, 직장을 갖고 나서 생긴 것이니 소화불량의 원인, 설사의 원인은 될 수 있겠다.

여기서 막힌다. 어느 것을 더 관찰하고 문진해야 할 것인가? 소화기 장애의 원인을 더 자세히 문진해야 할까? 설사의 상태나 원인을 더 문진해야 할까? 결국 10월 중순 지금의 증세, 즉 소화불량과 소변불리, 설사를 증으로 보고 처방을 생각하게 되었다.

주증상인 피부 간지러움 보다는 단순히 소화불량, 소변불리, 설사를 개선시키는 처방을 생각했다. 몸이 무겁고 물은 많이 마시나 소변을 적게 자주 보고 설사가 있다는 것은 몸에 수분이 적체해 있다는 병리상태이기에 소화기관에 울체되어있는 수분을 제거하는 제습의 치법에 주안점을 두어 보았다.

우선 소화장애에 쓰는 처방을 보면 ≪방약합편≫ 하통 22번 평위산을 필두로 지출환, 향사평위산, 대화중음, 내소산, 보화환, 정전가미이진탕 등 무수히 많은 처방이 있고 설사에 쓰는 처방은 백출산, 삼령백출산, 위풍탕, 위령탕, 오령산, 사습탕, 사주산, 팔주산, 이중탕 등 또한 무수히 많은 처방이 있다. 하지만 친구는 소화불량을 겸한 설사를 하고 소변불리 증세를 보이므로 단순 소화불량에 쓰는 처방들은 제외했다. 몸이 무겁고 물은 많이 마시나 소변을 적게 자주 보고 설사가 있다는 것은 몸에 수분이 적체해 있다는 반증이기에 우선 오령산을 생각했다. 수입즉토 등 ≪상한론≫의 조문을 따르는 증세들은 보이지 않지만 水의 문제를 전체적으로 다스려 줄 것으로 보았다.

거기에 기본적으로 소화기내 거습과 거담으로 소화불량을 개선하는 평위산을 더한 것이 위령탕이 된다. 보통 위령탕을 식상으로 인한 소화기 조직에 습의 정체로 설사, 소화불량 등에 사용하니 어느 정도 효과를 보지 않을까 싶었다. 사실 전에 정전가미이진탕으로 실패를 했기 때문에 더 적극적으로 수분을 조절해 준다는 위령탕의 의미가 컸다.

소화장애를 가진 사람의 설사, 소변불리를 목표로 위령탕 본방대로 한 제를 지었다.

처음 몇 봉을 먹었을 때 전화가 왔다.

1. 설사를 계속 한다는 것이다. 하루에 세 번 먹는다기에 약량을 줄여볼 요량으로 하루 두 번 먹어보라고 했다.
2. 그 후 반쯤 먹었을 시점에 본인이 전화를 했다. 우선 설사하는 증세는 많이 줄었다는 것이다.
3. 대변 색깔도 좋아졌고, 매일 하던 설사가 며칠 주기로 바뀌었다는 것이다. 초반 설사의 원인이 뭘까 하는 고민을 해 본다.
4. 소화불량 증세는 이제 완전히 못 느끼는 것 같다.
5. 정전가미이진탕의 역할에 이번 위령탕으로 속쓰림은 없어졌으며
6. 명치 부위 통증도 못 느끼고
7. 친구 스스로 소화가 잘되는 것 같다고 말했다.
8. 몸이 무거운 것도 나아져 못 느낀다고 한다.
9. 소변을 자주 보는 것은 여전하다. 하지만 약 먹기 전보다 조금 편하게 보는 느낌이라고 한다. 소변은 회사에 있을 때 자주 본다고 한다. 긴장성인지 의심이 간다.
10. 피부 간지러운 것은 양약을 계속 먹고 있기 때문에 확인할 방법이 없다. 친구 본인이 참을 수 있으면 끊어 보라고 하고 싶지만 그 정도의 확신이 나에게는 없기 때문에 그 점이 아쉽다. 우선 간지러움 외에 호소했던 증세가 모두 좋아진 것 같다.

어렵고 모르겠다. 학생 때 약을 쓴다고 하면 기껏해야 두 제를 연속 복용시키는 것이다. 그 기간 사이에 만성화된 질

병이 나을 수 있을까? 급한 병이야 몇 첩만으로도 치료되는 경우가 허다하지만 말이다. 친구는 정전가미이진탕을 먹고 소화장애가 어느 정도 해소된 상태였다. 하지만 피부 간지러움이 여전하니 이것을 어떻게 받아들여야 할지 모르겠다. 때문에 이번에 다른 증상들을 잡아볼 요량으로 써본 것이 위령탕이다. 역시 다른 증상들은 잡혔다. 하지만 주증상을 해소하지 못했으니 이것이 약을 제대로 쓴 것인지 의문이 계속해서 남는다. 몇 제고 써보고 싶다. 하지만 여건이 되지 않으니 그것이 안타까울 뿐이다.

학생 때 약을 많이 쓰면 장단(長短)이 생길 것 같다. 장점은 경험이 되고 약을 이해하기 쉬울 것이나, 단점은 투여했던 약이 안 들었을 경우나 잘 들었을 경우 모두 이것에 너무 의지하게 될까 두려운 것이 그것이다. 답을 모르는 상태에서 유사 답을 낸다고 해도 그것이 실력이 될까?

4-1. 두통(頭痛)

다음은 조경남 선생의 경험이다.

● 서 ○ ○　여　56세　소양성소음인　주부　경기도 안양시 동안구 관양동 인덕원 삼성아파트

① 피곤하거나 비가 오려고 하면 2일 전부터 머리에서 코끝까지 쏟아지는 듯이 아프다. ㉠ 이 증상은 15년 이상이 되었다. ㉡ 그동안 양방과 한방에서 치료를 해도 호전되지 않아서 포기하고 있다.　② 매일 아침 얼굴이 붓는다. 비가 오려고 하면 더욱 심해진다.　③ 비올 때는 아침에 일어나기 힘들다.　④ 비가 오려고 하면 무릎과 허리가 아프고 피부가 가렵다.　⑤ 소화력이 약하며 속이 더부룩하고 약간의 느글거림과 헛배부름이 있다. ㉠ 식사량은 보통이고 하루에 2끼를 먹고 따뜻한 음식과 된장, 채식 등을 좋아한다.　⑥ 하루에 3~5번 정도 얼굴로 열이 달아오른다. 이것 때문에 저녁에는 옷을 벗곤 한다.　⑦ 가슴 뜀, 가슴 답답함, 잘 놀람, 불안, 초조감이 있다.　⑧ 따뜻한 물을 매우 많이 마신다.　⑨ 소변을 자다가 2회, 낮에 7회 정도 보며 자주 보는 편이다.　⑩ 열은 잠을 자고 자다가 자주 뒤척이며, 꿈을 자주 꾸는 편이다.　⑪ 추위를 심하게 타며 더위를 약간 탄다.　⑫ 손발과 복부, 몸 전체가 매우 차다.　⑬ 대변은 매일 아침 규칙적으로 본다.　⑭ 생활하면서 스트레스를 매우 많이 받는다.

56세 소양성소음인 주부의 두통이 신경성이라고 판단하여 가미귀비탕에 계지탕과 평위산을 더한 계평귀비탕으로 10일분 20첩을 지어주었다. 15일 뒤에 확인한 결과 주 증세인 두통에는 아무런 변화가 없고, 가슴 뜀과 답답함, 불안감은 호전되었고, 열이 달아오르는 빈도는 감소했다고 한다.

계평귀비탕을 복용한 뒤로 두통이 전혀 차도가 없자 미안한 마음이 들었다. 이번에는 비가 오려고 하면 두통이 온다는 것이나 아침마다 얼굴이 붓는 것이 습기와 연관이 있다고 보고 인체 내부의 습체(濕滯)의 요인을 제거하기로 했다.

소화기의 습체가 있을 때 쓸 수 있는 처방으로는 군령탕이나 곽령탕, 실비산, 위령탕 등이 있으나 소화불량도 겸하여 있으므로 평위산과 사령산이 포함되어 있는 위령탕을 사용하기로 하고 위령탕 3배량으로 2첩을 지어주었다.

15일 뒤에 다시 만났을 때 확인해 보니, 위령탕을 복용한 뒤로 2차례 비가 왔으나 머리가 아프지 않았다고 한다.

風
寒
暑
濕
燥
火
內傷
虛勞
霍亂
嘔吐
咳嗽
積聚
浮腫
脹滿
消渴
黃疸
瘧疾
邪祟
身形
精
氣
神
血
夢
聲音
津液
痰飮
蟲
小便
大便
頭
面
眼
耳
鼻
口舌
牙齒
咽喉
頸項
背
胸
乳
腹
腰
脇
皮
手
足
前陰
後陰
癰疽
諸瘡
婦人
小兒

下統87 寶 유령탕 薷苓湯

澤瀉 一錢二分 猪苓 赤茯苓 白朮 香薷 黃連薑炒 白扁豆 厚朴 各一錢 甘草 三分

治 暑月泄瀉 欲成痢
[活　　套] 無熱 去黃連 ① 有滯 加陳皮 神麴 檳榔 枳殼 ② 成痢 加檳榔 枳殼 木香 燈心 車前子之類
[活套鍼線] 暑泄(大便)
[適 應 症] 하절기 설사, 더위 먹음, 설사

처방설명　　유령탕은 여름철 설사(泄瀉)와 이질(痢疾)을 다스리는 처방이다. 여름철 설사는 계절적인 특성이 바탕이 되어 발생하는 것이므로 여름철에 인체의 생리가 어떻게 변화하는지를 아는 것은 매우 중요하다.

인간을 비롯하여 모든 생명체의 공통점은 날씨가 더워지면 조직이 이완(弛緩)된다는 점이다. 외부의 기온과 습도가 높아지면 몸에서 발생하는 열에너지의 발산(發散)이 원활하게 이루어지지 않아서 땀과 호흡을 통해 열발산(熱發散)을 최대한 증가시키는 동시에 가급적 에너지생산을 줄이는 방향으로 인체의 생리가 변화되기 때문이다. 즉 에너지생산을 줄이기 위해서 에너지를 생산하는 세포와 조직의 활동을 억제하게 되는데, 그 결과 조직이 이완되고 처지게 된다. 그래서 여름철에는 움직이는 것이 싫어지고 몸이 나른해지며 의욕이 없어지는 것이다. 그러나 조직의 이완은 근육조직에서만 일어나는 것이 아니라 소화기조직도 동일한 변화를 맞게 된다. 결과적으로 여름철에는 소화기조직이 이완되어 소화기능이 저하되기 쉽고, 소화기능이 저하되면 습체(濕滯)가 발생하기 쉽다.

이처럼 여름철이라는 계절적인 조건 하에서 인체의 생리가 변화되고, 이렇게 변화된 상태에서 찬 음식을 먹었다거나 소화하기 어려운 음식을 먹었을 때 소화기능이 저하되고 습체(濕滯)가 가중되어 설사를 하게 되는 것이다. 즉 여름철에 소화기조직이 이완되는 등 인체의 생리가 변화되었기 때문에 설사를 하는 것이 아니라, 여름철에 소화기능이 저하되어 소화장애가 나타나기 쉬운 상태에 있는데다가 식체(食滯)나 생랭물(生冷物) 등이 원인이 되어 설사를 일으키는 것으로 보아야 한다.

참고해야 할 것은 여름철 설사에 사용하는 처방이 다양하기 때문에 서로 구분해야 한다는 것이다. 예를 들어 생랭물이 원인이 되어 설사가 나타났을 때 소화불량 증상이 강하게 동반되면 축비음을 고려할 수 있다. 또한 소화불량과 설사가 나타나면서 외감(外感) 증상이 있을 때는 육화탕이나 곽향정기산도 사용할 수 있으며, 열성(熱性)이 있으면 오령산, 익원산, 주증황련환 등을 고려할 수 있다. 유령탕은 열성(熱性)이나 허랭(虛冷) 증상이 심하지 않고, 단지 습체의 경향이 강하다고 생각될 때 사용할 수 있는 처방이다.

유령탕은 본래 여름철 설사에 사용하는 처방이지만, 여름철 생리변화에 따라 소화기능이 저하되고 소화기조직에 습체(濕滯)가 발생하면 설사뿐 아니라 소화불량(消化不良), 복통(腹痛), 식욕부진(食慾不振), 부종(浮腫) 등이 나타날 수 있기 때문에 설사에만 사용하는 처방으로 생각할 필요는 없다.

조문을 보면 설사가 이질로 되려는 것을 다스린다고 했는데, 이것은 실제로 이질균에 감염된 것이 아니라 설사가 심해져 이질처럼 보인다는 것을 의미할 수도 있고, 설사가 만성화되었거나 심해져 이차감염이 우려된다는 의미로도 볼 수 있다. 설사를 심하게 하면 장조직이 연약해지고 면역력이 약해져 세균에 감염될 가능성이 높아진다. 건강한 사람 같으면 세균이 침입하더라도 막아낼 수 있지만 설사를 심하게 하거나 만성설사를 하면 장조직을 보호하는 점막이 제기능을 하지 못하기 때문에 감염될 가능성이 높아지는 것이다. 더구나 여름철에는 세균의 활동이 왕성하기 때문에 여름철 설사는 이질로 이행되는 경우가 많다.

이럴 때 유령탕은 소화기의 습체(濕滯)를 빼주고 운동성을 증가시키며, 황련으로 이완된 점막을 수렴시켜 설사를 치료하고, 이질로 이행되는 것을 방지해 준다. 그러나 이미 이질로 이행(移行)되었을 경우에는 활투에 나와 있는 대로 빈랑, 지각, 목향, 등심초, 차전자 등을 더하여 사용한다. 이렇게 하면 이질에 사용하는 향련환과 육신환의 개념이 포함되는 격이므로 이질을 다스리는 효력이 커진다.

 처방구성을 보면 택사는 세뇨관의 재흡수를 억제하여 이뇨작용을 함으로써 조직의 부종을 경감시키고, 적복령 또한 세뇨관의 재흡수를 억제하여 이뇨를 증진하므로 체내의 정체된 수분을 처리한다. 저령의 이뇨작용은 복령보다 우수하지만 보익작용(補益作用)이 없는 것이 복령과 구별되는 점이다. 백출은 뚜렷하고 지속적인 이뇨작용이 있으며, 장관활동에 대한 조절작용이 있어서 장관의 자발성 수축활동의 긴장성을 높이고 강직성 수축을 방지한다.

향유는 발한작용, 해열작용, 위액분비 촉진작용, 지혈작용, 이담작용 등이 있다. 황련은 중추신경을 억제하는 진정작용이 있고, 부교감신경을 강화하여 타액, 위액, 췌액의 분비를 촉진하고, 소화성궤양에 대한 억제작용과 해열작용이 있다. 백편두는 비타민 A, B, C 등이 풍부하여 자양의 효과가 있으며, 소화와 이뇨를 증진하여 만성설사에 유효하다. 후박은 식도, 분문, 유문 등의 경련을 완화하여 연동운동을 조정하고, 가스를 배출시킨다. 감초는 스테로이드 호르몬과 유사한 작용이 있어 항염증작용, 해독작용, 해열작용을 한다.

처방비교 **여곽탕**과 비교하면 두 처방 모두 여름철 소화기장애로 인한 설사에 사용한다는 공통점이 있다. 그러나 여곽탕은 곽향정기산과 향유산이 합해진 처방으로 여름철 습체(濕滯)로 인한 설사뿐 아니라 외감(外感)에도 사용하며, 식상(食傷)을 겸한 설사에도 사용한다. 반면 유령탕은 외감(外感)에 사용하지는 않고, 주로 식상으로 인해 소화기에 습체가 많아져서 발생하는 설사에 사용한다.

익원산과 비교하면 두 처방 모두 여름철 설사에 사용한다. 그러나 익원산은 비교적 몸에 열이 많고 건실한 사람의 설사에 사용하며, 더위를 먹어서 갈증이 심할 때나, 음주 후에 갈증이 날 때도 사용한다. 반면 유령탕은 여름철 습체로 인한 설사에 사용하며, 여름철 설사가 오래 되어 이질로 변화될 만큼 심한 경우에도 사용한다.

청서익기탕과 비교하면 두 처방 모두 여름철 소화장애에 사용하는 공통점이 있다. 청서익기탕은 여름철에 더위를 먹어 허약해졌을 때 보약으로 사용하는 처방이며, 평소 소화력이 약한 사람에게 사지곤권(四肢困倦), 신열(身熱), 번갈(煩渴), 설사(泄瀉), 자한(自汗) 등이 나타났을 때 사용한다. 반면 유령탕은 여름철 보약으로 사용하는 것이 아니라, 소화기에 습체가 많아져서 발생하는 설사에 사용한다.

➡ 활용사례

1-1. 설사(泄瀉) 남 30세 소양인
1-2. 더위 설사(泄瀉) 여 32세 소음인

1-1. 설사(泄瀉)
다음은 윤여빈 선생의 경험이다.

● 김 ○ ○ 남 30세 소양인 서울특별시 노원구 상계3동
키와 체중이 보통이며 언행이 약간 빠르고 목소리가 약간 빠르다. 잠시도 가만히 있지 못하고 어떠한 일이든지 해야 하는 소양인으로 짐작되는 본인의 친구이다.
현재 치과전문대학원 시험 준비를 하고 있으며 시험 준비로 신경을 많이 써서 얼마 전에 고암심신환을 복용하고 피로 감이 없어진 경력이 있다. 친구가 7월말 경에 설사가 심해서 아무것도 할 수 없다며 전화를 하여 증상을 물어보니 다

음과 같았다.

① 5일전부터 설사를 심하게 한다. ㉠ 5일전 오후에 분식집에서 라볶이를 먹었는데 그 안에 들어 있던 어묵이 약간 상한 것 같다고 한다. ㉡ 그날 저녁부터 설사를 했다. ㉢ 다음날에는 설사가 굉장히 심하여 50차례 화장실에 갔다고 한다. ㉣ 그 이후 병원에 가서 검사를 받고 지사제(止瀉劑)를 복용하고 있으나 효과가 없다. ㉤ 지사제를 복용해도 하루에 15차례 이상 화장실에 가야하며 지사제 때문인지 대변의 색이 회색이다. ㉥ 지금까지 지사제는 20여알 정도를 복용했다. ㉦ 물이나 음식을 먹으면 바로 설사를 한다. ㉧ 잦은 설사로 인해서 공부나 다른 일을 할 수 없어 굉장히 불편하다. ② 더위를 심하게 탄다. ③ 땀이 몸 전체에 아주 많다. ④ 몸이 따뜻한 편이다. ⑤ 찬 것과 시원한 것을 좋아한다. ⑥ 물을 자주 마시며 많이 마시는 편이다. ⑦ 하루에 2끼를 먹으며 아침은 생략한다. ⑧ 소화가 잘 안 된다. ⑨ 평소에는 대변을 2일에 1회 정도 보며 된 편이고 냄새가 심하다. ⑩ 위궤양으로 병원에서 치료를 받고 양약을 복용한 경력이 있다. ⑪ 소화가 잘 안 되어 가스활명수나 위청수 등을 상복(常服)하고 있다.

여름철 음식을 잘못 먹어 발생한 설사빈번(泄瀉頻繁)을 목표로 유령탕에 진피, 신곡, 빈랑, 지각 각 1돈씩을 더하여 3일분으로 5첩을 투약했다. 또한 따뜻한 음식과 물을 먹도록 권유했다.

약 5일 후에 경과를 확인하기 위해서 전화를 해보니

1. 1일 15회씩 하던 설사가 격감하여 지낼 만하다고 한다.
2. 아직 완전하게 나은 것은 아니지만 지사제(止瀉劑)를 복용하지 않는다.
3. 아직 설사가 나오기는 하지만 거의 나아가는 과정이라고 한다.
4. 그동안 찬물을 먹지 말라고 했으나 더운 여름철이고 몸에 열이 많아서인지 계속 찬물을 먹었다고 한다.

그 후 약 보름 후에 만났을 때 물어보니, 3일분 약을 모두 복용한 며칠 후에는 그렇게 심했던 설사가 모두 소실되었다고 한다.

1-2. 더위 설사(泄瀉)

다음은 이윤호 선생의 경험이다.

● ○○○ 여 32세 소음인 직장인 경기도 고양시 토당동

하루 종일 운전을 하던 중 겨울인 2월이었는데도 날씨가 더워져서 에어컨을 켜야 할 정도였다. 함께 차에 타고 있는 여자 친구는 더운 날씨 탓인지

① 땀을 20분쯤 흘리더니, 휴게실에 잠깐 쉬는데 설사를 자꾸 하기 시작했다.
② 집으로 귀가해서도 설사는 멈추지 않고 반복적으로 지속되었다.
③ 설사는 물설사 형태이며, 특별하게 상한 음식을 먹은 것도 아니고 과식을 한 것도 없었다. 단지 더워서 땀을 흘리고 난 뒤 설사를 반복하는 것이다.

2월의 갑자기 더워진 날씨로 인해 발생한 설사가 여름철 더운 날씨로 인하여 인체에 변화를 주어 발생한 더위로 인한 설사와 같다고 보았다. 더위지면 기온에 따라 체온도 올라가기 쉽다. 올라가기 쉬운 체온을 덜 올리기 위해서는 인체는 열발산을 많이 하고 열생산을 적게 해야 한다. 열생산을 적게 하자면 근육이나 혈관을 적당히 이완시켜야 하고 이완이 되는 정도가 심해지면 몸이 늘어지거나 음식물이 들어있는 소화관도 이완되어 기능저하나 장애가 생기게 된다. 정도가 심해지면 설사나 복통의 증상이 나타나게 되며 앞의 설사도 이와 같은 이치라 보았다.

갑자기 지속된 더운 기온으로 인해 소화관이 이완되어 기능저하나 장애가 생겨 설사를 한 것이라면 더위로 이완된 상태를 개선하는 해서제인 향유산을 검토해 볼 수 있을 것이다. 그러나 증상이 물설사 형태라면 향유산에 오령산을 더한 유령탕을 검토해 볼 수 있을 것이다. 소화관의 이완정도가 심하면 소화관의 수분흡수기능이 원활하지 못하게 되고 음식물 속의 수분은 대부분 그대로 남아 배출되기 쉽고 이것이 기능저하와 맞물려 설사의 형태가 되는 것이라 보았다. 따라서 치법으로는 해서제습의 방법을 사용할 필요가 있다.

더위를 먹거나 여름철 설사에 사용하는 처방을 살펴보면 더위 먹어 사용하는 육화탕을 떠올릴 수 있고, 더위를 먹었든 여름감기이든 식상으로 인한 소화장애이든 가장 많이 사용하는 곽향정기산을 검토해 볼 수 있다. 그러나 주증상이 설사 외에는 뚜렷하게 나타나지 않은 점을 감안하여 여름철 설사에 빈용하는 유령탕을 선택했다. 유령탕은 향유산에 오령산이 합쳐진 처방으로, 엄밀하게 말하면 유령탕에 사령산을 더하고 황련, 감초를 더한 처방이다. 여름철 식상이든 더위든 설사가 위주면 유령탕을 쓰게 된다.

더위 먹은 뒤 오는 설사나 여름철 설사에 사용하는 유령탕 배량으로 2첩을 지어주었다.

유령탕을 복용하고는 반복되던 물설사는 곧바로 멈추었다.

下統88 寶 승양제습탕 升陽除濕湯

蒼朮 一錢半 升麻 柴胡 羌活 防風 神麯 澤瀉 猪苓 各七分 陳皮 麥芽 甘草炙 各五分

治 氣虛泄瀉 不思飮食 困倦無力 ① 空心服
[活套鍼線] 虛泄(大便)　通治(濕)　脫肛(後陰)
[適應症] 설사, 소화불량, 식욕부진, 치질, 탈항, 오심, 신중

처방설명　승양제습탕은 소화기조직의 습체(濕滯)로 인해 소화기능이 저하되어 설사(泄瀉), 탈항(脫肛), 식욕부진(食慾不振), 곤권무력(困倦無力) 등이 발생했을 때 사용하는 처방이다.
　　소화기조직은 음식물 중에서 수분을 흡수하고, 소화액을 분비하기도 하므로 습체가 발생할 수 있는 좋은 조건을 갖추고 있다. 이는 급속하게 습체가 발생하여 설사를 야기할 수 있다는 것을 의미한다. 그러나 승양제습탕의 설사는 갑자기 습체가 발생하여 나타나는 것이 아니라 만성적으로 소화기능이 저하되고 소화기가 이완(弛緩)되어 발생하는 습체 때문에 나타나는 것으로 보아야 한다.

　탈항(脫肛)에 사용한다는 것이나 기허설사(氣虛泄瀉)에 사용한다는 것을 보면 일시에 나타나는 증상이 아니라는 것을 알 수 있다. 따라서 승양제습탕의 설사는 영양결핍이나 노화 등 여러 요인에 의해 소화기가 연약해진 상태에서 과도한 노동이나 일시적인 허손(虛損)으로 인해 소화기에 혈액공급이 나빠져 소화기능이 더욱 저하되고 습체가 발생하여 나타나는 설사로 볼 수 있다. 이러한 증상이 소화기에 국한되면 소화불량, 식욕부진, 설사가 나타나며, 직장(直腸) 부위에 영향을 주면 탈항(脫肛)이 발생하고, 전신에 영향을 주면 곤권무력(困倦無力)이 나타나게 된다.

　조문에는 기허설사(氣虛泄瀉)에 사용한다고 했으나 삼령백출산이나 전씨백출산의 기허설사와는 다른 의미이다. 삼령백출산과 전씨백출산은 본래 허약한 사람이거나 질병이나 과로로 인해 신체 전반적으로 허약해지면서 소화기능이 저하되어 설사를 할 때 사용하는 것이며, 이러한 설사를 일반적으로 기허설사라고 한다. 그러나 승양제습탕의 기허설사는 본래 허약하거나 신체 전반적으로 기허상태에 빠져서 발생하는 것이 아니며, 과로나 노화 등으로 소화기능이 약화되고 소화기에 습체가 발생하여 나타나는 설사이다. 따라서 기허설사에 사용한다는 표현은 신체 전반적인 기허를 뜻하는 것은 아니다.

　승양제습탕의 설사를 정확하게 이해하기 위해서는 신체조건을 참고해야 한다. 군약이 창출이며 시호, 승마, 강활, 방풍 등이 포함된 것을 보면 어느 정도 건실한 사람에게 사용할 가능성이 높다는 것을 알 수 있고, 현재 열성(熱性)을 띠고 있다거나 근육의 긴장이나 습체로 인해 혈액순환장애가 있는 등 소화기능 저하를 유발하는 다양한 원인이 겹쳐 있을 때 사용한다는 것을 알 수 있다. 이것은 인삼패독산을 이질(痢疾)이나 장풍(腸風)에 사용하는 것과 같은 의미이다. 따라서 습체로 인한 설사에 사용하는 많은 처방들 중에서 신체조건을 기준으로 할 때 건실한 사람에게 승양제습탕을 사용할 수 있다. 물론 여기서 건실하다는 것은 사군자탕을 써야 할 사람보다 건실하다는 것이지, 아주 강건하다는 표현은 아니다.

　승양제습탕은 탈항(脫肛)에 사용하는 처방으로 분류되어 있는데, 보중익기탕을 써야 할 탈항처럼 조직이 전체적으로 연약해져 발생하는 것이 아니라, 소화기능이 약해져 있고 부분적으로 습체(濕滯)가 발생하여 일정 부분이 약해져 탈항이 발생할 때 사용하는 것이다. 직장(直腸)에는 정맥총이 발달해 있고 혈액흐름이 매

大便

風寒暑濕燥火
內傷 勞亂吐
虛霍嘔咳嗽
積聚浮腫脹滿
消渴黃疸疾崇
瘀邪形身精氣
神血夢聲音津
液痰飮蟲
小便

頭面眼耳鼻舌
口齒牙喉咽項
頸背胸乳腹腰
脇皮手足前陰
後陰癰疽諸瘡
婦人小兒

우 느리기 때문에 인체의 기능이 저하되었을 때 울혈이 발생하기 쉽고, 습체가 발생하여 조직을 이완시킬 수 있다. 따라서 이러한 상태가 만성화되면 직장 괄약근이 이완되어 탈항이 나타나기도 한다. 이러한 탈항은 주로 평소 건실했던 사람에게 나타나며, 소화불량과 설사, 연변(軟便) 경향이 있을 때 사용하면 좋다.

활투침선을 보면 습(濕)의 통치(通治)의 처방으로 분류되어 있다. 습(濕)이 심해지면 부종이 발생하며, 이럴 때는 오령산 계통을 사용하는데 부종이 아니더라도 습체의 정도가 심한 경우에는 오령산 계통을 사용한다. 그러나 심하지는 않지만 습체가 있는 경우 평위산을 사용할 수 있다. 이외에도 창출방풍탕이나 사습탕도 사용할 수 있는데, 승양제습탕은 오령산과 평위산의 중간 정도의 습체를 치료한다고 할 수 있다.

처방구성 처방구성을 보면 창출은 소화기의 운동성을 증가시키는 작용이 있는데, 실험을 통해 창출이 포함된 처방을 토끼에게 주입했을 때 장을 흥분시켜 연동운동(蠕動運動)을 일으키는 것으로 밝혀졌다. 승마는 평활근 운동능력을 항진시키고, 조직 내에 불필요하게 축적되어 소통을 막고 있는 노폐물을 제거하는 역할을 한다. 시호는 중추신경을 억제하여 정신을 안정시키며, 담즙의 합성과 분비를 촉진하고 항염증작용과 해열작용, 진통작용이 있다.

강활은 항염증작용(抗炎症作用)이 있고 평활근을 이완시켜 진정작용과 진통작용을 한다. 방풍은 표재(表在) 혈관을 확장하며, 약한 해열작용이 있다. 신곡은 보조효소의 작용을 통해 물질대사에 영향을 주며, 단백질의 소화·흡수와 이용에 도움을 준다. 택사와 저령은 이뇨작용이 있으며, 진피는 모세혈관의 탄력을 강화하여 미소출혈(微少出血)을 방지하고, 소화관의 운동을 강화하여 가스배출을 촉진한다. 맥아는 당분과 단백질을 분해하는 효소가 함유되어 있어 소화를 촉진한다. 감초는 소화관 평활근에 작용하여 경련을 억제하며, 위산분비를 억제하고 위점막을 보호하는 항궤양작용을 한다.   ·

처방비교 삼백탕과 비교하면 두 처방 모두 습체로 인한 설사에 사용하는 공통점이 있다. 삼백탕은 소화불량이 원인이 되어 발생한 습체는 아니지만, 소화기조직의 습체(濕滯)로 인한 연변(軟便), 설사(泄瀉), 식욕부진(食慾不振) 등에 사용한다. 반면 승양제습탕은 삼백탕을 복용할 사람보다 체력은 더 좋고, 소화기조직의 습체(濕滯)가 만성화되어 있을 때 사용하며, 소화불량을 겸하고 있는 경우가 많다. 또한 설사뿐 아니라 습체(濕滯)로 인한 탈항에도 사용한다.

습설(濕泄)에 사용하는 만병오령산과 비교하면 두 처방 모두 소화기(消化器) 조직의 습체(濕滯)로 인한 설사에 사용한다는 공통점이 있다. 만병오령산은 습체(濕滯)가 더 현저하고 심화되어 있을 때 사용하기 때문에, 대장조직의 이완 정도가 더 심한 상태에서 발생하는 설사에 사용한다. 반면 승양제습탕은 소화기조직의 습체(濕滯)로 인한 설사뿐 아니라 소화불량을 겸하고 있는 설사에 사용하며, 건실한 사람의 탈항(脫肛)에도 사용한다.

탈항삼기탕과 비교하면 두 처방 모두 탈항에 사용하는데, 탈항삼기탕은 전체적인 허약으로 인해 직장조직이 이완되어 나타나는 기허성 탈항에 사용한다. 반면 승양제습탕은 소화불량을 겸하는 설사에 사용하는 처방이지만, 습체로 인해 직장조직이 이완되어 나타나는 탈항에도 사용한다.

➡ **활용사례**

　1-1. **설사(泄瀉), 소화불량(消化不良), 오심(惡心), 식욕부진(食慾不振), 탈항(脫肛), 두중(頭重), 신중(身重)**
　　　여　24세　소음인　160cm 46kg
　2-1. **탈항(脫肛), 이물감(異物感)** 남　25세　소양인　177cm 65kg

1-1. 설사(泄瀉), 소화불량(消化不良), 오심(惡心), 식욕부진(食慾不振), 탈항(脫肛), 두중(頭重), 신중(身重)

다음은 배한울 선생의 경험이다.

● 이 ○ ○ 여 24세 소음인 160cm 46kg 경기도 성남시 분당구 수내동

체구가 작고 조용한 성격의 소음인이다.

① 숨이 차고, 어지럽고 속이 메스껍다. ② 머리가 무겁고, 전신이 찌뿌드드하다. ③ 소화가 잘 안 된다.

④ 설사와 탈항(脫肛)이 있다. ⑤ 최근 맥주를 과음한 후 설사의 횟수가 증가하고, 소화도 잘 안 되며, 식욕도 저하되는 등 여러 증상이 악화되었다. ⑥ 평소 식욕이 왕성한 편이나 불규칙한 식습관으로 소화력이 좋지 않아 자주 체한다. ⑦ 설사와 변비가 교대로 반복된다. 양방의 '과민성대장증후군'과 흡사하다. ⑧ 손과 발, 아랫배가 찬 편이다.

⑨ 말을 많이 하면 힘이 들어 수다를 싫어한다.

소화불량과 설사, 탈항(脫肛), 숨참, 오심(惡心) 등이 모두 소화기 습체(濕滯)와 관련이 있다고 보고 제습(除濕)의 효력이 강한 승양제습탕 본방으로 15일분 30첩을 투약했다.

1. 약을 복용한 후에 식욕이 확실히 좋아지고, 소화도 잘된다고 한다.

2. 아침에 잠에서 깨면 머리가 무겁고, 전신이 찌뿌드드하던 것이 없어지고 개운하다.

3. 탈항(脫肛)이 약간 호전된 듯하며, 오히려 변비가 생겼다.

2-1. 탈항(脫肛), 이물감(異物感)

다음은 박재우 선생의 경험이다.

● 전 ○ ○ 남 25세 소양인 177cm 65kg

몸의 근육이 울퉁불퉁하게 크지 않고 매끈한 잔근육이며 군살이 없다. 체육전공 대학생이다. 전형적인 소양인이다.

① 항문 부위에 이물감이 있다. ② 탈항이 있다. 탈항감도 있다. ③ 치핵이 있다. ④ 요즘 기운이 없고 피곤하다. 평소보다 더 힘들다. ⑤ 살이 더 찌고 싶으나 많이 먹어도 평소 활동량 때문에 살이 잘 붙지 않고 빠지기 쉽다.

⑥ 여름방학에 수영코치로 아르바이트를 했는데 방학이 끝나고 치질이 생겼다. ⑦ 치질 수술을 받으러 간다기에 필자가 권유하여 한약치료를 하기로 했다.

탈항은 항문을 조여 주는 괄약근이 이완되어 나타나는 현상이다. 대부분의 경우 기허로 인해서 근육의 긴장도나 신축력이 저하되어서 나타난다. 항문 부위 이물감은 내치핵으로 느끼는 현상이라 보았다. 치질 중 대부분을 차지하고 있는 치핵은 항문의 정맥류가 생겨서 나타나는 것이다. 이같이 탈항을 겸해 있는 경우 치핵의 유발요인은 기력이 떨어지고 습체가 되어서 직장 주위의 정맥층에 과도한 혈액이 울결되면서 인근의 항문에도 울혈이 되면서 나타난 것이라 볼 수 있다. 이 환자의 경우에는 25세 젊은 청년임에도 기운이 없고 피로하다는 점을 보면 기력이 심하게 떨어지고 그로 인해 습체까지 겹쳐서 항문 주위조직이 이완되면서 울혈이 되어 나타난 것으로 짐작이 된다.

탈항을 겸한 치핵이 기허가 주요인이며 기허로 인한 항문 주위의 습체가 원인이라 보았으므로 먼저 보기와 제습의 치법을 검토해 보기로 했다.

치질의 대표처방은 진교창출탕이다. 하지만 기허습체로 인한 탈항이 겸해 있다는 점에서 기허를 겸한 습체가 항문 주위조직을 이완시켜 나타난 탈항을 겸한 치핵이라는 점에서 기허설사와 불사음식, 곤권무력에 사용하는 승양제습탕을 탈항을 겸한 치핵에 투약키로 했다.

탈항을 겸한 치핵이 항문 주위의 습체의 영향을 받아 나타난 것으로 보고 기허설사에 사용하는 승양제습탕을 탈항을 겸한 치핵에 사용키로 한 뒤 본방으로 10일분 1제를 투여했다.

승양제습탕을 모두 복용한 뒤 확인해 보았다.

1. 항문이 빠지는 듯한 탈항감이 많이 줄고

2. 탈항의 회수와 정도도 줄어들었다.

3.. 항문 부위의 이물감도 약간 줄었다.

4. 그러나 외부로 나타난 치핵은 그대로인 것 같다.

환자가 약간 불만족스러워 하여 진교창출탕 원방으로 1제를 투여했다.

1. 탈항감과 이물감으로 인한 불편한 느낌이 사라졌다.

2. 하지만 항문 안쪽에 있는 치핵은 여전히 남아 있었다.

진교창출탕을 사용하여 탈항감과 이물감 그리고 그 외에 기허로 인한 부수적인 증상은 사라졌지만 항문 안쪽에 있는 치핵은 사라지지 않았다. 환자도 불편한 감은 없다. 하지만 그래도 치핵을 없애고 싶다고 해서 외과적 치료를 알아본다고 했다.

下統89 寶 창출방풍탕 蒼朮防風湯

蒼朮 六錢 麻黃 二錢 防風 一錢 薑七片

治 久風 殆泄 完穀出
[活套鍼線] 殆泄(大便)
[適 應 症] 세변, 후중감, 항문 탈출감, 항문소양, 치질, 하지둔통(下肢鈍痛), 피로, 소화불량, 천식

처방 설명 창출방풍탕은 습체(濕滯)로 인한 설사(泄瀉), 연변(軟便), 치질(痔疾), 하지습종(下肢濕腫)에 사용하는 처방이다.

조문에는 손설(殆泄)에 사용하는 처방으로 분류되어 있는데, 손설(殆泄)은 음식물의 형태를 유지한 채 먹은 대로 나오는 증상이다. 어떤 동물이든지 섭취한 음식을 완전히 소화시키지는 못하며, 특히 섬유질(纖維質)이 많은 음식을 먹으면 섬유질을 소화시키지 못하기 때문에 소화기능이 정상적이더라도 소화되지 않는 음식물은 대변에 섞여 있을 수 있다. 그러나 일반적으로 변은 일정한 형체를 유지하고 있기 때문에 소화되지 않은 부분이 있더라도 보이지는 않는다. 따라서 눈으로 보았을 때 소화되지 않은 음식물이 대변에 섞여 있다는 것은 소화기능이 저하되어 음식물을 소화·흡수하지 못한다는 뜻이며, 이것을 손설(殆泄)이라고 한다.

손설은 소화기능이 저하되었을 때 발생하는 것이므로 손설이라는 증상을 목표로 처방을 선택하는 것이 아니라 신체조건과 병인을 참고하여 적합한 처방을 선택해야 한다. 예를 들어 활투침선을 보면 손설(殆泄)에 사용하는 처방으로 창출방풍탕 외에 오덕환이 있다. 오덕환은 파고지와 건강이 군약이므로 소화기조직에 자양(滋養)이 부족하고 허랭(虛冷)해져 만성적으로 소화기능이 저하되어 손설이 나타났을 때 사용하는 처방이다. 반면 창출방풍탕은 습체(濕滯)로 인해 소화기능이 저하되어 손설이 발생했을 때 사용한다. 이처럼 활투침선에 의하면 손설(殆泄)에 창출방풍탕과 오덕환만 사용해야 하겠지만 앞서 언급한 대로 손설은 소화기능이 저하되었을 때 발생하는 것이므로 두 처방 외에도 신체상태에 적합하다면 다양한 처방을 사용할 수 있으며, 같은 개념으로 볼 때 창출방풍탕은 일반적인 설사(泄瀉)나 연변(軟便)에도 사용할 수 있다.

소화기에 습체가 있으면 소화기능이 저하되기 때문에 설사가 발생하기 쉽다. 즉 음식물에 포함된 수분을 적절히 흡수할 수 없기 때문에 수양변(水樣便) 형태를 띠게 되는 것이다. 이럴 때는 수분을 흡수하는 대장기능을 증가시켜야 하는데, 창출방풍탕이 이런 역할을 한다. 창출과 백출은 건비작용(健脾作用)과 이뇨작용(利尿作用)을 동시에 가지고 있어 소화기에 습체가 있으면서 소화기능이 저하되었을 때 적합하다. 창출방풍탕에 창출이 무려 6전이 들어 있는 것도 이러한 작용을 얻기 위함이다. 그러나 소화기에 습체가 있다고 해도 개인의 신체조건에 따라 처방은 달라져야 한다. 소화기 습체로 인한 설사에 사용하는 처방으로 위령탕, 승양제습탕, 사습탕, 삼백탕, 오령산 등 매우 많은 처방이 있는데, 창출방풍탕의 경우 비교적 신체가 건실하면서 기육(肌肉)이 두터운 사람에게 적합하다. 승양제습탕도 약간 건실한 사람에게 사용하는데, 창출방풍탕은 승양제습탕을 사용할 사람보다 더 건실하며 기육(肌肉)이 더 두터울 때 사용한다.

창출방풍탕을 복용할 사람 정도이면 약을 먹지 않고 운동만 해도 설사가 치료될 수 있다. 운동을 하면 울체된 수분이 배출되고 혈액순환이 좋아지기 때문에 꾸준히 운동만 해도 증상이 없어지는 것이다. 축구, 농구 같은 격렬한 스포츠가 아니더라도 골목에서 배드민턴만 쳐도 소화기질환, 순환기질환, 습체(濕滯)로

인한 질환을 치료하고 예방할 수 있다.

창출방풍탕은 치질(痔疾)에도 사용할 수 있다. 몸 전체적으로 허약해지고 소화기가 이완되어 발생하는 치질에 사용하는 것이 아니라, 소화기조직에 습체가 만성화되어 직장(直腸) 조직을 이완시켜 치질을 일으킬 때 적합하다. 물론 건실하면서 기육이 두터운 사람에게 사용해야 한다.

창출방풍탕은 하지 습종(濕腫)에도 사용한다. 하지는 심장에서 멀리 떨어져 있는 곳이기 때문에 과로, 음주과다 등으로 체력이 저하되면 정맥환류가 원활하지 못하여 수분이 울체될 수 있다. 하지에 수분이 울체되면 가볍게는 하지에 묵지근한 감(感)이 나타날 수 있고, 더 심해지면 통증이 나타날 수 있으며, 더욱 심해지면 실제로 하지가 부을 수도 있다. 이럴 때 창출방풍탕은 습체를 제거하여 혈액순환을 원활하게 도와줌으로 위의 증상을 치료한다.

처방구성 처방구성을 보면 창출은 소화기의 운동성을 증가시키는 작용이 있는데, 실험을 통해 창출이 포함된 처방을 토끼에게 주입했을 때 장을 흥분시켜 연동운동(蠕動運動)을 일으키는 것으로 밝혀졌다. 창출은 이외에도 이뇨작용과 항염증작용이 있고, 중추신경계에 대한 억제작용이 있어 진정, 항경련작용을 한다. 마황은 연수(延髓)에 있는 호흡중추와 혈관운동중추를 자극하여 혈관운동능력을 강화하고 norepinephrine과 epinephrine의 유리를 촉진시킴으로 교감신경 흥분작용을 가진다. 따라서 심박출량을 증가시키고 혈관평활근을 수축시켜 혈압을 상승시킨다. 또한 신사구체의 분비를 증가시켜 이뇨를 촉진하고 피하와 점막의 부종을 완화하여 창출의 거습작용(祛濕作用)을 돕는다. 방풍은 표재(表在) 혈관을 확장하는 작용이 있다.

처방비교 사습탕과 비교하면 두 처방 모두 소화기의 습체로 인한 설사에 사용하는 공통점이 있다. 그러나 사습탕은 소화력이 약하면서도 습체가 겸해 있는 상태에서 발생하는 설사에 사용하며, 설사의 정도가 심할 때 사용한다. 반면 창출방풍탕은 소화기의 습체 정도는 더 심하지만, 신체조건으로 볼 때 더 건실한 사람에게 사용할 수 있고, 직장(直腸) 주위의 습체로 인한 치질에도 사용한다.

창름탕과 비교하면 두 처방 모두 건실한 사람의 설사에 사용한다는 공통점이 있다. 그러나 창름탕은 금구리(噤口痢)에 사용하는 처방으로 인삼패독산의 가감방이며 외감(外感)이나 외감을 겸한 설사에도 사용한다. 반면 창출방풍탕은 외감(外感)으로 인해 발생하는 설사에 사용하는 것이 아니라, 소화기조직의 습체(濕滯)로 인한 설사나 치질에 사용한다.

치질에 사용하는 **진교창출탕**과 비교하면 진교창출탕은 설사를 겸한 치질에 사용하는 것이 아니라, 항문주위의 순환부전이 만성화되어 나타나는 치질과 치루에 사용한다. 반면 창출방풍탕은 습체(濕滯)로 인해 조직이 이완되어 발생한 치질에 사용하며, 설사를 겸하고 있는 경우가 많아 습체(濕滯)만 해결해 주면 자연히 치질도 개선되는 경우에 사용한다.

➔ **활용사례**

1-1. **소화불량(消化不良), 천식(喘息), 부종(浮腫)** 여 30세 태음인
1-2. **하지둔통(下肢鈍痛), 피로(疲勞)** 남 42세 태음인
1-3. **치질(痔疾), 이급후중(裏急後重), 항문탈출감(肛門脫出感), 항문소양(肛門搔痒), 세변(細便)** 남 62세 태음인

➔ **창출방풍탕 합방 활용사례**

1-1. **+대시호탕 – 배변곤란(排便困難), 소화불량(消化不良), 슬통(膝痛), 요통(腰痛), 비만(肥滿)**
남 29세 태음인 171cm 87.8kg

1-1. 소화불량(消化不良), 천식(喘息), 부종(浮腫)

● 황 ○ ○ 여 30세 태음인 미용사 경기도 안양시 관양동

키에 보통 체구이며 좀 무른 듯한 태음인으로 보이는 부인이다. 동네에서 미용실을 하는 부인으로 하루 종일 서서 일하는 탓인지 몸이 몹시 좋지 않아서 미용실에 온 손님의 말을 듣고 찾아왔다고 한다.

① 소화불량이 있다. ㉠ 1년 전부터 소화가 늘 안 된다. ㉡ 명치가 막혀 있는 듯하고, 가슴이 답답하다. ㉢ 늘 헛배가 부르고 잘 체한다. ㉣ 속이 느글거리고 트림이 많이 나온다. ㉤ 대변은 마려우나 잘 나오질 않는다. ② 역시 1년 전부터 숨이 차고 가슴이 답답하다. ③ 역시 1년 전부터 아침에 일어나면 얼굴과 온몸이 붓는데 오후에는 빠진다. ④ 역시 1년 전부터 머리가 늘 아프다. ⑤ 역시 1년 전부터 허리가 늘 아프다. ⑥ 역시 1년 전부터 소변이 잘 나오지 않고, 자주 보며, 남아 있는 듯하다. ⑦ 다리에 힘이 없고, 팔에도 힘이 없다. ⑧ 손발이 저리다. ⑨ 피로하고 기운이 없으며 아침에 잘 못 일어난다. ⑩ 몸이 무겁고 전신이 아프며 특히 허리, 어깨, 팔 다리 등이 두들겨 맞은 듯 아프다. ⑪ 눈만 감으면 꿈을 꾸고, 잠을 옅게 잔다. ⑫ 평소 잘 놀라고 가슴이 자주 뛴다.

소화불량, 숨참, 부종(浮腫), 소변불리(小便不利), 신중(身重)의 증상은 체내에 수분이 울체되어 오는 증세로 보이므로 소화불량과 동시에 이뇨(利尿)시킬 수 있는 약재 중 백출보다 효력이 보다 강하다고 느껴지는 창출 단방을 써보기로 하고 창출 90g을 1첩 분량으로 하여 10일분으로 20첩을 지어주었다.

19일 뒤에 내방했는데 약을 복용하고 대단히 좋았다고 한다. 소화불량에 따른 증세와 변비가 없어졌으나 요 며칠 사이에 다시 약간 소화가 안 되는 것 같다. 숨참, 부종, 소변불리(小便不利), 잔뇨감(殘尿感)이 소실되었다. 꿈을 꾸지 않고 두통은 경미하게 남아 있다. 하지무력, 팔무력증, 수족저림, 피로, 곤권, 무기력, 기상곤권은 격감했다고 한다. 신중과 전신통 또한 격감되어 잘 못 느끼겠으며, 다른 것은 거의 다 좋아졌으나 허리가 아픈 것은 약간만 좋아진 것 같다고 한다.

약을 더 복용하고 싶다고 하여 전과 같은 처방으로 10일분 20첩을 지어주었다.

1-2. 하지둔통(下肢鈍痛), 피로(疲勞)

● ○ ○ ○ 남 42세 태음인 장사(상인) 경기도 안양시 관양1동

한약방 근처에서 과일 노점상을 하는 사람이다. 차에 과일을 싣고 노점을 하느라 종일 서 있거나 밖에서 앉아 있다. 보통 키에 보통 체격으로 피부는 약간 검은 편이다.

① 3개월 전부터 양쪽 하지(下肢) 전체가 두들겨 맞은 것처럼 은근하게 뻐근하며 아픈 듯하다. ② 아침에 일어나면 몸이 몹시 피곤하고 피로가 종일 지속된다. ③ 식후에 연변(軟便)이 있으며, 술을 마시면 설사를 하며 대장 기능이 좋지 않다. ④ 이 외에 다른 특별한 증상은 없다.

건실한 태음인의 하지둔통(下肢鈍痛)의 원인을 습체(濕滯)로 보고 손설(飱泄)에 사용하는 창출방풍탕 본방으로 10일분 20첩을 투약했다.

약을 절반 정도 복용하고부터, 지금까지 지속되어온 하지둔통이 소실되었으며 식후에 연변도 소실되었다. 또 피로감도 줄어들었으며 다만 약을 복용한 후 밤 소변을 2~3회 정도 보았다. 약을 복용한 이후부터는 소변이 시원치 않는 느낌이 들었다. 현재 남은 약을 복용하는 중이다.

1-3. 치질(痔疾), 이급후중(裏急後重), 항문탈출감(肛門脫出感), 항문소양(肛門搔痒), 세변(細便)

다음은 노의준 선생의 경험이다.

● 노 ○ ○ 남 62세 태음인 경기도 군포시 산본1동 구주공아파트

원만한 용모에 얼굴은 흰 편이고 체격은 약간 비만하며 더위를 많이 타는 열성태음인이다.

① 6개월 전부터 치질(痔疾)이 생겨 가렵고, 약간 밑이 빠지는 느낌이 있다. ㉠ 항문 왼편에 종기처럼 약간 불거져 나와 있다. ㉡ 매일 좌욕을 거르지 않고 하고 있으며, 좌욕을 거르면 위의 증상이 더 심해진다. ② 5년 전부터 변이 가늘게 나오고 퍼지며 용변 후에 시원치 않은 느낌이 있다. ③ 야간 빈뇨가 있어 2~3회 정도 소변을 본다. ㉠ 30년 전부터 그랬는데 학생 때는 정도가 덜하다가 나이가 들면서 더 심해졌다. ④ 추우면 맑은 콧물이 흐르는 알레르기성 비염이 약간 있다. ⑤ 오십견(五十肩)이 약간 있다. 3년 전에 발병했는데 최근에 재발했다. ⑥ 더위를 심하게 타고 추위를 약간 탄다. ⑦ 손발, 복부 및 몸 전체가 뜨겁다. ⑧ 식욕은 왕성하고 소화력도 좋다. ⑨ 식사할 때 이틀에 한 번 꼴로 반주로 소주를 반병에서 1병 정도 마신다.

9월경에 보중익기탕 계열의 처방을 썼으나 처음에 가려움증이 약간 호전되는 듯하다가 별 효과를 보지 못했다. 이 때 쓴 처방은 제홍산이라는 탈항(脫肛)에 쓰는 약으로, 보중익기탕에 황금, 황련, 백지를 가미한 것이다.

대총경절의 ≪한방치료의 실제≫라는 책에는 '노인과 허인(虛人)의 탈항을 고치는 약이다.'라고 기재되어 있었다. 그 당시는 아직 이종대 선생님을 뵙고 공부를 시작하기 전인지라 신체 상태에 대한 별 고려 없이 이 처방을 써보았으나,

지금 생각하면 열성 태음인이신 아버님의 신체 상태에 적합한 약이 아니었던 것으로 생각된다.

아버님께서는 비록 연세는 60을 넘으셨으나 더위를 많이 타시는 등 체열 상태도 양호한 편이었고, 나이에 비해 건장하고 혈기왕성하신 분이셨던 것이다. 그러므로 허약인이나 연로하여 기력이 쇠한 노인에게 쓰는 보기제(補氣劑) 위주의 제홍산이 효과가 없었던 것이다. 그 이후 아버님의 치질(痔疾)은 필자의 침치료로 약간의 호전을 보이다가는 이내 다시 악화되는 등 고질적인 질환으로 이행되어 갔다.

다음해 5월에 아버님께 약을 지어드리기로 하고 치질(痔疾)에 사용할 수 있는 처방을 검토해 보았다.

치질에 쓸 수 있는 처방으로는 진교강활탕, 창출방풍탕, 감초탕, 을자탕, 대황목단피탕, 대시호탕, 탁리소독음, 제홍산 등 여러 가지가 있다. 열성태음인으로 습열(濕熱)이 많은 아버님의 신체상태를 감안할 때 창출방풍탕이 적합한 것으로 보여 투약하기로 했다. 그러나 마황의 양이 너무 많아 절반으로 줄이고 황기, 연육 1돈, 갈근 2돈, 승마 0.5돈을 더한 뒤, 야뇨(夜尿)를 감안하여 산수유 0.5돈을 더하여 10일분 20첩을 지어드렸다.

약을 복용한 이틀째 날부터 아침 배변시 후중감(後重感)이 없어지고 쾌변을 보시기 시작하셨다. 이후 항문 부위 가려움증이 좀 덜해졌고 매일 2회씩 하시던 좌욕을 한 번으로 줄여도 괜찮다고 하셨다.

6월에 다시 전과 같은 처방으로 1제를 지어드렸는데 약을 드시고 치질이 많이 좋아졌다고 하셨다. 그러나 아직 약간의 미진한 잔여 증상이 있다고 하시면서 1제를 더 복용키를 원하셔서 전과 동일한 처방으로 1제를 더 지어드렸다.

1제를 더 드시고는 항문 밑이 빠지는 느낌 및 항문 왼편에 종기처럼 불거져 나오는 증상이 없어지고, 가려움증도 없어졌고 이제는 매일 좌욕을 하지 않으셔도 될 정도로 치질이 완치된 것 같다고 하셨다.

1-1. +대시호탕 - 배변곤란(排便困難), 소화불량(消化不良), 슬통(膝痛), 요통(腰痛), 비만(肥滿)

다음은 강병수 선생의 경험이다.

● 박 ○ ○ 남 29세 태음인 171cm 87.8kg 경기도 안성시 공도읍

① 배변이 불편하다. ㉠ 대변을 하루 1~2회 보며 대변은 가늘고 무른 편으로 물 같은 설사가 잦으며 양이 적다. ㉡ 대변색이 검은 편이고 대변에서 고약한 냄새가 난다. ㉢ 대변을 보면 잘 안 나와서 힘들게 보거나 오래 보며 잔변감이 있어 시원치 않다. ㉣ 음주 다음날이면 설사를 3~4회를 한다. ㉤ 아랫배에 가스가 잘 차고 방귀가 자주 나오고 냄새가 고약하다. ② 양측 슬외측에 통증이 있다. ㉠ 양측 서혜부 부위가 땅기면서 아프며 특히 일어나거나 양반다리로 앉을 때 통증이 있다. ㉡ 아침 기상 후 요추 4번 아래로 방광경상으로 천골 위까지 땅기면서 통증이 있다. ③ 비만이다. ㉠ 입맛이 좋고 음식은 저녁에 많이 먹는다. ㉡ 매주 술을 2회씩 3병 정도 마시며 하루에 커피는 4잔 마시고 담배는 1.5갑 피운다. ④ 소화가 가끔 안 되고 식후에 배가 잘 아프다. ⑤ 땀이 잘 나는 편이고 땀을 빼면 개운하고 기분이 좋다. ⑥ 추위를 타는 경향이 있으나 여름에 더워서 에어컨이나 선풍기를 내내 튼다. ⑦ 편두통이 한 달에 1~2회 있으며 발작시 1시간에서 2시간 정도 지속된다. ⑧ 피곤할 때 편도가 잘 붓고 코막힘이 있다. ⑨ 어깨나 뒷목이 자주 뻐근하다. ⑩ 누우면 바로 자지만 아침에 일어나면 정신이 멍하고 평소 머리가 맑지 않다.

건실한 태음인의 소화불량과 배변에 불편함을 목표로 대시호탕을 쓰기로 했으며 특히 물 같은 설사가 잦다고 하여 창출방풍탕을 합하여 쓰기로 했다. 특히 창출방풍탕에는 마황이 들어있어 땀을 빼면 개운하고 커피부작용이 없는 태음인의 비만, 코막힘, 아침에 각성이 더딘 것, 체성동통증세에도 효과가 있을 것으로 보고 마황은 12g으로 증량했다.

1. 복용 후 3일 만에 한의원에 다이어트 관리차 왔을 때 보니 몸무게가 감량되었다. 그러나 식욕증진으로 인한 과식으로 목표치 감량은 안 되었지만 체지방은 감소하였다.

2. 대변이 모양을 제대로 갖추었다.

3. 소화불량이 소실되었다.

4. 양측 슬외측 통증은 소실되었고, 서혜부 통증은 많이 없어졌으며, 엉치 위 허리 통증은 절반만 감소했고, 항강과 견통은 그대로이다.

5. 편두통은 완전히 소실되었다.

다이어트를 목표로 마황을 16g 증량했고, 대황량을 조금 줄이는 대신 지실은 10g으로 증량했다. 항강통과 승모근상부의 통증을 목표로 갈근과 독활을 가하고 편도가 자주 아프다고 해서 길경을 가했다. 여름에도 에어컨과 선풍기를 끼고 살만큼 더위를 타서 석고와 마황이 들어있는 월비가출탕이나 대청룡탕으로 본격적인 비만처방을 써볼까도 했는데 상기처방이 체중감량에 효과가 있을 것으로 생각되어 같은 처방으로 계속 치료하기로 했고, 환자를 잘 설득해서 식이조절을 시킬 예정이다.

식욕이 좋고 건실한 태음인의 배변곤란과 소화불량에 대시호탕 합 창출방풍탕이 효과가 좋았다. 복용 후에 배변횟수가 평소보다 많이 늘게 되니 복용 전에 환자 티칭시 미리 얘기를 하는 것이 좋을 듯하다. 다만 약을 먹고 소화기가 좋아지다 보니 더 잘 먹게 되는 불상사가 발생하기도 한다. 그리고 하복부의 순환을 좋게 하면 서혜부 부위의 통증이나 슬통 및 요통에도 효과가 있음을 확인할 수 있었다. 물론 항강, 견중에는 별무효과였다.

下統90 寶 만병오령산 萬病五苓散

赤茯苓 白朮 猪苓 澤瀉 山藥 陳皮 蒼朮 縮砂 肉豆蔲煨 訶子煨 各八分 桂皮 甘草 各五分 薑二片
梅一枚 燈心一團

> 治 濕瀉 腹不痛 脈細
> [活套鍼線] 濕泄(大便)
> [適 應 症] 설사, 연변, 복명, 오심, 소화불량

처방 설명 　만병오령산은 습체(濕滯)와 대장조직의 이완으로 인한 만성설사에 사용하는 처방이다. 활투침선에는 습설(濕泄)에 사용하는 처방으로 분류되어 있는데, 습설(濕泄)은 달리 습사(濕瀉), 유설(濡泄), 유사(濡瀉)라고도 하며, 소화기조직에 수습(水濕)이 정체되어 소화기능을 저하시킨 결과 발생하는 설사이다. 증상으로는 멀건 물 같은 설사를 하루에 여러 차례 반복하면서 배에서 물소리가 나고, 몸이 무겁고 가슴이 답답하며, 갈증이 없고 복통이 동반되는 경우도 있으나 심하지 않거나 거의 없는 것이 특징이다.

　소화기에 습체(濕滯)가 발생하면 소화기의 운동성이 떨어지고 소화액 분비가 정상적이지 못하여 음식물을 적절히 소화·흡수시킬 수 없기 때문에 설사가 나타난다. 소화기에 습체가 발생하는 원인은 본래 습담(濕痰)이 많은 체질적인 요인일 수도 있고, 여름철처럼 기온과 습도가 높은 환경에서 소화기능이 떨어진 것이 원인일 수도 있으며, 질병이나 과로로 소화기능이 저하된 것도 원인이 되고, 식상(食傷)으로 소화기조직이 손상되었을 때도 발생하기 때문에 식상(食傷)도 원인일 수 있다.

　이외에도 신체상태의 변화와 외부환경이 복합적으로 작용하여 소화기에 습체를 일으킬 수 있는데, 문제는 습설(濕泄)에 사용하는 처방이 만병오령산 외에도 많다는 것이다. 활투침선에 나와 있는 처방만 보더라도 위풍탕, 위령탕, 삼백탕, 사습탕, 오령산이 있고, 여기에 포함되지는 않았지만 사군자탕, 승양제습탕, 창출방풍탕 등도 소화기조직의 습체로 인한 설사에 사용하기 때문에 모두 습설(濕泄)의 범주에 넣을 수 있다. 따라서 적합한 처방을 선택하기 위해서는 증상의 정도와 신체조건, 신체상태를 면밀히 검토해야 한다.

　만병오령산은 오령산이 기본처방이며, 여기에 창출, 사인, 진피 같은 소도제(消導劑)와 가자, 육두구, 오매 같은 수렴제(收斂劑)가 더해져 있다. 이것은 동일한 습설(濕泄)이더라도 설사의 정도가 심하고 만성적일 때 사용한다는 것을 의미한다. 가자, 육두구, 오매 등 수렴제가 들어 있다는 것은 대장조직의 이완이 심하다는 것을 의미하므로 단순한 습체 때문에 발생하는 설사가 아니라는 것이다. 따라서 일시적인 습체(濕滯)로 설사가 발생했을 때는 오령산이나 삼백탕만 사용하더라도 치료될 수 있지만, 설사가 그치지 않고 심해지거나 만성화되어 소화기능이 더 나빠지고 소화기조직이 이완되었을 때는 만병오령산을 사용해야 한다. 이렇게 설사가 만성화되었을 때 만병오령산의 기본처방인 오령산은 소변을 통해 수분을 배출시켜 소화기의 습체를 감소시키며, 후박이 빠진 평위산으로 소화기의 운동성을 증가시켜 저하된 소화기능을 높여주고, 가자, 육두구, 오매는 이완되어 있는 대장조직을 수렴시켜 준다.

　조문을 보면 '腹不痛복불통 脈細맥세'라는 언급이 있는데, 이것은 만병오령산의 설사가 만성화된 것이라는 것을 암시한다. 상한 음식이나 과식으로 소화기조직이 손상되었을 경우 장(腸)의 연동운동이 심해지기 때문에

설사와 더불어 복통이 발생하는 것이 일반적이다. 그러나 설사를 하면서도 복통이 없다는 것은 몸이 매우 허약해져 있다는 것을 의미한다. 만성화되고 허약이 심한 상태에서 나타나는 설사는 장의 연동이 항진되어 발생하는 것이 아니라 음식물을 소화·흡수하는 기능이 저하되었기 때문에 발생하는 것이므로 복통이 동반되지 않는다. 따라서 대부분의 허설(虛泄)은 복통이 동반되지 않는다.

또한 맥(脈)이 가늘다는 것은 동맥을 지나는 혈액(血液)이 적다는 것이고, 각 조직에 배분되는 혈액량도 적다는 것을 의미한다. 조직에 혈액이 충분하게 전달되지 않으면 저에너지 상태가 되어 기허증상(氣虛症狀)이 나타난다. 따라서 맥(脈)이 가늘다는 것도 허약하다는 것을 의미한다. 따라서 만병오령산의 설사는 습체(濕滯)로 인한 만성적인 설사이며, 만성설사로 인해 몸이 허약해져 복통이 나타나지 않고 맥이 가늘게 나타나는 설사이다. 즉 여기서 허약(虛弱)하다는 것은 설사의 원인이라는 뜻이 아니라 만성설사로 인한 결과를 뜻하는 것이다.

 처방구성을 보면 오령산에 후박이 빠진 평위산을 합하고 수렴제(가자, 육두구)와 산약, 사인을 더했다. 적복령은 세뇨관의 재흡수를 억제하여 이뇨를 증진하므로 체내의 정체된 수분을 처리한다. 백출은 뚜렷하고 지속적인 이뇨작용이 있으며, 장관활동에 대한 조절작용이 있어서 장관의 자발성 수축활동의 긴장성을 높이고 강직성 수축을 방지한다. 저령은 이뇨작용이 복령보다 우수하지만 보익작용(補益作用)이 없어서 복령과 구별된다. 택사는 세뇨관의 재흡수를 억제하여 이뇨작용을 함으로써 조직의 부종을 경감시킨다.

산약에는 지사작용(止瀉作用), 소화작용(消化作用), 건위작용(健胃作用)을 갖는 성분이 있고, 다량의 전분과 점액질이 함유되어 있어 전분성 자윤제로서 수삽(收澁)시키는 작용이 강하다. 진피는 소화관의 운동을 강화하여 가스배출을 촉진하고, 창출은 소화기의 운동성을 증가시키는 작용이 있다. 사인은 장관(腸管) 평활근을 이완시키며, 소화기의 운동을 촉진하여 음식물의 운송과 소화·흡수에 도움을 준다. 육두구는 소량을 복용하면 위액분비를 증가시키고 위장의 연동운동(蠕動運動)을 촉진한다. 가자는 탄닌을 함유하고 있어 점막의 궤양면에 대하여 보호작용을 갖는다. 계피는 말초혈관의 혈류를 원활하게 함으로써 말초순환장애를 개선하고, 감초는 소화관 평활근에 작용하여 경련을 억제하며 위산분비를 억제하고, 위점막을 보호하는 항궤양작용을 한다.

 습설(濕泄)에 사용하는 **삼백탕**과 비교하면 삼백탕은 거습작용(祛濕作用)과 소화기의 운동성을 증가시키는 작용을 통해 설사를 치료하며, 식상(食傷)으로 인한 설사가 아닌 습체(濕滯)로 인한 설사에 사용한다. 반면 만병오령산은 삼백탕을 써야 하는 경우보다 습체의 정도가 현저하고 더 허약해진 상태에서 나타나는 설사에 사용한다.

사습탕과 비교하면 두 처방 모두 습설(濕泄)에 사용하는 공통점이 있다. 그러나 사습탕은 만병오령산에 비해 습체(濕滯)의 정도가 덜한 상태에서 나타나는 설사에 사용하는 반면, 만병오령산은 소화기 조직의 습체(濕滯)가 더 심하고 조직의 이완도 더 심한 상태의 설사에 사용한다. 따라서 만병오령산의 설사가 더 만성적인 설사이다.

위령탕과 비교하면 두 처방 모두 소화기조직의 습체(濕滯)로 인한 설사에 사용한다. 그러나 위령탕은 소화불량 증상을 겸하고 있는 설사에 사용하는 반면, 만병오령산은 소화불량 증상도 다소 있지만 위령탕을 써야 하는 경우보다 설사의 정도가 만성적이고 상태가 더 심할 때 사용한다.

→ 활용사례

1-1. 복통(腹痛), 연변(軟便), 설사(泄瀉), 복명(腹鳴) 남 32세 열성태음인 181cm 80kg

1-1. 복통(腹痛), 연변(軟便), 설사(泄瀉), 복명(腹鳴)
다음은 박경아 선생의 경험이다.

● 이 ○ ○ 남 32세 열성태음인 181cm 80kg 서울특별시 노원구 상계동
건장한 체격에 피부가 약간 검은 편이며 성격이 온화하다.
① 아침 기상 후 약간의 하복부(下腹部) 통증과 함께 연변(軟便)을 보고, 아침 식사 후 바로 연변(軟便)을 본다.
② 특별한 경우 아니면 보통 점심 저녁식사 후에는 변을 보는 일은 없다. ③ 과식을 하거나 신선도가 떨어지는 음식을 먹으면 설사를 한다. ④ 맵거나 짠 음식을 먹으면 설사를 한다. ⑤ 술을 먹으면 다음날 설사를 한다.
⑥ 평소 아래배가 특별히 차갑지 않으나, 배를 차게 하고 잔 다음날은 증상 심하다. ⑦ 배에서 물소리가 많이 난다.
⑧ 배에 가스가 많이 찬다. ⑨ 고등학교 때 이후로 장이 안 좋아진 것으로 생각된다. ⑩ 몸에 열이 많고 손발 따뜻하다. ⑪ 더위를 많이 타고, 추위는 잘 안 탄다. ⑫ 맵거나 더운 음식 먹을 때 목에 땀이 많이 난다. ⑬ 식성이 좋고 소화도 잘되는 편이나 식사량은 적은 편이다. ⑭ 수분 섭취가 비교적 많은 편(식사시 국물 섭취가 많음)이고 과일을 많이 먹는다. ⑮ 잠은 잘 자는데 누우면 바로 잔다.
아침에 기상한 후와 식사 후에 있는 연변을 목표로 만병오령산 2배량으로 10일분 20첩을 투약했다.
1. 약을 복용한 후에 복명(腹鳴)이 많이 소실되었다.
2. 배에 가스가 차는 것도 호전되었다.
3. 기상 후 연변(軟便), 설사는 변이 약간 찰지는 형태가 된 정도라고 한다.
4. 복용자의 표현으로 복통(腹痛), 변의 굳기 면에서 15% 정도의 효과가 있다고 한다.
5. 복용하는 중에 몇 번 약간 빈혈을 느낀다고 했는데, 약성이 관련이 있는지는 잘 모르겠다.

下統91 寶 도적지유탕 導赤地楡湯

地楡 當歸身酒洗 各一錢半 赤芍藥炒 黃連酒炒 黃芩酒炒 槐花炒 各一錢 阿膠珠 荊芥穗 各八分 甘草炙 五分

治 赤痢 及血痢
[活套鍼線] 赤痢(大便)
[適 應 症] 이질, 설사, 점액변, 치질로 인한 출혈

 도적지유탕은 이질(痢疾)에 사용하는 처방이다. 이질에 사용하는 처방은 크게 두 종류로 나눌 수 있다. 하나는 실제로 이질균에 감염되어 이질 증상이 발생하는 형태이고, 다른 하나는 이질균에 감염되지는 않았으나 소화기능이 저하되어 만성적인 설사를 하는 형태이다.

사실 예전에는 질병의 원인을 정확히 모르는 경우가 있었기 때문에 실제 이질균에 감염되지 않았지만 설사가 만성화되고 점액이 섞인 변이 나오는 경우도 이질로 판단했다. 특히 몸이 허약(虛弱)한 경우 만성적으로 설사를 하면 장벽(腸壁)이 약해져 이질과 유사한 증상이 나타나기도 했는데, 예전에는 증상을 기준으로 질병을 분류했으므로 이런 유형의 설사를 이질로 분류했던 것이다. 활투침선을 보면 한리(寒痢), 허리(虛痢), 냉리(冷痢), 구리(久痢) 등 허약한 상태에서 나타나는 이질이 있는데, 반드시 그런 것은 아니겠지만 이런 유형의 이질은 감염성이 아닌 허약성 만성설사일 가능성도 배제할 수 없다. 예를 들어 허리(虛痢)에 사용하는 전씨이공산이나 보중익기탕, 구리(久痢)에 사용하는 실장산으로 감염성 이질을 치료한다는 것은 무리가 있다. 그러나 도적지유탕은 실제로 이질균에 감염되어 이질 증상이 나타났을 때 사용한다.

이질은 보통 여름철에 발생하는데, 기온과 습도가 높아 세균의 활동이 왕성하기 때문이다. 따라서 여름철에 이질균에 감염된 음식을 먹거나 이질균이 손을 통해 체내에 유입됐을 때 일정 기간 잠복기를 갖고 고열과 구토, 설사를 동반한 증상이 나타난다. 이런 경우는 급성이질에 속하며 양방에서는 항생제를 투여하는데, 갈수록 내성이 생겨 다른 항생제로 대체하고 있는 실정이다. 이질의 전형적인 증상은 열이 나고, 복통이 있으며, 코처럼 끈끈한 점액이 섞인 점액변이나 피가 섞인 혈변(血便)이 나오고, 대변이 자주 마렵지만 적은 양이 나오는 이급후중(裏急後重)을 호소하는 것이 특징이다.

옛날에 이질이 성행했던 이유는 먼저, 위생상태가 불량하여 이질균에 감염될 확률이 높았기 때문이다. 요즘처럼 몸을 자주 씻지 않았고 옷을 자주 세탁하지 않았기 때문에 세균에 감염될 가능성이 매우 높았다. 둘째, 만성적인 영양결핍으로 면역력이 저하되어 이질균에 쉽게 감염될 수 있었다. 셋째, 요즘처럼 음식이 부드럽고 완전하지 못하여 식상(食傷)이 생기기 쉬워 식상(食傷)으로 설사가 발생하기 쉬웠고, 설사가 지속되어 이질로 변하는 경우가 많았다. 넷째, 공동우물을 사용했기 때문에 한 번에 여러 명이 감염될 수 있었다. 이런 환경 요인으로 이질균에 쉽게 노출되었는데, 이질균은 장티푸스균이나 콜레라균과 달리 위산(胃酸)에 잘 견디기 때문에 적은 양이 몸에 들어와도 위에서 죽지 않고 대장에 도달하여 염증을 일으켜 발열, 구토, 출혈, 이급후중 증상을 야기한다.

이질균에 감염되어 이질 증상이 나타났을 때도 사용하는 처방이 많기 때문에 증상의 정도나 신체상태 등을 기준으로 처방을 선별할 수 있어야 한다. 이질에 걸리면 공통적으로 곱똥이 나오고 피가 나오거나 복통, 설사, 이급후중이 대부분 있지만, 신체상태에 따라서 발열의 정도는 달라질 수 있다. 도적지유탕의 경우는

본래 체열(體熱)이 많은 사람에게 사용할 수 있으며, 이질에 걸려 발열 증상과 대변출혈이 두드러질 때 적합하다. 발열이 심하다는 것은 점막의 손상이 심하여 출혈이 나타날 수 있음을 의미한다. 처방 중에 황금작약탕이 포함되어 있고 여기에 황련까지 더해져 있어 열성상태라는 것을 알 수 있고, 다른 처방과 달리 지유와 아교가 포함되어 있어 출혈의 증상이 두드러진다는 것을 알 수 있다.

도적지유탕은 치질(痔疾)로 인한 출혈에도 응용할 수 있다. 요즘에는 운동량이 적어 골반 내의 혈액순환 속도가 감소하여 직장(直腸)에 혈액이 울체되기 쉽고 대장기능이 나빠지기 쉽다. 그래서 치질에 걸려 고생하는 사람이 많은데, 신체상태가 적합하다면 도적지유탕을 사용해 볼 수 있다고 생각한다.

처방구성 처방구성을 보면 지유에는 탄닌 성분이 포함되어 있어 지혈작용(止血作用)을 한다. 약리실험에서는 항균작용, 소염작용, 혈관수축작용 등이 밝혀졌다. 당귀의 정유성분은 혈관을 확장하여 혈압을 저하시키고, 말초혈관의 혈류를 원활히 함으로써 말초순환장애를 개선한다. 작약은 이질균, 황색포도상구균, 녹농균, 대장균에 대한 항균작용이 탁월하다. 황련은 소염작용이 강하여 다양한 염증에 사용하며, 미주신경을 자극하여 혈압을 강하시킨다. 황금은 직접적으로 말초혈관에 작용하여 혈압을 강하시키며, 혈관투과성 항진을 억제하고 소염작용이 강하여 혈관의 염증성 충혈(充血)과 울혈(鬱血)을 완화한다.

괴화는 모세혈관의 투과성을 감소시키고, 혈관을 수축시켜 출혈시간과 출혈량을 감소시킨다. 아교주는 조직의 회생에 필요한 단백질을 공급해 주고, 헤모글로빈(Hemoglobin)의 생성을 증진시켜 혈허(血虛)를 개선하며, 지혈작용이 있어서 다양한 출혈증상을 개선한다. 형개는 피부의 혈행(血行)을 촉진하고, 모세혈관 탄력을 강화하며 미소출혈(微少出血)을 방지한다. 감초는 스테로이드호르몬과 유사한 작용이 있어 항염증과 항알레르기 효과를 나타낸다.

처방비교 **수련환**과 비교하면 두 처방 모두 이질에 사용한다는 공통점이 있다. 수련환의 황련은 열성상태를 조절하여 조직을 수렴시키고, 오수유는 환부로 혈액을 증가시켜 황련의 역할을 극대화시켜 이질을 치료한다. 또한 환제(丸劑)이기 때문에 지속적으로 복용한다는 특징이 있고 이질 외에 속쓰림에도 사용할 수 있다. 반면 도적지유탕은 적리(赤痢)에 사용하며, 지유나 아교 같은 지혈제(止血劑)가 포함되어 있어 출혈이 동반되는 이질에 사용한다.

도체탕과 비교하면 두 처방 모두 청열제(淸熱劑)로 구성되어 있고 열리(熱痢)에 사용한다는 공통점이 있다. 그러나 도체탕은 이질에 가장 보편적으로 사용하는 처방이고, 출혈의 정도는 도적지유탕을 써야 하는 경우보다 심하지는 않으며, 열성상태의 소아 설사에도 사용한다. 반면 도적지유탕은 출혈이 위주인 이질에 사용하며, 도체탕보다 수렴성이 더 강하다.

평위지유탕과 비교하면 평위지유탕은 연약해진 소화기조직에 혈액이 울체되어 혈변(血便)을 보는 경우에 사용한다. 반면 도적지유탕은 이질균에 의해 장조직이 손상되어 혈변이 나올 때 사용한다. 따라서 평위지유탕의 출혈은 소화기가 연약해진 상태에서의 출혈이고, 도적지유탕의 출혈은 소화기의 연약과 상관이 없는 감염성 출혈이다.

➔ **활용사례**

1-1. 이질(痢疾), 설사(泄瀉), 점액변(粘液便) 남 53세 태음인
1-2. 이질(痢疾) 남 56세

1-1. 이질(痢疾), 설사(泄瀉), 점액변(粘液便)

다음은 연만희 선생의 경험을 채록한 것이다.

● 연 ○ ○ 남 53세 태음인 한약업사 충청북도 괴산군 증평읍

필자 본인의 경험으로 필자는 여기저기 아픈 곳이 많아 여러 가지 약을 직접 사용하여 시험해 보는데, 이번에는 이질 (痢疾)에 걸려 도적지유탕을 복용해 보았다.

① 소화기가 좋지 않아 자주 이질에 걸렸다. ㉠ 이번에도 이질에 걸렸는데 대변을 보면 설사와 함께 코 같은 점액이 나온다.   ② 대변을 자주 보고 싶어 화장실에 자주 가게 된다.   ③ 소화가 잘 안 된다.   ④ 본래 소화는 잘되나 장 이 좋지 않아 회나 찬 음식을 먹으면 설사를 자주 한다.

이질(痢疾)은 설사를 동반하는데, 설사와 다른 것은 장에 염증이 생기면서 대변에 코 같은 점액이 섞여 나오는 특징이 있다. 점액이 농과 같이 나올 때는 농리(膿痢)가 되고, 붉은색을 띨 때는 적리(赤痢), 흰색을 띨 때는 백리(白痢)라 하 며 나처럼 투명한 색이 나올 때나 점액 물질이 나오는 총칭은 이질(痢疾)이라고 한다.

따라서 이질에 쓰는 도적지유탕 본방으로 3첩을 복용했다.

도적지유탕 3첩을 모두 복용한 뒤로 곧바로 이질 증상이 없어져, 설사도 멈추었고 대변에 코 같은 점액이 나오던 것 이 없어졌고 화장실에 자주 가는 것도 없어졌다.

1-2. 이질(痢疾)

다음은 연만희 선생의 경험을 채록한 것이다.

● ○ ○ ○ 남 56세 보통 체격 농업 충청북도 괴산군 도암면 도안리

동네에 사는 사람으로 이질(痢疾)에 걸려 통원 치료를 받아도 낫지 않는다며 내방했다.

① 이질에 걸려 설사를 하면서 동시에 설사한 후에 점액성 곱똥을 자주 눈다.

② 병원에서는 장염이라고 하여 그간 병원에 다니면서 치료를 했으나 전혀 차도가 없다.

이질과 설사의 판별은 코 같은 곱똥을 누면 이질이고, 그렇지 않으면 설사이다.

이 사람은 설사 후에 점액성 곱똥을 누는 점으로 보아서 이질(痢疾)로 보았다. 요즘은 이질에 잘 걸리지도 않지만 걸 리더라도 항생제가 있어 잘 나으므로 한약방에 오는 경우가 매우 드물다.

이 사람처럼 드물게 양방치료를 해도 낫지 않을 경우 한약으로 치료해야 한다. 예전에는 이질이 상당히 위중한 병이 었으며 지속될 경우에는 목숨을 잃는 경우가 많았다. 그래서 위의 증상에 경험한 대로 도적지유탕 3첩을 지어주었다. 다음에 다른 약을 지으러 왔을 때 확인해 보니, 지난번 지어준 약을 달여 모두 복용한 뒤로는 곱똥 싸는 것이 완전히 나았고 그 뒤로는 괜찮다고 한다.

風寒暑濕燥火內虛霍嘔咳積浮脈消黃癰邪身精氣神血夢聲音津液痰飲蟲小便
傷勞亂吐嗽聚腫滿渴疸疾祟形
大便
頭面眼耳鼻口舌牙齒咽喉頸項背胸乳腹腰脇皮手足前陰後陰癰疽諸婦人瘡小兒

下統92 寶 **수련환** 茱連丸

吳茱萸 黃連 各二兩

治 赤白痢
[用　　法] 上二味 以好酒 浸三日 各揀焙末 醋糊丸梧子大 赤痢黃連丸 三十粒 甘草湯下 白痢茱萸丸 三十粒
　　　　　 乾薑湯下 赤白痢各取三十粒 甘草乾薑湯下
[活套鍼線] 赤痢(大便)　氣痢(大便)
[適 應 症] 이질, 설사, 이급후중, 복통, 속쓰림, 탄산

　　　　　수련환은 이질(痢疾)을 치료하는 처방으로 적리(赤痢)와 백리(白痢)에 모두 사용할 수 있다. 또한 약성을 이용하여 설사(泄瀉), 복통(腹痛), 이급후중(裏急後重), 속쓰림, 탄산(呑酸) 등에도 응용한다.

　지금은 이질을 앓는 환자가 많지 않고, 제1종 법정 전염병으로 분류하고 있기 때문에 이질 환자가 발생하면 전염을 막기 위해 집중관리를 한다. 그만큼 이질의 전염 속도는 빨라서 사람이 많이 모이는 곳을 통해 확산되는 경우가 많다. 옛날에는 위생상태가 좋지 못했고 이질을 예방하는 방법 자체가 미숙했기 때문에 이질이 유행하면 한 마을에서만 많은 사람이 죽을 정도로 무서운 질병에 속했다. 그래서 이질을 치료하기 위한 처방이 많았고 이질문(痢疾門)을 따로 만들어 병증에 따라 분류했던 것이다.

　이질은 세균성 이질과 아메바성 이질로 나누며, 현재는 아메바성 이질보다는 세균성 이질이 더 많다. 그러나 옛날에는 질병을 분류할 때 증상을 기준으로 했기 때문에 아메바성 이질인지, 세균성 이질인지 알 수 없었고, 단지 설사(泄瀉)와 복통(腹痛)이 있고 혈액(血液)이나 점액(粘液), 농(膿) 등이 섞여 나오는 정도를 기준으로 적백리(赤白痢), 농혈리(膿血痢), 한리(寒痢), 열리(熱痢) 등으로 분류했을 뿐이다. 이질균에 감염되면 장에 염증이 생기는데 그 이유는 이질균이 장 점막을 뚫고 들어가거나 독소를 만들어 장 점막을 손상시키기 때문이다. 그래서 이질에 사용하는 처방을 보면 장의 염증을 개선하기 위한 청열제(淸熱劑)가 대부분 포함되어 있다.

　수련환에도 황련이라는 청열제가 포함되어 있어 이질균에 감염되어 장점막이 손상되었을 때 적합한 처방이 된다. 이질에 걸렸을 때 가장 보편적으로 사용하는 약재가 황련인데, 그 이유는 장조직이 충혈(充血), 궤양(潰瘍)되어 있기 때문에 조직을 수렴시켜 주고 열성상태를 완화시켜 주어야 하기 때문이다. 이런 이유 때문에 대부분의 이질처방에는 황련이 포함되어 있다. 그러나 상태에 따라 부수증상이 동반되므로 처방이 다양해지는 것인데, 만약 소화가 잘 안 되거나 가스가 차면 목향이 포함된 향련환을 사용할 수 있을 것이다.

　수련환의 경우 황련만 사용하기에는 몸이 너무 차지기 때문에 오수유를 넣은 것인데, 황련이 이질로 인한 궤양을 치료하기는 하지만 혈관을 수축시켜 복통을 가중시키는 등 다른 장애를 유발할 수 있기 때문에 오수유를 넣는 것이다. 따라서 수련환에 적합한 사람은 아주 열실(熱實)한 사람은 아니라고 할 수 있다. 그렇다면 같은 온열제인 건강이나 육계를 넣을 수 있다는 의문이 들 수 있을 것이다. 그러나 이질균에 의해 장조직이 손상되고 궤양이 발생하였기 때문에 혈행장애를 개선할 수 있는 오수유가 적합하며, 건강이나 육계는 온열성이 있지만 혈행장애를 개선하는 작용은 떨어진다.

　수련환은 이질뿐 아니라 속쓰림에도 사용한다. 위장점막이 미란(糜爛)되거나 궤양(潰瘍)이 발생했을 때

황련으로 수렴시키고 오수유로 혈행을 증가시켜 속쓰림을 치료하는 것이다. 좀 더 응용한다면 만성 대장염에 사용할 수 있을 것이며, 증상을 기준으로 한다면 일반적인 설사와 이급후중(裏急後重) 증상에도 사용할 수 있을 것이다.

복용법을 보면 황련과 오수유를 술에 담갔다가 각각 건조한 것을 말려 식초에 섞어 오자대로 만들어 적리(赤痢)에는 환으로 만들어 둔 황련을 감초탕에 복용하고, 백리(白痢)에는 오수유를 건강탕에 복용한다. 또한 적백리에는 황련과 오수유 모두를 건강감초탕에 복용한다. 이처럼 장점막에 급성 염증이 있어 혈액이 섞여 나올 때는 청열·수렴작용이 있는 황련과 소염작용이 있는 감초를 복용하여 염증을 없애주는 것이고, 혈액이 섞여 나오지 않을 때는 열성이 덜한 상태이므로 소통장애를 개선하고 온열(溫熱)시키는 방향으로 치법을 정한다.

처방구성 처방구성을 보면 오수유, 황련 두 가지 약재와 함께 복용하는 감초, 건강으로 구성되어 있다. 황련은 소화성궤양에 대한 억제작용과 소염작용, 항궤양작용이 있으며, 부교감신경을 강화하여 타액, 위액, 췌액의 분비를 촉진하고 위장의 연동운동(蠕動運動)을 항진시킨다. 오수유는 소화관의 순환을 촉진하여 평활근의 장력을 떨어뜨리고 연동을 억제하여 진경(鎭痙), 제토(除吐), 진통작용(鎭痛作用)을 한다. 감초는 소화관 평활근에 작용하여 경련을 억제하며, 위산분비를 억제하고 위점막을 보호하는 항궤양작용을 한다. 건강은 혈관확장작용이 있어 혈액순환(血液循環)을 촉진하고, 혈관운동중추를 흥분시켜 직접적으로 강심작용을 나타낸다. 또한 위액과 위산분비를 촉진하여 소화를 돕고, 소화기의 운동을 자극하는 작용도 있다.

처방비교 **주증황련환**과 비교하면 두 처방 모두 황련이 포함되어 있고, 이질에 사용한다는 공통점이 있다. 그러나 주증황련환은 황련을 술로 쪄서 황련의 찬 성질을 완화시켜 사용하며, 열성(熱性)이 심한 상태에서 발생하는 설사와 이질에 사용할 수 있으며, 여름철 더위로 인해 몸에 열이 잠재되어 증상을 일으키는 복서증(伏暑症)에도 사용한다. 반면 수련환은 설사, 이질뿐 아니라 속쓰림이나 탄산(呑酸)에도 사용한다.

향련환과 비교하면 두 처방 모두 이질에 사용하며 황련이 포함되어 있다. 그러나 향련환은 황련이 군약이며 약간의 목향이 들어 있으므로 수련환을 써야 하는 경우보다 열성상태가 더 심할 때 사용하며, 복창(腹脹) 증상이 동반되는 경우도 있다. 반면 수련환은 향련환에 비하여 열성상태가 덜하거나 이질증상이 보다 만성적일 때 사용한다.

연부육일탕과 비교하면 두 처방 모두 황련이 포함되어 있으며 이질에 사용한다는 공통점이 있다. 그러나 연부육일탕은 황련과 부자의 비율이 6:1이며, 본래는 열울(熱鬱)로 인한 위통과 흉통을 치료하는 처방이지만, 약성을 이용하여 설사, 이질, 속쓰림에도 사용한다. 반면 수련환은 본래 이질에 사용하는 처방이며, 속쓰림이나 설사에도 응용하지만 위통이나 흉통에는 빈용하지 않는다.

下統93 寶 # 황금작약탕 黃芩芍藥湯

黃芩 白芍藥 各二錢 甘草 一錢

治 下痢膿血 身熱腹痛 脈洪數 ① 腹痛甚 加桂心 三分
[活　　套] 暑 加香薷 白扁豆 黃連 尿澁 加猪澤 燈心之類
[活套鍼線] 熱痛(腹) 熱痢(大便) 腹痛(小兒) 泄痢(小兒) 膿血痢(大便) 痢疾(小兒麻疹)
[適 應 症] 급성장염, 이질, 곱똥, 후중, 설사, 복통

 처방 설명　　황금작약탕은 피고름이 섞여 나오는 혈리(血痢)와 농리(膿痢)에 사용하는 처방이며, 약성을 응용하여 체열이 높은 사람의 설사와 복통에도 사용한다.

　활투침선을 보면 황금작약탕을 크게 복통(腹痛)과 이질(痢疾)에 사용하는 처방으로 분류하고 있다. 먼저 복통에는 소아의 열복통(熱腹痛)과 일반인의 열복통(熱腹痛)에 사용하는 것으로 되어 있는데, 공통점은 복통과 더불어 몸에 열이 나면서 갈증이 동반되거나 황적색의 소변이 나오는 등 열증(熱症)이 동반된다는 것이다.
　이질(痢疾)의 경우 농혈리(膿血痢), 소아의 설리(泄痢), 열리(熱痢), 마진(痲疹) 후에 발생하는 이질(痢疾)에 사용하는 것으로 되어 있다. 농혈리(膿血痢)는 이질균에 감염되어 대변에 농혈(膿血)이 섞여 나오는 것이므로 배가 뜨겁고 발열이 나는 증상이 동반될 수 있고, 열리(熱痢)는 삼복더위에 발생하는 이질이며, 나타나는 증상은 번민(煩悶), 조갈(燥渴)하여 냉수를 자주 마시는 등 열적 증상이 동반된다. 소아의 설리(泄痢)는 설사를 하다가 이질이 되는 경우인데, 소아의 특성상 체열(體熱)이 높기 때문에 이 경우에도 열적 증상이 동반된다. 마진(痲疹) 후에 발생하는 이질에 사용하는 것도 마진으로 인해 대장점막이 손상되어 이질이 발생하는 것이며, 이때 열적 증상이 동반되었을 경우 황금작약탕을 사용한다.
　종합해 보면 위의 증상들의 공통점은 체열이 높은 상태에서 발생한다는 것과 체열이 높은 만큼 열적 증상이 동반된다는 점이다. 따라서 임상적으로 황금작약탕의 주요한 증상 중에는 배가 뜨거우면서 설사를 한다거나 복통이 발생한다는 특징이 있다.

　조문을 보면 '身熱腹痛신열복통 脈洪數맥홍삭'이라는 언급이 있는데, 이질에 걸려 농혈변이 나오면서 몸에서는 열이 나고 복통이 동반되며, 맥이 홍삭(洪數)할 때 사용한다는 것이다. 맥이 홍(洪)하다는 것은 많은 혈액이 혈관을 통과한다는 것이며, 이것은 세포에 많은 혈액이 전달되는 것을 의미하므로 열에너지 또한 많이 생산된다는 뜻이다. 따라서 맥이 홍(洪)하다는 것은 몸에 열이 많다는 의미이고 실증이라는 의미이다. 삭(數)이라는 것은 맥이 빠르다는 것으로 급박한 상황일 때 세포에 빨리 영양을 공급하기 위하여 심박동수를 증가시킨 결과 나타나는 증상이다. 삭(數)은 허증(虛症)에서도 나타나지만 여기서는 홍삭(洪數)이기 때문에 실증을 반증한다. 따라서 황금작약탕은 실증(實症)이며 열증(熱症)일 때 사용한다.

　황금작약탕은 반드시 이질(痢疾)이 아니더라도 일반적인 설사에도 사용할 수 있는데, 설사를 하면서 배가 뜨거울 때 적합하다. 일반적으로 설사와 복통이 있을 때 배를 만져보면 차가운 느낌을 받을 때가 많은데, 황금작약탕의 설사는 배를 만졌을 때 뜨거운 느낌이 든다는 특징이 있다. 배가 뜨겁다는 것은 몸에 열이 있다는 것으로, 어떤 병적 상황을 벗어나기 위해 열을 발생시켜 적극적으로 대응하기 때문에 나타나는 증상이다. 그래서 몸이 뜨거운 사람, 또는 성장열(成長熱)이 내재된 아이들에게 이런 증상이 나타나는 경우가

많다. 이런 사람들은 인체의 저항력이 충분하다는 것이므로 체력이 좋고 체열(體熱)이 높은 사람일 가능성이 많다.

황금작약탕은 작약감초탕에 황금만 추가한 처방이다. 작약감초탕은 보통 변비에 사용하지만 설사에도 사용할 수 있는데, 장(腸)의 기능이 저하되면 변비뿐 아니라 설사가 나타날 수 있기 때문이다. 그래서 작약감초탕을 사용하면 장기능 실조로 인한 설사와 변비를 모두 치료할 수 있다. 증상에 집착하면 동일한 처방을 정반대의 증상에 사용한다는 것에 혼란을 가져올 수 있는데, 증상의 바탕인 상태를 이해하면 이런 혼란은 피할 수 있다. 황금작약탕도 작약감초탕에 황금을 더한 것이므로 열성(熱性)이 내재되어 있는 작약감초탕의 증상을 치료한다고 볼 수 있다. 즉 설사와 변비를 모두 치료할 수 있는 것이다. 예를 들어 황금작약탕은 열복통(熱腹痛)과 소아의 열복통(熱腹痛)에 사용하는 처방으로 분류되어 있다. 열복통의 정의를 보면 열이 있어 몸이 몹시 조갈(燥渴)하므로 소화기의 내용물이 말라 굳어지면서 내려가지 않고 간헐적으로 복통이 나타나고, 아파서 건드릴 수 없고, 변비가 따르고, 찬 것을 좋아하는 증상이 동반되는 것으로 설명되어 있다. 소아의 열복통(熱腹痛)의 정의 또한 몸에 열이 나고 목이 마르고, 소변이 황적색이고, 변비가 되고, 간헐적인 복통이 나타나는 것으로 되어 있다. 따라서 황금작약탕도 작약감초탕처럼 변비에도 사용할 수 있다는 것을 알 수 있으며, 단지 열증(熱症)이 동반되었을 때 적합하다.

 처방구성을 보면 작약감초탕에 황금이 군약으로 들어갔다. 황금은 혈관투과성 항진을 억제하고, 소염작용이 강하여 혈관의 염증성 충혈(充血)과 울혈(鬱血)을 완화한다. 약리실험에서 혈관투과성을 억제하는 등 급·만성 염증반응에 대한 억제작용이 확인되었으며, 강한 항균작용이 밝혀졌다. 백작약은 이질균, 황색포도상구균, 녹농균, 대장균에 대한 항균작용이 탁월하다. 감초는 소화관 평활근에 작용하여 경련을 억제하며 위산분비를 억제하고, 스테로이드 호르몬과 유사한 작용이 있어 항염증작용, 해독작용, 해열작용을 한다.

도체탕과 비교하면 두 처방 모두 열리(熱痢)와 농혈리(膿血痢)에 사용한다. 그러나 도체탕은 일반적인 이질과 설사에 흔히 쓰는 처방으로 황금작약탕보다는 열성(熱性)이 덜한 상태에 사용한다. 반면 황금작약탕은 전신의 열증(熱症)이 동반되거나 배가 뜨거우면서 설사를 하는 증상에 사용한다.

익원산과 비교하면 익원산은 서열(暑熱)로 인하여 전신에 열이 가득한 상태에 사용하며, 갈증(渴症), 번조(煩燥) 증상과 함께 설사가 나타날 때 사용하는데, 복통은 없거나 심하지 않다. 반면 황금작약탕은 열성(熱性)이 심하여 배가 뜨거울 때 사용한다는 특징이 있어, 배가 뜨거우면서 설사, 이질, 복통이 있을 때 사용한다.

열리(熱痢)에 사용하는 **창름탕**과 비교하면 두 처방 모두 열성상태의 이질에 사용한다. 그러나 창름탕은 인삼패독산에 황련, 연육, 진창미가 더해진 처방으로 외감(外感)으로 인한 발열과 신체통이 나타나면서 설사를 하거나, 이질균에 감염되어 전신발열과 신체통이 나타날 때 사용한다. 반면 황금작약탕은 전신발열도 있지만 주로 복부의 열감(熱感)이 위주일 때 사용하며, 이질이나 설사, 복통을 막론하고 복부에 열이 있으면 사용할 수 있다.

→ 활용사례

1-1. **곱똥** 3세
2-1. **식후즉변(食後卽便)** 남 30세 태음인
3-1. **만성이질(慢性痢疾), 후중(後重)** 남 67세

風寒暑濕燥火內傷勞虛霍亂嘔吐咳嗽積聚浮腫脹滿消渴黃疸瘰癧邪祟身形精氣神血夢聲音津液痰飲蟲小便 大便 頭面眼耳鼻口舌牙齒咽喉頸項背胸乳腹腰脇皮手足前後陰陰疝痛諸婦人小兒

1-1. 곱똥

다음은 안병철 선생의 경험을 인용한 것이다.

● 김 ○ ○ 3세

① 며칠간 물 같은 설사를 계속 한다.   ② 대변에 곱이 함께 배출된다.

먼저 팔주산을 투약했는데, 팔주산을 복용한 뒤에 설사는 호전되었으나 대변에 곱이 끼여 나오는 것은 여전했다. 그래서 이번에는 황금작약탕에 소백피, 상백피, 후박, 가자 1돈을 더하고 설탕을 소량 더하여 계속 복용시켰다. 그랬더니 곱똥이 소실되었다.

2-1. 식후즉변(食後卽便)

다음은 윤여빈 선생의 경험이다.

● 윤 ○ ○ 남 30세 태음인 연구원 경기도 안양시 동안구 관양1동

비습(肥濕)한 태음인으로 평소에 몸에 열이 많다. 본인의 경험으로 3일전 순대국을 먹고 식중독에 걸려 회생산을 복용하고 발열(發熱), 오한(惡寒) 등의 증상은 소실되었으나 설사는 여전했다.

① 식후(食後)에 바로 설사(泄瀉)를 한다. ㉠ 회생산을 복용한 후에 근육통, 구토, 지절통은 호전이 되었으나 식후에 바로 설사를 하는 증상은 그대로 남아 있다. ㉡ 식후에 바로 설사를 해서인지 항상 허기가 진다. ㉢ 그러나 식후에 바로 설사를 해서인지 음식을 먹기가 두렵다.   ② 현재는 추위를 심하게 타지는 않는다.   ③ 윗배와 아랫배가 약간 차다. ④ 따뜻한 것을 좋아한다.

회생산을 복용하고 낫지 않은 식후 설사를 목표로 황금작약탕 2배량으로 2첩을 달여서 2번에 걸쳐서 복용했다.

황금작약탕을 복용한 이후 바로 설사를 하지는 않았다. 약을 복용한 시간이 아침 9시 정도였는데 설사는 11시 정도에 한 번 있었으며, 점심 식후에도 바로 설사를 하지는 않았다.

점심식사 후에 다시 약을 복용하려고 데우는 과정에서 실수로 약을 태워서 더 이상 복용하지는 못했다. 다만 약을 복용한 후에 계속 복부에 무지근한 느낌이 있었으며, 변을 보면 물변 형태의 설사가 아니라 약간 무른 변의 형태였다.

3-1. 만성이질(慢性痢疾), 후중(後重)

다음은 맹화섭 선생의 경험을 인용한 것이다.

● ○ ○ ○ 남 67세

이질로 고생하다가 약을 먹고 좋아지기는 했는데 완전히 낫지 않아 내원한 할아버지이다.

① 몇 달째 이질(痢疾)이 완치되지 않아 하복(下腹)이 무지근하다.

② 대변을 본 뒤에 뒤가 무겁고 개운하지 않고 찝찝하다.

이질이 완치되지 않고 몇 달째 지속되는 할아버지에게 황금작약탕에 대조를 넣어 지어주었다.

며칠 뒤에 다시 내원하여, 지난번에 지어준 약을 복용하고 모든 증상이 호전되어 하복이 무지근한 것도 없어지고 뒤가 무겁고 개운하지 않았던 것이 소실되었으며 찝찝하던 것도 없어졌다고 한다.

下統94 寶 도체탕 導滯湯

白芍藥 二錢 **當歸 黃芩 黃連** 各一錢 **大黃** 七分 **桂心 木香 檳榔 甘草** 各三分

治 下痢膿血 裏急後重 日夜無度 ① 空心服
[活套鍼線] 膿血痢(大便)　熱痢(大便)
[適應症] 설사, 장염, 적리의 초기, 이질, 복학

처방설명

　　도체탕은 설사(泄瀉)와 이질(痢疾)에 사용하는 처방이다. 예전에 위생상태가 취약했던 시골에서는 열이 나고 설사와 복통(腹痛)이 계속되어 이질 기운이 있을 때 물어볼 것도 없이 도체탕을 썼었다.

　　도체탕 적용은 크게 세 종류로 나눌 두 있다. 첫째, 실제로 이질균에 감염되어 장점막(腸粘膜)이 충혈(充血)되고 손상된 경우이다. 둘째, 전체적인 허약(虛弱)이 심해져 소화기능이 저하되고 설사가 발생하며, 이러한 설사가 만성화되어 이질 증상처럼 보이는 경우도 이질로 간주했다. 셋째, 상한 음식을 먹었거나 식체(食滯)로 인해 소화기조직이 손상되어 설사가 발생할 수 있으며, 손상된 조직이 완전히 치료되지 않고 이질 증상처럼 지속하여 설사하는 경우도 이질로 보았다.

　　첫 번째 경우는 실제 이질균에 감염된 것이므로 의당 이질을 치료하는 처방을 사용해야 할 것이며, 두 번째와 세 번째 경우는 이질 증상이 나타나고 있을 뿐 실제로는 이질균에 감염된 것이 아니므로 이질에 사용하는 처방보다는 허약(虛弱)이나 적취(積聚)를 개선하는 처방을 사용하는 것이 옳다. 그래서 활투침선을 보면 실제 이질에 사용하는 처방이 있는가 하면 보중익기탕이나 삼령백출산처럼 이질보다는 소화기연약을 개선하는 처방도 포함되어 있다. 이는 예전에 이질(痢疾)의 원인을 잘 몰랐기 때문에 이것이 감염으로 인한 이질인지, 식상(食傷)으로 인한 이질인지 명확하게 구별하지 못하는 경우가 많았기 때문이다. 그래서 설사를 지속적으로 심하게 했을 때 이질(痢疾)로 진행되는 경우가 많았기 때문에 이질로 판단했던 것이다.

　　도체탕은 실제 이질균에 감염되어 복통(腹痛), 설사(泄瀉), 농혈리(膿血痢), 이급후중(裏急後重) 같은 전형적인 이질 증상이 나타났을 때 사용하는 처방이다. 그러나 현재 이질 환자가 많지 않고, 있더라도 한약으로 이질을 치료한다는 생각을 하지 않기 때문에 도체탕을 비롯한 이질 처방을 실제 이질에 사용하는 경우는 극히 드물다. 따라서 약성에 따라 비슷한 상태에서 나타나는 증상에 응용할 수 있어야 하며, 그렇게 하기 위해서는 본래 어떤 상태와 어떤 증상에 사용했는가를 먼저 알아야 한다.

　　《급유방》에서는 '열리(熱痢)는 서리(暑痢)와 같은데 몸이 뜨겁고 번갈이 나며 배꼽을 찌르는 듯이 아프며, 뒤가 묵직하고 피만 누거나 혹 희고 붉은 곱과 피고름을 누는 것이다. 경(輕)한 자는 황금작약탕을 쓰고 심한 자는 도체탕을 쓴다.' 했고, 《의종손익》에서는 '이질(痢疾)로 피곱을 누며 하복이 끌어당기는 것 같으면서 뒤가 묵직하고 배가 아프며 갈증이 나고 밤낮 수없이 대변을 누는 것을 치료한다.'고 되어 있다. 이들의 공통점은 이질 증상 중에서도 계속되는 설사와 함께 복통(腹痛)과 농혈(膿血)이 나타나고, 번갈(煩渴)이나 갈증(渴症) 등 열성상태에서 나타나는 증상이 뒤따르고 있다는 점이다. 여기서 중요시해야 할 점은 복통과 열성상태이다. 복통은 이질균이 장점막을 손상시켜 궤양을 일으켰기 때문에 나타는 증상이며, 열성상태는 모든 이질 환자에게 나타날 수 있겠지만 평소 체열이 높은 사람에게 강하게 나타나는 특징이 있다.

　　이러한 특징을 감안한다면 이질이 아니더라도 평소 체열(體熱)이 높은 사람의 장염, 특히 장점막에 궤양이 생겨 심한 복통이 수반되는 장염에 사용할 수 있다. 물론 현재 설사를 하면서 복통이 뒤따르고 심한 발열은 아니더라도 열성상태가 형성되었다면 더욱 적합할 것이다. 도체탕에는 충혈(充血)되고 궤양(潰瘍)이 형성된 장점막을 수렴(收斂)시켜 주는 백작약, 황금, 황련, 대황이 있고, 장의 운동성을 확보하여 회복을 촉진하는 백작약, 대황, 목향, 빈랑이 포함되어 있어 복통과 열적 증상이 수반되는 장염에 적합한 처방이라고 할 수 있다.

 처방구성을 보면 백작약은 골격근과 소화관의 경련을 억제하여 통증을 완화시키며, 이질균, 황색포도상구균, 녹농균, 대장균에 대한 항균작용이 탁월하다. 당귀는 말초혈관(末梢血管)의 혈류를 원활히 함으로써 말초순환장애를 개선한다. 황금은 혈관투과성 항진을 억제하고, 소염작용이 강하여 혈관의 염증성 충혈(充血)과 울혈(鬱血)을 완화한다. 황련은 소화성궤양에 대한 억제작용과 소염작용, 항궤양작용이 있으며, 부교감신경을 강화하여 타액, 위액, 췌액의 분비를 촉진하고 위장의 연동운동(蠕動運動)을 항진시킨다. 대황은 장점막(腸粘膜)을 자극하여 연동운동을 항진시키고 수분흡수를 저해하여 설사를 유발한다.

계심은 혈관을 확장하여 혈압을 저하시키고, 말초혈관의 혈류를 원활하게 함으로써 말초순환장애를 개선한다. 목향은 미주신경(迷走神經)을 자극하여 장(腸)의 수축력과 연동운동(蠕動運動)을 증강시키고 경련을 억제하며 가스배출을 촉진한다. 감초는 스테로이드 호르몬과 유사한 작용이 있어 항염증작용, 해독작용, 해열작용을 한다.

창름탕과 비교하면 창름탕은 인삼패독산에 황련, 연육, 진창미를 더한 것으로 외감(外感)으로 인해 발생하는 설사에 사용하며, 몸살, 발열 같은 증상이 동반될 때 적합하다. 반면 도체탕은 내상(內傷)으로 인해 복통, 설사, 발열 등이 동반되는 설사나, 이질균에 감염되어 설사, 복통, 혈변, 점액변, 이급후중 등이 나타날 때 사용한다.

열리(熱痢)에 사용하는 **주증황련환**과 비교하면 두 처방 모두 몸에 열이 있으면서 설사와 이질이 나타날 때 사용한다. 주증황련환은 본래 더위로 인한 열이 몸에 잠복하여 나타나는 복서(伏暑)에 사용하는 처방이지만, 몸에 열이 있으면서 설사를 하거나 속이 쓰릴 때도 사용할 수 있다. 반면 도체탕은 몸에 열이 있다는 것은 동일하지만, 설사나 이질에만 사용한다는 점이 다르다.

진인양장탕과 비교하면 두 처방 모두 이질에 사용하는데, 진인양장탕은 소화기연약으로 인한 조직의 이완과 허랭이 겸해 있는 만성이질에 사용한다. 반면 도체탕은 열성상태에서 나타나는 복통(腹痛)이나 이질에 사용한다.

➡ **활용사례**

　1-1. 신경성대장염(神經性大腸炎), 설사(泄瀉)　남　32세　소음인
　2-1. 임신(姙娠) 중 설사(泄瀉), 맹장염(盲腸炎), 복명(腹鳴)　여　30대
　3-1. 송아지 설사　한우　생후 8일
　4-1. 복학(腹瘧)

1-1. 신경성대장염(神經性大腸炎), 설사(泄瀉)
　다음은 조경남 선생의 경험이다.

● 김 ○ ○　남　32세　소음인　목사　경기도 고양시 원당동
　목회를 나온 지 2년째인 인턴 목회자로 3년 전부터 혈변(血便)이 계속되어 병원에서 검사한 결과 신경성 대장염이라고 했다. 현재 우리나라에서는 희귀한 병으로 치료된 사례가 없어 의사들도 포기하는 눈치였으나, 본인은 포기하지 않고 여러 방법을 구하던 차에 필자에게 한약을 지어달라고 했다.
　몸에 살이 없어 깡마르고 기력이 없어 보이지만 목회를 하는 사람이라서 그런지 항상 웃는 얼굴이다.

① 3년 전부터 혈변이 계속 된다. ㉠ 하루에 20여 차례 이상 화장실에 간다. ㉡ 대변보는 양은 많지 않지만 항상 피가 섞여 나온다. ② 하루 종일 기운이 없고 힘들어한다. ③ 기운이 없어서 그런지 식사도 제대로 못 한다. ④ 대장염을 치료하기 위해 설사에 좋다고 하는 황금 등 한약재를 복용했었고 ⑤ 다른 민간요법도 여러 차례 시도해 보았지만 소용이 없었다. ⑥ 환자 본인은 대학 시절에 생활이 곤란하여 겨울에도 난방이 되지 않는 방에서 생활했고, 식사를 제대로 하지 못하여 라면으로 식사를 대신하여 대장염이 발생한 것으로 생각하고 있다.

이 환자를 만났을 때에는 필자 본인이 아직 처방을 잘 모르던 시기였지만, 도움을 구할 사람도 없어 여러 처방집을 뒤져가며 혈변(血便)에 사용되는 처방을 찾은 결과 농혈리(膿血痢)를 치료하는 도체탕이 눈에 들어와 도체탕을 써 보기로 했다.

신경성 대장염으로 3년 동안 줄곧 하루에 20여 차례 혈변을 보는 32세 소음인 남성에게 도체탕 본방으로 10일분 20첩을 지어주었다.

10여 일 뒤에 전화를 하여 증상이 어떠냐고 물어 보니, 지어준 약을 복용하니 설사의 횟수는 줄었으나 혈변(血便)이 계속된다는 것이다. 증세가 호전되고 있다고 판단하여 계속하여 도체탕 10일분 20첩을 지어주었는데, 계속 약을 복용하고 있으나 뚜렷한 차이가 없으며 설사하는 횟수가 조금 줄어들었을 뿐이라고 한다.

도체탕 2제를 투여한 뒤로 개인 사정에 의해 연락이 두절되어 증상의 호전 여부를 알 수 없게 되었으나, 도체탕을 사용했던 것이 다음에 《방약합편》을 공부할 때에 기억에 남는 처방 중 하나가 되었다.

지금 생각하면 이 환자에게 도체탕을 사용한 것은 실수였을 것이다.

① 이 사람은 소음인이었고, ② 직업상 스트레스를 받았을 가능성이 다분하다. ③ 가정 형편이 어려워 추운 겨울에도 냉방에서 생활했고 ④ 식사를 제대로 못하여 라면으로 연명한 것을 참고하면, 이 사람의 변혈은 영양공급이 부족하여 조직이 연약해져서 발생하는 변혈이라고 판단할 수 있다.

도체탕은 황금, 황련, 작약, 대황, 빈랑과 같은 찬 약들이 많아 체열이 부족한 사람에게는 부적합한 처방이라고 할 수 있는 것이다. 이런 사람에게 적합한 처방을 선정한다면 보기(補氣)와 온열(溫熱)이 기본이 되어 있는 처방이 되어야 할 것이다. 즉 팔주산이나 삼령백출산, 삼백탕 등이 적합할 것이다.

2-1. 임신(姙娠) 중 설사(泄瀉), 맹장염(盲腸炎), 복명(腹鳴)

다음은 박순성 선생의 경험이다.

● ○ ○ ○ 여 30대 대전광역시

지난 1월 29일(토요일)은 장인어른의 생신으로 처가의 식구들, 친척 분들과 함께 고기집에서 외식을 했다. 아내는 고기를 즐겨 먹는 편이 아니라 거의 야채류와 냉면을 먹고 별 탈 없이 돌아와 잠을 잤다.

1월 30일

아침에 일어난 아내가 속이 좀 안 좋다며 설사를 하고는 곧 괜찮은 듯 별 말이 없었다.

① 점심때쯤이 되어 갑자기 아내가 구토와 설사를 하고는 배가 이상하게 약간 아프다고 했다. 현재는 임신 9주째이므로 특별하게 약을 쓰기도 꺼려지는 터이다. ② 혹 어제 먹은 냉면이 상해서 토사곽란(吐瀉霍亂)을 일으킨 것이 아닌가 생각이 들고, 음식을 먹어 소화장애가 생기지 않았나 추측하고 있을 뿐이었다. ③ 그래서 보리차를 끓여 조금씩 지속적으로 먹여 보는 것이 고작이었다. ④ 저녁이 되자 별 이상이 없는 듯 또 약간의 스프와 밥을 먹고는 1번 설사를 하고 잠이 들었다.

1월 31일

⑤ 새벽에 몇 번 배가 아프다며 설사를 했고 그러고는 좀 추스르고 누워있기를 반복했다. ⑥ 임산부의 토사곽란(吐瀉霍亂)에도 곽향정기산을 쓰는 것을 익히 알고 있었기에 오전 10시경 동네의 한약국에 가서 곽향정기산을 산제로 1일치 사다가 복용시켰다. ⑦ 설사는 3시간에 1번 정도였고 주로 수양변(水樣便)을 본다. ⑧ 약간의 오심(惡心)과 복통이 있다. ⑨ 약간의 오한(惡寒), 사지권태감(四肢倦怠感)을 호소하는 등 내상(內傷) 겸 외한(外寒)의 증을 모두 가지고 있어서 내상과 외감(外感)을 겸한 곽향정기산증이라고 쉽게 판단한 것이다. ⑩ 아침을 약간의 미음과 스프로 때운 아내는 약을 복용한 후 좀 나아지는 듯 오후에는 2회 설사를 했으며 약간의 복통 말고는 특이한 증세가 없어서 나아지겠구나 하고는 만일 내일도 설사의 기미가 있으면 1일치를 더 먹이기로 하고 잠이 들었다. ⑪ 새벽부터 복통을 호소했다. 장이 꼬이는 듯 아프다는 것이었다. ⑫ 임신 중의 복통이라는 생각에 걱정이 많이 되고 오늘부터 학회의 겨울합숙교육이 있어서 아내의 친구에게 전화를 걸어 병원에 가기로 했다. 합숙을 포기하려 했으나 아픈 와중에도 아내는 오래 전부터 준비해온 공부를 이런 일로 포기하지는 말라며 오히려 본인을 위로하며 보냈다.

⑬ 합숙을 하려고 덕평에 와서 짐을 풀고 있을 때 전화가 왔다. 임신 9주째인 아내가 맹장염에 걸렸고 수술을 안 하면 터질 수도 있으니 오늘 당장 수술을 해야 한다는 것이었다.

(임신 8주가 지나면 마취로 인한 태아의 기형아 발생률이 3% 정도로 다른 원인으로 인한 발생비율과 비교하면 단순히 마취로 기형아가 발생할 수는 거의 없는 것이며, 보통은 수술로 인한 정신적·육체적 스트레스로 인하여 유산의 위

험이 많다고 한다. 대개 임신 4개월 내지 5개월이 지난 후의 맹장수술은 유산의 위험성도 적어 임산부에 대한 맹장수술은 임신 후 5개월이 지난 상태에서는 충분한 안전성을 가지고 시행되고 있다고 한다.)
⑭ 의사는 최대한 아기에게 해가 없도록 해보겠으나 임신초기라 유산 가능성이 많으니 이를 감안해야 한다고 했다. 성의 없는 목소리로 아마 자연유산이 될 거라며 아이는 안중에도 없는 듯했다.　⑮ 혹 맹장염이 오진이 아닌지 되묻자 내과 전문의 3명이 진단을 했고 초음파까지 찍어본 결과 확실하다고 했다. 일단 울고 있는 아내를 진정시키고 짐을 싸서 내려가기로 했다.　⑯ 좀 전까지는 경황이 없어 생각할 여유가 없었으나 터미널로 이동하는 중에 혹 한약으로 처방을 쓴다면 어떨까 하는 생각이 들었다. 옛날 사람들은 맹장염(盲腸炎)을 한약으로 치료했고, 주변에 더러 충수염에 걸린 사람들이 한약 몇 첩을 복용하고 통증이 사라져 불편 없이 생활하고 있다는 것을 들었기 때문이다. 본인이 알고 있는 대표적인 처방은 대황목단피탕, 장옹탕 등이다. 하지만 이 처방들에는 대황, 목단피, 망초와 같은 임신금기약이 들어 있어 쉽게 선택할 수 없었다.　⑰ 12시 40분경 어렵게 이종대 선생님과 통화가 되었다. 선생님은 현재 상황을 잠시 들으신 후 본인을 안심시키셨다. "순성아 너무 걱정하지 말고 맹장은 내장에 싸인 숙변이나 이물질로 인해 충수돌기에 염증이 발생하는 것인데, 내가 생각할 때는 대변과 관계가 깊다. 지금 너의 안사람이 설사를 한다는 것은 고무적인 것으로 위급한 상황이 아니고 당장 무슨 일이 생기는 것은 아니니까 너무 걱정하지 말거라."고 하셨다.
⑱ 물론 여기에 기재된 내용보다 더 여러 가지를 설명해 주셨는데, 경황이 없어 대변과 관계가 깊고 설사를 한다는 것은 고무적인 것이니 안심하라는 말씀만 생각이 난다.

아내가 성격이 활발하고 요즘 설사를 했다는 말을 들으신 후 조중이기탕 합 당귀작약탕이나, 당귀작약탕 합 대황목단피탕을 추천하셨다. 혹 태아에게 영향은 없을까 염려되어 여쭤보니 대황목단피탕은 대장 쪽에 관계되는 것으로 태아에겐 영향이 없으니 안심하고 사용하라고 하셨다. 당귀작약탕은 자리(子痢)라고 하여 임산부의 하리(下痢)에 쓰는 처방이고 여기에 우측하복부통(충수염)에 쓰는 대황목단피탕을 합방하면 좋을 듯하여 선생님의 말씀대로 쓰기로 하고, 바로 대전에 있는 건재상에 전화를 걸어 약을 주문했다. 또한 아내에게 전화를 하여 선생님과 통화한 내용을 설명하고 퇴원하여 집으로 가 있으라고 권했고 아내는 나를 믿고 내 말을 따랐다.

대전에 도착하여 달인 약을 찾은 뒤 오후 4시 10분쯤에 집에 도착하여 먼저 1봉을 복용시켰다. 당시는 복통이 별로 없는 상황이라 그나마 안심이 되었다.

약을 복용한 지 3시간이 경과한 7시경 아내는 뱃속이 부글거린다면서 약 15~20분 간격으로 6차례 설사를 했다. 지난 3일간 설사를 해온 아내가 걱정이 되어서 오늘은 더 이상 복약을 중지하고 내일 다시 먹기로 하고 재웠다.

2월 2일
① 다음날 새벽에 2차례 설사를 했지만 아내는 어제보다 복통이 반감되었다며 이제는 걱정보다는 설사를 하더라도 약을 더 복용하길 원했다.　② 아침 9시경에 식사를 하고 10시경에 다시 약을 복용하고는 1시경에 3차례에 걸쳐 수양변(水樣便)을 보았다.　③ 오후 4시쯤 다시 약을 복용했는데 8시와 9시 반쯤 설사를 하고는 더 이상 설사가 없었다.
④ 아내의 표현에 의하면 이제 배가 아픈 것은 거의 없어졌는데 아랫배가 묵직하다고 했다. 아랫배가 묵직하니 기분 나쁘게 꾸르륵거리고 그러다 배가 살살 안 좋다가 설사를 한다는 것이었다.

처방 중에 대황, 망초, 감초가 만나 조위승기탕을 이루니 대황과 망초의 작용으로 수양변을 볼 수 있다고 아내를 안심시켰다.

2월 3일
① 약을 복용하고 하는 설사는 거의 2회 정도로 줄었다.　② 복통은 없어졌으나 아내는 여전히 배에서 꾸르륵 소리가 심하게 난다고 했고 실제로 옆에 있으면 그 소리가 들려 왔다.　③ 어제까지는 누워있던 사람이 오늘은 서서히 걸어 다니고 조카와 장난도 치기 시작했다. 좀 걸으면 어지럽다며 눕기는 했지만 복통의 자각증이 소실되어선지 훨씬 생활하는 데 만족했다.

2월 4일
아내는 이제 장이 꼬이듯 아픈 증상이 없는데 이 약을 계속 더 복용해야 하냐며 이제는 이 약을 먹으면 설사를 하고 아랫배가 아프다며 먹기 싫다고 했다.
① 그래서 눕혀 복진을 하니 맹장 부위에 압통이 약간 있었고　② 양쪽 서혜부(鼠蹊部)에서 골반뼈를 따라 장이 만져질 정도로 부어 있었고 이것을 건드리면 아파했다.　③ 또한 장명(腸鳴)이 심하게 들린다.　④ 상행(上行), 횡행(橫行), 하행(下行) 결장 등 대장이 지나가는 모든 부위가 장이 촉지될 정도로 부어있었고 압통을 호소했다.

오전 10시 20분경 이종대 선생님과 통화를 했다. 선생님은 황련탕, 도체탕, 육신환 등을 쓸 수 있는데 선생님은 여기서 도체탕을 권해주고 싶다고 하셨다. 육신환은 모든 이질에 쓸 수 있는 처방이고 도체탕은 농혈리(膿血痢)에 쓰는 것으로 황금, 황련, 대황의 삼황사심탕의 의미가 들어가 있어 내장이 충혈되어 설사를 일으킬 때 적합한 처방으로 보여 선생님의 말씀을 따르기로 했다.

도체탕 4첩을 직접 달여 오후 2시 반에 복용을 시켰다. 지난 약을 아침에 복용하지 않아서인지 설사는 이 시간까지 없었다고 한다. 공복시에 복용하도록 되어 있어 식사 후 약 3시간이 지나서 복용하도록 했다.

11시경에 다시 복진(腹診)을 해보니 만져질 정도로 부어 있었던 장이 현저히 줄어있었다. 복명(腹鳴)도 약간 있는 정도였다. 약을 복용 후 잠을 재웠다.

2월 5일

아침에 일어난 아내는 아랫배가 묵직하다며 식사를 하려고도 않고 왔다 갔다 하더니

① 화장실에 갔다 오면서 "이제 정상변이네" 하며 웃었다.   ② 복진을 해보니 장명(腸鳴)은 없어졌고 장이 부어있는 것도 거의 없어졌다.   ③ 아내는 병원에 가보고 싶다고 했고 애기가 잘 있는지 걱정하는 눈치였다.   ④ 11시경 산부인과에서 대기자가 좀 밀려 지난번 맹장염(盲腸炎)을 진단했던 내과에 먼저 들렀다.   ⑤ "수술 안 하셨어요? 괜찮아요?" 하고 의사선생님이 의아한 듯 물었다. 청진기와 수기를 이용해 진료를 하시더니 맹장 부위를 압진하며 안 아프냐고 여러 차례 물었다. 아내는 "안 아픈데요." 했고 내과전문의는 웃으면서 "안 아프면 맹장염이 없어졌네요. 다 나았네요." 라며 걱정할 것 없다고 했다.

아내는 미심쩍은지 "혈액검사나 초음파검사를 해야 하지 않을까요?"라고 하니 의사선생님은 그럴 필요 없다며 만약 염증이 있다면 눌러서 안 아플 수가 없으니 지금은 염증이 없어졌다고 걱정하지 말라고 했다. 산부인과에서도 아이는 건강하니 걱정하지 않아도 된다는 말을 들었다. 오늘 따라 아기의 심장박동소리가 유난히 크게 들렸다.

3-1. 송아지 설사

다음은 김주석 선생의 경험을 채록한 것이다.

● 송아지 한우 생후 8일 강원도 평창군 평창읍 향동 김○○댁

12년 전의 일이다. 같은 동네에 살고, 평소 필자와 절친하며 농사를 짓고 한우 13마리를 사육하고 있는 김○○ 씨가 이런 저런 얘기를 하던 중 우연히 다음과 같은 이야기를 했다.

송아지 4마리가 피똥을 싸고 설사를 하여 죽게 되어서 걱정이라고 한다. 병명은 아메바성 이질이라고 하며 수의사에게 약을 사서 먹이고 며칠씩 주사를 놓고 치료를 했으나 전혀 차도가 없다는 것이다.

작년에는 송아지 4마리가 올해와 같은 설사에 걸려 치료를 했으나 모두 죽은 바 있어, 올해도 같은 병에 걸렸으므로 결국 송아지를 잃을 것이 뻔하다며 걱정을 하고 있었다.

일찍이 필자의 선친께서 아메바성 이질로 인한 하혈(下血)로 병원에 입원했으나, 오랫동안 치료했음에도 불구하고 결국 회생하지 못하고 돌아가셨었다.

예전에는 의료시설과 인력이 미비하여 당시 병원 의사와 함께 실질적인 치료를 도맡아 해왔던 본인도 백방으로 노력했으나, 양방으로는 치료가 되지 않았던 탓에 그 뒤로 아메바성 이질이나 설사에 대해 남다른 관심을 가지고 한약으로 치료할 수 있는 처방을 연구해 보았다.

언젠가 7~8월경 전염성 질환인 이질에 걸린 어린이들에게 도체탕을 수차례 써서 그때마다 나은 경험을 되살려 설사, 농리(膿痢)에 쓰는 도체탕을 눈여겨보아 두었다.

비록 송아지이긴 하나 사람과 같은 장기를 가지고 있고 또 병인이 아메바성 이질이라고 하므로 도체탕을 쓰기로 하고 김○○ 씨에게 한약을 한번 써 보자고 말했더니, "어차피 놔두면 죽어갈 건데 낫기만 한다면 송아지 1마리는 줌세." 하는 것이다.

생후 8일 된 송아지의 아메바성 이질로 인한 설사를 목표로 도체탕 본방을 송아지 1마리당 2첩씩, 모두 8첩을 지어 한꺼번에 달인 뒤, 아기 우유병에 넣어 송아지의 입을 벌리고 입 옆으로 흘려 넣어 억지로 먹였다.

2달쯤 뒤에 김○○씨가 찾아와서 송아지 설사약 2첩을 더 지어달라고 하면서, 먼저 송아지 4마리는 도체탕 2첩을 한 번씩 먹인 뒤로는 감쪽같이 나아 지금은 잘 자라고 있으며, 지금 또 한마리가 설사를 한다며 이번에는 약값을 줄 테니 2첩만 지어달라고 했다.

약 2첩을 지어주자 "옛다, 이게 송아지 1마리 값이다." 하고 웃으며 돈 만원을 던져 주고 갔다.

먼저 송아지가 모두 나으면 송아지 1마리를 주겠다는 약속은 설마 낫는다는 기대를 전혀 않고 한번 해본 소리였을 것이다. 나중에 경과를 들으니 뒤에 지어간 약 2첩으로도 설사가 나았다고 한다.

사람의 이질이 유행하기 쉬운 봄이나 여름에는 10일 이내의 갓 태어난 송아지도 이질에 걸려 피똥을 싸는 경우가 많은 것 같다. 피똥을 누는 설사뿐 아니라 소에게 많이 볼 수 있는 고창증(鼓脹症) 같은 경우도 사람이 쓰는 대이향산이나 승기탕 종류로도 나을 수 있다고 생각된다.

4-1. 복학(腹瘧)

다음은 최문옥 선생의 경험을 채록한 것이다.

이 글은 30여 년 전 파주 화성당 한의원에 근무할 때의 일이다.

당시 새벽이면 아이들을 안고 복학(腹瘧)을 치료하러 10~20여 명씩 매일 오는데

① 배를 만지면 우측 갈비뼈 밑에 단단한 것이 만져진다. 이것은 비장(脾臟)이 종대(腫大)되어서 그런 것이다.

② 드물게는 좌측 갈비뼈 밑이 단단해져 있는 경우도 있다. 이것은 간장(肝臟)이 종대(腫大)되어서 그런 것이다.
③ 이 2가지를 모두 복학(腹瘧)이라고 하는데 대부분은 우측인 비장종대(脾臟腫大)가 많다.   ④ 비장종대가 있을 경우에는 ㉠ 대부분 대변이 미끈미끈하다. ㉡ 거품 변을 본다. ㉢ 미열이 있어 몸이 따끈따끈하다. ㉣ 배를 만져보면 우측 늑골 아래에 단단한 비장종대가 만져진다.

이것은 학질이 오래되어 생긴다는 것으로 알고 있으나 확실치는 않다. 치료는 우선은 손가락 2지와 3지 사이의 손바닥에 삼릉침으로 찔러 흰 비지 같은 것을 꺼내 짜주어 제거한 다음, 환부에는 서목태(흑두)와 녹용 털을 태운 가루로 뿌리고 싸주면 환부는 아물고 이와 함께 도체탕을 1첩 지어 준다.

그러면 대부분의 복학(腹瘧)은 낫고 대변도 정상이 되고 단단하게 만져지던 비장 종대도 없어진다. 좌측의 간장종대가 있을 때는 청비음을 사용한다. 위의 내용은 박병곤 선생의 ≪한방임상 40년≫에도 자세히 나와 있다.

도체탕은 설사나 이질, 이급후중, 복학뿐만 아니라 아기의 토끼 똥 같은 변비에도 쓰는데, 이때는 빈랑을 더해서 사용한다.

下統95 寶 창름탕 倉廩湯

人蔘敗毒散(中統十九) 加 黃連 一錢 石蓮肉 七枚 陳倉米 三百粒　薑三片 棗二枚

治 噤口痢 心煩 手足熱 頭痛 此乃毒氣上衝心肺所以 嘔而不食
[活　套] 加 黃芩 檳榔 尤妙
[活套鍼線] 噤口痢(大便) 風痢(大便) 熱痢(大便) 通治(大便)
[適 應 症] 설사, 발열, 신체통, 복통, 식욕부진

　　창름탕은 이질균에 감염되어 설사를 하면서 발열(發熱)과 신체통(身體痛)이 나타나는 경우에 사용할 수 있고, 이질균에 감염되지 않았더라도 외감(外感)으로 인해 발열과 신체통이 있으면서 설사할 때도 사용할 수 있다.

　　이질(痢疾)에 대한 기록은 인류의 전쟁사에서 흔히 찾을 수 있는데, 고대 그리스의 펠로폰네소스 전쟁으로부터 청일전쟁에 이르기까지 전투로 인한 부상자보다 이질에 걸린 병사가 많았다는 기록이 있을 정도로 이질은 매우 흔한 질병이었다. 이질균은 다른 병원균에 비해 위산(胃酸)에 강한 편이어서 위산에 의한 인체의 방어 장벽을 쉽게 통과한다. 따라서 입을 통해 들어온 이질균은 소장을 거쳐서 대장에 이르고 대장의 상피세포에 침입하여 주위의 다른 상피세포로 퍼지게 되는데, 세포내로 침입해 들어간 이질균은 세포내에서 죽지 않고 증식하여 세포에 손상을 일으켜 결국 특징적인 대장점막의 궤양을 일으키게 된다. 따라서 이질에 걸리면 발열과 복통이 나타나고 코처럼 끈끈한 점액이 섞인 곱똥이나 피가 섞인 혈변(血便)이 나오며, 대변이 자주 마렵지만 적은 양이 나오는 이급후중(裏急後重)을 호소하게 된다.

　　이질에 걸렸을 때 신체조건과 신체상태에 따라 특정 증상이 두드러지게 나타날 수 있다. 예를 들어 평소 허약(虛弱)하고 허랭(虛冷)한 사람이 이질에 걸리면 발열이 나타나더라도 심하지는 않고 만성화되는 경향을 보인다. 그러나 평소 체열(體熱)이 높고 건실한 사람이 이질에 걸리면 상대적으로 발열이 심하게 나기도 하고, 더구나 기육(肌肉)이 긴장되어 있는 상태이면 신체통(身體痛)이 나타날 수 있다. 창름탕은 평소 건실하고 체열이 높은 사람이 이질에 걸려 복통, 설사, 이급후중이 나타나고 더불어 발열과 신체통이 나타나는 경우에 사용한다. 따라서 이질에 걸렸더라도 신체조건과 신체상태를 감안하여 창름탕이 적합한 처방인지를 검토해야 한다.

　　활투침선을 보면 금구리(噤口痢)에 사용하는 처방으로 분류되어 있다. 금구리(噤口痢)는 이질을 앓을 때 음식이 당기지 않거나 구역질이 나서 음식을 전혀 먹지 못하는 증상을 주증으로 하는 이질이다. 이런 증상은 역리(疫痢)나 습열리(濕熱痢)를 비롯하여 여러 형태의 이질에서 나타날 수 있는 증상이기 때문에 이것을 기준으로 창름탕을 사용한다고 보기는 어렵다. 따라서 이질을 앓으면서 식욕이 없고 구역감이 나타나는 것은 창름탕의 여러 증상 중 하나일 뿐이다.

　　창름탕은 이질(痢疾)로 인한 설사 외에 외감(外感)으로 인해 소화기능이 저하되어 나타나는 설사에도 사용한다. 이것은 활투침선의 풍리(風痢)에 해당한다고 할 수 있는데, 감기에 대응하는 과정에서 소화기에 혈액공급이 충분하지 못하여 소화기능이 떨어졌을 때 설사가 발생하는 것이다. 이것은 외감내상(外感內傷)에 사용하는 곽향정기산이나 불환금정기산의 소화불량과 설사가 어떻게 발생하는지를 생각하면 쉽게 이해할 수 있다. 물론 곽향정기산이나 불환금정기산을 쓸 사람보다 매우 건실한 경우에 사용할 수 있고, 특징적으로 설사를 하면서 발열과 신체통이 강하게 나타날 때 사용한다는 차이점이 있다. 즉 창름탕은 평소 체열이 높고 체격이 단단한 사람에게 사용할 수 있으며, 설사 외에도 동일한 상태에서 발생하는 복통과 식욕부진에도 사용할 수 있다. 결과적으로 창름탕을 풍리(風痢)에 사용한다는 것은 이질균에 감염되었다기보다는 외감(外感)에 의한 소화장애와 설사가 나타났을 때 사용한다는 것으로 이해하는 것이 좋다.

처방구성   처방구성을 보면 인삼패독산에 황련, 연육, 진창미가 더해졌다. 먼저 인삼패독산의 약성을 보면, 인삼은 중추신경계에 대한 흥분작용과 억제작용이 있는데, 흥분작용이 보다 강하다. 또한 뇌의 혈액공급과 산소공급 능력을 높이는 작용이 있으며, 강심작용이 있어 심장의 수축력을 강화한다. 이외에도 부신피질호르몬의 합성과 분비를 자극하여 항스트레스작용을 나타낸다. 시호는 흥분된 중추신경을 억제하여 정신을 안정시키고 해열작용과 진통작용이 있으며, 담즙의 합성과 분비를 촉진한다. 전호는 거담작용(祛痰作用)이 강하며 경도의 진해작용(鎭咳作用)도 가진다. 강활은 발한작용, 해열작용, 진해작용(鎭咳作用)이 있고, 평활근 이완작용이 있어 진정작용과 진통작용을 나타낸다. 독활은 혈관을 확장하여 혈압을 낮추고 진통작용과 진정작용이 있다.

지각은 말초혈관의 저항력을 높이며, 장관 평활근의 경련을 억제하여 진경작용을 한다. 길경은 거담작용(祛痰作用)과 진해작용(鎭咳作用)이 있으며, 염증을 억제하는 소염작용(消炎作用)도 있다. 천궁은 관상동맥과 말초혈관을 확장하여 하지(下肢)와 심근(心筋)의 혈류량을 증가시키고, 성분 중에 페루릭산(Ferulic acid)은 진통과 진경작용을 한다. 적복령은 세뇨관의 재흡수를 억제하여 이뇨를 증진하므로 체내의 정체된 수분을 처리한다. 감초는 스테로이드호르몬과 유사한 작용이 있어 항염증과 항알레르기 효과를 나타낸다. 또한 평활근을 이완시키는 작용과 간기능을 보호하는 작용이 있다.

황련은 소화성궤양에 대한 억제작용이 있으며, 부교감신경을 강화하여 타액, 위액, 췌액의 분비를 촉진하고 위장의 연동운동(蠕動運動)을 항진시킨다. 연육은 심장기능을 안정시키는 작용이 있어 허약성 질병을 치료하는 데에 뛰어난 효과가 있으며, 소화기능을 증진시키는 작용이 있어 구사구리(久瀉久痢)를 억제한다. 진창미는 전분성 약재이므로 지사작용(止瀉作用)이 있다.

처방비교   **인삼패독산**과 비교하면 두 처방 모두 기온 차나 바이러스 감염으로 발생한 발열이나 신체통에 사용할 수 있다. 그러나 인삼패독산은 주로 외감(外感)으로 인한 신체통, 발열, 두통 등에 사용하는 반면, 창름탕은 외감(外感)으로 인한 발열과 몸살보다는 이런 증상이 수반된 설사와 이질에 사용한다.

주증황련환과 비교하면 두 처방 모두 열리(熱痢)에 사용한다. 그러나 주증황련환은 몸에 열이 많은 사람이 이질균에 감염되었을 때 사용하며, 이질뿐 아니라 주하병, 음주과다로 인한 열독증(熱毒症)에도 사용한다. 반면 창름탕은 이질로 인한 발열이 심해지고, 두통과 수족번열, 심번 등이 나타나고, 음식을 전혀 먹지 못하는 증상이 나타날 때 사용한다.

식적류상한(食積類傷寒)에 쓰는 **도씨평위산**과 비교하면 두 처방 모두 소화장애가 수반된 발열과 전신통에 사용한다. 그러나 도씨평위산은 식상(食傷)으로 인해 발열과 몸살이 나타나는 내상형(內傷形) 외감(外感)에 사용하는 반면, 창름탕은 식상(食傷)으로 인한 발열이 아니라, 이질균 감염으로 인한 발열과 신체통이 나타날 때 사용한다. 또한 외감(外感)으로 인해 발열과 신체통, 설사가 나타날 때도 사용할 수 있다.

下統96 寶 조중이기탕 調中理氣湯

白术 枳殼 白芍藥 檳榔 各一錢 蒼术 陳皮 各八分 厚朴 七分 木香 五分

治 虛痢氣弱
[活　　套] 暑 加香薷 白扁豆 ① 尿不利 加 猪澤 燈心 ② 熱 加黃連 ③ 腹痛 加桂心 吳茱萸 ④ 亦治子痢
[活套鍼線] 子痢(婦人姙娠)　虛痢(大便)
[適 應 症] 소화불량, 변비, 오심, 부종, 피로, 복부팽만

　　　　조중이기탕은 소화불량이나 변비에 사용한다. 본래는 소화불량과 설사가 지속되어 이질처럼 보일 때 사용했던 처방이지만, 약성을 응용하여 설사(泄瀉)보다는 오히려 변비(便秘)나 소화불량 (消化不良)에 사용하는 것이다.
　　활투침선을 보면 허리(虛痢)에 사용하는 처방으로 되어 있다. 허리(虛痢)는 '허약해서 생기는 이질(痢疾) 인데, 권태롭고 소화가 불량하고 복통이 경(輕)하기도 하고 중(重)하기도 하며, 변의 색이 콧물 비슷하고 탈 항(脫肛)이 되는 경우도 있는 이질 증상의 일종'이다. 이는 소화기능이 저하되어 발생하는 만성설사이며, 실 제 이질균에 감염되어 발생하는 이질인 경우도 있고 아닌 경우도 있다.

　　소화기능을 저하시켜 만성설사를 일으키는 원인과 상태가 다르기 때문에 구분이 필요하다. 허리(虛痢)에 사용하는 처방을 보면 보중익기탕, 전씨이공산, 이중탕, 진인양장탕, 사물탕이 있는데, 보중익기탕이나 전씨 이공산은 소화기가 연약한 상태에서 만성설사를 하는 경우에 사용하고, 이중탕은 허랭한 상태에서의 만성 설사에 사용하며, 진인양장탕은 소화기조직을 수렴시킬 필요가 있을 때 사용한다. 이들 처방은 모두 소화기 가 연약하다는 공통점이 있어 허리(虛痢)라는 어휘와 어느 정도 일치한다. 그러나 조중이기탕은 소화기가 연약하여 만성설사가 나타난다고 보기는 어렵고, 여러 원인으로 소화기의 운동성이 떨어지고 습체(濕滯)가 생겨 계속 설사하는 것으로 보는 것이 타당하다. 조문에서도 '虛痢氣弱허리기약'을 치료한다고 했는데, 옛날 사 람들이 보았을 때 설사가 그치지 않고 계속되었기 때문에 이렇게 표현한 것으로 볼 수 있다.

　　조중이기탕은 자리(子痢)에 사용하는 처방으로도 분류되어 있다. 임신을 하면 양수(羊水) 때문에 조직에 습체(濕滯)가 형성되기 쉽다. 이러한 습체가 소화기조직에 영향을 주면 소화기가 이완되어서 운동성이 떨어 지고 흡수력이 저하되어 설사가 발생한다. 습체뿐만 아니라 자궁의 팽창으로 소대장(小大腸)이 압박을 받는 경우에는 소화기능이 저하되어 설사나 소화불량이 가중된다. 이러한 상태에 있을 때 백출과 창출로 과도하 게 적체된 습체를 제거하고 백작약, 지각, 빈랑, 진피가 저하되어 있는 소·대장의 운동성을 회복시켜 증상 을 개선하는 처방이 조중이기탕이다. 따라서 조중이기탕을 써야 하는 자리(子痢) 또한 이질균에 감염되어 발생하는 이질로 보기는 어렵다.
　　종합해 보면 조중이기탕을 사용했던 이질은 실제 이질균에 감염되어 발생하는 이질이 아니라, 소화기능 (消化機能)이 저하되고, 특히 소화기에 습체(濕滯)가 발생하여 만성적으로 설사하는 형태의 이질이라고 할 수 있다. 따라서 조중이기탕을 응용하기 위해서는 소화기의 습체로 인해 설사가 발생하는 과정을 이해할 필요가 있다.

　　소화기조직은 음식물에서 흡수되는 수분과 분비샘에서 분비되는 소화액의 이동이 잦은 곳이므로 습체가 발생하기 좋은 조건을 가지고 있다. 이러한 소화기의 특성은 건강한 사람에게는 아무런 문제를 일으키지

風寒暑濕燥火 內傷勞 虛亂吐 霍嘔嗽 咳積聚 浮腫滿 脹渴疸 消黃疾 蟲瘧祟 邪形 身精 氣血 神夢 聲音 津液 痰飮 蟲 小便 大便 頭面眼耳 鼻 口舌齒 牙喉 咽項 頸背 胸乳 腹腰 脇皮 手足 前陰 後陰 癰疽 諸瘡 婦人 小兒

않지만, 건강하지 못한 상태에서 신경을 많이 쓰는 등 내외적으로 다양한 자극요인이 주어지면 소화기능이 떨어져 습체가 발생하게 된다. 소화기에 습체가 발생하면 소화기의 운동성이 떨어질 뿐 아니라 수분을 흡수하는 기능이 저하되기 때문에 소화불량과 설사가 유발된다. 조중이기탕은 백출, 창출, 진피, 빈랑 등으로 소화기조직 내의 습체를 제거하면서 지각, 백작약, 빈랑, 후박, 목향으로 저하되어 있는 소화기의 운동성을 회복시키므로 설사를 멈추게 한다.

여기서 생각해야 할 것은 처방을 사용할 때 개인의 신체조건과 환경조건을 고려해야 한다는 것이다. 먹을 것이 부족하고 추위와 더위에 대한 방어력이 떨어졌던 시대에 살던 사람들은 만성적인 영양결핍에 처해 있었기 때문에 현대 사람들보다는 조직이 연약했을 것이다. 조직이 연약한 상태에서 질병에 걸리면 동일한 병인(病因)에 노출되었더라도 전혀 다른 증상이 나타날 수 있다. 즉 다양한 원인에 의해 소화기능이 떨어졌을 때 조직이 연약한 사람에게는 습체로 인해 설사가 발생할 것이고, 영양공급이 충분하여 조직이 견실한 사람에게는 설사가 나타날 수도 있지만 반대로 변비가 발생할 수 있다. 이는 영양상태가 좋아진 만큼 소화기도 견실해졌기 때문에 소화기능이 저하되었을 때 설사보다는 변비가 발생할 가능성이 높다는 뜻이다. 이런 이유 때문에 지금은 조중이기탕을 소화불량(消化不良)과 변비(便秘)에 주로 사용하고 있다. 물론 처방구성으로 볼 때 평위산을 비롯하여 지각, 백작약, 목향 등이 장관(腸管)의 운동을 활발하게 하여 적체된 물질의 이동을 촉진하는 작용이 있기 때문에 가능하다.

처방구성 처방구성을 보면 백출은 장관활동이 흥분된 경우에는 억제작용을 하고, 반대로 장관활동이 억제된 경우에는 흥분작용을 한다. 즉 장관활동에 대한 조절작용이 있어서 장관의 자발성 수축활동의 긴장성을 높이고 강직성 수축을 방지한다. 지각은 위장의 연동운동(蠕動運動)을 조절하는 작용이 있고, 백작약은 골격근과 소화관의 경련을 억제하여 복통을 완화한다.

빈랑은 부교감신경을 흥분시켜 위액분비를 촉진하고, 위장의 연동운동을 강화하며, 설사와 복통을 개선한다. 창출은 소화기의 운동성을 증가시키는 작용이 있는데, 실험을 통해 창출이 포함된 처방을 토끼에게 주입했을 때 장을 흥분시켜 연동운동을 일으키는 것으로 밝혀졌다. 진피는 이기제(理氣劑)로서 소화관의 운동성을 강화한다. 후박은 장(腸)의 운동을 촉진하거나 장(腸)의 경련을 완화하는 등, 장의 운동을 조정하는 작용이 있다. 목향은 장의 연동을 촉진하고 가스 배출을 증가시키는 작용이 있는데, 장내 가스를 제거하는 작용은 후박과 비슷한 것으로 알려졌다. 또 목향에는 항균작용이 있으며, 특히 대장균이나 이질균에 대한 효력이 크기 때문에 이질치료에 사용되는 요약이며, 급·만성에 모두 적합하다.

처방비교 **이비탕**과 비교하면 두 처방 모두 평위산이 포함되어 있으며 소화불량에 사용하는 공통점이 있다. 이비탕은 소화기의 운동성을 증가시키는 작용이 있고, 소화효소의 역할을 하는 약재가 포함되어 있어 산후 소화불량에 사용하며, 일반인의 소화불량에도 사용한다. 반면 조중이기탕은 작약, 지각, 빈랑, 목향 등 소화기의 운동성을 증가시키는 약재의 비율이 높아 소화불량과 소화불량을 겸한 변비에 사용한다.

소화불량과 변비에 사용하는 **삼출건비탕**과 비교하면 삼출건비탕은 소화기가 선천적으로 약하거나 허약으로 인해 소화기능이 저하되어 소화불량과 변비가 발생했을 때 사용한다. 반면 조중이기탕은 단지 소화기의 운동성이 저하되어 소화불량과 변비가 발생했을 때 사용한다.

전씨이공산과 비교하면 전씨이공산은 전체적으로 몸이 약하면서 소화기능이 약하여 식욕부진이나 설사가 나타났을 때 사용하며, 변비에는 사용하지 않는다. 반면 조중이기탕은 식욕부진이나 설사보다는 소화불량이나 소화불량을 겸한 변비에 사용하는 경우가 많다.

→ **활용사례**

1-1. 소화불량(消化不良), 오심(惡心), 부종(浮腫), 피로(疲勞) 여 29세 소음성태음인
1-2. 소화불량(消化不良), 변비(便秘) 여 23세 소음성소양인 163cm 43kg

1-1. 소화불량(消化不良), 오심(惡心), 부종(浮腫), 피로(疲勞)

● 이 ○ ○ 여 29세 소음성태음인 회사원 인천광역시 연수구 연수2동 우성아파트

보통 체격에 얼굴이 정방형인 주부이다. 자연유산 2회에 인공유산 1회를 한 경력자로 임신을 원하여 한약을 지으러 왔다. 그래서 이 부인의 호소와 증상을 들어 보니 원하는 것은 임신인데, 당장 불편하거나 치유를 원하는 것은 소화불량 증세이다.

① 4월부터 현재까지 3개월 정도 소화불량이 지속되는데 ㉠ 명치가 막힌 듯하고 하루 종일 헛배가 부른다. 아랫배가 불편하다. ㉡ 요즘은 소화불량으로 인해 아침저녁으로 생식을 한다. ㉢ 병원에서는 역류성 식도염이 있고 장운동이 불규칙하다고 한다. ② 역시 4월부터 아침 기상시나 점심식사 후에 속이 메슥거린다. 두통과 동시에 발생한다. ㉠ 1주일에 3~4회 정도 발생한다. 약을 먹지 않으면 오심(惡心)과 두통이 지속된다. ㉡ 두통과 오심의 증세는 여름에 심해진다. ③ 5월의 유산 이후부터 기상시 얼굴과 손이 붓고 활동을 할 때나 낮에는 빠진다. ④ 임신이 안 되었음에도 유산한 뒤부터 젖을 짜면 젖이 나온다. ⑤ 피로하며 오래 걸으면 힘이 든다. ⑥ 대변은 2일에 1회 보며 변이 된 편이다. ⑦ 월경주기가 35일이며 부정확하고 월경기간은 7일이나 월경량이 적다. ⑧ 대하(帶下)가 약간 있다. ⑨ 소변을 자주 보며 소변색이 노랗다. ⑩ 유산 이후 골반이 쑤신다.

소화불량과 도포(倒飽), 오심(惡心) 등의 증세는 소화기관의 운동성 부족에 기인한 것으로 볼 수 있다. 대개 정상인의 경우 위에서 음식이 소화되는 시간은 2시간 내외로 알려져 있으나, 이 부인의 경우 무려 8~9시간이나 된다는 것은 소화기의 운동성이 그만큼 크게 저하되었다는 것을 말해준다.

임신을 원하나 소화불량을 호소하는 여성에게 조중이기탕 2배량으로 10일분 20첩을 지어주었다.

1달 후에 확인해 보니, 약을 복용한 후 오심은 소실되었으며 소화불량, 부종 및 복부 팽만감(膨滿感)이 격감했으며 피부도 깨끗해졌다고 했다.

1-2. 소화불량(消化不良), 변비(便秘)

다음은 조영재 선생의 경험이다.

● 노 ○ ○ 여 23세 소음성소양인 163cm 43kg 경기도 안양시 동안구 부흥동 관악아파트

① 4~5년 전인 고등학교 때부터 소화불량과 속쓰림이 있었으나 병원에서 1달간 약을 복용한 후 경감된 상태이다. ② 소화가 잘 안 되는 편이며 평소에 잘 체한다. ③ 헛배가 부르고 가스가 차며 속이 느글거리기도 한다. ④ 변비가 있으며 3~4일에 1회 정도 보고 굵고 되다. ⑤ 대변은 오래 보고 잘 안 나온다. ⑥ 음주 다음날에 설사를 1회 정도 한다. ⑦ 병원에서는 위염과 방광염으로 진단받았다. ⑧ 피부가 건조하다. ⑨ 추위는 많이 타며 몸은 보통이나 손은 따뜻한 편이다. ⑩ 시원하고 따뜻한 음식과 시고 달고 매운 것을 좋아한다. ⑪ 평소 물을 거의 마시지 않는다. ⑫ 식사는 아침은 안 먹고 1일 2식 하며 식욕은 좋다. ⑬ 잠은 잘 자며 가끔 잠꼬대를 하거나 무서운 꿈을 꾼다. ⑭ 기운이 없고 의욕이 없다.

평소 소화가 잘 안 되면서 발생한 소화불량을 겸한 변비를 목표로 조중이기탕 1.5배량에 윤장(潤腸)을 위해 당귀 1.5돈과 음주 후 설사와 방광염(膀胱炎)을 감안하여 택사, 복령을 각 1돈씩 더하여 10일분 20첩을 지어주었다.

1달 14일 뒤인 4월 하순에 다시 내원했다. 경과를 들어 보니, 약을 복용하는 초기 며칠은 속이 쓰렸으나, 그 뒤로는 괜찮았다고 한다. 복용하는 중에는 대변도 매일 1번씩 쉽게 보았으며 소화도 잘 되고 가스가 차고 느글거리는 것도 나아졌다고 한다. 또 피부가 건조한 것도 조금 덜한 것 같다고 한다.

이번에는 지난번 약을 복용한 뒤부터 덜하기는 하나

① 아직 소화불량이 있다. ② 이번에는 식후에 오심(惡心)이 있다. ③ 스트레스를 받아서인지 가슴이 두근거리고 신경질, 짜증이 자주 있다.

오심을 생각하면 불환금정기산이나 평진탕, 영계출감탕 등을 검토해야 할 것이나 수년 동안 지속된 변비가 일거에 해소된다고 보기는 어렵다고 보아서 지난번과 같은 조중이기탕에 기울(氣鬱)을 감안하여 향부자, 소엽을 1.5돈씩 더하여 1제를 지어주었다.

下統97衆 감응원 感應元

丁香 木香 各二兩半 百草霜 二兩 杏仁去皮尖 百四十枚 肉豆蔻 二十枚 乾薑炮 一兩 巴豆去油酒煮 七十枚

治 積痢 久痢 赤白 膿血 及內傷生冷 霍亂 嘔吐
[用　　法] 先將 淸油 一兩煎 蠟 四兩熔化 次入右藥末 拌均 每一兩分作十丸 每一丸 米飮調服 或丸如綠豆
　　　　　白湯下 十丸
[活套鍼線] 積痢(大便)
[適應症] 적취, 고창, 식체빈발, 식체, 소화불량, 구토, 복통

감응원은 적리(積痢)에 사용하는 처방으로 소화기가 허랭(虛冷)한 상태에서 적취(積聚)가 발생하고 이로 인해 소화기조직이 손상되어 만성설사(慢性泄瀉)를 할 때 사용할 수 있다. 또한 찬 음식을 먹은 후에 곽란(霍亂), 구토(嘔吐)를 할 때도 사용한다.

적리(積痢)는 평소에 숙체(宿滯)가 있는 상태에서 다시 식체(食滯)가 가해져 흉만(胸滿), 복통(腹痛), 설사(泄瀉)를 하는 것이다. 적리(積痢)를 이해하기 위해서는 소화기에 발생하는 적취(積聚)의 개념을 먼저 이해해야 한다. 소화기의 적취(積聚)는 첫째, 음식물이 소화기에 적체(積滯)되어 있는 경우를 의미한다. 둘째, 부적합한 음식물이나 음주로 인해 소화기조직이 손상되어 기능적 또는 기질적인 변화를 일으킨 경우를 의미하기도 한다. 후자(後者)의 경우 부적합한 음식물을 먹거나 어패류, 과채류 등을 과식하여 소화기조직에 미세한 손상이 발생하여 복통(腹痛)이나 구토(嘔吐), 설사(泄瀉), 팽만(膨滿) 등의 증상이 나타나고, 또 손상을 일으킨 물질이 모두 배설되었음에도 불구하고 소화기조직의 손상이 회복되지 않고 기능적, 기질적인 변화를 초래하여 오랜 시간 소화불량을 일으키는 형태이다.

적리(積痢)는 적취가 있는 상태에서 소화기조직이 다시 음식물에 손상되어 만성적으로 설사하는 것을 뜻하므로, 적리(積痢)를 치료하기 위해서는 적체(積滯)된 음식물을 배출시키면서 동시에 이완되어 있는 조직을 수렴(收斂)시켜 주어야 한다. 즉 이미 손상되어 있는 조직을 수렴시키면서, 적체된 내용물을 이동시켜 장관(腸管)을 비어 있게 만들어 주면 손상된 조직이 더욱 빨리 치료될 수 있는데, 감응원이 이러한 작용을 한다.

조문을 보면 적리(積痢)뿐 아니라 구리(久痢)에 사용하는 처방으로 분류하고 있는데, 이것도 적취(積聚)에 의한 만성설사를 의미한다. 구리(久痢)에는 실장산, 귤피전원, 수자목향고, 보중익기탕 등을 사용하는데, 원인과 개인의 신체조건에 따라 적합한 처방을 선택해야겠지만, 소화기조직의 손상이 치료되지 않고 만성 소화불량과 설사를 일으킬 때는 감응원을 사용할 수 있다.

다른 처방집에는 감응원을 변리(變痢)에 사용하는 처방으로도 분류하고 있다. 변리(變痢)는 처음에 학질(瘧疾)을 앓다가 오랜 시간이 지나면서 몸이 허약해지고 소화기능이 저하되어 이질로 변하는 것이다. 그러나 학질 같은 소모성질환에 이환(罹患)되어 소화기능이 약해졌을 때 사용할 수 있는 처방이 많으므로 구분해야 하는데, 소화기의 적취(積聚)와 허랭(虛冷), 조직의 이완(弛緩) 등으로 만성설사가 나타났을 때 감응원을 사용한다.

감응원에는 방향성이 강한 정향과 목향, 점막자극 작용이 강한 파두가 장의 운동성을 증가시켜 적취(積聚)로 인해 손상된 소화기조직을 회복시키고 적체된 내용물을 배출시키며, 건강과 정향으로 온열(溫熱)시키고, 육두구, 백초상은 이완된 조직을 수렴시키는 작용을 하므로 적취와 허랭, 조직의 이완으로 인한 설사를

치료한다. 감응원을 응용한다면 대장이 약한 사람의 만성소화불량, 설사, 고창, 하복포만 등에 사용할 수 있을 것이며, 특히 하복이 더부룩하면서 설사를 자주 하는 사람에게 적합할 것이다.

처방구성을 보면 정향은 위액분비를 촉진하고 장관운동을 조절하며, 설사를 억제하는 작용이 있다. 또한 담즙분비를 촉진하는 작용과 진통작용이 있다. 목향은 미주신경(迷走神經)을 자극하여 장(腸)의 수축력과 연동을 증가시키고, 소화·흡수를 촉진하여 가스 정체에 의한 복통을 멎게 한다. 백초상은 숯 검댕인데 아궁이로 불을 땔 때 솥 밑에 생기는 그을음을 긁어낸 것이다. 여기에는 회분성분이 들어 있어 수렴작용이 대단히 강하며, 특히 점막과 혈관 수축작용이 대단히 강해 지혈제(止血劑)로 많이 쓰인다.

행인은 강압작용이 있으며, 지방유는 장벽(腸壁)에 자윤(滋潤)을 공급한다. 육두구는 소량을 복용하면 위액분비를 증가시키고 위장의 연동운동(蠕動運動)을 촉진하며, 이완된 장조직을 수렴시켜 백초상의 작용을 도와준다. 건강은 혈관확장작용이 있어 혈액순환을 촉진하고, 혈관운동중추를 흥분시켜 직접 강심작용을 나타낸다. 또한 위액과 위산분비를 촉진하여 소화를 돕고, 소화기의 운동을 자극하는 작용도 있다. 여기서 건강은 소화기를 온열(溫熱)시켜 만성화된 이질을 치료하는 데 보조적인 역할을 한다. 파두는 장(腸)의 운동성을 급격히 증가시켜 적체된 내용물을 이동시킨다.

만억환과 비교하면 두 처방 모두 강력한 사하제인 파두가 포함되어 있다. 만억환은 적취로 인한 소화불량과 설사에도 사용하지만 주로 소화불량이나 변비에 사용한다. 반면 감응원은 허랭(虛冷)과 소화기 적취(積聚), 대장조직의 이완으로 인해 만성설사를 할 때 사용한다.

온백원과 비교하면 두 처방 모두 음식의 적체(積滯)로 인한 복통, 고창, 설사 등 소화장애에 사용한다. 그러나 온백원은 소화기 적체로 인한 정신장애, 부종, 관절질환, 고창(鼓脹) 등 다양하게 사용하는 반면, 감응원은 적취로 인한 만성설사나 소화불량에 주로 사용한다.

자금정과 비교하면 두 처방 모두 적취(積聚)로 인한 여러 형태의 소화장애에 사용하는데, 자금정은 소화기 내의 습체(濕滯)와 염증으로 인한 소화장애와, 이로 인한 정신이상, 피부염, 태열 등에도 사용한다. 반면 감응원은 적취(積聚)로 인한 증상에 사용하지만 습체(濕滯)가 아닌 소화기조직의 손상과 허랭으로 인한 소화불량과 설사에 사용한다.

→ 활용사례

1-1. 시험복용 남 60세 소음인 175cm 67kg

1-1. 시험복용

● 이 ○ ○ 남 60세 소음인 한약업사 175cm 67kg 경기도 안양시 만안구 안양9동
① 평소에 소화력이 약하나 운동을 하거나 활동을 하면 소화력이 증가된다.   ② 식욕은 정상이나 소화가 느리게 되는 경향이 있다.   ③ 대변은 2~3일에 1번씩 불규칙적으로 본다.   ④ 천면(淺眠)의 경향이 있다.   ⑤ 추위를 타는 편이다.   ⑥ 물을 적게 마시는 편이다.   ⑦ 늘 신경을 많이 쓰고 책을 많이 보는 편이다.
8월 7일 오후 1시경에 점심식사를 하고 2시간 정도 뒤인 오후 3시 20분에 감응원 3캡슐을 복용했다. 복용한 후에 배가 따뜻해지면서 기분이 매우 좋아졌다.
8월 8일 오후 12시 30분 정도에 점심식사를 했으며, 점심식사 때 과식을 했다. 점심 식사 3시간 후인 4시경에 감응원 5캡슐을 복용했다. 감응원을 복용한 지 약 10여분이 지나자 위장 부위가 아픈 듯한 느낌이 들고, 배에 뜨거운 느낌이 들었다. 그러나 변의(便意)나 복명(腹鳴) 등은 느껴지지 않았다. 20여 분이 지나자 배 전체가 뜨거운 느낌이 들면서 기분이 매우 좋았다. 그러나 이번에도 변의(便意)나 복명(腹鳴) 등은 느껴지지 않았다.

風寒暑濕燥火 內傷 虛勞 霍亂 嘔吐 咳嗽 積聚 腫滿 浮脹 消渴 黃疸 瘧疾 邪祟 身形 精氣神血夢 聲音 津液 痰飲 蟲 小便 大便 頭面眼耳鼻 口舌 牙齒 咽喉 頸項 背胸乳腹腰脇皮手足 前陰後陰 癰疽 諸瘡 婦人 小兒

下統98 寶 소감원 蘇感元

蘇合香元(中統九十) 四分 感應元(下統九十七) 六分

治 積痢腹內緊痛
[用　　法] 上二劑和均 丸如綠豆 米飮下 三十丸
[活套鍼線] 反胃(嘔吐)　積痢(大便)
[適 應 症] 설사, 복통, 소화불량, 적취, 이질

**처방
설명**　　　　소감원은 소합향원과 감응원을 합방한 처방으로 적리(積痢)와 함께 매우 심한 복통이 나타날
때 사용한다. 또한 약성을 응용하여 급·만성 소화불량, 복통, 설사, 변비에도 사용한다.
　　　　　적리(積痢)는 평소에 숙체(宿滯)가 있는 상태에서 다시 식체(食滯)가 가해져 흉만(胸滿), 복통
(腹痛), 설사(泄瀉)를 하는 것이다. 여기서 숙체(宿滯)는 소화관에 음식물이 실제 적체(積滯)되어 있다는 의
미가 아니라, 식상(食傷)으로 인한 소화기조직의 손상이 오래 지속되고, 소화기조직이 이완되어 섭취한 음
식물을 제대로 소화·흡수할 수 없다는 의미이다.
　활투침선을 보면 적리(積痢)에 사용하는 처방으로 소감원 외에 감응원, 만억환, 생숙음자, 보화환, 신보원
등이 있다. 여기서 보화환은 소화기의 적취(積聚)를 치료하는 처방으로 만성 소화불량에 사용하며, 만성 소
화불량으로 인한 설사에도 사용할 수 있다. 생숙음자는 보기제(補氣劑)와 수렴제(收斂劑)가 포함되어 있어
장조직이 이완되어 설사가 만성화되었을 때 장조직을 수렴시켜 설사를 멈추게 하므로 적리(積痢)에 사용하
는 처방으로 분류되어 있다. 이 밖에 소감원을 비롯하여 감응원, 만억환, 신보원에는 공통적으로 파두가 들
어 있는데, 이것은 소화기의 적취(積聚)를 해소하여 설사를 치료하기 위함이다. 그러나 각 처방의 특징이
있으므로 서로 구분이 필요하다.

　소감원의 적리(積痢)는 조문에 나와 있는 대로 '腹內緊痛복내긴통' 즉, 뱃속이 켕기면서 설사를 하는 특징이
있다. 처방구성을 보면 감응원과 소합향원의 비율이 6:4이기 때문에 적리(積痢)에 사용하는 것은 당연한 것
이며, 동시에 심한 복통이 동반되기 때문에 소합향원이 들어 있는 것이다. 즉 감응원에는 방향성이 강한 정
향과 목향, 점막자극 작용이 강한 파두가 장의 운동성을 증가시켜 소화기에 적체된 내용물을 배출시키고,
건강과 정향으로 온열(溫熱)시키며, 육두구와 백초상으로 이완된 조직을 수렴시켜 허랭(虛冷)과 조직의 이
완으로 인한 만성설사를 치료한다. 반면 소합향원은 급성 식체(食滯)와 복통(腹痛), 소화불량(消化不良)에
사용하는 처방이므로 소감원은 설사와 복통이 동반되었을 때 적합한 처방이 된다. 또한 감응원은 적취로
인한 만성설사에 사용하는 측면이 강하고, 소합향원은 급성 소화불량에 사용할 수 있는 처방이기 때문에
소감원은 급·만성 증상에 모두 사용할 수 있다.
　여기서 알 수 있는 것은 적리(積痢)는 이질균에 감염되어 발생하는 이질이 아니라는 것이다. 보통 이질이
라고 하면 이질균에 감염되어 복통(腹痛), 설사(泄瀉), 발열(發熱), 혈변(血便) 등이 발생하는 것을 의미하며,
감염성 질환이기 때문에 전염성이 있는데, 적리(積痢)는 소화기조직의 손상과 기능저하로 인해 발생하는 것
이므로 전염성이 없으며 심한 발열과 오한 증상은 동반되지 않는다.

　활투침선을 보면 반위(反胃)에 사용하는 처방으로 분류되어 있다. 반위(反胃)는 되새김질처럼 먹은 음식
이 다시 올라오는 증상인데, 위장이 약한 사람에게 흔히 나타나는 증상이며, 건강한 사람이라도 일시적으로
위장이 약해졌을 때 나타날 수 있다. 이것은 음식물을 소화할 수 있는 상태가 되지 못하기 때문에 먹은 음

식을 배출시키려는 반응이다. 그러나 반위는 위장이 약해졌을 때만 나타나는 것이 아니라 소화기에 적취(積聚)가 있을 때도 나타날 수 있다. 이는 위장이 약한 경우와 마찬가지로 적취로 인해 음식물을 적절히 소화할 수 없기 때문이다. 따라서 소감원으로 소화기의 적취(積聚)를 해소시키면 자연히 반위(反胃) 증상은 없어진다. ≪의종손익≫을 보면 '구토(嘔吐), 열격(熱膈), 반위(反胃) 때에는 대변을 통하게 해야 하는데, 허랭(虛冷)하여 이러한 증상이 생기면 소감원을 쓴다.'는 말이 있어 적취를 해소시켜 반위를 치료한다는 것을 확인할 수 있다.

처방구성   처방구성을 보면 소합향원과 감응원을 합방했다. 먼저 소합향원의 약성을 보면, 백출은 장관활동이 흥분된 경우에는 억제작용을 하고, 반대로 장관활동이 억제된 경우에는 흥분작용을 한다. 즉 장관활동에 대한 조절작용이 있어서 장관의 자발성 수축활동의 긴장성을 높이고 강직성 수축을 방지한다. 목향은 미주신경(迷走神經)을 자극하여 장(腸)의 수축력과 연동운동을 증가시키고, 소화·흡수를 촉진하여 가스정체에 의한 복통을 멎게 한다. 침향은 진통, 진정작용을 한다. 침향을 끓이게 되면 약성이 있는 유질(油質)이 소실되기 때문에 산제(散劑)로 사용하거나 충복(沖腹)해야 한다. 사향은 중추신경계에 대해 흥분과 진정의 조절작용이 있다.

정향의 정유는 위산분비를 촉진하여 소화를 증진하고 진통작용을 한다. 안식향은 개규약(開竅藥)이며, 백단향은 이기제(理氣劑)로서 방향성이 강하여 소화기의 운동성을 촉진시킨다. 주사는 정신안정의 기능이 있고, 고열(高熱), 혼미(昏迷), 경련(痙攣) 등의 증상에도 사용한다. 서각은 해열·진경작용이 있으며 매우 뛰어난 지혈효과가 있다. 가자는 탄닌을 함유한 수삽성(收澁性)의 지사약(止瀉藥)으로 궤양면에 대하여 보호작용이 있다.

향부자는 중추신경 억제작용이 있어 정신을 안정시키고, 장관 평활근의 경련을 억제하여 소화관의 가스 배출을 촉진한다. 필발은 모세혈관을 확장시키는 작용이 있고 천식과 만성기관지염을 개선하며, 구충과 항균작용이 있다. 소합유는 성뇌제신(醒腦提神), 안심지통(安心止通)의 작용이 있어 중풍(中風), 간질(癎疾), 히스테리성 실신(失神), 혼수(昏睡)에 치료효과가 있다. 유향과 용뇌는 소염작용이 있다.

감응원의 약성을 보면, 정향은 위액분비를 촉진하고 장관운동을 조절하며, 설사를 억제하는 작용이 있다. 또한 담즙분비를 촉진하는 작용과 진통작용이 있다. 목향은 미주신경(迷走神經)을 자극하여 장(腸)의 수축력과 연동을 증가시키고, 소화·흡수를 촉진하여 가스 정체에 의한 복통을 멎게 한다. 백초상은 숯 검댕인데 아궁이로 불을 땔 때 솥 밑에 생기는 그을음을 긁어낸 것이다. 여기에는 회분성분이 들어 있어 수렴작용이 대단히 강하며, 특히 점막과 혈관 수축작용이 대단히 강해 지혈제(止血劑)로 많이 쓰인다.

행인은 강압작용이 있으며, 지방유는 장벽(腸壁)에 자윤(滋潤)을 공급한다. 육두구는 소량을 복용하면 위액분비를 증가시키고 위장의 연동운동(蠕動運動)을 촉진하며, 이완된 장조직을 수렴시켜 백초상의 작용을 도와준다. 건강은 혈관확장작용이 있어 혈액순환을 촉진하고, 혈관운동중추를 흥분시켜 직접적으로 강심작용을 나타낸다. 또한 위액과 위산분비를 촉진하여 소화를 돕고, 소화기의 운동을 자극하는 작용도 있다. 여기서 건강은 소화기를 온열(溫熱)시켜 만성화된 이질을 치료하는 데 보조적인 역할을 한다. 파두는 장(腸)의 운동성을 급격히 증가시켜 적체된 내용물을 이동시킨다.

처방비교   **만억환**과 비교하면 두 처방 모두 적리(積痢)에 사용하며, 파두와 주사가 포함되어 있다. 그러나 만억환은 주로 적체로 인한 소화불량(消化不良), 복통(腹痛), 변폐(便閉), 설사(泄瀉) 등에 사용하는 반면, 소감원은 만억환처럼 소화불량에도 사용하지만 주로 복통을 겸한 만성소화불량과 설사에 사용한다.

보화환과 비교하면 두 처방 모두 적리(積痢)에 사용한다. 그러나 보화환은 소화기조직에 습담(濕痰)이 울체(鬱滯)되어 만성소화불량, 복통, 속쓰림, 도포(倒飽) 등이 발생했을 때 사용하며, 이런 상태에서 설사가 나타났을 때도 사용한다. 반면 소감원은 주로 적취로 인한 만성설사와 복통에 사용한다.

육신환과 비교하면 두 처방 모두 소화불량성 이질이나 설사에 사용한다. 그러나 육신환은 주로 소화불량을 겸한 가벼운 설사에 사용하며, 열성(熱性)을 띠고 있을 때 적합하다. 반면 소감원은 만성 소화불량으로 인한 설사뿐 아니라 소화불량이 더 완고해져 복통을 겸한 설사가 발생했을 때도 사용한다.

下統99 寶 만억환 萬億丸

寒食麵 朱砂 巴豆霜 各五錢

治 大人小兒食滯 無所不可 瘧痢亦可
[用　　法] 却將 寒食麵 好酒打成糕蒸熟 同研百餘 下黍米大 每三~五丸 看人大小 加減用之
[活套鍼線] 積痢(大便)
[適 應 症] 적취, 소화불량, 복통, 설사, 변비, 고창, 졸도, 이질

처방설명　　만억환은 급·만성 식체(食滯)로 인한 소화불량(消化不良), 복통(腹痛), 설사(泄瀉), 변비(便秘), 고창(鼓脹), 졸도(卒倒) 등에 사용하는 처방이다.

　　활투침선에는 적리(積痢)에 사용하는 처방으로 분류하고 있는데, 같은 적리(積痢)에 사용하는 감응원, 소감원과의 구분이 필요하다. 적리(積痢)라는 것은 식상(食傷)을 포함한 여러 요인으로 인해 손상된 소화기조직이 회복되지 못하여 소화장애와 만성설사가 나타나는 것인데, 감응원에는 백초상과 육두구가 포함되어 있어 이완된 장조직을 수렴시키는 작용이 있으며, 건강과 목향은 온열(溫熱)시키는 작용이 있어 전체적으로 볼 때 소화기조직의 손상이 더 만성화되어 소화장애와 설사가 나타났을 때 사용할 수 있다.

　　또한 소감원은 감응원에 소합향원을 합한 처방으로 감응원의 증상과 비슷하면서 복통(腹痛)이 두드러질 때 사용한다. 반면 만억환은 한식면, 주사, 파두로 단순하게 구성되어 있어 상대적으로 파두의 약성이 강하게 나타난다는 특징이 있고, 주사와 한식면은 손상된 소화기조직을 수렴시키는 작용보다는 손상으로 인한 염증(炎症)을 치료하는 작용을 한다고 할 수 있다. 따라서 전체적으로 볼 때 만억환은 적취(積聚)로 인해 소화기조직이 손상되고, 이로 인해 적리(積痢)가 발생했을 때 사용하지만, 장조직의 이완이 심하지 않은 상태이기 때문에 감응원이나 소감원의 증상보다 덜 만성적이라고 할 수 있으며, 허약이나 허랭의 요소가 없기 때문에 상대적으로 실증이고 급성일 때 적합하다고 할 수 있다.

　　조문을 보면 학질(瘧疾)로 인한 허약 때문에 이질이 발생한 학리(瘧痢)에도 사용한다고 했다. 학질(瘧疾)을 앓다가 오랜 시간이 지나면서 몸이 허약해지고 소화기능이 저하되어 이질 증상이 나타나는 것을 학리(瘧痢)라고 한다. 그러나 학리(瘧痢)에 사용하는 처방 또한 감응원, 소감원, 강다탕, 생숙음자 등 다양하기 때문에 전체적인 신체상태와 증상의 정도 등을 참고하여 처방을 선택해야 한다. 만억환은 소화장애가 잔존해 있는 학리(瘧痢)에 적합하다.

　　만억환은 적리(積痢)에 사용하는 처방으로 분류되어 있기 때문에 소화기조직이 손상되어 소화장애와 만성설사가 나타났을 때 사용하는 것은 분명하다. 그러나 앞서 언급한 대로 처방구성이 단순하며 상대적으로 파두의 약성이 강하게 나타나기 때문에 소화기에 적체(積滯)되어 있는 것을 급격히 빼내는 작용이 주요하다고 할 수 있다. 조문에도 '大人小兒食滯대인소아식체 無所不可무소불가'라고 되어 있어 적리(積痢)보다는 소화기의 적체(積滯)를 빠르게 해소시키는 작용이 더 크다는 것을 알 수 있다.

　　따라서 만억환은 급·만성의 소화기 적체로 인한 소화불량(消化不良), 복통(腹痛), 변비(便秘), 고창(鼓脹), 졸도(卒倒) 등을 치료하는 처방으로 사용된다. 소화불량은 소화기 적체로 인해 소화기조직에 염증이 발생하고 소화기능이 저하되어 발생하는 것이고, 이런 상태에서는 복통이 유발될 수도 있으며, 섭취한 음식물이 적절히 배출되지 못하기 때문에 소장에서 발효되어 가스가 많이 차면 고창(鼓脹)이 발생한다. 이럴 때 만억환을 사용하면 적체(積滯)되어 있는 것을 신속하게 배출시키므로 위의 여러 증상을 치료할 수 있다.

風寒暑濕燥火內傷勞 內虛霍亂吐嗽 咳積聚 浮脹腫滿 消黃渴疸疾 癥邪崇形 身精氣神血夢 聲音津液痰飮蟲 小便

大便

頭面眼耳鼻口舌牙齒喉項 咽背胸乳腹腰 脇皮手足 前陰後陰 癰疽諸痛婦人小兒

졸도(卒倒)했을 때 사용하는 것은 소화기(消化器)의 적체(積滯)가 뇌에 영향을 줄 수 있기 때문이다. 온백원, 비급환, 자금정, 소합향원 등도 소화기에 적체되어 있는 것을 신속하게 배출시키는 작용이 있어 갑자기 사람이 기절했을 때 사용할 수 있는데, 만억환도 이러한 작용이 있기 때문에 졸도(卒倒)에 사용할 수 있는 것이다. 실제로 만억환은 취포(醉飽)가 과도(過度)했거나 혹은 우뇌(憂惱), 격노(激怒)로 인해 음식이 흉중(胸中)을 전색(塡塞)하며 갑작스럽게 혼도(昏倒)하여 흉고(胸高), 복창(腹脹)한 경우에 사용하는 것으로 기록되어 있다.

용법을 보면 서미대(黍米大)로 만들어 성인과 소아에 따라 3~5환을 복용하라고 했는데, 여기서 서미(黍米)는 기장쌀이다. 이처럼 작게 환을 짓는 것은 만억환의 약성이 매우 준열(峻烈)하기 때문이다. 사람에 따라 3~5환씩 복용하라는 것도 약성이 강하기 때문에 신체상태를 고려하라는 의미이다. 보통 파두가 포함된 처방을 복용할 때는 처음부터 과량 복용시키는 것이 아니라 약량을 조금씩 늘려가면서 적합한 약량을 결정해야 하며, 가장 빠르게 효력을 보려면 공복에 따뜻한 물로 복용해야 한다.

처방구성 처방구성을 보면 파두는 장점막(腸粘膜)을 자극하여 장운동을 급격히 증가시키는 작용이 있어 오랫동안 몸에 적체되어 있는 것을 배출시키고, 위액분비를 촉진하며 최토작용을 한다. 주사는 정신을 안정시키는 작용이 있어 정신불안 증상을 치료할 때 사용하며, 청열(淸熱)·수렴작용(收斂作用)이 있어 소아 설사(泄瀉)와 경기(驚氣)에 많이 쓰인다. 약리실험에서는 진정작용(鎭靜作用)과 진경작용(鎭痙作用)이 확인되었다. 한식면은 한식날에 만든 밀국수인데, 약한 불기운에 말려 두었다가 사용한다. 이것은 적(積)을 헤치고 기(氣)를 잘 돌게 하여 소도(消導)시키면서 파두와 주사의 약성을 완화시키는 기능을 가지고 있다.

처방비교 **온백원**과 비교하면 두 처방 모두 적취(積聚)로 인한 소화불량, 복통, 설사, 고창, 변비 등에 사용한다. 온백원은 천오가 들어 있어 완고한 식적(食積)에 사용하며, 허랭(虛冷)한 상태가 바탕이 되어 있을 때 적합하며, 주로 성인에게 사용한다. 반면 만억환은 덜 완고한 식체(食滯)나 식체로 인한 소화불량, 복통, 변비, 설사, 고창 등에 사용하며, 성인에게만 사용하는 것이 아니라 소아에게도 사용한다.

소체환과 비교하면 두 처방 모두 식체(食滯)나 식체로 인한 소화불량에 사용한다. 그러나 소체환은 식상(食傷) 등으로 인해 소화기에 습체(濕滯)가 있으면서 부분적으로 소화기조직이 긴장되어 발생하는 소화불량에 사용하는 반면, 만억환은 소화기조직에 습체가 있는 경우도 있으나 주요인은 소화기의 적체이며, 이로 인해 복통(腹痛), 창만(脹滿), 설사(泄瀉), 변비(便秘), 졸도(卒倒) 등이 발생했을 때 사용한다.

평위산과 비교하면 두 처방 모두 소화불량에 사용하는데, 평위산은 급성 식체로 인해 소화불량, 복통, 설사 등이 발생했을 때 소화기의 운동성을 증가시키고 습체를 제거하여 치료한다. 반면 만억환은 소화기의 식체가 보다 만성적일 때 사용하며, 이로 인한 소화불량, 복통, 변비, 고창, 졸도 등에 사용한다.

下統100 寶 강다탕 薑茶湯

生薑 春茶 各等分

治 痢疾腹痛
[活　　套] 後重 檳榔 木香 或黑丑末 調服
[活套鍼線] 疫蟲五色痢(大便)
[適 應 症] 복랭, 복통, 설사, 연변

 강다탕은 이질(痢疾)에 사용하는 처방으로 약성을 응용하여 복랭(腹冷)과 복랭으로 인한 복통(腹痛)과 설사(泄瀉)에도 사용한다.

　　강다탕은 이질균에 감염되었을 때 사용할 수 있는 여러 처방 중 하나일 뿐이며, 민간에서도 간편하게 만들어 복용할 수 있고, 약성이 강하지 않기 때문에 이질에 걸렸을 때 먼저 강다탕을 복용하여 결과를 살피면서 다른 처방을 사용해야 한다. 즉 강다탕을 복용하여 이질이 낫는 경우도 있겠지만 모든 이질을 치료한다고 할 수는 없는 것이다.

　　생강과 춘다(春茶)의 작용을 살펴보면, 생강은 식중독을 일으키는 균에 대해 살균작용과 항균작용이 있는데, 생강에 포함된 매운 성분과 정유(精油)가 어우러져 장티푸스균이나 콜레라균 등 세균에 대한 살균력을 나타내는 것으로 알려졌다. 또한 녹차는 매우 강력한 살균효과가 있어서 대표적인 식중독균인 포도상구균, 장염비브리오균, 황색포도상구균, 콜레라균 등에 대해서는 보통 차를 마시는 농도보다 낮은 농도에서도 살균할 수 있는 것으로 알려졌다. 이것은 차의 폴리페놀 성분과 사포닌 성분에 의한 것으로 위궤양이나 위점막 출혈을 비롯하여 각종 부종을 억제하고 치료하는 데 큰 효과를 나타낸다. 일본에서는 살인적 식중독균인 O-157균에 녹차를 투여하여 1시간 만에 완전히 사멸된 것을 확인되기도 했다. 이처럼 생강과 춘다(春茶)만 복용하더라도 이질(痢疾)에 대한 효과를 기대할 수 있으나 모든 이질을 치료할 수 있는 것은 아니다.

　　요즘에는 강다탕의 온리성(溫裏性)을 이용해 복랭(腹冷)과 복랭으로 인한 설사(泄瀉)와 복통(腹痛)에 사용할 수 있고, 평소 배가 찬 사람이 물을 갈아먹고 배탈이 났을 때, 평소 배가 찬 사람이 묽은 변을 계속 볼 때도 사용할 수 있다. 복랭(腹冷)이 발생하는 기전을 크게 세 가지로 나눌 수 있다. 첫째, 운동부족으로 복부에 공급되는 혈액량이 줄어들었을 때 복랭(腹冷)이 나타날 수 있다. 운동량이 부족하면 전신의 혈액순환이 감소하기 때문에 복부에도 혈액량이 감소하게 된다. 특히 소장과 대장의 연동운동(蠕動運動)은 빠르지 않고, 이곳의 혈행(血行) 또한 매우 느리다. 따라서 운동량이 감소하여 전신의 혈액순환이 느려지면 더욱 큰 영향을 받을 수밖에 없어 복부가 허랭해진다. 이런 현상은 활동량이 많지 않은 도시인에게 나타나는 경우가 많고, 농부나 공사장에서 육체적인 노동을 하는 사람에게는 잘 나타나지 않는다는 것을 보더라도 알 수 있다.

　　둘째, 질병에 걸리거나 노약해져 전체적으로 인체의 기능이 저하되었을 때도 혈액순환이 감소하기 때문에 복부가 허랭해질 수 있다. 이것은 허약(虛弱)과 관계가 있기 때문에 운동을 통해 약간의 도움을 받을 수 있지만, 근본적으로 치료하기 위해서는 전신허약을 보강하는 것이 중요하므로 보기제(補氣劑)와 온열제(溫熱劑)를 함께 사용해야 한다. 셋째, 찬 음식을 과도하게 복용했을 때도 복부가 허랭해진다. 찬 음식을 계속 먹으면 체열을 빼앗기기 때문에 복부가 허랭해지는 것이다. 이렇게 다양한 원인으로 복부가 허랭해지면 소화기조직이 긴장·위축되기 때문에 경련성 복통이 발생할 수도 있고, 음식물의 소화·흡수기능이 저하되어

風寒暑濕燥火內虛霍嘔咳積浮脈消黃癥邪身精氣神血夢聲音津液痰蟲 小便 大便 頭面眼耳鼻口牙咽頸背胸乳腹腰脇皮手足前陰後陰癰疽諸瘡婦人小兒

설사가 발생하기도 한다. 강다탕은 생강의 온열성과 춘다(春茶)의 수렴성을 이용해 위의 세 경우 모두에 사용할 수 있다.

활투를 보면 후중(後重)에는 빈랑과 목향, 혹은 흑축을 더한다고 했는데, 강다탕으로 후중까지 치료하기 어렵다고 보고 목향과 빈랑을 더한 것이다. 빈랑은 소화기 내의 습체(濕滯)를 빼면서 소화기의 운동성을 증가시키고, 목향은 소화기의 운동성을 증가시키는 작용이 있어 후중감을 없애는 데 도움이 된다. 또한 흑축을 작말하여 사용하는 것도 소화기 내의 습체(濕滯)를 제거하여 후중을 막아주기 위함이다.

처방구성　처방구성을 보면 생강과 춘다(春茶)로 구성되어 있다. 차에 들어있는 탄닌 성분은 수렴작용을 하여 가벼운 설사를 치료한다. 또한 차는 정장작용(整腸作用)을 하며, 몸에 이로운 장내 비피더스균에 대해서는 3배나 진한 농도에서도 전혀 살균작용을 나타내지 않고, 도리어 생육을 도와준다. 생강의 징거롤(Zingerol) 성분은 혈관운동중추를 강화하여 혈액순환을 촉진하고, 소화액 분비를 항진하여 소화를 촉진한다. 약리학적으로 소화기의 염증을 없애주는 작용이 있어 세균감염으로 인한 염증성 이질에도 효능을 나타낸다.

처방비교　**이중탕**과 비교하면 두 처방 모두 복랭(腹冷), 허랭성 복통, 설사, 이질에 사용하는 공통점이 있다. 이중탕은 소화기가 연약하면서 약간의 기허(氣虛)를 겸하고 있는 사람의 설사와 복통에 사용하는 반면, 강다탕은 소화기연약 증상은 뚜렷하지 않고, 단지 복부가 허랭(虛冷)하면서 설사를 하거나 복통이 있을 경우에 사용한다.

노강양위탕과 비교하면 두 처방 모두 소화기 허랭(虛冷)으로 인한 설사와 복통에 사용한다. 그러나 노강양위탕은 평소 소화력이 약하면서 복부가 허랭(虛冷)해져 발생하는 복통이나 설사에 사용하며, 이러한 상태에서 나타나는 학질 증상에도 사용한다. 반면 강다탕은 소화기 연약이나 장애는 뚜렷하지 않고, 평소 복부가 허랭(虛冷)했거나 허랭(虛冷)하지 않더라도 외감(外感) 등의 영향으로 허랭상태가 되어 복통, 설사가 나타날 때 사용한다.

창름탕과 비교하면 두 처방 모두 이질과 설사에 사용한다는 공통점이 있다. 창름탕은 외감(外感)으로 인해 고열과 신체통이 있으면서 설사나 복통이 나타나거나, 이질에 걸려 설사를 하면서 발열과 신체통이 일어날 때 사용한다. 반면 강다탕은 발열과 신체통은 동반되지 않고 단순히 배가 차고 허랭(虛冷)하여 나타나는 가벼운 설사나 이질에 사용한다.

下統101 寶 향련환 香連丸

黃連—兩吳茱萸五錢同水浸—宿炒去茱萸 木香 二錢五分

治 赤白膿血下痢 脹痛及諸痢
[活　　套] 氣虛 加人蔘 ① 腹痛 加桂心
[用　　法] 上末 醋糊丸 梧子大 空心米飲下 二~三十丸
[活套鍼線] 腹痛痢(大便)　子痢(婦人姙娠)
[適 應 症] 이질, 장염, 복통, 설사, 속쓰림, 심번, 소화불량성 발열, 이급후중, 항문작열감

처방설명　　향련환은 복통(腹痛)이나 복창(腹脹) 증상이 동반되는 이질에 사용한다. 조문을 보면 적백리(赤白痢)와 농혈리(膿血痢)를 비롯하여 여러 형태의 이질을 치료한다고 했기 때문에 이질균에 감염되어 전형적인 이질 증상이 나타났을 때 사용한다고 할 수 있으며, 특히 복통과 창만 증상이 수반되었을 때 적합하다.

이질균은 다른 병원균에 비해 위산(胃酸)에 강한 편이어서 위산에 의한 인체의 방어 장벽을 쉽게 통과한다. 입을 통해 들어온 이질균은 소장을 거쳐서 대장에 이르고 대장의 상피세포에 침입하여 주위의 다른 상피세포로 퍼지게 되는데, 세포내로 침입해 들어간 이질균은 세포내에서 죽지 않고 증식하여 세포에 손상을 일으켜 결국 특징적인 대장점막의 궤양을 일으키고 복통과 설사를 유발한다.

이질의 전형적인 증상은 발열과 복통이 나타나고 코처럼 끈끈한 점액이 섞인 점액변이나 피가 섞인 혈변(血便)이 나오며, 대변이 자주 마렵지만 적은 양이 나오는 이급후중(裏急後重) 등이다. 이질은 보통 시간이 지나면 좋아지기도 하는데, 심하면 죽는 사람도 있다. 이것은 이질균의 종류에 따른 차이일 수도 있지만 개인의 신체조건에 많은 영향을 받는다. 예를 들어 건강한 성인은 이질균에 감염이 되더라도 증상이 없거나 가볍게 지나가는 경우가 많지만 소아나 노인처럼 면역력이 약한 사람은 심하게 앓을 수 있고, 특히 영양상태가 나쁜 사람은 합병증이 생길 수도 있다.

이질균에 감염되어 혈변(血便)이나 농혈변(膿血便)이 나오고 발열과 복통이 있을 때 사용하는 처방은 매우 많다. 따라서 향련환을 쓸 수 있는 증상 요점을 파악하는 것이 필요한데, 향련환은 수련환(오수유, 황련)에 목향을 더한 처방으로 이질균이 대장점막에 궤양을 일으켜 복통, 설사, 출혈을 일으키면서 창만 증상이 나타날 때 적합하다. 황련은 궤양을 치료하는 역할을 하며, 오수유는 혈관을 확장시켜 황련의 약성을 신속하게 전달하고, 궤양으로 인한 혈행장애를 해소한다. 목향은 장의 운동성을 증가시켜 창만 증상을 없애고 내용물을 빨리 배출시키는 작용을 한다.

활투침선을 보면 자리(子痢)에 사용하는 처방으로 분류되어 있다. 임신부는 일반인보다 체열이 높기 때문에 찬 약을 써도 큰 무리가 없을 것이고, 이질을 빨리 회복시키지 않으면 태아나 임신부의 건강에 악영향을 끼칠 수 있기 때문에 빨리 치료해야 한다. 그래서 상대적으로 약성이 찬 향련환을 사용하는 것이다. 즉 임신부가 허랭상태에 있지 않다면 궤양이 있는 조직을 빨리 수렴시킬 수 있는 향련환을 사용하는 것이 좋다. 향련환은 자리(子痢)에 사용하는 조중이기탕이나 당귀작약탕과 달리 장점막의 충혈과 미란(糜爛), 또는 궤양(潰瘍)으로 인한 증상을 신속하게 해소하기 위해 사용하는 것이다.

다른 처방집을 보면 향련환을 학리(瘧痢)에 사용하는 처방으로도 분류하고 있다. 학리(瘧痢)는 학질로 인

해 체력소모가 많아져 인체의 면역력이 떨어진 상태에서 이질균에 감염되어 설사와 복통이 나타나는 증상이다. 그러나 학리(瘧痢)에 사용하는 처방이 많기 때문에 신체상태에 따라 처방을 달리 해야 한다. 예를 들어 발열과 복통, 복창 증상이 두드러진다면 향련환을 사용할 수 있을 것이고, 허랭증상이 나타나면 강다탕을, 소화불량 증상이 현저하면 감응원이나 소감원을 사용할 수 있다.

복용법을 보면 미음으로 공복에 복용하라고 했는데, 미음과 함께 복용하는 것은 향련환의 찬 약성을 완화시키기 위함이며, 또한 실장산의 황미(黃米)처럼 미음 자체로도 설사를 치료하는 작용이 있기 때문이다.

처방구성 처방구성을 보면 황련은 소염작용과 항궤양작용이 있어 주로 염증성 설사에 사용한다. 또한 소화성궤양에 대한 억제작용이 있으며 타액, 위액, 췌액의 분비를 촉진하고 위장의 연동운동(蠕動運動)을 항진시킨다. 약리실험에서는 적리균에 대한 강력한 살균력이 있다는 것이 확인되었고 이질간균, 대장간균, 폐렴쌍구균, 용혈성 연쇄상구균, 진균 등에 대한 항균작용이 강력하다는 것이 밝혀졌다. 목향은 소화관 벽(壁)의 혈관을 확장하여 소화기의 운동성을 증가시켜 가스의 배출을 촉진하는 효능이 있다. 또한 포도상구균, 연쇄상구균에 대한 항균작용이 강하여 세균성 장질환에 사용한다.

처방비교 **육신환**과 비교하면 두 처방 모두 다양한 형태의 이질에 사용하는 처방이다. 그러나 육신환은 소화불량을 겸한 설사나 이질에 사용하며, 감염성 이질과 비감염성 이질 모두에 사용할 수 있다. 반면 향련환은 주로 감염성 이질에 사용하며 소화불량 증상은 동반되지 않고 설사와 더불어 복통(腹痛)과 복창(腹脹) 증상이 나타날 때 적합하다.

황금작약탕과 비교하면 두 처방 모두 열리(熱痢)에 사용하는 처방이다. 그러나 황금작약탕은 배가 뜨거우면서 설사(泄瀉)하는 증상이나, 피고름이 섞여 나오는 혈리(血痢)와 농리(膿痢)에 사용한다. 반면 향련환은 감염성 이질에 사용하며, 배가 뜨겁지는 않고 주로 복창(腹脹)과 복통(腹痛)을 겸한 이질에 사용한다.

조중이기탕과 비교하면 두 처방 모두 임신부 이질에 사용한다. 그러나 조중이기탕은 임신부의 소화력이 약해져서 발생하는 소화불량성 이질에 사용하며, 이질뿐 아니라 소화불량을 겸한 변비에도 사용한다. 반면 향련환은 임신부의 이질 증상이 현저할 때 사용하며, 소화불량보다는 복통과 복창 증상이 두드러질 때 사용한다.

→ **활용사례**

1-1. 설사(泄瀉), 이급후중(裏急後重), 항문작열감(肛門灼熱感) 남 32세 소음인 177cm 76kg

1-1. 설사(泄瀉), 이급후중(裏急後重), 항문작열감(肛門灼熱感)
다음은 임백규 선생의 경험이다.

● 임 ○ ○ 남 32세 소음인 177cm 76kg
살집이 있으나 물살이며 그리 튼튼해 보이지는 않는다.
① 거의 연변(軟便)을 본다. ② 가끔씩 변을 보고 나서도 뒤가 묵직한 느낌이 있다. ③ 대변횟수가 많은 날이면 보고나서 항문에 작열감이 있어 한동안 의자에 앉기 겁이 난다. ④ 요즘 피곤해서인지 입안에 혓바늘이 났다.
⑤ 식사를 제때에 하지 않으면 입에서 냄새가 난다. ⑥ 얼굴에 여드름이 자주 나서 곪는다. ⑦ 복부 팽만감(膨滿感)이 있다.
대부분 연변(軟便)을 보며 여드름이 생기고 항문작열감과 복부팽만감이 있어 향련환(황련20g, 목향5g)에 오수유 1돈을 더하여 산제로 만들어 1회 3g씩 3일간 복용했다.
복용 이후 트림이 나오며 소화가 쉽게 되는 느낌이었으며 복부팽만(腹部膨滿)이 좀 나아지는 느낌을 받았다. 이급후중(裏急後重)의 개선 정도는 미약했으며 작열감(灼熱感)이 많이 나아지는 느낌이었다. 혓바늘은 복용기간에 없어졌으나 향련환과 상관성이 있다고는 확실히 말할 수 없다.

下統102 寶 육신환 六神丸

黃連 木香 枳殼 赤茯苓 神麴 麥芽 各等分

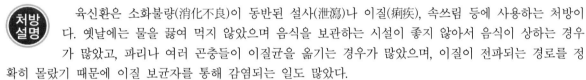

治 諸痢要藥
[用　　法] 上末 神麴糊丸 梧子大 每五〜七十丸 赤痢甘草湯下 白痢乾薑湯下
[活套鍼線] 泄痢(小兒) 通治(大便)
[適 應 症] 설사, 소화불량, 이급후중, 속쓰림

처방설명　육신환은 소화불량(消化不良)이 동반된 설사(泄瀉)나 이질(痢疾), 속쓰림 등에 사용하는 처방이다. 옛날에는 물을 끓여 먹지 않았으며 음식을 보관하는 시설이 좋지 않아서 음식이 상하는 경우가 많았고, 파리나 여러 곤충들이 이질균을 옮기는 경우가 많았으며, 이질이 전파되는 경로를 정확히 몰랐기 때문에 이질 보균자를 통해 감염되는 일도 많았다.

이질 환자나 보균자의 대변에 섞여서 배출된 이질균이 환자의 손, 또는 환자가 사용한 물건 등에 묻거나 파리 등에 묻어서 물이나 음식을 오염시키고, 이렇게 오염된 물이나 음식을 다른 사람이 먹음으로써 주위 사람도 이질균에 감염되었다. 그래서 가족 중에 한 사람이 이질에 걸리면 가족 전체로 퍼지고 마을 전체로 퍼지는 무서운 돌림병으로 인식되었다. 또한 요즘과 달리 태어날 때부터 허약(虛弱)하게 태어나고 자라면서도 충분한 영양을 섭취하지 못하여 면역력이 약한 사람이 많았기 때문에 각가지 세균에 노출되었을 때 쉽게 감염되었다.

요즘에는 태어날 때부터 충분한 영양공급을 받고 좋은 건강상태를 유지할 수 있는 조건이 형성되어 있어 감염성 질환에 이환(罹患)되는 경우가 드물 뿐 아니라 감염되더라도 큰 장애를 낳지 않고 치료된다. 그러나 예전에는 세균에 감염되면 죽는 경우가 적지 않았기 때문에 이질(痢疾)이나 학질(瘧疾)을 매우 중한 질병으로 분류했다. 즉 이질은 중한 병이었기 때문에 전염되는 것을 막아야 했고, 신속하게 치료해야만 했다.

이질균에 감염되면 대장점막이 손상되면서 궤양이 발생하여 설사가 나타나고, 심하면 출혈이 발생하여 혈변(血便)이 나오게 된다. 따라서 대장점막의 궤양을 신속하게 수렴시켜 주면서 정장(整腸)시켜 이질균을 배출시켜야 한다. 육신환은 향련환(황련, 목향)과 소도제(消導劑)로 구성되어 있어 황련이 이질균에 의해 발생한 장점막의 궤양(潰瘍)을 치료하고, 소도제(消導劑)는 소화기능을 조절하여 이질균의 배출을 돕는다.

이질(痢疾)에 걸렸을 때 설사를 멈추기 위해 지사제(止瀉劑)를 함부로 복용시키면 안 된다. 지사제를 복용하면 설사는 멈추겠지만 이질균을 빨리 배출시키지 못하게 되므로 이질균이 혈액을 통해 전파되는 등 심각한 부작용을 낳을 수 있기 때문이다. 그래서 이질에 사용하는 처방의 대부분은 장조직을 수렴시켜 손상된 조직을 치료하는 청열(淸熱)·수렴제(收斂劑)와 장의 운동성을 증가시켜 소화기 내의 불필요한 물질과 이질균을 빨리 배출시키는 약재로 구성되어 있다. 이것은 옛날 사람들이 경험적으로 이질을 치료하기 위해 지사제(止瀉劑)를 사용하면 안 된다는 사실을 알았다는 뜻이다. 육신환도 황련으로 장조직을 수렴시켜 염증을 치료하고 목향, 지각, 신곡, 맥아로 소화기능을 조절하여 불필요한 내용물과 이질균의 배출을 돕는다. 따라서 여러 형태의 이질에 사용할 수 있는데, 조문에 '諸痢要藥제리요약'으로 표현한 것도 이러한 이유 때문이며, 활투침선의 대변통치(大便通治)는 여러 형태의 설사나 이질에 통용할 수 있다는 뜻이므로 '諸痢要藥'과 같은 의미이다.

육신환은 이질균에 감염되어 이질이 발생했을 때도 사용하지만, 식상(食傷)으로 장점막이 손상되어 설사를 계속할 때도 사용할 수 있다. 그래서 요즘에는 이질에 걸리면 양방병원에서 격리시켜 치료를 하기 때문에 육신환을 이질 환자에게 사용하는 경우보다는 식상(食傷)으로 인해 소화불량과 함께 설사, 복통이 나타날 때 사용할 기회가 많을 것이다.

활투침선을 보면 소아의 설리(泄痢)에 사용하는 처방으로 분류되어 있다. 설리(泄痢)는 설사(泄瀉)와 이질(痢疾), 또는 설사를 하다가 이질이 되는 경우인데, 소아는 성장열이 있어 성인보다 상대적으로 체열이 높기 때문에 설사와 이질이 있을 때 찬 약성의 육신환을 사용할 수 있는 것이다. 물론 보다 열이 많고 배가 뜨거운 경우에는 황금작약탕을 사용할 수 있고, 구갈(口渴)이 심하면서 단순히 설사를 하면 익원산을 사용할 수 있다.

복용법을 보면 적리(赤痢)에는 감초탕으로 복용하고, 백리(白痢)에는 건강탕으로 복용한다고 했는데, 적리(赤痢)는 장의 염증이 심하여 출혈되는 것이므로 감초의 항염증작용을 이용하자는 것이고, 백리(白痢)에 건강탕으로 복용하는 것은 건강의 온열성으로 설사의 원인을 보다 근원적으로 치료하려는 의도이다.

처방구성 처방구성을 보면 황련은 소염작용과 항궤양작용이 있어 주로 염증성 설사에 사용한다. 또한 소화성궤양에 대한 억제작용이 있으며 타액, 위액, 췌액의 분비를 촉진하고 위장의 연동운동(蠕動運動)을 항진시킨다. 약리실험에서는 적리균에 대한 강력한 살균력이 있다는 것이 확인되었고 이질간균, 대장간균, 폐렴쌍구균, 용혈성 연쇄상구균, 진균 등에 대한 항균작용이 강력하다는 것이 밝혀졌다. 목향은 소화관 벽(壁)의 혈관을 확장하여 소화기의 운동성을 증가시켜 가스의 배출을 촉진하는 효능이 있다. 또한 포도상구균, 연쇄상구균에 대한 항균작용이 강하여 세균성 장질환에 사용한다.

지각은 위장(胃腸)의 연동운동을 항진시켜 위내용물의 배출을 촉진함으로써 복부 팽만감을 개선하고 변비를 완화하며, 장관(腸管) 평활근의 경련을 억제하여 진경작용을 한다. 또한 모세혈관을 강화하여 혈액순환을 촉진한다. 적복령은 세뇨관의 재흡수를 억제하여 이뇨를 촉진하며, 신곡은 보조효소의 작용을 통해 물질대사에 영향을 주고, 단백질의 소화·흡수와 이용에 도움을 준다. 맥아는 당분과 단백질을 분해하는 효소가 함유되어 있어 소화를 촉진한다.

처방비교 익원산과 비교하면 두 처방 모두 소아설사에 사용하는 공통점이 있다. 익원산은 소아설사뿐 아니라 여름철 덥고 습한 기후의 영향으로 체열이 많아진 상태에서 발생하는 구갈(口渴)에 주로 사용하며, 설사에도 사용한다. 반면 육신환은 익원산처럼 여름철 더위로 인한 설사에 사용하는 것이 아니라, 이질균에 감염되어 설사를 하거나 식상(食傷)으로 설사를 할 때 사용한다.

황금작약탕과 비교하면 두 처방 모두 소아설사에 사용하는 공통점이 있으나, 황금작약탕은 장의 염증으로 인해 열성(熱性)을 띠거나 배가 뜨거우면서 설사를 하는 경우에 사용한다. 반면 육신환은 열성(熱性)이 있으나 황금작약탕을 사용해야 하는 경우보다 심하지 않을 때 사용하며, 이질균에 감염되었을 때도 사용할 수 있지만 식상(食傷)으로 인해 소화기점막이 손상되어 설사할 때도 사용할 수 있다.

도체탕과 비교하면 두 처방 모두 설사(泄瀉)나 이질(痢疾)에 사용한다. 그러나 도체탕은 열실한 상태에서 발생하는 실증의 설사와 이질에 사용하며, 이질에 사용하는 가장 보편적인 처방이다. 반면 육신환은 도체탕에 비하여 열성상태가 덜한 경우에 사용하며, 주로 소화불량을 겸하고 있는 이질과 설사에 사용한다.

下統103 寶 통유탕 通幽湯

升麻 桃仁 當歸身 各一錢半 生地黄 熟地黄 各七分 甘草 紅花 各三分

治 幽門不通 大便難
[用　　法] 檳榔細末 五分調服
[活　　套] 或郁李仁 或黑丑頭末 調服亦可
[活套鍼線] 便閉(大便)
[適應症] 변비

처방설명　통유탕은 변비(便秘)에 사용하는 처방이며 자윤제(滋潤劑)로 구성되어 있어 사물탕처럼 소화기에 무리를 주지 않고 윤장작용(潤腸作用)을 통해 대변을 배출시키는 작용을 한다. 대황이나 파두가 포함된 처방은 장점막을 자극하고 장의 운동을 증가시켜 대변을 배출시키지만 통유탕은 자윤물질(滋潤物質)을 공급하여 부드럽게 대변을 배출시키는 것이다.

　변비를 유발하는 원인이 다양하며, 원인이 동일하더라도 나이와 체열상태, 건강정도에 따라 사용할 수 있는 처방이 달라지기 때문에 변비라는 증상보다는 원인과 신체조건, 신체상태를 종합적으로 판단하는 것이 중요하다. 첫째, 변비는 기울상태(氣鬱狀態)에서 발생할 수 있다. 지속적으로 스트레스를 받으면 장의 운동성과 소화액 분비가 감소되어 소화불량이 생기고, 더 나아가 변비가 발생할 수 있다. 이런 유형은 평소 소심하고 민감한 성격을 가진 사람에게 나타날 수 있고, 그렇지 않더라도 직업적으로 신경을 많이 쓴다거나 인간관계에서 많은 스트레스를 받았을 때 발생할 수 있다.

　둘째, 열성상태(熱性狀態)에서 변비가 발생할 수 있다. 질병이나 체질적인 요인으로 인해 체열이 높아지면 수분이 많이 필요하게 되므로 장액(腸液)이 부족해져 변이 굳어질 수 있다. 이런 유형은 평소 체열이 높은 사람이거나 감기나 열성질환을 앓은 사람에게 발생할 수 있다. 셋째, 기허상태(氣虛狀態)에서도 발생할 수 있다. 만성 소모성질환을 앓았거나 노약해져 인체의 기능이 저하되면 소화기능도 떨어지기 때문에 대변이 적체될 수 있다. 이런 유형은 평소 연약한 사람이거나 나이가 든 사람에게 발생할 수 있다.

　넷째, 적취(積聚)가 있을 때도 발생할 수 있다. 적취는 식상(食傷)으로 인한 소화기조직의 손상이 치료되지 않고 만성 소화불량과 설사, 복통 등을 유발하는 것인데, 소화기능이 저하되어 있기 때문에 변비(便秘)도 발생할 수 있다. 다섯째, 허랭상태(虛冷狀態)에서도 발생할 수 있다. 허약(虛弱)이 심해져 혈액순환이 감소되면 소화기가 허랭해질 수 있는데, 소화기가 허랭하다는 것은 소화기능이 저하되어 있다는 뜻이므로 설사나 변비가 나타날 수 있다. 이런 유형은 평소 몸이 차거나 추위를 타고, 본래 소화기능이 약한 사람에게 많이 볼 수 있다. 여섯째, 자윤부족(滋潤不足)으로 변비가 발생할 수 있다. 자윤이 부족해지면 모든 조직에서 그 증상이 나타나지만, 특히 소화기조직에 자윤이 부족해지면 소화기조직의 신축력이 저하되거나 장액분비가 감소하므로 변비가 발생할 수 있다. 이런 유형은 주로 노인이나 허약한 사람에게 나타난다.

　통유탕은 자윤부족으로 인한 변비에 사용하는데, 자윤부족으로 인한 변비는 열성상태가 심해졌을 때도 나타날 수 있고, 나이가 들어 장액(腸液)이 부족해졌을 때도 나타날 수 있으며, 질병으로 인해 허약해졌을 때도 발생할 수 있기 때문에 각각의 상태에 맞는 처방을 사용해야 한다. 통유탕은 여러 원인으로 체열(體熱)이 높아져 체액이 부족해지고 장액도 부족해져서 변비가 생겼을 때 사용한다. 체열이 높아지면 대장에서 분비되는 장액(腸液)이 고갈되어 대변의 배출이 원활하게 이루어지지 않는다. 이럴 때는 자윤성 약재로 구

風寒暑濕燥火
內傷勞
虛霍亂
嘔吐
咳嗽積聚
浮腫
脹滿消渴
黃疸
瘰癧
邪祟形身
精氣神血
夢聲音津液
痰飮蟲
小便
大便
頭面眼耳鼻口舌
牙齒咽喉
頸項背胸乳腹
腰脇皮手足前陰
後陰癰疽
諸瘡婦人
小兒

성된 사물탕, 윤혈음, 제천전, 궁귀탕 등을 사용하여 부족해진 장액분비를 증가시키면 배변을 부드럽게 할 수 있다. 만약 이런 경우에 대황, 망초 같은 강한 사하제(瀉下劑)를 사용한다면 당장의 대변적체는 해소될 수 있겠지만 근원적인 자윤부족을 해결하지 못하기 때문에 변비가 반복될 수 있다.

통유탕이 사물탕이나 제천전과 다른 점은 승마가 군약 중 하나라는 것이다. 물론 승마를 제외한 대부분의 약재가 자윤성을 가지고 있어 전체적으로 보면 자윤성이 강한 처방이라고 할 수 있지만, 대장조직의 불필요한 습담(濕痰)을 제거하여 대장기능을 개선하는 승마가 중요한 역할을 한다. 따라서 자윤이 결핍된 사람의 변비에 사용하더라도 대장조직의 습담을 함께 제거해야 할 상태라면 사물탕이나 제천전보다는 통유탕이 더 적합한 처방이 된다.

 처방구성을 보면 승마는 평활근의 운동능력을 항진시키고, 조직 내에 불필요하게 축적되어 소통을 방해하고 있는 노폐물을 제거하는 역할을 한다. 도인은 혈관확장 작용이 있어 혈류량을 증가시키는 역할을 하고, 당귀는 항혈전작용이 있어 혈액순환을 원활하게 한다.

생지황은 충분한 전해질을 인체에 공급함으로써 묽은 혈액을 진하게 만들어 주어 혈허(血虛)를 개선한다. 숙지황은 여러 종류의 당류와 아미노산, 기타 미량원소를 함유하고 있으며, 철분이 포함되어 있어 조혈작용(造血作用)을 한다. 감초는 소화관 평활근에 작용하여 경련을 억제하며, 위점막을 보호하는 항궤양작용을 한다. 홍화는 혈관확장작용, 항응고작용, 항혈전작용이 있어 혈액순환을 촉진한다.

 윤혈음과 비교하면 두 처방 모두 자윤결핍으로 인한 변비에 사용한다는 공통점이 있다. 윤혈음은 건강한 어린이의 자윤결핍성 변비에도 사용하지만 허약이나 노쇠로 인해 발생한 자윤결핍성 변비에 주로 사용한다. 반면 통유탕은 노쇠나 허약보다는 체열이 높아져 발생하는 자윤결핍성 변비에 사용하며, 생지황, 숙지황이 포함된 만큼 소화력이 좋아야 사용할 수 있다.

당귀사역탕과 비교하면 두 처방 모두 자윤결핍성 변비에 사용한다. 당귀사역탕은 복부허랭을 겸한 변비에 사용하며 생리통, 불임, 허랭성 요통 등에도 사용한다. 반면 통유탕은 복부가 허랭(虛冷)하지는 않고 단지 자윤이 결핍되어 발생하는 변비에 사용하며, 비교적 건실한 사람에게 사용한다.

귀비탕과 비교하면 두 처방 모두 변비에 사용하는데, 귀비탕은 긴장과 허약 등으로 인해 장의 운동성이 부족해져 변비가 나타났을 때 사용하며, 특히 피부가 얇고 연약한 사람의 만성변비에 더 적합하다. 반면 통유탕은 상대적으로 건장하고 소화력도 좋은 사람의 자윤결핍성 변비에 사용한다.

➡ **활용사례**

1-1. 변비(便秘) 남 4세 소양인

1-1. 변비(便秘)

● 서 ○ ○ 남 4세 소양인 경기도 안양시 동안구 비산동

아기가 변비가 심하다며 부모가 데리고 왔다.

① 변비가 심하여 대변이 전혀 안 나온다. ㉠ 그래서 1주일에 1번씩 관장을 하여 대변을 빼내고, 관장으로 대변을 빼내주지 않으면 옷에 대변을 묻히고 산다. ㉡ 관장을 하면 대변이 굵게 나온다. ② 밥을 잘 안 먹으며 찬 음식만 먹으려 하고 자주 복통을 호소한다. ③ 매일 2번 정도 밤에 오줌을 싼다. ④ 잘 때나 여름에 몸 전체에 땀이 많다. ⑤ 찬 음식을 좋아하고 물을 많이 마신다. ⑥ 식사량은 적어도 소화는 잘 되는 편이다.

이 아이의 변비(便秘)는 관장을 하지 않으면 대변이 나오지 않는다는 점에서 완고하다고 볼 수 있다. 급속히 성장하는 시기에는 성장에 필요한 에너지가 많은 만큼, 에너지의 한 형태인 체열도 높아서 체내의 체액이 부족해지기 쉽고, 소화기 내용물 속에 있는 수분이 과다하게 흡수되어 대변에 수분량이 격감하자 대변이 비결되고, 변폐(便閉)가 생긴 것으로 보인다.

아이의 변비가 체열이 높아 진액(津液)을 고갈시켜 발생한 것으로 보았으므로 당연히 자윤(滋潤)을 공급하는 치법을 사용하기로 했다. 성장기에 있고 내부 장기의 발달이 완전하지 못한 시기이므로 강력하게 사하(瀉下)시키는 것은 몸에 손상을 줄 수도 있으므로 꼭 필요한 경우가 아니라면 가급적 피해야 할 것이며, 자윤(滋潤)을 공급해 주는 것만으로 변비를 개선시킬 수 있을 것으로 보기 때문이다.

진액(津液)이 고갈되어 발생한 변비에 자윤(滋潤)을 공급할 수 있는 처방으로는 자윤탕, 사물탕, 제천전, 윤혈음, 통유탕 등이 있다. 이들 처방 중에서 자윤을 공급해주고 소화기의 운동성을 증가시켜 줄 수 있는 통유탕이 적합하다고 판단하여 통유탕 2배량에 빈랑 2돈, 백작약 2돈, 대황 0.5돈 더하여 3일분 6첩을 지어주었다.

9일 뒤에 다시 약을 지으러 왔을 때 확인해 보니, 변색(便色)이 좋아졌고 변비도 약간 호전되었다고 한다.

약이 쓰지 않느냐고 물어보자 약을 먹이는 데는 별 불편한 것이 없었다면서 만족할 만큼 호전된 것은 아니지만 변색이 좋아졌고, 극심한 변비도 조금씩 호전되고 있는 것으로 봐서 지난번 지어간 약이 효력이 있다고 판단된다며 약을 더 지어달라고 한다.

이번에는 지난번과 같은 통유탕에 망초 0.5돈을 더하여 6첩을 지어주었다.

下統104 寶 사마탕 四磨湯

檳榔 沈香 木香 烏藥 各等分

治 氣滯便秘
[用　　法] 上各 濃磨水 取汁七分盞 煎三~五沸 微溫空心服 ① 加大黃 枳殼 名[六磨湯] 治 熱秘
[活　　套] 血燥 合[四物湯](上統六十八) 亦治 産後便秘 ② 寒結 加薑附
[活套鍼線] 氣結閉(大便)　七氣(氣)　便秘(婦人産後)　衝上(足)
※육마탕(六磨湯) : 氣痢(大便)
[適 應 症] 변비, 식욕부진, 소화불량, 복통빈발

처방
설명
　　사마탕은 기체변비(氣滯便秘)에 사용하는 처방으로 소화기의 운동성이 저하되고 소화기조직에 습체(濕滯)가 발생하여 있는 상태에서 변비가 나타났을 때 사용한다. 따라서 이러한 상태에서 발생하는 식욕부진(食欲不振), 소화불량(消化不良), 복통빈발(腹痛頻發)에도 사용할 수 있다.

　기체비(氣滯秘)는 육체적인 노동이나 운동을 적게 하거나, 칠정(七精)으로 인하여 기(氣)가 정체(停滯)되어 생기는 변비이다. 즉 장의 운동성이 극히 저하되어 발생하는 변비이다. 기허비(氣虛秘)와 비교하면 기허비는 몹시 허약해지거나 소화기조직이 연약해져서 생기는 변비인데, 증상으로는 대변을 보고 싶지만 좀처럼 변을 보지 못하고 얼굴이 허옇게 되며, 온 몸이 노곤하여 말할 힘도 없으며 조금만 움직여도 곧 숨이 차는 것 등이다. 반면 기체비(氣滯秘)는 허약(虛弱)이나 소화기의 연약(軟弱)이 아니라 여러 요인에 의해 장의 운동이 저하되고 습(濕)이 정체되어 발생하는 변비이다.

　장의 운동성이 떨어지면 섭취된 음식물의 이동이 느려지고, 음식물에 포함되어 있는 수분이 장관(腸管)으로 흡수되어 대변이 고형상태(固形狀態)가 되는데, 이런 상태가 지속되면 갈수록 대변보기가 어려워져 변비가 된다. 이럴 때는 장(腸)의 운동을 증가시켜 변비를 치료해야 하는데, 상태에 따라 단순히 장의 운동을 증가시켜야 하는 경우도 있지만 소화기조직에 발생한 습체(濕滯)를 함께 제거해야 하는 경우도 있다. 왜냐하면 습체가 소화기의 운동성을 저하시키는 원인이 되기 때문이다. 사마탕은 소화기조직의 습체를 제거하면서 운동성을 증가시키는 처방이므로 이러한 기체변비(氣滯便秘)에 적합한 처방이다. 즉 승기탕처럼 강력하게 장을 자극하여 급격하게 빼주는 것이 아니며, 삼출건비탕처럼 전체적인 에너지를 증가시키면서 소화기의 운동성을 증가시키는 것도 아니다.

　활투를 보면 혈조(血燥)에는 사물탕을 합방하라고 했으며, 이렇게 하면 산후변비에 좋다고 했다. 일반적으로 산후변비에는 궁귀탕이나 사물탕을 많이 사용하는데, 드물지만 소화기의 운동성이 떨어져서 변비가 발생했다면 사마탕에 사물탕을 합하여 쓰기도 한다. 또한 한결(寒結)에는 건강이나 부자를 더하라고 했는데, 몸을 따뜻하게 하면서 소화기의 운동성을 증가시켜야 할 경우에 해당한다.

　활투침선을 보면 칠기(七氣)와 충상(衝上)에 사용하는 처방으로도 분류되어 있다. 칠기(七氣)에 사용하는 처방을 보면 칠기탕, 분심기음, 사칠탕이 있는데, 대부분 기울(氣鬱) 증상에 사용하는 처방들이다. 사마탕 또한 울체된 기(氣)를 풀어주는 약재로 구성되어 있어 변비뿐 아니라 스트레스로 인한 질환에도 사용할 수 있다. 우울성 정신이상이 있을 때 사마탕을 쓰는 사람이 있는데, 이것은 사마탕이 기울(氣鬱)을 풀어주는 작용이 있다는 것을 의미한다. 충상(衝上)은 각기(脚氣)가 심해져 복부까지 영향을 미치는 증상인데, 이럴 때 사마탕을 사용하는 것은 이뇨작용과 소화기의 운동성 증가작용을 통해 수분을 배출시키기 때문이다. 그러나 실제로 사마탕을 각기(脚氣)에 사용하는 경우는 드물다.

필자의 경우 사마탕을 소아변비에 많이 사용하는데, 윤제(潤劑)를 사용할 상태가 아니고, 건비제(健脾劑)를 쓰기도 힘들 때 사마탕을 사용한다. 자윤제를 사용해야 할 소아는 주로 건실한 경우가 많은데, 사마탕을 사용해야 할 소아는 건비제를 쓸 경우는 아니지만 소화기가 약한 경우가 많다. 애들은 변비가 있으면 밥을 잘 먹지 않기 때문에 밥을 잘 먹게 해달라고 했을 때 변비를 치료하는 처방을 쓰는 경우가 있으며, 사마탕도 이럴 때 사용할 수 있다.

처방구성 처방구성을 보면 빈랑은 부교감신경을 흥분시키는 작용이 있어 소화액 분비와 위장의 연동운동을 강화하며, 담즙분비를 촉진하고 간질환을 개선한다. 침향은 진통작용과 진정작용을 하며, 목향은 미주신경(迷走神經)을 자극하여 장(腸)의 수축력과 연동운동을 증가시키고, 소화·흡수를 촉진하여 가스 정체에 의한 복통을 멎게 한다. 오약은 장(腸)의 연동운동을 강화하여 소화·흡수를 촉진하고 정장작용(整腸作用)을 하며, 하복부에 정체된 가스의 배출을 촉진하고 진통작용, 특히 하복통을 완화하는 작용이 강하다.

처방비교 **통유탕**과 비교하면 두 처방 모두 변비에 사용한다. 통유탕은 점액성 물질의 부족으로 인해 장액(腸液)이 결핍되어 변비가 생겼을 때 사용하며, 소화력이 좋고 건실한 사람의 만성변비에 적합하다. 반면 사마탕은 빈랑, 침향, 목향, 오약 등으로 장운동을 강화시키면서 소화기 내의 습체(濕滯)를 제거하여 변비를 치료하며, 식욕부진과 소화불량에도 사용한다.

삼출건비탕과 비교하면 삼출건비탕은 건비(健脾)·하기(下氣)·소도제(消導劑)로 구성되어 있어 소화기능을 증가시키는 동시에 보기제(補氣劑)로 에너지생산을 촉진하므로 사마탕을 쓸 경우보다 더 허약한 상태에서 발생하는 변비에 사용한다. 반면 사마탕은 소화기의 운동성이 저하되고 소화기에 미세한 습체(濕滯)가 있는 상태에서 소화불량과 변비가 생겼을 때 사용한다.

삼화산과 비교하면 두 처방 모두 각기(脚氣)에 사용한다. 그러나 삼화산은 기울(氣鬱)과 하복의 습체(濕滯)가 원인이 되어 발생하는 부종(浮腫), 각기(脚氣), 소화불량(消化不良), 창만(脹滿) 등에 사용하는 반면, 사마탕은 부종보다는 소화기의 운동성이 저하되고 소화기에 습체가 발생하여 소화불량과 변비가 생겼을 때 사용한다.

➡ 활용사례

1-1. 변비(便秘), 피로(疲勞) 남 38세 태음인

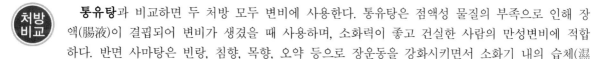

1-1. 변비(便秘), 피로(疲勞)

● 김 ○ ○ 남 38세 태음인 경기도 안양시 비산2동 현진아파트
약간 큰 키에 뚱뚱한 태음인 남자이다.
① 변비약을 먹지 않으면 3~4일에 대변을 한 번 보고, 약을 먹으면 매일 보는데 변이 굳고 힘들게 나온다. ② 오후가 되면 피로가 심하게 오고, 특히 더울 때 심하다. ③ 피로하면 심하게 백태(白苔)가 끼고, 말을 많이 하면 입이 마른다. ④ 이상의 증상들은 3~6년 정도 되었다. ⑤ 손바닥의 허물이 잘 벗겨진다. ⑥ 추위와 더위를 심하게 타고 선풍기 바람과 에어컨 바람을 싫어한다. ⑦ 식욕이 좋고 소화력도 좋다. ⑧ 잠을 잘 잔다. ⑨ 종합 검진 때 간의 GOT, GPT 수치가 좀 높다고 한다.
이 사람의 주호소는 변비이다. 변비는 배변이 잘 되지 않거나, 일정 시간이 지나도 대변이 나오지 않는 것을 말하며 대부분 변이 굳고 건조하거나 배변의 횟수와 변의 양이 감소되어 나타난다.
이 사람의 변비는 소화기의 운동성이 저하되어 나타난 것으로 볼 수 있다. 따라서 소화기의 운동성을 증가시켜 주면

변비가 치료될 것으로 보았다. 또한 신체가 건장하고 비만하다는 점에서 기체(氣滯)에 사용하는 사마탕을 사용하기로 했다. 단 침향은 구하기가 힘들어 침향 대신 지각 3돈과 작약 3돈, 천초 0.3돈을 더하여 10일분 20첩을 지어주었다.

10일 뒤인 2월 하순에 약을 더 지어달라고 전화가 왔을 때 확인해 보니, 그 약을 복용한 뒤로 변비가 경감되어 대변 보기가 쉬워졌고 심했던 피로감도 경감되었다고 한다. 하지만 혀에 백태가 끼는 것은 여전하다고 한다.

사마탕을 복용한 뒤에 변비와 피로가 호전된 것으로 보아 적합한 처방이라고 판단되어, 같은 처방을 사용하기로 했다. 단 GOT, GPT 수치를 감안하여 인진 4돈을 더하여 10일분 20첩을 지어 주었고, 그 후 10일 뒤에도 같은 약으로 1제를 지어주었다.

2년 반 뒤인 11월 하순에 피로하다며 다시 약을 지으러 왔다. 2년 전에 먹었던 사마탕이 효과가 있었다는 것을 참조하여 지난번에 투약했던 처방에 황기 4돈, 인진 3돈, 복령 3돈을 더하여 10일분 20첩을 지어주었다.

下統105 寶 궁신도담탕 芎辛導痰湯

半夏 二錢 川芎 細辛 南星炮 陳皮 赤茯苓 各一錢 枳殼 甘草 各五分　薑七片

治 痰厥頭痛 每發時 兩頰靑黃 眩運 目不欲開 兀兀欲吐
[活　套] 熱痰脈滑實 加黃芩 黃連 ① 痛不可忍 加全蝎 乳香末 各三分 調服
[活套鍼線] 痰厥痛(頭)
[適應症] 두통, 현훈, 오심, 구토, 소화불량

　　궁신도담탕은 체내에 적체(積滯)된 담음(痰飮)으로 인해 두통(頭痛), 현훈(眩暈), 구토(嘔吐) 등이 발생했을 때 사용한다.
　　담음(痰飮)은 어느 조직에나 적체될 수 있으며, 가장 흔하게 발생하는 조직은 소화기라고 할 수 있다. 소화기조직에 담음(痰飮)이 적체되면 운동성이 저하되고 정상적인 소화액 분비가 저하되어 소화불량(消化不良), 오심(惡心), 구토(嘔吐), 설사(泄瀉), 속쓰림 등이 나타난다. 담음(痰飮)은 근육조직에도 적체될 수 있는데, 견통(肩痛)에 사용하는 반하금출탕이나 배한(背寒)에 사용하는 도담탕을 생각하면 쉽게 이해할 수 있다.

　　만약 담음이 비뇨기조직에 적체되면 소변빈삭(小便頻數)과 소변불리(小便不利)의 증상을 야기할 수 있는데, 소변불통(小便不通)을 다스리는 우공산을 생각하면 이해할 수 있다. 생식기조직에 담음(痰飮)이 적체되는 경우에는 월경불순(月經不順)과 경폐(經閉), 불임(不姙)을 유발할 수 있는데, 습담(濕痰)의 점조(粘稠)로 인해 월경이 나오지 않는 사람이나 비성자(肥盛者)의 불임증에 도담탕을 사용하는 것을 예로 들 수 있다. 호흡기조직에도 담음(痰飮)이 적체될 수 있는데, 감기나 각종 질환으로 인해 호흡기조직이 손상되었을 때 이차적으로 담음이 많아져 기침과 가래, 호흡곤란을 일으킬 수 있다. 마지막으로 뇌조직에 담음이 적체될 경우 정상적인 혈액공급을 방해하여 기억력을 저하시키고 현훈(眩暈)과 두통(頭痛)을 일으킬 수 있다.

　　뇌조직에 담음(痰飮)이 영향을 주면 보통 현훈(眩暈)이 나타난다. 활투침선을 보면 담훈(痰暈)에 사용하는 처방으로 청훈화담탕과 반하백출천마탕이 있는데, 두 처방 모두 담음이 뇌에 영향을 주어 어지럼증이 나타났을 때 사용하는 처방이다. 그러나 담음(痰飮)이 뇌조직에 영향을 주고 있는 상태에서 혈행장애가 발생한 경우에는 두통이 나타날 수 있다. 담음이 뇌조직에 적체되면 혈액순환이 불량해져 영양과 산소공급이 원활하게 이루어지지 못하기 때문에 어지러운 증상이 나타나는 것인데, 여기에 혈행장애가 더해지면 주위 조직에 대한 압박이 심해져 통증이 일어날 수 있는 것이다. 궁신도담탕은 이처럼 담음(痰飮)과 혈행장애(血行障礙)가 겸해 있을 때 사용하는 처방이므로 현훈이나 두통에 모두 사용할 수 있다.
　　궁신도담탕은 뇌조직(腦組織)에 담음(痰飮)이 적체되고 동시에 혈행장애가 발생하여 두통이 발생했을 때 도담탕으로 적체된 담음(痰飮)을 제거해 주고 천궁과 세신으로 혈행장애(血行障礙)를 개선하여 두통을 치료한다. 주의할 것은 도담탕의 강력한 거담작용(祛痰作用)을 이용한 처방이기 때문에 담음성 두통이 아니면 부작용이 생길 가능성이 있다는 점이다.

　　유념해야 할 것이 있다. 체내에 담음(痰飮)이 적체되었을 때 뇌나 소화기, 또는 호흡기에만 증상이 나타나는 경우도 있지만, 실제로는 신체 전반적으로 담음의 영향을 받고 있기 때문에 한 곳에만 증상이 나타나지 않는다는 것이다. 물론 소화기나 호흡기조직에 국한된 장애로 담음이 발생했을 때는 그 부위에만 담음

風寒暑濕燥火 內傷勞 霍亂 嘔吐 咳嗽 積聚 腫滿 浮脹 消渴 黃疸 瘧疾 邪祟 身形 精氣神 血 夢 聲音 津液 痰飮 蟲 小便 大便 頭 面 眼 耳 鼻 口舌 牙齒 咽喉 頸項 背 胸 乳 腹 腰 脇 皮 手 足 前陰 後陰 癰疽 諸瘡 婦人 小兒

증상이 나타날 수 있지만, 보통 어느 부위에 담음증상이 나타난다는 것은 다른 부위에도 담음증상이 나타날 소지가 있다는 것을 의미한다. 따라서 담음으로 인해 현훈(眩暈)과 두통(頭痛)이 발생하였을 때 다른 부위에서 담음증상을 확인할 수 있다. 예를 들어 현훈과 두통이 나타나면서 소화기의 담음으로 인한 오심(惡心)과 구토(嘔吐) 등이 동반되는 경우이다. 조문의 '眩運현운 目不欲開목불욕개 兀兀欲吐올올욕토'라는 것도 담음이 뇌에 영향을 주어 현훈을 일으키고 있으나, 동시에 소화기조직에도 담음이 적체되어 오심과 구토를 유발한다는 뜻이다.

활투를 보면 열담(熱痰)이고 맥(脈)이 활(滑)한 경우에는 황금과 황련을 더하여 사용하라고 했는데, 열실한 사람에게 담(痰)이 발생하였을 때 담(痰)을 없애주면서 열(熱)을 조절해 주어야 한다는 의미이다. 통증이 심하면 전갈과 유향을 더하여 사용하라는 것은 도담탕이 두통의 근원인 담음(痰飮)을 제거하지만 현재 두통이 심한 경우에는 소통장애를 없애주면서 진통제 역할을 할 수 있는 전갈과 유향을 더하여 사용한다는 의미이다.

처방구성 처방구성을 보면 도담탕에 천궁과 세신을 더했다. 반하는 장관(腸管)의 운동을 촉진하여 소화관에 정체된 음식물과 수분의 배출을 촉진한다. 천궁은 관상동맥과 말초혈관을 확장하여 하지(下肢)와 심근(心筋)의 혈류량을 증가시키고, 항혈전작용(抗血栓作用)이 있어 혈액순환(血液循環)을 촉진한다. 세신은 신체말단의 모세혈관벽의 치밀성을 강화하여 혈액순환을 촉진한다. 남성의 사포닌(Saponin)은 강력한 거담작용(祛痰作用)을 하므로 조직의 순환을 저해하는 불필요한 물질을 제거하는 작용을 한다.

진피는 소화관의 운동을 강화하여 가스배출을 촉진하고, 모세혈관의 탄력을 강화하여 미소출혈(微少出血)을 방지한다. 적복령은 세뇨관의 재흡수를 억제하여 이뇨를 촉진한다. 지각은 모세혈관을 강화하여 혈액순환을 촉진하며, 위장(胃腸)의 연동운동(蠕動運動)을 항진시켜 위내용물의 배출을 촉진함으로써 복부 팽만감을 개선하고 변비를 완화시킨다. 감초는 부신피질호르몬과 유사한 작용이 있어 염증을 억제하는 작용을 하며, 평활근을 이완시키는 작용과 간기능을 보호하는 작용이 있다.

처방비교 **반하백출천마탕**과 비교하면 두 처방 모두 담궐두통(痰厥頭痛)이나 현훈(眩暈), 오심(惡心), 구토(嘔吐)에 사용하는 공통점이 있다. 반하백출천마탕은 체내에 담음이 적체되어 있고, 소화기조직에도 담음이 울체되어 있으면서 소화불량과 함께 두통과 현훈이 발생했을 때 사용한다. 따라서 반하백출천마탕은 일반적인 소화불량에도 사용한다. 반면 궁신도담탕은 소화기에 담음이 적체되어 오심과 구토가 나타나기도 하지만, 소화불량이 주증상이 아니라 현훈과 두통이 주증상일 때 사용한다.

청상견통탕과 비교하면 두 처방 모두 두통에 사용하는 공통점이 있다. 청상견통탕은 실증의 두통에 사용하며 얼굴이 붉거나 맥(脈)이 활(滑)하고 평소에 체열이 높은 사람에게 두통이 발생했을 때 적합하다. 반면 궁신도담탕은 담궐두통에 사용하며, 두통과 함께 현훈이 겸해 있는 경우가 많고, 평소 담음의 성향이 있는 사람에게 잘 나타나며, 젊은 사람보다는 나이든 사람에게 나타나는 경우가 많다.

양혈거풍탕과 비교하면 두 처방 모두 두통과 현훈이 겸해 있을 때 사용한다. 양혈거풍탕은 혈허(血虛)와 혈액소통장애가 원인이 되어 발생한 두통이나 두통과 현훈이 혼재되어 있을 때 사용하며, 부인에게 사용하는 경우가 많다. 반면 궁신도담탕은 담음으로 인해 발생한 두통에 사용하며 오심(惡心) 등의 증세가 겸해 있는 경우가 많다.

→ 활용사례

1-1. 만성두통(慢性頭痛), 미릉골통(眉稜骨痛), 구토(嘔吐), 심계(心悸)　여　34세

1-1. 만성두통(慢性頭痛), 미릉골통(眉稜骨痛), 구토(嘔吐), 심계(心悸)
다음은 박철진 선생의 치험례를 인용한 것이다.

● ○ ○ ○　여　34세
두통에 시달리는 주부다
① 머리가 너무 너무 아프다. 앞머리 쪽이 아프다.　② 만성 두통이며 하루에도 몇 번씩 두통 때문에 못 살 것 같다.
③ 항상 두통이 날 때마다 토(吐)하는데 토하고 나면 머리가 아픈 것이 나아진다.　④ 가슴이 자주 두근두근 거리고
⑤ 조금만 걸어도 숨이 찬다.　⑥ 사지가 아프다.　⑦ 배에서 물소리처럼 꾸룩꾸룩 소리가 자주 난다.　⑧ 눈 밑의
와잠부위가 검다
만성두통이면서 눈 밑의 와잠부위도 검었기 때문에 처음부터 담궐두통으로 생각하고 문진했다. 가슴이 자주 두근두근
거리고, 조금만 걸어도 숨이 차며, 사지가 아프고, 배에서 꾸룩꾸룩 소리가 난다는 것으로 보아 담음의 적증인 심계,
현훈, 단기, 사지절통, 녹녹유성과 일치한다고 보았다. 더구나 미릉골의 통증이 심하므로 담궐두통으로 확정할 수 있었
다. 또한 항상 두통이 날 때마다 토하는데, 토하고 나면 머리가 아픈 것이 나아진다는 것이나 두통시 구토가 나는 것
은 정확히 담궐두통이 확실하므로 재차 확인할 수 있었다.
이 사람은 너무나도 확실한 담궐두통 이었기에 칠정, 노권, 식적 등의 다른 문진 과정 없이 바로 담음 관련 처방을 생
각했다. 미릉골의 두통은 담으로 인한 것으로 대표적인 거담제인 이진탕이 포함된 이진탕 계열방을 쓴다.
담궐두통에 반하백출천마탕이 가장 먼저 떠올랐으나, 구토를 제외한 소화불량 등 소화기증상의 수반이 없어 제외했다.
김구영 선생께서 워낙 궁신도담탕의 효능과 담궐두통을 꿰뚫고 계시고 증세에도 보다 적합하여 궁신도담탕을 지어 주
기로 했다.
미릉골통에 두통 때마다 구토를 하며 심계, 단기, 사지절통, 녹녹유성 등으로 보아 담궐두통이라 판단하고 담궐두통에
사용하는 궁신도담탕 1제를 지어주었다.
궁신도담탕을 먹고 4일 후에 연락이 왔다.
1. 두통이 씻은 듯 나았다고 해서 굉장히 기분이 좋았다.
2. 일주일 후에 다시 연락이 와서 담궐두통은 나았으나 붕루의 증상이 나타났다는 것이다.
참 신기했던 것이 궁신도담탕에 전혀 하부로 혈을 배출시키는 약이 없고(물론 천궁 정도는 활혈행기하므로 생각할 수
있지만)활혈과는 상관없는 처방임에도 불구하고 대량의 하혈이 2주간 동반되었다는 것이 놀랍기도 하거니와 약간 두
렵기도 했었다. 혈허증이 올까봐서.
그래서 붕루 처방 중에 사물탕에 시호, 승마의 가감이 들어간 승양조경탕 반 제를 지어주었다.
약을 먹고 5일째 되는 날 다행히 붕루가 그쳤다.
담으로 인해 하부에 막혔던 혈이 통창되어 하혈한 것인지 모르겠지만. 역시 도담탕은 약성이 상당히 강한 약임을 느
낄 수 있었고, 또한 목표로 했던 증상이 사라지면 바로 복용을 그만두어야 되는 약임을 알 수 있었다.
(확실히, 보중익기탕이나 사물탕가감처럼 안심하고 오래쓸 만한 보약의 개념은 아닌 듯 하다.) 사이드로 붕루가 생겼
지만, 이 역시도 동의보감에 나오는 처방을 그대로 써보니 속효를 봤다는 측면에서 굉장히 액티브한 경험이 아닌가
생각해 본다.

下統106 內局 寶 사청환 瀉靑丸

當歸 草龍膽 川芎 梔子 大黃 羌活 防風 各等分

治 肝實 ① 痘毒 驚搐 心肝熱瀉 肝風自去 [瀉靑丸] 利小便 熱不炎 [導赤散](下統七十八)
② 痘後餘毒 入眼生瞖大效 每一~二丸 以竹葉煎湯化 砂糖調下
[用 法] 上末 蜜丸 芡實大
[活 套] 少陽風瘲 三~五丸 薑茶化下 神效 ③ 春傷風 至夏暴瀉 三~五丸 藁本煎湯化下
[活套鍼線] 諸熱(小兒) 初熱(小兒痘瘡) 驚風(小兒) 驚搐(小兒痘瘡) 眼瞖(小兒痘瘡) 外障(眼)
風泄(大便) 風瘲(瘧疾)
[適應症] 소아청변, 소아설사, 복통, 항문출혈, 안구충혈, 피부발진, 소아경기

처방설명 사청환은 여러 원인으로 고열(高熱)이 발생하고 혈관이 충혈(充血)되어 경기(驚氣)를 할 때, 피부에 발진(發疹)이 생겼을 때, 장점막(腸粘膜)이 충혈(充血)되어 설사를 할 때, 안구가 충혈(充血)되었을 때 사용한다. 활투침선의 순서를 기준으로 삼으면 안문(眼門)의 외장(外障)에 사용하는 처방에 속하는데, 안구충혈은 발열과 혈관의 충혈상태에서 나타나는 증상의 일부이기 때문에 안구충혈에만 초점을 맞출 필요는 없다.

활투침선을 보면 소아 제열(諸熱), 두창(痘瘡)의 초열(初熱), 소아 경풍(驚風), 두창(痘瘡)의 경축(驚搐), 풍설(風泄), 풍학(風瘧), 외장(外障), 두창(痘瘡)의 안예(眼瞖)에 사용하는 처방으로 분류되어 있다. 먼저 소아 제열(諸熱)에 사용할 수 있는 것은 소아는 성장열(成長熱)이 있어 성인보다 체열이 높다는 특성 때문이다. 소아는 몸에 이상이 생기면 인체의 기능을 항진시켜 대응하므로 발열(發熱)을 일으키는 경우가 많은데, 세균에 감염된 경우는 물론이고 감기에 걸리거나 식체(食滯), 놀람 등에 의해서도 상대적으로 발열이 심하게 나타난다. 따라서 원인을 유추할 수 있는 경우라면 그것에 적합한 처방을 사용할 수 있지만, 원인불명으로 발열이 나타났을 때는 일단 청열제(淸熱劑)를 사용하게 된다. 우황포룡환, 우황청심원, 소아청심원 등이 여기에 속하는데, 사청환도 발열상태를 조절하고 충혈된 혈관을 수렴시키는 작용이 있어 원인불명의 소아발열에 사용할 수 있다. 이런 이유 때문에 소아 제열(諸熱)에 사용하는 처방으로 분류하고 있는 것이다. 이런 관점에서 볼 때 두창(痘瘡)의 초열(初熱)에 사용하는 처방으로 분류하는 것도 사청환의 청열성(淸熱性) 때문이다.

소아 경풍(驚風)은 아이가 경련을 일으키면서 깜짝깜짝 놀라는 것으로 소화장애가 있을 때도 발생할 수 있고, 이상한 물체를 보고 놀랐을 때도 발생할 수 있다. 그러나 가장 흔한 유형은 체열(體熱)이 지나치게 많아져서 발생하는 경우이다. 앞서 언급한 대로 소아는 성인보다 체열이 높은 상태이기 때문에 질병에 걸리거나 허약해져 발열이 나타나면 전체적으로 체내에 많은 열이 적체될 수 있고, 이것이 뇌에 영향을 주어 경풍(驚風)을 일으키기도 한다. 이럴 때는 급히 청열제(淸熱劑)를 복용시켜 열을 빼주면 증상이 없어지는데, 일반적으로 우황청심원이나 소아청심원을 많이 사용하게 된다. 그러나 사청환도 청열작용이 강한 처방이므로 경풍(驚風)이 발생했을 때 충분히 사용할 수 있다. 사청환을 두창의 경축(驚搐)에 사용하는 것도 두창(痘瘡)으로 인해 열이 성(盛)하여 경련(痙攣)을 일으킬 때 급히 열을 빼주기 위함이다. 다만 조문에 '痘毒두독 驚搐경축 心肝熱瀉심간열사 肝風自去간풍자거 [瀉靑丸]사청환 利小便이소변 熱不炎열불염 [導赤散]도적산'이라고 한 것은 열을 빼주는 방법의 차이라고 할 수 있는데, 사청환은 직접 청열시키면서 혈관을 수렴시키는 작용으로 열을

빼주는 것이고, 도적산은 청열시키면서 이뇨작용을 통해 열을 빼주는 것이다.

사청환은 풍학(風瘧)에 사용하는 처방으로도 분류되어 있다. 학질균은 간(肝)으로 들어가 증식한 후 간세포를 파괴하면서 혈액으로 나와 적혈구(赤血球)로 들어가며, 적혈구에서 다시 증식하여 수가 많아지면 적혈구를 파괴하면서 많은 수의 원충이 방출되는데, 이 때 발열이 나타난다. 이럴 때 발열상태를 조절하기 위해 사청환을 사용하게 된다. 필자가 남양주에서 개업했을 때 용담초를 단방으로 달여 먹고 학질을 치료했다는 농부의 경험을 몇 차례 들은 적이 있는데, 이러한 사실은 사청환을 풍학(風瘧)에 사용한다는 것을 쉽게 이해할 수 있게 한다.

풍설(風泄)은 대장점막이 충혈(充血)되어 설사하는 것을 의미하는데, 특히 체열이 높은 소아에게 이런 증상이 발생했을 때 사청환을 사용하면 좋다. 그래서 근래에는 사청환을 소아설사에 많이 사용하고 있다. 단 열이 많지 않은 소아에게는 주의해야 한다.

외장(外障)에 사용하는 처방으로 분류한 것은 앞서 언급한 대로 발열과 충혈상태에서 눈이 충혈(充血)될 수 있기 때문이다. 이 경우 바이러스로 인해 눈이 충혈되는 결막염이나, 티끌이나 손상으로 인해 각막이 찢어져서 발생하는 각막염에도 사청환을 사용할 수 있지만, 주로 내부 발열로 인해 눈이 충혈되었을 때 사용하는 경우가 많다. 두창(痘瘡)의 안예(眼瞖)에 사용하는 것도 두창(痘瘡)으로 인한 열로 눈이 충혈되고, 이차적으로 예막(瞖膜)이 생겼을 때 사용한다는 의미이므로 세균감염이 아니라 내부적인 열성상태로 인한 증상이라는 것을 알 수 있다.

처방구성 처방구성을 보면 당귀는 말초혈관의 혈류를 원활히 함으로써 말초순환장애를 개선한다. 용담초는 소염작용이 강하여 피부병, 매독 등을 개선하며, 간기능을 보호하는 작용과 이담작용(理膽作用)이 있다. 천궁은 활혈작용(活血作用)이 강하여 소통장애를 개선하며, 관상동맥과 말초혈관을 확장하여 혈액순환을 촉진한다. 치자는 혈관의 울혈(鬱血)과 충혈(充血)을 완화하여 염증증상을 개선하고, 발열중추를 억제하여 해열작용을 한다. 또한 담즙의 분비와 배설을 촉진하고 혈중 빌리루빈의 수치를 저하시켜 황달을 개선한다. 대황은 장점막(腸粘膜)을 자극하여 연동운동(蠕動運動)을 항진시키고, 수분흡수를 저해하여 설사를 유발한다. 또한 모세혈관의 투과성항진을 억제하고 혈소판응고를 저지하여 각종 염증을 완화시킨다. 강활은 발한작용과 해열작용을 하며, 방풍은 표재(表在) 혈관을 확장하는 작용을 한다.

처방비교 **우황포룡환**과 비교하면 두 처방 모두 소아 발열(發熱)과 경풍(驚風)에 사용한다는 공통점이 있다. 우황포룡환은 소아질환의 통치방으로 일컬을 수 있을 만큼 다양하게 사용하는데, 주로 열담(熱痰)으로 인한 발열(發熱), 경기(驚氣), 야제(夜啼) 등에 사용한다. 반면 사청환은 발열상태를 조절하고 충혈된 혈관을 수렴시키는 작용이 있어 발열과 경기 외에 설사와 안구충혈에도 사용한다.

우황청심원과 비교하면 두 처방 모두 소아경기에 사용한다. 우황청심원은 전신 긴장으로 인한 발열(發熱)이나 소화장애로 인한 발열을 막론하고 두루 사용할 수 있으며, 소아설사나 복통 등에도 사용한다. 반면 사청환은 주로 소아 발열로 인한 경기나 피부질환, 안구충혈, 설사 등에 활용한다.

세안탕과 비교하면 두 처방 모두 안구충혈에 사용한다. 그러나 세안탕은 눈이 충혈(充血)되었을 때 안구에 직접 적용하는 외용약인 반면, 사청환은 내복하는 약이며 충혈된 혈관을 수렴시키고 발열상태를 조절하므로 근원적인 치료를 한다고 할 수 있다. 또한 이런 약성을 응용하여 소아 경풍(驚風), 설사(泄瀉) 등에도 사용한다.

風 寒 暑 濕 燥 火 內傷 虛勞 霍亂 嘔吐 咳嗽 積聚 浮腫 脹滿 消渴 黃疸 邪祟 身形 精 氣 神 血 夢 聲音 津液 痰飮 蟲 小便 大便 頭 面 眼 耳 鼻 口 舌 牙齒 咽喉 頸項 背 胸 乳 腹 腰 脇 皮 手 足 前陰 後陰 癰疽 諸瘡 婦人 小兒

➡ 활용사례

   1-1. 유아설사(幼兒泄瀉)　남　1세
   1-2. 소아설사(小兒泄瀉), 항문충혈(肛門充血)　남　4세
   1-3. 청색변(靑色便)　남　43세
   2-1. 초용담과 학질(瘧疾)　남　78세　소양인

1-1. 유아설사(幼兒泄瀉)

다음은 연만희 선생의 경험을 채록한 것이다.

● ○○○ 남 1세 서울특별시 중랑구 중곡동

예전 중곡동에서 살 때 필자의 큰아이가 설사를 자주하여, 소아과에서 1주일 정도 치료를 받았으나 증세가 여전했다. 당시 함께 공부하던 동료의 조언으로 사청환을 사용하게 된 사례이다.

① 아직 젖을 먹고 있는 아이가 설사를 계속한다.　② 배가 아픈 탓인지 칭얼거리며 자주 운다.　③ 동네 소아과에서 1주 정도 치료했으나 증세가 여전하다.

같이 공부를 하고 있는 동료에게 아이가 설사를 한다고 하자, 부친이 한약방을 하는데 좋은 약이 있으니 한번 써보라고 준 것이 바로 사청환이었다. 동료의 부친은 사청환을 만들어 두었다가 설사를 하는 아이들이 오면 주곤 하는데 대부분 1~2알 이내에, 심하면 3~4알 이내에 치료가 된다는 것이다.

단지 설사가 있으면서 항문이 빨간지 여부를 봐야 하며, 항문이 빨간 아이는 사청환을 먹이면 곧바로 낫는다는 것이다. 사청환은 간실(肝實)에 쓰는 약이 아닌가? 그래서 다시 책을 찾아 자세히 보니, ≪방약합편≫ 활투 끝부분에 '춘상풍(春傷風) 지하(至夏) 폭사(暴瀉) 3~5환 고본전탕화하(藁本前湯化下)'라는 조문을 발견하고, '아 하~ 사청환이 간실(肝實)로 인한 각종 열성 증상이나 이로 인해 변형된 증상뿐만 아니라 설사에도 쓸 수 있구나' 알 수 있어 놀라웠고, 이러한 세세한 부분까지 습득하여 처방을 실제 활용하고 있는 동료의 부친이 정말 대단하신 분이라는 생각을 하게 되었다.

그래서 아내에게 전화로 아이의 항문을 한번 보라고 확인한 뒤, 그 길로 약을 구입하여 사청환을 조금 만든 뒤 집으로 갔다. 아이의 항문을 직접 확인하니 역시 항문이 빨갛다. 이때 조문에 사청환은 감실대 크기로 하라고 조문에는 쓰여 있으나 나는 동료의 얘기대로 청심원 크기의 밀환으로 만들었다.

원인은 모르나 설사를 하는 젖먹이의 1살 된 아이에게 항문이 빨갛게 된 것을 확인한 뒤 사청환 1알을 나누어 하루 동안 몇 차례 고본탕이 아닌 따뜻한 물로 아이에게 먹였다.

사청환 한 알을 조금씩 물에 개어 모두 먹인 후에 칭얼거리는 것이 없어지면서 바로 설사가 멈추었다.

며칠간 지속된 설사가 사청환 1알로 치유되는 걸 보고 참으로 이런 치법과 처방을 만든 선현들의 지혜에 감탄을 금하지 못한 적이 있었다.

1-2. 소아설사(小兒泄瀉), 항문충혈(肛門充血)

다음은 연만희 선생의 경험을 채록한 것이다.

● ○○○ 남 4세 서울특별시 중랑구 중곡동

집 아이가 사청환을 먹고 나은 지 얼마 되지 않은 시기에 옆집에 사는 아이가 설사를 하여 병원에 다니는데도 잘 낫지 않는다고 한다. 마침 지난번에 내 아이도 같은 증상으로 고생하다가 치료한 경험이 있어서 사청환을 주었다.

① 10여 일 전부터 배가 아프다.　② 설사를 한다.　③ 그간 병원에 다녀도 전혀 차도가 없다는 것이다.　④ 그래서 항문이 빨간지 여부를 묻자 항문이 빨갛다는 것이다.

같은 증상으로 내 아이에게 사청환을 주어 나은 경험이 있고 또 설사를 하면서도 항문이 빨간 것도 같으므로 남아있던 사청환을 주기로 하고, 1알을 주면서 따뜻한 물에 개어서 먹이라고 했다. 잘 먹이라고 일렀는데 어제 지어준 약을 물에 개어 먹인 뒤로 칭얼거리는 것과 설사가 줄어들었다고 한다.

사청환 1알을 복용한 뒤로 설사가 줄어들었으나 나이가 4세 정도가 되며 아직 다 나은 것이 아니라서 이번에도 사청환 3알을 주면서 매일 1알씩 먹여보라고 주었다.

이웃이지만 자주 만나긴 어려워 잊고 있었는데 하루는 이 아이의 부부가 당시에는 흔치 않았던 외국산 과자와 선물을 한 아름 사가지고 왔다. 그 약을 먹이고 아이가 오래 고생하던 설사가 다 나아 고맙다고 인사를 한다. 아이는 그 약을 먹인 뒤 급격히 좋아지더니 약 3알을 마저 먹자 설사가 다 나아 지금은 밥도 잘 먹고 잘 논다며 몇 번이고 고맙다는 인사를 하고 갔다.

1-3. 청색변(靑色便)

다음은 곽명근 선생의 경험을 채록한 것이다.

● ○○○ 남 43세 경기도 수원시

① 대변이 푸른색이다.

별다른 원인 없이 대변이 푸르게 나오는 것은 간장(肝臟)에 열이 있는 것이라고 판단하여 사청환에 평위산을 합하여 6첩을 지어주었다. 약을 모두 복용하고 난 뒤부터는 대변이 푸르게 나오지 않는다고 한다. 대변이 푸른 것은 채소나 해조류 등 녹색 성분의 영향도 있을 수 있으나 그것보다는 담즙의 과다 분비의 영향이 아닌가 추측해 본다. 간이 충혈되거나 열이 많은 간실의 상태가 되면 담즙인 빌리루빈의 생산도 증가하여 과도한 담즙이 대변에 영향을 주어 나타나거나 또는 과다하게 섞여 배출되거나 하는 것이 아닌가 생각해본다.

사청환은 성인뿐만 아니라 아이들이 푸른 대변을 볼 경우에도 사용하면 효과가 좋다.

2-1. 초용담과 학질(瘧疾)

사청환은 초용담이 포함된 처방으로 간실에 사용하지만 학질에도 사용하고 있으며, 특히 풍학(風瘧)에 사용한다.

참고로 남양주시 진접읍 진벌리의 남만희 씨로부터 자부의 갑상선염 약을 지으러 와서 자신이 초용담을 복용하고 나은 학질 체험을 기록해 둔 것이다.

● 남○○ 남 78세 소양인 경기도 남양주시 진접읍 진벌2리

지금의 모습을 보면 강단이 있고 맥은 활맥(滑脈)이다.

30세 때 여름이었는데

① 점심을 먹고 난 뒤 오후 내내 몹시 춥고 떨리는 것이 지속되었다.

이미 동네의 여러 사람이 경험한 뒤라서 학질(瘧疾)이라고 보고 초용담 3뿌리를 1대접 정도 되게 달여서 한 번에 다 마셨다. 초용담 탕제를 모두 마시자 땀이 났다. 그리고 다음날이 되자, 전날 종일 춥고 떨리는 것이 사라지고 몸이 거뜬했다. 이것으로 학질이 모두 나은 것이다.

다른 예

동네의 다른 여러 사람의 경우를 보면 학질에 걸려서 춥고 떨리고 아프면

① 대개는 하루 걸러서 이런 증세들이 있다.

② 증세가 심하면 오전에도 하고 매일 하기도 한다.

③ 심한 사람은 두통도 심하며 삼복더위 때인데도 춥고 떨림이 심하며, 하도 심하게 아파서 날짜 가는 줄도 모를 정도라는 것이다.

④ 이 학질은 여름에만 생기는데 그냥 두면 여간해서 낫지 않는다.

⑤ 학질로 동네 사람 여러 명이 초용담을 먹고 나았다.

⑥ 보통은 2뿌리씩 복용하나 급할 경우는 한 번에 3~4 뿌리씩 복용하기도 한다.

下統107 寶 석결명산 石決明散

石決明 草決明 各一兩 羌活 梔子 木賊 青箱子 赤芍藥 各五錢 大黃 荊芥 各二錢半

治 肝熱 眼赤腫 生瞖 或脾熱瞼內鷄冠蜆肉 蟹睛疼痛 或旋螺尖起
[用　　法] 上末 每二錢 麥門冬煎湯 調下
[活套鍼線] 外障(眼)
[適 應 症] 안구충혈, 안구출혈, 안통, 예막, 노육, 도첩권모, 결막염, 각막궤양

처방설명　　석결명산은 외장(外障)에 사용하는 처방으로 안구충혈(眼球充血), 안구출혈(眼球出血), 안통(眼痛), 예막(瞖膜), 노육(努肉), 도첩권모(倒睫拳毛) 등의 증상에 사용한다. 이러한 증상을 일으키는 원인으로는 먼지나 모래, 티끌 같은 이물질이 눈을 자극했을 때 함부로 비비는 행위나 세균의 감염 등 외부적인 요인이 있을 수 있고, 신경과다나 과도한 긴장 등으로 인해 혈관의 수축과 이완이 반복되어 발생하는 내부적인 요인이 있을 수 있는데, 석결명산은 두 가지 유형 모두에 사용할 수 있다.

한방에서는 안질환을 크게 외장(外障)과 내장(內障)으로 나누는데, 외장에는 48종이 있고, 내장에는 24종이 있어 총 72종으로 분류하고 있다. 외장(外障)은 동공 이외의 안질환을 통틀어 일컫는 것으로 안구충혈(眼球充血), 안구출혈(眼球出血), 각막부종(角膜浮腫), 눈물, 눈곱, 성점(星占), 운예(雲瞖) 등의 증상이 대표적이다. 반면 내장(內障)은 안구 속에서 백태(白苔)가 끼거나 안구 안의 압력이 높아져 시력을 잃거나 명암을 가리지 못하는 등의 병증이다. 석결명산은 외장(外障)에 사용하는 처방 중 하나이다.

서양의학이 들어오기 전에는 안질환을 모두 한방에서 치료했기 때문에 안과를 전문으로 하는 사람이 많았지만, 지금은 양방에서 대부분 치료를 전담하고 있는 실정이므로 한약으로 안질환을 다스릴 수 있다는 것조차 알지 못하고 있다. 그러나 아직도 안질환을 전문으로 하는 사람을 드물게 찾아볼 수 있는데, 대전의 정복영 선생이 여기에 속하는 분이다. 그래서 정복영 선생이 석결명산을 사용하는 기준과 설명을 참고하고자 한다. 조문을 보면 '治肝熱치간열 眼赤腫안적종 生瞖생예 或脾熱瞼內鷄冠蜆肉혹비열검내계관현육 蟹睛疼痛해정동통 或旋螺尖起혹선라첨기'라고 했는데, '肝熱 眼赤腫'이란 간경(肝經)의 열로 인해 눈이 붓거나 염증이 생기는 것, 심해져서 출혈이 생기는 것을 의미한다. '生瞖'는 눈에 백태가 끼는 것인데, 이것을 현대 의학용어로 표현한다면 각막혼탁이라고 할 수 있다. 예막(瞖膜)이 생기는 것은 안구에 열이 차기 때문이며, 따라서 눈은 항상 서늘해야 예막(瞖膜)이 생기지 않는다. 예전에 나이든 사람들이 간혹 돌안경을 쓰는 경우가 있었는데, 이것은 눈의 열기(熱氣)를 식히기 위함이다. '脾熱瞼內鷄冠蜆肉'은 아래쪽 눈꺼풀에서 닭벼슬 같은 고기 덩어리가 올라오는 것으로 원인을 비열(脾熱)로 보았다. '蟹睛疼痛'은 바닷게처럼 눈이 툭 튀어나오면서 통증이 동반되는 것이며, 바세도우병 때문에 튀어나오는 것이 아니라 안질환 때문에 부어서 튀어나오는 것이다. '旋螺尖起'는 눈 안쪽(내자: 內眥)에서 달팽이 모양의 고기 덩어리가 눈망울을 향해 뻗어 나오는 증상이다. 어느 누구나 내자(內眥)에 이것이 있어 먼지를 눈 바깥쪽으로 밀어 내보내는 기능을 하는데, 심화(心火)가 많은 사람은 이것이 자꾸 커져서 꼭 달팽이 모양으로 자라난다. 이러한 증상이 심해지면 동공을 덮을 수도 있는데, 이럴 때도 석결명산을 사용한다.

석결명산의 적응증은 일체의 결막염, 각막염, 유행성 안병(아폴로눈병), 결막의 혈관파열로 인한 출혈, 부어서 눈을 뜰 수 없을 때, 눈이 쑤실 때, 고름이 나올 때 등인데, 양약을 사용할 때보다 치료기간이 짧고

효과가 훨씬 좋으나 사람들이 모르고 있을 뿐이다. 요즘에 여름철만 되면 안과에는 결막염에 걸린 사람으로 문전성시를 이루는데, 이런 사람에게 석결명산 5첩이면 효과를 볼 수 있다. 또한 결막염이 심해져 결막과 각막에 궤양이 생기고 농(膿)이 나오는 경우에는 1제까지 복용하면 치료할 수 있다.

석결명산은 본래 산제(散劑)이지만 탕제(湯劑)로 복용해도 된다. 탕제로 할 경우에는 석결명, 초결명은 각 1전, 강활과 치자, 목적, 청상자, 적작약은 각 0.8전, 대황과 형개는 각 0.5전으로 하고 여기에 천황련 0.5전을 더하여 이것을 1첩 분량으로 해서 사용하면 된다. 천황련을 더하면 효력이 더 좋아지기 때문에 가능한 더해서 사용하는 것이 좋다.

석결명산은 도첩권모(倒睫拳毛) 증상에도 사용한다. 도첩권모는 아래쪽 속눈썹이 눈동자를 찌르는 증상인데, 원인은 하안검(下眼瞼)이 너무 과도하게 수축되어 안쪽으로 말리는 것이다. 도첩권모가 생기면 눈썹이 눈동자를 자극하기 때문에 눈을 잘 뜰 수 없고, 계속 눈물이 흐르며 결막이나 각막에 손상을 주어 예막(瞖膜)을 생기게 한다. 이러한 증상이 있을 때 양방에서는 눈썹을 뽑기도 하는데, 석결명산을 사용하면 뽑지 않고 치료할 수 있다.

석결명산을 사용할 때 주의할 점이 있다. 첫째, 대황은 반드시 주증(酒蒸)으로 법제(法製)해야 한다. 법제가 잘못되면 약을 복용하는 중에 복통이 생기는 경우도 있어 환자가 약을 먹지 않으려고 한다. 둘째, 석결명에 관한 것인데, 시중에서 석결명으로 판매되는 것 중에는 굴껍질도 포함되어 있으므로 주의해야 한다. 또한 제주도에 가면 작은 전복과 비슷한 모양을 가진 오분쟁이라는 것이 있는데, 이것을 사용하면 전혀 효력을 볼 수 없다. 자연산 전복 중에서 크기가 큰 것은 대부분 공방집에서 자개장을 만드는 용도로 사용되고 있는데, 여기서 재단하고 난 뒤에 남는 조각들을 모아서 약용(藥用)으로 사용해도 된다. 또 요즘은 크고 광채가 뛰어난 외래종 전복이 많이 수입되고 있는데, 이것은 아직 약용으로 실험해 보지 못했다.

석결명은 곱게 갈아서 수비하여 눈에 넣기도 하고, 물에 달인 것을 눈에 넣기도 하는데, 각막혼탁이 있을 때 석결명을 단방으로 사용해도 효력이 있다. 고대 도인들은 석결명을 불에 구워서 가루로 만든 것을 다시 물에 끓여서 눈을 씻음으로써 시력을 유지할 수 있었다. 몇 가지 약재를 더할 때는 석결명에 진피(물푸레나무껍질)와 천황련을 더한 것을 달여서 사용하며, 이것으로 눈을 씻으면 내장(內障)과 외장(外障)에 모두 사용할 수 있고, 수시로 씻으면 결막염과 각막염, 백내장 같은 안질환을 예방할 수도 있다.

이처럼 정복영 선생 같은 분이 있어 소중한 경험을 이어갈 수 있는 것이며, 한방에서 안과질환을 치료할 수 있다는 자신감을 부여한다고 하겠다. 따라서 후학들은 석결명산 이외의 처방들도 주의 깊게 공부하여 한약의 우수성을 알고 이를 이어가야 한다.

처방구성 처방구성을 보면 군약인 석결명은 전복과 말전복 및 동속 근연동물의 패각을 건조한 것으로 청열작용(淸熱作用)이 있고, 시력을 좋게 하는 효능이 있다. 초결명은 혈관을 확장하여 혈압을 낮추는 작용과 시력을 보호하는 작용이 있다. 목적은 열(熱)을 발산(發散)하면서 예막(瞖膜)을 없애는 효능이 있으며, 청상자는 간경실화(肝經實火)를 해소하여 명목퇴예(明目退瞖)의 효능을 발휘하는 안과 상용 약재이다.

강활은 발한작용과 해열작용을 하고, 치자는 혈관의 울혈(鬱血)과 충혈(充血)을 완화하며, 발열중추를 억제하여 해열작용을 한다. 적작약은 평활근의 경련을 억제하고, 중추신경 흥분을 억제하여 진통, 진경, 진정작용을 한다. 대황은 장점막(腸粘膜)을 자극하여 연동운동을 항진시키고, 모세혈관의 투과성항진을 억제하고 혈소판응고를 저지하여 각종 염증을 완화시킨다. 형개는 피부의 혈행(血行)을 촉진하여 말초혈관의 소통장애를 풀어주며, 해열작용과 소염작용이 있다.

風
寒
暑
濕
燥
火
內傷
虛勞
霍亂
嘔吐
咳嗽
積聚
浮腫
脹滿
消渴
黃疸
瘧疾
邪崇
身形
精氣
神血
夢
聲音
津液
痰飮
蟲
小便
大便
頭
面
眼
耳
鼻
口舌
牙齒
咽喉
頸項
背
胸
乳
腹
腰
脇
皮
手
足
前陰
後陰
癰疽
諸瘡
婦人
小兒

용담사간탕과 비교하면 두 처방 모두 안구충혈에 사용한다. 그러나 용담사간탕은 평소 열실하고 조직이 치밀한 사람이 신경과다, 긴장, 과로를 하여 눈이 충혈(充血)되었을 때 사용하며, 눈병 외에 음호출(陰戶出), 하초습양(下焦濕痒), 냉대하 등에도 사용한다. 반면 석결명산은 다른 증상에는 사용하지 않고 오로지 실증의 눈병에만 사용하며, 먼지나 티끌, 모래, 가시 등으로 인해 눈이 손상되어 나타나는 결막염, 각막염 등에도 사용한다.

세안탕과 비교하면 두 처방 모두 눈의 충혈에 사용한다는 공통점이 있다. 그러나 세안탕은 눈을 씻는 외용약이기 때문에 감염이나 손상으로 인한 충혈증상에 사용하며, 증상을 개선하기 위해 사용한다. 반면 석결명산은 복용하는 처방이므로 안구충혈의 근본적인 원인을 제거한다고 할 수 있으며, 외인(外因)뿐 아니라 내부의 열울(熱鬱)로 인해 눈이 충혈되었을 때도 사용한다.

사청환과 비교하면 두 처방 모두 안구충혈에 사용하는 처방이다. 그러나 사청환은 발열과 혈관의 충혈로 인한 소아설사, 소아 제열(諸熱), 경풍(驚風) 등에도 사용하며, 이런 상태에서 나타나는 안구충혈에 사용한다. 반면 석결명산은 다른 증상에는 사용하지 않고 주로 안구충혈에만 사용하며, 내부 요인 외에도 먼지, 티끌 등이 눈을 자극하여 충혈이 되었을 때도 사용한다.

→ **활용사례**

　　1-1. **안구충혈(眼球充血), 안구출혈(眼球出血)** 남 60세
　　1-2. **안구충혈(眼球充血), 안구궤양(眼球潰瘍), 안통(眼痛)** 여 30세
　　1-3. **안구충혈(眼球充血)** 남
　　1-4. **결막염(結膜炎), 안구출혈(眼球出血)** 남 50세
　　2-1. **각막궤양(角膜潰瘍), 예막(臀膜)** 여 19세
　　3-1. **도첩권모(倒睫拳毛), 눈 충혈, 각막염, 눈 못뜸, 눈물** 여 19세

1-1. 안구충혈(眼球充血), 안구출혈(眼球出血)
　다음은 정복영 선생의 경험을 채록한 것이다.

● ○○○ 남 60세 대전광역시 중구 은행동
벌써 10여 년도 더 된 일로 필자의 친구이며 현재 중국요리점을 운영하고 있다.
① 하루는 만났을 때 보니 눈에 핏줄이 터져 흰눈동자가 빨갛게 되어 있었다.
이럴 때는 보통 석결명산을 투약해야 하나 약효는 현저히 약하지만 석결명만 사용해도 치료되는 경우가 있다. 마침 친구가 운영하는 가게에 전복이 있다고 하여 전복 껍질을 불에 달구어 가루로 만든 뒤 달여서 복용하라고 일러주었다. 석결명만 달여서 복용하고 달인 물로 눈을 여러 차례 씻은 뒤에 안구충혈과 출혈되어 핏자국이 보이던 것이 모두 없어졌다.

1-2. 안구충혈(眼球充血), 안구궤양(眼球潰瘍), 안통(眼痛)
　다음은 정복영 선생의 경험을 채록한 것이다.

● ○○○ 여 30세 대전광역시 중구 선화동
동네 근처에 사는 사람으로 공장에서 일을 한다. 당시는 경제가 곤궁하여 눈병이 깊어졌으나 돈이 없어 치료비가 상대적으로 많이 드는 병원에는 갈 엄두를 못 내고 그나마 눈에 통증이 심해지고 눈을 뜰 수 없는 상태가 되자 약값이 적게 들고 서민들에게 문턱이 낮은 한약방에 찾아오게 된 것이다. 그간의 경과를 들어보니
① 각막에 가시가 박혀 가려워서 자꾸 눈을 비볐다.　② 눈을 비빈 상처로 인해 각막에 상처가 나고 그곳에 다시 세균이 감염되어 눈이 퉁퉁 붓고 고름이 고였다.　③ 통증이 있어 견디지 못한다.
그래서 안구충혈(眼球充血), 안구궤양(眼球潰瘍), 안통(眼痛)을 목표로 석결명산을 투약했는데 완치되었다.

1-3. 안구충혈(眼球充血)
　다음은 정복영 선생의 경험을 채록한 것이다.

● ○○○ 남 철공소에서 일함 대전광역시
철공소에서 일하는 사람이다. 철공소에서는 연마기로 쇠를 가는 경우도 많아서 이때 먼지처럼 떠다니거나 그라인더에

갈린 쇳가루가 눈에 들어가 충혈이 되기 쉽다. 하루는 이 같은 사람이 왔는데 눈은 충혈되고 아프나 당시 돈이 없어 병원에 갈 생각을 못하고 있다가 수창당에서 안과를 잘 본다고 하여 찾아왔다고 한다. 당시 한약 값은 병원에서 치료하는 값의 1/10도 안 되었다.
① 철공소에서 쇠를 다루다가 쇳가루가 눈에 들어갔다.　② 눈을 비비자 결막이 손상되어 충혈되고 아프다.
역시 그간 하던 대로 석결명산으로 5일분 10첩을 지어주었다. 석결명산은 외부에서 먼지나 모래 티끌 등 이물질이 들어가서 눈이 가려워 긁은 뒤 나타나는 안구충혈(眼球充血)이나 출혈(出血), 각막궤양(角膜潰瘍), 이로 인한 화농(化膿), 예막(瞖膜), 눈의 부종(浮腫) 등에 효과가 좋다.
다음에 같은 철공소의 다른 사람이 왔을 때 얘기를 들어보니, 지난번 약을 지어간 사람이 나았으며 소개를 받아 왔다고 한다.

1-4. 결막염(結膜炎), 안구출혈(眼球出血)
다음은 정복영 선생의 경험을 채록한 것이다.

● 정 ○ ○ 남 50세 한약업사 대전광역시 중구 은행동
필자가 17세 때인 50년 전의 일이다. 6.25사변 전에 있었던 일로 그때가 여름철이었는데 집을 고치느라 방을 뜯고 다시 온돌을 놓고 그 위에 황토를 발랐다. 방바닥의 황토를 말리기 위해 장작불을 넣고 가친께서 잠을 잤다. 뜨거운 훈증으로 인한 것인지는 몰라도 다음날 아침 일어나니
① 양쪽 눈이 모두 퉁퉁 부어서 눈을 뜨기조차 어렵다.　② 충혈이 심하게 되어 있으며 흰눈동자에는 혈관이 터져 피가 맺혔는데 겁이 날 정도이다.　③ 양방명으로 본다면 급성결막염에 걸린 셈이었다.
자는 동안 눈에 이물질이 들어간 것인지 아니면 뜨겁고 습한 습기가 눈을 상하게 한 것인지는 알 수가 없으나 증상이 눈이 붓고 눈동자에 충혈과 피가 맺힌 증세인 만큼 급성결막염으로 인한 것으로 보고 급성결막염이나 각막염에 가장 빈용하고 있는 석결명산을 가친(家親)께서 알려주면서 급히 달여 달라고 하다.
가친(家親)의 지시대로 석결명산에 천황련 0.5돈을 더한 뒤 5첩을 급히 달여 드렸다.
약을 2첩 정도 복용하자 눈의 충혈이 감소하기 시작했으며 5첩을 모두 복용한 뒤 눈의 부종과 충혈, 터진 핏줄들도 모두 없어져 쾌유하셨고 그이후로는 안병을 앓은 적이 없으셨다.

2-1. 각막궤양(角膜潰瘍), 예막(瞖膜)
다음은 정복영 선생의 경험을 채록한 것이다.

● 위 ○ ○ 여 19세 대전광역시 중구 석교동
다음은 정복영 선생의 할아버지의 치험례이다. 할아버지의 고향은 충북 옥천군 안내면 동대리이다.
할아버지의 오랜 동네친구이며 대농이었던 위○○ 씨가 당시 석교동에서 학생인 19세 된 딸을 데리고 왔었다. 눈을 보니 이미 오래 경과된 뒤라 심각한 지경이었다.
① 눈에 가시가 박혀 비빈 후 눈이 충혈이 되었다.　② 이것이 시간이 지나자 각막(角膜)에 궤양(潰瘍)이 생기고 앞이 잘 보이지 않게 되었다.
한약방 앞의 금성여관에서 한 달 이상 숙식을 하면서 매일 약을 먹고 씻는 치료를 했는데 그때도 사용한 것이 바로 석결명산이었다.
1달 정도 치료하는 과정에서 충혈과 궤양이 없어지고 고름도 나오지 않게 되었고 1달 정도 다 되어서는 눈이 안보이던 것도 서서히 옅어지다가 전처럼 보이게 되었다.
이후 은인이라며 그때의 고마움을 잊지 못하여 해마다 벼를 수확하는 가을이 되면 소에다 쌀을 싣고 찾아오곤 했다. 눈이 보이지 않던 그때의 딸은 시집가서 잘 살고 있다.
지금 생각하면 상처 난 곳을 비벼서 바이러스나 세균이 2차적으로 침입을 하여 궤양이 생기고 고름이 잡히면서 예막(瞖膜)이 생겨 앞을 못 보게 된 것이 아니었나 생각해 본다.

3-1. 도첩권모(倒睫拳毛), 눈 충혈, 각막염, 눈 못뜸, 눈물
다음은 정복영 선생의 경험을 채록한 것이다.

● 김 ○ ○ 여 19세 학생 대전광역시 중구 선화동
공화당이 정권을 잡은 초기의 일이니 아마 1960년대 초중반 때인 것 같다. 이미 고인이 되신 대전여중학교 김창홍 교장 선생이 소문을 듣고 19세 된 딸을 데리고 왔다. 딸의 모습을 보니 눈썹이 눈을 찌르는 병이어서 그 증상은 쉽게 치료가 가능하겠다고 말해주었는데도 반신반의한다. 같은 천주교 신자라 평소부터도 잘 아는 사이인데도 믿기가 어려웠는지 병원에 몇 년을 다녔는데도 잘 낫지 않는데, 쉽게 나을 수 있다고 얘기를 하니 의심을 한다.

① 속눈썹이 눈동자를 찔러 눈을 뜰 수가 없다.   ② 속눈썹이 눈을 자극을 하니 계속 눈물이 나오는데 마치 바늘로 눈동자를 계속 찌르는 듯하다   ③ 이 증세가 오래전부터 있다가 없다가를 반복한 탓인지 얼마 전부터는 눈앞을 가리는 예막(臀膜)이 생기고   ④ 아래쪽 하안검(下眼瞼)근육이 옥조인다. 피부가 옥조인다.   ⑤ 눈은 충혈이 되고 계속 눈에 손이 간다.   ⑥ 병원에서 3~5년 동안 그때마다 치료를 했는데 눈썹을 뽑지 않고는 치료가 안 된다고 한다.

당장의 눈 충혈도 문제지만 여자아이라 속눈썹을 뽑기가 주저되어 그때마다 안과에서 치료를 해왔다.

이 증세는 눈을 둘러싸고 있는 안검의 근육이 수축되어 나타나는 증상이다. 하안검(下眼瞼)이 수축되는 것이 일시적이 아니라 지속되자 하안검(下眼瞼)에 붙어있는 속눈썹이 눈을 보호하는 것이 아니라 방향을 바꾸어 오히려 눈동자를 찌르는 것이다. 한방에서는 이 원인을 비장열(脾臟熱)로 보고 비장(脾臟)의 열을 풀어주는 약을 사용한다.

이 증세가 속눈썹이 눈동자를 찌르는 병이어서 따로 생각할 것도 없이 오래전 조부 때부터 해 온 방법대로 석결명산에 신효명목탕을 지어주기로 했다. 석결명산은 손상되어 있는 각막을 치료하면서 당장의 충혈을 다스려 줄 것이고 신효명목탕은 아래 속눈썹의 방향을 정상적으로 바꾸어 줄 것이니 2~3제 정도면 완전히 치료되니 걱정하지 말라고 일러주었다.

속눈썹으로 인한 눈 충혈과 각막손상에는 석결명산을 하안검(下眼瞼)의 속눈썹 방향교정에는 신효명목탕을 사용하므로 늘 해오던 대로 두 처방을 합쳐서 먼저 1제를 지어주었다.

약을 복용하고 눈 충혈이 없어지고 눈을 찌르는 증상도 조금 좋아졌다고 하여 계속 2제를 더 연복시키기로 했다.

위의 약을 모두 복용한 이후에 완쾌되었고 그 후로는 눈 찌르는 증세가 다시 나타나지 않았다. 이 일로 인하여 김 교장선생이 얼마나 고마워하는지 교육청이건 교사들이건 교장선생의 모임이건 가는 곳마다 수창당을 자랑하여 많은 손님을 보내주었다. 김 교장선생은 지금 돌아가셨지만 그때 치료받았던 딸은 출가해서 잘 지내고 있다.

下統108 寶 세간명목탕 洗肝明目湯

當歸尾 川芎 赤芍藥 生地黃 黃連 黃芩 梔子 石膏 連翹 防風 荊芥 薄荷 羌活 蔓荊子 甘菊 白蒺藜 草決明 桔梗 甘草 各五分

治 一切風熱 眼目赤腫 疼痛
[活　　套] 果有肝臟風熱 脈數實 然後用之 虛者不可槪用
[活套鍼線] 外障(眼)
[適 應 症] 안구출혈, 안구충혈, 안열, 안통, 안검부종, 안압상승, 녹내장, 안혼, 결막염, 각막염, 시력극감, 두통

　　세간명목탕은 안구충혈(眼球充血)이나 안통(眼痛), 결막염(結膜炎), 또는 눈에 열감(熱感)이 있을 때 사용하는 처방으로 피부질환(皮膚疾患)에도 응용한다. 결막이 손상되었거나 안구충혈이 심해져서 안구출혈이 되었을 때도 쓸 수 있고, 안압(眼壓)이 상승하여 발생하는 녹내장(綠內障)에도 쓸 수 있다.

　　눈 흰자위에 있는 모세혈관은 미세하기 때문에 보통 때는 보이지 않지만 혈류량이 증가되어 혈관이 확장되면 충혈(充血)된 것을 볼 수 있다. 혈류량이 증가되었다는 것은 체열(體熱)이 높아지고 혈액순환이 빨라지는 등 열성상태(熱性狀態)가 되었음을 의미한다. 그러나 단순히 혈류량이 많아지고 혈액순환이 빨라진다고 해서 충혈(充血)되는 것은 아니며, 발생한 열이 해소되지 않고 울체(鬱滯)되었을 때 충혈이 나타난다.
　　세간명목탕의 안구충혈도 체내에 열(熱)이 울체(鬱滯)되어 있기 때문에 나타나는 증상이며, 옛날 사람들은 안구충혈의 원인을 간(肝)의 충혈(充血)로 보았기 때문에 간(肝)과 눈의 관계를 연관시켜 설명했던 것이다. 세간명목탕의 처방명을 보더라도 충혈된 간(肝)을 청열(淸熱)시켜 눈을 맑게 한다는 의미이다. 그러나 간(肝)이 충혈(充血)되었다기보다는 몸 전체적으로 열(熱)이 울체(鬱滯)되어 있다고 보는 것이 타당하다.
　　몸 전체적으로 열이 울체되어 있을 때 사용하는 처방은 많지만, 특히 두면부(頭面部)에 열(熱)이 울체(鬱滯)되어 안구충혈을 유발할 때는 세간명목탕을 사용한다. 세간명목탕은 청열제(淸熱劑)가 많이 포함되어 있어 충혈되어 있는 혈관을 수렴시켜 주며, 활혈제(活血劑)로 울체된 상태를 해소시켜 안구충혈을 치료하는데, 특히 눈병에 사용할 수 있는 감국, 백질려, 초결명 등이 포함되어 있다는 특징이 있다.

　　안구충혈의 바탕인 열울(熱鬱)의 원인으로는 과로(過勞)로 인한 체열의 불균형, 기온변화에 대응하는 과정에서 발생한 열(熱), 직접적인 세균감염 등이 있다. 그러나 이러한 원인이 작용해도 개인의 신체조건에 따라 다른 반응을 보일 수가 있는데, 세간명목탕의 안구충혈은 평소 체열이 높고 건실한 사람이 위의 원인에 적극적으로 대응하는 과정에서 발생한 증상이다. 그래서 세간명목탕은 실증(實證)의 충혈성 안과질환의 통용방(通用方)이기는 하지만, 체열이 높고 소화력이 왕성한 사람이어야 사용할 수 있다.
　　활투에 보면 '脈數實맥삭실 然後用之연후용지'라고 하여 맥(脈)이 실(實)한 것을 확인한 후에 사용하라고 했는데, 맥이 삭실(數實)하다는 것은 실증(實證)이라는 뜻이므로 세간명목탕의 안구충혈은 실증에서 비롯된 것임을 다시 한 번 확인할 수 있다.

　　세간명목탕은 피부질환에도 활용할 수 있다. 사물탕에 황련, 황금, 치자 등 황백이 빠진 온청음이 들어 있고 석고, 연교, 형개, 방풍 등 청열(淸熱)·발표(發表)시키는 약재가 있어 전체적으로 보면 청열(淸熱)·발산(發散)과 자윤(滋潤)을 공급하는 작용을 한다. 이러한 약성이 있기 때문에 치통(齒痛)에 사용하는 사위탕

을 피부질환에 응용하는 것과 마찬가지로 세간명목탕도 태열(胎熱)이나 아토피성 피부염에 응용할 수 있는 것이다.

　　필자의 세간명목탕 처방기준은
　　① 열성상태에서 나타나는 안구충혈과 안통
　　② 이러한 상태가 심화되어 나타나는 안구출혈이나 안압상승으로 인한 녹내장
　　③ 열성상태에서 나타나는 태열이나 아토피성 피부염
　　④ 보통 체열이 높고 소화력이 좋은 사람에게 적합하다.

처방구성　　처방구성을 보면 당귀는 항혈전작용(抗血栓作用)을 하여 혈액순환을 원활하게 하고 철분결핍으로 인한 빈혈에 좋은 효과를 나타낸다. 천궁은 관상동맥과 말초혈관을 확장하여 혈액순환을 원활하게 하며, 적작약은 평활근의 경련을 억제하고, 중추신경 흥분을 억제하여 진통, 진경, 진정작용을 한다. 생지황은 충분한 전해질을 인체에 공급함으로써 묽은 혈액을 진하게 만들어 주어 혈허(血虛)를 개선한다.

　　황련은 소염작용이 강하여 다양한 염증에 사용하며, 황금은 혈관투과성 항진을 억제하고 소염작용이 강하여 혈관의 염증성 충혈(充血)과 울혈(鬱血)을 완화한다. 치자는 혈관의 울혈(鬱血)과 충혈(充血)을 완화하고, 발열중추를 억제하여 해열작용을 한다. 석고 또한 발열중추를 억제하고 해열작용을 하고, 혈관투과성을 억제하여 소염작용을 한다. 연교는 비만세포막을 강화하여 화학전달 물질의 유리를 억제함으로써 항알레르기 작용을 한다. 방풍은 표재(表在) 혈관을 확장시키는 작용을 한다. 형개는 피부의 혈행(血行)을 촉진하여 말초혈관의 소통장애를 풀어주며, 해열작용과 소염작용이 있다.

　　박하의 정유는 소염작용과 진통작용을 하고, 강활은 항혈전작용(抗血栓作用)을 하여 염증으로 인한 혈전(血栓)을 용해한다. 만형자는 모세혈관의 투과성증가를 억제하는 작용이 있어 두통(頭痛), 중이염(中耳炎), 안통(眼痛)이 있을 때 진통(鎭痛), 소염작용(消炎作用)을 한다. 감국은 관상동맥의 혈액순환을 촉진하며, 혈관을 확장하여 말초에 정체된 혈류를 원활하게 한다. 백질려는 각종 안질환에 대하여 소염작용을 나타내며, 초결명은 혈관을 확장하여 혈압을 낮추고, 혈관의 충혈을 경감시킨다. 길경은 거담작용(祛痰作用)과 진해작용(鎭咳作用)이 있으며, 염증을 억제하는 소염작용(消炎作用)도 있다. 감초는 스테로이드 호르몬과 유사한 작용이 있어 항염증작용, 해독작용, 해열작용을 한다.

처방비교　　**사물용담탕**과 비교하면 두 처방 모두 안구충혈에 사용한다는 공통점이 있다. 사물용담탕은 사물탕에 강활, 방풍, 초용담, 방기가 포함되어 있어 자윤과 활혈의 기능이 강하고, 이뇨성이 있으나 세간명목탕을 사용해야 하는 경우보다는 열성이 덜하며, 혈허(血虛)의 비중이 상대적으로 높을 때 적합하다. 반면 세간명목탕은 실증의 안구충혈에 사용하며, 허약한 자에게는 주의가 필요하고 건실한 사람에게 많이 사용한다.

　　석결명산과 비교하면 두 처방 모두 충혈로 인한 눈병에 사용하는데, 석결명산은 눈의 충혈성 질환에 국한되어 사용하는 반면, 세간명목탕은 눈충혈 뿐만 아니라 혈울(血鬱)로 인한 피부염, 여드름 등에도 사용한다.

　　세안탕과 비교하면 세안탕은 눈이 충혈되어 있을 때 눈을 씻는 외용약으로 찬 약성과 활혈(活血)·보혈작용(補血作用)을 이용하여 충혈되어 있는 눈 점막을 일시적으로 수축시켜 증상을 없애준다. 반면 세간명목탕은 눈의 충혈을 야기하고 있는 혈열상태(血熱狀態)를 근원적으로 개선시켜 증상을 없애준다.

→ **활용사례**

　1-1. **안구충혈(眼球充血), 안통(眼痛), 두통(頭痛)**　여　71세　태음인
　1-2. **안구충혈(眼球充血)**　남　33세　태음인
　1-3. **안구충혈(眼球充血)**　남
　1-4. **안구충혈(眼球充血)**　남　8세　소양인
　1-5. **안구충혈(眼球充血), 시야흐림**　남　34세　소양인
　1-6. **안구충혈(眼球充血), 안구건조증(眼球乾燥症), 피로(疲勞), 손부종**　남　38세　소양인　180cm 78kg
　1-7. **안구충혈(眼球充血), 각막주름으로 인한 시야방해**　여　54세　162cm 56kg
　1-8. **안구충혈(眼球充血), 피로(疲勞)**　남　26세　태음인　170cm 70kg
　1-9. **안구출혈(眼球出血)**　남　51세
　2-1. **각막염(角膜炎), 시력극감(視力極減)**　남　36세
　3-1. **결막염(結膜炎)**　남　41세　소양성태음인　170cm 65kg
　3-2. **유행성 급성결막염(急性結膜炎), 안구충혈(眼球充血)**　여　59세　태음인
　4-1. **녹내장(綠內障), 두통(頭痛)**　남　13세
　5-1. **안압상승(眼壓上昇), 안침소(眼沈小)**　여　33세
　6-1. **면적(面赤), 소양감(搔痒感)**　여　53세　소양인　157cm 57kg

1-1. 안구충혈(眼球充血), 안통(眼痛), 두통(頭痛)

● 김 ○ ○　여 71세　태음인　경기도 안양시 동안구 관양동

키가 작고 단정하며 약간 나온 둥근 앞이마가 특이하게 보이는 태음인 체질의 할머니이다.

시골 논밭을 팔아서 이곳 안양에 집을 샀는데, 많은 돈을 들여 집을 사는 과정에서 신경을 많이 썼다. 지금도 결혼할 나이가 된 두 자녀를 데리고 직접 살림을 하느라 대단히 신경을 쓰고 속을 많이 끓인 후

① 올봄부터 안통(眼痛)이 있다.　② 눈으로 열이 치받아 오른다.　③ 눈이 충혈되어 핏발이 서 있고, 눈 주위가 짓물러 보인다.　④ 눈이 침침하고 잘 안 보인다.　⑤ 두통(頭痛)으로 골이 멍하고, 머리를 앞으로 숙이면 어지럽다. ⑥ 전에도 두통과 안통이 같이 온 적이 있다.　⑦ 음식을 안 먹어도 배에 가스가 찬다.　⑧ 기운이 없다.　⑨ 백태(白苔)가 있다.　⑩ 식욕은 좋은 편이다.　⑪ 피로하다.　⑫ 소변이 조금씩만 나온다.　⑬ 가슴이 두근거리고 잘 놀라며 불안하다고 한다.　⑭ 맥은 완긴(緩緊)했다.

튼튼한 체격이며, 맥이 실한 할머니의 실증으로 보이는 안통과 두통 등을 목표로 세간명목탕 2배량으로 1첩을 1일분으로 3첩을 지어주었다.

3일 후에 내방했을 때 확인해 보니, 3일분을 복용한 뒤로 안통(眼痛), 눈으로 열 오름, 눈 충혈과 두통이 경감되었고, 소변횟수가 늘었으나 눈의 핏발은 아직 있다는 것이다. 전의 약이 효력이 있으나 아직 미진하다고 보고, 전과 같은 세간명목탕으로 3첩을 더 투약했다.

약 1달 후에 다시 왔는데, 눈이 침침한 것 외에도 안통과 눈에 열이 오르는 것 등이 거의 나았으며, 눈이 침침해서 안경을 맞추었다고 한다. 안구 혼암(昏暗) 증세는 연세로 보아서 노안으로 인한 것이 아닌가 생각된다.

40일 뒤에 시골에 다녀온 뒤로 몸살감기가 나타나서

① 4~5일전 시골에 다녀온 뒤부터 가슴에서 뜨거운 김이 올라온다.　② 과로로 인한 탓인지 두통(頭痛)과 전신통(全身痛)이 있어서 삭신이 쑤시고 아프다.　③ 기운이 없다.　④ 식욕이 없다.　⑤ 배가 더부룩하고 하품이 나오며 입술도 부르터 있다.

시골에 다녀와서 과로한 뒤부터 증세가 있었으며 증상이 흉열(胸熱)과 두통(頭痛), 전신통(全身痛), 기핍(氣乏), 식욕부진(食慾不振), 식후 거북함 등이라서 심화(心火)가 있는데다가 과로가 겹쳐서 생긴 증세라 보고, 쌍화탕에 불환금정기산을 더한 쌍금탕 1.5배량으로 3첩을 지어주었다.

다음날 할머니가 와서, 지난번과 달리 이번 약은 먹어도 증세가 여전하다는 것이다. 지난번 증상이 비록 시골을 다녀온 뒤 과로로 발생한 것으로 보이나 과로는 증세 발생의 계기가 된 것이고, 주증상인 흉열(胸熱)을 보면 근본적인 원인은 전의 심화(心火)가 잔존해 있다가 과로를 하여 증상이 나타난 것으로 보았다.

따라서 이 경우에는 과로에 초점을 맞추어 쌍금탕 같은 처방을 쓸 것이 아니라, 심화(心火)를 내릴 수 있는 한랭(寒冷)한 약성의 처방을 써야 할 것이다. 흉열(胸熱)의 증세로 보아서 시골에서 신경을 많이 쓴 것으로 짐작하고, 지난번의 안열(眼熱)로 인한 안통(眼痛)에 쓴 세간명목탕 2배량에 기울(氣鬱)을 감안하여 향부자 2돈을 더하여 1.5일분 3첩을 지어주었다.

2달 뒤에 다시 왔을 때 확인해 보니, 복용 당시는 증세가 경감되었으나 근래에 약간씩 증세가 나타난다고 한다. 이번

에는 감기로 몸살이 왔다고 하여 체형이 단단한 할머니라 형방패독산 2배량으로 3첩을 지어주었으며, 1달 뒤에 다시 감기로 왔을 때는 구미강활탕 2배량으로 3첩을 지어주었고, 10일 뒤는 기침과 인건(咽乾)이 있어서 궁소산 2배량으로 3첩을 지어주었다. 할머니가 말하는 감기로 인한 결과는 감기약을 모두 3첩씩 밖에 지어가지 않아 약량이 제한된 문제가 있는 탓인지, 아니면 적중이 안 되어서인지 원래 할머니가 말을 아끼는 것인지는 모르겠으나 모두 시원치 않았다고 한다.

1-2. 안구충혈(眼球充血)

● 김 ○ ○ 남 33세 태음인 경기도 안양시 평안동 초원대림아파트

키가 크고 몸통이 굵으며 건실해 보이는 태음인 남자이다.

① 5일 전부터 눈이 뻑뻑하다. ② 눈곱이 낀다. ③ 눈물이 난다. ④ 눈이 벌겋게 충혈되었다. ⑤ 피로하면 눈이 먼저 피로하다. ⑥ 아이한테 전염된 것 같다.

전염성으로 보이는 눈 충혈을 목표로 세간명목탕 2배량으로 2일분 4첩을 지어주었다.

3년 뒤에 신경과로로 체중이 급격히 감소하여 약을 지으러 왔을 때 확인해 보니, 그 당시 약을 복용한 후 눈 충혈이 소실되면서 눈병이 완전히 치유되었다고 한다.

1-3. 안구충혈(眼球充血)

다음은 ≪신동아≫에 게재된 ○○○교수의 글을 발췌하여 옮긴 것이다.

● ○ ○ ○ 남자 어린이

집에 데리고 있는 아이의 이야기이다.

① 눈이 붓는다. ② 안구(眼球)가 붉어지는 병이 생겼다. ③ 병원을 찾았으나 20여 일이 지나도 낫지 않았다.

근심이 되어 치료방법을 바꾸기로 하고 ≪의문보감(醫門寶鑑)≫을 보았더니 '안질외장에 ~ 눈이 붉게 붓고 햇빛에 눈이 부시고 아픈 것은 간장에 열이 쌓인 것이니 마땅히 석결명산, 세간명목탕을 써야 한다.'고 되어 있었다.

이에 따라 한약방에 가서 세간명목탕 2첩을 지어다 달여 먹였더니, 하룻밤 사이에 눈이 씻은 듯이 나았다.

1-4. 안구충혈(眼球充血)

● 김 ○ ○ 남 8세 소양인 초등학교 1년 경기도 안양시 비산2동

피부가 검고 말수가 적은 초등학교 1학년 남자아이이다.

① 평소 비위(脾胃)가 약하며, 어쩌다 한 번 폭식을 하지만 대부분 잘 먹지 않는 편이며 또 편식도 심하다.

② 감기 때는 자주 경기를 한다. ③ 무서움을 잘 타며 낮에도 무섭다고 혼자 있기 싫어한다. ④ 어릴 때부터 자다가 잠꼬대나 헛소리를 자주하며 자다가 일어나 문을 열고 헤매다가 잠을 잔다. ⑤ 눈이 충혈되어 있으며 눈이 가렵다. 매년 봄에서 여름까지 충혈과 눈 가려움이 심한데 올해는 10월인 지금까지 계속되며, 병원에서는 알레르기성 결막염이라고 진단했다고 한다. ⑥ 평소 몸에 열이 많다. ⑦ 변비가 있다.

비위(脾胃)가 약한 남자아이의 보약으로 귀기건중탕에 편식(偏食)과 변비(便秘)를 감안하여 백출 2돈, 지실, 후박 1돈을 더했으며 보약을 지어달라고 하여 녹용 1돈을 더하여 3첩을 4일분으로 지어주었다.

아이의 어머니가 우유배달도 겸하는지라 가끔 보게 되는데, 1달 정도 지난 뒤에 다시 내방하여 밥 먹는 것은 전보다 조금 나아졌으며 변비도 많이 좋아졌고 무엇보다도 자다가 잠꼬대를 하거나 돌아다니는 증세와 무서움을 심하게 타는 증세가 없어졌다는 것이다.

눈의 충혈은 여전하여 눈 충혈을 목표로 세간명목탕을 2첩 지어 주었으며, 그 후로 궁금하던 차에 가게 앞을 지나다 물어 보니 눈은 다 나았으며 그간 병원에도 다녔다고 한다. 그전에도 병원에 다녀도 치유되지 않았던 점으로 보아 세간명목탕으로 치유된 것이 아닌가 하고 추측해보지만 병원 치료를 같이 했다 하니 효과를 확인해 볼 수가 없다.

1-5. 안구충혈(眼球充血), 시야흐림

다음은 김익훈 선생의 경험을 채록한 것이다./채록자 윤여빈 선생

● 김 ○ ○ 남 34세 소양인 중국동포 회사원 캄보디아 프놈펜시 캄보패션

보통 체격에 소양인 같고, 피부가 엷고 활달하고 행동이 잽싼 느낌을 받았다.

한국인이 관리직으로 있는 캄보패션(방직공장)의 봉제공장에서 일을 하는 중국동포이다. 캄보패션은 직원이 1천여 명 정도 되는 회사이며, 환자는 이곳의 직원으로 눈에 돌이 들어가서 눈이 빨갛게 되었다며 찾아왔다. 어떻게 이러한 일이 있었는지 그간의 경과를 들어보니 다음과 같다.

4~5일 전에 한쪽 눈에 돌이 들어가서 그냥 두었는데 그 다음날부터 눈이 충혈되기 시작했다. 충혈이 점차 심해지고

그제부터 잠을 자지 못했고 앞이 흐리게 보이고 잠을 못 잔다. 통증이 심하지는 않다. 다른 사람들은 눈병이라고 하는데 확실하게 돌이 들어가서 그런 것 같다. 눈이 너무 빨개서 사회생활을 하지 못할 정도이다.

봉제공장이 프놈펜 공항 근처에 있는데 이곳까지는 약 1시간 정도가 걸려서 오기가 쉽지 않다. 또한 캄보디아에는 안과 전문의가 없고, 일반의가 진료를 한다. 자신이 없어 침을 맞으라고 했더니 약을 지어달라고 했다. 문진을 어떻게 해야 할지도 몰라 막막했다.

① 처음에 보기에 양쪽 눈이 충혈되어 매우 새빨갰다. 충혈의 정도는 왼쪽 눈이 더 심했고 오른쪽 눈은 왼쪽 눈의 충혈 정도의 약 70%였으나 증상이 매우 심한 편이다.   ② 통증은 없으나 시야가 흐리게 보인다.   ③ 그저께에는 잠을 자지 못했다.   ④ 술을 1주일에 2회 마시고 잠은 잘 잔다.

한국에서는 안과 전문의가 있어 돌을 빼내겠지만 이곳 캄보디아에서는 안과 전문의가 없어 일반의 치료를 한다. 또한 캄보디아 현지에 있는 한국 의사도 내과 전문의여서 가기가 싫고 중국한의원에도 가기가 싫다고 했다.

환자가 계속 약을 지어달라고 하여 약을 지어주기로 했으나 어떠한 처방을 사용해야 할지 막막했다. 마침 ≪새로보는 빈용 202처방≫ 책을 보니, 비록 돌이 들어가서 증상이 발생했으나, 세간명목탕을 사용해야 하는 증상과 비슷하여 세간명목탕 2배량으로 4일분 8첩을 투약했다.

1주일 후에 다른 사람이 감기에 걸렸다며 데리고 왔을 때 확인해 보니, 눈의 충혈의 거의 다 소실되어 아주 조금만 남아 있었다. 보통 사람보다는 눈이 충혈되어 있으나 사회생활을 하기에는 어려움이 없었다. 캄보디아에서 일을 하는 중국동포는 월급이 적어 약값이 부담될 것이고 공짜로 약을 지어주기도 애매하여 더 이상 투약하지 않았다.

≪새로보는 빈용 202처방≫에서 세간명목탕의 처방설명을 읽고 눈에 돌이 들어가서 충혈된 증상에도 응용할 수 있을 것으로 보여 투약했는데 효과가 좋았다.

1-6. 안구충혈(眼球充血), 안구건조증(眼球乾燥症), 피로(疲勞), 손부종

다음은 박경재 선생의 경험이다.

● 김○○ 남 38세 소양인 지하철공사 근무 180cm 78kg 서울특별시 관악구 신림동

체격이 건실한 소양인으로 보이는 직장인으로 십 수 년 전부터 알고 지내는 친구이다.

예전에 지하철공사 정비부서에서 일하다가 직업병으로 어깨수술을 받은 뒤에 회복기에 전화 연락을 해 와서 가미십전탕(加味十全湯-상통 94번)을 복용하고 회복이 빨라진 적이 있는 친구다. 이번에는 눈이 불편하다고 전화를 해왔다.

① 최근 눈이 항상 충혈되어 있고 뻑뻑하며 건조하다.   ② 손이 붓고 가끔 화끈거린다.   ③ 추위나 더위를 심하게 타지 않는 편이나 손에 땀이 자주 난다.   ④ 몸 전체가 여름엔 열이 나고 겨울엔 찬 느낌이 든다.   ⑤ 식성은 보통이며 물을 자주 마신다. 소화는 잘되는 편이다.   ⑥ 대소변은 모두 정상이다.   ⑦ 가끔 열이 달아오르는 기울증상이 있으며 전체적으로 피로감이 든다.   ⑧ 피부는 약간 검은 편이고 지성 피부이다.   ⑨ 눈매가 예리하고 날카로우며 적극적이며 활동적인 편이다. 소변을 자주 본다.   ⑩ 체열이 높고 성격이 화끈하다.   ⑪ 평소 배드민턴을 포함한 운동을 즐겨하는 편이다.

체열이 높고 성격이 화끈한 소양인 친구인데 최근 직장 내에서 부서를 옮기면서 새로운 환경에 적응하느라 스트레스를 받는 경우였다. 처음에 일하던 곳은 지하철의 정비를 맡는 부서라서 육체노동을 하는 편인데 반해서 지금 새로 맡게 된 일은 사무실 내에서 컴퓨터를 앞에 두고 하루 종일 사무를 보는 경우라서 활달한 소양인 친구에게 다소 답답하고 지루한데다가 새로 바뀐 부서와 동료들에게 적응하느라 나름대로 스트레스가 심해서 내게 도움을 요청한 것으로 보였다. 결국 직장 내 부서 이동에 따른 스트레스와 운동부족으로 인해 기울증상이 발생했으며 소양인 체질이라 열성 상태가 가중되어 간장 기능에 부담을 주어서 안구충혈과 안구건조증을 유발한 것으로 판단했다.

기울증상을 풀어주고 간열을 청열시켜서 안구의 충혈을 해소하며 동시에 간음을 보충해서 안구를 촉촉하게 해줄 필요가 있었다. 그리고 성격이 활발하고 체열이 높은 편인 소양인 친구에게 직장생활로 인한 스트레스를 평소 좋아하는 배드민턴과 같은 운동을 통해서 풀어주도록 권했다.

일반적으로 안과질환에는 안구충혈과 안구건조 외에도 안통(眼痛), 안검 경련, 안검하수, 유루(流淚), 다래끼 등 다양한 증상이 있지만, 대표적인 것이 안구충혈과 안구건조증이다. 특히 안구충혈에는 세간명목탕, 석결명산, 용담사간탕, 사물용담탕 등을 많이 쓰고 안구건조증에는 사물탕, 귀비탕, 사물안신탕 등을 많이 쓴다.

세간명목탕은 내부의 열울(熱鬱)과 외부의 세균감염으로 눈이 충혈되었을 때 가장 빈용하는 처방이며, 체열이 높고 소화력이 좋은 사람에게 적합한 처방이다. 석결명산은 간열로 인해 눈이 붉게 붓거나, 비열(脾熱)로 눈꺼풀 속에 굳은살이 생기고 눈동자가 게눈같이 붉거지면서 아픈 증상에 쓰는 처방이다. 용담사간탕은 간담의 습열로 인한 음부소양증과 음낭수종, 급성요도염, 방광염 등에 빈용하며, 동시에 체열이 높고 건실한 사람의 안구 충혈에도 응용한다.

사물안신탕은 눈이 붉어지면서 붓고 몹시 아프며 흐려지는 증상에 쓰는데 처방명처럼 사물탕을 기반으로 하여 용담초, 강활, 방풍, 방기를 가미한 처방이다. 사물탕은 혈허로 인한 안구건조증에 주로 쓰겠고, 귀비탕은 주로 소음인 계통의 사람이 심허와 혈관연약으로 말초 혈액순환이 원활하지 못해 생기는 안구건조증에 사용하겠다. 사물안신탕은 '심중무

혈(心中無血) 여어무수(如魚無水) 정충(怔忡) 도동(跳動)'에 쓰는 처방으로 자윤부족과 혈액순환 저하로 기혈양허에 빠진 상태에서 안구건조증이 유발된 경우에 쓸 수 있겠다.

이 친구의 경우에는 안구충혈과 안구건조증이 동시에 나타났고, 그 근저에 스트레스로 인한 기울증상이 있으므로 간열을 청열시키고 간음을 보충하는 세간명목탕을 기본방으로 하여 써보기로 했다. 세간명목탕은 사물탕에 황련해독탕(거 황백)을 합방한 온청음(=해독사물탕 : 열이 성하여 붕루가 오랫동안 낫지 않고 배가 아프며 얼굴빛이 누렇게 되고 몸이 여위는 데 씀)이 들어있고, 석고, 연교, 형개, 방풍, 박하, 강활 등 청열하고 발표시키는 약재가 들어 있어서 청열·발산하고 자윤을 공급하는 작용을 한다. 동시에 감국, 만형자, 백질려, 초결명 등 눈병에 주로 사용할 수 있는 약재들이 포함되어 있다.

소양인의 스트레스로 인한 안구충혈과 안구건조증에 세간명목탕 본방으로 20팩 10일분을 투약했다.

일주일쯤 경과한 8월 1일에 전화를 했으나 중간에 휴가가 있고 개인 사정이 생겨서 2~3일 복용한 뒤에 아직 제대로 복용치 못했다고 다 복용한 뒤에 전화를 하겠다고 했다.

1. 3주가 지난 8월 20일에 전화로 물어보니, 눈이 충혈된 것이 많이 좋아졌고
2. 뻑뻑한 느낌도 나아진 느낌이라고 말한다. 하여 추가로 1제를 더 복용해보라고 권했다.

예전과 같이 세간명목탕 본방으로 40팩 20일분을 투약했다.

1. 지난 번 탕제를 복용한 후에 안구충혈은 거의 사라졌고
2. 뻑뻑한 느낌도 없어졌다고 했다.
3. 다 복용한 뒤에 피로감도 약간 개선되었고
4. 손이 붓는 것도 경감되었다고 했다.

열이 많은 소양인 직장인의 스트레스로 인한 간열 상승으로 유발된 안구충혈-건조증에 세간명목탕이 주효했다고 생각한다. 한약으로 안과 질환에 효험을 본 첫 치험례인데, 증상의 원인과 몸의 상태를 기본으로 하여 처방들을 검토한 뒤에 적절하게 투약하면 한약사로서 안과질환에도 두각을 나타낼 수 있을 것이라고 생각했다.

1-9. 안구출혈(眼球出血)
다음은 곽명근 선생의 경험을 채록한 것이다.

● ○○○ 남 51세 건실한 체격 농사 경기도 옹진군 용유면 덕교리

지금은 영종도 공항 때문에 바다가 메워지고 다리가 놓여 육지와 연결되었으나, 20여 년 전에는 인천으로 나가는 교통편이 하루에 한 두 차례 정기적인 배뿐이어서 급한 병이 있으면 사람이 죽기도 하는 것이 용유도의 실정이었다. 당시 이 사람도 눈에서 피가 나와 치료를 위해 인천으로 가려던 차에 태풍 주의보가 내려 배가 뜨지 않자 보건소에 들렀는데 보건소에서도 치료하지 못하겠다고 하자 답답한 마음에 한약방에 찾아왔다.

① 어제부터 양측 눈에서 피가 흘러내린다.　② 피가 흘러 앞을 보지 못할 정도이다.　③ 조금씩 눈 밖으로 흘러내리는 피를 탈지면으로 닦아내고 있다.　④ 동시에 눈 전체가 벌겋게 충혈되어 있었다.　⑤ 보건소에서는 눈의 혈관이 터져서 그런 것 같다며 안과 전문의에게 진료를 받아보라 했다.　⑥ 최근에 상처(喪妻)를 했으며 또한 가족과의 불화로 인하여 속을 많이 끓였다.　⑦ 부인을 잃은 슬픔과 불화로 인한 분노가 함께 있는 듯 보였다.

눈이 충혈되고 눈의 혈관이 터져 눈에 피가 맺히는 것은 보았으나, 이 사람처럼 그 정도가 심하여 눈으로 피가 스며 조금씩이나마 흘러내리는 것을 본 것은 처음이었다. 안구출혈의 원인을 잘 알 수는 없으나 짐작하건데 분노로 인하여 안구 혈관이 터진 것이 아닌가 생각하여 보았다.

분노로 눈이 충혈되면서 출혈이 된 사람에게 세간명목탕에 시호를 더하여 6첩을 지어주었는데, 세간명목탕 2첩을 먹자 출혈이 멈추었고 나머지 약을 모두 먹고 난 뒤에는 눈의 충혈까지 모두 다 나았다.

2-1. 각막염(角膜炎), 시력극감(視力極減)
다음은 배원식 선생의 경험을 인용한 것이다.

● 이○○ 남 36세 인천광역시 동구 송림동

보통 키에 살찐 편은 아니다. 2년 전부터 눈이 나빠지기 시작하여 병원과 한의원에서 치료를 받았으나 호전되지 않아, 서울의 유명한 안과 전문의를 찾아다니며 치료를 받았으나 호전되지 않았다. 이제는 오른쪽 눈은 거의 보지 못하고 왼쪽 눈마저 나빠지기 시작했다. 물체를 잘 분별하지 못하여 직장을 그만둘 생각으로 사직서를 냈으나 받아주지 않는다고 한다.

① 오른쪽 눈의 시력이 거의 없으며 왼쪽 눈도 나빠지기 시작한다.　② 병원에서는 각막염이라고 한다.

각막염으로 시력이 급격히 저하되고 있어서 세간명목탕에서 백질려를 빼고 녹용 0.5, 창출 2돈, 후박, 소엽 1돈을 더하여 40첩을 계속 복용시켰다.

세간명목탕 40첩을 모두 복용한 후 전에는 보이지 않던 물체가 이제는 조금 보인다며 몹시 기뻐하며 지금도 계속 약을 복용하고 있다.

3-1. 결막염(結膜炎)

다음은 강신열 선생의 경험이다.

● 권 ○ ○ 남 41세 소양성태음인 170cm 65kg 서울특별시 서대문구 북아현동

몸에 군살이 없으며 얼굴이 약간 큰 편이다.

얼마 전 인테리어 작업장에서 주말 아르바이트를 한 이후에 눈이 자꾸 뻑뻑거리며 가려운 듯해서 안과에 갔더니 결막염이라며 안약을 투여 받았으나 호전되는 듯하다가 다시 원상태로 돌아간다며 불편함을 호소한다. 반년 전쯤에 흉협고만(胸脇苦滿)과 안구충혈(眼球充血)로 소시호탕을 복용한 적이 있다.

① 소화는 잘된다.   ② 추위와 더위를 별로 타지 않는다.   ③ 손과 발이 따뜻하다.   ④ 어제(魚際)부위가 두툼하고 붉다.   ⑤ 밤늦게 자는 편이다.   ⑥ 대변은 매일 보는 편인데 3개월 전부터 특별한 이유 없이 변이 물러진 듯하다.

결막염을 목표로 세간명목탕 2배량으로 4첩을 투약했다. 재탕까지 해서 1.5리터 정도의 양을 3일에 걸쳐 복용시켰다. 하루 정도 복용하고서 눈이 뻑뻑한 것이 많이 사라졌으며, 약을 모두 복용한 후에는 결막염 증상이 완전히 소실되었다고 한다.

3-2. 유행성 급성결막염(急性結膜炎), 안구충혈(眼球充血)

다음은 장성환 선생의 경험이다.

● ○ ○ ○ 여 59세 태음인 주부 서울특별시 송파구 마천동

후덕한 마음과 몸통이 굵고 체열 중 이상인 태음인 여성으로 본인의 장모님이다.

11년 전 한의원을 개원한 초기 여름의 일이다. 장모님이 수영장에 다녀오신 후 양쪽 눈이 시뻘겋게 변하여 안과에 가려고 하셨다. 집사람은 명색이 한의사 사위인데 장모님을 진료해 주었으면 좋겠다고 한다.

일요일 점심시간에 처가에 가서 진찰을 해보니

① 수영장을 다녀오신 후 두 눈이 토끼눈처럼 시뻘겋고 충혈된 것이 무척 심해보였다.   ② 소화와 대소변은 모두 양호하고 기타 증상은 없었다.

이 증상은 '급성결막염(Acute Conjunctivitis)'이거나, 한방에서 '천행적목'이라 부르는 유행성 결막염인 '바이러스성 각결막염(Viral Conjunctivitis)'의 증상으로 보였다.

그동안 신참 한의사인 사위를 믿지 못하셨기에 이번 기회에 신뢰를 얻고자 "안과에 가지 마세요. 제가 고쳐드리겠습니다."하고 제안했다.

급히 한의원으로 돌아와 눈의 충혈에 기본방인 세간명목탕을 2배량으로 10첩 분량을 달여 그날 오후에 복용하게 했다. 다음날 한의원을 마치고 처가에 가보니 장모님의 두 눈이 정상으로 돌아와 있는 것이 아닌가! 한약을 3봉 복용하고 두 눈이 완전히 정상으로 돌아와 그 약효의 신속함에 속으로 놀랐으나 내색은 하지 않았다. 장모님에게서 명의라는 칭찬을 들었다. 그 뒤로 장모님은 사위가 짓는 한약을 신뢰하고 드시게 되었으니, 인연이 깊은 처방이다.

4-1. 녹내장(綠內障), 두통(頭痛)

다음은 배원식 선생의 경험을 인용한 것이다.

● 김 ○ ○ 남 13세 초등학교 학생 서울특별시 송파구 오금동

녹내장으로 앞이 보이지 않아 치료받은 안과에서는 수술을 권유하는데, 수술을 받아도 결과를 장담할 수 없다고 하여 겁이 나고 당황한 마음에 어쩔 줄 모르고 있는데, 큰댁에서 여기를 소개하여 급히 왔다는 것이다.

① 항상 머리가 아프다고 말했다고 한다.   ② 1학기에 비하여 2학기 성적이 급격히 떨어졌다.   ③ 다섯 손가락을 펴서 몇 개냐고 물어 보니 한 개라고 답한다.

녹내장 환자에게 사용하여 효과를 거둔 바 있는 세간명목탕에 녹용 0.5돈을 더하여 지어 주면서 15첩을 먹으면 효과가 나타날 것이며 30첩을 먹으면 완치될 것이라고 했더니 당장 돈이 없다며 3첩만 지어 갔다.

세간명목탕 3첩을 복용한 뒤에 내원하여 하는 말이, 머리 아픈 것이 덜하다고 하여 계속하여 세간명목탕에 녹용 0.5돈을 더하여 6첩을 지어주었다.

다시 6첩을 복용한 뒤에 하는 말이, 선생님처럼 손을 펴 보여주며 몇 개로 보이냐고 물어 보니 다섯 개로 보인다고 했다면서 기뻐하며 10첩을 더 지어가 현재 복용하는 중이다.

風寒暑濕燥火內傷虛勞霍亂嘔吐咳嗽積聚浮腫脹滿消渴黃疸瘧疾邪祟身形精氣神血夢聲音津液痰飮蟲小便大便頭面 眼 耳鼻口舌牙齒咽喉頸項背胸乳腹腰脇皮手足前陰後陰癰疽諸瘡婦人小兒

5-1. 안압상승(眼壓上昇), 안침소(眼沈小)

다음은 배원식 선생의 경험을 인용한 것이다.

● 고 ○ ○ 여 33세 서울특별시 강동구 길동 삼익아파트

① 자궁 적출수술을 받은 지 5년이 되었는데, 우측 안압이 높아 눈이 침소해 간다.　② 사진(四診)중 맥진에 의하면 자궁맥이 이무력(弛無力)하여 난소기능흠락(卵巢機能欠落)에도 영향이 있는 것으로 보고 세간명목탕에 대영전을 합방하여 40첩을 복용하니, 안압이 약간 내리고 전신 피곤과 무력감이 약간씩 회복되기 시작했다.

그로부터 40첩을 더 먹고 안압이 평소 정도로 내려가고 눈도 많이 밝아지고 몸도 많이 건강한 상태가 되어 휴약(休藥)했다.

6-1. 면적(面赤), 소양감(搔痒感)

다음은 오유근 선생의 경험이다.

● 이 ○ ○ 여 53세 소양인 157cm 57kg 대전광역시 대덕구 법동

① 연고를 바르지 않으면 얼굴 전체가 발갛게 올라온다.　② 연고를 바르지 않으면 심하게 가려운데 특히 눈썹 부위, 이마, 볼(관골 부근)이 몹시 가렵고 자기 전에 심하다.　③ 10년 전부터 세레스톤지 연고를 얼굴에 바르기 시작했다. 참고로 이 연고는 스테로이드와 항생제를 함유한 피부질환제이다.　④ 처음 왜 연고를 바르기 시작했는지 기억나지는 않지만 지금은 연고를 바르지 않으면 면적(面赤)과 소양감(搔痒感)을 견딜 수 없기 때문에 이틀에 한 번씩 발라야만 한다.　⑤ 입 주위가 방사선 모양으로 잔주름이 져 있다.　⑥ 눈 주위도 다른 부분에 비해(볼이나 이마 등) 주름이 많다.　⑦ 콧등과 콧볼이 종이를 구겨 놓은 듯, 마마의 후유증처럼 쭈글쭈글하다.　⑧ 추위와 더위를 타는 편이며 땀은 없다.　⑨ 따뜻한 걸 좋아하고 물은 거의 안 먹는다.　⑩ 식성은 좋고 하루 2끼를 먹는데 1끼에 한 공기씩 먹는다.　⑪ 소화는 처음에는 잘된다고 말했지만 다시 헛배가 부르고 더부룩하다고 한다.　⑫ 하루에 다섯 시간 정도 자고 잠은 부족하다고 느끼며 잠들기 어렵다고 한다.　⑬ 손은 따뜻하나 발은 약간 차고 배는 아랫배만 약간 차다.　⑭ 대변은 1일 1회 된 편으로 보나 일주일에 하루 정도 화장실을 못가면 미칠 것 같다고 하며 변비가 있다고 한다.　⑮ 소변은 이상 없다.　⑯ 5년 전쯤 갱년기 증세가 심하여 가슴에 열이 나면 옷을 홀홀 벗어 던진다.

들어오자마자 ①, ②, ③, ④번의 증상을 말하더니 나을 수 있겠냐고 하기에, 호전될 수 있다고 말씀드리니 얼마냐고 물어 보기에 가격을 말하니, 지어 놓으라고 하고선 나가려 하여 잠깐 앉으시라고 하고 ⑦, ⑧, ⑨번의 증상을 물으니 뭘 이런 것도 다 알아야 되냐며 약간 역성을 낸다. 일단 진정시킨 후 ⑩, ⑪, ⑫ 번까지 물으니 바쁘다며 별걸 다 묻는다고 버럭 화를 내고는 일어났다. 다시 진정시킨 후 ⑬, ⑭, ⑮번까지 물으니 계속 일어나서 대답했다.

일단 피하(皮下)의 스테로이드 성분을 강하고 신속하게 배출시키기 위해 마황탕을 생각해 보았고, 얇아진 피부에 자윤(滋潤)을 공급하고 소양감을 약화시키기 위해 청열(淸熱)을 시키면 좋을 듯싶어 자윤(滋潤)과 청열을 동시에 해결할 수 있는 청혈사물탕과 생혈윤부음도 생각해 보았다. 그리고 마황탕에 이 둘 중 하나를 합방하면 어떨까 생각하고 있던 차에 선생님께 질문을 드렸다. 이종대 선생님께서 세간명목탕을 써보라고 추천해 주셔서 면적(面赤)과 소양감(搔痒感)을 목표로 세간명목탕 2배량으로 10일분 20첩을 투약했다. 또한 연고를 바르지 말라고 했으며, 면적(面赤)이 너무 심하여 마스크를 하고 다닌다고 했다. 그러나 소양감은 참을 만하다고 했다.

이번엔 여전히 성격이 너무 급하고 거기에 혈열(血熱)까지 있으므로 단치소요산 2배량에 별갑 1돈을 더하여 투약했다. 약을 복용한 후 성격은 많이 부드러워졌다. 투약 후 5일쯤 지나 술을 먹고 부작용이 발생했다. 면적이 극에 달하고 마치 두피(頭皮)에 비듬이 심한 사람처럼 얼굴 피부가 하얗게 일어났다. 그러나 단치소요산 때문인지 본인의 잘못을 탓하시고 성격이 눈에 띄게 부드러워졌다. 단치소요산 1제를 복용할 무렵 소양감은 많이 줄었으나 얇아진 피부가 좀처럼 회복되지 않아 강하게 피부에 자윤(滋潤)을 공급할 목적으로 사물제 선방을 고려하던 중 혈열도 아직 안심할 수 없고 또 혹 소양감이 재발할까 하여 청혈사물탕 2배량에 가벼운 변비와 약간의 소화불량을 호소하여 대황 0.5돈, 건강 0.75돈 사인 1돈, 신곡 1돈을 더해서 10일분 20첩을 투약했다.

약을 복용한 후 입 주위, 눈 주위의 방사선상 주름은 50% 이상 호전되었으나 콧등과 콧망울의 구겨진 듯한 피부 괴사(怪死)는 호전되지 않았다. 그러나 본인이 더 이상 면적과 소양감이 없고 연고를 바르지 않아도 일상생활에 지장이 없으므로 만족하지만 혹시 만에 하나라도 재발하지 않을까 심하게 우려하여 조금 더 복용하기를 원하여 전과 같은 처방으로 반 제를 투약했다. 약을 복용한 후 모든 증상이 호전되어 폐약(閉藥)했다.

下統109 寶 **사물용담탕** 四物龍膽湯

川芎 當歸 赤芍藥 生乾地黃 各一錢三分 羌活 防風 各八分 草龍膽 防己 各六分

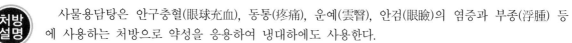

治 目赤腫痛 暴作雲臀
[活　　套] 或加 草決明 石決明 木賊 靑葙子 甘菊 黃連之類
[活套鍼線] 外障(眼)
[適 應 症] 안구충혈, 동통, 운예, 안검염증, 결막염, 서혜부 발적

**처방
설명**　　사물용담탕은 안구충혈(眼球充血), 동통(疼痛), 운예(雲臀), 안검(眼瞼)의 염증과 부종(浮腫) 등
에 사용하는 처방으로 약성을 응용하여 냉대하에도 사용한다.
　　안구충혈의 원인은 외인(外因)과 내인(內因)으로 나눌 수 있다. 외인으로는 눈에 이물질이 들
어가서 손상을 주는 경우, 세균에 감염된 경우가 있다. 내인으로는 과로(過勞)나 신경과다(神經過多), 울화
(鬱火) 등으로 인해 신체 전반적으로 열(熱)이 울체(鬱滯)되면서 안구(眼球)에 분포된 혈관이 충혈(充血)되
는 경우이다. 사물용담탕은 외인으로 눈이 충혈(充血)되는 경우에도 사용할 수 있지만, 주로 내인으로 눈이
충혈되었을 때 사용하는 경우가 많다.

　　안구충혈의 대표적인 질환으로 결막염(結膜炎)과 각막염(角膜炎)을 들 수 있다. 결막염은 세균의 감염으
로 결막이 충혈되고 눈곱이 생기는 것으로 대부분 수영장이나 해수욕장 등에서 감염되는 경우가 많고, 눈
물이 비강(鼻腔)으로 빠져나가는 비루관(鼻淚管)이 막힌 결과 세균이 번식하여 결막염이 생기는 경우도 있
다. 결막염을 적절히 치료하지 못하면 주위 조직에 영향을 주어 이차적으로 눈꺼풀, 비루관(鼻淚管), 각막
(角膜) 등에도 각종 장애를 일으킬 수 있기 때문에 신속하게 치료해 주어야 한다.
　　각막염은 각막 부분에 세균이나 바이러스 등이 감염되었거나 물리적, 화학적 자극에 의해 각막이 손상되
었을 때 발생한다. 증상으로서는 통증이 생기고 눈물이 나며, 눈이 부시다고 하는 경우가 많고, 심하면 눈
을 뜰 수도 없다고 하는 사람도 있다. 이처럼 결막염과 각막염은 외부의 요인이 지배적이기는 하지만 내부
적인 울혈상태(鬱血狀態)가 원인이 되는 경우도 있음을 생각해야 한다.

　　과로나 신경과다로 인해 인체가 긴장과 이완을 반복하는 과정에서 조직 속에 포함된 혈관도 수축과 이완
을 하게 되는데, 평소 체열(體熱)이 낮은 사람의 경우에는 조직의 탄력성이 떨어져 기허증상(氣虛症狀)이
나타날 수 있겠지만, 평소 체열(體熱)이 많은 사람의 경우에는 혈관의 탄력성이 떨어지는 동시에 열이 있기
때문에 혈액이 울체(鬱滯)될 소지가 있다. 이러한 현상은 어느 부위에나 일어날 수 있으며, 눈에서 나타나
면 안구가 충혈된다. 이러한 충혈 현상은 결막에 분포된 혈관에서 나타날 수도 있고, 흰자위에 분포된 혈관
에서 나타날 수도 있으며, 각막(角膜)에 영향을 줄 수도 있다. 이럴 때 사물용담탕을 사용하여 울혈(鬱血)된
상태를 해소하여 안구충혈을 치료한다. 또한 충혈이 심해지면 안검(眼瞼)을 붓게 하여 바깥에서 보면 안검
의 일정 부분이 볼록하게 튀어나와 있는 형상을 보이기도 하고, 화농(化膿)이 되는 경우도 있는데, 이럴 때
도 사물용담탕을 사용한다.
　　결론적으로 안구충혈에 사용할 수 있는 여러 처방 중에서 사물용담탕을 사용할 수 있는 기준은 평소 체
열(體熱)이 높은 사람이 과로(過勞)했거나 신경을 많이 썼을 때 혈관이 울혈(鬱血)되어 있으면서 안구충혈
이 나타났을 때이다. 사물용담탕은 사물탕이 기본처방으로 포함되어 있어 다른 처방에 비하여 활혈작용(活
血作用)이 강하므로 울혈(鬱血)의 증상이 더 있을 때 적합한 것이다.

風寒暑濕燥火 內傷 虛勞 霍亂 嘔吐 咳嗽 積聚 浮腫 脹滿 消渴 黃疸 瘧疾 邪祟 身形 精氣神血 夢 聲音 津液 痰飮 蟲 小便 大便 頭 面 眼 耳 鼻 口 舌 牙齒 喉 項 背 胸 乳 腹 腰 脇 皮 手 足 前後陰 癰疽 諸瘡 婦人 小兒

조문을 보면 '暴作雲瞖폭작운예'를 치료한다고 했는데, 예막(瞖膜)은 현대 의학용어로 각막혼탁(角膜混濁)에 가깝다고 할 수 있다. 각막(角膜)은 원래 투명한 조직인데, 각막에 염증이 생기는 경우, 각막에 부종이 생겨 각막의 두께가 늘어난 경우에 각막이 혼탁해질 수 있다. 이럴 때 사물용담탕을 사용하는 것은 안구충혈과 부종을 치료하여 각막혼탁의 원인을 치료할 수 있기 때문이다.

사물용담탕은 체열이 높고 건실한 사람의 냉대하에도 사용할 수 있다. 이런 사람이 신경을 쓰거나 과로한 경우 눈이 충혈(充血)되는 것처럼 인체의 다른 조직에도 충혈이 발생할 수 있는데, 특히 층이 엷고 혈관분포가 많은 질점막(膣粘膜)에 이런 현상이 나타나는 경우 세균의 침입에 적절히 대응하지 못하여 냉대하가 발생할 수 있다. 이럴 때 사물용담탕을 사용하면 안구충혈을 개선하는 것처럼 질점막의 울혈상태를 해소하여 냉대하를 치료한다.

처방구성 처방구성을 보면 당귀는 항혈전작용(抗血栓作用)을 하여 혈액순환을 원활하게 하고 철분결핍에 의한 빈혈에 좋은 효과를 나타낸다. 천궁은 관상동맥과 말초혈관을 확장하여 혈액순환을 원활하게 한다. 적작약은 평활근의 경련을 억제하고, 중추신경 흥분을 억제하여 진통, 진경, 진정작용을 한다. 생건지황은 자윤(滋潤)을 공급하여 인체에 필요한 점액성 물질을 증가시키는 기능이 강하다. 강활은 발한작용과 해열작용을 하며, 방풍은 표재(表在) 혈관을 확장한다. 용담초는 소염작용이 강하여 피부병, 매독 등을 개선하고, 간기능을 보호하는 작용과 이담작용(利膽作用)이 있다. 방기는 관상동맥의 혈액순환을 증강시켜 심장운동능력을 강화하고, 혈압을 낮추며 항염증작용을 한다.

처방비교 **석결명산**과 비교하면 두 처방 모두 안구충혈(眼球充血)이나 출혈에 사용하며, 청열작용(淸熱作用)을 가지고 있다. 그러나 석결명산은 세균에 감염되었거나 먼지나 티끌에 의해 각막이 손상되어 눈이 충혈되었을 때 사용하며, 하안검(下眼瞼)이 안쪽으로 말리는 도첩권모(倒睫拳毛) 증상이나, 내자(內眥)에서 닭볏 같은 고깃덩어리가 자라나는 선라첨기(旋螺尖起) 증상에도 사용한다. 반면 사물용담탕은 감염이나 손상에 의한 눈충혈에도 사용하지만, 긴장이나 울화 등 내인(內因)에 의한 눈충혈에 더 적합하다.

용담사간탕과 비교하면 두 처방 모두 눈충혈과 냉대하에 사용할 수 있다. 그러나 용담사간탕은 하초(下焦)의 습열(濕熱)로 인한 음부궤양이나 낭습에도 사용하며, 청열(淸熱)·이뇨작용(利尿作用)이 강하다. 반면 사물용담탕은 사물탕이 포함되어 있어 청열작용은 약하지만 활혈작용이 더 강하며, 안구충혈에 사용하는 경향이 강하다.

사물탕과 비교하면 사물탕은 혈허(血虛)로 인하여 간에 자양(滋養)이 부족해지고 혈액순환이 원활하지 못하여 발생하는 다양한 증상에 사용하는데, 이러한 상태에서 나타나는 눈 뻑뻑함이나 안구건조, 시력약화 등에 사용할 수 있다. 반면 사물용담탕은 사물탕에 청열성이 강한 용담초와 거풍(祛風)·제습(除濕)하는 강활, 방풍, 방기를 더한 처방으로 사물탕보다 열적 증상이 강하고 실증일 때 사용한다.

→ **활용사례**

1-1. 결막염(結膜炎), 안구충혈(眼球充血) 남 48세 급성태음인

1-1. 결막염(結膜炎), 안구충혈(眼球充血)
● 신 ○ ○ 남 48세 급성태음인 은행원 서울특별시 광진구 구의동
① 근래에 과로를 했고 신경을 많이 쓴 탓인지 안구충혈이 심해졌다. ㉠ 물론 평소에도 신경을 쓰고 과로했을 때 자주 충혈되곤 했다. ㉡ 안구충혈이 심해지면 출혈이 되어 흰자위에 핏발이 서기도 한다. ② 안구충혈과 함께 상안검(上眼瞼) 안쪽에 염증이 생겨 바깥에서 보았을 때 엄지손톱 크기로 툭 튀어 나온 염증 조직을 볼 수 있었다. ㉠ 예전

에도 이런 증상이 있어 수술을 했었는데 이번에 재발한 것이다. ③ 피부는 검고 신체는 건장하다.   ④ 소화력과 소변, 대변은 정상이다.   ⑤ 전체적으로 건강하고 활동적이다.   ⑥ 몸은 따뜻한 편이다.   ⑦ 상안검(上眼瞼)의 염증이 심해져 병원에서 수술을 하기로 예정돼 있다.

최근에 상안검의 염증을 없애기 위해 수술을 했으나 근본적인 치료를 위해서는 내복하는 약이 필요할 것으로 보고 안구충혈을 해소시키기 위해 사물용담탕 2배량으로 10일분 20첩을 투약했다.

약을 복용하는 동안에 수술한 곳이 빠르게 회복되었다. 예전에 수술을 했을 때에 비하여 매우 빠르게 회복된 것이다. 또한 이후 8개월 동안은 과로를 해도 예전처럼 눈이 충혈되지 않았다. 그러나 8개월 후에 위와 같은 증상이 재발하여 다시 수술했다.

風寒暑濕燥火內虛霍嘔咳積浮脹消黃癉邪身精氣神血夢聲津痰小大

眼

耳鼻口牙咽頸背胸乳腹腰脇皮手足前後癰

傷勞亂吐嗽聚腫滿渴疸疾祟形

音液飲蟲便頭面

舌齒喉項

陰陰疝瘤人婦小兒諸

下統110 寶 백강잠산 白殭蠶散

黃桑葉 _一兩 木賊 旋覆花 荊芥穗 白殭蠶 甘草 各三錢 細辛 五錢

治 肺虛遇風 冷淚出
[用　　法] 上末 每二錢 荊芥湯下 或作湯用 亦可
[活套鍼線] 外障(眼)
[適 應 症] 냉루

처방설명　백강잠산은 눈물이 배설되는 통로인 비루관(鼻淚管)이 막혀 눈물이 밖으로 흘러내릴 때 사용하는 처방이다.

　　　　　눈물은 위쪽 눈꺼풀 뒤에 위치해 있는 눈물샘에서 분비되는 투명한 액체이며, 각막(角膜)과 결막(結膜)의 이물질을 씻어냄과 동시에 각막 상피에 포도당과 산소를 공급하고 이산화탄소와 노폐물을 배출시키는 작용을 한다. 또한 용균성(溶菌性) 효소인 리소좀이 포함되어 있어 감염을 방지하는 작용도 한다. 하루 동안 분비되는 눈물의 양은 1~1.2mℓ 정도이고 수면 중에는 분비되지 않는데, 노인보다 젊은 사람, 남성보다 여성에게서 많이 분비된다. 이렇게 정상적으로 분비된 눈물은 영양공급과 노폐물 배출, 살균작용을 마치고 일부는 증발하고 일부는 비루관(鼻淚管)을 통해 비강(鼻腔)으로 배출되는데, 여러 원인으로 비루관이 폐색(閉塞)되면 눈물이 배출되지 못하여 눈물이 넘쳐흐르는 증상이 나타나게 된다. 이것을 냉루증(冷淚症)이라고 하며, 백강잠산은 이러한 증상을 치료한다.

　　양방에서는 비루관이 막히는 원인을 비강내(鼻腔內) 병변의 파급으로 인한 비루관점막의 반흔수축(瘢痕收縮), 유착(癒着), 선천적 이상(異常), 외상(外傷) 등으로 비루관의 탄력이 떨어진 것으로 보고 있다. 또한 안검외번(眼瞼外蕃)이라고 하여 아래쪽 눈꺼풀이 바깥쪽으로 처졌을 때도 비루관이 막힐 수 있다고 한다. 안검외번은 노인들에게 가끔 나타나는 증상인데, 눈꺼풀이 외측으로 처지면 비루관의 입구도 바깥쪽으로 이동되기 때문에 그 결과 눈물이 잘 배출되지 못하게 되는 것이다.

　　그러나 이러한 기질적인 원인 외에도 눈 주변 근육의 탄력성이 떨어지거나 몸 전체적으로 기능이 저하되어 조직이 이완(弛緩)되었을 때도 비루관이 좁아질 수 있다. 조문을 보면 '肺虛遇風폐허우풍 冷淚出냉루출'이라고 하여 바람과 냉기(冷氣)를 맞았을 때 눈물이 나는 병증을 치료한다고 했는데, 찬바람을 맞게 되면 인체에서는 체열(體熱)을 빼앗기지 않기 위해 근육조직을 수축시켜야 하고, 그 결과 비루관 주위 조직과 근육이 수축되어 비루관이 일시적으로 좁아질 수 있다. 그러나 비단 찬바람을 맞았을 때만 눈물이 나는 것이 아니라 갑자기 햇빛을 봐도 눈 주위의 근육이 수축을 하기 때문에 같은 증상이 나타날 수 있다.

　　이 경우 건강한 사람은 조직의 탄력성이 있기 때문에 곧바로 회복되지만 그렇지 못한 상태에서는 비루관(鼻淚管)이 좁아진 상태로 남아 있을 수 있다. 따라서 냉루증(冷淚症)은 건강한 사람에게는 잘 나타나지 않고 몸이 약해져 있는 사람에게는 흔히 나타난다. 앞서 언급한 안검외번(眼瞼外蕃)도 노화(老化)로 인해 조직의 탄력성이 떨어진 결과 생기는 것이므로 같은 맥락에서 이해할 수 있을 것이다.

　　따라서 냉루증(冷淚症)을 치료하기 위해서는 조직의 탄력성을 회복시키고 현재 막혀 있는 것을 뚫어 주어야 한다. 양방에서는 비루관을 넓혀 주거나 새로 만들어 주는 수술을 시행하고 있는데, 조직이 이완되어 있고 탄력성이 떨어져 있는 상태를 회복시키지 못하기 때문에 근원적인 치료라고 할 수 없다.

　백강잠산은 눈 주위 조직의 습체(濕滯)와 이완으로 인해 조직의 탄력성이 떨어져 비루관이 좁아졌을 때 사용하는데, 상엽, 선복화, 목적이 습체(濕滯)를 제거하고 세신은 혈행을 증가시키는 작용을 한다. 습체를 제거하는 목적이라면 다른 약재를 사용할 수도 있을 텐데, 이런 약재를 사용하는 것에 대한 의문이 있을 수 있다. 그 이유는 다른 조직이 아니라 눈 주위 조직에 습체가 발생한 것이므로 가급적 안질환에 효능이 있는 약재가 포함되어야 하기 때문이다.

　복용법을 보면 형개탕으로 복용하는데, 형개는 열증(熱症)을 보이면서 말초혈관이 좁아져 있을 때 소통시키는 작용을 한다. 산후현훈을 다스리는 형개산과 산후중풍을 다스리는 유풍산의 군약이 형개이며, 이러한 처방은 열증(熱症)이 있는 상태에서 말초혈관이 좁아졌을 때 좁아진 혈관을 뚫어주는 작용을 한다. 백강잠산을 형개탕으로 복용하는 것도 막힌 것을 뚫어주려는 의도라고 생각할 수 있다.

처방구성　　처방구성을 보면 상엽은 평활근 이완작용과 소염작용이 있고, 혈당을 낮추는 효능이 있다. 목적은 열(熱)을 발산(發散)하면서 예막(瞖膜)을 없애는 효능이 있으며, 약리실험에서는 이뇨작용, 항염증작용, 지혈작용이 밝혀졌다. 선복화는 평활근 이완작용이 있고, 형개수는 피부의 혈행(血行)을 촉진하며 소염작용을 한다. 백강잠은 항경련작용이 있는데, 이는 척수 수준에서의 흥분을 억제하면서 다른 부위에도 작용을 미쳐 나타나는 것으로 알려져 있다. 감초는 스테로이드 호르몬과 유사한 작용이 있어 항염증작용, 해독작용, 해열작용을 한다. 세신은 신체말단의 모세혈관벽의 치밀성을 강화하여 혈액순환을 촉진한다.

처방비교　　**안동하고초산**과 비교하면 두 처방 모두 안질환에 사용한다는 공통점이 있다. 그러나 하고초산은 안통(眼痛)에 사용하는 처방으로 안통과 두통이 함께 나타날 때도 사용하며, 안통이 있으면서 눈물이 나는 증상에도 사용한다. 반면 백강잠산은 안통과 관계없이 단지 비루관이 좁아져서 눈물이 흘러넘치는 증상에 사용한다.

➔ 활용사례

　1-1. 냉루(冷淚)　여　35세　태음인
　1-2. 유루증(流淚症), 냉루증(冷淚症)　여　67세　150cm 53kg
　2-1. 실패례　여　51세　태음인　165cm 60kg

1-1. 냉루(冷淚)
다음은 장상갑 선생의 경험을 채록한 것이다.
● ○ ○ ○　여 35세 태음인　경기도 군포시 산본동
① 햇빛을 보거나 찬바람을 쏘이면 눈물이 줄줄 흘러내린다.　② 병원에서는 눈물샘이 막혀서 그렇다고 하여 치료했으나 여전하다.
눈물은 위쪽 눈꺼풀의 눈물샘에서 나오는 물로 눈의 결막을 보호하고 윤활유 역할을 하고 영양을 전달하며, 외부의 세균이나 먼지 등으로부터 눈을 보호하는 역할을 한다. 눈물은 눈 안을 거쳐 코 속으로 통해져 있는 비루관을 통하여 배출된다. 눈물이 흐른다는 것은 이 눈물이 비루관을 통해서 코로 흘러내려가지 못하고 눈 밖으로 흘러내린다는 것이며, 이것은 비루관이 좁혀져 있거나 막혀 있을 때 눈물이 밖으로 흘러내린 결과이다.
이 비루관은 탄력이 있어 정상적일 경우에는 통로가 막히지 않지만, 노쇠하거나 허약하면 안면의 근육의 수축되어 비루관이 좁혀지거나 막히게 된다. 햇빛을 보거나 찬바람을 쏘여 발생하는 것도 그 중의 하나가 된다. 햇빛을 보거나 찬바람을 쏘이면 눈물을 흘리는 증상을 호소하는 35세 태음인 주부에게 백강잠산에 하고초산을 합하여 10일분 20첩을 지어주었다. 약을 모두 복용한 뒤로는 햇빛을 보거나 찬바람을 쏘여도 눈물이 나는 것이 덜하며 약 80% 호전되었다고 한다. 6개월 뒤에 다시 같은 증세로 1제를 지어갔다.

1-2. 유루증(流淚症), 냉루증(冷淚症)

다음은 전지선 선생의 경험이다.

● 박 ○ ○ 여 67세 150cm 53kg

① 눈물샘이 막혀서 눈이 시고 눈물이 계속 흐른다. ② 겨울에는 심해지고 찬바람을 맞으면 더 심해진다. ③ 안과 병원에 가서 눈물샘을 뚫었으나 효과가 없었다. ④ 휴지나 손수건을 눈 밑에 달고 살아 염증이 생겨 눈이 짓무르기도 한다. ⑤ 눈곱이 많이 낀다. ⑥ 손발이 매우 차다. 아랫배가 차다. ⑦ 겨울에도 음식을 먹기만 하면 얼굴에서만 땀이 많이 난다. ⑧ 7년 전부터 퇴행성관절염으로 무릎 통증이 있다. ⑨ 무릎 아래부터 발까지 냉증이 심하여 견디다 못해 뜨거운 물을 다리에 끼얹을 정도이다. ⑩ 더위를 심하게 탄다. 추위는 보통이다. ⑪ 식사할 때는 얼굴에 땀이 아주 많다. ⑫ 갈증이 나서 물을 많이 마신다. 거의 밥을 물 말아서 먹는다. ⑬ 식욕은 보통, 소화력 보통이다. ⑭ 잠귀가 밝은 편이다. ⑮ 손발, 윗배, 아랫배가 매우 차다. ⑯ 요실금이 있으며, 소변빈삭하고, 소변에 거품이 난다. ⑰ 가슴이 답답하고, 뒷목이 뻐근하다. ⑱ 몸이 무겁고 가슴 막힌 듯하고, 기억력이 격감되며, 눈 피로감이 있다. ⑲ 협심증, 고혈압 약을 복용중이다.

주호소가 눈물샘이 막혀서 눈물이 마르는 것이다. 그러나 눈물샘이 막히는 원인을 알기 위해서는 전반적인 신체상태를 이해해야 할 듯싶다. 전체적으로 보면 얼굴에는 땀이 많이 나고 무릎 아래는 냉증이 심한 것으로 보아 열이 위로 뜨고 아래로는 내려가지 못하는 것으로 보인다. 식사 후 얼굴에 땀이 나는 것으로 보아서는 위에 허열이 있는 듯하다. 갈증이 많은 것으로 보아서는 허열에 의한 땀과 눈물로 인해 나타난 진액부족으로 보인다.

눈에서 코로 연결된 비루관은 눈물샘에서 분비된 잉여 눈물을 코 쪽으로 보내는 관이다. 이 비루관은 건강할 경우는 별 문제가 없으나 허약하거나 노화가 진행되면 좁아지거나 신축력을 잃어버려 비루관이 막히는 것과 같은 작용이 나타난다. 그 결과 눈물이 눈 밖으로 흐르게 된다. 비루관의 신축력이 떨어지는 원인이 여러 가지 있는데, 그 하나가 이완에 따른 체액의 정체로 나타나는 습체이다. 다른 하나는 흔히 정(精)이라 불리는 고밀도 자윤성 점액성 물질의 부족이라 할 수 있다. 정(精)이 부족할 경우에도 비루관이 이완되는 탓에 신축력이 약해져서 구경의 유착이 일어나고 눈물이 밖으로 흐르게 되는 것이라 볼 수 있다.

이 경우 습체로 인한 제습의 약물과 고밀도 자윤물질이 포함된 처방을 사용하게 되는데, 그 중 대표적인 처방이 백강잠산이라 할 수 있다. 백강잠산은 비루관 주위 조직에 습체가 발생하고 조직이 이완되어 비루관이 좁아져 눈물이 밖으로 흘러내릴 때 사용한다. 하고초산은 눈이 아프거나 시리면서 눈물이 나오는 증상에 사용하며 특히 밤에 통증이 심해지는 경우에 사용한다. 《방약합편》 조문에는 '백강잠산은 폐가 허해서 바람과 냉기를 맞으면 눈물이 나는 것을 다스린다. 하고초산은 간이 허해서 눈동자가 아프고 시리어 눈물이 나는 것을 다스린다.'고 나와 있다. 백강잠산을 위주로 하고 하고초산을 합방하여 처방을 구상했다.

눈물샘이 막혀 눈이 시고 눈물이 계속 흐르는 것이나 겨울에 심해지고 찬바람을 맞으면 더 심해진다는 증상이 백강잠산의 주치와 일치하여 백강잠산을 쓰기로 하고 여기에 간허 안통이나 눈물에 사용하는 하고초산을 더하여 10일분 20첩을 투여했다.

달여준 약을 2봉을 먹은 후부터 눈물 나오는 것이 없어졌다. 올해 1월에 복용 후 7개월가량 된 7월인 지금까지도 유루증이 한 번도 나타나지 않아 완전히 없어졌다고 한다.

아직은 지식이 짧아 제대로 된 변증을 하지도 못했고 선생님과 조상님들이 이루어 놓은 처방을 그대로 받아다가 썼을 뿐인데 유루증이 나은 것이다. 한약의 효능에 놀랐다. 나 자신도 믿기 어려울 정도다. 다른 증상들도 치료하고 싶지만 아직은 약을 써보지 못했다.

2-1. 실패례

다음은 유세영 선생의 경험이다.

● 양 ○ ○ 여 51세 태음인 165cm 60kg 전라북도 전주시 덕진구

통통한 체격에 피부는 밝은 편이고, 성격이 조용한 편이다. 하는 일이 눈물과 땀을 많이 흘리는 직업인데 5년 전부터 눈물이 너무 많이 흘러 양방병원에 가봤는데 눈물이 흘러들어 가는 비루관(鼻淚管)이 막혀서라고 하며 수술을 권했지만 수술은 안하고 그냥 지내고 있다.

① 눈물이 너무 많이 흘러 생활하기 힘들 정도이다. ② 환절기나 찬바람이 불 때 훨씬 더 심해진다. ③ 음식점을 하고 있어 땀을 많이 흘린다.

눈물이 많이 나오는 것이 비루관(鼻淚管)이 막혀서가 아니라 비루관 주위 근육의 수축력이 약해져 발생하는 것으로 보고 백강잠산을 장기 투약하기로 했다. 《방약합편》에서는 형개탕과 같이 복용하라 했지만 백강잠산을 가루로 하여 20일간 1일 2회씩 투약했다. 20일 후에 확인해 보니 별다른 효과는 없었고 오히려 약이 써서 속이 쓰리다고 한다.

下統111 寶 안동하고초산 眼疼夏枯草散

夏枯草 二兩 香附子 一兩 甘草 五錢

治 肝虛睛疼 冷淚 一名[補肝散]
[用   法] 上末 每一錢 食後 茶淸下
[活套鍼線] 眼疼(眼)
[適 應 症] 안통, 갑상선기능항진증, 냉루, 눈피로감

처방설명 하고초산은 눈이 아프거나 아프면서 눈물이 나는 증상을 치료한다. 《동의보감》의 설명을 보면 검은자위의 통증이 밤에 심해지는 것을 치료한다고 했고, 대전에서 안과질환을 전문으로 하고 있는 정복영 선생의 경험에 의하면 하고초산의 안통(眼痛)은 눈알이 빠지는 것처럼 아프고 눈이 충혈(充血)되기도 하는데, 낮에는 멀쩡했다가 해가 지면 눈이 아프기 시작하고, 심하면 잠을 자지 못할 정도여서 찬 수건을 밤새 눈에 올려 주어야 한다고 한다. 그러나 이러한 통증은 해가 뜨면 거짓말처럼 없어지며, 이런 증상에 하고초산을 사용하면 대부분 10첩 이내에 치료된다고 한다.

하고초산은 녹내장(綠內障)에도 응용할 수 있는 처방이다. 정복영 선생도 하고초산을 녹내장에 사용하고 있는데, 녹내장으로 진단을 받지 않았더라도 일단 안압(眼壓)이 상승되었다면 사용할 수 있다고 한다. 안압이 높아지면 언젠가는 눈이 나빠지기 마련인데, 급격히 안압이 상승하여 실명(失明)하는 경우도 있지만, 만성적으로 안압이 높아져 있으면 서서히 눈이 나빠지기 때문에 치료를 해주어야 한다. 이 경우 양방에서는 수술을 통해 치료하는데, 이렇게 하면 증상은 당장 소실되지만 다시 방수(房水)가 찰 수 있어 근본적인 치료라고 보기는 어렵다.

녹내장(綠內障)을 포함한 안질환을 이해하기 위해서는 눈의 구조와 기능을 먼저 알아야 한다. 안구(眼球)의 바깥쪽은 공막(空漠)이라고 하는데, 공막(空漠)은 눈을 보호하는 얇지만 튼튼한 껍질이고 눈의 흰 부분에 해당된다. 공막 껍질의 앞쪽을 각막(角膜)이라고 하는데, 빛이 눈으로 들어가는 투명한 조직이며, 눈에 색깔이 있는 부분을 홍채(虹彩)라고 하는데, 카메라의 조리개와 같은 역할도 한다. 또 홍채(虹彩) 뒤에 있는 수정체는 모양과 두께를 조절하여 상(像)이 망막(網膜)에 맺힐 수 있게 초점을 맞추는 역할을 한다. 눈의 앞쪽구역, 즉 전방(前房)은 각막, 홍채, 동공, 수정체로 이루어져 있는데, 전방은 방수(房水)라고 하는 물 같은 액(液)으로 채워져 있어 각막과 수정체에 산소와 필수적인 영양분을 공급하는 작용을 한다. 또한 방수(房水)는 눈의 모양을 유지하는데 필요한 압력(壓力)을 제공하는데 이 압력을 '안압'이라고 한다.

녹내장(綠內障)은 안압을 증가시키는 눈의 여러 가지 질환들에 의해 발생한다. 안압상승은 눈에 방수(房水)가 고임으로 생기며, 시간이 지날수록 상승된 안압이 시신경에 손상을 주어 시력을 잃게 하는 것이다. 눈을 수도꼭지에서 계속 눈물이 나오고 배수로가 항상 열려 있는 '세면대'로 생각해 보자. 방수는 전방(前房)을 통해 끊임없이 순환하고 있으며 홍채와 수정체 사이로 흘러나와 각막과 수정체에 영양분을 공급하고 눈의 배수로인 섬유주라고 하는 매우 미세한 해면상 조직을 통해 흘러나간다. 그러나 이 배수로가 막히면 생성된 방수(房水)가 눈을 빠져나가지 못하고 눈 안에 차게 되는데, 눈은 막힌 공간이기 때문에 계속 차인 물은 '세면대'에서 넘쳐흐르지 못하고 눈 안의 압력을 올리게 되는 것이다. 눈을 바람을 가득 넣은 풍선에 비유하면 바람을 넣으면 넣을수록 풍선의 압력이 올라가고 나중에는 터지게 되는데, 눈은 매우 강하기

때문에 터지지는 않고 제일 약한 부분, 즉 시신경(視神經)이 눈에서 나가는 공막부위(空漠部位)에 영향을 주어 시력을 잃게 하는 것이다. 이것이 녹내장(綠內障)이다.

이렇게 안압(眼壓)이 상승되어 녹내장이 있으면서 안통(眼痛)이 동반될 때, 또는 녹내장이 아니더라도 안압이 상승되어 있을 때 하고초산을 사용할 수 있다. 그러나 하고초산은 본래 안통(眼痛)에 사용하는 처방이므로 녹내장에 응용하는 경우 안통이 동반된 녹내장에 적합하다고 할 수 있다. 물론 상승된 안압을 내린다는 점에서 볼 때 반드시 안통이 동반되어야 한다고 확신할 수는 없으나 경험적으로 안통이 동반된 녹내장에 하고초산의 효력이 인정되는 만큼 여러 편의 치험례를 통해 반드시 안통이 동반되어야 하는지, 아니면 안통이 동반되지 않는 녹내장에도 사용할 수 있는지 여부를 입증해야 할 것이다.

처방구성　처방구성을 보면 하고초의 성미(性味)는 고한(苦寒)하여 열(熱)을 내려주고, 신미(辛味)는 산결(散結)하는 효능이 있어 담(痰)과 화(火)가 울결(鬱結)되어 나타나는 질환을 치료하는 요약(要藥)이 되며, 나력(瘰癧)이나 안통(眼痛), 두통(頭痛), 현훈(眩暈)에 사용한다. 약리적으로는 혈압강하작용과 소염작용이 확인되었다. 향부자는 장관(腸管) 평활근의 경련을 억제하여 소화관의 가스배출을 촉진하며, 정유성분은 중추신경 억제작용이 있어 정신을 안정시키고, 해열, 진통, 항염증, 혈압강하, 강심작용을 하며, 간기능을 강화하여 만성간염을 치료한다. 감초는 스테로이드 호르몬과 유사한 작용이 있어 항염증작용, 해독작용, 해열작용을 한다.

처방비교　나력에 사용하는 **하고초산**과 비교하면 두 처방 모두 하고초와 감초가 들어 있다는 공통점이 있다. 그러나 하고초산은 나력, 즉 결핵성 임파선염에 사용하는 반면, 안동하고초산은 눈이 아프면서 눈물이 나는 증상을 치료하는 처방이며, 약성을 응용하여 안통(眼痛)이 수반된 녹내장(綠內障)에도 사용한다.

세간명목탕과 비교하면 두 처방 모두 안통에 사용한다. 그러나 세간명목탕은 안구충혈과 출혈, 부종, 각막의 손상 등에 사용하며, 충혈과 함께 통증이 나타날 때도 사용한다. 또한 약성을 응용하여 피부질환에도 활용할 수 있는데, 사물탕에 황련, 황금, 치자 등 황백이 빠진 온청음이 들어 있고 석고, 연교, 형개, 방풍 등 청열(淸熱)·발표작용(發表作用)을 하는 약재가 들어 있어 태열이나 아토피성 피부염에 응용할 수 있다. 반면 안동하고초산은 안구충혈보다는 안압이 상승되어 나타나는 통증에 사용하며, 이러한 상태에서 발생하는 녹내장에도 사용한다.

석결명산과 비교하면 두 처방 모두 안질환에 사용한다. 그러나 석결명산은 먼지나 티끌 등이 눈을 자극하여 결막염이나 각막염을 일으킬 때, 내부의 열울(熱鬱)로 눈이 충혈되었을 때 사용한다. 반면 안동하고초산은 안통에 사용하는 처방이며, 안통이 수반된 녹내장에도 사용한다.

→ **활용사례**

　1-1. 안통(眼痛), 두통(頭痛)　여　55세
　2-1. 눈 피로감　여　45세　소양인

1-1. 안통(眼痛), 두통(頭痛)
　다음은 정복영 선생의 경험을 채록한 것이다.

● ○ ○ ○　여　55세　상업　경기도 평택군 팽성읍
　1960년대의 일이다. 평택의 미군부대 철조망 근처에 산다는 사람이 부인과 함께 왔다. 부인이 눈이 아파서 대전에 가장 큰 건재상인 경동건재에 가서 약을 몇 제 복용해도 낫지 않았다. 그래서 경동건재에서 수창당을 소개하여 왔는데,
　① 안청통(眼睛痛)인데 눈이 빠지듯이 아프다고 한다.　② 머리의 왼쪽 부분이 칼로 머리를 쪼개는 것처럼 아파서 가

족들이 밤새 간호를 했다.　③ 이 증세는 낮에는 멀쩡하다가 해가 질 무렵 어두워지면 통증이 밤새도록 오며 해가 뜨면 씻은 듯이 없어지기를 반복한다.

늘 해오던 대로 안통(眼痛)에 사용하는 하고초산에 석결명산을 합방하여 1제를 지어주었다.

위의 약을 복용하고 모두 나았는데, 너무 고마워서 '조니워커'를 선물로 가지고 왔다. 60년도 당시만 해도 일반인들은 조니워커는 구경도 못하는 시절이었고 당시 대학을 나오고 많은 사람을 만났던 나 역시 그때 처음 '조니워커'를 보았는데, 당시로는 아주 귀한 술이었는데도 미군 부대 바로 옆이라서 '조니워커'를 구할 수 있어서 그 술 한 병을 가지고 왔다고 했다.

2-1. 눈 피로감

다음은 박영진 선생의 경험이다.

● 박 ○ ○　여　45세　소양인　경기도 안양시 안양9동 수리산현대아파트

눈매가 예리하고 평소 성격은 밝은 편이며 약간은 영민해 보이고 표현이 분명하다.

① 아침 기상시에 대부분 몸이 처지는 느낌이 있다.　② 하루 중 1~2회 정도 눈을 뜨기 힘들 정도로 눈에 열감(熱感)과 피로감이 있다.　③ 추위와 더위를 많이 타고 겨울엔 손발이 차고 여름에 발바닥에 땀이 많다.　④ 신진대사가 빠른 편이며 운동량은 부족하며 혈액순환이 안 되어 다리와 발쪽으로 항시 붓는 편이다.　⑤ 치료할 정도는 아니지만 혈당의 수치가 높고 당뇨에 대한 가족력이 있다.　⑥ 밤에 자다가 화장실을 4~5회 정도 가며 잔뇨감(殘尿感)이 있다.

눈 피로감을 목표로 하고초산을 1일 3회 식후에 복용했다.

1. 약맛은 시래기를 삶은 물맛이고 약을 복용한 뒤 소변색이 박카스를 마신 것과 같았다.
2. 다음날 아침 기상시 한결 기분이 좋고 눈의 피로감도 덜한 것 같다.
3. 오후에 컴퓨터 앞에서 오랜 시간 동안 있었더니 다시 피로를 느끼는 듯하다.

風寒暑濕燥火
內傷勞
虛霍亂
嘔吐咳嗽
積聚
浮腫脹滿
消渴
黃疸
瘧邪祟
身形
精氣神血
夢
聲音
津液
痰飲蟲
小便
大便
頭面
眼
耳
鼻
口舌
牙齒喉
咽
頸項
背
胸
乳
腹
腰
脇
皮
手
足
前陰後陰
癰疽瘡
諸人
婦人
小兒

下統112 寶 가미자주환 加味磁朱丸

磁石醋煅七次水飛 二兩 朱砂水飛 一兩 沈香 五錢

治 眼昏 久服能明目 ① 磁石法水入腎 朱砂法火入心 沈香升降水火
[用　　法] 上末 神麯 二兩 作糊和丸 梧子大 空心鹽湯或米飮下 三~五十丸
[活套鍼線] 眼昏(眼)
[適應症] 안혼, 시력저하, 야맹증, 비문증

처방설명　　가미자주환은 노화(老化)와 연약(軟弱)으로 인한 시력저하(視力低下), 야맹증(夜盲症), 비문증(飛蚊症), 일시적으로 사물이 잘 보이지 않는 증상에 사용하며, 이명(耳鳴)에 응용하기도 한다.
　　시력저하(視力低下)를 야기하는 질환은 매우 다양하다. 대표적인 것으로 노안(老眼)을 들 수 있는데, 노안은 나이가 들어 눈의 조절기능이 약해지기 때문에 생기는 증상이다. 그러나 가미자주환은 이러한 노안에도 사용할 수 있겠지만, 그것보다는 망막출혈(網膜出血)로 인해 시력이 나빠지고 눈이 침침해지는 증상에 사용하는 처방으로 보아야 한다. 망막은 카메라의 필름에 해당되는 부위이기 때문에 출혈이 발생하면 출혈된 부위만큼 흐리게 보이고, 심하면 초자체(硝子體)에 영향을 주기도 한다. 양방에서는 망막출혈의 원인을 백혈병, 동맥경화증, 당뇨병 등으로 보고 있으나 노화(老化)나 허약(虛弱)으로 인해 조직이 약해지면 혈관도 약해지기 때문에 망막에서 출혈이 발생할 수 있다. 가미자주환은 특정 질환으로 인해 발생한 망막출혈뿐 아니라 노화나 허약으로 인해 망막출혈이 되었을 때도 사용한다.

　　가미자주환은 자석, 주사, 침향 세 가지 약재로 구성되어 있는데, 자석은 이롱(耳聾)에 사용하는 자석양신환, 중풍(中風)에 사용하는 신력탕에서 볼 수 있듯이 혈액소통 장애를 치료하여 연약으로 인한 혈관손상을 개선하는 작용을 한다. 주사는 열성상태를 안정시키는 작용을 하는데, 체열(體熱)이 높았던 고혈압 환자가 쓰러져 혼수상태에 빠졌을 때 급히 경면주사 2돈을 물에 타서 먹였더니 30분쯤 후에 깨어났던 일이 있었다. 이처럼 주사는 열성상태로 인해 이완되어 있는 혈관장애를 치료하는 작용이 있다. 가미자주환에서도 열성(熱性)을 떨어뜨리면서 수렴(收斂)시키고 소염시키는 작용을 한다고 본다. 침향은 기제(氣劑)로서 사향처럼 울체(鬱滯)되어 있는 것을 소통시키는 작용을 한다. 이처럼 각각 약재의 약성으로 볼 때 가미자주환은 약간 열성(熱性)을 띠고 있는 상태에서 소통장애로 인해 눈이 침침한 증상이 발생했을 때 복용하는 처방이라고 볼 수 있다.

　　대전에서 안과질환을 전문으로 하는 정복영 선생의 경험에 의하면 가미자주환은 비문증(飛蚊症)과 야맹증(夜盲症)에도 효력이 있다고 한다. 비문증은 희승증(蟢蠅症)이라고도 하는데, 거미줄처럼 눈앞에 왔다 갔다 하거나 날파리가 다니는 것이라고 하여 날파리 승(蠅) 자를 써서 희승증이라고 하는 것이다. 비문증은 주로 40대 이후에 발생하며 망막(網膜)에서 터진 혈액이 초자체(硝子體)에 흘러 내려 혼탁해지는 것이 원인 중 하나이다. 갈수록 평균수명이 늘어나기 때문에 이런 증상을 호소하는 사람이 증가하고 있으며, 대부분 양방에서 치료를 하고 있는 실정이다. 한방에서는 비문증의 원인을 신허(腎虛)로 보고 있다. 연약해져서 망막혈관이 터진 것이고, 이것은 신체 전반의 연약과 허약이 원인이기 때문에 신허(腎虛)로 보는 것이다. 그래서 비문증에 지백육미원이나 가미자주환을 사용하고 있는데, 지백육미원은 자윤(滋潤)이 결핍되었을 때 사용하며, 가미자주환은 지백육미원을 복용할 사람보다 더 건실하고 실증(實證)일 때 사용한다. 야맹증도 신허(腎虛)가 원인인 경우가 많기 때문에 사용할 수 있는 것이다.

가미자주환은 물체나 글자를 보고 있을 때 물체나 글자가 갑자기 사라졌다가 다시 보이는 증상에도 사용한다. 이런 현상은 망막(網膜)이 연약해져서 발생할 수도 있고 시각(視覺)을 담당하는 뇌중추의 장애로도 발생할 수 있는데, 자석양신환이나 신력탕이 뇌에 영향을 주어 증상을 치료하는 것처럼 가미자주환도 시각을 주관하는 뇌중추에 영향을 미치는 것으로 볼 수 있다. 그래서 이런 증상에도 사용할 수 있는 것이다.

자석은 광물질이기 때문에 수치(修治)를 잘 하지 못하면 인체에 해를 미칠 수 있다. 따라서 반드시 수치해서 사용해야 한다. 자석의 수치법은 자연동의 수치법과 동일한데, 주물로 된 쇠그릇 속에 자석을 넣고 이것을 용광로 속에 24시간 달구고 난 다음에 다시 곡류로 만든 식초에 24시간 담근다. 이것을 각각 7회 반복하는데, 총 14일이 소요되며, 이것을 다시 화기(火氣)를 빼기 위해 맑은 찬물에 15일간 담갔다가 세말하여 사용한다. 대전의 이홍주 선생은 이렇게 자석을 수치하여 이명(耳鳴), 이롱(耳聾), 시력저하(視力低下), 뇌혈전(腦血栓) 등에 사용하고 있으며, 철분이 부족한 사람에게 더 적합하다고 한다.

처방구성 처방구성을 보면 자석은 Fe_2O_3가 주성분이며, 그 외에 SiO_2, Al_2O_3, CaO로 구성되어 있어 진정작용과 혈압강하작용, 지혈작용, 소염·해독작용 등을 한다. 좋은 자석일수록 자성(磁性)이 강하며 약효를 내기 위해서는 자성이 없는 것을 약재로 사용하면 안 된다. 주사는 경면주사(鏡面朱砂), 단사(丹砂), 광명사(光明砂)라고도 하는데 황화수은(HgS)을 주성분으로 하는 천연광물이며 생김새가 운모조각 같고 잘 꺾이는 것이 좋다. 약리실험을 통해 진정작용(鎭靜作用)과 진경작용(鎭痙作用)을 한다는 사실이 알려졌다. 침향은 진통작용과 진정작용을 한다.

처방비교 내장(內障)에 사용하는 **보중익기탕**, **십전대보탕**과 비교하면, 보중익기탕은 기운이 없고, 근육의 수축력이 약해져서 수정체의 수축력이 약화되고 조절력이 떨어져서 나타나는 증상에 사용하며, 십전대보탕은 전체적인 체력이 약화되어 근력이 약해지고 기혈(氣血)이 부족해져서 발생하는 내장(內障)에 사용한다. 반면 가미자주환은 연약으로 인해 망막혈관이 터졌을 때 사용하지만, 전체적인 허약 증상은 보중익기탕이나 십전대보탕을 써야 할 경우처럼 나타나지는 않는다. 또한 보중익기탕이나 십전대보탕은 원시(遠視)에 많이 사용하는 반면, 가미자주환은 야맹증, 비문증 등에도 사용한다.

자석양신환과 비교하면 두 처방 모두 자석이 포함되어 있다. 그러나 자석양신환은 허약으로 인해 발생한 이롱(耳聾)에 사용하는 반면, 가미자주환은 노화로 인한 시력저하, 야맹증, 비문증 등에도 사용하며, 체력은 중(中)이상인 사람에게 적합하다.

下統113 寶 세안탕 洗眼湯

當歸 黃連 各一錢 赤芍藥 防風 各五分 杏仁 四箇

治 暴赤眼
[用　　法] 水半鍾 入人乳 少許 蒸過澄淸 乘溫點洗 日四~五次
[活　　套] 加生地黃 尤好
[活套鍼線] 洗眼(眼)
[適 應 症] 안구충혈, 안구출혈, 결막염, 각막염, 발진

처방설명　　세안탕은 안구충혈(眼球充血)과 안구출혈(眼球出血)에 사용하는 외용약이다. 안구충혈의 원인은 내인(內因)과 외인(外因)으로 나눌 수 있다.

내인(內因)은 체내에 열이 너무 많이 형성되는 것으로 열을 발산(發散)시키기 위해 인체의 모든 혈관을 충혈(充血)시키고, 그 결과 눈에 분포된 혈관도 충혈된다. 예를 들어 과로나 신경과다로 인해 인체가 긴장과 이완을 반복하는 과정에서 조직 속에 포함된 혈관도 수축과 이완을 하게 될 때, 평소 체열(體熱)이 많은 사람의 경우는 혈관의 탄력성이 떨어지는 동시에 열이 있기 때문에 혈액이 울체(鬱滯)될 소지가 있다. 이러한 현상이 눈에 나타나면 안구충혈이 발생하는 것인데, 이럴 때 세안탕을 외용할 수 있다. 이 밖에도 열이 많은 음식을 먹었거나 과음(過飮)했을 때도 체열(體熱)이 많아지면서 눈이 충혈될 수 있는데, 이 경우에도 사용할 수 있다. 보통 이런 증상은 평소 체열이 높고 대사가 왕성한 사람에게 많이 나타나기 때문에 신체조건을 참고하는 것이 좋다.

외인(外因)으로는 세균감염과 이물질에 의한 손상을 들 수 있다. 즉 여름철에 물놀이를 하거나 오염된 손으로 눈을 만졌을 때 세균에 감염되어 눈이 충혈될 수 있다. 또한 티끌이나 먼지가 눈에 들어가 자극을 하면 각막(角膜)이 손상되거나 결막(結膜)에 염증을 일으켜 눈이 충혈(充血)될 수 있는데, 이럴 때 세안탕을 외용하면 염증을 신속하게 해소시킬 수 있다. 이처럼 세안탕은 외용약이며 원인을 치료하는 처방이 아니기 때문에 내인성, 외인성에 구애받지 않고 사용할 수 있어 결막염이나 각막염에 이환(罹患)되었을 때도 사용할 수 있고, 과도하게 술을 마신 후에 눈이 충혈된 경우에도 사용할 수 있다. 또한 내인성, 외인성 안구충혈이 발생했을 경우 내복약(內服藥)으로 용담사간탕, 사물용담탕, 세간명목탕 등을 복용하면서 응급으로 증상을 완화시키기 위해서도 세안탕을 사용할 수 있다.

양방에서도 눈의 충혈(充血)을 감소시키기 위해 점안액을 사용하는 경우가 있고, 백내장이나 라식수술을 할 때 점안마취를 하는데, 이것은 안구점막을 통해 약성이 흡수된다는 증거이다. 이처럼 세안탕으로 눈을 씻는 경우에도 세안탕의 약성이 점막을 통해 흡수되어 충혈된 혈관을 직접 수렴시켜 약효를 나타내는 것이다. 즉 황련과 적작약은 청열(淸熱)시키고 충혈된 혈관을 수렴(收斂)시키는 주요한 작용을 하고, 당귀와 방풍은 혈행(血行)을 증가시켜 주며, 행인은 소염작용을 나타내어 안구충혈을 치료한다.

용법을 보면 위의 약미들을 물 반 종지에 넣고 사람 젖을 조금 넣고 끓여서 증기(蒸氣)가 가신 뒤에 맑은 상징액을 취하여 따뜻한 것으로 하루에 4~5번 눈을 씻는 것으로 되어 있다. 제약회사에서 만드는 점안액을 보면 수용성(水溶性)이냐 지용성(脂溶性)이냐에 따라 약효가 달라진다고 한다. 수용성은 빨리 배출되기 때문에 약효가 오래 지속되지 않는 반면, 지용성은 안구(眼球)에 오래 남아 있어 약효가 더 오랫동안 지

속되기 때문이다. 세안탕을 젖에 타는 것도 약효의 지속성과 연관이 있을 수 있는데, 돼지의 젖은 수분이 84%, 단백질 11%, 지방 1% 정도이고, 토끼의 젖은 수분이 86%, 단백질 11%, 지방 2% 정도이지만, 사람의 젖은 수분 70%, 단백질 12%, 지방 16%이므로 사람 젖에 세안탕을 타는 것은 지용성(脂溶性)을 만든다는 의미로 볼 수 있는 것이고, 그만큼 약효를 오래 지속시키려는 의도로 해석할 수 있다. 그러나 지속성이 뛰어나다고 할 수 없기 때문에 하루에 4~5번 투여하라고 한 것이다. 물론 사람 젖에 타는 이유는 안구(眼球)에 직접 적용하는 것이기 때문에 강한 약성을 완화시키고자 하는 의도도 있을 것이다.

처방구성 처방구성을 보면 당귀의 정유성분은 혈관을 확장하여 혈압을 저하시키고, 말초혈관의 혈류를 원활히 함으로써 말초순환장애를 개선한다. 황련은 중추신경을 억제하여 진정작용을 하며, 소염작용이 강하여 다양한 염증을 치료한다. 적작약은 평활근의 경련을 억제하고 중추신경 흥분을 억제하여 진통, 진경, 진정작용을 한다. 방풍은 말초의 투과성을 조절하여 눈 주위의 소통장애를 유발하는 여러 물질들을 제거해서 혈행상태를 개선한다. 행인은 강압작용과 소염작용이 있으나, 여기서는 자윤(滋潤)을 공급하는 작용을 겸하고 있다.

처방비교 **사물용담탕**과 비교하면 두 처방 모두 청열(淸熱)·활혈성(活血性) 약재로 구성되어 있어 충혈로 인한 각막염과 결막염에 사용할 수 있다. 그러나 사물용담탕은 눈충혈이 다소 만성적이거나 자주 발생하는 체질적인 소인이 있는 사람에게 사용하며, 내복(內服)하는 처방이므로 근원적인 치료를 한다는 특징이 있다. 반면 세안탕은 외용약이므로 안구에 직접 작용하여 충혈된 혈관을 수렴시키며, 속효를 낼 수 있지만 안구충혈의 근본원인을 치료할 수 없다는 특징이 있다.

안동하고초산과 비교하면 두 처방 모두 안질환에 사용한다. 그러나 안동하고초산은 안구충혈보다는 안통(眼痛)이나 두통을 겸한 안통에 사용하며, 안통이 수반된 녹내장에도 응용할 수 있다. 반면 세안탕은 외장(外障)에 사용하는 처방으로 결막염, 각막염으로 인해 눈이 충혈되었을 때 사용하며, 눈을 씻어 염증을 가라앉힌다.

→ **활용사례**

1-1. 각막염(角膜炎)과 천황련(川黃連) 남 7세
2-1. 안과질환(眼科疾患), 천황련 이야기

1-1. **각막염(角膜炎)과 천황련(川黃連)**
다음은 전종상 선생의 경험이다.

● 전○○ 남 7세
거의 오십 년 전의 얘기다. 그러니 정확히 내가 일곱 살 때의 얘기다. 반세기 전의 일이지만 지금도 그때 내가 겪었던 그 지긋지긋한 고통을 생생하게 기억하고 있다. 어쩌면 그때의 수난이 지금까지도 연속되고 있기 때문인지도 모른다. 내 나이 60세. 지금의 시력은 좌우 0.1, 0.3이다.
이 시력으로는 자동차 운전면허를 따지 못할 뿐만 아니라 전철역, 기차역 등에서 차 시간표 간판의 작은 글자는 읽을 수가 없다. 그러나 이만이라도 한 것이 얼마나 다행한 일인지 모른다. 아주 작은 글씨를 빼고는 신문과 잡지는 읽을 수 있으니까. 캄캄했던 4년간의 암흑 세상, 그때는 정말 완전히 실명의 위기였다.

발생경위(發生經緯)
54년 전 어느 무더운 여름, 우리 집 헛간에서는 일꾼이 벼를 방아에 찧기 위해 풍로에 먼지를 날리고 있었다.
참으로 껄끄러운 먼지와 티끌들이 세찬 풍로 바람에 멋대로 사방으로 휘날렸다.
나는 당시 7세 철없는 아이로 겁 없이 그 앞을 천천히 지나갔다. 바로 이때 아차 하는 순간이었다. 내 두 눈에 순간적으로 티끌이 들어왔고 나는 두 손으로 얼굴을 감싸 쥐고 티끌이 눈송이처럼 흩날리는 그 곳을 빠져나왔다. 그러면서도 두 눈에서 손을 떼지 않고 티끌이 들어간 가려운 두 눈을 비비기 시작했다.

그러나 비비면 비빌수록

① 두 눈은 아프고 따갑고 껄끄러웠다.　② 눈물이 나기 시작했다.　③ 한 시간쯤 그런 고통을 겪고 나서 눈을 찌르는 듯한 이물감은 조금 사라졌다.　④ 시야가 흐릿하고 개운치 않았다.　⑤ 눈알이 빨갛게 충혈되어 있었다.　⑥ 그날 밤에는 눈알이 몸살이 난 것처럼 쑤셨다.　⑦ 열이 오르기 시작한 3일 후쯤에는 눈알이 뿌옇게, 마치 상한 생선의 눈알처럼 되어 있었다.　⑧ 눈알에는 가시가 찌르듯이 꾹꾹 찌른다.　⑨ 눈이 시어서(눈부신) 눈을 뜰 수가 없었다.　⑩ 특히 흰 물체를 보면 더욱 시어서 아예 눈을 뜨기가 힘들었다.　⑪ 흰 옷을 보면 눈물이 줄줄 흐르고 눈이 감겨졌고, 겨울철에 흰 눈이 내려 쌓이면 이 쌓인 새하얀 눈만 봐도 눈이 시고 부시었다.

한창 눈이 악화될 무렵에는 눈에 화기(火氣)가 있어서 홧홧했다. 시원한 벽이나 장롱, 기타 쇠붙이에 눈을 대면 그렇게 시원할 수가 없었다. 또 닭고기, 돼지고기, 새우젓 같은 음식을 먹으면 뚜렷하게 병세가 악화되었다. 꿀이나 생강, 마늘도 마찬가지였다. 당시 나에게는 열성(熱性)음식은 맞지 않고 해로웠다.

벼 껍질은 매우 날카로운 것이다. 시골에서 농부들이 김매기 하다가 벼 가시가 눈에 찔려 고통 받는 수가 종종 있다. 그때 손으로 비비지 않고 물로 씻어 응급진료를 받았더라면 그 후 실명의 위기까지 가는 수난을 겪지 않았을 것이라는 생각이 든다.

병원치료(病院治療)

안과에 다니기 시작했다. 벼 껍질이 들어간 눈을 비빈 탓에 각막에 상처를 입고 이른바 각막염이 된 것이다.

눈을 세척하고 점안약을 넣으면 눈알이 쓰리고 아프며 또 연고제를 넣으면 눈이 끈적거려 거북했다. 한 달이건 한철이건 병원을 다니면서 약을 넣고 주사를 맞으면 그때뿐, 치료를 하루라도 중지하면 증세는 다시 제자리걸음이 되곤 했다.

날마다 눈이 꼭꼭 찌르는 듯 작열감이 있고 시야가 흐릿하며 눈에는 핏발이 서 있고 눈곱이 끼여 끈적거릴 뿐만 아니라 거의 실명상태에 이르러 앞이 전혀 보이지 않았다. 군산경찰서 앞의 신안과를 1년, 2년을 다녀도 아무런 진전이 없었으며 또 군산 교도소 구내에 안과가 있었는데 그곳을 다녀도 마찬가지였다.

하루는 매일같이 날 등에 업고 안과에 다니는 머슴애가 중간에 소변이 마려워 날 길옆 모퉁이에 앉혀 두고 잠깐 자리를 떠난 후였다. 웬 아이가 다가오는 발자국 소리가 들리더니 "이 녀석아 이리 내놔"하고 내가 뭐라 말할 사이도 없이 손에 쥐고 있던 장난감을 빼앗아 달아나 버렸다. 내가 눈을 감고 앉아 있으니 장님인줄 알고 그랬는지 하여튼 나는 그때의 억울함과 슬픔을 잊을 수가 없다. 그래서 장애자 중에서도 시각장애인이 가장 가엾다고 생각했다. 그때 그 녀석이 날 죽이고 달아났다 해도 나는 어쩔 수 없었을 것이며, 그 아이의 모습을 어떻게 형언하여 증언할 수 있었겠는가?

다른 치료 시도

부모님들은 자식을 버렸다고 야단법석이었다. 어디 가서 점을 보니 당신의 흙을 파서 기와집을 올려서 동티가 났다는 것이다. 마루에서, 부엌에서, 장독대에서 무당은 밤을 새고 아침 한나절 동안 꽹과리를 두들겼다. 그 요란한 꽹과리 소리에 귀가 따갑게 울리고 있는 동안은 이상하게 감겨진 눈이 약간 뜨여지는 기분이었다. 그러나 그뿐이지 시야에 물체의 영상은 전혀 떠오르지 않았다.

마지막으로 그 당시 최초로 이 지방 도시에 들어왔다는 고가(高價) 약이기에 귀한 약이라는 항생제인 테라마이신 안연고를 구암병원에서 조제하여 사용했다. 당시로는 거금이 드는 패나 비싼 약이었다. 그래서 그런지 효과도 좀 있는 것 같았다. 눈을 찌르는 듯한 이물감과 날마다 묻어 나오는 눈곱이 감소하는 듯했다. 그러나 약재가 수입품이라 병원에서 구하기가 어렵다고 하여 며칠씩 거르기도 하고 약값이 비싸서 또 거르기도 하여 또 한 번 실망과 좌절을 느꼈다. 이제 병원치료는 완전히 포기하고 침쟁이를 찾았다. 대부분이 돌팔이고 기술도 각각이다 어느 침쟁이는 등을 마구 쑤시기도 하고 척추 양방에 꼭꼭 단자침을 놓는가 하면 어떤 이는 속 입술과 잇몸 사이를 찔러 출혈도 시키고 어느 소문난 침쟁이는 해 뜨는 쪽을 향해 앉히고는 속눈꺼풀을 솔잎으로 찌르기 쑤시고도 했다. 이렇게 여기저기 용하다는 침쟁이 찾아다니기를 1년여, 효과는 전무한 상태로 나의 눈은 완전히 포기상태였다.

외가(外家)의 치료(治療)

이 소식이 외가에까지 알려지게 되어 나는 부모님에 의해 외가로 보내졌다. 외할아버지께서는 고명하신 한의사였기 때문이다. 외할아버지는 내 눈을 보시더니 혼잣말처럼 조금 일찍 오지 그랬냐고 하면서 나무라시는 어투였다. 그러시면서 어떤 약재 하나를 약장에서 꺼내셨다. 나중에 다시 본 것이지만 무슨 약 뿌리 하나였었다. 나뭇가지처럼 생겨서 표면이 고르지 못한 흑갈색의 나무뿌리 하나를 꺼내서 거무스레한 겉껍질을 칼로 긁어 버리니 속은 노르스름하니 치자색과 같았다. 노란색과 빨간색이 합쳐진 색을 지명색이라 하기도 하고 주황색이라고도 한다. 이 하찮아 보이는 약초 뿌리의 위대한 효능, 나를 살려낸 내 눈을 찾게 한 바로 그 명약! 그렇다. 나는 지금도 이 약초 뿌리가 위대하다고 생각한다. 그럴 것이 4년간이나 눈을 감고 화장실도 못 찾아 갓난이 손을 붙잡고 인도를 받아야 할 실명의 위기에서 날 구했으며, 원래보다 다소 시력은 떨어졌어도 다시 세상을 볼 수 있는 광명을 찾았기 때문이다. 약초뿌리의 겉껍질을 벗겨 깎아내고 속 부분을 다시 깎아서 삼베조각에 싸서(요즘은 거즈가 좋겠다) 외숙모님의 애기 젖[人乳]을 짠 곳에 담그니 치자 국처럼 샛노란 물이 우러나온다.

천황련 사용(川黃連 使用)
이 천황련 유액(乳液)을 두 눈에 수저로 떠서 조금씩 몇 방울 넣었다. 아침에 넣고 오후에 넣고 나니 기적같이 벌써 눈의 뻘겋던 충혈이 가시고 눈의 화기(火氣)와 통증이 사라졌다.
이튿날에는 두 눈알의 흐릿하던 눈동자가 초롱초롱해졌고 기분도 맑아졌다. 다시 한 번 더 넣고는 그것으로 끝이었다. 그러니까 4년간 앓던 실명상태의 눈병이 약 세 번, 그렇다 딱 세 번 만에 치료된 것이다. 기억이 생생하다. 날짜로는 이틀이었으나 실제로 걸린 시간을 모두 합치면 24시간 밖에 걸리지 않은 것이다.
아! 이렇게 신기한 특효약도 있구나! 나는 그 후 한약업계에 입문하여 많은 약초를 익혔지만 내가 최초 익힌 본초는 나를 살린, 실명에서 나를 구해준 이 천황련이다. 7살 때 시작되어 10살 때 치료된 눈병 그리고 천황련의 약효와 고마움을 잊지 않고 있다. 단돈 100원어치 정도밖에 안 되는 적은 양으로 그렇게 고통스러운 고질 안질을 고치다니, 나는 그 후 나와 같은 환자를 두 사람 더 치료한 경험이 있다.
내가 공부한 ≪방약합편(方藥合編)≫ 약성가(藥性歌)의 '황련(黃連)은 미고(味苦)하니 주청열(主淸熱)하고 제비(除痺)하며 청열명목(淸熱明目)하고 지리설(止痢泄)한다'는 이 구절을 평생 잊지 못하리라. 훗날 염태환 선생이 지은 동의사상 처방집에서 작은 기록이 적혀 있었던 것을 보았다.
'소양인(少陽人) 절상후(切傷後)에는 천황련'이라고 나는 생각한다. 천황련이야말로 소양인뿐만 아니라 어느 체질에든 눈의 세균감염 또는 신경성 안질에 특효약이라고, 그리고 내복과 외용에 다 좋다고.
2년 전 서울대병원에 가서 진단을 받으니 당시 손상되었던 각막의 상처가 백내장이 된 것처럼 하얗게 남아 있었다. 현재의 시력보다 더 낫게 하려면 수정체 앞부분의 손상된 각막을 다른 사람의 각막으로 이식수술을 해야 한다. 의사와 의논한 결과 우선 각막 기증자가 있어야 하고, 효력은 1년이 지나 봐야 알 수 있으며, 치료 효율은 50%이며 수술비는 300~400만원이라 했다. 신문 정도는 읽을 수 있을 정도이고 60이 다 된 나이라 지금보다 나아진다는 보장도 상당히 희박하므로 이것만으로도 감사하며 수술은 포기한 상태이다.
나를 구해주신 외조부의 탁월한 경험적 의약지식과 이미 오랜 전부터 이와 같은 사람을 위해 제 몸을 내던졌을 천황련, 다시 한 번 감사드리며 한약업사 고령자 채록사업에 나의 경험이 또 다른 이에게는 빛과 희망이 되었으면 하는 마음에서 두서없이 적어 보았다. 사소한 경험이라도 당사자에겐 큰 기쁨과 희망이 될 수 있음을 상기하면서.

2-1. 안과질환(眼科疾患), 천황련 이야기

다음은 정복영 선생의 경험을 채록한 것이다.
대전광역시 중구 은행동에 수창당한약방 가까운 곳에 광명안과가 있었다. 당시 조부께서는 의생이셨는데 일정 때는 요즘 한의사를 의생이라 불렀고 상호도 한의원이 아니라 한약방으로 통용하여 사용했다.
광명안과 원장은 경성의대를 졸업하고 원산도립병원에서 근무를 하다가 왜정 말에 은행동에 와서 광명안과를 개설했고 해방 이후 광명안과는 중부지방에서 대단히 유명한 병원이었다. 그래서 환자가 진찰을 받으려면 줄을 서서 기다릴 만큼 끊이지 않았다.
조부께서 운영하던 수창당은 한방으로 안과에서 유명했고, 광명안과는 양방으로 안과에서 유명했다.
두 분은 친교가 있었고 광명안과 원장이 수창당한약방에서 천황련 사용하는 법을 배워 환자들에서 실험했더니 백발백중이었다. 천황련 달인 물로 눈만 씻어주거나 안약으로 넣어도 대부분의 눈 충혈(充血)이나 눈 출혈(出血)은 없어지기 때문이다. 그래서 이후에는 어떤 환자이든 외장(外障)으로 오면 천황련 달인 물을 넣어 주었고 자연히 안과질환을 잘 고친다는 명성이 자자했다. 물론 원장의 실력도 뛰어난 점도 있었겠지만 효력이 큰 천황련의 치료법도 명성을 날리는 데 큰 힘을 발휘했을 것이다. 간호사가 천황련 달이는 것이 일이었다.

風寒暑濕燥火內傷虛勞霍亂嘔吐咳嗽積聚浮腫脹滿消渴黃疸瘧疾邪祟身形精氣神血夢聲音津液痰飮蟲小便大便頭面眼耳鼻口舌牙齒咽喉頸項背胸乳腹腰脇皮手足前陰後陰癰疽諸瘡婦人小兒

下統114 寶 황금탕 黃芩湯

片芩酒炒 梔子酒炒 桔梗 赤芍藥 桑白皮 麥門冬 荊芥 薄荷 連翹 各一錢 甘草 三分

治 肺火盛 鼻孔乾燥 生瘡腫痛
[用　　法] 食後服
[活套鍼線] 鼻痔鼻瘡(鼻)
[適 應 症] 비창, 비건, 비통, 비색, 구건, 인건, 구고, 두통, 면부종, 이농, 항강, 흉통

　　황금탕은 비강(鼻腔)에 열(熱)이 몰려 건조해졌거나 비강점막(鼻腔粘膜)이 헐어서 아플 때 사용하는 처방이다.

　　비강점막이 건조해지고 허는 것은 증상이기 때문에 원인(原因)이 무엇인지, 어떤 상태(狀態)에서 이러한 증상(症狀)이 발생하는가를 아는 것이 중요하다. 먼저 상태적인 측면을 검토해 보면, 당연히 비강(鼻腔)에 열(熱)이 몰리기 때문에 건조해지고, 심해지면 헐고 통증이 나타나는 것이라고 할 수 있다. 따라서 이러한 증상이 나타나는 병리상태(病理狀態)는 비강에 열이 몰려 있는 상태이다.

　　문제는 비강(鼻腔)에 열이 몰리는 원인인데, 크게 두 가지로 생각해 볼 수 있다. 첫째, 감기에 걸렸을 때 감기를 치료하는 과정에서 비강(鼻腔)에 열이 몰리는 경우이다. 코의 기능 중에는 냄새를 맡는 기능, 소리를 공명시키는 기능, 먼지를 걸러주는 기능, 공기를 가온(加溫)시키는 기능, 습도(濕度)를 조절하는 기능 등이 있으며, 모두 중요한 기능이지만 감기에 걸렸을 때 코에 열이 몰리는 것과 관계된 기능은 코의 가온기능이라고 할 수 있다.

　　찬 기온에 노출되어 체온(體溫)의 항상성이 유지되지 못하는 상황이 되었을 때, 인체는 체온을 유지하기 위해 피부를 수축시키고 열을 발생시키는 대응을 하게 된다. 이러한 과정에서 나타나는 오한(惡寒), 발열(發熱), 두통(頭痛), 신체통(身體痛), 코막힘, 기침 등이 감기의 증상들이다. 특히 외부에서 유입되는 찬 공기를 가온(加溫)시키기 위해 호흡기에 많은 혈액을 집중시키게 되고, 그 결과 비강점막을 비롯한 호흡기점막이 충혈(充血)되므로 코막힘, 콧물, 기침, 가래가 발생한다. 물론 이러한 현상은 지극히 정상적인 것이며, 시간이 지나면서 사라지기 때문에 큰 문제가 되지 않는다. 그러나 이러한 과정을 거치면서 비강(鼻腔)에 열(熱)이 과도하게 몰리는 경우에는 비강점막을 건조하게 만들고, 상태가 심해지면 점막이 헐게 되는 결과를 가져올 수 있다. 이럴 때 비강에 몰려 있는 열을 급격히 해소시키면서 헐어 있는 점막을 정상으로 회복시키는 처방이 황금탕이다.

　　둘째, 과도하게 술을 마셨거나 과로를 하여 몸 전체적으로 체열이 많아진 경우에도 비강에 열이 몰릴 수 있다. 물론 이러한 증상은 평소 체열(體熱)이 많은 사람에게 나타나는 것이므로 누구에게나 해당되는 것은 아니다. 이러한 증상이 있는 사람의 특징은 몸에 열이 많기 때문에 평소에도 얼굴이 벌겋게 달아올라 있을 수 있고, 더위를 몹시 타며, 찬물을 많이 마시는 경향이 있다. 이 경우에도 황금탕을 사용하면 전체적인 열성상태를 조절하면서 비강에 몰려 있는 열을 해소시키므로 비강건조(鼻腔乾燥)와 비창(鼻瘡), 비통(鼻痛)을 치료할 수 있다.

　　비창(鼻瘡)이 있을 때 양방에서 치료를 하면 일시적으로 호전되는 경우도 있다. 그러나 근본적인 원인을 제거하지 않는 한 재발하는 경우가 많고, 상태가 심화되어 코피를 쏟는 경우도 있다. 이럴 때 황금탕을 사용하면 코에 몰려 있는 열을 해소시키면서 염증을 치료하기 때문에 근본적인 치료를 하는 것이라고 할 수 있다. 물론 술을 많이 마신 것이 원인일 때는 먼저 금주(禁酒)한 후에 치료해야 한다.

　　필자의 황금탕 처방기준은

① 코가 건조해져 헐거나 아플 때
② 맥(脈)이 실(實)하며, 면적(面赤)이 나타나는 등 열증(熱症)이 동반된다.
③ 체열이 높고 평소 건강한 사람에게 많이 나타난다.
④ 평소에 허랭(虛冷)한 사람에게는 적합하지 않다.

처방구성　　처방구성을 보면 편금(황금)은 혈관투과성 항진을 억제하고 소염작용이 강하여 혈관의 염증성 충혈(充血)과 울혈(鬱血)을 완화하며, 담즙분비를 촉진하여 간기능을 강화한다. 치자는 혈관의 울혈(鬱血)과 충혈(充血)을 완화시키고, 발열중추를 억제하여 해열작용을 한다. 길경은 거담작용(祛痰作用)과 진해작용(鎭咳作用)이 있으며, 염증을 억제하는 소염작용(消炎作用)도 있다. 적작약은 평활근의 경련을 억제하고, 상백피는 이뇨작용과 소염작용을 한다.

맥문동은 다량의 포도당과 점액질을 함유하고 있어 진액(津液)을 보충하는 동시에 비타민 A를 다량 함유하고 있어 피부각질을 연화하고, 피부(皮膚)와 점막(粘膜)의 저항력을 강화한다. 형개는 피부의 혈행(血行)을 촉진하며 소염작용을 하고, 모세혈관의 탄력을 강화하여 미소출혈(微少出血)을 방지한다. 박하는 소염작용과 진통작용을 하며, 연교는 비만세포막을 강화하여 화학전달 물질의 유리를 억제함으로써 항알레르기 작용을 한다. 감초는 스테로이드 호르몬과 유사한 작용이 있어 항염증작용, 해독작용, 해열작용을 한다.

처방비교　　**소청룡탕**과 비교하면 두 처방 모두 코가 헐었을 때 사용한다는 공통점이 있다. 소청룡탕은 만성 부비동염이나 만성 비후성비염이 된 상태에서 코가 부어 있으면서 부분적으로 헐었을 때 사용하며, 비강에 열이나 통증은 없다. 반면 황금탕은 평소 체열이 높은 사람으로 코가 막히거나 콧물이 나는 등의 증상 없이 단순히 코에 열이 몰려 비강(鼻腔)이 건조하거나 헐었을 때, 헐어서 아플 때 사용한다.

사백산과 비교하면 두 처방 모두 비건(鼻乾)과 비창(鼻瘡)에 사용한다는 공통점이 있다. 다만 사백산을 비건과 비창에 사용할 때는 원방을 쓰는 것이 아니라 활투에 나와 있는 대로 황금, 치자, 박하 등을 더하여 사용한다. 사백산 본방만 사용하면 비창을 치료하는 작용이 약하며, 황금, 치자, 박하를 더하더라도 황금탕 보다는 약효가 다소 떨어진다. 반면 황금탕은 치료목표가 비창(鼻瘡)이며, 비창으로 인한 비열(鼻熱), 비창으로 인한 비통(鼻痛), 비건(鼻乾)에 사용한다.

→ **활용사례**

1-1. 비창(鼻瘡), 두통(頭痛), 견비통(肩臂痛), 항강(項强), 흉통(胸痛)　여　63세　소양인
1-2. 비창(鼻瘡), 비통(鼻痛), 비색(鼻塞)　남　35세　태음인
2-1. 비건(鼻乾), 비창(鼻瘡), 인건(咽乾)　여　57세　소양인
2-2. 비건(鼻乾), 구고(口苦)　여　77세　소양성소음인
2-3. 감기 후 비강건조, 비창(鼻瘡)　여　57세　태음인　160cm 57kg
3-1. 이롱(耳聾), 면부종(面浮腫)　여　73세　소양인
4-1. 실패례　여　27세　소음성소양인

→ **황금탕 합방 활용사례**
1-1. +보중익기탕 – 건성비염, 비질(鼻窒), 비창(鼻瘡)　남　13세　145cm 38kg

1-1. 비창(鼻瘡), 두통(頭痛), 견비통(肩臂痛), 항강(項强), 흉통(胸痛)
● 송 ○ ○　여　63세　소양인　서울특별시 서대문구 홍제동
마른 편이며 강단이 있어 보이는 소양인 할머니이다.
① 감기 때 콧속이 헐었는데도 지금까지 낫지 않고 있다.　② 감기 때는 기침과 숨참으로 호흡이 곤란했었다.
③ 왼쪽 머리 윗부분에 스멀거리는 통증이 있다. 통증이 있은 후부터 그 부위가 메추리알 크기로 부어서 불거져 있다.

風寒暑濕燥火 內傷勞霍亂嘔吐咳嗽積聚浮腫脹滿消渴黃疸瘧疾邪祟身形精氣神血夢聲音津液痰飮蟲小便大便頭面眼耳 鼻 口舌牙齒咽喉頸項背胸乳腹腰脇皮手足前陰後陰癰疽諸瘡婦人小兒

④ 아울러 목덜미가 당기고 뻣뻣하며 견비통 증상이 있다.   ⑤ 왼쪽 가슴 위에도 역시 통증이 있고 부어 있다.
⑥ 왼쪽 가슴 위의 통증으로 현재 왼팔을 못 쓰고 있다.   ⑦ 자주 어지럽다.   ⑧ 식욕은 없고 식사량은 보통이며 대변은 2~3일에 한번 본다고 한다.   ⑨ 맥은 심화의 맥(火의 脈)인데 왼쪽부터 약긴(弱緊) 세긴(細緊) 미(微), 오른쪽은 약긴(弱緊) 약긴(弱緊) 세(細)이다.
견비통과 편두통이 있는 여성의 비창(鼻瘡)을 목표로 황금탕 1.5배량에 진피 1.5돈을 더하여 3일분 6첩을 지어주었다.
약 2첩을 복용한 다음날 아침, 콧속이 헌 것이 조금 아물었으며 콧속이 아픈 것과 왼쪽 가슴 아픈 것도 약간 좋아져서, 왼쪽 팔을 다소 움직인다는 것이다. 다른 증세도 어제보다는 조금씩 좋아진 것 같다고 한다.
약을 복용한 3일 후에는 모든 증세 즉, 코가 헌 것뿐만 아니라 왼쪽 편두통(偏頭痛)과 항강(項强), 견비통(肩臂痛), 윗가슴 통증, 콧속 헌 것 등이 모두 없어져 폐약(閉藥)했다.

1-2. 비창(鼻瘡), 비통(鼻痛), 비색(鼻塞)

● 이 ○ ○ 남 35세 태음인 사업 서울특별시 강서구 신월동

키와 체격이 큰 편이며, 피부가 검고 심성이 좋아 보이는 남자로 1달 전에 감기에 걸린 후에 감기는 다 나았으나
① 양 콧속이 헐거나 딱지가 지면서 피가 흘러나오고 아프다.   ② 콧속이 막힌다.   ③ 콧방울과 코끝이 부어 있다.
④ 세수할 때 손끝만 닿아도 코가 아파서 깜짝 놀란다.   ⑤ 1달 동안 더하다가 덜하다가를 반복하면서 통증이 있다.
감기 이후에 남아 있는 비창(鼻瘡)을 목표로 황금탕 2배량에 승마 2돈을 더하여 3일분 6첩을 지어주었다.
일주일 후에 다른 손님과 같이 내방했을 때 확인해 보니, 콧방울 부은 것이 없어졌으며 통증도 현저히 줄어들어서 세수할 때나 평소에 코를 만졌을 때 아프지 않다고 한다. 코가 막혀 있는 정도도 많이 감소했으며 다 나은 것과 같다면서 다만 약을 먹을 때 간혹 배가 약간 아픈 적이 있었다고 한다. 콧속을 자세히 보니 아직 약간의 딱지가 남아 있으며 코가 막힌 느낌도 남아 있어서, 다시 전과 같은 황금탕으로 3일분 6첩을 지어주었다.
그 후 완전히 나았다는 전화연락이 왔다. 약을 먹고 배가 사르르 아플 때가 있는 것은 황금탕이 폐열(肺熱)을 내리는 찬 약으로 구성되어 있는데다가 약량을 2배량으로 복용하니, 소화기 계통에 다소 부담이 되어 오는 증세라 보았다. 이럴 경우 약량을 줄여 복용하거나 식사 후에 바로 복용하면 배가 사르르 아픈 증세는 대부분 사라진다.

2-1. 비건(鼻乾), 비창(鼻瘡), 인건(咽乾)

● 김 ○ ○ 여 57세 소양인 주부 경기도 안양시 박달동 우성아파트

보통 키에 보통 체구이다. 피부가 희고 깨끗한 용모를 가졌으며 소양인으로 보이는 주부이다. 출가한 딸의 산후보약을 지으러 왔다가 이곳에서 축농증과 알레르기성 비염을 잘 치료한다는 소문을 듣고 왔다고 한다.
① 3년 전부터 콧속이 항상 말라 있으면서 심해지면 콧속이 헐기도 한다.   ② 콧속에서 항상 뜨거운 김이 나며, 이때 찬물을 마시면 좀 덜하므로 자주 물을 마신다.   ③ 아울러 목이 항상 마른다.   ④ 앞의 증상은 감기가 오면 더욱 심해진다.   ⑤ 병원에서 진단한 결과 축농증이라 하며, 오랜 기간 치료를 했으나 차도가 없다는 것이다.   ⑥ 평소 늘 손발이 화끈거리는 편이다.   ⑦ 식욕은 없고 음식 맛을 모르며 소화는 보통이다.   ⑧ 다른 특별한 이상은 없고 맥은 활맥(滑脈)이다.
수족번열(手足煩熱)이 있으며 찬 물을 먹으면 증세가 경감되는 비건(鼻乾), 비창(鼻瘡)을 목표로 황금탕 1.5배량으로 10일분 20첩을 지어주었다. 18일 뒤에 약을 복용하고 많이 좋아졌다며 다시 약을 지으러 왔을 때 확인해 보니, 콧속이 마르는 것과 허는 것, 뜨거운 김이 나는 것이 모두 줄어들었으며, 약을 복용한 후 비건(鼻乾) 인건(咽乾)으로 계속 마시던 물을 마시지 않는다고 한다. 약을 1일 3번 빈속에 복용하니 비건(鼻乾) 증세 등은 좋아졌으나 위가 뻐근하게 아파 식후에 복용하니 위가 아프지 않았다고 한다. 아마 황금, 치자, 작약, 상백피, 연교 등 몹시 찬 성분의 약이 빈속의 위장에 부담을 주어 복통이 발생했다고 보이며, 음식물과 섞어 복용할 경우 음식과 뒤섞여 혼합되므로 찬 성분이 위장에 약하게 전달되므로 복통이 없어졌을 것으로 본다.
본인의 요청에 따라 다시 지난번과 같은 황금탕 1.5배량으로 10일분 20첩을 지어주었다.
6개월 뒤인 다음해 봄에 보약을 지으러 내방했을 때 확인해 보니, 그 약을 복용하고 비건(鼻乾), 비창(鼻瘡), 인건(咽乾) 등의 모든 증상이 좋아져 지금은 괜찮다고 한다.

2-2. 비건(鼻乾), 구고(口苦)

● 이 ○ ○ 여 77세 소양성소음인 경기도 안양시 관양동

작은 키에 보통 체구이며 차분해 보이면서도 단단해 보이며 소양성소음인으로 보이는 할머니이다.
① 8개월 전인 금년 3월부터 늘 콧속이 건조하여 코 안에 무엇을 발라야 지낼 수 있다.   ② 아울러 입이 쓰고 입이 마른다.   ③ 다른 특별한 특징은 없고 젊어서 아들이 여럿 죽어서 화병이 생겼다.   ④ 맥은 활맥(滑脈)이다.

콧속이 마르고 건조한 증세는 지금 감기기운이 없는 것으로 봐서는 폐열(肺熱)로 인한 비창(鼻瘡), 비건(鼻乾)의 증세이며, 입이 마르고 쓴 증세는 코가 마른 증상이 나아지면 같이 나을 수 있다고 보았다. 더구나 맥이 활맥(滑脈)이라면 내열(內熱)을 가지고 있다고 볼 수 있어서 실증으로 보았다.

구건(口乾)과 구고(口苦), 콧속이 마르는 증상을 목표로 황금탕 2배량에 77세 노인에게 황금탕의 찬 약성이 무리가 될 수도 있겠다고 보고 계지 3돈을 더하여 2.5일분 5첩을 지어주었다.

4개월 뒤에 속쓰림과 식도가 따끔거린다면서 약을 지으러 왔을 때 물어 보니, 지난번 그 약을 먹은 뒤로 점차 콧속이 마르는 것이 줄어들더니, 1달 정도 지나서부터 완전히 나았으며 입이 마르고 쓴 것도 함께 나았다고 한다.

2-3. 감기 후 비강건조, 비창(鼻瘡)
다음은 문주희 선생의 경험이다.

● ○ ○ ○ 여 57세 태음인 주부 160cm 57kg
약간 물렁한 살이 있고 태음인으로 보이는 주부이다.

원래 축농증이 심했는데 한 달 정도 심한 감기를 앓고 나서 축농증이 더욱 심해져 누런 콧물이 심하게 나고 목이 잠기고 기침을 하며 코에 열감이 있다. 소청룡탕을 일주일 복용하여 콧물과 기침증상은 호전되었으나 그 후 미간과 코 주변으로 열감이 남아있다.

원래 심한 축농증이 있었고, 심한 몸살감기 후 콧물, 기침 증상은 호전되었으나
① 코에 열감이 있다.   ② 콧속 깊숙한 곳에 딱지가 앉아 나오지 않는다.   ③ 콧속이 마르고 건조하여 아프다.
④ 더위를 타고 추위는 잘 타지 않는다.   ⑤ 손발은 따뜻하다.   ⑥ 따뜻한 음식을 좋아하고 소화는 잘된다.
⑦ 변비가 심하고 소변상태는 좋다.   ⑧ 밤잠은 없고 낮에 잘 조는 편이고 꿈을 잘 꾼다.   ⑨ 갱년기 증상이 있어 식은땀을 흘리고 가끔 열이 달아오르는 증상이 있다.

원래 축농증이 있긴 했으나 심한 몸살감기 이후로 이런 증상이 나타난 것으로 보아 풍한의 사를 받은 후 한 달가량 앓았으므로 열성으로 바뀐 것이 완전히 해소되지 않아 코 주변으로 열감이 있고 콧속이 헐고 마르는 비강건조와 비창(鼻瘡)이 나타나는 것으로 보았다.

풍한의 실(實)사를 받은 후 시간이 지나 열성으로 바뀐 것이므로 안면부를 청열시키는 약을 주로 하면서 약간 해표시킬 수 있는 처방을 쓰기로 했다.

안면부를 청열(淸熱)시킬 수 있는 처방을 찾던 중, 황금은 상초의 열을 사(瀉)하는 주된 약이므로 황금을 군약으로 하고 치자, 상백피, 연교 등 청열(淸熱) 약물과 형개, 박하 등 해표(解表)시킬 수 있는 약물, 또 건조한 증상이 있으므로 진액을 보충할 수 있는 맥문동이 포함된 ≪방약합편≫ 하통 114의 황금탕을 쓰기로 했다.

코에 열감과 비강건조, 코 속의 통증을 고려하여 황금탕 3일분 9첩을 지은 뒤 아침, 점심, 저녁으로 세 번 나누어 복용하도록 했다.

1. 하루에 세 번씩 하루를 복용한 후 건조감과 열감이 많이 완화되었으며
2. 코딱지도 많이 없어졌다고 했다.
3. 그러나 황금의 찬 약성 때문인지 설사증상이 있다고 하여 둘째 날은 아침, 저녁으로 두 번만 복용하도록 했는데, 그래도 설사증상이 계속 있어 복약을 중단했다.

코의 열감과 건조감, 코딱지는 다 나아 더 이상 황금탕을 복용하지 않았다.

비록 황금탕의 부작용으로 알려져 있는 약간의 복통, 설사의 부작용이 있었지만, 코 깊숙이 있던 코딱지가 많이 없어지고 건조감과 열감도 없어져 황금탕의 효과는 뚜렷했다. 다만 찬 성분의 약이 위장관에 부담을 주어 설사가 있었던 것으로 보고 약량을 조절하거나 복용 시기를 조절했다면 부작용 없이 치료를 할 수 있지 않았을까 하는 아쉬움이 있다. 허약하지 않은 사람의 감기 후 나타나는 비강건조 등에 황금탕을 쓰면 효과가 있겠다는 생각을 했고 이럴 때 복용방법에 주의하여 부작용을 줄여야겠다는 생각이 들었다.

지금은 콧속에 딱지가 크게 앉고 건조한 증상은 전혀 없어졌는데, 원래 있던 축농증이 계속 남아 고생을 해서 다른 처방을 구상중이다.

3-1. 이롱(耳聾), 면부종(面浮腫)

● 김 ○ ○ 여 73세 소양인 충청북도 중원군 노은면 연하리
충청도 특유의 말씨를 쓰는 소양인 할머니이다. 5개월 전 오줌소태와 요통으로 고진음자를 복용하고 나은 적이 있고, 이번에는 병원에서 콧속의 혹을 떼는 수술을 받고 왔다.
① 얼굴 전체에서 귀까지 멍멍하여 소리가 잘 안 들린다.   ② 수술의 후유증인지 얼굴이 붓는다.   ③ 식욕과 소화력은 좋은 편이다.

콧속 수술로 인해 두부(頭部)가 충혈되어 이 영향으로 이롱(耳聾)과 면부종(面浮腫)이 발생했다고 보고, 평소 건강하며 조열하기 쉬운 소양인 체질인 점을 감안하여 폐열(肺熱)에 쓸 수 있는 황금탕 본방으로 10일분 20첩을 지어주었다.
6개월 뒤인 12월 초순에 오줌소태 증세가 다시 발생했다면서 약을 지으러 왔을 때 확인해 보니, 그 약을 먹고 귀에서 소리가 안 들리는 것과 얼굴 부은 것이 모두 나았다고 했다.
이번 오줌소태에도 전처럼 고진음자에 목통을 더하여 지어주었다.

4-1. 실패례

● 김 ○ ○ 여 27세 소음성소양인 경기도 안양시 관양동
보통 키에 체격이 왜소한 편으로 약해 보이며, 성격이 온순하고 활달한 소음성소양인 여성이다.
① 어제부터 목이 간질간질하고 심하게 아프다. ② 추운 곳에 가면 심하게 쿵쿵거리고 코가 막힌다. ③ 감기에 걸리면 가래가 생긴다. ④ 몸에 열감이 약간 있다. ⑤ 초등학교 때부터 비염이 있다. ⑥ 뜨겁거나 차가운 음식을 먹으면 코가 막히면서 두통(頭痛)이 발생한다. ⑦ 1~2년 전부터 특히 겨울에 가끔씩 심하게 코피가 난다.
⑧ 식사를 할 때 콧물이 난다. ⑨ 평소 기상시에 가끔씩 가래가 생긴다. ⑩ 추위를 심하게 타며 더위는 약간 탄다.
⑪ 평소 땀이 없다. ⑫ 음식은 따뜻한 것을 좋아한다. ⑬ 물을 많이 마시며 소변을 자주 본다. ⑭ 소화력은 보통이나 때론 잘 체하기도 하고 소화도 안 된다. ⑮ 월경주기가 불규칙하며 월경통이 있다. 아랫배와 가슴이 아프다.
⑯ 한숨을 자주 쉬는 편이다. ⑰ 꿈을 자주 꾸며 아침에는 일어나기가 힘들다. ⑱ 소청룡탕을 복용한 적이 있는데 소화가 안 되면서 속이 더부룩하고 쓴 물이 넘어오면서 입에서 냄새가 났었다.
늦가을에 발생한 감기증세와 비염(鼻炎)을 목표로 삼소음 1.5배량에 인삼을 빼고 2일분 4첩을 지어주었다.
3개월 후에 경과를 알아보니 효력이 없었다고 한다. 그해 겨울에 감기가 발생했는데 비염(鼻炎) 때문인지 코가 쿵쿵거리고 자주 막혀 답답하며, 심하면 콧속이 아프면서 두통이 생긴다며 약을 지어달라고 한다. 삼소음이 효과가 없다고 보고 체력은 중 이상이 아니지만 폐열(肺熱)로 인해 비염(鼻炎) 비색(鼻塞)이 발생했다고 보았기 때문에 이를 치료하기 위해 황금탕 본방으로 3일분 6첩을 지어주었다.
2일 후에 경과를 확인해 보니, 그 약을 먹고 증세가 여전히 남아 있다고 한다. 그해 2월에 2일전부터 콧물이 계속 나오고 목이 아프다며 약을 지어달라고 한다. 삼소음과 황금탕으로 비염(鼻炎) 및 감기증세에 호전의 기미를 보이지 않았으므로 인삼패독산 본방에 오적산 본방을 합하여 3일분 6첩을 지어주었다.
다음날 감기증세인 콧물과 인통(咽痛)이 소실되었다며 매우 기뻐하며 고마워했다. 12월인 성탄절 전날 현재 임신 중인데 감기증세가 있다며 약을 지어달라고 한다.
증상에 대해 들어 보니 코가 전에처럼 막히며 목과 온몸이 아프다고 하여 자소음으로 1일분 2첩을 지어주었다.
다음해 1월에 경과에 대해 물어 보니, 그 약을 먹고 곧바로 코막힘, 전신통(全身痛), 인후통(咽喉痛)이 소실되었다고 한다.

下統115 寶 청혈사물탕 淸血四物湯

川芎 當歸 赤芍藥 生地黃 片芩_{酒炒} 紅花_{酒焙} 赤茯苓 陳皮 各一錢 甘草 五分   薑二片

治 酒齄
[用　　法] 煎水 五靈脂末 一錢調下 食後服
[活套鍼線] 鼻齄(鼻)
[適 應 症] 주사비, 코끝 농포

처방설명　청혈사물탕은 주사비(酒齄鼻)에 사용하는 처방이다. 주사비(酒齄鼻)는 얼굴 중에서 특별히 코와 코 주변, 뺨의 모세혈관이 늘어나면서 붉은색 발진(發疹)이 생기는 증상이다. 술을 많이 마시는 것도 원인 중 하나지만 반드시 술 때문에 생기는 질환은 아니며, 오히려 남자보다는 30~50대의 여자에게서 더 많이 발생한다. 양방에서도 아직 정확한 원인을 찾지 못하는 실정이지만 직접적인 원인으로 지목할 수 있는 것은 알코올, 향신료, 고온의 식품, 담배, 기온의 변동, 정신적 긴장, 소화기장애, 호르몬의 이상, 얼굴 피부에 기생하는 작은 벌레, 그리고 모세혈관의 장애 등으로 보고 있다.

　주사비의 증상은 전반적으로 얼굴이 항상 술에 취한 듯 붉게 달아 있으며, 피부는 기름이 많이 흐르고 여드름이 잘 생기며, 뺨이나 코 주위 모세혈관이 많이 늘어나 마치 거미줄이나 실지렁이의 모양으로 보이기도 한다. 또한 이상한 염증반응이 자주 일어나고 염증이 심해지면 나중에는 울퉁불퉁한 혹까지 생기게 되는데, 이렇게 울퉁불퉁한 혹처럼 생기는 심한 증상은 주로 남자에게 생기지만 코만 빨갛게 되는 증상은 여성에게서 3~4배 더 잘 생기는 것으로 알려져 있다.

　양방에서도 아직 정확한 원인을 알 수 없다는 것은 혈관에 염증이 생겼거나 혈전(血栓)으로 인한 혈행장애(血行障礙)가 생기는 등 기질적인 변화보다는 혈관을 포함한 주위 조직이 미세하게 이완(弛緩)되었거나 습담(濕痰)이 정체되는 등 기능적인 변화에 주안점을 두어야 한다는 생각을 하게 한다. 예를 들어 잦은 음주를 포함한 여러 원인으로 혈관이 늘어났다가 다시 수축되는 과정이 반복되면 혈관이 확장되었다가 본래대로 수축되지 못하고 만성적인 이완상태(弛緩狀態)에 있을 수 있다. 이런 상태에서는 국소적으로 혈액이 울체(鬱滯)될 수 있고, 이렇게 혈관이 이완되어 있다는 것은 혈관을 지지하고 있는 조직도 같은 변화를 맞았다는 것이므로 이완된 조직 사이에 습담(濕痰)이 울체될 소지가 충분하다는 것을 의미한다.

　또한 중요하게 생각해야 할 것은 양방에서 고려하지 않는 개인의 신체조건이다. 만약 동일한 조건에서 술을 마셨을 때 어떤 사람은 주사비(酒齄鼻)가 나타날 수도 있고, 어떤 사람은 전혀 이상이 나타나지 않을 수도 있다. 이것은 개인의 신체조건의 차이라고 할 수 있는데, 주사비가 나타나는 사람은 선천적으로 습담(濕痰)이 많은 사람이거나 여러 원인으로 현재 습담(濕痰)이 많아진 상태에 있는 사람이라고 할 수 있다. 일단 습담(濕痰)이 많으면 조직이 이완(弛緩)되기 쉽고, 혈액순환이 불량할 수 있어 동일한 원인이 작용했을 때 증상이 확연하게 나타날 수 있기 때문이다. 따라서 청혈사물탕을 사용할 때는 신체조건을 고려하는 것이 좋다. 즉 체질적으로 열담(熱痰)이 형성되기 쉬운 사람에게 이런 증상이 자주 나타나는 것이지 평소 허랭(虛冷)한 사람에게는 잘 나타나지 않는다.

　주사비(酒齄鼻)가 있을 때 직접 침(針)으로 자극하여 혈액을 빼주는 방법을 사용하기도 하지만, 근본적으로 치료하기 위해서는 청열(淸熱)·활혈제(活血劑)를 사용하여 충혈(充血)되고 울체(鬱滯)되어 있는 혈액을 소통시켜야 하며, 거담제(祛痰劑)를 사용하여 습담(濕痰)을 제거해야 한다. 청혈사물탕은 활혈(活血)·보혈제(補血劑)인 사물탕이 기본이고, 여기에 홍화와 오령지가 추가되어 활혈작용(活血作用)을 배가시키며, 청열제(淸熱劑)인 황금과 생지황은 충혈상태를 조절하고, 진피와 복령은 적체(積滯)되어 있는 습담(濕痰)을 제거하여 주사비를 치료한다.

 처방구성을 보면 천궁은 관상동맥과 말초혈관을 확장하여 혈액순환을 원활하게 한다. 당귀는 항혈전작용(抗血栓作用)을 하여 혈액순환을 원활하게 하고 철분결핍에 의한 빈혈에 좋은 효과를 나타낸다. 적작약은 평활근의 경련을 억제하고, 중추신경 흥분을 억제하여 진통, 진경, 진정작용을 한다. 생지황은 충분한 전해질을 인체에 공급함으로써 묽은 혈액을 진하게 만들어 주어 혈허(血虛)를 개선한다.

황금은 혈관투과성 항진을 억제하고, 소염작용이 강하여 혈관의 염증성 충혈(充血)과 울혈(鬱血)을 완화하는 작용을 한다. 홍화는 혈관확장작용, 혈소판응고 억제작용, 항혈전작용이 있어 혈액순환을 촉진한다. 적복령은 세뇨관의 재흡수를 억제하여 이뇨를 촉진한다. 진피는 항혈전작용과 피지분비를 억제하는 작용이 있고, 감초는 스테로이드 호르몬과 유사한 작용이 있어 항염증작용, 해독작용, 해열작용을 한다.

 방풍통성산과 비교하면 두 처방 모두 주사비에 사용한다는 공통점이 있다. 방풍통성산은 체내에 울체(鬱滯)된 열(熱)이 배출되지 못하여 각종 피부질환(皮膚疾患), 발열(發熱), 두통(頭痛) 등이 발생했을 때 사용하는 처방이며, 이러한 상태에서 주사비(酒齄鼻)가 발생했을 때도 사용한다. 반면 청혈사물탕은 처방목표가 주사비를 치료하는 것이며, 습담과 혈액이 울체되어 주사비가 발생했을 때 사용한다.

소조중탕과 비교하면 두 처방 모두 주상(酒傷)에 사용한다는 공통점이 있다. 소조중탕은 일체(一切)의 담화(痰火)에 쓰는 처방이며, 특히 소화기나 호흡기에 발생한 열담(熱痰)에 주로 사용한다. 그래서 술을 마셨을 때 발열이 되고 열성을 띠면서 소화기조직에 습담(濕痰)이 울체되어 오심(惡心), 설사(泄瀉), 속쓰림 등이 나타날 때도 사용하고, 열담(熱痰)으로 인한 해수(咳嗽)에도 사용한다. 반면 청혈사물탕은 활혈(活血)과 청열(淸熱), 거담작용(祛痰作用)이 있어 코 주위 조직에 울혈이 발생하여 주사비가 되었을 때 사용한다.

비창(鼻瘡), 비건(鼻乾)에 사용하는 **황금탕**과 비교하면 두 처방 모두 코에 혈액이 몰려 있을 때 사용하지만, 황금탕은 비강(鼻腔)에 열이 과도하게 몰려 비강이 건조해지거나 충혈되어 창(瘡)이 생기고 통증이 나타날 때 사용한다. 반면 청혈사물탕은 비강(鼻腔)보다는 코 바깥쪽 피부가 충혈되어 코끝이 붉어지거나 볼이 붉어질 때 사용한다.

→ **활용사례**

  1-1. 주사비(酒齄鼻) 남 27세 태음인
  1-2. 주사비(酒齄鼻) 남 42세

1-1. 주사비(酒齄鼻)

● 김 ○ ○ 남 27세 태음인 경기도 안양시 만안구 안양5동

1년 전 비염(鼻炎)으로 인한 코막힘과 코피 빈발에 박하전원을 복용하고 나은 청년이다. 이번에는 코가 유달리 빨갛게 되는 주사비(酒齄鼻)에 좋은 한약이 있을까 싶어서 찾아왔다고 한다. 주사비(酒齄鼻)는 최초 4년 전에 시작되었는데 최근 2주 전에 재발했다.

① 1년에 3~4번 정도 발생하는데 코가 빨개지고 빨개진 코의 바깥 부위가 곪고, 짜면 피가 나온다.   ② 어려서부터 가래가 많아서 3년 전부터 금연을 하고 있는데 가래가 여전하다.   ③ 더위를 많이 타고 땀이 많다.   ④ 몸이 따뜻한

편이라서 시원한 것을 잘 먹고 물을 자주 마신다. ⑤ 소화력은 좋다.

4개월 전부터 시작된 주사비를 목표로 청혈사물탕을 사용하기로 하고, 청혈사물탕 2배량에 오령지 2돈을 더하여 10일분 20첩을 지어주었다.

청혈사물탕은 말 그대로 사물탕에 청열할 수 있는 황금을 더하고, 활혈의 홍화와 습담(濕痰)을 제거하는 복령, 진피가 더해진 처방으로, 소화력이 좋고 열성을 띠거나 체질이 중 정도 이상인 사람의 울혈로 인한 증상에 사용한다.

이 사람은 약을 복용한 뒤로 코끝이 붉은 것과 곪았던 종기가 없어질 정도로 많이 좋아졌다. 주사비(酒齄鼻)에 사용하는 약이 효력이 있을까 하는 의문이 있었는데 그 약이 정말 좋다며 약을 더 지어달라고 하여 전과 같은 처방으로 10일분 20첩을 더 지어주었다.

1-2. 주사비(酒齄鼻)

다음은 배원식 선생의 경험을 인용한 것이다.

● 남 ○○ 남 42세 강원도 횡성군 감천면 포동리

본원에서 약을 먹고 효과를 본 부인이 남편의 주사비(酒齄鼻) 때문에 찾아왔다.

① 주증은 콧등이 붉게 되는 주사증이다.

이 병은 임상체험이 많은 의료업자도 또한 드물 것이다. 그 이유가 이 병으로 별로 고통을 느끼지 않을 뿐더러 사망하는 병도 아니기 때문이다. 단지 보기에 흉하다고 하여 치료하는 병이기 때문에 임상에서 치료한 예가 희소하다는 것이다.

그 원인에 있어서 고전에 나와 있는 것을 간추려 보면, 비사(鼻齄)란 것은 코의 끝 잔등이 붉게 된 것이다. 심한 증은 그 색깔이 검푸르게 된다. 이 병은 술중독자에 많다. 그 원인은 혈열(血熱)이 폐(肺)로 침범하여 그것이 오래되어 그곳이 불통(不通)하게 되면 혈이 응(凝)해지고 그것이 또 다시 탁해져 콧잔등이 붉게 된다.

이 주사증(酒齄症)이 주객(酒客)이 아닌 사람에게 발병할 때는 폐풍창(肺風瘡)이라 하고 이런 경우의 원인 역시 혈열(血熱)이 폐(肺)로 침범한 탓이라고 한다.

주로 사용하는 처방으로 청혈사물탕이 있다. 주객이 아닌 다시 말하자면 알코올 중독자가 아닌 폐풍창(肺風瘡)의 치료 처방은 폐풍환, 승마탕, 청폐음자 등이 좋다. 위에 말한 환자는 본래 술을 몹시 즐기다가 주사증이 생긴 후부터 금주하기 시작하여 현재는 술을 마시지 않는다고 하나, 여러 가지 증상과 술 마신 경력 등을 종합하여 청혈사물탕을 환으로 하여 약 2개월분을 주었다. 용법에 있어서는 1일 2회, 매일 15~30환, 식후 1시간 만에 온수에 복용하도록 했다.

치료경위를 1967년 4월 10일 찾아온 초진환자에게 듣게 되었다. 남○○씨의 비사증은 선생님의 약을 먹고 대단히 좋은 효과가 나타났다고 하면서, 그분과 자기는 일가이며 한동네에 사는 사람이라고 하면서 자기의 병도 하루 속히 치료받으라고 해서 찾아 왔다고 한다.

下統116 寶 회춘양격산 回春凉膈散

連翹 _錢二分_ 黃芩 梔子 桔梗 黃連 薄荷 當歸 生地黃 枳殼 赤芍藥 甘草 各七分

治 三焦火盛 口舌生瘡
[活   套] 肺胃熱結發瘟 合[升麻葛根湯](中統二十二)
[活套鍼線] 口糜(口舌) 癮疹(皮)
[適 應 症] 구내염, 음부주위 궤양, 음부소양증, 냉대하, 질고삽, 피부발진, 두드러기, 흉격번민

처방설명

회춘양격산은 열이 울체(鬱滯)되어 발생하는 구미(口糜), 피부발진(皮膚發疹), 두드러기, 흉격번민(胸膈煩悶) 등을 치료하는 처방이다.

구강점막이 허는 증상을 구미(口糜)라고 하는데, 구강 내에 혈액이 울체(鬱滯)되어 소통이 원활하지 못한 것이 원인이다. 이러한 상태에서는 처음에 염증이 발생되다가 더 심해지면 궤양(潰瘍)으로 진행되어 곪게 된다. 구강 내에 혈액이 울체(鬱滯)되어 쉽게 허는 이유는 구강조직의 해부학적 구조에서 해답을 얻을 수 있다. 즉 구강 내부는 얇은 점막(粘膜)으로 덮여 있을 뿐 아니라 혈관분포가 많아 어떤 요인으로 인해 소통장애가 발생하면 혈액이 울체(鬱滯)될 가능성이 높기 때문에 쉽게 허는 것이다. 그러나 이러한 해부학적 구조 때문에 쉽게 헐 수 있다는 것이지 그 자체가 발병원인이라는 것은 아니다.

따라서 구미(口糜)가 생기는 것은 구강점막(口腔粘膜) 자체의 문제라기보다는 전신 건강상태의 문제로 보는 것이 옳다. 즉 구강점막이 건강하면 전신의 건강상태도 비교적 건강하다고 볼 수 있고, 염증이나 궤양이 생기면 전신 건강상태에 이상이 있다고 생각할 수 있다. 그래서 구강의 건강은 전신건강의 척도라고 말하는 사람도 있는 것이다. 따라서 사람에 따라 다르긴 하지만 구미(口糜)는 건강할 때는 괜찮다가 피로할 때 나타나는 것이 대부분이다. 또한 한 번 생겼을 때 어떤 사람은 2주 정도 괜찮다가 다시 생기는 것을 반복하기도 하고, 심한 경우에는 1년 내내 반복되기도 한다. 그 이유는 지속적으로 신경을 많이 쓴다거나 과로를 하여 구강에 울체(鬱滯)되어 있는 혈액이 소통되지 못하게 하는 조건이 조성되기 때문이다. 즉 증상이 구강점막에서 나타날 뿐 전신적인 부조화 상태를 개선해야 근본적으로 치료할 수 있다는 뜻이다.

구강 내에 혈액이 울체되는 원인으로는 첫째, 흉곽(胸廓)이나 몸 전체적으로 열이 과도하게 적체(積滯)된 경우이다. 열이 적체되면 인체는 열을 발산(發散)시키기 위해 혈액을 피부(皮膚)와 점막(粘膜)으로 집중시키는데, 그 결과 황금탕의 비창(鼻瘡) 증상에서 볼 수 있는 것처럼 피부에 발진이 생기거나 구강점막이 헐게 되는 것이다. 이럴 때는 울체된 혈액을 소통시키면서 열(熱)을 발산(發散)시키고 청열(淸熱)시켜 전체적인 열성상태를 조절해 주어야 한다. 둘째, 열이 울체되어 있는 동시에, 허약으로 인해 혈액순환이 원활하게 이루어지지 못하여 혈액이 울체되는 경우이다. 이럴 때는 보기(補氣)·강심(强心)의 치법을 사용하여 연약해진 혈관을 튼튼하게 하면서 혈액순환을 촉진해야 한다.

셋째, 혈관 주위 조직이 긴장되어 혈액이 울체되는 경우이다. 이럴 때는 조직의 긴장을 풀어줄 수 있는 약재를 사용하여 혈액소통을 원활하게 해주면 된다. 이처럼 크게 세 가지 유형으로 나눌 수 있는데, 모두 전신의 비건강상태나 부조화의 영향으로 구미(口糜)가 생긴다는 것을 알 수 있다. 또한 주목해야 할 것은 세 가지 유형은 각각 개인의 신체조건의 차이를 반영하는 것으로도 볼 수 있다는 점이다. 즉 첫 번째 유형은 본래 체열(體熱)이 많은 사람에게 나타나기 쉽고, 두 번째 유형은 평소 연약(軟弱)하고 조직이 견실하지 못한 사람에게 나타날 수 있으며, 세 번째 유형은 비교적 소아에게 많이 나타난다. 회춘양격산은 첫 번째 유형에 적합한 처방으로 볼 수 있다.

　　회춘양격산은 피부발진(皮膚發疹)이나 두드러기에도 응용한다. 체내에 과도하게 열이 형성되어 있는 상태에서 열이 원활하게 발산(發散)되지 못할 때, 인체는 체열의 항상성(恒常性)을 유지하기 위해 가능한 모든 방법을 동원하여 몸 밖으로 열을 배출시키려고 한다. 그 방법 중에 하나가 피부에 열을 집중시키는 것인데, 이렇게 되면 피부에 발진(發疹)이 생길 수 있다. 이럴 때 회춘양격산은 청열(淸熱)·활혈작용(活血作用)을 통해 피부에 지나치게 울체된 혈액을 풀어준다. 흉격번민에 사용할 수 있는 것도 흉곽에 집중되어 있는 열을 풀어주기 때문이다.

처방구성　　처방구성을 보면 연교는 비만세포막을 강화하여 화학전달 물질의 유리를 억제함으로써 항알레르기 작용을 한다. 황금은 혈관투과성 항진을 억제하고 소염작용이 강하여 혈관의 염증성 충혈(充血)과 울혈(鬱血)을 완화시킨다. 치자는 혈관의 울혈(鬱血)과 충혈(充血)을 완화하고, 일정한 소염작용이 있어 구강(口腔)이나 비강(鼻腔)의 염증을 개선한다. 길경은 거담작용(祛痰作用)과 진해작용(鎭咳作用)이 있으며, 염증을 억제하는 소염작용(消炎作用)도 있다.

　　황련은 중추신경을 억제하여 진정작용을 나타내고, 소염작용이 강하여 다양한 염증을 개선한다. 박하의 정유는 소염작용과 진통작용을 하며, 당귀는 항혈전작용을 하여 혈액순환을 원활하게 한다. 생지황은 충분한 전해질을 인체에 공급함으로써 묽은 혈액을 진하게 만들어 주는 역할을 한다. 지각은 모세혈관을 강화하여 피부자반증상을 경감시키고, 혈액순환을 촉진한다. 적작약은 백작약보다 항혈전작용과 혈소판응고 억제작용이 훨씬 강하며, 감초는 스테로이드 호르몬과 유사한 작용이 있어 항염증작용, 해독작용, 해열작용을 한다.

처방비교　　양격산과 비교하면 두 처방 모두 열울(熱鬱)로 인한 구내염에 사용한다. 그러나 양격산은 연교, 황금, 치자, 박하 등으로 청열시키는 동시에 망초와 대황은 대변을 통해 열을 빼주는 작용이 있어 회춘양격산을 사용해야 하는 경우보다 열울상태가 더 심할 때 사용하며, 구미(口糜)뿐 아니라 열울상태에서 나타나는 다양한 증상에 사용한다. 반면 회춘양격산은 대변을 통해 열을 빼내는 작용은 없고, 전신이나 흉곽의 열울(熱鬱)로 인해 구강 내에 혈액이 울체되었을 때 사용한다.

　　우황양격원과 비교하면 두 처방 모두 열울(熱鬱)로 인한 구미(口糜)에 사용한다. 그러나 우황양격원은 마아초, 한수석, 용뇌, 우황 등 매우 찬 약재로 구성되어 있어 회춘양격산을 사용해야 하는 경우보다 열성상태가 매우 심할 때 사용하며 그만큼 속효를 나타낸다. 반면 회춘양격산은 청열작용뿐 아니라 활혈작용이 있어 혈액의 울체가 더 심할 때 사용할 수 있다.

　　구미황련탕과 비교하면 두 처방 모두 구내염에 사용한다. 구미황련탕은 구설생창(口舌生瘡)과 설종(舌腫)에 쓰는 처방으로 찬 약성과 수렴성을 이용하여 열성을 띤 피부질환에 활용하기도 한다. 구설생창에 사용하는 처방은 다양하지만 일반적으로 입안이 헐었을 때 가장 많이 활용하는 처방이기도 하다. 반면 회춘양격산은 연교가 군약이므로 표울(表鬱)이 심할 때 더 적합하며, 청열성이 강하여 열적 증상이 더 뚜렷할 때 사용한다. 또한 약성을 응용하여 피부질환에도 사용한다.

→ **활용사례**

　1-1. 구미(口糜), 질고삽증(膣苦澁症), 음부주위궤양(陰部周圍潰瘍), 구역감(嘔逆感), 주부습진, 헛배부름, 다몽(多夢), 현훈(眩暈), 요통(腰痛)　여　33세　태음인
　2-1. 음부소양증(陰部搔痒症), 냉대하(帶下)　여　6세　열성태음인

1-1. 구미(口糜), 질고삽증(膣苦澁症), 음부주위궤양(陰部周圍潰瘍), 구역감(嘔逆感), 주부습진, 헛배부름, 다몽(多夢), 현훈(眩暈), 요통(腰痛)

● 하 ○ ○ 여 33세 태음인 주부 경기도 의왕시 내손2동 라이프빌라

보통 키에 피부가 희고 약간 살이 찌고 건강해 보이는 태음인 주부이다.

① 입 속과 혀가 해지고 곪는 구미염(口糜炎)으로 14개월 전에 월경 1주일 전부터 고생을 했으나 2달 전부터는 월경과 관계없이 1달 내내 계속 곪고 헐어 아프며, 짜고 맵고 뜨거운 것은 아파서 전혀 못 먹고 있으며 가만히 있어도 입 속이 몹시 아프다. ② 동시에 음문(陰門) 주위가 입속처럼 헐고 고름이 끼어 있으며, 앉아 있는 지금도 몹시 아프고 옷이나 살에 스치면 자지러질 듯하고, 역시 전에는 월경 1주일 전에만 발생했으나 2달 전부터는 계속 증상이 지속되고 있다. ③ 처녀 때부터 질 분비액이 줄어들었으며 특히 월경 전에는 더 심했었고, 지금은 질 분비액이 거의 없어 부부관계가 원만치 못하다. ④ 밤이면 구역질이 격심하게 나온다. ⑤ 8년 전부터 손에 주부습진이 심하다. ⑥ 헛배가 부른다. ⑦ 꿈이 많다. ⑧ 어지럽다. ⑨ 끊어질 듯 허리가 아프다. ⑩ 피곤하고 나른하다. ⑪ 냉이 많다. ⑫ 식욕은 왕성하고 소화력은 보통이다. ⑬ 월경은 불순하며 2~3개월에 1번 나오며 평소 건강하다.

위의 증상을 보고 양격산, 회춘양격산, 이열탕, 용담사간탕, 계지복령환, 가미귀비탕 등을 검토해 보았다.

일단은 주증상인 구미(口糜)에 주안점을 두고 체력이 실하고 몸이 차거나 추위를 타지 않는 점을 감안하여 찬 약으로 구성되었으며, 삼초(三焦)의 화(火)가 심하여 입안이 허는 증세를 다스리는 회춘양격산의 처방구상이 제일 적합하다고 생각이 되었다. 그래서 구미를 목표로 회춘양격산 2배량으로 5일분 10첩을 지어주었다.

8일이 지난 뒤에 확인해 보니, 그 약을 먹기가 매우 역겨웠으나 먹은 지 2일 뒤부터는 월경 때 2~3일간 검은 덩어리가 섞인 피가 나왔다고 한다. 약을 다 먹고 난 뒤부터는 잠이 전보다 훨씬 많이 오며, 늘 있었던 구미(口糜)증상이 없어지고 음문(陰門) 주위가 완전히 헐어 있는 것도 없어지고, 질 분비액이 원활하게 나오고 있으며, 구역질도 완전히 없어지고, 주부습진과 헛배가 부른 것은 줄어들었고 꿈, 어지러움, 요통은 없어졌다.

위의 치료 효과를 보면 회춘양격산을 복용한 뒤에 어혈(瘀血)이 나온 점과 어혈이 나온 뒤에 모든 증세가 없어지거나 줄어든 것으로 보아서, 구미(口糜)는 열울(熱鬱) 뿐만 아니라 어혈(瘀血)과도 관계가 있음을 추측할 수 있다.

또 어혈로 인해서도 구미(口糜), 질고삽증(膣苦澁症), 음부 주위 궤양, 밤의 구역질 등도 나타날 수 있음을 알 수 있다. 이 부인의 경우 어제부터 전보다는 훨씬 덜하나 가볍게 다시 약간 입속이 허는 것 같다고 하여, 지난번과 같은 회춘양격산으로 5일분 10첩을 더 지어주었다.

2-1. 음부소양증(陰部搔痒症), 냉대하(帶下)

● 최 ○ ○ 여 6세 열성태음인 경기도 안양시 비산동 초원주택

① 어려서부터 냉이 있어 냄새가 심하고 저녁에 가렵고 따갑다. ㉠ 노란 고름처럼 냉이 나오고 하루라도 씻지 않으면 헐어버린다. 산부인과에서는 잡균 때문이라고 한다. ② 땀이 뚝뚝 떨어질 정도로 심하게 난다. ③ 구내염(口內炎)이 있고, 몸이 안 좋아지면 혀가 갈라진다. ④ 두통이 있다. ⑤ 감기에 자주 걸리고, 감기에 걸리면 목이 아프다. ⑥ 더위를 타고 찬물을 많이 마시고 음식도 찬 것을 좋아한다. ⑦ 체열은 높은 편이고 찬 방에서 자기를 좋아한다. ⑧ 식욕은 좋다. ⑨ 겁이 많아서 소심한 편이다.

이 어린이는 이제 겨우 6세인데도 냉이 있으며, 그것도 이전부터 지속되어 온 것이다. 동시에 다한(多汗), 구내염(口內炎)과 두통을 겸하고 있어서 전체적으로 검토해볼 필요가 있으며, 특히 찬물과 찬 음식을 좋아하고 찬방에서 자기를 좋아한다는 것을 보면 체열이 높다는 것을 알 수 있어서, 이러한 생리를 바탕으로 냉대하(冷帶下)의 증상을 검토해 보기로 했다.

이 아이는 표현은 냉이라고 했으나 냄새가 나고 환부가 가렵고 따가운 점으로 볼 때, 냉이 아니라 대하(帶下)라는 것을 알 수 있다. 일반적으로 대하(帶下)는 여성 성기에서 흘러나오는 희거나 노랗거나 붉은색 등을 띄는 점액을 말한다. 대하는 월경 전, 배란기, 임신 때에 생리적으로 약간 많아질 수 있고, 대하가 비정상적으로 많거나 수반 증상들이 있으면 병적으로 문제가 있는 것이다. 또한 체열이 높아져 몸에 과도하게 열이 축적되어 구미가 나타난다고 보았다.

구미(口糜)에 쓸 수 있는 처방으로는 실증에 쓸 수 있는 처방만 해도 황련탕을 비롯하여 회춘양격산, 양격산, 이열탕, 박하전원 등이 있고 허증에 쓰는 약으로는 귀비탕, 보중익기탕, 가미귀비탕, 감초탕 등이 있다. 대하에 쓸 수 있는 처방을 보면 오적산을 비롯하여 비원전이나 육린주, 난간전, 익모탕 등 또 얼마나 처방이 많은가?

대하(帶下)와 구미(口糜)를 치료하면서 몸 안에 과도한 체열상태를 꺼줄 수 있는 처방을 찾던 중 몸 안에 화가 성하여 입안이 헐었을 때 쓸 수 있는 회춘양격산에 대하(帶下)에 쓸 수 있는 익모초를 더하기로 하고 회춘양격산 2배량에 익모초 5돈을 더하여 5일분 10첩을 지어주었다.

20일 뒤인 10월 초에 약을 지으러 왔을 때 물어 보니, 음부소양증(陰部搔痒症)은 많이 좋아졌고 냄새도 조금 줄어들었으나 다른 증상들은 여전하다고 한다.

회춘양격산 5첩을 복용한 후에 다한(多汗)이나 구내염(口內炎) 등은 호전되지 않았으나, 음부소양감이 경감된 것으로 보아서 연속하여 복용하면 좋은 결과가 있을 것 같아서, 이번에도 지난번과 같은 회춘양격산으로 5일분 10첩을 지어 주었다.

3개월 뒤인 12월 말에 다시 왔다. 그동안 약을 복용할 때는 좋아졌다가 약을 모두 복용한 후에는 여전히 가렵고 속옷이 지저분할 정도로 냉이 나온다고 한다. 약을 복용할 때는 좋아졌다가 중단하면 다시 재발하는 것으로 보아 간격을 두지 않고 복용하면 좋아질 것으로 판단되어, 이번에도 회춘양격산으로 5일분 10첩을 지어주었다.

6개월 뒤인 6월 초에 잦은 소변으로 약을 지으러 왔을 때 지난번 증상을 물어 보니, 냉은 많이 좋아졌고 냄새도 많이 줄었다고 한다. 하지만 다한(多汗), 구내염(口內炎), 감기빈발(感氣頻發)은 여전하다고 한다.

下統117 寶 구미황련탕 口糜黃連湯

黃連酒炒 梔子炒 生地黃酒洗 麥門冬 當歸酒洗 赤芍藥 各一錢 犀角 薄荷 甘草 各五分

[出　　　典] 東醫寶鑑·方藥合編 : 治 心火 舌上生瘡 燥熱 或尖出血 或舌硬
[活　　　套] 熱甚 [九味淸心元](下統二十) 二丸調服
[活套鍼線] 舌腫(口舌)
[適 應 症] 구내염, 설염, 설부종, 구미, 빈맥, 갑상선기능항진증, 피부염, 잇몸부종, 중풍전조증

　　　　　　구미황련탕은 구설생창(口舌生瘡)과 설종(舌腫)에 사용하는 처방이며, 약성을 응용하여 갑상선
기능항진증이나 열성상태에서 발생하는 피부염에도 사용한다. 구내염(口內炎)에 사용하는 다양한
처방 중에서 가장 빈용하는 처방이며, ≪방약합편≫에 황련탕이란 처방이 두 개여서 구강질환에
사용하는 황련탕을 구미황련탕으로 명명하고 있다.

　　구내염에 대한 역사적인 기록은 기원전 400년경으로 거슬러 올라간다. 이처럼 유구한 세월 동안 많은 사
람들을 괴롭혀 온 질환이지만 현재까지 명확한 원인이나 근본적 치료방법이 밝혀지지 않은 질환이기도 하
다. 그래서 구강소독제나 스테로이드 연고를 바르면서 시간이 지나기를 바라고 있는 실정이다. 그러나 인체
의 구조에 대한 이해와 자극이 가해졌을 때 인체의 생리가 어떻게 변화되는가에 대한 이해를 갖는다면 보
다 적극적인 치료법을 사용할 수 있다.

　　먼저, 인체의 구조에 대하여 살펴보면 인체는 외부에서 침입하는 이물질을 방어하기 위해 온몸을 피부로
덮고 있다. 그러나 음식물의 통로인 구강과 공기의 통로인 비강은 피부가 아니라 점막(粘膜)으로 덮여 있어
서 세균이나 바이러스의 침입에 노출될 가능성이 높다고 할 수 있다. 반면 점막하조직에는 많은 혈관이 분
포하기 때문에 감염이 일어나면 혈액이 울체될 소지 또한 높다.

　　둘째, 자극이 가해졌을 때 인체의 생리변화에 대한 이해이다. 사람에 따라 다르지만 스트레스가 가해졌을
때 인체는 스트레스에 대응할 수 있는 에너지를 필요로 하게 된다. 그래서 심장기능을 항진시켜 혈액순환
을 촉진하고, 근육조직을 긴장시켜 열에너지생산을 증가시킨다. 그러나 스트레스 상황이 장기간 지속되는
경우에는 조직의 탄력성이 떨어지고, 부분적으로 혈액이 울체될 수 있다. 이런 상태를 보통 면역력이 떨어
진 상태라고도 한다.

　　종합해 보면 스트레스나 과로로 인해 에너지가 필요한 경우, 인체는 근육을 긴장시키고 심장기능을 항진
시켜 혈액순환을 촉진하게 되는데, 이런 상황이 지속되면 부분적으로 혈액이 울체될 수 있다. 특히 층(層)
이 얇은 점막(粘膜)에 혈액이 울체되었을 경우에는 염증(炎症)이 생기고, 심하면 궤양(潰瘍)이 되기도 하는
데, 이를 구내염이라고 한다. 물론 이런 상태에서는 세균이나 바이러스에 쉽게 감염될 수 있기 때문에 양방
에서는 세균이나 바이러스를 원인으로 지목하고 있는 것이다.

　　이와 같은 과정을 통해 구내염이 생겼을 때 구미황련탕을 사용한다. 구미황련탕은 황련, 치자, 생지황, 맥
문동, 적작약, 서각, 박하 등을 통해 청열(淸熱)시키며, 특히 황련은 청열(淸熱)과 동시에 염증조직을 수렴
(收斂)시키는 작용을 한다. 또한 생지황, 맥문동, 당귀는 자윤(滋潤)을 공급하여 손상된 조직의 회복을 촉진
하며, 당귀와 적작약은 울체(鬱滯)된 혈액을 소통시키는 작용을 하고, 박하는 약하게 발산(發散)시킨다. 구
미황련탕증의 특징은 혀가 좁쌀처럼 패이고 노랗게 곪거나 부분적으로 빨갛게 충혈(充血)되어 과민해지고,
일부는 그 부위에서 약간씩 출혈이 있기도 한다는 것이다.

구미황련탕은 갑상선기능항진증에도 사용한다. 인체는 자극에 대응하는 데 필요한 에너지를 얻기 위해 몸을 과도하게 긴장시키거나 심장의 박출량을 늘려 혈류량을 증가시키고 혈압을 높이는 반응을 한다. 그러나 이러한 반응은 즉각적이고 일시적인 반응이며, 지속적인 자극이 가해질 때는 갑상선기능을 이상항진시켜 필요한 에너지를 보충하게 된다. 결과적으로 갑상선기능이 이상항진되어 있으면 계속해서 에너지를 생산하여 소모하게 되므로 열성상태가 형성되고, 심장기능 또한 이상항진되는데, 이럴 때 구미황련탕을 사용하기도 한다.

처방구성 처방구성을 보면 황련은 중추신경을 억제하여 진정작용을 나타내고, 소염작용이 강하여 다양한 염증을 개선한다. 치자는 혈관의 울혈(鬱血)과 충혈(充血)을 완화시키고, 일정한 소염작용이 있어 구강(口腔)이나 비강(鼻腔)의 염증을 개선한다. 생지황은 충분한 전해질을 인체에 공급함으로써 묽은 혈액을 진하게 만들어 주는 역할을 하며, 맥문동은 다량의 포도당과 점액질을 함유하고 있어 진액(津液)을 보충한다.

당귀는 항혈전작용(抗血栓作用)을 하여 혈액순환을 원활하게 하고 철분결핍에 의한 빈혈에 좋은 효과를 나타낸다. 적작약은 평활근의 경련을 억제하고 말초혈관과 관상동맥을 확장하여 말초와 심근에 혈류공급을 증진시킨다. 서각은 해열·진경작용이 있으며 매우 뛰어난 지혈효과가 있어서 고열로 인한 토혈(吐血), 객혈(喀血), 비혈(鼻血)에 사용하면 좋다. 박하의 정유는 소염작용과 진통작용이 있고, 감초는 스테로이드 호르몬과 유사한 작용이 있어 항염증작용, 해독작용, 해열작용을 한다.

처방비교 구미(口糜)에 사용하는 **가미귀비탕**과 비교하면 가미귀비탕은 대부분 신경을 많이 쓰는 사람의 구미(口糜)에 사용한다. 즉 조직이 연약해지고 혈액순환이 원활히 이루어지지 않아 점막의 재생이 불량하여 쉽게 염증이 발생하는 연약하고 허약한 사람의 구미에 사용한다. 반면 구미황련탕은 평소 체열이 높고 건실한 사람의 구미에 사용한다.

용석산과 비교하면 용석산은 패이고 곪고 출혈된 환부에 직접 바르는 외용약이며, 한수석의 찬 약성을 이용하여 곪아 있거나 충혈·미란되어 있는 환부의 열을 빼앗아 통증을 급속히 멈추게 하는 작용이 있다. 그러나 열울상태(熱鬱狀態) 자체를 개선할 수는 없다. 반면 구미황련탕은 나타나는 증상뿐 아니라 염증의 근원인 구강내의 열울상태(熱鬱狀態)를 개선하는 처방이다.

청혈사물탕과 비교하면 청혈사물탕은 본래 주사비(酒齄鼻)에 사용하는 처방이지만, 자윤이 부족하여 발생하는 구미(口糜)에 사물탕을 사용하는 것처럼 자윤성과 청열성을 이용하여 구미에도 응용할 수 있다. 반면 구미황련탕은 황련, 치자 등 찬 성질의 약이 더 많이 포함되어 있어 더 실증일 때 적합하며, 설종(舌腫)이나 구미(口糜), 생창(生瘡)에 빈용된다.

→ 활용사례

1-1. 설염(舌炎) 남 9세 태음인
1-2. 설염(舌炎), 구미(口糜) 여 48세
1-3. 혓바늘, 기침 남 66세 소양인 152cm 59kg
1-4. 구내염빈발(口內炎頻發), 심하비(心下痞) 남 14세 소양인 149cm 37kg
2-1. 잇몸 부종(浮腫) 여 25세 태음성소음인
3-1. 속쓰림, 탄산(呑酸), 구내염(口內炎), 요통(腰痛), 상열(上熱), 불면(不眠) 여 55세 소양인 159cm 52kg
4-1. 여드름, 면적(面赤), 구취(口臭) 남 28세 소양인 164cm 56kg
5-1. 갑상선기능항진증(甲狀腺機能亢進症), 빈맥(頻脈), 손떨림 남 35세 태음인
6-1. 중풍전구증(中風前驅症), 언어건삽(言語蹇吃), 지각둔화 여 71세 소양인

1-1. 설염(舌炎)

● 심 ○ ○ 남 9세 태음인 초등학교 3년 경기도 안양시 관양2동

키가 크고 몸도 비만에 가까울 만큼 뚱뚱한 어린이로 9개월 전 알레르기비염으로 소청룡탕을 복용하고 나은 경력이 있다.

① 2달 전부터 혀끝의 오른쪽 부위가 갈라지더니 파고 들어가서 녹두알 크기로 파였다. ② 파인 부위가 가렵고 아프다. ③ 육안으로 보니 발갛게 헤어져 있다. ④ 그간 병원에서 치료도 하고 약국에서 연고를 사서 발랐으나 여전하다. ⑤ 비만 정도가 심하며 평소 땀이 많다. ⑥ 식욕이 대단히 왕성하며 육식을 좋아하고 채식은 거의 하지 않는다. ⑦ 더위를 심하게 타고 찬 음식과 찬 곳을 좋아한다. ⑧ 물을 많이 마시며 특히 찬물을 좋아한다. ⑨ 대변은 1일 1회 정상으로 본다.

몸에 열이 많기 쉬운 어린 나이이며 찬 것을 좋아하고 물을 많이 마시는 것으로 보아 체열이 높은 상태에서 나타난 설염(舌炎)으로 보고 구미황련탕에 길경 1돈을 더하여 10일분 20첩을 지어주었다.

약 2년 뒤 복통(腹痛)과 설사빈번(泄瀉頻繁)으로 약을 지으러 왔을 때 확인해 보니

1. 그때 그 약을 먹고 설염이 곧바로 나았다.
2. 그 뒤로는 지금까지 설염이 생긴 적이 없었다.

이번에는 복통(腹痛)과 설사(泄瀉), 대변빈번(大便頻繁)이 있다고 하여 자세하게 확인해 보니

① 7~8개월 전부터 설사하면서 배변 전에 배가 살살 아프다. ② 이때 배를 따뜻한 곳에 대면 덜 아프다고 한다. ③ 6개월 전부터는 대변을 1일 4~6회 보며 대변을 보고 나서도 시원치 않고 설사도 한다.

대장의 기능이 저하되어 대변빈번(大便頻繁)이 발생한 것으로 보고 전씨백출산 본방에 육두구 2돈을 더한 뒤 비록 체열이 높기 쉬운 어린이지만 따뜻한 곳에 대면 복통이 없어진다는 점에서 온열성이 강한 양강 2돈을 더하여 10일분 20첩을 지어주었다.

12일 뒤인 3월 중순에 다시 약을 더 지어달라고 왔을 때 확인해 보니

1. 복통이 줄어들다가 없어졌다.
2. 대변보는 횟수는 1일 3회로 줄어들었다.
3. 식욕은 전보다도 증가되었다고 한다.

1-2. 설염(舌炎), 구미(口糜)

다음은 김철동 선생의 경험을 채록한 것이다.

● ○ ○ ○ 여 48세 경기도 고양군 능곡면 행신리

① 2달 전부터 혀가 부어 있다. ② 혀의 부분 부분이 녹두 크기로 곪아서 노랗게 곱이 끼어 있다. ③ 말을 하면 혀가 아파서 말도 잘못한다. ④ 입안 여기저기도 좁쌀처럼 여기저기 노랗게 곪아 있다. ⑤ 아파서 음식도 제대로 먹기가 힘들다. ⑥ 그간 병원에서 치료해 왔으나 별다른 진전이 없다. ⑦ 이 증상은 예전부터 반복되어 왔던 것으로 근래 들어서 더 심해졌다.

이 증세는 구미증으로 심열(心熱)이 지나쳐 점막조직에 충혈과 미란이 나타난 현상이므로, 찬 성질의 약으로 청열(淸熱)·수렴(收斂)시켜야 한다. 정도가 심하면 회춘양격산 같은 처방을 사용하는데, 대개는 황련탕을 사용한다.

그래서 설염(舌炎)과 구내염(口內炎)을 겸한 증상에 황련탕을 1제 지어주었고, 복용 이후 경과가 좋아서 다시 1제를 지어갔다. 이후로는 구미나 설염으로는 다시 오지 않았고 가족들의 약을 지으러 왔을 때 확인해 보니, 그 이후로 지금까지 빈번해 왔던 설염이나 구내염이 한 번도 발생하지 않았다고 한다.

황련탕은 복용하자마자 이 증상에 변화가 오는 것은 아니고 대부분 10여첩 이상 복용하여야 효과가 나타나며, 대신 낫고 나면 다시 재발하는 경우는 드물지만 장시일이 경과한 뒤에 다시 나타나는 경우도 있다.

2-1. 잇몸 부종(浮腫)

다음은 김나영 선생의 경험이다.

● ○ ○ ○ 여 25세 태음성소음인

친구랑 밥을 먹던 중, 우연히 아랫잇몸이 부어 숟가락조차 들어가기 힘들어 밥을 먹기가 힘들다는 얘기를 듣고 황련탕이 생각나서 권해 주었다.

① 약 3~4일전 밤을 새우면서 시험공부를 한 뒤로부터 아랫잇몸이 부어서 입이 벌어지지 않는다. ② 신경성, 스트레스로 인해 시험 기간 내내 설사를 했다. ③ 평소 식욕은 좋은 편이다.

잇몸이 부어 잘 벌려지지 않는 것을 목표로 구미황련탕 2첩을 투약했다.

1. 처음에는 입이 반도 안 벌어져서 밥 먹기도 불편했으나 1첩을 복용한 후 입이 2/3 정도 벌어졌다.

2. 황련탕 2첩을 먹은 뒤 입이 3/4정도까지 벌어졌다.

3. 먹을 때마다 점차 좋아졌다고 한다. 그러나 완전히는 낫지 않아 결국 양약을 먹고 나았다고 한다.

3-1. 속쓰림, 탄산(呑酸), 구내염(口內炎), 요통(腰痛), 상열(上熱), 불면(不眠)

● 정 ○ ○ 여 55세 소양인 159cm 52kg 경기도 성남시 분당구 정자동

친구의 소개로 찾아 온 부인이다. 얼굴은 약간 작으나 입술선이 분명하고 예리하고 말이 약간 빠르다.

① 1달 전부터 아침부터 저녁때까지 종일 식도와 위장 부위, 기관지를 합친 부위가 쓰리다. ㉠ 최초 증상이 발생했을 때는 목이 아팠다. 이후 기관지가 쓰리고 아팠고 식도와 위(胃)가 쓰리다. ㉡ 간혹 이렇게 식도나 위(胃), 기관지를 포함한 속이 쓰린 것이 며칠 동안 저절로 괜찮아진 적도 있었다. ㉢ 병원에서 내시경 검사를 했으나 별다른 이상은 발견하지 못했다.   ② 3개월 전부터 목이나 기관지에 항상 신물이 있는 느낌이다. ㉠ 위산이 기관지까지 역류해서 기관지가 안 좋다고 한다. ㉡ 속이 항상 더부룩하다.   ③ 8년 전부터인 40대 후반부터 구내염을 달고 산다. ㉠ 구내염은 혀에도 입 안쪽에도 모두 생기며 7~8곳이 조금씩 점점이 헐어있다. ㉡ 구내염은 어려서부터 피곤하면 자주 있었으나 갱년기가 되면서 심해졌다. ㉢ 구내염으로 매운 것, 신 것을 못 먹는다. 한 번 발생하면 10일 정도 지속된다. ㉣ 구내염이 심해지면 눈까지 시다. 이의 영향인지 눈을 자주 깜빡 거린다. ㉤ 구내염이 심하면 한약을 복용하면 3~4개월씩 나타나지 않으나 약맛이 너무 고약하다.   ④ 1년 반 전부터 얼굴에 열이 자주 달아오른다. ㉠ 주로 저녁에 달아오르며 1일 10여 차례 달아오른다. ㉡ 갱년기 이후 생리를 중단하고부터 더 심해졌다. ㉢ 지난 20년 동안 가정문제로 속을 끓이고 살았다.   ⑤ 20여 년 전부터 불면증이 있어서 잠을 잘 못 잔다. 1년 반 전부터는 현저하며 수면제도 복용하곤 한다. ㉠ 잠들기 전 30~60분 정도 뒤척이며 잠들기가 어렵고 잠귀가 밝고 1~2번 깨며 깨면 잠이 잘 안 온다. ㉡ 꿈은 안 꾼다. 평소 예민한 편이다.   ⑥ 2~3년 전부터 허리가 아프며 골반까지 아프다. ㉠ 우측 다리 뒤까지 땅긴다. 걸음을 못 걷기도 했다. ㉡ 서울대병원에서 MRI로 검사한 결과 디스크로 진단받았다. 뼈 주사를 3차례 맞았으나 통증이 여전했다. ㉢ 1년 전부터 양재동 본디올한의원에서 한약을 복용하고 1제 다 먹기 전에 좋아졌다가 2제 먹고 약을 중단하니 다시 아프다. 그래도 처음보다는 많이 좋아졌다.   ⑦ 2년 전부터 돌발성 난청이 있어서 우측 귀가 안 들리고 바람소리 같은 이명이 종일 난다. ㉠ 심하면 귀에서 열이 나고 울린다. 매운 것을 먹으면 난청이 더 심해진다. ㉡ 2년 전 스트레스 후 귀로 인해 심하게 어지러워서 8일간 입원한 적이 있었다.   ⑧ 추위는 약간 타며 선풍기 에어컨 바람은 싫어한다.   ⑨ 손발은 약간 차다.   ⑩ 음식은 시고, 달고, 맵고, 짠 것을 싫어하고 담백한 것을 좋아한다.   ⑪ 식욕은 별로 없고 1일 3끼 식사에 식사량은 1공기 이하이고 소화는 보통이다.   ⑫ 대변은 매일 아침 1회 본다.   ⑬ 기운이 없고 아침에 일어나기가 힘들다.   ⑭ 작년에 폐경이 되었다.

이 부인의 주호소는 식도를 비롯하여 위장이나 기관지까지 함께 쓰린 속쓰림이나 병원검사 결과 이런 증상에 잘 나타나는 역류성 식도염의 판정이 없다. 이런 점을 보면 속이 쓰린 증상이 위산의 역류로 인한 것인지 약간 의심이 간다. 더구나 구내염을 달고 산다는 것을 보면 이는 위산이 역류한 것보다는 오랜 심화로 인해서 흉곽 부위나 두면부의 모세혈관이 충혈되어 나타나는 것이 아닐까 생각해 보았다.

이렇게 볼 수 있는 또 하나의 현상은 얼굴이 달아오르는 상열의 증상이다. 상열 또한 열로 인해서 결국 상체 부위의 피부혈관이 일시적으로 늘어나기도 하면서 발생하는 하나의 현상이라 볼 수 있기 때문이다.

비록 추위를 약간 타고 손발이 약간 차며 따뜻한 음식을 선호한다는 점은 있다. 그러나 주증세의 바탕인 속쓰림이나 구내염, 면열 등이 심화로 인해서 모세혈관이 충혈되어 나타나는 현상으로 보았기 때문에 이러한 모세혈관의 충혈을 감소시키거나 해소해 주면 위의 주증세들은 함께 소실될 수 있다고 보았다.

따라서 모세혈관의 열로 인한 충혈을 치료하기 위해서 청열성이 있으면서 혈관의 충혈을 감소시킬 수 있는 혈관충혈성 청열제를 사용하기로 했다.

속쓰림이 주증세일 경우 증미이진탕이나 안중산, 보화환, 평진탕. 비화음, 오패산 등을 많이 사용한다. 그러나 이 경우는 위장이 쓰릴 때 사용하거나 신물이 올라오는 탄산일 경우에 주로 사용한다. 이 부인의 경우는 이외로 기관지부위까지 쓰리며 구내염이 심하다는 것을 감안하여 구내염이나 설염에 사용하는 구미황련탕을 검토해 보기로 했다. 즉 주증세는 쏙쓰림이나 구내염이 겸해 있다는 것을 보고는 구내염에 많이 사용하는 구미황련탕을 염두에 두고 다른 증상들과 연관성을 검토해 보았던 것이다.

구미황련탕은 황련, 치자, 생지황, 박하 등 혈관충혈을 해소할 수 있으면서 열도 내릴 수 있는 찬 성질의 약성과 차면서도 자윤을 더할 수 있는 생지황이나 맥문동이 포함되어 있다. 또 활혈과 혈관의 가벼운 염증을 치유할 수 있는 적작약과 당귀, 감초로 구성되어 있어서 열성을 띠면서 모세혈관의 충혈되어 나타나는 증상에 많이 사용할 수 있는 처방이다. 구내염이나 상열감, 속쓰림도 충혈성 증상의 하나로 보았던 것이다.

구내염과 기관지 쓰림을 겸한 속쓰림이 심화로 인해 모세혈관의 충혈로 인해 발생하였다고 보고, 혈관의 충혈로 인한 구내염을 치유할 수 있는 구미황련탕으로 정하고 효력의 증대를 위해서 1.5배량 한 뒤 10일분 20첩을 지어주었다.

26일 뒤인 9월말에 이 부인으로부터 전화가 왔다. 경과를 들어보니, 약을 복용하고는 속쓰림이 없어졌다. 그러면서 목

이나 기관지에 항상 신물이 있는 느낌도 없어졌다. 눈이 신 것도 없어졌다. 또 달고 산다는 구내염도 없어졌다. 얼굴에 열이 자주 달아오르는 것이 절반 정도로 줄어들었다. 뿐만 아니라 불면증이 조금 나아졌다가 다시 도졌다. 허리가 아픈 것도 격감되어 잘 못 느끼며 요즘은 허리도 뒤척인다. 그러나 6일전 감기가 들고부터 다시 먼저와 같은 속쓰림이나 상열감, 불면증 같은 증상이 약간씩 나타난다. 증상의 정도는 많이 감소하여 먼저의 절반 정도로 나타난다.
부인의 요청대로 먼저와 같은 구미황련탕으로 10일분 20첩을 지어주었다.

5-1. 갑상선기능항진증(甲狀腺機能亢進症), 빈맥(頻脈), 손떨림

● 백 ○ ○ 남 35세 태음인 회사원 서울특별시 관악구 봉천동
① 1개월 전부터 하루 종일 팔다리에 힘이 없으며 글씨를 쓸 때 손이 떨린다. ㉠ 병원에서는 갑상선기능항진증 때문에 그렇다고 한다. ② 2년 전 정기검진을 받을 때는 정상이었는데, 3주 전부터 갑자기 1분에 100회 이상으로 심장박동이 증가하였다. ③ 1개월 전에 비해서 체중이 갑자기 8kg이 감소하였다. ④ 최근부터 어깨가 약간 결린다. ⑤ 1개월 전부터 음식을 먹을 때는 땀이 비오는 듯하고, 움직일 때도 땀이 많이 나서 불편하다. ⑥ 더위를 심하게 타고 시원한 음식을 좋아한다. ⑦ 본래 손에 땀은 많은 편이지만 요즘 더욱 심해졌다. ⑧ 가슴이 뛰는 증세가 있고 기운이 없다. ⑨ 직장 변경으로 근래 신경을 많이 썼다.
시원한 음식을 좋아하고 더위를 심하게 타는 것으로 보아서 체열이 높다고 보고, 열성을 띤 갑상선기능항진증을 목표로 황련탕 2배량에 신경을 썼다는 점에서 향부자, 산조인 3돈, 갈근 2돈을 더하여 10일분 20첩을 지어주었다.
2주일 뒤인 3월 초순에 다시 왔을 때 확인해 보니, 전에 지어준 약을 먹고 심장박동이 많이 줄어들었고 손이 떨리는 것 등 모든 증상이 조금씩 경감되어 다시 찾아왔다고 한다. 약을 더 지어달라고 하여 같은 처방으로 1제를 더 지어주었다.

6-1. 중풍전구증(中風前驅症), 언어건흘(言語蹇吃), 지각둔화

다음은 이윤호 선생의 경험이다.

● 조 ○ ○ 여 71세 소양인 경기도 고양시 행주내리
필자의 큰어머니로 열이 많은 전형적인 소양인이다. 가게에 오셔서 얘기하던 중 어머니께서 큰어머니가 좀 이상하게 말이 어눌하다며 중풍이 오는 것 같다고 약을 지어 드리라고 하셨다.
① 입에 침이 고인다. 큰어머니 자신은 자각하지 못하고 있다. ② 말을 하면 어눌하게 된다. 말을 하는데 무언가 어색하다. ③ 고혈압이 있으며 195/85라고 한다. 10여 년 전부터 약을 복용 중인데 요즘에는 혈압이 잘 안 떨어진다. ④ 요즘 자식들 문제로 신경을 많이 쓰셨다. ⑤ 1주일 전 버스를 타고 내리다가 가운데 손가락이 문에 끼어서 손가락 인대가 손상되었는데도 자각하지 못하다가 병원에 가서 깁스를 했다. ⑥ 신경을 쓰면 가슴이 답답하고 열이 달아오른다. 이 증세는 약 10여 년 전부터 신경을 쓸 때만 나타난다. ⑦ 71세 고령에도 불구하고 식욕은 매우 좋다. ⑧ 손과 발이 뜨겁다. ⑨ 더위를 많이 탄다. 겨울에도 두터운 이불은 절대 덮지 못한다.
말하는 것이 어색하고 언어가 어눌하며 입에 침이 고이는 것을 자각하지 못하는 것 등을 보면 뇌장애로 인한 중풍이나 중풍의 전조증으로 볼 수 있다. 그러나 1주일 전 손가락을 다쳤는데도 자각을 못할 정도였다는 것을 보면 이미 이 상태는 이전부터 진행되어 온 것으로 볼 수가 있으며 상당한 장애로 추정된다. 다만 이 증상이 담울(痰鬱)이나 충혈(充血), 허혈(虛血) 등의 단순한 뇌의 기능적 장애인지 아니면 노화로 인한 뇌경색 등의 기질적변화로 인한 장애인지는 분명하지 않으나 손과 발이 뜨거우며 더위를 많이 타고 겨울에도 두터운 이불은 절대로 덮지 못한다는 등 평소에 체열이 많은 상태인 것을 보면 이러한 언어장애도 체열과다로 인한 뇌충혈 상태와 연관이 있다고 보았다. 특히 요즘 자식들 문제로 신경을 많이 썼다는 것을 보면 열이 많은 상태에서 신경을 써서 혈압이 증가한 것으로 생각되며 이로 인해 이 증상이 발생했다고 보았다.
이러한 증상이 평소 체열이 높은 상태에서 신경과도로 인해 발생한 만큼 치법은 혈압을 하강(下降)시키면서 높아진 체열을 낮출 수 있는 청열(淸熱)의 치법을 사용하기로 했다.
구미황련탕 2배량에 기울(氣鬱)이 있다는 점에서 향부자 3돈, 열울(熱鬱)이 있다는 점에서 시호 2돈, 형개 2돈을 더하여 5일분 10첩을 지어주었다.
약을 복용 후에 수치는 확인하지 못했지만 혈압이 현저히 내렸으며, 말이 어눌한 것이 좀 나아진 것 같다. 또 가슴이 시원하고 머리가 맑아졌으며, 신경을 쓰면 상열감(上熱感)이 있던 것을 거의 느끼지 못하며, 약 맛이 괜찮다고 하신다. 이제 약은 그만 드셔도 괜찮겠다고 하신다. 우황청심원 10알을 드리고 좀 이상하다 싶으면 드시라고 말씀드렸다.

下統118 寶 청대산 靑黛散

黃連 黃柏 各三錢 靑黛 馬牙硝 朱砂 各六分 石雄黃 牛黃 硼砂 各三分 龍腦 一分

治 重舌 亦治 咽瘡腫痛
[用　　法] 先以薄荷汁 拭口中 以藥末糝之
[活套鍼線] 咽腫(咽喉)　重舌(口舌)
[適應症] 인후염, 구내염, 중설, 발진, 외이도염, 태열, 단순포진

**처방
설명**　청대산은 중설(重舌)에 사용하는 처방으로 인후(咽喉)가 붓고 창(瘡)이 생겼을 때, 구강점막이 헐고 궤양(潰瘍)이 생겼을 때도 사용하며, 환부(患部)에 직접 적용하는 외용약이기 때문에 속효를 볼 수 있다는 특징이 있다.

중설(重舌)을 명자설(名子舌), 중설풍(重舌風), 중혀라고도 하는데, 청백색의 수포(水疱)가 혓줄기 옆으로 생겨 처음에는 작다가 차차 불어서 나중에는 계란 크기가 되며, 아프지는 않지만 목소리를 내기가 거북해 진다. 중설(重舌)과 구분해야 할 증상으로 설종(舌腫)이 있는데, 설종은 혀가 크게 부어 굳어지면서 입안에 가득 차 호흡이 곤란해지는 증상이다. 즉 중설(重舌)은 부분적으로 작은 풍선처럼 부어오르는 것이고, 설종 (舌腫)은 혀가 전체적으로 붓는 것이다.

중설(重舌)은 성인과 소아 모두에게 발생할 수 있다. 소아에게 중설이 발생하면 멀건 침을 흘리며 젖을 빨지 못하고 보채는 증상이 나타나는데, 이것을 중설구창야제(重舌口瘡夜啼)라고 한다. 문헌을 보면 중설찰 법(重舌擦法)이라고 하여 중설이 발생했을 때 손가락으로 혀 밑의 힘줄을 문지르는 방법을 사용했던 것으 로 나오는데, 이렇게 하면 아이가 젖을 잘 먹게 된다고 한다. 또한 금진옥액혈(金津玉液穴)을 삼릉침으로 찔러 피를 낸 다음 청대산을 뿌려준다는 언급도 있다. 그러나 부어 있는 조직에 상처를 내지 않고 그냥 도 포(塗布)하더라도 흡수되어 약성을 발휘하기 때문에 반드시 침으로 찔러 피를 내야 하는 것은 아니다.

중설(重舌)은 혀의 아래나 위쪽이 부분적으로 부어 볼록하게 튀어 나온 증상이기 때문에 말이 어둔해지 고 소아(小兒)의 경우 젖을 잘 먹지 못하는 등의 증상이 생긴다. 이러한 증상이 양방적인 질환과 정확하게 맞는 것이 없기 때문에 어떤 질환이라고 단정할 수는 없으나 중설의 원인 중에 설염(舌炎)이 포함된다고 할 수 있다. 그러나 청대산은 혀가 부분적으로 부어 있는 증상을 개선하는 처방이므로 설염(舌炎)이 곧 중 설(重舌)이라고 생각해서는 안 되며, 또한 청대산으로 모든 설염 증상을 치료할 수 있다는 것도 잘못된 생 각이다.

청대산은 청열작용(淸熱作用)과 수렴작용(收斂作用)을 갖는 처방이다. 약량을 기준으로 한다면 황련과 황 백의 양이 전체 약량의 2/3를 차지하고 있다. 황련과 황백은 열성상태에서 혈관이 충혈되었을 때 청열(淸 熱)·수렴(收斂)시키는 작용이 매우 강한 약재이므로 청대산 또한 청열·수렴작용이 매우 강한 처방이라고 할 수 있다. 또한 청대, 마아초, 붕사, 용뇌, 주사, 석웅황, 우황 등 나머지 약재도 청열성(淸熱性)이 강하기 때문에 충혈(充血)되어 있는 조직을 본래대로 회복시키는 작용을 보조하고 있다. 이러한 약성 때문에 중설 (重舌)을 치료할 수 있는 것이며, 더불어 인후종통(咽喉腫痛)과 인후창(咽喉瘡)을 치료할 수 있는 것이다. 인후종통은 체내에 열이 과도하게 적체(積滯)되어 발산되지 않을 때 발생하며, 상태가 더 심화되면 창(瘡) 이 되기도 하는데, 청대산을 도포(塗布)하여 청열·수렴시켜 주면 부어 있는 조직이 본래대로 회복된다.

청대산은 약성을 응용하여 구내염(口內炎)에도 사용할 수 있다. 중설(重舌)이나 인후창(咽喉瘡)처럼 조직이 충혈(充血)되고 헐어 있다는 공통점 때문에 사용하는 것이며, 환부(患部)에 직접 바르는 외용약이기 때문에 속효가 있어 내복약과 함께 사용하면 큰 효과를 거둘 수 있다. 이러한 청대의 약효 때문에 서영학 선생은 인후(咽喉)와 구강질환(口腔疾患)에 광범위하게 사용하고 있으며, 김종명 선생은 베체트병에도 많이 활용하고 있다.

베체트병은 구내염을 주증상으로 하며 피부, 성기, 눈, 관절, 위장관, 심혈관, 뇌신경 등에 침범하는 특이한 질환인데, 처음에는 대개(80% 이상) 혀, 잇몸, 점막, 입천장, 편도선, 인후부 등 입안의 염증으로 시작되며, 병이 진행되면 성기(性器) 부위에도 이와 같은 궤양증상이 나타나 심하면 남자는 음낭 부위, 여자는 질내(膣內)까지 번지기도 한다. 청대산은 베체트병을 치료하기 위한 처방이 아니라 베체트병으로 인한 구내염을 치료하기 위해 사용하는데, 사용하다 보니 베체트병이 치료되는 경우도 있다고 한다.

처방구성 처방구성을 보면 황련은 소염작용이 강하여 다양한 염증을 개선한다. 황백도 소염작용과 수렴작용이 강하며, 혈소판응고를 억제하여 혈관의 충혈(充血)과 울혈(鬱血)을 경감시키고 피하출혈의 흡수를 촉진한다. 청대는 옷감에 물을 들이는 쪽풀을 가공한 것이며, 구강점막에 궤양이 발생했을 때 사용하면 효력이 좋다. 마아초는 망초의 일종으로 소화관의 운동을 항진시키고 장내(腸內) 수분의 흡수를 억제하여 강력한 사하작용을 한다. 또한 해독작용과 소염작용이 강해서 피부의 종기, 결막염, 임부(姙婦)의 유선염 등에 사용한다.

주사는 본래 내복하는 약이지만 외용하면 소염작용을 나타낸다. 석웅황은 비소화합물로서 화장품 원료로도 쓰이는 붉은 빛깔의 광물이다. 약리실험에서 살균작용이 밝혀졌으며, 주로 악성 종기(腫氣), 옴, 연주창(連珠瘡) 등에 사용한다. 우황의 소염작용은 아스피린 성분인 살리실산의 47배나 될 정도로 강력하다. 붕사는 소염작용, 항균작용, 방부작용이 있어 주로 인후(咽喉)의 염증에 사용하며, 이외에도 눈이 충혈되고 아플 때, 예막(瞖膜)이 생겼을 때, 입안이 헐었을 때, 잇몸이 붓고 아플 때도 사용한다. 용뇌는 염증을 가라앉히며 통증을 개선하는 작용이 있다.

처방비교 용석산과 비교하면 두 처방 모두 구강점막에 직접 바르는 외용약이며 속효가 있다. 용석산은 청열성은 강하지만 수렴성이 없어 상처를 아물게 하는 효능은 청대산보다 떨어진다. 그러나 약성을 응용하여 구설생창뿐 아니라 피부발적(皮膚發赤)이나 발진(發疹)에도 효력이 있고 화상(火傷)에도 사용한다. 반면 청대산은 중설(重舌)에 사용하며 청열성과 수렴성이 강하다는 특징이 있고, 인후종통(咽喉腫痛)과 인후창(咽喉瘡)에도 사용한다.

회춘양격산과 비교하면 두 처방 모두 구내염과 설염에 사용하는 처방이다. 그러나 회춘양격산은 전신이나 흉곽에 열이 울체되어 입안이 허는 구미(口糜)나 피부발진, 두드러기, 흉격 번민 등에 사용하는 반면, 청대산은 구내염이나 설염에도 사용하지만, 주로 혀가 부분적으로 부었을 때 사용하며, 실증의 인후창에도 사용한다.

용뇌고와 비교하면 두 처방 모두 열성상태의 인후종통에 사용한다. 그러나 용뇌고는 박하가 군약이므로 청열작용이 위주이며, 인후종통뿐 아니라 천연두를 앓고 난 후 딱지가 질 때 열을 빼주는 목적으로도 사용한다. 반면 청대산은 인후종통에도 사용하지만 군약인 황련과 황백의 청열·수렴성이 강하여 혀가 부분적으로 부었을 때 사용한다.

→ **활용사례**

   1-1. 단순포진(單純疱疹) 남 32세 소양성소음인
   2-1. 구내염(口內炎) 남 32세 소양성소음인

1-1. 단순포진(單純疱疹)

다음은 조경남 선생의 경험이다.

● 조 ○ ○ 남 32세 소양성소음인 연구원 경기도 안양시 동안구 관양2동

몸이 많아 말랐으며 온순하지만 까다로운 성격이다. 피부는 누렇다.

청대산은 중설(重舌), 인창(咽瘡), 종통(腫痛)에 쓰는 처방이다. 서양의학이 들어오기 전에는 많이 사용했을 만한 처방인데, 요즘 이런 증상이 나타나면 모두 양방병원으로 가기 때문에 사용할 기회조차 없는 처방이다. 더구나 위의 증상에 사용한다는 것 외에 실제로 사용했었던 기록이 전무한 상태이므로 후학들에게는 참 난처한 일이다. 그래서 약성을 알아보기 위해 직접 만들어서 사용해 보기로 했다. 그러나 만들어만 놓았지 구내염을 앓고 있는 사람을 만날 수 없었다. 그러던 중 본인에게 단순포진이 발생하여 시험 삼아 적용해 보았다.

① 어제부터 아랫입술에 단순포진이 나기 시작했다. ㉠ 4일 전에는 윗입술 위에 포진이 발생했다. ㉡ 필자는 1년에 한두 차례 단순포진(單純疱疹)이 발생한다. ㉢ 단순포진이 발생하면 1~2주 정도 증상이 지속된다. ㉣ 이번에는 신경을 많이 쓴 이후에 발생했다. ㉤ 본인의 경우 단순포진이 발생한 지 이틀 정도 지나면 수포에서 염증으로 변해 환부가 커진다.   ② 추위를 많이 타는 편이고 더위는 타지 않는다.   ③ 소화력은 나쁘지 않다.   ④ 대변과 소변은 모두 정상이다.

어제부터 발생한 단순포진을 목표로 청대산을 도포(塗布)했다. 약간의 청대산 분말을 물에 개어 환부에 바르기를 수차례 반복했다. 마르면 떼어내고 바르기를 약 5번 정도 했다.

1. 이번에는 수포만 형성되었을 때 청대산을 발라서인지 더 이상 커지지 않았다.
2. 물론 더 이상 커지지만 않았을 뿐 없어지지도 않았다.
3. 완전히 회복되는 기간도 보통 때와 비슷했다.
4. 결론적으로 청대산을 도포함으로 얻을 수 있었던 유익은 수포가 더 이상 커지지 않는다는 것이었다.
5. 그러나 더 이상 커지지 않는다는 것만도 얼마나 큰 유익인지 모른다. 왜냐하면 환부가 크면 보기에 매우 흉하기 때문에 대인관계에 문제가 있기 때문이다.

2-1. 구내염(口內炎)

다음은 조경남 선생의 경험이다.

● 조 ○ ○ 남 32세 소양성소음인 직장인 경기도 안양시 동안구 관양2동

① 어제부터 오른쪽 아랫입술 안쪽으로 쌀알크기의 노란색을 띤 궤양이 하나 생겼다. ㉠ 뜨거운 국을 먹을 때 따갑다. ㉡ 특히 양치질을 할 때 아파서 매우 불편하다. ㉢ 자각적으로 근래 신경을 많이 쓰거나 맘고생을 한 것 같지는 않다. ② 소화는 잘되는 편이다. ③ 추위를 타는 편이고 더위는 타지 않는다. ④ 대변과 소변 모두 정상이다.

소양성소음인 남성의 구내염을 치료하기 위해 청대산을 도포하기로 했다. 청대산을 손가락에 묻혀 궤양 부위에 발랐다. 아침 8시, 9시, 오후 2시, 4시, 저녁 10시에 한 번씩 도포했다.

청대산의 약미는 그야말로 고미(苦味)였다. 한약의 쓴맛을 보는 기분이었다. 황련과 황백의 고미(苦味)를 경험하게 된 것이다. 다음날 아침 거울을 통해 환부를 살펴보니 여전히 쌀알크기의 궤양이 있었다. 그러나 뜨거운 음식을 먹거나 양치질할 때의 통증은 거의 없어진 상태였다. 만약 청대산을 바르지 않고 방치했다면 궤양이 점차 커졌을 것이고, 회복되는 시간도 약 1주일 정도 소요됐을 것으로 판단된다. 약미가 쓰긴 했지만 청대산 덕분에 만 하루 만에 통증에서 벗어난 것이다. 개인적인 판단으로는 청대산의 효과는 용석산보다 낮다고 볼 수 있겠다. 그러나 용석산은 고미(苦味)가 강하지 않은 반면 청대산은 고미(苦味)가 강하여 구내염에 외용할 경우 상당한 인내력이 필요할 것으로 보인다.

風寒暑濕燥火 內傷勞亂 虛霍嘔吐 咳嗽 積聚 浮腫 脹滿 消渴 黃疸 瘰癧 邪祟 身形 精氣神血夢 聲音 津液 痰飮 蟲 小便 大便 頭 面 眼 耳 鼻

口舌

牙齒 咽喉 頸項 背 胸 乳 腹 腰 脇 皮 手 足 前陰 後陰 癰疽 痛 諸 婦人 小兒

下統119 寶 용석산 龍石散

寒水石煨 三兩 朱砂 二錢半 龍腦 二分

治 口舌生瘡 咽嗌腫塞
[用 法] 上末 糝患處 日三~五次
[活套鍼線] 咽腫(咽喉) 重舌(口舌)
[適 應 症] 구내염, 설염, 피부발진, 뾰루지, 단순포진, 대상포진, 화상

용석산은 구설생창(口舌生瘡)에 사용하는 처방으로 구강점막(口腔粘膜)이나 혀, 인후(咽喉)가 헐었을 때 가루로 만들어 상처에 직접 발라주는 외용약(外用藥)이다. 또한 약성을 응용하여 피부발적(皮膚發赤)이나 발진(發疹)에도 효력이 있고 화상(火傷)에도 사용한다.

체내에 열이 울체(鬱滯)되면 인체는 열을 배출시키기 위해 피부로 혈액을 집중시킨다. 피부를 통해 열을 신속하게 배출시키기 위해서는 혈관을 확장시켜야 하는데, 여러 장애 때문에 혈관확장이 원활하지 않을 경우, 부분적으로 발적(發赤)과 발진(發疹)이 생기고 심하면 종창(腫瘡)이 나타나기도 한다. 이는 열을 배출시키기 위한 인체의 자구책이라고 할 수 있다.

그러나 이런 현상은 피부에만 국한되는 것이 아니라 구강점막(口腔粘膜)에서도 나타날 수 있다. 점막은 특성상 층(層)이 얇고 혈관분포가 많은 곳이므로 피부 못지않게 열울(熱鬱)의 영향을 받을 수 있는 곳이기 때문이다. 구강점막에서 이러한 증상이 나타나는 것을 구내염이라고 한다. 구내염이 발생했을 때 열울상태(熱鬱狀態)를 근본적으로 개선시키는 것이 중요하겠지만 당장의 통증을 없애주기 위해서는 외용약을 사용할 필요가 있다. 용석산은 환부에 직접 작용하여 급속하게 열을 빼앗고 충혈(充血)된 조직을 수렴(收斂)시키는 작용이 있어 근본치료는 아니지만 급한 증상을 완화시키는 데는 효과가 있다. 따라서 만성적으로 발생하는 구내염에는 내복약을 사용하여 근본치료를 하는 것이 중요하며, 구내염이 발생한 지 얼마 되지 않았거나 충혈상태(充血狀態)가 심할 때는 내복약과 함께 용석산을 외용하는 것이 좋다.

용석산은 구내염 외에도 인후종통(咽喉腫痛), 피부발적(皮膚發赤), 발진(發疹) 등에 외용하면 근본적인 치료는 할 수 없지만 증상을 바로 없애는 데 큰 도움이 된다. 특히 열성(熱性)을 띠면서 극심한 통증이 동반되는 대상포진(帶狀疱疹)이 있을 때 수포(水疱)나 종창(腫瘡)에 응용하면 매우 효과가 좋다. 대상포진에 응용하는 것도 환부(患部)를 청열(淸熱)시키는 약성을 이용한 것이다. 대상포진은 면역력이 저하되었을 때 신경세포에 잠복해 있던 바이러스가 활동하면서 증상이 나타나는데 통증이 극심할 뿐 아니라 신속한 치료를 기대할 수 없기 때문에 고생하는 사람이 많다. 이 질환이 발생하면 처음에 수포(水疱)가 생기고 곧이어 수포가 터지면서 창(瘡)이 생기는데, 이때 용석산을 환부에 도포(塗布)하면 소염시키면서 통증을 멎게 하므로 마땅한 치료법이 없는 실정에서 매우 유용한 역할을 할 수 있다.

용석산은 단순포진에도 사용한다. 단순포진은 신경절에 잠복해 있던 헤르페스 바이러스가 면역력이 약해진 틈을 타서 피부에 염증을 일으키는 질환이며, 입술 주변, 잇몸, 구강점막은 물론 성기(性器) 주위에도 나타날 수 있다. 단순포진은 보통 어느 정도 시간이 지나면 자연치유가 되지만 오랫동안 지속되는 경우도 있다. 단순포진이 발생했을 때 용석산을 물에 개어 환부에 바르기를 여러 차례(굳어서 떨어질 때마다) 하면 포진이 더 이상 확대되지 않고 멈추게 되며, 따라서 치료기간이 매우 짧아진다. 물론 용석산을 환부에 붙이

고 있으면 외관상 좋지 않지만 일주일, 이주일 고생하는 것에 비하면 하루 정도 흉하게 보이는 것도 감내할 만하다.

이처럼 군약인 한수석의 열을 빼앗는 기전을 이용하여 구내염이나 인후통뿐만 아니라 충혈(充血), 발진(發疹), 종창(腫瘡), 화상(火傷) 등에도 응용할 수 있으므로 이러한 처방의 약성을 알고 있다는 것은 큰 힘이 된다. 용석산은 한수석이 군약이지만 소량의 주사가 포함되므로 분말로 만들면 분홍빛을 띤다.

 처방구성 처방구성을 보면 한수석은 황산염류 광물인 석탄망초(石炭芒硝)의 천연 결정체이므로 찬 성질이 강하다. 열을 내리고 대소변을 잘 나오게 하며 부기(浮氣)를 가라앉히는 효능이 있어 유행성 열병(熱病), 적열(積熱), 토사(吐瀉), 수종(水腫), 요폐(尿閉), 단독(丹毒), 화상(火傷) 등에 널리 사용한다. 특히 열성을 띠고 있는 구설생창(口舌生瘡)이나 발진(發疹), 화상(火傷)에 직접 가루를 내어 사용하면 빠르게 환부의 열을 빼앗아서 속효를 나타낸다. 주사는 약리실험에서 진정작용(鎭靜作用)과 진경작용(鎭痙作用)을 한다는 사실이 밝혀졌고, 외용하면 소염작용을 나타낸다. 주사는 생으로 사용하는 것이 좋은데, 이 경우 유아에게도 사용할 수 있다. 용뇌는 소종지통(消腫止痛)시키는 효능이 있어 염증조직을 가라앉히고 통증을 완화시킨다.

처방비교 **가미귀비탕**과 비교하면 두 처방 모두 구미(口糜)에 사용한다는 공통점이 있다. 가미귀비탕은 신경을 많이 쓰는 사람의 구미에 사용한다. 즉 조직이 연약해지고 혈액순환이 원활히 이루어지지 않아 점막의 재생이 불량해져 쉽게 염증이 발생하는 사람의 구미에 사용한다. 반면 용석산은 체력에 관계없이 구내염, 설염, 피부병을 막론하고 열성을 띤 종창에 사용하며 속효가 있다.

회춘양격산과 비교하면 두 처방 모두 입안이 해지거나 파이거나 좁쌀처럼 화농될 때 사용하는 처방이지만, 용석산은 파이거나 화농된 부위에 직접 도포하여 치료하는 외용약으로 속효가 있다. 반면 회춘양격산은 환부뿐만 아니라 전체적인 열성상태를 완화시키고 소통시켜 구미(口糜)의 근원을 없애준다.

구내염(口內炎)에 효력이 뛰어난 **염산**과 비교하면 염산희석(염산, 물 각 50%)은 구강미란에는 속효가 있으나 위험도가 높아 사용의 제약이 있다. 그러나 용석산은 위험도가 없고 휴대가 용이하며 구내염뿐만 아니라 피부질환에도 사용한다는 장점이 있다.

➔ **활용사례**

1-1. 구내염(口內炎) 남 34세 소음인 175cm 62kg
1-2. 구내염(口內炎) 여 47세
1-3. 입가 부스럼 남 7세 소양인
2-1. 피부발진(皮膚發疹) 남 31세 소양성소음인 169cm 54kg
2-2. 피부발적(皮膚發赤), 발진(發疹) 남 45세 태음인
2-3. 뽀루지 여 24세 프로그래머 162cm
3-1. 화상(火傷) 여 50세 소음인 155cm 50kg
4-1. 태열(胎熱) 남 2개월
4-2. 스트레스성 아토피 여 57세 165cm 54kg
5-1. 안면습진(顔面濕疹) 남 44세 소음인 173cm 66kg
6-1. 단순포진(單純疱疹) 남 57세 소음성태음인 175cm 65kg
6-2. 단순포진(單純疱疹) 남 33세 소양성소음인
7-1. 대상포진(帶狀疱疹) 여 23세 태음인 158cm 48kg

風寒暑濕燥火內傷虛霍嘔咳積浮脹消黃癰邪身精氣神血夢聲津痰蟲小便大便頭面眼耳鼻

口舌

牙齒咽喉頸項背胸乳腹腰脇皮手足前後癰諸婦小

勞亂吐嗽聚滿渴疾崇形音液飲陰陰疳瘡人兒

1-1. 구내염(口內炎)

다음은 조경남 선생의 경험이다.

● 이 ○ ○ 남 34세 소음인 교사 175cm 62kg 경기도 광주시 초월면 대쌍영리 신일아파트

보통 키에 마르고 전형적인 소음인으로 보이는 교사이다.

용석산은 본래 구설생창(口舌生瘡)에 사용하는 처방으로 뾰루지나 화상에 응용한 적은 있으나 구내염(口內炎)에 걸린 사람을 접할 수 없어 사용하지 못하고 있다가, 마침 교사로 있는 고향 선배가 구내염에 걸렸다고 하여 사용하게 되었다.

① 4일 전에 구내염이 발생하였다. 아랫입술 안쪽에 깨알 크기로 2곳이 헐어있다. ② 입안에 헌 곳이 있어서 음식 먹을 때 따갑다. 특히 매운 음식이나 짠 음식은 전혀 먹지 못한다. ③ 양치질을 할 때 매우 아프다. ④ 추위를 타고 더위는 타지 않는다. ⑤ 전체적인 체열상태는 중 이하이다. ⑥ 체력관리를 위해 1년에 2회 정도 마라톤을 한다.

4일 전에 발생한 구내염을 목표로 용석산을 잠들기 전(10시경) 손가락에 묻혀 3~4회 환부에 바르고 잠을 잤다.

다음날 아침 식사를 할 때 확인해 보니, 어제보다 많이 좋아진 것을 느꼈다. 음식 먹을 때 아프던 것이 완전히 사라지지는 않았지만 많이 줄어든 것을 알 수 있었다. 그런데 양치질을 하고 난 뒤에 다시 통증이 찾아왔다.

수시로 바를 것을 당부했으나 바빠서 잊고 있다가 잠들기 전에 다시 3~4회 환부에 발랐다.

다음날 아침 역시 통증이 줄어들어 있었고, 음식을 먹을 때 통증을 느끼지 못했다. 그러나 양치질을 한 이후에 다시 통증이 찾아왔다.

용석산을 구내염에 활용할 경우에는 수시로 바르는 것이 좋을 것 같다. 그 이유는 타액에 섞여 희석되어 약효를 발휘할 수 있는 시간이 줄어들기 때문이다. 이 환자 역시 하루에 단 1회 투약하여 통증은 없어졌으나 자극이 주어질 경우 다시 재발하는 것을 반복했다. 이후 수시로 바를 것을 당부하고 경과를 지켜보기로 했다.

1-2. 구내염(口內炎)

다음은 조경남 선생의 경험이다.

● 조 ○ ○ 여 47세 경기도 안양시 석수2동

① 3~4일 전부터 구내염이 발생했다.

구내염(口內炎)을 목표로 용석산을 도포(塗布)하기로 했다. 면봉을 이용하여 환부에 용석산을 하루 수차례 발랐다. 용석산을 바르고 나니 구내염이 부드러워지는 느낌이 들었다. 계속하여 도포한 결과 2~3일 후에 증상이 많이 완화되었다. 필자는 이 여성을 본 적이 없고, 아는 사람을 통하여 용석산을 전해주었기 때문에 정확한 정황은 알 수 없으므로 용석산을 전해준 사람의 말을 토대로 기록했다.

1-3. 입가 부스럼

다음은 이건호 선생의 경험이다.

● 김 ○ ○ 남 7세 소양인 서울특별시 강남구 논현동

① 입가에 헤르페스를 앓은 적이 있으며 내원 당시에도 입가의 주변에 부스럼이 있었다.

입가에 있는 부스럼은 지난번 앓았다는 헤르페스(단순포진)의 후유증인지 아니면 근래 다시 생긴 것인지는 알 수가 없으나 대부분의 단순포진이 발진의 발생원리와 같이 피부에 열이 울체되어 있으면서도 열발산이 잘되지 않을 때 나타나는 현상이므로 이는 피부의 열의 울체와 관련이 있다고 보았다.

단순포진이나 부스럼이 피부의 열울이나 열로 인하여 피부가 손상된 후 2차 감염이 되어 나타난 것이라면 기본적으로는 인체 내부의 불필요한 열을 떨어뜨리거나, 발산체계의 이상을 조절해 주어야 할 것이다. 그러나 우선 부스럼이 난 환부가 국소적이고 피부에서 직접 환부의 열을 냉각시켜 주면 환처가 나을 수도 있다고 보고, 찬 성질이 내포되어 있는 한수석이 군약인 용석산을 써 보기로 했다.

7세 된 소양인 아이의 입가에 난 부스럼이 열울로 인해 국소적으로 나타난 하나의 현상이거나 그로 인한 감염으로 보고 용석산 소량을 물에 개어 환부 주위에 바르라고 주었다.

당장 그 자리에서 부스럼 위에 용석산을 발랐으며, 다음날 왔을 때 확인해 보니, 어제 한 번 바른 용석산으로 부스럼이 바로 나아서 흔적도 없이 사라져 버렸다.

2-1. 피부발진(皮膚發疹)

다음은 조경남 선생의 경험이다.

● 조 ○ ○ 남 31세 소양성소음인 연구원 169cm 54kg 경기도 안양시 동안구 관양1동

① 입 주위에 발진(發疹)이 생겼는데 하나는 2일 전에, 하나는 1일 전에 생겼다. ㉠ 2일 전에 생긴 발진 때문에 발진 주위는 면도를 못했다. ㉡ 발진 부위를 누르면 압통이 약하게 있다. ② 오래 전부터 배꼽 주위로 여러 개의 발진이

나왔다 들어갔다 한다. ㉠ 현재 발진이 모두 가라앉은 상태이지만 며칠 전부터 새로 생긴 발진이 하나 있다. ㉡ 발진 형태는 녹두보다 작고 볼록하게 솟아 있으며 붉은색을 띤다. ③ 추위를 타며 더위는 별로 타지 않는다. ④ 운동을 하고 현미가 섞인 밥을 먹어서인지 소화장애는 없다.

입 주위와 배에 발생한 발진에 용석산을 바르기로 했다. 하지만 산제라서 바르면 떨어지곤 하여 생각 끝에 물에 타서 연고상으로 만든 뒤 손가락으로 찍어 몇 차례 환부에 발랐는데, 약 5~10분이 지나면서 붉은 발진이 가라앉기 시작했다. 입 주위의 발진과 배 주위의 발진 모두 크기가 작아지고, 압통이 없어졌으나 흔적은 남아있다. 손으로 만져보면 염증이 완전히 없어진 것을 느낄 수 있었고, 거울을 통해 봐도 많이 호전되어 있었다. 다음날 아침에 확인해본 결과 흔적만 미미하게 남아 있다.

2-2. 피부발적(皮膚發赤), 발진(發疹)
다음은 이영목 선생의 경험이다.

● 이 ○ ○ 남 45세 태음인 전라남도 나주시

열이 많은 태음인으로서 약간 아토피성 피부이지만 심각한 피부병 병력은 없는 본인의 경험이다. 발진이 생기기 전 약 20여 일 동안 피로한 상태로 지내다가, 지난 8월 19일 광주에서 안양까지 운전하면서 오는데 비가 많이 와서 신경을 많이 썼다.

도착 이후 오른쪽 손등 위에 가려움을 동반한 발진이 1~2개 생긴 것을 무심히 긁었더니, 급속히 번지며 수포(水疱)가 생성되면서 소양증(搔痒症)이 심해졌다.

하루 뒤에 가려움 및 수포를 터뜨릴 때 동통이 가중되어 안양 연구소 부근의 피부과에서 '알레르기성 피부염'이라고 진단을 받고, 연고와 3일분 약을 처방받았다. 주사약 처방도 있었는데 맞지 않았다. 발진(發疹) 다음날인 20일 오후부터 연고를 바르고 약을 복용했으나 증상은 전혀 개선되지 않았고 발적과 약간의 동통 및 소양감이 지속되었다. 아마도 수면(睡眠)전의 음주 때문이라고 생각했다.

① 오른쪽 손등 위의 발열(發熱), 발적(發赤), 수포(水疱)형성 및 중증 이상의 소양감과 약한 동통이 있다.
② 기타 특별한 증상은 없다.

23일 오후 4시 선생님의 강의 시작 직전에 환부에 물에 갠 용석산을 처음으로 도포했는데, 바르는 순간 매우 시원한 느낌이 들었고, 약 15분 정도 경과 후 발열과 소양감이 소실되고 수포의 크기가 줄어들며 상처가 아물기 시작했다. 다만 상처 부위가 어느 정도 줄어든 이후 환부 아래의 경결(硬結)현상은 감소되지 않았다.

23일 밤엔 양약과 비교하기 위해 비슷한 양의 음주를 했으나 다음날 환부는 악화되지 않고 아문 상태를 유지하고 있었다. 부기 및 경결(硬結)현상은 거의 그대로였고 소양감이 들 때마다 용석산을 바르고 4~5분 간격으로 물을 묻혀 도포했다. 여전히 열을 빼앗아가는 시원한 느낌이 들었다.

24일과 25일에 약 10시간 간격으로 용석산을 발랐는데, 부기가 눈에 띄게 가라앉았고 딱지도 부드러워졌다. 다만 소양감은 간헐적으로 지속되었다.

26일 밤 현재 부기가 완전히 가라앉았다. 동통(疼痛)도 없어졌으나 발적(發赤)은 그대로이고 약간의 소양감(搔痒感)이 있다.

2-3. 뾰루지
다음은 조경남 선생의 경험이다.

● 우 ○ ○ 여 24세 프로그래머 162cm 경기도 안양시 만안구 석수2동

통통하고 둥근 얼굴이며 활달한 성격이다. 필자가 알고 있는 동생으로 최근에 취직하여 프로그래머로 활동하고 있다. 직업 특성상 밤을 새우는 일이 많고 항상 피곤에 지쳐 있다. 어젯밤에 만났을 때 왼쪽 볼에 뾰루지가 나있는 것을 보고 필자가 바로 고쳐주겠다고 장담하고 다음날 오후에 용석산을 도포(塗布)했다.

① 왼쪽 볼에 3일 전부터 뾰루지 하나가 나있다. ㉠ 크기는 콩알 반 정도이고 중앙에는 농(膿)이 차 있는 듯 보였고, 그 주위로 빨갛게 발적(發赤)되어 있다. ㉡ 첫날에는 빨갛게 발적만 되었고 아프지는 않았는데 둘째 날부터 압통이 발생했다. ㉢ 오늘은 압통이 심해졌다. ② 입안이 자주 헌다. ③ 아침에 일어날 때 또는 조금만 걸어도 손발이 자주 붓는다. ④ 월경기간은 일정하지만 월경기간 중에 월경통이 심하다. ⑤ 직장 일로 항상 심한 피곤을 느낀다. ⑥ 소화력이 좋다고 스스로 생각하고 있다. ⑦ 물을 자주 마시지 않는다.

볼에 나 있는 뾰루지를 가라앉히기 위해 용석산을 물에 개어 환부에 약 10분 동안 계속하여 손가락으로 마사지하듯이 발라 주었다.

1. 약 5분이 지나면서 차츰 발적이 작아짐을 스스로 느꼈다.
2. 본인이 거울을 보더니 많이 작아졌다고 한다.

3. 약 10분 동안 계속 바른 뒤에는 압통이 없어졌다.

4. 얼굴에 자주 뾰루지가 나기 때문에 눌러보면 언제쯤 없어질 것이지 알 수 있는데, 용석산을 바르고 난 뒤로 본인 느낌에 내일쯤이면 없어질 것 같다고 했다.

필자가 보기에는 아직도 발적이 남아 있으나 크기는 작아졌음이 분명하고 발적된 정도가 줄었다는 것도 확인할 수 있었다. 오후부터 밤까지 함께 지내는 동안에도 줄어든 발적은 그대로 있었고 압통도 재발하지 않았다. 다음날 전화하여 물어 보니 90% 이상 호전되었다고 했다.

용석산이 찬 약성으로 구성되어 있어 잘 사용하면 염증 조직을 가라앉히는 효과는 무시할 수 없으나, 뾰루지를 완전히 없앨 수 없었던 것처럼 단시간에 큰 효과를 기대하기는 힘들지만 증상을 완화시키는 효능은 분명하다고 판단된다. 단 뾰루지에 10분 정도 바르고 난 뒤에, 용석산의 찬 약성이 열을 뺏어가기 때문에 정상적인 조직의 대응반응으로 용석산이 도포된 뾰루지 주위가 빨갛게 되는 것을 보았다. 물론 시간이 지나면서 회복되었지만, 찬물로 세수할 때 얼굴이 붉어지는 것과 같은 반작용이 발생했다.

3-1. 화상(火傷)
다음은 조경남 선생의 경험이다.

● 김 ○ ○ 여 50세 소음인 155cm 50kg 경기도 안양시 관양동 인덕원삼성아파트

내성적인 소음인으로 보이는 주부학생이다.

필자가 강의하고 있는 안양시민대학의 학생으로 4일전 욕실에서 샤워기를 작동하는데, 뜨거운 물로 전환된 상태인 줄 모르고 물을 트는 순간 뜨거운 물로 인해 대퇴부와 발목 부위에 화상을 입었다(참고로 안양시민대학이란 한글을 모르는 어른들을 위하여 야학선생들이 주머니를 털어 운영하는 야학이며 2002년 안양지역 조사에 의하면 글을 이해 못하는 인구가 놀랍게도 24.8%가 된다고 확인된 바 있다). 학생들이 병문안 간다고 하여 구내염에 쓰려고 만들어 두었던 용석산을 시험 삼아 사용해 보기로 하고 병문안 가는 학생 편에 보냈다. 3일 후에 화상을 당한 학생이 남편을 보낼 것이니 그 약을 더 달라고 전화를 했다. 자세히 물어보니, 그 약을 바르면 상처가 빨리 아문다는 것이다. 그래서 상처를 직접 보기 위해 찾아가서 보기로 했다.

① 대퇴부와 발목 부위에 화상을 입었다. 처음에는 수포만 생기고 극심한 통증이 없어 별 문제 없이 주말을 보냈는데, 수포가 터지면서 진물이 나오고 점점 아파서 걷지 못하는 지경에 이르렀다.   ② 병원에 가서 치료를 해야 하지만 포셉으로 상처를 긁는 것을 상상하면 끔찍하고 무서워서 소독약과 바셀린, 거즈를 사다가 집에서 직접 치료했다.   ③ 필자는 대퇴부에 있는 화상 부위를 직접 보지 못하고 발목 부위에 있는 상처만 보았는데, 7cm와 5cm 정도의 타원형이었고 약 2도 화상으로 짐작된다.

환자는 동료 학생이 가지고 온 용석산을 물에 개어 바르기 시작했는데, 환부를 소독하고 용석산을 수차례 도포했다. 이렇게 용석산을 연속하여 환부에 바를 때마다 용액이 마르면서 금방 딱지가 생겨 상처가 빨리 아물었다고 한다. 그래서 직접 방문하여 상처를 확인하고 딱지가 지는 모습을 보기 위해 이번에는 필자가 상처를 소독하고 용석산을 도포(塗布)했다.

용석산을 물에 개어 바른 지 20분 정도 후에 수분이 증발되면서 상처 위로 얇은 딱지가 생겼다. 환자는 이렇게 바르고 나면 환부에 시원함을 느낀다고 한다. 상처가 거의 치료되고 있어 병원에 가지 않아도 시간이 지나면서 회복될 수 있겠지만, 대퇴부의 상처를 보지 못했고 흉터가 남을 수 있으므로 병원에 다녀오라고 했다.

4-1. 태열(胎熱)
다음은 조경남 선생의 경험이다.

● 백 ○ ○ 남 2개월 경기도 동두천시 지행동 지행주공아파트

필자의 친구 아들이다. 태어날 때부터 태열(胎熱)이 심하여 여러 가지 방법을 동원했으나, 아무런 효과가 없자 필자에게 도움을 구했다.

① 생후 2개월 된 남자 아이로써 태어날 때부터 태열이 극심하다. ㉠ 온몸에 태열이 극심하다. ㉡ 특히 얼굴과 목이 가장 심하다. ㉢ 피부가 건조하여 하얗게 일어난다. 너무 건조하여 알로에 즙을 바르고 있다. ㉣ 귀 뒤, 사타구니, 오금, 허벅지 등 접히는 곳은 짓무른다.   ② 모유를 먹고 있다. 엄마는 육식을 즐기지 않기 때문에 모유 때문에 태열이 발생한 것이 아니라고 생각하고 있다.   ③ 첫애도 태열이 있었다.   ④ 참고로 아이의 태열을 목표로 젖에 사위탕을 혼합하여 투약했으나, 아이가 먹지 않아서 실패했다.

생후 2개월 된 유아의 태열을 목표로 용석산을 도포(塗布)했다. 저녁 9시에 목욕을 시키고 용석산을 물에 개어 태열이 심한 목, 사타구니, 엉덩이에 발라 주고 잠이 들었다.

다음날 아침 일어나 보니, 놀랍게도 용석산을 바른 부위의 태열이 완전히 없어진 것을 볼 수 있었다. 용석산을 단 1회

風

寒

暑

濕

燥

火

內傷

虛勞

霍亂

嘔吐

咳嗽

積聚

浮腫

脹滿

消渴

黃疸

瘧疾

邪祟

身形

精

氣

神

血

夢

聲音

津液

痰飮

蟲

小便

大便

頭

面

眼

耳

鼻

口舌

牙齒

咽喉

頸項

背

胸

乳

腹

腰

脇

皮

手

足

前陰

後陰

癰疽

諸瘡

婦人

小兒

下統119 용석산 | 573

도포했는데 극심한 태열이 신기하게 좋아진 것이다.

그러나 2일 후에 다시 서서히 돋아나기 시작했다. 현재는 전보다 심한 것은 아니지만 서서히 나타나고 있으므로 지켜보고 있다.

없어졌던 태열이 2일 후에 다시 나타난 것은 용석산이 근원적인 치료를 하지 못한다는 것을 반증한다고 볼 수 있다. 용석산은 급격히 열을 빼앗는 효과가 있으므로 태열뿐만 아니라, 여드름이나 뾰루지 등에도 응용하여 열성 상태를 급격히 내려주는 역할을 한다. 그러나 외부에서 도포(塗布)하는 것만으로 근원적인 치료는 쉽지 않을 것이다. 이 아이는 아직 어려서 탕약을 먹지 못하므로 지켜보면서 판단하기로 했다.

5-1. 안면습진(顔面濕疹)

다음은 이건호 선생의 경험이다.

● 홍 ○ ○ 남 44세 소음인 173cm 66kg 서울특별시 성북구

① 10여 년 전 외국 유학생활 중 좌측 이마 위쪽이며 머리선 아래 부위에 습진이 발생했다. 습진의 크기는 가로 1cm, 세로 3cm이며 높이 1mm로 돌출되어 있었다. ② 그동안 10년이 넘도록 병원의 피부과 치료를 받아왔으나 별다른 차도를 보지 못했다. ③ 환부의 느낌은 약간의 발열감(發熱感)과 소양감(搔痒感) 및 경미한 통증이 지속적으로 있다. 이로 인해 생활상의 불편은 없으나 여간 신경 쓰이는 게 아니어서 빨리 낫고 싶으나 병원에서는 더 이상 어쩔 도리가 없다고 한다. ④ 환부는 얼굴의 피부와 확연히 구분되는 짙은 주황색이다. 용석산 소량을 검지손가락에 타액을 묻힌 상태에서 환부에 도포(塗布)했다. 용석산을 환부에 바를 때는 점착성이 떨어지기 때문에 약간의 물에 개거나 환부에 물을 묻힌 다음 바르면 더욱 좋다.

1. 다음날 청량감과 함께 환부가 개선되는 느낌이 들어 기분이 좋아졌다.
2. 1주일 정도 도포했을 때 2/3가량 환부가 소멸되었다.
3. 보름이 지났을 때 거의 환부가 소멸되었다. 1mm되는 습진의 두께가 없어져 거의 얼굴 표면과 같아졌다.
4. 다만 색깔은 주변의 살색과 비교하여 희미하게 식별이 되는 정도로 남아 있다.
5. 아주 소량의 고름이 배출되었다. 고름이 배출된 것을 보고 용석산이 습진의 원인균에 대한 작용을 한다면 분명히 그 결과로서 분비물이 어떤 형태로든 나오지 않을까 하고 거듭 확인하던 차라 기뻤다.

6-1. 단순포진(單純疱疹)

다음은 조경남 선생의 경험이다.

● 김 ○ ○ 남 57세 소음성태음인 175cm 65kg 경기도 의왕시 포일동

같은 교회에 다니는 장로님으로 입술 위에 포진이 발생하여 흉한 모습이었다. 필자의 경험상 용석산이 단순포진에 속효가 있었으므로 다음날 용석산 1개를 주면서 수차례 도포하라고 일러주었다.

근래에 힘든 일도 없었고 고민하는 일도 없었는데

① 윗입술 왼쪽에 직경 가로세로 0.5cm 정도의 크기인 단순포진이 발생했다. ② 단순포진이 발생하여 붉은색의 수포가 터진 위에다 연고를 발라 번질거려 매우 보기 흉한 모습이었다. ③ 약국에서 연고를 사서 바르고 있었는데 별 차도가 없다. ④ 평소 단순포진이 일단 발병하면 연고를 발라도 최소한 1주일 이상 지속된다.

원인불명의 단순포진으로 입술 주위에 수포가 터져있는 상태를 열울(熱鬱)로 인한 피부의 발적(發赤), 수포(水疱) 현상으로 보고 용석산을 도포(塗布)했다.

당일에는 바빠서 바르지 못했고, 다음날 아침, 점심, 저녁에 각각 1번씩 총 3회에 걸쳐 환부에 도포했다. 티스푼 1/3가량을 물에 개어 발랐는데

1. 용석산을 바르자마자 시원한 느낌이 들면서 환부가 번지는 느낌이 없어졌다.
2. 점심과 저녁까지 총 3회 도포한 결과 염증이 가라앉으면서 번지지 않았고 모두 나은 느낌이었다.
3. 10일 뒤 필자를 일부러 찾아와서 이번에 발랐던 용석산 덕분에 1주일 이상 고생해야할 상처가 빨리 나았다며 신기하다며 고마워했다. 또 너무 좋은 약이라서 특허출원을 해도 좋을 것 같다며 칭찬을 아끼지 않았다.

6-2. 단순포진(單純疱疹)

다음은 조경남 선생의 경험이다.

● 조 ○ ○ 남 33세 소양성소음인 직장인 경기도 안양시 동안구 관양2동

필자 자신의 경험이다. 필자의 경우 신경을 쓰거나 환절기가 되면 단순포진이 잘 발생한다. 이번에도 아침에 일어나니 입 주위에 발진이 생기려는 느낌이 들어 거울을 보니 포진이 자리를 잡고 있었다. 그러나 이제 시작되는 찰나여서 성해지기 전에 조치를 취하기로 했다.

① 오늘 아침에 일어나니 단순포진(單純疱疹)이 발생했다. ㉠ 오른쪽 위아래 입술 사이와 왼쪽 아래 입술 밑에 위치하고 있다. ㉡ 아직 성해지지 않은 상태라서 면도를 해도 상처가 나지는 않는다. ㉢ 경험에 의하면 오늘 점심이 되기 전에 포진이 극심해질 것으로 보인다. ㉣ 일단 포진이 성해지면 연고를 발라도 차도가 없고 손으로 만지면 더욱 퍼진다. ㉤ 포진과 딱지가 완전히 없어지기까지는 보통 2주일 정도 걸린다.   ② 요즘에 특별히 신경을 많이 썼다고 생각하지는 않는다.   ③ 오늘이 목요일인데 화요일과 수요일에 연속으로 조깅을 했다. ㉠ 그러나 심하게 운동한 것이 아니기 때문에 이것이 원인이라고 생각하지는 않는다.   ④ 소화력은 보통이지만 음식을 많이 먹지는 않는다.   ⑤ 추위를 타는 편이고 더위는 타지 않는다.

용석산의 군약인 한수석의 약성을 시험해볼 생각으로 한수석을 급히 갈아 물에 개어 환부에 여러 차례 발랐다. 따뜻한 물에 개어 환부에 발랐는데도 약 10초 정도 있으면 시원한 느낌이 들었다. 그래서 한수석의 성질이 차다는 것을 알 수 있었다.

한수석을 물에 개어 바르면 약 1분 정도가 지나면 수분이 모두 증발되어 굳어 버린다. 그래서 웃거나 말을 하면 안면 근육이 움직이기 때문에 한수석 가루가 부슬부슬 떨어진다. 따라서 여러 차례 발라 주어야 한다. 물론 한수석을 바르면 보기에 썩 좋은 모양은 아니다.

서너 차례 바르고 나니 포진(疱疹)이 더 이상 퍼지지 않는다는 것을 알 수 있었다. 현재 오후 4시가 지나가고 있는데, 여느 때 같으면 벌써 성해져 벌겋게 되어 있어야 하는데, 아직 아침에 처음 보았던 정도에서 더 이상 커지지 않았다. 느낌으로 볼 때 이 상태에서 진행되지 않을 것 같다.

한수석이 들어가는 처방은 많지 않다. 따라서 한수석의 약성을 경험하는 것은 쉬운 일이 아니었는데, 이번에 좋은 경험을 했다. 또한 용석산에는 한수석 외에도 주사와 용뇌가 들어가는데 주사와 용뇌가 없어도 한수석만으로 발진(發疹)을 막을 수 있다는 것을 알게 되었다.

7-1. 대상포진(帶狀疱疹)

다음은 이건호 선생의 경험이다.

● 임 ○ ○ 여 23세 태음인 158cm 48kg 인천광역시 남동구 연수동

① 대상포진에 걸려서 좌측 이마와 눈 위 부위가 헐어서 상처가 발생했다.   ② 환부에서 발열감 및 찌르는 듯한 자통(刺痛)이 발생했다.

대상포진은 바이러스에 의해 신경계가 감염되어 나타나는 증세로 초기에는 바늘로 찌르는 듯한 자통(刺痛)이 간헐적으로 발생하다가, 이후 통증이 발생하고 피부에 발진이 되거나 발진 뒤 수포가 생기게 된다. 물론 이때도 통증은 점차 더 심해지며 시간이 지나면 수포가 터지면서 상처가 생기고, 상처에서는 진물이 흐르거나 고름이 고이게 된다. 이 아가씨는 상처가 나있는 것으로 보아서 수포(水疱)가 터진 후의 상태인 것으로 볼 수 있다. 일반적으로 대상포진은 나이가 들어 신체가 허약해질 때 잘 나타나는 노인성 질환으로 분류되는데, 이 아가씨는 한창 젊은 나이인데도 이 질환이 나타난 것을 보면 허약의 정도가 심하다고 생각해 보았다.

그간의 몇 차례의 경험을 통하여 용석산이 열울(熱鬱)로 인한 피부발진(皮膚發疹)이나 염증에 효력이 있음을 확인한 뒤라 대상포진 역시 열성을 띠면서 종창되는 피부질환이므로 용석산을 활용해 보기로 했다.

용석산을 물에 갠 다음 매일 아침, 저녁으로 10일간 환부에 도포(塗布)했다.

1. 도포한 다음 날부터 환부가 아물기 시작했다.
2. 통증이 격감했다.
3. 새 살이 돋아나기 시작했다.
4. 20여 일 경과한 다음에 상처는 완전히 아물었으나 환부의 색깔은 연한 갈색으로 남아있다.

연한 갈색은 시간이 경과하면 다른 안면부의 살색처럼 완전히 회복될 것이다.

風寒暑濕燥火內傷虛勞霍亂嘔咳積浮脈消黃癰邪身精氣神血夢聲音津液痰飮蟲小便大便頭面眼耳鼻口舌牙齒咽喉頸項背胸乳腹腰脇皮手足前後癰諸婦人小兒

下統120 寶 청위산 淸胃散

升麻 二錢　牧丹皮 一錢半　當歸 黃連 生地黃 各一錢

治 胃熱 上下齒痛不可忍 滿面發熱
[用　　法] 微冷服 ① 老虛人 不可用
[活套鍼線] 胃熱痛(牙齒)　胃風(面)
[適應症] 치통, 잇몸출혈, 면열, 안면통증, 코피

　　청위산은 면부(面部)에 열(熱)이 과도하게 울체(鬱滯)되어 발생하는 치통(齒痛), 잇몸출혈, 면열(面熱), 안면통증(顏面痛症), 삼차신경통(三叉神經痛) 등에 사용하는 처방이다. 따라서 치통(齒痛)이 있으면서 얼굴이 붉거나 벌겋게 달아오르는 증상이 있을 때 사용할 수 있으며, 치통이 없더라도 면열(面熱)이나 면홍(面紅) 증상만 있을 때도 사용할 수 있다.

　치통(齒痛)의 원인은 다양하다. 예를 들어 충치나 치아골절, 잇몸의 염증, 사랑니 때문에 통증이 발생할 수 있는데, 이것은 치아와 주위조직의 장애가 원인인 경우이다. 중이염(中耳炎)이나 축농증(蓄膿症), 삼차신경통(三叉神經痛)으로도 치통이 발생할 수 있는데, 이것은 치아 자체의 장애가 원인이 아닌 경우이다. 그러나 한약은 특정 질환을 치료할 목적으로 사용하는 경우도 있지만 현재 증상이 발현되고 있는 상태를 조절해 주는 것이 목적인 경우가 많기 때문에 특정 질환에 기준을 둘 필요는 없다.

　청위산의 증상은 면부(面部)에 열(熱)이 울체(鬱滯)되어 있고, 동시에 혈액이 울체되어 있는 상태에서 나타나는 것이므로 이런 상태에서는 치통이 발생할 수도 있고, 울혈이 심해져 잇몸에서 출혈이 발생할 수도 있으며, 턱이나 뺨이 붉어져 있을 수도 있고, 통증이 발생할 수도 있다. 조문을 보면 ‘胃熱위열 上下齒痛不可忍상하치통불가인 滿面發熱만면발열’이라고 하여 심한 치통과 면부(面部)의 발열 증상을 치료한다고 했으며, 다른 처방집의 청위산에 대한 설명을 보면 위화(胃火)로 인해 뺨과 턱, 치아에 종통(腫痛)이 발생했을 때 사용한다고 했다. 따라서 청위산의 증상은 치아를 포함한 면부(面部)에 열과 혈액이 울체되어 나타나는 것이며, 이런 상태가 잇몸에만 국한될 수도 있고, 뺨이나 턱 주변에 국한될 수도 있으며, 잇몸과 턱, 뺨에 함께 나타날 수도 있다. 처방구성이 비슷한 서각지황탕을 열과 혈액이 울체(鬱滯)되어 코피가 발생했을 때 사용하는 것을 이해한다면, 비록 청위산은 서각지황탕에 비하여 청열성(淸熱性)이 떨어지지만 열과 혈액이 울체되어 있는 상태를 개선하는 처방임을 이해할 수 있다.

　조문을 보면 ‘齒痛不可忍’이라고 하여 위열(胃熱)로 인해 참을 수 없을 정도로 치통이 심할 때 사용한다고 했다. 치통(齒痛)은 기본적으로 통증이 심한데 청위산의 치통은 그 중에서도 상당히 심한 치통이라고 할 수 있다. 그래서 ‘齒痛不可忍’이라는 표현을 사용한 듯하다.

　용법을 보면 ‘老虛人노허인 不可用불가용’이라고 하여 노인이나 허약한 사람에게는 사용할 수 없다는 언급이 있다. 노인은 성장기(成長期)와 생식기(生殖期)를 마친 유지기(維持期)에 해당하기 때문에 에너지량이 많지 않다. 그래서 질병에 이환(罹患)되었을 때 열을 발생시켜 대응하는 정도가 젊은 사람에 비하여 떨어질 수밖에 없다. 따라서 노인에게 풍치통이나 잇몸출혈이 발생한 경우 청위산의 증상처럼 열적 증상이 동반되는 경우는 많지 않다. 허약한 사람도 에너지가 부족한 상태이기 때문에 충분한 에너지를 발생시킬 수 없고, 따라서 설사 풍치통이 생긴다고 해도 청위산의 증상이 나타날 가능성은 높지 않다. 이런 사람들에게는 귀비탕이나 쌍화탕, 옥지산 등을 사용해야 할 증상이 더 많이 나타날 것이며, 만약 청위산을 사용하면 부작용이 나타날 가능성도 배제할 수 없다.

　복용법을 보면 약간 차게 해서 복용하라는 언급이 있다. 이것은 잇몸이 충혈(充血)되어 있는데 뜨거운 상태에서 복용하면 혈관에 열을 더 보태주는 격이기 때문에 조금이라도 혈관수축을 도와주고 열을 뺏기 위해 차게 해서 복용하라는 뜻으로 이해하면 된다. 반면 옥지산의 복용법에는 뜨거운 상태로 복용하라는 언급이 있는데, 이는 혈액이 울체(鬱滯)되어 있지만 소통이 원활하지 못한 상태이기 때문에 뜨거운 상태로 복용시켜 순환을 촉진한다는 의미이다. 이처럼 복용법에서도 청위산의 치통이 실증(實證)이라는 것을 알 수 있다.

처방구성 　처방구성을 보면 승마는 진통작용, 소염작용, 해열작용을 하며, 평활근의 운동능력을 항진시켜 근육의 장력을 강화한다. 목단피는 말초혈관의 장력을 강화하고 항혈전작용을 하여 혈액순환을 촉진한다. 당귀는 항혈전작용을 하여 혈액순환을 원활하게 하고 철분결핍에 의한 빈혈에 좋은 효과를 나타낸다. 황련은 소염작용이 강하여 다양한 염증을 개선하며, 해열작용과 혈압강하작용이 있다. 생지황은 충분한 전해질을 인체에 공급함으로써 묽은 혈액을 진하게 만들어 주는 역할을 하여 혈허(血虛)를 개선하며, 중추신경계통에 대한 억제작용으로 이상항진된 기능을 조절한다.

처방비교 　**사위탕**과 비교하면 두 처방 모두 위열(胃熱)로 인한 치통에 사용한다는 공통점이 있다. 그러나 사위탕은 치통뿐 아니라 혈액의 혼탁, 혈관의 협착, 체열의 과다 등으로 인한 아토피성 피부염이나 여드름에도 사용한다. 반면 청위산은 사위탕보다 활혈작용(活血作用)은 떨어지지만 청열작용(淸熱作用)이 더 강하여 열증(熱症)이 더 심한 치통에 사용하며, 잇몸출혈에도 사용한다.

　귀비탕과 비교하면 두 처방 모두 치통에 사용하는 공통점이 있다. 귀비탕은 피부가 엷거나 연약하고 전체적으로 허약한 사람의 치통에 사용하며, 치통 외에도 피부건조증, 주부습진, 불면, 정충 등의 증상에도 사용한다. 반면 청위산은 얼굴이 붉거나 열실한 사람에게 치통이 발생했을 때 사용한다. 연령으로 비교하자면 청위산증의 치통은 비교적 젊은 층에서 많이 볼 수 있으며, 귀비탕의 치통은 허약한 사람이나 노인층에서 많이 볼 수 있다.

　면열(面熱)에 사용하는 **승마황련탕**과 비교하면 두 처방 모두 얼굴이 붉고 열감을 느낄 때 사용한다는 공통점이 있다. 그러나 승마황련탕은 얼굴이 붉어지는 증상이 지속적인 성향이 있을 때 사용하며, 여드름에도 응용할 수 있다. 반면 청위산은 주로 얼굴이 붉어져 있거나 붉어져 있는 사람의 치통에 사용하며, 면열(面熱) 증상이 지속적이지 않은 경우가 많다.

➜ 활용사례

　1-1. 풍치(風齒)　여　60세　열성태음인　155cm 60kg
　1-2. 풍치통(風齒痛)　남　50대 중반　태음인
　1-3. 풍치통(風齒痛), 윗니하수, 임플란트 전후의 잇몸부종, 통증(痛症)　남　51세　소양성태음인　168cm 62kg
　1-4. 과음형 풍치통(風齒痛)　남　60세　태음인
　2-1. 면열(面熱), 하악부 발적, 기면(嗜眠), 피로(疲勞)　남　23세　태음인　172cm 67kg
　2-2. 면홍(面紅), 음주 후 피로(疲勞)　남　50대　태음인

1-1. 풍치(風齒)
다음은 신재석 선생의 경험이다.
● 김 ○ ○　여　60세　열성태음인　155cm 60kg　인천광역시
몸통이 굵으며 살이 찐 체형이고 얼굴은 둥글고 피부는 두텁다.
① 극심한 치통을 호소하며 무른 것도 잘 씹지 못해서 식사를 잘 못하고 있다.　② 치과에 가서 진료를 받은 결과 풍치(風齒)라는 진단을 받고 오른쪽 아래 부분의 치아를 모두 뽑아야 한다는 의사의 말이 있었다.　③ 평소 위장이

좋지 않아 밀가루 음식은 거의 먹지 않고 신물이 넘어오는 때도 종종 있다. ④ 1년 전부터 식이요법과 운동을 병행해 체중을 10㎏ 정도 줄였다. ⑤ 한 달가량 인삼 달인 물을 차처럼 복용하고 있다. ⑥ 갈증이 나서 물을 자주 마신다는 말을 하며 혀는 홍색을 띤다.

먼저 치과에서 풍치라는 진단이 있었고, 평소에 위에 염증이 생기는 경우가 종종 있었으므로 위의 실열(實熱)로 인한 풍치(風齒)로 판단했다. 풍치의 원인에는 위열로 인한 것과 신음허(腎陰虛)로 인한 것이 있지만 위의 환자는 평소 신음허의 증세를 보이지도 않았고 당뇨 증상도 없는 것으로 보아 신음허로 인한 풍치는 아니라고 판단했다.

열성태음인의 풍치(風齒)를 목표로 청위산으로 1제를 달여 복용하게 했으며 약을 복용하는 동안에는 인삼 달인 물을 마시지 말라고 권고했다.

약을 가져가서 아침과 점심 두 번 복용한 후에 치통(齒痛)이 사라졌고 오징어를 씹어도 괜찮다고 한다. 오징어를 한 마리 다 드신 후 저녁이 되자 다시 치통(齒痛)을 호소했다. 약을 다 복용하실 때까지는 되도록이면 딱딱한 것을 무리하게 씹지 마시라고 당부한 뒤 계속 약을 복용하게 했다. 이틀이 지나자 경미한 통증이 있을 뿐 식사를 하는 데는 전혀 지장이 없었고 10일분을 다 복용한 후에는 치통(齒痛)이 사라졌다.

1-2. 풍치통(風齒痛)

다음은 나순경 선생의 경험이다.

● 나 ○ ○ 남 50대 중반 태음인 미국 LA

보통 키에 보통 체격이며 성품이 원만한 태음인으로 보이는 본인의 남편이다. 치통이 매우 심하여 벌써 며칠 째 고생을 하며 손으로 볼을 감싸면서 고통스런 표정으로 지내고 있다. 충치(蟲齒)가 없는 것으로 보아 풍치통(風齒痛)으로 판단되었다.

풍치통이란 혈관의 노후로 인하여 잇몸에 혈행부전이 생겨 발생하는 것으로 보고 여러 처방을 생각한 끝에 청위산과 사위탕을 검토하여 보았다. 이 두 처방 중 처방 구성이 간단한 청위산을 급히 달여 2첩을 연복(連服)시키니 그렇게 극심하던 풍치통(風齒痛)이 한 순간에 사라졌다.

남편의 말에 의하면 마치 구름이 흩어지는 것 같이 통증이 없어졌다고 한다. 매우 신기해했다.

그러나 며칠 후 다시 치통이 발생하여 청위산을 반복 사용했으나 처음보다 효력이 상대적으로 적었고 그럼에도 통증이 계속 빈발하고 지속되어 참기 힘들어 졌다.

결국 치과병원에 가보니 잇몸이 노화되어 부어서 오는 현상이라고 했고 대대적인 잇몸 수술을 받았다. 잇몸수술을 받은 지 2년이 지난 지금까지 한 번도 통증이 나타나지 않았다

이를 유추해 보면 청위산을 복용하여 일시적으로 통증이 멈추었던 것은 청위산이 소통장애가 와서 울혈(鬱血)이 되어 충혈된 잇몸에 효력이 있다고 판단된다.

1-3. 풍치통(風齒痛), 윗니하수, 임플란트 전후의 잇몸부종, 통증(痛症)

● 박 ○ ○ 남 51세 소양성태음인 168cm 62kg O형 경기도 안양시 만인구 안양3동

다소 왜소해 보이는 체형에 행동과 말이 빠르고 피부색은 약간 갈색이다.

필자의 처남으로 3~4년 전부터 잇몸질환에 시달려 왔다. 이번에는 너무 심하게 아프고 이빨이 흔들려 견디기가 힘들어서 치과에 같더니 당장의 통증도 문제지만 잇몸뼈가 녹아내려서 지금은 임플란트를 하기도 어렵다고 하면서 먼저 잇몸수술을 받아야한다고 한다. 또한 그것도 잇몸이 부어있는 지금의 상태가 나아야 가능하다는 것이다. 이런 처남의 걱정을 한약으로 치료해 보기로 했다.

① 잇몸 전체가 붓고 오른쪽 위아래 어금니 통증이 있으며 통증의 정도도 매우 심하다. ㉠ 밤에 잠을 잘 때도 무의식 중에 이가 맞닿으면 소스라치게 놀라 잠을 깨며 또 다시 이런 통증이 생길까 두려워서 잠을 다시 이루기가 두렵다. ㉡ 음식을 먹으면 이가 맞닿아서 아파 밥도 거의 못 먹는 편이다. 부드러운 치즈케익도 왼쪽으로만 겨우 씹고 물만 넘겨 먹는다. ㉢ 치과에서 사진을 찍어보니 잇몸뼈가 녹아있고 윗어금니가 아래로 처져 내려와 있다. ㉣ 잇몸이 부어 있어서 먼저 잇몸 수술을 하고난 뒤 임플란트를 하기로 했다. ② 그간은 치통으로 진통제를 아플 때마다 반복하여 먹어왔다. 이 결과 위장의 기능이 약화됐다. ③ 약국이나 병원에서 주는 진통제나 항생제를 복용하면 피부에 발진이 생기고 가렵다. ④ 오른쪽 뺨이 벌겋게 되면서, 열이 나고 부어올랐다. ⑤ 3년 전에 십이지장염에 걸려 병원에 다녔었다. ⑥ 밥을 빨리 먹고 밥 먹을 때는 땀을 많이 흘린다. ⑦ 담배를 하루 1갑씩 피운다. ⑧ 눈 밑이 잘 떨리고 마음이 급하면 손도 미세하게 떨린다. ⑨ 평소 뜨거운 음식을 잘 안 먹는다. 시원한 음식을 선호한다.

임플란트 수술도 문제지만 당장 심한 치통도 문제였다. 또한 치통으로 음식을 제대로 먹지 못하니 당장 치통부터 가라앉혀야겠다고 생각한 뒤 처남과 상의했다. 지금의 통증은 잇몸이 충혈되어 나타나는 풍치통으로 짐작이 된다. 잇몸이 부어있다는 것도 풍치통으로 잇몸이 충혈이 되면서 부풀어 나타난 현상으로 볼 수 있다. 오른쪽 윗어금니가 아래

風寒暑濕燥火 內傷 勞亂吐咳嗽積聚腫滿渴疸疾崇形精氣神血夢聲音液飲蟲 小便 大便 頭 面 眼 耳 鼻 口舌 牙齒 咽喉 頸項 背 胸 乳 腹 腰 脇 皮 手 足 前陰 後陰 癰疽瘡 婦人 小兒

로 처진 것도 잇몸이 부어서 잇몸이 위의 어금니를 단단하게 받쳐주지 못하자 나타난 현상이라고 볼 수 있다.

증상은 치통과 잇몸부종, 윗어금니하수, 치통으로 인한 음식 저작 곤란이지만 이 모두가 잇몸의 충혈로부터 발생했다는 점을 참고하여 잇몸충혈을 소통시키기로 했다. 충혈되어 있는 잇몸을 활혈시켜 치료하자면 먼저 충혈이나 울혈로 인해 열성을 띠고 염증성향을 가진 것을 치료할 수 있는 효능이 있는 약재를 찾아야 했고 그래서 승마나 치자, 목단피, 황련 같은 청열제를 한 번 생각해 보았다. 특히 평소 뜨거운 음식을 잘 안 먹는다. 시원한 음식을 선호한다는 것을 보면 청열제 위주의 치법이 적합하다고 판단된다.

잇몸 혈관의 충혈과 확장으로 잇몸이 들뜨고 아픈 풍치통을 치료할 수 있는 처방으로는 옥지산을 비롯하여 청위산, 사위탕, 쌍화탕, 귀비탕 등이 있다. 옥지산은 주로 잇몸혈관이 노화되었거나 노화를 겸하여 오는 치통이므로 아직 나이가 젊어 제외했다. 쌍화탕은 건실한 사람의 노력과다 등 과로 후에 나타나는 치통에 주로 사용하므로 근래 과로를 한 적이 없어서 제외했고, 귀비탕은 귀비탕을 쓸 만큼 연약하거나 피부나 혈관이 약하지도 않아서 제외했다. 남은 처방은 다소 열감을 띠면서 실증인 풍치통에 사용하는 청위산과 사위탕이었다. 무엇보다도 오른쪽 뺨이 벌겋게 되면서, 열이 나고 부어올랐다는 점에서 얼굴이 발갛거나 면열감에도 쓰는 청위산을 선정토록 했다. 물론 사위탕도 효력이 있겠으나 청위산이 산제인 만큼, 산제는 일반적으로 증세가 급박하고 효력이 빠를 때 쓴다는 것도 감안하여 속효가 있다고 판단되며 울혈에 사용하는 승마가 군약인 청위산을 쓰기로 했다.

실증의 풍치통과 잇몸부종, 어금니가 처진 것이 있으나, 면열이 겸해 있다는 점에서 청위산을 쓰기로 한 뒤 효력증대를 위해서 2배량으로 하고, 흡수를 빠르게 하기 위하여 탕제로 하여 우선 3일분으로 6첩을 지어주었다. 보통 탕약은 1일 3회 복용하나 지금은 당장 통증이 심하므로 청위산을 급히 달여 1일 5~6회 정도로 회수를 가리지 않고 가급적 많이 복용하라고 했다.

청위산을 이틀분을 먹고 처남에게서 전화가 왔다. 흥분된 억양으로 목소리가 커지면서

1. 윗니, 아랫니가 맞닿아 아무것도 못 먹었는데 이제는 밥을 씹어도 아무렇지 않다고 한다.
2. 진통제를 먹지 않아도 극심하던 통증도 없어졌고 아프지 않으니 살 것만 같다고 한다.
3. 제일 좋은 것은 처져서 내려온 윗니가 올라갔다며 흥분했다. 빼야 한다고 했는데
4. 물론 잇몸 전체가 부은 부기도 거의 모두 빠졌다.
5. 아직 완전히 다 나은 것은 아니나 아프지 않고 이 정도만 되어도 날아갈 것만 같다고 한다.
6. 그래서 부기도 빠지고 아프지 않아서 잇몸 수술을 하고 임플란트를 하기로 했다.

청위산을 복용하고 속효가 있으며 모든 증세가 격감한 것으로 봐서 청위산이 처남의 치통에 적합하다고 보고 이번에는 수술 전 치과 치료과정 등을 고려하여 10일분으로 20첩을 2회 연속으로 지어주었다.

이후 수술 전에도 치과의 잇몸수술 전 과정에도 청위산을 복용했고

1. 임플란트 수술 후에도 치과에서 주는 진통제와 항생제는 전혀 먹지 않고 청위산만 복용했으며, 임플란트 수술 후에 나타나는 통증이나 잇몸부종 등도 전혀 나타나지 않았다.
2. 이번 경험을 통해서 풍치통으로 인한 치통에 청위산이 효능이 있음을 확실하게 알 수 있었고
3. 치과의 잇몸수술이나 임플란트 수술 전후로 오는 후유증을 감소시키거나 없앨 수 있었다.

또한 풍치통이나 수술 전후 진통제나 소염제, 항생제와 같은 양약을 복용함으로써 오는 위장이나 피부발진 등 몸에 대한 손상을 받지 않아서 좋았다며 너무 신나하면서 고마워했다.

(생지황 대신 생건지황을 1/3량으로 넣었다.)

1-4. 과음형 풍치통(風齒痛)

● 이 ○ ○ 남 60세 태음인 경기도 안양시 동안구 호계동 대림아파트

필자의 아우이다. 젊어서부터 과음한 탓인지 평소부터 치아가 좋지 않아서 작년에 위에 있는 4개의 어금니를 한꺼번에 빼고 난 뒤 이빨이 하나도 없게 되어서 틀니를 해 넣은 상태이다. 아랫니는 어금니가 오른쪽에 3개 왼쪽에 2개가 남아 있는 상태이다. 현재 임플란트를 하려고 생각중이다. 5일전 친구들과 냇가에 천렵을 가서 2일간 연속하여 과음했다. 첫째 날에는 소주를 4병 둘째 날에는 5병을 마셨다. 그로 인한 영향인지

① 과음한 다음날부터 잇몸 전체가 붓고 아파서 견딜 수가 없다. ㉠ 가만히 있어도 아프다. 침만 삼켜도 아프다.
㉡ 풍치통으로 밥은커녕 죽도 먹지 못하고 물만 넘기는 상태이다. ㉢ 손으로 가볍게 만져도 이빨이 흔들거린다.
② 치과에서 X-ray를 찍어보니 치아뿌리가 얼마 걸려있지 않다고 했다.   ㉠ 잇몸도 많이 내려 않았다고 한다.
㉡ 6개월 전에도 풍치통으로 1일간 고생을 한 적이 있다. 당시는 가만히 있을 때는 아프지 않았으나 음식을 씹을 때는 몹시 아파 음식을 못 먹었다. ㉢ 이번이 전보다도 통증과 상태가 더 심하다.   ③ 평소에 술을 좋아하여 자주 마시는 편이고 폭음하는 경향이 있다.   ④ 추위와 더위를 타는 것은 보통이고   ⑤ 평소 식사나 소화 그리고 대소변은 모두 이상이 없다.   ⑥ 성격은 약간 과묵한 경향이고 원만하다.   ⑦ 얼굴이 벌겋거나 열이 있지는 않다.

이 풍치통의 직접 원인은 과음으로 판단된다. 술을 마시면 알콜이 분해되면서 에너지가 증가되고 열에너지도 증가한

다. 이에 따라 혈액순환이 증가하고 말초혈관도 증가된 혈행에 적합하게끔 일시적으로 확장된다. 이후 알콜 성분이 다 연소되면 에너지도 열에너지도 혈관도 평상시처럼 회복되는데 이 과정에서 늘어났던 혈관이 평소보다 약간 더 수축되었다가 원래대로 환원되는 경향이 있다. 또 음주로 인해 특히 몸이 약하거나 피로할수록 혈관이나 주위 조직들이 이완되는 경우가 많이 나타나게 된다. 결국 혈관의 이완과 울체가 동시에 오면 혈관과 혈관 주위 조직이 충혈되고 정도가 심해지면 잇몸이 붓거나 들뜨면서 통증이 오게 되는 것이고 이번의 풍치통이 이와 같은 연유에서 발생한 것이라 보았다.

풍치통은 잇몸의 병이며, 이빨의 병이 아니다. 잇몸의 병이므로 잇몸의 상태를 개선하면 풍치통은 저절로 치유된다. 원인에 따라서나 신체조건이나 신체 상태에 따라서 치법이나 처방이 다양하겠지만 이 경우에는 현재의 상태가 충혈과 열성을 띠고 있는 상태라 울혈을 치료할 활혈의 치법과 울혈성 열성상태를 치유하는 청열의 치법을 겸하도록 했다.

풍치통에 사용하는 처방으로는 옥지산, 청위산, 사위탕, 귀비탕, 쌍화탕, 감로환, 박하뇌 첨부 등 여러 처방이 있다. 옥지산은 노화나 노화를 겸한 허약으로 혈관이 연약해져 나타나는 풍치통에 사용하나 주로 노년층에 사용하며, 다소 만성적인 경향이 있을 때 사용하므로 음주 후 급성으로 나타난 지금의 상태와는 다르다고 보고 제외했다. 귀비탕은 신경을 많이 쓰거나 평소 연약하거나 피부가 희고 연약한 사람들의 혈행울체로 인한 풍치통에 사용하나 다소 반복적 성향과 만성적, 허약성을 기반으로 하므로 제외했다. 쌍화탕은 과로 등 육체적 노동의 과다나 체력저하로 인해 나타나는 풍치통에 사용하므로 원인이 달라 제외했다 박하뇌 환부첨부는 즉효가 있으나 지속성이 확실치 못하여 제외했다. 남아있는 청위산이나 사위탕 모두 이 경우에는 적합하다고 보이나 음주를 과도하게 한 뒤 열의 울체로 나타난 풍치통이라는 점에서 안면 발적에도 사용하는 청위산을 선택했다. 또 6개월 전 처남의 격심한 풍치통에 청위산을 사용하여 속효를 본적이 있었기 때문에 풍치통이라도 열울성만 확인되면 속효가 있는 청위산을 사용하는 것이 적합하다고 판단했던 것이다.

과음 뒤 나타난 풍치통이 열울로 나타난 청위산의 병리상태와 적합하다고 보고 청위산 본탕을 탕제로 하여 5일분 10첩을 지어주었다.

1. 청위산을 1일 동안 복용해도 별다른 변화가 없었다.
2. 2일째 복용하니 잇몸이 아픈 격심한 통증이 사라졌다.
3. 죽도 못 먹던 것이 이제는 밥을 씹어 먹을 수가 있었다.
4. 동시에 아랫니 아픈 잇몸 부위에 물집처럼 생겼는데 칫솔로 양치를 하니 피가 나왔고 없어졌다.
5. 평소에도 흔들면 흔들리는 이빨이 흔들어도 흔들리지 않는다.
6. 처음 2일간 아플 때는 약맛이 쓰다는 것을 못 느끼다가 나아지니 이제는 약맛이 쓰다고 한다.

풍치통은 약을 멎지 않아도 시간이 지나면 저절로 낫는 경우가 있는데 약을 먹고 나았는지 어떻게 아느냐고 묻자, 통증은 그렇게 생각할 수도 있겠으나 전에는 풍치통이 나은 뒤나 평소에도 이빨이 흔들면 흔들거리던 것이 이제는 흔들리지 않고 단단해진 것을 보면 청위산으로 나은 것이 분명하다고 한다.

2-1. 면열(面熱), 하악부 발적, 기면(嗜眠), 피로(疲勞)

다음은 양수왕 선생의 경험이다.

● 양 ○ ○ 남 23세 태음인경향 대학생 172cm 67kg 서울특별시 동대문구 회기동

① 10여 년 전부터 항상 면열이 있으며 조금만 피로할 경우에도 면열 증세가 아주 심해진다. 아주 예전에 피부과에서 호르몬 부조화로 인한 증상이라는 진단을 받고 경구약을 투여했으나 효과를 보지 못했다. 황련해독탕 산제를 먹어본 결과 면열이 줄어드는 효과가 있었으나 얼마 가지는 못했다. ② 하악부 발적이 있으며, 2007년 3월경 홍삼정 1000알짜리를 1일 3회 각 5알씩 복용하고 운동을 하면서 단백질 보충제를 먹기 시작하면서 심해졌다. ③ 기면 및 피로감이 있고 면열이 심해질수록 더욱 심해진다. 기면 증상은 면열 증상과 더불어 일어났다. ④ 심한 공복감이 있다.
⑤ 쉽게 피로하며 눈이 피로하고 아침에 잘 못 일어난다. ⑥ 더위 심하게 타고 추위는 잘 안 타는 편이다.
⑦ 운동시 땀이 많은 편이며 이때는 면열이 심해진다. ⑧ 소화력은 좋다. 대변은 1일 1~2회 본다. ⑨ 소변은 노란색인 편이다(평소 비타민 B ,C 복용 중). ⑩ 평소 음주를 즐기고 흡연도 한다. ⑪ 수면시간은 보통 6~7시간이며 약간만 수면시간이 줄어도 다음날 정신을 못 차릴 정도로 피로감이 온다.

주증상은 면열이다. 면열은 얼굴에 있는 피부의 혈관이 확장되어 적혈구가 많이 모여 있다는 것이다. 다른 신체 부위와 다르게 얼굴만 붉고 열이 나타나는 것은 자율신경 실조 등으로 인한 두면부 혈관의 이상항진이 아닌가 생각해 보았다. 면열이 홍삼정 복용 후 악화되었기에 기존의 요인에 홍삼으로 인해 에너지와 열에너지가 증가하면서 순환을 증가시켜 혈관을 더 확장시켰기 때문이라는 생각이 든다.

일반적으로 열로 인해 확장된 혈관을 수축시키려면 열을 떨어뜨리는 찬 성질의 청열 치법을 사용한다. 이 경우는 쉽게 피로하며 아침에 잘 못 일어나는 등의 허약의 증세도 겸해 있어서 청열제 위주로 사용하기에는 고려해 볼 점이 있으나 일단 한번 사용해 보기로 했다.

면열에 사용하는 처방으로는 승마황련탕을 위시하여 청위산, 황련해독탕, 치자시탕, 양격산, 백호탕 등이 있다. 대부분 황련 등의 찬 성질을 가진 약들이 많이 포함되어 있으나 고전을 보면 면열의 대부분이 위열로 나타난다는 점에 주목하여 위열로 인한 면열이나 치통에 사용하는 청위산을 검토하게 되었다. 특히 홍삼정 복용 후 악화되었기에 여기에서 그 원인을 찾아보았다.

면열과 하악부 면적이 위열로 인한 것이라 보고 위열에 사용하는 청위산 본방으로 1제를 달여 복용했다.

① 청위산을 복용한 뒤 면열 증상이 조금 약해지고

② 피로감이 확연히 줄어들었다.

③ 기면 증상도 없어졌다.

④ 목표로 했던 하악부 발적은 약 복용 전후로 3일에 2일 꼴로 음주하게 되면서 뚜렷한 효과는 보지 못했다.

약을 모두 복용한 후 아무것도 복용하지 않게 되자 다시 예전과 같은 증상이 재발했다. 청위산을 1제 더 먹일지 다른 처방을 통해 치료해야 할지 구상중이다.

2-2. 면홍(面紅), 음주 후 피로(疲勞)

다음은 최진희 선생의 경험이다.

● ○○○ 남 50대 태음인 포장마차 주인 서울특별시 성북구 길음동

키가 작고 헬스를 해서 몸이 아주 좋고 머리카락 숱이 적은 태음인이다. 온 얼굴에 화상을 입어 얼굴 전체가 매우 붉은 형태를 띤 사람으로 술을 마시면 더욱 붉어지며 일부는 검어지는 현상도 있다. 술 때문에 부인과 함께 온 사람이다. 하루에 기본적으로 막걸리 한 병에 청하 두 병을 마신다.

보약을 지으러 왔으나 증상을 들어보니

① 술을 먹으면 구취(口臭)가 심하다. ② 공복감을 자주 느낀다. 돌아서면 배가 고프다고 한다. ③ 피로하다.

④ 병원에서 간수치가 높다고 한다. 그래서 술을 계속 먹으면 죽는다고 했다. ⑤ 2년 전 코피를 심하게 흘려 입원한 적이 있다.

술을 마시면 얼굴이 붉어지는 남성의 열울(熱鬱)을 풀어주기 위하여 청위산을 사용하기로 하고 청위산에 숙취(宿醉)를 감안하여 대금음자를 합방하여 15일분으로 20첩을 지어주었다.

1. 소화력이 더욱 좋아졌다.

2. 얼굴에 붉은 것이 경감되었다.

3. 피로감도 덜 느낀다.

4. 술 생각은 여전히 난다.

청위산에 대금음자를 합방하여 복용 후 몸은 괜찮아졌으나 술 생각은 여전히 난다고 했다. 이때 부인과 함께 왔는데, 부인이 울면서 말하기를 이 환자가 술만 먹으면 사람이 바뀌어 포악해지며 하고 싶은 말을 다하고, 기물을 부수어 경찰에 입건된 적도 있어 이번에 술을 끊지 않으면 이혼하겠다고 했다. 이 환자는 마치 죄인처럼 앉아 있었다. 이번에는 술 생각이 안 나는 약으로 지어달라고 했다. 이 사람은 이후 창이자 단방을 복용하고 술도 끊고 얼굴의 붉은 것도 없어져 깨끗하게 되었다.

下統121 寶 사위탕 瀉胃湯

當歸 川芎 赤芍藥 生地黃 黃連 梔子 牧丹皮 荊芥 薄荷 防風 甘草 各一錢

治 牙痛 如神
[活套鍼線] 胃熱痛(牙齒)
[適 應 症] 태열, 아토피성 피부염, 피부발진, 면적, 여드름, 피부건조, 얼굴건조, 입술건조, 피부갑착, 피부 가려움, 변비, 풍치통, 지도설

사위탕은 열성상태에서 발생하는 풍치통(風齒痛)에 쓰는 처방이다. 그러나 현재는 주로 열성상태에서 나타나는 태열(胎熱), 아토피성 피부염(皮膚炎), 여드름, 구내염(口內炎) 등에 더 많이 사용한다. 인체에 적체(積滯)된 열을 발산(發散)시키고 소통(疏通)시켜 치통(齒痛)을 치료하는 것인데, 사물탕의 조혈(造血)·활혈(活血)·자윤(滋潤)의 기능과 황련, 치자, 목단피의 청열(淸熱)의 기능, 형개, 방풍, 박하의 소통(疏通)·발산(發散)의 기능이 모두 포함되어 있어서 열성상태에서 혈액이 울체(鬱滯)되어 피부에 염증이 생기거나 점막(粘膜)이 충혈(充血)되었을 때 사용하는 것이다.

활투침선을 보면 위열통(胃熱痛)에 사용하는 것으로 되어 있다. '위열(胃熱)로 이가 아프고 잇몸이 곪으며, 찬 것을 좋아하고 더운 것을 싫어하는 것'을 위열통(胃熱痛)이라고 한다. 그러나 이것은 옛날 사람들이 양명위경이라는 것에 기준을 두고 이렇게 표현한 것일 뿐 실제로는 열성상태에서 잇몸조직에 울혈(鬱血)이 발생하여 치통이 나타나는 것으로 보아야 한다. 찬 것을 좋아하고 더운 것을 싫어하는 것을 보더라도 몸 전체적으로 열성상태라는 것을 확인할 수 있다. 잇몸에 울혈(鬱血)이 발생하면 신경이 자극되어 통증이 유발되는데, 사위탕은 활혈(活血)과 청열작용(淸熱作用)을 통해 울혈(鬱血)을 해소하여 치통을 치료한다. 그러나 모든 치통에 사위탕을 사용할 수 있는 것은 아니며, 열실한 사람의 치통에 써야 효력이 있다.

필자는 울혈(鬱血)을 해소시키는 사위탕의 약리를 응용하여 태열(胎熱)이나 아토피성 피부염(皮膚炎)에도 사용하고 있다. 임상에서 가장 치료하기 어려운 질병 중 하나가 태열(胎熱)인데, 태열을 치료하기 위해 여러 서적을 참고하고 주위 사람들에게 조언을 구했으나 만족할 만한 결과를 얻지 못했다. 많은 처방을 찾아보는 과정에서 사위탕의 구성을 살펴보니 청열(淸熱)·보혈(補血)·발산(發散)의 작용을 동시에 포함하고 있어 울혈상태(鬱血狀態)에서 열발산(熱發散)이 장애되어 태열이 생겼을 때 사용할 수 있다는 것을 깨달았다. 그래서 피부질환에 응용할 수 있겠다는 판단을 하고 태열과 아토피성 피부염에 사용했는데, 괄목할만한 성과를 거두었고 그 뒤로는 사위탕을 치통(齒痛)보다는 태열과 아토피성 피부염에 빈용하고 있다.

소아에게 태열(胎熱)이 많은 이유는 성장기이므로 에너지의 한 형태인 열에너지가 많아서 열성상태가 될 소지가 많기 때문이다. 이러한 상태에서 피부 말초혈관의 순환장애가 발생한 경우에는 피부를 통한 체열발산이 원활하지 못하여 피부염이 생기게 된다. 또 소아들은 보통 우유나 버터, 계란 등 고지방 음식을 다량 섭취하기 때문에 피하조직이 두터워져 열발산이 방해되어 혈액의 울체(鬱滯)를 가중시키는 결과를 낳아 태열 증상을 야기한다. 이런 예로 볼 때 서구에서는 지방이 많은 음식을 먹기 때문에 알레르기성 피부염과 태열이 흔하다는 것을 이해할 수 있다. 인체는 이러한 상태를 극복하기 위해 피부의 열발산을 촉진시키는 방편으로 피부의 표면적을 늘리는데, 이 과정에서 발적(發赤)과 발진(發疹)이 생기고, 이것이 심해지면 종창(腫瘡)이 발생한다. 이것이 바로 아토피성 피부염의 주요한 기전이다.

근래에 태열(胎熱)이 증가하는 이유는 어릴 때 분유를 많이 먹이는 것과 모유를 먹이더라도 어머니가 태열을 유발할 수 있는 음식을 섭취하기 때문이라고 생각한다. 분유는 우유를 기본으로 해서 만드는데, 축산가들이 생산량을 높이기 위해 젖소에게 농축된 사료를 주어 우유는 과영양상태로 된다. 이러한 우유를 원료로 분유를 만들 때 모유와 비슷하게 하기 위해 필요한 영양분을 첨가하게 되는데, 분유는 어디까지나 모유가 아닌 소젖인 만큼 유아의 체내에서는 젖소의 젖에 내포되어 있는 여러 종류의 이질적인 단백질 등의 항원물질에 대하여 면역반응이 일어날 수 있다. 또한 첨가된 영양분이나 구조가 다른 소젖의 단백질을 미처 분해하지 못할 수 있어 태열이나 아토피성 피부염이 나타난다고 볼 수 있다. 물론 모유를 먹이는 경우에도 어머니가 부적절한 음식을 섭취하면 태열을 유발할 수 있기 때문에 산모의 식이조절은 태아의 건강에 중요하다.

위에서는 아토피성 피부염과 태열의 용어를 혼용하고 있는데, 엄밀하게 표현하면 비록 증상은 비슷하지만 원인이 다르다고 하는 것이 옳다. 즉 태열(胎熱)은 모태의 영향을 받아 발생하며, 아토피성 피부염(皮膚炎)은 우유나 식품첨가제 같은 후천적인 영향을 받아서 발생한다. 그러나 발생하는 상태(狀態)가 같고 나타나는 증상(症狀)도 비슷하기 때문에 실제로는 크게 구분하지 않고 혼용하는 것이다.

처방구성 처방구성을 보면 당귀는 항혈전작용(抗血栓作用)을 하여 혈액순환을 원활하게 하고 철분결핍으로 인한 빈혈에 좋은 효과를 나타낸다. 천궁은 관상동맥과 말초혈관을 확장하여 혈액순환을 원활하게 한다. 적작약은 평활근의 경련을 억제하고, 중추신경 흥분을 억제하여 진통, 진경, 진정작용을 한다. 생지황은 충분한 전해질을 인체에 공급함으로써 묽은 혈액을 진하게 만들어 주어 혈허(血虛)를 개선한다.

황련은 소염작용이 강하여 다양한 염증을 개선하고, 치자는 혈관의 울혈(鬱血)과 충혈(充血)을 완화시킨다. 목단피는 말초혈관의 장력을 강화하고 항혈전작용을 하여 혈액순환을 촉진하며, 중추신경의 흥분을 억제하여 진통, 진경작용을 한다. 형개는 피부의 혈행(血行)을 촉진하며 방풍과 합하여 화농성 질환에 사용한다. 박하는 소염작용과 진통작용을 하며, 감초는 스테로이드 호르몬과 유사한 작용이 있어 항염증작용, 해독작용, 해열작용을 한다.

처방비교 **귀비탕**과 비교하면 두 처방 모두 치통에 사용한다는 공통점이 있다. 귀비탕은 평소 연약하고 피부가 건조하며 발뒤꿈치가 갈라지는 등의 증상을 보이는 사람에게 적합하며, 조직의 연약으로 인한 치은조직의 혈액순환부진 때문에 발생한 풍치통에 사용한다. 반면 사위탕은 체열이 높고 소화력이 좋은 사람에게 적합하며, 잇몸조직의 울혈로 인한 풍치통에 사용한다.

아토피성 피부염에 사용하는 **오복화독단**과 비교하면 두 처방 모두 울열(鬱熱)로 인한 피부염에 사용한다. 오복화독단은 신생아에게 빈용하며 사위탕을 쓸 사람보다 열실한 편이고 증상의 정도가 더 심한 경우에 사용한다. 반면 사위탕은 혈허(血虛)와 혈열(血熱), 발산장애가 겸해 있는 아토피성 피부염에 사용한다.

생료사물탕과 비교하면 두 처방 모두 찬 성질의 약재와 사물탕이 포함되어 있어 아토피성피부염에 응용할 수 있다. 생료사물탕은 혈액의 소통장애로 인해 피부에 발진(發疹)이나 창(瘡)이 생겼을 때 사용하며, 약성을 이용하여 태열에도 사용하는데, 태열의 정도가 가볍고 원인이 혈액의 혼탁일 때 사용한다. 반면 사위탕에는 생료사물탕의 약성이 포함되어 있어 혈액의 혼탁과 더불어 열증(熱症)이 더 심할 때 사용할 수 있다. 따라서 생료사물탕보다 태열의 정도가 더 심할 때 사용한다.

➡ 활용사례

    1-1. 태열(胎熱), 소양감(搔痒感) 여　6세　소양인
    1-2. 태열(胎熱), 소양감(搔痒感) 남　3세　태음인
    1-3. 태열(胎熱), 피부요철(皮膚凹凸), 발진(發疹), 소양감(搔痒感), 대변비결(大便秘結) 여　7세　태음성소양인
    1-4. 태열(胎熱), 발진(發疹), 피부건조(皮膚乾燥), 소양감(搔痒感) 여　6세　태음인
    1-5. 태열(胎熱), 소양감(搔痒感), 면적(面赤) 여　14세　소양성태음인
    1-6. 태열(胎熱), 소양감(搔痒感) 여　1세　태음인
    1-7. 태열(胎熱), 얼굴건조, 붉은 반점 여　9개월　태음인
    1-8. 태열(胎熱), 입술건조, 피부건조(皮膚乾燥) 여　19세　소양성소음인
    1-9. 아토피성 피부염(皮膚炎), 등 발진(發疹) 여　10세　소양인
    1-10. 아토피성 피부염(皮膚炎), 버짐, 변비(便秘) 여　2세
    1-11. 아토피성 피부염(皮膚炎) 여　17세　태음인　163cm 47kg
    2-1. 신생아 지루성 피부염(皮膚炎), 아토피성 피부염(皮膚炎) 남　생후 1개월
    2-2. 면적(面赤), 지루성 피부염(皮膚炎) 남　24세　64kg
    3-1. 피부발진(皮膚發疹) 여　63세　소양성태음인
    3-2. 벌레물린 뒤 피부발진(皮膚發疹), 가려움, 진물 남　43세
    4-1. 두드러기, 소양감(搔痒感) 여　49세　태음인
    4-2. 가려움, 지도설(地圖舌) 남　6세　소음인　103cm 17kg
    4-3. 소양감(搔痒感) 남　10세　초등학교 3년　133cm 26kg
    5-1. 소아 땀띠, 피부소양 남　6세
    6-1. 여드름 여　24세　태음인
    6-2. 여드름, 대변빈번(大便頻繁), 연변(軟便), 피로(疲勞) 여　36세　소양인　161cm 46.5kg
    6-3. 여드름 여　25세　태음인
    6-4. 여드름 여　20세　태음인 대학생　163cm 56kg
    7-1. 과로로 인한 잇몸염증 남　4세
    8-1. 상열감(上熱感) 여　22세　소양인
    9-1. 의치 냉감, 풍치통 남　54세

1-1. 태열(胎熱), 소양감(搔痒感)

● 신 ○ ○　여　6세　소양인　경기도 안양시 관양1동

눈이 작고 얼굴이 달걀형이며 단단한 모습의 소양인으로 보이는 여자아이다.

① 4년 전인 2살 때부터 태열이 심했으며 전신이 닭살처럼 일어나고 목욕한 뒤에 더욱 심하다.　② 전신이 가려워 수시로 긁는데 저녁이나 밤이면 더 심하다고 한다.　③ 온몸에 딱지처럼 더덕더덕 무리 지어 태열이 있다.　④ 생선이나 멸치를 잘 안 먹이는데도 소변에서 멸치 냄새 같은 것이 난다.

소화력이 왕성한 소양인 여아의 혈열(血熱)로 인해 발생하였다고 느껴지는 태열을 목표로 사위탕 1.5배량으로 5일분10첩을 지어주었다.

16일 뒤에 어머니와 다시 왔을 때 보니 증세가 전보다 가벼워진 것 같다고 하며, 5일 전에 목욕을 하고 나니 다시 발진(發疹)이 일어났고, 약을 복용하는 중에 복통과 설사가 있었다고 한다.

사물탕이 포함되어 있고 황련, 치자, 목단피 같은 찬 성분의 약이 과량으로 체내에 들어가므로 발생한 문제로 보고 약량이 많아서 복통과 설사가 나타나는 것이라고 말해 주었다.

다시 아이 어머니의 요청대로 지난번과 같은 사위탕 1.5배량으로 5일분 10첩을 지어주었다.

18일 뒤에 다시 왔을 때는 태열이 많이 사라졌으며 목욕 뒤에 심하던 것도 전보다 덜하며, 목욕한 뒤 온몸이 더덕더덕하던 것이 땀띠처럼 발진만 된다고 한다. 또한 저녁에 잘 때 가렵다거나 긁는 일이 가끔씩 있다고 한다. 어머니의 요청대로 다시 지난번과 같은 사위탕 1.5배량으로 5일분 10첩을 지어주었다.

어머니의 말을 들어보면 3번째 약을 먹고 다 나아서 괜찮았다고 한다.

1-2. 태열(胎熱), 소양감(搔痒感)

● 신 ○ ○　남　3세　태음인　경기도 안양시 달안동 샛별 한양아파트

태음인으로 보이는 남아이다.

① 출생 이후 태열로 전신(얼굴 제외)이 가려워서 긁고 밤낮을 가리지 않는다.　② 특히 오금 부위가 심하다.

③ 평소 머리에 열이 많다.   ④ 아프면 전신에 열이 심하다.   ⑤ 밤낮으로 땀이 많이 난다.   ⑥ 식욕이 부진하고
⑦ 평소 물을 많이 마시는 경향이 있다.   ⑧ 병원에서 아토피성 피부염(태열) 또는 알레르기성 피부염이라고 했다.
출생 이후 피부소양을 특징으로 하는 태열을 목표로 사위탕 2배량에 소화장애를 예방하기 위해 백출 4돈과 보약을 겸
해 달라고 하여 황기 4돈, 녹용 1돈을 더하여 2일분 4첩을 지어주었다.
약 3개월 후에 확인해 보니, 밤낮없이 전신이 가려운 피부소양이 소실되었고 편식을 하는 경향이 줄었다고 한다.

1-3. 태열(胎熱), 피부요철(皮膚凹凸), 발진(發疹), 소양감(搔痒感), 대변비결(大便秘結)

● 정 ○ ○ 여 7세 태음성소양인 경기도 안양시 관양동 궁전빌라
어려서부터 아토피성 피부염이 있어 계속 증상이 지속되어온 어린이다.
① 몸 전체의 피부가 오돌토돌하며 거칠다.   ② 몸 전체의 피부가 하얗게 일어난다.   ③ 팔꿈치나 다리, 오금 등 관
절부위에는 땀띠처럼 발진이 일어난다.   ④ 밤이면 가려워서 긁어 달라고 한다.   ⑤ 날씨가 덥거나 피로하면 더 심
하다.   ⑥ 대변은 2~3일에 1회 정도 보며 된 편이다.   ⑦ 시원한 음식을 좋아하고 물은 거의 안 마신다.   ⑧ 식욕
과 식사량은 보통이고 소화는 잘된다.   ⑨ 짜증과 신경질이 심한 편이다.
태열을 목표로 사위탕 본방으로 10일분 20첩을 지어주었다.
20일 뒤인 8월 중순에 경과를 확인해 보니, 지난번 약을 복용한 뒤부터 피부가 거칠고 요철이 심하던 것이 없어지고,
손으로 피부를 만져보면 전보다 많이 부드러워졌다고 한다. 대변도 2~3일에 1번 보던 것이 약을 복용한 뒤부터는 1
일 1번씩 본다고 한다.
증세의 변화로 볼 때 태열증상이 점차 나아가고 있는 것이라고 보고 지난번과 같이 사위탕 본방으로 10일분 20첩을
지어주었다.
20일 뒤인 8월말에 다시 내방했다. 지난번보다 피부도, 관절 부위의 발진도 더 좋아졌으며, 요즘은 잘 때 가려워서 긁
어 달라는 소리를 전혀 않는다고 한다. 단지 얼굴에는 약하게 피부가 희끗한 것이 약간 남아 있다고 한다.
다시 지난번과 같이 사위탕으로 1제를 지어주었다. 2년이 지난 지금까지 다시 내방하지 않은 점으로 봐서 완전히 다
나은 것으로 짐작하고 있다.

1-4. 태열(胎熱), 발진(發疹), 피부건조(皮膚乾燥), 소양감(搔痒感)

● 홍 ○ ○ 여 6세 태음인 경기도 의왕시 오전동
3~4년 전부터 태열이 있다.
① 양팔 굽혀지는 곳에 땀띠 같은 발진이 돋아나고 가렵다.   ② 얼굴의 눈 밑도 약간 붉고 건조하며 가렵다.
③ 등에도 발진이 있고 전신의 피부가 거칠고 건조하다.   ④ 요즘은 가려운지 밤새도록 긁는다.
⑤ 당시마다 병원에서 주는 약을 먹고 바르면 며칠 나았다가 또 다시 반복된다.
⑥ 대변은 2일에 1번보고 된 편이다.
태열을 목표로 사위탕 2배량으로 10일분 20첩을 지어주었다.
4개월 뒤인 6월 말에 다시 내방했다. 지어준 약 1제를 먹고 깨끗이 나아서 그간 발진, 피부 거침, 가려움이 모두 없어
져서 그간 이웃의 같은 증세의 아이들을 많이 소개해 보냈다고 한다.
그런데 1주일 전부터 전보다는 덜하지만 다시 팔 굽히는 곳에 땀띠처럼 발진이 생겼다고 한다. 더운 계절인 여름이
다가오니 태열이 다시 나타난 것이다.
태열은 약을 1제 복용하고 완전히 낫는 경우도 있으나 대부분 3~10제는 복용해야 완전히 낫는다. 이 아이의 경우는
약 1제를 먹자 증상이 사라져 완전히 나은 것으로 보았으나, 아직 그 근원이 완전히 치료된 것은 아닌 것 같다고 설
명해 주었다.
증세가 지난번과 같고 전에 사위탕을 복용하고 효과가 있었으므로 이번에도 전과 같은 사위탕으로 1제를 지어주었다.

1-5. 태열(胎熱), 소양감(搔痒感), 면적(面赤)

● 최 ○ ○ 여 14세 소양성태음인 인천광역시 연수구 동춘7동 대림3차아파트
보통 키에 얼굴이 둥글고 약간 비대한 중학교 여학생으로 어려서부터 아토피성 피부염이 있어서 고생을 하고 있다면
서 5월인 현재는
① 몸 전체가 가렵다.   ② 여름에는 짓무르고 겨울에는 빨개진다.   ③ 얼굴이 붉다.   ④ 얼굴과 목이 하얗게 일어
난다.   ⑤ 목 밑이 부스럼처럼 일어난다.   ⑥ 다리의 피부는 닭살 같다.   ⑦ 재작년부터 감기에 걸리면 천식(喘息)
증상이 나타난다.   ⑧ 땀이 많은 편이다.   ⑨ 몸 전체가 뜨거운 편이다.   ⑩ 소화는 잘되는 편이다.   ⑪ 월경통이
심하다.   ⑫ 쉽게 피로를 느낀다.   ⑬ 대변과 소변은 정상이다.

태열을 목표로 사위탕 2배량으로 10일분 20첩을 지어주었다.

보름 뒤에 다시 약을 지으러 왔다. 경과를 확인해 보니, 피부 가려움과 얼굴 붉어지는 것이 격감했다고 한다.

그래서 다시 사위탕 2배량으로 10일분 20첩을 지어주었다.

보름 뒤에 다시 약을 지으러 왔을 때 경과를 확인해 보았다. 두 번째 약을 복용한 이후 얼굴과 목에 하얗게 일어나는 것이 소실되었고 목 밑에 부스럼처럼 트는 것도 소실되었으나, 가려움 증세가 약간 더하고 배가 사르르 자주 아프며 설사를 한다고 했다.

증세가 호전되는 것이라 생각하고 다시 사위탕 2배량으로 10일분 20첩을 지어주었다.

한 달 보름 뒤인 8월 초순에 다시 지난번과 같은 증상으로 내원했을 때 확인해 보니, 약을 복용한 후 증세는 격감했으나 화장실을 하루에 2번 가게 되고 약이 진하다고 했다.

아직 태열이 남아 있다는 점을 감안하여 사위탕 2배량으로 10일분 20첩을 지어주었다.

1-9. 아토피성 피부염(皮膚炎), 등 발진(發疹)

● 홍 ○ ○ 여 10세 소양인 경기도 안양시 관양동 럭키빌라

10세 소양인 어린이이다. 3~4년 전부터 아토피성 피부염이 발생하여 여러 치료를 받았으나 효과를 보지 못하고 있다가 소문을 듣고 찾아왔다고 한다.

① 3~4년 전부터 시작된 아토피성 피부염으로 등과 다리가 건조하고 심하게 가렵다. ㉠ 가려움증은 밤이면 더욱 심해진다. 등에는 오돌토돌한 알갱이가 나있다. ㉡ 계절적으로는 봄, 가을에 심하고 겨울에는 덜하다. ㉢ 팔꿈치 안쪽과 오금에는 아토피 특유의 충혈과 건조한 증상이 있다. ② 발가락 사이와 발뒤꿈치가 갈라진다. ③ 추위를 약간 타는 편이고 몸은 건조하다. ④ 손과 발이 약간 차다. ⑤ 시원하고 단 것을 좋아한다. ⑥ 식사량과 소화력은 보통이다.

아토피성 피부염으로 등과 다리에 가려움증을 호소하는 10세 소양인 여아에게 사위탕 2배량으로 10일분 20첩을 지어주었다.

50일 후인 5월 하순에 다시 내원했을 때 확인해 보니, 피부 가려움은 약을 복용한 뒤로 호전되었다가 최근 2주 전부터 다시 긁기 시작한다고 한다. 약을 복용한 뒤로 등에 오돌토돌하게 나있던 것은 전체적으로 많이 없어졌고 살결이 매끄러워졌다. 발가락과 발뒤꿈치 갈라지는 것도 소실되었다가 2주 전부터 다시 약간 갈라진다고 한다.

사위탕을 복용한 뒤로 가려움증과 갈라지는 것이 호전되었으므로, 이번에도 같은 처방으로 10일분 20첩을 지어주었다. 1년 후인 이듬해 5월에 다시 왔을 때 확인해 보니, 처음 복용한 약에 비하면 호전 정도가 미약하여 거의 그대로이다. 또 처음 복용한 약은 달았는데 두 번째 약은 너무 쓰다고 한다.

아토피는 치료 기간이 길다고 말한 뒤 다시 요청대로 같은 약으로 1제 지어주었다.

2-1. 신생아 지루성 피부염(皮膚炎), 아토피성 피부염(皮膚炎)

다음은 강병수 선생의 경험이다.

● 강 ○ ○ 남 생후 1개월 충청남도 천안시 백석동

금년 10월 1일에 태어난 필자의 아들이다. 10월 1일부터 10월 22일까지 대략 3주간 산후조리원에 있을 때까지만 해도 피부가 희고 고운 전형적인 아기였다. 10월 22일 본집으로 아내와 아들이 돌아왔다. 본집은 올해 5월에 입주한 새 아파트이다. 부모가 생초짜 엄마 아빠라서 작은방에 아기 방을 꾸미고 어른들 말씀대로 온도는 따뜻하게 하고 옷과 이불도 추울까 걱정되어 잘 여며주었다. 참고로 아내는 꼭 찬물만 즐겨 마시고 골격도 건실하며 여름에 더위를 잘 타고 식욕이 떨어지지 않는다. 나도 추위는 타지만 내열이 많은 소양인으로 여태껏 식욕이 좋았고 소화도 잘되며 변은 설사를 한 적이 거의 없다. 집에 온 지 며칠 지나서부터 아들 얼굴에 발적이 생기고 발진이 돋았다. 피부도 건조해졌다. 어느 날은 집에 안부차 전화를 했더니 아내가 아기 피부가 이상하다며 울고 있었다. 안 되겠는지 아내가 아이를 예방접종하기 위해 소아과에 데려갔는데 지루성 피부염이라고 진단을 받았고 장기화되면 아토피 피부염이 될 수도 있다고 했다고 한다.

*지루성 피부염-처음에는 땀띠처럼 발진이 생기고 꼭대기에는 약간 노랗게 농점이 잡혔었는데, 이것이 없어지면 처음의 발진 크기보다는 넓고 살짝 융기된 듯한, 표면이 건조한 발적이 있는 미만성 발진으로 변한다. 처음에 미간에서 시작했고 그 다음에 이마, 볼, 두피, 턱, 귀 앞뒤, 귓바퀴, 외이도, 목으로 번졌다. 피부가 노인처럼 주름이 지고 피부각질이 눈에 보일 만큼 많아지고 실제 피부도 만져보면 거칠고 건조하며 뻣뻣하다. 가려운지 자꾸 긁어대서 손싸개로 막아주었다. 현재도 미간, 귀 앞부분, 양볼, 두피, 목둘레 등에 증상이 심하고 목 아래의 신체에도 발진이 있다.

현재 분유와 모유를 혼합수유하고 있는데, 변은 약간 녹황색이며 퍼진 죽상변이다. 아기는 모유든 분유든 잘 먹는다. 코가 좀 막히는 듯하고 노랗고 딱딱한 코딱지가 많다.

신생아는 체열이 높다. 안아보면 뜨끈뜨끈하다. 소아는 소양지체로서 성장에너지까지 있기 때문인데 특히 필자의 아들은 부모를 닮아서 체열이 더 높은 구조일 것이라 생각된다. 아들의 피부염은 피부에서의 열발산장애로 인한 체표혈액 증가와 열울로 인한 것으로 생각된다. 마치 여름에 땀띠가 발생하는 경우와 같다.

따라서 패독산류, 계마각반탕, 승마갈근탕 등 발표와 해기의 주작용이 있는 처방은 적절하지 않다고 생각한다. 만약 환절기에 심해진다거나, 추우면 더한다거나, 호흡기점막의 부종으로 비염, 기관지염 등이 동반된다거나, 몸살감기나 근육통이 동반되면서 발진, 발적을 호소한다면 고려해 볼 수 있다. 물론 아토피가 생겨서 피부가 태선화되어 있거나, 피부염증상이 지방질로 두터워진 부위에 몰려있다거나, 체질적으로 태음인으로 피부가 두터운 사람의 피부병이라든가, 피하지방이 많이 쌓여서 피부가 두텁거나 하다면 상기 처방도 고려해볼 수 있다.

-> 이 부분의 내용은 일종의 가설이다. 상기 언급되었던 처방들은 피부수축, 호흡기점막의 부종, 근육의 긴장시 등 인체의 체표부가 두터워졌을 때 사용한다는 특징이 있는데 물론 말초혈관의 흐름이나 순환을 원활하게 하는 부분이 있겠지만 말이다. 그런데 형개, 방풍, 박하, 선퇴, 금은화, 화피 등의 약물과는 다르다는 것을 어떻게 표현해야 하는가? 그 차이는 체표부의 수축이 있느냐 없느냐로 보는 것이 어떨까? 가설이므로 조언을 해주실 부분이 있다면 언제든 직언을 부탁드린다. 주로 여름철 체표 쪽의 혈울로 더위를 타거나 땀을 많이 흘릴 때 사용하는 당귀보혈탕도 방의는 맞다고 보지만 발진, 발적, 소양감 등의 피부염 증상을 빨리 조정하기는 어렵다고 생각된다. 오히려 산후 혈훈에 사용하는 형개산이 오히려 당귀보혈탕보다는 낫겠다는 생각이 든다. 형개산의 방의에서 발전한 처방이 박하전원, 필용방감길탕, 생료사물탕, 청상방풍탕, 형개연교탕, 방풍통성산이다. 하지만 현 상태에서는 형개산만으로는 부족하다. 결국 피부염증과 충혈상태를 빨리 개선하려면 혈관을 청열하고 수렴시킬 황련해독탕계열의 청열제가 필요하다고 생각한다. 또한 현재 피부가 거칠고 건조하며 충혈이 있으므로 체열이 높고 소화력만 좋다면 사물탕도 써야 한다. 결국 '형개산 혹은 박하전원'의 방의+'황련해독탕'의 방의+'사물탕 혹은 정통산'의 방의가 담겨있는 처방이면 좋을 것 같다는 생각이 든다. 상기 조건을 만족시키는 처방은 1.사위탕 2.형개연교탕 3.방풍통성산 4.생료사물탕 5.주귀음 등이 있다. 이 중에서 아토피피부염과 지루성피부염에 대표처방인 사위탕의 약성을 확인할 겸 써보기로 했다.

사위탕 본방 2첩으로 1L 양을 뽑아서 분유 100ML 타 줄때 한 숟가락 반을 넣었다. 세 숟가락을 넣으면 용케 맛을 알고 먹지 않는다. 11월 2일부터 본격적으로 복용을 시작했다.

11월 21일인 일요일부터 사위탕에서 주귀음가감방으로 처방을 바꾸었다. 사위탕의 청열제를 계속 쓰기에는 부담스러웠다. 주귀음에는 백출과 진피가 다량으로 들어가는데 신생아인 아들은 소화기가 약한 듯해서 도움이 될 것이라고 보고 주귀음을 선택했다.

주귀음에 숙지황을 더해서 완전히 사물탕을 구성했다. 이유는 피부가 건조하고 거칠고 뻣뻣해서였다.

주귀음에는 청열제로 황금이 들어있는데, 청열과 소통 발산을 목표로 박하를 더 넣었다.

소통 발산을 더 잘 시키기 위해서 형개, 방풍, 선퇴, 화피, 금은화 등을 추가했다.

소식제로 산사도 넣었는데 내상성 피부염에 산사가 피부질환에 빈용하는 편이어서 실험을 겸해 가한 것이다. 현재 아직도 완전하지는 않으나 매일 황련과 감초를 달인 물로 목욕을 시키고 사위탕을 매일 2순가락씩 먹였더니 매일 조금씩 좋아져서 처음보다 피부가 많이 부드러워지고 한눈에 봐도 좋아졌다. 주귀음을 연속해서 복용한다면 완전히 소실될 수 있을 것이라는 확신이 조금씩 생긴다.

3-1. 피부발진(皮膚發疹)

● 이 ○ ○   여   63세   소양성태음인   서울특별시 은평구 진관내동

키와 체격은 보통이고 성격이 예민한 소양성태음인으로 보이는 할머니이다.

① 3~4년 전부터 하체의 허벅지, 종아리, 둔부에 군데군데 열꽃처럼 피어오르는 발진이 생겼다. ㉠ 좁쌀처럼 시작해서 커진다. ㉡ 주로 봄가을의 환절기에 심하다. ㉢ 근래에는 목욕을 다녀온 후에 심해졌고, 작년에도 같은 증상이 있었다. ㉣ 환부가 몹시 가렵다.   ② 간혹 불면이 있다.   ③ 간혹 신경을 쓰면 체한다.   ④ 꿈이 안 좋으면 기상할 때 입이 쓰다.   ⑤ 체질적으로 어려서부터 두드러기가 잘 났으며, 중년 이후로는 월경을 할 때 발생한다.   ⑥ 평소 몸이 더운 체질이며, 더위를 심하게 타고 땀이 많은 체질이다.   ⑦ 식욕도 좋고 소화도 잘된다.   ⑧ 잠을 잘 못 자는 편이며 뒤척이고, 잘 깨며 꿈을 자주 꾼다.   ⑨ 평소 가슴이 잘 뛰며 불안하고 가슴이 답답하다.   ⑩ 열이 얼굴로 자주 달아오른다.   ⑪ 기억력이 떨어진다.

평소 열이 많은 태음인의 피부발진 및 소양(搔痒)을 목표로 사위탕 1.5배량으로 10일분 20첩을 투약했다.

14일 후에 다시 내방했을 때 확인해 보니, 피부발진이 거의 소실되어 새로 돋아나는 것도 없고, 지난번 났던 것도 거의 없어졌으나 1~2군데 약간 거뭇하게 흔적이 남아 있었으며 소양증(搔痒症)도 소실되었다고 한다.

상열(上熱)증세도 줄어들었으나 저녁에 가끔 발생하며, 불면은 여전하고 복용하는 중에 변이 묽게 나왔다고 한다.

피부발진의 재발을 염려해서 전과 같은 사위탕에 불면(不眠)과 상열(上熱)을 목표로 산조인, 모려 3돈을 더해서 10일분 20첩을 투약했다.

4-1. 두드러기, 소양감(搔痒感)

다음은 김희정 선생의 경험이다.

● ○○○ 여 49세 태음인 보통체격

① 피부 증상이 있다. ㉠ 예전에 홍합, 해조류를 먹은 뒤 증상이 발생했다고 한다. ㉡ 피로하면 여기저기 두드러기처럼 붉게 나타나고 선으로 그은 듯 줄이 생기며 소양감(搔痒感)이 있다. ㉢ 오후 7~8시 정도에 잘 나타나고 아침에 나타나기도 한다. ㉣ 피부과에 1~2개월 다니면서 양약을 복용했으나 낫지 않는다. ② 예전엔 아침에 눈가가 붉어지고 머리꼭대기도 가려웠다고 한다. ③ 힘쓴 뒤 얼굴이 후끈 달아올랐다가 금방 해소된다.

두드러기와 소양감(搔痒感)을 목표로 사위탕 본방으로 5일분 10첩을 투약했다.

약을 복용하고 두드러기와 소양감(搔痒感)이 많이 호전되었다.

4-2. 가려움, 지도설(地圖舌)

다음은 김정환 선생의 경험이다.

● 김○○ 남 6세 소음인 103cm 17kg 서울특별시 강남구 대치동

키와 체중이 보통이며 소음인으로 보이는 본인의 아들이다.

① 살이 접히는 부위(목, 팔목, 무릎 뒤)와 등 부위를 매우 가려워한다. 특히 잘 때 심해진다. ② 특히 팔목과 무릎 뒤의 경우 피부가 건조한 상태에서는 각질이 생기며 로션 등으로 수분을 공급하면 피부색이 빨갛게 변한다. 다른 부위보다 피부가 두꺼워진 상태이다. ③ 혀에 지도설(地圖舌)이 있다. ④ 눈 밑이 검은 색을 띤다. ⑤ 아이가 요즘 들어 피곤해하고 자주 누우려 한다. ⑥ 쉽게 놀라고 짜증을 잘 낸다. ⑦ 밥을 잘 먹지 않는다. ⑧ 아토피 증상은 태어날 때부터 지속되고 있으며 3~4세 때 소아한의원으로 유명한 곳에서 몇 제 약을 지어 먹고 많이 나아졌다. ⑨ 지금도 아주 심하게는 아니지만 위의 증상이 주기적으로 나타나고 있다. ⑩ 병원에서 4세쯤 알레르기 테스트를 받았을 때 결과를 보고 담당의사가 모든 음식에 대해서 반응을 나타내지는 않으나 타고난 알레르기 수치가 매우 높다고 말했다. 의사는 아이의 아토피 증세가 그리 심하지 않은 것을 보고 아주 신기해했다.

6세 된 소음성 태음인 남아의 아토피성피부염을 목표로 사위탕 본방으로 투약하는데 1첩을 1일분으로 하여 4첩을 지어주었으며 꾸준히 아토피용 로션을 발라 주었다.

한 첩을 먹이고 나서 아이의 몸이 바로 차가워진 것을 보고 약의 반응에 놀랐다. 아이는 몸이 차가워져서인지 덜 가려워했다. 4첩을 모두 먹인 후 아이의 피부도 어느 정도 호전되어 가는 것을 확인할 수 있었다. 그러나 지도설(地圖舌)은 그대로였다. 이후 더 먹여보려 했으나 아이가 이전보다 몸이 더 처져 보이고 힘들어하는 것 같아 일단 복용을 중지 했다. 이후 한 달여가 지난 지금, 아이는 다시 활달해졌고 식사량이 많이 늘었으며 피부도 많이 좋아졌다. 지도설도 거의 없어졌다. 다만 가려움증은 아직도 있다.

4-3. 소양감(搔痒感)

다음은 이상훈 선생의 경험이다.

● 이○○ 남 10세 초등학교 3년 133cm 26kg 경기도 고양시 덕양구 행신동

약간 홀쭉한 체형이나 태음인의 성격을 가진, 소양성태음인 혹은 열성태음인인 흰 얼굴의 초등 3년생으로 필자의 아들이다.

① 팔목, 발목, 목 뒤 등 관절 부위를 자주 긁어서 피와 진물이 난다. ② 긁을 때 물어보면 너무 가려워서 긁지 않을 수 없다고 한다. ③ 긁고 나서는 피와 진물이 나며 곧 아파한다. ④ 긁은 부위에는 딱지가 앉고 살 색깔이 주변과 다르게 검게 변한다. ⑤ 이런 증상은 여름에 심하고 더울 때 심하며 스트레스를 받을 때 심하다. ⑥ 그래서 6~9월 사이에는 긁느라 잠을 잘 못 잘 때가 많고 짜증을 심하게 낸다. ⑦ 눈 주위에 마른버짐 같은 흰색의 살갗 일어남이 있을 때가 많다. 이때는 눈 주위도 긁는다. ⑧ 알레르기성 비염이 있었다. ㉠ 찬바람을 맞으면 맑은 콧물이 흐른다. ㉡ 헛기침이나 밭은기침을 한다. ㉢ 비염은 초등학교 입학 전에 알고 지내던 분의 소개로 일산의 신○○한의원에서 한약을 3제 복용한 후 많이 좋아졌다. ⑨ 소변을 자주 보나 한 번에 보는 양은 조금이다. ⑩ 어렸을 때 양방병원에서 아토피 판정을 받고 항히스타민 주사제 치료를 1년 이상 받았다. ⑪ 양방 치료는 증상을 개선시키지는 못했지만 더 나빠지게 하지는 않은 것으로 보인다. ⑫ 초등학교 입학 당시 아이가 주사를 너무 아파하여 치료를 중단했다. ⑬ 대변은 하루 1번으로 정상인 변을 본다. ⑭ 찬 것을 무척 좋아한다. 얼음을 깨물어 먹고 아이스크림, 냉수 등을 좋아한다. ⑮ 식욕은 무척 좋은 편이나 좋아하는 것만 먹는 등 편식이 심하다. 돼지고기를 무척 좋아하고 프라이드 치킨, 피자 등 인스턴트 음식을 좋아한다. 대부분의 야채를 싫어한다.

시원한 음식을 좋아하고 소화력이 좋은 어린이의 아토피를 치료하기 위해 사위탕 0.75배량으로 1제를 투약했다.

1제를 복용 후 상태가 많이 좋아졌으나 아이가 약이 쓰다고 먹는 것을 무척 힘들어하여 더 먹이는 것을 망설이다가

이번에 확실히 치료해야겠다는 생각으로 사위탕 0.75배량으로 1제를 더 투약했다.

약을 복용한 후에 확인해 보니, 확실히 많이 좋아졌다. 축구를 오래 해서 아주 덥다거나 강한 스트레스를 받은 후가 아니면 긁지 않는다. 잘 때도 긁지 않고 잘 잔다.

6-1. 여드름

다음은 장기원 선생의 경험이다.

● 성 ○ ○ 여 24세 태음인 서울특별시 동대문구 장안동

얼굴이 하얗고 피부 조직은 튼튼하며 손이 두툼한 태음인으로, 의대 본과 4학년이다.

① 원래 여드름이 있는 편이었는데 특히 1달 전에 기말고사가 겹치면서 볼에 현저히 많은 양이 나타나기 시작했다. ② 여드름이 생기면서 얼굴에 열감이 있었다. ③ 1달 전부터 얼굴에 많은 양의 피지가 분비되었다. ④ 4학년이 되면서 스트레스를 많이 받는다. ⑤ 월경통은 없다. ⑥ 변비나 소화불량의 증상은 없다고 한다.

태음인 여학생의 여드름을 목표로 사위탕 2배량으로 10일분 20첩을 투약했다.

약을 먹고 4일 경과 후에는 더 이상 여드름은 발생하지 않았다. 있던 것들도 아물어 많이 깨끗해졌다. 또한 많이 분비되던 피지가 현저하게 줄어들었다. 주위의 친구들이 물어볼 정도로 여드름이 줄어든 극적인 효과가 있었다고 한다.

6-2. 여드름, 대변빈번(大便頻繁), 연변(軟便), 피로(疲勞)

다음은 장기원 선생의 경험이다.

● 정 ○ ○ 여 36세 소양인 161cm 46.5kg 서울특별시 성북구 정릉2동

하루 6시간 강의하는 학원 강사로

① 4~5년 전부터 얼굴과 가슴 부위에 여드름처럼 종기가 나타나는데 ㉠ 최근 3개월 전부터 증상이 심해진다. ㉡ 얼굴 옆쪽에 조금 큰 크기의 다량의 여드름이 있는데 화농성이 아니다. ② 대변빈번(大便頻繁)과 식후즉변(食後卽便)이 있으며 하루에 2~3회 묽은 변을 본다. 처녀 때부터 대변이 묽은 편이다. ③ 피로하다. 5개월 전에 출산을 하고 다시 강의에 나가기 시작한 지 3개월째인데 피로하고 기운이 없다. ④ 더위는 타는 편이지만 추위는 타지 않는다. ⑤ 손발은 따뜻하다. ⑥ 음식은 시원한 것을 좋아한다. ⑦ 식욕은 보통이고 소화는 잘되고 더부룩하거나 느글거리는 증상은 없다. 하루 4끼를 먹는다. ⑧ 공복에 커피를 먹을 경우 속쓰림이 있다. ⑨ 기울(氣鬱)증상은 나타나지 않고 꿈은 자주 꾼다. ⑩ 약간 저혈압이고 전에 한약을 복용하고 얼굴에 열꽃이 확 펴서 복용을 중단한 적이 있다. 그 이후에는 한약을 복용하지 않았다. ⑪ 월경통은 없고 출산은 1회 했다.

시원한 음식을 좋아하고 소화가 잘되어 하루 4끼를 먹는 점이나 한약을 먹고 얼굴에 열꽃이 피었다는 점이 열실한 신체상태를 내재한 것으로 보고, 여드름을 목표로 사위탕 1.5배량에서 생지황을 숙지황으로 대신하여 10일분 20첩을 지어주었다.

12일 뒤 약을 다시 요청하면서 경과를 말해주는데

1. 여드름이 호전되었다.

2. 대변 빈번은 여전하고 오히려 물변을 봤다.

3. 피로감은 좀 나아진 것 같다.

약을 복용한 후 물변이 나타났다는 점에서 약간 신경은 쓰였지만 부인도 같은 약을 원하고 주호소도 여드름이었으므로 지난번과 같은 처방으로 1제를 지어주었다.

약을 다 복용한 뒤 전화를 하여 확인해 보니

1. 여드름이 많이 좋아졌다.

2. 변은 하루에 두 번 보지만 물변은 보지 않고 좋은 변을 본다.

6-3. 여드름

다음은 허수영 선생의 경험이다.

● 박 ○ ○ 여 25세 태음인 부산광역시 금정구 장전동

얼굴이 하얗고 전체적으로 마른 편인 열성태음인으로 현재 고시 준비 중이다.

① 원래 여드름이 있는 편이었는데 시험이 가까워져오면서 볼에 현저히 많은 양이 나타나기 시작했다. ② 여드름이 많아지기 시작하면서 동시에 피지 분비도 증가하였다. ③ 얼굴에 열감(熱感)이 있다. ④ 시험기간이 가까워져오면서 스트레스가 심하다. ⑤ 월경통은 없다. ⑥ 변비나 소화불량의 증상은 없다. ⑦ 원래 저혈압이 있다. ⑧ 예전에 한약을 먹고 얼굴에 열꽃이 핀 적이 있다. ⑨ 어릴 때 아토피성 피부염이 있었고 요즘도 가끔 가렵다고 한다. ⑩ 평소에 더위를 많이 타는 편이다. ⑪ 평소 기름진 음식을 좋아하는 편이다.

이 환자는 전에 한약을 먹고 열꽃이 피었다고 하고 또한 평소에도 더위를 많이 타는 편이다. 따라서 여드름 또한 열 발생의 과잉이 기본적으로 문제가 되면서 동시에 피부 쪽으로 발산이 제대로 이루어지지 않아 증세가 나타난 것으로 생각된다. 평소 소화력에는 별로 문제가 없으므로 보혈(補血), 활혈(活血)시켜 주는 사물탕에 청열(淸熱)시켜 주는 목 단피, 치자, 황련 등의 약물들이 함께 들어가 있으며 피부 쪽에서의 발산(發散)을 도와주는 박하, 형개, 방풍 등 또한 들어가 있는 사위탕이 적합하다고 생각되었다. 또한 어릴 때 아토피성 피부염을 앓았고 지금도 가끔 가려운 증상이 나타나고 있으므로 더욱 사위탕이 맞을 것으로 생각되었다.

어렸을 때에 아토피를 앓은 경력이 있는 여성의 여드름을 목표로 사위탕 2배량에 백질려 1돈을 더하여 반 제를 복용 시켰다.

1. 복용 일주일 만에 더 이상 여드름은 발생하지 않았다.
2. 피지 분비 역시 현저히 줄어들었다.
3. 가끔 온몸이 가려운 증상은 별로 나아진 것 같지는 않다고 한다.

7-1. 과로로 인한 잇몸염증
다음은 노의준 선생의 경험이다.

● 노 ○ ○ 남 4세
이마가 튀어나오고 목소리가 허스키하며 활동적이고 단단한 소양인으로 본인의 조카이다. 어린이날 가족들과 과천 서 울대공원에 놀러갔는데 너무 무리했다.
① 다음날부터 잇몸이 부어서 음식을 먹지 못할 정도였다.   ② 잇몸이 부은 채로 3일가량 지속되었다.
사위탕 1첩을 3번으로 나누어 2일간 복용한 후에 잇몸 부은 것이 완치되었다.

下統122 寶 옥지산 玉池散

地骨皮 白芷 細辛 防風 升麻 川芎 當歸 槐花 藁本 甘草 各一錢 薑三片 黑豆百粒

治 風蟲牙痛 動搖潰爛 或變成骨槽風 出膿血 骨露
[用   法] 水煎 熱漱 冷吐
[活套鍼線] 漱藥(牙齒)
[適 應 症] 풍치통, 치주염, 치은염, 치통, 사랑니 통증, 구내염

처방설명 옥지산은 풍치통(風齒痛)에 사용하는 처방이다. 조문에는 풍치(風齒)나 충치(蟲齒)로 인해 통증이 발생하고 치아가 흔들리며, 잇몸이 짓무르거나, 혹은 골조풍(骨槽風)으로 변성하여 피고름이 나오고 뼈가 드러나는 증상을 다스리는 것으로 되어 있다. 이러한 증상은 현재 사용하는 용어로 표현한다면 치은염(齒齦炎)이나 치주염(齒周炎)에 가깝다고 할 수 있다.

노쇠(老衰)해지면 인체의 기능이 저하되기 때문에 조직의 탄력성이 떨어진다. 이러한 현상은 어느 조직에나 일어날 수 있지만, 특히 잇몸 조직에서 일어나면 풍치통(風齒痛)이 발생한다. 잇몸 조직의 탄력성이 떨어지면 잇몸 국소의 혈액순환이 불량해지므로 혈행장애(血行障礙)가 생길 수 있다. 잇몸 조직은 골격근(骨格筋)이나 내장근(內臟筋)처럼 근육의 수축이 활발한 것도 아니고, 조직이 치밀하여 입술이나 비갑개처럼 혈액이 급격하게 몰릴 수 있는 구조도 아니기 때문에 노쇠(老衰)하거나 허약(虛弱)해지면 혈행장애가 나타나기 쉽다. 흔히 나이가 들면서 풍치가 잦아지는 것도 이런 연유이다.

이렇게 잇몸에 혈행장애가 발생하면 인체는 혈액을 소통시키기 위해 잇몸 조직을 팽창시키는데, 그 과정에서 잇몸이 붓고 울혈(鬱血)이 나타난다. 이렇게 잇몸 조직에 울혈이 발생하면 잇몸 부위의 국소적 면역기능이 감소되어 구강내(口腔內)에 존재하는 정상 세균총(Nomal flora)에 의하여 염증이 생겨 점막(粘膜)이 헐게 되는데, 이것이 치은염이다. 또한 이러한 상태가 더 심해지면 화농(化膿)이 될 수 있고, 더욱 심해지면 치아 뿌리까지 영향을 주어 치근염(齒根炎)이 생겨 고름이 나온다. 이외에도 치은염은 보철이 오래되어 마모되거나 치아에 잘 맞지 않아 계속 잇몸을 자극했을 때도 발생하는데, 두 경우 모두에 옥지산을 사용할 수 있다.

옥지산은 풍치통(風齒痛)이 있거나 잇몸이 헐어서 고름이 나오는 경우에 입에 머금고 있는 약이다. 미량(微量)이지만 점막(粘膜)에서도 약이 흡수되기 때문에 염증이 있는 부위에 직접 접촉시키는 방법을 이용한 것이다. 협심증(狹心症)에 사용하는 니트로글리세린을 혀 밑에 넣어 흡수시켜 속효를 얻는 것처럼, 옥지산을 입에 머금고 있으면 약성이 점막을 통해 흡수되어 염증을 없앤다. 잇몸 점막은 피부보다 얇기 때문에 상대적으로 흡수되는 속도가 빨라 속효를 볼 수 있다. 한장훈 선생은 함수(含水)의 치법을 더 발전시켜 옥지산을 머금고 난 뒤 뱉지 않고 복용하거나 처음부터 곧바로 복용하여 옥지산의 약효를 극대화시키는 방법을 활용하고 있다.

옥지산은 골조풍(骨槽風)에도 사용한다. 골조풍은 상·하악골과 그 부위 피부가 붓고 아픈 병증이다. 초기에는 귀 앞에서부터 아래로 미만성부종(彌慢性浮腫)과 잇몸 부위에 쑤시는 듯한 통증이 있고 열이 난다. 피부 속에 작은 멍울이 생기는데 점차 커져 호두알 만하게 되며 그것이 곪아터지면 고름이 나올 수 있다. 잇

몸은 붓고 검은 자줏빛을 띠며 피가 나거나 헤져서 역한 냄새가 나는 분비물이 나오고 볼 부위에 누공이 생길 수 있고, 오래되면 잇몸에서 피고름과 함께 부골(腐骨)이 생길 수 있다.

골조풍은 양의학적 질환명으로 악골골수염(顎骨骨髓炎)에 해당한다. 악골골수염은 상악(위턱)보다 하악(아래턱)에서 많이 생긴다. 전형적인 급성화농성 하악골 골수염의 경우, 발열과 염증의 원인이 되는 치아를 포함하여 주위 치아의 이완동요(弛緩動搖), 격통(激痛) 등이 일어나고, 환부의 아랫입술에 지각이상과 치육종창(齒肉腫脹) 등이 발생한다. 결국 농양(膿瘍)이 생기게 되며, 농(膿)을 제거할 경우 급성증세는 치료되지만 악골(顎骨)이 괴사(壞死)하여 부골(腐骨)이 된다.

예전에는 외과수술이 발달되지 못했기 때문에 골조풍이 발생했을 때 치료가 곤란했었고, 혹 치료방법이 있었다고 해도 수술을 하지 않고 내복약으로 근본치료를 할 수 있었기 때문에 당연히 내복약을 사용했었다. 옥지산은 골조풍이 있을 때 내복하여 치료하는 처방이며, 좋은 효과를 기대할 수 있기 때문에 요즘에도 수술을 받기 전에 사용해볼 가치가 있다.

처방구성을 보면 지골피는 해열작용과 혈압강하작용이 강하고, 백지는 항염증작용과 해열작용, 배농작용을 한다. 세신은 신체말단의 모세혈관벽의 치밀성을 강화하여 혈행을 촉진하며, 방풍은 표재(表在) 혈관을 확장시킨다. 승마는 해열작용, 진통작용, 소염작용을 하며, 천궁은 관상동맥과 말초혈관을 확장하여 혈액순환을 촉진한다. 당귀는 항혈전작용(抗血栓作用)을 하여 혈액순환을 원활하게 하고, 괴화는 모세혈관의 투과성을 감소시키고, 지혈작용과 소염작용을 한다. 고본의 정유는 소염작용을 하고, 감초는 스테로이드 호르몬과 유사한 작용이 있어 항염증작용, 해독작용, 해열작용을 한다.

귀비탕과 비교하면 귀비탕은 신경을 과도히 쓰거나 조직의 연약으로 인해 잇몸이 이완·충혈되어 나타나는 풍치통에 사용한다. 반면 옥지산은 근육의 긴장이나 경색, 혈관의 소통장애 등으로 인해 잇몸에 혈행장애가 생기고, 잇몸이 충혈·미란되어 나타나는 풍치통에 사용한다.

사위탕과 비교하면 사위탕은 열성상태에서 잇몸 주위가 충혈되어 발생하는 충치통과 풍치통에 사용하는 반면, 옥지산은 열성상태의 풍치통에 사용하는 것이 아니라, 노화로 인한 혈관의 변형 등으로 혈행장애가 발생하여 풍치통과 치은염 등이 나타났을 때 사용한다.

황련해독탕과 비교하면 두 처방 모두 잇몸이 충혈되어 통증이 발생했을 때 사용한다. 그러나 황련해독탕은 내복(內服)하는 처방이며, 비교적 건실한 사람의 실증 풍치통에 사용한다. 반면 옥지산은 노화로 인한 혈행장애가 원인인 만성적인 풍치통에 사용하며, 본래는 함수하는 처방이지만 내복하기도 한다.

➔ **활용사례**

1-1. **치주염(齒周炎)** 남 58세 치과의사
1-2. **치주염(齒周炎), 잇몸통** 남 56세 소양인
1-3. **치주염(齒周炎), 치은염(齒齦炎)** 남 62세 소양성태음인 180cm 68kg
1-4. **치은염(齒齦炎)** 남 60세 소음성태음인 한약업사
1-5. **치은염(齒齦炎), 치통(齒痛)** 남 58세 소양성태음인 175cm 70kg
1-6. **치통(齒痛), 사랑니 통증** 여 25세 태음인 160cm 46kg
1-7. **치통(齒痛)** 남 33세 열성태음인 173cm 76kg
1-8. **치통(齒痛)** 여 23세 태음인 160cm 56kg
1-9. **치통(齒痛), 잇몸시림** 남 45세 소양인 178cm 76kg
2-1. **구내염(口內炎)** 남 45세

風
寒
暑
濕
燥
火
內傷
虛勞
霍亂
嘔吐
咳嗽
積聚
浮腫
脹滿
消渴
黃疸
瘧疾
邪崇
身形
精
氣
神
血
夢
聲音
津液
痰飮
蟲
小便
大便
頭
面
眼
耳
鼻
口舌

牙齒

咽喉
頸項
背
胸
乳
腹
腰
脇
皮
手
足
前陰
後陰
癰疽
諸瘡
婦人
小兒

1-1. 치주염(齒周炎)

다음은 한장훈 선생의 경험을 채록한 것이다.

● 정 ○ ○ 남 58세 치과의사 충청북도 청주시 우암동

치과 개원을 하고 있는 절친한 친구인 정 교수가 치주염으로 치아를 빼려 하는 것을 이를 빼지 않고도 치료할 수 있으니 한약을 한번 먹어보라고 했다. 내가 그래도 명색이 치과전문의인데 어떻게 한약을 먹겠느냐고 하는 것을 그래도 이빨을 빼지 않고 낫게 하는 것이 중요하지 않겠느냐고 설득하여 옥지산을 복용하여 나은 경우이다.

① 치주염으로 아래 이 뿌리 부위인 잇몸이 곪아 있다.

치주염(齒周炎)으로 발치(拔齒)하려고 하는 58세 치과의사에게 옥지산 본방으로 10일분 20첩을 지어주었다.

우선 약이 뜨거울 때 입에 머금었다가 식으면 삼키라고 했다. 《방약합편》 활투대로 옥지산을 함수한 뒤 뱉는 것이 아니고, 그대로 복용케 했는데 1제를 복용하던 중에 치은염이 점차 호전되었으며, 1제를 모두 복용하고는 치주염이 완전히 나았다. 물론 이는 뽑지 않았다. 정교수의 말로는 염증을 없애는 항생제보다 훨씬 좋다고 했다.

옥지산은 함수한 뒤에 뱉는 약으로 알고 있으나 함수 뒤 삼켜 복용하면 효력이 더욱 증가한다. 실제로는 풍치 등으로 당장 통증이 심할 경우에는 함수를 병행해야 하나 치주염(齒周炎)이나 치은염(齒齦炎)이 되었을 경우에는 침으로 고름을 빼주고 옥지산을 탕제로 복용하면 대부분의 잇몸질환은 낫는다. 필자의 경우는 수백 명을 더 치료한 경험이 있어서 일일이 열거하지 못할 정도이다. 또 처방에는 흑두가 포함되어 있어 약 맛도 나쁘지 않고 먹기도 편하다. 간혹 염증의 정도에 따라서 금은화, 패모, 천산갑을 더하기도 하고 허(虛)하면 황기를 넣는다.

1-2. 치주염(齒周炎), 잇몸통

다음은 한장훈 선생의 경험을 채록한 것이다.

● 이 ○ ○ 남 56세 소양인 충청북도 청주시 우암동

보통 키에 보통 체격이며 피부가 약간 검다. 오래 동안 같이 생활해 온 기사로 보철이 오래되어 가끔씩 잇몸이 붓는데, 부을 때마다 옥지산 3~4첩만 먹으면 거짓말처럼 부기가 없어진다고 한다.

이번에도 1달 전 잇몸이 아팠는데 며칠 전부터

① 잇몸이 붓고 들뜬다.   ② 쑤시면서 곪아 있다.

평소대로 풍치통(風齒痛)이나 치주염(齒周炎), 치은염(齒齦炎)에 두루 쓰는 옥지산을 4첩을 지어 함수(含水)도 하지 않고 그냥 복용했다고 한다.

약 2첩을 모두 먹자 쑤시는 통증이 격감하더니, 4첩을 모두 먹자 잇몸이 붓고 아프며 이가 들뜨는 것과 고름이 생기는 것이 모두 나았다. 보철이 자극하여 자주 잇몸이 붓는데, 그때마다 옥지산 3~4첩을 복용하면 거짓말처럼 염증이 없어진다. 이번에도 옥지산 4첩을 복용한 뒤로 치은염이 완전히 없어졌다.

옥지산은 본래 입에 머금고 있다가 뱉는 것이지만, 실제로는 입에 머금고 있다가 삼키는 것이 더 좋다. 치은염은 치과 질환으로는 흔한 것이지만 항생제와 소염제만 사용하고 있는 실정이며, 심할 경우 수술을 하거나 이를 뽑는다. 이 경우 연쇄적으로 여러 개의 이를 뽑아야 할 경우도 있다. 이러한 치은염이나 치주염에도 한약은 탁월한 효능이 있으므로 양방의 진단과 한방의 치료법을 병행한다면 많은 이들에게 고통을 주지 않으면서도 효과를 볼 수 있는 좋은 기회가 될 것이다.

1-3. 치주염(齒周炎), 치은염(齒齦炎)

다음은 허석원 선생의 경험이다.

● 김 ○ ○ 남 62세 소양성태음인(?) 개인택시 180cm 68kg 부산광역시 해운대구 반송2동

본인의 아버님으로 키가 크고 원래 풍채가 있으셨으나 과로, 수면부족, 식사곤란으로 인해서 몸이 아프게 된 상태이다. 피부는 검은 편이다. 나이가 들어가면서 말이 많아지고, 소심하며, 직업특성상 낮과 밤이 바뀐 상태여서 항상 수면이 부족한 상태이다. 일이 끝나면 바로 씻고 자며, 식사가 불규칙하고 라면이나 기타 간단한 면류를 자주 먹고 있다. 치주염으로 인해 더더욱 씹는 것이 불편해서 면류를 고집하고 있다.

새해를 맞이해서 부모님께 보약을 지어드리려고 했는데, 아버님께서 치주염의 통증을 많이 호소하시고 있다는 소식을 접하여 약을 짓게 되었다.

① 치주염으로 인해 통증이 심하고 초기에는 고름이 나올 정도로 심한 상태였다. ㉠ 그냥 있어도 이가 아플 때가 많았다고 한다. ㉡ 이가 아파 음식을 씹기가 곤란하여 주로 밀가루로 된 면류만 먹는 편이다. ㉢ 씹어야 하는 고기류도 아예 먹지 못한다. 물론 김치도 씹지 못한다. ㉣ 치주염으로 인해 10일에 1번씩 치과에 가서 치료받고 있다.

㉤ 치과에서는 노화로 인해 이의 뿌리가 상해서 그것이 잇몸을 누르고 있다고 진단했다.   ② 노화성 난청이 있다.

③ 견갑골 사이에 등 쪽에 통증을 호소한다.   ④ 팔의 배부 쪽과 가슴에 빨갛게 핏줄이 올라와 있다. 사람들이 성병

으로 오해를 할까봐 여름에도 긴팔을 입고 일을 하고 목욕탕 출입을 삼가고 있다. ⑤ 항상 피로를 호소한다.
⑥ 추위를 약간 타는 편이다. ⑦ 소화가 잘 안되고 대변이 가늘게 불규칙적으로 나오는 편이다. ⑧ 수면이 부족하고 항상 피로를 호소한다. ⑨ 소변이 한참 서 있은 후에 나오고, 끝이 깔끔하지 못하다. ⑩ 15년 전에 뇌졸중 증상으로 쓰러지신 적이 있어서 그 이후 고혈압약을 복용하고 있다.

1-5. 치은염(齒齦炎), 치통(齒痛)

다음은 조경남 선생의 경험이다.

● 김 ○ ○ 남 58세 소양성태음인 175cm 70kg 경기도 의왕시 포일동 동아에코빌

같은 교회에 출석하는 장로님이다. 예배를 마친 후 집사님들이 수군수군하는 것을 엿듣게 되었다. 주제는 김장로님의 잇몸이 부어서 식사를 제대로 못한다는 것이었다. 오늘 점심에 콩국수가 나왔는데 제대로 씹지 못하여 마시듯이 먹고 일찍 집에 가셨다고 했다. 여차여차 듣자하니 옥지산을 써야겠다는 생각이 들어 좋은 약이 있으니 걱정하지 말라고 했다.

① 잇몸(왼쪽 어금니, 상하 모두)이 부어 틀니를 끼울 수가 없다. ㉠ 잇몸 부종은 2일 전부터 시작되었다. ㉡ 잇몸만 부은 것이 아니라 편도까지 부어 고개를 돌리기가 불편하다. ㉢ 통증이 심하고 틀니를 끼울 수가 없어 밥을 먹지 못한다. ㉣ 그래서 죽을 먹거나 음식을 갈아서 먹고 있다. ② 평소 풍치(風齒)가 있어 2년 전에 이를 뺐다. ③ 작년 5월에는 틀니를 맞춰 넣었는데 같은 해 11월에 지금처럼 잇몸이 부었다. ④ 그래서 치과에서 스케일링을 하고 소염 제를 먹었는데 약 1주일 정도 후에 가라앉았다. ⑤ 그 후 8개월 후인 현재 다시 증상이 재발하였다. ⑥ 양치질을 하는 습관이 잘못된 것으로 보인다. ㉠ 유치원에서 가르치는 것처럼 상하로 칫솔질을 하는 것이 좋은데, 좌우로 칫솔질을 하는 습관을 가지고 있다. 더구나 너무 힘을 주어 닦으니 칫솔질을 몇 차례만 해도 칫솔모가 주저앉는다.

통증이 시작된 다음날 스케일링을 하고 소염제를 먹었는데, 스케일링을 하면서 잇몸을 많이 자극해서 그런지 피가 나오면서 통증이 계속되었다. 여전히 잇몸은 부어 있었다. 치과의사가 '좋아지지 않으면 틀니를 다시 하는 수밖에 없다'고 했다. 그래서 비용도 걱정이고 고생할 생각을 하니 걱정이 많이 된다고 한다.

틀니가 잇몸을 자극하여 잇몸부종과 통증을 호소하는 58세 남성에게 옥지산 2배량으로 2첩을 달여 주었다. 약을 달인 후에 약성을 알기 위해 입에 머금어 보았는데, 세신의 아린 맛이 혀에 남아 상당히 오래 지속되었다. 그래서 복용할 당사자에게 약을 머금고 있으면 아린 맛이 있다는 말을 해 주었다. 또한 가능한 자주 오랫동안 입에 머금고 있다가 뱉지 말고 복용하도록 했다.

다음날 결과가 궁금하여 전화를 했더니 등산을 다녀왔다고 했다. 밝은 목소리로 결과를 알려 주는데 옥지산의 효과를 알 수 있었다.

1. 전날 저녁에 20분 정도 머금고 있다가 삼킨 후 잠자리에 들었다고 한다.
2. 아침에 일어나보니 부어 있던 잇몸이 정상으로 돌아와 틀니가 딱 맞게 들어갔다고 한다.
3. 아침 식사를 맛있게 하고 다시 약을 머금고 있다가 삼켰다.
4. 점심을 먹은 후에 한 번 더 했다고 한다.
5. 저녁에 등산을 마친 후 한 번 더 했는데 부기가 빠지고 식사를 할 수 있어 기분이 좋다고 한다.
6. 치과의사는 틀니를 다시 할 것을 고려했는데 이제는 할 필요가 없어졌다며 고마움을 표했다.
7. 잇몸이 가라앉으면서 부어 있던 편도(扁桃)도 정상으로 돌아왔다고 한다.
8. 한약을 매우 좋아하는데 이번 약을 먹으니 소화가 잘되는 것 같다고 한다.

1-6. 치통(齒痛), 사랑니 통증

다음은 정송화 선생의 경험이다.

● 정 ○ ○ 여 25세 태음인 160cm 46kg 전라북도 전주시 완산구 삼천동

자료의 준비와 잦은 모임에서의 음주로 1주일 정도 무리했더니, 2년 동안 천천히 올라오고 있던 사랑니에서 은은한 통증이 생겼다. 처음에는 사랑니가 빠끔히 보이고 잇몸이 미미하게 붓는 정도였는데, 잠깐 눈을 붙이고 났더니 통증이 심해지면서 볼까지 부어오르기 시작했다.

첫날 저녁에는 동네 약국에서 항염증 소염제인 알약을 하나 먹고 잠자리에 들었다. 다음날 안양에 가야 하는 터라 치과에 들러 항생제 처방을 받고 차 안에서 먹었으나, 양약은 처음 먹었을 때만 효과가 있을 뿐 다음 끼니에 먹었을 때는 효과가 나타나지 않았다. 통증은 말을 하거나 밥을 먹을 때는 덜한데 가만히 있으면, 특히 잠을 자고 난 후에는 더심해지는 특징이 있었다.

이틀째에는 망진(望診)상으로 한쪽 볼이 부어 있는 것을 확인할 수 있을 정도였고, 볼의 근육까지 종통(腫痛)이 있어 말을 하는 데에도 지장이 컸으며 입을 벌리기 힘들었다. 셋째날 아침에 가장 심했으며 볼 여기저기로 통증이 돌아다녔고, 환측 볼에는 확연한 열감(熱感)이 나타났으며, 열증이 심하여 사랑니 주변의 잇몸에 구내염이 3개 정도 생겼다.

① 사랑니를 중심으로 잇몸과 환측 볼이 욱신거리고 화끈거리며 아픈 통증이 돌아다닌다. ② 볼이 부어 있으며 열감이 있다. ③ 입을 평소의 1/5 정도 밖에 벌리지 못하며, 볼 근육에 종통이 있어 말을 하기 힘들다. ④ 말을 하지 않거나 잠을 자고 나면 통증이 더 심하고 더 많이 붓고, 밥을 먹고 말을 하면 부은 것이 조금 가라앉고 통증도 감소된다. ⑤ 2~3일 경과 후에 사랑니를 중심으로 한 잇몸에 3개 정도의 구내염이 생겨 좀 더 날카로운 통증을 느낀다.

안양에서 이종대 선생님께서 알려주신 대로, 통증이 돌아다니며 열증이 동반되는 것으로 보아 병상을 '풍열(風熱)'로 판단하고 옥지산이 적합할 수도 있다고 생각했다. 오후에 옥지산을 뜨거운 상태로 함수하고 약이 식으면 목으로 삼켜서 복용하기를 반복했다.

아픈 지 3일째인데 그렇게 1시간 간격으로 하여 3~4시간이 경과하고 나서는 부기가 많이 가라앉고 특히 돌아다니는 통증이 많이 완화되었다. 하지만 처방 중 흑두 100개를 빼고 달여서 그런지 함수했을 때 약 맛이 많이 썼으며, 여러 번 삼키고 나니 속이 약간 울렁거리는 느낌이 있었다.

넷째날, 여전히 부어 있으나 옥지산을 함수하고 나면 부기가 가라앉고 이후에 또 붓기를 반복했다. 확실히 옥지산을 함수하면 볼과 잇몸의 욱신거리고 화끈거리는 통증은 덜했지만, 다음날 시험이 있어 통증제어를 하기 위해서 양방약 (소염제, 진통제)을 복용했다. 완전히 나아서 밥을 먹기까지는 대략 6일 정도 걸렸다.

1-7. 치통(齒痛)
다음은 남재호 선생의 경험이다.

● 남 ○ ○ 남 33세 열성태음인 173cm 76kg

① 여름에 치과에 가서 스케일링을 한 적이 있다. 이후 가끔씩 오른쪽으로 치통(齒痛)이 생기는 경우가 종종 나타나고 있다. ㉠ 평소 학교 때문에 지방에 거주하다 보니 스케일링을 한 치과 병원에 다시 찾을 시간도 마땅치 않고, 한 번 아프면 대략 일주일에서 열흘 정도는 잠잠하므로 그냥 잊고 지낼 때가 많다. ㉡ 스케일링은 8월 초에 했으며, 처음으로 통증을 느낀 것은 8월 하순경이다. ㉢ 아마도 스케일링을 하면서 치아에 약간 손상이 생긴 듯싶다. ㉣ 사실 이 때만 해도 통증이 있어도 그렇게 심하지는 않았으며 20~30분 정도 아픈 후에 통증이 가라앉아 그리 큰 불편을 느끼지는 않았다. ② 9월 중순 이후로는 일주일에 한 번 정도는 오른쪽에 치통(齒痛)이 주기적으로 생겼다. ㉠ 처음에는 지속 시간이 그리 길지 않았으나, 어느 시점부터는 일단 아프기 시작하면 저녁 내내 통증이 가라앉지 않아 잠을 청하지 않는 이상 통증을 가라앉힐 수가 없었다. ③ 10월 중순에는 중간고사 기간 중 한 차례 극심한 통증이 왔고, 이로 인해 다음날 시험까지 큰 타격을 받은 경험도 있다. 이 무렵에는 일단 치통이 시작되면 잠을 자지 않는 이상 통증이 쉽게 가라앉지 않았고, 어떨 때는 자다가도 너무 아파 잠을 깬 적이 있을 정도였다. ④ 통증이 심할 때면 진통제라도 먹고 싶은 충동을 느꼈으나 몸에 좋지 않을 것 같다는 생각이 들어 복용한 적은 거의 없고, 한 번 먹어본 적도 있으나 별다른 효과도 없었다. 다만 사암침과 동씨침으로 약간의 통증 경감 효과를 낸 적은 있었다. ⑤ 일단 하루 저녁 아프고 나면 며칠 동안은 별다른 통증이 없다 보니, 그런대로 지낼 만하여 별다른 조치를 취하지 않고 지내왔다. ⑥ 이러한 치통은 찬물이나 찬 음료를 마시면 특히 심하다. ⑦ 찬 음료를 마시지 않더라도 오른쪽 치아로 음식물을 씹으면 통증이 오는 경우도 있다. 경우에 따라서는 뜨거운 음식을 먹어도 이런 경우가 종종 생긴다. 이 때문에 음식을 먹을 때는 거의 왼쪽으로만 씹게 된다. ⑧ 치통(齒痛)이 심할 때는 주변 잇몸도 약간 부은 듯한 느낌이 들면서 같이 아프다. ⑨ 통증이 지속되면 오른쪽 볼까지 욱신거려 견디기 힘들 때도 있다. ⑩ 겨울이 되면서 온도가 낮은 밖에서 말하면 치통이 생기는 경우도 있다. 때문에 추운 날씨일 때는 밖에서 전화 통화할 때도 조심스럽게 말하곤 한다. ⑪ 손발이 따뜻하다. ⑫ 소화력은 좋은 편이다. ⑬ 알레르기성 비염이 오래전부터 있다.

스케일링을 받은 후에 발생한 치통을 목표로 옥지산 1.5배량을 탕제로 만들어 함수(含水)하여 보았다.

약을 함수할 때는 학교에 있다 보니, 약재를 따뜻하게 데우지 않고 찬 상태로 그냥 입안에 함수했다. 그렇다 보니 처음에는 오히려 차가운 약이 들어감으로 인해 치아에 약이 닿는 순간 더 아픈 느낌이 들었다. 입에 약을 머금은 후, 입안에서 잠깐 약을 머금은 채로 1분가량 기다렸다. 전체적으로 가글을 하고 났더니 입안이 텁텁해지는 느낌이었다. 이와 같은 과정을 몇 차례 반복했다. 옥지산으로 가글했다고 하여 통증이 곧 가라앉지는 않았다. 기분적으로는 좀 괜찮았다. 저녁에 자기 전에 한 차례 더 할 예정이었으나 시간이 지나면서 통증이 덜하여 더 이상 옥지산으로 가글을 하지 않았다. 지금도 간헐적으로 치통은 약간씩 있다. 그렇지만 저녁 내내 아파 견디기 힘들 정도의 통증은 나타나지 않고 있다.

1-8. 치통(齒痛)
다음은 박유리 선생의 경험이다.

● 박 ○ ○ 여 23세 태음인 160cm 56kg

운동을 무척 싫어하고 살이 물러 보이는 태음인이다

① 5월에 임플란트를 심은 뒤 잇몸치료 후 당시는 괜찮았다. ② 다음에 3월에 1달 동안 과음을 많이 하고 잠을 못 잔 탓인지 갑자기 치료받은 이 밑의 잇몸이 부어오르기 시작했다. ③ 잇몸이 부어오르다가 고름이 차서 터지고 아무는 데 2주쯤 걸렸다. ④ 그 다음해 4월에 다시 부어올라 고름이 찼다. 다른 증상은 없고 그곳만 문제가 있는 것으로 보면 치과 치료가 잘못되어서 염증 반응이 생긴 듯하다. 신경치료가 깨끗이 되지 않은 듯하다. ⑤ 피곤하면 임플

風 寒 暑 濕 燥 火 內傷 虛勞 霍亂 嘔吐 咳嗽 積聚 浮腫 脹滿 消渴 黃疸 瘧疾 邪祟 身形 精 氣 神 血 夢 聲音 津液 痰飮 蟲 小便 大便 頭 面 眼 耳 鼻 口舌 牙齒 咽喉 頸項 背 胸 乳 腹 腰 脇 皮 手 足 前陰 後陰 癰疽 諸瘡 婦人 小兒

란트를 심은 곳인 왼쪽 어금니 밑의 잇몸이 붓는다. 이곳은 치아가 썩어서 신경치료를 받고 임플란트 심은 곳이다.
임플란트를 심은 후에 발생한 염증과 통증을 목표로 옥지산을 달여서 입에 머금고 있다가 삼키도록 했다.
1. 입에 머금었을 때 첫 느낌은 파스를 먹은 느낌으로, 확실히 발표(發表)시킨다는 느낌이 들었다
2. 삼키고 약 5분 정도 지나 머리가 시원해지는 것을 느낄 수 있었고, 잠이 확 깼다.
3. 2첩을 복용 후 염증이 신기하게도 더 이상 진행되지 않고 그 상태로 머물렀으나
4. 1첩을 복용했을 때에는 배가 사르르 하더니, 2첩 복용 후엔 심한 설사를 하여, 약을 더 이상 복용하기가 겁이 났다.

1-9. 치통(齒痛), 잇몸시림
다음은 김형산 선생의 경험이다.

● 김 ○ ○   남   45세   소양인   한의사   178cm 76kg   강원도 동해시 천곡동

보통 체형과 약간 큰 키의 소유자로 본인의 경험이다. 평소 과로나 과음시 상치통으로 고생을 하고 있다. 10년 전 우측 제일 바깥 치아 충치로 금속을 덧씌웠다. 2008년 봄 언제인지 모르게 좌측 상악의 사랑니가 절반 이상 깨졌다.
① 2008년 9월말 좌측 사랑니가 모두 깨졌다. 며칠 후 우측 제2대구치 절반이 파손됐다.   ② 통증은 견딜 만했으나 치과 전문의 도움의 필요함을 느껴서 치과를 방문했다.   ③ 치과에서 좌측 상악 제3대구치 뿌리를 발치하고 우상악 제2대구치의 파손된 부위를 메우는 치료를 받았다.   ④ 이후 2008년 11월 중순 경부터 갑자기 우상악 제 2, 3 대구치에 통증이 발생했다. ㉠ 우측 뺨으로 뻐근한 통증이 발생했다.   ⑤ 음식을 먹을 때, 물을 마실 때 극심한 통증과 잇몸시림이 나타났다. ㉠ 마치 노출된 신경에 음식물이 자극되어 시림과 통증이 나타나는 기분이다.   ⑥ 이로 인해 음식 먹는 것이 너무 고통스럽다.   ⑦ 발가락 무좀이 심하다. 특히 왼쪽이 심하다.   ⑧ 더위는 견딜 만하나 평소 추위를 타고 손발이 찬 편이다.   ⑨ 밤으로 온도가 낮다 싶으면 버선을 신고 자야 편하다.   ⑩ 입맛과 소화는 좋은 편이다.   ⑪ 아침으로 손발이 가볍게 붓고   ⑫ 대소변은 정상이다. 무른 변을 본다.   ⑬ 수면을 못 취하는 편이다. 잠귀 밝고 옅은 잠을 잔다.   ⑭ 손발이 차고 약간 추위를 타는 것 외에는 평소 건강하다.   ⑮ 평소 복용하는 약은 없고 최근 치과 치료 외에는 병원 출입이 한 번도 없었다.

풍치통이 급속하게 이빨이 깨진 후부터 나타난 것으로 보아서 이와 연관이 있다고 보았다. 이빨이 갑자기 깨지는 것은 이빨의 성분의 하나인 아교질이 부족해서일 것이다. 다만 아교질 자체의 부족으로 인한 것인가, 아니면 말초혈관의 연약으로 인한 혈행불량이 아교질 전달불량 요인인가가 남아 있으나, 이 경우 수족랭의 경우를 보아서 혈행불량이 원인이 될 것이라 보았다. 말초혈관 혈행불량의 원인이 심박출력의 저하가 원인인가, 혈관의 신축력이 원인인가, 혈관을 싸고 있는 조직의 긴장이나 이완이 문제인가, 혈액의 혼탁이 원인인가를 고심하여 보았다. 그간 잦은 음주와 운동부족으로 보이지 않게 체력이 약화된 것이 요인이긴 할 것이나 평소 건강한 편이고 손발이 차고 약간 추위를 타는 것과 잘 때 양말을 신고 자면 편한 것을 보면 분명 허약으로 인해 잇몸 주위의 말초혈관이 약해져서 나타난 것이라 볼 수 있다. 또 그동안 이빨이 급속하게 깨지는 것으로 봐서도 이는 분명 허증이며 이것이 모세혈관이나 혈관 주위의 조직을 약화시켜 신축력을 저하시키고 그 결과 잇몸 모세혈관의 울혈이 나타나자 치통이 발생한 것이라 보았다.

먼저 풍치통의 증상을 중심으로 쓸 수 있는 처방을 검토해 보았다. 대부분의 치통, 잇몸 통증은 주로 위열과 풍열, 담열 어혈통 등으로 나누어서 선방하게 된다. 청위산, 사위탕, 옥지산 귀비탕 등이 대표 처방으로 떠오르는데 그 중 허약이나 노화 등으로 풍치나 충치로 인한 치통에 쓰는 옥지산과 위열로 인한 청위산을 비교하다가 그간 이빨이 급속하게 깨지는 것으로 봐서 허증이라 보았고, 주로 허약이나 노인의 자윤결핍을 겸한 풍치통에 사용하며 특히 골조풍이라는 조문을 염두에 두고 옥지산을 처방했다.

이빨이 연이어 급속히 깨진 이후 나타난 치통이 자윤결핍을 겸한 허증의 풍치통이라고 보고, 옥지산으로 정한 뒤 효력 증대를 위해 1.5배방으로 탕제화하여 일주일 분을 투약했다. 1일 2회 식간에 먼저 함수한 후 마셨다.
1. 복약 3일 후부터 심한 잇몸 통증과 잇몸시림이 감소하더니
2. 5일 정도 지나자 완전히 회복되어 심한 잇몸 통증과 잇몸시림이 모두 나았다.
3. 다 나아 정상이 되니 음식을 먹을 때 물을 마실 때 전혀 지장이 없다.
4. 옥지산 일주일 복약 후 완전히 회복되었다.

최근 치과 질환이 급속도로 증가한다. 이와 비례해서 치과 관련 진료비가 급상승하는데 평소 치아 관리의 중요성을 새삼 느끼게 되는 계기가 되었다. 편하게 치과 치료를 받을까 생각했으나 한약의 효과를 시험해볼 기회로 삼았다.

2-1. 구내염(口內炎)

다음은 이범혁 선생의 경험이다.

● ○○○ 남 45세 충청북도 청주시 분평동

친구가 구내염이 있다고 하여 어떻게 할까 생각하다가 옥지산 생각이 나서 활용하여 나은 경험이다.

① 2~3일전부터 입안이 해져 있다. 입안이 해져 밥도 제대로 못 먹는다.

구내염에 쓸 수 있는 처방은 구미황련탕을 위시하여 박하전원, 국로고 등으로 다양하다. 그러나 풍치(風齒)나 치은염(齒齦炎)에 함수(含水)하여 쓰는 옥지산이 결국 구강점막에 흡수되어 염증을 없애주어 풍치나 치은염을 치료하는 것인만큼 역시 같은 구강내의 염증인 구내염에도 효력이 있을 수 있다고 판단하고 구내염에 옥지산을 응용해 보기로 했다. 구내염을 함수의 방법으로 치료해 보기로 하고 옥지산 1첩을 달여 입에 머금고 있으라고 했다.

옥지산 1첩을 달인 뒤에 입속에 머금고 있기를 2~3차례 하고 나니 2일 만에 구내염이 깨끗하게 나았다.

風
寒
暑
濕
燥
火
內
傷
虛
勞
亂
霍
嘔
吐
咳
嗽
積
聚
腫
浮
滿
脹
消
渴
黃
疸
疾
瘧
邪
祟
身
形
精
氣
神
血
夢
聲
音
液
津
飮
痰
蟲
小
便
大
便
頭
面
眼
耳
鼻
口
舌
牙齒
咽
喉
頸
項
背
胸
乳
腹
腰
脇
皮
手
足
前
陰
後
陰
癰
疽
瘡
諸
婦
人
小
兒

下統123 內局 寶 우황양격원 牛黃凉膈元

馬牙硝 寒水石㷂 石膏㷂 各二兩 甘草爁 一兩 牛膽南星 七錢半 紫石英㷂水飛 五錢 牛黃 龍腦 麝香 各一錢半

治 咽腫 口舌瘡 頷頰腫熱 痰壅
[用　　法] 上末 蜜丸 兩作三十丸 每一丸 薄荷湯 嚼下
[活套鍼線] 咽腫(咽喉) 咽痛(小兒麻疹) 口糜(口舌)
[適 應 症] 구내염, 인두염, 편도염, 발열, 면적, 설출혈

처방설명　　우황양격원은 인종(咽腫)과 구설창(口舌瘡)에 사용하는 처방으로 인두염(咽頭炎), 편도염(扁桃炎), 구내염(口內炎) 등이 여기에 해당한다.
　　인두염은 급성과 만성으로 나눌 수 있는데, 급성인두염은 바이러스나 세균의 감염에 의해 발생하는 경우가 가장 많고, 만성인두염은 급성인두염이 반복됨으로써 만성화되거나 과다한 음주나 흡연, 먼지나 자극성 가스의 지속적인 흡입, 만성비염이나 편도염 등이 원인이 되어 발생한다. 급성인두염의 증상은 발열과 목의 불쾌감, 통증(痛症), 객담(喀痰) 등이며, 때로 턱이나 목 부분이 부어서 통증이 동반되기도 한다. 또한 성인보다 체열이 높은 소아에게 더 심한 증상이 나타나는 특성이 있다. 만성인두염의 증상으로는 목의 불쾌감, 기침과 객담(喀痰)의 증가 등이며 인두점막이 빨갛게 부어 있는 것을 볼 수 있다.

　　우황양격원은 만성보다는 급성인두염에 더 적합한 처방이라고 할 수 있다. 조문을 보면 인종(咽腫)이 있으면서 '頷頰腫熱함협종열 痰壅담옹'의 증상이 동반되는 것이므로 급성인두염이라고 할 수 있는 것이다. 급성인두염의 증상 중에 발열이 있고 턱이나 목 부분이 부으면서 통증이 동반된다는 것은 함협종열(頷頰腫熱)에 해당하며, 객담(喀痰)이 증가한다는 것은 담옹(痰壅)에 해당하므로 급성 증상으로 볼 수 있는 것이다. 그러나 한약은 특정 질환을 치료하는 목적으로 사용하는 것이 아니라 증상의 바탕이 되는 상태를 조절하는 것이므로 급성인두염에만 기준을 둘 필요는 없다. 즉 급성인두염은 우황양격원을 사용할 수 있는 질환 중 하나일 뿐이기 때문에 우황양격원은 동일한 상태를 기반으로 하고 있는 다른 질환에도 사용할 수 있음을 염두에 두어야 한다.
　　따라서 신체상태가 동일하다면 반드시 급성이 아니더라도 만성인두염에도 사용할 수 있고, 편도염에도 사용할 수 있다. 사실 인두와 편도는 해부학적으로 근접해 있기 때문에 편도염은 인두염과 함께 나타나는 경우도 있고, 인두염이 파급되어 발생할 수도 있다. 따라서 서로 구분을 하지 않고 우황양격원을 사용할 수 있는데, 열이 나면서 뺨과 턱이 붓고 아픈 증상이 동반될 때 적합하다. 그러나 뺨과 턱이 붓는 증상이 반드시 동반되었을 때 사용할 수 있는 것은 아니며, 평소 체열(體熱)이 높고 건강한 사람이 인두염과 편도염에 걸려 열이 날 때도 사용할 수 있다.

　　우황양격원은 구설창(口舌瘡)에도 사용한다. 구설창은 열이 적체되어 발산되지 않는 경우에도 발생할 수 있고, 조직이 연약한 상태에서 신경과다나 과로로 인해 혈행장애(血行障礙)가 생긴 경우에도 발생한다. 우황양격원은 적체된 열이 원활하게 발산되지 못하여 그 결과 구강점막에 열이 울체되어 창(瘡)이 되었을 때 사용하는데, 찬 성질을 지닌 약재가 다수 포함되어 있기 때문에 적체된 열을 급격히 감소시켜 치료한다. 또한 용석산이나 청대산 같은 외용약과 함께 사용하면 더욱 신속한 효과를 기대할 수 있다.
　　우황양격원을 사용할 때는 신체조건과 신체상태를 고려해야 한다. 마아초, 한수석, 석고, 우황 등 약성이 매우 찬 약재가 다수 포함되어 있어 평소 허랭(虛冷)한 사람이나 현재 열성(熱性)이 심하지 않은 사람이 복

용할 경우 부작용이 나타날 수 있기 때문이다. 따라서 평소 체열이 높고 체격이 좋은 사람에게 인두염, 편도염, 구내염 등이 생겼을 때 적합한 처방이다. 《급유방》을 보면 '아이가 젖을 먹으려고 하나 젖이 입에 닿으면 곧 울며, 몸과 이마가 다 더운 아이는 그 입을 보아 헌데가 있으면 목구멍이나 혀가 부어서 아픈 것이므로 우황양격원을 쓰는 것이 좋다.'는 말이 있는데, 이는 소아 중에서도 몸이 뜨거운가를 확인하고 약을 투여했다는 증거이다.

복용법을 보면 박하탕으로 씹어서 먹는다고 되어 있다. 이렇게 하는 것은 첫째, 박하의 찬 약성을 이용하여 적체된 열을 빼주기 위한 목적이며, 둘째 씹어 먹으면 약성이 입에 머무는 시간이 많아지기 때문에 점막(粘膜)을 통해 약성이 흡수되기를 바라는 목적도 있다. 즉 내복하는 처방이기는 하지만 약효를 극대화하기 위해 외용약처럼 점막을 통해 약성을 전달하고자 하는 의도도 있는 것이다.

처방구성 처방구성을 보면 마아초는 망초의 일종으로 소화관의 운동을 항진시키고 장내(腸內) 수분의 흡수를 억제하여 강력한 사하작용을 한다. 또한 해독작용과 소염작용이 강해서 피부의 종기, 결막염, 임부(姙婦)의 유선염 등에 사용한다. 한수석은 황산염류 광물인 석탄망초(石炭芒硝)의 천연 결정체이므로 찬 성질이 강하다. 열을 내리고 대소변을 잘 나오게 하며 부기(浮氣)를 가라앉히는 효능이 있어 유행성 열병(熱病), 적열(積熱), 토사(吐瀉), 수종(水腫), 요폐(尿閉), 단독(丹毒), 화상(火傷) 등에 널리 사용한다. 특히 열성을 띠고 있는 구설생창(口舌生瘡)이나 발진(發疹), 화상(火傷)에 직접 가루를 내어 사용하면 빠르게 환부의 열을 빼앗아서 속효를 나타낸다.

석고는 발열중추를 억제하여 해열작용을 하며, 감초는 스테로이드 호르몬과 유사한 작용이 있어 항염증작용, 해독작용, 해열작용을 한다. 우담남성은 청열작용(淸熱作用)과 거담작용(祛痰作用)을 하며, 우황의 소염작용은 아스피린 성분인 살리실산의 47배나 될 정도로 강력하다. 용뇌는 신경을 안정시켜 울화(鬱火)를 없애고, 염증에 대하여 소종(消腫)·지통(止痛)하는 효능이 있다. 사향은 활혈(活血)·소종(消腫)하는 효능이 있어 붓고 열이 나는 증상에 좋은 효과를 나타낸다.

처방비교 **취후산**과 비교하면 두 처방 모두 인두(咽頭)나 편도(扁桃)가 부었을 때 사용한다. 그러나 취후산은 인후가 종창(腫瘡)되고 충혈되어 있을 때 환부에 직접 분말을 불어 넣어 부어 있는 조직을 수렴시키는 외용약이다. 또한 수렴성이 강하여 외이도염이나 중이염도 사용한다. 반면 우황양격원은 열이 적체되어 있는 상태에서 나타나는 급성인두염, 편도염, 구내염에 사용하는 처방으로 수렴성은 없지만 청열성이 강하며, 내복하는 처방이지만 박하탕으로 씹어 먹기 때문에 일차적으로 점막으로 흡수시키는 작용을 노린 처방이기도 하다.

청대산과 비교하면 두 처방 모두 열성상태의 인후종통에 사용한다. 그러나 청대산은 청열성과 함께 수렴성이 강하여 상처를 아물게 하는 효능이 있고, 인후종통뿐 아니라 혀 밑이나 위쪽이 국소적으로 부어 있는 중설(重舌)에도 사용한다. 반면 우황양격원은 열성상태의 인두염, 편도염, 구내염에 사용하며, 열성상태가 심한 경우 턱과 볼이 붓는 증상이 동반되기도 한다.

용뇌고와 비교하면 두 처방 모두 목이 붓고 열이 날 때 사용한다. 그러나 용뇌고는 박하가 군약이므로 우황양격원을 써야 하는 경우보다 열성상태가 심하지 않고, 신체조건으로 볼 때 덜 건실한 사람에게 사용한다. 반면 우황양격원은 평소 열이 많고 건실한 사람의 인통(咽痛)과 구설창(口舌瘡)에 사용하며, 열성상태가 심하면 턱과 볼이 붓는 증상이 동반될 수 있다.

風寒暑濕燥火內傷勞亂嘔咳積浮脹消黃邪身精氣神血夢聲津痰小便大頭面眼耳鼻口牙 咽喉 頸項背胸乳腹腰脇皮手足前後癰諸婦小兒

➔ **활용사례**

1-1. 설출혈(舌出血) 남 10개월

1-1. 설출혈(舌出血)

다음은 ≪급유방≫에서 발췌한 것이다.

● 김 ○ ○ 남 10개월

도사(都事) 김씨(金氏)의 아이가 난지 열 달 만에 입에서 피침이 흐르므로 냉수에 씻어 본즉 혀끝에서 피가 새어 나온다. 황련 1돈을 진하게 달여 먹이고 또 우황양격환(牛黃凉膈丸)을 찬물에 타서 혀에 하루 5~6번 발라주었더니 나았다.

下統124 寶 취후산 吹喉散

膽礬 枯白礬 焰硝 片腦 山豆根 辰砂 鷄內金 各等分

治 懸癰下垂腫痛及一切咽喉疾.
[用　　法] 極細末以竹管頻吹少許入喉中卽效
[活套鍼線] 咽腫(咽喉)
[適 應 症] 인후염, 외이도염, 이농(耳膿), 편도염, 피부염, 가래

처방
설명

　　취후산은 인종(咽腫)에 사용하는 처방이며, 약성을 응용하여 편도염(扁桃炎)이나 외이도염(外耳道炎)에도 사용한다. 또한 복용하는 것이 아니라 환부(患部)에 직접 도포(塗布)하는 처방이기 때문에 즉효를 볼 수 있다는 장점이 있다.

　조문을 보면 목젖이 부어 축 늘어지면서 아픈 것과 일체(一切)의 인후병(咽喉病)을 치료한다고 했으므로 조직이 연약해져 하수(下垂)가 되는 것처럼 목젖이 축 늘어져 있을 때도 사용할 수 있고, 인후(咽喉)나 편도(扁桃)가 붓고 통증이 있을 때도 사용할 수 있다. 다른 처방과의 차이점이 있다면 청열성(淸熱性)보다는 수렴성(收斂性)이 강하다는 것이다. 용석산이나 청대산은 청열작용(淸熱作用)이 강하여 급속히 열을 빼앗는 기전을 통해 인후통을 치료하는데, 취후산은 약간의 청열작용도 있지만 계내금, 고백반 같은 수렴성(收斂性) 약재가 주작용을 하기 때문에 조직을 수렴시키는 작용을 통해 인후통을 치료한다. 따라서 목이 붓고 아플 때도 효력이 있을 뿐 아니라 목젖이 늘어져 있을 때도 사용할 수 있다.

　인후통의 원인을 내인(內因)과 외인(外因)으로 나눌 수 있다. 외인(外因)은 세균이나 바이러스에 감염되어 인두(咽頭)나 편도(扁桃)가 붓는 것으로 발열과 부종, 통증이 심하게 나타난다. 내인(內因)은 과로(過勞)로 인해 체열이 증가하는 과정에서 인후(咽喉)가 붓는 경우인데, 평소 열이 많고 건실한 사람에게서 많이 볼 수 있으며, 인통(咽痛)과 인창(咽瘡)에 사용하는 청화보음탕이 좋은 예이다. 취후산은 외용약(外用藥)이며, 부어 있는 조직을 수렴시키는 작용이 있기 때문에 외인(外因)이건 내인(內因)이건 상관하지 않고 모두 사용할 수 있다.

　취후산은 가루로 만들어 두었다가 인후(咽喉)가 부었을 때 바로 사용해야 한다. 아픈 정도에 따라 가벼우면 1~2차례, 심하면 5분 간격으로 반복해서 4~5차례 불어 넣으면 즉효를 볼 수 있다. 용법에는 죽관(竹管)을 사용하라고 했으나 죽관을 쉽게 구할 수 없으므로 음료수를 마실 때 사용하는 정도의 빨대를 사용하면 편리하다. 주의할 점은 죽관으로 불어 넣을 때 너무 세게 불지 말고, 죽관을 환부에 근접시켜 약하게 불어 넣어야 한다는 것이다. 너무 세게 불면 가루가 밖으로 나오기도 하고 인후(咽喉) 깊숙한 곳까지 퍼질 수 있어 기침을 유발할 수 있기 때문이다. 또한 세게 불면 여러 방향으로 퍼지면서 혀에도 뿌려질 수 있는데, 취후산이 혀에 뿌려지면 1~2일 정도 미각(味覺)에 이상이 생길 수 있다. 따라서 부어 있는 부위를 정확히 찾아서 약하게 불어 넣는 것이 중요하다. 취후산의 단점이 있다면 도포(塗布)할 수 없는 부분에는 효력을 발휘할 수 없다는 것이다. 실제로 인두편도(咽頭扁桃)는 해부학적으로 구강 내에서 볼 수 없는 부위이기 때문에 인두편도가 부었을 때는 취후산을 도포해도 소용이 없다.

　취후산을 응용하면 목을 많이 사용하는 가수나 교사, 시장 상인, 학원 강사에게 많이 생기는 변성(變聲)이나 결절(結節)에 일시적으로 활용할 수 있다. 그러나 지속적인 사용은 오히려 인후점막을 변화시켜 상태

風寒暑濕燥火
內傷勞亂
虛嘔吐嗽
霍咳積聚
嘔浮腫滿
咳脹渴疸
積消痓崇
浮黃邪身形
脹癖精氣神血
消邪夢音液
黃身聲飮
癖精津痰蟲
邪氣痰小便
身神蟲大便
精血小頭面
氣夢便眼耳
神音大鼻
血液頭口舌
夢飮面牙齒
聲蟲眼
音小耳咽喉
津便鼻
液大口項
痰頭舌背
蟲面牙胸
小眼齒乳
便耳腹
大鼻咽喉腰
頭口脇
面舌項皮
眼牙背手
耳齒胸足
鼻乳前陰
口舌腹陰
牙齒腰諸疸瘡
脇諸婦人
皮瘡小兒
手婦
足人
前陰小
後陰兒
癰疸
諸瘡
婦人
小兒

를 악화시킬 요인이 될 수 있으므로 주의해야 한다.

　취후산은 외이도염(外耳道炎)에도 응용할 수 있다. 외이도염에 걸리면 귀 안쪽에서 삼출물이 밖으로 배출되는데, 소량의 취후산을 외이도에 넣으면 조직을 수렴시키는 작용이 강하여 신속하게 염증을 제거하므로 삼출물이 더 이상 나오지 않는다. 이것은 근본적인 치료라고 할 수는 없지만 불편한 증상을 신속하게 제거한다는 점에서 활용가치를 찾을 수 있다. 취후산의 치험례를 보면 가래가 많이 나오는 기관지염에도 사용한 예가 있는데, 이것은 취후산에 포함된 담반, 고백반, 계내금이 조직을 수렴(收斂)시켜 주고, 산두근, 주사, 감초, 용뇌가 충혈상태를 개선했기 때문이라고 본다.

　참고로 조문에 '懸癰현옹'이라는 용어가 있는데, 현옹(懸癰)은 전음과 후음 사이의 회음혈(會陰穴) 부위에 생긴 옹(癰)이라는 뜻도 있기 때문에 구분할 필요가 있다. 여기서 사용하고 있는 현옹(懸癰)은 현옹(懸雍: 목젖)에 생긴 옹(癰)이라는 뜻으로 달리 수옹(垂癰)이라고도 한다.

처방구성　처방구성을 보면 담반은 구내염, 치은염 등에 사용하여 통증을 개선하는 약재이고, 고백반은 이완된 점막을 수렴시키는 작용을 한다. 염초는 망초를 개어서 돌처럼 결정시킨 것으로 청열작용(淸熱作用)을 한다. 용뇌는 염증을 가라앉히는 작용이 있고, 산두근은 소염작용, 항궤양작용, 해열작용을 하며, 인후통(咽喉痛)의 요약으로 알려져 있다. 주사는 약리실험에서 진정작용(鎭靜作用)과 진경작용(鎭痙作用)이 밝혀졌고, 외용할 경우 소염작용을 나타낸다. 계내금은 위장(胃腸)의 운동을 증가시키는 작용이 있어 소화제로 사용하는 경우가 많지만, 여기서는 이완된 점막을 수렴시키는 작용을 한다.

처방비교　용석산과 비교하면 두 처방 모두 인후염에 사용하며, 환부에 직접 적용하는 외용약이다. 용석산은 인후염에도 사용하지만 구강점막이 헐었을 때, 화상을 입었을 때, 피부염이 있을 때도 사용할 수 있고, 단순포진이나 대상포진에도 사용한다. 반면 취후산은 충혈된 조직을 수렴시켜 치료하며, 인후염뿐 아니라 외이도염에도 활용한다. 치료기전을 기준으로 한다면 용석산은 청열작용을 통해 치료하고, 취후산은 수렴작용을 통해 치료한다.

　청대산과 비교하면 두 처방 모두 수렴성이 있으며 외용약이라는 공통점이 있고, 인후가 충혈(充血)되고 통증이 나타날 때 사용한다. 그러나 청대산은 중설(重舌)에 사용하는 처방이며, 중설뿐 아니라 인후종창(咽喉腫瘡)에도 사용한다. 반면 취후산은 청대산처럼 충혈된 인후점막을 수렴시키고 열을 빼앗는 작용이 있지만, 상대적으로 청열성이 약하고 수렴성이 강하므로 열성상태가 심하지 않을 때 사용한다.

　필용방감길탕과 비교하면 필용방감길탕은 감기에 걸려 인후가 부었을 때 사용하며, 인후종통의 증상에 기준을 두는 것이 아니라 원인을 제거하는 데 기준을 둔 처방이다. 반면 취후산은 원인을 제거하는 것이 아니라 환부에 직접 도포(塗布)하여 조직을 수렴시키는 처방이기 때문에 증상을 없애는 데 초점이 맞춰져 있다. 또한 취후산은 외용약이기 때문에 감기뿐 아니라 과로로 인해 인후통이 생겼을 때도 사용할 수 있다.

→ 활용사례

　1-1. 인통(咽痛), 인후염(咽喉炎), 인후부(咽喉部) 열감(熱感)　남　30세　태음인
　1-2. 인후통(咽喉痛)　여　27세　소음성태음인　165cm 50kg
　1-3. 인통(咽痛), 가려움　남　26세　태음인　173cm 80kg
　1-4. 인통(咽痛)　남　33세　소양성소음인
　1-5. 인통(咽痛)　여　37세　태음인
　1-6. 인후통(咽喉痛)　남　31세　태음인　174cm 79kg
　1-7. 감기(感氣), 인통(咽痛)　남　29세　태음인
　1-8. 턱 밑쪽 통증, 인후부종(咽喉浮腫), 이통(耳痛)　여　49세　소양성소음인
　2-1. 가래　남　30대

　　3-1. 외이도염(外耳道炎)　남　32세　소양성소음인
　　4-1. 이농(耳膿)　여　36세　소양인
　　5-1. 실패례-인통(咽痛)　여　24세　소음인　168cm

1-1. 인통(咽痛), 인후염(咽喉炎), 인후부(咽喉部) 열감(熱感)
다음은 윤여빈 선생의 경험이다.

● 윤○○　남　30세　태음인　경기도 안양시 동안구 관양동

키는 보통이며 비습한 태음인으로 기육이 두텁고 성격이 급하다.

알레르기비염이 있어 소청룡탕을 복용하고 호전된 경력이 있으며 현재 신경과도와 짜증으로 가미온담탕을 복용하는 중이다. 근래에 《새로보는 빈용202처방》 출판 작업 등으로 인해 신경을 많이 쓰고 과로한 상태여서 몸이 많이 피곤했다. 12월 14일에 수업을 하기 위하여 학교로 가는 중에 기차에서 잠을 잤는데 그 후부터 약간 몸이 찌뿌드한 느낌이 있었다. 수업을 한 후에 익산에서 잠을 자려고 했는데 인통(咽痛)이 시작되었다. 저녁에 잠을 자고 아침에 일어나니 증상이 더욱 심해졌다.

① 어제 저녁부터 인통(咽痛)과 인후염(咽喉炎)이 있다. ㉠ 목에 지속적인 열감(熱感)이 느껴진다. ㉡ 목에 염증이 있는 것처럼 따끔거린다. ㉢ 처음에는 목 부위에만 증상이 있었는데 점차 코까지 열감이 느껴졌다. ㉣ 느껴지는 바로는 인후부와 목에서 코까지 충혈이 되고 염증이 생긴 것처럼 느껴지며 매우 불편했다. ㉤ 기차를 타고 오면서 시원한 음료수나 물을 마시면 증상이 덜하기도 했다. ② 12월 15일에 익산에서 안양으로 오면서 기차에서 잠을 잤는데 잠을 잔 후에 콧물이 나오기 시작했다. ㉠ 콧물은 맑은 콧물이 쉴 사이 없이 나왔다. ③ 평소에 더위를 타는 편이다. ④ 땀이 많은 편이다. ⑤ 아랫배가 약간 차다. ⑥ 시원한 것을 좋아한다. ⑦ 물은 보통으로 마신다. ⑧ 식욕이 왕성하고 소화력이 좋다. ⑨ 대변은 1일 2~3회 정도 보며 묽은 편이다. ⑩ 잠은 하루에 5~6시간 정도 자며 잠들기 힘들고 자주 깨며 얕은 잠을 잔다.

취후산은 목젖이 부어 축 늘어지면서 아픈 것과 일체의 인후병을 다스리는 처방이다. 담반, 고백반, 염초, 편뇌, 산두근, 주사, 계내금으로 구성된 처방으로 위의 약재를 극히 세말하여 죽관으로 인후에 조금씩 자주 불어 넣으면 즉효가 있다고 하여 취후산을 사용하기로 했다.

취후산을 총 5번, 15분~20분 간격으로 도포를 했다. 이때 죽관이 없어 음료수를 마시는 빨대를 사용했다.

처음 도포하자 인통이 호전되었으나 열감이나 통증은 남아 있었다. 증상이 많이 호전되어 불편함은 사라졌으나 도포한 지 10분여가 지나자 다시 처음처럼 증상이 나타났다. 두 번째와 세 번째, 네 번째 취후산을 도포하자 증상이 많이 호전되어 불편함이 없어졌다. 그러나 조금씩 증상이 남아 있었으며 다시 증상이 나타나는 시간이 길어졌다. 다섯 번째로 취후산을 도포하자 증상이 거의 소실되었다. 그 후 아주 약간의 증상이 남아 있었으며 남아 있는 증상은 신경이 쓰이지 않을 정도로의 미약한 것이었다.

그래도 약간의 증상이 남아 있어 그 후에 2번 더 취후산을 사용했는데, 여섯 번째와 일곱 번째는 빨대로 도포를 하지 않고 취후산을 입안에 넣고 침으로 녹여서 인후부에 닿게 했다.

그 후에 인후부에 느껴지던 열감과 통증이 소실되었다. 인후부에 느껴지는 열감과 통증은 소실되었으나 목에서 코로 연결되는 부위의 열감은 그대로 남아 있었다. 이는 취후산의 약성이 그곳까지 미치지 못했기 때문으로 생각된다.

얼마 전에 아버님이 맑은 콧물과 인통을 호소하여 소청룡탕 가감방에 길경과 행인을 더하여 달여 놓은 약이 집에 있었으나 취후산의 약성을 정확하게 알아보기 위하여 약을 복용하지 않고 취후산을 사용했다. 총 7번 취후산을 사용한 시간은 대략 1시간 30분 정도 되었으며 취후산을 도포하자 증상이 바로 호전되고 7번 도포하자 증상이 소실된 것에 다시 한 번 한약의 위대함을 느낄 수 있었다. 목에서 코로 연결되는 부위의 열감이나 통증이 같이 소실되지 않은 것은 취후산이 그곳까지 도달하지 못했기 때문으로 생각된다. 또한 취후산은 약의 분말이 닿는 부위와 근접 부위에만 효과를 나타내는 것이 아닌가 하는 생각을 해본다. 또한 취후산을 도포했을 때에는 별로 느끼지 못했으나 직접 복용을 했을 때에는 계내금 때문인지는 몰라도 약 맛이 약간 비리고 시큼한 맛이 강했다.

1-2. 인후통(咽喉痛)
다음은 조경남 선생의 경험이다.

● 박○○　여　27세　소음성태음인　회사원　165cm 50kg　경기도 안양시 동안구 관양2동

피부가 엷고 키는 보통이지만 마른 체구의 소음성태음인 여성이다. 이 환자는 필자의 아내인데 7일 전부터 발열(發熱), 오한(惡寒) 등의 감기증상이 없는 상태에서 인후통(咽喉痛)이 시작되었다. 필자는 큰일이 아니라고 생각하여 6일째 방치하고 있었는데 실제로 당사자는 매우 힘들었던 모양이다. 어제는 의료보험증을 잃어버려 병원에도 못 간다며 투정을 한다. 그래서 오늘 약을 지어갈 테니 병원에는 가지 말라고 했다.

① 7일 전부터 인후통(咽喉痛)이 있다. ㉠ 통증은 침을 삼킬 때, 음식을 먹을 때 발생한다. ㉡ 음식을 먹을 때는 목이 찢어지는 느낌이다. ㉢ 기억으로는 처음부터 통증이 심했으며 지금까지 통증의 증감은 없다. ㉣ 발열, 오한, 신체통, 콧물, 기침 등 감기증상은 없다. ㉤ 아이스크림을 먹으면 통증이 조금 완화된다.   ② 찬 곳에 있으면 하복통(下腹痛)이 발생한다.   ③ 요즘처럼 일교차가 심하면 항상 콧물이 나온다.   ④ 추위와 더위를 심하게 탄다.   ⑤ 손발과 하복(下腹)이 매우 차다.   ⑥ 따뜻한 것을 좋아하고 물을 많이 마시는 편은 아니다.   ⑦ 식욕은 좋지만 과식을 하면 소화하지 못하여 체하는 경우가 많다.   ⑧ 대변은 하루에 1번씩 보며, 소변은 자주 보는 편이다.   ⑨ 월경주기가 부정확하며 1주일씩 길어지는 편이다.

7일째 인후통을 호소하는 27세 소음성태음인 여성에게 취후산을 도포했다. 죽관이 없어 슈퍼에서 음료수를 마실 때 사용하는 빨대(굵은 것)를 구입했다. 빨대를 이용하여 취후산 소량을 담아 인두 부위까지 접근한 다음 불어 넣었다. 이때 입김이 너무 세면 가루가 날리기 때문에 약하게 불어 넣는 것이 효과적이다.

5분 간격으로 총 5번 도포했다. 2번 도포할 때까지는 별 호전되는 것 같지 않았으나 3번째 도포한 뒤부터 통증이 사라지는 것을 느낄 수 있었다. 5번 모두 도포한 뒤에는 통증이 완전히 사라져 침을 삼키거나 음식을 먹을 때 통증이 없었다. 필자는 효과가 얼마나 지속되는지 알기 위해 취침할 때까지 3시간 동안 계속 물어 보았는데 그때까지 통증이 없었다.

다음날 아침 어떠냐고 물어보니 통증이 약간 남아 있다고 한다. 대략 70% 정도 좋아진 느낌이며 아침에 밥을 먹을 때는 통증이 거의 없었고 침을 삼킬 때도 괜찮았다고 한다. 통증이 약간 남아 있어 다시 취후산을 도포하려고 하다가 아침에 시간이 없어 어제 달여 둔 필용방감길탕을 복용하게 했다.

점심때쯤 어떠냐고 다시 물어보았는데, 약간 통증이 남아 있는 정도로 아침과 비슷하다고 한다. 점심에 뜨거운 것을 먹는다고 하기에 뜨거운 것은 식혀서 먹는 것이 좋다고 일러주었다.

오후 3시에 다시 물어보았다. 점심을 먹고 나서 조금 아프다고 하는데 어제보다는 많이 좋아진 것이라고 한다. 침을 삼킬 때는 어떠냐고 하니 아프지는 않은데 걸리는 듯한 느낌이 있다고 한다. 아침에 약간 통증이 남아 있을 때 다시 취후산을 도포했으면 완전히 치료될 수 있었을 것이라는 아쉬움이 남는다.

1-3. 인통(咽痛), 가려움
다음은 김영식 선생의 경험이다.

● 김 ○ ○ 남 26세 태음인 173cm 80kg 서울특별시 동대문구 이문동

보통 키에 약간 뚱뚱한 체격이며 건장해 보이는 태음인으로 목감기에 걸렸다가 나아가던 중 연구소에 들른 날 선생님이 취후산을 한번 복용해 보라고 권하셨다. 당시 청금강화탕을 시험 복용하고 있었다.
① 가래를 뱉고 난 후에 목이 따끔했었다.
≪방약합편≫에서 취후산이 인후통에 쓴다는 것을 보고 복용했다.
투여시 대롱 등에 넣어 조금씩 불어 넣으라고 했으나, 그냥 소량을 손을 써서 목구멍으로 직접 뿌렸다.
1. 목이 따끔했던 것이 1분 이내에 없어졌다.
2. 목이 따끔함(혹은 가려움)으로 인한 기침이 감소하였다.
3. 아픈 것만 없어지고 그 이외의 증상은 특별히 나아진 것은 없었다.
4. 약국에서 파는 용각산처럼 복용시에는 괜찮으나, 30~60분 정도 지나자 다시 조금씩 아파왔다.
처음 투약 때부터 1주일이 지난 후, 이번에는 목이 가렵기만 하고 가래 및 기침은 없는 상태에서 소량을 손으로 목구멍에 직접 뿌려 보았다.
목이 가렵기만 한 것은 약간 나아지는 듯하나, 별 달리 나아진 것은 없었다.
계내금 때문인지 몰라도 약간 비릿한 느낌에 뒷맛이 좋지는 않았다. 그래도 상비하고 있다가 목감기 환자가 있을 때 바로 주면 목이 아픈 것을 즉시 낫게 해 줄 수 있을 것 같았다.

1-4. 인통(咽痛)
다음은 조경남 선생의 경험이다.

● 조 ○ ○ 남 33세 소양성소음인 경기도 안양시 동안구 관양2동

아침에 반팔 티셔츠를 입고 나오는데 약간의 한기(寒氣)가 느껴졌다. 출근할 때까지 별 문제가 없었으나 조금 있으니 감기에 걸릴 것 같은 느낌이 감돌았다. 오후에 관악산 산림욕장으로 소풍을 가는 도중에 햇살은 따갑게 느껴졌지만 계속 한기(寒氣)를 느꼈다. 비몽사몽 중에 업무를 마치고 퇴근하여 소파에 누웠는데, 오한(惡寒)과 발열(發熱), 약간의 두통(頭痛) 등 몸살기운이 역력했다.
① 아침부터 한기가 느껴지더니 오후부터 약간의 발열과 함께 몸살기운이 돈다.   ② 간헐적으로 기침이 나온다.

③ 퇴근하여 소파에 누었더니 인통(咽痛)까지 느껴진다.   ④ 식욕이 없다.   ⑤ 눈이 충혈되지는 않았지만 약간 안통(眼痛)이 있다.   ⑥ 평소 약간 추위를 타고 더위는 타지 않는다.   ⑦ 땀이 많은 편은 아니며 물을 자주 마시지 않는다.   ⑧ 대변과 소변은 정상적이다.   ⑨ 요즘 무리를 한 것이 틀림없다.

몸살감기는 과로한 탓이므로 감기약을 복용하면 될 것이지만 마땅한 처방이 떠오르지 않아 당귀보혈탕을 복용하기로 했다. 당귀보혈탕을 복용한 이유는 요즘 무리한 것이 원인이라고 생각했고, 눈이 충혈된 것은 아니지만 약간의 안통(眼痛)이 있으며 발열을 기열(肌熱)로 간주했기 때문이다. 그래서 당귀보혈탕 본방으로 2첩을 달여 2시간 간격으로 마셨다. 더불어 인통을 치료하기 위해 취후산을 도포했다.

취후산은 총 3번에 걸쳐 도포했다. 처음 도포했을 때 느낌은 인후부의 열을 빼앗는 느낌이었다. 5분 뒤에 두 번째 도포를 했으며 침을 삼켜 보니 인통이 완화되는 것을 느낄 수 있었다. 10분 뒤에 세 번째 도포를 했고, 인통은 80% 이상 완화되었다. 그러나 기침은 여전한 듯하다.

당귀보혈탕은 취후산을 모두 도포한 후에 마셨다. 약 두 시간 후에는 두통이 조금 완화되었고 안통(眼痛)도 거의 소실되었다. 그러나 발열은 호전된 것 같지 않았다.

1-8. 턱 밑쪽 통증, 인후부종(咽喉浮腫), 이통(耳痛)
다음은 엄주현 선생의 경험이다.

● 김 ○ ○ 여 49세 소양성소음인 전라북도 익산시 신동
키는 작은 편이며 피부가 얇은 소양성소음인이다.

어금니 쪽에 임플란트를 하기 위해 먼저 충치를 뽑았는데, 뽑은 충치로 인해 며칠 동안 통증이 심해 고생하고 있을 때 옆집 아주머니로부터 벌침을 구강내 점막 부위에 맞았다. 그런데 기도가 막혀 숨을 쉬기 곤란했으며 인후부가 많이 부어올라 병원 응급실에 실려 갔다. 병원 응급실에서 진통제를 맞았다. 진통제를 맞은 이후 기도가 막힌 것과 인후부의 통증은 어느 정도 소실되었다. 이후 병원에서 받아온 타이레놀을 비롯한 진통제를 며칠째 복용하고 있다. 인후 쪽의 부어오른 것은 가라앉았는데 턱밑 쪽의 통증은 사라지지 않은 상태였다.

① 턱밑 쪽 통증이 심해 턱을 계속 잡고 있다.   ② 인후 쪽이 약간 부어올라있다.   ③ 병원에서 진통제를 맞은 이후 귀가 아프다.

인후통에 사용할 수 있는 처방은 내복약과 외용약으로 구분할 수 있다. 첫째 내복약으로는 필용방감길탕, 양격산, 방풍통성산, 우황양격원, 이붕고, 박하전원, 감길탕 등이 있다. 둘째 외용약으로는 취후산, 청대산, 용뇌고 등이 있다. 위에 열거한 외용약과 내복약들은 모두 찬 약성을 지니고 있어 인후통에 모두 적합하다고 볼 수 있다. 내복약으로도 증상이 치유될 수 있으나 환자가 호소하는 통증이 심해 효과가 빠른 외용약을 사용해 보기로 했다. 마침 집에 일체의 인후병(咽喉病)을 다스리는 취후산이 있어서 이것을 사용하기로 했다.

5분 간격으로 음료수를 마실 때 쓰는 빨대를 이용하여 3회 도포했다.

다음날 확인해 보니, 인후 쪽에 부어오른 것은 완전히 가라앉았으며 귀가 아픈 것도 덜했으나 턱밑 쪽 통증은 아직 남아있었다.

5분 간격으로 빨대를 이용하여 3회 도포했다. 3일 후에 확인해 보니, 턱밑 쪽 통증과 귀가 아픈 것이 완전히 사라졌다.

2-1. 가래
다음은 이건호 선생의 경험이다.

● ○ ○ ○ 남 30대 중반 서울특별시 관악구 봉천동
산업재해로 뇌사상태에 빠졌다가 최근에 주변 사람을 식별하고 집에서 요양 중에 있는 남성이다. 부인이 딸에게 먹인 보약이 효험이 있다며 자신의 약도 지으러 왔을 때 위와 같은 남편의 증상을 이야기했다.

① 인후 쪽에 가래가 발생하여 불편을 겪고 있다.   ② 환자를 직접 본 것이 아니라서 다른 증상은 알 수 없었다.

이 사람의 주증상은 가래이지만 체질이나 체열상태 등 신체조건을 참고할 수 없는 상황이라서 어떤 상태에서 발생한 가래라고 단정하기는 힘들었다. 그러나 산업재해로 뇌사상태에 빠진 뒤 최근에 정신을 되찾은 것을 보면 뇌사상태로 인해 전신기능이 저하되면서 호흡기의 기능도 저하되어 이물질을 방어하는 능력이 떨어졌기 때문이라고 짐작되었다. 호흡기의 방어기능이 떨어지면 이물질을 걸러내기 위해 점막에서 점액을 더 많이 분비시키기 때문에 가래가 발생한다고 본 것이다. 중풍에 걸린 사람에게도 이와 유사한 증상이 발생하는데 이것을 '풍억(風癒)'이라고 한다.

뇌사상태에 빠졌다가 최근 정신을 되찾은 30대 중반 남성의 가래를 목표로 취후산 소량을 투약했다.

3일 정도 하루 2~3회씩 입술에 묻힐 정도의 미량을 서서히 삼키도록 했는데, 5일 정도 지난 뒤에 만났을 때 상태를 물었더니 가래가 소멸되었다며 신기해했다.

3-1. 외이도염(外耳道炎)

다음은 조경남 선생의 경험이다.

● 조 ○ ○ 남 32세 소양성소음인 연구원 경기도 안양시 동안구 관양1동

① 2개월 전에 이유 없이 왼쪽 귀가 아프기 시작했다. ㉠ 통증은 안정 상태에서는 발생하지 않았지만 이개(귓불)를 앞으로 젖혔을 경우에만 발생했다. ㉡ 이러한 통증은 약 7일 정도 지속되다가 없어졌으나 그 후부터는 진물이 흘러나오기 시작했다. ㉢ 진물 때문에 귀지 양이 많아졌고 그 형태는 코딱지처럼 끈적였다. ㉣ 귓속으로 둘째손가락을 집어넣으면 손톱에 진물이 묻어 나온다. ㉤ 이러한 염증은 2개월 정도 지속되었으나 낫겠지 하는 마음으로 치료를 하지 않았다.   ② 추위를 타는 편이고 더위는 즐기는 편이다.   ③ 그 외 별다른 증상은 없다.

앞의 증상을 처음에는 중이염으로 판단했으나, 중이까지의 길이를 볼 때 두 번째 손가락이 접근할 수 없다는 점과 1 중이염을 일으킬만한 원인이 없다는 것을 바탕으로 중이염이 아니라 외이도염이라고 판단했다.

외이도에 염증이 생긴 만큼 염증을 가라앉히기 위해서는 청열(淸熱)과 수렴(收斂) 위주의 처방을 선택해야 할 것이다. 그러나 염증이 심하지 않기 때문에 내복약보다는 외용약을 사용하는 것이 바람직하다고 보았다. 외용약은 도포(塗布)하기 쉬울 뿐만 아니라 효과를 금방 알 수 있기 때문에 본인의 증상에 보다 적합하다고 판단했다. 따라서 청열(淸熱)과 수렴성(收斂性)이 있는 취후산 소량(녹두대 1/3 정도)을 외이도에 삽입했다.

1. 다음날 면봉이 없어서 직접 확인하지 못했으나 외이도가 건조해졌다는 느낌은 받았다.

2. 취후산을 삽입한 2일 후에 면봉으로 확인한 결과 진물이 전혀 나오지 않았다. 전에는 면봉으로 귀를 후비면 진물이 묻어있었고 코딱지 비슷한 귀지가 함께 나왔으나 이번에는 작은 먼지 같은 것만 나왔다.

3. 면봉으로 더욱 세게 후볐더니 딱지가 나왔는데 얇고 건조한 종잇장과 비슷했다. 이것으로 현재 5일이 지났음에도 외이도염은 재발하지 않고 있으며 둘째손가락을 넣어도 전혀 진물이 나오지 않는다.

4-1. 이농(耳膿)

다음은 최미선 선생의 경험이다.

● 최 ○ ○ 여 36세 소양인 연구원 서울특별시 송파구 가락2동

전형적인 소양인 체형과 소양인 성격을 가진 여성이다.

3년 전 교수님의 논문 번역작업을 도와주던 중에 심한 스트레스와 과로로 감기에 걸린 후 중이에 물이 잡혀 양방병원에서 치료를 받았다. 그때 당시는 나았으나 피곤하거나 몸 상태가 안 좋으면 귀에서 진물이 난다.

① 오른쪽 귀에서 진물이 난다. 흘러내리지는 않고 귓속이 축축한 정도이고 면봉으로 자주 닦아낸다.   ② 특별한 스트레스는 없지만 생각할 일이 많다.   ③ 변비 경향이 있다.

마침 연구소에 '현옹하수종통급일체인후질(懸癰下垂腫痛及一切咽喉疾)'에 쓰이는 취후산이 있어서 써보기로 했다. 종이에 취후산을 약간 취한 후 말아서 귀를 기울여 귓속에 뿌려 넣었다.

취후산을 넣은 후 약간 귓속이 따끔거리는 것을 느꼈다. 그리고 1시간 정도 시간이 흐른 후 귀에서 빨간 물이 흘러내렸다. 이것은 취후산이 붉은색을 띠고 있는데 귓속의 진물과 섞여서 나온 색인 것 같았다. 그 후로 수시로 취후산을 귓속에 뿌렸다. 이렇게 몇 번 하다 보니 귀에서 나오던 붉은 물은 더 이상 흘러내리지 않았다.

다음날 귓속을 귀이개로 건드려보니 딱딱한 것이 촉지되었다. 아마 취후산이 진물과 함께 굳어버린 것 같았다. 오후에 귀를 만지다가 딱딱한 것을 떼어보았다. 아팠다. 그리고 다시 진물이 흘렀다. 다시 취후산을 수시로 뿌렸다. 그 후로 2주가 넘는 지금까지 진물이 다시 나지 않고 항상 축축했던 오른쪽 귀가 뽀송뽀송해졌다. 그런데 이번엔 왼쪽 귀에서 진물이 난다.

그래서 이번에는 왼쪽 귀에 취후산을 도포했다.

역시 취후산을 도포하자 따끔거리는 통증이 경미하게 느껴졌다. 하루 동안 두 번 정도 도포했다. 다음날 확인하니 왼쪽 귀도 뽀송뽀송해졌다.

5-1. 실패례-인통(咽痛)

다음은 이주선 선생의 경험이다.

● 이 ○ ○ 여 24세 소음인 168cm 서울특별시 강남구 도곡동 타워아파트

9일 전, 피곤했던 다음 날부터 목 안이 몹시 아팠다. 피곤하면 편도선이 붓는 일이 자주 있었으므로 그러려니 했는데 며칠이 지나도 나아지지 않았다. 거울을 보니 목구멍 옆이 손톱만한 크기로 헐어 있었다. 목 안이 헌 적은 처음이었지만 시간이 지나면 나아지겠지 하며 버텼다. 그러나 시간이 지나도 전혀 나아지지 않았으며, 목이 너무 아파서 일상생활이 불가능할 정도였다. 그래서 견디다 못해 7일째는 병원에 가서 상처 부위를 지지고 약을 받아왔는데, 약을 먹으니 좀 통증이 완화되기는 했지만 약 기운이 떨어지면 또 아팠다. 다음 날 거울을 보니 상처 부위가 흰색에서 붉은색으로

변하고 있어 상처가 회복되고 있다는 것은 느낄 수 있었다. 그러나 통증이 경감되기는 했으나 밤이 되면 통증이 심해지고, 아직도 고통스러웠기 때문에 빠른 치유를 위해 8일째인 어제 취후산을 바르기로 했다.

① 9일 전부터 목 안이 헐었다.   ② 상처 부위는 손톱만한 크기로 하얗게 곱이 끼었다.   ③ 통증은 욱신거리고 따갑고 아리는 느낌이다.   ④ 목에 무엇이 걸리는 듯한 매핵기(梅核氣)의 느낌이 있다.   ⑤ 가만히 있어도 목안이 욱신거리고 따가우며, 따뜻한 물을 마시면 조금 진정된다.   ⑥ 아침에 일어나면 입안이 말라 있어서 통증이 매우 심하다.   ⑦ 입을 벌리면 상처 부위가 자극이 되어 말을 하는 것도 힘들다.   ⑧ 음식을 먹을 때 음식이 목에 걸려서 상처 부위가 욱신거리며, 음식물이 목에 닿은 후부터 3분 정도 되면 아프다.   ⑨ 밤이 되면 더 아프다.   ⑩ 입안이 매우 쓰고 뜨겁다.   ⑪ 식욕이 없어 하루에 한 끼만 먹는다(통증 때문에 식욕을 못 느낀다).   ⑫ 물이라도 마시지 않으면 통증을 견딜 수 없어서 쉬지 않고 물을 마신다.   ⑬ 맵거나 뜨거운 음식을 먹으면 더 아프다.   ⑭ 찬물을 마시면 상처 부위가 매우 따갑다.   ⑮ 평소 물을 자주 마신다.   ⑯ 피곤하면 편도선이 붓는다.   ⑰ 가끔씩 입안이 헌다.   ⑱ 피부는 희고 세장형이다.

인통이 계속되자 인통에 속효가 있는 취후산을 목 안에 바르라고 아버지께서 갖다 주셨다. 어제 밤 10시에 취후산을 2회 정도 면봉에 골고루 묻혀 목안의 헤어진 부위 전체에 발랐다.

1. 취후산을 바르자마자 상처가 욱신거리며 따가워서, 이 약이 잘못된 건 아닌가 싶을 정도였다. 마치 상처에 소금물을 바른 듯이, 상처가 쓰라리고 아팠다. 약을 바르니 약의 쓴맛 때문인지 침이 나와서 입 밖으로 흘러나올 정도였다. 약맛은 쓰면서도 신맛이었다.

2. 바른 직후부터 40분 동안 극심한 통증이 느껴졌다. 상처가 뜨겁고 욱신거려서 인상을 찌푸리고 하던 일을 멈출 정도였다. 통증의 정도는 약을 바르기 전보다 매우 격심해져서 머릿속이 하얘질 정도의 심한 통증이었다.

3. 다만 통증이 약을 바르기 전과 느낌은 달랐다. 약을 바르기 전에는 따갑고 아렸으나 약을 바른 후에는 욱신거리고 뜨거움이 매우 심했다. 40분이 지나니 격심한 통증은 사라졌지만 약 바르기 전처럼 아픈 것은 여전했다. 다음날 아침에 일어나니, 취후산을 바르기 전의 통증처럼 여전했다.

거울을 보니 목 안의 상처 부위가 다시 하얗게 헐어 있었다.

風寒暑濕燥火 內傷虛勞霍亂 嘔吐咳嗽積聚 浮腫脹滿消渴 黃疸瘧疾邪祟 身形精氣神血 夢聲音津液痰飮蟲 小便大便頭面 眼耳鼻舌口牙齒 咽喉 頸項背胸乳腹腰脇皮手足 前陰後陰癰疽 諸瘡婦人小兒

下統125 寶 필용방감길탕 必用方甘桔湯

桔梗 二錢 甘草 荊芥 防風 黃芩 薄荷 玄參 各一錢

[出　　典] 必要方·方藥合編 : 治 風熱咽喉腫痛
[用　　法] 徐徐服
[活套鍼線] 咽痛(咽喉)
[適 應 症] 감기, 인후통, 편도염, 인두염, 후두염, 변성, 목감기, 발열, 기침, 가래, 오한, 한열왕래, 두통, 설염

　　필용방감길탕은 편도염(扁桃炎), 인두염(咽頭炎), 후두염(喉頭炎) 등에 사용하는 처방이다. 물론 예전에는 이러한 질환명을 근거로 사용한 것이 아니라 목이 아픈 증상에 기준을 두고 사용했다. 그러나 실제 임상에서는 이러한 질환의 원인과 발생기전을 이해하는 것이 필요하다.

　　목이 아프면서 열이 나는 질환 중에 가장 많은 것은 급성 편도염(扁桃炎)과 급성 인두염(咽頭炎)이다. 편도염이나 인두염에 걸리면 음식을 삼킬 때 목이 아프고 특히 침을 삼킬 때 몹시 아프다. 편도염의 경우 보통 과로하거나 추위에 시달려 인체의 기능이 저하되었을 때 발생하며, 이때 목을 들여다보면 붉게 부어 있는 편도를 볼 수 있다. 인두염 또한 감기에 의해 이차적으로 감염되었을 때 발생하기도 하며, 건조하고 오염된 공기, 흡연, 목을 과도하게 사용하는 행위 등이 원인으로 작용할 수 있다. 후두염(喉頭炎) 또한 감기에 걸렸을 때 나타날 수 있고, 목을 과도하게 사용한 경우에도 발생한다. 특히 후두는 성대를 포함하고 있기 때문에 염증이 심해지면 목이 쉬거나 말을 못하는 증상이 동반되기도 한다.

　　필용방감길탕은 위의 질환에 모두 사용할 수 있다. 구강과 인후부의 점막(粘膜)이 충혈(充血)되었을 때 청열(淸熱)·소염(消炎)시키는 작용을 하기 때문에 편도염이건 인두염, 후두염이건 관계없이 사용할 수 있는 것이다. 그러나 가장 많이 사용하는 질환은 편도염이라고 할 수 있다. 이유는 실제 임상에서는 편도염에 걸린 환자를 가장 많이 볼 수 있기 때문이다. 인두염이나 후두염, 특히 후두염에 걸려 목소리가 나오지 않을 때 한약을 복용하기 위해 찾아오는 사람이 많지 않은 것도 이유 중에 하나이다. 간혹 이러한 증상을 치료하기 위해 한약을 찾는 사람이 있는데, 거의 만성화된 경우라고 할 수 있다. 또 하나의 특징이 있다면 편도염을 치료하기 위해 한약을 찾는 사람의 대부분은 감기에 걸려 편도가 부은 경우라는 것이다. 위에서 언급한 대로 편도(扁桃)나 인두(咽頭), 후두(喉頭)가 붓는 원인은 감기 외에도 피로나 건조한 공기일 수 있지만, 실제로 만날 수 있는 환자는 대부분 감기에 의한 경우가 많다는 뜻이다.

　　종합해 보면 필용방감길탕은 어떤 질환이든 간에 구강(口腔)과 인후부(咽喉部)의 점막(粘膜)이 충혈(充血)되어 통증이 나타나고, 음식이나 침을 삼킬 때 몹시 아픈 증상을 목표로 사용하며, 피로상태나 건조한 공기, 자극물질 등이 원인이 되어 충혈을 일으키고 통증을 야기하는 경우에도 사용할 수 있으나, 실제로는 감기의 겸증(兼症)으로 인통(咽痛)과 발열(發熱)이 있을 때 주로 사용한다.

　　용법을 보면 약을 천천히 복용하라고 했는데, 이는 약이 목을 통해 넘어가면서 직접 환부(患部)에 닿게 함으로써 충혈(充血)된 인후점막(粘膜)을 통하여 약성의 일부를 흡수시켜 빠르게 치유시키기 위한 것이다. 이것은 풍치(風齒)에 사용하는 옥지산의 함수요법(含水療法)에서 알 수 있듯이 점막(粘膜)을 통하여 직접 흡수시키면 속효(速效)를 볼 수 있다는 것을 경험으로 체득했기 때문이다. 이런 관점에서 볼 때 양방에서도 편도염이나 인두염에 걸렸을 때 아이스크림이나 빙과류를 먹게 하는 것과 일치한다고 볼 수 있다.

필용방감길탕의 감기 처방기준은
① 감기로 인한 인후염
② 발열이 동반된 편도염
③ 체력이 중(中) 또는 중(中) 이상인 자
④ 체열은 중(中) 또는 중(中) 이상인 자에게 사용한다.

처방구성을 보면 인통(咽痛)에 사용하는 감길탕에 황금과 현삼으로 청열성(淸熱性)을 강화시키고, 형개, 방풍, 박하를 통하여 열(熱)을 발산(發散)시키는 약성을 더했다. 길경은 거담작용(祛痰作用)과 진해작용(鎭咳作用)이 있으며, 염증을 억제하는 소염작용(消炎作用)도 있다. 감초는 인후점막의 자극을 완화하고, 점막을 보호하는 항궤양작용을 하며, 기관지평활근 경련을 억제하여 진해, 진정작용을 한다. 또한 부신피질호르몬 유사작용이 있어 소염작용과 진통작용을 나타낸다.

형개는 해열작용과 소염작용이 있으며, 방풍은 혈관의 경련을 풀고 표재(表在) 혈관을 확장시킨다. 황금은 혈관투과성 항진을 억제하고 소염작용이 강하여 혈관의 염증성 충혈(充血)과 울혈(鬱血)을 완화하며, 강력한 항균작용이 있고, 교감신경흥분을 완화하여 신경안정작용을 한다. 박하는 소염작용과 진통작용을 하며, 현삼은 해열작용을 하고, 혈관을 확장하여 세포에 영양공급을 촉진하며 염증을 억제한다.

방풍통성산과 비교하면 두 처방 모두 실증(實證)의 인후통(咽喉痛)에 사용하는 공통점이 있다. 방풍통성산은 고열(高熱)이 동반된 편도염에 사용하며, 통증의 정도가 매우 심하고 열이 많은 어린이에게 흔히 사용한다는 특징이 있다. 반면 필용방감길탕은 발열 증세가 상대적으로 가벼운 경우에 사용하지만, 실제로 편도염에 가장 많이 사용하는 처방이다.

감길탕과 비교하면 감길탕은 열증이 심하지 않고 체력이 약한 사람의 가벼운 인통(咽痛)에 사용한다. 반면 필용방감길탕은 감길탕을 써야 하는 경우보다 실증의 인통에 적합하며, 인통에 가장 빈용하는 처방이다.

청화보음탕과 비교하면 청화보음탕은 체력이 좋고 체열이 높은 사람, 습열(濕熱)이 있는 사람이 과로를 하여 고열(高熱)과 함께 인통(咽痛)이 발생했을 때 사용한다. 반면 필용방감길탕은 외감(外感)으로 인해 발생한 인통에 사용한다.

실음(失音)에 사용하는 **형소탕**과 비교하면 두 처방 모두 감기로 인한 변성, 성중(聲重)에 사용하는 처방이다. 형소탕은 주로 감기로 인해 성대(聲帶)가 부어서 목소리가 나오지 않을 때 사용하는 반면, 필용방감길탕은 감기로 인한 변성과 성중에도 사용하지만, 주증상이 인통일 때 사용한다.

➔ 활용사례

1-1. 편도염(扁桃炎), 인통(咽痛), 변성(變聲) 여 18세 소양인
1-2. 편도염(扁桃炎), 인통(咽痛), 두통(頭痛), 오한(惡寒), 현훈(眩暈), 가래, 전신통(全身痛) 여 45세 태음인
1-3. 편도선염(扁桃腺炎), 인후통(咽喉痛), 발열(發熱) 남 34세 태음인 178cm 85kg
1-4. 편도염으로 인한 인통(咽痛) 여 55세 소양인 164cm 64kg
1-5. 유아의 바이러스성 편도염(扁桃炎) 여 13개월
1-6. 목감기, 인후통(咽喉痛), 두통(頭痛), 기침, 발열(發熱) 남 39세 소음인 176cm 63kg
1-7. 목감기 여 26세 소양인 158cm 52kg
1-8. 인후종통(咽喉腫痛), 애성 남 22세 소양인 대학생
1-9. 인후통(咽喉痛), 설염(舌炎) 남 10세 태음인
1-10. 인후통(咽喉痛), 한열왕래(寒熱往來) 여 21세 태음인
1-11. 인후통(咽喉痛), 기침, 가래 여 35세 소음인
1-12. 인후통(咽喉痛) 남 28세 소음인
1-13. 인후통(咽喉痛), 발열(發熱) 남 38세 소양성태음인
1-14. 인후통(咽喉痛), 발열(發熱) 남 25세 소음인 178cm

1-15. 인후통(咽喉痛), 기침 남 27세 소음인
1-16. 인후통(咽喉痛) 여 57세 태음인 152cm 55kg
1-17. 인후통(咽喉痛), 마른기침 남 36세 태음인 171cm 80kg
1-18. 인통(咽痛), 구내염(口內炎) 여 67세 태음인
1-19. 인통(咽痛), 두중(頭重), 두통(頭痛), 기침, 가래 여 70세 태음인
1-20. 인후염(咽喉炎), 목감기 여 25세 163cm 64kg
1-21. 감기(感氣), 인통(咽痛), 변성(變聲), 비색(鼻塞) 여 60세 태음인
1-22. 기침, 인통(咽痛), 가래, 고열(高熱) 남 5세
1-23. 유아발열(乳兒發熱), 목감기 남 15개월 소양성태음인
1-24. 소아감기(小兒感氣), 발열(發熱), 인통(咽痛), 두통(頭痛), 기침, 가래 남 5세 태음인
2-1. 기침 남 27세 태음인 178cm 70kg
2-2. 유아감기(乳兒感氣), 콧물, 기침 남 11개월 태음인

➡ **필용방감길탕 합방 활용사례**
1-1. +쌍화탕 - 쥐난 후의 통증(痛症), 인후통(咽喉痛) 여 22세 소음성소양인
2-1. +은교산+소청룡탕+맥문동탕 - 감기, 인후종통(咽喉腫痛), 오한(惡寒), 발열(發熱), 몸살, 두통 여 28세

1-1. 편도염(扁桃炎), 인통(咽痛), 변성(變聲)
다음은 유해성 선생의 경험을 채록한 것이다.

● 김 ○ ○ 여 18세 소양인 한약방직원 경기도 군포시 군포1동

보통 키에 보통 체구이며 성격이 급하고 말이 빠른 편이며 소양인으로 보이는 아가씨이다. 김 양의 목소리가 약간 쉰 것 같아 감기가 들었느냐고 물어 보니, 어제부터 편도염이 와서 목이 아프다고 한다. 필자의 경우도 목감기가 자주 오고 흡연으로 인해 목이 자주 아픈 편인데, 이때마다 늘 필용방감길탕을 복용하고 잘 나았기 때문에 미리 달여 둔 필용방감길탕이 있어 증상을 자세히 물어보았다.
2일 전 밤에 자기 전부터 목 주위가 뻑뻑한 것을 느꼈으나 그냥 잤다. 다음날 아침 일어나니 목이 조금 아프고 침을 삼키면 아픈데 이런 상태로 하루를 지냈다. 그 다음날은 자고 나니
① 목이 몹시 부어서 식사를 못했다.   ② 몸을 움직이면 편도 부위의 목이 아프다.   ③ 열은 없으나 온 신경이 목 주위에 다 쏠려 있다.   ④ 편도가 부으니 짜증이 많이 난다.   ⑤ 평소보다 피로를 더 많이 느끼고 쉽게 졸리고 자고 싶은 상태이다.   ⑥ 목소리는 변성이 와서 약간 쉰 목소리이다.   ⑦ 말할 때도 목에 통증이 와서 모든 일이 귀찮고 짜증이 난다.   ⑧ 편도염은 피곤할 경우 자주 발생한다. 편도염은 평소 감기가 오기 전 3~4일 정도 침을 삼키지 못할 정도로 붓고, 그 다음 실제 감기 증세인 콧물이 많이 나면서 2~3일 정도 재채기가 난다.   ⑨ 그리고 심한 기침 특히 밤에 심한 기침이 1주일가량 지속되다 저절로 낫게 되는 과정을 거친다고 한다.
평소 필자의 경험대로 인통(咽痛)이면 대부분 필용방감길탕으로 잘 낫기 때문에 특히 체열이 높기 쉬운 18세 나이에 소양인 체질이라는 점을 감안하여 필용방감길탕 2첩분 2봉을 우선 쓰기로 했다.
달여 둔 필용방감길탕 1첩 분량을 점심때 1봉 먹고 목이 아픈 증세가 여전하여, 1시간 뒤에 나머지 1봉을 복용했다.
2첩을 복용한 20분 뒤에 침을 삼켜보니 목 아픈 것이 훨씬 덜하며 목이 편해지고 목을 움직여도 전처럼 아프지 않다고 한다. 그리고 자고 난 다음날에는 편도염 증세는 거의 사라졌다. 2일 뒤에는 변성(變聲)도 저절로 사라졌다.

1-2. 편도염(扁桃炎), 인통(咽痛), 두통(頭痛), 오한(惡寒), 현훈(眩暈), 가래, 전신통(全身痛)

● 황 ○ ○ 여 45세 태음인 경기도 안양시 달안동 샛별단지 한양아파트

키와 체격은 보통이며 태음인으로 추측되는 주부로 남편이 대신 한약을 지으러 온 사람으로 설명을 들어 보았다.
① 5일 전부터 부인이 감기에 걸렸다.   ② 오한(惡寒)이 있으며 양약을 복용하면 땀을 흘리다가 약 기운이 떨어지면 추워서 떤다.   ③ 양쪽 편도(扁桃)와 입천장과 목 천장이 심하게 붓고 아파서 말하기와 숨쉬기도 곤란할 정도이다.   ④ 진한 가래가 있다.   ⑤ 발열(發熱)이 있는데 추웠다 더웠다가를 반복한다.   ⑥ 두통과 현훈(眩暈)이 있다.   ⑦ 전신이 쑤시고 아프다.   ⑧ 식사를 전혀 못하여 미음만 조금씩 먹고 있다.   ⑨ 양약을 복용하면 속을 훑고 쓰리고 땀이 비가 오듯이 한다.   ⑩ 평소 약간 추위를 타고 손발과 아랫배가 차다.   ⑪ 식욕과 소화력은 보통이다.
인통(咽痛)이 주증세인 목감기를 목표로 필용방감길탕 2배량으로 3일분 6첩을 지어주었다.
약 2달 후에 신경과로로 인해 약을 지으러 왔을 때 물어 보니, 편도염으로 인한 인통 증세와 발열(發熱), 두통, 오한(惡寒), 현훈(眩暈), 가래, 전신통(全身痛) 등의 모든 증세가 약을 복용한 뒤 곧바로 소실되었다고 한다.

1-6. 목감기, 인후통(咽喉痛), 두통(頭痛), 기침, 발열(發熱)

● 김 ○ ○ 남 39세 소음인 개인사업 176cm 63kg 경기도 안양시 동안구 비산3동

소음인으로 추측되며 부인이 대신 약을 지으러 왔다. 설명을 자세히 들어 보니

① 어제부터 하루 종일 침 삼킬 때마다 목이 아프다.　② 기침도 간간히 한 번씩 약간 한다.　③ 열이 나고 오슬오슬 춥다.　④ 아침 일찍 출근해 늦게 귀가하는 탓에 피로하다.　⑤ 추위를 약간 탄다.　⑥ 발이 약간 찬 편이다.　⑦ 식욕과 식사량이 보통이고 소화가 잘 안 된다.　⑧ 소변이 뿌옇게 나온다.　⑨ 옅은 잠을 자며 잘 깬다.　⑩ 작년에 늑막염을 앓은 적이 있다.　⑪ 신경성 위염이 있어 양약을 먹지 못한다.　⑫ 성격은 내성적이고 세심하고 깐깐하다.

약간의 기침과 발열(發熱)을 겸한 인후통(咽喉痛)을 목표로 필용방감길탕 2배량으로 3일분 6첩을 지어주었다.

이번에는 인후통 및 두통으로 본인이 직접 내방했으며, 두통이 있으나 증세가 지난번과 대체로 같으므로 같은 처방대로 3일분 6첩을 지어주었다.

약 2개월 후에 환자의 부인이 전화로 약을 요청할 때 확인해 보니, 지난번 두 번 모두 약을 먹고 목 아프던 것이 소실되었고, 아울러 두 번째 약을 복용한 후에는 두통도 같이 소실되었다고 한다. 이번에는

① 남편의 목이 싸하고　② 많이 아프다.　③ 가래가 낀다.　④ 열은 없다.

지난번 약을 복용한 후 인후통 및 기침, 두통, 발열이 소실되었으며 이번에도 약간의 차이는 있으나 역시 같은 증세로 볼 수 있으므로 같은 처방으로 3일분 6첩을 지어주었다. 다시 6개월 뒤인 6월 초순에 인통으로 약을 요청할 때 확인해 보니, 지난번에도 전처럼 약을 복용한 뒤 모든 증상들이 깨끗이 나았다고 한다. 이번에는 목 아픔과 동시에 코가 막힌다며 다시 약 3일분을 요청했다. 역시 같은 필용방감길탕으로 3일분 6첩을 지어주었다.

1-7. 목감기

다음은 최원석 선생의 경험이다.

● 정 ○ ○ 여 26세 소양인 교사 158cm 52kg 서울특별시 송파구

피부가 하얗지만 건조하여 수분크림을 발랐으며 코가 오똑하고 눈이 반짝거리는 계란형 얼굴이다.

필자의 여자 친구로 올해 학교에 처음 부임하여 수학을 가르치고 있다. 환절기마다 약하게나마 걸리다가 이번 환절기 때는 목감기를 심하게 걸려서 처방하게 되었다.

① 목소리가 변했음. ㉠ 기침 및 미열이 있음. ㉡ 음식을 삼킬 때 목에 통증 있음. ㉢ 딱딱한 음식을 못 먹음.　② 감기 걸린 후 쉽게 피곤해한다.　③ 평소 건강하여 감기가 걸리거나 아픈 일이 없다.

빡빡한 수업스케줄과 처음 겪는 사회생활로 인해 면역력이 약화되고 분필 가루를 마시며 계속 말해야 하기 때문에 특히 목이 약해졌다고 판단되었다.

열을 꺼뜨리고 소염시키기로 한다. 목감기에 쓰이는 여러 처방 중 환자가 평소 건강했던 점과 열이 그리 심하지 않는다는 점에서 가장 무난한 필용방감길탕을 처방했다. 필용방감길탕을 본방대로 6첩을 따뜻하게 천천히 복용하게 했다.

약을 복용하자마자 목이 진정되는 느낌이 든다고 한다. 4첩을 먹은 후 증세가 많이 호전되었다. 6첩을 다 먹은 후 약하게 증상이 남아 있기는 했지만 이것도 곧 사라졌다.

약을 따뜻하게 하고 천천히 마셔서 일부는 목에 바로 흡수되도록 하기 때문에 효과가 더욱 빠르게 나타나는 것 같다.

1-8. 인후종통(咽喉腫痛), 애성

다음은 조현석 선생의 경험이다.

● 조 ○ ○ 남 25세 소양인 대학생 부산광역시 해운대구

마른 체격에 광대뼈가 약간 나오고 피부가 건조하며 잘 트는 편이다.

건조하고 먼지가 많은 환경에 노출한 후

① 목이 2주 정도 계속 따갑고 아프다(인후종통).　② 음식물을 삼키기가 힘들다.　③ 목에 이물감이 있으며　④ 목소리도 변했다(애성).　⑤ 몸이 건조한 편이고　⑥ 평소부터 기관지가 약한 편이다.

인후종통과 애성은 모두 목 부위가 붓고 충혈 된 탓이며 먼지를 많이 접한 후 발생한 경우도 있으나 인후감염이나 과로가 원인이 되는 경우가 많기 때문에 이러한 요인들이 결합되어 나타난 것이라 보았다.

인후부의 염증 및 부종증을 가라앉히는 데 필요한 청열발산의 치법을 검토했다.

인후통에 쓰이는 처방으로는 필용방감길탕, 청화보음탕, 박하전원, 취후산, 감길탕(길경탕), 방풍통성산 등이 있다. 이중에서 감기로 인한 실증의 인후통에 많이 사용하는 필용방감길탕을 충분히 살펴보았다. 지금의 증상이 감기로 인한 것은 아니지만 아직 열성이 내재한 22세 젊은 나이라는 점과 소양인체질이라는 실증을 나타낼 체질적 요인을 감안하여 비록 먼지 후 발생한 인후통이지만 필용방감길탕을 선택하기로 했다. 필용방감길탕은 길경과 여러 종류의 종통에 청

열하는 효과가 있는 형개와 외감을 발산시키는 박하가 들어가 있어서 가장 이상적일 것이라 생각했다.

건조하고 먼지 많은 환경에서 노출된 인통이기는 하나 22세 소양인 청년이라는 신체조건을 감안하여 실증의 감기형 인통에 사용하는 필용방감길탕으로 10첩을 지어 하루에 2첩씩 투약했다. 복용 3일 이후부터 인후통은 거의 없어지고 음식을 넘길 수 있으며 약간 이물감이 남아있었다. 약을 다 먹고 며칠 뒤에는 증상이 완전히 사라졌다.

1-9. 인후통(咽喉痛), 설염(舌炎)

● 권 ○ ○ 남 10세 태음인 경기도 안양시 동안구 비산3 삼호아파트

보통 키에 약간 마른 태음인으로 보이는 남아이다.

① 며칠 전부터 감기에 걸려 열이 심했었다.   ② 현재 열은 내린 상태인데 낮에 목이 아프다.   ③ 어제부터 혀끝이 심하게 헐었다.   ④ 2~3년 전부터 손발이 건조하며 발바닥은 갈라진다.   ⑤ 피부 전체가 건조하며 허옇게 일어난다.
⑥ 어릴 때부터 수시로 피로할 때 코를 건드리면 코피가 난다.   ⑦ 머리에서 땀을 많이 흘린다.   ⑧ 찬물을 많이 마시며 찬 음식을 좋아한다.   ⑨ 손발이 약간 차다.   ⑩ 식욕은 별로이며 편식이 심하다.   ⑪ 머리가 자주 아프다.
⑫ 감기에 자주 걸리는 편이다.

찬 것을 좋아하는 태음인 어린이의 인후통(咽喉痛)과 설염(舌炎)을 목표로 필용방감길탕 1.5배량에 피부 건조를 감안하여 형개 1.5돈, 우방자 1.5돈을 더하여 3일분 6첩을 지어주었다. 24일 뒤에 아이의 보약을 지으러 왔을 때 물어 보니, 약을 복용한 이후 목이 아프던 것과 혀가 헐었던 것이 소실되었다고 한다.

1-10. 인후통(咽喉痛), 한열왕래(寒熱往來)

● 김 ○ ○ 여 21세 태음인 대학교 4년 경기도 안양시 부림동 공작성일아파트

어머니와 함께 온 여대생이 인통(咽痛)이 있다며 드물게 한약을 먹겠다고 한다. 감기로 인한 인통 같으면 대부분 약국이나 병원을 찾게 되는데, 어머니의 영향도 있긴 하겠으나 나이도 21살밖에 안 된 여대생이 인통(咽痛)에 한약을 복용하겠다고 하는 것이 신기하기도 했다.

① 2일 전에 감기에 걸렸는데 목에 통증이 심하여 침 삼키는 것이 힘들고, 한열왕래(寒熱往來)가 있다. 이러한 증상은 기상 후 오전에 심하다.   ② 추위를 약간 탄다.   ③ 손이 매우 차다.   ④ 식욕이 좋다.   ⑤ 본래 비위(脾胃)가 약하여 속이 답답하고 헛구역을 한다.   ⑥ 신경을 쓰면 열이 달아오르고 잘 놀라고 불안과 초조감이 있다   ⑦ 신경을 쓰면 두통이 발생한다.   ⑧ 피로하고 기운이 없다.   ⑨ 손발 저림 증상이 있다.

감기로 인해 발생한 인통(咽痛)에 필용방감길탕 1.5배량으로 3일분 6첩을 지어주었다.

1년 뒤인 2월에 보약을 지으러 왔을 때 확인해 보니, 지난번 지어간 약을 복용한 뒤로 바로 인후통(咽喉痛)이 사라지고 한열왕래(寒熱往來) 증상이 없어져 감기가 나았었다고 했다. 이번에는 쉽게 피로하고 손발이 저리는 증상으로 약을 지어달라고 하기에 비화음 3배량으로 1제를 지어주었고, 복용 후에 식사를 잘한다며 연이어 1제를 더 지어갔다.

1-21. 감기(感氣), 인통(咽痛), 변성(變聲), 비색(鼻塞)

● 김 ○ ○ 여 60세 태음인 주부 경기도 안양시 관양1동 대양빌라

보통 키에 약간 단단해 보이는 체구의 부인으로 건실한 태음인이다.

① 2~3일 전 감기에 걸린 뒤부터 침을 넘기면 목이 아프고, 목이 쉬었다.   ② 아울러 코가 막힌다.   ③ 가래가 약간 있다.   ④ 4년 전부터 고혈압이 있어 병원약을 복용하는 중이다. ㉠ 약을 복용하기 전 혈압은 200/110이었다.   ⑤ 아울러 동시에 신경쇠약 치료도 받은 적이 있다.   ⑥ 뜨거운 음식을 좋아한다.   ⑦ 식욕과 소화력은 모두 좋다.
⑧ 무릎이 시리다.   ⑨ 늘 꿈을 꾸는 편이고 신경을 쓰면 잠을 잘 못 잔다.   ⑩ 가슴이 자주 뛰고 잘 놀라며, 신경을 쓰면 얼굴이 달아오른다.

식욕과 소화력이 왕성한 주부의 감기로 인한 인후통(咽喉痛)을 목표로 필용방감길탕 2배량에 역시 풍열(風熱)로 인한 인후종통(咽喉腫痛)에 쓸 수 있는 박하를 4돈으로 증량하고 오미자 1.5돈을 더하여 2일분 4첩을 지어주었다.

2일 뒤에 약을 지으러 왔을 때 확인해 보니, 목 아픈 것이 거의 나아서 침도 넘길 수 있고, 목이 쉰 것도 다 나았고 코가 밖으로 나오기는 해도 코막힘도 소실되었으나 가래는 여전하다고 한다.

1-23. 유아발열(乳兒發熱), 목감기

● 유 ○ ○ 남 15개월 소양성태음인 경기도 안양시 달안동 샛별 한양아파트

평소 감기가 빈발하며 1개월 전부터 숨 쉴 때마다 가슴에서 가래가 그렁그렁하며 간혹 기침도 있어서 행소탕 3첩을 복용한 후 가래소리가 격감한 바 있는 아이가 감기 증세로 다시 내방했다. 마음이 느긋한 소양성태음인으로 보이는 15개월 된 남자 아이이다.

① 발열(發熱)이 있다.　② 목이 많이 부어 있으며 통증이 있다고 한다.

15개월 된 어린이의 발열을 겸한 목감기를 목표로 필용방감길탕으로 2첩을 지어주었다.

7일 후에 보약을 지으러 왔을 때 확인해 보니, 필용방감길탕을 복용한 이후 고열(高熱)과 인후통(咽喉痛)이 모두 소실되었다고 했다. 이번에는 평소 소화력이 왕성하고 가래가 있으므로 금수육군전을 지어주었다.

1-24. 소아감기(小兒感氣), 발열(發熱), 인통(咽痛), 두통(頭痛), 기침, 가래

● 김 ○ ○ 남 5세 태음인 경기도 안양시 관양2동

살집이 좋고 뚱뚱한 편이며 키가 보통인 태음인 남아이다.

① 평소 감기를 계속 달고 살다시피 하는데 이번에도 1달 전부터 시작되었다.　② 발열은 1달 전부터 지속되어 왔으며 어제부터는 발열이 심해서 해열제(양약)를 복용했다.　③ 자주 목이 아프다.　④ 기침을 약간씩 한다.　⑤ 가래가 있다.　⑥ 두통이 자주 있다.　⑦ 병원에 가니 비염이라고 한다.　⑧ 편식을 한다.　⑨ 식은땀을 많이 흘린다.　⑩ 코피도 간혹 흘린다.

살집이 좋은 태음인 어린이의 감기로 인한 발열(發熱), 인통(咽痛)을 목표로 필용방감길탕 본방으로 3일분 6첩을 지어주었다. 4일 뒤에 확인해 보니, 감기 증상이 경감되어 발열 증세가 해소되고 인통은 경감되었으며, 두통은 소실되고 기침과 가래는 경감되었으나 아직은 완전하지 않다고 했다.

역시 전과 같은 필용방감길탕으로 3일분 6첩을 지어주었다. 20일 후에 다시 왔을 때는 감기 증세 모두가 소실되어 있었다. 이번에는 어제 저녁부터 다시 지난번 증세와 똑같은 감기증상이 있다고 하여 다시 전과 같은 필용방감길탕 본방으로 3일분 6첩을 지어주었다.

2-1. 기침

● 이 ○ ○ 남 27세 태음인 의사 178cm 70kg 경기도 안양시 귀인동 꿈마을 라이프아파트

뼈대가 약간 굵고 원만해 보이며 혈색이 누렇다. 범계동사무소 사무장의 소개로 내원했다는 의사로, 현재 공익근무중이다.

① 1달 전부터 기침이 심해졌으며 1번 기침을 하면 30여 분 지속된다.　② 기침은 격심하며 피곤할 때 특히 심하다.　③ 5년 전부터 기침이 있었다.　④ 기침으로 잠을 잘 못 잔다.　⑤ 동시에 호흡이 곤란하다.　⑥ 숨도 차다.　⑦ 기침 후부터 피로하고 기운이 없으며 초조하다.　⑧ 노란색 가래가 약간 있으며 목에 걸려 있는 듯하다.　⑨ 내과의원의 진찰결과 알레르기성 천식이 의심된다고 한다.

전반적으로 건실한 체력이며 소화력도 좋은 태음인 청년임을 감안하여 필용방감길탕에 금수육군전 본방을 합하고 소화를 감안하여 산사, 목향 2돈씩을 더하여 10일분 20첩을 지어주었다.

19일 뒤인 6월 하순에 내원했다. 계속하던 기침이 많이 나아져 이제는 가끔씩 하고, 기침의 정도도 극심하던 것이 가볍게 변했고 호흡곤란도 없어졌고 숨찬 증세도 없어졌으며, 피로하고 기운 없는 것도 많이 좋아져 덜하다는 것이다. 그래서 지난번과 같은 처방으로 1제를 지어주었다. 2개월 뒤인 여름인 8월 하순에 다시 왔다. 두 번째 약을 먹고 기침은 완전히 나아 없어졌으며, 몸 전체도 많이 호전되었다고 한다.

2-2. 유아감기(乳兒感氣), 콧물, 기침

● 신 ○ ○ 남 11개월 태음인 서울특별시 구로구 독산동 하안주공아파트

① 20일 전부터 목감기가 와서 발열이 나며 특히 잘 때와 일어날 때 심하다.　② 콧물이 약간씩 나온다.　③ 목 안이 아프고 부어 있다.　④ 가끔 기침을 한다.　⑤ 평소 감기는 목감기에 잘 걸리는 편이다.　⑥ 그간 병원 치료를 했으나 차도가 없다.　⑦ 감기에 걸릴 때는 머리에 땀이 저절로 많이 나는 편이다.

목감기가 빈발하는 11개월 된 아기의 발열(發熱)을 겸한 목감기를 목표로 필용방감길탕 1.5배량에 기침과 콧물을 감안하여 소엽 1.5돈을 더하여 1일 1첩씩 6일분 6첩을 지어주었다.

2일 뒤에 어머니로부터 전화가 왔는데, 어제는 열이 좀 나고 칭얼거렸으나 콧물과 기침은 없어졌으며 발열과 인통은 아직 잘 모르겠다고 한다. 며칠 뒤에 경과를 확인하기 위해 전화를 했으나 통화를 못했고, 약 1첩으로 콧물과 기침 증세가 소실된 것으로 볼 때 나머지 약을 모두 복용하는 도중에 발열과 인통 증세도 나은 것으로 보았다.

下統126 內局 衆 박하전원 薄荷煎元

薄荷 一斤 桔梗 五兩 甘草炙 四兩 防風 川芎 各三兩 砂仁 五錢

消風熱 化痰涎 利咽膈 淸頭目 治鼻衄 大小便血
[用　　法] 上末 蜜丸 兩作三十丸 每一丸 細嚼茶酒任下 ①　內局 有白豆蔲
[活套鍼線] 衄血(血)
[適 應 症] 코피, 편도염, 구내염, 인통, 성중, 두통, 두중, 현훈, 흉비

박하전원은 두면부(頭面部)에 열이 울체된 상태에서 육혈(衄血), 인통(咽痛), 구내염(口內炎) 등
이 발생했을 때 사용하는 처방이다. 조문에는 '大小便血대소변혈'에도 사용하는 것으로 되어 있으나,
실제로 사용하는 경우는 거의 없다.

비강점막(鼻腔粘膜)에는 키셀바흐 부위(Kiesselbach 部位)라는 정맥총(靜脈叢)이 있어 평상시에도 혈액이
다량으로 울혈(鬱血)되어 있다. 따라서 몸에 열이 많아졌음에도 원활하게 발산(發散)되지 않으면 키셀바흐
부위에 혈액이 울체(鬱滯)되어 코피가 발생할 수 있다. 더구나 몸이 허약해지면 어느 조직에나 영향이 미치
겠지만 층(層)이 엷은 점막(粘膜)은 더 많은 영향을 받을 수 있다. 따라서 몸이 허약해지면서 열이 울체되
었을 때 코피가 발생하기 쉽다. 허약해지면 조직이 연약해지는데다가 허약을 보완하기 위해 인체가 긴장을
유지하면서 일시적으로 기능을 항진시키므로 열이 발생하고 비강(鼻腔)의 울혈(鬱血)이 심화되기 때문이다.
마찬가지로 과로(過勞)로 인해 체열이 상승하여 비강이 충혈(充血)되고 점막의 탄력성이 약해졌을 때도 출
혈이 발생할 수 있다.

이렇게 비강에 울혈이 발생했을 때 청열제(淸熱劑)와 발산제(發散劑)를 사용하여 적극적으로 열을 배출시
키는 치법을 사용할 수 있는데, 박하전원이 여기에 해당한다. 코가 막혔을 때 박하의 성분이 포함된 스프레
이 제제를 뿌리면 코가 뚫리는 경우가 있는데, 이것은 서늘한 약성을 지닌 박하가 충혈·팽창된 비강점막의
열을 빼앗아 순간적으로 수렴시키기 때문이다. 박하전원의 군약 또한 박하이기 때문에 신속하게 열을 발산
시켜 울혈상태를 해소시킨다. 물론 어떤 사람에게나 사용하는 것은 아니며, 성장단계에 있어 체열이 높으면
서도 조직이 연약한 소아나 청소년에게 적합하다.

박하전원은 인통(咽痛)에도 사용한다. 인통은 감기에 걸렸을 때 동반되는 경우, 과로했을 경우, 성대(聲
帶)를 과다하게 사용했을 경우에 발생한다. 만약 감기에 걸려 인통이 나타났다면 신체조건과 신체상태를 판
별하여 열실하면 방풍통성산이나 필용방감길탕을 사용하는 것이 좋고, 허약한 경우에는 감길탕이나 국로고
를 사용하는 것이 좋다. 또한 허랭이 심하면 오적산을 투여할 수 있다. 과로나 신경과다가 원인일 때는 청
화보음탕이나 박하전원을 사용할 수 있는데, 청화보음탕은 평소 체열(體熱)이 높고 건실한 사람에게 적합하
며, 박하전원은 성장열(成長熱)이 있어 체열은 높지만 조직이 연약하기 쉬운 어린이와 청소년에게 보다 적
합하다.

박하전원은 구내염(口內炎)에도 사용한다. 구내염은 열실한 상태에서 발생하는 경우도 있고, 허약한 상태
에서 발생하는 경우도 있다. 허약한 상태에서 발생했다면 귀비탕, 감길탕, 국로고 등을 사용할 수 있으나,
열실한 상태에서 발생했다면 구미황련탕, 양격산, 회춘양격산, 박하전원 등을 사용할 수 있다. 박하전원에는

감길탕이 포함되어 있어 구강점막의 염증을 치료하는 작용이 있다. 길경을 보통 거담제(祛痰劑)라고 하는데, 여기서 말하는 담(痰)이란 열성(熱性)을 띠면서 화농(化膿)되어 가는 과정의 초기상태를 의미한다. 즉 박하전원이 담연(痰涎)을 없앤다고 했을 때의 담(痰)은 염증 초기에 분비되는 부산물이라고 생각하면 된다. 따라서 박하전원은 감길탕으로 염증을 없애주면서 박하가 울체된 열을 발산시키고, 천궁과 방풍은 혈행장애를 유발하는 요인을 제거해 주므로 구내염을 치료한다. 박하전원을 구내염에 사용하는 경우도 마찬가지로 체열(體熱)이 높으면서도 조직이 연약한 사람에게 보다 적합하다.

처방구성 처방구성을 보면 다른 약재에 비하여 군약인 박하의 양이 월등하게 많다. 박하는 상초(上焦)의 열을 소산(消散)시키는 효능이 있어 두면부(頭面部)의 열을 내리게 하고 인후부(咽喉部)에도 작용한다. 약리적으로는 지각신경을 마비시켜 가려움증상을 억제하고, 열발산을 촉진하여 소염작용과 해열작용을 나타내는 것으로 밝혀졌다. 길경은 거담작용(祛痰作用)과 진해작용(鎭咳作用)이 있으며, 염증을 억제하는 소염작용(消炎作用)도 있다. 감초는 인후점막의 자극을 완화하고 기관지 평활근의 경련을 억제하여 진해(鎭咳), 진정작용(鎭靜作用)을 하고, 스테로이드 호르몬과 유사한 작용이 있어 항염증작용, 해독작용, 해열작용을 한다. 방풍은 혈관의 경련을 풀고 말초의 투과성을 조절하며, 표재(表在) 혈관을 확장한다. 천궁은 관상동맥과 말초혈관을 확장하여 혈액순환을 촉진한다. 사인은 위장(胃腸)의 연동운동(蠕動運動)을 촉진하여 다른 약의 흡수를 도와준다.

처방비교 코피에 사용하는 **서각지황탕**과 비교하면 서각지황탕은 열성상태에서 혈액이 울체(鬱滯)되어 육혈(衄血), 피부발진(皮膚發疹), 종창(腫瘡), 치통(齒痛) 등이 발생했을 때 사용한다. 반면 박하전원은 두면부(頭面部)에 열이 울체되어 코피가 발생했을 때 사용하며, 성장단계에 있어 체열이 높으면서도 조직이 연약한 소아나 청소년에게 적합하다.

필용방감길탕과 비교하면 필용방감길탕은 감기에 걸려 인후통이 발생했을 때 사용하는 반면, 박하전원은 감기보다는 체열이 높은 소아나 청소년이 허약해졌을 때 인체의 기능을 항진시키는 과정에서 인후부가 충혈되어 나타나는 인후통에 사용한다.

구미황련탕과 비교하면 두 처방 모두 열성상태에서 나타나는 구내염에 사용한다. 구미황련탕은 구내염에 사용하는 대표적인 처방으로 치료목표가 구내염이며, 설염에도 사용한다. 반면 박하전원은 구내염보다는 코피나 인후통에 사용하는 경우가 많고, 구내염이 있더라도 설염이 동반되는 경우는 드물다.

➡ **활용사례**

1-1. 코피, 편도염(扁桃炎), 월경불순(月經不順), 두중(頭重), 성중(聲重), 두통(頭痛), 현훈(眩暈), 흉비(胸痞) 여 18세 소양인
1-2. 코피 여 76세 소양성태양인
1-3. 코피 여 14세 소양인
1-4. 코피 여 39세 태음성소음인
1-5. 코피 남 27세 태음인
1-6. 코피, 두통(頭痛), 인통(咽痛) 남 18세 태음인
1-7. 코피, 구내염(口內炎) 남 27세 태음성소음인
1-8. 코피, 피로(疲勞) 남 39세 태음인
1-9. 상열감(上熱感), 코피 남 36세 열성태음인
2-1. 소아(小兒) 코피 남 11세 소양인
2-2. 소아(小兒) 코피, 슬통(膝痛) 여 11살 태음인
2-3. 소아(小兒) 코피 여 7세 조열한 소양인
2-4. 소아(小兒) 코피 여 9세 체열 높고 습담 많은 태음인 초등학생 130cm 35kg
2-5. 소아(小兒) 코피 여 9세
2-6. 소아(小兒) 코피 남 7세 소양성태음인

2-7. 소아(小兒) 코피 남 8세 소양인
2-8. 소아(小兒) 코피 남 6세 태음인
3-1. 구내염(口內炎) 남 41세 태음인

1-1. 코피, 편도염(扁桃炎), 월경불순(月經不順), 두중(頭重), 성중(聲重), 두통(頭痛), 현훈(眩暈), 흉비(胸痞)

● 김 ○ ○ 여 18세 소양인 고등학생 2년 경기도 안양시 관양동
어머니와 같이 온 보통 키에 마른 편이며 혈색이 좋지 못하고 성깔이 있어 보이는 여고생이다.
① 7년 전인 초등학교 4학년 때 계단에서 넘어져 실신했다가 깨어났는데, 그때 목에서 피가 나오고부터는 코피가 가끔씩 나기 시작했다.   ② 3년 전인 중 2때부터는 수시로 코피가 나며, 평균 1달에 10회 이상 나온다.   ③ 자면서도 베개에 흘릴 정도로 코피가 나온다. ㉠ 운동 후와 숨 가쁠 때에 코를 풀면 코피가 나고 엎드려 있을 때도 나온다고 한다. ㉡ 또 가만히 앉아있을 때도 날 때가 있으며, 금방도 앉았다가 3번이나 코피가 나왔다고 한다.   ④ 지금까지는 코피가 날 때마다 병원에서 콧속을 전기로 지져 출혈을 멈추게 했다고 한다.   ⑤ 코피가 시작된 중 2때부터는 심한 피로로 하고 후 곧바로 누워 자야 한다.   ⑥ 6개월 전부터 손에 전기가 통하는 것처럼 찌릿찌릿 거리며 주먹을 쥐면 오히려 힘이 없고 풀어진다.   ⑦ 항상 편도가 부어 있는 편이며, 목이 자주 잠기고 특히 감기 때나 피로하면 더욱 두드러진다.   ⑧ 월경은 부정확하여 2달씩 건너서 나온다.   ⑨ 늘 머리는 띵하고 무겁고 사죽공(絲竹空) 부위가 아프고 어지럽다.   ⑩ 가슴의 전중(膻中) 부위가 답답하고 혹 따끔거리기도 하며   ⑪ 숨이 차고 숨이 차기 시작하면 상기(上氣)가 되고 상기가 되면 어지럽다.   ⑫ 몸에 항상 열이 있으며, 추위는 안 타며 더위는 많이 타고 땀을 많이 흘린다.
소양인 여고생의 육혈(衄血)을 목표로 박하전원으로 10일분 20첩을 지어주었다.
20여 일이 지난 다음 학생의 어머니한테 전화가 왔는데 학생을 바꿔 그간의 증세를 들어 보니, 특히 약을 먹기 전에는 아주 심했던 코피가 약을 먹은 다음날부터 없어졌다고 한다. 지금까지도 전혀 코피가 없었고 편도염(扁桃炎)과 목이 잠기는 것 또한 그 후로 완전히 없어졌다고 한다. 약을 복용하는 중에는 월경이 정상적으로 나왔으며 머리가 띵하고 무거운 것, 사죽공(絲竹空) 부위가 아픈 것 등도 나았고, 일어서면 어지러운 것도 없어졌으며 가슴 답답한 것 또한 없어졌다고 한다. 손이 찌릿하는 것, 피로, 숨찬 것, 경계와 다몽 등은 별 차도가 없이 여전하다고 한다.
2년이 지난 뒤에 동생 약을 지으러 왔을 때 물어 보니, 지난번 약을 복용한 이후로는 지금까지 코피를 쏟은 적이 없다고 한다.

1-2. 코피

● 한 ○ ○ 여 76세 소양성태양인 경기도 안양시 비산동 대방빌라
작은 키에 보통 체구이며 강단이 있는 소양성태양인으로 보이는 할머니이다.
① 25일 전인 12월 중순부터 새벽이나 자다가 코피가 나온다.   ② 하루 1~2번씩 코피가 대량으로 나온다.   ③ 병원에 다녀도 여전하다.   ④ 2년 전 양약을 먹은 뒤부터 위(胃) 부위와 식도 부위까지 가슴이 쓰리다.   ⑤ 몸은 따뜻하나 추위를 탄다.   ⑥ 식욕과 소화력은 왕성하다.   ⑦ 변비가 있어 4~5일에 1번 대변을 본다.   ⑧ 양약을 복용하면 얼굴이 붓는다.
76세 된 태양인 할머니의 속쓰림을 겸한 육혈(衄血)을 목표로 박하전원 본방으로 3일분인 6첩을 지어주었다.
3일 후에 왔을 때 확인해 보니, 코피가 나는 것이 절반으로 줄어들었다고 한다.
그래서 지난번과 같은 박하전원으로 3일분 6첩을 지어주었다.
4일 뒤에 다시 확인하니, 코피는 소실되고 검은 피딱지가 코에서 섞여 나온다고 한다.
코피는 없어졌으나 기운이 없다고 하여 다시 박하전원 3일분 6첩을 지어주었다. 2년 10개월 뒤에 명치가 아파 왔을 때 확인해 보니, 그 뒤로는 코피가 난 적이 없다고 했다.

1-3. 코피

● 이 ○ ○ 여 14세 소양인 중학교 2년 경기도 의왕시 오전동 동백아파트
2년 전 비염(鼻炎)으로 소청룡탕을 1제 복용한 바 있는 여학생이 코피를 자주 흘린다고 내방했다.
① 코피를 1주일에 3~4회 흘린다.   ② 코피는 조금씩 자주 흘린다.   ③ 코피 탓인지 자주 어지럽다.   ④ 두통이 있다.   ⑤ 변비가 있으며 3~4일에 1회 대변을 본다.   ⑥ 소화가 잘 안 되는 편이다.
코피를 목표로 박하전원 본방으로 10일분 20첩을 지어주었다.
15개월 뒤인 다음해 10월 하순에 보약을 지으러 왔다. 지난번의 코피에 대해 확인하자, 지난번 약을 먹고 코피가 나았

으며 그 후로는 완전히 나았는지 지금까지 코피난 적이 없다고 했다.

1-4. 코피

● 방 ○ ○ 여 39세 태음성소음인 경기도 군포시 당동 동아아파트

보통 체격에 광대뼈가 튀어나온 태음성소음인 여자이다.

① 2주 전부터 매일 코피를 흘린다.   ② 하루에도 3~4회씩 흘린다.   ③ 잘 멈추지 않는다.   ④ 이비인후과에서 치료를 받았는데도 효과가 없다.   ⑤ 원래 코피를 자주 흘리는 편이다.

평소 코피를 자주 흘리는 태음성소음인 여자의 2주 전부터 매일 3~4회씩 흘리는 코피를 목표로 박하전원 본방으로 10일분 20첩을 투약했다.

11일 후에 다시 왔을 때 보니, 약을 복용한 즉시 코피 흘리는 횟수가 줄어들더니, 4~5일 후에는 코피가 멈추어 나오지 않았다며 평소 한약을 먹었을 때처럼 설사는 나지 않았으나, 다시 배가 살살 아프며 방귀가 자주 나왔다고 한다.

1-5. 코피

● 김 ○ ○ 남 27세 태음인 경기도 안양시 만안구 안양5동

① 갑자기 1주일 전부터 코피가 나기 시작했는데 세수할 때마다 매일 나온다.   ② 코 안이 헐어 있고 평소에도 코가 잘 막혀 있고, 병원에서는 비염(鼻炎)이라고 한다.   ③ 어려서부터 가래가 많아서 2년 전에 금연을 시작했는데도 여전하다.   ④ 더위를 많이 타고 땀이 많다.   ⑤ 몸이 따뜻한 편이라서 시원한 것을 잘 먹고 물을 자주 마신다.

비염(鼻炎)이 있으면서 코피가 나오는 남성에게 박하전원 2배량으로 3일분 6첩을 지어주었다.

1년 뒤인 3월 말에 주사비(酒齄鼻) 때문에 약을 지어달라고 왔을 때 작년에 코피 났던 것은 어떠냐고 물어봤더니, 그 약을 먹고 코피는 완전히 나았다고 한다.

이번에는 주사비(酒渣鼻)를 목표로 청혈사물탕 2배량에 오령지 2돈을 더하여 10일분 20첩을 지어 주었는데, 약을 복용한 뒤에 주사비가 경감되어 다시 1제를 더 복용했다.

1-6. 코피, 두통(頭痛), 인통(咽痛)

● 윤 ○ ○ 남 18세 태음인 고3년 경기도 화성군 매송면 원평리

① 10년 전부터 피곤하면 코피를 흘리기 시작하여 하루에 3번 정도 흘리며 굉장히 많이 나온다.   ② 코피가 날 때는 머리와 목이 아프다.   ③ 대변을 보아도 시원하지 않다.   ④ 전신이 피로하고 가슴이 답답하고 뻐근한 증상이 있다.   ⑤ 소화는 되는데 간혹 헛배가 부른 증상이다.   ⑥ 더위를 심하게 타고 땀이 많이 나지만 물은 거의 마시지 않는다.   ⑦ 손발과 몸은 따뜻하나 배가 약간 차다.

피곤할 때면 두통과 함께 코피를 쏟는 18세 태음인 학생에게 박하전원 본방으로 5일분 10첩을 지어주었다.

1개월 뒤에 다시 내방했을 때 확인해 보니, 지난번 약을 복용한 뒤로 코피는 멎었으며 목과 머리가 아픈 것도 크게 호전되었으나 여전히 약간씩 두통이 있고, 감기를 달고 산다며 약을 지어달라고 한다.

박하전원을 복용한 뒤로 잦은 코피는 멎었으나, 경미하게 두통이 남아있고 감기에 자주 걸리는 태음인 학생에게 이번에도 박하전원 본방으로 5일분 10첩을 지어주었다.

1-7. 코피, 구내염(口內炎)

● 조 ○ ○ 여 27세 태음성소음인 경기도 안양시 관양동

① 3달 전부터 1달에 4~5회 정도 코피가 난다.   ② 피로하면 입술 주위로 염증이 잘 생긴다.   ③ 전신이 피로하다.   ④ 신경을 쓰면 두정(頭頂) 부위가 쑤신다.   ⑤ 식욕과 소화력은 좋다.   ⑥ 잠은 잘 잔다.   ⑦ 특별히 추위와 더위를 타지는 않는다.

체열은 보통이지만 피로하거나 신경을 쓸 경우 두통과 구순염(口脣炎)이 발생하고 한 달에 4~5번 코피를 쏟는 27세 태음성소음인 여성에게 박하전원 본방에 산조인 3돈을 더하여 10일분 20첩을 지어주었다.

7개월 뒤인 12월에 다시 왔을 때 확인해 보니, 약을 복용한 뒤로 코피가 소실되었고 구내염(口內炎)도 거의 소실되었다고 한다. 이후 피로와 구내염 등으로 십전대보탕을 3회에 지어주었다.

2-1. 소아(小兒) 코피

● 박 ○ ○ 남 11세 소양인 경기도 안양시 만안구 안양3동

여윈 형의 소양인으로 초등학생이다.

① 3~4년 전부터 매일 아침 세수할 때, 놀 때 코피가 난다.   ② 기상할 때 보면 코에 피가 묻어 있다.   ③ 현훈(眩

風寒暑濕燥火 內傷虛勞 霍亂 嘔吐 咳嗽 積聚 浮腫 脹滿 消渴 黃疸 瘧疾 邪祟 身形 精氣神 血 夢 聲音 津液 痰飮 蟲 小便 大便 頭 面 眼 耳 鼻 口舌 牙齒 咽喉 頸項 背 胸 乳 腹 腰 脇 皮 手 足 前陰 後陰 癰疽 諸瘡 婦人 小兒

暈)이 있다.　④ 얼굴이 붉다.　⑤ 식욕이 왕성하다.

얼굴이 붉은 11세 소양인 남자 아이의 코피와 기상할 때 어지러움을 호소하는 증상을 목표로 박하전원으로 10일분 20
첩을 지어주었다.

15개월 후인 다음해 6월 중순경에 왔을 때 확인해 보니, 약을 복용한 후 6개월간 코피가 없었고, 그 뒤로는 피곤할 때
만 가끔 있었는데 어제 공놀이를 하다가 부딪친 후에 다시 코피가 났다고 한다.

이번에도 같은 처방으로 10일분 20첩을 지어 주었으며, 4일 후에 전화로 2일간 복용한 뒤로 양쪽 볼이 붉어졌다고 하
여 일단 복용을 중단하고 2일 후에 다시 복용할 것을 권유했다.

2-2. 소아(小兒) 코피, 슬통(膝痛)

● 이 ○ ○ 여 11살 태음인 경기도 안양시 관양동 현대아파트

① 하루 1~3번 코피가 나고 코피를 흘리면 어지럽다. 유치원 때부터 1달에 20일 정도는 코피가 났으며, 자다가 또는
낮에, 재채기할 때도 난다. 병원에서 비강의 혈관을 지지기도 했다.　② 무릎이 아프다. 어릴 때부터 안짱다리였으며
병원에서는 칼슘 부족이라고 한다.　③ 입술은 붉고 얼굴이 창백하다.　④ 혀는 진홍색이다.

재채기만 해도 코피를 쏟는 11세 태음인 여아에게 박하전원으로 10일분 20첩을 지어주었다.

4개월 뒤인 8월 중순경에 왔을 때 확인해 보니, 약을 1일에 2번 또는 뛰었다가 1달 정도 복용했다고 한다.　복용 뒤에
는 코피 나는 것이 완전히 소실되었고 무릎 통증도 소실되었으나, 1달 전인 7월부터 다시 발생하였다고 한다. 이번에
는 박하전원에 모려 2.5돈을 더하여 10일분 20첩을 지어주었다.

2-3. 소아(小兒) 코피

● 강 ○ ○ 여 7세 조열한 소양인 경기도 안양시 관양동

초등학교 1년생인 여자아이가 코피를 흘린다며 내방했다.

① 1년 전부터 새벽이나 아침에 코피가 쏟아진다. ㉠ 간혹 낮에도 코피가 나고, 코피가 한 번 나면 3~4일 정도 매일
난다.　② 열이 많다.　③ 복통이 있다.

새벽이나 아침에 코피가 나는 소양인 여아에게 박하전원으로 10일분 20첩을 지어주었다.

1년 후에 보약을 지으러 다시 왔을 때 확인해 보니, 약을 복용한 뒤로 코피가 격감하였으나 약이 많고 써서 잘 안 먹
으려고 했고, 최근 다시 코피가 3~4일에 한 번 나오기 시작한다고 한다.

코피가 3~4일에 1회 정도로 재발했고 더불어 대장이 약하다고 하여 이번에는 허약을 보강하는 의미에서 황기건중탕
을 지어주었다.

2-4. 소아(小兒) 코피

다음은 이재문 선생의 경험이다.

● 박 ○ ○ 여 9세 체열이 높고 습담 많은 태음인 초등학생 130cm 35kg

피부는 갈색이며 토실토실한 편이다.

2010년 8월 5일 교통사고로 어머니가 입원 치료 후 현재 통원 치료 중이다. 본 환자는 안 아프다고 해서 별다른 치료
를 받지 않았다. 원래 가끔 코피를 쏟는 편인데 교통사고 후 3일 동안 코피를 쏟았으며, 최근에도 이틀에 한 번씩 코
피가 난다고 하며 8월 20일에 어머니가 상담을 요청했다.

코피를 자주 쏟는다. 교통사고 후 빈도가 잦아졌으며 자다가 코피를 쏟아서 깨는 경우가 많다.

① 추위 안 탄다. 더위를 많이 탄다.　② 땀은 별로 안 난다.　③ 식욕과 소화력은 좋다. 아무거나 잘 먹는다. 단 것
을 좋아한다. 물도 자주 마신다.　④ 몸 전체가 따뜻한 편이다.　⑤ 대변 상태는 보통이다.　⑥ 잠은 잘 자는데 코
피 때문에 깰 때가 있다.　⑦ 피부는 갈색이며 건조한 편이다. 겨울에는 각질이 일어난다고 한다.　⑧ 겁이 많다.

체열 상태가 높은 편이다. 원래 코피가 가끔 났는데 그 빈도가 잦아진 것은 교통사고로 놀란 것이 큰 것 같다. 잘 놀
라는 것은 습담이 많아서 그럴 것이다. 변증명은 심담허겁으로 볼 수 있다.

원래 코피가 가끔 난 것은 체열 상태가 높아서 그런 것으로 추정된다. 거기에 교통사고로 놀라서 악화된 것 같다. 상
열을 끄면서 놀란 것도 같이 다스려야 한다.

코피에 쓸 수 있는 처방들로는 서각지황탕, 소건중탕, 육미지황원, 황금탕, 박하전원 등이 있다. 서각지황탕의 서각은
CITES에서 유통을 금지한 약으로, 거 서각하거나 대 우각하는 것으로 알고 있다. 소아 코피 처방 중 유명한 것이지만
개인적으로 효과에 의구심이 든다. 소건중탕은 신체적으로나 육체적으로나 긴장하기 쉬운 허약한 소음인 소아에게 적
합하다. 본 환자는 살집이 두껍고 토실토실하고 체열 상태도 높기 때문에 소건중탕은 적합하지 않으리라 생각된다. 육
미지황원은 하체에 비해 상체가 발달하고 기가 실해 정허가 되기 쉬운 양인에게 적합한 처방이다. 본 환자는 상하체,

상하지 모두 통통한 태음인으로 습담도 많기 때문에 배제했다. 황금탕은 원래 비건비창(鼻乾鼻瘡)에 쓰는 처방이다. 상열을 끄므로 본 환자에게 써도 효과가 있으리라 생각된다. 하지만 본 환자는 비점막이 건조하지 않기 때문에 점막에 자윤을 공급해 주는 황금탕보다 더 적합한 처방이 있으리라 생각되어 넘어갔다. 박하전원은 상열을 꺼서 코피를 다스리는 처방이다. 본 환자는 체열 상태가 높으므로 본 처방을 선택했다. 하지만 교통사고 이후 악화된 것은 놀라서 그런 것이기 때문에 본 처방으로는 부족한 감이 있다. 따라서 박하전원을 표치(標治)로 삼고 습담이 많아 잘 놀라는 것을 다스리는 온담탕을 본치(本治)로 삼아 약을 쓰기로 했다.

소아의 코피에 많이 사용하는 박하전원에 겁심이 많아 온담탕을 더하여 5일분 10첩을 30봉(90ml)한 뒤 하루 2회(아침, 저녁) 복용토록 했다.

통원치료 받으러 온 어머니에게 딸의 코피 경과에 대해 물어보니

먼저 번 약 복용 후 현재(9월 3일)까지 코피가 멈춘 뒤 한 번도 나지 않았다고 한다.

3-1. 구내염(口內炎)

● 최 ○ ○ 남 41세 태음인 경기도 의왕시 내손2동

체격과 키가 큰 편인 태음인으로 보이는 남자이다.

① 2~3년 전부터 피로할 때나 음주하면 입 점막과 혀가 해어지는 구내염이 자주 발생한다. ② 구내염이 발생하면 혀에 백태(白苔)가 낀다. ③ 작년 여름부터는 한랭성 두드러기가 발생했다. ④ 평소 아랫배가 약간 차다. ⑤ 식욕과 소화력은 좋으나 헛배가 부르고 간혹 가스가 찬다. ⑥ 대변은 1일 1회 보나, 시원하지 않고 술 마신 뒤로는 설사가 난다. ⑦ 평소 긴장을 하면 땀이 많다. ⑧ 72년부터 결핵을 앓은 적이 있다.

구내염(口內炎)이 자주 발생하는 것을 목표로 박하전원 본방으로 10일분 20첩을 투약했다.

19일 후에 확인해 보니, 약을 복용한 뒤로 구내염이 소실되었으나 술을 마시니 다시 발생했다고 한다.

다시 전과 같은 처방으로 10일분 20첩을 투약했다. 그 후에 다시 전화가 왔는데 약을 더 지어달라고 하여 전과 같은 처방으로 10일분 20첩을 투약했다.

風
寒
暑
濕
燥
火
內傷
虛勞
霍亂
嘔吐
咳嗽
積聚
浮腫
脹滿
消渴
黃疸
邪祟
身形
精
氣
神
血
夢
聲音
津液
痰飲
蟲
小便
大便
頭
面
眼
耳
鼻
口舌
牙齒
咽喉
頸項
背
胸乳
腹
腰
脇
皮
手
足
前陰
後陰
癰疽
諸瘡
婦人
小兒

下統127 內局 寶 용뇌고 龍腦膏

薄荷 一斤 甘草 三兩 防風 川芎 桔梗 各二兩 焰硝 一兩 白豆蔲 三十粒 砂仁 五粒 片腦 一錢

治 喉痺腫痛
[用　　法] 上末 蜜丸彈子大 嚼化嚥下
[活套鍼線] 咽腫(咽喉) 收靨(小兒痘瘡)
[適 應 症] 편도염, 코피, 구내염

처방설명　　용뇌고는 인후종통(咽喉腫痛)에 사용하는 처방으로 박하전원과 처방구성이 유사하여 박하전원을 써야 하는 경우에 용뇌고를 고려해 볼 수 있다. 따라서 박하전원을 써야 할 신체조건과 신체상태에서 나타나는 인후통(咽喉痛)뿐 아니라 육혈(衄血), 구내염(口內炎) 등에도 사용할 수 있다. 그러나 염초와 용뇌가 추가되어 있어 박하전원보다 청열성(淸熱性)이 더 강하다는 특징이 있다.

인후종통(咽喉腫痛)의 원인은 내인(內因)과 외인(外因)으로 나눌 수 있다. 외인(外因)은 세균이나 바이러스에 감염되어 인두(咽頭)나 편도(扁桃)가 붓는 것으로 발열과 부종, 통증이 심하게 나타난다. 질환으로는 급성인두염이나 만성인두염, 급성편도염, 만성편도염 등이 여기에 해당된다고 할 수 있다.

내인(內因)으로는 과로(過勞)나 신경과다, 열성질환으로 인한 여열(餘熱) 등이 있을 수 있다. 먼저 과로를 하면 에너지소모와 체액소모가 많아지며, 이것에 대응하는 과정에서 체열(體熱)이 증가하여 몸에 열이 발생했을 때 인후부가 충혈(充血)될 수 있다. 신경을 많이 썼을 경우에도 에너지소모가 많기 때문에 육체적인 과로에 의한 경우처럼 체열이 증가하여 인후부가 충혈될 수 있다. 또한 열성질환을 앓은 후에 몸이 허약해진 상태에서 잔여열이 남아 있을 경우에도 충혈이 발생할 수 있는데, 이럴 때 용뇌고를 사용하면 청열(淸熱)시키고 열발산(熱發散)을 촉진하여 충혈상태를 해소시킨다. 그러나 유념해야 할 것은 과로나 신경과다, 열성질환으로 인해 인후부가 충혈되었을 때 모든 사람에게 용뇌고를 사용할 수 있는 것은 아니라는 것이다.

용뇌고는 조직이 연약한 소아나 청소년에게 사용하는 경우가 많다. 소아나 청소년은 성장기이기 때문에 조직의 견실도가 높지 않은데, 이런 상태에서 체내에 열이 많아져 피부와 점막에 열이 몰리면 약한 부위에 충혈이 발생할 수 있고, 이러한 현상이 인후부(咽喉部)에 나타났을 때 용뇌고를 사용하는 것이다. 만약 건실한 성인에게 이런 증상이 나타났다면 청화보음탕이나 우황양격원 등을 사용하는 것이 더 적합할 것이다. 따라서 용뇌고는 열성상태에서 발생한 인후통에 사용하는 처방이지만 사용할 때는 신체조건과 신체상태를 고려해야 한다.

용뇌고는 체내에 과다하게 적체된 열이 원활하게 발산되지 않아서 피부에 발적(發赤)이나 발진(發疹)이 생겼을 때도 사용한다. 몸에 열에너지가 많아지면 많아진 만큼 열을 발산시켜야 한다. 그렇지 않으면 체온이 오르기 때문에 인체는 항상성(恒常性)을 유지하기 위해 가능한 모든 방법을 동원하여 열을 배출하려고 한다. 열을 배출하기 위해서 피부 쪽으로 열을 집중시키게 되는데, 열이 몰리다 보니 혈관이 충혈되어 발적(發赤)과 발진(發疹)이 일어나게 되는 것이다. 이럴 때 용뇌고나 박하전원을 복용하면 피부를 통한 열발산이 원활하게 되므로 발적과 발진을 해소할 수 있다. 이렇게 피부가 발적(發赤)되어 증세가 극심하면 황련해독탕을 사용할 수도 있는데, 황련해독탕은 혈관의 충혈 정도가 심하여 급격히 청열(淸熱)·수렴(收斂)시켜야 하는 경우에 사용하는 처방이며, 용뇌고는 피부발진은 상대적으로 심하지 않으면서 피부에 열감(熱感)이 느껴질 때 사용한다.

활투침선을 보면 두창(痘瘡)의 수엽(收靨)을 목적으로 사용하는 처방으로 분류되어 있다. 수엽(收靨)은 두창을 앓았을 때 생긴 고름집의 고름이 흡수되면서 딱지가 앉는 것을 뜻한다. 이렇게 딱지가 생길 때 열을 빨리 풀어주지 않으면 상처가 쉽게 아물지 않고 두창의 흔적이 남을 수 있는데, 용뇌고를 사용하여 열을 풀어주면 딱지가 앉은 뒤에 상처가 빨리 아물게 되어 두창의 흔적을 최소화할 수 있다. 수엽(收靨)에 사용하는 처방으로 용뇌고 외에 이공산이 포함되어 있는데, 딱지가 앉은 뒤에 기력이 약하여 상처가 빨리 아물지 않을 때 이공산을 사용한다. 따라서 이공산은 매우 허약한 아이에게 사용할 수 있는 처방이며, 용뇌고는 그보다는 실한 아이에게 사용할 수 있다.

복용법을 보면 박하전원처럼 환(丸)으로 만들어 입에 머금고 있다가 삼키는 것으로 되어 있다. 박하 같은 방향성 약재는 시간이 지나면 휘발되어 약성이 줄어들기 때문에 환으로 만드는 것이며, 또한 입에 머금고 있는 것은 인후점막을 통해 약성이 흡수되기 때문이다. 입에 머금고 있는 동안에 점막(粘膜)을 통해 일차적으로 흡수되어 부어 있는 조직을 수렴시키고, 이차적으로 복용하여 전체적인 열성상태를 해소하므로 근원적인 치료를 하는 것이다.

처방구성 처방구성을 보면 다량의 박하가 군약이며, 박하전원에 염초, 백두구, 용뇌를 더했으므로 박하전원보다 청열성(淸熱性)과 소종(消腫)·지통(止痛)시키는 작용이 강화되었고, 백두구와 사인이 들어 있어 소화기를 조정하는 의미를 더했다. 박하는 상초(上焦)의 열을 소산(消散)시키는 효능이 있어 두면부(頭面部)의 열을 내리게 하고 인후부(咽喉部)에도 작용한다. 약리적으로는 지각신경을 마비시켜 가려움증상을 억제하고, 열발산을 촉진하여 소염작용과 해열작용을 나타내는 것으로 밝혀졌다. 감초는 스테로이드 호르몬과 유사한 작용이 있어 항염증작용, 해독작용, 해열작용을 한다. 방풍은 표재(表在) 혈관을 확장시킨다.

천궁은 관상동맥과 말초혈관을 확장하여 혈액순환을 촉진한다. 길경은 거담작용(祛痰作用)과 진해작용(鎭咳作用)이 있으며, 염증을 억제하는 소염작용(消炎作用)도 있다. 염초는 망초의 일종인 박초를 끓는 물에 담가 결성한 것으로 사람의 치아처럼 순백색이다. 망초는 사하작용(瀉下作用)을 얻기 위해 사용하는 경우가 많지만, 해독작용과 소염작용이 강해서 피부의 종기, 결막염, 임부(姙婦)의 유선염 등에도 사용한다. 백두구의 정유는 위액분비를 촉진시키며 장(腸)의 연동운동(蠕動運動)을 활발하게 하여 장내(腸內) 적취물을 제거한다. 사인은 위장의 연동운동을 촉진하여 다른 약의 흡수를 도와준다. 용뇌는 염증을 가라앉히는 작용이 있고, 산두근은 소염작용, 항궤양작용, 해열작용을 하며, 인후통(咽喉痛)의 요약으로 알려져 있다.

처방비교 **청화보음탕**과 비교하면 두 처방 모두 열성상태의 인후종통에 사용한다는 공통점이 있다. 그러나 청화보음탕은 비교적 체격이 건실한 사람이 과로를 하여 인후종통이 발생했을 경우에 사용하는 반면, 용뇌고는 체력이 건실하기보다는 대체로 피부가 엷고 건실하지 않은 사람이 과로하여 인후종통이 발생했을 때 사용한다.

필용방감길탕과 비교하면 두 처방 모두 실증(實證)의 인후종통에 사용한다. 그러나 필용방감길탕은 주로 감기로 인해 발생한 인후종통이나 편도염에 사용하는 반면, 용뇌고는 외감(外感)으로 인한 인후종통보다는 과로로 인해 나타나는 인후종통에 사용하며, 박하전원처럼 코피나 구내염에도 사용한다.

구미황련탕과 비교하면 두 처방 모두 열성상태에서 나타나는 구내염에 사용한다. 그러나 구미황련탕은 구설생창(口舌生瘡)과 설종(舌腫)에 쓰는 처방으로 찬 약성과 수렴성을 이용하여 열성을 띤 피부질환에도 활용한다. 반면 용뇌고는 구내염에 사용하기도 하지만, 주로 인후(咽喉)가 부어 통증이 있을 때 사용하며, 어른보다는 조직이 건실하지 않은 소아나 청소년에게 주로 사용한다.

➜ **활용사례**

1-1. 박하뇌와 목젖부종 여 56세 태음성소음인

1-1. 박하뇌와 목젖부종

이 글은 박하뇌 효능에 관한 것으로 용뇌가 후비종통(喉痺腫痛)에 사용되며 용뇌고 약량의 절반을 차지하는 박하의 효력을 알고 이해하기 위하여 수록했다.

다음은 이종웅 선생의 경험을 채록한 것이다.

● ○ ○ ○ 여 56세 태음성소음인 직장인 서울특별시 양천구 신월6동

8월 말 친구들 모임에 갔다가 친구 부인의 얘길 들었다. 목젖이 부었다고 한다. 병원에서 수술해야 한다는데 다른 방도가 없느냐고 물어왔다.

감기를 3개월가량 앓은 뒤부터

① 목젖이 부어 크기가 매우 커져 있다.   ② 침을 삼키거나 음식을 삼키면 목이 아파 겨우 삼킨다.   ③ 가만히 있어도 목안이 따끔거릴 때가 있다.   ④ 콧속도 막혀 있다.   ⑤ 병원에서는 수술 외에 별다른 방법이 없다고 하여 고심 중이다.

목젖이 부은 것이 감기에 걸린 뒤에 온 것이고, 지금 코도 막혀 있는 것으로 보아서 목젖이 부은 것은 감기의 한 증상이거나 감기의 후유증으로 볼 수 있다.

목젖의 충혈 팽창을 치료할 수 있는 방법은 여러 가지가 있겠으나, 간단하면서도 효력이 빠른 박하뇌를 한번 써 보기로 했다. 박하뇌 10g을 주면서 1일 3회, 1회 박하뇌 1개씩(길이 1cm)을 입속에 물고 있으면 침이 많이 나오게 되는데 목젖에 닿을 수 있게 그 침을 조금씩 삼키라고 했다.

10여 일 뒤에 다시 친구와 부인을 만났는데 목젖이 다 나았다고 한다.

그래서 얘길 들어 보니, 첫날 3차례 박하뇌 하나의 절반을 입속에 넣고 침을 삼켰더니 목 아픈 것이 없어지고 밥을 먹어도 목이 아프지 않았다는 것이다. 동시에 코가 막힌 것도 뚫렸다는 것이다. 그래서 그냥 있었더니 지난번보다는 경미하나 3일 뒤에 다시 목안이 아파와 다시 박하뇌를 전처럼 1일 1차례씩 4일간 하고 나니, 목 아픈 것이 다 나았으며 거울로 목젖을 살펴보니 많이 작아져 있다는 것이다.

아프진 않아도 미심쩍어서 수술을 권유한 병원에 가니 의사가 목젖이 정상으로 돌아온 것을 보고 어떻게 나았냐면서 매우 의아하게 생각하더라는 것이다.

下統128 寶 회수산 回首散

烏藥順氣散(中統十) 加 羌活 獨活 木瓜

治 頭項强急 筋急 或挫枕轉項不得
[活套鍼線] 項强(頸項)
[適 應 症] 항통, 견항통, 항강, 후두통, 견통, 견비통, 요통, 슬통, 지절통, 안면신경마비, 감각장애, 소아마비

처방설명 　회수산은 항강(項强)에 사용하는 처방이다. 또한 약성을 응용하여 요통(腰痛), 지절통(肢節痛), 안면신경마비(顔面神經痲痹), 감각장애(感覺障礙), 소아마비(小兒痲痹) 등에도 사용한다. 오약순기산의 가감방으로 마황, 강활, 독활, 모과 등 기육(肌肉)의 긴장(緊張)을 풀어주는 약성이 강한 약재가 포함되어 있으므로 오약순기산을 써야 하는 경우보다 통증이 더 심할 때 적합하며, 신체조건을 기준으로 할 때 기육(肌肉)이 두텁고 건실한 사람에게 사용하는 경우가 많다.

　항강(項强)의 원인은 급·만성의 자세이상, 교통사고와 같은 외부충격, 외감(外感)이나 스트레스로 인한 지속적인 긴장으로 나눌 수 있다. 급성 자세이상은 베개를 잘못 베고 난 이후에 갑자기 목을 돌리기 힘들고 뻣뻣해지는 경우를 들 수 있다. 조문을 보면 '挫枕轉項不得좌침전항부득'을 치료한다는 언급이 있어 이를 확인할 수 있다. 이러한 증상은 잘못된 자세로 잠을 자는 동안 특정 근육이 과도하게 긴장했기 때문에 발생한다. 이럴 때 회수산을 사용하여 근육의 긴장을 풀어주면 치료된다.

　만성적인 자세이상으로 인한 통증은 습관적으로 비대칭적인 자세를 취하는 경우 척주(脊柱)를 기준으로 하여 좌우의 근육긴장도가 달라지기 때문에 발생한다. 사람의 머리는 전체 몸무게의 약 1/10을 차지할 정도로 무거우며, 대부분 목 뒤쪽에 있는 근육이 그 무게를 지탱하고 있다. 따라서 만성적인 자세이상으로 뒷목에 있는 근육이 과도하게 긴장하게 되면 주위 신경이 압박되어 통증이 유발된다. 또 앉아서 컴퓨터 작업을 많이 하는 현대인의 생활방식은 잘 때를 제외하면 항상 근육의 긴장을 야기하므로 적절한 순환이 이루어지지 않을 경우에는 통증이 발생한다. 뒷목에서 머리를 잡고 있는 근육으로는 승모근, 두판상근, 두반극근, 견갑거근 등이 있다. 자세이상으로 이러한 근육이 과도하게 긴장하거나 좌우측의 긴장도가 달라졌을 경우에는 특정 동작을 할 때 통증이 발생한다. 근육의 긴장이 지속되면 근육 내에 압력이 생겨 주위 신경을 자극하므로 통증을 유발할 수 있고, 긴장상태가 더 심화되면 조직의 신축력이 떨어지면서 경직되므로 통증은 더 심해질 수 있다. 이럴 때 회수산은 긴장과 경직을 풀어주어 통증을 치료한다.

　교통사고를 당했을 때도 회수산의 증상이 나타날 수 있다. 뒤에 있는 차가 충격을 가했거나 앞에 있는 차에 충격을 주었을 때를 막론하고 갑작스런 충격은 조직을 긴장시키며, 특히 목은 충격에 의해 직접적인 손상을 받는 곳이므로 다른 부위보다 긴장의 정도가 더 높아진다. 실제로 X-Ray를 찍어보면 경추의 만곡(彎曲)이 감소된 것을 볼 수 있는데, 이는 근육이 과도하게 긴장되어 있다는 의미이다. 이 경우에도 회수산을 사용하여 근육의 긴장을 풀어주면 통증을 경감시킬 수 있다.

　외감(外感)이나 스트레스에 의해 만성적으로 근육이 긴장되는 경우에도 항강(項强)이 나타난다. 물론 이러한 현상은 대단히 만성적이며 악화되는 정도를 느끼지 못하는 경우가 많고, 또한 이것이 원인이라고 단정하기 힘든 것도 사실이다. 그래서 이 경우는 서양의학이나 한의학 모두 원인불명으로 진단할 가능성이 크다. 그러나 인체는 외부환경에 지속적으로 대응한다는 측면에서 생각하면 찬 기온이나 스트레스, 소음 등에 의해 조직이 긴장될 수 있으므로 항강의 원인으로 지목하고 있는 것이다. 이 경우에도 회수산을 사용하

면 조직의 긴장을 풀어주기 때문에 목이 뻣뻣한 증상을 치료할 수 있다.

회수산은 요통(腰痛)이나 안면신경마비(顔面神經痲痹) 등에도 사용한다. 이는 회수산의 약성이 긴장되고 경직되어 있는 근육을 이완시키는 것이기 때문이다. 예를 들어 항배부(項背部)에 있는 근육의 일정 부분은 흉추와 요추에서 기시하고 있어 긴장을 하면 목 부분만 긴장되는 경우도 있지만 하부까지 함께 긴장되는 경우도 있다. 따라서 회수산은 항강(項强)과 함께 요통(腰痛)이나 배통(背痛)이 나타나는 경우에도 사용할 수 있으며, 항강(項强)은 나타나지 않으면서 배통이나 요통만 나타날 때도 사용할 수 있다. 또한 근육의 연관성을 배제하더라도 좌섬(挫閃)이나 자세이상으로 요부(腰部)의 근육이 단독으로 긴장되어 요통을 일으키는 경우에도 물론 사용할 수 있다.

안면신경마비에 사용할 수 있는 것 또한 여러 원인으로 안면조직이 과도하게 긴장되어 안면신경을 압박할 수 있기 때문이며, 이 경우에도 긴장된 조직을 풀어주는 회수산의 약성을 이용하기 때문에 충분히 사용할 수 있는 것이다. 특히 안면신경마비에 사용하는 이기거풍산에도 오약순기산이 포함되어 있기 때문에 회수산을 안면신경마비에 사용할 수 있는 근거가 된다.

필자의 회수산 처방기준은
① 근육의 긴장으로 인한 항강(項强), 요통(腰痛)
② 체력이 중(中) 이상이며
③ 주로 건실한 태음인에게 사용하는 경우가 많다.

처방구성 처방구성을 보면 오약순기산에 지통(止痛)시키는 강활, 독활과 근육을 이완시키는 모과를 더했다. 그래서 오약순기산증보다 통증과 근육의 경직이 더 심한 경우에 사용한다.

먼저 오약순기산의 약성을 보면, 마황은 교감신경 흥분작용이 있어 심박출량을 증가시켜 강심작용을 하며, 휘발성 정유가 혈관운동 중추를 자극하여 혈관 운동능력을 강화하고 발한작용을 한다. 진피는 진경작용을 하여 소화관 평활근의 경련을 억제하며, 소화관 운동능력을 강화하여 가스배출을 촉진한다. 오약은 진통작용이 강하며, 장(腸)의 연동운동(蠕動運動)을 강화하여 소화·흡수를 촉진하고 정장작용(整腸作用)을 한다. 천궁은 말초혈관을 확장하여 혈류량을 증가시키고, 백지는 항염증작용과 해열작용, 진통작용을 한다.

백강잠은 항경련작용과 진정작용이 있어 전신발작을 억제하고 해열작용이 있다. 지각은 말초혈관의 저항력을 높이며, 장관 평활근의 경련을 억제하여 진경작용을 한다. 길경은 거담작용(祛痰作用)과 진해작용(鎭咳作用)이 있으며, 염증을 억제하는 소염작용(消炎作用)도 있다. 건강은 혈관확장 작용이 있어 혈액순환을 촉진하고, 혈관운동중추를 흥분시켜 직접적으로 강심작용을 나타낸다. 또한 위액과 위산분비를 촉진하여 소화를 돕고, 소화기의 운동을 자극하는 작용도 있다. 감초는 소화관 평활근에 작용하여 경련을 억제하며 위산분비를 억제하고, 이상의 약재를 조화롭게 한다.

강활은 발한작용과 해열작용을 있고, 평활근을 이완시켜 진정, 진통작용을 나타낸다. 독활은 혈관을 확장하여 혈압을 낮추고 항염증작용과 진통작용이 있다. 모과는 염증반응을 억제하는 효능이 있다.

처방비교 항강(項强)에 사용하는 **가미귀비탕**과 비교하면 가미귀비탕은 신경(神經)을 과도하게 쓴 이후에 발생하는 항강에 사용하며, 피부(皮膚)가 엷고 연약하며 심허(心虛)의 성향이 있는 사람에게 적합하다. 반면 회수산은 주로 자세이상으로 발생하는 항강(項强)에 사용하며, 비교적 건실한 사람에게 적합하다.

요통에 사용하는 **독활기생탕**과 비교하면 독활기생탕은 자윤결핍으로 인해 조직이 긴장·위축되어 요통이 발생했을 때 사용한다. 반면 회수산은 독활기생탕을 써야 하는 경우보다 체력이 더 건실한 사람에게 적합하며, 영양부족, 과로, 외감 등 다양한 원인이 복합적으로 작용하여 근육이 긴장·경직되어 요통이 발생했을 때 사용한다.

신출산과 비교하면 두 처방 모두 근육의 긴장으로 인한 근육통, 지절통, 항강에 사용한다. 신출산은 찬 곳에서 잔 이후에 조직이 긴장되고 습체(濕滯)가 발생하여 전신통, 지절통, 요통 등이 발생했을 때 사용하는 반면, 회수산은 습체(濕滯)의 경향보다는 담체(痰滯)의 경향이 강할 때 사용하며, 근육의 과도사용이나 자세이상 등으로 인해 통증이 발생했을 때 사용한다.

→ 활용사례

1-1. 항강(項强), 요통(腰痛) 남 34세 소양성태음인
1-2. 항강(項强), 후두통(後頭痛) 여 35세 태음인 161cm 63kg
1-3. 항강(項强) 남 60세
1-4. 항강(項强) 여 26세 태음인
1-5. 항강(項强), 견비통(肩臂痛), 손저림, 경추추간판탈출증(頸椎椎間板脫出症), 월경통(月經痛), 소변빈삭(小便頻數), 상기(上氣), 숨참, 피로(疲勞) 여 54세 태음인 158cm
1-6. 항강(項强), 견중(肩重) 여 30대 태음인
1-7. 우측항강(右側項强), 견비통(肩臂痛), 하지(下肢) 저림 여 46세 태음성소양인
1-8. 항강통(項强痛), 굴신통(屈伸痛) 남 29세 소음성태음인 172cm 67kg
1-9. 항통(項痛) 남 26세 태음인
1-10. 항배통(項背痛) 여 38세
1-11. 항배강통, 목 안돌아가는 증상 여 28세 열성태음인
2-1. 견통(肩痛) 남 36세 태음인
2-2. 견통(肩痛), 근육통(筋肉痛) 남 30세 태음인
2-3. 견통(肩痛), 항통(項痛), 살빠짐 남 26세 태양성태음인
3-1. 좌골신경통(坐骨神經痛), 하지견인통(下肢牽引痛), 요통(腰痛), 오금통, 발목통, 견통(肩痛), 항강(項强) 남 36세 태음인 170cm 75kg
3-2. 좌골신경통(坐骨神經痛), 슬통(膝痛), 요통(腰痛), 견항통(肩項痛) 전신통(全身痛) 여 55세 태음인
3-3. 요통(腰痛-디스크), 하지저림 남 60세 태음인 162cm 68kg
4-1. 구안와사(口眼喎斜), 안면통(顔面痛) 여 66세 태음인
5-1. 실패례-항강(項强) 여 20대 초반

→ 회수산 합방 활용사례
1-1. +계지가계탕 - 왼쪽 얼굴 시림, 요통(腰痛), 왼편 팔다리 시림 여 61세 태음인 153cm 62kg

1-1. 항강(項强), 요통(腰痛)

● 정 ○○ 남 34세 소양성태음인 회사원 경기도 광명시 소하2동 기아타운아파트
얼굴이 약간 크고 몸통도 굵으며 원만해 보이는 남자로 기아자동차에 근무한다.
① 1~2년 전부터 심한 운동을 하거나 피로하거나 무거운 것을 들거나 하면 뒷목이 뻐근하게 아프고 목이 잘 돌아가지 않는다. ② 그러나 가벼운 운동을 하면 오히려 1주일 정도는 괜찮아진다. 목이 아픈 부위는 대추혈(大椎穴) 부위를 포함해서 양쪽으로 10cm가량이다. ③ 4~5년 전부터 움직이면 허리가 아프다. ④ 허리 때문에 병원에서 1년에 2달 정도 물리치료를 받는 편이다. ⑤ 기운이 없고 피로하다. ⑥ 소화는 잘 된다. ⑦ 대변과 소변을 보는 시간은 정상인데 잘 안 나온다. ⑧ 담배는 하루 1갑을 피우며, 술은 1주일에 2회 정도 마시는데 폭음(暴飮)을 한다. ⑨ 부지런하고 자상한 반면 저돌적인 성격도 지니고 있다. ⑩ 손도 두텁고 단단하다.
견실한 태음인의 과로(過勞)로 인한 항통(項痛), 요통(腰痛)을 목표로 회수산 1.5배량으로 5일분 10첩을 지어주었다.
2년 반 뒤인 7월 초순에 다시 내방했을 때 확인해 보니, 약을 복용한 뒤로 한동안 증상이 소실되었다가 최근에 재발했다고 했다.
이번에는 보름 전부터 잘 때, 음식 먹을 때 땀을 많이 흘리고 동시에 전과 같은 증상이 나타났다고 하여 회수산 1.5배량에 황기 7돈을 더하여 10일분 20첩을 지어주었다.

1-2. 항강(項强), 후두통(後頭痛)

● 김 ○ ○ 여 35세 태음인 회사원 161cm 63kg 서울특별시 강남구 개포동 주공아파트

2년 전부터 직장생활을 시작하여 호텔 영업을 담당하고 있다는 태음인 여성이다.

3년 전 다이어트 약을 잘못 먹고 한방병원에 일주일 동안 입원해서, 녹용이 들어간 한약을 복용했는데 그 후부터 항강(項强)이 시작되었으며, 당시 한약을 복용하지 않았을 때 항강이 소실되었던 경험이 있다.

① 이번에는 1~2주 전부터 무기력해지더니 항강(項强)이 나타나고 있다. ㉠ 증상으로는 뒷골이 땅기면서 어지럽고 뒷목까지 굳어진다. ㉡ 양약을 먹어서 그런지 요즘은 항강이 덜하다. ㉢ 집 앞 한의원에서 침을 맞는데 맞은 날은 괜찮으나 다음날은 또 증상이 나타난다. ② 항강과 함께 양쪽 어깨도 약간 뻐근하다. ③ 어지럽고 가슴이 답답하고 쓰러질 것 같은 느낌까지 있고, 이런 날은 저녁에 무서운 꿈을 꾼다. ④ 무슨 일이 있으면 가슴이 뛰고 답답하다. ⑤ 잘 놀라고 현기증이 나고 기운이 없다. ⑥ 영업에 관계된 직장생활을 2년째 하고 있는데 일로 인해 스트레스를 받는다. ⑦ 키는 161cm이고 몸무게가 61kg인데 2년간 체중이 5kg 정도 늘었다. ⑧ 추위를 타는 편이고 더위는 약간만 탄다. ⑨ 몸에 특별히 찬 곳은 없다. ⑩ 식욕은 보통이고 소화는 잘된다. ⑪ 소변은 조금씩 자주 보고 노랗다. ⑫ 꿈을 자주 밤새 꾸고 기억이 난다. ⑬ 결혼 10년 차로 출산 1회, 인공유산 2회가 있다. ⑭ 월경은 28일로 정상이고 월경통과 냉대하가 약간 있다.

기육(肌肉)이 두터운 태음인 부인의 신경과도 후에 발생한 항강, 후두통을 목표로 회수산에 기울(氣鬱)이 있다는 점에서 향부자 2돈, 해기(解肌)의 갈근 1.5돈을 더하여 10일분 20첩을 지어주었다.

5일 뒤인 10월 중순에 전화가 왔을 때 확인해 보니, 약을 복용한 후 잠이 오지 않아 1시간 밖에 못 잤다고 한다. 이후 11일 후인 11월 2일에 왔을 때 확인해 보니, 약을 먹고 첫날은 뻐근하고 그 다음날도 안 좋았는데, 그 이후로는 항강이 거의 없어졌으나 잠이 오지 않는다고 했다. 약을 복용하는 중에는 가슴 두근거림도 없고 상열(上熱)도 없다고 했다. 회수산 복용 후에 잠이 안 오는 것은 마황의 영향이므로 이번에는 가미귀비탕으로 10일분 20첩을 지어주었다.

1-3. 항강(項强)

다음은 김철동 선생의 경험을 채록한 것이다.

● ○ ○ ○ 남 60세 운전사 서울특별시 서대문구 구파발동

청소차를 운전하는 사람으로 목을 앞으로 숙이고 왔다.

① 4일 전 자고 나서부터 갑자기 뒷목이 땅기고 고개를 돌리지 못한다. ② 뒷목 부위가 뻑뻑하다. ③ 그간 병원에서 3일간 주사도 맞고 치료했으나 여전하다.

이 증상이야말로 좌침전경부득(挫枕轉頸不得)의 증상이 아닌가. 그래서 곧바로 회수산을 썼다. 잠이 오지 않을 수도 있어서 마황은 처방량의 1/3량만 넣어서 2일분 4첩을 지어주었다.

약을 모두 복용한 뒤 일부러 한약방을 찾아와서, 그 약을 먹고 깨끗이 다 나았다며 고맙다고 인사했다.

1-4. 항강(項强)

다음은 윤여빈 선생의 경험이다.

● 차 ○ ○ 여 26세 태음인 치위생사 경기도 안양시 동안구 관양1동

본인의 여자 친구로 목이 잘 돌아가지 않는다며 전화를 했다. 키가 약간 크고 몸통이 굵으며 성격이 느긋한 태음인 여성이다.

① 목이 아프며 잘 돌아가지 않는다. ㉠ 전날 잠을 잘 때 자세가 불량해서인지 목이 잘 돌아가지 않는다. ② 등의 근육이 뭉쳐있는 듯하고, 목을 돌리려면 통증이 있어 돌릴 수가 없다. ③ 목을 돌리지 못하여 옆을 보려면 몸을 돌려서 봐야 한다. ⑤ 치과에서 일을 할 때 통증으로 불편함이 많다. ⑥ 추위를 타는 편이다. ⑦ 몸에 땀이 거의 없다. ⑧ 체열은 보통이다. ⑨ 식욕이 좋고 소화가 잘된다. ⑩ 변비기가 있어 대변을 2~3일에 한 번씩 본다. ⑪ 월경주기는 정상이며, 월경시 월경통이 약간 있다.

잠을 잘 때 자세가 불량하여 발생한 항강(項强)을 목표로 회수산 2배량으로 2첩을 지어주면서 달여서 3번으로 나누어 복용하라고 했다. 지어준 약을 한 번에 달였는데 너무 오랫동안 달여서 한 번 복용할 정도의 약량만큼 되어 한 번에 모두 복용했는데,

1. 전날보다 통증이 많이 감소했다.

2. 아직 완전한 것은 아니지만 목을 돌릴 수 있게 되었다.

전날 달이고 남은 회수산을 재탕하여 복용했다.

다음날 확인해 보니

1. 목의 통증이 거의 소실되었다.

2. 목을 돌리는 데 무리가 없다.

1-8. 항강통(項强痛), 굴신통(屈伸痛)

다음은 유호종 선생의 경험이다.

● 유 ○ ○ 남 29세 소음성태음인 172cm 67kg 경기도 수원시 팔달구 인계동

중키에 보통 체구이며 온순한 모습을 한 본인이다.

평소 스트레스를 약간 받는 직업에 종사한다. 며칠 전부터 다소 불편한 자세로 책을 본 것(현재도 그렇게 보고 있다) 이외에는 다른 별다른 이상증후가 없었는데 자고 일어난 아침에 항강통이 생겼다. 하루 쉬고 나면 괜찮으려니 하고 통증을 참았는데 하루가 지나도 마찬가지이다.

① 어제 자고 일어난 후 아침부터 항강통이 생겼다. ㉠ 목과 등 쪽 윗부분의 근육 - 승모근, 삼각근 상부, 두판상근 (Splenius capitis m.) 견갑거근(Levator scapulae m.) 흉쇄유돌근(Sternocleidomastoid m.)-이 모두 아프다. ㉡ 머리를 좌우로 돌리는 동작과 고개를 끄덕이는 동작을 할 때 뻐근하면서 통증이 심하다. ㉢ 통증의 양상은 머리를 움직이는 동작을 취할 때에 뻣뻣한 느낌과 함께 근육이 찢어지는 것 같은 통증이 온다. ② 가끔 무리를 하면 등 쪽의 담수(膽 兪)혈 부위가 뻐근하게 아프다. ③ 더위와 추위를 타지 않는 편이다. ④ 식욕이 보통이고 소화력이 좋다. ⑤ 매 일 아침 규칙적으로 대변을 보는 편이며 약간 퍼지는 경우가 많다. ⑥ 소변은 정상이다. ⑦ 평상시 앉아 있는 시 간이 많으며 거의 운동을 하지 않는다. ⑧ 예전부터 녹용이 들어간 십전대보탕이 몸에 잘 맞았고, 요통으로 인해 쌍 화탕으로 치료된 적이 있으며, 감기에 걸렸을 때 구미강활탕과 쌍패탕으로 잘 치유된다.

주요증상은 자고 일어난 뒤 나타난 항강증이다. 항강증은 결국 승모근 주위의 근육이 과도하게 긴장하여 나타나는 증 상이다. 며칠 전부터 불편한 자세로 책을 본 것이 원인이 된 듯하다. 잘못된 자세의 지속은 근육을 긴장시킬 수 있기 때문이다. 또한 평소 퍼지는 대변을 본다는 것은 소화기에 습체가 있다는 정황으로 볼 수 있다. 이러한 신체조건과 체 질을 가진 사람이 소화기에 습체가 있다면 기육(근육조직)에도 습체로 인한 순환저하가 있을 수 있다. 불편한 자세로 책을 본 것, 평소 생활습관(운동부족)과 태음인 성향의 체질적인 요소와 불량한 자세가 합쳐져서 항강통이 발생했다고 도 유추할 수 있다.

근육의 과도한 긴장을 풀어주어야 하고 이 경우 대부분 이기약으로 구성된 이기제, 행기제, 해기제 등의 처방을 사용 하게 된다. 근육의 긴장도에 따라 약물구성이 달라지고 긴장 부위에 따라 처방이 달라지기도 한다.

항강에 사용하는 처방으로는 회수산, 갈근탕, 우황청심원 가미귀비탕 등이 있다. 이 중에서 항강증에 비교적 많이 사용 하는 ≪방약합편≫의 회수산 효능을 보면 "머리와 목이 뻣뻣하고, 근육이 연급되고, 혹은 베개를 잘못 베고 자서 목을 돌리지 못하는 것을 다스린다."고 나온 바, 자고 일어난 후 생긴 항강통 치료에 회수산을 일단 생각했다. 그리고 평상 시 등 쪽의 담수(膽兪)혈 부위가 가끔 아픈 것은 삼합탕(3-129)의 치배심일점통(治背心一點痛)에 해당하므로 두 처방 모두 오약순기산을 바탕으로 하고 있어서 회수산이 잘 맞을 것 같았다. 심한 항강통을 목표로 회수산을 사용하기로 했다.

평소 소화력이 좋은 소음성 태음인의 항강증에 회수산 1.5배량으로 2첩을 급하게(약재를 분쇄기로 갈아 끓는 물에 15 분간 고속 탕전했다.) 달여 2회로 나누어 복용했다.

1. 회수산을 1회 복용 1시간 경과 후 항강통이 약간 소실된 것을 느낄 수 있었고

2. 재차 4시간 후 2회 복용을 하니 목이 약간 부드러워졌다(고속탕전을 위해 분말된 약재까지 섭취하여 약이 몹시 걸 쭉했다).

다음날도 회수산 1.5배량으로 2첩을 달여(이번에는 천천히 정상적으로 달였다.) 2회로 복용했다.

회수산을 오전 오후에 2회로 나누어 복용한 후, 통증이 약간은 남았지만 대부분 소실되었다.

회수산을 한 2~3일 가량 더 복용했어야 했는데 약을 달이는 것이 귀찮았고, 또한 통증이 상당 부분 소실되어 폐약하 기로 했다. 비록 짧은 투약기간이었지만 한약의 우수한 효능을 유감없이 느낀 사례였다.

2-1. 견통(肩痛)

● 정 ○ ○ 남 36세 태음인 회사원 경기도 안양시 호계2동 주공아파트

회사에서 3교대로 근무한다는 키와 몸통이 약간 크고 굵은 열성태음인이다.

① 2년 전부터 양측 어깨로 통증이 오는데, 처음에는 목에서 시작되었으며 오늘은 왼쪽 겨드랑이에서 어깨까지 심한 통증이 온다. 고개를 움직이면 당기고 좌, 우 교대로 통증이 왔다 갔다 하는데 우측 어깨가 더 심하게 아프다.

② 전신에 피로감이 있다. ③ 손발이 가끔 저리고 쥐가 난다. ④ 더위를 타고 몸이 전체적으로 따뜻한 편이다.

⑤ 식성과 소화력이 좋다.

목에서 시작되어 어깨까지 통증이 오며, 고개를 돌리면 당기는 견인통(牽引痛)을 호소하는 36세 태음인 남성에게 회수

산 2배량에 거담(祛痰)을 위하여 백개자 3돈을 더하여 10일분 20첩을 지어주었다.

5개월 뒤인 8월 중순에 다시 약을 지으러 왔을 때 확인해 보니, 지난번 약을 복용한 뒤로 견통이 많이 나아졌다가 근래 다시 어깨가 더 아프다고 한다.

회수산을 복용한 뒤로 목을 돌릴 때 땅기는 통증이 줄어든 것으로 보아서 효력이 있다고 보고 지난번과 같은 회수산으로 10일분 20첩을 지어주었다.

8개월 뒤인 다음해 2월에 같은 증상으로 다시 약을 지으러 왔다. 그간 효력이 있었다고 보고 역시 처음과 같은 회수산으로 지어주었다.

2-2. 견통(肩痛), 근육통(筋肉痛)
다음은 윤여빈 선생의 경험이다.

● 윤 ○ ○ 남 30세 태음인 연구원 경기도 안양시 동안구 관양1동

키는 보통이며 몸통이 굵고 비습한 태음인으로 평소 어깨 부위의 근육이 좋지 않고, 최근에 체력이 떨어진 것 같아서 헬스장에 다니기 시작했다.

① 4일전부터 어깨의 근육과 팔의 근육에 통증이 있다. ② 헬스장에서 운동을 하는데 갑작스럽게 팔운동을 해서인지 팔과 어깨 근육에 통증이 생겼다. ③ 팔을 어깨 높이 이상 들기가 힘들다. ④ 팔을 돌리기도 힘들며, 팔을 드는 것 자체도 힘들다. ⑤ 헬스장에 가서 어깨와 팔을 풀어준 뒤 통증은 줄어들었으나, 다른 근육을 사용하는 운동을 하여 다음날 통증이 더욱 심해질 것으로 생각되었다. ⑥ 평소에는 추위를 타지 않았으나 요즘 들어 추위를 탄다. ⑦ 평소 상체(上體)에 땀이 많다. ⑧ 체열은 약간 높은 편이나, 아랫배가 차다. ⑨ 식욕이 왕성하고 소화력이 좋다. ⑩ 대장의 기능이 약해서인지 연변을 보며, 변은 1일에 2~3회 정도 본다. ⑪ 잠을 잘 못 자고, 천면(淺眠)이 있다. ⑫ 항상 뒷목이 뻐근하다.

갑작스런 운동으로 뭉친 근육통을 목표로 회수산 2배량으로 한 첩을 달여 복용했다.

1. 다음날 아침에 일어날 때 전날의 우려와는 달리 팔의 통증이 거의 없었다.
2. 팔을 돌리기도 수월했으며, 목을 돌리는 것도 수월해진 것처럼 느껴졌다.

3-1. 좌골신경통(坐骨神經痛), 하지견인통(下肢牽引痛), 요통(腰痛), 오금통, 발목통, 견통(肩痛), 항강(項强)
다음은 최진희 선생의 경험이다.

● 신 ○ ○ 남 36세 태음인 170cm 75kg 서울특별시 성북구 길음동

엘리베이터 설치 일을 하는 사람으로 약을 지을까 말까 수십 번 고민한 끝에 약을 지어간 태음인이다.

① 하지(下肢) 견인통(牽引痛)이 있다. ㉠ 3주전부터 허리가 아프더니 우측 무릎 뒤까지 땅기고 통증이 심해 잘 때 진통제를 복용해야 될 정도다. ㉡ 누워서 다리를 조금 펼 수는 있으나 앉아서는 다리를 잘 오므릴 수 없다. ② 요통(腰痛)이 있다. ㉠ 직업 때문에 허리를 많이 사용하여 예전부터 요통이 약간 있었으나 심하진 않았는데 요즘엔 자세를 바꿀 때, 특히 앉았다 일어서면 요통이 심하다. ㉡ 누워있으면 편하다. ③ 오금통이 있는데, 계단을 오를 때보다 내려갈 때 무릎 뒤가 땅겨 더 힘들다. ④ 양쪽에 견통(肩痛)이 있다. ⑤ 항강(項强)이 있다. ⑥ 음주를 과다하게 하며 부부관계도 과하게 한다. ⑦ 내열은 있으나 추위를 타며 더위는 안 탄다. ⑧ 땀이 얼굴에 많이 난다. ⑨ 몸은 따뜻하나 하복(下腹)이 약간 차다. ⑩ 시원한 것을 좋아하고 육류를 즐기며 일주일 내내 폭음할 때도 있다. ⑪ 물을 많이 자주 마신다. ⑫ 소화는 잘되고 양치질을 할 때 헛구역이 있다. ⑬ 대변은 1일 1회 보며 음주 후에도 대변이상은 없다. ⑭ 소변은 약간 자주 보며 새벽에 한 번씩 깨서 소변을 본다. ⑮ 잠은 6~7시간 자는데 약간 뒤척이며 잔다. ⑯ 기립성현훈(起立性眩暈)이 있고 눈 피로감이 있다. ⑰ 무엇보다도 통증이 극심하므로 하지견인통(下肢牽引痛)을 빨리 고쳐 달라고 부탁을 하고 나갔다.

건실한 태음인의 하지견인통(下肢牽引痛)과 요통(腰痛)을 목표로 회수산 2배량에서 마황은 본방으로 하고 자윤(滋潤)의 공급을 위하여 구기자 1돈을 더하여 10일분 20첩을 지어주었다.

1. 약을 복용하는 중에 전화가 왔다. 이제는 무릎을 펼 수 있다며 많이 좋아졌는데 통증이 발목으로 왔다고 한다.
2. 그 약은 슬관절통에 먹는 약이 아니니 점차 발목도 괜찮아질 것이라고 설명하고 경과를 지켜보기로 했다.

약을 모두 복용한 뒤 통화를 해보니 처음과는 다르게 고마워하며 대단히 공손한 말씨로 경과를 말해 주었다.

1. 이제 허리와 다리가 땅기는 것은 거의 다 나아 엘리베이터 작업을 하는 데 별 무리가 없을 정도이다.
2. 전에는 발바닥을 제대로 딛고 서 있을 수 없을 정도로 아팠는데 다 나았으며, 발목의 통증도 거의 없어졌고 무릎 뒤쪽으로 땅기는 것만 조금 있다.
3. 견통(肩痛)과 항강(項强)은 소실되었다.

3-2. 좌골신경통(坐骨神經痛), 슬통(膝痛), 요통(腰痛), 견항통(肩項痛), 전신통(全身痛)

다음은 장성환 선생의 경험이다.

● 김 ○ ○   여   55세   태음인   전라북도 익산시 영등동

보통 체격에 말은 느리고 점잖은 태음인 여성이다.

지인의 권유로 실로암 사랑병원 한방과에 입원한 환자이다.

① 10년 전부터 다리 쪽으로 땅기면서 좌측 환도 부위가 시린 좌골신경통이 있다.   ② 10년 전부터 좌측 무릎이 쑤시다. 심하면 붓고 날씨가 흐리면 심해지며 발을 올려놓고 자야 한다.   ③ 몇 개월 전부터 양쪽 어깨(견정혈 부위)와 뒷목이 뻐근하며 아프고 특히 비 올 때 심하다.   ④ 추위를 심하게 타는데 손발이 유달리 심하다.   ⑤ 추웠다 더웠다 하며 상열감이 있다.   ⑥ 선풍기, 에어컨이 싫으며 몸 전체와 손에 땀이 난다.   ⑦ 소화력은 보통이나 대변이 불규칙적이지만 양호한데 술을 마시면 설사를 한다.   ⑧ 소변에서 거품이 난다.   ⑨ 잠은 잘 자며 생리는 폐경했다.   ⑩ 맥(脈)은 좌우(左右) 촌관척(寸關尺) 모두 완맥(緩脈)이었다.

좌측 환도 부위가 땅기며 요추신경근 자극에 대한 하지직거상검사(The Lasegue Straight Leg Raising Test for Lumbar Root Irritation)는 좌측 30° 양성이므로 요추신경의 자극이나 포획이 존재하는 것으로 보인다. 즉 요추 주위의 근육이 경직되었을 것으로 보인다. 날씨가 흐려지면 더욱 악화되고 완맥(緩脈)인 경우 한의학적으로는 습(濕)의 병이고, 어깨, 목, 무릎 주위, 허리, 히프의 관절을 치료하는 오약순기산이나 강활, 독활의 정증이라 하겠다.

강활은 풍습의 제거에 상용약으로 태양경의 인경약(수족태양과 족궐음, 족소음의 표리인경)하는 약이면서 Ferulic acid 가 진통, 진경작용과 평활근 이완작용을 하고, Falcarindiol, Falcarinolone 등의 성분이 진정, 진통작용을 하여 신경통, 관절통 등의 통증을 완화하며 상반신의 비통(재상재표)을 주로 치료한다. 독활은 족소음행경약으로 한습의 요약으로 Ferulic acid가 진통, 진정작용과 평활근 이완작용을 하고 Scopoletine 등이 진통, 진경작용을 하며 주로 하반신의 비통(재하재표)에 주로 적용된다. 강활과 독활이 결합하면 그 효능이 증가한다. 상태의학적으로는 요슬부나 전신의 근육, 인대 등이 과긴장한 채 미약한 습체를 겸하여 나타난 것으로 보고, 근육 인대의 전체·국소적인 과도한 수축이나 경직으로 나타난 현상으로 볼 수 있다.

요부와 목과 무릎 부위 근육의 긴장, 경직에 사용하는 처방으로는 회수산, 오약순기산, 대강활탕, 사역탕, 삼합탕, 갈근탕 등이 있다. 이 가운데 견항통과 좌골신경통의 경직에 많이 사용하는 회수산을 처방으로 고르게 되었다.

좌골신경통과 항강, 슬통의 증상을 목표로 회수산 2배량에 마황은 4g으로 감량하고 구기자4g을 가하여 12일분 20첩을 투여했다.

약 복용한 다음날부터 좌골신경통이 좋아졌다 하고 4일 뒤에는 몸이 전체적으로 좋아졌다고 했다. 6일 뒤에는 슬통도 많이 나아졌다고 했다.

좌골신경통과 슬통은 거의 나았으나 아직 어깨와 목이 불편하고, 감기몸살에 걸려 삭신이 쑤시고 콧물이 나오며, 인통이 있고, 으슬으슬 춥다고 했다.

감기약을 먼저 지을까 하다 환자가 한열왕래의 갱년기 증상을 호소한 바, 회수산은 감기를 치료하는 강활, 독활이나 마황이 들어 있으므로 먼저 처방이 유효하다고 보고 회수산 2배량에 시호, 목단피 각 7g, 치자 4g을 가하여 20첩 12일 분량을 투여했다.

감기증상이 나았고, 어깨와 목이 많이 부드러워졌다. 특히 허리와 다리가 좋아졌다.

3-3. 요통(腰痛-디스크), 하지저림

다음은 남재호 선생의 경험이다.

● 최 ○ ○   남   60세   태음인   162cm 68kg   인천광역시 강화군 교동도

약간 살집이 있는 태음인 체형으로 원만해 보이는 모습이다. 얼굴 크기는 보통이며 안색은 약간 붉은 빛을 띤다. 설태는 약간 두터워 보이며 황색을 약간 띠기도 한다. 복부 양상은 허리 둘레가 두터우면서 약간 탄탄하면서 불룩한 양상이다.

① 20여 년 전 어디선가 떨어지면서 요통이 시작됐다. 이후 아프다 말다를 반복했다.   ② 한동안 요통이 덜하다가 여름에 콩을 심은 후 콩의 대를 잘라주고 나서 허리가 아프기 시작했다.   ③ 그러더니 걸음을 걸을 수 없었다.   ④ 강화 병원에서 사진을 찍은 뒤 허리 사진을 보더니 세 마디가 내려눌려 있다고 했다. 병원에서는 디스크로 판정했다. 이후 강화와 인근 지역의 정형외과에서 치료했다.   ⑤ 허리는 주로 움직일 때, 일을 할 때 아프다. 한 번 아프면 몇 시간씩 아프다고 한다.   ⑥ 다리가 저리다. 웅크리고 앉아 있다가 일어나면 짜릿짜릿하듯 저리다.

학회 홈페이지와 《방약합편》 해설서를 참고하여 요통 환자의 처방을 대략 다음과 같이 구분해 보았다. 허리 근육을 받쳐 주는 조직의 자윤 부족 문제로 본다면 청아쌍화탕이나 독활기생탕, 요추 주위의 습체나 허랭이 원인이라면 오적산, 오적산을 처방할 경우 활투를 참고하여 약간의 가감을 한다. 단순한 좌섬 요통이라면 여신탕, 입안산, 당귀수산, 창

졸산, 과로로 인한 허리 주위 근육 조직의 이상이라면 쌍화탕 가감방, 비슷한 체질로 습체의 성향이 있고 근육이 경직 되어 기기 순환에 문제가 있다면 오약순기산 계통이다.

이 환자의 경우 문진상 특이 사항이 많지 않았다. 다만 태음인 체형이라는 점과 두터운 설태로 보아 습담이나 습체의 여지가 조금 있다고 생각해서 근육의 경직을 감안하여 오약순기산 계통으로 처방의 방향을 결정했다. 일반적으로 디 스크에 가장 먼저 떠올릴 수 있는 처방은 오약순기산과 회수산이다. 회수산은 오약순기산에 강활, 독활, 모과가 더해져 있어 통증을 잡고 근육을 풀어 줄 수 있는 약이 좀 더 들어있다고 할 수 있다. 그렇다 보니 회수산을 먼저 고려하는 경우가 많다. 회수산 본방에 초간단 원장님의 설명을 참조하여 디스크로 인한 저림 증상이나 요통에 활용할 수 있는 해동피, 오가피, 마가목(强腰脚 除痺)을 더하여 45봉으로 뽑아 투약했다.

한약 복용 후에 요통 및 하지 저림으로 인한 증상 모두 좋아졌다. 요즘에는 불편함이 없어 등산도 한다고 했다.

4-1. 구안와사(口眼喎斜), 안면통(顔面痛)

● 김 ○ ○ 여 66세 태음인 경상북도 울진군 죽변면 죽변리

며칠 전 귀가 아프고 머리가 아픈 뒤 다음날 아침에 구안와사(口眼喎斜)가 발생했다.

① 좌측안면(左側顔面)이 이완되어 눈이 감기지 않고 입이 다물어지지 않는다. ㉠ 밥을 먹으면 좌측 벌어진 입으로 밥 알이 새어 나온다. ㉡ 좌측안면(左側顔面)이 몹시 따갑고 아프다. ㉢ 이 증세가 발생한 지는 14일이 되었고 그간 병원 에서 치료를 받았고 인근의 한의원에서 침을 맞아왔으나 아직까지 차도가 전혀 없고 처음의 증세와 같다. ② 관절 염이 있어 관절염 주사를 맞고 있다. ③ 당뇨(糖尿)가 있다.

구안와사에 오약순기산을 고려하다가 안면통이 겸해있다는 점에 착안하여 오약순기산에 강활 독활 모과가 더해진 회 수산을 쓰기로 하고 회수산을 1.5배량으로 10일분 20첩을 지어 주었다.

약을 복용한 8일째 전화가 왔다.

1. 약을 복용한 후 현재 눈이 안 감기던 것이 완전히 감기고 있다.

2. 돌아간 입도 많이 돌아와 있으며 음식이 입 옆으로 새는 것은 없어졌으나 아직 1/3 정도는 증상이 남아 있다.

3. 좌측 볼이 아프던 것과 부어있던 것이 모두 나아서 지금은 괜찮다.

같은 약으로 더 지어달라고 하여 지난번과 같은 회수산으로 10일분 20첩을 지어주었다.

下統129 寶 삼합탕 三合湯

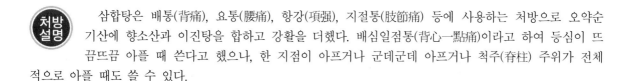

烏藥順氣散(中統十) 合 二陳湯(中統九十九) 香蘇散(中統十七) 加 羌活

治 背心一點痛
[活套鍼線] 背痛(背)
[適 應 症] 배통, 척추통, 견통, 지절통, 항강, 매핵기, 등 가려움, 오심, 이명, 변혈

**처방
설명**
　　삼합탕은 배통(背痛), 요통(腰痛), 항강(項强), 지절통(肢節痛) 등에 사용하는 처방으로 오약순 기산에 향소산과 이진탕을 합하고 강활을 더했다. 배심일점통(背心一點痛)이라고 하여 등심이 뜨 끔뜨끔 아플 때 쓴다고 했으나, 한 지점이 아프거나 군데군데 아프거나 척주(脊柱) 주위가 전체 적으로 아플 때도 쓸 수 있다.

　　근육학적으로 보면 인체의 중심인 척주(脊柱) 주위를 감싸고 있는 자세 유지근(維持筋)은 척추를 지탱하 며, 상체(上體)가 자유롭게 움직일 수 있도록 체간(體幹)을 고정하는 역할을 하기 때문에 잘 때를 제외하면 항상 긴장상태를 유지하고 있다. 즉 팔을 쓰지 않을 때는 팔이나 손에 있는 근육은 긴장을 하지 않지만 어 떤 동작을 하더라도 몸의 중심을 유지하고 있는 척주(脊柱) 주위의 근육은 항상 긴장을 유지하고 있는 것 이다. 특히 척주(脊柱) 주위에 있는 척추기립근(脊椎起立筋), 광배근(廣背筋), 능형근(菱形筋), 승모근(僧帽 筋) 등은 사람이 움직일 경우 항상 긴장해야 하기 때문에 이러한 근육에 문제가 많이 발생한다.

　　이렇게 항상 긴장상태가 유지되고 있는데다가 과도한 노동을 하거나 고정된 자세로 오랜 시간 일을 했을 때, 기울(氣鬱)로 인해 근육이 긴장되었을 때, 추위에 감촉되었을 때는 근육의 과도한 긴장이 일어나게 된 다. 그러나 계속 긴장되어 있는 것은 아니며, 일정 시간이 지나면 본래대로 이완이 되는데, 이런 과정이 계 속 되풀이되면 조직 사이에 담음(痰飮)이 울체될 수 있다. 이러한 자세 유지근의 특성과 더불어 특히 비습 (肥濕)한 사람의 경우에는 담음(痰飮)이 정체되기 쉬워 담음의 울체와 조직의 긴장으로 인한 통증이 발생하 는 것이다. 이럴 때 삼합탕은 조직 속에 정체되어 있는 습담(濕痰)을 제거하면서 긴장된 조직의 위축을 풀 어 통증을 치료한다.

　　그러나 조직의 위축과 담음울체는 배부(背部)에만 나타나는 현상이 아니므로 삼합탕은 배통(背痛)뿐 아니 라 요통(腰痛), 항강(項强), 지절통(肢節痛)에도 사용할 수 있다. 사실 요부(腰部)나 경부(頸部)는 앞뒤로의 굴신(屈伸), 좌우측으로의 굴신(屈伸), 회전(回轉) 등 움직이는 방향이 다양하지만 배부(背部)는 그렇지 않기 때문에 배통(背痛)을 호소하는 사람보다 목이 뻣뻣하다고 하거나 허리가 아프다고 하는 사람이 더 많다. 따 라서 삼합탕은 배통에 사용하는 처방이기는 하지만, 실제로는 요통(腰痛)과 항강(項强)에도 많이 사용할 수 있다는 점을 인식해야 한다.

　　근육의 긴장·경직, 담음울체와 관련된 통증 외에도 배통(背痛)을 유발할 수 있는 원인으로는 비뇨·생식 기나 소화기 등 내부 장기(臟器)의 장애가 있다. 내부 장기에는 감각신경이 거의 분포되어 있지 않아서 통 감을 느끼지 않지만, 내부 장기의 기능적 또는 기질적인 이상은 외부와 연결된 신경을 통하여 근육이나 피 부에 통증을 일으킨다. 따라서 등에 느껴지는 통증이 반드시 근육에 기인된다고 볼 수 없으므로 감별진단 을 해야 한다.

　　삼합탕은 오약순기산처럼 조직 속에 정체되어 있는 불필요한 체액을 제거하고, 긴장되고 경직되어 있는 조직을 이완시켜 통증을 치료하는데, 오약순기산과 다른 점이 있다면 이진탕과 향소산이 더해져 있어 담음(痰飮)의 성향이 더 강하고, 조직의 긴장이 더 심할 때 사용할 수 있다는 것이다. 따라서 오약순기산과 오약순기산의 가감방인 회수산, 삼합탕을 사용할 때, 세 처방 모두 비슷한 증상에 사용할 수 있으나 통증이 심하면 회수산, 마비감이 있으면 오약순기산, 담음적체(痰飮積滯)와 조직경직의 정도가 심하면 삼합탕을 고려해야 한다.

참고로 배한(背寒)도 배통(背痛)이 발생하는 기전과 비슷하다. 등에는 자세를 유지하는 근육이 많아서 팔다리의 근육과 달리 활동에 따른 체액의 이동이 비교적 적은 반면에 잘 때를 제외하면 근육은 항상 긴장을 하고 있다. 따라서 습담(濕痰)이나 기육(肌肉)의 위축으로 소통장애가 발생하여 주위 신경이 압박되면 통증이 일어나고, 이로 인해 순환장애가 발생하면 배한(背寒)의 증상이 나타나게 된다.

필자의 삼합탕 처방기준은
① 담음(痰飮)이 정체되기 쉬운 사람의 배통(背痛)에 사용한다.
② 배통(背痛) 외에도 요통(腰痛), 항강(項强), 지절통(肢節痛) 등에도 쓸 수 있다.
③ 체력은 중(中) 또는 중(中)이상인 사람이며
④ 기육(肌肉)이 두터운 사람에게 이러한 증상이 나타나기 쉽다.

처방구성 　처방구성을 보면 오약순기산, 이진탕, 향소산이 합해졌고, 여기에 강활을 더했다. 마황은 교감신경 홍분작용이 있어 심박출량을 증가시켜 강심작용을 하며, 휘발성 정유가 혈관운동 중추를 자극하여 혈관 운동능력을 강화하고 발한작용을 한다. 진피는 소화관 운동능력을 강화하여 가스배출을 촉진한다. 오약은 진통작용이 강하며, 장(腸)의 연동운동(蠕動運動)을 강화하여 소화·흡수를 촉진하고 정장작용(整腸作用)을 한다. 천궁은 말초혈관을 확장하여 혈류량을 증가시키고, 백지는 항염증작용과 해열작용, 진통작용을 한다.

백강잠은 항경련작용과 진정작용이 있어 전신발작을 억제하고 해열작용이 있다. 지각은 말초혈관의 저항력을 높이며, 장관 평활근의 경련을 억제하여 진경작용을 한다. 길경은 거담작용(祛痰作用)과 진해작용(鎭咳作用)이 있으며, 염증을 억제하는 소염작용(消炎作用)도 있다. 건강은 혈관확장 작용이 있어 혈액순환을 촉진하고, 혈관운동중추를 홍분시켜 직접적으로 강심작용을 나타낸다. 감초는 소화관 평활근에 작용하여 경련을 억제하며 위산분비를 억제하고, 이상의 약재를 조화롭게 한다.

반하는 장관(腸管)의 운동을 촉진하여 소화관에 정체된 음식물과 수분의 배출을 촉진한다. 복령은 세뇨관의 재흡수를 억제하여 이뇨를 증진하므로 체내의 정체된 수분을 처리한다. 향부자는 중추신경 억제작용으로 정신을 안정시키고, 장관 평활근의 경련을 억제하여 소화관의 가스배출을 촉진한다. 소엽은 한선(汗腺)분비를 자극하여 발한(發汗)을 촉진하고 해열작용이 있다. 또한 소화액 분비를 촉진시키고 위장운동을 증강시킨다. 창출은 소화기의 운동성을 증가시키는 작용이 있는데, 실험적으로 창출이 포함된 처방을 토끼에게 주입했을 때 장을 홍분시켜 연동운동을 일으키는 것으로 밝혀졌다. 후박은 소화관의 경련을 완화하여 연동을 조정하고, 가스를 배출시킨다. 강활은 발한작용과 해열작용이 있으며, 평활근을 이완시켜 진정, 진통작용을 나타낸다.

처방비교 　**행기향소산**과 비교하면 두 처방 모두 배통(背痛)에 사용한다는 공통점이 있다. 행기향소산은 기울(氣鬱)로 인한 긴장이 주원인이 되어 배통이 발생했을 때 사용하며, 소화장애와 외감의 증상이 수반되는 경우도 있다. 반면 삼합탕은 향소산이 포함되어 있어 기울(氣鬱)이 원인으로 작용하기는 하지만, 기울 이외의 다양한 원인으로 근육이 긴장되어 배통이 발생했을 때 사용하며, 증상이 더욱 완고한 경우에 적합하다.

소자강기탕과 비교하면 두 처방 모두 배부(背部)에 담음이 울체되어 나타나는 증상에 사용한다. 소자강기탕은 담음울체로 인하여 배한(背寒) 증상이 나타나거나, 신경을 많이 쓴 이후에 기침이 발생했을 때 사용하는 반면, 삼합탕은 배한(背寒)에도 사용하지만 근육의 긴장이 더 심화되어 나타나는 배통(背痛)에 사용하며, 소자강기탕을 쓸 경우보다 조직의 긴장과 담음울체가 더 심할 때 사용한다.

오약순기산과 비교하면 두 처방 모두 지절통, 배통, 근육통에 사용한다. 오약순기산은 근육이 긴장·경직되어 감각이 둔해지고 살이 꾸물거리는 증상이 나타나는 경우에 사용하는 반면, 삼합탕은 오약순기산과 이진탕, 향소산이 합방되고 있어 오약순기산을 사용해야 하는 경우보다 담음울체와 조직의 긴장이 더 심하고 만성화되었을 때 사용한다. 오약순기산은 마비증상이 주증이라고 한다면, 삼합탕은 통증이 주증이다.

→ 활용사례

1-1. 배일점통(背一點痛), 어깨결림, 월경불순(月經不順), 두통(頭痛), 사지무력(四肢無力) 여 29세 태음인
1-2. 담결림, 배일점통(背一點痛) 남 47세 태음인 175cm 85kg
1-3. 배통(背痛) 남 51세 태음인
1-4. 배통(背痛) 여 42세 태음인
2-1. 척추통(脊椎痛) 여 29세 소양인태음인
3-1. 견통(肩痛), 매핵기(梅核氣) 여 43세 태음인
4-1. 경추 추간판탈출증 여 25세 태음인 간호조무사 156cm 65kg
5-1. 월경통(月經痛), 견배통(肩背痛), 구토(嘔吐) 여
6-1. 오심(惡心), 등 가려움, 이명(耳鳴), 변혈(便血) 남 39세 태음인

1-1. 배일점통(背一點痛), 어깨결림, 월경불순(月經不順), 두통(頭痛), 사지무력(四肢無力)
다음은 전병제 선생의 경험이다.

● 이 ○ ○ 여 29세 태음인 주부 서울특별시 영등포구 문래동
약간 까무잡잡한 피부에 기육이 두텁고 비습한 태음인 주부로 예전에 통경탕을 복용하고 월경통이 좋아졌던 필자 친구의 부인이다. 통경탕 복용으로 자궁근종이 10cm 정도에서 5 cm 정도 줄어들었고 3개월 정도는 월경이 정상적으로 나왔으나, 근래 손이 닿지 않는 등 쪽의 어느 일부분이 매우 아프다고 하여 투약하게 되었다.
① 배일점통(背一點痛)이 있으며 위치는 견갑골(肩胛骨) 내측(內側)으로, 뻐근하기도 하면서 기분이 나쁘게 아프다.
② 어깨가 결린다.   ③ 두통이 있는데 지끈지끈하면서 콕콕 쑤시듯이 아프다.   ④ 비염(鼻炎)이 있는데 답답한 정도이다.   ⑤ 사지무력(四肢無力)이 있다. 하루 종일 늘어져 있는 편이다.   ⑥ 가끔씩 체하고 속이 더부룩한 편이다.
⑦ 위(胃) 부위가 쪼이듯이 아픈 경우도 있다. 위염 경력이 있다.   ⑧ 위(胃)가 한밤중에 아플 때면 응급실에 갈 정도이다.   ⑨ 땀이 나는 편은 아니다.   ⑩ 소변을 자주 보는 편은 아니지만, 아이가 저녁에 자고 난 이후와 같이 하루일이 정리되거나 할 일이 없어지면 갑자기 소변량이 증가하여 1시간에 3~4회까지도 화장실에 간다. 새벽에는 반드시 1번 이상 깨서 화장실에 간다. 잔뇨감(殘尿感)도 있다.   ⑪ 대변은 2~3일에 한 번 본다.   ⑫ 잠은 자주 깬다. 발이 뜨끈뜨끈해서 잠을 못 자기도 한다.   ⑬ 월경주기는 40~45일 정도이다. 이번에는 20여 일 만에 했다. 이번에는 양이 많으며, 덩어리가 져서 나오는 편이다.   ⑭ 하복(下腹)을 누르면 누르는 곳마다 아프다고 한다. 약간 U자형이며, 배 전체에 적(積)이 있는 느낌이다. 울퉁불퉁하다.   ⑮ 사우나를 하고 나면 손발이 저리다. 피곤하면 손발이 저리다.
⑯ 맥은 부(浮)하다.   ⑰ 시댁과의 마찰 등으로 기울(氣鬱) 증상이 늘 있는 편이다.
기울(氣鬱)과 습담(濕痰)으로 인한 배일점통(背一點痛)으로 보고 오약순기산과 향소산, 이진탕이 합쳐진 삼합탕을 본방에 도인 1.5돈, 목단피 1.5돈을 더하여 10일분 20첩을 투약했다. 경과를 확인해 보니
1. 등 뒤가 아프면서 결린 것은 없어졌다.
2. 어깨 결림이 반 정도로 줄었다.
3. 두통의 횟수와 통증이 모두 줄었다.
4. 사지무력에 대한 효과는 약 먹을 때는 몸이 정말 가벼웠다. 약을 복용한 후에는 예전과 같아진 느낌이다.
5. 그러나 날갯죽지 밑이 아픈 것은 없어지고, 브래지어 끈이 닿는 곳이 아팠던 것도 없어졌다.
6. 월경이 매우 좋아져 덩어리가 나오는 것이 없어졌다. 월경 주기가 정상으로 되었다.

風 寒 暑 濕 燥 火 內傷 勞 虛 霍亂 嘔吐 咳 嗽 積 聚 浮 腫 脹滿 消 渴 黃 疸 瘧 疾 邪 祟 身 形 精 氣 神 血 夢 聲音 津液 痰飮 蟲 小便 大便 頭 面 眼 耳 鼻 口舌 牙齒 咽喉 頸項 背 胸 乳 腹 腰 脇 皮 手 足 前陰 後陰 癰疽 諸瘡 婦人 小兒

1-2. 담결림, 배일점통(背一點痛)
다음은 이상철 선생의 경험이다.

● 신 ○ ○ 남 47세 태음인 목사 175cm 85kg 경기도 성남시 수정구 태평3동
튼튼하고 살집이 있는 건실한 체격으로 얼굴이 검다.

① 등과 허리에 담(痰)이 있어 결리고 움직이지 못할 정도이다. 5년 전부터 시작되었고 1년 전부터 심해졌다. 생활할 때마다 신경이 쓰이고 통증이 심해서 무척 불편하다. ② 척주와 왼쪽 견갑골 사이에 통증이 심하다.[一點背心痛]
③ 오른쪽 중부 승모근(僧帽筋) 외측 부위에 작은 귤 크기의 물혹이 있다. 양방에서 지방결괴라고 진단받았다.
④ 목사라는 직업상 먼 곳으로 이동할 일이 많은데, 그때마다 매우 피곤하고 지구력이 약하다는 느낌이 든다.
⑤ 백활태(白滑苔)하다. ⑥ 맥은 활삭(滑數)하다. ⑦ 오른쪽 어깨가 결리고 복진상 심하비(心下痞), 진수음(振水音), 제상동계(臍上動悸), 장명(腸鳴)이 있다. ⑧ 오른쪽 다리가 땅기고 찌릿하다. 3달 전의 X-ray 검사시 오른쪽 L4-5부분의 간격이 좁다고 진단받았다. ⑨ 눈에 다크써클이 진하다. ⑩ 담백한 음식을 좋아하고 물은 원래 잘 안 마시는데 TV에서 많이 마셔야 좋다고 해서 많이 마시려고 노력중이다. ⑪ 식욕이 별로 없고 식사량이 적으며 소화력은 보통이다. 속이 더부룩하고 그득하며 느글거리고 트림과 구토가 있다. ⑫ 대변은 가는 물 변을 본다. ⑬ 열이 달아오르는 증상이 있고 불안 초조하다. ⑭ 피부가 약간 검고 두터운 태음인 같다. ⑮ 성격이 세심하고 치밀하다. 목회일로 스트레스를 많이 받는 편이다. ⑯ 94년에 GOT, GPT 검사시 수치가 높았다. 병원에서는 간의 혈액응고 기능에 문제가 있다고 했다.

배일점통(背一點痛)에 쓰는 처방으로 삼합탕이 떠올랐다. 삼합탕은 소화기와 호흡기의 습담의 정체를 없애주는 이진탕과 기육과 조직의 긴장과 경색을 풀어주는 오약순기산, 스트레스로 인한 긴장과 소화장애를 풀어주는 향소산으로 구성되어 있다. 목사님의 증상들을 보면 세 처방의 증상이 골고루 나타난다고 보아서 삼합탕 1.5배량으로 10일분 20첩을 투약했다. 약을 모두 복용한 후에 확인해 보니
1. 담이 결리는 증상이 많이 호전되었다.
2. 일점배심통(一占背心痛)에 해당하는 척추(脊椎)와 견갑골(肩胛骨) 사이의 통증이 미약해졌다.
3. 담종(痰腫)은 그대로인 것 같다.
4. 피곤한 증상의 호전은 잘 모르겠다.
5. 약간의 갈증이 생기는 것 같다.
6. 최근에 교회일로 과도하게 신경을 쓴 후 복통이 심해서 병원에서 링거를 맞았다. 그때는 말을 빠트린 것 같은데 식도 역류와 과민성 대장증후군이 있다.
증미이진탕도 생각해 보았으나 처음 목표대로 담 결리는 증상에 주안점을 두고 증미이진탕 개념으로 삼합탕 1.5배량에 황련과 백개자를 더하여 10일분 20첩을 투약했다.
1. 처음 경과에서 보였던 호전반응이 지속적으로 나타났다. 옛날에는 담이 결리려면 기분이 이상해지면서 근육에 뭔가 뭉치는 느낌이 들다가 담이 결리고 통증이 심했다. 요즘에는 담이 결리려고 근육에 뭔가 불룩불룩하다가 말고 더 이상의 진행이나 통증은 없어졌다.
2. 최근 아주 매운 음식을 먹고서 고생을 했다. 신도들의 대접을 거절하기가 어려웠다.
담 결리는 증상은 어느 정도 해소되어서 살 것 같다고 하고 오히려 과도한 스트레스, 위산과다와 식도역류로 인한 복통이 실제 생활에서 많은 고통을 준다고 판단해서 증미이진탕 1.5배량에 인진을 더하여 10일분 20첩을 투약했다.
1. 증미이진탕으로 기대했던 효과는 잘 모르겠다.
2. 담 결리는 증상은 (목사님이 잘 쓰시는 말씀대로) 기적같이 없어졌다. 일점배심통(一占背心痛)도 없어졌다.
3. 피로가 약간 줄었다.
이번에도 증미이진탕 1.5배량에 인진을 더하여 1제를 투약했다.

1-3. 배통(背痛)

● 박 ○ ○ 남 51세 태음인 경기도 안양시 부흥동 관악 현대아파트
① 등 전체가 두들겨 맞은 듯한 통증이 오는데, 의자에 기대어도 찌뿌둥하고 거의 종일 아프지만 일할 때는 아픈 것을 잊게 된다. 5~6년 전에 심한 노동(지게 지는 일)을 한 뒤로 등이 많이 아팠다. ② 3년 전부터 발바닥이 뜨거워서 발을 이불 위로 내놓고 잔다. ③ 우측 발목이 저리고 가슴 뜀, 얼굴로 열 오름, 한숨, 신경질 증상이 있다.
④ 허리, 무릎 등으로 통증이 있다. ⑤ 몸이 전체적으로 따뜻하고, 약간 더위를 타며 식성과 소화력이 좋다.
⑥ 피로하고 기운이 없다.
지게를 지는 등 심한 노동을 많이 하는 51세 태음인 남성의 등을 두들겨 맞은 것처럼 심한 배통(背痛)을 목표로 삼합탕에 백개자 2돈, 마자인 3돈을 더하여 10일분 20첩을 지어주었다.

18일 후에 다시 왔을 때 확인해 보니, 약을 복용한 뒤로 통증이 경감되었으나 족번열(足煩熱)은 여전하다고 한다. 증세가 경감되고 있으므로 전과 동일한 처방으로 10일분 20첩을 지어주었다.

1-4. 배통(背痛)

● 이 ○ ○ 여 42세 태음인 경기도 안양시 신촌동 무궁화 한양아파트

① 2개월 전부터 숨 쉴 때, 또는 움직일 때 등 좌측으로 담 결리듯이 통증이 있다. ② 2~3년 전부터 우측 손, 발이 저리고 아프고 밤에 잠들 무렵에는 손발이 뜨겁다. ③ 변비가 있다. ④ 약한 편두통(偏頭痛)이 있다. ⑤ 전신이 피로하고 나른하다. ⑥ 팔다리, 허리가 뻐근하다. ⑦ 약간 추위를 탄다. ⑧ 6년 전에 자궁 절제수술을 했다. ⑨ 십이지장궤양이 있다. ⑩ 식욕은 좋다.

2개월 전부터 담이 결린 것처럼 움직일 때 등에 통증을 호소하는 42세 태음인 주부의 배통(背痛)을 목표로 삼합탕 본방에 시호 1.5돈을 더하여 10일분 20첩을 지어주었다.

3년 뒤인 11월 중순에 슬관절(膝關節)이 아파서 왔을 때 배통(背痛)은 어떠냐고 물어 보니, 그 약을 복용한 뒤로 등이 아팠던 것은 경감되었고 담 결린 듯한 느낌은 완전히 없어졌다는 것이다. 이번에는 슬관절(膝關節)에 통증이 있는데 ① 3주 전에 무거운 물건을 끌고 온 이후로 아프기 시작했다. ② 가만히 있으면 괜찮은데 구부렸다가 펼 때 무릎에서 '뚝'하는 소리가 난다. ③ 계단을 오르내릴 때 통증이 있다고 한다. ④ 오늘부터는 양 손목이 시큰거리고 힘을 못 주겠다고 한다. ⑤ 3~4일 전부터는 속이 허한 느낌이다.

계단을 오르내릴 때 오는 슬관절(膝關節)의 통증에 대방풍탕 2배량으로 10일분 20첩을 지어주었다.

2-1. 척추통(脊椎痛)

● 박 ○ ○ 여 29세 소양인태음인 미용사 경기도 평택시 지산동 우성아파트

체격이 보통이고 키가 큰 편인 미용업에 종사하는 소양성태음인이다.

작년 9월 임신 때부터 올 3월 출산 때까지 흉추(胸椎) 6, 7, 8번이 뻐근하게 아프다가 저절로 없어졌다.

① 이 증세가 5개월 전 비디오 가게 일을 본 뒤부터 다시 발생하여 등이 뻐근하게 아프다. ② 등이 아픈 것은 피곤하거나 힘들 때 심하고, 대체로 저녁때쯤 심하다. ③ 몸은 따뜻하다. ④ 물을 많이 마시며 특히 찬물을 좋아한다. ⑤ 식욕과 소화력이 좋다.

대체로 건강하고 몸이 따뜻한 부인의 척추통(脊椎痛)을 목표로 삼합탕 2배량으로 10일분 20첩을 지어주었다.

4년 뒤에 수족지절통(手足肢節痛)이 있다며 내방했을 때 확인해 보니, 당시 그 약을 먹고 척추통이 곧바로 나았었고 그 뒤로는 지금까지 척추가 아픈 적이 없었다고 했다.

이번의 지절통(肢節痛)은 노력과다로 인해 발생한 것으로 판단하여 고진음자 2배량으로 1제를 지어주었고, 6개월 뒤에 다 나았다면서 다시 임신 보약을 지으러 왔다.

3-1. 견통(肩痛), 매핵기(梅核氣)

● 김 ○ ○ 여 43세 태음인 슈퍼운영 경기도 안양시 관양동 관양주택

① 어제 자고 일어난 후에 좌측 어깨 견갑 부위에 통증이 있는데 목을 앞으로 숙이지 못할 정도이다. ② 1년 전부터 매핵기(梅核氣)가 있는데, 천돌혈(天突穴) 부위에 무엇이 걸린 느낌이고 가래가 약하게 있다. ③ 피로감이 심하고 몸이 무겁고 나른하다. ④ 아침에 얼굴이 붓는다. ⑤ 가슴이 답답하고 두근거리는 것이 있고, 잘 놀라고 우울하며 건망증이 심하다. ⑥ 트림과 차멀미가 약하게 있다. ⑦ 대변은 묽고, 매운 음식을 먹으면 설사를 한다. ⑧ 추위를 많이 타고 물을 많이 마신다. ⑨ 손발이 차다. ⑩ 월경 첫날에 통증이 극심하다. ⑪ 식욕이 없다. ⑫ 무서운 꿈을 늘 꾼다. ⑬ 아침에 검은 가래가 약하게 나온다.

1년 전부터 매핵기가 있었으며 어제 자고 일어난 후부터 발생한 견통(肩痛)을 목표로 삼합탕 본방에 견통을 감안하여 독활, 모과 2돈을 더하여 4첩을 지어주었다.

1년 6개월 뒤에 다시 내방했을 때 확인해 보니, 지난번 약을 복용한 뒤로 목을 숙이지 못할 정도로 통증이 극심했던 견통은 소실되었고, 1년간 고생했던 매핵기(梅核氣)도 소실되었다고 한다. 이번에는 기운이 없고 손목과 무릎 관절통이 있다고 하여 가미귀비탕에 계지탕과 평위산을 더하여 1제를 지어주었다.

4-1. 경추 추간판탈출증

다음은 강병수 선생의 경험이다.

● 정 ○ ○ 여 25세 태음인 간호조무사 156cm 65kg 경기도 안성시 공도읍 만정리

같이 병원에서 근무하는 간호사이다. 6월 7~8일부터 핫팩을 목이랑 어깨에 올려놓고 업무를 보고 있다. 증상을 물어

보니 상지가 저리고 어깨와 상지가 쑤시고 욱신거린다고 한다. 6월15일 경에 MRI촬영결과 좌측 경추 5~6번 사이에 경추 추간판탈출증 진단을 받았다.

태음인으로 보인다. 현재 한의원에서 비만관리프로그램을 받고 있다. 간호사는 과거에 병을 많이 앓아왔다. 6살 때부터 고관절괴사를 앓았었고 현재는 양쪽 하지 길이가 다소 차이가 있다. 현재 좌측의 하지가 더 길다. 또한 대상포진, 천식, 위염, 장염, 식도염 등을 앓았던 적이 있다고 한다. 피부는 매우 건조한 편이고 겨울이나 환절기에 입술이 건조하여 입술보호제를 꼭 바른다고 한다. 피부는 흰 편이고 입술색은 미홍색이다. 피부의 두께는 보통이거나 약간 두터운 편이다. 평소 땀이 잘 나고 땀을 빼게 되면 개운하고 기분이 좋다. 잠은 잘 자고 바로 잠들며 아침에 잘 못 일어나고 일어난 이후에도 한참동안 정신이 멍하여 세수해야 정신을 차린다. 커피를 마시면 심장이 두근거려서 불편하다(이는 현재 복용하고 있는 대청룡탕계열의 비만약의 영향이 있는 것으로 생각된다). 혈압은 정상혈압이다. 수분섭취량은 총 1.5리터 정도이고 물을 조금씩 천천히 마시며 따뜻한 물을 좋아하고 식사할 때 국이나 물 없이는 못 먹는다.

① 좌측의 경추 5~6번 사이에 경추 추간판탈출증이다. ㉠ 어깨부터 팔목까지 삼초경 라인으로 저림 ㉡ 손등 쪽에서 손목부터 손가락 3, 4, 5지 끝까지 저림 ㉢ 승모근 상부가 욱신거리고 쑤시며 승모근상부의 근육이 부풀어있는 느낌 ㉣ 승모근상부가 욱신거리기 시작하면 손 전체도 욱신거림 ㉤ 좌측 손가락과 손에 힘이 들어가지 않음 ② 허기를 참기 힘들고 한 번에 먹는 양이 많다. ③ 신맛, 짠맛을 좋아하고 따뜻한 것을 좋아한다. ④ 소화불량이다. ㉠ 잘 체하는 편이고 만약 체하면 가슴까지 답답해짐 ㉡ 스트레스를 받으며 명치와 윗배가 자주 아픔 ㉢ 식후 잘 더부룩하고 답답함 가스가 많이 차거나 헛배가 많이 부름 ㉣ 양치할 때 자주 구역질을 하고 차멀미가 심함 ㉤ 공복시에 속이 자주 쓰림 ㉥ 아랫배가 참 ⑤ 대변불리이다. ㉠ 대변을 매일 2~3회 보고 대변이 무름 ㉡ 대변을 하루라도 못 보면 무척 불편하고 아랫배에 가스가 잘 참 ㉢ 찬 것을 먹으면 설사를 잘 함 ⑥ 땀이 잘 나는데 주로 잘 때와 더울 때 나고 주로 얼굴, 가슴, 뒷목, 등, 겨드랑이에 많다. ⑦ 추위를 타는 편이고 여름이라도 찬물로는 샤워할 수 없다. ⑧ 입안이 자주 헌다. ⑨ 환절기에 감기가 자주 걸리고 재채기 콧물 등의 호흡기 증상이 잘 생긴다.

이 환자의 경추 추간판탈출증으로 확진 받기 전에 약을 썼다. 당시 항강통과 견배통및 손저림을 목표로 처방을 구상했는데 후보처방은 반하금출탕, 서경탕, 개결서경탕, 회수산, 삼합탕이었다. 이중 신체조건과 습체긴장형 동통임을 근거로 마황이 꼭 들어가 있는 처방을 쓰고 싶었다. 더욱이 환자는 기울로 인한 심흉부 증상이 있고 소화기 쪽에 담음의 울체도 의심이 된다. 또한 이제 와서 생각해 본다면 디스크의 탈출 이후에 수복과정에서 조직의 위축뿐만 아니라 변형된 체액(담음)이 있을 것이다. 따라서 오약순기산1.5배량에 이진탕본방과 향소산 본방을 더하고 회수산의 의미로 독활과 목과를 6g을 넣었고 계지도 8g을 가하고 창출은 향소산의 본방보다 증량해서 총8을 넣었다.

한약 반 제 복용 뒤에

1. 어깨부터 팔목까지와 손가락 저림이 소실되었다.
2. 식후 더부룩함과 공복시 속쓰림도 많이 개선되었다.
3. 가슴이 답답한 것도 없어졌다.
4. 가슴에 통증은 매주 2~3회 정도 있었는데 열흘간의 복용기간 중 1회만 나타났다.
5. 손과 발이 매일 저린 것 중 손저림은 소실되고 발저림은 남아있다.

승모근 상부와 손이 욱신거리고 쑤시는 것을 제외하고는 경추추간판탈출증 증상이 소실되었고 습담의 울체와 긴장으로 나타날 수 있는 제증상들이 많이 호전이 되었다. 전체적인 방향은 맞는데 승모근 상부와 손이 욱신거리고 쑤시는 것은 전혀 경감이 없었다. 약력을 더 높여 오약순기산은 2배량으로 증량하고 지난번 처방에 들어갔던 약도 대부분을 증량했다. 또한 오른손잡이임에도 불구하고 좌측의 수지 신근들이 부어있는 느낌이 있고 승모근 상부의 근육도 부어 있어서 서경탕의 의미로 강황12 해동피, 적작약6을 더 했고 체표쪽의 습체제거에 도움을 주기위해 의이인12를 더했다.

5-1. 월경통(月經痛), 견배통(肩背痛), 구토(嘔吐)

다음은 장명준 선생의 경험이다.

● ○ ○ ○ 여

얼굴이 누렇게 떠있고 전체적으로 피부가 노랗다. 특히 하지(下肢)는 창백하다.

① 월경통이 심하다. ㉠ 월경통은 복통보다도 중완(中脘) 부위의 통증이 심하다. ㉡ 구토를 동반한다. ㉢ 1년에 한 번꼴로 응급실에 간다. ㉣ 사지(四肢)가 차지며 식은땀이 난다. ㉤ 월경주기는 매우 규칙적이다. ② 왼쪽 견갑골통(肩胛骨痛)이 심하다. ㉠ 왼쪽 견갑골의 중앙부위가 매우 심하게 아프며 왼쪽 손목까지 통증이 이어지는데, 통증은 약간의 마비감(痲痹感)을 동반하며 붕 뜬 듯한 느낌이다. 통증부위를 세게 눌러주면 통증이 다소 완화된다. ㉡ 왼쪽 엉치부위가 같은 증상을 보인다. ㉢ 왼쪽 무릎이 시큰거린다. 10년 전 무릎을 삔 후로 그렇다. ③ 구토증상이 심하다. ㉠ 다른 병이 있을 때 보통 구토증상을 동반한다. ㉡ 운동을 격하게 한 뒤에도 구토한다. ④ 멀미가 심하다. ㉠ 어렸을 때부터 멀미가 심했고 특히 고속버스에서 심하다. ㉡ 심할 때는 고속버스를 타는 순간 오심(惡心)과 구토(嘔吐)증상을 보이기도 한다. ㉢ 이비인후과에서 전정기능검사를 제외한 청각검사를 해보았으나 별다른 이상은 없다고 한다.

⑤ 현훈(眩暈)이 심하다. ㉠ 어렸을 때부터 Hb 수치가 8.9의 철결핍성 빈혈이 있다. ㉡ 앉았다 일어서거나 어두운 곳에서 밝은 곳으로 나가면 심하다. ㉢ 눈앞에 노란 바탕에 하얀 점이 수없이 돌아다닌다.　⑥ 금속 알레르기가 심하다. 허리띠나 손목시계, 귀고리 등을 하루 이상 착용하면 그 부위가 발진이 생기고 가렵고, 긁으면 부어오르고 고름이 나고 흑색으로 침착된다. 금은 예외이다.　⑦ 코 뒤쪽으로 피가 넘어간다. ㉠ 어렸을 때부터 코피를 심하게 자주 흘려서 이비인후과에서 치료한 후로는 코 뒤로 피가 넘어가는 느낌이 있다. ㉡ 6개월 전에 내과에서 X-ray검사를 했으며 코 뒤로 피가 넘어간다며 비염(鼻炎)이라는 진단을 받았다.　⑧ 10년 전에 목디스크 진단을 받았다.　⑨ 더위도 타나 추위를 심하게 탄다. 손이 매우 뜨겁고 건조하다.　⑩ 차거나 뜨거운 음식을 싫어한다. 물을 잘 안 마시며 찬물은 전혀 안 마신다.　⑪ 변비기가 있다. 대변을 보는 주기가 보통 3일 이상이었으나 최근에는 이틀로 줄었다.　⑫ 잠이 드는 데 시간이 오래 걸리며 일단 잠들면 쓰러진다. 밤에 누우면 가슴이 답답하고 심장이 두근거린다.　⑬ 오른쪽 허벅지에 근척육순이 가끔 나타난다. 최근엔 눈꺼풀도 자주 떨렸다.　⑭ 최근 들어 심한 탈모현상을 보인다.　⑮ 혈압과 혈당은 항상 정상이다.

월경통(月經痛)과 견배통(肩背痛), 오심(惡心) 등을 감안하여 오약순기산과 이진탕, 향소산이 합해진 삼합탕을 복용하기로 하고 1일 2회씩 일주일간을 복용했다.

1. 첫날 복용 직후 속이 뜨끈해지는 느낌이었다. 몸에서 열이 나는 기분이었다.
2. 복용시기가 육체적, 정신적으로 힘든 시험 기간이었음에도 불구하고 오히려 몸은 더 가벼워졌다.
3. 잠도 훨씬 줄어들어서 밤에 6시간 이하로 자고, 가벼운 낮잠을 20~30분만 자도 피곤하지 않았다.
4. 시험기간에는 소식을 했는데 밥을 적게 먹어도 전혀 배가 고프지 않았다.
5. 몸이 가벼워지면서 살이 한 달 사이에 약 3kg 정도 빠졌다.
6. 이후 찾아온 월경 때 첫날 약간의 통증만 있었을 뿐 월경 기간 내내 통증은 없었다.
7. 예전엔 오래 앉아있으면 허리보다 등 한가운데가 많이 아팠었는데 그 증상은 거의 사라졌다. 하지만 견갑일점의 통증과 왼쪽 팔의 마목감은 크게 소실되는 느낌은 받지 못했다. 아마 투약 후에도 시험 때문에 계속 의자에 오래 앉아 있고 원래 자세가 불량한데 그것을 고치지 못해서인 것 같기도 하다.
8. 또한 차멀미 증상과 오심(惡心), 구토(嘔吐) 증상이 매우 많이 호전되어서 투약 후 아직까지 3개월간 한 번도 구토한 적이 없었다. 또한 작년 하반기에 지속되던 현훈두통이 거의 소실되었으며 늘 잠자리에서 심하던 심번(心煩)증상도 크게 호전되었다.

6-1. 오심(惡心), 등 가려움, 이명(耳鳴), 변혈(便血)

● 유 ○ ○ 남 39세 태음인 직장인 경기도 안양시 관양동 한미아파트

보통 키에 약간 살이 찐 태음인이다.

① 3~4개월 전부터 아침에 양치를 하거나 음식냄새를 맡으면 속이 메슥거리면서 구토가 나오려고 한다.　② 역시 같은 때부터 저녁이면 등 전체가 가렵고 벌레가 쏘는 것처럼 따갑다. ㉠ 술을 마시면 등이 빨개지며 등의 발진(發疹)이 더 심해진다.　③ 3~4개월 전부터 피로하다.　④ 10년 전 척추 뼈가 부러진 적이 있었는데, 그 영향인지 날이 궂으면 요통이 심하다.　⑤ 2년 전부터는 1달에 3~4일 정도 배변 후에 출혈이 있다.　⑥ 2년 전부터 귀에서 풀벌레 소리가 난다.　⑦ 추위를 많이 타고 선풍기 바람을 싫어한다.　⑧ 따뜻한 것을 좋아한다.　⑨ 식욕은 좋고 소화도 잘된다.　⑩ 대변은 1일 1회 보고 보통 변이며 소변도 정상이다.　⑪ 잠은 잘 잔다.　⑫ 왼쪽 다리가 피가 안 통하는 듯이 아프고 무릎, 허리도 아프다.

오심(惡心)이 있는 태음인의 등 가려움을 목표로 거담(祛痰), 행기(行氣), 발표제(發表劑)가 합쳐진 삼합탕으로 10일분 20첩을 투약했다.

10개월 뒤인 1월 말에 요통(腰痛)과 슬통(膝痛)으로 약을 지으러 왔다. 지난번 약을 복용하고 오심(惡心)이 없어졌으며 등이 가려웠던 증상도 없어져 지금까지 괜찮았다고 한다. 이명(耳鳴)도 없어졌으나 과로를 할 때는 가끔 나타난다. 변혈(便血)의 횟수가 1달에 3~4회에서 1~2회로 줄었다고 한다.

이번에는 기운이 없고 좌측 수족(手足)이 무력(無力)하며, 요슬통이 심하다고 하여 계작지모탕을 지어주었고, 그 후 보약으로 십전대보탕을 지어주었다. 또한 식상(食傷)으로 발진(發疹)이 났다고 하여 정전가미이진탕을 지어주었으며, 삼합탕을 지어간 지 2년 뒤에 보약을 지으러 왔는데 변혈(便血)과 이명(耳鳴), 피부 가려운 것이 다시 있다고 하여 삼합탕으로 1제를 지어주었다.

下統130 寶 서각소독음 犀角消毒飮

牛蒡子 四錢 荊芥 防風 各二錢 甘草 一錢 犀角 一錢五分

治 丹毒 及癍疹 癮疹
[活　　套] 或合[敗毒散]亦可
[用　　法] 水磨調服
[活套鍼線] 丹毒(小兒) 丹毒(皮)
[適 應 症] 대상포진, 피부염, 단독

서각소독음은 단독(丹毒)에 사용하는 처방으로, 약성을 응용하여 일반적인 피부염(皮膚炎)이나 대상포진(帶狀疱疹)에도 사용한다. 조문을 보면 '治癍疹치반진 癮疹은진'으로 되어 있어 일반 피부염에 사용할 수 있음을 알 수 있다. 그러나 반진(癍疹)과 은진(癮疹)은 다양한 형태의 피부질환에서 나타나는 '症狀증상'이기 때문에 증상보다는 신체조건과 상태를 기준으로 사용해야 한다.

단독(丹毒)은 피부가 벌겋게 되면서 화끈 달아오르고 열(熱)이 나는 병증으로 진행이 빠르기 때문에 급히 치료하지 않으면 증세가 가중되고 위급하게 된다. 주로 얼굴에 발생하며 증상으로는, 첫째, 갑자기 오한(惡寒)이 생겨 춥고 떨리며 고열(高熱)이 난다. 둘째, 경계가 뚜렷한 발적(發赤)과 종창(腫瘡)이 생긴다. 셋째, 종창은 부종 때문에 긴장되어 있으므로 표면에는 윤이 난다. 넷째, 압통(壓痛)이 동반되며 원심성으로 확대되어 간다. 다섯째, 어린이에게 발생하면 고열 때문에 경련을 일으킬 수도 있고, 일반적으로 위독한 상태에 빠질 때가 많다. 여섯째, 3~4일의 급성기가 지나면 빨간 종창이 차츰 작아지며 흉터를 남기지 않고 1~2주일 안에 치유된다. 양방에서는 단독의 원인을 피부 및 피하조직에 연쇄상구균이 감염되어 발생하는 습진(濕疹)이나 피부염(皮膚炎)에 의거하거나, 열상(熱傷)이나 동상(凍傷) 같은 외상(外傷)으로부터 발생한다고 보고 있으며, 치료는 술파제나 페니실린 같은 항생제를 사용하는 경우가 많다.

단독을 치료하기 위해 한약을 사용하는 경우에는 표피(表皮)에 울체(鬱滯)되어 있는 열(熱)을 신속하게 풀어 주는 것이 우선되어야 한다. 서각소독음에는 표피에 울체된 열을 풀어주는 우방자가 다량 포함되어 있고, 여기에 형개와 방풍이 말초혈액순환을 돕고, 청열성(淸熱性)이 강한 서각이 포함되어 있어 급히 열을 풀어주기에 적합한 처방이다. 활투를 보면 패독산을 합방해서 사용하라는 말이 있는데, 단독에 이환(罹患)되면 열이 발생할 뿐 아니라 오한(惡寒)이 동반되기 때문에 연교패독산이나 형방패독산을 더하여 사용하면 빠른 효과를 볼 수 있다. 물론 패독산을 더하는 것은 오한(惡寒)을 개선하기 위함이 아니라 열(熱)을 풀어주는 작용을 배가하기 위함으로 보아야 한다.

요즘에 단독이 발생하면 한약을 복용하기보다 병원에서 치료를 받고자 하기 때문에 서각소독음으로 단독을 치료할 기회가 많지 않을 것이다. 따라서 약성을 근거로 하여 다양한 피부질환에 사용해야 한다. 즉 피부염이 발생하여 발적(發赤)과 발반(發斑)이 심하고 통증이 동반되기도 할 때 사용할 수 있을 것이다. 그러나 소화장애 때문에 발생하는 피부염이나 신체의 허랭상태가 바탕이 되어 피부염이 나타났을 때는 사용할 수 없고, 열성(熱性)을 띠면서 발진이 나타날 때만 사용해야 한다.

서각소독음은 대상포진(帶狀疱疹)에도 사용할 수 있다. 대상포진은 통증(痛症)이 매우 심하다는 특징이 있다. 또한 물집이 생기기 1~2주 전부터 그 부위가 아프기 시작하기 때문에 다른 질환으로 오인하는 경우가 많다. 대상포진(帶狀疱疹)은 주로 노인이나 건강이 나쁜 사람, 면역기능이 저하된 사람, 스트레스를 많이 받는 사람에게 생기며, 몸이 허약한 노인의 경우 잘 치료하지 않으면 신경통처럼 통증이 계속되는 경우가 흔하다.

이렇게 대상포진에 걸렸을 때 사용할 수 있는 처방으로는 서각소독음을 비롯하여 탁리소독음, 형방패독산 등이 있다. 이 처방들 중에서 허약(虛弱)이 바탕이 되어 있을 때는 탁리소독음을 고려할 수 있고, 표피(表皮)의 울체가 있으면서 열성(熱性)이 겸해 있다면 형방패독산을 사용할 수 있다. 또한 수포(水疱)가 있으면서 습체의 경향이 있다면 사령산에 금은화를 더하여 사용할 수 있을 것이다. 서각소독음은 열성(熱性)과 통증이 매우 심하거나 건강한 체격을 가진 사람에게 대상포진이 생겼을 때 사용할 수 있다. 언급한 대로 대상포진은 면역력이 약해졌을 때 나타나는 증상이기 때문에 평소 체열이 높고 건실했던 사람이 스트레스를 받았거나 과로를 하여 대상포진이 나타났을 때 서각소독음을 응용한다.

처방구성 처방구성을 보면 군약인 우방자는 소염작용과 해열작용, 이뇨작용이 있어 발적(發赤), 발반(發斑), 단독(丹毒), 은진(癮疹) 등에 사용한다. 형개는 모세혈관의 탄력을 강화하고 피부의 혈행(血行)을 촉진하며, 피부염에 대한 소염작용이 있다. 방풍은 말초의 투과성을 조절하며, 표재(表在) 혈관을 확장시키는 작용이 있다. 형개와 방풍을 함께 사용하면 소염작용이 강해지며, 화농성 질환에 의한 발열을 해소하는 작용이 강해진다.

서각은 해열·진경작용이 있으며 매우 뛰어난 지혈효과가 있어서 고열로 인한 토혈(吐血), 객혈(喀血), 비혈(鼻血)에 사용하면 효력이 좋다. 감초의 주요성분은 부신피질호르몬의 구조와 유사하여 소염작용과 항염증작용, 해열작용을 한다.

처방비교 **황련해독탕**과 비교하면 두 처방 모두 열성상태의 피부질환에 사용한다. 그러나 황련해독탕은 열을 내려주면서 혈관을 수렴시키는 작용이 있어 피부가 붉게 되는 등 열증(熱症)이 강하게 나타날 때 사용하며, 적응증으로는 안구충혈, 구내염, 설사, 각종 피부염 등이 있다. 반면 서각소독음은 청열작용과 발산작용을 위주로 하여 피부에 울체된 열을 해소하는 작용이 있어 단독(丹毒) 및 일반 피부염, 대상포진 등을 치료한다.

탁리소독음과 비교하면 두 처방 모두 단독과 대상포진에 사용할 수 있다는 공통점이 있다. 그러나 탁리소독음은 염증의 성향이 강할 때 사용하며, 피부가 엷은 사람에게 적합하다. 사용할 수 있는 증상으로는 종기(腫氣), 중이염(中耳炎), 간염(肝炎), 알레르기성 피부염, 대상포진(帶狀疱疹) 등이다. 반면 서각소독음은 탁리소독음의 증상보다 실증일 때 사용하며, 표울(表鬱)이 심할 때 적합하다. 또한 사용할 수 있는 증상은 피부질환에 국한되어 있다.

청기산과 비교하면 두 처방 모두 은진(癮疹)과 반진(癍疹)에 사용한다. 그러나 청기산은 내상(內傷)으로 인해 혈액이 혼탁되어 있거나, 혈행장애가 있는 상태에서 외감(外感)의 영향을 받아 피부가 위축되어 발생한 은진이나 반진에 사용한다. 반면 서각소독음은 외감(外感)으로 인해 발생한 은진에 사용하는 것이 아니라, 감염을 비롯한 여러 원인으로 열성상태가 심하여 피부에 발적과 발반이 생겼을 때 사용한다.

→ **활용사례**

　　1-1. 대상포진(帶狀疱疹) 　여　58세
　　2-1. 소아태열(小兒胎熱)

1-1. 대상포진(帶狀疱疹)
다음은 연만희 선생의 경험을 채록한 것이다.

● ○○○ 여 58세 주부 충청북도 괴산군 증평읍
증평에서 한의원을 하고 있는 제자의 장모로 대상포진에 걸려 병원치료를 받았으나, 치료되지 않아 김원장에게 처방을 알려주어 낫게 한 사례이다.
① 얼마 전부터 배와 하복(下腹) 옆으로 대상포진이 생겨 수포가 생기고 진물이 난다.
② 통증이 간헐적으로 격심하면서 지속 반복된다. 　③ 병원치료를 하고 있으나 별다른 차도가 없다.
④ 치료가 잘 안 되자 한의사인 사위한테 이야기했고 사위가 내게 전화한 것이다.
대상포진은 헤르페스라 하여 바이러스가 침투하여 나타난 병증으로, 대부분 허약한 사람이나 나이가 들어 전신기능이 떨어지면 잘 생긴다. 대상포진이 나타나는 부위는 피부 부위이며 또 대부분 초기에는 자통(刺痛)과 함께 발진(發疹)이 생기면서 수포가 생긴다는 점에서 이것이 피부 부위의 발열을 띤 단독(丹毒)이나 발진(發疹), 은진(癮疹)에 사용하는 서각소독음의 활용범위에 든다고 보고 서각소독음을 권유했다. 또 그간 여러 차례 대상포진을 서각소독음으로 치료한 경험도 있어 탁리소독음이나 이열탕, 청기산 등보다도 서각소독음이 더 적합하다고 보았다.
대상포진의 초기 증상에 발진이 나타나는 것을 감안하여 단독과 발진, 은진에 사용하는 서각소독음을 대상포진에 쓰기로 하고 본방으로 5첩을 권유하여 복용시켰다. 그리고 서각소독음의 처방 중에 서각은 물소의 뿔인 수서각으로 대용하도록 했다.
서각소독음 5첩을 복용한 뒤로 발진과 터진 수포로 진물이 흐르던 것이 모두 없어졌다며, 약을 계속 복용해야 하느냐고 문의를 해왔다. 비록 서각소독음으로 급하게 증상은 치료했으나 대상포진은 딱지를 지고 있은 후에도 지속적으로 아픈 특성이 있으므로 몸을 보강해야 하므로 십전대보탕으로 1제를 지어 드리라고 했다.

2-1. 소아태열(小兒胎熱)
다음은 우천 박인상 교수의 자료를 인용 정리한 것이다.
소아 初生後 1개월 이내의 모든 瘡疹은 태독이 淺部에 있는 것이며, 1, 2세 후에 나타나는 병은 태독이 深部에 있는 것이다.
외용약도 여러 가지 있으나 그 사용이 불편하고 큰 효과도 없음을 경험하였다. 내복으로는 五福化毒丹, 犀角地黃湯, 防風通聖散, 酒製爲末 每一錢式 水煎服 三十貼效라 하였고 大蓮交飮, 生料四物湯, 牛黃散 등 그 어느 것도 좋을 것으로 사료되나 소아이기 때문에 장기 복용시키는 데에 어려움을 겪을 것이다.
본인의 경험으로는 犀角消毒飮을 수용한 바, 3, 4첩 내지 5, 6첩 복용하면 완치되는 예가 많았다. 문제는 犀角인데, 동물보호 때문에 犀角을 못쓰게 하고 있는 사정도 있지만, 너무 고가여서 환자에게 부담이 많이 가서 유감스럽기 한이 없다. 필자의 경험으로는 '牛角'을 배량 사용하면 효과가 있는 것을 實驗하였다.
근래 동물실험한 결과만을 가지고 그 효능이 전부인 것처럼 발표하고 있으나, 나는 인체에 직접 試用하기를 권고하는 바이다. 牛角을 복용하여도 별다른 부작용이 없어서 안심하고 사용하여도 무방하다.
근래에는 위생시설이 잘 되어 있어 과거 같이 피부질환을 앓는 사람이 감소하였으나 종종 태열로 고생하는 아동을 볼 때 안타깝다.
아래의 처방은 필자가 小兒胎熱에 즐겨 사용하는 처방이다. 여러분께 임상에 도움이 될까 하여 싣는다.
加減消毒飮/牛蒡子 四錢 荊芥 防風 各二錢 甘草 一錢 + 牛角 三錢
- 熱多者는 加 生地黃 一 내지 二錢을 하면 좋다.

下統131 寶 개결서경탕 開結舒經湯

蘇葉 陳皮 香附子 烏藥 川芎 蒼朮 羌活 南星 半夏 當歸 各八分 桂枝 甘草 各四分   薑三片

治 婦人七情六鬱 氣滯經絡 手足麻痹
[活　　套] 手足痺痛 加威靈仙 牛膝 木瓜 少加附子
[用　　法] 入竹瀝 薑汁 調服
[活套鍼線] 麻木(皮)
[適 應 症] 견비통, 수족저림, 수족마비, 가슴답답, 두통, 고혈압, 빈맥, 손발 뒤틀림

　　　　개결서경탕은 견비통(肩臂痛)이나 손저림, 흉비(胸痞)에 사용하는 처방이다. 활투침선의 피문(皮門)에 분류되어 있는 처방이며, 조문에도 기울(氣鬱)로 인한 수족마비(手足麻痹)에 사용하는 처방으로 설명되어 있지만, 향소산이 포함되어 있어 정신적인 긴장이나 기후의 변화 등으로 기육(肌肉)이 긴장되고 경직(硬直)되어 견비통, 손저림, 흉비, 수족마비 등이 발생했을 때 사용한다는 것을 알 수 있다.

　　견비통(肩臂痛)은 말 그대로 어깨와 팔 부위에서 나타나는 통증의 총칭이다. 아랫배가 아프면 하복통(下腹痛), 머리가 아프면 두통(頭痛), 허리가 아프면 요통(腰痛)이라고 하듯이 어깨와 팔이 아플 때 견비통이라고 한다. 이는 견비통을 일으키는 원인이 매우 다양할 수 있음을 암시한다. 당뇨병이나 경추 추간판탈출증이 있을 때, 외상(外傷)으로 어깨에 깁스를 하여 장기간 어깨를 움직이지 못했을 때, 특별한 원인을 알 수 없고 단지 노화(老化)로 인해 어깨 관절 주위의 연부조직이 퇴행성 변화를 일으켰을 때도 어깨에 통증이 나타난다.

　　그러나 개결서경탕의 견비통은 신경과다(神經過多)와 외감(外感) 때문에 발생한다. 지속적으로 신경을 많이 쓴 경우 조직은 긴장하게 되고, 긴장이 풀리지 않는 상태에서 다시 긴장하게 되면 조직은 위축되고 경직되는 지경에 이른다. 이렇게 되면 조직 속에 포함된 혈관도 영향을 받아 위축되며, 그만큼 혈액순환은 저하될 수밖에 없다. 이런 상태가 오래 지속되지 않고 일과성에 그친다면 인체의 자연회복력에 의해 정상화될 수 있지만, 만성적으로 신경을 많이 쓴다거나 추위에 노출되었을 때는 긴장되고 위축된 조직의 탄력성이 떨어져 본래대로 회복되지 못하여 통증을 불러오는 것이다. 이럴 때 개결서경탕을 사용하면 긴장되고, 위축·경직되어 있는 조직을 풀어 혈액순환을 촉진하므로 견비통을 치료할 수 있다.

　　여기서 유념해야 할 것은 견비통은 대부분 견갑(肩胛) 부위의 조직이 위축·경직되었을 때 발생한다는 것이다. 따라서 위축된 조직을 풀어주는 것이 치료목적이라고 할 수 있는데, 개인의 신체조건에 따라 사용하는 처방이 달라질 수 있다는 것을 생각해야 한다. 예를 들어 노화(老化)로 인해 조직의 퇴행성 변화가 일어나 견갑부(肩胛部) 조직이 경직되었다고 가정할 때, 기육(肌肉)이 두텁고 건실한 사람이라면 갈근이나 마황이 포함된 처방을 사용하는 것이 좋을 것이고, 허랭(虛冷)한 상태에 있는 사람이라면 계지와 부자 등이 포함된 처방을 사용해야 한다. 개결서경탕은 기육(肌肉)이 두텁지 않고 허랭한 것도 아니며, 단지 평소 신경이 예민한 사람이거나 업무적인 스트레스를 많이 받는 사람에게 견비통이 나타났을 때 적합하다. 이처럼 견비통 증상을 기준으로 처방을 사용하는 것이 아니라 원인과 신체조건을 참고하여 처방을 선택해야 한다.

　　개결서경탕은 손저림에도 사용한다. 개결서경탕을 사용할 수 있는 손저림 또한 견비통이 발생하는 것과

마찬가지로 지속되는 스트레스와 외감(外感)의 영향을 받아 조직이 긴장·위축되어 발생하는 증상이므로 적합한 신체조건과 치료기전은 동일하다. 수족마비(手足痲痺)에 사용하는 것도 같은 개념인데, 기육(肌肉)이 긴장되고 위축되어 있으면 피부에 공급되는 혈액량이 줄어들 수밖에 없어 피부에 마목(痲木)이 발생하는 것이다. 즉 견비통, 손저림, 수족마비의 증상은 같은 원인으로 발생하는 것이며, 단지 나타나는 증상이 다를 뿐이다.

개결서경탕은 흉비(胸痞)에도 사용할 수 있다. 긴장을 하거나 스트레스를 받으면 앞서 언급한 대로 조직이 위축되고 경직되기 때문에 말초까지 혈액순환이 잘 이루어지지 않는다. 그러나 인체에는 말초까지 가능한 혈액을 보내야 하기 때문에 심장의 박출력을 증가시킬 수밖에 없는데, 말초조직이 긴장되어 저항이 높아진 상태에서 심장의 박출력을 높여야 하기 때문에 심장에는 부담이 될 수밖에 없다. 이러한 심장의 과도한 부하가 흉비(胸痞)로 나타나는 것이다. 따라서 개결서경탕을 사용하여 긴장된 조직을 풀어주면 자연히 흉비도 치료할 수 있다.

처방구성 처방구성을 보면 소엽은 중추신경의 흥분을 억제하여 정신을 안정시키며, 한선(汗腺) 분비를 자극하여 발한(發汗)을 촉진하고, 소화액 분비를 촉진시키고 위장운동을 증강한다. 진피는 이기제(理氣劑)로서 소화관의 운동을 강화하여 가스배출을 촉진한다. 향부자는 중추신경 억제작용이 있어 정신을 안정시키고, 장관 평활근의 경련을 억제하여 소화관(消化管)의 가스배출을 촉진한다. 또한 신경성 식욕부진이나 신경성 위무력증을 해소하며, 해열작용, 진통작용, 항염작용, 혈압강하작용, 강심작용, 항균작용을 한다.

오약은 진통작용이 강하고 장(腸)의 연동운동을 촉진하여 정장작용(整腸作用)을 하며, 하복부에 정체된 가스의 배출을 촉진한다. 천궁은 관상동맥과 말초혈관을 확장하여 하지(下肢)와 심근(心筋)의 혈류량을 증가시킨다. 창출은 소화기의 운동성을 증가시키는 작용이 있는데, 실험적으로 창출이 포함된 처방을 토끼에게 주입했을 때 장을 흥분시켜 연동운동을 일으키는 것으로 밝혀졌다. 강활은 발한작용, 해열작용, 진통작용, 거담작용을 한다. 남성과 반하는 강력한 거담작용(祛痰作用)을 하며, 당귀는 항혈전작용을 하여 혈액순환을 원활하게 한다. 계지는 말초혈관을 확장하는 작용과 만성염증을 완화하는 작용을 한다. 감초는 스테로이드 호르몬과 유사한 작용이 있어 항염증작용, 해독작용, 해열작용을 한다.

처방비교 **가미대보탕**과 비교하면 두 처방 모두 견비통에 사용한다. 그러나 가미대보탕은 허약(虛弱)과 노쇠(老衰)로 인해 근육이 연약해지고 혈행장애가 생겨 견비통이 발생했을 때 사용하며, 이러한 상태에서 발생하는 중풍이나 지절통, 요통 등에도 사용한다. 반면 개결서경탕은 외감(外感)이나 신경과다 등으로 인해 기육이 긴장되어 견비통이 발생했을 때 사용하며, 수족저림, 피부마목, 흉비 등에도 사용한다.

귀비탕과 비교하면 두 처방 모두 수족저림에 사용한다. 그러나 귀비탕은 평소 피부가 희며 연약한 사람이 신경을 많이 쓴 이후에 손발저림이 생겼을 때 사용하며, 피부건조, 손발 갈라짐, 발뒤꿈치 갈라짐 등에도 사용한다. 반면 개결서경탕은 신체조건으로 볼 때 귀비탕을 쓸 사람보다 덜 연약한 사람이 신경과다로 인해 조직이 긴장·위축되어 손발저림이 나타났을 때 사용하며, 견비통이나 피부마목, 흉비(胸痞)에도 사용한다.

정기천향탕과 비교하면 두 처방 모두 향소산을 포함하고 있으며 기울(氣鬱)로 인한 흉비(胸痞)나 수족저림에 사용한다는 공통점이 있다. 그러나 정기천향탕은 신경과다로 인해 발생한 흉통(胸痛)에 주로 사용하는 반면, 개결서경탕은 신경과다나 외감(外感) 등으로 인해 발생한 흉통에도 사용할 수 있지만, 흉통보다는 흉비(胸痞)나 견비통, 피부마목에 사용하는 경우가 많다.

→ **활용사례**

1-1. 견비통(肩臂痛) 남 57세
1-2. 견비통(肩臂痛), 순환부전(循環不全) 여 68세 소양인
1-3. 기울성 상지통(上肢痛), 전신부종(全身浮腫), 상열감(上熱感), 천면(淺眠), 무기력(無氣力) 여 50세 태음성소음인
1-4. 기울성 어깨-팔-다리 결림과 저림 여 48세 소양인 150cm 52kg
2-1. 팔목마비 후 동통(疼痛) 여 50세 소양성태음인
2-2. 양팔이 저리고 통증(痛症), 지절통(肢節痛) 여 47세 소음인 경향 152.5cm 50kg
3-1. 흉비(胸痞), 수족(手足) 저림 여
4-1. 고혈압(高血壓), 두통(頭痛), 흉비(胸痞), 수족 저림, 빈맥(頻脈) 여 28세
4-2. 고혈압(高血壓), 두통(頭痛), 수족(手足) 저림, 빈맥(頻脈) 여 66세
5-1. 수족뒤틀림, 청색증(Cyanose, Zyanose) 여

1-1. 견비통(肩臂痛)
다음은 김진우 선생의 경험을 채록한 것이다.

● 심 ○ ○ 남 57세 농업 경상북도 청송군 파천면 관동리
피부가 까무잡잡하고 약간 마른 형태의 소음인에 가까운 체질이다.
트랙터로 농사를 지으면서 다른 사람의 논밭도 갈아 주는 농부로 오십견(五十肩)이 있어서 왔다.
① 우측 어깨와 연이어 팔이 아프다. ② 팔을 올리기가 매우 어렵다. ③ 트랙터 운전을 할 때 기어를 움직여야 하는데 견통(肩痛) 때문에 힘이 든다. ④ 그 외 다른 특징이나 증상은 없다. ⑤ 그간 병원에서 3일씩 3회 치료받고 약을 먹었으나 조금도 차도가 없었다. ⑥ 병원에서는 오십견(五十肩)이라고 했다. ⑦ 침도 3일간 맞았으나 차도가 없고 여전하여 한약으로 나아 볼까 하여 왔다는 것이다.
팔을 많이 사용하여 오는 견비통(肩臂痛)이며 나이도 50대라 50대에 흔히 있는 소위 오십견이라고도 할 수 있다.
특히 오른쪽에 견비통(肩臂痛)만 있는 것은 트랙터 운전을 하는 등 주로 오른쪽 팔을 많이 사용하는 것과 연관이 있다고 볼 수 있어서, 근육의 과다 사용에 따른 견비통에 사용하는 강황이 군약인 서경탕이 적합할 것 같기도 하나, 결국 그에 못지않게 나이에 따른 노쇠도 하나의 원인이 될 수 있으므로 개결서경탕에 강황, 모과를 더하여 10일분 20첩을 지어주었다.
약을 지어간 지 3일 뒤에 전화로 오히려 통증이 더 심하다고 한다. 약을 복용하는 중에는 그런 현상도 있으니 약을 계속 그대로 먹어도 된다고 일러 주었고, 5일이 지나자 아무 소식도 없었다. 약을 모두 먹은 10여 일 뒤에 와서는 이제 거의 다 나은 것 같다며 약을 더 요청하여 1제를 더 지어 주었고, 모두 나아 다음엔 부인의 약을 지으러 왔다.

1-2. 견비통(肩臂痛), 순환부전(循環不全)
다음은 최진희 선생의 경험이다.

● ○ ○ ○ 여 68세 소양인 서울특별시 성북구 정릉4동
큰 키에 약간 살집도 있어 비습하고 기육이 두터우나 건강하지는 않은 할머니로, 전화로 약 양이 적다고 불만을 표해 싸움까지 갈 정도로 성격이 급한 소양인이다. 사우나를 하러 왔다가 약 잘 짓는다는 소문을 듣고 찾아왔다.
① 잘 넘어지고 다리에 힘이 없다. ② 양어깨가 심하게 아프다. ③ 순환이 잘 안 된다고 느끼신다. ④ 기대는 쪽으로 순환 안 되어 몸이 저리다. ⑤ 땀을 빼면 몸이 좀 시원해지고 저린 감이 경감된다. ⑥ 다리가 부러져서 한 번, 교통사고로 한 번씩 병원에 입원했다. ⑦ 타박을 자주 입는 편이었다.
다리에 힘이 없는 할머니의 어깨통증과 저리는 증상을 목표로 개결서경탕 본방으로 10일분 20첩을 투약했다. 약을 모두 복용한 후에 전화 통화를 했는데 어깨가 부드러워졌으며, 본인이 느끼기에 순환이 되는 것 같다고 한다. 또한 목소리도 많이 부드러워졌다.

2-1. 팔목마비 후 동통(疼痛)
다음은 윤경희 선생의 경험이다.

● 최 ○ ○ 여 50세 소양성태음인 상업 경기도 성남시 수정구
키는 작고 통통한 편이다. 남편과 함께 타일 가게를 운영하고 있으며 요즘 경기가 좋지 않아 경영난을 겪고 있는데다가 얼마 전 가게에 화재까지 나서 상황이 좋지 않으며 치매가 있는 노모까지 모셔야 하는 상황으로 육체적, 정신적으로 지쳐 있는 상태이다.
임신했을 때 음부(陰部)가 가려워 약을 먹어서인지 첫 아기가 유산되었으며 그 후 3년 동안 아이를 갖지 못하다가 30

대에 두 딸을 낳았으며 건강이 워낙 좋지 못한 편이었다. 처녀 때는 1년에 두 세 번 밖에 월경을 하지 않았으며 변비도 심했는데, 5년 전에 고가의 썬라이드 건강식품을 먹은 이후부터 월경이 정상이 되었고 건강도 좋아졌다. 매일 등산과 산책을 하다가 1달 쉰 후부터 건강이 더 나빠진 듯하고 매일매일 새벽 기도를 다니는 부지런한 50세 아주머니이다. 인심이 후하고 욱하는 성격이어서 순간 절제를 못하고 화를 많이 내나 금방 후회하고 사과하곤 한다.

4일 전 자다가 양 다리가 저린 다음날부터 팔목이 마비(痲痺)된 후 마비감(痲痺感)은 없어졌으나
① 팔 전체가 어디가 아픈지도 모르게 아프고 등까지 우리하게 아프다. ㉠ 부종이나 변형은 없고 열도 없다. ㉡ 어쩌다 가끔 손이 저리나 발이 저린 것은 이번이 처음이다. ㉢ 재활치료를 해도 소용이 없고 점점 더 심해진다. 병원에서는 정확한 병명을 모르겠다며 약도 안 준다. ② 마찬가지로 다리가 저린 다음날부터 머리의 정수리에서부터 뒷목, 어깨까지 결리고 아프다. ㉠ 너무 심해 게보린 2알을 복용했으나 전혀 효과가 없다. ㉡ 평소에도 신경을 쓰거나 스트레스를 받으면 후두통(後頭痛)이 있다. ③ 온몸이 주저앉고 싶을 정도로 힘들고 의욕이 없으며 피곤하고 짜증난다.
④ 신경을 쓰면 가슴이 쥐가 나고 터질 듯이 아프다. ㉠ 자다가 갑자기 숨이 막히고 답답하고 호흡곤란이 오는 때가 종종 있다. ㉡ 아버지도 60세에 자다가 숨이 막혀 돌아가셔서 걱정이 되고, 병원에서는 병명을 알 수 없고 처방도 하지 않았다고 한다. ㉢ 물어보니 심전도나 초음파 등의 정밀 검사는 하지 않고 가정의학과나 내과만 방문한 듯하다.
⑤ 추위는 심하게 타는 편이고 선풍기, 에어컨을 싫어하며 더위는 약간만 탄다. ⑥ 땀은 보통이다. ⑦ 식욕은 보통이고 아침에 일어나면 물을 일부러 1리터 정도 마시며 물을 마신 이후에 건강이 좋아진 듯하다. ⑧ 소화는 잘되는 편이다. ⑨ 월경은 지금까지 하며 월경통은 시작시만 몸살, 두통이 있으며 냉대하는 없다. ⑩ 대변과 소변은 정상이다. ⑪ 피부는 희고 섬세하며 얇다.

약간 통통해 보이는 태음인 주부의 상지통(上肢痛)과 두통(頭痛), 항강(項强)의 원인이 기울(氣鬱)로 인한 혈류의 순환부전(循環不全)에 있다고 보고 개결서경탕 2배량으로 10일분 20첩을 지어주었다.

약을 복용한 후 70%는 좋아졌으며 전신 피로는 여전하다고 한다. 전신 피로와 기울(氣鬱)에 의한 저림 등을 목표로 가미귀비탕에 소도제를 가한 후 부작용을 염려해 원지를 빼고 복용했다.

2-2. 양팔이 저리고 통증(痛症), 지절통(肢節痛)

다음은 허성웅 선생의 경험이다.

● 임 ○ ○   여   47세   소음인 경향   전업주부   152.5cm 50kg   충청남도 서산시

골프를 즐기는 전업주부로 두 팔이 저리고 아프다고 한다.
① 골프를 치고 나면 두 팔과 손, 손가락이 모두 극심하게 저리고 아프다. ② 증상이 최근 5개월간 지속된다.
③ 꿈을 자주 꾼다. 특히 죽은 사람 꿈을 자주 꾼다. 잘 깬다. ④ 가슴답답, 가슴뻐근, 뒷목뻐근, 가슴 막힌 듯, 조이는 듯 등의 기울증상이 보인다. ⑤ 눈이 피로하다. ⑥ 변비가 있다. ⑦ 소변이 시원치 않고 조금씩 자주 본다.
⑧ 추위를 심하게 타고 땀이 많다. ⑨ 7년 전 자궁근종으로 적출했다. ⑩ 자연유산 1회, 인공유산 2회를 했다.
⑪ 식욕은 보통, 하루 한 끼만 먹는다.

주로 호소는 골프를 친 후 5개월간 지속된 어깨와 양팔의 극심한 저림과 통증이다. 신체 상태나 증상, 성격, 소식 등으로 미루어 짐작해 보아 다소 예민한 소음인 경향임을 알 수 있다. 소음인은 저에너지 구조로 허약하게 되면 허랭해지거나 긴장을 잘하는 경향이 있다. 더구나 가슴답답, 가슴뻐근, 뒷목뻐근, 가슴 막히고, 조이는 기울증상이 있는 점으로 보아 기울로 인한 긴장과 긴장 후 이완이 팔의 통증과 저림에 큰 영향을 준 것으로 보인다. 또 추위를 심하게 타는점으로 보아 허랭으로 인한 삼각근이나 승모근 등 상부근육의 긴장을 초래하는 요인도 통증 발생의 간접적 요인이 될 수 있다고 보았다. 즉 기울과 허랭상태에서 지속된 근육의 긴장이 비통(痺痛)을 유발시키는 바탕이었다는 것을 알 수 있다.이러한 허약해진 상태에서 골프를 치게 되면 자연적으로 상체와 양팔, 손목, 손가락마디 부분 등의 근육이 일시적으로 긴장하게 되고, 이러한 긴장이 반복하여 지속되자 약해진 체력 탓에 근육의 신축력이 환원되지 못한 채 조직의 탄력성이 떨어지면서 혈액순환이 제대로 되지 않아 팔과 손가락의 저림과 통증이 발생하게 되었다고 볼 수 있다.

우선 긴장된 조직을 풀어주고, 허랭상태를 완화시켜 주증상인 상지의 저림과 통증을 해소시키고, 부수적인 기울증상과 동반된 기허증상을 호전시켜주는 치법을 구상했다.

기울이 원인이 되어 나타나는 견비통에 사용하는 처방으로는 대표적인 처방이 개결서경탕이며, 이외에 향소산 계열인 행기향소산이나 삼합탕 등이 있다. 이중에서 기울성 견비통에 가장 많이 사용하며 기울로 인한 수족저림에도 사용하는 개결서경탕을 눈여겨보았다. 개결서경탕은 소엽, 진피가 이기작용을 하고 향부자는 기울상태를 해소하여 신경성 통증에 유효하다. 오약과 강활은 진통, 지비통 작용을 기대할 수 있기 때문이다. 남성, 반하, 창출 등은 근육긴장과 기체로 적체될 수 있는 내부의 습담을 제거하고 당귀, 천궁, 계지 등은 보혈, 행혈한다. 황기를 가하여 보기작용과 고표작용(다한)을 동시에 기대했다.

기울증이 심한 부인의 골프 후 발생하는 비통과 지절통, 수족저림에 개결서경탕을 쓰기로 하고 기운을 북돋아 말초혈관의 순환을 증가시켜주기 위해 加 황기 1돈하여 10일분 20첩을 투약했다.

약을 모두 복용한 뒤 친구를 통해 연락이 왔다. 주증상인 팔의 통증과 손과 손마디의 지절통, 손저림 등이 거의 소실되었다고 한다. 짐작하건데 약 복용 후 기울증상이었던 가슴답답, 가슴뻐근, 뒷목뻐근, 가슴 막힌듯, 조이는 증상도 줄어들었거나 없어지지 않았을까 하고 생각해 본다. 왜냐하면 개결서경탕은 기울을 목표로 쓰기 때문이다.

손저림은 결국 말초까지 혈액순환이 잘 이루어지지 않기 때문에 발생하는 경우가 가장 많으며 그 원인은 다양하다. 심장의 박출력이 저하되고 혈관이 연약해져 말초까지 충분한 혈액을 보내지 못하는 경우는 귀비탕을 사용할 수 있고, 혈액량이 부족한 경우는 전체적으로 보혈해 주는 사물탕류가 포함된 처방을 사용할 수 있다. 조직의 긴장과 이완이 반복되면서 혈행장애가 발생한 경우는 향소산 계열의 처방을 사용하는데, 이번 환자의 경우가 이 경우로 증상이나 신체상태로 보아 개결서경탕에 정증이었다고 생각한다. 처음에 풍문에 들어있는 만금탕을 생각해 보기도 했는데 노화나 쇠약으로 자윤물질이 부족해지고 혈관신축력이 약화되었을 때 나타나는 손저림에 만금탕을 쓸 수 있지만, 본 환자의 신체상태가 아직 만금탕을 쓸 만큼 약화되었거나 혈전, 색전 등 중풍요인의 병변이 드러나지 않아 만금탕보다는 개결서경탕으로 구상했다. 약간 아쉬웠던 것은 직접 환자를 눈으로 보지 못해서 체질이나 체력정도를 직접적으로 느끼지 못한 점인데, 그래도 증상의 패턴이 전형적인 편이어서 좋은 효과를 얻은 것 같다.

3-1. 흉비(胸痞), 수족(手足) 저림
다음은 이계연 선생의 경험을 인용한 것이다.

● ○○○ 여
득남의 희망 때문에 6공주까지 분만한 산모이다.
① 가슴이 답답하다.　② 손발이 저리다.
가슴 답답함과 손발 저림이 아들을 낳지 못한 억울 때문인 것으로 판단되어 개결서경탕을 처방하여 수일간 복용한 후에, 자각증상이 소실되었다.

4-1. 고혈압(高血壓), 두통(頭痛), 흉비(胸痞), 수족 저림, 빈맥(頻脈)
다음은 이계연 선생의 경험을 인용한 것이다.

● 강○○ 여 28세
10년 전 해산(解産)한 후부터 두통이 심하고, 가슴이 답답하고 수족이 저리다며 내원했다.
① 10년 전 해산한 후부터 두통과 열감(熱感)이 있다.　② 동시에 가슴이 답답하다.
③ 수족이 저리다.　④ 고혈압으로, 혈압을 측정하니 170/100이다.　⑤ 맥박은 분당 80회이다.
혈관 자율신경 실조로 인한 혈압항진이라 단정하여 개결서경탕으로 5일분 10첩을 지어주었다.
7월 24일에 재차 내원했을 때 확인해 보니 두통(頭痛), 흉비(胸痞), 수족저림 등 자각증상이 전부 소실되었다고 한다. 그래서 맥과 혈압을 측정해 보니, 혈압은 140/90이고 맥박수는 72/분이었다.

4-2. 고혈압(高血壓), 두통(頭痛), 수족(手足) 저림, 빈맥(頻脈)
다음은 이계연 선생의 경험을 인용한 것이다.

● 정○○ 여 66세
1979년 2월에 심한 두통과 함께 수족(手足)이 저리다며 내원했다.
① 두통이 심하다.　② 수족이 저리다.　③ 혈압을 측정해 보니 160/100 이다.　④ 맥박수는 분당 80회이다.
뇌의 순환장애와 혈관자율신경의 실조에서 기인한 증상으로 보고 개결서경탕으로 5일분 10첩을 투약했고 계속하여 6일 뒤에 같은 처방으로 5일분 10첩을 투약했다. 또 일주일 뒤에 같은 처방으로 4일분 8첩을 투약했다. 5일 뒤에 내원했을 때 확인해 보니, 두통이 소실되었고 사지비통(四肢痹痛)도 소실되었다. 혈압을 측정하니, 130/80이었고 맥박수는 분당 72회이었다.

5-1. 수족뒤틀림, 청색증(Cyanose, Zyanose)
다음은 이계연 선생의 경험을 인용한 것이다.

● ○○○ 여
억울한 말을 듣고 인사불성 상태가 되었다.
① 인사불성 상태가 되면서 손발이 뒤틀렸다.　② 입술에 청색증(Cyanose)이 있다.
인사불성이 되면서 손발이 뒤틀리는 것을 혈관 자율신경의 실조 때문인 것으로 보고 응급으로 자침(刺針)을 하고 개결서경탕을 수일 투약한 결과 손발이 뒤틀린 것이 소실되었고, 청색증도 소실되었다.

下統132 寶 반하금출탕 半夏芩朮湯

半夏 蒼朮 各一錢半 片芩酒炒 白朮 南星炮 香附子 各七分 陳皮 赤茯苓 各五分 威靈仙 甘草 各三分

治 痰飲 臂痛 不能擧
[活　　套] 冷者 去芩 加桂枝
[活套鍼線] 痰滯臂痛(手)
[適 應 症] 견비통, 배통, 손저림

처방설명 반하금출탕은 담음(痰飮)이 울체(鬱滯)되어 견비통(肩臂痛)이 발생했을 때 사용하는 처방이다. 처방구성을 보면 도담탕(去 枳實)과 향소산(去 蘇葉)이 합방되었다고 할 수 있어 습담(濕痰)과 약간의 기울(氣鬱)이 겸해 있을 때 사용하는 처방으로 볼 수 있다.

견비통(肩臂痛)의 원인은 다양하며, 증상이 비슷하더라도 신체조건에 따라서 처방이 달라질 수 있기 때문에 견비통이라는 증상에만 초점을 맞추지 말고 원인과 신체조건을 종합적으로 판단하여 처방을 선택해야 한다. 반하금출탕은 처방구성으로 볼 때 거담제(祛痰劑)가 주작용을 나타내는 처방이므로 담음(痰飮)에 대해 생각해 볼 필요가 있다.

담음(痰飮)은 신진대사의 부산물일 수도 있고, 손상으로 인한 조직의 염증반응의 부산물일 수도 있는데, 이러한 담음이 인체의 각 조직에 스며들면 정상적인 기능에 장애가 생겨 다양한 증상이 나타난다. 담음의 영향을 가장 많이 받는 곳은 소화기이다. 소화기는 음식물을 소화하기 위해 많은 양의 소화액을 분비하고 있으며, 동시에 섭취한 음식으로부터 다량의 수분을 흡수해야 하기 때문에 담음(痰飮)이 형성될 가능성이 매우 높다. 따라서 인체의 기능이 저하되면 오심(惡心), 구토(嘔吐), 속쓰림, 설사(泄瀉)와 같은 담음성 소화장애가 많이 나타난다. 호흡기도 담음의 영향을 많이 받는 곳인데, 감기나 기질적인 호흡기질환으로 인해 기관지에 손상이 발생하였을 때 담음이 형성된다. 이외에도 담음이 생식기에 영향을 주면 월경불순(月經不順)과 경폐(經閉), 불임(不姙)을 일으키고, 비뇨기에 영향을 주면 소변빈삭(小便頻數)과 소변불리(小便不利)를 야기할 수 있다.

담음(痰飮)은 근육조직에도 적체될 수 있다. 인간이 활동하는 동안 근육은 끊임없이 수축과 이완을 반복하기 때문에 소화기나 호흡기에 비하여 담음의 영향을 적게 받는다. 그러나 인체의 기능이 저하되거나 국소적으로 장애가 발생했을 때는 근육에도 담음이 적체될 수 있다. 예로 활투침선의 배문(背門)을 보면 등이 시리거나 통증이 나타날 때 이진탕이나 도담탕, 소자강기탕을 사용하는 것으로 되어 있는데, 이것은 근육에 담음이 적체되어 혈액순환을 방해하면 등시림이나 통증이 유발되기 때문이다. 이럴 때는 활혈제(活血劑)를 사용하는 것이 아니라 거담제(祛痰劑)를 사용하여 담음을 제거해 주면 혈액순환이 정상화되어 증상이 사라진다. 이와 같이 견갑부(肩胛部)에 담음이 적체된 경우에는 견비통이 발생할 수 있다. 특히 견갑부는 해부학적으로 볼 때 연관된 근육이 매우 많고, 인체의 관절 중에서 운동 가동범위가 가장 넓은 관절이기 때문에 그만큼 손상될 소지가 높다. 따라서 손상으로 인해 염증반응이 나타나는 등 여러 원인으로 견갑부에 담음이 적체되면 혈액순환이 방해되어 통증이 발생할 수 있고, 이럴 때 반하금출탕을 사용한다.

이석하 선생은 추위에 웅크려 자거나 추위에 떨면서 일하는 사람 중 음인(陰人) 성향을 가진 사람에게 반하금출탕의 증상이 자주 나타난다고 조언한다. 그래서 리어카 행상이나 구두닦이 등 밖에서 일하는 사람에게 반하금출탕을 사용하는 기회가 많다고 한다. 그러나 견비통의 가장 흔한 원인은 허랭(虛冷)과 노화(老

化)이기 때문에 실제 임상에서 반하금출탕을 견비통에 사용하는 경우는 매우 드물다.

　반하금출탕을 응용한다면 소화기조직에 담음이 울체되어 오심(惡心), 구역(嘔逆), 식체빈발(食滯頻發), 연변(軟便) 등이 나타날 때 사용할 수 있을 것이다. 도담탕에 창출과 백출이 들어 있고, 향소산의 개념이 포함되어 있어 소화기의 습담(濕痰)을 제거하면서 향부자와 창출, 백출이 소화기의 운동성을 증가시키므로 충분히 소화장애에 사용할 수 있는 처방이다. 물론 이런 증상에 쓸 때는 위령선을 빼는 것이 좋다.

처방구성　처방구성을 보면 반하는 중추성 구토나 점막자극에 의한 구토를 억제하고, 소화관에 정체된 음식물과 수분의 배출을 촉진한다. 창출은 소화기의 운동성을 증가시키는 작용이 있는데, 실험을 통해 창출이 포함된 처방을 토끼에게 주입했을 때 장을 흥분시켜 연동운동(蠕動運動)을 일으키는 것으로 밝혀졌다. 황금은 혈관투과성 항진을 억제하고 소염작용이 강하여 혈관의 염증성 충혈(充血)과 울혈(鬱血)을 완화한다.

　백출은 뚜렷하고 지속적인 이뇨작용이 있으며, 장관활동에 대한 조절작용이 있어서 장관의 자발성 수축활동의 긴장성을 높이고 강직성 수축을 방지한다. 남성은 강력한 거담작용(祛痰作用)을 하며 진정작용과 항경련작용이 강하다. 향부자는 중추신경 억제작용이 있어 정신을 안정시키고, 장관(腸管) 평활근의 경련을 억제하여 소화관의 가스배출을 촉진하며, 해열, 진통, 항염증작용이 있다. 진피는 모세혈관의 탄력을 강화하여 미소출혈(微少出血)을 방지하고 담즙분비를 촉진하며 소화관의 운동을 촉진한다. 적복령은 세뇨관의 재흡수를 억제하여 이뇨를 촉진하고, 위령선은 진통작용이 있어 주로 만성관절염의 증상을 개선한다. 감초는 스테로이드 호르몬과 유사한 작용이 있어 항염증작용, 해독작용, 해열작용을 한다.

처방비교　견비통(肩臂痛)에 사용하는 **승습탕**과 비교하면 승습탕은 찬 바람을 맞았거나 찬 곳에서 자고 난 다음에 몸이 결리고 아플 때 사용하는 처방이며, 몸이 허랭하고 조직에 습(濕)이 울체된 상태에서 견비통이 나타났을 때도 사용할 수 있다. 또한 승습탕에 적합한 사람은 평소 몸이 차고 소화력이 약한 사람이다. 반면 반하금출탕은 담음(痰飮)과 약간의 기울(氣鬱)이 겹쳐 있는 상태에서 나타나는 견비통에 사용하는데, 실제 임상에서는 이런 유형의 견비통이 흔하지 않아 소화기에 습담이 울체되어 나타나는 오심(惡心), 구역(嘔逆), 식체빈발(食滯頻發) 등에 응용한다.

　가미대보탕과 비교하면 가미대보탕은 허증 중풍에 사용하는 처방이지만 중풍뿐만 아니라 혈액순환장애로 인한 견비통이나 지절통에도 사용할 수 있다. 특히 허약(虛弱)으로 인해 조직이 긴장되어 견비통이 발생했을 때 사용한다. 반면 반하금출탕은 견갑부(肩胛部)에 담음이 적체되어 견비통이 발생했을 때 사용하며, 약성을 응용하여 오심(惡心), 구토(嘔吐), 연변(軟便)에도 사용한다.

　오심(惡心)에 사용하는 **평진탕**과 비교하면 두 처방 모두 소화기조직에 담음이 울체되었을 때 사용한다. 평진탕은 본래 식학(食瘧)에 사용하는 처방이지만 약성을 응용하여 소화기조직에 담음이 울체되어 식체빈발, 오심, 구토, 연변(軟便) 등이 나타날 때도 사용한다. 반면 반하금출탕은 본래 견비통에 사용하는 처방이지만, 약성을 이용하여 평진탕처럼 오심, 구토, 연변(軟便) 등에 사용할 수 있다. 약성으로 본다면 반하금출탕은 평진탕보다 거담작용(祛痰作用)이 더 강하지만, 소화기의 운동성을 강화하는 작용은 약하다고 할 수 있다.

➔ **활용사례**

1-1. 견비통(肩臂痛)　여　51세　소음인
1-2. 견비통(肩臂痛)　남　57세　소양인
1-3. 견비불거(肩臂不擧), 배통(背痛), 손저림　여　52세　태음인

風寒暑濕燥火 內傷勞 霍亂吐 嘔嗽 積聚 腫滿 浮脹渴 消疸 黃疾 癉崇 邪形 身 精氣神血夢 聲音液 津飮 痰蟲 小便 大便 頭面眼耳鼻 口舌牙齒 咽喉項 背胸乳腹腰脇皮 手 足 前陰 後陰 癰疽 諸瘡 婦人 小兒

1-1. 견비통(肩臂痛)

다음은 이석하 선생의 경험을 채록한 것이다.

● 이 ○ ○ 여 51세 소음인 화가 경기도 군포시 산본동 다산아파트

가냘프고 날씬하며 어깨가 반듯하고 피부가 엷은 화가이다.

① 4개월 전부터 왼쪽 어깨가 심하게 아파 왔다.   ② 오른쪽 어깨도 약간 아팠다.   ③ 팔을 움직이면 어느 각도가 되었을 경우 아파서 깜짝 놀란다.   ④ 밤에 잘 때 어느 방향으로든 팔이 불편하여 팔을 제대로 못 둔다.   ⑤ 가만히 있어도 무겁고 뻐근하며 저리다.   ⑥ 정형외과 X-ray 검사 결과 목 디스크가 약간 있다고 한다.   ⑦ 병원에서 3일간 물리치료를 했으나, 증세가 더 심해져서 중단한 상태이다.   ⑧ 식욕은 없고 소식을 한다.   ⑨ 추위를 많이 타고 쉬 피로하다.

견비통(肩臂痛)을 목표로 반하금출탕 1.5배량에 추위를 타므로 활투대로 황금 대신 계지를 더하고 통증완화를 위하여 위령선 양을 2돈으로 늘리고, 유향 2돈을 더하여 10일분으로 20첩을 지어주었다.

1달 뒤쯤인 9월 초에 이 부인이 부부 동반하여 남편의 보약을 지으러 왔다. 지난번 약을 복용하고 난 뒤로 어깨와 팔이 아픈 것이 모두 다 나았다고 한다. 이번에는 자신의 약에 살이 찔 수 있는 약을 더해 달라고 했다.

1-2. 견비통(肩臂痛)

다음은 원각사 선생의 경험을 채록한 것이다.

● ○ ○ ○ 남 57세 소양인 경찰관 서울특별시 영등포구

몇 해 전에 부인이 기침으로 고생하다가 여기서 삼소음과 행소탕을 합하여 복용한 뒤로 증상이 말끔히 없어져 그것이 계기가 되어 가족 모두가 단골이 되었는데, 이번에는 경찰 생활을 하는 남편이 어깨가 몹시 아프다며 약을 지으러 오겠다는 것이다. 서울에서 이곳까지 거리도 멀고 하여 처방을 알려줄 터이니 인근에 가서 약을 지어먹지 오지 말라고 했으나 한사코 찾아와서 직접 약을 지어야겠다는 것이다.

① 견비통(肩臂痛)이 심하여 침과 약을 먹어도 낫지 않고 가만히 있어도 심하게 아프며, 진통제를 먹어도 잠을 잘 수 없을 정도로 통증이 심하다. 팔을 자유스럽게 사용할 수가 없고 어깨가 아파서 운전을 못하여 아들이 대신 운전하여 이곳까지 왔다.   ② 맥은 활(滑)했다.   ③ 그간 서울에서 양, 한방을 비롯한 여러 곳에서 치료를 받고 한약도 복용했으나 차도가 없이 더 아파만 갔다.

전화로 아픈 내용을 들었을 때는 전후 사정이나 증상의 특징으로 볼 때 반하금출탕의 적응증 같았으나, 막상 이 사람이 와서 다시 얘기를 들어 보니 반하금출탕만으로는 미약할 것 같은 생각이 들었다. 그래서 역시 견비통에 쓰는 서경탕을 합방하여 주기로 했다.

진통제를 복용하여도 통증이 심하여 잠을 이루지 못하는 극심한 견비통에 약효를 증대시키기 위해 반하금출탕 2배량에 서경탕 본방을 합하여 10첩을 지어주었다.

약을 지어간 다음날 바로 전화가 왔다. 약간 들뜬 목소리로 웃으면서 한약에 아편을 넣은 것은 아니냐고 한다. 어제 지어준 약 1첩을 저녁에 달여 먹고 오늘 아침에 일어나니, 그렇게 격심하게 아프던 통증이 씻은 듯 없어졌다는 것이다. 세상에 이렇게 신통할 수가 있을까 해서 전화를 했다는 것이다. 나머지 약을 모두 복용하라고 당부했고 물론 그 약을 모두 먹고 다 나았다.

1-3. 견비불거(肩臂不擧), 배통(背痛), 손저림

다음은 김웅태 선생의 경험이다.

● 이 ○ ○ 여 52세 태음인 주부 서울특별시 중랑구 면목동

얼굴은 하얗고 살집이 두툼하며, 습담(濕痰)이 많아 보이는 주부로

① 등에 담이 생겨서 매우 아프다.   ② 팔이 저리고, 팔꿈치 위아래로 너무 아파서 움직일 수가 없다고 한다.   ③ 위염, 기관지확장증, 고혈압 등의 질환도 있다.   ④ 관절염(關節炎)과 요통(腰痛)으로 평소에 고생을 한다.   ⑤ 몇 년 전에 뇌경색으로 쓰러진 적이 있다.   ⑥ 더위를 몹시 타고 땀도 전체적으로 많이 흘린다.   ⑦ 식욕은 보통이나 소화가 잘 안 되고 병원에서는 만성 위염이 있다고 한다.   ⑧ 더위를 타면서도 손발이 매우 차다.   ⑨ 대변과 소변에는 큰 이상이 없다.

이 부인의 배통(背痛)과 팔 저림, 견비통 등을 보면 전체적으로 담음(痰飮)으로 인한 순환장애로 추측할 수 있다. 증상 중 더위를 몹시 타는 것으로 보아 습(濕)이 훈증(熏蒸)되어 담음을 형성한 것이 아닌가 의심이 된다. 부인의 팔이나 손의 피부가 비늘같이 일어나 반짝거렸는데 이는 혈액이 손, 팔로 공급되지 않아서 생긴 조증(燥症)으로 보였다. 환자 본인이 느끼기에 팔에 전혀 피가 통하지 않는 것 같다고 하는 것은 혈비(血痺)의 증세이나 이 경우는 경락(經絡)이 기체(氣滯)하거나 담음(痰飮) 등에 의해 팔이 아프고 움직이기 힘든 것이 아닌가 생각하여 보았다.

견비통에 사용하는 처방으로 개결서경탕, 반하금출탕, 서경탕 등이 있는데 배통(背痛)도 있는 점으로 보아 담음(痰飮)에 의해 팔이 아파 들 수 없을 때 사용하는 반하금출탕을 사용하기로 하고 사물탕 2배량에 반하금출탕을 합하여 10일분 20첩을 투약했다.

약 1달 후 다시 왔는데 약을 복용하고는 등에 생겼던 담도 없어지고 팔 저림, 통증 등이 완화되었으나 약을 다 먹은 후 다시 아프다고 호소했다.

증상은 전과 거의 동일하여 이번에도 전과 같은 처방으로 10일분 20첩을 지어주었다.

風
寒
暑
濕
燥
火
內傷
虛勞
霍亂
嘔吐
咳嗽
積聚
浮腫
脹滿
消渴
黃疸
癨疾
邪祟
身形
精
氣
神
血
夢
聲音
津液
痰飮
蟲
小便
大便
頭
面
眼
耳
鼻
口舌
牙齒
咽喉
頸項
背
胸
乳
腹
腰
脇
皮
手
足
前陰
後陰
癰疽
諸瘡
婦人
小兒

下統133 寶 서경탕 舒經湯

薑黃 二錢 當歸 海桐皮 白朮 赤芍藥 各一錢 羌活 甘草 各五分 薑三片

治 氣血凝滯經絡 臂痛不擧 ① 一名[通氣飮子] 入沈香 磨汁 少許服
[活　　套] 寒濕凝滯經絡 加桂枝 薏苡仁 各三錢 少加附子 行經 ② 痰滯經絡 加 南星 半夏 烏藥 白芥子
　　　　　各一錢 酒二匙 調服
[活套鍼線] 氣滯臂痛(手)
[適 應 症] 견비통

　　　　　　서경탕은 팔이나 어깨근육을 많이 사용하는 사람의 견비통(肩臂痛)에 사용하는 처방이다. 그래
서 조문에 표현되어 있는 '氣血凝滯經絡기혈응체경락'은 근육을 과다하게 사용한다는 의미와 일맥상통
한다고 볼 수 있다.

　　견비통(肩臂痛)의 원인은 다양하다. 첫째, 노화(老化)로 인해 근육이 위축되어 혈액순환이 불량해졌을 때
견비통이 발생하는데, 이럴 때는 가미대보탕이나 팔보회춘탕, 목향보명단 등을 사용할 수 있다. 둘째, 허랭
상태(虛冷狀態)가 지속되어 근육이 위축되고 긴장이 심해져서 발생하는 견비통으로 계지탕이나 계지가부자
탕, 오적산 등을 사용할 수 있다. 셋째, 영양결핍(營養缺乏)이나 허약(虛弱)으로 인해 근육이 긴장되었을 때
견비통이 발생할 수 있는데, 이때는 당귀건중탕이나 소건중탕을 사용할 수 있다. 넷째, 외감(外感)이나 신경
과다로 인해 근육조직이 긴장·위축되어 견비통이 발생하는데, 이럴 때는 개결서경탕, 행기향소산, 오약순기
산, 회수산 등을 사용한다. 다섯째, 여러 원인으로 견갑부(肩胛部) 근육에 담음(痰飮)이 적체되어 견비통이
생길 수 있는데, 반하금출탕을 사용할 수 있다. 여섯째, 근육을 과도하게 사용하여 근섬유가 비후된데다가
주위 조직이 충혈(充血)되었을 때 견비통이 발생하는데, 이럴 때 서경탕을 사용한다.

　　운동을 하지 않던 사람이 무리하게 등산을 했거나 심한 운동을 하면 계단을 제대로 오르내리지 못할 정
도로 여기저기 뻐근함을 느끼게 된다. 이것은 갑작스럽고 무리한 운동으로 인해 근섬유(筋纖維)에 미세한
손상이 일어나 염증반응이 나타났기 때문이다. 즉 근섬유에 생긴 미세한 외상(外傷)이 해당 근육에 칼슘 누
출을 일으키고 염증을 유발하는 화학물질을 축적시켜 그 부위를 붓게 만든다. 이렇게 해서 생긴 부종이 신
경말단(神經末端)을 자극해서 통증을 느끼는 것인데, 하루 이틀 지나면 자연적으로 치유되지만 지속적으로
과다하게 근육을 사용하는 사람의 경우 이러한 염증반응이 지속되고 근섬유가 비대해져 심한 통증을 일으
킬 수 있다.

　　서경탕은 근육을 지속적으로 사용하는 사람의 견비통에 사용한다. 따라서 무거운 것을 자주 드는 노동자
나 팔을 많이 사용하는 직업에 종사하는 건실한 사람에게 사용하는 경우가 많다. 이런 유형의 견비통은 진
통제를 먹어야 일시적으로 통증이 멈추는 경우도 있고, 더 심하면 진통제를 먹어도 소용이 없는 경우가 있
는데, 서경탕의 군약인 강황이 통증을 없애는 주요 작용을 한다. 강황은 풍습비통(風濕臂痛)과 관절불리(關
節不利), 견비통(肩臂痛) 등에 상용되는 약재이며, 행기활혈력(行氣活血力)이 강하므로 실증에 사용하는데,
약리학적으로도 강한 소염작용이 확인되어 근육의 과다사용으로 비대해진 근섬유를 원래 크기로 회복시키
는 작용을 한다.

　　활투를 보면 한습(寒濕)이 울체(鬱滯)되었을 때는 계지, 의이인 각 3전과 약간의 부자를 더하라고 했는데,

근육을 과도하게 사용한데다가 한습(寒濕)으로 인해 주위 근육이 긴장되었을 때 온열(溫熱)시켜 주어야 하므로 계지와 부자를 더하는 것이고, 습체(濕滯)를 제거하기 위해 의이인을 더하는 것이다. 각기(脚氣)와 슬통(膝痛)에 사용하는 행습유기산에서 볼 수 있듯이 의이인은 근육조직에 습(濕)이 울체되었을 때 사용하는 약재이다.

담음(痰飮)이 적체되었을 때는 남성, 반하, 오약, 백개자 각 1전을 더하여 사용하는데, 반하금출탕의 견비통에서 볼 수 있듯이 근육에 담음이 적체되면 혈액순환이 방해되어 심한 통증이 나타날 수 있다. 따라서 서경탕을 써야 할 사람에게 담음 증상이 동반된다면 이러한 약재를 더하여 사용할 수 있을 것이고, 이럴 때는 술과 함께 복용하여 혈액순환을 강하게 촉진시켜 주어야 한다.

처방구성 처방구성을 보면 강황은 혈액순환을 개선하는 작용이 있고, 어혈소산력(瘀血消散力)이 강하며 지통(止痛)하는 효능이 있다. 그래서 어혈의 정체가 장기화되거나 그 양이 많아 증상이 심할 때 사용하면 좋다. 또한 생리통 치료에도 현저한 효과가 있으며, 약리실험에서는 소염작용이 있는 것으로 알려졌다. 당귀는 항혈전작용이 있어 혈액순환을 원활하게 하며, 해동피는 통증을 멎게 하는 효능이 있어 척추나 상지관절(上肢關節)의 염증치료에 좋은 효과를 나타낸다. 해동피는 항염증작용과 진통작용을 나타내며, 옛날에 민간에서 신경통을 치료하기 위해 많이 썼던 약재이다.

백출은 뚜렷하고 지속적인 이뇨작용이 있으며, 장관활동에 대한 조절작용이 있어서 장관의 자발성 수축활동의 긴장성을 높이고 강직성 수축을 방지한다. 적작약은 평활근의 경련을 억제하고, 중추신경의 흥분을 억제하여 진통(鎭痛), 진경(鎭痙), 진정작용(鎭靜作用)을 한다. 강활은 발한작용과 해열작용, 항염증작용을 하며, 감초는 스테로이드 호르몬과 유사한 작용이 있어 항염증작용, 해독작용, 해열작용을 한다.

처방비교 **건리탕**과 비교하면 건리탕은 전신허랭으로 인한 식욕부진, 소화불량, 복통, 설사, 수족랭, 전신랭, 요통 등에 사용하며, 허랭상태(虛冷狀態)에서 근육이 위축되어 견비통이 발생했을 때도 사용한다. 반면 서경탕은 건실한 근육질의 사람이 과도한 노동을 한 이후에 견비통이 발생했을 때 사용한다.

견비통에도 사용하는 **오적산**과 비교하면 오적산은 주로 복부의 허랭(虛冷)이나 소화불량을 겸하고 있는 사람의 견비통, 또는 몸 전체가 허랭(虛冷)하거나 연약한 사람의 견비통에 사용하며, 이외에도 감기, 소화불량, 요통, 냉대하 등 다양한 증상에 사용한다. 반면 서경탕은 근육을 과다하게 사용하는 사람의 견비통에 사용한다.

견비통에 **오공**을 쓰기도 하는데, 어혈(瘀血)이나 혈탁(血濁) 등이 부분적으로 혈관에 끼거나 조직에 무리를 주어 체열이 높은 사람임에도 불구하고 조직이 위축되어 통증이 발생할 때 오공을 사용한다. 오공을 갈아서 먹거나 닭에 넣어서 먹을 수 있으며, 조직의 손상이나 위축을 치료하는 작용이 있으므로 교통사고 환자들에게도 쓸 수 있다. 또한 오공은 허리가 삐었을 때도 많이 사용하는데, 열이 약간 내재되어 있는 사람들에게 잘 듣는다. 그래서 견비통에 사용할 경우 조열한 사람의 견비통에 잘 듣는 경향이 있다. 반면 서경탕은 근육이 발달한 사람이 육체적인 노동을 많이 하여 견비통이 발생했을 때 사용한다.

→ **활용사례**

1-1. **견비통(肩臂痛)** 남 57세 태양인
1-2. **견비통(肩臂痛)** 남 55세 급성 태음인
1-3. **야간에 심해지는 견통(肩痛)** 남 68세 소양인 169cm 72kg

1-1. 견비통(肩臂痛)
다음은 이석하 선생의 경험을 채록한 것이다.

● 용 ○ ○ 남 57세 태양인 경기도 수원시 권선구 농수산물시장 양곡과

체격이 건장하며 근육질인 태양인이다. 성격이 욱하고 급하며, 목소리가 크고 우렁차서 쩌렁쩌렁하여 옆에서 전화를 못 받을 정도로 크다. 말을 하면 속사포처럼 말이 빠르고 말이 많으며 성격이 독불장군형이며 남의 말을 잘 듣지 않는 편이다.

매일 양곡하치장에서 쌀을 4백 내지 6백 가마 정도를 상하차하는 일을 하고 있다. 팔과 우측 근육을 일반인보다 많이 사용하므로 매우 발달하여 있으며, 오른쪽 어깨 근육이 일반인보다도 손바닥을 엎어 놓은 정도로 돌출되어 있다. 직업 관계로 인한 것인지는 잘 모르나, 10년 전부터 팔이 아파왔으며 심하게 아플 경우 침을 수시로 맞아 왔었다.

① 일하고 나서 쉴 때는 팔이 아프다.   ② 우측 팔이 뒤로 안 돌아간다.   ③ 밤이면 딸이 어깨 위로 올라와 발로 매일 10분씩 밟아야 좀 덜 해진다.   ④ 오른쪽 팔이 아프고 불편하여 잘 때는 오른팔 밑에 베개를 놓아야 잠을 잘 수 있다.   ⑤ 오른쪽 승모근(僧帽筋)이 솟아 올라와 있다.   ⑥ 겨울철에도 속옷과 얇은 잠바만 입고 있다.

이 사람의 경우 체력은 튼튼하나, 팔의 과도한 사용으로 인하여 근육이 팽창하게 되고, 그 와중에서 근육의 팽창으로 인한 혈관의 위축으로 인해 통증이 발생했다고 보고, 체력이 견실하고 튼튼한 사람의 견비통에 쓸 수 있으며 경락의 압박으로 서서히 발전되어 나타나는데 사용할 수 있는 서경탕을 지어주기로 했다.

신체 건장한 근육질의 태양인으로 팔의 과도한 사용으로 인한 통증을 목표로 서경탕 1.5배량에 위령선, 유향 2돈을 더하여 10일분 20첩을 지어주었다.

약을 복용한 뒤인 5월 중순에 다시 내방했을 때 보니, 팔 아픈 것은 격감하였으나 완전하지는 않다고 했다. 이때는 약은 괜찮으니 침 맞기를 원하여서 약을 지어 주지 못했다.

1-2. 견비통(肩臂痛)
다음은 이석하 선생의 경험을 채록한 것이다.

● 한 ○ ○ 남 55세 급성 태음인 타일공 경기도 수원시 장안구 연무동

앞이마가 벗겨져 있으며, 60대 중반의 모습을 한 성격이 급한 태음인으로 견비통(肩臂痛)이 있어서 왔다.

키가 크고 건장하며 뼈도 굵고 체격은 태음인 같으나, 성격과 기질은 불같은 태양인이나 소양인처럼 보인다.

성격이 워낙 급하여 식사를 할 때도 밥과 반찬을 따로 먹는 것이 아니라, 큰 그릇에다 밥과 반찬을 섞어 비빈 다음 급하게 입속에 퍼 담아 먹는 사람이다.

① 어깨가 아픈 지 10년이 되었다.   ② 오른쪽 목에서 견정(肩貞)까지 굳고, 승모근(僧帽筋)과 흉쇄유돌근(胸鎖乳突筋)까지 굳어져 있으며 이두박근과 삼두박근도 딱딱하고 아프다.   ③ 오른쪽 팔 전체가 매우 부자연스럽다.   ④ 손목이 시큰거리고 자주 아팠다.   ⑤ 술을 먹으면 곧 상열이 되어 많이 못 먹는다.   ⑥ 위가 약하고 장이 약하다.

건실한 체질을 보고 서경탕 1.5배량으로 1제를 지어주었다. 약을 지어 주면서 식후 30분에 복용하라고 일러 주었다.

약을 지어간 3일 뒤에 다시 내방했는데, 아침에 급하게 타일공사 관계로 아침을 먹지 않은 채 빈속에 약을 한 봉 마시고는 의정부에 도착하여 변의(便意)를 느끼고, 대변을 본 후 다시 의정부에서 수원으로 자동차로 운전하면서 오는 도중에 설사가 갑자기 쏟아져 나와 주체할 길이 없어서, 운전을 하면서 옷에다 설사를 했다는 것이다. 그래서 문을 열고 들어서면서 큰 목소리로 약을 어떻게 지었는데 약을 먹고 똥을 싸도록 만들었냐고 항의차 부인과 함께 한약방을 찾아온 것이었다.

같이 온 부인은 '어디 이 약 잘못이냐! 당신이 빈속에 먹은 탓이지' 하면서 남편을 탓했고, 나 또한 빈속에 먹어서 그런 것이라고 말하면서 아침부터 웬 욕이냐고 하자, 내가 원장님 보고 욕한 것이 아니라 내 뱃속을 보고 욕한 것이라고 말했다. 이 사람은 설사를 하고 난 뒤 속은 시원하다고 했다. 그래서 복용한 이후 발생한 설사를 감안하여 백두구를 한 주먹 쥐어 주면서, 이 약을 약한 불로 5시간 정도 달인 뒤에 그 물을 20등분하여 서경탕과 같이 복용하라고 일러 주었고, 백두구를 겸용한 뒤부터는 설사의 증세는 없었다.

그 약을 복용한 후 견비통이 나았으며, 그 후 이 사람이 타일공사를 하는 곳마다 어깨 아픈 사람이 있으면 공사하는 도중에 자신의 차로 손님을 데려다 주고 가서 공사를 하곤 했다.

1-3. 야간에 심해지는 견통(肩痛)
다음은 고재경 선생의 경험이다.

● 고 ○ ○ 남 68세 소양인 169cm 72kg 서울특별시 도봉구

등산과 운동을 좋아하며 활동적인 소양인으로 필자의 아버지이다.

① 3~4개월 전쯤 등산하다가 엎어진 후 어깨통증이 나타났다.   ② 이후부터 통증이 심하다. 특히 야간에 가중되는

경향이 있다. ③ 팔을 90도 이상 들지 못한다. ④ 전립선 비대증을 9년째 앓고 있다. ⑤ 고혈압약을 복용 중이다. ⑥ 운동하는 것을 즐겨한다. ⑦ 소화력 좋다. ⑧ 손발과 하복부가 약간 차다.

등산하다가 엎어져서 시작된 견통으로 야간에 어깨에 통증이 심해진다는 경향성은 어혈의 주경야중하는 일반적 특징이라고 판단되었다. 이것은 어깨 근육과 주위 혈관들이 파열되면서 건강하고 젊은 사람이라면 쉽게 제거되어야 할 충혈에 따른 혈전덩어리와 염증이 노화로 인해 정체되어 나타나는 현상으로 생각되었다.

등산을 하다가 엎어져서 발생했고 외상이나 타박으로 인한 견통으로 판단되어 타박성 견통을 치료할 수 있는 활혈성 치법을 검토하여 보았다. 통증이 저녁에 심해진다는 경향은 저녁이면 수평순환을 하기에 환부의 순환이 더 취약하기 때문이라 생각했다.

견통에 사용하는 처방으로는 중풍으로 인한 견통에 사용하는 가미대보탕이나 팔보회풍탕, 외사로 인한 오약순기산 계열의 삼합탕 회수산, 신경성으로 인한 향소산 계통의 개결서경탕, 근육 위축으로 인한 작감탕계열의 소건중탕, 건리탕, 쌍화탕, 담음성 견통의 통순산, 반하금출탕, 어혈성견통의 서경탕 등이 있다. 앞의 증상은 등산하다가 엎어져서 발생했고 통증이 저녁에 심해진다는 경향으로 보아 외상으로 인한 견통으로 판단되어져 어혈성 견통의 서경탕을 선방했고 움직이는 것을 좋아하는 경향과 소화력이 좋은 것으로 보아 근육에 자양분을 주면 좀 더 좋으리라고 판단되어 쌍화탕을 합방했다.

넘어져 발생한 견통이 어혈과 연관이 있다는 점에서 서경탕을 선정한 뒤 소화력이 좋고 활동성이 있다는 점에서 쌍화탕으로 더하여 모두 각 2배량한 뒤 10첩으로 5일간 투약했다.

약을 먹은 지 1달 정도 뒤에야 확인하게 되었는데

1. 오랫동안 심하던 통증의 증상은 상당히 소실되었다고 하며
2. 하지만 아직도 팔을 귀에 붙이려고 팔을 올리면 약한 통증이 있다고 한다.

지금까지 여러 번(허랭과 전립선 비대증으로 팔미지황탕) 아버지에게 투약을 했지만 크게 증상 호전이 된 경우가 없어서 약간 실망하고 있던 차에 이번 투약으로 그래도 어느 정도 아들의 처방실력에 대해 신뢰를 쌓지 않았나 싶다. 아직 완벽하지 않기에 보약을 겸해서 한 번 더 투약해 볼 생각이다.

下統134 寶 청열사습탕 淸熱瀉濕湯

蒼朮 黃柏鹽酒炒 各一錢 蘇葉 赤芍藥 木瓜 澤瀉 木通 防己 檳榔 枳殼 香附子 羌活 甘草 各七分

治 濕熱 脚氣 腫痛 ① 痛 加木香 ② 腫 加大腹皮 ③ 熱 加黃連 大黃
[活套鍼線] 濕滯脚氣(足)
[適應症] 슬통, 슬부종, 발목 염좌, 발목부종, 류머티스성 관절염, 각기

처방설명 청열사습탕은 슬관절염(膝關節炎)이나 각기(脚氣)에 사용하는 처방이다. 또한 약성을 응용하여 발목이 붓고 아플 때도 사용한다.

조문을 보면 청열사습탕을 사용할 수 있는 기준점이 모두 표현되어 있다. '治濕熱지습열 脚氣각기 腫痛종통'으로 되어 있는데, 여기서 '濕熱'은 현재 슬관절(膝關節)을 비롯하여 하지(下肢)에 습체(濕滯)가 있으면서 열성(熱性)을 띠고 있는 상태를 의미한다. 물론 예전에는 습열(濕熱)을 원인으로 보았으나 정확하게 표현하면 상태로 보아야 한다. '脚氣'는 다리가 약해지고 저리거나 지각이상이 생겨서 제대로 걷지 못하는 증상이며, 원인과 증상에 따라 건각기(乾脚氣), 습각기(濕脚氣), 한습각기(寒濕脚氣), 습담각기(濕痰脚氣) 등으로 나누는데, 청열사습탕은 하지(下肢)가 붓고 열이 나는 형태의 각기(脚氣)에 사용한다. '腫痛'은 붓고 아프다는 의미이다. 종합해 보면 슬관절(膝關節)을 비롯한 하지(下肢)가 붓고 열(熱)이 나고 통증(痛症)이 있을 때 청열사습탕을 사용한다는 결론에 이른다.

각기(脚氣)에 대하여 ≪의종손익≫에서는 다음과 같이 언급하고 있다. '각기병(脚氣病)의 초기 증상은 매우 미미하므로 먹는 것과 몸을 움직이는 데서는 이전과 같다. 다른 병이 없이 갑자기 생기거나 다른 병을 앓고 난 뒤에 점차 생기는데, 각기병이 되면 무릎에서 발까지 감각이 없거나 싸늘하고 아프다. 혹 위약(萎弱)해지거나 오그라들거나 붓기도 하고 붓지 않기도 한다. 또한 날이 갈수록 다리가 점점 말라서 줄어들거나, 혹 얼음같이 차기도 하고, 혹 불같이 뜨겁기도 하다.' 이상으로 볼 때 각기(脚氣)에 걸리면 여러 형태의 증상이 나타나므로 상태와 증상에 맞는 처방을 사용해야 하는데, 이 중에서 '다리가 붓기도 하고 불같이 뜨겁기도 하는 증상'이 있을 때 청열사습탕을 사용한다고 볼 수 있다.

청열사습탕은 슬관절염(膝關節炎)에도 사용하며, 각기(脚氣)에 사용하는 것과 마찬가지로 무릎이 붓고 열이 나는 형태의 슬관절염에 적합하다. 슬관절에 발생하는 관절염은 크게 퇴행성관절염과 류머티스성관절염으로 나누는데, 두 가지 유형 모두에서 청열사습탕의 증상이 나타날 수 있다. 물론 보다 급성기(急性期)에 있을 때 열이 나고 붓는 증상이 두드러지겠지만 신체조건과 신체상태에 따라 반응이 달라지기 때문에 이러한 증상은 반드시 급성기에만 나타난다고 볼 수 없다. 이는 청열사습탕을 사용할 때 어떤 형태의 관절염이라는 것보다는 현재 관절이 붓고 열이 나고 통증이 동반된다는 '증상'과 더불어 '신체조건'과 '신체상태'를 고려해야 함을 의미한다.

관절염은 다양한 원인에 의해 발생하지만 개인의 신체조건과 신체상태에 따라서 정반대의 반응이 나타날 수 있다. 즉 몸이 건실하고 체열(體熱)이 높은 사람은 부종과 발열을 동반한 실증(實證)의 관절염이 나타날 가능성이 높고, 반대로 체열이 떨어져 있거나 노쇠한 사람의 경우에는 심하게 붓거나 열이 동반되지 않는 허증(虛證)의 관절염이 흔히 나타난다. 청열사습탕은 전자(前者)에게 사용하는 처방이라고 할 수 있다. 그러나 노약한 사람일지라도 체열이 높은 사람이거나 환부(患部)가 붓고 열이 나는 경우에는 급한 증상부터 해

결해야 하므로 청열사습탕을 고려해 볼 수 있다.

청열사습탕은 발목이 붓고 열이 나는 경우에도 사용한다. 예를 들어 발목을 접질려서 초기에 붓고 열이 날 때 사용할 수 있다. 발목을 접질렸을 때 얼음이나 냉습포를 하게 하는데, 이는 혈액이 몰려서 부종이 발생하는 것을 방지하기 위함이다. 그러나 냉습포를 계속 할 수 있는 것도 아니고, 특히 붓고 열이 나는 증상이 지속되는 경우에는 시간이 지나기를 바라는 수밖에 없다. 이럴 때 청열사습탕을 사용하면 발목의 염증상태를 해소시키기 때문에 당장의 증상을 치료할 뿐 아니라 회복기간을 단축시키는 역할도 한다.

필자의 청열사습탕 처방기준은
① 신체조건으로는 몸통이 굵으며 열이 많은 사람에게 이 증상이 많다.
② 통증을 동반하지만 통증보다는 관절의 부종과 열이 주증이다.
③ 부종은 없으나 열이 심하게 나는 슬관절염에도 사용한다.
④ 따라서 붓지 않고 열이 없는 관절염에는 청열사습탕을 사용할 수 없다.

 처방구성을 보면 창출은 세뇨관의 재흡수를 억제하여 이뇨작용을 나타내고, 황백은 소염작용과 수렴작용이 강하며, 혈소판응고를 억제하여 혈관의 충혈(充血)과 울혈(鬱血)을 경감시킨다. 소엽은 한선(汗腺) 분비를 자극하여 발한(發汗)을 촉진하고, 소화액 분비를 촉진시키고 위장운동을 증강시킨다. 적작약은 평활근의 경련을 억제하고, 중추신경의 흥분을 억제하여 진통(鎭痛), 진경(鎭痙), 진정작용(鎭靜作用)을 한다. 모과는 염증반응을 현저하게 억제하는 작용이 있고, 택사는 세뇨관의 재흡수를 억제하여 이뇨작용을 나타낸다. 목통도 이뇨작용을 하며, 방기는 해열작용, 진통작용, 혈관확장작용을 하며, 혈관운동 중추와 교감신경 중추를 억제하여 강압작용을 한다.

빈랑은 부교감신경을 흥분시켜 위액분비를 촉진하고, 위장의 연동운동(蠕動運動)을 강화하며, 설사와 복통을 개선한다. 지각은 모세혈관을 강화하여 피부자반증상을 경감시키고 혈액순환을 촉진한다. 향부자는 중추신경 억제작용이 있어 정신을 안정시키고, 장관 평활근의 경련을 억제하여 소화관의 가스배출을 촉진하며, 해열, 진통, 항염증작용이 있다. 강활은 발한작용과 해열작용을 하고, 평활근을 이완시켜 신경통과 관절통과 같은 통증을 완화시킨다. 감초는 스테로이드 호르몬과 유사한 작용이 있어 항염증작용, 해독작용, 해열작용을 한다.

 대강활탕과 비교하면 두 처방 모두 실증의 슬관절염에 사용하는 공통점이 있다. 대강활탕은 무릎이 몹시 쑤시고 아플 때 즉, 통증이라는 증상을 목표로 사용하는 반면, 청열사습탕은 무릎에 열이 나고 부었을 때, 몸에 열이 많은 사람에게 슬통(膝痛)이 있을 때 사용한다.

소풍활혈탕과 비교하면 두 처방 모두 붓고 쑤실 때 사용한다는 공통점이 있다. 소풍활혈탕은 주로 지절통에 사용하며, 슬통에도 쓸 수 있지만 무릎 이하가 부어 있거나 습체가 통증의 원인일 때는 사용하지 않는다. 반면 청열사습탕은 무릎이나 무릎 이하가 붓고 열이 나는 경우에 사용한다.

빈소산과 비교하면 두 처방 모두 습체를 겸한 각기와 관절염에 사용하는 공통점이 있다. 빈소산은 관절이 부어 있지만 통증과 열감(熱感)이 적거나 거의 없고 관절의 굴신이 잘 되지 않을 때 사용한다. 반면 청열사습탕은 관절이 부어 있고 통증이 있으며 환부에 열감이 많을 때 사용한다.

→ **활용사례**

    1-1. 슬통(膝痛), 슬부종(膝浮腫) 여 55세 태음인 153cm 58kg
    1-2. 무릎(화끈거림, 욱신거림, 시림), **하지**(부종, 전근, 시림), 잔뇨감, 잘 체함 여 52세 160cm 62kg
    1-3. 류머티스성 관절염(關節炎) 남 17세 태음인
    1-4. 20년 전 낙상으로 인한 미추통, 무릎 습열종통 여 68세 158.2cm 68.5kg
    1-5. 전신관절통(全身關節痛), 피부 반흔(瘢痕), 신중(身重) 여 43세
    2-1. 발목통증, 발목부종 여 43세 소양성소음인
    3-1. 산후보약 후 부작용, 피부 붉은 반흔(瘢痕), 피부소양(皮膚瘙痒) 여 30대 초반
    4-1. 각기(脚氣) 남 37세

1-1. 슬통(膝痛), 슬부종(膝浮腫)
다음은 노의준 선생의 경험이다.

● 김 ○ ○ 여 55세 태음인 153cm 58kg 경기도 안양시 동안구 호계동
뼈대가 굵고 기질이 원만하며 체열상태가 좋은 태음인 여성으로
① 2년 전부터 슬통(膝痛)이 있어 연골 부위가 약간 붓고, 열이 나서 만지면 따끈따끈하다. 병원에서 퇴행성관절염으로 연골이 마모되었다고 한다. ② 추위와 더위를 약간 탄다. ③ 손발, 배, 몸 전체가 약간 차다. ④ 식사량이 많고 복통이 가끔 있다. ⑤ 소변을 거의 보지 않는다. ⑥ 얼굴에 열 달아오름이 있다. ⑦ 전신에 의욕이 없다. ⑧ 잠을 잘 못 자고 꿈을 자주 꾼다. ⑨ 자궁근종으로 자궁적출을 했다. ⑩ 제하허(臍下虛)가 있다.
무릎에 열이 나고 만지면 따끈하다는 슬통(膝痛)을 목표로 청열사습탕 1.5배량으로 10일분 20첩을 투약했다.
약 10여 일 후인 2월 중순에 확인해본 결과, 슬통이 50%가량 호전되어 부기도 덜하고 화끈거리는 열이 좀 덜하다고 한다. 통증도 호전되어 움직이기에 훨씬 수월해졌다. 하지만 밤에 무릎 안쪽으로 통증이 와 잠을 깨기도 하고, 간혹 찌르는 듯 슬통이 스치고 지나가는 느낌이 있다.
이번에도 슬통(膝痛)을 목표로 청열사습탕 1.5배량으로 1제를 투약했다.

1-3. 류머티스성 관절염(關節炎)

● 서 ○ ○ 남 17세 태음인 고등학교 1년 경기도 안양시 관양동 옥산빌딩
① 3년 전 중학생 때부터 병원에서 류머티스성 관절염 진단을 받았는데, 주로 걸을 때 무릎과 발목이 아프고 손목에도 통증이 있고 열이 난다. 걸을 때마다 아프며, 과로하고 신경을 쓰거나 시험을 치르면 더 심해진다. ② 발열이 있는데 관절염이 심해지면 열이 난다. ③ 7년 전 초등학교 4년 때 급성 골수염으로 수술을 받아 좋아졌는데 ④ 중학교 1학년 때 설악산 수학여행을 다녀온 후에 재발하여 다시 못 걷고 목까지 마비(痲痺)되어 한약을 1년간 먹고 3년 동안 좋아졌었다. ⑤ 기울(氣鬱) 증상으로 가슴이 답답하고 가슴이 뛰고, 얼굴 속으로 하루에 3번 정도 열이 오른다. ⑥ 잘 놀라고 불안하며 짜증을 많이 낸다. ⑦ 평소 몸 전체는 뜨겁다. ⑧ 피로감을 느끼며 식욕과 소화력은 왕성하다.
몸이 뜨거운 남학생의 3년 전부터 있어온 류머티스성 관절염을 목표로 청열사습탕 2배량에 상열(上熱)을 감안하여 치자 2돈, 금은화 2돈을 더하여 10일분 20첩을 투약했다.
1개월 뒤인 11월에 감기로 열이 나서 관절염이 더 심해진다며 약을 지으러 왔다. 지난번 약을 복용한 뒤로 관절염 증상이 경감되어 소강상태였으나 최근에 감기에 걸려 열이 나면서 관절에도 열이 심해지는 것 같다고 한다. 청열사습탕을 복용한 뒤로 관절염은 소강상태였으나 현재 감기로 인하여 관절염이 심해진다고 판단되어 감기부터 치료하기로 했다. 감기 증상으로 열이 나고 기침과 콧물이 나온다고 하여 청상보하환으로 10일분 20첩을 지어주었다.
15일 뒤에 다시 약을 지으러 와서, 그 약을 복용한 뒤로 감기증세는 모두 없어졌다며 계속하여 관절염 약을 지어달라고 했다. 계속하여 관절염 약을 복용하기를 원하므로 지난번과 같은 청열사습탕으로 1제를 지어주었다.

2-1. 발목통증, 발목부종
다음은 문성근 선생의 경험이다.

● 조 ○ ○ 여 43세 소양성소음인 경기도 과천시 주공아파트
전체적으로 건강한 소양성소음인 부녀로 아이를 돌보아 주는 사람이다.
1달 전 다른 아이들을 데리고 계단을 내려오다 구르면서 발목을 접질려 붓고 아파 걷는 데 불편하다고 한다. 며칠 동안 침을 맞다가 무서워 못 맞겠다고 한다. 열흘쯤 경과한 후 약을 복용하도록 권유했다.

① 발목이 붓고 땅기듯이 아파서 걷는 데 불편하다.   ② 속쓰림은 약간 있으나 소화력은 좋다.   ③ 대변상태는 양호하다.   ⑤ 소변은 잘 안 나오는 편이다.   ⑥ 불안감과 현기증이 있다.

계단에서 구른 후 발생한 발목의 부기와 통증을 목표로 청열사습탕 1.5배량에 목향, 상기생, 모려 각 1돈을 더해 5일분 10첩을 지어주면서 하루에 3회 복용하도록 했다.

약을 복용하고 4일이 지나서 발목의 부기가 빠졌고, 8일이 지나서 통증이 소실되었다고 한다. 현재 약을 다 복용하고 5일이 경과한 상태로 다시 아프지 않다며 이제는 다 나았다고 한다.

3-1. 산후보약 후 부작용, 피부 붉은 반흔(瘢痕), 피부소양(皮膚瘙痒)

다음은 유명석 선생의 경험이다.

● 안 ○ ○ 여 30대 초반

비습한 체질, 산후임에도 미역국도 먹지 않고 덥다고 이불도 덥지 않고 지낸다고 한다.

한의원에 출산 후 조리약을 지어 달라고 왔던 환자인데, 산후약을 가져간 다음날 바로 전화가 왔다.

① 약을 가져가서 복용한 다음날부터 갑작스럽게 전신에 붉은 반흔이 생기고   ② 심해지는 않지만 가려움증이 생겼다고 한다.   ③ 병원에 다시 내원하게 한 후 다음 날 환자가 와서 다시 확인해 보니, 전신에 붉은색 반흔이 나타나고 약간의 소양증과 부종이 확인되었다.   ④ 출산 후 양방 병원에서 양약 중독으로 인하여 한참 고생했다고 한다.

산후 조리약으로 처방한 약이 출산 후 어혈과 오로를 제거하는 약이었고, 또 출산 후 양방 병원에서 양약 중독으로 인하여 한참을 고생했다고 하여 이는 한약의 부작용이라기보다는 평소 몸에 습열이 많은 상황에서 전에 먹은 양약 중독으로 인하여 몸에 열독이 쌓여서 발생한 것으로 판단하고 우선 이전 처방은 중단했다. 비습한 체질이며, 산후임에도 미역국도 먹지 않고 덥다고 이불도 덮지 않고 지낸다고 하는 것으로 보아서 평소 몸에 습열이 많은 상황에서 전에 먹은 양약 중독으로 인하여 몸에 열독이 쌓여서 발생한 것으로 판단했다.

평소 몸에 습열이 많은 상황에서 전에 먹은 양약 중독으로 인하여 몸에 열독이 쌓여서 발생한 것으로 판단한 만큼 청열사습탕 반 제인 10첩을 다시 투여했다.

아무런 연락이 없어 조금 궁금해 하던 차에 일주일 후쯤 연락이 왔다.

1. 청열사습탕을 먹고 나서는 전신의 붉은색의 반흔이 사라지고

2. 가려움증도 없어졌다고 한다.

3. 이제는 이전에 지어간 약을 먹어도 되냐고 물어 와서 복용하도록 했다. 그 후 재차 확인했으나, 아무런 이상이 없었다. 결국 산후조리 약으로 인한 요인보다는 산후라는 습열이 있기 쉬운 신체상태가 증상을 초래한 듯하다. 또 관절통이 없다고 하더라도 습열로 인한 질환이면 청열사습탕을 사용할 수 있다는 것을 깨닫는 계기가 되었다.

4-1. 각기(脚氣)

다음은 송종석 선생의 경험을 채록한 것이다.

● ○ ○ ○ 남 37세 농업 경기도 김포군 양곡면 양촌리

보통 키에 보통 체구이며 약간 마른 듯한 체형의 남자이다.

① 4~5개월 전부터 양쪽 무릎 이하가 심하게 부어 있다.   ② 다리가 부을 만한 별다른 질병을 앓거나 원인이 될 만한 특징도 없다.   ③ 병원에서는 각기(脚氣)라고 하여 치료를 받고 있으나 차도가 없다.   ④ 무릎 아래 부어 있는 부위를 눌러보면 1cm는 들어가고   ⑤ 손으로 눌린 자국이 다시 원래대로 나오는 데는 2~3분 정도 지나야 된다.   ⑥ 술은 전혀 안 마신다.   ⑦ 그간 이곳저곳에서 치료를 받아왔다.   ⑧ 강단 있는 체질이다.

습체각기(濕滯脚氣)에 쓸 수 있는 처방에는 청열사습탕을 비롯하여 빈소산, 목유탕, 자소음, 팔미원, 오적산, 오령산, 위령탕 등 많은 처방이 있다. 그러나 이렇다 할 특징이 없으므로 각기(脚氣)에 쓰는 대표적 처방인 청열사습탕을 쓰기로 하고 대복피, 목향을 1돈씩 더하여 1제를 지어주었다.

청열사습탕을 복용하고 각기는 다 나았으며, 재발방지를 위해 보약을 1제 지어갔다.

下統135 寶 빈소산 檳蘇散

蒼朮 二錢 香附子 蘇葉 陳皮 木瓜 檳榔 羌活 牛膝 各一錢 甘草 五分   葱白三莖 生薑三片

[出　　　典] 十便良方·方藥合編 : 治 風濕 脚氣 腫痛 拘攣 用此疏通氣道 爲妙
[活　　　套] 痲痹 加威靈仙 ① 痛甚 加乳香 三~五分 調服
[活套鍼線] 風濕(足)
[適 應 證] 슬통, 슬관절염, 무릎부종, 무릎마찰음, 굴신곤란, 오금통, 각통, 마비감, 하지부종, 부종, 숨참, 흉비

　　　빈소산은 슬관절(膝關節)을 비롯하여 하지(下肢)가 붓고 아프거나 마비감(痲痹感)이 있을 때 사용하는 처방이다. 조문과 활투침선에는 각기(脚氣)에 사용하는 처방으로 되어 있는데, 실제로 각기(脚氣)보다는 슬관절통(膝關節痛)에 사용하는 경우가 더 많다.

　　슬관절통(膝關節痛)을 일으키는 원인이 다양하고 나타나는 증상도 다양하지만, 기육을 긴장시키는 요인이 반복적으로 작용했을 때, 슬관절(膝關節)이 붓고 아픈 증상이 주증상일 때 빈소산을 사용하며, 슬관절에서 열(熱)이 나는 경우에는 부적합하다. 즉 기육(肌肉)을 긴장시키는 요인이 지속적으로 작용하여 순환장애(循環障礙)와 습체(濕滯)가 발생하고, 이러한 습체(濕滯)가 슬관절(膝關節)에 영향을 주어 무릎이 붓고 아프고 굴신(屈伸)이 곤란한 증상이 나타났을 때 빈소산을 사용한다.　.

　　기육(肌肉)을 긴장시키는 요인이 반복적으로 작용하면 조직에 보이지 않는 변화가 일어나고 종국에는 인체의 기능이 저하되면서 순환장애(循環障礙)가 발생한다. 순환장애가 발생하면 체액순환도 불량해지기 때문에 습체(濕滯)가 발생할 수 있고, 특히 하지(下肢)에 습체(濕滯)가 발생하면 부종(浮腫)과 통증(痛症)이 유발된다. 더구나 인간은 직립동물이므로 인체의 기능이 저하되거나 장애가 발생하여 체액순환이 원활하지 못하면 하지(下肢)에 수분이 정체되기 쉽기 때문에 하지(下肢)가 붓게 되는 것이다. 이러한 이유 때문에 슬관절염(膝關節炎)을 치료하는 처방에는 대부분 이수제(利水劑)가 포함된다.

　　기육(肌肉)을 긴장시키는 원인을 특정한 것으로 단정하기는 어렵다. 이는 시대와 환경에 따라 달라지기 때문이다. 예를 들어 먹을 것이 부족하고 주거환경이 열악하여 추위에 대한 방어가 충분하지 못했던 시절에는 영양부족으로 조직이 견실하지 못한 상태에서 추위로 인해 기육(肌肉)이 과도하게 긴장되는 경우가 많았을 것이다. 따라서 그 시대에는 영양부족과 추위가 기육(肌肉)을 긴장시키는 주된 요인이었다. 그러나 요즘처럼 먹을 것이 풍족해지고 주거환경이 안정된 시대에는 상황이 달라진다. 영양부족과 추위로 인해 기육(肌肉)이 긴장되는 경우가 줄어든 반면에 복잡하게 변화하는 사회에 대한 적응, 대인관계 속에서 벌어지는 긴장과 스트레스가 기육(肌肉)을 긴장시키는 요인으로 작용하고 있다. 물론 영양부족, 추위, 정신적인 긴장, 스트레스 외에도 인체를 긴장시키는 요인은 다양하며, 개인의 성정(性情)과 생활방식에 따라서도 달라질 수 있다.

　　종합해 보면 빈소산은 신경과다(神經過多)나 외감(外感) 등 기육(肌肉)을 긴장시키는 요인이 지속적으로 작용하여 순환장애(循環障礙)와 습체(濕滯)가 발생하고, 그 결과 하지부종(下肢浮腫)과 통증(痛症), 마비감(痲痹感)이 나타났을 때 사용한다. 빈소산에는 행기(行氣)·이뇨제(利尿劑)가 많이 포함되어 있어서 긴장되어 있는 조직을 풀어주면서 습체(濕滯)를 제거하기 때문에 이러한 증상을 치료할 수 있는 것이다.

　　조문을 보면 '風濕풍습 脚氣각기 腫痛종통 拘攣구련'을 치료한다고 했는데, '風濕'에서 풍(風)은 순환장애를 의

미하는 것이고, 습(濕)은 순환장애로 인한 습체(濕滯)를 의미한다. '脚氣'는 순환장애로 인한 습체(濕滯)가 하지(下肢)에 영향을 주어 붓게 하거나 감각이상을 초래했다는 것을 의미하며, '腫痛'과 '拘攣' 또한 붓고 통증이 발생하고 하지(下肢)가 땅기기도 한다는 뜻이다. 따라서 현재 나타나는 증상은 하지부종(下肢浮腫)과 통증(痛症), 마비감(痲痺感), 구련(拘攣) 등이며, 증상이 발생하고 있는 상태는 순환장애(循環障礙)와 습체(濕滯)의 상태라고 할 수 있다.

필자의 빈소산 처방기준은
① 슬관절통(膝關節痛)이나 각기(脚氣)에 사용한다.
② 무릎이 부어 통증이 나타나고 굴신(屈伸)이 불리(不利)한 경우에 적합하다.
③ 체력은 중(中) 또는 중(中) 이하인 경우가 많다(연약한 사람, 체력이 약한 사람).
④ 아주 허랭(虛冷)하지는 않지만 소화력이 약한 경우가 있다.
⑤ 기울(氣鬱)로 인한 하지저림과 마비(痲痺)에도 사용한다.

처방구성을 보면 창출은 세뇨관의 재흡수를 억제하여 이뇨작용을 한다. 창출로 실험을 하면 나트륨 이온의 배출량이 뚜렷하게 증가하는 것을 볼 수 있다. 즉 창출은 나트륨 이온의 배출을 통해 수분배출을 촉진하는 것이다. 향부자는 해열작용, 진통작용, 항염증작용을 하며, 장관 평활근의 경련을 억제하여 소화·흡수를 돕는다. 소엽은 한선(汗腺) 분비를 자극하여 발한(發汗)을 촉진하고 해열작용이 있다. 또한 소화액 분비를 촉진시키고 위장운동을 증강시킨다.

진피는 이기제(理氣劑)로서 소화관의 운동을 강화하여 가스배출을 촉진하고, 모과는 염증반응을 억제하는 작용이 있다. 빈랑은 부교감신경을 흥분시켜 위액분비를 촉진하고, 위장의 연동운동(蠕動運動)을 강화하며, 설사와 복통을 개선한다. 강활은 발한작용과 해열작용을 하고, 평활근을 이완시켜 신경통과 관절통 같은 통증을 완화시킨다. 우슬은 각종 아미노산이 많이 함유되어 있으며, 단백질합성 촉진작용이 있어서 근육을 강화한다. 감초는 스테로이드 호르몬과 유사한 작용이 있어 항염증작용, 해독작용, 해열작용을 한다.

대방풍탕과 비교하면 두 처방 모두 슬통(膝痛)에 사용하는 공통점이 있다. 대방풍탕은 노화로 인한 관절 주위조직의 자윤결핍이 주원인인 슬통에 사용하며, 허랭이 겸해 있는 경우가 많다. 반면 빈소산은 조직의 긴장과 습체로 인해 발생하는 슬통과 부종에 사용한다.

청열사습탕과 비교하면 두 처방 모두 슬관절이 부어 있거나 각기가 발생했을 때 사용한다는 공통점이 있다. 청열사습탕은 비교적 체력이 건실하고 몸이 따뜻하고 열이 많은 사람, 통증이 더 극심하며 무릎에 열이 많이 나는 증상에 사용한다. 반면 빈소산은 열증(熱症)과 통증보다는 습체(濕滯)에 의한 굴신불리(屈伸不利)가 주증상일 때 사용한다.

대강활탕과 비교하면 두 처방 모두 습체를 겸하고 있는 슬관절통에 사용한다. 그러나 대강활탕은 통증이 심하지만 상대적으로 습체가 심하지 않을 때 사용하며, 빈소산을 쓸 사람보다 신체적으로 더 건실하고 증상이 급성일 때 사용한다. 반면 빈소산은 통증은 가볍거나 없고 굴신(屈伸)이 곤란한 것이 주증상일 때 사용하며, 습체가 현저하고 만성 경향을 보일 때 사용한다.

➡ 활용사례

1-1. 슬관절염(膝關節炎), 보행슬통(步行膝痛), 슬부종(膝浮腫), 굴신곤란(屈伸困難) 여 45세 소음인
1-2. 각슬통(脚膝痛), 부종(浮腫), 숨참 여 66세 태음인
1-3. 관절염(關節炎), 무릎 부종(浮腫), 다리무력, 현훈(眩暈) 여 73세 소양인
1-4. 기울성 슬통(膝痛), 무릎부종, 여드름, 천면(淺眠) 여 17세 소양인 168cm 53kg
1-5. 슬통(膝痛), 슬부종(膝浮腫) 대량의 삼출액 부유검사에서 양성 여 53세 태음인

2-1. **좌측슬통(左側膝痛), 시큰거림, 보행곤란(步行困難)**   여 61세 소양인

2-2. 퇴행성 슬관절염 여 54세 소음인 163cm 61kg

2-3. 슬통(膝痛) 남 32세 소양인

2-4. **무릎소리남, 오금통, 피로(疲勞)** 남 52세 소음인

3-1. **하지부종(下肢浮腫), 각통(脚痛)** 여 37세

3-2. 골절통(骨折痛), 슬하부종(膝下浮腫) 여 88세 태음인

3-3. 무릎불편, 전신부종(全身浮腫) 여 29세 태음인

4-1. **요통(腰痛), 허벅지통증, 슬관절통(膝關節痛), 발디딤통** 여 63세 태음성태양인

5-1. **얼굴 열꽃, 가슴답답, 무릎통증** 여 46세 소양인 150cm 50kg

6-1. **우측반신경색(右側半身梗塞), 종아리통, 복부경색감(腹部梗塞感), 의욕저하(意慾低下)** 남 55세 태음인

7-1. **현훈(眩暈), 부종(浮腫), 오심(惡心), 탄산(吞酸), 이급후중(裏急後重), 지절통(肢節痛), 요통(腰痛)**
　　　여 55세 태음인 155cm 60kg

8-1. 목디스크, 소변빈삭(小便頻數), 정충(怔忡), 족번열(足煩熱), 담핵, 족장건조, 두피소양, 구건(口乾), 상열(上熱)
　　　여 72세 155cm 48kg

⊕ **빈소산 합방 활용사례**

1-1. +당귀수산 – 족번열(足煩熱), 손부종 여 53세 태음인 157cm 62kg

1-1. 슬관절염(膝關節炎), 보행슬통(步行膝痛), 슬부종(膝浮腫), 굴신곤란(屈伸困難)

● 박 ○ ○ 여 45세 소음인 주부 경상북도 김천시 성내동 향도아파트

키가 보통이며 체격이 약간 가는 편이고 예민해 보이는 소음인 주부이다.

① 1년 전부터 양쪽 무릎이 아파왔으나 3~4개월 전부터 심해졌다.　② 양쪽 무릎이 걸을 때 아프고, 양쪽 모두 관절 부위가 약간 부어 있다.　③ 왼쪽이 더 심하다.　④ 구부리지 못하여 쪼그려 앉아 있지 못한다.　⑤ 김천외과 병원에서 관절염이라 하여 치료를 받고 있으나 별 차도가 없다.

45세 소음인 여자의 3~4개월 전부터 시작된 슬관절염(膝關節炎)을 목표로 빈소산 2배량으로 20일분 40첩을 지어주었다.

18일 후에 다시 전화로 약을 더 요청했을 때 확인해 보니, 걸어 다닐 때 무릎이 아팠던 것이 덜하고, 양쪽 무릎의 부종(浮腫)도 없어졌다고 하며 지금은 무릎을 굽힐 수 있다고 한다.

빈소산을 복용한 뒤 슬관절염이 격감했으나 아직은 완전히 나은 것이 아니어서, 빈소산을 그대로 쓰려다가 이번에는 보다 실증에 쓸 수 있는 대강활탕 2배량으로 20일분 40첩을 지어주었다.

1달 뒤에 김천에 사는 친구로부터 전화가 왔는데, 그 부인이 한약을 먹고 완전히 나아 전에는 전혀 불가능했던 쪼그려 앉는 것이 가능하여 이제는 밭에서 쪼그려 앉아 풀도 맨다는 것이다. 그 후 직접 만나보니 완전히 정상이 되어 있었다.

1-2. 각슬통(脚膝痛), 부종(浮腫), 숨참

● 김 ○ ○ 여 66세 태음인 경기도 안성군 대덕면 신영리

얼굴이 크며 약간 큰 키에 뚱뚱한 체구를 가진 태음인 여성이다.

① 심부전증으로, 5~6년 전부터 화장실만 가도 숨이 찬다.　② 5~6년 전부터 무릎과 정강이에 통증이 있다.　③ 역시 같은 때부터 가슴과 배를 비롯한 전신이 부어 있다.　④ 가래가 많이 끓는다.　⑤ 가슴 뜀, 잘 놀람, 불안, 초조 등의 증상이 있다.　⑥ 혈압은 약간 높은 편이다.　⑦ 얼굴 달아오름, 가슴 답답, 한숨 잘 쉼, 안절부절, 짜증, 신경질, 건망증 등의 증상이 있다.　⑧ 요통이 있다.　⑨ 어지러움 증세가 있다.　⑩ 더위를 타며, 몸 전체가 더운 편이고 찬 음식을 좋아하고, 물을 많이 마신다.　⑪ 몸이 무겁고 나른하며 피로하다.　⑫ 위장약을 먹고 있으나 치아가 없고 식욕이 거의 없어 죽을 먹을 정도이다.　⑬ 대변은 1일 3~4회, 소변도 자주 본다.　⑭ 집안일로 신경을 많이 썼다.

부종과 숨참이 있는 여성의 슬통(膝痛)을 목표로 빈소산 2배량에 부종을 감안하여 복령 3돈을 더하고 상열(上熱)을 감안하여 치자 1돈을 더하여 10일분 20첩을 지어주었다.

2주 후인 4월 초순에 약을 더 지어달라는 전화가 왔을 때 확인해 보니, 숨찬 것이 많이 줄어들었고 각슬통(脚膝痛)도 경감되었으며 부종도 많이 경감되었다고 한다. 그러나 아직 소화는 잘 안 되고 팔이 저리다고 했다.

빈소산을 복용하고 증세가 경감되었으므로 전과 같은 처방으로 10일분 20첩을 지어주었다.

2주 뒤인 4월 중순에 다시 전화로 약을 더 요청할 때 확인해 보니, 전체적으로는 숨도 현저하게 덜 차고 무릎 아픈

것도 거의 없어졌으나, 요즘은 소변이 잘 안 나오고 부종이 오며 얼굴이 다시 약간씩 붓는다고 했다.
다시 같은 처방으로 1제를 지어주었다.

1-3. 관절염(關節炎), 무릎 부종(浮腫), 다리무력, 현훈(眩暈)
● 이 ○ ○ 여 73세 소양인 경기도 안양시 평안동 초원 성원아파트
키가 작고 약간 뚱뚱하며 목소리가 낭랑한 소양인으로 보이는 할머니이다.
① 10년 전 걸어 다닐 때 양쪽 무릎 특히 오른쪽 무릎이 쑤셔서 절뚝거리며 다녔다.   ② 3일 전 길에서 넘어져 그 증상이 더 심해져, 다리에 힘이 없고 오른쪽 허벅지 부위가 짜릿하게 아파 오며 오른쪽 종아리 부위가 저리면서 땅겨서 걷기가 불편하다.   ③ 정형외과에서는 노인성 퇴행성관절염이기 때문에 근본 치료가 어렵다고 하며 오른쪽 관절에 물이 찼다고 한다.   ④ 5년 전부터 빨리 움직일 때면 숨이 차서 헐떡헐떡하며 숨소리가 크다.   ⑤ 5년 전부터 자다가 소변을 3~4회 정도 본다.   ⑥ 2달 전부터 일하다가 가끔 어지러움을 느낀다.   ⑦ 3~4달 전부터 가끔 침 삼키기가 힘들 정도로 목이 마르고 탄다.   ⑧ 추위는 안 타고 더위는 약간 탄다.   ⑨ 발이 건조하다.   ⑩ 식욕과 식사량은 적은 편이며 소화는 보통이다.   ⑪ 체열 상태는 보통이며 수면 상태와 대변은 정상이다.
소양인 할머니의 우측 슬관절염을 목표로 빈소산 2배량에 초오 0.5돈, 밤 소변이 잦으므로 산수유 2돈을 더하여 10일분 20첩을 지어주었다.
14일 후에 다시 왔을 때 확인하니, 약을 복용한 후 오른쪽 무릎 관절이 묵직한 것은 좀 줄어들었으나 통증은 계속된다. 또한 다리에 힘이 없던 것이 힘이 조금 생기며, 밤 소변도 2회 정도로 경감되었고 어지럼증도 소실되었다고 한다.
약을 복용한 후 현저한 효과가 있었으므로 약이 잘 맞는다고 생각해 같은 처방으로 10일분 20첩을 지어주었다.
약 1달 후에 따님이 대신 전화를 걸어와, 다리가 땅기고 아프며 무릎이 묵직하고 쑤시는 것이 모두 소실되어 걷는 데 전혀 지장이 없이 잘 걸어 다닌다고 한다. 그런데 최근 아들을 잃어 충격을 많이 받았으며 식욕이 없다고 하여 가미귀비탕에 평위산과 계지탕을 더하여 약을 지어주었다.

1-4. 기울성 슬통(膝痛), 무릎부종, 여드름, 천면(淺眠)
다음은 안지혜 선생의 경험이다.
● 이 ○ ○ 여 17세 소양인 고등학교 1년 168cm 53kg 서울특별시 노원구 중계동
보통 체격에 성격이 아주 예민한 소양인이다.
고등학교 1학년 여학생으로 평소 학습에 대한 스트레스가 매우 심하다. 학교에서 우수반에 들어갈 정도이지만 선생님의 압박이 심해서 그런지 스트레스가 아주 심할 때는 자해하기도 한다. 평소 운동은 전혀 하지 않고, 머리 앞쪽으로 두통이 매우 심하다. 신경을 많이 쓸 때는 앞도 잘 보이지 않는다. 이마와 콧등에 붉은 여드름이 많고 유아기 때부터 임파선염이 있었다.
① 무릎 관절에 통증이 매우 심하다. 아플 때 무릎이 붓는다. ㉠ 초등학교 6학년 때부터 무릎 관절이 많이 움직일 때 통증이 있었는데 ㉡ 요즘은 너무 아파서 잘 걷지 못한다. 무릎 관절이 붓고 쑤셔서 움직일 수가 없다. ㉢ 병원에서 CT촬영을 했으나 별 소견은 없었고 병원약을 복용했으나 별 차도가 없다.   ② 스트레스가 너무 심해서 정신적으로 괴롭다. 강박 증세를 보인다.   ③ 편두통이 심하다.   ④ 잠들기 어렵고 가끔 꿈을 꾸는데 기억이 안 난다. 항상 잠이 부족하다고 느낀다.   ⑤ 이마와 콧등에 붉은 여드름이 심하다.   ⑥ 가슴이 막힌 듯 답답하고 한숨을 잘 쉰다. 매사가 귀찮고 의욕이 없고 우울하다.   ⑦ 눈에 피로감이 심하다.   ⑧ 생리는 약 3일간 하는데 생리통이 심하다.   ⑨ 답답하고 더부룩하고 그득하고 속이 쓰리다. 트림이 자주 나온다.   ⑩ 추위를 많이 타고 더위도 조금 탄다.   ⑪ 땀은 보통인데 주로 발과 이마에 난다.   ⑫ 아침밥을 먹지 않은 지 매우 오래되었다.   ⑬ 생리에는 가끔 덩어리가 있고 냉대하가 투명하게 약간 있다.   ⑭ 손발이 매우 차다.   ⑮ 대변은 1일 1회이고 소변도 별 불편이 없다.
이 학생은 기본적으로 스트레스를 너무 많이 받는 예민한 성격이고 또 환경도 스트레스를 많이 받는 상황이다. 이 때문에 신경성으로 몸이 긴장되어 병증이 나타난 것으로 생각된다. 이 학생이 손발이 찬 것도 긴장으로 소통되지 않아서 그런 것이다. 기울증상이 심하고, 불면이 있어서 긴장을 풀어주면서 환자가 호소하는 무릎 통증을 잡아주어야겠다고 생각했다.
간기가 울결되어 있고 붓고 쑤시는 슬통이라 생각하여 하초에 적체된 수분을 없애고 기울과 습울의 상태를 개선시키기로 하였다.
슬통에 쓸 수 있는 처방 중에서 통증 부위가 붓고 쑤시는 증상에 쓰는 것으로 우선 생각한 것이 대강활탕과 빈소산이다. 빈소산은 몸이 아주 차지도 뜨겁지도 않은 보통 사람이 관절이 붓고 쑤시고 아플 때 일반적으로 사용한다. 또 무릎 아래가 부었거나 발목이 부었을 경우에도 사용한다. 빈소산의 처방목표는 우선 기육의 긴장과 습을 없애는 것이다. 빈소산에는 행기, 이뇨제가 많이 포함되어 있어 하초에 몰려있는 적체된 수분을 없애고 기울과 습울의 상태를 개선시

風
寒
暑
濕
燥
火
內傷
虛勞
霍亂
嘔吐
咳嗽
積聚
浮腫
脹滿
消渴
黃疸
瘧疾
邪祟
身形
精
氣
神
血
夢
聲音
津液
痰飮
蟲
小便
大便
頭
面
眼
耳
鼻
口舌
牙齒
咽喉
頸項
背
胸
乳
腹
腰
脇
皮
手

足

前陰
後陰
癰疽
諸瘡
婦人
小兒

킨다는 의미가 있다.

빈소산에는 향소산이 포함되어 있는데, 신경을 많이 쓴 뒤에 발생한 기울 증상이나 갑자기 추워져서 피부나 근육 등이 수축되고 기육이 긴장되어 나타나는 기울 증상 때문에 신체의 미세한 순환을 방해하여 습체가 발생한 증상에 쓴다. 대방풍탕은 빈소산과 마찬가지로 주로 슬관절염에 사용하는 처방이지만, 빈소산과 달리 소화력은 중 이상이어야 한다. 또 대방풍탕증은 노화로 인한 관절 주위 조직의 자윤결핍이 주요 원인인 퇴행성 관절염일 가능성이 높기 때문에 허랭이 겸해 있는 경우가 많다. 이 학생은 아주 허랭하지는 않지만 소화력이 약하고 신경과다로 인한 하지 통증이 있고 무릎에 붓기가 심하고 그에 따른 통증이 있으므로 빈소산을 처방했다.

빈소산의 처방구성을 보면 기울을 해결할 수 있는 향소산이 기본이 되고, 모과, 빈랑, 우슬 등 약한 이뇨제가 포함되어 있으며, 강활과 모과가 지통시킨다. 군약인 창출은 이수제처럼 강력한 이뇨작용은 없으나 전해질 대사에 영향을 주는 것으로 알려져 있다.

무릎 통증 뿐만이 아니라 가슴이 답답하고 불면이며 얼굴에 열꽃이 있는 기울증세가 현저하므로 향소산이 포함된 빈소산을, 소양인의 열꽃증세 감안하여 목단피와 치자, 시호를 더하기로 했다. 무릎통의 증세가 심하여 빈소산 2배량으로 증량한 뒤 목단피, 치자, 시호를 1돈 가하여 하루 세 번 식후에 복용하도록 하여 열흘 투약했다.

아침에는 밥을 먹지 않은 관계로 빈속에 먹는 것이 부담스럽다고 하여 아침에만 1회 복용량의 절반 정도만 복용하도록 했는데

1. 5일이 지난 뒤 약을 밤에 복용하고 아침에 일어나면 속이 메슥거리고 구토감이 발생한다.
2. 약량을 줄여서 복용하니, 3일이 지나고 나서부터는 메슥거리는 것이 조금 나아졌다.
3. 15일 동안 복용을 마친 후에는, 얼굴에 여드름이 조금 줄었고
4. 밤에 잠을 잘 잔다고 한다.
5. 무릎 통증은 훨씬 덜하다.
6. 무릎의 부기가 많이 빠졌다.
7. 그러나 운동을 하면 통증이 조금 남아있다고 한다.

여느 다른 학생보다도 스트레스를 너무 심하게 받는 민감한 성격이고 또 아직 스트레스를 받는 환경이 그대로인지라 약만으로는 완벽한 치료를 하기에 부족할 것이다. 하지만 이 학생 말대로 일단 예전보다 잠을 더 잘 잘 수 있게 되어서 조금은 정신적으로 편안해지게 되었고 또 부기가 빠지면서 통증도 감해졌다는 것으로 보아 다시 본 처방을 한 제 더 복용하면 기울로 인한 불면, 슬통, 열꽃 증상이 좀 더 좋아질 것으로 생각된다.

2-1. 좌측슬통(左側膝痛), 시큰거림, 보행곤란(步行困難)

● 이 ○ ○ 여 61세 소양인 주부 경기도 안양시 동안구 관양동 효성빌라

추위를 심하게 타고 전신이 찬 소양인 주부이다.

8년 전 녹용대보탕과 가미귀비탕을 복용한 경력이 있다. 본인은 5남매를 출산한 뒤 산후조리를 못하여 전신의 이곳저곳이 자주 아프다고 생각하고 있다. 오래 전부터 왼쪽 무릎이 불편해 왔으나

① 1주일 전부터는 아프고 시큰거린다. ② 한약방에도 겨우 걸어 왔다고 한다. ③ 오른쪽 무릎도 아프긴 하나 왼쪽 무릎이 심하다. ④ 5년 전 약을 지을 때도, 10년 전부터 무릎이 주저앉을 정도로 아프다고 호소한 적이 있다. ⑤ 왼쪽 팔이 많이 저리다. ⑥ 고구마나 떡, 고등어를 먹으면 신물이 오르고 신트림이 난다. ⑦ 근래 신경을 많이 썼다고 한다. ⑧ 식욕과 소화는 좋다. ⑨ 24년 전 자궁적출수술, 6년 전 대퇴골절 수술을 한 경력이 있다.

신경을 많이 쓴 점에서 기울(氣鬱)을 풀어줄 수 있는 향소산이 포함된 처방을 선정하기로 하고, 신경을 쓴 뒤 심해진 좌측 슬통(膝痛)을 목표로 빈소산 2배량으로 10일분 20첩을 지어주었다.

14일 뒤에 다시 내방했을 때 확인해 보니, 무릎이 아픈 것이 격감하여 이제는 걸어 다니는 데 문제가 없으나 그래도 1번 더 약을 복용하고 싶다며 약을 지어달라고 한다.

이번에는 2일 전부터 감기에 걸려 두통이 심하고, 기침을 할 때는 쇳소리가 나며 쿵쿵거리기도 한다.

빈소산의 처방에도 감기를 치유하는 향소산과 강활, 모과 등이 포함되어 있으며 무릎의 증상도 감안하여 지난번과 같은 빈소산 2배량으로 1제를 지어주었다.

2-4. 무릎소리남, 오금통, 피로(疲勞)

● 이 ○ ○ 남 52세 소음인 회사원 경기도 안양시 동안구 관양동

약간 큰 키에 보통 체구이며 한약방 이웃에 사는 남성으로, 4년 전 보약으로 승습탕을 복용한 적이 있다. 이번에도

① 우측 무릎 뒤 오금이 저리고 통증이 온다. ② 무릎에서 뚝뚝 소리가 난다. ③ 기운이 없고 나른하다. ④ 추위를 많이 타고 에어컨, 선풍기 바람을 싫어한다. ⑤ 손발은 찬 편이다. ⑥ 식욕은 없으나 소화는 잘된다.

⑦ 생산직으로 12시간씩 교대 근무한다.

무릎소리와 오금통을 목표로 빈소산 2배량에 추위를 탄다고 하여 경부자 1.5돈을 더하여 10일분 20첩을 지어주었다.

13일 뒤인 4월 중순에 다시 약을 지으러 왔다. 증상을 물어 보니, 지난번보다 피로한 것이 많이 없어지고 오금의 통증도 현저하게 감소했다고 한다. 요청대로 지난번과 같이 빈소산으로 1제를 더 지어주었다.

14개월 뒤인 다음해 6월 중순에 등통과 협통(脇痛)으로 다시 약을 지으러 왔다. 무릎소리와 통증을 확인하자, 두 번째 약을 먹고 남아 있는 증상들도 모두 없어졌다고 한다. 그 뒤로는 요즘까지 무릎 아픈 것 없이 잘 지냈다고 한다. 이번에는 증상에 따라 가미대보탕을 1제 지어주었다.

3-1. 하지부종(下肢浮腫), 각통(脚痛)
다음은 배원식 선생의 경험을 인용한 것이다.

● 송 ○ ○ 여 37세 서울특별시 용산구 원효로

① 이 환자는 오래 전부터 본원에 단골로 다니는 분으로, 이번에는 양쪽 다리가 부으면서 아프다는 것이다.

본래 선천적으로 체질 자체가 수분이 많은 비만성인 여자로서 37세면 성장기를 지나 노쇠기에 접어드는 연령이라 심장이 비대(肥大)하여짐에 따라 혈액순환과 체내 모든 신진대사가 원활하게 되지 않기 때문에, 심장으로부터 거리가 먼 다리 쪽에 수분이 지나치게 유체되어 있고, 그 수분 가운데에는 독소가 포함되어 있어 독소가 그곳에 분포되어 있는 신경을 자극하기 때문에 다리가 부으면서 아픈 것으로 생각되었다.

그 치료에 있어서는 심장을 튼튼하게 해주면서 수분을 흡수하여 줄이도록 하는 치법을 생각하고 효율이 좋은 호골목과산으로 치료하기로 결정했으나, 환자에게 병리와 치료방법을 자세하게 설명하는 가운데 무엇보다 환자가 몹시 아픈 통증을 먼저 없애 달라고 호소하여 빈소산에서 우슬을 3돈으로 증량하고 당귀 2돈을 더하여 5일분 10첩을 투약했다.

위의 약 10첩을 쓰고 5일 만에 환자로부터 전화가 왔다. 그 약을 먹고 야간에 오는 통증과 무겁던 다리가 한결 가벼워졌다고 한다.

빈소산을 쓴 동기는 25여 년 동안 각통(脚痛)에 사용하여 효험을 본 일이 많았기 때문이고, 우슬을 증량한 이유는 수분을 삼출시키는 데 어떤 약보다 능하기 때문이다. 그리고 당귀를 가한 것은 수분이 과다한 비만체질은 겉보기보다는 빈혈이 되기 쉽기 때문이고 또 한편으로는 강심작용을 일으켜 혈액 순환을 활발하게 하여 조직 내에 유체한 수분을 흡수하여 체외로 배설작용을 간접적으로 일으키기 때문이다.

4-1. 요통(腰痛), 허벅지통증, 슬관절통(膝關節痛), 발디딤통
● 김 ○ ○ 여 63세 태음성태양인 경기도 안양시 만안구 안양동

① 작년부터 요통이 극심하여, 아침 기상시에 방을 뒹굴다 일어나고 통증은 하루 종일 계속된다. 병원과 한의원에서 디스크로 판정받았다. ② 요통 발생 이후로 종일 양 허벅지가 칼로 찢는 것 같고 쿡쿡 쑤신다. ③ 재작년부터 처음엔 좌측 무릎에 부종(浮腫)과 통증이 있었고, 지금은 우측으로도 통증이 오고 발을 디디면 걸리고 다리가 무겁게 느껴지고 무릎이 붓는다. ④ 왼쪽 종아리가 안으로 휘어져 있어 조금만 걸어도 주저앉게 되어 지팡이를 짚고 다닌다. ⑤ 올해부터 양쪽 발가락에 통증이 시작되었고 저리기도 한다. ⑥ 올해부터 양손에 수전증(手顫症)이 있으나 심하지는 않다. ⑦ 내열(內熱)이 있고, 상열감(上熱感)이 있다. ⑧ 눈이 침침하고 눈물도 나고 입안이 마르고 입술이 부르튼다. ⑨ 혀에 굴곡이 있고 혀 중앙이 갈라진다. 혀에 통증이 있고 식사시 따갑고 아리다. ⑩ 3~4일 전부터 오심(惡心), 두통(頭痛), 현훈(眩暈), 복통(腹痛), 느글거림이 있다. ⑪ 병원에서 골다공증이 있다고 하며, 고혈압이 있어 간헐적으로 혈압이 상승한다. ⑫ 변비가 있어 대변을 볼 때 힘들다. ⑬ 소화는 잘 되지만 식욕이 없다. ⑭ 가슴 뜀, 가슴 답답함, 신경질, 짜증, 뒷목 뻐근함 등의 증상이 있다. ⑮ 더위를 심하게 타고, 얼굴에 땀이 많이 나며 따뜻하고 뜨거운 음식을 좋아한다.

요통(腰痛)과 허벅지 통증이 있는 63세 태음성태양인 여성의 슬관절염(膝關節炎)을 목표로 빈소산 2배량에 초오 0.7돈을 더하여 10일분 20첩을 지어주었다.

23일 뒤인 12월 중순경에 왔을 때 확인해 보니, 약을 복용한 뒤로 요통이 경감되어 아침 기상시 방을 뒹굴 정도는 아니며, 동시에 양쪽 허벅지통도 경감되었고 조금만 걸어도 주저앉던 것이 조금 호전되었다고 한다. 또한 오심(惡心), 두통(頭痛), 현훈(眩暈), 복통(腹痛)이 소실되었다. 식욕이 증가했으나 며칠 전부터 우측 발목부위 안쪽이 습진처럼 허옇게 일어나고 아프다. 양측 고관절 부위도 가렵다.

증상이 호전되고 있으므로 이번에도 같은 처방으로 10일분 20첩을 지어주었다.

19일 뒤인 1월 초에 전화를 하여 하는 말이, 우리하게 아프던 요통이 지난번 약을 복용할 때보다 더 경감되었고, 동시에 양쪽 허벅지통증도 격감하였으며 양측 슬관절 부종도 약간 빠졌다고 한다. 눈물이 나는 것이 덜하고 입술이 부르트는 것이 경감되었다. 양쪽 발가락이 덜 저리고 전체적으로 많이 호전되어 기상시에 편해졌고 기분도 좋지만 우측

엉치와 허벅지가 꼬집어도 감각이 좌측과 다르다고 한다.
갈수록 증상이 호전되고 있으므로 이번에도 동일한 처방으로 10일분 20첩을 지어주었다.
감기약을 지어달라는 전화가 왔을 때 확인해 보니, 전보다 많이 좋아졌고 기상시에 편하다고 한다.

5-1. 얼굴 열꽃, 가슴답답, 무릎통증

다음은 이윤호 선생의 경험이다.

● 박 ○ ○ 여 46세 소양인 150cm 50kg 서울특별시 서대문구 현저동

아는 분이 얼굴에 열꽃이 피고 가슴이 답답하고 무릎이 아프다고 연락이 왔다. 전화로 목소리를 들으니 말이 빠르고, 낭랑하며 힘이 있는 목소리이다. 현재 고등학교 구내식당에서 조리 일을 하고 있다.

① 가족 문제로 여러 가지 스트레스를 받고 있고, 3년 전부터 신경을 쓰고 나면 가슴 부위와 위 부위가 답답하고 열이 달아오른다. ② 열흘 전부터 얼굴에 열꽃이 피어 있다. ③ 하루에 일을 많이 해서인지 1년 전부터 앉았다 일어서면 무릎에 열이 나면서 따끔거리며 아프다. ④ 신경을 쓰면 바로 화장실에 가야 하고 평소 하루에 3~4번 정도 화장실을 가며 변은 좀 무른 편이다. ⑤ 손발이 저리다. ⑥ 11시에서 4시까지 자는데 잘 때 뒤척이며 잔다. ⑦ 온몸은 뜨거운 편이며 더위를 심하게 탄다. ⑧ 땀은 없고, 식욕과 식사량이 보통이다. ⑨ 우유를 먹으면 설사를 한다. ⑩ 피로감이 심하다.

기울(氣鬱)과 슬통(膝痛)이 겸해 있는 것을 목표로 빈소산 2배량에 상열(上熱)을 감안하여 목단피, 치자, 시호 1돈을 더하여 10일분 20첩을 지어주었다. 약 20일쯤 지나 전화를 받았는데

1. 약을 복용한 지 3일 쯤 지나니 얼굴에 열꽃이 없어졌다.
2. 일주일 정도 지나니 신기하게 가슴 답답함, 무릎 통증이 많이 없어졌다.
3. 그리고 무엇보다도 피곤한 것이 많이 없어졌다.
4. 하지만 신경을 쓰면 바로 화장실 가는 것과 연변(軟便)은 아직 그대로라고 한다.

복용 후에 여러 증상이 호전되거나 일시 소실된 것으로 보아서 빈소산이 효과가 있다고 보고, 지난번 처방에 체열이 높은 사람의 열의 부조화로 생긴 설사를 감안하여 황련 1돈을 더해서 1제를 다시 지어주었다.

한 달쯤 지나 이 부인께서 방문했을 때 어머니께

1. 그동안 여러 가지 증상 중 가슴이 답답했던 것과 열이 달아오는 증상은 거의 소실되었다.
2. 피로감, 무릎통증도 없어져서 한약이 너무 좋다고 한다.
3. 당시 필자가 없어서 연변(軟便)과 신경을 쓰면 화장실 가는 것은 확인하지 못했다.

6-1. 우측반신경색(右側半身梗塞), 종아리통, 복부경색감(腹部梗塞感), 의욕저하(意慾低下)

● 이 ○ ○ 남 55세 태음인 경기도 의왕시 내손2동 삼익빌라

보통 키에 살집이 있으며 피부가 검고 체구가 당당한 태음인으로 보이는 남자이다.

2년 전 자동차 운반용 대형차량을 몰고 고속도로가 아닌 국도로 서울에서 울산까지 밤을 꼬박 새는 야간운전을 겨울 내내 한 뒤부터 오른쪽 장딴지가 터질듯 아파오면서 오른쪽 반신으로 경색이 왔으며, 처음에는 살갗만 딱딱하게 굳어졌다가 그 뒤로 살 속이 굳어지는데

① 1년 전부터 오른쪽 반신만 살 속이 굳어지고 딱딱한 느낌이 지속되고 있으며 만지면 단단하고 아프다.
② 아프고 굳어진 부위로 제일 심한 부위부터 말하자면, 오른쪽 상복부(上腹部)와 우측 흉협(胸脇), 우측 하복부(下腹部), 오른쪽 어깨, 오른팔과 손가락, 오른쪽 장딴지 순이며 상태가 지속되는 만큼 통증 또한 누르면 발생하다가 그냥 계속되거나 한다. ③ 오른쪽 상복부 살갗 속과 뱃속에 무엇이 달린 듯하고, 부어 있는 느낌이며 단단하게 뭉쳐있으며 마치 남의 살처럼 감각이 이상하고 답답하고 불편하며, 단단히 굳은 전체가 만져지며 만지면 아프다. ④ 오른쪽 팔꿈치에서 팔목까지가 역시 약간 경색되어 있고, 누르면 아프며 또한 손가락마다 만지거나 살짝 누르면 몹시 아프다.
⑤ 오른쪽 가슴과 옆구리가 상복부(上腹部)처럼 단단하게 굳어져 있으며 엎드리거나 앉아 있으면 가슴이 답답하다.
⑥ 오른쪽 어깨가 땅기고 아프며 가만히 앉아 있어도 아프다. ⑦ 오른쪽 종아리가 단단하게 뭉치고 아프다.
⑧ 오른쪽 뒷덜미가 땅기고 아프다. ⑨ 왼쪽 등이 늘 시리다. ⑩ 3년 전부터 자다가 다리를 연속으로 떤다.
⑪ 몸이 늘 괴롭고 불편하며 의욕이 없다. ⑫ 더위를 몹시 타며 얼음물을 많이 마신다. ⑬ 배에 가스가 차고 방귀가 많다.

겨울 내내 야간운전을 한 후 발생한 종아리 통증과 우측반신경색(右側半身梗塞)을 목표로 빈소산 2배량에 포만(飽滿)과 방귀가 많은 것을 감안하여 후박 3돈을 더하여 10일분 20첩을 지어주었다.

25일 뒤에 확인해 보니, 그 약을 먹은 뒤로는 우선 늘 몸이 괴롭고 불편하며 의욕이 없던 것이 사라지고, 오른쪽 상복부(上腹部) 피하(皮下)에 경색(梗塞)되어 있는 것이 거의 없어졌고 약간 남아 있는 느낌이며, 팔꿈치를 누르면 오는 통

증은 여전하나 손가락마다 누르면 아픈 증세는 완전히 없어졌다고 한다. 또한 흉협통(胸脇痛)은 약간 경감된 듯하며 아직도 불쾌한 경색감(梗塞感)은 여전하고, 견통도 약간 경감된 듯하다. 종아리통과 경색은 많이 줄어들었고 자다가 다리를 연속으로 떠는 것이 거의 없으며, 가끔씩 그것도 한 번 정도 떨고 얼음물을 많이 마시는 것도 반으로 줄어들었으며, 더위도 덜 타는 것 같고, 배에 가스 차는 것은 없어졌으나 방귀는 오히려 더 나온다는 것이다.

그간에 종합병원에서도 3개월 이상 치료를 받았고 한약도 3~4번 복용했으며 이 병원 저 병원 다 다녔으나 조금도 차도가 없었는데, 이 약을 먹고 이렇게 차도가 있으니 이 병이 나을 수 있구나 하는 자신감이 생겼다고 했다. 본인의 요청대로 다시 전과 같은 처방으로 10일분으로 20첩을 지어주었다.

7-1. 현훈(眩暈), 부종(浮腫), 오심(惡心), 탄산(呑酸), 이급후중(裏急後重), 지절통(肢節痛), 요통(腰痛)

다음은 이유석 선생의 경험이다.

● 김 ○ ○ 여 55세 태음인 155cm 60kg 서울특별시 강남구

① 어지럽다. ② 몸이 붓는다. 특히 손등이 많이 붓는다. ③ 손이 저리다. ④ 속이 메스껍다. 김치, 커피 등 자극성 음식을 먹으면 신물이 넘어오며 식도가 아프다. ⑤ 팔과 다리의 관절에 통증이 있으며, 요통(腰痛)이 있다. ⑥ 무릎과 발뒤꿈치가 시리며, 특히 발뒤꿈치가 더욱 시리다. ⑦ 하지(下肢)에 힘이 없다. ⑧ 입이 쓰다. ⑨ 심하비(心下痞)가 있고, 배꼽을 중심으로 압통이 있다. ⑩ 잘 체한다. ⑪ 잘 놀란다. ⑫ 소변불리(小便不利)가 있다. ⑬ 소화력은 좋다. ⑭ 밥 때가 지나면 온몸에 힘이 없고 다리가 후들거릴 정도로 힘이 없다. ⑮ 젊었을 적에 마음고생을 많이 했다. ⑯ 추위를 타는 편이다.

주증상인 현훈(眩暈)과 몸이 붓고 속이 메스꺼운 것은 체형을 보면 알 수 있는데, 담음(痰飮)으로 인한 소화장애인 듯싶으나 소화력은 좋다. 하지만 밥 때가 지나면 기운이 떨어지는 것으로 보아 중기허(中氣虛)로 보인다. 젊었을 때부터 마음고생을 많이 한 것으로 보아 칠정상(七情傷)에 해당하는 것으로 보인다. 특히 팔, 다리의 관절통과 요통이 있다는 점을 감안하여 향소산이 포함된 빈소산을 선택했다. 그래서 빈소산 본방으로 10일분 20첩을 지어주었다.

1. 약을 먹으면 소화가 잘되고 마음이 편안해진다.
2. 그 외의 변화는 없다.

이번에는 현훈(眩暈)과 부종(浮腫)에 비중을 두고 역시 향소산이 포함되어 있는 분심기음 본방으로 2제를 투약했다.

1. 어지러움이 많이 호전되었다.
2. 몸의 부기가 많이 호전되었다.
3. 속이 메스껍다거나 신물이 넘어오는 것도 소실되었다. 그러나 고춧가루 들어간 음식을 먹으면 속이 따가운 것은 남아 있다.
4. 이급후중(裏急後重)이 많이 호전되었다.
5. 관절과 허리의 통증이 경감되었다.
6. 주변 사람들이 얼굴이 좋아져 윤기가 난다고 한다.
7. 부기가 빠져서인지 전보다 얼굴과 신체가 호리호리해졌다.

이번에는 무릎, 발뒤꿈치가 시린 것이 허랭(虛冷)과 관련이 있다고 보고 팔물탕의 변방이며 부자, 육계 등 온열성 약재가 포함된 자신보원탕 2배량으로 10일분 20첩을 지어주었다.

1. 무릎, 발뒤꿈치가 시린 것이 거의 소실되었다.
2. 하지(下肢)에 힘이 없는 증상이 많이 호전되었다.
3. 손저림이 없어졌다.
4. 몸이 후끈후끈하다고 한다.

가끔 한 봉을 다 먹으면 코에서 냄새가 난다고 한다. 그래서 7월 하순인 지금은 반 봉씩 복용하는 중이다.

부자의 양이 많아서 약을 지을 때도 부자를 0.5돈으로 할까 1돈으로 할까 고민하다가 이왕 2배량하기로 맘먹어서 부자까지도 2배량(1돈)했는데 이는 부자의 영향이 아닌가 생각해 본다.

下統136 寶 반총산 蟠蔥散

蒼朮 甘草 各一錢 三棱 蓬朮 白茯苓 青皮 各七分 砂仁 丁香皮 檳榔 各五分 玄胡索 官桂 乾薑 各三分
蔥白一莖

[出   典] 太平惠民和劑局方·方藥合編 : 治 脾胃虛冷 心腹攻刺 連胸脇 膀胱 小腸 腎氣作痛
[活套鍼線] 氣痛(氣) 心腎痛(胸) 寒疝(前陰) 氣疝(前陰)
[適 應 症] 신기작통, 하복통, 복통, 명치통, 생리통, 하복랭, 하복경결, 하복고창, 설사, 방광통, 방광염, 요관결석, 소변난, 소변
        빈삭, 혈뇨, 요통, 항강, 연변, 소화불량, 자궁암

처방 설명 반총산은 복통(腹痛), 하복경결(下腹硬結), 소변장애(小便障礙), 요로결석(尿路結石), 생리통(生理痛), 충수염(蟲垂炎), 요통(腰痛) 등에 사용한다. 반총산을 쓸 수 있는 복통의 특징은 사방으로 뻗쳐 나가는 형태의 극심한 복통이며, 통증의 양상은 급성이지만 통증이 발생할 수 있는 상태가 내재되어 있을 때 나타나기 때문에 상태적인 측면에서는 만성이라고 할 수 있다. 통증은 소화기에 기인된 경우도 있지만 비뇨기나 생식기에 기인한 통증도 있어 반드시 소화기에 국한할 필요는 없다. 이는 경련을 일으키는 조직을 풀어주는 것이 반총산의 주작용이기 때문이다.

《화제국방》을 요약하여 정리한 책인 《의림촬요》의 조문을 보면 '남자와 여자의 비위(脾胃)가 허(虛)하고 차서 기운이 막히고 통하지 않아 명치 아래가 찌르는 것 같이 아프며, 그것이 가슴과 옆구리까지 뻗치는 것과 방광기(膀胱氣), 소장기(小腸氣), 신기(腎氣)와 부인(婦人)의 혈기(血氣)로 찌르는 듯이 아픈 것을 치료한다.'고 되어 있다. 이는 반총산을 써야 하는 경우는 통증의 정도가 매우 심하다는 것을 암시하며, 또한 소화기에만 국한한 것이 아니라 비뇨기와 생식기에 기인된 통증도 포함하고 있음을 알게 한다. 실제로 반총산의 통증은 어느 한 곳에 국한되기도 하지만 한 곳에서 사방(四方)으로 뻗쳐나가며, 간헐적으로 발생할 수도 있고 지속적으로 나타나기도 하지만 못 견디게 아프다는 특징이 있다.

이러한 통증은 배를 뜨겁게 해주면 일시적으로 감소하는 경향이 있다. 조문에도 비위허랭(脾胃虛冷)이 원인이라고 했으며, 실제로 허랭한 상태에서 나타나는 복통에 주로 사용한다. 그러나 허랭 증상이 두드러지지 않더라도 평소 추위를 타는 등 허랭상태(虛冷狀態)가 바탕을 이루고 있다고 생각될 때도 사용할 수 있다.

허랭(虛冷)하면 조직이 위축되어 혈관과 신경이 압박을 받을 수 있다. 허랭이 지속되어 혈관과 신경의 압박이 만성적이라면 혈액순환이 원활하지 못하여 기능저하가 나타날 수 있고, 지속된 허랭상태가 조직의 위축을 심화시키거나 이런 상태에서 어떤 자극요인이 작용하여 소통장애를 가중시키면 갑작스런 극심한 통증이 일어날 수 있다. 따라서 허랭한 상태 자체가 복통의 원인으로 작용할 수도 있고, 허랭한 상태를 기반으로 다른 자극요인이 가중된 것도 원인이 될 수 있다. 예를 들어 시험기간이 다가오면 하복통이나 하복경결이 생기는 사람이 있다. 이는 시험에 대한 스트레스 때문에 하복부가 과도하게 긴장되어 경결되고 복통이 나타나는 것이라고 할 수 있다. 이 경우 복통의 유발요인은 스트레스이지만, 몸 전체적으로 허랭하거나 복부의 허랭상태가 내재되어 있었기 때문에 이러한 통증이 발생하는 것으로 보아야 한다.

반총산은 요로결석(尿路結石)에도 사용하는데, 요로결석이라는 질환에 기준을 두고 사용하는 것이 아니라, 허랭한 상태에서 요로결석으로 인해 극심한 통증이 나타났다는 것에 기준을 두고 사용하는 것이다. 만약 요로결석이 있다고 해도 신체상태로 볼 때 열이 많고 건실한 사람이라면 다른 처방을 사용해야 한다.

따라서 어떤 질병이 기준이 되는 것이 아니라 허랭을 바탕으로 한 극심한 통증 자체가 반총산을 쓸 수 있는 기준이 된다. 그래서 복통은 소화기장애에 기인할 수도 있고 비뇨기장애나 생식기장애에 기인할 수도 있다.

지금은 의료기술이 발달되어 있어 질병의 원인을 대부분 밝혀내고 있지만 여전히 통증의 원인을 알 수 없는 경우가 적지 않다. 그래서 X-ray나 CT, MRI를 통해서도 원인을 알 수 없는 경우에, 이러한 통증이 허랭한 상태에서 발생하였다면 반총산증에 부합되므로 사용할 수 있는 것이다.

필자의 반총산 처방기준은
① 허랭한 상태에서 발생하는 경련성·방사성 복통
② 허랭한 상태에서 방광, 요로결석으로 통증이 극심한 경우
③ 허랭상태에서 발생하는 원인불명의 통증
④ 방광염이나 맹장염에도 응용한다.

처방구성을 보면 창출은 소화기의 운동성을 증가시키는 작용이 있는데, 실험을 통해 창출이 포함된 처방을 토끼에게 주입했을 때 장을 흥분시켜 연동운동(蠕動運動)을 일으키는 것으로 밝혀졌다. 감초는 소화관 평활근에 작용하여 경련을 억제하며, 스테로이드 호르몬과 유사한 작용이 있어 항염증작용, 해독작용, 해열작용을 한다. 삼릉은 장관수축작용, 항응혈작용, 혈전형성 억제작용이 있고, 봉출은 복강(腹腔) 내의 혈괴흡수를 촉진하는 작용과 관상동맥의 혈액순환을 개선하는 작용이 있다. 백복령은 세뇨관의 재흡수를 억제하여 이뇨를 촉진하고, 청피는 소화액분비 항진작용, 위산분비 강화작용이 있어 소화를 촉진하며, 세포질의 투과성을 조절하여 염증 증상을 개선한다.

사인은 장관(腸管) 평활근을 이완시키며, 소화기의 운동을 촉진하여 음식물의 운송과 소화·흡수에 도움을 준다. 정향은 방향성 건위작용이 있어 소화를 촉진하며, 빈랑은 부교감신경을 흥분시켜 위액분비를 촉진하고, 위장의 연동운동을 강화한다. 현호색은 강력한 진통작용과 진정작용을 하며, 소화관의 경련성 동통을 억제한다. 육계는 심장의 수축력과 심박동을 증가시키며 말초혈관의 혈류를 원활하게 한다. 건강은 혈관확장작용이 있어 혈액순환을 촉진하고, 혈관운동 중추를 흥분시켜 직접 강심작용을 나타낸다. 또한 위액과 위산분비를 촉진하여 소화를 돕고, 소화기의 운동을 자극하는 작용도 있다.

작약감초탕과 비교하면 두 처방 모두 경련성 복통에 사용한다는 공통점이 있다. 그러나 작약감초탕은 근육의 과도한 긴장이나 수축으로 인한 복통과 근육통에 사용하며, 갑자기 쥐가 나는 경우에도 사용한다. 반면 반총산은 허랭으로 인해 조직이 위축되어 혈행장애가 나타나거나 조직이 급격히 수축되어 발생하는 경련성 복통에 사용한다.

당귀사역탕과 비교하면 당귀사역탕의 복통은 자윤결핍을 겸한 허랭성 하복통이며, 허랭 정도는 반총산을 써야 하는 경우보다 심하지 않지만 허랭상태만 해결되면 통증은 자연히 없어진다는 특징이 있다. 반면 반총산의 통증도 허랭이 바탕이지만 통증이 더 극심하여 온열제만으로 통증이 해결되지 않고, 경결된 조직을 풀어줘야 통증이 해결되는 경우에 사용한다.

오적산과 비교하면 두 처방 모두 복통에 사용하며 허랭이 기반을 이루고 있다는 특징이 있다. 그러나 오적산은 허랭의 정도가 더 심하며, 복부질환뿐 아니라 요통이나 지절통, 견통, 감기, 불임 등 더 광범위한 증상에 사용한다. 반면 반총산은 허랭이 바탕을 이루고 있지만 허랭증상이 현저하게 나타나지 않는 경우도 있으며, 통증의 정도는 오적산을 사용해야 하는 경우보다 심하며 주로 복통에 사용한다.

→ **활용사례**

1-1. 신기작통(腎氣作痛) 남 56세
1-2. 하복통(下腹痛) 여 16세 소음인
1-3. 하복통(下腹痛), 요통(腰痛), 눈 충혈, 연변(軟便) 남 35세 태음인
1-4. 하복통(下腹痛), 항강(項强), 요통(腰痛), 복명(腹鳴), 연변(軟便) 남 46세
1-5. 하복통(下腹痛), 소변난(小便難) 여 51세 태음인
1-6. 하복통(下腹痛) 남 52세 소양성소음인
1-7. 하복통(下腹痛) 남 태음인 육군대령
1-8. 하복통(下腹痛), 복명(腹鳴), 변비(便秘) 남 24세 166cm 62kg
1-9. 음주 후 하복통(下腹痛), 설사(泄瀉), 피로(疲勞) 남 38세
1-10. 수술 후 하복통(下腹痛), 자한(自汗), 도한(盜汗), 수족떨림, 수장열(手掌熱) 여 60세 소양성태음인
2-1. 복통(腹痛) 여 40대
2-2. 복통(腹痛), 월경통(月經痛), 명치통, 소화불량(消化不良) 여 15세 소음인
2-3. 야간빈발 복통(腹痛) 남 17세
3-1. 생리통(生理痛) 여 47세
4-1. 하복고창(下腹鼓脹), 경결(硬結), 하복랭(下腹冷), 하복통(下腹痛) 여 56세 소음인
5-1. 맹장염(盲腸炎), 우하복통(右下腹痛) 여 34세 소음인
6-1. 하복(下腹) 돌기, 맹장염 여 14세 태음인
7-1. 변비(便秘), 요통(腰痛) 여 50대
8-1. 방광염(膀胱炎), 요통(腰痛), 하복통(下腹痛), 음부(陰部) 소양감(搔痒感) 여 41세 소양인
8-2. 방광염(膀胱炎), 혈뇨(血尿), 소변빈삭(小便頻數) 여 34세 태음성소음인
8-3. 소변빈삭(小便頻數), 피부소양(皮膚搔痒) 여 45세 태음인
9-1. 산후혈뇨(産後血尿) 여 50대
9-2. 요관결석(尿管結石) 여 47세 소음인
10-1. 요통(腰痛) 남 23세 태음성소음인 178cm 69kg
11-1. 자궁암(子宮癌) 여 40대
11-2. 자궁암(子宮癌) 여
11-3. 자궁암(子宮癌) 여 57~58세
12-1. 하복(下腹) 저림 여 26~7세

→ **반총산 합방 활용사례**
1-1. +작약감초탕+저령탕(과립) - 요로결석통 여 44세 153cm 64kg
2-1. +보중익기탕 - 대변불통(大便不通) 여 48세

1-1. 신기작통(腎氣作痛)

● 이 ○ ○ 남 56세 태음인 서울특별시 은평구 응암3동

키가 크고 마른 태음인이다.
① 3년 전에 왼쪽 아랫배에서 주먹만한 것이 치밀어 오르면서 우측 신장 부위가 간헐적으로 극렬하게 아파 왔다.
② 마침 이 분의 형님이 오랜 경륜을 가진 외과의사로서 통증의 정도나 부위가 마치 신장결석(腎臟結石) 같다며 X-ray 검사를 했으나, 이상이 없고 혈액 검사를 해도 백혈구나 적혈구에 변화가 없었다. ③ 며칠씩이나 반복적으로 통증이 와서 속수무책으로 진통제로만 버티다가 진통이 심하면 그나마도 듣지 않고 안절부절 못하며 통증만 참고 지냈다.
④ 그간 다른 병원에 가서 맹장염으로 진단해 수술도 받으려다가 그만둔 적도 있으며, 오늘도 수시로 간헐적인 신장 부위 통증이 발생하고 있으며 참다 못해 한약으로 나을 수 있을까 하여 왔다는 것이다.
간헐적으로 극렬하게 오는 신장 부위의 통증을 신기작통(腎氣作痛)이라 판단하고 반총산 3배량으로 5일분 10첩을 지어주었다.
그 약을 가져가 저녁에 1첩을 달여 복용하니, 계속되던 통증이 씻은 듯이 없어지며 전과 같으면 밤에 자다가도 통증이 일어나 잠을 못 자는 경우가 많은데, 전과 달리 약을 먹은 저녁에는 잠을 아주 잘 잤다는 것이다. 그 뒤로 약을 모두 먹고 통증이 완전히 없어졌다고 한다.
4개월 뒤 이번에는 통증이 아랫배에서 위 부위 쪽으로 뻗쳐 오면서 켕기기도 하는 격렬한 통증이며, 이 통증은 간헐적으로 오나 통증이 오면 전신에 땀이 뻘뻘 나며 따뜻한 아랫목이나 따뜻한 주전자를 배에 얹으면 통증이 다소 경감

된다는 것이다.

이번 복통도 첫날 약을 먹은 뒤부터는 통증이 사라지고 다시 발생하지 않았으며, 그 뒤로는 한동안 괜찮았었는데 그 뒤에도 2년 동안 2번 이런 증상이 있었으며, 그때마다 반총산을 먹고 모두 나았다.

1-2. 하복통(下腹痛)

● 최 ○ ○ 여 16세 소음인 경기도 과천시 막계동

큰 키에 보통 체구이며 소음인으로 보이는 학생으로 배구 선수이다.

① 2달 전 맹장수술 후부터 좌측 하복통(下腹痛)이 심하다.   ② 매일 3~4차례 통증이 오며, 10~20분간 지속된다.
③ 월경은 2달씩 건너뛰기도 하고 월경량이 매우 적어서 2~3일간 조금씩만 나온다.   ④ 아랫배가 가끔 차다.
⑤ 식욕은 정상이며 단 것을 좋아한다.

배가 차기 쉽고 맹장염 뒤에 발생한 하복통(下腹痛)을 목표로 반총산 2배량으로 10일분 20첩을 지어주었다.

10일 뒤에 보약을 지으러 왔을 때 확인해 보니, 간헐적으로 발생하던 극심한 하복통(下腹痛)이 모두 소실되었으며 가끔 약간씩 무지근할 때가 있다고 했다. 하복이 허랭(虛冷)했던 점을 감안하여 보약으로 건리탕을 1제 지어주었다.

1-3. 하복통(下腹痛), 요통(腰痛), 눈 충혈, 연변(軟便)

● 권 ○ ○ 남 35세 태음인 건축설계사 경기도 안양시 평안동

보통 키에 몸집이 좋고 약간 살이 찐 신체 건강한 태음인 남자로 개인사업을 한다.

① 2년 전부터 아랫배가 늘 뻐근하다.   ② 신경을 쓴 후로 소변(小便)이 마려울 때 아랫배의 뻐근함이 더욱 심하며 3~4시간 정도 지속된다.   ③ 소변을 참으면 극심하다.   ④ 아랫배가 뻐근할 때 허리 아래 엉치 부분도 뻐근하다.
⑤ 기상할 때 요통이 심하여 매일 주물러 달라고 한다.   ⑥ 허리가 아플 때는 허리를 만져보면 차다.   ⑦ 역시 2년 전부터 신경을 쓰면 눈의 피로(疲勞)가 심하고 눈충혈과 동시에 통증이 있다.   ⑧ 3~4년 전부터 뒤통수가 묵직하다.
⑨ 활동할 때와 잘 때 뒷머리에서 땀이 많이 난다.   ⑩ 더위를 많이 타며 하체와 머리에 땀이 많다.   ⑪ 식욕이 별로 없으며 가끔 더부룩하고 헛배가 부른다.   ⑫ 손과 발은 따뜻하며 몸도 전체적으로 따뜻한 편이나 아랫배가 약간 차다.   ⑬ 대변은 1일 2회 보며 변을 보는 데 오래 걸리고 묽다.   ⑭ 소변을 자주 본다.

체격이 건장하며 아랫배가 약간 찬 태음인의 하복통(下腹痛), 요통(腰痛), 빈뇨(頻尿)를 목표로 반총산 2배량으로 10일분 20첩을 투약했다. 17일 뒤에 다시 약을 지으러 왔을 때 확인해 보니, 아랫배가 뻐근한 것이 거의 소실되어 편해졌으며, 요통도 경감되어 많이 편한 느낌이며 주물러 달라는 소리도 덜 한다. 또한 눈충혈 및 통증도 경감되었고, 변이 묽지 않고 약을 복용하는 중에는 대변을 1일 1회만 보았다.

증상이 많이 호전되었으므로 약을 계속 복용하고 싶다고 하여 반총산 2배량으로 10일분 20첩을 투약했다.

36일 뒤에 다시 확인해 보니, 하복통과 요통이 모두 소실되었으나, 근래 들어 다시 허리가 약간 아프며 하복통 증세가 와서 한약 2제를 쓴 후 나았던 기억이 있어 얼른 달려왔다는 것이다. 이번에도 경미하기는 하나 이전과 같은 증상이며, 또 지난번 약이 효과도 좋았으므로 역시 같은 처방인 반총산 2배량으로 10일분 20첩을 투약했다.

1-4 . 하복통(下腹痛), 항강(項强), 요통(腰痛), 복명(腹鳴), 연변(軟便)

● 허 ○ ○ 남 46세 경기도 안양시 비산3동

① 3년 전부터 매일 새벽에 배가 사르르 아프다. ㉠ 과일만 먹으면 즉시 설사한다. ㉡ 소화가 잘 안되며 음식 생각이 없다. ㉢ 식사를 해도 뱃속이 빈 것 같고 더부룩하며 소리가 난다.   ② 1개월 전부터 신경을 많이 쓰면 뒷목이 뻐근하고 땅긴다.   ③ 8개월 전부터 허리에 통증을 늘 느낀다.   ④ 20일 전부터 아침에 일어나면 얼굴이 부석부석하다.
⑤ 2년 전부터 양기 부족을 느낀다.   ⑥ 추위를 심하게 타며 따뜻한 음식을 좋아하고 선풍기, 에어컨을 싫어한다.
⑦ 손발과 아랫배, 몸 전체가 차다.   ⑧ 대변은 1일 2회 묽거나 설사를 한다.   ⑨ 잠귀가 밝다.   ⑩ 몸이 무겁고 피로하다.

추위를 심하게 타는 것과 하복이 차면서 연변이나 설사가 있는 점을 감안하여 복원단으로 1제를 지어주었는데, 복용한 후에 다시 내원했다. 약도 매우 쓰고 구역감(嘔逆感)이 있다고 하며, 약을 복용한 후 3일째부터 열이 나고 두통이 있고 오른쪽 안면(顔面)이 땅기며 만져도 남의 살 같았었다고 한다.

처음 복용했을 때는 좀 좋긴 했으나 시간이 지나면서 다시 처음처럼 여전하다고 한다. 그러면서 또 항강(項强)과 요통(腰痛)은 조금 경감되었으나 하복통(下腹痛), 부종(浮腫), 양기부족(陽氣不足)은 여전하다고 했다.

복원단이 기대에 미치지 못한 점으로 미루어 보아 처방을 다시 검토해 보았다. 배가 사르르 아프고 과일만 먹어도 설사를 하는 것으로 보아 비위(脾胃)가 허랭(虛冷)한 것으로 본 점은 지난번과 동일하다. 그러나 이번에는 연변(軟便), 설사(泄瀉)보다는 하복통(下腹痛)과 요통(腰痛) 등 통증 자체에 목표를 두고 비위(脾胃)의 허랭(虛冷)이 흉협(胸脇), 방

風
寒
暑
濕
燥
火
內傷
虛勞
霍亂
嘔吐
咳嗽
積聚
浮腫
脹滿
消渴
黃疸
瘧疾
邪崇
身形
精氣
神血
夢
聲音
津液
痰飮
蟲
小便
大便
頭
面
眼
耳
鼻
口舌
牙齒
咽喉
頸項
背
胸
乳
腹
腰
脇
皮
手
足

前陰

後陰
癰疽
諸瘡
婦人
小兒

광(膀胱), 소장(小腸)에 영향을 주어 통증이 발생한다는 점에서 반총산 2배량으로 10일분 20첩을 지어주었다.

보름 뒤에 다시 내방했다.

속이 더부룩한 것과 복명(腹鳴)과 연변(軟便)이 격감하고, 새벽마다 사르르 아프던 하복통(下腹痛)과 항강(項强)과 요통(腰痛)이 모두 없어졌다고 한다.

1-9. 음주 후 하복통(下腹痛), 설사(泄瀉), 피로(疲勞)

● 최 ○ ○ 남 38세 소양인 경기도 안양시 달안동

보통 키와 체격에 살이 약간 무르고 둥근 얼굴에 예리하게 보이며 말이 느리면서 약간 굵은 소양인 남자이다.

① 2~3년 전부터 1년에 한두 번은 과음한 이후 아랫배가 아프고 경련이 있으며 설사를 심할 정도로 한다.
② 3~4개월 전부터 하루 종일 피곤하여 아침에 일어나기 힘들다.   ③ 밥은 하루 3끼를 먹으며 식욕이나 소화력은 보통이다.   ④ 평소 속이 쓰리며 배에 가스가 차기도 한다.   ⑤ 소변을 보고 나면 늘 남아 있는 듯하다.   ⑥ 가슴이 뛰고 불안하며 손 떨림이나 뒷목 뻐근함이 있다.   ⑦ 혀 둘레에 굴곡이 약간 있다.   ⑧ 더위를 심하게 탄다.
⑨ 음식은 따뜻한 것과 맵고 짠 것을 좋아한다.   ⑩ 과음 후에 주로 약국에서 장약으로 4~5일 분의 약을 복용한다.
⑪ 3~4개월 전부터 과로를 했다.   ⑫ 물을 거의 안 마신다.

따뜻한 음식을 좋아한다는 것과 평소에 물을 거의 마시지 않는다는 것을 허랭(虛冷)의 기반으로 보고 음주한 이후 발생하는 하복통(下腹痛)과 경련(痙攣)을 목표로 반총산 2배량에 피로를 감안하여 황기 4돈, 속쓰림과 설사를 감안하여 연육 2돈을 더하여 3일분 6첩을 지어주었다.

2개월 후에 다시 왔다.

전번 약에 대해 물어 보니, 약을 먹은 뒤로 과음한 이후 나타났던 하복통, 경련, 설사가 덜하고 피로도 많이 경감되어 몸 상태가 좋다고 한다.

1-10. 수술 후 하복통(下腹痛), 자한(自汗), 도한(盜汗), 수족떨림, 수장열(手掌熱)

다음은 최미선 선생의 경험이다.

● 양 ○ ○ 여 60세 소양성태음인 서울특별시 강동구 천호3동

보통의 키에 체격이 소양성 태음인으로 보이는 여성이다.

2006년 5월 8일의 환자로 3월 17일에 담낭을 절개하고 담석 수술을 하고 집에서 요양 중이다. 수술 후부터 하복통이 시작되어 병원에서 투여하는 진통제로 견디고 있다. 이제는 더 이상 진통제마저 듣지 않는다고 한다. 그래서 2006년 5월 1일에 병원에 다시 입원해서 장(腸)과 위(胃)내시경을 해보았으나 위염증세가 약간 있고 소장(小腸)이 약간 부어있다고만 했다고 한다.

① 2개월 전 담석 수술 후부터 하복통이 있다. ㉠ 제복(臍腹)을 중심으로 퍼지는 통증이 극심하다. ㉡ 밤이 되면 통증이 심해진다. ㉢ 날이 갈수록 하복통이 오는 횟수가 늘어난다.   ② 속쓰림이 있다. ㉠ 위(胃)내시경시 위염증세가 약간 있다고는 했다. ㉡ 신물이 넘어오지는 않는다.   ③ 자한, 도한이 있는데 한 번 통증이 오기 시작하면 온몸을 흠뻑 적실 정도의 땀이 흐른다.   ④ 수족이 떨린다. ㉠ 하복통이 시작되면 손발이 떨린다.   ⑤ 손바닥에서 항상 미열이 난다.   ⑥ 요통이 있다.   ⑦ 추위를 심하게 타고 더위는 안 탄다.   ⑧ 식욕은 좋다.   ⑨ 통증으로 잠을 못 잔다.
⑩ 설사와 힘없는 변이 번갈아 가며 나온다.   ⑪ 가슴이 답답하고 열이 달아오름이 있다.   ⑫ 항상 피곤하고 기운이 없다.   ⑬ 손과 발, 아랫배, 몸 전체가 매우 차다.

몸 전체가 허랭한 부인의 담석 수술 후 더욱 몸이 허랭해져서 하복부에 통증이 생겼다고 판단되었다. 따라서 하복부의 혈관을 확장하여 순환을 강화하고 체열을 높여주면 하복통이 멎을 수 있다고 판단했다.

온리제와 이기제로 구성되어 있고 하복부 한산통, 신기작통에 쓰이는 반총산이 이 환자의 하복통에 적합하리라고 판단되었다. 이종대 선생님께 문의 드린 결과 오적산, 반총산, 난간전, 당귀사역탕 등이 이 환자 같은 하복통에 쓰일 수 있는 처방이나, 그 중 반총산이 가장 적합할 것 같다는 말씀을 해주셔서 주저 없이 반총산을 투약하게 되었다.

제복(臍腹)을 중심으로 아랫배가 차면서 하복통이 있는 것을 하복허랭으로 인한 신기작통으로 보고 반총산 본방으로 15일분 30첩을 달여 주었다. 그러면서 당장의 복통을 멈추기 위해서 그동안 하복통을 호소하는 사람에게 투여하여 많은 효과를 보았던 당귀건중탕을 3일분을 먼저 투약했다. 약이 도착할 때까지 드시라고 했다.

당귀건중탕을 하루분을 복용한 다음날 전화가 왔다. 한결 복통이 부드러워졌다고 했다. 그리고 반총산을 3일 정도 복용한 후 또 다시 전화가 왔다. 더 이상 배가 아프지 않다고 한다. 가끔 저녁에 복통이 올 조짐이 보이기는 하지만 그러다 만다는 것이다.

약을 15일분 30첩을 다 복용한 후에는

1. 더 이상 복통이 발생하지 않았다.

2. 복통이 없어지니 복통과 함께 있던 자한, 도한이 사라졌다.
3. 역시 하복통시 발생한 수족 떨림도 사라졌다.
4. 손바닥에서 열이 나는 것도 사라졌다.
5. 요통은 여전하다. 특히 저녁에 잠들 무렵 왼쪽 요통이 심하다.
6. 최근에 김치 같은 것을 먹으면 속이 약간 쓰린 경우가 있다.
먼젓번의 반총산이 효력이 좋았으므로 본인의 요청으로 15일분 30첩을 더 투약했다.
1. 복통이 한 번도 발생하지 않았다.
2. 최근에 밥맛이 더욱 좋아져서 살이 찌기 시작했다.
3. 허리는 약간 나아졌다.

2-1. 복통(腹痛)

다음은 심선택 선생의 경험을 발췌한 것이다.

● ○○○ 여 40대 서울특별시 서대문구 남가좌동 모래내
① 얼굴이 붉고 열감이 있다.   ② 배가 아파서 참을 수 없다.
③ 이렇게 아프니 아마도 자궁암(子宮癌)으로 생각된다며 찾아 왔다.
반총산 5일분으로 "이젠 아주 괜찮습니다."하고 말했다.

2-2. 복통(腹痛), 월경통(月經痛), 명치통, 소화불량(消化不良)

● 이○○ 여 15세 소음인 경기도 의왕시 오전동
키가 작고 체격이 작고 가늘며 소음인 체질의 여학생으로 필자의 조카이다.
6년 전인 91년 1월 초순에 식욕부진(食慾不振)과 소화불량으로 황기건중탕을, 3년 전인 93년에는 월경통으로 소건중탕을 먹고 월경통이 약간 소실된 경력이 있다. 그 후 월경통으로 오적산을 한 차례 더 복용한 적이 있다.
① 3년 전 초등학교 6년 때부터 배가 몹시 아프다. ㉠ 배 전체가 수시로 찌르듯이 아프다. 전에는 하복부(下腹部)가 아팠다. 1일 2~4회 통증이 발생한다.   ② 소화가 잘 안 된다.   ③ 과식을 하면 잘 체한다.   ④ 여드름이 자꾸 난다.
⑤ 아침에 피로하다.   ⑥ 식욕이 거의 없고 식사량이 적다.
학교에서 시험을 보거나 긴장을 하면 복통이 종일 지속되며 소화가 잘 안 되고 잘 체한다는 소음인 여학생의 복통을 목표로 반총산 2배량으로 10일분 20첩을 지어주었다.
9일 뒤에 다시 한약방에 왔을 때 경과를 물어 보았다. 약을 복용한 이후 아무런 탈 없이 지내어 복통 때문에 조퇴도 않고 양호실도 안 가게 되었다고 한다. 그리고 10월 모의고사 시험도 잘 치렀다고 한다.
복통 증상이 소실된 것을 참고하여 다시 같은 처방으로 10일분 20첩을 지어주었다.
약 한달 뒤에 확인해 보니, 약을 모두 복용한 후에는 복통도 소실되고 월경통도 많이 격감하였으나 이번에 다시
① 소화불량이 심하다.   ② 속이 메슥거린다.   ③ 피로하면 소화불량과 오심 증세가 더 심하다.
④ 월경통이 심하다.
이번에도 전과 같은 처방으로 10일분 20첩을 지어주었다.
1달 뒤에 다시 확인했다. 약을 복용한 후 소화가 전보다도 잘 되고 피로도 덜하지만 월경통은 여전하다고 한다.
① 월경통으로 인해 우측 하복부(下腹部)가 몹시 아프다.   ② 속이 메슥거린다.
이번에도 반총산 10일분 20첩을 지어주었다. 경과를 확인해 보니
① 걸을 때 양쪽 복부가 아프다.   ② 숨을 쉬면 명치 부위가 누르는 것처럼 아프다.
이번에도 같은 처방인 반총산 10일분 20첩을 먹기 편하도록 환으로 지어주었다.
약 1년 6개월 뒤인 5월 말경에 다시 확인해 보았다.
지난번 약을 지속적으로 복용한 이후로는 복통 및 명치통 월경통, 소화불량 등 모든 증세가 완전히 소실되었다고 한다.

2-3. 야간 빈발복통(腹痛)

다음은 우천 박인상 교수의 자료를 인용 정리한 것이다.

● ○○○ 남 17세 충청북도 진천군
자시(子時)의 복통(腹痛) 1953년 11월경 이야기다. 연령이 17세인 남자로 하복통을 호소하는데 이상하게도 주야를 막론하고 하등 이상이 없다가 밤 12시만 되면 괘종시계가 울리는 동시에 복통이 있어서, 매일밤 고통을 느낀다.
복통의 종류는 많지만 子時에만 꼭 복통으로 인하여 고통받는 것은 그리 많지는 않다.
亂中이고 충북 진천이어서 교통도 불편하고 의료혜택도 못 받을 때이지만, 그 나름대로 백방으로 치료도 했으나 백약

이 무효하였다. 심리적 작용이 아닌가 하여 시계 치는 소리까지 못 들도록 철저하게 안정도 시켰으나 효과가 없다고 한다.

선친께서 진찰하시더니 이 아이는 蟠葱散을 쓰라고 처방하셨다.

2첩을 투약하였더니

그 다음날에 와서 雲去淸天격으로 전연 복통을 느끼지 않고 잠을 잘 잤다고 한다.

그 후 잘 치료가 되어서 완치되었다.

蟠葱散을 쓴 이유는 子는 북방이요 腎水인 故로 腎氣作痛으로 단정하고서 투약한 것이다.

반총산(蟠葱散)

蒼朮 甘草 各一錢 三稜 蓬朮 白茯苓 靑皮 各七分 砂仁 丁香皮 檳榔 各五分

玄胡索 官桂 乾薑 各三分 葱白 一莖

*治脾胃虛冷 心腹攻刺連胸脇膀胱小腹腎氣作痛

4-1. 하복고창(下腹鼓脹), 경결(硬結), 하복랭(下腹冷), 하복통(下腹痛)

다음은 박태기 선생의 경험을 채록한 것이다.

● 김 ○ ○ 여 56세 소음인 농업 강원도 원성군 신림면 주천리

보통 키에 약간 살이 찐 부인이다.

① 3년 전부터 아랫배가 돌처럼 단단해지며 마치 바가지를 엎어 놓은 듯 불러 있다. ② 아랫배가 위쪽이나 아래쪽으로 뻗치는 듯이 수시로 사르르 아프다. ③ 피로하고 기운이 없다. ④ 아랫배가 차다. ⑤ 소변과 대변은 정상이며, 식사도 정상적으로 한다. ⑥ 오랫동안 병원 치료를 받아 왔으나 차도가 없었다. ⑦ 병원에서는 아무래도 하복(下腹)을 들어내는 수술을 해야 할 것 같다고 하여, 겁이 더럭 나고 수술하면 죽을 것만 같아서 소문을 듣고 내방했다고 한다.

증세 중에 아랫배가 차면서 위 아래로 뻗치는 듯이 아프다는 것을 하복 허랭(虛冷)으로 인한 신기작통(腎氣作痛)으로 보고 반총산 본방으로 10일분 20첩을 지어주었다.

약 15일 정도 지난 뒤에 다시 내방했다. 상태를 묻자 돌처럼 단단한 아랫배가 처음보다 물러지고, 바가지처럼 부풀어 있던 정도도 크기가 조금 줄어들었다고 한다. 동시에 배가 아프던 것도 격감하여 거의 없어졌다고 한다. 부인의 요청대로 다시 지난번과 같은 반총산으로 1제를 지어주었다.

20여 일 뒤에 다시 내방했을 때 보니, 지난번보다도 단단한 정도나 튀어나온 정도가 줄어 있었다.

같은 약으로 다시 1제를 지어 갔고, 약 4개월 동안 반총산을 모두 6제 복용했다.

매번 약을 복용할 때마다 점차적으로 아랫배가 단단해지는 것과 튀어나온 것이 점점 감소하여서 6제를 복용하고는 완전히 없어져 정상인처럼 되었다.

5-1. 맹장염(盲腸炎), 우하복통(右下腹痛)

다음은 노의준 선생의 경험이다.

● 남 ○ ○ 여 만34세 소음인

키는 큰 편이나 많이 여윈 편이며 소리도 작고 가늘며 약해 보인다. 얼굴은 계란형인 소음인 여성으로

① 우하복통(右下腹痛)이 있다. ㉠ 우측 아랫배가 묵직하면서 아프다. ㉡ 출산 후 70일이 지났는데 한 달 후부터 다리를 펴고 잘 때 간헐적으로 명치에서 우측 아랫배 쪽으로 배가 아파왔다. ㉢ 통증이 극심해서 떼굴떼굴 구를 정도였다. ㉣ 성모병원 응급실로 실려 갔는데 양방병원에서는 검사 결과 일단 맹장염으로 판정을 했다. ㉤ 그러나 맹장검사인 맥버니점에서의 압진 후 손을 뗐을 때의 통증이 없었다. ㉥ 다른 병원에서는 혹 림프가 부어서 그럴 수도 있다고 하면서 항생제를 처방했는데 그걸 먹고는 우복부가 가끔씩 불편한 정도였다. ㉦ 그 이후 간헐적으로 복통이 오곤 하는데 다리를 펴면서 온몸을 쭉 폈을 때 아픈 느낌이 온다. ② 식욕이 별로 없고 식사량도 적으며 소화도 잘 안 되며 식후 가끔씩 걸린 듯한 느낌이 들기도 하고 아침 기상시에는 가끔씩 느글거린다. ③ 추위를 타는 편이고 손발과 아랫배가 약간 차다. ④ 피로하고 기운이 없고 아침에 못 일어나며 의욕이 없고 눈 피로감이 있다. ⑤ 가슴이 답답할 때가 있고 뒷목이 뻐근할 때도 있으며 잘 놀란다. ⑥ 잠들기 어렵고 뒤척이는 편이다. ⑦ 월경통이 약간 있어 아랫배가 아프다. 냉은 약간 나오는 정도이다. ⑧ 갑상선기능저하증이 있다. 그런데 출산 이후 항진증으로 바뀌었다. 병원에서는 얼마 안 있다가 괜찮아질 것이라고 했다. 갑상선항진증이 있어서 그런지 숨이 차고 가슴이 두근거린다. ⑨ 6일전인 지난 5월 14일에 치질(痔疾) 수술을 했다. ⑩ 출산 이후 골반~엉치 환도(還刀) 부위로 통증이 있다. ⑪ 복부(腹部)가 전체적으로 연약(軟弱), 무력(無力)한 편이고 심하비(心下痞)가 있다. ⑫ 제상(臍上)에서 중완(中脘)까지 비교적 심한 정도의 동계(動悸)가 있다. ⑬ 제하(臍下) 관원(關元)부위와, 제우하(臍右下)는 압진시 딱딱한 것이

만져지면서 압통이 있다. ⑭ 제우변(臍右邊)에서 제(臍) 우하(右下)에 이르는 넓은 부위에 걸쳐 경결(硬結)이 있다.

2003년 5월 19일에 체열이 낮고 체격 구조도 취약한 소음인 부녀의 우하복통을 맹장염이 아닌 숙식 어혈로 인한 한산(寒疝)으로 판단하고 반총산 2배량으로 5일분 10첩을 투약했다.

2003년 6월 2일에 확인하니

1. 복용 후 복통이 많이 줄어들었다. 60%가량 호전되었다.

2. 이번의 주증상은 기운이 하나도 없다는 것이다.

3. 출산 이후 오른쪽 엉덩이 부위가 아팠는데 지금은 무릎까지 아프다. 아픈 데가 돌아다닌다.

4. 등 뒤도 아프다.

2003년 6월 2일에 기운이 없는 것을 목표로 한다면 계지탕류나 보허탕, 보중익기탕, 귀비탕, 영계출감탕 등을 생각해 볼 수 있지만 아직 우하복통(右下腹痛)이 남아있으므로 전과 같은 처방으로 10일 20첩을 투약했다.

6-1. 하복(下腹) 돌기, 맹장염

● 김 ○ ○ 여 14세 태음인 중학생 경상북도 금릉군 봉산면 태화3동

보통 키의 보통 체구에 피부가 약간 갈색이며 건강하고 명랑한 태음인으로 보이는 소녀이다.

잠을 자고 있는데 한밤중에 시골 친구에게서 전화가 왔다. 아이가 계속 아프다고 하므로 병원에 갈까, 아니면 무슨 방법이 있을까 하여 전화를 했다는 것이다.

① 약 1달 전부터 맹장 부위가 수시로 아팠다. ② 7일 전부터는 점차 심해졌고 3일 전부터는 거의 종일 통증이 더하다가 덜하다가 하여 그냥 참고 있었다. ③ 어제는 통증으로 학교에서 조퇴를 하고 왔으며 오늘 저녁부터는 맹장 부위의 통증이 심하다. ④ 맹장 부위가 귤 만하게 부어서 약간 부풀어 올라 있다는 것이다. ⑤ 토하거나 열이 나는 것은 없었냐고 물어 보았더니 그런 증상은 없다고 한다. ⑥ 이런 맹장 부위 통증은 1년 전부터 통증이 가끔씩 있거나 불편하다가 저절로 없어지고는 했다.

맹장 부위의 지속적 통증과 부은 것이 장 내용물의 적체가 원인이라고 추측하고, 적체된 장의 내용물을 급격히 사하시킬 수 있는 온백원을 빈속에 따뜻한 물로 지금 3알, 그리고 내일 새벽 3알을 먹이라고 했다.

온백원을 밤 11시에 먹고 복통이 격감하여 잠을 잘 잤으며, 다음날 새벽에 일어나니 복통은 경미하게 남아 있어 새벽 6시에 다시 온백원 3알을 먹고 1시간 뒤에 설사를 2번 했으며, 그 뒤로는 통증이 완전히 없어져서 학교에 갔다고 한다. 복통은 없어졌으나 맹장 부위에 부어 있는 것은 여전하다고 한다.

그 후 2일 뒤까지는 복통 없이 그 상태로 지냈으며, 맹장 부위에 귤 만하게 부어 있는 것을 목표로 반총산 2배량으로 5일분 10첩을 보내주었는데, 복용하기 시작했다고 한다.

10일 뒤에 시골 친구 집에 가서, 이 학생에게 물어 보니 반총산을 먹고 귤 크기의 부은 것도 모두 없어지고 온백원을 먹은 뒤부터는 1달간 복통도 없었다는 것이다. 뒤늦게 안 사실이지만 이 학생은 평소 4~5일에 대변을 1번 보았으며, 복통 당시는 7일간이나 대변을 못 보았다고 했다.

7-1. 변비(便秘), 요통(腰痛)

다음은 심선택 선생의 경험을 발췌한 것이다.

● ○ ○ ○ 여 50대 경기도 여주군

① 주소는 요통이다. ② 변비가 15일에 1회로 심하다. ③ 환자는 피곤하다면서 눕고 싶어 한다.

④ 맥(脈)은 허약(虛弱)하다.

용담사간탕증도 있고, 도인승기탕증도 강하게 나타난다.

그러나 맥이 허약한 만큼 용담사간탕이나 도핵승기탕같은 실증의 약은 안 되겠다고 생각하고, 변비(便秘)가 심하지만 허증이므로 반총산에 계지복령환을 합하고 대황 0.5돈을 더하여 주었다.

이것을 복용하고 1일 5~6회에 하리(下痢)를 하고 10일분으로 요통과 변비(便秘)도 좋아졌다.

8-1. 방광염(膀胱炎), 요통(腰痛), 하복통(下腹痛), 음부(陰部) 소양감(搔痒感)

● 박 ○ ○ 여 41세 소양인 경기도 과천시 문원동

약간 뚱뚱하며 키가 작고 식당업을 한다는 소양인으로 보이는 주부이다.

1년 전 소변을 몹시 참았다가 본 후부터

① 소변을 보기가 어렵다. ② 소변을 보아도 시원하지 않고 남아 있는 듯하다. ③ 평소엔 괜찮다가도 장사하느라 종일 서 있으면 더욱 심하다. ④ 신경을 쓰면 재발한다. ⑤ 병원에서는 방광염이라 한다. ⑥ 소변 이상이 있으면 허리가 뻐근하다. ⑦ 소변이 이상하면 하복부(下腹部)가 뻐근하고 차다. ⑧ 소변 이상시 냉에서 냄새가 나며

색이 노랗다.   ⑨ 소변 이상시 음부(陰部)가 가렵다.   ⑩ 눈이 피로하고 침침하며 눈물이 난다.   ⑪ 에어컨, 선풍기 바람을 모두 싫어하며 추위와 더위 모두 심하게 탄다. 손발과 아랫배가 아주 차다. 발이 동상에 잘 걸린다.   ⑫ 식욕은 보통이고 소화력은 좋지만 양약을 복용하면 소화가 잘 안 된다.   ⑬ 1일 1회 대변을 보나 가늘고 시원하지 않다.

손발과 아랫배가 몹시 찬 소양인 주부의 1년 전 소변을 몹시 참은 후부터 생긴 방광염(膀胱炎), 요통(腰痛), 하복통(下腹痛)을 목표로 반총산 2배량에 산수유, 모려, 경부자 각 2돈씩을 더하여 10일분 20첩을 투약했다.

13일 후에 전화로 방광염, 요통, 하복부통증, 음부소양감 모두가 경감되었다며 약을 더 지어달라고 한다.

약을 복용한 후 많이 경감된 것으로 보아 처방이 잘 맞는다고 보고 같은 처방으로 10일분 20첩을 더 지어주었다.

12일 후에 다시 전화로 약을 더 복용하시길 원하여 자세히 물어 보니 방광염(膀胱炎), 요통(腰痛), 음부소양(陰部搔痒), 하복통(下腹痛)이 모두 소실되었다고 한다. 그리고 1년 동안 고생해왔던 터라 안심이 안 된다면서 약 1제를 더 원했다.

약을 복용한 후 현저한 효과가 있었다고 보고 같은 처방으로 10일분 1제를 더 지어주었다.

약 1년 반 뒤에 다시 왔을 때 물어 보니, 지난번 약을 복용한 후 방광염, 요통, 하복부통 등이 모두 소실되어서 잘 지냈으나 근래 들어 다시 약간의 증세가 나타나는 듯하다고 한다.

약을 더 복용하길 원하여 이번에도 같은 처방으로 10일분 20첩을 지어주었다.

8-2. 방광염(膀胱炎), 혈뇨(血尿), 소변빈삭(小便頻數)

● 임 ○ ○ 여 34세 태음성소음인 경기도 안양시 관양동

키가 작고 근육이 약간 물러 보이는 주부이다.

1년 전 산후(産後)에 기운이 없어 방문 열기도 힘이 들어 보중익기탕을 복용하고 손발이 따뜻해지는 등 기력을 되찾았던 경력이 있다. 올 4월에는 허약으로 인해 변비가 발생하여 늘 관장을 해 왔으나 보허탕을 복용한 뒤 변비가 호전되었으며 현재 증세는

① 10일전부터 소변볼 때 피가 보인다.   ② 소변은 10분에 1회 꼴로 자주 본다.   ③ 소변을 봐도 시원하지도 않고 아프다.   ④ 병원에서는 방광염이라고 하며 현재 10일째 치료 중이나 별 차도가 없다.   ⑤ 20일 전 시골에 다녀온 후 피로가 누적된 상태이다.   ⑥ 식사는 잘하고 대변은 정상이다.   ⑦ 음식냄새를 맡으면 임신을 한 것처럼 트림을 한다.   ⑧ 월경이 불규칙적이다.

소변을 자주 보며 아픈 것을 목표로 반총산 2배량에 곽향 2돈을 더해 5일분 10첩을 지어주었다.

일주일 후에 전화가 왔는데 10분 간격으로 화장실 가던 것이 40분에 1회 가는 것으로 호전되었다고 한다. 아울러 소변의 피도 없어졌고, 소변을 볼 때의 통증은 약간 경감되었다며 다시 약을 원했다.

반총산이 증세를 경감시키는 것으로 보아 효력이 있다고 보고 반총산 2배량으로 5일분 10첩을 지어주었다.

8-3. 소변빈삭(小便頻數), 피부소양(皮膚搔痒)

● 김 ○ ○ 여 45세 태음인 경기도 안양시 관양동

매사가 불안하고 짜증스럽다는 보통 체격에 키가 약간 커 보이는 태음인 여자로 작년에 직장에서 소변을 참은 후부터 ① 매 시간마다 화장실에 간다.   ② 소변을 참기가 어려우며 찔끔거린다.   ③ 소변을 봐도 시원치 않고 항상 남아 있는 듯하다.   ④ 소변을 보고 난 후 허리 아래쪽에 불쾌감이 있고 뻐근하며 통증이 느껴진다.   ⑤ 자다가도 3~4회 화장실에 간다.   ⑥ 기운이 없고 피곤하다.   ⑦ 며칠에 한 번씩 얼굴에 열이 확 달아오른다.   ⑧ 평소 한숨을 많이 쉬며 숨이 찬다.   ⑨ 환절기 때는 피부에 두드러기가 나며 가려운데 3개월 전에 이런 증상이 있었다.   ⑩ 3년 전부터 간혹 뒷골이 아프면서 눈도 같이 아프다.   ⑪ 식욕과 소화력은 좋다.

소변을 오래 참은 뒤부터 발생한 소변빈삭(小便頻數)을 목표로 반총산 2배량에 안통(眼痛)을 감안하여 구기자 2.5돈을 더한 뒤 10일분 20첩을 지어주었다.

3개월 후에 다시 약을 지으러 왔을 때 물어 보니 약을 복용한 후 매 시간마다 보러 갔던 소변의 횟수가 줄었다고 한다. 그러나 최근에 다시 재발하여 1시간마다 조금씩 본다고 한다. 또 소변시에 있었던 불쾌감은 전보다도 경감되었다고 한다. 또한 피부소양(皮膚搔痒)이 소실되었으며 뒷골이 아프면서 눈도 같이 아프던 증상은 아직 여전하다고 한다.

재발한 소변빈삭(小便頻數)을 목표로 전과 같은 처방으로 10일분 20첩을 지어주었다.

9-1. 산후혈뇨(産後血尿)

다음은 이성남 선생의 경험을 채록한 것이다.

● ○ ○ ○ 여 50대 경기도 양평군

양평에 있을 때의 일이다. 50대 부인이 와서 자기의 딸이 매일 소변을 보면 피가 섞여 나오는데 어떻게 하면 좋겠느냐고 물어왔다.

① 6개월 전 출산했다. ② 출산 뒤부터는 매일 소변 때마다 피가 섞인 소변을 본다고 한다.

위의 증세를 본인도 아닌 어머니로부터 들은 내용이긴 하나, 우선 이 혈뇨의 증세가 출산 직후부터 지금까지 지속되어 왔다는 점에서 출산과 연관이 있을 수 있다고 보고 이 혈뇨 증세가 어떤 신체적 상태에서 나타날 수 있을 것인가를 생각해 보았다.

이 혈뇨 증세는 신체적 상태에 따라 치법과 처방 또한 여러 가지가 될 수 있으나, 문득 방광통(膀胱痛), 하복통(下腹痛)과 소변불통(小便不通), 혈뇨(血尿) 등에도 효험이 있는 반총산을 써보면 어떨까 하는 생각에 반총산을 사용하기로 하고 산후(産後)라는 점을 감안하여 궁귀탕을 더한 뒤 5일분 10첩을 투약했다.

1달 뒤에 약을 지어간 어머니가 다른 약을 지으러 와서, 지난번 지어간 그 약 10첩 중 2첩을 먹으니 6개월간 지속되었던 혈뇨(血尿)가 소실되고, 정상뇨가 되었다면서 그래도 나머지 약은 마저 먹었다고 했다.

9-2. 요관결석(尿管結石)

다음은 류병욱 선생의 경험이다.

● 황 ○ ○ 여 47세 소음인 서울특별시 영등포구 대림1동

얼굴이 희고, 눈이 작은 편인 소음인으로 보이는 중년 여성이다.

① 방광 부근의 결석으로 갑작스런 극심한 요통과 좌측 하복통(下腹痛)을 호소한다. ② 통증 때문에 왼쪽 다리를 펴지 못한다. ③ 소변이 잘 나오지 않는다. ④ 추위는 많이 타지 않으나, 몸이 찬 편이다. ⑤ 아랫배가 무척 차다. ⑥ 평소 소화력은 약하다.

하복(下腹)이 찬 상태에서 발생한 결석(結石)을 목표로 반총산 2배량에 택사 2돈, 저령 1.4돈, 작약 2돈을 더하여 6일분으로 10첩을 지어주었다.

통증이 발작한 날 아침에 갑작스런 극심한 하복통이 생기며, 이때 잠시 좌측 하복이 야구공 만하게 부풀어 오르다가 가라앉았다. 병원 응급실에 가니, X-ray검사 결과, 요관~방광 이행부 부근에 결석으로 보이는 음영이 보였고, 통증이 극심하여 진통제를 주사한 후 통증이 조금 나아졌다. 요관 결석이어서 물을 많이 섭취하는 것이 도움이 된다고 하여 물을 자주 마시기 시작했다.

그 날 저녁 반총산이 도착하여 한 첩을 먹고 잤다. 다음날까지 통증은 여전하다가, 저녁에 침대에서 옆으로 돌아눕다가 무언가 데구르르 굴러 나가는 느낌이 들더니 측부 요통(腰痛)과 하복통(下腹痛)이 완전히 소실되었고, 펴지 못하던 왼쪽 다리를 갑자기 자연스럽게 펼 수 있었다고 한다. 소변불리(小便不利)도 해결되어 소변이 원활하게 배출된다. 이 모두가 반총산 2첩을 복용 후에 나타난 결과이다.

다 나은 듯싶어 약을 중단했다기에, 투약을 하루 쉰 다음날 아직 결석이 요도 밖으로 나간 것은 아닐 테니 남은 4일치를 다 먹으라고 했다. 며칠 후에 병원 검사에서 결석이 요관에 걸쳐 있다고 한다.

약을 다 복용하고 이틀 후에, 소변을 보다가 검은 콩 만한 결석이 배출된 것이 확인되었다.

10-1. 요통(腰痛)

다음은 윤태현 선생의 경험이다.

● 윤 ○ ○ 남 23세 태음성소음인 178cm 69kg 경기도 부천시

환자는 23세 학생으로 약간 큰 체격의 소음인이다. 등뼈가 약간 굽어있으며 밖으로 많이 돌출된 편이다.

① 평소에 잦은 허리통증으로 고통을 받으며 살아오고 있었다. 통증의 설명을 정확히 못하겠으나 척추와 골반의 연결 부위에 갑자기 큰 통증에 오면서 자신도 모르게 '윽'하는 신음소리를 내면서 반사적으로 상체를 앞으로 구부리게 되고 그 후 몇 분 동안 약한 통증이 지속된다. ② 그러던 어느 날 냉한 바닥에서 잠을 자고 나서 일주일 정도 경과 후 사건이 벌어졌다. 실은 당시도 잠이 안 와서 계속 누워만 있었을 뿐이다. ③ 평소와 다른 행동을 한 것이 없는데 갑자기 허리에 극심한 통증이 찾아왔다. 통증은 척추와 골반이 서로 마모되는 듯했다. 전에는 한 번 그러다 말았는데 계속된 통증이었다. 걷기도 힘들었다. 집에서는 기어 다녔는데 통증은 그대로였다. ④ 다음날 아침 일어나보니 허리가 비뚤어져 있었다. ⑤ 상체를 바로 하려고 해도 통증이 극심해서 할 수가 없었다. ⑥ 집에 와서 방바닥을 뜨겁게 해 놓고 취침 후 그 다음날 일어났더니 허리는 똑바로 돌아와 있었다. ⑦ 통증도 줄어들었으나 순간 '윽'하는 통증은 예전보다 더 자주 발생했다. ⑧ 전철을 타고 나면(1시간 이상) 헛구역질이 나온다. ⑨ 손발이 매우 차고 날이 좀 추우면 손톱 발톱이 보라색으로 변한다. ⑩ 대변은 매일 아침에 1번 보는데, 시원하지 않다. ⑪ 소변은 약간 자주 보며 땀은 약간 많은 편이다 ⑫ 소화가 잘 안 된다. ⑬ 2년 전 차량 전복 사고를 당한 경험이 있다. ⑭ 추운 것은 싫어하는데 더운 것도 참지 못한다. ⑮ 얼굴이 순간적으로 잘 빨개지며 이 때 뇌혈관이 뇌를 짓누른다.

평소에도 요통이 있었으나 찬 방에서 잠을 잔 후에 더 심해졌다는 점에서 하복통에 사용하는 반총산 본방으로 9일분 18첩을 복용했다. 소화가 잘 안 되는 편이라 식후 1시간~1시간 30분 사이에 복용했다.

風寒暑濕燥火 內傷 虛勞 霍亂 嘔吐 咳嗽 積聚 浮腫 脹滿 消渴 黃疸 瘧疾 邪祟 身形 精氣神血夢 聲音 津液 痰飮 蟲 小便 大便 頭 面 眼 耳 鼻 口舌 牙齒 咽喉 頸項 背 胸 乳 腹 腰 脇 皮 手 足 前陰 後陰 癰疽 諸瘡 婦人 小兒

1. 헛구역질은 약 먹기 전에 사라졌다. 이 원인은 다른 데 있었던 듯하다.
2. 상체를 앞으로 굽혔을 때 '윽' 하는 통증은 복용을 시작한 후 한 번도 나타나지 않았다.
3. 겉으로 드러나는 증상이 아니라 주관적인 통증이므로 확실하게 말 할 수는 없지만 완쾌했다고 볼 수는 없고 통증이 어느 정도 사라진 것은 사실이다.

11-1. 자궁암(子宮癌)
다음은 심선택 선생의 경험을 발췌한 것이다.

● ○○○ 여 40대
1977년경 환자는 마르고 좀 쇠약한 40대 부인으로
① 하복(下腹)이 아파서 걸을 수 없다. 이 부인은 하복을 두 손으로 누르고 발걸음을 옮길 때마다 얼굴을 찡그리며 한 걸음 한 걸음 찡긋찡긋 찡그리고 걷는다. ② 자궁암(子宮癌)인데 돈이 없어 수술을 못했다고 한다.
나는 걸을 때마다 하복(下腹)이 저리고 아플 때 반총산을 사용한다. 이번에도 반총산에 당귀작약산을 합하여 주었다.
처음 5일분으로 통증이 감소되고 다음 10일분으로 완치되었다.

11-2. 자궁암(子宮癌)
다음은 심선택 선생의 경험을 발췌한 것이다.

● ○○○ 여
① 산부인과에서 자궁암(子宮癌)으로 의심을 받고 왔다. ② 복부가 딴딴한 편이다.
③ 하복(下腹)이 바늘로 찌르듯이 아프다.
하복이 바늘로 찌르듯이 아프다는 것을 혈기자통(血氣刺痛)이라고 생각했다. 반총산에 계지복령환을 합하여 투약했는데 20일분을 복용하고 통증이 멎었다.

11-3. 자궁암(子宮癌)
다음은 심선택 선생의 경험을 발췌한 것이다

● ○○○ 여 57~58세 강원도 영월군 서면 노목리
노목이란 곳의 부인으로
① 자궁암(子宮癌)이란 진단에 남편이 보약으로 개고기를 열심히 먹였다.
② 신경이 무척 예민하고 흉협고만(胸脇苦滿)이 있다.
시호가용골모려탕을 주니 더 아파서 먹을 수가 없다. 시호계지건강탕을 지어주었더니 조금 낫는다고 한다. 다시 한 번 주니 또 아파서 먹을 수 없다.
반총산에 당귀작약산을 합하여 주었다. 이것으로 겨우 면목을 세우고 15일간 복용하고 통증이 멎었다.
그 후 소화가 안 된다고 하여 인삼탕으로 좋아졌다.

12-1. 하복(下腹) 저림
다음은 심선택 선생의 경험을 발췌한 것이다.

● ○○○ 여 26~7세 강원도 영월군 수주면 도원리
① 걸을 때마다 하복이 저려 걸을 수 없다.
蟠蔥散 5일분으로 나았다.

下統137 寶 용담사간탕 龍膽瀉肝湯

草龍膽 柴胡 澤瀉 各一錢 木通 車前子 赤茯苓 生地黃 當歸 山梔 黃芩 甘草 各五分

[出　　典]
萬病回春：若肝經濕熱 或囊癰病毒 下疳懸癰 腫痛炘作 小便澁 或婦人陰 痒痛 或男子陽賽腫脹 或出膿水
方藥合編：治 肝臟濕氣 男子陰挺 女子陰痒瘡 ① 空心服
[活套鍼線] 陰蝕瘡(諸瘡)　陰戶出(前陰)　莖中痒痛(小便)　筋疝(前陰)
[適 應 症] 음문통, 소변불리, 잔뇨감, 고환종통, 낭습, 발진, 소변불통, 발기부전, 전립선염, 전립선비대, 피로, 구취, 불면, 안구충혈, 시력저하, 급성요도염, 임질, 질염, 방광염, 대하, 자궁내막염, 음부양통, 고환부습진, 간경변증, 구내염, 구내궤양, 고환염, 난소질환, 단독, 당뇨병, 유행성이하선염, 음낭수종, 대상포진

처방설명　　용담사간탕은 외음부(外陰部)의 가려움증, 낭습(囊濕), 냉대하, 전립선염이나 전립선비대증, 외음부의 창종(瘡腫), 안구충혈(眼球充血), 구내염(口內炎), 요도충혈로 인한 소변불리(小便不利), 대상포진(帶狀疱疹) 등에 사용한다. 이러한 증상은 국소적으로 조직이 충혈(充血)되어 있기 때문에 나타난다.

　　외음부(外陰部)에 발생한 염증에 사용하는 경우가 가장 많은데, 외음부가 충혈(充血)되어 가려움증이 나타나고, 심해져서 통증이 발생했을 때, 부분적으로 소통이 원활하지 못하여 조직이 헐거나 치핵(痔核)처럼 뾰루지가 발생했을 때 사용한다. 이런 증상이 여성의 외음부에 발생하면 질염(膣炎), 음문통(陰門痛), 음호출(陰戶出), 음식창(陰蝕瘡)이 되고, 요도·방광점막에 발생하면 요도·방광염이 되어 배뇨통(排尿痛)이나 소변불리(小便不利) 증상이 생긴다. 활투침선을 보면 음식창(陰食瘡)과 음호출(陰戶出), 경중양통(莖中痒痛)에 사용하는 처방으로 되어 있다. 음식창은 남녀의 음부에 발생하는 창(瘡)이며, 음호출은 여자의 하문이 버섯같이 돌출하고 그 주위가 몹시 아프며 소변보기가 거북한 증상이고, 경중양통은 음경 속이 가렵고 아픈 증상인데, 모두 조직이 충혈(充血)되어 있을 때 나타난다는 공통점이 있다. 용담사간탕은 충혈된 점막을 개선해 주므로 이러한 증상에 사용할 수 있는 것이다.

　　용담사간탕은 낭습(囊濕)에도 사용하며, 이러한 낭습은 조직이 부분적으로 충혈되어 순환이 잘 되지 않아서 발생한다. 서혜부는 다른 부위보다 상대적으로 혈액순환이 원활하지 않은 부위이므로 운동부족과 같은 다른 요인이 작용하면 혈액순환이 더 더디게 되어 혈액이 울체될 수 있고, 이러한 상태에서 몸에 열이 많으면 조직이 충혈되므로 낭습이 발생한다.

　　용담사간탕은 실증(實證)의 전립선염이나 전립선비대증으로 인한 소변장애에도 사용한다. 전립선은 방광 바로 밑에 있는 밤알 크기 정도이며 정액을 만드는 곳이다. 나이가 들면 남성 호르몬의 영향을 받아 전립선이 비대해져 전립선을 통과하는 요도의 구경이 좁아지므로 소변이 불리(不利)하게 되는데, 전립선비대가 심해지면 계란이나 오리알만하게 된다. 결국 전립선비대증이란 전립선이 팽창되고 충혈된 것이므로, 이럴 때 용담사간탕으로 비대한 전립선을 수축시키고 청열(淸熱)시켜서 소변배출을 원활하게 해주는 것이다. 하지만 용담사간탕을 써서 전립선을 본래의 크기로 회복시키는 것은 아니며, 어느 정도 커진 전립선을 일시적으로 수축시켜 증상을 완화시키는 것으로 보인다. 즉 일시적으로 몸의 기능이 나빠졌을 때 갑자기 전립선이 커져 소변불리 증상이 나타나는 것을 일시적으로 수축시켜 낫게 한다.

　　용담사간탕은 구내염(口內炎)에도 사용한다. 구강점막 하층에는 많은 혈관이 분포되어 있고, 이러한 혈관

風寒暑濕燥火 內傷勞 霍亂嘔吐 咳嗽 積聚 浮腫 脹滿 消渴 疸疾 黃疸 邪祟 身形 精氣神血夢 聲音 津液 痰飮 蟲 小便 大便 頭 面 眼 耳 鼻 口 舌 齒 牙 咽喉 頸項 背 胸 乳 腹 腰 脇 皮 手 足 前陰 後陰 癰疽 諸瘡 婦人 小兒

은 피부가 아닌 엷은 점막(粘膜)으로 덮여 있기 때문에 여러 원인으로 울혈이 발생하면 충혈되어 해지고 창(瘡)이 생기기 쉽다. 이 경우에도 용담사간탕을 사용할 수 있는데, 몸 전체적으로 열이 많고 현재 열성(熱性)을 띠고 있고, 통증이 심하다는 특징이 있을 때 적합하다.

용담사간탕은 안구충혈(眼球充血)에도 사용하는데, 건실한 사람은 조직의 긴장도가 높고 조직이 조밀하기 때문에 과로나 신경과다로 인해 혈액이 울체되면 그만큼 충혈이 심해진다. 이런 현상이 안구(眼球)에 나타나면 실증의 안구충혈로 나타나는데, 이럴 때 용담사간탕을 쓸 수 있다.

처방구성   처방구성을 보면 초룡담은 항염증작용, 항히스타민작용이 있어 피부와 점막에 발생한 염증을 개선한다. 시호는 부신피질호르몬 분비를 촉진하여 항염증작용을 나타내고, 혈소판응고를 억제하고 고지혈증을 개선하여 만성염증, 간경화, 간염, 지방간 등을 치료한다. 택사는 세뇨관의 재흡수를 억제하여 이뇨작용을 함으로써 조직의 부종을 경감시키고, 목통 또한 이뇨작용이 있어 정체된 수분을 배출시키며 소염작용을 한다. 차전자와 적복령도 이뇨작용이 있어 습체(濕滯)를 제거하며, 생지황은 부신피질자극호르몬의 합성을 촉진하여 소염작용을 하고, 충분한 전해질을 인체에 공급함으로써 묽은 혈액을 진하게 만들어 주어 혈허(血虛)를 개선한다.

당귀는 항혈전작용(抗血栓作用)을 하여 혈액순환을 원활하게 하고 철분결핍에 의한 빈혈에 좋은 효과를 나타낸다. 치자는 담즙의 분비와 배설을 촉진하고, 혈관의 울혈(鬱血)과 충혈(充血)을 완화시키며, 발열중추를 억제하여 해열작용을 한다. 황금은 혈관투과성 항진을 억제하고 소염작용이 강하여 혈관의 염증성 충혈(充血)과 울혈(鬱血)을 완화시킨다. 감초는 스테로이드 호르몬과 유사한 작용이 있어 항염증작용, 해독작용, 해열작용을 한다.

처방비교   **팔정산**과 비교하면 팔정산은 주로 비뇨기질환에 국한되어 사용되는 경향이 강하며, 용담사간탕과 마찬가지로 실증(實證)에 사용하는데, 열을 해소시키는 방법을 이뇨(利尿)에 중점을 두고 있다. 반면 용담사간탕은 비뇨기질환뿐 아니라 생식기질환, 안구충혈, 구내염 등 보다 광범위하게 사용하며, 열을 해소시키는 방법은 이뇨(利尿)와 청열(淸熱)에 중점을 두고 있다.

안구충혈에 사용하는 **세간명목탕**과 비교하면 두 처방 모두 실증의 안구충혈이나 피부질환에 사용한다. 그러나 세간명목탕은 열이 있으면서 순환이 원활하지 못하여 눈이나 피부가 충혈되었을 때 사용하며, 주로 안구충혈에 사용한다. 반면 용담사간탕은 안질환, 구내염, 비뇨·생식기질환에 사용하며 이뇨작용이 있어 습체를 겸하고 있는 충혈성질환에 사용하는데, 주로 비뇨생식기질환에 사용하는 경우가 많다.

난간전과 비교하면 두 처방 모두 냉대하에 사용한다는 공통점이 있다. 난간전은 자윤부족과 허랭상태에서 나타나는 산통(疝痛)에 사용하는 처방이지만, 약성을 이용하여 냉대하에도 빈용한다. 반면 용담사간탕은 음호출, 음식창에 사용하는 처방이지만, 실증의 냉대하에도 사용하며, 신체조건을 기준으로 할 때 난간전을 써야 하는 사람보다 건실한 경우에 적합하다.

➡ **활용사례**

   1-1. 음문통(陰門痛), 소변불리(小便不利), 잔뇨감(殘尿感) 여 17세 태음인
   1-2. 음부소양감(陰部搔痒感), 요부랭감(腰部冷感) 남 50대 중반 170cm
   1-3. 음부소양감(陰部搔痒感), 요부랭감(腰部冷感) 여 31세
   1-4. 낭습(囊濕), 소양감(搔痒感), 발진(發疹), 삼출액(滲出液) 남 48세 소음성소양인
   1-5. 낭습(囊濕) 남 57세 소양인 171cm 89kg
   1-6. 낭습(囊濕) 남 48세 열성태음인
   1-7. 사타구니 낭습(囊濕) 남 58세 태음인 171cm 87kg

2-1. 소변빈삭(小便頻數), 음부습포(陰部濕疱), 잔뇨감(殘尿感), 불면(不眠) 여 74세 소양성태양인
2-2. 하부요로감염, 치골부 수포 남 28세 174cm 68kg 소양성태음인
3-1. 전립선비대(前立線肥大) 남 70세 태음인
3-2. 전립선염(前立線炎) 남 31세 소양인 163cm 70kg
3-3. 고환종통(睾丸腫痛), 발기부전(勃起不全) 남 46세 태음성소양인 167cm 62kg
4-1. 만성결막염(慢性結膜炎), 눈 가려움, 대하(帶下) 여 32세 소양인 163cm 53kg
5-1. 아토피성 피부염, 외음부발진(外陰部發疹) 여 만11세 소양인 147cm 42kg
6-1. 구취(口臭), 황달(黃疸), 피로감(疲勞感) 남 35세 소양성태음인 170cm 70kg
6-2. 구취(口臭), 대변냄새, 두열감(頭熱感) 남 32세 소양인 165cm 63kg
7-1. 소아(小兒) 코피, 비색(鼻塞), 코골이 남 6세
8-1. 실패례-습진(濕疹), 가려움 남 28세 태음인
9-1. 무효례-만성음주 남 29세 태음인 174cm 95kg

➡ 용담사간탕 합방 활용사례
1-1. +형개연교탕(과립제) - 안구충혈(眼球充血) 여 20대 중반

1-1. 음문통(陰門痛), 소변불리(小便不利), 잔뇨감(殘尿感)

● 신 ○○ 여 17세 태음인 고등학교 2년 경기도 안양시 범계동 목련선경아파트
   작은 키에 몸통이 굵은 태음인으로 보이는 여고생이다.
   ① 13일 전부터 오랫동안 앉아 있으면 음문(陰門) 입구가 콕콕 찌르듯이 통증이 심하다.   ② 통증으로 의자에 앉아
있기가 거북하고 앉으면 힘들고 자극이 온다.   ③ 간헐적으로 발생하고 찌릿찌릿하고 쑤시기도 하며 하루 종일 지속
되기도 한다.   ④ 몇 주일 전부터는 소변이 시원하지 않고 음문(陰門)이 아프다.   ⑤ 추위를 심하게 타며 선풍기 바
람이 싫다.   ⑥ 3~4일에 1번씩 대변을 힘들게 본다.   ⑦ 소변이 시원하지 않고 잘 안 나온다.   ⑧ 무릎 허리가 쑤
신다.   ⑨ 항시 피로하다.   ⑩ 입이 마른다.   ⑪ 월경통이 심하며 특히 허리 부위가 심하게 아프다.   ⑬ 냉이 약간
있다.
   요도염으로 짐작되는 음문통(陰門痛)을 목표로 용담사간탕을 본방으로 10일분 20첩을 지어주었다.
   13일 후인 5월 중순에 학생의 어머니가 전화로 살 빼는 약을 요청했다. 좀 어떠냐고 물었더니,
   그 약을 복용한 이후 음문통 증세가 현저히 격감했다고 한다. 그리고 다시 4일 뒤에 전화가 왔을 때, 딸의 음문통(陰
門痛) 증세가 그 약을 먹은 뒤 완전히 소실되었고 소변이상 증세 및 소변이 시원하지 않던 증세도 모두 함께 소실되
었다고 한다.

1-2. 음부소양감(陰部搔痒感), 요부랭감(腰部冷感)
   다음은 임창선 선생의 경험이다.

● 김 ○○ 남 50대 중반 170cm
   키는 보통 정도이며 마른 편이고 얼굴이 붉은 편인 50대 중반 아저씨이다. 직접 얼굴을 보고 진료를 한 것이 아니라
어머니와 평소에 친하게 지내는 부인이 남편의 약을 부탁해 와서 처방을 생각해보게 되었다.
   ① 사타구니 쪽의 가려움증이 심하다.   ② 계속된 음주로 인하여 얼굴이 붉은 편이다.   ③ 밥맛이 없지만 밥을 거르
지는 않는다.   ④ 정력이 약해진 듯하다.   ⑤ 소화력은 좋은 편이다.   ⑥ 아침에 몸이 좀 붓는 편이다.   ⑦ 전에
본인이 희망해서 경옥고를 2달 정도 복용한 경험이 있다.   ⑧ 땀이 많은 편이고 스트레스를 많이 받는 유형의 사람
이다.   ⑨ 기운이 없는 것은 아닌데 항상 개운치 못하며 의욕이 없다.   ⑩ 아침에 일어나기가 힘들다. 자도 잔 것
같지 않고 아침마다 깨어나기가 너무 힘들다.   ⑪ 최근에 일이 많아지고 연말이 되면서 신경을 쓸 일들이 많아지고
더불어 늦은 귀가 시간으로 인해 항상 피곤하며 몸이 예전 같지 않다.   ⑫ 특별히 운동을 하지는 않는다.
   음주로 인해 체내에 계속 쌓인 습열(濕熱)로 인해 사타구니 쪽에 소양감(搔痒感)이 발생한 원인으로 보고 용담사간탕
본방으로 5일분 10첩을 투약했다.
   1. 약을 복용한 후에 얼굴이 많이 좋아졌다는 말을 듣는다고 한다.
   2. 음부(陰部)의 소양감(搔痒感)이 눈에 띄게 줄어들었다.
   3. 몸이 붓는 정도가 좀 덜한 것 같다.
   전체적으로 좋아진 것을 보아 효과가 있다고 보았으나, 지난번의 처방은 일단 주요 호소 증상을 다스리기 위해 쓴 것
으로 그 증상이 많이 호전된 지금의 상태에서는 좀 더 근본적인 치료가 필요하다고 생각되어 이번에는 팔미원 본방으

로 1제를 투여했다.
1. 약을 복용하고 전보다 식욕이 생긴 것 같다.
2. 아침에 피곤하고 일어나기 힘든 것이 조금 덜한 듯하다.
3. 기운이 좀 나는 듯하다.

1-4. 낭습(囊濕), 소양감(搔痒感), 발진(發疹), 삼출액(渗出液)
다음은 조연상 선생의 경험이다.

● 조 ○ ○ 남 48세 소음성소양인 서울특별시 서초구 반포동 한양아파트

흰 얼굴에 날씬한 체격의 소음성소양인이다. 이른 봄부터 하초(下焦)가 축축하더니
① 금년 7월에 와서는 고환(睪丸)이 가렵고 사타구니에도 발진(發疹)과 함께 가려움이 시작되었다. ② 사타구니 습
진은 20년이 넘었으며 그때마다 연고제를 바르면 바로 없어졌다. ③ 그러나 금년부터는 연고제를 발라도 잘 없어지
지 않고 차츰 심해지고 있었다. ④ 7월 중순에 복날이라 하여 옆집에서 옻닭을 갖다 주어 그것을 먹은 후에 하부(下
部)에 소양감(搔痒感)이 급작스럽게 심해지기 시작했다. ⑤ 아울러 오금 부위가 가렵고 땀이 차면서 긁어도 시원하
지 않고 감각이 무디어진다. ⑥ 금년 초에 어떤 식당에서 쥐벼룩(인지 아닌지 잘 모름)에 몇 군데 물렸는데 그 후
약 2주 동안 온몸 군데군데 피부 속에서 가려움증이 있었다. ⑦ 그런데 낭습(囊濕)과 함께 이 증상이 다시 나타났다.
⑧ 올봄 부양조위탕을 먹어서인지 아니면 그 후 옻닭을 먹어서인지 요즘 들어 유난히 더위를 탄다. ⑨ 전에는 여름
에도 추워서 꼭 이불을 덮고 잤다. ⑩ 올봄에 옻닭을 먹고 나서 항문 부위와 회음(會陰) 부위에 2주 정도 가려움증
이 심했다. ⑪ 올봄에 산삼(약 15년 정도, 굵기 3mm)으로 추정되는 오가피과의 식물을 산에서 채취하여 먹은 적이
있었다. 그러나 당시 복용 후에 산삼에서 나온다는 열감은 전혀 없었다. ⑫ 20년 전에 치질 수술한 경력이 있다.
지금까지 습진이 나면 그때마다 연고제로 간단히 증세를 없앴으므로 이것을 깊이 생각하지 않았다. 그러나 이제는 연
고제로도 치유가 잘 안 되는 것을 보니 부신피질호르몬제나 항생제, 항진균제 등도 낭습(囊濕)을 치료하는 데 한계에
달한 느낌이었다. 그래서 이것을 한방 외용제로 치료해 보기로 했다.
국소작용을 갖는 청열(淸熱)·조습(燥濕) 외용제면 될 듯했다. 맨 처음에는 자운고를 사용했고, 다음에는 중국산 화상치
료제인 만금부보를 환부에 발랐다. 그것도 효력이 신통치 못해서, 그 다음에는 보두를 튀긴 참기름을 그때마다 발랐다.
앞의 외용약들을 바를 때는 가려움증이 없어졌다.
① 그러나 약 1시간에서 3시간 정도 지나면 다시 사타구니 부위에 소양감과 함께 통증이 시작되었다. ② 그러는 사
이 환부가 더 커지면서, 통증이 점점 심해졌다. ③ 사타구니 부위가 마치 닭 벼슬처럼 붉게 돋아나게 되었다.
④ 7월 25일경에는 통증이 너무 심하여 잠을 잘 수가 없었다. ⑤ 열대야가 계속되고 있을 때인데 통증 때문에 자다
가 깼다. 깨고 나니 통증뿐 아니라 작열감(灼熱感), 소양감(搔痒感)이 괴롭혔는데 그때 습진으로 죽을 수도 있겠구나
하는 생각이 들었다. ⑥ 고통은 단전(丹田)에 직접 큰 뜸을 뜰 때처럼 극심했고 부위가 부위인지라 그 이상이었다.
찬 것이 닿으면 충혈된 부위가 감소하고, 통증이 줄어들 것이라고 보고 급한 김에 냉장고에서 깡통콜라를 꺼내 사타
구니 속에 넣었다. 열감과 소양감이 일시 가라앉았다.
① 그러나 그것도 잠시였다. ② 조금 시간이 지나자 반응열인 탓인지 고통이 더 크게 밀려왔다. ③ 온몸에 추위로
살갗이 오그라드는 것처럼 닭살이 돋고 짧은 시간동안 추위도 느꼈다.
그때 마침 아들의 여드름 치료를 위해 삼황사심탕에 지모를 더해 달여 놓은 약물이 있었는데, 이것이 생각이 났다. 모
두 청열(淸熱), 조습(燥濕), 소염(消炎)작용이 있으니 환부가 충혈되어 있는 상태에 괜찮을 것 같았다.
위의 약물을 바르니 조금 시원한 듯했다. 계속 바르다가 내의가 지저분해지고 요에 삼황사심탕의 노란 물이 들어서
불편하게 느껴졌다. 결정적인 짜증은 밤새 이것을 발라야 한다는 것이었다.
지저분해지지 않고 오랫동안 약물을 피부에 머물게 할 수 없을까 생각하다 전에 해독용으로 사다 놓은 녹두가루가 생
각났다. 약물에 녹두가루를 개어 사타구니와 고환 부위에 담요로 덮듯이 바르고 거즈로 덮었다.
아침에 일어나니 한결 부드러워진 것 같았다. 돋아난 발진도 조금 가라앉은 듯했다. 일단 이것이면 당분간 버틸 수가
있겠다 싶어 다음날 여름휴가를 가면서도 녹두 기저귀를 차고 갔다. 이렇게 4~5일이 지나니 돋아난 살은 가라앉았고
붉은색만 남았다. 이제는 확신이 섰지만 오금이 가려운 것과 전신 소양증(搔痒症)은 그대로 있었다.
더구나 한 가지 증상이 더 나타난 것이 있는데
① 그것은 뜨거운 열기가 고환 부근에서부터 다리 안쪽을 타고 공손혈(公孫穴) 근처로 내려가는 것이었다.
② 이때까지는 이것이 날씨 탓으로 생긴 것으로 간과했다.
일단은 이러한 녹두 버무림으로 한 달 가까이 치료했다. 붉은 반점도 없어지고 대충 약간의 진한 피부색의 흔적만 남
았다.
① 그러나 서혜부(鼠蹊部) 고랑에서 열감은 계속되었다. ② 아침에 보면 정상 피부의 녹두는 마르는데, 환부의 녹두
가 마르지 않고 있는 것으로 보아 계속 습한 진물이 나오는 것을 알 수 있었다. ③ 그럼에도 불구하고 게을러져서

치료도 건너 뛰다보니 조금씩 다시 환부가 붉어지기 시작했다.　④ 마침 개고기와 술을 먹게 되었다. 피할 수 없는 자리여서 음식을 먹었는데 예상대로 다시 환부가 가렵고 특히 고환 주위가 따끔거리며 가려웠다.

준비해 놓은 약도 없고 하여 급한 대로 진균으로 인한 습양(濕瘍)이 아닌가 해서 시험 삼아 에프킬라를 몇 번 뿌려 보았다. 그 날은 그런대로 지나갔다. 그 다음날은 완전히 기가 막힌 일이 일어났다.

① 통증은 전과 같이 심하지 않았다.　② 환부가 아주 연탄처럼 까맣게 되었다.　③ 그리고 열감(熱感)과 소양감(搔痒感)이 되살아났다.　④ 까맣게 변색된 피부는 한쪽에서 너덜거린다.　⑤ 그 안에 붉은 새살이 열을 뿜어냈다.　⑥ 그리고 오금에서는 손으로 긁은 자국이 두드러기처럼 솟아 나왔다.

그때 외용 치료는 일시적이므로 근원 치료가 필요하다고 생각되었다. 즉 혈병(血病)으로 시작하여야만 할 것 같았고 혈독(血毒)을 풀어야 할 것으로 보였다. 특히 고환 부위는 간경(肝經)이 지나가는 곳이므로 혈액을 저장하는 간(肝)의 열(熱)을 사(瀉)하면 될 것이다. 일반적으로 간 기운이 막히면 열이 생기고 그렇게 생긴 열(熱)은 위로 올라와 얼굴이 붉어지거나 가슴이 답답해지고는 한다. 이러한 열울(熱鬱)로 인한 간울(肝鬱) 혹은 간울로 인한 열울(熱鬱) 때문에 생기는 간열(肝熱)은 청량(淸凉)한 화해제(和解劑)인 시호제로 풀어주면 된다. 그러나 위와 같이 혈액이 자신과 맞지 않은 조건 때문에 그것을 원래의 상태로 되돌리기 위하여 열을 내게 될 경우는 그 열을 밖으로 바로 바로 뿜어주어야 한다. 그런데 외기 온도가 높고 바람이 통하지 아니하고 또한 내뿜는 힘도 약한 경우에는 혈열(血熱) 자체를 식혀 주어야 한다. 그러면서도 하초(下焦)에 작용하는 처방이어야 한다.

간경(肝經)의 열성(熱性)과 하초(下焦)의 습열(濕熱)에 대표제인 용담사간탕을 선택했다. 용담사간탕은 《방약합편》의 것과 《제세보감》의 것이 조금 다른데 제세보감의 것을 선택했다. 왜냐하면 《제세보감》에서는 낭습에 따른 가려움의 효과를 강화하기 위하여 적복령을 사상자로 대신했기 때문이다.

낭습(囊濕)으로 인한 서혜부(鼠蹊部)의 충혈(充血)과 피부발진(皮膚發疹), 변형(變形), 소양(搔痒), 통증의 원인을 하초(下焦)의 습열(濕熱)로 보고 용담사간탕을 달여 복용했다. 동시에 외용약으로는 황금, 치자, 황백, 고삼, 백반 달인 물에 녹두 갠 것을 매일 밤 발랐다. 그리고 낮에는 가지를 잘라 가끔 그 즙액으로 피부를 문질러 주었다.

① 용담사간탕을 수일간 복용한 뒤부터는 새살이 돋고 피부색이 약간의 흔적은 있지만 전처럼 돌아왔다.　② 오금이 가렵고 두드러기 나는 것이 없어졌다.　③ 전신 소양이 현저히 줄었다.　④ 사타구니에서 다리 안쪽으로 내려가는 열감이 없어졌다.　⑤ 그러나 아직 서혜부(鼠蹊部) 고랑에서는 여전히 열감이 남아 있다.　⑥ 용담사간탕에 택사, 목통, 차전자 등이 있음에도 소변은 양이 적고 색이 진하게 나왔다.　⑦ 가끔 상열감이나 전신 열감이 있기도 하다.

용담사간탕을 복용하고 나서,

용담사간탕이 조금 약하다는 생각이 들고, 열감이 내려가는 경로가 간경(肝經)보다는 신경(腎經)에 가깝고, 청열해독이 더 필요하다는 생각이 들었다.

1-5. 낭습(囊濕)

다음은 유호종 선생의 경험이다.

● 유 ○ ○ 남 57세 소양인 농업 171cm 89kg 경기도 양평군

약간 비만인 건실한 체구의 소양인으로

① 소변불리(小便不利)가 있다. ㉠ 5~6년 전부터 지금까지 잔뇨감(殘尿感)이 있고 소변이 시원하게 나오지 않는다. ㉡ 추우면 소변을 자주 여러 번 본다. 자다가 소변을 보기 위해 깨기도 한다. ㉢ 병원에서 신장에는 이상이 없다고 하고 전립선이 40g으로 늘어났다고 한다. 정상은 20g이다.　② 낭습(囊濕)이 있다. 사타구니가 끈적거린다. 차가운데 앉으면 더 심해진다. 방석에만 앉는다. 냄새가 고약하다.　③ 가끔 얼굴만 화끈거리고 붓는다.　④ 회음부(會陰部)에 가끔 뻐근통을 느낀다.　⑤ 우측 흉협(胸脇)부위가 가끔 뻐근하다.　⑥ 간수치가 높은 편이다.　⑦ 아침 공복시 단전(丹田) 부위가 끊어질 것 같이 아프고 꿈틀대는 것을 느낀다.　⑧ 더위를 많이 타는 편이다.　⑨ 땀이 평소에 많이 나는 편이고 특히 식사를 할 때 땀을 많이 흘린다.　⑩ 식욕이 왕성하고 소화도 잘 된다.　⑪ 혈압이 약간 높아 혈압강하제를 드신 적이 있으나 지금은 안 드신다.

약간 비만(肥滿)이며 건실한 체구인 소양인 남성의 소변불리(小便不利)와 낭습(囊濕)을 목표로 용담사간탕 본방으로 10일분 20첩을 투약했다. 이때 생지황이 없어 건지황으로 대신했다.

2봉지를 드시자마자 낭습(囊濕)이 소실되었다. 그러나 조금 지나자 낭습이 전보다는 덜하게 생긴다고 하신다. 소변이 시원하게 잘 나온다고 하신다. 얼굴 부종과 화끈거림도 1제를 복용함에 따라 점차 소실되었다. 약을 드신 후 30분 후에 회음 부위에 잠깐 통증이 있다고 하신다. 하초에 작용하는 약이기 때문에 회음 부위에서 약효를 몸으로 느끼는 것 같다. 처방이 효과가 있다고 보고 용담사간탕 본방으로 1제를 투약했다.

낭습이 완전히 소실되었다. 약 복용 30~40분 후 회음 부위에 잠깐 통증이 있다고 한다.

현재 용담사간탕 본방으로 1제를 더 복용하는 중이다.

2-1. 소변빈삭(小便頻數), 음부습포(陰部濕疱), 잔뇨감(殘尿感), 불면(不眠)

● 김 ○ ○ 여 74세 소양성태양인 경기도 안양시 관양동

① 소변빈삭(小便頻數)으로 온 할머니로, 3년 전부터 요도염이 있어서 1년 전에 수술을 했다. ㉠ 1개월 전부터 요도입구에 딸기 같은 것이 솟아난 뒤 습포(濕疱)가 생겨 터졌다. ㉡ 젊어서 남편이 매독을 전염시켰다고 남편에 대한 불만이 많은 듯하다. ② 소변을 자주 본다. ③ 잔뇨감(殘尿感)이 있다. ④ 2년 전부터 불면이 있어 1일 3시간 정도 자고, 신경정신과에도 입원을 했었고 수면제도 복용을 했다. ⑤ 10년 전부터 요통(腰痛)이 있다. ⑥ 눈이 침침하고, 귀가 멍하고 소리가 난다. ⑦ 맥은 침(沈)하고 긴(緊)하다. ⑧ 손은 건조하다. ⑨ 자녀가 5명 있고, 인공유산을 5회 했다. ⑩ 몸은 더운 편이다. ⑪ 식욕이 없고 하루 3끼를 먹으나 식사량은 적다.

젊어서 매독을 앓은 경력이 있는 할머니의 음부습포(陰部濕疱)를 목표로 용담사간탕으로 3일분 6첩을 지어주었다.

4일 후인 3월 중순에 다시 왔을 때 확인해 보니,

1. 소변빈삭이 조금 경감되었고
2. 요도 입구의 딸기처럼 생긴 습포도 격감했으며
3. 잔뇨감이 소실되었다고 한다.
4. 또한 잠도 좀 오는 듯하다고 한다.

약이 효과가 있는 것으로 보고 전과 같은 처방으로 10첩을 더 지어 주었다.

15일 후에 왔을 때 확인해 보니, 다 나았었는데 이번에는 어제 아이를 야단친 뒤부터 다시 증세가 나타났다고 하여 용담사간탕에 육미지황원을 합방하여 5일분 10첩을 더 지어주었다.

3-1. 전립선비대(前立線肥大)

다음은 정상수 선생의 경험을 채록한 것이다.

● 송 ○ ○ 남 70세 태음인 한약업사 서울특별시 도봉구 도봉동

16년 전의 일이다. 당시에 한약방을 운영하고 있는 송○○ 선생이 흔히 노인들이 겪는 배뇨곤란의 증세로 고생을 하고 있는데, 그날도 남들처럼 소변이 나오지 않아 병원에 가서 하복(下腹)에 차 있는 소변을 카테터를 넣어 빼고 왔다.
① 병원에서 소변을 빼고 왔으나 그 사이 다시 소변이 차올라 하복부(下腹部)가 바가지를 엎은 듯 팽창되어 있었다.
② 소변은 마려우나 화장실에 가서 소변을 보려면 한 방울도 나오지 않는다. ③ 병원에서는 노령에 따른 전립선 비대가 원인이 되어 요도를 막고 있기 때문에 오는 현상이므로 전립선수술을 권유했다.

소변불리(小便不利)의 원인이 신장기능이나 방광의 이상으로 나타나는 경우가 많으나, 이 경우는 병원에서 진단한 것처럼 전립선 비대로 인한 소변불리라는 점을 중시했다.

대개 남자의 경우 나이가 들면 점차 전립선이 커지게 되는데 정도가 심하면 송 선생처럼 소변불리나 소변불통이 생기게 되는 것이다. 소변을 보게 하려면 전립선을 통과하는 요관의 구경을 정상적으로 넓혀야 할 것이며, 이것은 곧 비대해진 전립선을 축소시키는 길이므로 비대해진 전립선을 수축시키는 데 최선을 다하기로 했다.

전립선이 급격히 비대해진다는 것은 전립선이 충혈되어 부어 있다는 것이므로, 이 충혈을 청열수렴의 방법으로 치유시키기로 했다.

일반적으로 노인의 유뇨와 빈뇨, 소변불리가 대부분 같은 원인에서 발생되므로 여기에 쓸 수 있는 처방은 매우 많다. 사람마다 증상이나 신체조건에 따라 약을 달리하나 대부분 보중익기탕류나 삼기탕, 육미지황원류를 쓰는 경우가 많으나 전립선의 급격한 팽창은 급격한 부종과 충혈을 의미하므로 한랭한 약성인 청열제와 이뇨제로 구성되어 종전부터 미량으로도 이 증상에 늘 효과를 보고 있는 용담사간탕을 쓰기로 했다.

송선생께 전립선 비대를 치료할 수 있는 용담사간탕을 권유했으나, 이 분이 70평생 사상방(四像方)을 고수하는 분이라 펄쩍 뛰면서 몸이 찬 나에게 찬 약인 용담사간탕은 말도 안 된다면서 완강히 거절했다.

송선생께서는 물론 70세 노인인 점도 있지만 평소에도 몸이 찬 편이라 찬물이나 찬 음식을 극히 싫어하셨고, 뜨거운 음식만 드셨는데 특히 본인이 태음인 체질이면서 몸이 찬 상태인데다가 노인이므로 기겁을 한 것은 당연했는지도 몰랐다. 그러나 소변이 안 나와 하복이 팽만(膨滿)하여 있는 것이 눈앞에서 사라질 수 없는 일이므로 설득에 설득을 거듭하여 약 1첩만 써보자고 권유하자 마지못해 응낙했다.

그래서 전립선 비대로 인한 급성 소변불통(小便不通)을 목표로 용담사간탕 1첩을 급히 달였다.

약을 복용한 지 15~20분 동안 소변불리에 관해 토론을 벌이는 중 소변을 보았다. 오전 내내 고통을 주던 소변불통이 용담사간탕 1첩으로 20분도 안 되어서 소변이 나온 것이다. 사상방을 고수하던 송 선생께서 과연 약을 쓰는 안목이 다르다고 칭찬해 주셨다.

소변을 보긴 했으나 팽창된 전립선이 완전하게 정상으로 회복되었다고는 볼 수 없으므로 그 뒤 용담사간탕을 4첩 더 복용했다. 그 뒤로는 같이 있는 수년 동안 소변불리(小便不利)가 다시 나타난 적이 없는 것으로 보아서 완전히 나은

것으로 알고 있다.

3-2. 전립선염(前立線炎)
다음은 오유근 선생의 경험이다.

● 전 ○ ○ 남 31세 소양인 163cm 70kg 전라북도 전주시 덕진구 인후동 부영아파트
① 3년 전부터 고시공부만 한 탓인지 2년 전부터 오른쪽 고환 밑이 윙~ 하고 울리는 느낌이 든다. ② 윙~ 하고 울리는 느낌은 하루 종일 나며 기분이 불쾌하고 사람을 만날 때 신경이 쓰인다. ③ 남녀관계 후 사정할 때 아리는 느낌, 언짢은 기분이 들지만 소변을 볼 때는 아무렇지도 않다고 한다. ④ 양방병원에서 전립선염이라는 진단을 받고 약을 먹지만 약을 먹는 이틀 동안은 괜찮은데, 약을 먹지 않으면 다시 그 불쾌한 기분이 반복되어 매주 월요일마다 병원에 가는 악순환이 1년째 반복되고 있다. ⑤ 추위를 심하게 타며 더위도 타지만 참을 수 있고, 땀은 많다. ⑥ 찬 것을 좋아하며 물을 많이 마시고 식욕은 별로이나 소화는 잘된다. ⑦ 손발을 비롯해 신체는 따뜻한 편이다. ⑧ 대변과 소변은 시원히 잘 보는 편이다. ⑨ 복진시 배꼽을 기점으로 솥뚜껑을 엎어 놓은 듯 배가 볼록하고 탄탄하다. ⑩ 우측에 흉협고만(胸脇苦滿) 증상이 있다. ⑪ 진수음(振水音)도 약간 있다. ⑫ 성격이 급하고 말에 강단이 있다. ⑬ 평소에 두통이 종종 있으나 깐깐하고 건강해 보인다.

전립선염으로 진단받은 31세 소양인 남성에게 용담사간탕 2.5배량에 흉협고만(胸脇苦滿)이 있어 시호를 1.5돈으로 증량하고 숙지황, 산약, 산수유 1.5돈을 더하여 10일분 20첩을 지어주면서 증상이 2년 이상 지속되었으므로 2제 이상 연복하라고 권유했다.

용담사간탕 1제를 모두 복용한 이후에 전화로 소식을 알려왔는데, 그 약을 복용한 뒤로 오른쪽 고환 밑에서 윙~ 하는 느낌이 없어졌다는 것이다. 자세히 물어 보니 약을 복용하다가 깜박 잊어버리고 약을 먹지 않았더니 기분 나쁘게 윙~하는 느낌이 다시 발생하여 '아! 약을 먹지 않아서 그렇다'는 생각이 들어, 나머지 약을 모두 복용하니 완전히 없어진 느낌이 든다며 양방 병원에도 다니지 않고 있으며 한약을 계속하여 복용하기를 원했다.

용담사간탕을 복용하면서 전립선염의 증상이 호전되고 있으므로 이 사람에게 적합한 처방이라고 판단되어 이번에도 계속하여 같은 처방으로 10일분 20첩을 지어주었다.

약을 지어준 3일 후에 궁금하여 전화로 확인한 결과, 본인 말로는 우측 고환 밑에서 기분 나쁘게 윙~하는 느낌이 완전히 없어진 것 같아서 마치 날아갈 듯하다고 한다. 약을 모두 복용한 뒤로 소식을 알려주기로 했고 증상이 모두 없어지면 정력에 좋은 약을 지어달라고 부탁했다.

3-3. 고환종통(睾丸腫痛), 발기부전(勃起不全)
다음은 노의준 선생의 경험이다.

● 이 ○ ○ 남 46세 태음성소양인 167cm 62kg 경기도 군포시 금정동
키가 작고 뼈가 굵으며 언행이 빠른 태음성소양인 남성이다.
① 1년 전부터 고환종통(睾丸腫痛)이 있다. 일 년에 서너 번 정도 고환이 붓고 커지고 아프다. 한 번 부으면 7일 가량 지속된다. ② 발기부전이 있다. ③ 추위와 더위를 약간 탄다. ④ 술을 1주일에 2회 가량 마시는데 폭주를 하는 편이다. ⑤ 소변을 보고 남아 있는 듯한 느낌이 있다. ⑥ 긴장을 하거나 신경을 쓰면 손이 떨린다. ⑦ 복직근연급(腹直筋攣急)과 제허(臍虛)가 있다.

고환종통(睾丸腫痛)을 목표로 용담사간탕 2배량으로 10일분 20첩을 투약했다. 2개월이 지난 1월 초순에 확인해본 결과, 고환종통이 호전되어 지금 미약하게 통증이 있는 정도이며 발기부전이 호전되었다고 한다.

4-1. 만성결막염(慢性結膜炎), 눈 가려움, 대하(帶下)
다음은 최미선 선생의 경험이다.

● 최 ○ ○ 여 32세 소양인 163cm 53kg 울산광역시 동구 서부동
필자의 3년 전쯤 되는 경험이다. 2001년 가을 쯤으로 기억이 되는데 우연히 책을 보다가 용담사간탕을 발견했고 일정 부분이 필자의 증상과 일치하여 호기심으로 먹어본 경험례이다. 당시에는 비록 입학한 지 1년이 다 되었지만 오랜 직장생활과 1년간의 수험생 생활로 인해 심신이 많이 지쳐있었던 상태였다. 소양인다운 날씬하고 균형 잡힌 체격과 활달한 기질을 가진 단단한 체격의 미혼여성으로
① 만성결막염(慢性結膜炎)이 있었다. ㉠ 4~5년 동안 고생한 병으로 당시의 가장 큰 문제였다. 현재 약간 증상의 정도가 감소했다. ㉡ 한 달에 일주일 정도는 양방 병원에서 연고와 물안약, 처방약을 먹어야 버틸 정도였다. 특히 환경이 바뀌면 즉 다른 곳으로 이동하거나 계절이 바뀌면 심해졌다. 4~5년 전부터 시작된 것이 2년 전부터는 매우 극심해졌다. ㉢ 극심하게 가려웠다. 낮에는 견딜 만했으나 밤이면 잠들기 전까지 심하게 가려웠다. ㉣ 그래서 눈을 비비면

風寒暑濕燥火內傷勞霍亂嘔吐咳嗽積聚浮腫脹滿消渴黃疸瘧疾邪祟身形精氣神血夢聲音津液痰飮蟲小便大便頭面眼耳鼻口舌牙齒咽喉頸項背胸乳腹腰脇皮手足

前陰

後陰癰疽諸瘡婦人小兒

벌겋게 충혈되었다. ㉤ 눈 흰자부위가 물집 잡히듯 부풀어 올라 눈감고 뜨는 것이 불편했다.　　㉣ 눈 흰자가 탁해졌다.
㉥ 시력이 많이 떨어졌다. 양쪽 시력이 달라 0.3, 0.4였으나 0.1, 0.2로 떨어졌다. 전에는 낮에는 안경을 쓰지 않고 운전을 했었는데 안경을 쓰지 않고 운전하는 것이 위험할 정도였다.　㉦ 병원에서는 만성 결막염이라는 진단을 했고 치료를 반복 지속했다.　　㉧ 냉이 있었는데 늘 있는 것은 아니고 과도한 업무나 음주 후에는 심해졌다.　　③ 백대하(白帶下)가 있었다.　　④ 오후가 되면 굉장히 피곤하다. 6개월 정도 일주일에 4일씩 저녁에 아르바이트를 했었는데 가기 전 초저녁에 꼭 30분 내지 1시간 정도 죽은 듯이 잠을 잤다. 잠을 자지 않으면 눈을 뜨기 힘들 정도로 피곤해졌다.
⑤ 아침에 일어나거나 먼지가 많은 곳에 가면 재채기를 심하게 했다.　　⑥ 상실하허(上實下虛)한 소양인 체격이다.
⑦ 소화력은 왕성하다.　　⑧ 추위를 많이 탄다.　　⑨ 땀은 별로 없는 편이다.　　⑩ 월경통은 심하지 않았으나 월경시기가 되면 몸살처럼 몸이 아팠다.　　⑪ 술을 좋아하는 편으로 많이 자주 마시는 편이지만 주량이 상당히 줄었다. 술을 많이 마시면 눈부터 충혈되었다.
당시는 냉대하 때문에 약을 복용한 것으로 기억된다. 용담사감탕 본방으로 1제를 복용하기로 했다. 약 1제를 다 못 먹는 필자의 성향상 다 복용하지는 못했다. 15첩 정도 복용한 것으로 기억된다.
1. 냉과 대하(帶下)가 완전히 없어졌다.
2. 눈이 가려운 것이 많이 호전되어 거의 정상에 가까워졌다. 약을 복용한 이후로 병원을 한 번도 가지 않았을 뿐만 아니라 가지 않을 만큼 견딜 만했다. 그러나 계절이 바뀌거나(겨울에서 봄으로) 과음한 다음 날에는 약간 충혈이 되고 가려운 듯했다. 그때마다 용담사간탕을 몇 첩씩 복용했다.
3. 살이 빠졌다. 3kg 정도로 생각되는데 몸이 무척 가벼워졌다. '습열(濕熱)이 제거되었다'는 추상적인 표현이 무엇을 의미하는지 알 수 있을 정도로 몸이 가벼워졌다.
4. 피로도 많이 경감되었다. 그러나 피로가 그 약을 복용한 직후부터 없어졌는지는 명확히 기억나지는 않는다. 그 후 육미지황원을 복용했었는데, 그 후부터였는지는 명확하지는 않으나 초저녁에 잠을 자던 습관이 없어졌다.

6-1. 구취(口臭), 황달(黃疸), 피로감(疲勞感)
다음은 김재영 선생의 경험이다.

● 원 ○ ○ 남 35세 소양성태음인 공무원 170cm 70kg 경기도 의정부시
건장한 체격으로 소양성태음인이었으며, 공무원으로 직업상 술을 많이 먹어서 피로감이 쌓인 얼굴이었다.
① 눈이 노랗고 얼굴이 전체적으로 검다.　　② 아침에 일어났을 때 피로감에 의해 일어나기 힘들다. 그러나 활동하고 나면 괜찮아진다.　　③ 낭습(囊濕)이 있다. 가렵지만 진물이 나오거나 검게 탄 상태는 아니다.　　④ 임포텐스도 있다.
⑤ 아침에 일어나면 코를 심하게 풀고 노란 코가 나온다.　　⑥ 건강검진결과 B형 간염 예방접종이 필요하다고 나왔다.
⑦ 소변이 노란색이며 거품이 일어난다. 또한 소변이 시원스레 나오는 편이 아니다.　　⑧ 입냄새가 심하다.　　⑨ 피부가 지성이다.　　⑩ 잠들기가 어렵고, 잠이 부족하다.　　⑪ 추위와 더위를 타는 편이며, 몸은 전체적으로 따뜻한 편이다.
⑫ 땀은 많이 난다.　　⑬ 직업상 술을 많이 먹는다. 매일 폭주하다시피 한다.
낭습(囊濕)이 있는 건실한 남성의 황달(黃疸)을 알코올성 간염이라 보고 용담사간탕에 인진을 더하여 1제를 지어주었다.
약을 복용한 후에 확인해 보니,　복용하는 도중부터
1. 피로감이 없어지고
2. 눈가의 검은 선이 없어지고
3. 얼굴색이 검은빛에서 밝게 변하고 있으며
4. 비염기가 호전되고
5. 입냄새도 호전되었다고 한다.
6. 그러나 눈의 황달기는 사라지지 않았다. 이것은 토종 인진인 더위지기를 본래 인진인 사철쑥으로 혼동하고 잘못 써서 그렇지 않았나 생각해 본다. 요청대로 다시 지난번과 같은 용담사간탕에 더위지기 인진을 넣어 1제를 지어주었다.
아직 복용하는 중에 있는데
1. 아침에 일어나는 것이 너무도 가뿐하다.
2. 얼굴색이 좋아져서 부모님과 직장 사람들이 무엇을 먹었냐고 물어볼 정도이며
3. 눈의 황달기도 사라졌다.
4. 그 외의 다른 증상들도 모두 호전되었다고 한다.

6-2. 구취(口臭), 대변냄새, 두열감(頭熱感)

다음은 권광현 선생의 경험이다.

● 권 ○ ○ 남 32세 소양인 165cm 63kg 서울특별시 은평구

얼굴이 약간 검은 편의 소양인으로 아토피가 있는 필자의 동생이다.

평소 입냄새가 심하다고 하는 동생에게 용담사간탕을 써보기로 했다.

① 입냄새가 심하다. ② 대변냄새도 심한 편이다. ③ 머리에 열이 많다. ④ 따뜻한 음료를 못 마신다. ⑤ 일로 인해 스트레스를 많이 받고 있다. ⑥ 스트레스성 탈모증이 약간 있다. ⑦ 허리가 아프다. ⑧ 어릴 적 간염을 앓은 적이 있다. ⑨ 몸에 염증이 잘 생긴다.

평소 열이 많은 소양인이고 일로 인해 스트레스가 가중되어 간화범위한 상태라 보았다. 입냄새의 근원은 간화범위의 상태에서 소화기관의 이상상태인 위(胃)의 부숙기능 이상으로 판단했다.

젊은 소양인 혹은 술을 많이 먹는 남자 혹은 스트레스로 인한 간화가 생기는 경우에는 경험상 용담사간탕이 잘 들었다. 동생의 경우 술은 잘 마시지 않지만 젊은 소양인 남자에다가 스트레스도 많이 받고 있고 또 위(胃)의 부숙기능 이상도 열로 인한 것이라 볼 수 있어 용담사간탕이 잘 맞을 것이라 보았다. 그리고 마침 수업 과제 때문에 준비해둔 용담사간탕 가감방이 있었다. 여기에는 금은화 판람근이 들어있어 현재 생기고 있는 염증성 질환에도 효과가 있을 것이라 보았다.

평소 열이 많은데 특히 머리에 열이 많다. 따뜻한 음료를 못 마시면서 몸에 염증이 잘 생기는 소양인 청년의 입냄새에 용담사간탕에 금은화 판람근이 2돈식 더하여 쓰기로 하고 하루 2첩씩 7일간 투여했다.

1. 대략 일주일 정도 복용을 한 후, 입냄새와 대변냄새는 심하던 것은 없어졌고
2. 머리에 열나던 증세도 많이 호전되었다.
3. 평소에 빈발되는 염증의 경우는 약 복용 기간이 길지 않아 뚜렷한 효과를 보지 못했다.

현재 고민은 스트레스 탈모라고 한다. 일단 지난번에 먹은 약과 비슷한 구성으로 해서 하수오를 가미하여 머리에 열이 몰리는 것을 잡아주는 처방을 먼저 했다. 스트레스 탈모에는 과연 어떤 약이 좋을지 고민이다.

7-1. 소아(小兒) 코피, 비색(鼻塞), 코골이

다음은 김충기 선생의 경험이다.

● 김 ○ ○ 남 6세 건실한 체격 경기도 남양주시 별내면

① 밤에 자면서 꼭 코피를 흘린다. ② 코가 막혀서 잘 때 숨소리가 거칠고 코골이가 있다. ③ 자면서 싸우는 꿈을 많이 꾼다(싸우는 듯한 잠꼬대를 많이 한다). ④ 물을 많이 마시며 찬 것을 좋아한다. ⑤ 체격이 좋은 편이며 배가 많이 나왔다. ⑥ 잘 때 이불을 잘 덮지 않는다. ⑦ 식욕은 아주 좋다.

이 환자는 필자의 아들이다. 필자가 한약을 접한 지 얼마 되지 않은 상황에서 혹시 체격은 있지만 약해서 코피를 흘리는 것이 아닌가 라는 생각에 코피 치료를 목적으로, 대표적인 소아 처방인 소건중탕과 육미지황원을 각 1제씩 복용시켜 보았지만 코피 증상이 호전되지 않았다. 그래서 육미지황원이나 소건중탕처럼 허증(虛症)으로 발생하는 코피는 아니라고 판단하고 실증의 관점에서 접근해 보았다. 출혈 증상이 있다는 것은 혈열(血熱)로 인한 것으로 볼 수 있다. 또한 체격이 있고 배도 좀 나온 것으로 보아 몸에 어느 정도 습담(濕痰)도 정체(停滯) 되어 있는 것으로 판단하여 일단 코피나 코막힘이 습열(濕熱)로 인한 것으로 판단했다. 여기에 잘 때 싸우는 꿈을 꾸는 것을 노(怒)를 주관하는 간(肝)의 문제로 보고 간담습열(肝膽濕熱)로 인한 실증의 코피, 코막힘으로 변증했다.

상초(上焦) 특히 간(肝)의 습열(濕熱)이 코로 유주하여 코피를 흘리고 코가 막히고 있는 것이므로 상초(上焦)의 열을 청열(淸熱)시키고 이뇨(利尿)로 습(濕)을 제거하는 치법을 사용하기로 하고 용담사간탕을 가감하여 용담, 시호, 황금, 치자 각 1돈, 적복령, 생지황, 당귀, 활석, 죽여 1.25돈, 감초 0.75돈으로 2일분 4첩을 투약했다.

낮에 달여서 저녁 식사 후 2/3컵 정도를 복용시켰다. 밤에 잘 때 숨소리가 완전히 달라졌다. 신기하게도 예전의 거친 숨소리가 아닌 새근새근 얌전한 숨소리로 자면서 몸부림이나 잠꼬대도 없이 아주 잠을 잘 잤고 아침에 일어나 보니 코피도 흘리지 않았다. 이후 2일치를 다 복용했고 복용 후 수면 중 코피나 코막힘, 코골이 증세가 완전히 소실되었다.

8-1. 실패례-습진(濕疹), 가려움

다음은 엄주현 선생의 경험이다.

● 김 ○ ○ 남 28세 태음인 회사원 서울특별시 광진구 구의동

보통 키에 약간 살집이 있는 편이다. 오랜 간만에 얼굴을 보게 된 사촌 동생인데 5월 달에 결혼을 한다고 했다. 축의금 대신 보약을 지어주기로 하고 혹시 몸에 이상한 증상이 있는지 물어보니 사타구니 쪽에 습진(濕疹)이 있다고 했다.

① 2~3년 전부터 사타구니 옆쪽에 땀띠 비슷한 게 나면서 가렵다고 한다. ② 아침에 자고 일어나면 사타구니 옆쪽

風寒暑濕燥火 內傷勞亂吐嗽 虛霍嘔咳積聚 浮腫脹滿消渴 黃疸瘧疾邪祟 身形精氣神血 夢聲音津液痰 飮蟲小便大便 頭面眼耳鼻舌 齒咽喉頸項背 胸乳腹腰脇皮 手足

前陰

後陰痔瘻諸瘡 婦人小兒

에 진물이 배어 있다.   ③ 손발은 좀 차가운 편이다.   ④ 소화는 잘되는 편이다.   ⑤ 업무상 컴퓨터를 오래 보고
있어서인지 뒷목이 뻐근하다.

28세 청년의 사타구니에 생긴 습진이 습열(濕熱)에 의한 것이라 보고 용담사간탕 본방으로 20일분 40첩을 지어주었다.
약을 먹고 증상이 호전되면 전화를 해 달라고 했는데 10일이 다 되어도 연락이 없었다. 이번에는 직접 전화를 해서
확인을 해 보니, 아침에 자고 일어나면 사타구니 양쪽에 진물이 배어 나오는 게 약간 줄어들었고 가려움은 여전하다
고 했다. 약을 복용한 후 20일 후 다시 확인 전화를 하니 약을 다 먹었는데도 여전히 가렵다고 했다.

下統138 寶 신성대침산 神聖代鍼散

乳香 白芷 沒藥 當歸 川芎 芫青去毒 各一錢

治 血積疝痛 及諸疝刺痛 服之神效
[用　　法] 上末 每一字 甚者五分 先點好茶一盞 次糝藥末在茶上 不得吹攪 立地細細呷之
[活套鍼線] 劫藥(前陰)　血疝(前陰)
[適 應 症] 하복통, 근육통, 생식기 통증, 배뇨통, 미골골절(尾骨骨折)로 인한 통증, 두통, 불면증

처방설명　　신성대침산은 혈적산통(血積疝痛)에 사용하는 처방으로 침(鍼)을 대신할 정도로 진통작용이 뛰어난 한방의 진통제(鎭痛劑)이다.

산통(疝痛)은 주기적으로 발생하는 매우 극심한 복통을 뜻하는 용어이므로 특정 질병에서 나타나는 증상으로 볼 수 없으며, 복통(腹痛)과 두통(頭痛)의 원인이 다양하듯이 산통(疝痛)의 원인도 매우 다양하다. 따라서 산통(疝痛)이라는 증상만으로 처방을 투약하는 것보다 원인과 상태를 살펴 적합한 처방을 투약해야 한다. 예를 들어 허랭상태(虛冷狀態)에서 발생한 산통일 때는 반총산을 쓸 수 있고, 수분이 울체되어 있으면서 약간의 자윤(滋潤)이 부족하여 발생하는 산통에는 삼산탕을 쓸 수 있으며, 배가 약간 허랭(虛冷)하고 자윤(滋潤)이 부족한 상태에서 산통이 발생하면 난간전을 쓸 수 있고, 허랭한 상태에서 허혈(虛血)이나 울혈(鬱血)이 겸해 있으면 당귀사역탕을 사용할 수 있다. 또한 열이 울체되어 산통이 발생한 경우에는 용담사간탕이나 청심연자음을 사용할 수 있다.

이외에도 개인의 신체조건과 증상의 정도에 따라 다양한 처방이 있을 수 있기 때문에 환자의 신체조건과 신체상태, 원인, 증상의 정도 등을 종합적으로 고려하여 처방을 선택해야 한다. 그러나 신성대침산은 신체조건이나 상태를 크게 고려하지 않고, 외상(外傷)이나 내상(內傷: 감염 등)으로 인해 조직과 혈관에 염증이 발생하여 있거나 혈액소통장애가 생겨 극심한 통증이 유발되었을 때 사용할 수 있다. 즉 전음문(前陰門)에 속한 처방이기 때문에 생식기조직의 염증과 혈행장애로 인해 극심한 통증이 발생했을 때 사용하는 처방으로 볼 수 있지만, 염증과 혈행장애는 어느 조직에나 나타날 수 있기 때문에 통증의 원인이 반드시 생식기에 국한되어 있다고 볼 수는 없다. 따라서 신성대침산은 생식기, 비뇨기, 소화기에서 기인한 산통(疝痛)뿐 아니라 근육통(筋肉痛)에도 사용할 수 있다. 조문에서도 '諸疝刺痛제산자통'을 치료한다고 했으므로 전음(前陰)에 국한시킬 필요는 없는 것이다.

신성대침산은 진통(鎭痛)시키는 것이 목적이기 때문에 일차적으로 통증을 멎게 하는 유향과 몰약이 포함되어 있고, 통증의 원인인 염증과 혈행장애를 개선하는 백지와 완청, 당귀, 천궁이 들어 있다. 특히 완청은 울체(鬱滯)된 것을 소통시키는 작용이 매우 강하여 통증의 원인을 제거하는 주요작용을 한다. 완청을 단방으로 복용하는 경우도 있다. 예를 들어 고질적인 임질(淋疾)에 완청을 몇 마리씩 복용하면 소변으로 고름이나 혈액 덩어리가 빠져나오면서 극심한 통증이 유발되는데, 이렇게 하면 임질(淋疾)이 바로 낫는 경우가 있다. 그러나 몸이 허약한 사람에게는 효력을 기대할 수 없고, 이런 사람이 과량 복용하면 출혈이 나타날 수도 있어 주의해야 한다.

이처럼 완청의 약성이 강하기 때문에 복용량을 조절해 주어야 한다. 신성대침산의 복용량을 보면 1푼에서 시작하여 통증이 심하면 5푼까지 복용한다고 했는데, 단순히 통증의 정도뿐 아니라 신체조건도 감안해

風寒暑濕燥火 內傷勞倦 霍亂 嘔吐 咳嗽 積聚 浮腫 脹滿 消渴 黃疸 瘧疾 邪祟 身形 精 氣 神 血 夢 聲音 津液 痰飮 蟲 小便 大便 頭 面 眼 耳 鼻 口舌 牙齒 咽喉 頸項 背 胸 乳 腹 腰 脇 皮 手 足 前陰 後陰 癰疽 諸瘡 婦人 小兒

야 한다. 사실 1푼이라는 것은 매우 적은 양이며, 또한 완청 단방으로 1푼이 아니라 다른 약재를 모두 합쳐 분말한 것으로 1푼이기 때문에 약량이 매우 적은 것이다. 물론 완청의 약성이 강하기 때문에 이렇게 복용해도 효력을 볼 수 있다.

처방구성 처방구성을 보면 유향은 활혈지통(活血止痛), 소종생기(消腫生肌)의 작용이 있으며, 약리실험에서는 모세혈관의 투과성을 낮추어 소염작용(消炎作用)을 한다는 것이 밝혀졌다. 몰약 또한 유향처럼 활혈지통(活血止痛), 소종생기(消腫生肌)의 작용이 있으며, 약리실험에서는 속발성 염증에 대해 비교적 강한 억제효과와 항혈전효과가 밝혀졌다. 백지는 중추신경의 통각중추를 억제하여 진통작용을 하며, 혈압을 강하시키고 항혈전작용(抗血栓作用)과 항염증작용(抗炎症作用)을 한다.

당귀는 항혈전작용을 하여 혈액순환을 원활하게 하고, 철분결핍에 의한 빈혈에 좋은 효과를 나타낸다. 천궁은 관상동맥과 말초혈관을 확장하여 혈액순환을 촉진한다. 완청은 반묘(斑猫) 또는 반모(斑蝥)라고도 하며, 띠띤가뢰 및 중국가뢰, 외가뢰의 충체(蟲体)이다. 광택이 있고 약간 매운 맛이 나며 자극성 냄새가 강한 것이 좋고, 칸다리틴(Cantharidin)이라는 맹독성 약리성분이 있다. 진통작용, 소염작용이 강하며, 내복용으로 사용할 때의 부작용으로는 비뇨기자극에 의한 소변적삽(小便赤澁)이나 복부통증(腹部痛症) 등이 있다.

처방비교 **반총산**과 비교하면 두 처방 모두 산통(疝痛)에 사용한다. 그러나 반총산은 허랭(虛冷)한 상태에서 발생하는 산통에 사용하며, 통증의 양상은 하복에서 사방으로 뻗치는 형태이다. 임상에서 사용할 수 있는 질환으로는 허랭한 상태에서 발생하는 복통, 맹장염, 요로결석, 방광염 등이 있다. 반면 신성대침산은 외상(外傷)이나 내상(內傷: 감염 등)으로 인해 조직과 혈관에 염증이 발생하여 있으면서 혈액소통장애가 생겨 극심한 통증이 발생했을 때 사용하며, 약성이 강하여 소량을 복용해도 효력이 뛰어나다.

수점산과 비교하면 두 처방 모두 통증을 목표로 사용하는 진통제이다. 수점산은 구종심통(九種心痛) 및 심비통(心脾痛)에 쓰는 처방으로 흉부(胸部)의 통증(痛症)이나 위통(胃痛), 속쓰림 등 주로 순환기, 소화기질환으로 인한 통증에 사용하며, 근육의 위축이나 혈관의 변형, 혈행장애 등으로 인해 소통장애가 발생하여 근육통이 발생했을 때도 사용한다. 반면 신성대침산은 주로 생식기장애에 기인한 산통(疝痛)에 사용하는 처방이지만, 비뇨기, 소화기를 비롯하여 근육의 외상에 기인한 통증에도 사용하며, 수술로 인한 자통(刺痛)에도 사용할 수 있다.

신보원과 비교하면 두 처방 모두 소통장애로 인한 산통(疝痛)에 사용한다는 공통점이 있다. 그러나 신보원은 주로 소화기의 적체(積滯)로 인해 발생하는 통증에 사용하는 반면, 신성대침산은 염증과 혈액순환장애로 인해 발생하는 통증에 사용하며, 소화기뿐 아니라 생식기, 비뇨기 장애로 인한 극심한 통증에도 사용한다.

➡ 활용사례

> **1-1. 미골골절(尾骨骨折)로 인한 통증** 여 50세 소음인 158cm 48kg
> **2-1. 두통(頭痛) 불면증(不眠症)** 여 62세 소양성태음인 156cm 67kg
> **3-1. 실패례** 여 70세 150cm 53kg
> **3-2. 실패례** 남 55세 174cm 70kg
> 3-3. 실패례-미추통, 요통(腰痛), 부작용(속쓰림) 남 55세 174cm 70kg

1-1. 미골골절(尾骨骨折)로 인한 통증
다음은 조경남 선생의 경험이다.

● 윤 ○ ○ 여 50세 소음인 158cm 48kg 경기도 의왕시 포일동

키는 작고 여원 편이고 매우 연약해 보이는 인상이다. 필자의 교우(敎友)이다. 교회 화장실에서 주저앉았는데 심한 통증을 호소하여 곧바로 병원으로 데려가 X-ray를 찍었다. 그 결과 미골(尾骨)에 골절이 발견되었고, 병원 측에서는 별도리가 없으니 소염제를 복용하면서 쉬라고 했다. 이후 다음날부터 한의원에서 침을 맞았으나 별 다른 차도 없이 8일

이 지났으며, 필자에게 통증을 없애는 약을 요청하기에 이르렀다.

① 미골골절(尾骨骨折)로 인해 꼬리뼈 부위에 심한 통증이 나타난다. ㉠ 통증이 심하여 가만히 엎드려 있어도 꾹꾹 쑤시고 움직일 수가 없다. ㉡ 통증 때문에 잠을 이룰 수가 없다. ㉢ 통증은 밤낮을 가리지 않고 계속된다. ㉣ 한의원에서 8일간 침을 맞았으나 변화를 느끼지 못한다.　② 평소 추위를 많이 타고 더위는 타지 않는다.　③ 손발과 배가 차고, 몸 전체적으로 차다.　④ 소화력이 약하여 소식(小食)을 하고, 소화불량이 있어 항상 소화제를 먹는다.　⑤ 병원에서 위염과 식도염 진단을 받았다.　⑥ 소화기가 약하여 양약이든 한약이든 잘 먹지 못한다.

미골골절로 인한 통증을 개선하기 위해 신성대침산을 투약하기로 하고, 캡슐(우루사 크기)에 담아 첫날에는 하루에 1캡슐을 복용하게 했다. 이후 부작용이 없어 3일부터는 한 번에 1캡슐씩 아침저녁으로 복용하게 했다. 이후에도 별 부작용이 없어 아침저녁으로 2캡슐을 복용하게 했다.

약을 복용하기 시작한 날로부터 2주일이 지난 뒤에 확인했다.

1. 이후 침치료를 계속했으며, 약을 복용한 4~5일 뒤부터 통증이 크게 호전되었다고 한다.

2. 그래서 계속하여 지금까지 복용했고 현재 가만히 있을 때는 아프지 않고, 움직이거나 오래 서 있을 때 힘이 없고 통증이 온다고 한다.

3. 필자의 소견으로는 4~5일 후부터 통증이 급감한 것은 침보다는 신성대침산의 약효라고 생각한다.

2-1. 두통(頭痛) 불면증(不眠症)

다음은 고재경 선생의 경험이다.

● ○○○ 여 62세 소양성태음인 156cm 67kg 서울특별시 노원구 상계동

복부 비만이 심한 편인 본인의 어머니이다. 며칠 전 이종대 선생님의 강의가 있던 날, 선생님께서 나누어 주신 신성대침산을 주말에 두통이 심한 어머니에게 드렸다.

① 속이 느글거린다.　② 편두통(偏頭痛)이 심하다. ㉠ 두통과 속이 느글거리는 것은 보통 함께 발생하며 아침에 일어나자마자가 가장 심하고 밥을 먹고 나면 좀 괜찮아진다. ㉡ 이러한 증상은 몇 년 전부터 있었으며 2주 전부터 심해졌다.　③ 눈이 상당히 침침하고 무언가 눈 속에 낀 듯한 느낌이 있다. ㉠ 2주 정도 전부터 발생하였으며 하루 종일 이러한 느낌이 지속된다.　④ 발바닥이 아프다. 걸을 때 특이 아프며 뼈의 통증이 있다는 느낌보다 피부가 아프다고 하신다.　⑤ 몸 전체가 무겁다.　⑥ 고지혈증이 있고 현재 양약을 복용하는 중이다.　⑦ 고혈압으로 양약을 복용했었는데 현재는 약을 먹지 않아도 혈압이 정상이라고 하신다.　⑧ 몇 년 전에 좌골신경통 판정을 받았다.　⑨ 몸이 전체적으로 따뜻한 편이다.　⑩ 대변은 1일 1회로 정상적이나 전과 다르게 물변이고 퍼진다.　⑪ 열 달아오름 증상이 1일 2회 정도 있다.　⑫ 잠들기 어렵고 옅은 잠을 자며, 잠귀가 밝고 자주 깨며 깨면 잘 못 잔다. 하루 보통 3시간 정도 수면을 취한다.

원래는 어머니의 견비통(肩臂痛)에 파스 대신으로 사용하게 하려 했지만 두통(頭痛)이 심한 증상에서 일정 부분 효과가 있을 듯하여 처음에는 식후 하루에 1알씩 드시게 하고 괜찮으면 하루에 3알까지 드시게 했다.

금요일 저녁에 어머니에게 증상을 듣고 자기 전에 1알을 드시게 했다. 다음날 물어보니, 약을 복용하고 두통이 많이 경감되었다고 하셨고 잠도 잘 잤다고 하셨다. 며칠째 잠을 잘 주무시지 못했다고 했다. 그러나 점심 이후에 다시 두통이 재발했고, 마찬가지로 1알을 드시게 했다. 역시 두통이 경감되었고 특이하게도 졸음이 온다고 하셨다.

3-1. 실패례

다음은 최재혁 선생의 경험이다.

● ○○○ 여 70세 150cm 53kg 경기도 평택시

연세에 비해 보통의 체력이지만 정신력은 매우 강하신 본인의 어머니이다. 어머니께서는 몇 년 전에 교통사고로 전신, 특히 머리에 타박상을 입어 병원에 입원하신 적이 있다. 작년에는 협심증으로 인해 시술을 받으신 후 현재까지 계속 약을 복용하고 있다. 약 3개월 전부터 고관절 부근에 통증이 있어 빨리 걷기가 힘들다고 하시며 특히 계단을 올라가실 때는 많이 힘들어하신다. 그동안 양약을 계속 복용해 오셨기 때문에 더 이상 많은 약은 드시고 싶지 않다고 하셔서 한약을 지어드리지 못했다.

① 고관절(股關節) 부근의 통증이 있다.　② 위의 통증이 아래쪽으로 내려오기도 한다.　③ 협심증약을 늘 복용하고 있다.　④ 양약 때문인지 입안의 침이 매우 쓰다고 하시며, 혀 밑에도 염증이 생겼다.

고관절 부근의 통증 완화를 목표로 신성대침산을 투약하기로 했다.

1캡슐 복용한 지 1시간쯤 지난 후부터 매핵기 증상을 호소하셨다. 최초에는 목에 이물감을 느껴졌다. 시간이 지남에 따라 무언가가 목을 꼭 누르고 있는 듯한 느낌이 든다고 하셨다. 숨을 쉬기 힘들고 특히 음식을 삼킬 때 매우 힘들어하셨다. 처음에는 인후부(咽喉部)에만 있던 그 느낌이 배까지 내려왔다고 하셨다. 토하고 싶어 화장실에 가시지만 한

前陰
後陰 陰疝
癰疽 諸瘡
婦人
小兒

참 후에 그냥 나오곤 하셨다.

한약을 달일 상황이 못 되어 근처 약국에서 매핵기를 목표로 반하후박탕에 소시호탕이 합해진 과립제 2일분을 샀다. 어머님께서 과립제를 복용하셨으나 별다른 차도가 없었다.

이번에는 맥문동탕에 자감초탕이 합해진 과립제를 드렸는데, 복용하시고 많이 좋아지셨다고 한다. 과립제를 4일간 복용하신 후에 원래대로 회복된 것 같다고 하셨다.

3-2. 실패례

다음은 김하나 선생의 경험이다.

● 김 ○ ○ 남 55세 174cm 70kg   제주도 제주시

크게 마르지도 통통하지도 않은 보통 체격에 활동이 왕성하다. 필자의 아버지로 회사일로 2년 전부터 제주도에서 생활한다. 몇 년 전 꼬리뼈 부근을 모서리에 찧어 다친 후로 송곳으로 찌르는 듯한 통증을 호소했다. 여러 곳의 병원을 가봤지만 차도가 없었다. 딱딱한 곳에 앉아있으면 금방 허리가 아프고 밤중에 가끔 심한 통증으로 잠을 못 이룬다.

어혈(瘀血)로 인한 통증으로 생각되어 1년쯤 전에 삼칠산을 드렸는데도 별 효과가 없었다.

① 꼬리뼈 근처의 통증이 있다.   ② 요통이 있다.   ③ 위가 좋지 않다. 위에 두 번이나 구멍이 나서 입원 치료를 한 경력이 있다.   ④ 가끔씩 심장이 심하게 뛰어서 안정을 필요로 한다.   ⑤ 열이 많은 체질이다. 밤에 자다가도 물을 찾고 식사 중에도 땀을 많이 흘린다.   ⑥ 성격은 매우 급하고 다혈질이다.   ⑦ 대변은 매일 아침에 꼭 1회씩 보고, 정상 변이다.

약을 받아간 다음날 아버지가 집(광주)에 오셨다는 소식을 듣고 내려가서 그날 저녁 식사 후에 캡슐 1개를 드시도록 했다.

약을 복용한 지 2시간쯤 지난 후에 심한 속쓰림을 호소하셨다. 그 다음날 아침에도 1개를 더 드셨는데 속쓰림이 더 심해져서 그만 드시게 했다.

이틀 뒤에 병원 내시경 진단결과 위염으로 판명되었다.

下統139 寶 귤핵환 橘核丸

橘核炒 海藻鹽酒炒 昆布鹽酒炒 海帶鹽水炒 桃仁麩炒 川楝子炒 各一兩 玄胡索 厚朴 枳實 桂心 木香 木通 各五錢

治 四種㿉疝 卵核腫脹 偏有大小 或硬如石
[用　　法] 上末 酒糊丸 梧子大 溫酒或鹽湯下 六~七十丸 久不消 加醋煮磠砂 二錢
[活套鍼線] 㿉疝(前陰)
[適 應 症] 고환염, 고환수종

　　귤핵환은 퇴산(㿉疝)에 사용하는 처방이며, 약성을 응용하여 난관이 협착되었을 때 사용하기도 한다. 퇴산은 산증(疝症)의 하나로 음낭(陰囊)이 부어올라서 커진 것이며 가렵거나 아프지 않을 수도 있고, 어떤 것은 돌처럼 딴딴하게 붓고 아픈 것도 있다.

　퇴산(㿉疝)에는 네 가지 종류가 있는데 장퇴(腸㿉), 난퇴(卵㿉), 기퇴(氣㿉), 수퇴(水㿉)가 그것이다. 장퇴(腸㿉)는 한쪽 음낭이 부어서 커지고 가려운 증상이며, 난퇴(卵㿉)는 고환이 붓고 단단해지며 배가 심하게 아픈 것이고, 기퇴(氣㿉)는 크게 화를 낸 뒤에 음낭이 커지는 증상이며, 수퇴(水㿉)는 음낭이 붓기만 하고 아프지도 가렵지도 않는 병증이다.

　귤핵환은 이러한 네 가지 퇴산(㿉疝)에 모두 사용할 수 있는데, 특히 고환이 부어 한쪽은 크고 한쪽은 작을 때, 또는 돌처럼 단단하게 되었을 때, 혹은 아랫배가 쥐어짜는 것처럼 아프고 심하면 음낭(陰囊)이 해져 누런 진물이 나오는 것을 치료한다. 그러나 퇴산에 사용하는 여러 처방과 비교했을 때 귤핵환은 증상이 보다 만성화되어 고환이 단단해지는 증상이 있을 때 적합하다고 할 수 있다.

　퇴산(㿉疝)의 원인은 고환 자체의 문제일 수도 있지만, 고환에 혈액을 공급하는 혈관의 혈행장애(血行障礙)나 습체(濕滯)가 원인인 경우가 많다. ≪동의보감≫에서도 습기(濕氣)가 많고 지대가 낮은 곳에 있을 때 퇴산에 쉽게 걸린다는 언급이 있어 여러 원인으로 습체와 순환장애가 야기되었을 때 발생한다는 것을 알 수 있다. 인체의 모든 조직은 나이가 들면서 퇴화되는데, 고환 또한 생식기능이 끝나면서 퇴화 일로를 맞게 된다. 따라서 노화와 함께 생식기 부위에 혈행장애나 습체가 발생하면 고환이 붓거나 단단해지는 등 장애가 발생하게 되는 것이다.

　귤핵환을 사용할 수 있는 질환으로 고환염(睾丸炎)이 있다. 고환염은 다양한 원인에 의하여 고환에 염증이 생기는 질환인데, 급성과 만성으로 나눌 수 있다. 급성 고환염은 대부분 세균감염으로 인해 발생하며, 다른 감염질환에 의해 이차적으로 발생하는 경우도 있는데, 혈류(血流)를 통해 감염되는 경우도 있고, 정관(精管)을 통해 감염되는 경우도 있다. 세균감염이 원인인 경우 고환염은 한쪽에서만 일어나며 양쪽에 동시에 일어나는 경우는 드물다. 만성 고환염은 고환에 만성염증이 생기는 것으로 스스로 느끼는 증상은 적지만 고환이 붓고 단단한 경우가 많고, 고환에 울퉁불퉁한 멍울이 생기기도 한다. 만성고환염이 심해지면서 딱딱해졌던 것이 연화(軟化)되어 피부로 터져 나오면 악취가 나고 분비물이 나오기도 한다.

　이상의 증상으로 볼 때 귤핵환을 쓸 수 있는 퇴산(㿉疝)과 만성고환염의 증상이 일정 부분 일치하는 것을 볼 수 있다. 세균에 감염되어 급성 고환염이 발생했을 때 주로 한쪽에만 발병한다는 것, 만성 고환염의 증상 중에 고환이 붓고 단단해진다는 것, 심해지면 딱딱했던 것이 연화되어 분비물이 나온다는 것이 그것이다. 양방에서는 고환염이 발생했을 때 급성의 경우 항생제를 사용하여 염증을 없애는 것을 치료목표로 삼고 있지만 노인성 만성 고환염의 경우 별다른 치료방법이 없다. 이러한 경우에 귤핵환을 사용하여 조직

風寒暑濕燥火
內傷勞亂吐嗽聚腫滿渴積疾崇形氣神血夢音液飲蟲
內虛霍嘔咳積浮脹消黃癰邪身精氣神血夢聲津痰
小便大便頭面眼耳鼻口牙咽頸背胸乳腹腰脇皮手足

前陰

後陰癰疽婦人小兒

의 위축과 변형으로 인한 혈행장애를 개선하면 만성 고환염을 치료할 수 있다.

우리나라도 평균수명이 늘어나고 있어 성인병과 노인성 질환이 증가하고 있다. 따라서 항생제나 소염제를 쓸 수 없는 경우나, 수술하기도 힘들 때 한약을 사용해야 할 기회가 많을 것이다. 만성 고환염도 그 중 하나로 볼 수 있어 귤핵환을 사용할 기회는 점점 늘어날 것으로 기대된다.

처방구성 처방구성을 보면 귤핵은 귤류의 씨앗이며, 이기(理氣)·지통작용(止痛作用)이 있고 헤르니아, 고환이 붓고 아픈 병, 화농성 유선염, 요통 등에 사용한다. 해조는 소담연견(消痰軟堅), 이수소종(利水消腫)의 작용이 있어 영류(癭瘤), 멍울(結核), 산기(疝氣)로 음낭이 처진 것이나 음낭이 붓고 아픈 것을 치료한다. 약리적으로는 항응고, 혈청지질강하, 항균작용이 있으며, 성분상 요오드와 점액질, 영양분이 풍부하다. 특징적으로 흡수와 배설이 느려 체내에 머무르는 시간이 길기 때문에 요오드 부족으로 인한 유방종결, 다발성 결절, 갑상선종대 등에 사용한다.

곤포는 다시마이며, 이뇨작용이 있어 수종(水腫)을 치료하는 기능이 있다. 곤포와 해조는 병리적 삼출물과 염증성 삼출물의 흡수를 촉진한다. 해대는 참다시마이며 해조, 곤포와 유사한 연견작용(軟堅作用)이 있어 갑상선종과 경부림프결핵 등에 사용되며, 이뇨와 강압작용이 증명되었다. 도인은 혈관확장작용이 있어 혈관저항력을 감소시키고 혈류량을 증가시키는 작용이 있다. 천련자는 행기(行氣)·지통작용(止痛作用)이 있고, 현호색은 강력한 진통작용을 하며, 소화관의 경련성 동통을 억제한다.

후박은 장(腸)의 운동을 촉진하거나 장(腸)의 경련을 완화하는 등, 장의 운동을 조정하는 작용이 있다. 지실은 위장의 연동운동(蠕動運動)을 강화, 리듬을 조정하고 소화·흡수를 강화한다. 계심은 혈관을 확장하여 혈압을 저하시키고, 말초혈관의 혈류를 원활하게 함으로써 말초순환장애를 개선한다. 목향은 미주신경(迷走神經)을 자극하여 장(腸)의 수축력과 연동운동을 증강하고, 소화·흡수를 촉진하여 가스 정체에 의한 복통을 멎게 한다. 목통은 이뇨작용이 있어 정체된 수분을 배출시키고, 소염작용을 한다.

처방비교 **오령산**과 비교하면 오령산은 삼산탕과 합방하여 고환에 수분이 과도하게 적체되어 발생하는 증상에 사용하며, 고환염을 기준으로 한다면 급성 고환염에 사용한다고 할 수 있고, 주로 소아에게 많이 사용한다. 반면 귤핵환은 노화로 인한 고환조직의 위축과 혈행장애로 인해 수분이 울체되거나 조직이 단단해졌을 때 사용하는 처방이며, 만성 고환염에 사용한다고 할 수 있고, 주로 노인에게 사용한다.

회향안신탕과 비교하면 회향안신탕은 노화(老化)나 허약(虛弱)이 바탕이 되어 발생한 고환염에 사용하는 처방으로 혈관의 노화로 인한 순환장애가 원인이 되어 한쪽 음낭이 커졌을 경우에 사용한다. 반면 귤핵환은 고환 부위의 순환장애로 인해 붓기도 하지만 조직이 경직되어 있을 때 사용하며, 노인이지만 허약하지 않으면서 고환이 딱딱해져 있을 때 적합하다고 하겠다.

下統140 寶 삼산탕 三疝湯

車前子 二錢四分　茴香 一錢六分　沙蔘 八分　　葱白一錢二分

治 膀胱氣腫痛
[活套鍼線] 囊腫(前陰)
[適 應 症] 방광통, 배뇨통

삼산탕은 음낭(陰囊)이 붓고 아프며 소변이 잘 나오지 않을 때 사용하는 처방이다. 조문을 보면 '膀胱氣腫痛방광기종통'을 치료한다고 했는데, 방광기(膀胱氣)는 산증(疝症)의 일종으로 방광의 기화작용(氣化作用)이 장애되어 하복이 아프고 소변을 누지 못하는 병증을 뜻한다. 따라서 膀胱氣腫痛을 치료한다는 것은 소변불리(小便不利)가 있으면서 음낭이 붓고 통증이 있는 것을 다스린다는 의미로 해석할 수 있다.

삼산탕의 낭종(囊腫)은 음낭수종(陰囊水腫)과 일치하는 증상이다. 고환은 8층 막으로 싸여 있는데, 그 중에서 고환고유초막이라 불리는 2개의 막 사이에 다량의 장액(漿液)이 고이는 것을 음낭수종이라고 한다. 음낭수종은 음낭수류(陰囊水瘤)라고도 하는데, 만성화되면 수년 동안 치료되지 않을 뿐 아니라 방치하면 점차 커지기도 한다. 일반적으로 통증은 없으나 커지면 무게 때문에 견인통(牽引痛)이 생기고, 걷는 데 방해가 되며 성교불능(性交不能)이 되는 경우도 있다.

음낭수종은 국소적인 외상(外傷), 부고환 및 고환의 종양(腫瘍)이나 급성염증에 의해 생기는 경우가 있고, 40세 이후 발병하는 것은 원인불명으로 만성으로 경과하는 경우가 많다. 음낭수종은 일반적으로 통증이 동반되지 않고, 음낭부종이 주증상인데, 음낭은 달걀 크기에서 소아의 머리 크기 이상으로 커지는 경우도 있다. 또 어두운 곳에서 광선을 비추면 투광성이 있으며, 바늘로 천자(穿刺)하면 투명하고 누런 액체가 나온다. 옛 의서를 보면 고환이 커져 한 되가 될 만큼 붓기도 하고, 이럴 때는 고환이 수정처럼 보이기도 한다는 언급이 있는데, 위 증상과 일치하는 대목이다.

음낭수종이 급성일 때 양방에서는 원인질환을 치료하여 완치시키는데, 원인불명으로 만성화되었을 경우에는 침천자(鍼穿刺)를 반복하여 고여 있는 액체를 제거하거나 수술을 통해 초막을 절제하거나 뒤집어서 봉합하는 방법을 사용하고 있다. 그러나 침천자나 수술을 하지 않더라도 삼산탕을 사용하면 후유증을 남기지 않고 치료할 수 있다.

서양의학이 들어오면서 음낭수종(陰囊水腫)도 수술을 받아야 하는 질환으로 인식되었기 때문에 의학지식이 부족했던 노인들은 음낭수종을 잘못 인식하여 불알이 실하다고 하여 장군감으로 생각한 적도 있었다. 그래서 의사가 수술을 권유해도 수술을 못하게 하는 해프닝이 벌어지곤 했었다. 그러나 서양의학이 들어오기 전에는 음낭수종이 발병했을 때 삼산탕이나 오령산을 사용하여 증상을 치료했다. 단지 본래 음낭수종은 음낭(陰囊)이 붓기만 하고 통증이 동반되지 않는 것이 일반적인데, 삼산탕은 약간의 통증(痛症)이 동반된 경우에 더 적합하다.

활투침선을 보면 낭종(囊腫)에 사용하는 처방으로 삼산탕 외에도 오령산이 있는데, 낭종이 있으면서 소변불리(小便不利)가 있고 통증이 동반되지 않을 때 오령산을 사용할 수 있고, 소변불리가 있으면서 통증이 동반될 때 삼산탕을 사용할 수 있다. 그러나 두 처방을 합방해서 사용하는 경우가 많다.

삼산탕은 음낭수종(陰囊水腫) 외에도 소변불리나 소변빈삭 같은 배뇨장애에도 사용할 수 있다. 물론 소변

風寒暑濕燥火內傷虛勞霍亂嘔吐咳嗽積聚浮腫脹滿消渴黃疸疾祟邪形身精氣神血夢聲音津液痰飮蟲小便大便頭面眼耳鼻舌口齒牙喉咽項頸背胸乳腹腰脇皮手足

前陰

後陰癰疽諸瘡婦人小兒

불리나 소변빈삭 증상이 있으면서 하복통이 있을 때 더 적합하다고 할 수 있다. 그러나 실제 임상에서는 삼산탕을 단독으로 사용하는 경우는 드물며, 대부분 반총산이나 난간전, 오령산에 합방한다.

처방구성 처방구성을 보면 차전자는 수분배설을 증가시키는 작용과 함께 요산도 배설시키는 것으로 알려졌다. 또한 일본의 우엽대학(牛葉大學)에서는 진통작용이 있다는 것을 밝혀냈다. 차전자는 이뇨제 중에서 기(氣)의 소모를 적게 하므로 주로 노인이나 허약자에게 많이 사용한다. 회향의 정유성분은 장(腸)의 연동운동을 촉진하여 복부 팽만감을 개선하고, 중추신경을 마비시켜 진통작용을 나타내므로 위통이나 음낭수종의 동통을 완화하는 효능이 있다. 사삼은 대부분 거담작용(祛痰作用)과 자음작용(滋陰作用)을 얻기 위해 사용하는 경우가 많지만, 《동의보감》에서는 산기(疝氣)로 음낭이 처진 것을 치료한다는 언급이 있어 삼산탕에서의 사삼의 역할을 뒷받침해 준다.

처방비교 **귤핵환**과 비교하면 두 처방 모두 음낭이 부었을 때 사용한다. 그러나 귤핵환은 고환이 부어 한쪽은 크고 한쪽은 작을 때, 또는 돌처럼 단단하게 되었을 때, 혹은 아랫배가 쥐어짜는 것처럼 아프고 심하면 음낭이 해져 누런 진물이 나오는 증상을 치료한다. 반면 삼산탕은 고환이 부어 있는 낭종(囊腫)에 사용하는 처방으로, 삼산탕의 증상이 음낭수종에 해당한다고 한다면 귤핵환의 증상은 만성 고환염에 해당한다고 할 수 있다.

음낭수종에 사용하는 **오령산**과 비교하면 두 처방 모두 수분대사 장애로 인한 증상에 사용한다. 오령산은 전신부종이나 국소부종에 사용하며, 소화기에 습체가 발생하여 구토와 설사가 나타났을 때, 습체로 인해 두통과 현훈이 나타났을 때도 사용하며, 음낭수종에 사용하는 경우 소변불리는 있으나 통증이 동반되지 않을 때 적합하다. 반면 삼산탕은 같은 낭종에 사용하는데, 구분한다면 소변불리와 함께 약간의 하복통이 동반될 때 적합하다. 그러나 실제로는 두 처방을 합방해서 사용하는 경우가 많다.

➜ **활용사례**

1-1. 방광통(膀胱痛), 소변불통(小便不通) 여 19세 소양성소음인

1-1. 방광통(膀胱痛), 소변불통(小便不通)
다음은 장상갑 선생의 경험을 채록한 것이다.
● 장 ○ ○ 여 19세 소양성소음인 경상북도 의성군 의성읍 도농리
막내 누이가 시골에서 오빠 집에 놀러 왔는데, 방과 작은 응접실만 있는 가게에서 혼자 자게 되었다. 저녁에 식사를 하고 잠이 들었는데 밤 1~2시경에 소변이 마려워 잠을 깨어 소변을 보려고 가게 밖에 있는 화장실에 가려고 가게 문에 설치된 셔터를 열어보니, 문이 잠겨 있었다. 여러 번 시도를 해 보아도 열리지 않아서 이때부터 소변이 마려운 것을 참으면서 잠을 자는 듯 마는 듯하다가, 아침 9시에 밖에서 셔터문을 열 때까지 무려 7~8시간이나 계속 소변을 참고 있었다. 9시에 문을 열었을 때의 누이의 상태는 소변을 계속 참아온 것으로 인해
① 하복의 방광 부위가 극심하게 뻐근하고 땅긴다고 했다. ② 통증이 워낙 심하여 몸을 움직이지도 한 발자국도 떼지 못하고 있었다. ③ 소변을 보려고 해도 심하게 오랫동안 참아서인지 소변이 전혀 안 나온다는 것이다.
이것은 소변을 오랫동안 참음으로서 방광이 긴장되고 확장된 채로 경직되어 하복통(下腹痛) 및 소변불리(小便不利)가 왔다고 보고, 신기작통(腎氣作痛)에 효험이 있는 반총산을 쓰기로 했다. 또한 방광기종통(膀胱氣腫痛)에 효험이 있는 차전자, 소회향, 사삼의 삼산탕을 합방하기로 했다.
소변을 오래 참아 발생한 방광통 및 방광통으로 인한 굴신불능, 소변불리에 반총산 1.5배량에 삼산탕을 더한 뒤 1첩을 급히 달여 복용시켰다.
약 1첩을 먹고는 10분쯤 뒤에 소변이 마렵다며 소변을 보았으며, 소변을 보고 남과 동시에 하복통(下腹痛)도 사라졌다. 반총산과 삼산탕을 합한 약 1첩으로 소변을 참다가 생긴 방광통(膀胱痛)과 소변불통(小便不通)에 일시에 나았으며 그 뒤로는 증상이 없었다고 한다.

下統141 寶 진교창출탕 秦艽蒼朮湯

秦艽 皂角仁燒存性 桃仁泥 各一錢 蒼朮 防風 各七分 黃柏酒洗 五分 當歸稍酒洗 澤瀉 檳榔末 各三分 大黃 二分

治 熱濕風痰合而爲痔 其腸頭成塊者濕與熱也 大痛者風也 便秘者燥也
[用　　法] 上 除檳榔 桃仁 皂角仁 餘藥水煎 去滓 入三味 再煎 空心熱服 以美饍壓之
[活套鍼線] 痔瘻(後陰)
[適 應 症] 치루, 치핵, 항문통, 후중감

　　진교창출탕은 치루(痔瘻)에 사용하는 처방으로 치핵(痔核)에 사용하는 경우도 있다. 치핵(痔核)
은 운동량이 감소하고 의자에 앉아서 생활하는 현대인에게 많은 질환이라고 할 수 있지만, 치루
는 대장조직의 연약과 관계가 있기 때문에 예전에도 흔한 질환이었다. 그래서 ≪동의보감≫을 비
롯한 여러 의서를 보면 치루를 치료하기 위해 다양한 방법을 사용했음을 볼 수 있다.

　　활투침선의 치루에 대한 설명을 보면 주색(酒色)이 원인이라는 언급이 있는데, 술을 반복적으로 마시면
조직이 이완되고 이완된 조직 사이에 습담(濕痰)이 정체되어 대장기능이 약해질 수밖에 없다. 따라서 술을
많이 마시면 치루와 치질이 발생할 수 있는 길을 열어주는 셈이 된다. 또한 과색(過色)은 직접적인 원인이
라고 할 수 없지만 예전에는 영양분이 충분하지 못했기 때문에 이러한 상태에서 과색했을 경우 상당한 체
력소모를 야기했을 것이므로 치루와 치질의 원인으로 지목했던 것이다. 체력소모가 많아지면 조직의 탄력
성을 유지하고 정상적인 기능을 하게 하는 점액성 물질이 부족해진다. 이런 현상은 어느 조직에나 나타날
수 있지만, 특히 직장과 항문조직에 나타나면 조직의 탄력성이 떨어져 세균의 감염이 용이해진다. 따라서
과색(過色)은 치루와 치질의 간접적인 원인이라고 할 수 있다. 그러나 요즘 사람들은 영양상태와 체력이 좋
아졌기 때문에 과색이 원인이 된다고 하기에는 무리가 있다.

　　이러한 관점에서 볼 때 과음(過飮)이나 과색(過色)이 아니더라도 평소 대장이 약하고 습담이 많은 사람은
치루와 치질이 생길 가능성이 높다고 할 수 있다. 대장조직이 이완되어 있거나 습담(濕痰)이 적체되어 있으
면 대장기능이 떨어지기 때문에 세균에 대한 감염을 효과적으로 방어할 수 없다. 따라서 체질적으로 태음
인 성향이 강한 사람이거나 질병으로 인해 대장이 이완되어 있을 때 치루와 치핵이 쉽게 발병한다. 그래서
≪동의보감≫을 보면 치루가 있는 사람은 먼저 몸을 보강해야 한다는 언급이 있는 것이다.

　　치루를 더 자세히 이해하기 위해서는 직장과 항문의 해부학적인 구조를 먼저 이해해야 한다. 항문 바깥
쪽을 기준으로 했을 때 안쪽으로 약 2cm 들어간 지점에 직장점막과 항문피부가 만나는 경계선이 있는데,
이것을 치상선(齒狀線)이라고 한다. 치상선의 모양이 구불구불하여 마치 치아처럼 생겼기 때문에 이렇게 부
르는 것인데, 내치핵과 외치핵, 항문주위농양, 치루 등을 이해하는 중요한 구조물이다. 치상선은 평상시에는
주름처럼 수축되어 있다가 대변을 볼 때 늘어나는데, 만약 치상선이 없다면 직장점막과 항문피부의 탄력성
차이 때문에 찢어질 수 있어 치상선은 배변작용에 중요한 역할을 하고 있는 것이다. 항문에는 정맥총이 발
달해 있으며, 치상선을 기준으로 상부 정맥총과 하부 정맥총으로 나눌 수 있다. 상부 정맥총이 부풀어 치핵
(痔核)이 발생하면 내치핵(內痔核)이라고 하며, 하부정맥총이 부풀어 치핵이 발생하면 외치핵(外痔核)이라고
하는데, 치상선 위쪽에는 통증을 전달하는 신경이 없기 때문에 내치핵이 있을 때는 통증이 나타나지 않는
다. 그러나 치상선 밑으로는 체신경이 분포되어 있어 외치핵이 있을 때는 통증이 동반된다.

風寒暑濕燥火 內傷勞 虛霍亂 嘔吐咳嗽 積聚 浮腫脹滿 消渴 黃疸 瘧邪祟 身形 精氣神血夢 聲音 津液痰飮蟲 小便 大便 頭面眼耳鼻口舌牙齒咽喉頸項背胸乳腹腰脇皮手足前陰 後陰 痔瘡 癰疽 諸瘡 婦人 小兒

치상선 부위에는 항문선(肛門腺)이라고 하여 점액을 분비하는 분비선이 있는데, 대변을 볼 때 점액을 분비하여 항문벽이 손상되지 않게 하는 역할을 한다. 그러나 항문선의 출구는 약간 들어가 있어 세균이 침입하기 쉽다는 특성이 있고, 항문선은 항문의 개폐를 담당하는 근육의 하나인 내괄약근 속에까지 들어가 있기 때문에 세균에 감염되면 피부에 생기는 화농(化膿)과는 달리 내괄약근과 외괄약근 사이에 고름이 괴어 연못처럼 농양(膿瘍)을 형성하게 된다. 이러한 농양은 항문 조직의 약한 부분을 타고 퍼지는데, 이것을 항문 주위 농양이라고 하며, 항문 주위 농양이 심해져 항문 주위의 피부 바깥으로 농양(膿瘍)이 배출되어 누관을 형성하는 것을 치루라고 한다. 치루는 외상(外傷)이나 골반 내에 발생한 염증에 의해 이차적으로 발생하기도 하고, 치열(痔裂)이나 치핵(痔核)이 심해져 염증이 나타났을 때 염증이 퍼지면서 치루를 일으키기도 한다. 치루는 20대나 30대에 흔히 발생하며 남자에게 3배 정도 많이 발생한다는 특징이 있다.

진교창출탕은 치루가 발생했을 때 사용할 수 있는 처방이며, 치루에 사용할 수 있기 때문에 항문 주위 농양에도 사용할 수 있음은 물론이다. 치루와 항문 주위 농양이 있을 때 진교창출탕을 사용하면 하복부에 정체되어 있는 불필요한 수분을 빼주고 혈액의 울체를 개선시키는데, 진교, 조각자, 도인, 대황, 창출, 방풍 등이 주요작용을 한다. 동시에 황백과 거습제(祛濕劑)는 이미 이완되어 있는 조직을 수렴시켜 조직의 탄력성을 회복시킨다. 양방에서는 대부분 수술로 치료하는데, 수술을 하더라도 재발하는 경우가 많다. 이럴 때 진교창출탕을 복용하면 수술을 하지 않고도 치료할 수 있다.

진교창출탕은 치핵(痔核)에도 사용할 수 있다. 치핵과 치루의 발병기전은 다를 수 있지만 앞서 언급한 대로 대장이 연약하고 습담(濕痰)이 정체되어 조직이 이완되었을 때는 치루뿐 아니라 치핵도 생길 수 있기 때문이다. 항문과 직장조직이 이완되었을 때 치핵이 발생할 수 있다는 것의 예로 임신부 치핵을 들 수 있다. 정도의 차이가 있지만 임신을 했을 때 대부분의 임신부에게 치핵이 생긴다. 그것은 양수의 증가로 인해 소화기에 습체가 증가하기 때문에 대장과 직장조직이 이완될 수 있고, 태아가 자라면서 소화기를 압박하여 혈액을 울체시키기 때문이다. 이럴 때 진교창출탕을 사용하면 습체를 제거하고 울체되어 있는 혈액을 소통시키므로 치루와 치핵을 치료한다.

처방구성 처방구성을 보면 진교는 약성이 매우 조(燥)하므로 거습작용(祛濕作用)이 뛰어나며, 강한 소염작용이 있어 관절염을 억제하며, 신경통과 습진에도 사용한다. 조각인의 약성은 말초까지 파고드는 특징이 있는데, 여기서는 소존성(燒存性)으로 하여 수렴작용을 증가시켰으므로 이완된 조직을 수렴시키는 기능을 높였다. 도인은 혈관확장작용이 있어 혈관저항력을 감소시키고 혈류량을 증가시키는 작용이 있다. 또한 도인은 약 45%의 지방유를 함유하고 있기 때문에 윤장작용(潤腸作用)을 할 뿐만 아니라, 장관에 대한 수축작용이 있어 분변의 배출을 쉽게 해주기 때문에 윤활성 사하제(瀉下劑)에 속한다.

창출은 소화기의 운동성을 증가시키는 작용이 있는데, 실험을 통해 창출이 포함된 처방을 토끼에게 주입했을 때 장을 흥분시켜 연동운동(蠕動運動)을 일으키는 것으로 밝혀졌다. 방풍은 표재(表在) 혈관을 확장시키고, 황백은 소염작용과 수렴작용이 강하며, 혈소판응고를 억제하여 혈관의 충혈(充血)과 울혈(鬱血)을 경감시킨다. 당귀는 항혈전작용을 하여 혈액순환을 원활하게 하고, 택사는 세뇨관의 재흡수를 억제하여 이뇨작용을 나타낸다. 빈랑은 부교감신경을 흥분시켜 위액분비를 촉진하고, 위장의 연동운동을 강화하며, 설사와 복통을 개선한다. 대황은 장점막(腸粘膜)을 자극하여 연동운동(蠕動運動)을 항진시키고, 수분흡수를 저해하여 설사를 유발한다.

처방비교 **보중익기탕**과 비교하면 보중익기탕은 인체의 기능이 전체적으로 저하되어 조직의 수축력이 떨어지고 이완되어 치질이 발생했을 때 사용하는데, 대부분 치질과 함께 탈항이 겸해 있는 경우가 많다. 반면 진교창출탕은 대장기능이 약한 상태에서 치질이 발생하는 경우에 사용하지만, 보중익기탕을 사용해야 하는 경우처럼 아주 허약한 상태에서 발생한 치질에 사용하는 것이 아니라, 대장의 연약과 습담적체로 인해 발생한 치질에 사용한다.

황련해독탕과 비교하면 황련해독탕은 열성상태에서 항문조직이 충혈(充血)되고 팽창하여 치질이 발생하고, 심해져서 출혈되는 경우에 사용하는 반면, 진교창출탕은 황련해독탕을 사용해야 하는 경우보다 만성화된 치질에 사용하며, 증세 또한 황련해독탕의 치질보다 완만하다.

신기환과 비교하면 신기환은 항문 주위 조직의 자윤부족으로 조직의 수축력이 떨어져서 발생하는 치질에 사용하는데, 이런 증상은 조열(燥熱)하거나 자윤이 결핍된 사람에게 많이 나타난다. 반면 진교창출탕은 항문 주위에 발생한 습체와 혈액의 울체로 인해 치질이 발생한 경우에 사용하며 건실한 태음인에게 사용하는 경우가 많다.

➜ 활용사례

1-1. 치루(痔漏) 남 27세
1-2. 치루(痔漏) 남 45세 태음인
2-1. 치질(痔疾), 항문통(肛門痛), 후중감(後重感), 치핵(痔核) 여 35세 태음인 162cm 52kg
2-2. 치질(痔疾), 치핵(痔核) 여 32세 소음인
2-3. 치질통증(痔疾痛症), 출혈(出血) 여 43세 소음인 164cm 53kg
2-4. 치질통증(痔疾痛症), 소양증(搔痒症) 여 34세 소음성태음인 164cm 65kg
3-1. 치열(痔裂), 치핵(痔核), 변혈(便血) 남 34세 태음인 175cm 84kg
3-2. 변혈(便血), 항문열상(肛門裂傷), 통증(痛症) 남 40세 소양인
4-1. 비자와 치질(痔疾) 남 27세
5-1. 백반과 치질(痔疾) 남 30세 소음인
6-1. 치질(痔疾)과 넝쿨딸기뿌리 남 50세 태음인 한약업사 169cm 88kg

1-1. 치루(痔漏)

다음은 장관빈 선생의 경험을 채록한 것이다.

● ○○○ 남 27세 보통 체격 전라북도 장수군 이수면

청년이 와서 치루(痔漏)가 한약으로 나을 수 있는지 물었다. 증세를 들어 보니

① 6개월 전부터 항문 근처에서 농(膿)이 나온다. ② 병원에 가니 치루(痔漏)라고 한다.

치루를 치료해 본 바가 없으나 치루도 항문 주위의 습열(濕熱)이 울체(鬱滯)되고 이것이 오랫동안 지속되자 나타나는 증상이라고 보고 일반적으로 치질 중에서 치핵(痔核)에 쓰는 진교창출탕으로 1제를 지어주었다.

경과를 확인하니 약을 복용한 뒤에 느낌이 좋다고 한다. 곧이어 같은 약으로 2제를 더 지어 주었고 모두 3제를 복용한 뒤 완치되었다.

1-2. 치루(痔漏)

● 김○○ 남 45세 태음인 식품체인 사업 미국 텍사스주 휴스턴시

중키에 보통 체격이며 피부는 약간 갈색이다. 미국 중부와 동부지역에서 대규모 식품체인사업을 하는 교민으로 한국 회사에 투자차 일시 귀국하였다. 미국에서 성공한 교민으로 한국의 언론에도 몇 차례 소개된 바도 있으며 저술로 국내에도 잘 알려진 사람이다. 전화 도중 치루가 있는데 한약으로 나을 수 있겠느냐고 물어 와서 일단 정황을 들어봐야 가능 여부를 알 수 있을 것 같다고 하였다. 한약방으로 온 뒤 들어본 치루의 증상은 다음과 같다.

① 2개월 전부터 항문 주위에 치루가 생겼다. ㉠ 치루는 항문 근처에 새끼손가락 한 마디 정도 크기로 솟아나 있었다. ㉡ 솟아난 곳을 손가락으로 눌러보니 약간의 피와 고름이 섞여 나왔다. ㉢ 1개월 전부터는 증상이 더 진행되었는지 솟아오른 부위가 부풀어 올랐다. ㉣ 동시에 부풀어진 부위가 화끈거린다. 누르면 여전히 피와 고름이 나온다. ㉤ 자리에 앉을 때 스치면 불편하고 아파서 걸터앉거나 다리를 벌리고 앉는다. ㉥ 10년 전에도 치루가 생겨서 수술을 한 적이 있다. ㉦ 마침 한국에 온 김에 치루를 수술하려고 한다. ② 그 외는 식욕, 소화, 대소변도 좋고 잠도 잘 자며 아주 건강하다. ③ 인삼을 복용하면 열이 나고 잘 받지 않는다. ④ 성격은 원만하고 합리적인 음양화평인에 가까운 태음인이며 태음인 치고는 약간 기민하다. ⑤ 사업을 해도 의자에 앉아 있는 시간은 별로 없다. ⑥ 술도 전혀 못 마신다. ⑦ 수술을 하기 전에 한약으로 한번 시도를 해보고 낫지 않으면 수술을 하기로 했다

치질이나 치루는 항문 주위의 울혈이 원인인 경우가 많다. 이러한 울혈이 모여서 팽창하여 멍울을 만들면 치핵이 되는 것이고 울혈이 지속되면서 감염이 되어 염증이 진행되고 오랜 시간이 지나게 되면 터널처럼 항문 안과 밖이 뚫리는 치루가 되는 것이다. 주증상은 치루이며 10여 년 전에도 치루수술을 한 경력이 있음을 볼 때 치질이나 치루가 생기는 요인이 다른 사람들처럼 직장 주위가 이완되면서 혈행이 좋지 않아 발생한 것으로 볼 수 있다. 치질이 체질을 불문하고 잘 생기는 것이기는 하지만 특히 태음인의 경우는 순환력이 약하기 때문에 심장에서 먼 거리에 있으며 혈류도 서행을 하는 직장 주위라는 특징 때문에 울혈이 되기 쉬워서 치질의 발생빈도가 높은 편이라 할 수 있다.

치질이나 치루가 항문 주위의 이완을 겸한 울혈이 가장 큰 유발 요인이라면, 울혈이 되기 쉬운 항문 주위의 혈행을 원활히 소통시켜 주면서 이완된 상태를 개선하면 될 것이라 보았다. 이 경우 울혈의 원인이 될 수 있는 항문 주위의 이완을 치료하자면 이 부위에 울체된 습체를 제거해야 할 것이므로 제습의 치법이 있는 처방을 선정토록 했다.

치질이나 치루의 원인이 매우 많으나 대부분은 항문 주위의 습체로 인한 이완과 이완으로 인한 울혈이 진행되어 나타나는 경우가 가장 흔하고 많다. 따라서 이러한 유형의 치질에 가장 많이 사용하는 진교창출탕을 먼저 생각해보았다. 이외에도 설사에 사용하는 창출방풍탕이나 치질에 사용하는 오치산, 신응산, 괴각원 등이 있으나 오치산, 신응산, 약재료를 구하거나 수치를 하기가 쉽지 않고 경험이 없어 효력 확인도 분명치 않고, 습체형 이완으로 울혈이 오는 원인과 다르고 처방 중 제습을 시키는 약재가 들어있지 않아서 제외했다. 괴각원은 역시 처방 속에 습체형 이완을 치료할 수 있는 약재가 없어서 제외했다. 창출방풍탕은 부풀어 오르는 치핵만 같았으면 한번 써볼 만하겠으나 이미 화농이 된 치루라는 점에서 제외했다. 최근 최변탁, 이진상 선생이 치핵이나 치열에 진교창출탕의 효력을 발표한 바도 있어서 습체형 이완과 울혈성이라는 공통성을 염두에 두고 진교창출탕을 쓰기로 했다.

부풀어 오른 환부를 누르면 피와 고름이 나오는 2개월 된 치루가 항문 주위의 습체를 겸한 이완성 울혈에 기인한다고 보고, 제습 수렴 기능이 있는 진교창출탕을 효력 증대를 위해서 2배량으로 한 뒤 10일분 20첩을 지어주었다.

1. 약을 지어간 지 2일 뒤 전화로 항문 주위가 화끈거리는 것이 줄어들었다고 기분이 상당히 좋다고 한다.
약을 모두 복용한 뒤 전화가 왔다. 그 사이 태국 출장을 가면서 그 약을 복용했는데
2. 약을 복용하자 8일째부터 부풀어 올랐던 치루부위가 줄어들었다.
3. 9일째부터는 환부를 눌러봐도 전처럼 고름이 나오지 않았고 압통도 전혀 없다.
4. 의자에 치루의 환부가 맞닿아도 아프지 않아서 의자에도 보통 사람들처럼 잘 앉는다.
5. 10일째 환부를 확인해 보니 고름이 나오던 부위에 두터운 딱지나 나 있고 눌러도 아프지 않았다. 이제는 고름도 안 나오고 밖으로 딱지도 졌으니 치루가 완전히 다 나은 것 같다고 한다.
그간의 경과를 보니 치루가 다 나은 것 같으나, 재발 방지를 위해서 한 번만 더 복용하자 하여 이번에는 진교창출탕 본방으로 10일분 20첩을 지어주었다.
최근 소식을 들으니 2번째 약을 복용한 뒤 2년 가까이 지났어도 치루가 재발하지 않았다고 한다.

2-1. 치질(痔疾), 항문통(肛門痛), 후중감(後重感), 치핵(痔核)
다음은 전덕봉 선생의 경험이다.

● 김 ○ ○ 여 35세 태음인 162cm 52kg 전라북도 익산시 영등동
피부는 약간 검은 편인 태음인이다.
① 3개월 전부터 치핵(외치질)이 발생하여 아프고 이물감(異物感)이 있다. ㉠ 몸이 피곤하면 통증과 이물감이 심하고 항문 밖으로 종기 같은 것이 많이 나온다. ㉡ 배변 후에 후중감(後重感)이 있다. ㉢ 치질 발생 후부터 약간의 변비 상태가 지속된다. ㉣ 병원에서는 수술할 것을 권했다. ② 배변시 화장실에 오래 앉아 있는 편이다. ③ 평소에는 묽은 변을 하루에 1번 보았다. ④ 식사량은 보통이고 소화력은 좋은 편이다. ⑤ 땀을 많이 흘리는 편이다. ⑥ 월경주기는 약 35일이고 월경통은 심한 편이다. ⑦ 소변상태는 정상이다. ⑧ 설태(舌苔)는 박리(薄利)하고 맥(脈)은 세활(細滑)하다. ⑨ 조금만 피곤하면 몸이 무겁고 다리가 아프다.
배변(排便) 후에 후중감(後重感)이 있으며 피로(疲勞)하면 심해지는 치질(痔疾)을 목표로 진교창출탕 본방으로 10일분 20첩을 투약했다. 아울러 좌욕(坐浴)을 매일 열심히 할 것을 권유하고 병원에서의 수술은 한약 치료의 경과를 본 뒤 결정하자고 했다.
1제를 다 먹고 좌욕을 열심히 한 결과, 이물감과 통증이 거의 사라졌고 후중감(後重感)이 거의 소실되었으며 대변이 원활해졌다. 항문 밖으로 불거져 나오는 것도 많이 소실되었다. 그 후 3년 동안 단 1차례 심한 과로로 치질기가 약간 있었으나 바로 사라졌고 현재는 완쾌된 상태이다.

2-2. 치질(痔疾), 치핵(痔核)

다음은 전덕봉 선생의 경험이다.

● ○○○ 여 32세 소음인 교사 서울특별시 서대문구 홍은동

10년 전에 치질을 치료한 경험이 있다. 중키에 약간 가는 듯한 날씬한 몸매인 필자의 아내이다.

① 얼마 전부터 항문에 손가락 한마디만한 치핵이 항문 밖으로 솟아나서 여간 불편해하지 않는다.   ② 체질은 소음인이고 그 외 특별한 특징은 없다.   ③ 학교일과 가사를 혼자서 동시에 하다 보니 피곤할 여지가 많다.

치핵이라 수술도 생각했으나 수업과 가사를 동시에 하느라 시간이 여의치 않고 당시는 필자도 한의학을 공부하는 학생의 입장이라 한약으로 치료를 한번 하기로 생각을 했다. 그러나 경험이 없어서 치질 처방선정이 고민이 되었다.

그래서 《동의보감》을 찾아보니 치질의 처방이 여럿 있었고 처방의 차이나 식별점이 없어서 치질을 치료해 본 경험이 없는 필자로서는 고민이 되기 시작했다. 그러다가 임상에서 가장 많이 사용하는 《방약합편》을 보니 치질에 진교창출탕이 눈에 들어왔고 《동의보감》에도 진교창출탕이 별다른 구분 없이 치질문에 실려 있었다. 치질에 사용하는 많은 처방이 있으나 그중에서 유독 진교창출탕만이 《방약합편》에 실려 있다는 점을 고려해 보면 가능성이 더 높아보였다. 《동의보감》보다도 더 실용적이며 《동의보감》을 거쳐 200여 년간 임상으로 다진 뒤 우수처방을 발췌하고 효력이 좋은 처방을 더한 《의종손익》에서 다시 가장 많이 사용하는 처방만을 선정한 《방약합편》의 진교창출탕에 더 신뢰가 갔다.

아내의 손가락 한마디만한 치핵을 목표로 《방약합편》 후음문에 첫째로 나오며 치질 중 치루에 쓰인다는 진교창출탕을 아내의 치핵에 활용하기로 하고 본방으로 10일분 20첩을 달여주었다.

1. 진교창출탕을 20첩 다 복용하고 난 뒤 치핵이 사라졌다.
2. 이후 10년이 지난 지금까지 치핵이 다시 생긴 적은 없다.

치질이 수술을 하지도 않고 한약으로 잘 낫는다는 것을 직접 확인한 좋은 경험이었다.

2-3. 치질통증(痔疾痛症), 출혈(出血)

다음은 최변탁 선생의 경험이다.

● 노○○ 여 43세 소음인 164cm 53kg 서울특별시 동작구 사당동

본 한의원 간호조무사이다.

① 최근 무리한 탓인지 치핵이 튀어나오고 대변보기가 힘들며 앉아있기도 거북하다.   ㉠ 대변에 피가 섞여 나온다.   ㉡ 예전에는 이런 증상이 없었다고 한다.   ② 소화력도 왕성하고 매운 것도 잘 먹는 편이다.   ③ 알레르기 비염이 수 년 전부터 있어서 재채기, 콧물이 잦다.   ④ 가끔 심장이 두근거리고 답답할 때가 있다.   ⑤ 대체로 추위를 많이 타고 여름에도 이불을 덮고 잔다고 한다.

치질로 인한 출혈 통증을 호소했으나 평소 건강하던 사람이고 소화력도 왕성한 편이어서 한약으로 이를 어떻게 조절할지 난감했다. 단지 치질통증이 발생한지 며칠 되지 않았고 심한 통증을 호소한다고 보아, 허증이나 한증이라기보다는 급증 열증으로 온 외치핵으로 변증했다.

대개 이런 경우는 평소 대장이 약하고 습담이 많은 경우라고 본다. 《방약합편》에서 탈항, 치질 및 이와 관련된 출혈 증상을 치료하는 방제는 크게 보아 보제로는 보중익기탕, 신기환, 삼기탕 등이 있고 치료제로는 황련해독탕, 진교창출탕 등이 있으며, 이중에서 습, 열, 풍, 담이 있어 생긴 치질에 빈용하는 진교창출탕을 써보기로 했다.

진교창출탕 원방을 1제 달여서 7일분으로 압축했다. 즉 1.5배량 정도를 투약했다. 진교창출탕을 복용한 1주일 후 치핵으로 인한 통증, 출혈이 모두 진정되었다.

2-4. 치질통증(痔疾痛症), 소양증(搔痒症)

다음은 최변탁 선생의 경험이다.

● 인○○ 여 34세 소음성태음인 164cm 65kg 서울특별시 강남구 일원동

① 최근 치질로 인한 항문통증이 심하고 환부가 열이 나며 화끈거리면서 항문 부위가 가렵다.   ② 속이 더부룩 답답하면서 소화가 잘 안 된다.   ③ 소변이 잦고 몸이 많이 붓는다.   ④ 기립성 현훈이 심하다.   ⑤ 허리 목에 디스크가 있어 자주 침치료를 받는다.

이 환자의 경우도 평소 소화력이 약하여 습담이 많이 저류하는 체질인데 최근 홈페이지작업과 방송대 학업으로 과로가 누적되고 앉아서 있는 시간이 많은 관계로 치질이 생겼다고 한다. 항문 부위가 화끈거리고 통증, 출혈이 있으므로 마찬가지로 실증으로 보았다. 진교창출탕을 투약하기로 했다. 진교창출탕은 진교, 조각자가 거습, 소염시키고 창출, 빈랑이 소화기의 운동성을 촉진시키며 도인, 방풍, 당귀 등이 혈관확장작용을 하고 황백, 대황이 소염작용을 하므로 급증, 열증의 치핵으로 인한 통증 출혈을 진정시킬 것으로 보았다.

진교창출탕 원방을 1제 달여서 7일분으로 압축했다. 즉 1.5배량 정도를 투약했다.

1주일 후 치핵으로 인한 통증, 출혈이 상당히 줄었고 본인이 한 번 더 투약을 원하므로 마찬가지로 1주일분을 추가 투약했다. 이후 이로 인한 증상이 소실되었다.

3-1. 치열(痔裂), 치핵(痔核), 변혈(便血)

● 이 ○ ○ 남 34세 태음인 상업 175cm 84kg A형 서울특별시 강남구 역삼동

경지가 있는 부인이 대영전을 복용하고 임신을 하자 곧바로 이번에는 남편이 치질이 있어서 수술을 하려고 하는데 한약으로도 치료가 가능하냐고 문의하여 왔다.

① 치열이 있다. 어제 치질 전문병원인 송도병원에서 진단을 받으니 치열이라고 한다. ㉠ 송도병원에서는 항문의 찢어진 부위를 빨리 수술하여 꿰매야 한다고 한다. ㉡ 3개월 전부터 대변을 볼 때 마다 찢어지는 통증이 있다. 2주 전부터는 매우 심하다. ㉢ 대변을 보고 나서도 항문에 힘이 들어가면서 아프다. ㉣ 항문이 빠져 나와 있는 느낌이 든다. 좌욕을 하면 괜찮아서 매번 좌욕을 한다. ㉤ 대변을 보면 출혈이 있다. 피가 흥건하게 나올 때도 있고 혹 대변에 피가 묻어나올 때도 있다. ㉥ 대변은 보통변이며 매일 본다. ㉦ 수술을 할 예정이다. 수술하기 전 한약으로 치료를 시도해 보고 싶다.   ② 11년 전인 23세 때도 대변을 보면 항문으로 피가 자주 나왔었다. ㉠ 당시는 피는 나왔으나 지금처럼 아프지는 않았다. 요즘은 피는 적게 나오나 배변시 통증이 심하다.   ③ 변은 매일 보나 보는 시간이 일정하지는 않다.   ④ 2~3주 전부터는 대변이 나오는 첫부분은 딱딱하고 나중은 묽다. 평소에는 대변이 묽은 편이다.   ⑤ 평소에 대변을 볼 때 화장실에 오래 앉아 있는 편이다.   ⑥ 술을 좋아하며 1주일에 2회 정도 마신다. 1회 음주량은 2홉 소주로 4병 정도이다.   ⑦ 몸이 덥다. 추위는 타지 않으나 더위를 약간 탄다. 가을인 10월 6일 현재에도 에어컨을 튼다.   ⑧ 음식은 찬 것을 좋아하나 찬물을 마시면 이가 시리다.   ⑨ 음식은 가리지 않고 모두 잘 먹으며 된장을 좋아한다.   ⑩ 식욕은 왕성하며 식사는 1일 3끼 모두 먹는다.   ⑪ 동대문 상가에서 의류도매상을 하느라, 밤에 일하고 새벽부터 낮까지 잠을 잔다.   ⑫ 손은 두툼고 혀는 약간 작으며 성품은 말이 별로 없고 체격도 좋으며 듬직한 편이다.

치질은 항문 밖으로 삐져나오거나 돌출되는 치핵과 항문이나 항문 근처가 찢어지는 치열, 항문의 안과 밖이 뚫려 고름이 나오는 치루를 모두 합쳐서 말하는 것이다. 나타나는 증상은 각기 다르나 대부분의 경우는 모두가 항문 주위 근육이나 직장의 이완에 따른 울혈이나 울혈이 진행되어 주위 조직에 변화를 주어서 나타나는 것으로 볼 수 있다. 이 사람의 경우를 보면 11년 전인 23세 때도 대변을 보면 항문으로 피가 자주 나왔었다는 것을 보면 직장 부위가 잘 이완될 수 있거나 울혈이 잘 될 수 있다는 것을 짐작할 수 있다. 또한 평소에 대변을 볼 때 화장실에 오래 앉아 있다는 것을 보면 대장이 약간 이완되어 있거나 직장의 압출력이 약한 것을 알 수가 있다. 이러한 요인들이 음주과다나 운동부족, 과로 등의 요인과 겹쳐서 치질의 바탕이 되고, 근래 대변이 굳어 나오는 것이 항문이 찢어지는 치열의 직접적인 요인이 된 듯하다.

치핵의 경우에는 원인이나 상태에 따라 다르기는 하나 돌출된 부위에 염반산(소금, 백반)을 발라서 치료하거나 민간방으로 사용하는 소고기를 붙여서 치료하는 방법도 있다. 그래서 임상에 가장 효과가 높은 ≪동의보감≫의 후음문 치질에 보아도 치열에 해당하는 마땅한 설명과 처방이 없었다. 또 치열의 경우에는 치질 중에서도 발병비율이 낮아서 별다른 치법이 확립되어 있는 것 같지는 않다. 민간방에서는 희첨 단방을 사용하는 방법도 있기는 하나 치료 경험이 적은 탓에 별다른 방법을 찾기가 힘들었다.

얼마 전 이진상 선생이 치열을 치료한 사례를 발표하고 치열로 찢어진 사진과 한약을 복용하고 나은 사진까지 찍어서 치열이 한약으로 치유될 수 있다는 사례를 남긴 경우가 있었다. 그래서 이진상 선생이 치열에 쓴 진교창출탕을 그대로 이 사람의 치열에 적용하여 쓰기로 했다. ≪방약합편≫의 처방이란 ≪동의보감≫의 처방 중 가장 빈용도가 높고 치유율이 높은 처방을 고른 ≪의종손익≫에서 다시 엄선하여 간명하게 구성한 처방인 만큼 효능도 클 수 있기 때문이다. 그래도 만약을 몰라서 이 사람의 치질과 치열의 발병기전에 대해서, 또 치료원리에 대해서 자세하게 설명하여 준 뒤 이 약을 먹고 낫지 않으면 곧바로 수술을 하라고 했다.

평소 음주를 많이 하는 약간 열실한 태음인의 배변으로 인해 찢어진 치열을 목표로 진교창출탕으로 정한 뒤 효능의 증대를 위해 2배량으로 하여 10일분 20첩을 지어주기로 했다. 그러자 예전에도 변혈이 있어 왔고 치질을 완전히 나으려면 2제는 먹어야 되지 않겠느냐면서 2제를 지어 달라고 했다.

약을 지어간 지 18일이 지난 10월 하순에 이 사람의 부인에게 전화가 왔을 때 직접 경과를 들어보았다.

1. 일을 하느라 그 약을 먹다가 중단하다가 하면서 20첩 정도 복용했는데, 근래부터 치열이 없어졌다. 그간 음주도 하고 과로도 하느라 꾸준히 약을 먹지 못했다.

2. 치열이 없어지니 배변시 통증도 없어지고 출혈도 없어졌다.

다시 1달 정도가 더 지난 11월 하순에 다시 왔을 때 확인해 보니,

1. 이후로는 치열과 배변통, 출혈이 없었다.

2. 그러면서 그 약을 먹으니 항문으로 불거나 나오는 것도 없어졌고

3. 그 약의 영향인지는 모르겠으나 약 복용 중에는 대변이 가늘게 나왔다고 한다.

그 사이 신종플루를 앓아서 11월 7일부터 11일까지 5일간 신종플루의 병원치료를 했었다고 한다. 신종플루는 발열 후 기침이 나오는 증세였었는데 처음 2일간은 몹시 심했다고 한다.

다 낫기는 했으나 자신이 대장이 약하고 오랜 기간 동안 변혈을 보아 왔기 때문에 예방겸 치료의 목적으로 약을 더 먹고 싶다고 요청을 해서 먼저와 같은 진교창충탕으로 10일분 20첩을 지어 주었다.

3-2. 변혈(便血), 항문열상(肛門裂傷), 통증(痛症)
다음은 이진상 선생의 경험이다.

● 김○○ 남 40세 소양인 택시기사 서울특별시 강남구 개포동

처제가 한의원 일을 도와주고 있는데, 이 환자는 동서이다. 7월 중순쯤에 치질기가 있다는 말을 들었지만 대수롭지 않게 생각하고 흘려들었다. 그런데 8월 초에 혈변을 본다고 해서 약을 지어주기로 했다.

① 혈변을 본다. 설사시에는 조금 덜하고 굵은 변을 볼 때는 피가 많이 나온다.　② 항문 주위가 욱신욱신 쑤신다. 좀 덜 심할 땐 화끈거리기도 한다. 그런데도 택시운전으로 하루 종일 앉아있어야 하기 때문에 몹시 괴롭다.　③ 음주 시에는 더욱 심해진다.　④ 병원에서는 치질이 아니라 항문이 찢어졌다고 빨리 수술을 해야 하니 입원하라고 한다. ⑤ 항문을 보니 항문 주위에 궤양이 생겨있었다.　⑥ 평소 열이 많다.　⑦ 식사는 잘한다.

항문에서 많이 나타나는 질환이 치질이라서 위와 같은 증상을 통상 치질이라고는 하나, 치질은 항문 밖으로 일부가 꽈리처럼 부풀거나 살덩어리가 형성되는 치핵이 있고 항문 가장자리가 조금씩 찢어지는 치열과 항문 주위에서 항문안과 구멍이 뚫려서 고름이나 진물이 나오는 치루가 있다. 이들 모두를 통칭하여 치질이라고들 한다. 그러나 이러한 치질이 있다고 하여 반드시 대변 때 출혈이 나오는 것은 아니어서 동서의 대변시 출혈은 항문 안쪽의 직장의 벽에 피주머니처럼 피가 형성되어 있다가 배변 때 대변과 부딪쳐 나오는 것으로 볼 수 있다. 항문 안쪽에 피주머니가 형성이 될 경우 통증도 없이 단순히 배변 때 피가 나오는 경우를 장풍하혈이라 하여 피주머니에 고인 피를 다시 정맥으로 환류하여 치료하는 방법도 있다. 그러나 항문이 화끈거리고 욱신거린다는 것을 보면 이는 단순하게 피주머니만 형성된 것이 아니라 항문 주위가 충혈되어 염증상태로 와 있음을 짐작할 수가 있고 이것이야말로 치질초기의 한 형태이기도 한 것이므로 장풍보다는 치질로 보았다.

이 경우 항문의 충혈이 원인인 만큼 외과적 수술을 한다 해도 항문 밖에 있는 궤양은 치료될 수 있겠으나 배변시 출혈이 나아진다는 보장이 없고 항문통증 역시 나아진다는 보장이 없다. 당장에 앉아있기가 괴로운 항문통증이나 배변시 출혈을 치료하자면 항문 주위에 과다하게 울혈되고 충혈된 혈액을 빠르게 정맥혈로 환류시키면서 충혈의 정도를 급감시켜야 한다. 그래서 이러한 기준으로 치료방향을 검토하도록 했고 이렇게 방향을 잡을 수 있었던 계기가 있었다.

일반적으로 치질은 한방의원에서는 보기 힘든 질환이다. 한방에서 치질을 치료할 수 있다는 인식이 부족하기 때문이다. 그래서 환자나 한의사나 치질이면 그냥 양방의원에 가는 것이 일상이다. 최근에 상태의학회 임상란에 최변탁 원장이 치질에 진교창출탕을 써서 치료한 치험례 발표를 보고 이와는 상태가 약간 다르나, 적용범위를 넓혀서 변혈을 겸한 즉 내치질을 겸한 항문궤양에도 진교창출탕으로 '치료될 수 있을까'하고 확인도 할 겸하여 진교창출탕을 지어주기로 했다. 변혈과 항문통을 겸한 항문궤양이 항문 주위의 과도한 충혈로 인해 발생했다고 보고 통상 치핵이나 치루에 사용하는 진교창출탕을 1.5배량하여(마침 조각자가 없어 빼고 지었다) 1제 30봉을 지어 보내주었다. 그런데 그날 밤 전화가 왔는데 병원에 갔더니 치질이 아니라 항문이 찢어졌다고 수술을 해야 하니 빨리 입원하라는데 한약 먹어도 되냐고 한다. 한의원에 근무하면서도 한방에 대한 몰이해에 화가 났지만 한약을 먹으면 나을 것이라고 했다. 그리고 한 번 한의원에 나오라고 했다. 이틀 후 한의원에 왔을 때 항문 주위를 살펴보았더니 궤양이 확인되었다. 변비가 있을 때는 변혈이 심하다고 하여 물을 많이 먹고 하루에 4번씩 복용하라고 했다.

한약을 복용한 지 3일 후에 항문이 화끈거리는 것이 없어졌다고 했다. 그리고 5일 뒤부터는 변혈이 멈추었다고 했다. 한약을 다 복용한 후 하루는 맥주, 하루는 막걸리, 하루는 소주를 먹었는데도 변혈이 나오지 않는다고 신기해했다. 양방병원에서 수술비가 24만원이었는데 돈도 아끼게 되어서 아주 좋다고 했다.

한방에 대한 몰이해의 근저에는 '근거부족'을 이유로 드는 경우가 많아 될 수 있으면 증거를 남길 생각으로 사진을 찍어 보았다. 보기가 좀 그래서 알집으로 압축했으니 보고 싶으신 분들만 보세요.

4-1. 비자와 치질(痔疾)
이 글은 치질과 관련된 것으로 진교창출탕과는 처방이 다르나 용도가 같으므로 참고가 될 것 같아 함께 수록했다.
다음은 연만희 선생의 경험을 채록한 것이다.

● ○○○ 남 27세 인천광역시

출국을 앞두고 있는 처남이 갑자기 치질(痔疾)이 발생하여 어기적거리며 잘 걷지 못하여 찾아왔는데, 조만간 출국해야

하는데 아파서 어떻게 해야 되는지 도움을 구하러 온 것이다.
① 외치질이 발생하여 치핵(痔核)이 되었다.　② 치질 때문에 어기적거리며 걷는다.　③ 대변을 볼 때 통증이 있다.
한약을 가르쳐 준 스승인 宋 선생님으로부터 치질에는 조석(朝夕)으로 비자만 먹어도 낫는다는 말이 기억이 나서 처남의 치질에 써보기로 하고 비자 3근을 주면서 아침저녁으로 20개씩 깨 먹으라고 당부했다.
며칠 뒤에 처남에게 연락이 와서 치질이 좋아졌다고 하기에 자세히 물어 보니, 비자 3근을 조석으로 모두 깨 먹고 나니 치질이 모두 없어졌다는 것이다.
치질에 주로 사용되는 처방으로 진교창출탕이 있는데, 나의 스승께서는 진교창출탕을 지어주면서 반드시 비자를 더하여 주었으며, 치질에는 비자만 먹어도 좋아지는데 진교창출탕에 비자를 넣어주면 더 좋다고 말했던 기억이 난다.

5-1. 백반과 치질(痔疾)
이 글은 치질과 관련된 것으로 진교창출탕과는 처방이 다르나 용도가 같으므로 참고가 될 것 같아 함께 수록했다.
다음은 연만희 선생의 경험을 채록한 것이다.

● 연 ○ ○ 남 30세 소음인 충청북도 괴산군 증평읍
한약방에 함께 일하고 있는 조카가 치질(痔疾)에 걸려 제대로 서 있지도 못하기에, 경남한약회 경험집에서 본 기억으로 백반과 소금을 섞어 녹인 후 환부에 바르게 했다.
① 갑자기 외치질이 발생하여 출혈은 없으나 통증이 심하다.　② 대변 때도 아픈 것은 물론 환부가 부어서 서 있기도 힘들다.　③ 가족력이 있어 아버지도 치질에 걸린 적이 있다.
오랜 경험을 가지고 있는 한약업사의 경험비방집 중 하나인 경남한약회의 책에 치질에 효과가 있는 방법이 소개된 것이 기억이 나서 백반과 소금의 비율을 5:1로 하여 섞은 다음 냄비에 놓고 끓여 물이 되면 뜨겁게 하여 면봉에 찍어서 환부에 수회 반복하여 바르라고 당부했다.
한약방 일이 바빠서 낮에는 이 약(?)을 바르지 못하고 아침저녁으로 뜨거운 것이 식으면 다시 바르는 식으로 1일 10회씩 환부에 발랐다. 3~4일 계속 하고나니 성이 나서 단단했던 치핵이 부드러워 지더니 통증이 없어지기 시작했다고 한다. 그 뒤로 시간이 없고 게을러서 계속 바르지 않았지만 치질(痔疾)이 완전히 나았다고 한다.

6-1. 치질(痔疾)과 넝쿨딸기뿌리
이 글은 치질과 관련된 것으로 진교창출탕과는 처방이 다르나 용도가 같으므로 참고가 될 것 같아 함께 수록했다.
다음은 이명재 선생의 경험을 채록한 것이다.

● 이 ○ ○ 남 50세 태음인 한약업사 169cm 88kg 전라북도 임실군 임실읍 이도리
보통 키에 비슷하고 기육이 두터운 태음인 체질인 필자의 경험담이다. 6년 전 집을 지을 때 일이다. 집을 짓느라 늘 서 있고 신경을 쓴 탓인지 평소부터 약간 있어 온 치질(痔疾)이 더욱 심해져 매우 고통스러웠다.
① 치질이 성(盛)하여 항문 주위에 엄지손가락 크기의 치핵이 3개나 밖으로 나와 있었다.　② 따라서 의자에 앉으면 아파서 앉지도 못하고, 곧 바로 서면 성이 난 치핵이 닿아서 허리를 약간 굽힌 구부정한 자세로 서 있었다.
③ 치핵 때문에 대변을 볼 때마다 통증이 매우 심했다.　④ 이러한 상태가 2주간이나 지속되었다.　⑤ 그간 약국에 가서 양약도 지어 먹고 병원에 가서 주사도 맞았으나 증상이 줄지 않고 여전했다.　⑥ 병원에서는 수술을 권유했다.
병원 의사의 말대로 치핵을 잘라 내는 수술을 하면 될 것이지만, 그러면 4~5일간은 입원을 해야 되기에 차일피일 미루고 있었다. 평소에는 농사를 짓고 있으나 농한기에는 약초를 캐러 다니는 이웃에 사는 동네 아주머니가 나의 이런 모습이 불쌍해 보였던 모양이다.
자신도 치질에 걸려 고생하고 있었는데, 이웃에 사는 동네분이 자신도 나았다면서 이 방법을 알려 주었다며 산에 가서 넝쿨딸기 뿌리를 캐어서 비료푸대로 가득히 담아왔다. 일러준 대로 큰 찜통에 한 번에 다 넣은 뒤 푹 달였다. 맛과 냄새는 없었고 물은 노란색으로 우러나왔다.
대변을 보기 힘든 탓에 일부러 대변을 쉽게 보기 위해 물을 자주 마셔야 했으므로 이 달인 물을 보리차를 대신해서 수시로 마셨고 이것은 모두 6~7일간에 마셨다.
그런데 물을 마신지 3일 뒤에는 성하고 아팠던 치핵이 말끔히 없어졌고 통증도 없어졌다. 7일간 모두 먹은 뒤로는 전과 달리 술을 먹거나 과로를 해도 치핵(痔核)이 생겨 고생하는 일이 없었다. 이런 지가 5년간이나 지속되었다.
근년에 다시 과음을 하거나 피로하면 치핵이 조금씩 나타나는 것으로 보아서, 그때의 약효가 무려 5년간이나 지속되어 왔던 게 아닌가 생각해 본다.
넝쿨딸기뿌리가 치질의 치료뿐만 아니라 예방에도 효력이 있음을 알 수 있으며, 하찮게 생각하기 쉬운 민간요법이 고통 받는 사람에게는 복음과 같음을 그 누가 알겠는가?

下統142 寶 당귀화혈탕 當歸和血湯

當歸 升麻 各一錢半 槐花炒 靑皮 荊芥 白朮 熟地黃 各七分 川芎 五分

治 腸風射血 濕毒下血
[用　　法] 上爲末 每二錢 空心米飮調服
[活　　套] 水煎服 亦可
[活套鍼線] 濕痢(大便)　腸風(後陰)
[適 應 症] 항문출혈, 변혈

처방설명

당귀화혈탕은 직장(直腸)과 항문조직(肛門組織)이 연약해지고 혈액이 울체되어 대변볼 때 출혈이 동반되는 증상을 치료한다.

조문을 보면 '腸風射血장풍사혈 濕毒下血습독하혈'을 치료한다고 했는데, 장풍사혈(腸風射血)은 대변을 볼 때 출혈이 동반되는 것으로 대변이 나오기 전에 출혈되는 것을 의미하기도 한다. 습독하혈(濕毒下血)은 습독(濕毒)이 대장에 몰려 대변볼 때 출혈이 나타나는 것이며, 습독으로 인한 질환은 만성화된 것을 의미하기도 하므로 장풍사혈(腸風射血)과 비교했을 때 울혈(鬱血)의 정도가 더 심하다고 할 수 있다. 또한 장풍사혈은 선혈(鮮血)이고 습독하혈은 약간 검붉은 혈변이다. 종합해 보면 장풍사혈(腸風射血)과 습독하혈(濕毒下血)이 발생하는 각각의 위치가 다를 수 있고, 혈액이 울체(鬱滯)되어 있는 정도의 차이가 있을 수 있지만 모두 직장(直腸)과 항문조직(肛門組織)에 혈액이 울체되어 있는 상태에서 나타나는 증상이므로 큰 의미를 둘 필요는 없다.

대변출혈(大便出血)은 발생 위치에 따라 상부위장관출혈과 하부위장관출혈로 나눌 수 있는데, 당귀화혈탕의 대변출혈은 하부위장관출혈이라고 할 수 있다. 하부위장관출혈의 원인은 인체(人體)의 기능이 저하되었을 때 심장에서 내려온 혈액(血液)의 일부가 정맥을 따라 환류(還流)되지 못하고 직장정맥총에 울혈(鬱血)되는 것이다. 이렇게 울혈(鬱血)되어 있으면 대변을 볼 때 자극을 받아 터져 나오게 되는데, 이것은 마치 마라톤 선수(혈액) 만 명이 함께 출발했으나 중도에 일부 낙오자가 생겨 코스 중간에 처져서 무리를 지어 있는 것처럼, 미처 정맥(靜脈)을 타고 올라가지 못한 혈액이 직장정맥총에 정체되어 있기 때문에 발생하는 증상이다.

직장정맥총에 혈액이 울체되는 근본적인 원인은 허약(虛弱)이다. 허약해지면 혈액순환이 원활하지 못하여 각 조직에 산소와 영양분을 충분히 전달하지 못하므로 조직이 연약해진다. 조직이 연약해지면 기능이 저하될 수밖에 없고, 이러한 현상이 지속되어 만성화되면 기능을 상실할 수도 있다. 이런 현상이 대장과 직장조직에서 나타나면 조직의 탄력성이 떨어지고 기능이 저하되어 설사(泄瀉)나 변비(便秘)가 나타날 수도 있고, 연약해져 있는 상태에서 혈액이 울체될 경우에는 출혈(出血)이 발생할 수 있다. 따라서 대변출혈을 치료하기 위해서는 전신의 허약과 대장조직의 연약을 보강해야 한다.

그러나 당귀화혈탕은 울체(鬱滯)된 혈액을 소통시키면서 습체(濕滯)를 제거하고, 직접 지혈(止血)시키는 약성으로 구성되어 있어 허약(虛弱)을 보강하는 작용은 강하지 않다. 즉 현재 울혈(鬱血)되어 있는 상태를 신속하게 해소시키기 위한 처방이다.

옛날에는 허약(虛弱)하게 만드는 요인이 많았다. 일단 영양상태가 불량했고, 주거가 불안정했으며, 다산

後陰

風寒暑濕燥火內傷虛霍嘔咳積浮脹消黃癨邪身精氣神血夢聲音津液痰飮蟲小便大便頭面眼耳鼻口舌牙齒咽喉項背胸乳腹腰脇皮手足前陰後陰癰疽諸瘡婦人小兒勞亂吐嗽聚腫滿渴疸疾祟形

(多産)을 했기 때문에 평균연령이 낮았고, 공동우물을 사용하는 등 위생상태가 좋지 않았기 때문에 감염성 질환이 많았다. 반면 의료시설이 발달하지 못하여 큰 질병이 아니더라도 오래 지속되어 허약하게 하는 경우가 많았다. 이러한 환경적인 요인 때문에 전신적인 허약과 더불어 대장연약이 심했을 것이므로 당귀화혈탕을 사용할 수 있는 증상 또한 매우 흔했다.

요즘에 당귀화혈탕을 응용한다면 술을 자주 마시는 사람이나 만성적으로 장(腸)이 약하여 대변출혈이 발생하는 경우에 사용할 수 있을 것이다. 술을 마시면 혈액순환이 증가하고 혈류량도 늘어나기 때문에 일시적으로 혈관이 확장되는 경향이 있다. 그러나 알코올이 모두 분해되면 늘어났던 혈관은 반작용으로 수축하게 되는데, 이러한 현상이 반복되면 혈관의 탄력성이 떨어져 혈액이 울체될 수 있다. 그래서 평소 대장이 약한 사람은 술을 마신 다음날 혈변을 보는 경향이 있다. 이럴 때 당귀화혈탕을 사용하면 울혈을 개선하고 습체를 제거해 주므로 혈변을 치료할 수 있다.

처방구성 처방구성을 보면 당귀는 항혈전작용이 있어 혈액순환을 원활하게 한다. 승마는 평활근의 운동능력을 항진시키고 하수(下垂)된 평활근을 제고(提高)하여 간접적으로 조직의 수축력을 높여주는 작용을 하며, 조직 내에 불필요하게 축적되어 소통을 방해하는 노폐물을 제거하는 역할을 한다. 괴화는 혈액응고작용과 지혈작용이 있어서 하초(下焦)의 출혈증에 다용하는 약재이며, 모세혈관의 투과성을 감소시키고 혈관을 수축시켜 출혈시간과 출혈량을 감소시킨다.

청피는 조직의 운동성을 증가시켜 혈액순환과 배설작용을 조절해 주고 모세혈관의 탄력을 강화하며 미소출혈(微少出血)을 방지한다. 형개는 피부의 혈행(血行)을 촉진하며 소염작용을 한다. 백출은 장관활동에 대한 조절작용이 있어서 장관의 자발성 수축활동의 긴장성을 높이고 강직성 수축을 방지한다. 숙지황은 여러 종류의 당류와 아미노산, 기타 미량원소를 함유하고 있으며, 철분이 포함되어 있어 조혈작용(造血作用)을 한다. 천궁은 관상동맥과 말초혈관을 확장하여 혈액순환을 원활하게 한다.

처방비교 **위풍탕**과 비교하면 두 처방 모두 대변출혈(大便出血)에 사용하는 공통점이 있다. 위풍탕은 조직이 연약해진 결과 직장정맥총에 혈액(血液)이 울체되어 출혈되는 경우에 사용한다. 그러나 대변출혈보다는 조직의 자양결핍으로 인해 대장기능이 저하되어 나타나는 설사(泄瀉)에 사용하는 경우가 많다. 반면 당귀화혈탕은 대장조직이 연약하고 습체와 울혈이 발생하여 대변출혈이 나타나는 경우에 사용한다.

익위승양탕과 비교하면 두 처방 모두 변혈(便血)에 사용한다. 익위승양탕은 소화기가 연약하여 소화기능이 약화된 상태에서 혈액이 울체되어 출혈이 발생했을 때 사용하며, 이러한 약성을 이용하여 자궁출혈에도 사용한다. 반면 당귀화혈탕은 소화기조직이 연약하기는 하지만, 연약보다는 직장 주위에 혈액의 울체가 심하여 대변출혈이 발생했을 때 사용하며, 출혈되는 양은 익위승양탕을 사용해야 할 경우보다 훨씬 많다.

도체탕과 비교하면 두 처방 모두 대변출혈에 사용한다. 그러나 도체탕은 복통과 발열이 동반된 설사나 이질에 사용하며, 이질로 인한 변혈에도 사용한다. 반면 당귀화혈탕은 대장조직의 연약과 순환장애로 인해 혈액이 울체되어 대변을 볼 때 출혈이 발생하는 경우에 사용한다.

➔ **활용사례**

　1-1. **항문출혈(肛門出血)** 남 31세 태음인 한약업사
　1-2. **항문출혈(肛門出血), 빈혈(貧血)** 남 40세 태음성소양인 171cm 74kg
　1-3. **배변출혈(排便出血), 배변통(排便痛)** 남 31세 171cm 65kg

1-1. 항문출혈(肛門出血)

다음은 연만희 선생의 경험을 채록한 것이다.

● **연 ○ ○ 남 31세 태음인 한약업사 충청북도 괴산군 도안면**

필자가 30대 초반에 체험했던 일이다. 당시 필자는 한학에 매료되어 늘 책과 씨름을 하고 있었던 터라 늘 긴장이 연속되고 신경을 많이 쓴 탓인지 피로감이 심해지더니 어느 날 항문에서 선혈(鮮血)이 나와 놀란 뒤 약을 복용했다.

① 변을 본 뒤 항문에서 선혈(鮮血)이 뚝뚝 떨어진다. ② 최근 들어 피로감을 느낀다. ③ 소화불량이나 설사 또는 변비증세 등은 없었다. ④ 술을 먹거나 과식을 한 적도 없으며 치질(痔疾)도 없었다. ⑤ 가만히 원인을 생각하니 연속되는 공부로 스트레스를 많이 받은 듯하다. ⑥ 평소 장이 약한 탓인지 찬 음식을 먹으면 간혹 설사나 연변(軟便)이 있었다.

항문 주위는 정맥총이 모여 있어 울혈이 되기 쉬운 특성이 있고, 특히 기립 활동을 하는 사람에게는 다른 동물에 비해 울혈(鬱血)현상이 잦을 수 있다. 그러나 대변을 볼 때 나온 피가 새빨간 선혈인 것으로 보아 이는 필시 직장이나 항문의 말초혈관이 터진 것이 아닌가 생각을 했고, 비록 출혈량이 적지만 장풍사혈(腸風瀉血)이나 습독하혈(濕毒下血)에 쓰는 당귀화혈탕증이라 보고 급히 약 3첩을 달여서 복용했다.

3첩을 복용한 뒤로 뚝뚝 떨어지는 피가 곧 바로 멎게 되었고, 그 약의 영향은 아니겠지만 그 뒤로는 25년이 지난 지금까지 한 번도 다시 이런 적이 없었다.

당귀화혈탕은 장풍사혈과 습독하혈에 사용한다고 되어 있으나 나의 경험으로는

1. 승양제습화혈탕은 음주 뒤에 항문출혈을 하는 사람에게 효력이 더 있고
2. 당귀화혈탕은 술을 마시지 않는 사람에게 효력이 있다.

1-2. 항문출혈(肛門出血), 빈혈(貧血)

다음은 박연우 선생의 경험이다.

● **홍 ○ ○ 남 40세 태음성소양인 171cm 74kg**

강단 있고 매사에 약간 예민한 신경질적인 소양성 체질이다.

아는 형님이 오랫동안 스트레스와 건강 약화로 혈변을 봐 왔으나 수술하기는 싫다고 한다.

① 배변시에 선홍색 혈변(血便)을 본다. ② 맹장 부위가 아프다. ③ 소화기 특히 아랫배가 매우 차다. ④ 편도가 부어있다. ⑤ 가슴 부위가 아프고 찌르는 듯한 자통이 있다. ⑥ 배에 가스가 많고 후중감이 있다. ⑦ 잇몸이 들썩거린다. ⑧ S결장 부위가 단단하고 소화가 잘 안 된다. ⑨ 약간의 빈혈증상이 있다. ⑩ 병원에서 맹장수술을 하라 했지만 하지 않고 있다. ⑪ 체열은 중이상이지만 추위를 심하게 탄다. ⑫ 손발은 따뜻하지만 배는 약간 찬 편이다. ⑬ 식욕은 좋으며, 소화력은 중 이상이다. ⑭ 배가 항상 더부룩하며 명치가 아프다. ⑮ 눈이 잘 충혈되는 편이다. ⑯ 자다가 소변을 2~3회 정도 보며 ⑰ 가슴이 뻐근하며 아침에 잘 못 일어난다. ⑱ 잘 놀라며 매사에 짜증이 심한 편이다.

항문에서 피가 나는 증상은 크게 두 가지로 장풍사혈과 습독하혈로 나누기도 한다. 장풍사혈은 대변을 볼 때 선홍색의 출혈이 동반되는 것으로 대변이 나오기 전에 출혈되는 것을 의미하며 습독하혈은 습독이 대장에 몰려 대변볼 때 암적색의 출혈이 나타나는 것이며, 습독으로 인한 질환은 만성화된 것을 의미하므로 장풍사혈과 비교했을 때 울혈의 정도가 더 심하다고 할 수 있다. 다행히 이 환자는 선홍색의 피로 즉 장풍사혈로 소화기의 상부 쪽이 아닌 하부 쪽에 즉 항문 조직 부위에 주로 생긴 것으로 만성이 아닌 것으로 판단되었다. 대변출혈은 발생 위치에 따라 상부와 하부 위장관출혈로 나눌 수 있다. 특히 하부 위장관출혈의 원인은 인체의 기능이 저하되었을 때 심장에서 내려온 혈액의 일부가 정맥을 따라 환류되지 못하고 직장정맥총에 울혈이 되어 있다가 대변을 볼 때 자극을 받아 터져 나오게 되는 것이다. 더군다나 혈액이 불필요하게 나가기 때문에 빈혈도 동반이 된다고 생각했다.

몸이 종합병원처럼 안 아픈 데가 없는 경우이고 먼저 눈에 띄는 증상인 대변출혈을 해결해 달라 하여 직장과 항문 조직이 연약해지고 혈액이 울체되어 대변볼 때 출혈이 동반되는 증상을 치료하는 당귀화혈탕을 처방하기로 했다. 이 같은 경우는 참고증상을 보면 소화력은 중 이상이지만 아랫배가 찬 것으로 보아 소화기 조직 중 대장조직이 매우 연약해진 상태로 보았으며 아침에 일어나기 힘든 것도 습담으로 인한 혈액순환의 장애로 판단했고 이로 인해 빈혈이 생겼기 때문에 결국 원인만 제거하면 빈혈은 어느 정도 개선이 될 것이라 생각하여 결국 당귀화혈탕이 가장 적합하다 생각을 하였다. 당귀화혈탕은 당귀, 승마가 군약으로 괴하, 청피, 형개, 백출, 숙지황, 천궁으로 구성된 약으로 대장조직이 연약하고 습체와 울혈이 발생하여 대변출혈이 나타나는 경우에 사용한다.

일주일 뒤에 통화를 해보니

1. 대변 후 출혈이 사라졌으며
2. 빈혈증상도 없어졌다고 한다.

3. 더불어 아랫배도 약간 따뜻해졌다고 말해 주었다.
이 환자는 평소 몸이 약해지실대로 약해진 것이어서 여러 병을 치료해야 하는데 그 중 하나인 장풍사혈을 한약으로 해결했다는 것이 참으로 놀라웠다. 더불어 혈액에 습담을 어느 정도 제거함으로써 장풍사혈뿐 아니라 이로 인한 빈혈도 해결하고 또 아랫배도 어느 정도 따뜻해졌다고 하니 다시 한 번 한약은 병의 원인을 근본적으로 치료한다는 생각이 들었다.

1-3. 배변출혈(排便出血), 배변통(排便痛)
다음은 김기원 선생의 경험이다.

● 김 ○ ○ 남 32세 171cm 65kg 서울특별시 동대문구 이문2동

목이 두텁고 어깨가 넓으며 엉덩이에 살이 적은 상체가 발달 용모이며 평소 체온이 높은 양인 체질이다.
평소 책을 읽는 것과 인터넷 검색 등에 시간을 많이 소모하여 전체적으로 의자에 앉아 있는 시간이 많은 학생이다. 특히 밤에 앉아 있는 시간이 길고 한 번 앉으면 오랜 시간을 일어서지 않는 편이다. 최근에는 땀을 흘리며 뛰는 운동을 거의 하지 않고 팔굽혀펴기 등 근력운동을 주로 하게 됨으로써 근육의 전체 활동량이 줄어든 상태이다.
① 배변시 통증을 동반하며 주로 굳은 변이다. ② 극심한 통증을 유발했을 시에는 검붉은 색을 띤 약간의 피가 묻어나온다. ③ 배변 후 항문이 약간 부풀어 오른다. ④ 비데 사용시 앞의 증상이 상당히 경감된다. ⑤ 평소에는 앉거나 할 때 고통이 느껴지거나 하지는 않는다. ⑥ 딱딱한 의자에 앉아 있을 때 통증이 심해진다.
⑦ 바닥에 앉아 벽에 기대고 다리를 펴고 있을 때 엉덩이 특히 항문 쪽의 피가 잘 안 가는 느낌이다. ⑧ 최근 금주하는 관계로 술에 의한 습독은 아닌 것으로 추정된다. ⑨ 평소 습관적으로 3일에 1회 대변을 본다. 대변량이 많으며 배변에 어려움을 느낀다. ⑩ 대변 후 항문이 빨갛게 돌출되는 경우가 자주 일어난다. ⑪ 평소에도 항문의 주름이 약간 바깥으로 튀어 나와 있으나 통증은 없다.
양방에서 말하는 '피부꼬리'상태로 추정하고 있다.
보통 직장 및 항문조직에 대한 증상으로 장풍사혈과 습독화혈을 들 수 있는데, 장풍사혈은 대변을 볼 때 출혈이 동반되는 것으로 대변이 나오기 전에 출혈되는 것을 의미하기도 하고 습독하혈은 습독이 대장에 몰려 대변볼 때 출혈이 나타나는 것이다. 이 때 습독으로 인한 질환은 만성화된 것을 의미하기도 하므로 장풍사혈과 비교했을 때 울혈의 정도가 더 심하다고 할 수 있다. 또한 장풍사혈은 선혈이고 습독하혈은 약간 검붉은 혈변이다.
이 환자는 대변이 출혈이 가끔 나타나며 양이 적고 약간 검붉은 혈변으로 대변과 항문벽의 마찰로 인해 상처가 나고 출혈이 나타나는 것으로 보아 습독하혈증상이라 할 수 있겠다.
또한 평소에 항문 쪽에 통증이 없는 것으로 보아 농양에 의한 치루가 아닌 혈액의 울체로 인한 하부위장관출혈로 볼 수 있다. 하부위장관 출혈의 원인은 인체의 기능이 저하되었을 때 심장에서 내려온 혈액의 일부가 정맥을 따라 환류되지 못하고 직장정맥총에 울혈되는 것이다. 이렇게 울혈되어 있으면 대변을 볼 때 자극을 받아 터져 나오게 된다.
당귀화혈탕은 직장과 항문 조직이 연약해지고 혈액이 울체되어 대변볼 때 출혈이 동반되는 증상을 치료한다. 특히 군약이 되는 당귀는 항혈전작용이 있어 혈액순환을 원활하게 하고 승마는 평활근의 운동기능을 항진시키고 하수된 평활근을 제고하여 간접적으로 조직의 수축력을 높여주는 작용을 하며 조직 내에 불필요하게 축적되어 소통을 방해하는 노폐물을 제거하는 역할을 한다. 또한 백출의 경우에는 장관활동에 대한 조절작용이 있어서 장관의 자발성 수축활동의 긴장성을 높이고 강직성 수축을 방지한다고 한다.
이 환자의 경우 평소 딱딱한 곳에 자주 앉아 있음으로 인하여 항문으로 가는 혈관을 압박하게 되며 특히 엉덩이의 살이 적은 관계로 이러한 활혈작용에 지장을 주지 않았는가 생각되었으며 이로 인해 보혈약이며 활혈기능이 뛰어난 당귀를 주약으로 하는 당귀화혈탕을 선정하게 되었다.
배변시 통증과 약간의 출혈이 항문 주위의 울혈에 있다고 보고 당귀화혈탕 본방으로 7첩을 지은 뒤, 공복에 하루 2첩(3봉)씩 공심복했다.
1. 약을 복용한 지 처음 이틀은 특별한 변화가 없었다.
2. 약을 복용 중 대변을 2회 보았는데 혈변을 보지는 않았으나
3. 항문에 많은 힘이 들어가 배변 후 부풀어 오르는 것은 여전했다.
4. 대변의 크기가 전보다 작게 형성되었다.
최근 책상에 앉아 있는 시간이 늘어나며 변비, 치질 등으로 고생하는 사람들이 많다고 들었는데 나도 그 중 하나가 되어 버리고 말았다. 결국 약을 사용하게 되었는데 7첩으로 아직 부족한 느낌이랄까. 그래도 일단 혈변이 아니라는 것에 다행이라고 생각하지만 그래도 뚜렷한 약의 효과는 보지 못했다. 항문병이라는 것 때문에 올리기가 조금 창피하기도 했지만, 그래도 용기를 내어 올려보았다. 다음에는 당귀를 조금 가감해서 다시 복용해 볼 생각이다.
이번 기회를 통해 치질로 고생하고 수술하는 사람들도 많다는 것을 알게 되었다. 환자는 많고 수술에 대한 만족도가 그리 높지 않은 것 같은데 한약을 통해 뚜렷한 효과를 볼 수 있다면 큰 시장이 될 수 있지 않을까 생각해 본다.

下統143 寶 승양제습화혈탕 升陽除濕和血湯

白芍藥 一錢半 黃芪 甘草炙 各一錢 陳皮 升麻 各七分 生地黃 牧丹皮 生甘草 各五分 當歸 熟地黃 蒼朮 秦艽 肉桂 各三分

治 腸澼下血 作派有力遠射 腹痛 ① 空心服
[活套鍼線] 腸風(後陰)
[適應症] 변혈, 항문출혈

처방설명
 승양제습화혈탕은 대장기능 저하와 혈액의 울체(鬱滯)로 인한 대변출혈에 사용하는 처방이다. 조문을 보면 '腸澼下血장벽하혈 作派有力遠射작파유력원사 腹痛복통'을 치료한다고 했다. 장벽(腸澼)은 두 가지 의미로 사용되는데, 먼저 마른 콧물이나 고름같이 흐들흐들한 곱이 나오는 형상이 마치 창자를 씻어 내는 것과 같다고 하여 이질(痢疾)을 의미하는 용어로 사용되었다. 또한 피가 대변에 섞여 나오는 것을 의미하는 용어로 사용되기도 했다.

 여기서는 이질(痢疾)을 뜻하는 것이 아니라 대변에 피가 섞여 나오는 것을 뜻하는 용어로 사용되고 있다. '作派有力遠射'로 표현한 것은 대변을 볼 때 피가 줄줄 흐르는 것이 아니라 확 터지듯이 나온다는 것이므로 승양제습화혈탕은 혈액의 울체가 매우 심한 상태에서 나타나는 대변출혈에 사용한다는 것을 알 수 있다. 또한 '腹痛'이 동반되는 점으로 미루어볼 때 대장기능의 저하가 더 심할 수 있다는 것, 작약감초탕을 써야 할 경우처럼 조직의 긴장상태가 더 심할 수 있음을 의미한다고 할 수 있다. 따라서 비슷한 증상에 사용하는 당귀화혈탕과 비교했을 때 전신허약과 대장연약의 정도가 더 심할 때 사용한다.

 활투침선을 보면 장풍(腸風)에 사용하는 처방으로 분류되어 있는데, 장풍(腸風)이란 허약(虛弱)이 바탕이 되어 발생하는 증상이기 때문에 승양제습화혈탕의 장벽하혈(腸澼下血) 또한 허약(虛弱)이 바탕을 이루고 있다는 것을 다시 한 번 확인할 수 있다. 종합해 보면 승양제습화혈탕은 전체적으로 조직이 연약해지고 소화기가 연약해져 있는데다가 혈액순환이 원활하지 못한 상태에서 직장이나 대장에 혈액이 울체(鬱滯)되어 대변볼 때 출혈이 발생하는 증상에 사용한다.

 심장에서 출발한 혈액은 동맥을 타고 말초까지 흐르게 되는데, 이때 말초까지 혈액이 전달되는 것은 심장의 수축력에 의존한다. 그러나 각 조직에 산소와 영양분을 공급한 뒤에 다시 심장으로 되돌아올 때는 근육의 수축력에 많은 영향을 받는다. 따라서 몸이 허약해져 조직의 탄력성이 떨어지거나 혈액순환이 저하되었을 경우에는 혈액이 심장으로 환류(還流)되는 속도가 느릴 수밖에 없다. 이러한 상태가 일시적일 때는 문제가 되지 않지만 허약해져 조직의 탄력성이 떨어졌다는 것 자체가 만성적이라는 의미이므로 하부조직에는 혈액이 울체될 가능성이 높아진다. 특히 소화기는 허약해졌을 때 운동성이 급격히 떨어지는 특성이 있어 혈액이 쉽게 울체될 수 있고, 그 중에서도 직장 부위는 인체에서 혈액순환이 가장 느릴 뿐 아니라 정맥총이 발달해 있어 이러한 상태가 지속되면 혈액울체의 가능성은 매우 높아진다. 이렇게 조직의 탄력성이 떨어져 연약해진 상태에서 혈액이 울체되어 대변출혈이 나타났을 때 승양제습화혈탕을 사용한다.

 승양제습화혈탕은 귀기건중탕과 거원전(去 人蔘)의 개념이 들어 있어 보기작용(補氣作用)을 통해 이완되고 탄력성이 떨어진 조직을 회복시키고, 근육의 수축력을 강화하여 혈액순환을 원활하게 한다. 또한 사물탕

風寒暑濕燥火 內傷勞倦 霍亂 嘔吐 咳嗽 積聚 腫滿 浮脹 消渴 黃疸 瘧疾 邪祟 身形 精氣神 血夢 聲音 津液 痰飮 蟲 小便 大便 頭 面 眼 耳 鼻 口舌 牙齒 喉項 背 胸 乳 腹 腰 脇 皮 手足 前陰 後陰 癰疽 諸瘡 婦人 小兒

이 포함되어 있어 조직에 자양(滋養)을 공급하고 혈액순환을 촉진하는 역할을 한다. 따라서 직장 주위 조직이 연약해져 있으면서 혈액소통이 원활하지 못하여 혈액이 울체된 경우에 적합한 처방이다.

승양제습화혈탕을 응용하면 과로하거나 음주한 뒤에 나타나는 변혈(便血)에도 활용할 수 있다. 술을 마신 다음날 혈변(血便)이 나오는 이유는 다음과 같다. 술을 마시면 일시적으로 대사가 증가되고 혈액순환이 빨라지기 때문에 소화기조직은 일시적으로 이완되지만 다음날 본래대로 수축하게 된다. 그러나 전신이 허약해져 있는 경우에는 신속하게 수축되지 못하므로 이완된 대장조직에 혈액이 울체될 수 있다. 따라서 음주한 다음날 대변을 볼 때 울체된 혈액이 대변과 함께 터져 나오는 것이다. 이럴 때 승양제습화혈탕은 전신허약을 보강하면서 대장에 울체된 혈액을 소통시켜 혈변(血便)을 치료한다.

처방구성 처방구성을 보면 백작약은 평활근의 경련을 억제하고, 중추신경 흥분을 억제하여 진통, 진경, 진정작용을 한다. 황기는 강심작용이 있어 심장의 박출량을 높이고, 말초순환을 개선하며 모세혈관의 저항력과 투과성을 증가시킨다. 감초는 소화관 평활근에 작용하여 경련을 억제하며, 위산분비를 억제하고 위점막(胃粘膜)을 보호하는 항궤양작용을 한다. 진피는 이기제(理氣劑)로서 소화관의 운동을 강화하여 가스배출을 촉진한다.

승마는 평활근의 운동능력을 항진시키고 하수(下垂)된 평활근을 제고(提高)하여 간접적으로 조직의 수축력을 높여주는 작용을 하며, 조직 내에 불필요하게 축적되어 소통을 방해하는 노폐물을 제거하는 역할을 한다. 생지황은 충분한 전해질을 인체에 공급함으로써 묽은 혈액을 진하게 만들어 주는 역할을 한다. 목단피는 말초혈관의 장력을 강화하고, 항혈전작용을 하여 혈액순환을 촉진한다. 당귀는 항혈전작용이 있어 혈액순환을 원활하게 한다.

숙지황은 헤모글로빈과 적혈구를 증가시키는 보혈제(補血劑)로서 부족해진 점액성 자윤(滋潤)을 공급하는 역할을 한다. 창출은 소화기의 운동성을 증가시키는 작용이 있는데, 실험을 통해 창출이 포함된 처방을 토끼에게 주입했을 때 장을 흥분시켜 연동운동(蠕動運動)을 일으키는 것으로 밝혀졌다. 진교는 약성이 매우 조(燥)하므로 거습작용(祛濕作用)이 뛰어나며, 강한 소염작용이 있어 관절염을 억제하며, 신경통과 습진에도 사용한다. 육계는 심장의 수축력과 심박동을 증가시키며 말초혈관의 혈류를 원활하게 한다.

처방비교 **당귀화혈탕**과 비교하면 두 처방 모두 대변출혈에 사용한다. 당귀화혈탕은 허약(虛弱)이 바탕이 되어 있을 때 사용하기는 하지만, 허약보다는 순환장애로 인한 울혈의 비중이 높을 때 사용한다. 반면 승양제습화혈탕은 허약하여 조직이 연약해진 상태에서 혈액이 울체되어 발생하는 대변출혈에 사용한다.

후박전과 비교하면 후박전은 허랭성 설사(泄瀉), 하복통(下腹痛), 변혈(便血), 자궁출혈(子宮出血)에 사용하는 처방으로 소화기점막이 연약해지면서 점막하에 분포된 혈관이 터져서 발생하는 변혈(便血)에 사용한다. 반면 승양제습화혈탕은 전신이 허약하며 혈액순환이 원활하지 않은 상태에서 직장 주위에 울혈이 발생하여 대변출혈이 나타날 때 사용한다.

귀기건중탕과 비교하면 두 처방 모두 수척(瘦瘠)하고 허약(虛弱)한 사람의 보약으로 사용할 수 있다. 그러나 귀기건중탕은 주로 수척한 어린이의 식욕부진, 근육통, 성장통 등에 사용하는 반면, 승양제습화혈탕은 본래 변혈(便血)에 사용하는 처방이지만 약성을 이용하여 성장기 어린이의 보약으로도 활용할 수 있으며, 귀기건중탕을 포함하고 있으면서도 거원전과 사물탕을 포함하고 있어 귀기건중탕보다 기허(氣虛)와 혈허(血虛)의 증상이 더 심할 때 사용한다.

→ **활용사례**

1-1. 항문출혈(肛門出血) 남 20세
2-1. 직장암에 의한 출혈(出血) 여 73세 소양인
3-1. 발뒤꿈치 통증 남 13세 소양인

1-1. 항문출혈(肛門出血)
다음은 연만희 선생의 경험을 채록한 것이다.

● ○○○ 남 20세 충청북도 음성군 생극면

오래 전의 일로 지금도 승양제습화혈탕하면 생각나는 일이 있다. 갓 고등학교를 졸업하고 군 입대를 앞둔 청년이 갑자기 항문출혈이 시작되어 병원에 다녔으나 낫지 않자 찾아왔다.

① 대변을 볼 때마다 항문에서 출혈이 반복된다.   ② 술을 먹느냐고 물어 보니 술은 먹지 않는다고 한다.

청년의 나이가 한창인 20대 초반이고, 또 별다른 병인이 될 만한 원인이 없는데도 불구하고 대변출혈이 있는 것을 보면 필시 허약(虛弱)으로 인해 나타난 증세라 보고 승양제습화혈탕을 지어 주기로 했다.

비록 20세 청년이지만 대변본 후 나타나는 출혈을 허약으로 인해 발생하는 것으로 보고 승양제습화혈탕 본방으로 5첩을 지어주며 호전되면 한번 오라고 당부했다.

5첩을 복용한 뒤로 다시 왔는데, 대변출혈이 덜하다고 한다.

다시 같은 승양제습화혈탕 5첩을 지어주었고, 이번에는 보약을 지으러 왔을 때 보니

지난번 약을 복용한 뒤로 항문출혈이 완전히 나았다며 보약을 먹고 싶다고 했다.

필자는 승양제습화혈탕을 빈용하는 편이며, 대부분 음주 후에 나타나는 항문출혈에 사용하여 많은 효과를 보고 있다. 이 청년의 경우는 예외인 경우라서 오랜 시간이 지났는데도 뚜렷하게 기억하고 있는 것이다.

2-1. 직장암에 의한 출혈(出血)
다음은 장성환 선생의 경험이다.

● ○○○ 여 73세 소양인 충청남도 예산군

예산의 한방병원에 과장으로 근무하던 당시 집중치료실에 있던 직장암 환자이다. 대변출혈이 양방으로 치료해도 멈추지 않아 협진치료하게 된 환자이다. 암투병의 영향인지 걷지 못하고 하루 종일 침상에 누워있으며 몸이 말라 있었고 말은 부드러우나 외견상 소양인 체형을 가진 여성 환자였다.

① 간병인 말에 자궁하수로 밑이 자주 빠진다고 하며   ② 대변출혈은 거의 매일 있다고 한다.   ③ 소화나 식사는 정상이며 간혹 변비가 있기도 하다.

대변출혈을 주로 호소해서 처방을 고민하다 현재 자궁하수가 있고 노화로 인한 대장기능 저하로 조직의 탄력성이 약해진 상태에서 혈액이 울체된 것으로 보여 보중익기탕 가미방이면서 백작약이 군약인 황기건중탕이 함유되고 치질과 치루에 사용하는 진교창출탕의 창출, 진교가 함유된 승양제습화혈탕이 적합할 것 같아 검토했다. 이종대 선생님께서는 승양제습화혈탕을 음주 후 항문출혈에 빈용하는 처방이라 하셨지만, 당시 본인은 처음 사용하는 처방이었기에 효능에 궁금증이 많았다.

고령이고 자궁하수가 있으며 쇠약해진 할머니의 변혈에 승양제습화혈탕 2배량으로 20첩 투여하게 되었다.

다행히 한방병원에 입원중이라 매일 변화를 체크할 수 있었는데 한약을 복용한 후 7일 만에 그동안 지속되던 대변출혈은 멈추게 되었다. 그러나 자궁하수는 증상이 계속되고 있어 2배량으로 한 번 더 치료하게 되었다. 대변출혈은 더 이상 진행되지 않았으나 자궁하수는 쉽게 낫지 않았다. 종합병원에 근무하고 있는 현재 본원에서는 대장내시경을 하고 있는데 당시 한방병원에는 그런 시설이 없어 직장의 상태가 어떤지 직접 확인하여 한약 투여 후의 조직 상태를 점검할 수 있었으면 더 좋지 않았을까 하는 아쉬움이 남는 사례이다.

3-1. 발뒤꿈치 통증
다음은 최미선 선생의 경험이다.

● 이○○ 남 13세 소양인 울산광역시 중구 성안동

피부가 까무잡잡하고 마른 소양인이다. 친구에게서 자신의 조카가 발뒤꿈치가 아파 걸음을 제대로 걷지 못한다고 전화가 왔다. 병원에 가서 치료를 하는데도 별 효과가 없고 전에 한 번 이런 증상으로 깁스를 한 적이 있는데 병원에서 또 다시 깁스를 해야 한다고 했단다.

① 며칠 전부터 발뒤꿈치가 아프다고 하더니 결국은 걸음을 제대로 걷지 못할 정도로 심하다. 전에도 이런 증상으로

병원에서 깁스를 한 적이 있다.   ② 변비가 있다.   ③ 가끔씩 배가 아프다고 한다.   ④ 추위를 타지 않는다.
⑤ 식욕은 좋다.   ⑥ 설움이 많아 잘 운다. 개인적인 사정으로 인한 설움이 많은 아이다. 그래서 약을 누군가가 챙겨
주는 것을 자신에 대한 관심으로 보아서인지 약을 좋아한다고 한다. – 아이 고모의 말이다.   ⑦ 최근에 합기도를 배
우기 시작했다. 그런데 발뒤꿈치 통증으로 지금은 못 나가고 있다.

마른 소양인 아이의 발뒤꿈치통의 원인을 하복(下腹)의 울체(鬱滯)로 인한 하지 혈류순환장애로 보았고 이런 순환장애
의 원인을 변비로 판단하고 변비를 치료해주면 발뒤꿈치통이 나을 것으로 생각했다. 그러면 변비를 어떻게 치료할 것
인지가 문제인데 윤장(潤腸)시켜 주고 자윤(滋潤)도 보충해줄 수 있는 처방 중에서 찾아보기로 했다.

승양제습화혈탕을 보면 근육의 수축이나 장의 운동을 활발하게 하는 백작약이 군약(君藥)이고 윤장(潤腸)·활혈(活血)
시키는 천궁이 빠진 사물탕이 들어가 있고 황기, 창출, 감초, 승마가 있어 인삼이 빠진 거원전이 구성되어 있어 기허하
함(氣虛下陷)을 다스릴 수 있는 처방이다.

원래 이 처방은 장벽하혈(腸澼下血) 작파유력원사(作派有力遠射) 복통(腹痛)을 치(治)하는 방제이다. 대장의 연약과 직
장 부위의 울혈이 원인이 되어 배변(排便)시 혈(血)이 밖으로 쏟아져 나오면서 복통이 있을 때 쓰는 처방이다. 비록
처방의 목적은 전혀 다르나 원인이 직장이나 대장의 울체로 인한 것으로 봄으로써 이런 약리를 이용해서 이 처방을
투약하기로 했다.

승양제습화혈탕 본방에서 진교를 빼고 5일분 10첩을 투약했다.

1. 약을 다 복용한 후 발뒤꿈치 통증이 경감되었고 일상적인 생활을 하는 데는 지장이 없으나 뛰거나 오래 걸으면 통
증이 있다. 전날 아침 아이가 고모부와 아침 산책을 다녀온 후 다시 아프기 시작했다.

2. 변비는 소실되었다.

이번에도 승양제습화혈탕에서 진교를 빼고 2배량으로 5일분 10첩을 투약했다.

더 이상 발뒤꿈치가 아프지 않다. 다만 또 아프다고 할까봐 합기도는 보내지 않고 있다. 그런데 배가 가끔씩 아프다고 한다.

下統144 衆 삼인고 三仁膏

草麻子仁 麻子仁 杏仁留皮尖 各等分

治 癰疽初發 神效
[用　　法] 上爲末 白淸調均 付之
[活　　套] ① 加眞末 麵末 尤好 ② 毒甚 加蒼耳子燒存性 木鱉 子 白殭蠶 木綿子仁 ③ 挾痰 加南星 半夏 ④ 熱腫 加大黃 ⑤ 欲破瘡口 加紫金錠 白丁香 ⑥ 促膿 加桂心 ⑦ 通經絡 加草烏
[活套鍼線] 初發(癰疽)
[適 應 症] 종기, 종창

처방설명　삼인고는 종기(腫氣)가 발생했을 때 초기에 환부에 붙이는 고약(膏藥)이다. 옛날에는 등에 종기가 생기면 등창이라고 했고, 목에 종기가 생기면 뺄찌라고 하는 등 종기(腫氣)의 종류가 많았고, 종기로 고생하는 사람이 많았기 때문에 삼인고처럼 종기가 생겼을 때 붙이는 고약(膏藥)의 종류도 매우 다양했다.

　종기로 고생했던 조선조 왕들을 예로 들면, 문종은 종기를 자주 앓았는데 고약이나 거머리를 붙이거나 약물을 복용하는 방법을 사용했고, 폭군의 대명사인 연산군도 세자 시절인 18세 때부터 종기를 앓았는데 중국에서 약을 얻어와 치료할 수 있었다고 한다. 효종의 경우 41세 때 머리에 난 작은 종기가 점점 악화돼 나쁜 피를 뽑고자 침(鍼)을 사용했는데 출혈이 그치지 않아 사망하고 말았다. 정조는 젊었을 때부터 건강이 좋지 못했는데, 49세 때 종기가 악화돼 결국 사망했다. 순조 역시 45세 때 다리 부위에 난 종기가 심해져 사망한 것으로 전해진다. 이처럼 종기는 매우 흔한 질환이었다. 당시 최고의 권력을 유지했던 왕들이 종기 때문에 죽었을 정도면 일반 평민들은 어떠했는지 짐작할 수 있다.

　종기(腫氣)가 생기면 환부에 약간의 열이 나면서 그 주위가 빨갛게 발적(發赤)되고 결절(結節)이 생기는데 누르면 통증이 나타난다. 이러한 결절은 2~4일간 단단한 채로 있다가 점차 중심부 피부가 얇아지면서 곪고, 파열되어 농(膿)과 조직(組織)이 함께 배출되기도 한다. 종기는 대개 한 부분에만 나타나지만 주위로 여러 개 무리지어 발생할 수도 있고, 심하면 피부조직까지 침범하여 심한 통증을 유발하기도 한다.

　종기의 원인은 세균감염과 면역력 저하를 비롯하여 여러 요인이 있겠으나 옛날에 종기가 많았던 이유로는 자주 목욕을 하지 않았고 의복이 불결했으며 위생상태가 불량했던 것과, 이에 못지않게 먹을 것이 부족했기 때문에 조직을 구성하는 단백질이 충분히 공급되지 못했다는 점을 들 수 있다. 영양불량으로 종기가 발생하면 영양상태를 개선하는 것이 근본적인 접근법이겠지만, 우선 급한 증상부터 해결해야 하므로 삼인고 같은 외용약을 만들어 환부에 붙였던 것이다. 또한 탁리소독음이나 국로고, 내탁산 등을 사용해도 되겠지만 종기를 치료하기 위해 값비싼 한약을 먹을 형편이 못되었기 때문에 고약을 많이 활용했던 것이다. 그래서 삼인고 외에도 만응고, 운모고, 무우고, 소담고 등이 있고, 민간방으로 마치현 즙을 붙이기도 했다.

　삼인고가 약효를 발휘하는 기전을 이해하기 위한 예로 관절통이 있을 때 붙이는 패치제를 들 수 있다. 패치제는 환부에 직접 부착시켜 피부를 통해 약성이 흡수되는 기전을 이용한 것인데, 삼인고 또한 피부를 통해 약성이 흡수되는 기전을 이용한 처방이다. 이러한 외용제는 정상적인 피부에 붙이더라도 약성이 흡수되며, 종기가 발생한 환부는 심하게 발적(發赤)되어 있어 혈관의 투과성이 높기 때문에 약성이 보다 쉽게

風寒暑濕燥火 內傷 虛勞 霍亂 嘔吐 咳嗽 積聚 浮腫 脹滿 消渴 黃疸 癰疽 邪祟 身形 精氣神 血夢 聲音 津液 痰飮 蟲 小便 大便 頭面 眼 耳 鼻 口舌 牙齒 咽喉 頸項 背 胸 乳 腹 腰 脇 皮 手足 前陰 後陰

癰疽

諸瘡 婦人 小兒

흡수된다.

요즘에는 영양상태가 개선되어 종기에 걸린 사람을 흔히 볼 수 없지만, 간혹 종기가 발생하는 경우가 있으므로 삼인고를 만들어 응용해 볼 수 있을 것이며, 종기가 아니더라도 외상(外傷)으로 인해 고름이 잡히는 경우에 응용할 수 있을 것이다.

활투를 보면 밀가루와 곡말(麯末)을 가하면 더욱 좋다는 언급이 있는데, 발을 삐었을 때 소금이나 치자에 밀가루를 섞어 붙이면 부종을 빼는 작용이 있는 것처럼 삼인고에 더해서 사용하면 약효를 강화할 수 있다.

처방구성 처방구성을 보면 피마자, 마자인, 행인 각 등분으로 구성되어 있다. 피마자유는 자극성이 작으므로 피부염에 사용하며, 연고로 만들어 화상 및 기타 피부병에 사용하고 있다. 피마자의 성분 중 운데실렌산은 무좀균을 비롯한 병원성 사상균을 죽이는 작용이 있다. 마자인은 ≪본초강목≫에서 각종 창(瘡)이나 라(癩: 약물중독)에 바르고 기생충을 구제하는 약재로 설명하고 있다. 약리적으로는 항균작용과 항염증작용이 있다. 행인은 살충작용과 항균작용이 있으며, 고행인의 기름은 구충 및 살충작용이 있다.

처방비교 **국로고**와 비교하면 두 처방 모두 종기(腫氣)에 사용한다는 공통점이 있다. 그러나 국로고는 내복하는 처방으로 회음혈(會陰血) 부위에 발생하는 현옹(懸癰)에 사용하며, 가벼운 종기에도 사용할 수 있다. 또한 약성을 응용하여 구내염, 설사, 복통, 지도설 등 각종 염증성 질환을 치료하는 효능이 있다. 반면 삼인고는 주로 종기(腫氣)에만 사용하며, 종기 초기에 환부에 붙이는 외용약이다.

탁리소독음과 비교하면 두 처방 모두 종기(腫氣)에 사용할 수 있다는 공통점이 있다. 그러나 탁리소독음은 각종 화농성 질환에 사용할 수 있는데, 피부의 염증뿐 아니라 소화기나 장기에 염증이 있을 때도 사용할 수 있다. 반면 삼인고는 피부에 염증이 생겼을 때만 사용하는 외용약이다.

옹저(癰疽) 초기에 사용하는 **연교패독산**과 비교하면 연교패독산은 건실한 사람에게 옹저가 발생하여 초기에 발열(發熱)과 오한(惡寒)이 나타나는 경우에 사용하는 내복약이다. 반면 삼인고는 이러한 증상과 관계없이 종기 초기에 환부에 직접 붙이는 외용약이다.

下統145 俗 신성병 神聖餠

當歸 白芷 爐甘石 乳香 沒藥 石雄黃 熊膽滴水如線不散者眞 硼砂 海螵蛸 輕粉 巴豆霜 麝香 朱砂 各五分
胡桐淚 三分

挿入瘡口 去惡生新
[用　　法] 上爲末 白芨餠和如鍼大 挿瘡口
[活套鍼線] 挿藥(癰疽)
[適應症] 옹저, 종창

처방설명　신성병은 종기(腫氣)에 쓰는 처방으로 종기를 짜고 난 뒤 환부(患部)에 깊은 창구(瘡口)가 생겼을 때 창구에 직접 삽입하는 삽약(挿藥)이다.

지금은 흔하게 볼 수 있는 질환이 아니지만 회충(蛔蟲), 학질(瘧疾), 종기(腫氣) 같은 질환은 예전에 매우 흔한 질병이었다. 이러한 질환의 특징은 모두 위생상태가 좋지 못한 것과 관련이 있는데, 예전에는 몸을 자주 씻지 않았고 옷을 자주 갈아입지 않았기 때문에 상처가 나거나 경미한 발진(發疹)이 생겼을 때 이차적으로 세균에 감염되어 종기로 발전하는 경우가 흔했다. 더구나 의료시설이 발달하지 못했으므로 종기가 생겼을 때 요즘처럼 항생제를 복용할 수 없었고, 한약이 있었지만 서민들에게는 부담이 되었기 때문에 민간요법을 쓰거나 상용되고 있는 고약(膏藥)을 사용하는 수밖에 없었다.

종기(腫氣)는 세균에 의해 발생하는 급성 염증성 질환으로 염증이 심해지면 둥그렇고 붉은 결절(結節)이 생기는데, 결절은 2~4일 정도 단단한 채로 있다가 점차 중심부 피부가 얇아지면서 곪고, 파열되고 농(膿)과 조직(組織)이 함께 배출되기도 한다. 이렇게 곪고 파열되어 농이 배출되고 나면 창구(瘡口)가 생기는데, 이것을 방치할 경우 이차적으로 감염될 우려가 높고, 심하면 생명을 위협하는 지경에 빠질 수도 있다. 따라서 농(膿)이 터지고 난 후에 생긴 창구(瘡口)를 막을 필요가 있었는데, 이럴 때 신성병을 사용한다. 신성병은 고름을 짜낸 부위의 감염을 막아주고 창구(瘡口)를 막아줌으로 인해 조직의 형체가 유지될 수 있으며, 직접 새살을 돋게 하고 통증을 해소하는 작용을 한다. 감염을 막아주는 작용은 양방에서 상처 부위를 소독하고 거즈를 덮는 것과 같은 기능이라고 할 수 있고, 새살을 돋게 하는 작용은 연고처럼 직접 상처를 치료하는 기능과 유사하다고 할 수 있다.

신성병은 종기(腫氣)에만 사용하는 것이 아니라 약성을 응용하여 외상(外傷)을 입어 찢어지거나 찔렸을 때 상처에 붙이기도 했다. 그래서 요즘에도 신성병을 응용하여 화농성 염증이나 찰과상을 입어 피부가 벗겨졌을 때 환부에 직접 바르는 약으로 사용할 수 있을 것이다. 그러나 무엇보다도 가장 많이 응용할 수 있는 질환은 욕창(蓐瘡)이다. 욕창은 병상에 오래 누워 있는 환자의 피부가 계속 눌려 혈액순환이 제대로 되지 않아서 생기는 궤양(潰瘍)이다. 팔꿈치나 엉덩이, 골반뼈처럼 체중에 의해 압박을 받는 부위에 생기기 쉬운데, 압박을 받는 부위는 혈행(血行)이 나빠져 처음에는 창백해지고 주위가 붉어져 압통이 생기다가 나중에는 수포(水疱)가 생기고 더 진행되면 궤양(潰瘍)을 형성하여 악취가 나는 분비물이 나오게 된다.

욕창(蓐瘡)을 적절히 치료하지 못하면 창구(瘡口)를 통해 감염이 되어 패혈증을 일으키기도 하고, 심하면 죽을 수도 있기 때문에 욕창이 생겼을 때 빨리 피부가 재생되도록 도와주고 더 이상 커지지 않도록 해야 한다. 욕창이 생겼을 때 항생제(抗生劑)를 사용하면 면역력이 약화된 사람에게 더 큰 부작용을 낳을 수 있다. 이럴 때 신성병을 사용하면 부작용을 우려하지 않아도 되며, 효과도 신속할 것이므로 활용가치가 매우 높다고 할 수 있다.

처방구성을 보면 웅담, 사향 등 값비싼 약이 있는데, 웅담을 구하기 어려우면 저담(돼지쓸개)이
나 잡담(雜膽)을 넣어 써도 될 것이다. 당귀는 항혈전작용을 하여 혈액순환을 원활하게 하고, 보
혈(補血)·활혈작용(活血作用)을 통해 환부의 회복을 촉진한다. 백지는 항염증작용과 배농작용을
한다. 노감석은 탄산아연을 주성분으로 하는 약재인데, 부기(浮氣)를 가라앉히고 새살을 돋게 하며 출혈을
멎게 하는 작용이 있다. 약리실험에서는 항균 및 소염작용이 밝혀졌다. 유향과 몰약은 모두 지통작용(止痛
作用)을 하는데 유향은 소염작용을 하고, 몰약은 항염증작용과 항혈전작용을 한다.

석웅황은 비소화합물로서 약리실험에서 살균작용이 밝혀졌으며, 주로 악성 종기(腫氣), 옴, 연주창(連珠
瘡) 등에 사용한다. 웅담은 외용으로 사용할 경우 뛰어난 소염작용을 나타내며, 붕사는 약리실험에서 소염
작용, 항균작용, 방부작용을 나타냈다. 해표초는 오징어의 뼈를 말린 것으로 출혈을 멎게 하고 혈액순환을
촉진하며 유정(遺精)을 낫게 하고 헌데를 빨리 아물게 하는 효능이 있다. 경분은 수은화합물이며, 기생충을
구제(驅除)하고 가래를 삭이며 적취를 없애고 대소변을 잘 나오게 하며, 약리실험에서는 항균작용이 밝혀졌
다. 파두는 항균작용이 강하며, 항바이러스작용도 있다. 사향은 조직의 회생을 촉진하며 지통작용(止痛作用)
을 하고, 주사는 소염작용을 한다. 호동루는 풍치(風齒)와 충치(蟲齒)를 다스리며 화독(火毒)과 면독(麵毒)을
없애고 나력(瘰癧) 초기에 사용한다.

양방에서 수술한 뒤에 사용하는 **거즈**와 비교하면 거즈는 소독된 부위에 균의 침입을 막아주고
빈 공간을 채워주는 역할과 분비되는 진물이나 농을 제거하는 역할을 한다. 반면 신성병은 붕사,
웅담, 석웅황 등으로 상처가 곪는 것을 막아주고 사향, 유향, 몰약으로 지통시키며, 사향, 백지,
당귀는 새살이 돋게 하는 역할을 하므로 거즈에 비해 효과가 뛰어나다고 할 수 있다.

가미십전탕과 비교하면 두 처방 모두 옹저(癰疽)가 터진 후에 사용한다는 점과 상처가 더디게 아물 때
사용한다는 공통점이 있다. 그러나 가미십전탕은 허약(虛弱)이 심하여 인체 스스로 질병을 회복할 능력이
결여되었을 때, 전신허약을 보강하여 상처의 회복을 촉진하는 처방이다. 반면 신선병은 환부에 삽입하거나
붙여 직접 상처를 아물게 하는 처방이다.

자신보원탕과 비교하면 두 처방 모두 옹저(癰疽)가 터졌을 때 사용한다는 공통점이 있다. 그러나 자신보
원탕은 허랭(虛冷)이 겸해 있는 상태에서 터진 옹저(癰疽)가 빨리 아물지 않거나, 이로 인해 진물이나 고름
이 지속적으로 나올 때 사용한다. 반면 신성병은 본래 종기를 짜낸 공간에 삽입하는 약이지만, 창상이나 상
처에 직접 부착하여 상처의 회복을 촉진하기 위해 사용하기도 한다.

下統146 寶 선유량탕 仙遺粮湯

土茯苓 七錢 防風 木瓜 木通 薏苡仁 白鮮皮 金銀花 各五分 皂角刺 四分

治 楊梅風瘡 誤服輕粉 以致毁肌傷骨 ① 日三服
[活套鍼線] 楊梅瘡(諸瘡)
[適 應 症] 류머티스성 관절염, 지절통, 수은중독, 매독

선유량탕은 양매창(楊梅瘡)을 치료하기 위해 사용하기도 하고, 양매창을 치료하기 위해 수은이 포함된 처방을 잘못 복용하여 나타나는 후유증을 치료하는 데 사용하기도 한다. 또한 약성을 응용하여 수은중독으로 인한 후유증이나 수은중독과 상관없이 습체(濕滯)를 겸하고 있는 지절통(肢節痛)에도 사용한다.

선유량탕을 사용할 수 있는 증상 각각을 살펴보면 첫째, 매독으로 인한 창(瘡)을 치료하기 위해 선유량탕을 사용한다. 매독은 기간에 따라 1기에서 4기로 나누는데, 1기는 감염 후 3개월까지이며, 외음부(外陰部)에 콩알만한 크기의 딱딱한 응어리가 생기는 초기 경결(硬結)이 나타난다. 2기는 3개월부터 3년까지인데, 두통, 미열, 관절통, 권태감, 농포(膿疱) 등이 나타난다. 3기는 3년에서 10년까지인데, 결절(結節)이 궤양(潰瘍)으로 변하는 특징이 있고, 이러한 궤양은 근육, 뼈, 관절 같은 심부조직에도 영향을 준다. 4기는 10년 이후의 증상들인데, 각종 신경증상과 심혈관계 증상을 나타낸다.

물론 선인들이 선유량탕을 사용했을 때 요즘처럼 1기부터 4기까지 나누어 치료했다기보다 매독으로 인해 농포(膿疱)가 생기고 궤양(潰瘍)이 발생했을 때 이러한 증상을 치료하기 위해 사용했다고 볼 수 있다. 예전에는 양매창을 치료하기 위해 선유량탕 외에 수은제(水銀劑)를 사용하기도 했는데, 수은제는 상대적으로 단기간에 치료효과를 볼 수 있지만 선유량은 상당 기간 복용해야 치료효과를 볼 수 있다는 특징이 있다.

둘째, 선유량탕은 양매창을 치료하기 위해 수은제(水銀劑)를 복용했으나 부작용으로 피부에 창(瘡)이나 지절통(肢節痛)이 생겼을 때도 사용한다. 양매창에 사용하는 단분환을 보면 수은을 원료로 해서 만든 경분이 군약이다. 이처럼 예전에는 양매창(楊梅瘡)에 수은제를 많이 사용했다는 것을 알 수 있다. 그러나 수은이 포함된 처방을 장기간 복용하면 양매창은 치료되지만 후유증으로 피부에 창(瘡)이 생기기도 하고 지절통(肢節痛)이 생기기도 한다.

이처럼 수은제 부작용으로 창(瘡)과 지절통(肢節痛)이 생겼을 때 선유량탕을 사용하는데, 장기간 복용해야 효과를 볼 수 있다. 어느 일본인 학자는 매독을 치료하기 위해 수은이나 비소를 쓰는 것은 병을 잠복시키는 것에 불과하다고 하면서 선유량탕 가감방을 사용하여 매독을 치료해야 한다고 주장했는데, 이 경우 단기간 복용하는 것이 아니라 짧게는 6개월에서 정도에 따라 3년까지 복용해야 한다고 했다.

셋째, 선유량탕은 수은중독을 치료하는 처방이기 때문에 양매창을 치료하기 위해 수은제를 복용했을 때 나타나는 부작용뿐 아니라 일반적인 수은중독으로 인한 후유증에도 사용할 수 있다. 예를 들어 수은제를 만드는 일에 종사하는 사람들은 수은을 흡입할 수밖에 없는 환경에 처해 있어 수은중독의 가능성이 높고, 이런 사람이 아니더라도 산업화로 인해 어패류에 수은이 축적되고 이것을 다시 사람이 먹기 때문에 누구나 수은중독이 될 수 있다. 이외에도 농약(農藥)이나 화장품(化粧品) 등으로 인해 직간접적으로 수은을 흡입하는 경우도 있다. 이러한 과정을 통해 수은중독이 되면 각종 피부질환(皮膚疾患), 정신질환(精神疾患), 지절통

(肢節痛) 등 다양한 증상이 나타날 수 있는데, 선유량탕을 장기간 복용하면 이러한 증상을 치료할 수 있다.

넷째, 습체(濕滯)를 겸하고 있는 지절통(肢節痛)이나 소화기조직의 궤양(潰瘍)에도 사용할 수 있다. 선유량탕의 군약인 토복령을 비롯하여 모과, 목통, 의이인은 관절 주위의 습체로 인해 통증이 발생했을 때 사용할 수 있는 약재이며, 백선피, 금은화, 조각자 등은 염증을 치료하는 데 쓰는 약재이기 때문이다. 결국 수은제의 부작용은 점막과 피부에 장애를 일으키는 것이므로 수은제로 인한 염증이 아니더라도 염증성 장궤양이나 근골계통의 통증에 응용할 수 있다고 보는 것이다.

처방구성 처방구성을 보면 군약인 토복령의 약량이 다른 약재를 모두 합한 것보다 많다. 따라서 선유량탕의 약성은 토복령에 있다고 해도 과언이 아니다. 선유량은 토복령의 이명(異名)이며, 산귀래라고도 한다. 소염작용이 매우 강하며 매독에 대한 항균작용이 강하다. 특히 수은중독으로 인한 종창(腫瘡)이나 궤양(潰瘍), 지절통(肢節痛) 등에 사용한다. 그래서 옛날부터 매독치료를 위한 수은제 복용으로 발생하는 부작용에 널리 사용되었다. 토복령은 수은이나 니켈, 카드뮴 같은 중금속의 독을 비롯한 온갖 독을 푸는 작용이 있다.

방풍은 말초의 투과성을 조절하며, 표재(表在) 혈관을 확장하고 조직 사이에 끼어 있는 물질을 제거하는 작용을 한다. 모과는 염증반응을 현저히 억제하며, 목통은 이뇨작용과 소염작용이 있다. 의이인은 이뇨작용이 있고, 백선피는 약리실험에서 이담작용, 해열작용, 항균작용 등이 밝혀졌다. 금은화는 항궤양작용과 항균작용, 항바이러스작용을 한다. 조각자는 항궤양작용과 항염증작용이 있으며, 화농(化膿)을 빨리 소산(消散)시키고, 혈중지질을 저하시키는 작용이 있다.

처방비교 **자금정**과 비교하면 두 처방 모두 해독하는 작용이 있다. 자금정은 소화기 내부에 적체(積滯)되어 있는 물질과 열담(熱痰)을 급속하게 배출시키는 작용이 있고, 손상된 소화기조직을 수렴시켜 치료하는 작용이 있어 정신질환, 피부질환, 고질적인 만성질환을 치료한다. 즉 소화기조직이 손상되어 점막에 미세한 염증반응이 일어나고, 손상된 점막을 통해 흡수되지 말아야 할 물질들이 흡수되어 피부염을 일으킬 때도 사용하며, 대변적체와 열담(熱痰)의 형성으로 인해 정신이상이 생겼을 때도 사용한다. 반면 선유량탕은 양매창에 직접 사용할 수 있고, 양매창을 치료하기 위해 수은제를 복용하여 부작용이 생겼을 때도 사용하며, 습체로 인한 일반 지절통에도 사용한다.

영선제통음과 비교하면 두 처방 모두 지절통에 사용한다. 그러나 영선제통음은 외감(外感)이나 영양부족(營養不足), 노화(老化) 등으로 인해 관절조직이 변형되거나, 변형되지 않더라도 이로 인해 혈관이 좁아지거나 혈액순환이 감소하여 심한 통증이 나타날 때 사용한다. 반면 선유량탕은 본래 양매창이나 수은중독을 치료하는 처방이지만, 관절의 습체와 경직으로 인한 지절통에도 응용할 수 있다.

➔ **활용사례**

> **1-1. 류머티스성 관절염(關節炎)** 남 50세 소음인 한약업사
> **2-1. 수은중독(水銀中毒), 수족마비(手足痲痺)** 남 58세 한약종상

1-1. 류머티스성 관절염(關節炎)
다음은 이인성 선생의 경험을 채록한 것이다.

● 이 ○ ○ 남 50세 소음인 한약업사 전라남도 장성군 북이면 사거리

벌써 20여 년 전의 일이니, 세월은 화살과 같이 빠르다. 당시는 한약재를 한약방에서 직접 썰고 말려서 사용하던 때라 시간이 나면 늘 쪼그려 앉아 약재를 썰어야 했다. 이러한 것이 원인이 되어서인지 팔 관절이 붓고 열이 나며, 이 증세가 여기저기 관절을 돌아다니며 발생했다. 병원에 가니 류머티스성 관절염으로 진단을 받았으며 병원치료로도 별 차

도가 없어서 필자 스스로 관절염을 치료하기 위해 대강활탕, 소풍활혈탕, 통순산, 소경활혈탕, 영선제통음 등 많은 처방을 복용했으나 효과가 전혀 없었다. 다른 처방을 생각하다가 ≪동의학대사전≫에 있는 선유량탕 설명에 수은중독 후유증으로 쓰는 선유량탕을 관절염에도 쓸 수 있다는 구절을 발견하고 복용해 보기로 했다.

① 3년 전부터 류머티스성 관절염이 있다.　② 무릎이나 팔 관절이 벌겋게 붓고 쑤시고 아프다.　③ 통처(痛處)가 한곳에 머물지 않고 없어지면 다른 곳에 생기는 등 여기저기 왔다 갔다 한다.　④ 일을 하면 더 심해진다.　⑤ 시간이 지나면 좋아지면서 다른 관절로 이행된다.　⑥ 양약은 먹을 때만 통증이 없어진다.

류머티스성 관절염 진단을 받은 후에 대강활탕, 소풍활혈탕, 통순산 등을 복용해도 전혀 차도가 없자, 양매풍창(楊梅風瘡)에 사용하는 선유량탕을 복용하기로 마음먹고 6개월 동안 연속하여 복용했다.

류머티스성 관절염에 꾸준히 6개월 동안 선유량탕을 복용한 결과 류머티스성 관절염이 깨끗하게 나았다. 물론 그 뒤로는 20여 년이 넘도록 전혀 재발한 적이 없었고, 본인 외에도 선유량탕을 처방하여 류머티스성 관절염이 치유된 경우가 2~3회 있다. 선유량탕은 수은 중독에 사용되는 처방으로 요즘 농촌에서 농약으로 인한 중금속의 체내 축적이 문제가 되고 있다는 것을 주목할 때, 농약으로 인해 류머티스성 관절염 증상이 발생하지 않았나 생각해 본다. 류머티스성 관절염에 선유량탕을 장기간 복용해야 하므로 중간에 복용을 중지하는 사례가 많았다.

2-1. 수은중독(水銀中毒), 수족마비(手足痲痹)
다음은 한장훈 선생의 강의를 녹취한 것이다.

● 정 ○ ○ 남 58세 한약종상 대전광역시
30여 년 동안 영사, 백영사, 경분 등 수은이 포함된 약제를 만들어 전국의 한약방에 공급하여 왔던 사람으로 오랜 기간 동안 수은제재를 만들어 오는 과정에서 수은 냄새를 많이 맡은 탓인지(수은을 곤다고 한다)
① 결국 장기간 흡입으로 인한 수은중독으로 인해 신경이 마비(痲痹)되어 수족(手足)도 못 쓴다.
② 감각도 없어져 폐인이 되었던 사람이다.

그런데 3년 전 건강한 모습으로 한의원에 녹용을 팔러 왔다. 그래서 어떻게 된 것인가 자초지종을 들어 보니 수은의 중독으로 인한 종창이나 궤양에 쓰는 선유량탕을 6개월 동안 복용한 뒤 이렇게 나았다는 것이다.

수은중독으로 폐인이 되어 회생이 불가능하다고 판단되었던 사람이 선유량탕을 복용하고 나았다는 사실에 선유량탕이 수은중독에 쓴다는 것을 알고는 있었지만 종창(腫脹)뿐만 아니라 마비(痲痹)에도 이렇게 극적인 효과도 숨어 있구나 하고 매우 놀라웠다. 그래서 같이 팔씨름을 해보기도 하고 여러 가지를 시험했으나 완전한 정상인이었다.

下統147 任 **단분환** 丹粉丸

輕粉 二錢 黃丹 石雄黃 鐘乳粉 各一錢 琥珀 乳香 枯白礬 各五分

治 楊梅瘡
[活　　套] ① 先傷腦後 [荊芥湯] 加藁本 一錢 ② 頂前 加獨活 ③ 足心 加桂皮 ④ 陰處 加靑皮
　　　　　⑤ 肢節 加穿山甲 ⑥ 乳下 加柴胡 ⑦ 口鼻 加枳殼 ⑧ 用藥後出喉症服[仙遺粮湯] 三十貼
[用　　法] 上末 糯米糊和丸 梧子大 空心 荊芥雀舌煎湯吞下 十丸至十五丸 ⑨ 鱔魚湯吞下 尤好 加麝香 二分
　　　　　不痛不痒不出喉症
[活套鍼線] 楊梅瘡(諸瘡)
[適 應 症] 만성 임질, 매독

처방설명 　단분환은 매독(梅毒)에 걸려 창(瘡)이 생겼을 때 사용하는 처방이다. 매독은 성서(聖書)를 비롯하여 고대 문헌에도 기록되어 있을 만큼 '유구한' 역사를 가지고 있다. 유럽에서 매독이 최초로 유행한 것은 15세기 말엽이었는데, 페니실린이 개발되기 전까지 약 400~500년 동안 매독을 치료하지 못하여 많은 사람이 죽었고, 매독을 치료하기 위해 수은제를 사용하기에 이르렀다. 우리나라와 중국 왕실에서도 매독이 공공연하게 나돌았는데, 마땅한 약이 없던 시절이라 강한 독성을 가진 수은화합물을 사용했다.

　매독(梅毒)은 주로 음부(陰部)의 피부나 점막에 증상이 나타나는데 초기에는 경결(硬結)이라고 하는 완두콩 크기의 응어리가 생기며, 종국에는 궤양(潰瘍)을 일으켜 창(瘡)을 만든다. 요즘은 적절한 치료법이 있어 생명을 위협하지는 않지만, 예전에는 창(瘡)이 심해져 조직이 썩거나 죽는 경우도 있었기 때문에 매독으로 인해 창이 생겼을 때 빨리 치료해야만 했다. 따라서 수은제를 사용하게 되었는데, 단분환도 수은이 포함된 처방이므로 매독으로 인한 창(瘡)을 치료하는데 사용되었다.

　매독으로 인해 창(瘡)이 생겼을 때 선유량탕을 복용할 수도 있는데, 상당 기간 복용해야 하기 때문에 급히 증상을 개선하기 위해 수은이 포함된 처방을 사용하게 된 것이다. 그러나 수은이 포함된 처방을 복용하면 매독은 치료될 수 있지만 점막(粘膜)이나 피부(皮膚)에 궤양(潰瘍)을 일으키는 등 후유증을 남긴다. 이때 선유량탕을 사용하여 후유증을 치료할 수 있는데, 활투를 보면 '用藥後出喉症服[仙遺粮湯] 三十貼'이라고 하여 단분환을 복용하여 인후(咽喉)가 손상된 경우에 선유량탕 30첩을 복용하라는 언급이 있다. 즉 매독에 걸렸을 때 증상을 없애기 위해 단분환을 단기간 사용할 수 있고, 단분환의 후유증으로 창(瘡)이나 지절통(肢節痛)이 생겼을 때는 선유량탕을 장기간 복용해야 한다.

　이처럼 단분환의 군약인 경분은 수은을 구워 만든 것이므로 잘못 사용할 경우 후유증이 생길 수도 있지만 창(瘡)으로 죽는 것보다는 나을 것이다. 이런 약재들 때문에 한약을 싫어하고 꺼려하는 경우가 있는데, 물론 중금속 성분이 있으므로 전혀 무해하다고는 할 수 없지만 목숨을 구하기 위한 것이라면 사용할 수 있으며, 위급한 증상을 치료한 후에 선유량탕으로 수은중독을 풀어주면 될 것이다. 사회가 복잡해지고 고령화되면 교통사고와 노인병이 증가할 것이므로 단분환처럼 유향, 석웅황, 경분 등을 응용할 필요성이 생길 것이며, 과량이 아니라면 복용해도 괜찮다고 본다.

　곽명근 선생은 완고하고 고질적인 임질(淋疾)에도 단분환을 사용했는데, 그 이유는 임질과 매독 모두 성병(性病)이며 일차적으로 성기(性器) 주위에서 증상이 나타난다는 공통점이 있기 때문이다. 또 매독균보다 임질균이 약하기 때문에 임질로 인한 증상도 충분히 치료된다고 보았기 때문이다.

처방구성을 보면 경분은 염화제일수은의 결정으로 기생충을 구제(驅除)하고 가래를 삭이며 적취(積聚)를 없애고 대소변을 잘 통하게 한다. 약리실험에서 설사작용, 이뇨작용, 이담작용, 항균작용 등이 밝혀졌다. 황단은 열독(熱毒)을 없애고 새살을 돋게 하며 통증을 완화시키는 작용이 있어 피부의 화농성 질환과 화상에 외용약으로 사용한다. 한의학적으로는 발독수렴생기(拔毒收斂生肌), 타담진경(墮痰鎭驚) 등의 효능이 있어 옹저창양(癰疽瘡瘍), 습진선양(濕疹癬痒), 경간전광(驚癎癲狂) 등 증상을 치료하고, 또한 학질을 치료하는 효능이 있다. 석웅황은 비소화합물로서 약리실험에서 살균작용이 밝혀졌으며, 주로 악성 종기(腫氣), 옴, 연주창(連珠瘡) 등에 사용한다. 호박은 진정작용과 이뇨작용이 있으며, 유향은 소염작용과 통증을 해소하는 작용이 강하다. 고백반은 수렴작용(收斂作用)이 있어 상처를 아물게 하는 데 일조한다.

선유량탕과 비교하면 두 처방 모두 매독(梅毒)에 사용하는 처방이다. 선유량탕은 단분환처럼 수은제가 포함된 처방을 장기간 복용하여 수은중독으로 인해 창(瘡)이 발생했을 때 사용하는 처방이며, 일반적인 지절통이나 관절통에도 응용할 수 있다. 반면 단분환은 매독에 걸려 창이나 지절통이 생겼을 때 사용하는 처방이며, 중금속이 포함되어 있어 후유증이 우려되는 측면이 있으나 속효가 있다는 특징이 있다.

신기환과 비교하면 두 처방 모두 임질을 치료하는 처방이다. 그러나 신기환은 나이든 사람의 기침이나 야간빈뇨 등에 사용하는 처방이며, 체력이 약해진 상태에서 발생하는 임질에도 사용한다. 반면 단분환은 본래 매독에 사용하는 처방이며, 임질에 사용하기도 한다.

➔ **활용사례**
1-1. 만성임질(慢性淋疾) 남 40대 초반

1-1. 만성임질(慢性淋疾)
다음은 곽명근 선생의 경험을 채록한 것이다.
● ○○○ 남 40대 초반 문관 강원도 인재군 남면 관대리
필자는 여러 사정으로 늦은 나이에 군에 입대했는데, 월남전 때문에 행정부 인력이 모두 빠져나가 시설계를 맡게 되어 군사령부에 자주 오가게 되었고, 군기술 계통의 고위직들을 잘 알게 되었다. 그 중 한 기술직 문관(요즘에는 군무원이라 한다)이 임질에 걸려 항생제를 투여해도 낫지 않아 포기하고 있던 차에 나를 만나게 된 것이다.
① 증세는 일반 세균성 임질과 같이 요도에서 농(膿)이 흐른다. ② 소변을 볼 때마다 통증이 있다. ③ 항생제를 투여해도 잠깐 호전되는 듯하다가 여전하다. ④ 이렇게 된 지가 여러 해가 지나서 아예 치료를 포기하고 있었다.
⑤ 생선이나 돼지고기 등 기름진 음식을 먹으면 증세가 좀 더 심하게 나타난다.
임질로 자포자기 상태에 있는 이 사람에게 단분환 1제를 환으로 만들어 그 중 1/4을 주면서 1달간 복용하도록 했다. 1제의 분량이 한 사발 정도 되니 1/4정도의 양을 조그만 병에 담아 주었다. 동시에 경분, 석웅황, 수은, 비소의 해로운 부작용을 줄이고 하초(下焦)의 신기(腎氣)를 돋우기 위해서 육미지황원 1제에 녹각 1근을 더하여 따로 탕제로 지어 주면서 함께 복용하라고 했다. 그리고 생선이나 닭고기, 돼지고기 등 기름진 음식을 먹어도 전혀 악화되지 않으니 먹어도 된다고 말해주었다.
단분환 1개월분을 모두 복용한 뒤에 고질적이던 임질이 모두 호전되어 농(膿)도 나오지 않고 배뇨통(排尿痛)도 없어졌다. 단분환 덕분에 미숙할 수밖에 없는 졸병 시절에 업무처리에 많은 도움을 받을 수 있었고, 그 뒤에도 비슷한 증상으로 고민하는 사병 몇을 고쳐준 적이 있었다. 단분환은 원래 매독에 사용되는 처방으로 이처럼 고질화된 임질(淋疾)에도 사용할 수 있다. 여기에 사향을 넣으면 더 효과가 좋다.

下統148 寶 치자청간탕 梔子淸肝湯

柴胡 二錢 梔子酒炒 牧丹皮 各一錢三分 赤茯苓 川芎 赤芍藥 當歸 牛蒡子 各一錢 青皮 甘草炙 各五分

治 肝膽火盛 耳後 頸項 胸乳 等處 結核
[活套鍼線] 瘰癧(諸瘡)
[適 應 症] 임파선염, 결핵성 임파선염(연주창), 열울, 흉비, 상기, 도한, 수족번열, 피부 열자통, 숨참, 고창, 정충, 두통

치자청간탕은 임파선염(淋巴腺炎), 상열감(上熱感), 흉비(胸痞), 전신 화끈거림, 수족번열(手足煩熱), 도한(盜汗), 정충(怔忡) 등에 사용하며, 특히 열성상태(熱性狀態)가 바탕이 되어 있을 때 적합하다.

조문을 보면 '肝膽火盛간담화성 耳後이후 頸項경항 胸乳흉유 等處등처 結核결핵'을 치료하는 것으로 되어 있다. '肝膽火盛'은 현재 열성상태에 있다는 것을 의미하며, '耳後 頸項 胸乳 等處 結核'은 열성상태에서 나타나는 증상으로 임파선염에 해당한다고 할 수 있다. 중요하게 생각해야 할 것은 열성상태를 유발하는 원인이 무엇이며, 이러한 상태에서는 임파선염 외에 어떤 증상이 나타날 수 있는지, 또한 어떤 사람에게 이러한 증상이 나타나기 쉬운가 하는 점이다.

먼저, 임파선염은 임파선(淋巴腺)에 염증이 일어나 붓고 아픈 질환으로 임파선이 존재하는 신체 어느 부위에서나 생길 수 있다. 가장 흔히 발생하는 부위는 귀밑에 존재하는 임파선, 목에 존재하는 임파선, 하악골(下顎骨) 부위에 존재하는 임파선, 겨드랑이와 가슴에 존재하는 임파선, 서혜부에 존재하는 임파선이다. 특히 귀밑, 목, 하악골 부위에 있는 임파선은 천부(淺部)에 위치하고 있어 염증이 발생했을 때 발열과 통증만 나타나는 것이 아니라 멍울이 형성되는 것을 가시적으로 볼 수 있다. 조문에서 '耳後 頸項 胸乳 等處 結核'이라고 한 것은 천부(淺部)에 있는 임파선에 염증이 있다는 것을 의미한다.

임파선염(淋巴腺炎)에 걸렸을 때 초기에는 염증반응이 활발하기 때문에 누구에게나 발열(發熱)이 나타날 수 있다. 그러나 사람에 따라 발열이 심한 사람도 있고, 그렇지 않은 사람도 있는데, 치자청간탕은 발열반응이 심한 사람에게 적합하며, 이러한 증상은 평소 체열(體熱)이 높고 건실한 신체조건을 갖는 사람에게 흔히 나타난다. 따라서 치자청간탕은 체열(體熱)이 낮은 사람이거나 현재 열성상태가 형성되어 있지 않는 사람에게 사용하는 것은 적합하지 않다.

둘째, 임파선염이 발생하는 원인을 더 자세하게 알아야 다른 증상에 사용할 수 있는 근거를 확보할 수 있다. 임파선염은 면역력(免疫力)이 떨어진 상태에서 감기에 걸리거나 각종 세균과 바이러스에 감염되어 발생하기 때문에 면역력을 저하시키는 원인을 생각해 보아야 한다. 만성질병을 앓았거나 과로(過勞)했거나 아니면 나이가 들었을 때 자연적으로 면역력이 저하될 수 있다. 그러나 치자청간탕의 증상과 연계하여 생각했을 때 가장 중요한 원인이라고 할 수 있는 것은 스트레스이다. 지속적으로 스트레스를 받으면 면역력이 저하되어 세균과 바이러스에 대항할 수 있는 힘이 떨어지는 것은 당연한 결과이다. 또한 지속적으로 스트레스를 받으면 세균이나 바이러스에 감염되지 않더라도 면역체계의 균형이 깨져 조직이 파괴되고 염증이 생길 수 있다는 것이 최근 증명되었다.

따라서 지속적으로 스트레스를 받아 조직이 파괴되고 염증(炎症)이 생겼을 때 평소 체열(體熱)이 높고 건실한 사람에게는 강한 열성상태(熱性狀態)가 형성되고, 그 결과 상열감(上熱感), 흉비(胸痞), 전신 화끈거림, 수족번열(手足煩熱), 도한(盜汗), 정충(怔忡) 등 증상이 발생할 수 있다. 결론적으로 치자청간탕은 열성상태

를 해소하면서 염증반응을 억제하는 작용이 있어 임파선염에 사용하는 것이고, 임파선염 외에도 각종 스트레스로 인해 조직이 파괴되고 염증반응이 일어났을 때 나타나는 위의 증상들을 치료할 수 있는 것이다.

처방구성 처방구성을 보면 시호는 중추신경을 억제하여 정신을 안정시키며, 해열작용과 진통작용이 있고, 부신피질호르몬 분비를 촉진함으로써 항염증작용을 한다. 치자는 혈관의 울혈(鬱血)과 충혈(充血)을 완화하여 소염, 진정, 지통효과를 나타내며, 발열중추를 억제하여 해열작용을 한다. 목단피는 중추신경 흥분을 억제하여 진정작용을 하며, 항염증작용이 있어서 장티푸스 등으로 인한 염증성, 열성질환에 사용된다. 또한 말초혈관의 장력을 강화하고, 항혈전작용(抗血栓作用)을 하여 혈액순환을 촉진한다. 적복령은 세뇨관의 재흡수를 억제하여 이뇨를 촉진하고, 천궁은 관상동맥과 말초혈관을 확장하여 혈액순환을 원활하게 한다.

적작약은 평활근의 경련을 억제하고, 말초혈관과 관상동맥을 확장하여 혈액순환(血液循環)을 원활하게 한다. 당귀는 항혈전작용(抗血栓作用)을 하여 혈액순환을 원활하게 하고 철분결핍에 의한 빈혈에 좋은 효과를 나타낸다. 우방자는 소염작용과 해열작용, 이뇨작용이 있어 발적(發赤), 발반(發斑), 단독(丹毒), 은진(癮疹) 등에 사용한다. 청피는 세포질의 투과성을 조절하여 염증 증상을 개선하고, 모세혈관 탄력을 강화하여 미소출혈(微少出血)을 방지한다. 감초는 스테로이드 호르몬과 유사한 작용이 있어 항염증작용, 해독작용, 해열작용을 한다.

처방비교 **십육미유기음**과 비교하면 두 처방 모두 유방결핵에 사용한다. 십육미유기음은 평소 신경을 과다하게 쓰거나 산후허약 등으로 유방에 결핵이 생겼을 때 사용하며, 피부가 연약하고 몸이 약한 사람에게 주로 사용한다. 반면 치자청간탕은 흉곽의 열울(熱鬱)로 인한 상열(上熱)이 주증상일 때 사용하며, 이것이 심화되어 결핵을 이룰 때도 사용하는데, 실제로 결핵을 이루는 경우는 많지 않다. 비교적 건실한 체격을 가진 사람에게 많이 사용하며, 임상에서는 상열(上熱)이 강하게 나타나는 갱년기장애에 많이 사용한다.

육울탕과 비교하면 두 처방 모두 울증(鬱症), 흉비(胸痞), 상열(上熱)에 사용한다. 육울탕은 울화(鬱火)로 인한 흉비(胸痞), 상열(上熱), 불안(不安), 우울(憂鬱), 불면(不眠), 소화불량(消化不良) 등에 사용하는데, 가장 많이 사용하는 증상은 역시 신경을 쓴 뒤에 발생하는 흉비(胸痞), 번열(煩熱), 소화불량(消化不良)이다. 반면 치자청간탕은 간기능의 이상항진으로 인한 증상에 사용하며, 여성에게 사용하는 경우가 많고 육울탕을 써야 할 사람보다 건실한 경우에 적합하다.

치자청간탕과 비슷한 증상을 보이지만 체열이 떨어지고 소화력이 약한 사람인 경우에는 도씨승양산화탕이나 인삼소요산을 쓴다. 이렇게 증상이 비슷하더라도 에너지가 충분한 경우에는 치자청간탕을 사용하고, 이보다 체열이 약간 낮으면 가미소요산이나 단치소요산, 소요산을 사용하며, 체열이 보통이면 향소산류를 사용한다. 또 아주 체력이 약한 사람에게는 가미귀비탕을 사용한다.

→ **활용사례**

1-1. **임파선염(淋巴線炎), 도한(盜汗)** 남 46세 태음인
1-2. **결핵성임파선염(結核性淋巴線炎), 흉비(胸痞)** 여 46세
2-1. **전신(全身) 화끈거림, 속 답답함, 숨참, 복부고창(腹部鼓脹), 상기(上氣)** 여 71세 소양성태양인
3-1. **수족번열(手足煩熱)** 여 58세 열성태음인 158cm 65kg
4-1. **정충(怔忡), 무력(無力), 두통(頭痛)** 여 53세 소양인

風寒暑濕燥火內傷勞
內虛霍亂吐
嘔咳嗽聚腫
積浮脹滿渴疸
脹消黃疾祟
黃癉邪形
癉身精氣神血夢
邪精氣神血夢聲音液飲蟲
身聲音液飲蟲小便
津痰大便
痰小便頭面眼耳鼻口舌牙齒
大便頭面眼耳鼻口舌牙齒咽喉項背胸乳腹腰脇皮手足前陰後陰
面眼耳鼻口舌牙咽喉項背胸乳腹腰脇皮手足前陰後陰癰疽
諸瘡
婦人小兒

1-1. 임파선염(淋巴線炎), 도한(盜汗)

● 김 ○ ○   남   46세   태음인   슈퍼주인   경기도 안양시 동안구 비산동

소문을 듣고 찾아왔다고 하는데, 말이 빠르고 근골이 단단하며 얼굴이 약간 크고 피부가 흰 46세 남자이다.

① 근래 ○○종합병원에서 초음파 검사 결과 임파선염으로 진단을 받았다. ㉠ 2~3개월 전부터 아침에 일어나면 우측 목 아래 부분인 쇄골 위에 계란 크기의 멍울이 잡힌다. ㉡ 활동을 하면 계란 크기였던 것이 좀 작아진다. ㉢ 커졌다가 작아졌다가 하던 것이 요즘에는 뻐근하게 통증이 온다. ㉣ 약국에서 한약 15일분을 지어 먹은 후에 약간 줄어들었고 단단한 것도 없어져 부드러워졌다.   ② 몇 년 전부터 잘 때 목에 땀이 많이 난다.   ③ 깊은 잠을 자고 낮잠도 2시간 정도 잔다.   ④ 손발과 배를 비롯하여 전신이 따뜻하다.   ⑤ 식욕이 왕성하고 저녁을 많이 먹고 소화는 잘된다.   ⑥ 대변과 소변은 정상이다.

몇 년 전부터 목에 땀이 많이 난다는 남성의 임파선염을 목표로 치자청간탕에 황기 3돈을 더하여 10일분 20첩을 투약했다.

13일 뒤에 다시 약을 지으러 왔을 때 증상을 살펴보니, 계란 크기의 멍울은 급격히 줄어서 부드러워졌고 작아져서 만져지지 않을 때도 있다. 최근에 뻐근하게 통증이 오던 것이 없어졌고 잠잘 때 땀나는 도한(盜汗)도 없어졌다. 치자청간탕을 복용한 후에 임파선염과 도한이 호전되었으나 아직 조금은 남아 있어 이번에도 전과 같은 처방으로 1제를 지어주었다.

1-2. 결핵성임파선염(結核性淋巴線炎), 흉비(胸痞)

다음은 연만희 선생의 경험을 채록한 것이다.

● ○ ○ ○   여   46세   주부   충청북도 청주시

목 뒤와 옆 그리고 우측 어깨와 팔에 콩알 크기의 멍울이 있는 부인이 왔다.

① 병원에서 결핵성 임파선염으로 진단을 받았으며 콩알 크기의 멍울이 목, 어깨, 팔에 생긴다.   ② 가슴이 답답하다.   ③ 상체(上體)로 열이 달아오른다.   ④ 약간 한열왕래가 있다.

이 멍울은 간담화성(肝膽火盛)으로 인해 생길 수 있는 만큼 혹 예전에 신경을 많이 쓰거나 속을 썩인 일이 있었냐고 문자 그런 적이 있었다는 것이다. 그래서 이 증상이 심화(心火)를 끓여 화가 성해서 나타나는 간담화성(肝膽火盛)으로 인해 귀 주위나 목덜미 부위, 경항(頸項) 부위, 가슴 부위에 멍울인 결핵이 생길 때 사용하는 치자청간탕증으로 보고 치자청간탕 본방으로 10일분 20첩을 지어주며 좋아지면 다시 오라고 했다.

15여 일 뒤에 다시 약을 지으러 왔을 때 확인해 보니, 여기저기 나 있던 멍울의 수가 절반 이하로 줄어들었으며, 가슴 답답한 것도 경감되었으며 열이 달아오르는 것도 덜해졌고, 그 약을 먹으니 건강도 좋아지는 것 같다며 약을 더 지어 달라고 한다.

증상이 경감된 만큼 효력이 있다고 보고 이번에도 지난번과 같은 치자청간탕으로 1제를 지어주었다.

2-1. 전신(全身) 화끈거림, 속 답답함, 숨참, 복부고창(腹部鼓脹), 상기(上氣)

● 배 ○ ○   여   71세   소양성태양인   경기도 안양시 관양동 정후빌라

말이 빠르고 신경을 쓰면 머리가 아프다는 소양성태양인 할머니이다.

① 1년 전부터 전신이 고춧가루를 뿌린 듯 따갑고 화끈거린다. ㉠ 1달 전부터 증세가 심해졌으며 종일 증세가 나타난다. ㉡ 이 증상은 1년 전 오른쪽 둘째손가락에 발진이 일어난 뒤부터 나타났다.   ② 등이 종일 화끈거리고, 목이 따갑다.   ③ 종일 반복하여 속이 답답하다.   ④ 출산 이후부터 숨이 찬다.   ⑤ 젊어서 놀란 뒤 9개월 만에 출산한 뒤부터 부종(浮腫)이 있다.   ⑥ 1달 전부터 서 있으면 전신이 저리다.   ⑦ 발목의 복숭아 뼈가 있는 데부터 답답하고 통증이 있다.   ⑧ 복부에 고창(鼓脹)이 있다.   ⑨ 얼굴이 달아오르며 상기(上氣)된다.   ⑩ 가슴 뜀, 잘 놀람, 불안, 가슴 답답함 등 증상이 있다.   ⑪ 차멀미를 한다.   ⑫ 소변을 자주 본다.

이 할머니의 주요호소는 전신이 고춧가루를 뿌린 듯 화끈거린다는 것과 속이 답답하고 숨찬 증세로, 이는 서로 연관이 있어 보인다. 증상 중에 가슴이 뛰고, 얼굴이 달아오르며, 잘 놀라고, 불안하며, 가슴이 답답하다는 등의 증상이 있는 점으로 미루어 볼 때, 이 할머니는 기울(氣鬱)이 있고, 기울로 인해 전신피부의 열자통(熱刺痛)과 흉비(胸痞), 숨찬 증세들이 겸하여 나타난 것으로 볼 수 있다.

이 할머니의 경우 태양인으로 기본적인 에너지가 많아 체열이 높은 구조를 가지고 있는 상태이고, 증상에 비교적 열감이 심한 상태이므로 기울(氣鬱)에 사용하는 많은 처방 중에서 치자청간탕이 적합하리라고 생각되어 치자청간탕 2배량에 기울의 향부자 4돈, 소엽 1.5돈, 모려 2.5돈, 산조인 3돈을 더하여 10일분 20첩을 지어주었다. 치자청간탕은 간담(肝膽)에 화(火)가 성하여 귀뒤, 목, 가슴, 유방 등에 결핵 등이 있을 때 사용할 수 있는 처방으로, 대부분이 찬 약물로 구성되어 있기 때문에 이 할머니의 피부 열자통(熱刺痛)에 적합하다고 본 것이다.

2일 후에 확인해 보니, 1일간 복용한 후 밤에 2번 설사를 했으며, 빈속에 복용하니 어지럽고 부종이 생겼다고 한다. 속이 답답한 것이 경감되어 속이 시원하고 등이 화끈거리는 것도 경감되었다. 숨이 찬 것도 경감되었고 복부의 고창(鼓脹)도 경감되었으며 상기(上氣)도 경감되었다고 한다.

4년 후에 오른쪽 팔과 다리 등 전신이 저리고, 현훈(眩暈)과 숨참, 소변빈삭(小便頻數), 고혈압 등의 증상으로 다시 왔을 때 확인해 보니, 지난번 약을 복용하고 다 나아 잘 지냈다고 한다. 이번에도 증상은 다르나 증상을 발현하는 바탕인 신체 상태는 동일하다고 보고 전과 같은 처방으로 2회 20첩씩 지어주었다.

3-1. 수족번열(手足煩熱)

다음은 최진희 선생의 경험이다.

● 김 ○ ○ 여 58세 열성태음인 158cm 65kg 경기도 안산시 상록구 사1동

얼굴색이 노르스름한 태음인 주부로, 친구가 다짜고짜 어머니의 약을 지어달라고 해서 불편한 곳을 물어 보니

① 가슴이 너무 답답하여 그럴 때마다 밖으로 뛰쳐나가고 싶다. ② 하루에도 수차례 진땀을 동반한 상열감(上熱感)이 있다. ③ 손발이 화끈거리고 뜨거워서 찬물로 자주 씻으며 열감 때문에 자다가 자주 깨기도 한다. ④ 기분이 안 좋으면 머리가 깨지는 것 같이 아프고 몸살을 앓는다. ⑤ 우울할 때는 아무에게나 전화해서 소리를 지른다. 이 모든 증상이 최근 들어 더 심해졌다고 한다. ⑥ 발이 가끔 저리다. ⑦ 뒷목이 뻐근하다. ⑧ 복숭아뼈 부분이 아프다. ⑨ 얼굴은 노르스름한 편이나 열이 날 때는 심하게 붉어진다. ⑩ 잘 때 코를 심하게 곤다. ⑪ 몸 전체가 따뜻한 편이며 추위는 안 타고 더위를 좀 타며, 더운 것을 못 참고 찬 음식을 좋아한다. ⑫ 식성이 좋고 소화도 잘된다. ⑬ 잠은 곧 들며 잘 자고 대변은 하루에 한 번 매일아침에 규칙적으로 보며 대변상태는 정상이다. ⑭ 4년 전에 폐경(閉經)이 되었고 과거에도 월경통은 없었다. ⑮ 4년 전에 남편이 뇌졸중으로 쓰러져 현재까지 병간호 중이며 땀은 원래 별로 안 흘리나 남편을 목욕시킬 때에는 많이 흘린다. ⑯ 가슴이 답답하고 열이 오르면 시원한 냉면만 먹고 싶다. 두훈(頭暈)이나 목현(目眩)의 증상은 없다.

친구의 아버님이 4년 전 뇌졸중(腦卒中)으로 갑자기 쓰러지셨을 때 나는 당시 내 능력으로는 딱히 도울 만한 게 없어 애만 태웠던 기억이 난다. 그래서 친구의 어머님 약만큼은 내 실력 이상으로 신경을 써드리고 싶어 한참 고민하고 이종대 선생님께 자문도 구했다. 친구로부터 몇 가지 증상을 들어 보니 화병이 아닐까 하는 생각이 먼저 들었다. 남편이 쓰러졌을 즈음부터 이런 증상이 가끔 있었다는 점에서, 4년 전 건강했던 남편의 갑작스런 뇌졸중 판명은 적잖은 충격이 되었고 그때 기울(氣鬱)이 생겼을 것이라 생각된다. 하지만 최근에 증상이 심해진 이유는 4년이나 지속된 병간호와 얼마 전 손자가 또 태어나 두 손자를 돌보시느라 스트레스가 더욱 과중되었기 때문이라고 본 것이다.

어머님은 젊어서부터 늘 밖에 나다니는 걸 좋아하셨고 자녀들에게 굉장히 무서운 엄마였다고 한다. 평소에 식욕이 좋고 소화가 잘되며 특히 더운 걸 못 참으신다는 걸로 미루어 보아 체질은 체열이 높은 소양인 혹은 열성 태음인으로 판단된다. 그래서 열성체질 부녀의 스트레스성 기울 증상을 목표로 처방을 생각해 보니 역시 지나친 열을 조절하면서 기울(氣鬱)을 풀어주어야 할 것으로 짐작되었다.

기울(氣鬱)을 풀어 줄 수 있는 처방에는 여러 가지가 있으나 기허(氣虛) 증상이 없고 체열이 높다는 점에서 치자청간탕을 사용하기로 했다.

15일 뒤에 약을 더 지어달라고 전화가 왔다. 지난번 약을 복용한 뒤로 손발의 열감(熱感)이 감소하여 자다 깨지 않고 참을 만하고 기분이 많이 좋아졌다고 한다. 이번 증상은

① 딱 꼬집어 어디가 아프다고 말할 순 없지만 전신이 쑤셔서 자다가 일어나 진통제를 먹는다. ② 요실금(尿失禁) 약을 복용하고 있으며 자다가 2시간에 한 번씩 일어나 소변을 본다. ③ 시중에 파는 가시오가피 액을 먹고 관절통이 약간 나은 적이 있다. ④ 입이 너무 쓰고 말라 항상 사탕을 먹는다. ⑤ 출산을 5회 했는데 출산 후에 많이 부었었다

지난번 치자청간탕이 효과가 있는 듯하여 치자청간탕 본방에 야간(夜間) 빈뇨(頻尿)를 목표로 숙지황 1.5돈, 산수유 2돈을 더하고, 산수유의 약성을 돕고자 복분자 1돈, 검인 1돈, 연자육 0.5돈, 오미자 0.5돈을 더하고 전해질부족을 우려하여 모려 1돈을 더하여 10일분 20첩을 지어주었다.

한 달 만에 약을 다 드셨다고 연락이 왔다. 약 복용 1주일 후부터 새벽에 깨어서 소변을 보는 횟수가 줄더니 현재는 하룻밤에 1회로 현저히 줄었다고 기뻐하셨다.

수족번열(手足煩熱)도 지난번 약을 드실 때보다 훨씬 줄었고 짜증이 줄고 기분이 좋아졌다고 한다. 또한 야간 빈뇨가 많이 줄어 잠을 푹 자고 삭신이 쑤시던 것이 많이 호전되었다고 한다.

다른 증상은 모두 좋아졌으나 식욕이 너무 좋아 살이 찌니 식욕이 좀 없어지는 약으로 지어달라고 하셨다.

상담할 때 약을 먹고 기울(氣鬱)증상이 많이 호전되어 마음이 편해지셔서 식욕도 좋아지시는 것이라고 말씀드렸으나 약을 먹고 살이 찌는 듯하다고 하셔서 이번에는 이 점도 고려해야 할 것 같다.

風寒暑濕燥火內傷虛勞霍亂嘔吐咳嗽積聚浮腫脹滿消渴黃疸瘧疾邪祟身形精氣神血夢聲音津液痰飮蟲小便大便頭面眼耳鼻口舌牙齒咽喉頸項背胸乳腹腰脇皮手足前陰後陰癰疽

諸瘡

婦人小兒

4-1. 정충(怔忡), 무력(無力), 두통(頭痛)

● 송 ○ ○ 여 53세 소양인 직장인 경기도 안양시 박달동

보통 키에 몸통이 약간 굵은 부인이다.

1년 전 보약으로 고암심신환을 복용한 적이 있고 피로와 항강, 두통으로 단치소요산을 복용한 경력이 있다.

① 이번에는 혈압이 급격히 올라 최고혈압이 180/70이나 된다.   ② 두통이 있다.   ③ 일시적으로 전신무력 증상이 온다.   ④ 몸 전체가 뜨겁다.   ⑤ 늘 덥다고 하고 땀이 많다.   ⑥ 더위를 못 참을 정도로 심하게 탄다.   ⑦ 식욕은 왕성하고 식사량도 많다.   ⑧ 성격은 급하고 다혈질이다.   ⑨ 전에 담석증을 앓았던 경력이 있다.   ⑩ 평소 집안의 대소사를 꾸려 나가느라고 신경을 많이 쓴다.

열이 많은 체질의 신경과다로 짐작되는 고혈압과 두통, 전신무력을 목표로 찬 성질이 강하고 열성 기울(氣鬱)에 쓰는 치자청간탕에 체열이 높은 만큼 청열을 더하고자 황련해독탕을 더하고 기울을 감안하여 향부자 4돈을 더하여 10일분 20첩을 지어주었다.

경과를 확인해 보니, 약을 모두 복용한 뒤로 두통과 전신무력이 호전되었다고 한다.

4개월 뒤인 1월 중순에 다시 와서 갑자기 차가 뛰쳐나와 놀란 뒤부터

① 놀라고 기운이 없어 2일 전부터 누워 있다.   ② 기운이 전혀 없어 몸이 가라앉는다.   ③ 가슴이 몹시 뛴다.

병인은 다르지만 같은 신체조건에서 발생한 만큼 이번에도 치자청간탕에 조구등 2.5돈을 더하여 1제를 지어주었다.

4개월 뒤인 5월 중순에 다시 내방했을 때 확인해 보니, 지난번 약을 먹고 기핍(氣乏)과 정충(怔忡) 증세가 많이 좋아졌다며 다시 그 약을 더 지어달라고 한다. 다시 요청대로 같은 처방으로 1제를 지어주었다.

下統149 寶 주귀음 酒歸飮

酒當歸 白朮 各一錢半 酒片芩 酒芍藥 川芎 陳皮 各一錢 酒天麻 蒼朮 蒼耳子 各七分半 酒黃芩 酒甘草 各四分 防風 三分

治 頭瘡 ① 日二服 服後穩睡片時
[活套鍼線] 頭瘡(諸瘡)
[適應症] 태열, 두창, 수혈후 피부발진, 소양, 건선, 옻오름, 피부갑착

주귀음은 두창(頭瘡)에 사용하는 처방으로 약성을 응용하여 태열(胎熱)이나 건선(乾癬), 옻오름 등에도 사용한다. 두창(頭瘡)은 체내에 과다하게 발생한 열(熱)이 원활하게 발산(發散)되지 못하여 피부(皮膚), 특히 두피(頭皮)에 열이 울체(鬱滯)되었을 때 발생하는 증상이다.

두창(頭瘡)을 이해하기 위해서는 먼저 두피(頭皮)의 특성을 알아야 한다. 첫째, 두피(頭皮)에는 근육층이 발달해 있지 않다는 특성이 있다. 물론 이마에는 전두근(前頭筋)이 있고, 목덜미 위쪽으로 후두근(後頭筋), 측두부에 측두근(側頭筋)이 있지만 그 외에는 근육이 발달해 있지 않다. 두개골에 관절이 없기 때문에 근육이 없는 것이지만 혈행장애(血行障礙)가 생겼을 때는 근육이 없다는 점이 불리한 요인으로 작용할 수 있다. 즉 사지(四肢)에 분포된 혈관에 혈행장애가 생겼을 때는 각종 근육의 움직임을 통해 어느 정도 해소될 소지가 있지만, 근육이 없는 두피에 혈행장애가 생겼다면 움직임이 많지 않아서 혈행장애가 쉽게 해소되지 않기 때문이다.

둘째, 두피(頭皮)에는 일반 피부 못지않게 많은 혈관이 분포되어 있다. 그 이유는 몸에서 생성된 열에너지를 발산시키기 위함인데, 열이 많은 음식을 먹었을 때 얼굴과 머리에 열이 몰리는 것이나 흥분했을 때 얼굴이 붉어지는 것, 산악인들이 추운 겨울에 조난을 당했을 때 동사(凍死)를 예방하기 위해 양말을 벗어 머리를 보온하는 것 등을 참고하면 두면부(頭面部)에서 많은 양의 열에너지를 발산시키고 있음을 알 수 있다. 두면부에 열이 많이 몰린다는 것은 비창(鼻瘡)에 사용하는 황금탕을 생각하면 쉽게 이해할 수 있다. 황금탕은 두면부(頭面部)에 열이 집중되어 비강(鼻腔)이 건조해지고, 심해지면 창(瘡)이 되는 증상을 치료하는 처방으로 열성상태를 해소하여 비창(鼻瘡)을 치료한다.

두창(頭瘡)을 치료하기 위해서는 이러한 두피(頭皮)의 특성을 이해해야 한다. 즉 체열(體熱)이 과다해져 열을 발산시켜야 하는 상태에서 두피에 혈행장애(血行障礙)가 생겼을 때 두창이 발생하는 것이다. 여러 요인으로 체열이 상승되었을 때 피부를 통해 열발산이 이루어지겠지만 두면부에 열이 집중된 상태에서 혈행장애가 생겼다면 두피(頭皮)를 통한 열발산이 원활하게 이루어지지 않을 것이므로 두피에 열이 울체(鬱滯)될 수 있고, 이러한 상태가 심해지면 창(瘡)이 생길 수 있다. 이렇게 두창(頭瘡)이 발생했을 때 주귀음을 사용하는데, 활혈작용(活血作用)을 통해 혈행장애를 개선해 주고, 청열작용(淸熱作用)을 통해 체열을 조절하여 증상을 치료한다.

주귀음의 특성 중 하나는 당귀, 황금, 작약, 천마를 술로 수치(修治)하여 사용한다는 점이다. 이렇게 술로 수치하는 데에는 황금이나 편금의 찬 약성을 둔화시킬 목적도 있을 것이고, 알코올이 가지고 있는 순환력을 이용하여 혈행을 증가시키고자 하는 목적도 있을 것이다.

風寒暑濕燥火
內傷勞亂
虛霍吐
嘔咳嗽
積聚腫滿
浮脹渴疸疾
消黃癉崇
邪身形
精氣神血夢
聲音液飮
津痰蟲
小便
大便
頭面眼耳
鼻舌
口牙齒喉項
咽背胸乳腹腰脇皮手足
前陰
後陰
癰疽

諸瘡

婦人
小兒

주귀음을 사용할 수 있는 사람의 신체조건은 평소 체열(體熱)이 높은 양인(陽人)이나 성장열(成長熱)로 인해 상대적으로 체열(體熱)이 높은 소아(小兒)이다. 그러나 감염 등으로 인해 체열이 높아져 있는 상태에서 혈액의 혼탁 등으로 혈행장애가 발생했다면 양인이나 소아가 아니더라도 사용할 수 있다.

주귀음은 두창(頭瘡)뿐 아니라 열발산이 원활하지 못한 상태에서 발생하는 피부병에도 사용할 수 있다. 따라서 이런 상태에서 나타나는 발진(發疹), 발적(發赤), 종창(腫瘡) 등에 사용할 수 있으며, 태열(胎熱)이나 아토피성피부염, 건선(乾癬)에도 응용할 수 있다. 건선(乾癬)과 태열(胎熱)의 증상은 전혀 다르지만 두 가지 증상 모두에 활용할 수 있는 것은 건선과 태열 모두 말초혈관의 혈행장애로 인해 열발산이 원활하게 이루어지지 않아서 증상이 나타난다는 공통점이 있기 때문이다.

건선(乾癬)은 피부에 적절한 영양공급이 이루어지지 않아 조직이 변형되어 딱딱해지고 건조해져 상피조직이 허옇게 탈락되는 증상이다. 이러한 건선의 증상은 표피에 열이 몰려 있지만 소통과 발산이 이루어지지 않아서 생기는 것이므로 보혈(補血)과 활혈(活血)이 필요한 상태라고 할 수 있다. 그 밖에도 주귀음은 수혈(輸血)을 한 후에 부작용으로 발열이 일어나거나 피부발진이 생겼을 때도 사용할 수 있고, 옻을 먹고 발진이 생겼을 때도 활용할 수 있다.

처방구성 처방구성을 보면 당귀는 말초혈관의 혈류를 원활히 함으로써 말초순환장애를 개선한다. 백출은 장관활동에 대한 조절작용이 있어서 장관의 자발성 수축활동의 긴장성을 높이고 강직성 수축을 방지한다. 황금과 편금은 혈관투과성 항진을 억제하고, 소염작용이 강하여 혈관의 염증성 충혈(充血)과 울혈(鬱血)을 완화한다. 또한 비만세포(Mast cell)막을 강화하여 화학전달 물질의 유리를 억제하여 강력한 항알레르기 작용을 한다.

작약은 평활근의 경련을 억제하고, 중추신경 흥분을 억제하여 진통, 진경, 진정작용을 한다. 천궁은 관상동맥과 말초혈관을 확장하여 혈액순환을 원활하게 한다. 진피는 모세혈관의 탄력을 강화하여 미소출혈(微少出血)을 방지하고 담즙분비를 촉진하며 소화관의 운동을 촉진한다. 천마는 혈관을 확장시키는 작용과 소염작용이 있어 피부질환에 사용할 수 있는 근거를 제시해 준다. 창출은 이뇨작용과 소화기의 운동성을 조절하는 작용이 있다. 창이자는 거습지통(去濕止痛), 소염해독(消炎解毒)의 작용이 있으며 항균력이 강하다. 감초는 스테로이드 호르몬과 유사한 작용이 있어 항염증작용, 해독작용, 해열작용을 한다. 방풍은 해열작용, 진통작용, 소염작용을 한다.

처방비교 **방풍통성산**과 비교하면 두 처방 모두 열성(熱性)을 동반한 두창(頭瘡)에 사용한다. 그러나 방풍통성산은 두창(頭瘡)뿐 아니라 일반적인 피부질환에도 사용할 수 있고, 열성상태에서 나타나는 두통과 현훈에도 사용한다. 반면 주귀음은 두창(頭瘡)에 사용하는 처방으로 일반적인 피부질환에도 사용하지만 방풍통성산을 사용하는 경우처럼 피부수축이 심하지 않을 때 사용한다.

청상방풍탕과 비교하면 두 처방 모두 실증의 피부질환에 사용한다는 공통점이 있다. 그러나 청상방풍탕은 두면부(頭面部)에 열이 몰려 있으면서 지방을 비롯한 점착성 노폐물로 인해 순환장애가 나타났을 때 사용하며, 여드름과 지루성피부염에 가장 많이 사용한다. 반면 주귀음은 두창(頭瘡)에 사용하는 처방이며, 두면부에 열이 많이 몰려 있으면서 동시에 혈행장애가 발생하여 머리에 창(瘡)이 생겼을 때 사용한다.

사위탕과 비교하면 두 처방 모두 열성상태의 피부염과 태열에 사용한다는 공통점이 있다. 그러나 사위탕은 본래 위열(胃熱)로 인한 치통에 사용하는 처방이며, 약성을 응용하여 소아의 아토피성피부염에도 사용한다. 반면 주귀음은 본래 두창(頭瘡)에 사용하는 처방이지만 약성을 응용하여 열성을 동반한 아토피성 피부염에도 응용한다.

→ **활용사례**

1-1. 태열(胎熱), 두창(頭瘡)　남　6개월
2-1. 완고한 건선(乾癬)　남　45세　태음인　교수
3-1. 수혈(受血) 후 극심한 피부소양(皮膚搔痒), 발진(發疹), 갑착(甲錯)　여　58세　소음인
4-1. 실패례-탈모　남　27세　178cm　72kg

1-1. 태열(胎熱), 두창(頭瘡)

다음은 한장훈 선생의 경험을 채록한 것이다.

● 한 ○ ○ 남 6개월 충청북도 청주시

2개월 때부터 태열증세가 발생한 필자의 손자이다.

① 머리를 긁으면 헐고 부스럼이 생긴다.　② 얼굴과 몸 군데군데의 피부가 건조하고 거칠어져 있다.　③ 몸이 가려워서 밤새 몸을 긁어대며 가려운 탓인지 잠을 깊이 못 자고 30분마다 잠을 깨며 칭얼거린다.　④ 산모가 소음인이고 약해 보여서 임신 중에 녹용이 든 보약을 다량 복용시켰다.

손자의 태열이 다른 아이들처럼 임신 때의 어머니 영향을 받은 것으로 보았다. 임신 중에 산모가 태아의 건강을 위해 녹용이 들어간 보약을 다량으로 복용한 영향 때문이 아닌가 생각했다.

태열은 병인이 체내의 과도한 혈열(血熱)인 만큼 대부분의 치법은 청열(淸熱)시키거나 활혈(活血)·윤조(潤燥)시키며, 경우에 따라서는 발표(發表)시켜 열을 밖으로 배출시키기도 한다. 대개는 증세 또는 환자의 신체조건에 따라 치법을 적당히 혼합시키기도 한다. 손자는 이제 겨우 6개월밖에 되지 않은 아이인지라 여러 가지 생각을 하다가 보혈(補血)시키면 자연히 피부가 윤택해진다는 점을 감안하여 열을 내리기 위해 청열제(淸熱劑)를 겸하여 쓰기로 했다.

태열에 쓸 수 있는 처방에는 우황해독단, 오복화독단, 생료사물탕, 주귀음, 방풍통성산, 황련해독탕, 형방패독산, 사위탕, 청기산, 백호탕, 사물탕, 온청음 등이 있다.

손자가 아직 피부가 얇고 연약한 점을 감안하여 우선 발표제를 제외하고 또 청열제로만 구성된 처방도 제외하니 대부분 보혈제(補血劑)와 청열제(淸熱劑)가 합해진 처방이다. 어느 처방을 써볼까 하다가 여러 형태의 피부병에 늘 효과를 보아온 주귀음을 시험 삼아 한번 써보기로 했다.

6개월 된 아기의 태열과 태열로 인한 피부소양(皮膚搔痒)을 목표로 주귀음 2첩을 달여서 복용시켰다.

2첩을 복용한 뒤에 거칠고 건조하던 피부에 다소 윤기가 나고 가려운 것도 전보다 좀 나아진 듯하다.

수시로 잘 깨던 잠도 3~4시간씩 잔다. 그러나 태열로 헤어진 환부에서는 계속 진물이 흐르고 있었다.

증상은 약간 호전되었으나 아직 나아진 정도가 적은 것은 체내의 습열(濕熱)이 배출되지 못하여 오는 것으로 보았다. 이번에는 주귀음에 청열(淸熱)과 습열(濕熱)의 배출(排出)을 목적으로 목단피, 택사, 복령을 각 1돈씩 더하여 2첩을 지어주었다.두 번째 약을 복용한 뒤부터는 칭얼거림도 피부가려움도 거의 다 나았으며 진물도 거의 없어져 폐약했다.

2-1. 완고한 건선(乾癬)

다음은 한장훈 선생의 경험을 채록한 것이다.

● 하 ○ ○ 남 45세 태음인 교수 충청북도 청주시

지금은 환갑이 된 친구의 완고했던 피부병을 고친 15년 전의 이야기이다.

① 전신의 피부에 건선이 부스럼처럼 심해 마치 문둥병 환자 같이 보인다.　② 테니스를 치고 땀을 흘려도 심한 피부병 때문에 목욕탕도 못 가고 나중에 집에서 혼자 샤워를 한다.　③ 여름에도 피부병 때문에 긴 옷을 입으며 가족과 함께 해수욕장도 못 간다.　④ 그동안 피부가 거칠 때는 약국에서 '더모베이드'란 약을 사다 바르면서 지냈다.
⑤ 이 병을 치료하기 위해 많은 병원을 다녔으며 한방과 민간방 등 온갖 치료를 받아 보았으나 효과가 없었다.

증상과 사람에 따라 다르지만 친구의 건선은 완고한 편이고 빠른 시간 내에 쉽게 치유될 수 있는 것이 아니기 때문에 장기간 복용이 가능하겠느냐고 묻자 낫기만 한다면 무엇이든 하겠다고 하여 투약을 시작했다.

이 병이 난치인지라 계속 약을 써 보기로 하고 1년간 주귀음과 방풍통성산을 번갈아 복용하기로 하고 주귀음, 방풍통성산을 교대로 1제씩 각 10제 모두 20제를 1년간 복용하게 했다.

복용 1년 뒤부터 건선(乾癬)이 서서히 경감하기 시작했고 피부도 한결 부드러워졌다. 2년째는 약을 복용하지 않았으나 전년보다 피부가 더욱 좋아졌고 3년째는 완고했던 피부병이 완전히 나아 정상인과 같게 되었다.

그 후로 하 교수는 나를 만날 때는 언제나 자신을 구해준 훌륭한 의사라며 고마워하고 칭찬을 아끼지 않았다.

그간의 경험으로 보면 주귀음을 복용하면 살이 찌는 경향이 있다. B형 간염 보균자에게는 1년 뒤부터는 항체가 점차 감소하는 경향이 있다.

3-1. 수혈(受血) 후 극심한 피부소양(皮膚搔痒), 발진(發疹), 갑착(甲錯)

다음은 한장훈 선생의 경험을 채록한 것이다.

● 박 ○ ○ 여 58세 소음인 주부 서울특별시 강동구 길동

2년 전의 일이다. 모종합병원에서 동맥경화로 심장의 관상동맥이 막혀 심장혈관 조형수술을 받았다.

수술 후에 소변을 보려고 일어나면서 삽입 절개를 했던 우측 허벅지 동맥이 터졌다. 피가 폭포처럼 다량 쏟아졌고 곧 의식을 잃었다. 과도한 출혈로 수혈을 3봉지 받았다. 피가 잘 맞지 않아서인지 수혈로 인해 부작용이 발생했다.

① 수혈(受血) 2~3일 후부터 전신에 땀띠 같은 발진이 나면서 무엇보다도 극심하게 가려웠다.   ② 가려움이 심하여 견디기가 힘들어서 잠을 잘 못 잘 뿐만 아니라 본인은 앞부분을, 남편은 등을, 자식들은 팔과 다리를 맡아 손톱에 피가 묻도록 3~4시간씩 긁어댔다.   ③ 가려움이 극심한데, 때로는 목욕탕의 뜨거운 물에 30분 정도 몸을 담그고 나면 가려움이 좀 덜해져서 이 방법도 수시로 이용했다.   ④ 가려워 긁으면 전신의 피부가 처음에는 약간 부으면서 코끼리 피부처럼 두텁게 되고 딱지가 졌다. 특히 살이 많은 배와 등, 대퇴부, 가슴이 더 두터워졌다.   ⑤ 의사는 피가 적응이 안 되어서 그렇다고 하면서 수혈로 인한 가려움에는 별 방법이 없다고 했다.   ⑥ 이렇게 4~5일이 지났다. 현대의학으로 치료 방법이 없다면 한방으로는 가능할지 모른다는 생각이 들어 20년 전부터 단골인 이곳을 찾았다고 한다. 전화로 전후 사정을 이야기하기에 약을 한번 써 보자고 했다.

수혈(受血)로 인한 피부소양(皮膚搔痒)과 발진(發疹)의 원인을 혈열(血熱)로 보고 두창(頭瘡)에 사용하는 주귀음으로 5일분 10첩을 지어주었다.

10첩 중 2일분 4첩을 복용하자 수혈 후에 매일 극심하게 가려웠던 것이 놀랍게도 감쪽같이 없어졌다. 참으로 놀라운 일이 아닐 수 없었다는 것이었다. 그러나 발진(發疹)은 여전했다. 5일간 10첩을 복용하자, 가려운 것이 완전히 없어졌고 발진도 더 이상 생기지 않고 중단되었다.

아직 다 나은 것이 아니므로 다시 주귀음으로 5일분 10첩을 지어주었다. 약을 모두 복용한 후에 발진(發疹)도 다 나았으나, 코끼리 피부처럼 피부가 두터워진 것은 여전했다.

다시 요청대로 이번에는 10일분 20첩을 투약했다. 약을 10일간 모두 복용했으며 동시에 2일에 한 번씩 목욕탕에 가서 코끼리 피부같이 두터워진 피부의 때를 4회나 반복하여 밀어 피부 갑착이 완전히 나았다고 한다.

4-1. 실패례-탈모

다음은 여운복 선생의 경험이다.

● 여 ○ ○ 남 27세 178cm 72kg 경기도 부천시 소사구 괴안동

건강해 보이나 몸에 담음과 비습이 많은 체질이다. 최근 사지기육은 말라가고 배만 살이 찌고 있다.

① 최근 들어 유독 머리가 많이 빠진다. 두피가 민감하고 열감이 있다. 하도 손으로 만져서 염증이 생기고 상처 난 두피가 많다.   ② 견통과 배통이 심하다.   ③ 환경이나 상황의 변화에 따라 기체가 심하다.   ④ 식곤증이 매우 심해져서 밥을 먹으면 무조건 30분가량 잠을 자고, 자는 동안 투명한 침을 많이 흘린다.   ⑤ 다른 사람들보다 팔, 다리, 목이 쉽게 피곤해지고 땅기는 증상이 심하다. 마사지를 해주거나 주물러 주면 증상이 격감하는 듯하다.   ⑥ 손발이 찬 편이다.   ⑦ 식성은 좋으나 쉽게 체하는 편이다.   ⑧ 최근 운동부족으로 다시 변상태가 좋지 않다. 항시 장에 변이 남아 있는 듯한 느낌이다.   ⑨ 복부팽만이 심하고 트림과 방귀가 잦아졌다.   ⑩ 잠은 매우 잘 자나 아침에 일어나기가 어렵다.   ⑪ 맥이 세(細)하다.

탈모 증상은 유전적인 원인이 가장 크게 작용하나 이외에도 여러 가지 원인이 있을 수 있다. 여름에서 가을로 넘어가는 시점에 원래 정상적인 사람도 탈모 증세는 더 가중되나, 난 원래 두피가 좋지 않아서 이 시점에서 약을 먹어보기로 했다. 일단 두피상태와 머리카락은 혈(血)의 여(餘)라서 혈행 상태와 신체 상태를 먼저 체크해 보았다. 원래 기체가 심한 체질이라서 혈행이 좋은 편은 아니라 생각하고 두피 쪽에 항상 열감이 심한데 이것이 허열인지 실열인지 약을 먹기 전에 분간하기 힘들었다. 그래서 일단 두피 쪽의 울체된 상태를 청열시키고 활혈시키는 처방을 찾다보니 주귀음을 택하게 되었다.

주귀음은 주초를 하는 약재가 매우 많이 들어있다. 당귀, 편금, 작약, 천마, 황금, 감초 6가지 약재를 주초하는 것으로 되어 있다. 개인적인 생각으로는 활혈작용과 청열작용을 두면부 쪽으로 극대화하기 위해서인 것 같다.

그 외에 천궁의 활혈작용과, 백출, 진피, 창출을 통해 소화기 쪽을 순조롭게 하고 약성을 조화시키는 것 같다.

주귀음 본방으로 1제를 투약했다. 포천막걸리를 이용하여 앞에서 언급한 6가지 약재를 하루 정도 주초한 뒤 반나절 건조시킨 후 나머지 약재와 섞어서 끓여 탕을 직접 제조했다.

하루에 2봉 많을 때는 3봉까지 먹으면서 그 변화를 보았다. 3일 정도 지나자 좋아지기는커녕 더욱 두피가 건조해지는 듯한 느낌이 들고 더욱 탈모증상이 악화되었다. 1주일째 먹는 동안 좋아지는 증상은 전혀 느껴지지 않았고 탈모 증상은 여전했다. 5일치 가량의 남은 약은 복용하지 않고 그냥 두었다.

약을 복용하다 중단하고 다시 생각해보니 변증을 잘못하여 완전 반대 성격의 약을 복용해서 화를 자초하지 않았나 싶다. 내가 먹은 약은 두면부의 울체된 열을 제거하는 실증의 약인데 내 몸 상태를 잘 변증해보면 절대로 실증이 아니고 허증에 가깝다.

우선 손발이 차갑고 밥을 먹은 후에 식곤증이 심하고 맑은 침이 잘 나오는 증상들만 보아도 본인은 체내의 열이 없는 편이다. 다시 말해서 신체내의 엔진이 약화된 것이다. 원래 등이나 어깨 쪽으로도 살집이 있어야 기혈진액 순환이 잘 되는데, 지금 내 몸을 보면 운동을 하지 않아서 배 쪽만 살집이 있고 다른 부위는 거죽밖에 안 남은 듯한 느낌이다. 이로 인해 기혈이 체내 곳곳으로 원활하게 순환이 잘 안 되는 것이 곧 손발이 찬 증세와 식곤증 증상으로 나타나는 것 같고, 견통이나 배통도 이런 원인에 따른 부수적인 증상인 것 같다. 최근 들어 사지 기육이 말라가는 증상도 같은 원인에 있다고 생각한다.

두면부의 표면적인 열감은 두피가 안 좋은 만큼 신체에서 보상기전으로 표면적으로 열이 날 수도 있고, 족변열과 같은 이치로 두면부에 열이 생길 수도 있다고 본다. 하여튼 나는 탈모 증상을 잡기 위에 주귀음과는 반대 성격의 보하는 약으로 투여하기로 생각을 돌렸다. 예를 들면 육미지황원제제에 하수오와 같은 약재를 더한 처방으로 말이다.

風寒暑濕燥火
內傷勞亂
虛霍嘔吐
咳嗽
積聚腫滿
浮脹渴疸疾
消黃祟形
癉邪身
精氣神血
聲音液
津痰飲蟲
小便
大便
頭面眼耳
鼻舌齒喉
口牙咽項
背胸乳腹腰脇皮手足
前陰陰疸後癰
諸瘡
婦人
小兒

下統150 實 활혈구풍탕 活血驅風湯

蒼朮炒 杜仲薑炒 肉桂 天麻 薏苡仁 橘紅 檳榔 厚朴 枳殼 各六分 當歸 川芎 白芷 細辛 白蒺藜炒 桃仁 白芍藥 半夏 五靈脂 甘草 各五分 薑五片 棗二枚

治 腎臟風瘡 痒痛 此由肝腎虛 風濕所侵
[用　　法] 入乳香末少許 空心服
[活套鍼線] 囊濕(前陰)　腎風瘡(諸瘡)
[適應症] 낭습, 서혜부 소양증, 서혜부 습진

처방설명 활혈구풍탕은 음낭(陰囊)이나 서혜부(鼠蹊部)에 습진(濕疹)이 생겨 가려울 때, 습진(濕疹)이 심해져 피부가 해졌을 때, 이러한 증상이 음낭이나 서혜부뿐 아니라 정강이나 종아리에 생겼을 때도 사용하며, 상태가 악화되어 창(瘡)이 되었을 때도 사용한다.

　조문을 보면 '腎臟風瘡신장풍창'을 치료한다고 했고, 활투침선에는 신풍창(腎風瘡)과 낭습(囊濕)을 치료하는 처방으로 분류되어 있다. 신풍창(腎風瘡: 신장풍창)은 두 가지 의미로 사용되고 있는데, 첫째 종아리에 버짐 같은 것이 생겨 가려우면서 허는 것이 점점 대퇴부(大腿部)와 온 몸으로 퍼지는 것으로, 심해지면 고름과 진물이 흐르고 눈이 침침하고 입과 혀가 마르고 허리와 다리에 힘이 없어지는 증상을 뜻한다. 둘째 음낭(陰囊)이 축축하고 가려워서 긁으면 헌데가 생기며 심하면 다리로 퍼지면서 버짐 같은 헌데가 생기는 증상을 뜻하는데, 음낭습양(陰囊濕瘍)과 같은 의미로 보고 있다.

　그러나 사실 증상이 시작된 곳의 차이일 뿐 같은 의미라고 할 수 있다. 또한 활투침선의 낭습(囊濕)에 대한 정의를 보면, '낭습은 일명 신장풍창(腎臟風瘡)이라고 하는데, 음낭(陰囊)과 사타구니가 습해지면서 가렵다가 헐기도 하고 피부가 벗겨지고, 심하면 다리로 내려가 창선(瘡癬)을 일으킨다.'고 되어 있어 신장풍창과 동일한 의미로 사용되고 있다. 결론적으로 용어가 다를 뿐 모두 같은 증상을 뜻하고 있는 것이다.

　낭습(囊濕)은 인간이 직립보행을 하기 때문에 빈발하는 증상이다. 직립보행을 하면 수평적인 혈액순환을 하는 물고기나 짐승들과 달리 수직적인 혈액순환을 하게 되는데, 수직적인 혈액순환의 단점은 인체의 기능이 저하되는 경우 혈액순환이 느려져 하초(下焦)에 울체(鬱滯)될 가능성이 높다는 것이다. 특히 생식기와 하부 소화기가 위치하는 곳은 인체에서 가장 혈액순환이 느린 곳이기 때문에 이러한 영향을 더 많이 받을 수밖에 없다. 즉 낭습은 허약으로 인해 혈액순환이 저하되어 음낭 주위에 혈액이 울체되었기 때문에 발생하는 증상이라는 것을 알 수 있다. 《동의보감》을 보면 '낭습이 심해지면 귀에서 소리가 나고 잘 보이지 않는 증상이 동반되기도 한다.'는 언급이 있어 허약과 관계가 있다는 것을 확인할 수 있다. 이러한 이유 때문에 활혈구풍탕 외에도 허로문(虛勞門)에 있는 신기환이나 이명(耳鳴)에 사용하는 황기환을 사용했던 것을 볼 수 있다.

　조문을 보면 낭습이 생기는 원인을 '肝腎虛간신허 風濕所侵풍습소침'으로 표현했다. 여기서 간허(肝虛)는 곧 혈허(血虛)를 의미하는 것으로 볼 수 있고, 이것은 혈액순환이 원활하지 못하다는 의미로 이해할 수 있다. 신허(腎虛)는 인체의 기능을 안정적으로 유지하는 데 필수적인 점액성 물질이 부족하다는 뜻으로 이해할 수 있다. 점액성 물질이 부족하면 조직의 탄력성이 떨어지고 체액이나 호르몬이 필요한 만큼 생성되지 못하므로 기능이 떨어지고 연약해진다. 여기서 풍(風)은 혈행장애를 의미하며, 습(濕)은 습체가 발생해 있는 상태를 의미하는 것으로 볼 수 있다.

종합해 보면 자윤부족과 혈행장애로 인한 습체의 증상은 종아리에서 시작될 수도 있고, 음낭이나 서혜부에서 시작될 수도 있다. 또한 이러한 증상이 발생하면 처음에는 가려운 증상만 있다가 심해지면 헐기도 하고, 더 심해지면 창(瘡)이 생길 수 있다. 이럴 때 활혈구풍탕을 사용하는데, 활혈구풍탕은 자윤을 공급하고 혈액순환을 촉진하며 습체를 제거하는 작용이 있어 낭습을 치료할 수 있는 것이다. 그러나 주의해야 할 것은 모든 낭습이 이런 상태에서 생기는 것은 아니라는 것이다. 예를 들어 열실한 사람에게 낭습이 생겼을 때는 용담사간탕을 쓰기도 한다. 따라서 신체조건과 신체상태를 참고하여 적합한 처방을 선택해야 한다.

처방구성 처방구성을 보면 창출은 세뇨관의 재흡수를 억제하여 이뇨작용을 나타내고, 소화기의 운동성을 항진시킨다. 두충은 혈관을 확장하여 혈류를 증진하며, 근육의 장력을 강화하여 근육의 위축으로 인한 요통과 하지통 등을 개선한다. 육계는 심장의 수축력과 심박동을 증가시키며 말초혈관의 혈류를 원활하게 한다. 천마는 모세혈관의 투과성을 감소시켜 염증 초기의 삼출과 종창을 억제한다.

의이인은 이뇨작용이 있어서 피부, 점막 등의 세포간질에 정체된 과잉수분을 배설시키며, 또한 해독, 배농, 항종양작용이 있어서 각종 피부질환에 많이 쓰인다. 균홍은 발한작용이 강하고 진해, 거담작용이 있다. 빈랑은 위장의 연동운동(蠕動運動)을 강화한다. 후박은 장(腸)의 운동을 촉진하거나 장(腸)의 경련을 완화하는 등, 장의 운동을 조정하는 작용이 있다. 지각은 모세혈관을 강화하여 피부자반증상을 경감시키고 혈액순환을 촉진한다. 당귀는 항혈전 작용이 있어 혈액순환을 원활하게 한다.

천궁은 관상동맥과 말초혈관을 확장하여 혈액순환을 촉진하고, 백지는 항염증작용과 진통작용을 한다. 세신은 신체말단의 모세혈관벽의 치밀성을 강화하여 혈행을 촉진하고, 백질려는 혈압을 낮추고 이뇨작용을 한다. 도인은 혈관확장작용을 하며, 백작약은 평활근의 경련을 억제하고, 중추신경 흥분을 억제하여 진통, 진경, 진정작용을 한다. 반하는 장관의 운동을 촉진하여 소화관에 정체된 음식물과 수분의 배출을 촉진한다. 오령지는 활혈·지통작용을 한다. 감초는 스테로이드 호르몬과 유사한 작용이 있어 항염증작용, 해독작용, 해열작용을 한다.

처방비교 **용담사간탕**과 비교하면 두 처방 모두 낭습에 사용한다. 그러나 용담사간탕은 열실한 사람의 피부나 점막이 충혈(充血)되고, 이로 인해 종창(腫瘡)과 통증(痛症)이 생겼을 때 사용하는 처방으로 외음부염증, 요도충혈, 낭습, 전립선염 등 주로 하초(下焦)에서 발생하는 염증성 질환에 많이 사용한다. 반면 활혈구풍탕은 조직의 연약과 습체로 인해 발생한 낭습에 사용하며, 증상이 심해져 창(瘡)이 되었을 때도 사용한다.

신기환과 비교하면 두 처방 모두 낭습(囊濕)이나 하지의 염창(膿瘡)에 사용한다. 그러나 신기환을 쓸 수 있는 낭습은 자윤결핍이 가장 큰 원인이며, 활혈구풍탕을 써야 할 사람보다 더 건실한 사람에게 적합하다. 반면 활혈구풍탕은 자윤결핍이 있지만 상대적으로 심하지 않고 혈액순환장애와 습체가 주원인이 되어 낭습이 생겼을 때 더 적합하다.

자신보원탕과 비교하면 두 처방 모두 허약(虛弱)한 상태에서 발생하는 염창(膿瘡)에 사용한다. 그러나 자신보원탕은 본래 옹저(癰疽)가 터진 후에 잘 아물지 않을 때 사용하는 처방으로 허약(虛弱)과 허랭(虛冷)으로 인해 말초 혈액순환이 원활하지 못하여 발생하는 염창(膿瘡)에도 사용한다. 반면 활혈구풍탕은 허약과 허랭보다는 현재 습체의 증상이 더 현저하게 나타날 때 사용하며, 염창(膿瘡)보다는 낭습에 주로 사용한다.

風寒暑濕燥火 內傷勞亂嘔吐咳嗽積聚浮脈消黃瘧邪身形精氣神血夢聲音津液痰飮蟲 小便大便頭面眼耳鼻口舌牙齒咽喉頸項背胸乳腹腰脇皮手足前陰後陰癰疽 諸瘡 婦人小兒

下統151 寶 비급환 備急丸

大黃 乾薑 巴豆霜 各一兩

治 諸卒暴死 暴疾百病 及中惡 客忤 鬼擊 口噤 奄忽氣絶
[用　　法] ① 上末 蜜丸小豆大 酒化灌下 或溫水亦好
[活套鍼線] 積聚(積聚)
[適 應 症] 변비, 대변난, 적취, 창만, 복통

　　비급환은 적취(積聚)나 변비(便秘)에 사용하는 처방이다. 소화기에 음식물이 적체(積滯)되어 복통(腹痛), 창만(脹滿), 변비(便秘), 숨참 등이 나타날 때 사용하며, 갑자기 놀라거나 기절을 했거나 헛것이 보이는 등 정신이상이 나타났을 때도 사용한다.

　　조문을 보면 '諸卒暴死제졸폭사 暴疾百病폭질백병 及中惡급중악 客忤객오 鬼擊귀격 口噤구금 奄忽氣絶엄홀기절'을 치료한다고 했다. '諸卒暴死'는 갑자기 졸도하여 죽는 것으로 여러 원인이 있겠지만 급체(急滯)나 소화기의 적체(積滯)로 발생하는 경우에 비급환을 사용할 수 있다. 그러나 예전에는 원인을 잘 모르는 경우도 있었기 때문에 제졸폭사(諸卒暴死)를 치료한다고 했던 것이다. '暴疾百病'은 복통(腹痛), 흉통(胸痛), 두통(頭痛), 현훈(眩暈) 등 갑작스럽게 발생하는 다양한 질병을 의미하는데, 이 경우에도 소화기의 적체(積滯)가 원인이 되었을 때 사용할 수 있다.

　　'中惡'은 갑자기 손발이 싸늘하고 얼굴빛이 파래지며 정신이 어리둥절하고 눈앞이 아찔하고, 심하면 이를 악물고 정신을 잃고 넘어지는 증상이며, '客忤'는 소아가 갑자기 놀라서 얼굴이 창백해지고 게거품을 토하며 숨이 차고 복통이 있고 전간(癲癎)처럼 온몸에 경련이 일어나는 증상이다. '鬼擊'은 갑자기 칼에 찔리거나 몽둥이에 얻어맞은 것처럼 가슴과 뱃속이 뒤틀리면서 끊어지는 것 같이 아픈 것으로, 심할 때는 코피나 토혈(吐血), 변혈(便血)이 나오기도 한다. '口噤'은 교근(咬筋)에 강직성 경련이 일어나 입을 벌리지 못하고 말도 못하며 먹지도 못하는 것이며, '奄忽氣絶'은 평소에 아무 증상이 없다가 갑자기 기절하는 것이다.

　　이상의 증상들의 원인은 다양할 수 있지만, 소화기의 적체(積滯)가 원인이 되었을 때 비급환을 사용할 수 있다. 예전에는 평소 아무런 증상이 없다가 갑자기 기절(氣絶), 경련(痙攣), 복통(腹痛), 두통(頭痛) 등이 나타났을 때 사실 정확한 원인을 알 수 없는 경우가 더 많았지만, 응급을 요하는 증상들이기 때문에 급히 비급환을 먹였었다.

　　비급환은 천금방의 삼물비급환과 동일한 처방이다. 삼물비급환의 조문을 보면 '心腹脹痛심복창통 卒痛如錐刺졸통여추자'라는 말이 있어 음식물의 적체(積滯)가 만성화되어 가스가 차고 갑자기 송곳으로 찌르는 것처럼 아픈 통증이 동반된다는 것을 알 수 있고, 같은 조문에 '삼물비급환을 먹고 토하거나 설사를 하거나 복명(腹鳴)이 나타나면 낫는다.'는 말이 있는데, 이것은 장(腸)이 움직여 적체가 해소되었다는 뜻이다.

　　옛날에는 지금처럼 하루에 3끼 모두 먹지 못했고, 일반인의 주식은 기장, 조, 서숙처럼 조악(粗惡)한 음식이었다. 또한 이렇게 조악한 음식을 따뜻한 상태로 먹는 것이 아니라 찬 상태에서 먹었기 때문에 소화·흡수가 매우 어려웠다. 따라서 만성적인 영양부족과 소화기능 약화로 인한 소화기장애는 매우 흔한 증상이었다. 이러한 환경적인 원인으로 소화기 조직이 손상되고 기능이 저하되어 음식물이 적체(積滯)될 가능성이 높았는데, 적체가 해소되지 않은 상태에서 찬 음식이나 소화하기 어려운 음식을 먹는다든지, 아니면 이러한 적체가 만성화되었을 때 인체에서 소화장애를 해소하기 위해 소화기로 많은 에너지를 집중시킨 결과 뇌에 공급되는 혈액이 부족해져 기절하거나 죽는 경우가 발생하곤 했다.

비급환의 중요성은 소화기의 적체(積滯)가 다양한 증상을 일으킬 수 있음을 알게 한다는 점에 있다. 비급환의 증상이 발생하는 기전은 인체의 생리(生理)와 병리(病理)를 이해하는 데 중요한 근거가 된다. 특히 한의학에서는 증상을 위주로 변증을 하고 진단이 취약하기 때문에 이러한 기전을 이해하는 것은 간질, 정신병, 우울증 같은 정신질환과 난치병을 이해하는 데 큰 밑거름이 된다.

비급환에는 강력한 사하제(瀉下劑)인 파두가 들어 있다. 파두는 온성(溫性)을 가지고 있어 보통 허랭(虛冷)한 증상에 사용한다고 생각할 수 있다. 물론 비급환의 증상은 소화기가 허약하고 허랭한 상태가 기반이 된다고도 볼 수 있지만, 여기서 파두를 사용한 이유는 허랭한 상태를 개선한다는 측면보다는 강력한 사하력(瀉下力)을 통해 급히 적체(積滯)를 해소하려는 의도가 더 강하다고 보아야 한다.

처방구성 처방구성을 보면 파두는 장점막(腸粘膜)을 자극하여 장운동을 급격히 증가시키는 작용이 있어 오랫동안 적체되어 있는 것을 해소한다. 파두에는 34~57%의 지방유(Croton oil)가 함유되어 있으며, 사용할 때는 20% 정도의 지방유를 제거하여 만든 파두상을 사용한다. 대황은 장점막(腸粘膜)을 자극하여 연동운동을 항진시키고, 수분흡수를 저해하여 설사를 유발한다. 대황을 경구투여하면 결합상태의 anthracene glycoside가 대부분 흡수되지 않고 직접 대장에 도달하는데, 장내세균의 효소작용 하에서 환원되어 만들어진 anthrone(anthranol)이 장점막을 자극함과 동시에 Na$^+$의 이동을 억제한다. 따라서 대장 내의 수분이 증가되고 연동이 항진되어 설사를 하게 된다. 일부 anthracene glycosides는 소장에서 흡수되지만, 체내에서 다시 환원되어 anthrone을 형성하거나, 다시 대장이나 담낭의 분비를 거쳐 장관으로 들어가 작용을 나타낸다. 대황의 작용 부위는 주로 대장이며, 횡행결장 및 하행결장의 장력을 증가시켜 연동을 빠르게 하지만, 소장에서 영양물질을 흡수하는 기능에는 영향을 주지 않는다.

건강은 혈관확장 작용이 있어 혈액순환을 촉진하고, 혈관운동중추를 흥분시켜 직접적으로 강심작용을 나타낸다. 또한 위액과 위산분비를 촉진하여 소화를 돕고, 소화기의 운동을 자극하는 작용도 있다.

처방비교 신보원과 비교하면 두 처방 모두 적취(積聚)로 인한 심복창통(心腹脹痛)에 사용한다. 신보원은 적취(積聚)로 인한 복통(腹痛), 심통(心痛), 흉협통(胸脇痛) 등에 사용하며, 적취(積聚)의 간접적인 영향으로 발생하는 설사(泄瀉), 소변불통(小便不通), 퇴산(㿉疝) 등에도 사용한다. 반면 비급환은 적취(積聚)로 인해 졸도, 기절, 구금 등 위급한 증상이 발생했을 때 주로 사용한다. 즉 신보원은 주로 통증에 사용하고, 비급환은 위급한 증상에 주로 사용한다.

만억환과 비교하면 두 처방 모두 파두가 포함되어 있고 적취(積聚)를 치료한다는 공통점이 있다. 만억환은 본래 적리(積痢)에 사용하는 처방이지만, 적리(積痢)는 적취(積聚)로 인한 증상의 일부에 불과하므로, 실제로는 적취로 인한 소화불량, 복통, 변비, 고창 등에 사용할 수 있다. 반면 비급환은 적취(積聚)가 심하거나 급체(急滯)를 하여 발생하는 기절, 졸도 등 증상이 더 심할 때 사용한다.

소승기탕과 비교하면 두 처방 모두 변비에 사용한다. 그러나 소승기탕은 비급환의 증상보다 만성적이지 않은 변폐(便閉)에 사용하는 반면, 비급환은 파두, 건강, 대황으로 구성되어 온열성과 자극성이 더 강하므로 완고하고 오래된 증상에 사용한다.

➡ **활용사례**

> 1-1. **변비(便秘)** 여 25세 소양인
> 1-2. **노인변비(老人便秘)** 남 78세 소양성소음인
> 2-1. **시험복용** 여 19세
> 2-2. **시험복용** 남 46세 소음인
> 3-1. **파두의 시험복용** 여 36세 소양인
> 3-2. **파두의 시험복용** 남 37세 소음인
> 3-3. **파두의 시험복용** 여 21세 소양인

1-1. 변비(便秘)

● 박 ○ ○ 여 25세 소양인 경기도 안양시 관양동 부림빌라

여자로서는 큰 키에 성격이 활달하고 잘 웃는 소양인 아가씨이다.

한약방의 직원으로 겨울에 알레르기성 피부염과 탄산(呑酸), 변비 등의 증세를 목표로 정전가미이진탕을 복용한 후 모든 증상이 소실되었으나 변비가 그 뒤에 다시 나타나서 여러 용도로 실험 삼아 써 볼 요량으로 며칠 전에 만들어 놓은 온백원과 비급환 중에 비급환을 권했는데 본인이 3알(소두대)을 복용했다.

그 후 하루 동안 관찰하고 본인에게 물어 본 결과

① 오전 10시경에 복용한 이후 복용한 지 10분 정도 지난 후부터 아랫배가 살살 아프고 동시에 팔다리에 힘이 빠지고, 기운이 없으며 졸리고 하품이 나며 속이 느글거리고 몸살이 난 것 같으며 토할 것 같다고 한다. ② 2시간 뒤인 12시경이 되니 속이(위 부위)이 뜨거운 것 같다. ③ 3시간 뒤인 1시경에 처음 대변을 보았는데 물 같은 설사를 했다고 한다. 평소에는 3~4일에 1회 대변을 보나 토끼 똥처럼 나왔다고 한다. ④ 다음날(21일) 다시 비급환을 줄여서 1알을 먹으니 졸리고 하품이 나며 기운이 없고 속이 느글거리고 속이 뜨거운 것이 4~5시간 지속되더니 그 후로는 괜찮다고 한다. ⑤ 다시 2일 뒤(23일)에 잠자기 전에 2환을 먹었으나 별 이상이 없었다. ⑥ 그 다음날(24일) 점심식사 후에 2환을 복용하니 약 1시간 후부터 저녁 8시경까지 속이 뜨겁고 화끈거리며 속에서 불이 나는 것 같아서 견딜 수가 없어 콜라를 마셨다. 그 후로는 변비가 3~4일에 1번 보는 것은 전과 같으나 전에는 토끼 똥처럼 나오던 것이 진땀을 흘리지 않고 순조롭게 볼 수 있었다.

그 뒤 매일 2일간 1일 3회, 매 식후마다 1알씩 복용했으며 대변은 많이 순조로우나 속이 화끈거리고 뜨거워서 견디기가 힘들어 그 뒤로는 비급환 복용을 중단했다.

1-2. 노인변비(老人便秘)

● 유 ○ ○ 남 78세 소양성소음인 경기도 안양시 관양동 원주아파트

작은 키에 보통 체구이며 젊었을 때 권투를 했다는 소양성소음인으로 보이는 할아버지이다.

91년 3월 20일 오후에 약을 사러 왔다고 하여 물어 보니, 변비가 심해서 그런다고 한다. 마침 변비 증세에 응용하려고 비급환을 만들어 놓은 것이 있어서 6환을 무료로 주고 1회 1환씩 공복에 따뜻한 물로 먹으라고 했다.

① 5~6년 전부터 변비가 심해서 토끼 똥처럼 나온다. ② 보통 3~7일에 1번씩 보는데, 대변을 보려고 약국에서 변비약을 사다가 먹으면 속이 불편하고 배가 아프다. ③ 때론 관장을 하며 그래도 변을 보려면 진땀이 나고 매우 고통스럽다고 한다.

3월 21일 10시경에 다시 왔을 때 물어 보니, 약을 가져가서 오후 4시 30분경에 비급환 1알을 먹고 복통이나 별다른 증후가 나타나지 않았으며, 오후 9시 30분경에 연변이 가늘게 나왔다는 것이다. 평소 자신의 항문이 좁아서 변비가 되나 생각했는데, 가늘게 나오는 걸 보니 그렇지도 않다는 생각이 든다고 한다.

3월 21일 오늘도 공복상태인 오전 5시 30분에 1알 먹었는데 공복상태라 그런지 속이 왠지 좋지 않아서 식사를 하고 나서 8시경에 연변(軟便)을 1번 보았다고 한다.

변비를 근본적으로 치료할 수 있는 방법이 없나 하고 문의하여 팔미원 1.5배량에 윤혈음 1.5배량을 합방해서 투약했다.

2-1. 시험복용

● 김 ○ ○ 여 19세 경기도 군포시 군포1동

보통 키에 살집이 보통이고 명랑한 소양인 체질의 아가씨이다.

상업학교를 졸업하고 한약방에 처음으로 입사한 아가씨로, 자취를 하면서 식사를 불규칙하게 하여 변비 경향이 있었다. 비급환이 변비에 효과가 있다는 말을 듣고 말도 없이 그냥 1환을 복용해 보았다고 한다.

① 공복인 오전 11시경에 비급환 1환을 복용했는데, 약 30분 후에 위 부위인 속이 뜨거우며 속이 느글거리고 토할 것 같으며 졸리고 덥고, 화끈거리면서 부글부글 끓었다.　② 약 2시간 후에 화장실을 가니 물총 같은 설사를 하고 나서 속이 시원하고 위의 증상이 사라졌다고 한다.　③ 고등학교 3학년 때인 작년 4월 진로문제로 신경을 써서인지 계장을 먹고 체한 이후 속이 답답했었는데 비급환을 먹고 속이 일시적으로 뚫린 것 같았다고 한다.

2-2. 시험복용

● 이 ○ ○　남　46세　소음인　경기도 안양시 관양동

한약방에서 변비를 치료하는 약으로 시험 응용해 보기 위해 구급용이며 사하제(瀉下劑)인 대황, 파두, 건강으로 구성된 비급환을 만들어 우선 시험적으로 먹어보고 그 사이의 느낌과 변화를 적어보고자 했다.

시험 삼아 비급환(녹두대 밀환 10알 - 1.5g)을 점심 직전이며 공복상태인 12시 40분에 냉수 1컵으로 먹었다.

① 약을 먹어서인지 뒷골이 몹시 뻐근한 듯 무겁고 뒷머리가 띵하며 10분 후쯤 트림이 두 번 나왔다.　② 역시 약 복용 10분 후부터는 위 부위가 시원한 듯 약간 따뜻해진 듯한 느낌이 있다.　③ 별다른 이상이 없어서 집으로 점심을 먹으러 갔으며 10분 뒤 집에 도착하여 변의를 느끼지는 않았으나 약이 장으로 내려가서 약성을 발휘하는 데 도움이 될까 하여 일부러 평소와 같이 대변을 보았다.　④ 대변을 본 뒤 점심을 먹지 않고 침대에 누워 있었으며, 침대에 누운 얼마 뒤 즉 비급환을 먹은 지 45분쯤 뒤에 왠지 입에 침이 자꾸만 고여 침을 삼키고는 했는데, 5분쯤 뒤 갑자기 구토가 나서 급히 화장실에 뛰어가서 토했다. 빈속이라 아까 삼킨 침에 끈적거리는 위액과 50분 전에 먹은 비급환이 거의 분해된 상태로 반 대접 정도 나왔으며, 마치 풀잎이 썰어진 두께로 나왔고 눈짐작으로는 복용한 비급환의 반량 정도가 나오지 않았나 짐작이 된다.　⑤ 비급환을 토하면서 콧속으로도 일부 넘어와 일부 약액이 묻어있는 탓인지 콧속과 입과 목에 '싸~'하면서 자극이 있고, 마치 고추 가루와 박하를 먹은 중간상태의 '싸~'한 것 같이 자극이 있는 점으로 봐서 비급환이 위와 장의 점막에도 자극을 줄 것이란 짐작이 간다.　⑥ 구토를 하고 난 뒤 다시 자리에 누워 있다가 약간 변의를 느꼈고 화장실에 가야겠다고 생각하고 양변기에 앉으니 물총 같은 설사가 순식간에 3번 연속해서 났다. 평소에 이 같은 설사는 전혀 없었다.　⑦ 설사한 뒤 배를 만져보니 평소와 같이 S결장 부위와 우측 하복부는 여전히 딴딴하게 경결(硬結)되어 있었으며, 배를 주무르거나 배 근육을 움직여 보니 배속에서 부걱부걱 주르륵 하는 물소리가 들리는 것으로 보아서 뱃속의 것이 다 나온 것은 아니라는 생각이 들었다.　⑧ 설사 10분 뒤 점심은 밥을 삶아 뜨거운 상태로 한 그릇을 먹고 사과 1개를 먹은 뒤에 즉시 변의(便意)를 느껴 양변기에 앉으니 또 물총 같은 설사가 2번 연속 나왔으며 배가 아프다든지 하는 특별한 증상은 없다. 2번째 설사는 비급환을 복용한 뒤 2시간 5분 뒤에 한 것이다.　⑨ 그 뒤 5시간 20분이 지날 때까지 특별한 변화와 증상은 없었으며, 설사를 한 탓인지 약간 기운이 없는 것 같고 배는 처음부터 지금까지 경미하게 뻐근한 듯 사르르한 듯한 느낌이 있으나, 불쾌하거나 고통스럽거나 불편할 정도는 전혀 아니다.

3-1. 파두의 시험복용

이 글은 비급환의 주약 중 하나인 파두에 관한 경험으로, 비급환을 이해하는 데 도움이 될까 하여 수록했다.

● 조 ○ ○　여　36세　소양인　서울특별시 서대문구 북가좌1동

아내가 경험한 얘기로 18년 전의 일이다. 아내가 한약재를 말리다가 별 생각 없이 아주까리 비슷하게 생긴 파두 1알의 껍질을 벗기고 앞부분인 절반을 씹어 보았다. 씹은 파두를 목안으로 넘기자 목안이 타는 듯 화끈거리고 따가웠다. 그래서 입속에 있는 것들을 모두 뱉어 버렸다. 그 뒤의 경과는 아래와 같다.

① 파두가 일부 목안으로 넘어가면서 즉시 목안이 따끔거리면서 마르고 타는 듯 했다.　② 목안과 식도가 타는 듯하여 참을 수 없어서 물을 마셨다.　③ 물을 마시자마자 토사곽란(吐瀉霍亂) 같이 배 속이 뒤틀리면서 아프고 동시에 배 전체가 전쟁이 일어난 듯 요동을 친다.　④ 곧이어 연속적으로 물총 같은 설사를 5~6차례 했다.　⑤ 그래도 목은 한동안 계속 타는 듯했다.

3-2. 파두의 시험복용

이 글은 비급환의 주약 중 하나인 파두에 관한 경험으로, 비급환을 이해하는 데 도움이 될까 하여 수록했다.
다음은 전덕봉 선생의 경험이다.

● 전 ○ ○　남　37세　소음인　전라북도 익산시

지난겨울 파두를 직접 먹어본 체험기이며 성미(性味), 귀경(歸經)과 효능은 생략하고 복용 후의 반응을 위주로 쓰고자 한다.

① 수치 ㉠ 파두의 껍질을 벗기고 잘게 부수어 가루로 만들었다. ㉡ 기름을 제거하기 위해 기름종이와 신문지 사이에 파두를 넣고 다리미로 다렸다. ㉢ 다리미질을 약 10분씩 여러 번 했는데, 그때마다 코밑이 후끈거리며 따갑고 눈이 매

웠다. 파두의 독성 때문이었다. ② 복용 및 결과 ㉠ 이윽고 밤 11시에 기름이 제거된 것 같아 0.5g을 복용했다. ㉡ 먹을 때 약간 겁은 났지만 가루를 입에 넣고 바로 물을 마셨다. 12시까지 별다른 증상이 나타나지 않았다. ㉢ 파두가 별게 아니라는 생각이 들었다. ㉣ 조금 더 먹어볼까 생각을 하고 있는데, 12시가 조금 넘어서 드디어 소식이 오기 시작했다. ㉤ 뱃속이 따뜻하면서 찌릿찌릿한 것이 감수를 복용했을 때와는 완전히 다른 느낌이었다. ㉥ 빈속에 소주 한잔을 마시면 속이 따끈하게 찌릿한 그런 느낌과 비슷했다. ㉦ 처음 40분은 뱃속이 따뜻한 것이 좋았다. 문제는 그 다음부터였다. ㉧ 점점 속이 뜨거워지면서 뒤틀리고 난리가 나기 시작했다. 밤새 한숨도 자지 못하고 화장실을 다녔다. ㉨ 짧게는 20분에서 30분, 길게는 1시간 간격으로 설사를 했다. ㉩ 설사의 양상도 감수 때와는 조금 다른 것 같았다. 설사가 나오는 것이 힘이 있어 밑으로 쭉쭉 뻗는 느낌이었다. ㉪ 찬물을 마셔도 설사는 계속 되었고 새벽이 돼서야 화근거리며 쑤시고 아픈 증상은 조금씩 나아졌다. ㉫ 꼬박 밤을 새고 새벽 6시에 집에 있던 갈근, 황금, 감초를 달여서 차게 해서 먹었다. ㉬ 그 뒤로 설사는 멈추기 시작했고 아침에 몸무게를 재보니 1kg이 빠졌다. 웬만해서는 체중의 변화가 없는 체질인데 진액(津液)의 손실이 심했던 것 같다. ㉭ 신체적으로는 파두를 먹은 후에 당시는 힘들었지만 다음 날부터는 몸이 매우 가벼워지고 속이 상당히 깨끗해진 느낌이었고 배변 습관도 좋아졌다.

체질이 소음인지 소양인지 헷갈렸는데 파두를 복용한 이후 몸의 상태가 더 나아진 것으로 보아 소음인 쪽에 가깝다는 생각도 하게 되었다. 감수는 약성이 차고 파두는 열(熱)하다. 많은 양을 먹은 것은 아니었지만 약마다 느낌은 달랐다. 또한 단순히 파두의 사하(瀉下)하는 것과 감수의 축수(逐水)라는 개념을 비교하여 생각해 볼 기회가 되었다.

3-3. 파두의 시험복용
이 글은 비급환의 주약 중 하나인 파두에 관한 경험으로 비급환을 이해하는 데 도움이 될까 하여 수록했다.

● 윤 ○ ○ 여 21세 소양인 경기도 안양시 안양8동
조선일보 김 기자가 늑막염이 걸렸다는 아가씨를 데리고 왔다.
1달 전인 9월말부터 늑막염을 앓아서 병원에서 물을 빼냈다.
① 기침과 발열(發熱), 한열왕래(寒熱往來)가 있었으나 양약을 먹은 뒤 진정되고 있다. ② 동시에 가만히 있어도 숨 찬 것도 경감되었다. ③ 현재 병원치료 중이다.
그래서 습성늑막염의 늑간에 있는 담음(痰飮)을 배출시키기 위하여 수분적체에도 효력이 있는 파두를 써보기로 하고 파두 5알을 주면서 1일 1회, 1회 1알씩 절대로 씹지 말고 통째로 복용토록 했다. 통파두를 씹지 않고 먹으면 파두가 대변으로 그대로 나오게 된다. 다만 파두의 바깥 면이 소화기 액에 일부 녹아 강력한 약리작용을 하며 전체적으로 파두 분말을 먹거나 씹어 먹는 것 보다는 약효가 훨씬 경미하다. 가볍게 쓰고자 할 때는 껍질만 벗긴 통 파두 1알을 알약을 먹듯이 그냥 삼키게 한다.
10개월 뒤인 다음해 8월에 식욕이 없다며 보약을 지으러 왔다. 그래서 먼저 파두를 먹은 뒤의 경과를 확인해 보니, 파두를 매일 1알씩 5알을 모두 복용했으며 복용한 첫날에만 설사가 났고 그 다음날부터는 설사도 없이 정상 변을 보았다는 것이다. 늑막염은 병원치료 후에 다 나았다고 한다.
이번에는 보약으로 위풍탕을 지어주었다.

下統152 寶 사제향부환 四製香附丸

香附米 一斤

治 月候不調
[用　　法] ① 一斤 分四包 ② 一 鹽水和 薑汁浸煮 略炒 主降痰 ③ 一 醋浸煮 略炒 主補血
　　　　　④ 一 山梔 四兩同炒 去梔 主散鬱 ⑤ 一 童便洗過 不炒 主降火 ⑥ 上末 入川芎 當歸 各二兩末
　　　　　酒麵糊丸 梧子大 每五~七十丸 隨症作湯下
[活套鍼線] 不調(婦人月經)
[適應症] 생리통, 경소, 경지, 생리불규칙, 냉, 변비, 변혈, 치핵, 다리저림, 어깨저림, 팔저림, 견통, 담결림, 흉비, 상기, 소변
　　　　잔뇨감, 피로, 외한, 피부건조, 족장균열, 족랭, 식욕부진

　　　　사제향부환은 자궁조직의 긴장으로 인한 월경불순(月經不順), 경소(經少), 생리통(生理痛), 불임
(不姙) 등에 사용하는 처방이다. 또한 약성을 응용하여 신경과다로 인한 흉비(胸痞)와 흉통(胸痛),
수족저림에도 사용한다.

　월경불순(月經不順)을 일으키는 원인은 매우 다양하지만 사제향부환을 쓸 수 있는 월경불순은 자궁조직
이 긴장되어 정상적인 생리가 이루어지지 않는 유형이다. 즉 정신적인 긴장과 기온의 변화 등은 자궁조직
을 포함한 인체의 모든 조직을 긴장시키는 요인으로 작용하는데, 이러한 요인이 일시에 그치지 않고 지속
적으로 영향을 주면 자궁조직은 만성적인 긴장상태에 놓이게 된다. 그 결과 자궁에 혈액공급이 원활하게
이루어지지 못하고, 호르몬분비도 불규칙해져 월경불순이 나타나는 것이다. 이럴 때 사제향부환을 사용하면
긴장된 자궁조직을 이완시켜 정상적인 기능을 유지하게 되므로 월경불순이 치료된다.

　사제향부환은 경소(經少)에도 사용한다. 생리량이 줄어드는 증상은 전체적으로 허약해졌을 때 나타날 수
있는데, 허약을 보강하기 위해 보중익기탕을 써야 하는 경우도 있고, 십전대보탕이나 대영전을 써야 하는
경우도 있다. 즉 개인의 신체조건과 상태에 적합한 처방을 선택하여 허약해진 상태를 개선해 주면 생리량
은 자연히 정상으로 회복된다. 그러나 사제향부환을 사용할 수 있는 경소(經少)는 허약(虛弱)이 원인이 아
니라 월경불순이 발생하는 것처럼 자궁조직의 긴장이 원인이다. 자궁조직이 긴장되어 정상적인 기능이 이
루어지지 않을 때는 월경불순이 나타날 수도 있고, 경소(經少)가 나타날 수도 있다. 따라서 긴장된 자궁조
직을 풀어주면 경소(經少)를 치료할 수 있다.

　사제향부환은 생리통에도 사용하는데, 월경불순(月經不順)이나 경소(經少)의 발생원인과 동일하다. 자궁조
직의 긴장은 허랭(虛冷), 신경과다(神經過多), 외감(外感), 영양결핍(榮養缺乏) 등으로 발생하는데, 사제향부
환은 신경과다나 외감(外感)의 영향으로 자궁조직이 긴장되어 생리통이 발생했을 때 사용한다. 생리기간이
되어 많은 혈액이 자궁으로 몰렸을 때 자궁조직이 긴장되어 있으면 압력이 형성되기 때문에 강한 통증이
일어날 수 있다. 보통 생리통은 생리시작 2~3일 전이나 생리시작 1~2일 후 사이에 나타나며, 이후에는 감
소하게 되는데, 이것은 생리를 시작하면 압력이 해소되기 때문이다. 따라서 사제향부환을 사용하여 자궁의
긴장을 풀어주면 생리통을 미연에 방지할 수 있다. 이외에도 사제향부환은 불임(不姙)에도 사용하는데, 불
임도 월경불순으로 배란이 일정하지 못하거나 착상이 잘 되지 않기 때문에 나타나는 증상이다.

　사제향부환은 기울(氣鬱)로 인한 흉비(胸痞), 흉통(胸痛), 수족저림, 소화불량(消化不良) 등에도 활용한다.

심리적으로 긴장하면 근육조직도 긴장하게 되는데, 이러한 상태가 만성화되면 근육의 신축력이 떨어지고 조직이 경직되어 흉비(胸痞)나 흉통(胸痛)이 발생할 수 있다. 이러한 현상은 골격근뿐만 아니라 내부 장기(臟器)에서도 나타날 수 있어 소화불량이 발생할 수 있다. 이처럼 월경불순을 치료하는 사제향부환을 흉비(胸痞)와 소화불량(消化不良) 등에 사용할 수 있는 것은 향부자가 조직의 긴장을 풀어주는 약성이 강하기 때문이다.

인체에 긴장을 유발하는 요인이 작용하면 근육을 포함한 다양한 조직의 장력(張力)이 높아진다. 그 과정에서 조직 속에 포함된 혈관도 영향을 받게 되므로 혈액순환에 장애가 발생하게 되고, 이런 현상이 자궁조직에 영향을 주면 월경불순이나 생리통이 나타날 수 있고, 소화기조직에 영향을 주면 소화기의 운동성이 저하되어 소화불량이 나타난다. 또 골격근이 긴장되어 심장에서 내보낸 혈액이 말초까지 원활하게 가지 못하면 심장에 부하가 발생하게 되므로 흉비(胸痞)나 흉통(胸痛)이 나타나게 되고, 근육의 긴장과 이완이 반복되는 경우 근육의 신축력이 떨어진 상태에서 긴장성은 유지되므로 수족저림이 발생하게 된다.

사제향부환의 처방구성과 처방목표가 비슷한 처방으로 칠제향부환이 있다. 차이점이 있다면 사제향부환은 자궁조직의 긴장(緊張)이 주요 원인이 되어 월경불순이 나타났을 때 사용하는 반면, 칠제향부환은 자궁조직의 긴장(緊張)과 혈행장애(血行障礙)가 원인인 월경불순에 사용하기 때문에 월경불순뿐 아니라 생리통에도 사용한다는 점이다. 물론 사제향부환도 생리통에 사용할 수 있지만 상대적으로 칠제향부환의 약성이 강하다는 뜻이다. 사제향부환은 상대적으로 생강의 약성을 강하게 내포하고 있기 때문에 평소 허랭한 사람에게 적합하다고 할 수 있다.

《의종손익》을 보면 다음과 같은 구절이 있다. "왕호고가 말한 것처럼 향부자는 부인에게 仙藥선약이지만 많이 먹으면 기(氣)를 사(瀉)한다. 후세에 와서 기(氣)를 사한다는 말은 없이 향부자는 부인에게 좋은 약이라고만 전해지면서 부인병을 치료할 때 허실(虛實)을 가리지 않고 쓰고 있다. 이것은 향부자의 냄새는 향기롭고 맛은 매우며 성질이 燥조한 것을 알지 못하고 오직 울체된 것을 풀어주며 기(氣)를 헤치고 혈(血)을 잘 돌게 하며 체한 것을 삭인다는 좋은 점만 알고 하는 것이다. 만일 기(氣)가 허(虛)한 사람에게 사용하면 크게 기(氣)를 사하며, 혈(血)이 허(虛)한 사람에게 쓰면 혈(血)을 몹시 소모한다. 실례로 옛날 처방인 사제향부환 같은 것은 오직 기(氣)가 실(實)하고 혈(血)이 몰린 사람에게 쓰면 좋은데, 지금 부인들은 열에 아홉은 허(虛)하다는 것을 고려할 때 좋은 처방이라고 하여 일률적으로 쓸 수 있겠는가! 맞지 않는 것을 쓰면 점점 더 소모되고 점점 더 약해져서 태원(胎元)의 기(氣)가 반드시 더 약해지게 된다."

실제로 위의 말처럼 사제향부환이나 칠제향부환은 약성(藥性)이 강한 편이다. 따라서 매우 허약(虛弱)한 사람이 복용하면 탈기(脫氣)될 수 있고, 반대로 열실한 사람이 복용해도 조열(燥熱)해져 부작용이 나타나는 경우가 있다.

처방구성 처방구성을 보면 향부자가 군약이며, 제법은 ⑴향부미(香附米)를 염수를 탄 생강즙에 담갔다가 열을 가하여 약간 초(炒)한다. ⑵향부미를 식초에 담갔다가 열을 가하여 초(炒)한다. ⑶향부미를 산치자와 함께 초(炒)한 후 치자를 제거한다. ⑷향부미를 동변에 씻는다. ⑸이상의 향부미를 모두 모아서 당귀, 천궁말을 넣고 환을 만든다. 향부자는 장관 평활근의 경련을 억제하여 소화·흡수를 촉진하며, 자궁의 평활근을 이완시키고 수축력을 감소시켜 긴장을 완화시키는 자궁억제작용이 있다. 또 에스트로겐 유사작용과 진통작용이 실험결과 밝혀졌고, 신경성 식욕부진, 신경성 위무력증에 작용하여 소화·흡수를 촉진하므로 복부팽만감을 개선하는 것도 증명되었다. 이외에도 향부자에 함유된 정유성분은 중추신경 억제작용이 있어 정신을 안정시키고, 최면작용, 해열작용, 진통작용, 항염증작용, 혈압강하작용, 강심작용, 항균작용을 한다.

조경산과 비교하면 두 처방 모두 월경부조(月經不調)에 사용한다. 그러나 조경산은 자궁의 혈행부전으로 인한 월경부조에 사용하며, 보혈제인 사물탕과 자윤제인 맥문동과 아교, 온열제인 오수유와 육계가 포함되어 있고, 여기에 인삼, 반하가 들어 있어 자윤물질(滋潤物質)의 결핍과 혈행장애(血行障礙), 혈허(血虛), 허랭(虛冷) 등이 복합되어 발생하는 생리불순과 불임에 사용한다. 반면 사제향부환은 신경과다나 외감(外感)의 영향으로 자궁조직이 긴장되어 월경불순, 경소(經少), 생리통 등이 발생했을 때 사용한다.

대영전과 비교하면 두 처방 모두 자궁기능 저하로 인한 경소(經少)와 불임(不姙)에 사용한다. 그러나 대영전은 자궁조직에 정혈(精血)이 결핍되어 생리량이 감소하거나 생리간격이 길어지는 증상에 사용하는 반면, 사제향부환은 정혈(精血)의 결핍으로 인한 월경불순이 아니라 자궁조직의 긴장으로 인한 월경불순에 사용한다.

교감단과 비교하면 두 처방 모두 기울(氣鬱)에 사용하는 공통점이 있다. 그러나 교감단은 신경을 많이 쓰거나 외감(外感)으로 인해 조직이 긴장되고 습담(濕痰)이 울체되었을 때 사용하는 처방이며, 이러한 상태에서 발생하는 흉비(胸痞), 불안(不安), 경계(驚悸) 등에 사용한다. 반면 사제향부환은 본래 생리불순에 사용하는 처방이지만, 향부자의 약성을 이용하여 흉비(胸痞), 흉통(胸痛) 등에 사용하며, 교감단과 달리 습담(濕痰)의 울체가 없을 때 사용한다.

➡ 활용사례

1-1. 월경통(月經痛), 월경시 덩어리 여 30세 태음인 163cm
2-1. 월경부조(月經不調) 여 32세 소음인 160cm 47kg
3-1. 무효례 여 25세 소음인 166cm 41kg
3-2. 무효례 여 20세 태음인 160cm 54kg
3-3. 무효례 여 22세 소양인 160cm 53kg

1-1. 월경통(月經痛), 월경시 덩어리
다음은 김유정 선생의 경험이다.

● ○○○ 여 30세 태음인 163cm 부산광역시 동래구

보통 체격으로 태음인이다. 오래전부터 월경통으로 고생해 왔다. 5년 전부터는 조금 나아지긴 했으나 월경을 시작하는 하루 정도는 매우 통증이 심하여 진통제를 복용하지 않고서는 견디기 힘들다고 한다.
① 월경 첫 날은 허리와 아랫배 또는 허벅지의 통증이 매우 심하다. ② 월경주기는 40~45일 정도로 약간 긴 편이며 대체로는 규칙적인 편이나 일 년에 1~2번 정도는 월경이 없는 달도 있다. ③ 월경 1주일 전부터는 유방통이 있다. ④ 월경색은 약간 검붉고, 덩어리도 조금 있다. ⑤ 따뜻하게 하면 통증이 경감된다. ⑥ 월경 일주일전에는 컨디션이 좋지 못하며, 설사를 한 번씩 할 때도 있다. ⑦ 추위를 조금 타고, 더위는 별로 타지 않는다.
⑧ 식욕은 좋고, 소화력도 좋다. ⑨ 잠시 앉았다 일어날 때나 따뜻한 물에 있다 나올 때 현훈(眩暈) 증상이 있다.
⑩ 신경을 오래 쓰거나, 소화가 안 될 때는 두통이 생긴다.

허랭(虛冷)으로 인한 기체(氣滯), 기울(氣鬱)증상으로 인한 월경통(月經痛)을 목표로 자궁을 따뜻하게 해주면서 동시에 자궁의 혈류를 촉진시켜 자궁 조직 내에 울체된 혈액을 소통시키며 행기(行氣), 지통(止痛)시키는 처방이 적합할 것으로 보인다. 처음에 조경종옥탕을 투약하려 생각했으나 예전에 칠제향부환을 먹고 효과가 있었던 적이 있어 사제향부환을 투약해 보기로 했다.
월경 하루 전에 50알 투약했다. 월경이 시작되는 날에 50~80알을 투약했다. 그리고 월경기간 동안(5일 정도) 계속 50알 정도씩 투약했다.
1. 진통제를 먹지 않고도 월경통을 이겨낼 수 있었다. 보통 월경통 시작 후 진통제를 먹으면 30~40분 정도 뒤에 통증이 사라지는데 사제향부환 역시 똑같은 진통효과를 가져왔다.
2. 월경색이 붉어지고, 덩어리도 거의 없어졌다.

2-1. 월경부조(月經不調)

다음은 강한은 선생의 경험이다.

● 강 ○ ○ 여 32세 소음인 160cm 47kg 경기도 과천시

얼굴빛이 누렇고, 추위를 많이 타는 소음인이다. 본인으로 월경통은 전혀 없으나, 주기가 일정치 않다.

① 월경주기가 거의 35일 정도이다. 시험을 보거나, 신경을 쓰는 일이 생기면 40일까지 가기도 한다.   ② 월경통(月經痛)은 없다.   ③ 월경시 검은 덩어리는 없으며, 혈색도 짙지 않다.   ④ 평소에 추위를 많이 탄다.   ⑤ 식욕이 좋고 소화도 잘된다. 신경을 쓰면 밥맛이 없어지는 정도이다.   ⑥ 몸이 건조한 편이다, 특히 겨울에 심하다.   ⑦ 입안이 마르고, 발뒤꿈치가 갈라진다. 갈증이 심하나 물은 안 마시는 편이다.   ⑧ 변비 경향이 있다.

월경이 끝난 주부터 사제향부환을 40환씩 아침저녁으로 복용했다.

1. 다음 월경시 월경주기가 정확하게 28일이 되었다.

2. 미황태(微黃苔)가 생겼으며, 갈증이 심해졌다.

3. 손발에서 살짝 열감을 느꼈다.

약성이 비슷한 칠제향부환을 복용하면 어떨까 하는 생각이 들어서 칠제향부환을 40환씩 아침저녁으로 복용해보았다. 다음 월경시 월경주기가 다시 35일이 되었다. 이후에 아무 약도 복용하지 않자 예전의 주기가 계속되었다. 황태(黃苔)는 없어졌고, 갈증이 그렇게 심하지는 않으나, 그래도 입안이 건조한 편이었다.

3-1. 무효례

다음은 김학성 선생의 경험이다.

● 김 ○ ○ 여 25세 소음인 166cm 41kg 서울특별시 도봉구

키에 비해 몸무게가 아주 적게 나가고 한눈에 봐도 연약해 보이는 여성이다. 중학교 때 월경을 처음 시작한 후로 월경량이 점점 감소하고 있다. 현재는 월경불순을 겪고 있다.

① 월경주기가 일정치 않다. 예를 들면 2달은 규칙적으로 하다가 58일 만에 다시 월경을 하는 식이다.   ② 월경량이 중학교 때 이후로 점점 감소하고 있다고 한다.   ③ 몸이 피로하고 기운이 없으며 아침에 잘 못 일어난다.   ④ 미약한 월경통이 있다. 월경하고 난 후 1~2일 후에 미약한 월경통을 겪는다.   ⑤ 손발이 매우 차지만 여름에는 따뜻함도 느낀다고 한다.   ⑥ 하복이 미랭(微冷)하다.   ⑦ 대변은 보통이며, 소변은 밤에 1회, 낮에 5~6회 정도이고 소변에서 거품이 나고 뿌옇다. 소변색도 노란색이고 탁하다.   ⑧ 수면시간은 9시간으로 보통이고 잠귀가 밝고 꿈을 자주 꾼다.   ⑨ 가스가 차며 복명(腹鳴)이 있다.   ⑩ 식욕은 좋으나 식사량은 적다.   ⑪ 모든 관절에 미약한 통증이 있고 삐걱거리는 소리도 들린다.

사제향부환을 아침저녁으로 식후에 20환씩 복용하도록 했다.

사제향부환을 먹을 때쯤에는 45일 동안 월경을 하지 않고 있었다. 투약한 지 이틀 후에 연락이 왔는데 월경이 시작이 되었다고 한다.   워낙에 월경불순이 잦아서 좀 더 지켜보기로 하고 계속 약을 먹으라 했다.

현재(투약한 지 3달 이후)까지 환자는 계속 월경을 규칙적으로 했지만 지금은 다시 월경불순이 되었다. 월경량 감소는 3달 동안 개선되지 않았다. 그러나 약을 복용하는 동안에는 어떤 부작용도 느끼지 못했다고 한다.

3-2. 무효례

다음은 고재경 선생의 경험이다.

● ○ ○ ○ 여 20세 태음인 160cm 54kg 서울특별시 송파구

얼굴이 하얗고 말과 행동이 약간 느린 재수생인 사촌동생이다.

① 월경기간 동안 앉을 수도 없고 누워만 있다. 월경 하루 전부터 시작해서 월경 후 3일 동안 통증이 지속된다.   ② 월경주기가 불규칙적이고 30일 간격 정도 된다.   ③ 월경량은 많고 색은 검붉고 일부는 덩어리가 있다.   ④ 월경시 허리가 가장 아프다.   ⑤ 대하(帶下)가 약간 있고 투명하다.   ⑥ 많이 걸으면 손발이 붓는다.   ⑦ 안구건조증(眼球乾燥症)이 있다.   ⑧ 소화는 잘되며 약간 방귀가 나온다. 보통 사람은 의식을 하지 않는데 방귀에 대해 스스로 의식할 정도로 빈번한 듯하다.   ⑨ 손발은 매우 차며 몸이 전체적으로 찬 편이다.   ⑩ 대변은 불규칙적이고 약간 설사 경향이 있다.

극심한 월경통을 목표로 사제향부환 1통 분량을 아침저녁으로 식후 30알씩 복용하게 했다. 월경 시작 대략 일주일 전부터 복용하라고 했다.

복용을 시작한 지 대략 일주일 정도 후에 전화를 해서 확인해 보니, 2틀 정도 열심히 복용한 듯한데 더 이상 복용하지 못하고 있었다. 이유인 즉 너무 방귀가 많이 나와서라고 하는데, 방귀가 정말 시도 때도 없이 나와 생활이 불편할 정도로 엄청나게 심했다고 했다. 그리고 월경이 시작할 때도 더 이상 약을 복용하지 않았기 때문에 역시 통증이

심했다고 했다.

3-3. 무효례

다음은 양정화 선생의 경험이다.

● 양 ○ ○ 여 22세 소양인 160cm 53kg 서울특별시 강서구 화곡동 양서아파트

성격이 매우 활발하고 직선적이며 목소리가 크다. 피부가 검고 건조하지는 않다. 몸에 땀이 많아서(특히 손발이 땀이 많음) 여름을 싫어할 정도이다. 중학생 때부터 월경통(허리와 아랫배)을 호소해 왔고 월경 때에는 손발이 차가워진다.

① 월경 주기는 규칙적이나 월경을 시작하기 전 가슴이 뭉쳐서 아파온다.   ② 허리의 통증이 매우 심하다.   ③많은 양의 월경을 하는 동안 내내 허리의 통증을 호소하며 누워있어야 하고 식욕이 없다.   ④ 변비증상은 가볍게 있다.

⑤ 평소엔 몸에 열이 많으나 월경 중에는 손발이 매우 차가워진다.   ⑥ 육식을 매우 즐겨한다.

가슴과 허리 쪽의 월경통이 어혈(瘀血)로 인한 것으로 보고 월경통에 효과가 있다고 하는 사제향부환을 먹어보기로 했다.

월경통을 감안하여 사제향부환을 하루 2번, 식후 20환을 먹기 시작했다.

1. 약을 먹은 후에 다시 월경을 할 때에도 역시 비슷한 월경통을 겪었다.

2. 오히려 가슴과 허리의 통증이 심해졌다.

3. 그리고 변비 증상이 너무 심해져서 하루에 유제품을 2~3개를 먹어야 겨우 변을 보고 있다.

下統153 寶 칠제향부환 七製香附丸

香附子 十四兩

[出　　典] 醫學入門·方藥合編 : 治 月候不調 結成癥瘕
[用　　法] 十四兩 分七包　① 一 同當歸 二兩 酒浸　② 二 同蓬朮 二兩 童便浸　③ 三 同牡丹皮 艾葉
　　　　　各一兩 米泔浸　④ 四 同烏藥 二兩 米泔浸　⑤ 五 同川芎 玄胡索 各一兩 水浸　⑥ 六 同三
　　　　　稜 柴胡 各一兩 醋浸　⑦ 七 同紅花 烏梅 各一兩 鹽水浸　⑧ 右各浸 春五 夏三 秋七 冬十日
　　　　　晒乾 只 取香附爲末 以浸藥 水打 糊丸梧子大 臨臥 酒下 八十丸
[活套鍼線] 不調(婦人月經)
[適 應 症] 생리감소, 생리통, 생리불규칙, 변비, 변혈, 대변난, 치핵, 흉비, 상기, 알레르기성피부염, 견통, 다리저림, 팔저림, 어깨
　　　　　저림, 피부건조, 발뒤꿈치균열, 피로, 자궁낭종

처방설명　칠제향부환은 월경불순(月經不順)에 사용하는 처방으로 약성을 응용하여 경소(經少), 생리통(生理痛), 수족저림, 피부건조(皮膚乾燥), 견통(肩痛) 등에도 사용한다.
　월경불순은 난소기능이 정상적이지 못하여 호르몬분비가 원활하지 않기 때문에 발생하는 경우가 많다. 난소기능장애의 원인으로는 선천적인 난소발육부진, 자궁 주위조직의 허랭(虛冷), 자윤부족(滋潤不足), 조직의 긴장(緊張), 혈행장애(血行障礙) 등이 있다.

　먼저, 영양상태가 불량하여 난소발육이 정상적이지 못한 경우에 월경불순이 발생할 수 있다. 난소는 길이 25~50mm, 너비 12~20mm, 두께 6~11mm 정도이며 연령과 작용상태, 개인의 건강상태에 따라서 크기와 기능 정도가 달라질 수 있다. 따라서 영양공급이 충분하지 않거나 체력을 많이 소모하는 등의 요인은 난소기능에 영향을 주어 월경불순을 야기할 수 있다. 둘째, 자궁 주위가 허랭(虛冷)하여 월경불순이 발생한 경우이다. 자궁 주위가 허랭하면 자궁으로 공급되는 혈액량이 줄어들고 심해지면 조직이 위축되어 그 기능이 감소하므로 월경이 불규칙해질 수 있다. 셋째, 자윤물질(滋潤物質)이 부족한 경우 자궁을 충분히 자양(滋養)할 수 없어 월경불순이 발생할 수 있다. 넷째, 조직의 긴장(緊張)으로도 월경이 불규칙해 질 수 있다. 위에서 설명한 대로 허랭한 경우에도 조직이 긴장되고 위축될 수 있지만, 정신적인 긴장과 허약, 외부기온의 격감 등도 조직을 긴장시키는 요인이 되며, 자궁조직도 그 영향을 받는다. 조직이 긴장되면 혈액공급이 원활하지 못하고 난소호르몬분비가 정상적이지 못하여 월경불순을 유발한다. 이외에도 영양과잉이나 혈행장애 등도 원인이 되어 생리불순을 유발하는데, 하나의 원인이 독립적으로 작용하는 경우도 있겠지만, 여러 원인이 복합적으로 작용하는 경우가 더 많다. 칠제향부환은 난소기능이 정상임에도 불구하고 난소 주위조직이 긴장·경직되어 월경불순, 생리통, 불임이 나타났을 때 사용한다.

　칠제향부환은 생리통에도 효과가 좋은 처방이다. 생리통은 자궁조직이 긴장되어 있는 상태에서 생리시에 자궁으로 혈액이 몰리는 경우에 압력이 높아져서 나타날 수 있고, 자궁의 혈액순환이 원활하지 못하여 발생하기도 한다. 칠제향부환은 두 가지 원인이 겸해 있는 생리통에 사용한다. 생리통을 목표로 칠제향부환을 쓰면 효력이 없는 사람도 있고 부작용이 발생하는 사람도 있는데, 보통 이러한 부작용은 기허자(氣虛者)나 양인(陽人)에게 나타나는 경향이 있다. 향부자는 막혀 있는 것을 행기(行氣)시켜 순환을 빠르게 해주는 역할을 하는데, 행기시키면서 기소모(氣消耗)를 유발하므로 기허자(氣虛者)는 기력이 더 빠지게 된다. 또 양인(陽人)의 경우 향부자가 에너지를 소모하여 조(燥)하게 하는 성질이 있어, 본래 열이 많은 양인들을 더 조(燥)하게 하므로 부작용이 나타날 수 있다.

칠제향부환은 경소(經少)에도 사용한다. 경소의 가장 흔한 원인은 전신허약으로 인해 자궁의 혈액량이 감소하는 것이다. 이 경우 허약의 종류에 따라 치법과 처방이 다르지만 기력이 현저히 떨어진 경우에는 보중익기탕이나 십전대보탕, 팔물탕 등을 사용할 수 있고, 혈허(血虛)한 경우에는 사물탕, 대영전, 정원음 등을 사용한다. 그러나 허약하지 않으면서 자궁조직이 긴장되고 혈행장애가 발생하여 생리량이 줄어든 경우에는 칠제향부환을 쓸 수 있다. 그러나 칠제향부환은 경소(經少) 자체를 치료할 목적으로 사용하기보다는 월경이 불규칙하면서 경소가 있거나, 흉비와 생리통이 있으면서 경소가 있을 경우에 사용한다.

칠제향부환은 수족저림에도 사용한다. 수족저림의 원인은 다양하지만 긴장(緊張), 울화(鬱火) 등으로 인해 조직이 긴장(緊張)과 이완(弛緩)을 반복하면서 신축력이 약화되어 수족저림이 나타났을 때 칠제향부환을 사용할 수 있다. 이 경우 칠제향부환뿐 아니라 향부자가 포함된 개결서경탕, 향소산, 신계향소산, 교감단 등도 사용할 수 있다.

이렇게 다양한 증상에 사용할 수 있는 것은 긴장된 조직을 풀어주는 향부자가 군약이므로 자궁과 주위조직에 혈행(血行)을 정상화시켜 월경불순, 생리통, 경소를 치료하고, 긴장을 풀어주는 과정에서 다른 조직의 긴장도 해소되므로 수족저림, 흉비, 흉통도 치료되기 때문이다. 또한 향부자 외에 당귀와 천궁이 활혈작용(活血作用)을 하고, 현호색, 목단피, 삼릉, 봉출, 홍화 등 혈행장애(血行障礙)를 개선하는 약재가 많이 포함되어 있어 향부자와 함께 조직의 긴장과 혈행장애를 해소하기 때문이다.

제법은 향부자 14냥을 2냥씩 7개로 나누어
⑴ 향부자 2냥 + 당귀 2냥과 주침(酒浸)
⑵ 향부자 2냥 + 봉출 2냥과 동변침(童便浸)
⑶ 향부자 2냥 + 목단피 1냥, 애엽 1냥과 미감침(米泔浸)
⑷ 향부자 2냥 + 오약 2냥과 미감침
⑸ 향부자 2냥 + 천궁, 현호색 각1냥과 수침(水浸)
⑹ 향부자 2냥 + 삼릉, 시호 각1냥과 초침(醋浸)
⑺ 향부자 2냥 + 홍화 1냥, 오매 1냥과 염수침(鹽水浸)한 것을 봄에는 5일간, 여름에는 3일간, 가을에는 7일간, 겨울에는 10일간 볕에 말려서 향부자만 취한 다음 작말(作末)하고, 앞서 침약했던 침수로 풀을 쑤어 오자대(梧子大)의 환을 지어 잠자리에 들 때 80환을 삼킨다. 그러나 볕에 말리는 기간은 상황에 따라 다를 수 있고, 복용하는 양도 경우에 따라 적절하게 조절해야 한다.

 처방구성 처방구성을 보면 향부자가 군약이며 당귀, 봉출, 목단피, 애엽, 오약, 천궁, 현호색, 삼릉, 시호, 홍화, 오매 등 11가지 약재를 향부자와 함께 침(浸)하여, 그 침한 약과 침액(浸液)으로 환을 만들어 복용한다.

향부자는 장관 평활근의 경련을 억제하여 소화·흡수를 촉진하며, 자궁 평활근을 이완시키고 수축력을 감소시켜 긴장을 완화시키는 자궁억제작용이 있다. 또 에스트로겐 유사작용과 진통작용이 실험결과 밝혀졌고, 신경성 식욕부진, 신경성 위무력증에 작용하여 소화·흡수를 촉진하므로 복부팽만감을 개선하는 것도 증명되었다. 이외에도 향부자에 함유된 정유성분은 중추신경 억제작용이 있어 정신을 안정시키고, 최면작용, 해열작용, 진통작용, 항염증작용, 혈압강하작용, 강심작용, 항균작용을 한다.

법제하는 약재의 약성을 살펴보면 당귀는 항혈전작용(抗血栓作用)을 하여 혈액순환을 원활하게 한다. 봉출은 관상동맥의 혈액순환을 개선한다. 목단피는 말초혈관의 장력을 강화하고, 항혈전작용(抗血栓作用)을 하여 혈액순환을 촉진한다. 오약은 진통작용이 강하며 장의 연동운동(蠕動運動)을 촉진한다. 천궁은 관상동맥과 말초혈관을 확장하여 혈액순환을 촉진하며, 현호색은 진통작용이 강하다. 삼릉은 장관을 수축시키는 작용과 혈전형성을 억제하는 작용이 있다. 시호는 중추신경을 억제하여 정신을 안정시키며 담즙의 합성과

風寒暑濕燥火內傷勞霍亂嘔吐咳嗽積聚浮腫脹滿消渴黃疸瘧疾邪祟身形精氣神血夢聲音津液痰飮蟲小便大便頭面眼耳鼻口舌牙齒咽喉頸項背胸乳腹腰脇皮手足前陰後陰癰諸瘡 婦人 小兒

분비를 촉진한다. 홍화는 혈관확장작용이 있고, 오매는 수렴작용을 한다.

> **처방비교** 월경불순에 사용하는 **조경종옥탕**과 비교하면 두 처방 모두 자궁의 혈행장애로 인한 생리통과 생리불순에 사용한다. 조경종옥탕은 자궁조직의 자윤부족과 허랭을 겸한 생리불순, 생리통에 사용하며, 여드름에도 사용한다. 반면 칠제향부환은 자궁의 자윤부족과 허랭의 소인은 없고, 자궁조직의 긴장과 혈행장애로 인한 월경불순과 생리통에 적합하다.

생리통에 사용하는 **오적산**과 비교하면 오적산은 생리통뿐 아니라 생리 전에 발생하는 전신통(全身痛)에도 사용하며, 특히 하복부가 차면서 소화장애가 있는 사람에게 적합하다. 반면 칠제향부환은 하복허랭, 소화불량과 관계없이 자궁조직의 긴장과 소통장애로 인한 생리통에 사용한다.

경소(經少)에 사용하는 **팔물탕**과 비교하면 팔물탕은 전신이 허약하여 혈액량이 감소한 경우에 사용하는 반면, 칠제향부환은 전신허약보다는 자궁의 긴장과 소통장애로 인한 경소에 사용하며, 대부분 생리불순과 생리통을 겸하고 있는 경우가 많다.

➡ **활용사례**

1-1. **월경불순(月經不順), 경지(經遲), 상기(上氣), 알레르기성 피부염(皮膚炎), 수족랭(手足冷)** 여 45세 소음인 155cm 55kg
1-2. **월경기간 연장** 여 28세 태음성소양인
2-1. **월경통(月經痛), 잔뇨감(殘尿感), 대변난(大便難)** 여 34세 소양성소음인 160cm 55kg
2-2. **월경통(月經痛), 견통(肩痛), 수족랭(手足冷), 피부고조(皮膚枯燥)** 여 38세 소음인 157cm 48kg
2-3. **월경통(月經痛), 면발적(面發赤)** 여 40세 소음인
2-4. **월경통(月經痛), 월경시 덩어리, 경소(經少)** 여 34세 소음인 153cm 42kg
2-5. **월경통(月經痛)** 여 24세 소음성태음인 165cm 50kg
2-6. **월경통(月經痛), 월경량 증가, 냉** 여 40대
2-7. **월경통(月經痛)** 여 22세 소음인
2-8. **월경통(月經痛), 견통(肩痛), 자궁근종(子宮筋腫)** 여 38세 태음인 157cm 51kg
3-1. **자궁낭종(子宮囊腫)** 여 33세
4-1. **흉비(胸痞), 다리 저림, 변비(便秘)** 여 57세 태음인
5-1. **변비(便秘), 치핵(痔核), 변혈(便血)** 여 43세 소음인
5-2. **변비(便秘), 치핵(痔核)** 남 29세 소양성소음인
5-3. **배변용이(排便容易), 컨디션 회복** 여 39세 소음인 166cm 52kg
6-1. **견통(肩痛), 담결림** 여 42세 소양인 155cm 39kg
6-2. **어깨 저림, 팔 저림** 여 40세 소음인
7-1. **식욕증진(食慾增進)** 여 38세 소양인
7-2. **피로(疲勞), 피부고조(皮膚枯燥), 식욕부진(食慾不振), 발뒷꿈치 균열** 여 38세 소음인
7-3. **족랭(足冷), 외한(畏寒), 피로(疲勞), 경지(經遲)** 여 36세 소음인
8-1. **실패례** 여 23세 소음성태음인

➡ **칠제향부환 합방 활용사례**

1-1. +온경탕 – **피로(疲勞), 생리통(生理痛)** 여 28세 158cm 52kg
2-1. +가미온담탕 – **소화불량(消化不良), 두통(頭痛), 변비(便秘), 생리통(生理痛)** 여 25세 태음인 163cm 54kg

1-1. **월경불순(月經不順), 경지(經遲), 상기(上氣), 알레르기성 피부염(皮膚炎), 수족랭(手足冷)**
다음은 조경남 선생의 경험이다.

● 문○○ 여 45세 소음인 장사 155cm 55kg 서울특별시 도봉구 쌍문동
① 월경량이 줄어들고 가끔 3달 정도씩 거른 적이 있다. 본인은 장사를 하며 스트레스에 시달려서 그렇다고 생각한다. ② 피부 알레르기가 있는데 건조한 곳에서 일을 하거나 날씨가 건조해지면 피부가 가렵다. 긁으면 손톱자국이 벌겋게 남는다. 또 머리에 딱지도 앉아있다. ③ 대변은 하루에 한 번씩 보는데 묽게 본다. ④ 기울(氣鬱)증상으로 오후만 되면 얼굴에 열이 달아오르고, 잘 놀라며 신경질이 많다. ⑤ 추위와 더위를 심하게 타고 손발과 하복(下腹)이 매우

차다. ⑥ 식사량이 적고 소화가 잘 안 되며 병원에서 위하수(胃下垂) 진단을 받았다. ⑦ 여름에 땀은 많이 흘리는데 물은 적게 마신다.

월경불순을 목표로 칠제향부환 1통을 주면서 40알씩 매일 취침 전에 복용하도록 했다.

이 약을 1달간 복용하니,

1. 월경불순이 완전히 좋아졌다.
2. 월경량도 늘어나고 월경을 건너뛰는 것이 없어졌다.
3. 또 손발이 찬 것도 좋아진 것 같다고 말했고,
4. 알레르기성 가려움이 70% 정도 호전되었다고 한다.
5. 또 오후만 되면 얼굴이 달아오르는 것도 없어졌고 머리에 딱지가 있었던 것도 없어졌다고 한다.

1-2. 월경기간 연장

다음은 조경남 선생의 경험이다.

● 박 ○ ○ 여 28세 태음성소양인 직장인 서울특별시 송파구

① 월경기간이 4일 밖에 되지 않으며 짧다. ② 월경주기는 정상이지만 4일 정도 하고 빨라지는 경향이 있다.
③ 월경량은 많고 월경통은 없다. ④ 추위와 더위는 안 탄다. ⑤ 시원한 음식을 좋아하고 물을 많이 마신다.
⑥ 식욕은 좋고 아침은 생략하며 1공기 정도로 먹는다. ⑦ 소화는 잘된다. ⑧ 잠은 충분하고 깊이 잔다.
⑨ 손발은 약간 차다. ⑩ 대변은 규칙적이다. ⑪ 온도 변화가 있을 때나 화장을 지울 때는 얼굴에 열이 달아오르는 증상이 있다.

월경기간이 짧은 사람을 대상으로 칠제향부환 1통을 취침 전에 40알씩 4주 복용하게 했다.

칠제향부환을 복용하고 월경이 4일에서 7일로 늘어났다.

2-1. 월경통(月經痛), 잔뇨감(殘尿感), 대변난(大便難)

다음은 조경남 선생의 경험이다.

● 김 ○ ○ 여 34세 소양성소음인 주부 160cm 55kg 경기도 양주군 회천읍 덕계리

① 월경통이 약간 있는데 허리가 아프다. ② 뒷목이 뻐근한 증세가 심하다. ③ 겸하여 우울, 신경질, 비관, 짜증, 매사가 귀찮음 등이 있다. ④ 얼굴로 열이 달아오르는 증상이 하루에 수차례 있다. ⑤ 월경주기는 부정확하고 늦어지는 경향이 있으며 건너 뛸 때도 있다. ⑥ 월경량은 2일은 많고 3일은 적다. 전체적으로는 많은 편이다.
⑦ 기억력 감퇴와 전신피로가 있고 아침에 잘 못 일어난다. ⑧ 더위와 추위는 약간 타는 편이다. ⑨ 땀이 없고 건조하며 물은 거의 안 마신다. ⑩ 식성은 좋으나 식사를 일정하지 않게 하며 하루에 2끼 정도 먹는다. ⑪ 소화는 잘되지만 가끔 느글거림과 헛구역이 있다. ⑫ 잠은 항상 부족하고 잠을 잘 못 이루고 옅은 잠을 잔다. ⑬ 손발은 따뜻하고 아랫배가 약간 차다. ⑭ 대변은 일정하게 하루에 1번 보고 변보기가 약간 힘들다. ⑮ 소변은 가끔 보고 시원하지 않다.

월경주기 부정확과 월경통(月經痛), 기울(氣鬱)의 증세를 감안하여 칠제향부환을 매일 취침 전에 40알씩 복용하라며 1달분으로 1통을 주었다.

3주 정도 복용한 뒤 경과를 물어 보니, 월경통이 있을 때는 허리가 많이 아팠는데 이번에는 월경통을 거의 못 느끼고 지나갔다고 한다. 게다가 대변을 힘들게 보았는데 변이 시원하게 나오니 기분이 좋고, 소변을 보고 나서도 시원하지 않았었는데 그것도 없어졌다고 한다. 단지 칠제향부환을 먹는 날과 먹지 않는 날의 변보는 것이 다르다고 한다. 먹지 않을 때는 변보기가 힘들고 먹는 날에는 쉽다는 것이다.

2-2. 월경통(月經痛), 견통(肩痛), 수족랭(手足冷), 피부고조(皮膚枯燥)

● 장 ○ ○ 여 38세 소음인 주부 157cm 48kg 경기도 군포시 산본동

① 평소에 손발이 차다. ② 항상 좌측 어깨가 무겁고 뻐근하다. ③ 월경통이 심한데 월경 시작하기 전 2~3일부터 허리가 끊어질 듯이 아프다. ④ 건망증이 있고 전신피로가 있다. ⑤ 꿈을 자주 꾸며 잠귀가 밝다.

월경통을 목표로 하여 칠제향부환을 1일 1회 자기 전에 40알씩 복용하도록 하고 1개월 분량인 1통을 투약했다.

1개월 복용 후에 이번 월경할 때는 많이 아프던 허리의 통증을 거의 못 느끼고 지나갔고, 전에 견통(肩痛)으로 침을 맞아도 그때뿐이던 것이 약을 복용하면서 거짓말처럼 없어졌다. 그리고 손발이 차던 것이 따뜻해졌다고 한다. 잘 때 저리던 것이 이제는 저리지 않고 또 본인이 느끼기에 피부가 부드러워졌다고 한다.

風寒暑濕燥火 內傷虛勞 霍亂 嘔吐 咳嗽 積聚 浮腫 脹滿 消渴 黃疸 瘧疾 邪祟 身形 精氣神血夢 聲音 津液 痰飮 蟲 小便 大便 頭面眼耳鼻口舌牙齒咽喉 頸項背胸乳腹腰脇皮手足前陰後陰 癰疽 諸瘡

婦人

小兒

2-3. 월경통(月經痛), 면발적(面發赤)

다음은 조경남 선생의 경험이다.

● 송 ○ ○ 여 40세 소음인 주부 서울특별시 노원구 중계동

① 월경통이 출산 때처럼 쥐어짜듯 극심하며 1~2분 정도 반복 지속된다.　② 월경은 처음 2일은 많고 7~10일 정도는 적다. 1회 월경량은 적은 편이다.　③ 20년 전부터 알레르기성 비염이 지속되어 왔다.　④ 전신에 기운이 없고 피로하다.　⑤ 피로할 때는 편두통(偏頭痛)이 심하다.　⑥ 추위를 심하게 탄다. 더위는 약간 탄다.　⑦ 땀은 없는 편이다. 물을 거의 안 마신다.　⑧ 식사량은 보통이고 소화력도 보통이지만 잘 체한다.　⑨ 속쓰림이 약간 있다.
⑩ 잠은 7시간 정도 자고 가끔 못 잔다. 잠들기 어렵고 옅은 잠을 자고 깨면 잠이 오지 않는다.　⑪ 손발은 따뜻하지만 하복(下腹)은 매우 차다.　⑫ 대변은 매일 1~2회이고 잘 나온다. 소변은 매우 자주 본다.

월경통이 심하다고 하여 칠제향부환 1개월 분량을 주었다. 그간 월경통에 칠제향부환으로 탁효를 본 경험이 있고 이분이 허랭(虛冷)한 것으로 보아 적절할 것이라 생각되었다.

월경을 시작하기 5일 전부터 복용했는데,

1. 그렇게 심하던 월경통이 완전히 소실되었고

2. 월경을 하면서 얼굴에 발적이 생겨서 화장으로 커버를 해야 외출을 할 정도였으나 이번에는 아무런 발적(發赤)이 생기지 않았다.

2-4. 월경통(月經痛), 월경시 덩어리, 경소(經少)

다음은 최미선 선생의 경험이다.

● 김 ○ ○ 여 34세 소음인 153cm 42kg 서울특별시 송파구 잠실동

얼굴빛이 검고 원만한 성격이지만 집착이 강한 소음인으로 추정되는 미혼 여성이다. 필자의 어린 시절 친구로 평소에 월경통이 심한 편이다. 월경을 시작했다고 전화가 왔다. 아직은 월경통이 시작되지 않았지만 걱정이라고 했다. 그래서 가지고 있던 칠제향부환을 복용시켰다.

① 10년 전부터 월경통이 월경 시작한 첫날인 1일만 심하다. ㉠ 월경통이 시작되면 허리를 못 펼 정도로 하복부(下腹部)에 통증이 심하다. ㉡ 월경 첫째 날이 시작된 후 반나절 지난 후부터 다음날까지 심하다.　② 월경시 검은 덩어리가 툭툭 떨어진다.　③ 월경량이 적은 편이며 3일 정도 한다.　④ 좌하복(左下腹)에 압통이 있다.　⑤ 평소에 추위를 많이 탄다.　⑥ 평소 소화기가 약해서 잘 체한다. 과식하거나 스트레스를 받으면 오심(惡心)과 구토(嘔吐) 증상이 있다.　⑦ 몸이 건조한 편이다. 특히 겨울에 심하다. 입술도 잘 트고 손바닥도 거칠고 발뒤꿈치도 갈라진다.
⑧ 변비 경향이 있다.

오후부터 월경을 시작했다고 하며 평소처럼 월경통이 반나절 후 나타나는 것을 감안하여 월경통이 나타나기 전인 월경 첫째 날 저녁 9시에 칠제향부환 40알을 저녁 9시에 복용시켰다.

1. 전 같았으면 월경통이 심하여 자는 도중 통증으로 잠을 깨는 경우가 있었는데 칠제향부환을 먹고 잔 탓인지 월경통이 있긴 하나 전처럼 심하진 않고 많이 완화되어서 잠도 잘 수 있을 정도였다고 한다.

2. 그런데 다음날 아침 일어나니 전과 다르게 속이 좀 메슥거렸다.

평소엔 월경통이 격심하여 자다가도 통증으로 일어나야 하는데 월경통이 칠제향부환 단 1회의 복용으로 격감하여서 잠을 잘 잘 수 있을 정도인 것을 보면 칠제향부환이 효과가 있다고 보았다. 속 메슥거림은 약량이 과다하여 발생한 것으로 보고 다음날 아침에는 빈속에 30알을 복용시켰다.

1. 점심때쯤 전화가 왔다. 입술이 타고 갈증이 난다는 것이었다. 그래서 약의 조(燥)한 성질로 인한 일시적인 것이니 걱정하지 말라고 이른 뒤 갈증이 나면 물을 마시라고 했다.

2. 칠제향부환은 잠자기 전 술과 함께 복용하며 복용량도 80환씩 복용하는 것이지만 실제로 사용하다 보면 80환은 약량이 과다하여 통상 40환씩 복용하고 있으나, 지금은 월경중이고 늘 월경통으로 고생을 심하게 하고 있어서 자기 전 1일 1회 복용하는 것을 아침에도 복용시켰던 것이다.

입술이 타고 갈증이 나는 것 역시 일시적이기는 하나 칠제향부환의 약성으로 인한 것으로 판단되어서, 이번에는 약량이 과다해서 나타나는 증상을 줄이고자, 점심을 먹은 뒤 20알을 복용하도록 했다.

그날 저녁에 확인해 보니

1. 입술이 타고 갈증이 나는 것은 덜하고,

2. 월경일은 3일으로 전과 같으나 1회 월경량이 많아졌다고 한다.

2. 동시에 평소처럼 덩어리진 것이 안 나오고 색깔도 맑아졌다고 한다.

3. 그러나 기운이 없고 몸이 가라앉았다고 한다.

4. 등 부위에 붉은 발진이 오돌토돌하게 났다가 다음날 아침에 사라졌다.

3-1. 자궁낭종(子宮囊腫)
다음은 송상열 선생의 경험이다.

● 박 ○ ○ 여 33세 서울특별시 노원구 상계동
다소 마른 체형의 예민한 성격이며 소음성소양인으로 판단되는 여성으로, 출판사에서 근무하고 있다.
① 자궁 물혹이 직경 6cm가 넘는다. 산부인과 의사로부터 수술을 권유받았다. ② 격월로 월경통이 심하고 월경량도 많다. ③ 체하는 경우가 종종 있으며 심하지는 않으나 변비도 있다. ④ 몸은 따뜻하나 손발은 찬 편이다.
스트레스는 정지(情志)의 울결(鬱結)로 인한 기체(氣滯)에 해당하는 것으로 간(肝)의 소설(疏泄)기능을 원활히 하고 기기(氣機)를 통창(通暢)시키는 소간해울(疏肝解鬱)의 치법이 필요할 것으로 보였다.
그래서 ≪동의보감≫에 나온 처방대로 칠제향부환 2달치를 투약했다. 단 ≪동의보감≫에서는 하루 80환을 잠자기 전에 먹으라고 했으나 아침, 저녁으로 50환씩 하루 100환을 복용하도록 했다.
약을 복용한 후부터는
1. 급한 업무가 있어도 마음이 느긋해지는 기분을 느꼈다고 한다.
2. 월경통이 훨씬 줄었을 뿐 아니라 월경기간도 5~6일에서 3~4일로 줄었으며 월경량도 줄었다.
3. 색깔도 예전보다 선명하며 덩어리지는 것도 없어졌다고 한다.
4. 산부인과에서 검사해 본 결과 물혹이 5.5cm로 줄었으며 현재 3달째 계속 복용하고 있는 중이다.

4-1. 흉비(胸痞), 다리 저림, 변비(便秘)
다음은 이윤호 선생의 경험이다.

● 문 ○ ○ 여 57세 태음인 주부 경기도 고양시 토당동
① 가슴이 답답하고 겉으로 열이 떠서 기도원에서 철야 기도할 때마다 고생을 한다. ② 변비가 있어서 2일에 한번 정도 변을 본다. ③ 다리가 약간씩 저린 증상이 있다. ④ 예전에 돈을 떼이고부터 신경을 쓰면 잠을 잘 못 잔다. ⑤ 평소 건강한 편이며 다른 특징은 없다.
흉비(胸痞), 다리 저림을 목표로 칠제향부환을 자기 전에 40알씩 1달간 복용하도록 했다.
경과를 확인해 보니, 1주일 정도 복용한 후부터 가슴이 답답한 증세가 현저하게 줄어드는 것 같다고 한다. 이번 철야 기도를 하면서 번심감(煩心感)이 없어졌다고 한다. 변비도 많이 개선되어서 하루에 한 번 정상적으로 변을 보고 다리가 저린 것도 많이 좋아졌다.
칠제향부환이 여성의 제증상인 월경(月經), 면종(面腫), 변비(便秘), 번심(煩心) 등에 다양한 효과가 알려져 있긴 한데, 실제로 만드는 과정이 복잡하고 오래 걸려서 요즘에는 많이 이용되지 않으나 이번 기회를 통해서 좋은 효과가 있음을 다시 한 번 확인할 수 있었다.

5-1. 변비(便秘), 치핵(痔核), 변혈(便血)
다음은 조경남 선생의 경험이다.

● 장 ○ ○ 여 43세 소음인 주부 서울특별시 관악구 봉천동 우성아파트
보통 체격에 약해 보이지는 않지만 성격은 소음인이고 소양인 성격도 약간 있다.
본인은 고생을 많이 해서 몸이 많이 나빠졌다고 한다.
① 아직 폐경기가 아닌데 10개월 전부터 월경을 하지 않는다. ② 변비는 고질적으로 오래되었다. ③ 치핵(痔核)이 있어 변을 보면서 하혈(下血)을 한다. 증상이 심하지만 변비만 없어지면 좋아지기 때문에 별다른 조치를 하지 않았다. ④ 앉았다가 일어날 때 요통이 심하고 10년 정도 되었다. ⑤ 가슴 뜀, 가슴 답답함, 잘 놀람, 불안, 초조, 우울, 짜증 등이 있다. ⑥ 취침시 호흡곤란, 숨참 등이 있다. ⑦ 월경은 전에 20~22일 간격이었고 빨라지는 경향이 있다. ⑧ 월경색은 검붉고 찌꺼기가 있다. ⑨ 월경통은 없다. ⑩ 추위와 더위를 심하게 타고, 땀은 없고 물은 거의 안 마신다. ⑪ 식욕은 좋고 식사량은 보통이나 자주 체한다. ⑫ 가스가 차고 하품이 나온다. ⑬ 손발은 따뜻하고 아랫배는 매우 차다. ⑭ 대변은 불규칙하고 된 편이고 가늘다. 변을 본 후에 시원하지 않다. ⑮ 소변빈도는 매우 적고 시원하지 않다.
무월경(無月經), 변비(便秘), 치핵(痔核)을 목표로 칠제향부환 1개월 분량을 투약했다.
경과를 확인하니, 칠제향부환을 약 3주 정도 먹고 심하던 변비가 없어지고, 치핵도 없어져 이제 변혈(便血)이 없다고 한다. 전에 변비를 치료하기 위해서 대황만 달여 먹었을 때에는 그날만 효과가 있었는데, 칠제향부환을 먹고는 설사 경향이 아닌 변을 쉽게 볼 수 있게 되었다. 이 약을 환자에게 투약한 목적은 변비보다는 무월경에 더 초점을 맞추었었다. 아직 월경불순에는 이렇다 할 경과가 없지만 계속해서 투약을 하고 있으므로 좋은 결과를 기대한다.

5-2. 변비(便秘), 치핵(痔核)

다음은 조경남 선생의 경험이다.

● 조 ○ ○ 남 29세 소양성소음인 대학생 경기도 양주군 회천읍 덕계리 신우아파트

마른 편이고 강단 있어 보이며 얼굴이 약간 검은 빛을 띠며 활동적인 소양성소음인이다.

① 전신이 피로하며 아침에 잘못 일어난다. ② 변비가 있다. ③ 10여 년 전인 고등학교 때 치핵이 처음 발생하였는데 이후부터 몸이 피곤하면 재발하곤 한다. ④ 이 학생은 재활치료를 전공했으므로 온랭교차 좌욕을 통하여 치핵과 변혈을 그때그때 넘기곤 했다. ⑤ 추위를 타는 편이고 더위는 타지 않는다. ⑥ 물을 적게 마시고 식욕은 별로 없다. 식사량은 밥 1공기 정도면 적당하다. ⑦ 소화는 잘 되었었는데 요즘은 신경을 많이 써서 헛배가 부르고 헛구역이 자주 발생한다. ⑧ 잠은 잘 자고 충분하며 깊이 잔다. ⑨ 가슴이 답답한 증상이 있다.

변비와 치핵을 목표로 칠제향부환 1개월 분량을 투약했다.

경과를 확인하니, 처음에는 변을 볼 때 변의 마지막에 혈이 묻어 나왔었는데 그 정도가 점점 심해지더니 변을 볼 때 아프지는 않았지만 급기야 통증까지 있을 정도로 진행되었다. 전에 했었던 온랭교차 좌욕을 했으나 2일 정도만 했고 바빠서 하지 못했다. 그런데 어느 날 갑자기 변볼 때 통증이 사라졌고 변혈도 차츰 줄어들어 이제는 모두 없어졌고, 이 사람의 경우 치핵이 외치핵이었는데 나왔던 것이 없어졌다. 변비도 없어져 이제는 하루에 두 번을 볼 때도 있다.

5-3. 배변용이(排便容易), 컨디션 회복

다음은 조경남 선생의 경험이다.

● 한 ○ ○ 여 39세 소음인 166cm 52kg 경기도 양주군 회천읍 덕정리 주공아파트

키가 크고 날씬한 교회 사모님으로 젊어서는 많이 약했다고 한다.

① 현기증이 15년 정도 되었고 월경 전후로 어지럽다. ② 4개월 전부터 위쪽 눈꺼풀에 경련이 있다. ③ 추위를 심하게 탄다. ④ 월경주기는 정상이고 총 3일 중에 1일은 많고 2일은 적다. ⑤ 소화는 잘되고 잠도 잘 잔다. ⑥ 대변은 1일 1회 보는데 된 편이다. ⑦ 식욕도 좋고 식사량도 보통 이상이다.

변비와 월경부조(月經不調)를 목표로 칠제향부환을 4주간 매일 40알씩 복용하도록 했다.

경과를 확인하니, 복용 후에 된 편이던 변이 쉽게 나오고 몸이 가벼워지고 컨디션이 좋아졌다고 한다.

6-1. 견통(肩痛), 담결림

다음은 조경남 선생의 경험이다.

● 김 ○ ○ 여 42세 소양인 주부 155cm 39kg 경기도 양주군 회천읍 옥정리

야윈 편이고 활동적이며 말이 빠른 소양인 주부이다.

① 허리를 중심으로 월경통이 매우 심하다. ② 조금만 육체적인 일을 해도 쉽게 견관절(肩關節)과 견갑골(肩胛骨) 부위가 말로 표현할 수 없을 정도로 결린다. ③ 조금만 힘든 일을 해도 담이 쉽게 결린다. ④ 월경주기는 정상적이지만 늦어지는 경향이 있다. ⑤ 월경량은 총 4일 중에 1일은 많고 3일은 적다. 전체적인 양은 적은 편이다. ⑥ 소화는 잘되지만 식욕은 별로 없고 1공기 이하로 먹는다. ⑦ 잠을 잘 못 이룬다. 옅은 잠을 자고 잘 깨며 일단 깨면 잘 못 잔다. ⑧ 추위와 더위를 심하게 탄다. 추위는 출산 후부터 타는 것으로 기억한다. ⑨ 땀이 얼굴과 손발 몸 전체에 아주 많다. ⑩ 물을 많이 마신다. ⑪ 손발이 매우 차고 대변은 규칙적으로 1일 1회이다. ⑫ 소변은 자주 본다.

어깨 결림과 잦은 담을 호소하는 소양인 주부에게 칠제향부환 일주일 분량을 투약했다. 매일 잠들기 전에 40환씩 복용했다.

1주일 후에 다시 만났는데, 묻지도 않았는데 어쩌면 그런 좋은 약이 있느냐며 열두 번 절을 한다. 이제껏 이런 증상으로 양약을 먹어도 낫지 않았고 다른 여러 방법으로 치료를 했으나 별 차도가 없었는데, 이 약을 먹고 나서는 말로 표현할 수 없었던 견비통(肩臂痛)이 말끔히 없어졌다고 한다. 조금만 힘들게 일을 해도 담이 결렸는데 요즘은 그렇지 않아 이번 김장은 아주 즐겁게 했다고 한다. 그리고 아직 월경을 하지 않아서 약을 계속 복용하도록 권유했는데 월경통도 없어질 것으로 예상된다.

6-2. 어깨 저림, 팔 저림

다음은 정정원 선생의 경험이다.

● ○ ○ ○ 여 40세 소음인

① 어깨와 팔이 저리고 온몸이 쑤시고 아프다. ② 평소에 손발이 매우 차다. 날씨가 추워지는 가을로 접어들면 더욱 심해진다. 추운 곳에서 장시간 활동을 하게 되면 밤에 가족들로부터 30분 이상 손발 마사지를 받아야 할 정도로 수족

랭(手足冷)이 심한 반면, 월경 상태는 별다른 문제가 없다고 한다.   ③ 이분은 교회 사모로서 거의 매일 피아노 반주를 장시간 동안 많이 한다.

사실 처음에는 앞과 같은 증상을 모르고 월경통, 월경불순, 기울(氣鬱)에 효과가 있는 칠제향부환을 가까운 친지에게 한 봉지씩(200그램) 복용하여 보라고 주었다. 위의 여성도 그 중에 한 사람으로 하루 3회, 1회 20알씩 한 달 정도 복용하고 어깨, 팔 저리는 증상이 현저히 나아졌다고 한다. 약을 다 먹고 복용을 중단한 후에 그전 증상이 다시 나타난다고 하는데 그 약이 없어 주지 못하고 있다.

7-1. 식욕증진(食慾增進)
다음은 조경남 선생의 경험이다.

● 김 ○ ○ 여 38세 소양인 주부 경기도 양주군 주내면 고읍리 푸른솔아파트

키가 작고 활동적이며 말이 빠른 소양인 주부이다.
① 2년 전 아파트 1층으로 이사를 오면서 추위를 탄다.   ② 손발은 따뜻하고 윗배와 아랫배는 약간 차다.   ③ 대변은 규칙적으로 1일 1회이고 요즘은 가늘게 나온다.   ④ 짜증과 건망증이 있다.   ⑤ 월경은 약간 적은 편이고 5일중 2일은 많고 3일은 적다.   ⑥ 월경통이 약간 있다.   ⑦ 식욕은 좋고 소화도 잘된다.   ⑧ 가끔 헛배부름이 있고 방귀를 자주 뀌는 편이다.   ⑨ 잠은 충분하고 깊이 자지만 잠귀가 밝다.

월경통을 목표로 칠제향부환을 하루에 40알씩 복용하도록 했다.

경과를 확인해 보니, 현재 식욕이 너무 좋아져서 약 복용을 중단한 상태이다. 체중이 2kg나 증가하여 더 이상 먹으면 돼지가 될 것 같아서 먹으면 안 되겠다고 생각했다고 한다. 이분은 월경 10일 전부터 식욕이 좋아지다가 월경을 시작하는 당일부터는 식욕이 없어지는데, 이번에는 월경 10일전부터 훨씬 식욕이 좋았고 월경 당일이 되었어도 식욕이 없어지지 않고 계속 좋아서 체중이 늘었다고 호소한다. 약이 소화도 잘되고, 몸도 가벼워진 듯하지만 체중 때문에 먹으면 안 된다고 했다. 특이하게도 월경통은 본래 심하지 않았으나 이번에도 약간 있었고 평소와 달리 덩어리가 조금 나왔다고 한다.

7-2. 피로(疲勞), 피부고조(皮膚枯燥), 식욕부진(食慾不振), 발뒷꿈치 균열
다음은 조경남 선생의 경험이다.

● 유 ○ ○ 여 38세 소음인 경리직 서울특별시 노원구 상계동

이 분은 스트레스를 많이 받는 사람이다.
① 늦게까지 일을 해서 몹시 피곤함을 느낀다.   ② 피부가 거칠고 발뒤꿈치가 거칠고 갈라진다.   ③ 식욕이 별로 없어 1공기 이하로 먹고 소화는 잘 안 된다.   ④ 잠이 부족하지만 깊이 자고, 걱정이 많으면 꿈을 많이 꾼다.   ⑤ 가슴 뜀, 가슴 답답함, 열 달아오름 증상이 약간 있다.   ⑥ 잘 놀라고 불안, 초조감도 있다.

피로와 피부고조(皮膚枯燥)를 목표로 칠제향부환을 매일 취침 전에 40알씩 2주일간 복용하도록 했다.

2주일 후에 확인하니, 얼굴에 윤기가 있다는 것이 확연히 보이고, 발뒤꿈치가 거칠고 갈라지는 것도 많이 좋아지고 발바닥에 혈색이 없었는데 좋아졌으며, 몸이 따뜻해지고 몸이 가벼워짐을 느끼며 조금만 움직여도 열이 난다고 한다. 식욕이 좋아지고 변이 잘 나온다고 한다.

7-3. 족랭(足冷), 외한(畏寒), 피로(疲勞), 경지(經遲)
다음은 조경남 선생의 경험이다.

● 정 ○ ○ 여 36세 소음인 산부인과 간호사 서울특별시 노원구 상계동

① 2년 전 유산한 뒤부터 여름에도 양말을 신고 잘 정도로 발이 시리다.   ② 전신피로가 있다.   ③ 추위를 심하게 탄다. 더위는 타지 않는다.   ④ 잠이 부족하고 잠들기 어렵고 얕은 잠을 잔다. 꿈은 자주 꾸며 대부분 기억이 난다.   ⑤ 3회 유산을 했는데, 한 번은 임신을 모르고 약을 복용해서 했고 한 번은 놀라서 유산을 했으며, 한 번은 자연유산이 되었다.   ⑥ 월경은 부정확하고 빨라지는 경향이 있다. 월경양은 약간 적다. 월경통은 처녀 때는 있었으나 현재는 거의 없다.

추위를 많이 타고 발이 시려서 양말을 신고 자야하는 사람을 대상으로 칠제향부환을 1일 40환씩 1개월간 투약했다.

결과를 확인해 보니, 여름에도 양말을 신어야 잠을 잘 수 있었는데 이 약을 복용하면서 양말을 신지 않아도 잠을 잘 수 있다. 그리고 요즘처럼 추운 날씨에는 반드시 외투 안에 긴 옷을 입어야 했는데 약을 복용한 후부터는 외투 안에 반팔 티셔츠를 입어도 괜찮다고 한다. 그리고 피곤을 느끼는 정도가 나아졌고 월경량이 적은 편이었는데 이번에는 좀 많다는 느낌을 받아서 이상하게 생각했다고 한다.

8-1. 실패례

다음은 조경남 선생의 경험이다.

● 류 ○ ○ 여 23세 소음성태음인 대학생 서울특별시 노원구 상계동

얼굴이 하얗고 목소리가 작고 가는 대학생으로 평소 몸이 약하여 공부하는 것도 힘들 때가 있다.

① 스트레스를 받으면 월경이 매우 불규칙해져서 그냥 거르고 넘어가기도 한다. 월경주기는 40일 정도이고 늦어지는 경향이 있고 총 6일 중에 2일은 많고 3일은 적다.   ② 손발이 차다.   ③ 견갑(肩胛) 부위에 담(痰)이 있는 듯 자주 아프다.   ④ 스트레스에 매우 약하고 피로를 잘 느끼며 멀미가 심하다.   ⑤ 소화력은 보통이라고 생각하지만 가끔 체한다.   ⑥ 추위를 심하게 탄다.   ⑦ 잠은 옅은 잠을 잔다.   ⑧ 손발은 차지만 배는 따뜻하다.   ⑨ 대변은 불규칙적이다.

월경불순을 목표로 칠제향부환을 투약했다.

경과를 확인하니, 복용 후에 손발이 매우 차가워졌는데 특히 발이 너무 차서 잠을 못 잘 정도였다. 평상시보다 피곤함을 잘 느끼게 되어 조금만 외출을 해도 많이 힘들어지게 되었다.

현재는 약을 중단한 상태인데, 약 복용을 중단하니 이러한 증상들이 사라졌고 칠제향부환을 복용하기 전 상태로 되돌아 왔다.

현재까지 칠제향부환의 부작용 사례를 모으는 작업을 하고 있으나 치료된 사람에 비해서 부작용이 확실하게 나타난 사람의 정보를 알아보는 것은 쉽지 않은 일이다. 물론 기울(氣鬱)의 증상이 없는 것도 아니고 거기다 월경불순(月經不順)이 있었으나 이 사람의 경우는 기허(氣虛) 증상이 너무도 뚜렷한 경우이다. 이 학생의 경우는 향부자의 강력한 하기(下氣)에 따른 에너지 소모가 기허(氣虛)를 더욱 악화시켜 기탈(氣脫)을 초래하게 신랭(身冷)과 피로를 유발한 것이라고 생각된다.

부작용 사례

칠제향부환의 부작용 사례를 간단히 적어본다.

① 기허가 심한 사람 : 상태가 악화될 가능성이 있다.

② 젊은 양인 : 에너지 속도가 빠른 양인에게 순환을 빠르게 촉진하는 결과를 낳게 될 가능성이 있다.

③ 정상적인 사람도 칠제향부환을 먹으면 월경이 빨라지거나 월경량이 증가하게 된다.

칠제향부환이 자궁 부위의 혈행을 개선한다는 것은 확실하지만 월경기간이 아닌데 하혈을 하는 것은 신체상태에 문제가 있다고 생각된다.

下統154 통경탕 | 751

下統154 寶 통경탕 通經湯

當歸 川芎 白芍藥 生乾地黃 大黃 官桂 厚朴 枳殼 枳實 黃芩 蘇木 紅花 各七分　薑三片 棗二枚
梅一枚

治 月閉
[活套鍼線] 血閉(婦人月經)
[適 應 症] 월경중단, 월경불순, 변비, 신중

처방설명　통경탕은 혈폐(血閉)에 사용하는 처방이며, 혈울(血鬱)을 겸한 변비에도 사용한다. 혈폐(血閉)는 달리 경폐(經閉), 월사불래(月事不來), 월폐(月閉)라고도 부르며 월경이 있어야 할 시기에 월경이 없는 것으로 생리적인 경폐, 즉 성발육기 전, 임신중, 수유기, 폐경 이후의 경폐 외에 18세가 지나서도 월경이 없거나 월경을 하던 여성이 6달 이상 월경이 없는 것을 의미한다.

혈폐(血閉)가 발생하는 기전은 다양하다. 첫째, 도담탕증처럼 자궁 주위 조직에 습담(濕痰)이 적체되어 혈액소통에 장애가 발생하여 월경이 나오지 않을 수 있다. 이런 유형은 살이 찐 비만인에게 많이 볼 수 있다. 둘째, 산후폐(産後閉)에 사용하는 십전대보탕의 경우처럼 출산으로 인해 체력소모가 과다하여 월경이 나오지 않을 수 있다. 요즘에는 이런 유형이 많지 않지만 허약(虛弱)이 심하거나 수술, 사고, 만성질환으로 몸이 약해졌을 때는 나타날 수 있다. 셋째, 혈고(血枯)에 사용하는 보중익기탕의 경우처럼 신체 전반적으로 기능이 극도로 저하되고 혈액을 만들 수 없을 정도로 체력이 저하되어 월경이 나오지 않을 때이다. 이 유형은 십전대보탕을 써야 할 유형보다 허약의 정도가 더 심화된 경우이며, 선천적인 허약이 겸해 있는 경우도 있지만 후천적으로 허약이 극심한 경우에도 발생한다.

넷째, 귀비탕과 가미귀비탕을 사용할 수 있는 경우처럼 기울(氣鬱)로 인해 호르몬 분비가 교란되고 자궁조직이 긴장되고 혈액소통이 원활하지 못하여 월경이 나오지 않을 수 있다. 사회가 지식산업화되고 전문화·정보화되면서 운동량이 줄어들고 신경을 많이 써야 하는 등 인체를 긴장시킬 수 있는 요인들이 많아지고 있어 이런 유형의 혈폐(血閉)는 증가할 소지가 있다. 이 유형의 혈폐를 호소하는 사람의 특징은 피부가 곱고 연약한 음인(陰人)인 경우가 많다는 것이다. 다섯째, 대영전이나 정원음을 써야 하는 경우처럼 혈액을 만드는 원료인 점액성 자양분(精血)이 부족하여 월경이 중단되는 경우이다. 이 유형은 소화력이 좋고 체열상태도 좋은 사람임에도 노력과다, 출산, 사고, 질병 등으로 월경이 중단되는 형태이다.

여섯째, 칠제향부환이나 사제향부환을 써야 하는 경우처럼 영양결핍이나 기울(氣鬱) 등으로 인해 자궁이 과도하게 긴장되거나 울체되어 월경이 나오지 않을 수 있다. 예전에는 충분히 영양분을 공급받지 못한 상황에서 급격한 기온차에 대응해야 했던 것이 인체를 긴장시키는 요인으로 작용했지만, 요즘에는 복잡한 사회생활에 대한 대응과정이 인체를 긴장시키는 요인으로 작용한다. 이렇게 외부요인에 의해 인체가 긴장되면 자궁조직도 긴장될 소지가 높다. 이 유형은 귀비탕을 써야 할 유형과 엇비슷하지만, 구분을 하자면 귀비탕을 써야 할 사람이 더 연약한 경우이고, 칠제향부환을 써야 할 경우는 조직의 긴장이 더 심한 상태이다.

일곱째, 자궁에 혈액이 울체되거나 장관(腸管)에 음식물이 과다하게 축적되어 자궁의 혈액소통이 원활하지 못한 경우인데, 이럴 때 통경탕을 사용한다. 즉 평소에는 월경(月經)이 잘 나왔는데 하복부의 울체(鬱滯)

婦人
小兒

가 심해져서 월경을 하지 못할 때 사용하는 것이다. 통경탕은 하복부의 울체를 보혈(補血)·활혈(活血)시켜 풀어주고, 자궁에 인접해 있는 소화기의 적체를 해소시켜 자궁의 울체를 풀어준다. 통경탕의 특징이 있다면, 위의 여섯 가지 요인으로 월경이 나오지 않는 경우는 중간 중간 월경이 나오는 때도 있고 나오지 않는 때도 있지만, 통경탕을 써야 할 경우는 월경불통이 장기간 지속된다는 것이다. 통경탕을 쓰기에 적합한 사람의 체력은 중(中) 또는 중(中)이상이고, 몸은 건실하고 소화력이 좋고, 약간의 변비(便秘) 경향이 있으면 더 적합하다.

처방구성 처방구성을 보면 사물탕에 소승기탕을 합방하고 육계, 지각, 황금, 소목, 홍화를 더했다. 당귀는 항혈전작용(抗血栓作用)을 하여 혈액순환을 원활하게 하고 철분결핍에 의한 빈혈에 좋은 효과를 나타낸다. 천궁은 관상동맥과 말초혈관을 확장하여 하지(下肢)와 심근(心筋)의 혈류량을 증가시키고, 항혈전작용(抗血栓作用)으로 혈액순환을 촉진한다. 백작약은 평활근의 경련을 억제하고, 중추신경 흥분을 억제하여 진통, 진경, 진정작용을 한다. 생건지황은 충분한 전해질을 인체에 공급함으로써 묽은 혈액을 진하게 만들어 주어 혈허(血虛)를 개선한다.

대황은 장(腸)의 연동운동(蠕動運動)을 항진시키고, 수분흡수를 저해하여 변비를 해소한다. 관계의 정유는 혈관을 확장하여 혈압을 저하시키고, 말초혈관의 혈류를 원활하게 함으로써 말초순환장애를 개선한다. 후박은 소화관의 경련을 완화시켜 연동운동을 조절한다. 지각은 혈액순환을 촉진하고 위장의 연동운동을 항진시켜 위내용물의 배출을 촉진함으로써 복부팽만감을 개선하고 변비를 완화시킨다. 지실은 장관 평활근의 이상수축을 억제한다. 황금은 교감신경 흥분을 완화시켜 신경안정작용을 하며, 혈관투과성 항진을 억제하고 소염작용이 강하여 혈관의 염증성 충혈(充血)과 울혈(鬱血)을 완화시킨다.

소목은 자궁수축작용과 혈소판 억제작용이 있고, 홍화는 자궁흥분작용과 혈관확장작용이 있다. 소목과 홍화는 공통적으로 활혈통경(活血通經), 소어지통(消瘀止痛)의 작용이 있어 부인과와 외과에 상용하는 약재이다. 다만 소목은 상대적으로 약성이 약간 양(凉)하고 홍화는 약간 온(溫)하다는 차이가 있다.

처방비교 혈폐(血閉)에 쓸 수 있는 처방은 다양하다. 몸이 허약해서 발생하는 생리불통(生理不通)에는 **십전대보탕**이나 **보중익기탕**을 쓸 수 있다. 보중익기탕은 허약하여 스스로 몸을 유지하기 힘들고 월경을 내보낼 여력이 없어서 혈폐(血閉)가 발생한 경우에 사용하며, 십전대보탕은 신체기능의 저하와 자양(滋養)의 결핍에 의해 혈폐가 발생했을 때 사용한다. 반면 통경탕은 자궁에 혈액이 울체되거나 장관(腸管)에 음식물이 과다하게 축적되어 자궁의 혈액소통이 원활하지 못한 경우에 발생하는 혈폐에 사용한다.

가미귀비탕과 비교하면 가미귀비탕은 울화, 스트레스, 신경과다에 의한 호르몬체계의 일시적 교란으로 난소 기능이 정상적이지 못하여 발생하는 심인성 혈폐(血閉)에 사용한다. 반면 통경탕은 하복부의 울체로 인한 혈폐에 사용하며, 변비의 경향이 있을 때 적합하고, 보다 건실한 사람에게 사용한다.

➜ **활용사례**

1-1. 경폐(經閉) 여 39세 태음인
1-2. 경폐(經閉), 신중(身重), 변비(便秘) 여 28세 소양인
1-3. 월경불순(月經不順) 여 34세 태음인
1-4. 월경중단(月經中斷) 여 45세 소양인
2-1. 인후통(咽喉痛) 여 44세
3-1. 슬통실패, 경폐실패, 상열감과 대변곤란에는 효과 여 54세 159cm 58.4kg

1-1. 경폐(經閉)

● 조 ○ ○ 여 39세 태음인 경기도 안양시 비산2동 삼익아파트

체격이 약간 큰 편이며, 키가 보통인 태음인으로 보이는 주부이다.

① 7~8개월 전부터 월경이 중단되었다. ② 2년 전부터 월경불순이 있었다. ③ 3~4일 전부터 앉았다 일어서면 무릎이 아프고 ④ 요통이 있으며 ⑤ 좌측 팔다리가 시리고 저리며 ⑥ 변비가 심하다. ⑦ 몸이 전반적으로 약간 찬 편이고 ⑧ 평소 더위를 많이 타며 선풍기, 에어컨을 좋아하며 ⑨ 식욕은 좋으며 단 음식을 싫어하고, 맵고 신 음식을 좋아한다. ⑩ 차거나 아니면 뜨거운 것을 좋아한다. ⑪ 헛배가 부르거나 가스가 잘 차고 ⑫ 몸이 무겁고 2~3년 전부터 자고 나면 아침에 붓는다. ⑬ 1~2달 전부터 잠을 잘못 자고 ⑭ 가슴이 두근거리고 불안 초조하다. ⑮ 가슴이 답답하고 걸을 때 숨이 차다. 뒷목이 간혹 아프다.

2년 전부터 월경불순이 있었으며 7~8개월 전부터 중단된 월경을 목표로 통경탕 2배량으로 10일분 20첩을 투약했다.

11일 뒤에 확인해 보니, 약을 복용한 후 7일간 유방통증이 아침저녁에 더하고 낮에는 없었으며 전에도 월경 전에는 가슴이 가끔 아팠다고 한다. 월경은 아직 없다고 한다. 월경은 아직 없으나 이전의 월경 전 증상인 유방통증을 월경의 징후로 볼 때, 효과가 있었다고 보고 역시 전과 같은 처방에 향부자 1.5돈을 더해서 다시 10일분 20첩을 투약했다.

11일 후에 다시 내방했을 때 확인해 보니, 중단되었던 월경이 6일간 아주 조금 나왔다고 한다. 지금은 월경이 끝났는데도 가슴이 아픈데 아침에 더 심하며, 슬통은 소실되었고 요통은 여전하며 좌측 팔다리가 시리고 저린 현상은 여전하다고 한다.

비록 월경량이 적기는 하지만 효과가 있다고 판단하고, 다시 전과 같은 처방으로 10일분 20첩을 투약했다.

14일 후에 이번 달에는 3일간 적은 양의 월경이 나왔으며, 등은 계속 아프고 요즘은 소대변이 별로 보고 싶지 않다고 한다. 그러나 한약을 복용할 때는 변을 잘 보았다고 한다. 다시 전과 같은 처방에 오약 2.5돈을 더해서 10일분 20첩을 투약했다.

1-2. 경폐(經閉), 신중(身重), 변비(便秘)

● 김 ○ ○ 여 28세 소양인 서울특별시 강서구 화곡동

한약을 먹고 애를 낳을 정도로 원래 난소가 약한 부인이다.

① 5~6년 전 결혼 후 유산한 후부터 월경불통(月經不通)이 생겼다. ② 5~6년 전부터 어깨에 주먹만한 결핵(結核)이 있으며 점차 커지고 누르면 뻐근하다. 우측이 더 심하며, 항시 무거운 느낌이 든다. ③ 2~3달에 한 번 정도 머리가 깨질 듯한 두통이 있다. ④ 몸이 무겁고 피로하다. ⑤ 발이 저리다. ⑥ 4일에 한 번 정도 대변을 본다. ⑦ 월경통은 없다. ⑧ 항상 긴장이 되고, 열이 달아오르는 증상이 하루에 1~2회 정도 있으며, 짜증이 잘 나며 기억력이 격감하였다. ⑨ 더위를 타는 편이고 단 음식을 좋아한다.

월경불통(月經不通)을 목표로 통경탕에 건강 2g, 대추 2g, 오매 1개를 더하여 10일분 20첩을 지어주었다.

11개월 후에 확인해 보니, 약을 복용한 뒤에 월경을 2~3일 간격으로 3차례 했고, 1제를 모두 복용한 후에는 모두 2회 월경을 했다. 어깨의 결핵은 약을 복용한 후에 좀 풀린 것 같았으나 여전하다고 했고, 신중(身重)은 경감되었다. 변비는 1~2일 1회 정도로 완화되었고, 냉이 발생하여 없던 분비물이 나왔다.

증상이 경감되었으므로 종전과 같은 처방으로 10일분 20첩을 지어주었다.

1-3. 월경불순(月經不順)

● 임 ○ ○ 여 34세 태음인 주부 경기도 안양시 비산동 선영빌라

키도 크고 체격도 좋은 태음인 주부이다.

① 월경불순(月經不順)과 월경중단(月經中斷)이 있어, 최근 3달 전부터 월경을 하지 않는다. ㉠ 초경 때부터 월경불순이어서 거의 제 날짜에 월경하는 적이 없으며 항상 10~15일 늦어진다. ㉡ 월경 전에는 여드름이 난다. 본인은 최근에 6kg 증가한 체중 때문에 월경이 없다고 생각하고 있다. ② 3년 전 결혼한 후부터 자고 일어나면 전신이 붓는다. ③ 전신피로가 있다. ④ 왼쪽 무릎에서 소리가 나고 뻐근하다. ⑤ 허리도 약간 아프다. ⑥ 더위를 약간 타고 식욕은 좋고 소화도 잘된다. ⑦ 우측 난소의 혹을 제거했다.

초경을 할 때부터 월경불순이 있어온 34세 태음인 여성의 월경불순과 월경중단을 목표로 통경탕 2배량으로 10일분 20첩을 지어주었다.

7개월 뒤인 10월 중순에 전화로 약을 부탁했을 때 지난번 증상을 물어 보니, 그 약을 복용한 뒤로 일주일 만에 월경을 시작했다고 한다. 그 이후로 월경을 계속했으나 최근에 체중조절을 위해 체중을 감량한 이후로 월경불순(月經不順)이 재발했다며 약을 더 지어달라고 한다.

통경탕을 복용한 이후 일주일 만에 월경을 시작했다는 것으로 보아 이 주부에게 통경탕이 월경불순을 개선하는 데 효

력이 있다고 판단되어 이번에도 통경탕 2배량으로 10일분 20첩을 지어주었다.

1-4. 월경중단(月經中斷)

다음은 송종석 선생의 경험을 채록한 것이다.

● 윤 ○ ○ 여 45세 소양인 주부 서울특별시 서대문구 연희동

10여 년 전 집안의 처형이 갑자기 월경이 중단되었다면서 걱정을 하고 있었다. 이제 폐경(閉經)이 된 것 같다고 하여 자세히 증상을 들어보니

① 지금까지는 잘 나오다가 2달 전부터 갑자기 월경이 중단된 상태이다. ② 그 외 월경이 중단될 만한 특별한 원인은 없다. ③ 신체는 건강한 편이다. ④ 병원에서도 특별한 원인을 모르겠다는 것이다. ⑤ 본인은 폐경으로 생각하고 있었다.

아직 나이가 45세라 폐경에 이르기는 이른 나이이고, 혹 그 나이에도 몸이 쇠약하면 폐경이 되는 수도 있으나 평소 몸도 그렇게 허약한 편이 아니라서 이는 허약으로 오는 폐경이나 월경중단이 아니라고 보았다.

신체가 건강하고 아직 폐경이 되기에는 5~6년은 더 남아 있을 나이이므로 필시 하복의 혈체(血滯)로 인해서 월경이 중단되었다고 보고 활혈(活血)·파어(破瘀)하는 통경탕과 귀출파징탕을 검토하다가 귀출파징탕의 향부자, 삼릉, 봉출을 제외하고는 약성이 겹치고 비슷한 점이 많은 것을 감안하여 통경탕 1.5배량에 귀출파징탕을 합방하는 의미에서 향부자 1돈, 삼릉 1돈, 봉출 1돈을 더하여 10일분 20첩을 지어주었다.

통경탕을 복용한 지 3일 정도가 지나자 2달간 중단되었던 월경이 나왔으며 그 뒤로는 폐경 때까지 월경중단이 한 번도 없었다.

下統155 寶 귀출파징탕 歸朮破癥湯

香附子醋炒 一錢五分 {三棱 蓬朮}並醋炒 赤芍藥 白芍藥 當歸尾 靑皮 各一錢 烏藥 七分 紅花 蘇木 官桂 各五分

治 經閉 腹中有積塊 痰痛
[用　　法] 入酒少許 煎服
[活套鍼線] 血瘕(婦人帶下)
[適 應 症] 경폐, 생리통, 자궁근종, 소파수술 후 복통, 복통, 복창, 전신랭

처방설명 　귀출파징탕은 경폐(經閉)와 생리통(生理痛)에 사용하는 처방이며, 생리혈(生理血)이 덩어리지어 나오는 증상에도 사용한다.
　　경폐(經閉)의 원인은 다양하다. 자궁조직에 습담(濕痰)이 적체되어 혈액소통이 원활하게 이루어지지 않을 때 나타날 수 있고, 출산이나 수술, 만성질환으로 체력소모가 과다해져 월경이 나오지 않는 경우도 있다. 기울(氣鬱)로 인해 호르몬 분비가 교란되고 자궁조직이 긴장되고 혈액소통이 원활하지 못하여 월경이 나오지 않을 수도 있고, 정혈(精血)이 부족하여 월경이 나오지 않는 경우도 있다. 이외에도 자궁에 혈액이 울체되어 있으면서 혈액소통 장애가 발생한 경우에도 경폐(經閉)가 나타날 수 있다.

　사실 원인은 이렇게 다양할 수 있지만 적합한 처방을 선택하기 위해서는 개인의 신체조건도 함께 고려해야 한다. 즉 습담(濕痰)이 적체되어 월경이 나오지 않는 증상은 대부분 살이 찐 사람에게 나타나며, 기울(氣鬱)로 인한 경폐(經閉)는 평소 신경이 예민하고 스트레스를 많이 받는 사람에게 흔히 볼 수 있고, 정혈(精血)의 부족으로 발생한 경폐(經閉)는 평소 소화력이 좋고 체열상태도 좋았던 사람이 노력과다, 출산, 사고, 질병 등으로 체력소모가 많아져 발생하는 경우가 많다.

　귀출파징탕은 하복에 혈액이 울체(鬱滯)되고, 동시에 조직이 긴장·경직되어 소통장애가 발생했을 때 사용한다. 인체의 모든 조직에 혈관이 분포되어 있지만, 자궁에는 특히 많은 혈관이 분포되어 있다. 수정과 착상, 태아의 성장을 위해 많은 혈액이 필요하기 때문에 혈관분포가 많은 것인데, 혈관이 많은 만큼 혈액이 울체될 가능성도 높다고 할 수 있다.
　자궁에 혈액이 울체되면 생리통이 발생할 수 있고, 생리혈(生理血)이 덩어리지거나 검붉은 색으로 나올 수도 있으며, 심하면 월경이 나오지 않을 수 있다. 이럴 때 귀출파징탕을 사용할 수 있는데, 특징이 있다면 자궁에 혈액이 울체되어 있으면서 조직의 긴장과 경직이 더해져 혈액소통 장애가 동반되었을 때 적합하다는 것이다. 즉 자궁에 혈액이 울체되어 월경이 나오지 않을 때 통경탕을 쓰기도 하는데, 통경탕은 단순히 혈액이 울체되어 월경이 나오지 않는 경우에 사용하는 처방이고, 귀출파징탕은 혈액이 울체되어 있으면서 조직의 긴장과 경직으로 혈액소통이 잘 이루어지지 않는 경우에 사용한다. 귀출파징탕에는 향부자, 삼릉, 봉출, 오약 등 조직의 긴장과 경직을 풀어주는 약재가 포함되어 있기 때문이다.

　이처럼 혈액이 울체(鬱滯)되어 있으면서 자궁조직이 긴장·경직되어 소통이 원활하지 못하면 자궁에 압력이 형성되어 통증이 발생할 수 있다. 조문에도 '經閉경폐 腹中有積塊복중유적괴 痰痛담통'을 치료한다고 되어 있어 월경이 나오지 않으면서 통증이 동반될 수 있다는 것을 암시하고 있다. 따라서 통경탕과 달리 월경이 나오지 않는 증상과 함께 하복통이 수반될 때 사용할 수 있다.

風寒 暑濕 燥 火 內傷 勞 霍亂 吐 嘔 咳 嗽 積 聚 浮腫 脹滿 消渴 黃疸 瘧疾 邪 祟 身形 精 氣 神 血 夢 聲音 津液 痰飮 蟲 小便 大便 頭 面 眼 耳 鼻 口 舌 牙齒 喉 項 背 胸 乳 腹 腰 脇 皮 手 足 前陰 後陰 癰疽 諸瘡

婦人

小兒

귀출파징탕은 경폐(經閉)뿐 아니라 산후, 또는 소파수술 후에 혈액이 울체되어 발생하는 하복통에도 사용할 수 있으며, 수술 후에 발생하는 오로(惡露)나 조직의 유착을 예방하는 처방으로도 사용할 수 있다. 이런 증상에 사용할 때는 신체조건을 크게 고려할 필요가 없다. 마치 타박상을 입었을 때 당귀수산을 사용하는 것처럼 산후 자궁에 혈액이 울체되어 통증이 발생할 때는 신체조건을 크게 따질 필요가 없는 것이다.

귀출파징탕은 청피와 육계를 제외하면 칠제향부환을 구성하는 약재가 모두 들어 있어 칠제향부환처럼 생리통이나 월경불순에도 활용할 수 있을 것으로 판단된다. 향부자, 삼릉, 봉출 등이 긴장된 조직을 풀어주고, 적작약, 백작약, 당귀, 홍화, 소목이 혈액순환을 촉진하므로 충분히 생리통에 사용할 수 있는 처방이다.
복용법을 보면 술로 마시라고 했는데, 이것은 혈액이 울체되어 있는 상태이기 때문에 술과 함께 복용함으로써 활혈작용(活血作用)을 더 강하게 하고자 하는 의도라고 생각하면 된다.

처방구성 처방구성을 보면 향부자는 에스트로겐과 유사한 작용이 있어 자궁평활근을 이완시키고, 중추신경 억제작용이 있어 정신을 안정시킨다. 삼릉은 혈소판응고 억제작용, 항혈전작용, 장관수축작용이 있고, 봉출은 관상동맥의 혈액순환을 개선하는 작용이 있으며, 복강(腹腔) 내의 혈괴 흡수를 촉진하는 작용이 있다. 백작약과 적작약은 평활근의 경련을 억제하고, 말초혈관과 관상동맥을 확장하여 혈액순환을 강화한다. 당귀는 항혈전작용(抗血栓作用)을 하여 혈액순환을 원활하게 하며, 성분 중에 페루릭산 (Ferulic acid)은 자궁 평활근의 경련에 대한 진통, 진경작용과 평활근 이완작용이 있어서 장관(腸管)의 경련이나 임신자궁의 수축과 경련을 억제한다.
청피는 소화액분비 항진작용, 위산분비 강화작용이 있어 소화를 촉진하며, 세포질의 투과성을 조절하여 염증증상을 개선한다. 오약은 진통작용, 특히 하복통을 완화시키는 작용이 강하며, 장(腸)의 연동을 촉진하여 하복부에 정체된 가스의 배출을 촉진한다. 홍화는 혈관확장작용, 혈전형성 억제작용, 자궁흥분작용이 있다. 소목은 자궁수축작용이 있고, 약리실험에서 혈액응고시간을 단축하는 효능이 입증되었다. 관계의 정유는 혈관을 확장하여 혈압을 저하시키고, 말초혈관의 혈류를 원활히 함으로써 말초순환장애를 개선한다.

처방비교 **칠제향부환**과 비교하면 두 처방 모두 군약이 향부자이며 생리통이나 월경분순에 쓸 수 있다는 공통점이 있다. 그러나 칠제향부환은 자궁의 긴장과 소통장애로 인한 월경불순과 생리통에 사용하는 반면, 귀출파징탕은 하복부 혈액울체와 소통장애로 인한 경폐와 하복통에 사용한다. 또한 칠제향부환은 환제(丸劑)이므로 만성적인 증상에 적합한 반면, 귀출파징탕은 탕제이므로 상대적으로 급성이고 실증일 때 적합하다.
궁귀탕과 비교하면 두 처방 모두 자궁 주위에 울혈(鬱血)이 발생했을 때 사용한다. 그러나 궁귀탕은 임신 중에 발생하는 현훈, 변비를 비롯하여 산후복통, 산후 자궁출혈 등 출산 직전·후에 발생하는 다양한 증상에 사용한다. 반면 귀출파징탕은 출산과 관계없이 하복부의 혈액울체와 소통장애로 인해 통증이 발생했을 때 사용하는 처방이며, 수술한 후에 혈액의 울체가 풀리지 않을 때도 사용한다.
가미귀비탕과 비교하면 두 처방 모두 경폐(經閉)에 사용한다. 그러나 가미귀비탕은 울화나 충격으로 인한 경폐와 혈붕(血崩)에 사용하며, 이외에도 긴장이나 스트레스로 인한 상열(上熱), 정충(怔忡), 우울(憂鬱), 흉비(胸痞), 항강(項强), 수족저림, 기핍(氣乏), 갑상선기능항진증, 갑상선기능저하증, 교통사고 후유증 등에 빈용한다. 반면 귀출파징탕은 자궁에 혈액이 울체되고 자궁조직이 긴장되어 발생하는 경폐와 하복통에 사용한다.

→ **활용사례**

    1-1. 소파수술(搔爬手術) 후 복통(腹痛) 여 30대 초반
    2-1. 복통(腹痛), 복창(腹脹), 전신랭(全身冷) 여 43세
    3-1. 자궁근종(子宮筋腫) 여 32세 소양성소음인 144cm 56kg

1-1. 소파수술(搔爬手術) 후 복통(腹痛)

다음은 곽명근 선생의 경험을 채록한 것이다.

● ○○○ 여 30대 초반 경기도 광주군 광주대단지

지금의 성남시가 되기 전인 광주단지에서 잠시 개업했을 때의 일이다. 어느 날 한 여자가 배를 움켜쥐고 찾아왔다. 최근에 병원에서 소파수술을 했는데 아무래도 무슨 문제가 있는 것 같아서 왔다는 것이다.
① 수술한 후에 얼마 지나지 않아 배가 아프기 시작했다. ② 지금은 뒤틀리게 심한 통증이 온다. ③ 복통 외에는 특별한 것이 없어서 맥을 언뜻 보니 촉맥(促脈)이며 강하게 톡톡 뛴다.
촉맥(促脈)이 강하게 톡톡 뛰는 것으로 보아 인체에서 뭔가 밖으로 밀어 내보내려는 것이 있겠다는 생각이 들었고, 소파수술 후 극심한 복통도 지속되고 있어서 귀출파징탕을 쓰기로 하여, 귀출파징탕 2배량에 도인을 더하여 6첩을 지어주었다.
다음날 아침에 이 부인이 찾아와서 어제 약 3첩을 복용하고 잤는데, 아침에 자궁에서 손가락 마디 하나 정도 크기의 길쭉한 고깃덩어리 2개가 빠져 나왔다며 이것이 무엇이냐고 묻는다. 이것은 소파수술을 하는 도중에 내용물을 모두 긁어내지 못하고 남은 잔여물이라고 판단된다고 말해 주었다. 그러니까 복통의 원인이 수술 후에 미처 빼내지 못한 잔여물 때문인 듯했고 귀출파징탕을 복용하자 그것이 빠져 나와서, 그 결과 복통이 저절로 멎은 것이었다.

2-1. 복통(腹痛), 복창(腹脹), 전신랭(全身冷)

다음은 서연대 선생의 경험을 인용한 것이다.

● ○○○ 여 43세

필자의 친구 부인으로, 11월 월경기간에 차가운 방에서 지내게 된 뒤로 월경이 순조롭게 통(通)하지 않고, 3~4개월 후부터 하복(下腹)이 창(脹)하고 통증이 있어 참을 수 없는 지경에 이르게 되었다. 백방으로 뛰어다니며 응급처치를 했으나 호전되지 않고 있어, 친구인 환자 남편이 나에게 찾아와 달라고 하기에 할 수 없이 가 보았다.
① 환자의 전신이 얼음같이 차갑다. ② 안면이 창백하고 맥은 침세(沈細)하고 무력하다. ③ 복부(腹部)를 만져보니 돌덩이처럼 딱딱하다. ④ 복부가 창만하여 만지지 못하게 하며 통증을 참을 수 없다고 한다.
상태가 급박하여 치료를 해서 득이 되지 않을 듯하여 포기하려고 하는데, 친구가 사정하면서 약 한두 첩이라도 지어 달라고 간절히 바라기에 우정을 거절할 수 없어 약을 지어 주기로 했다 그러나 적절한 처방이 생각나지 않아 난감했었는데 그 중에 떠오르는 처방이 귀출파징탕이었다.
월경 중에 찬 방에서 생활한 뒤로 몸이 얼음장 같고 복창(腹脹)하며 복통이 있는 43세 부인에게 귀출파징탕 2배량에 현호색 2돈을 더하여 2첩을 지어주며 바로 복용시키라고 했다.
다음날 소식을 궁금해 하고 있던 차에 친구인 남편이 찾아와서 하는 말이, 그 약 1첩을 복용한 즉시 통증이 감소하더니 약간의 혈액이 비쳐 흐르고, 2첩을 모두 복용하는 중에 경혈(經血)이 다량 배출되며 통증이 감소하고 전신에 온기(溫氣)가 정상으로 회복되어 약간의 식사도 한다며 본인도 기쁨을 감추지 못했다.
친구에게 설명하기를 월경시에 차가운 기운을 접하여 혈행장애를 일으켜 통증이 발생하였으니, 혈액을 돌게 하는 치료를 했을 뿐이라고 했다. 그 후 10여 일 뒤에 친구가 하는 말이 월경이 순조롭게 끝나고 건강이 차차 회복되어 지금은 농사일을 하고 있다면서 고마움을 표했다.

3-1. 자궁근종(子宮筋腫)

다음은 문성기 선생의 경험이다.

● 박○○ 여 31세 소양성소음인 144cm 56kg 부산광역시 사하구 하단2동

지인의 소개로 직접 보지는 못했고 상담기록서만 작성하여 상담한 경우이다. 가미후박온중탕으로 몸의 여러 가지 증상을 치료했으나, 자궁근종이 오히려 커져 자궁근종도 치료할 겸 나팔관 협착증도 한번 치료해 보자고 권유해서 약을 먹게 된 경우이다.
① 자궁근종이 있으며 크기는 직경 3.2cm이다. ㉠ 오른쪽 아랫배에 있다. ㉡ 낮에 가끔씩 콕콕 쑤신다. ㉢ 9개월 전 나팔관 절제 수술 후부터 쑤시는 증상이 더욱 심하다. ② 나팔관 협착증 ㉠ 자궁외 임신으로 11개월 전 나팔관 절

風
寒
暑
濕
燥
火
內傷
虛勞
霍亂
嘔吐
咳嗽
積聚
浮腫
脹滿
消渴
黃疸
瘧疾
邪祟
身形
精
氣
神
血
夢
聲音
津液
痰飲
蟲
小便
大便
頭
面
眼
耳
鼻
口舌
牙齒
咽喉
頸項
背
胸
乳
腹
腰
脅
皮
手
足
前陰
後陰
癰疽
諸瘡

婦人
小兒

제수술을 하여 나팔관이 한쪽은 없으며 나머지 한쪽도 나팔관이 염증으로 부어올라 나팔관 협착증이 있다. 이로 인해 불임으로 심적으로 스트레스를 많이 받는 상황이다. ③ 복통이 있다. ㉠ 발작성 복통 증세가 있다. ㉡ 발작시 트림이 자주 나오고 복부팽만하면서 명치 언저리가 많이 아프고 열이 난다. ㉢ 10년 전부터 묽은 대변을 볼 때면 간간이 선홍색 핏덩어리가 함께 나오면서 변기 안의 물이 선홍색으로 물들 때가 있다. 병원에서 검사를 해보면 치질은 아니고, 장이 예민하고 장염 증상이 있다고 나온다. ④ 팔꿈치, 무릎, 치골이 시리고 동시에 뜨겁고 저리고 아프다. ⑤ 담석증이 있다. ㉠ 명치 부근 복부에 2mm짜리 두 개가 있다. ㉡ 통증 발작은 12개월 정도 전부터 시작되었다. ⑥ 요추측만증이 있다. ㉠ 굽혀서 집안일 정리만 해도 허리뼈가 어긋난 듯이 펴지 못할 정도로 통증이 3일 정도 가고, 좀 무거운 것을 들어도 통증이 있다. ⑦ 유방결절성 통증이 있다. ㉠ 오른쪽 겨드랑이쪽 10시 방향의 것은 악성으로 보이지만 확진은 받지 않은 상태이다. ㉡ 멍든 것처럼 보이며, 유방통이 심하다. ㉢ 배란기에 통증이 심해진다. ㉣ 15일에서 20일 정도 지속되며 통증은 2년여 전부터 나타났다. ⑧ 대하증이 있다. ㉠ 악취가 나면서 가렵다. ⑨ 동성 부정맥, 불면증도 있다. ㉠ 가슴 부위가 답답하고, 불안하고, 초조하다. ㉡ 흥분시와 자기 전에 심해진다. ㉢ 3일에 한 번 정도 주기로 증상이 나타나며, 증상이 나타날 때면 새벽 5~6시 정도에 잠이 든다. ㉣ 2년여 전에 증상이 나타나기 시작했다. ⑩ 눈이 따갑고 침침하다. ⑪ 추위와 더위 모두 탄다. ⑫ 몸 전체에 땀이 많다. ⑬ 족랭이 있다. ⑭ 몸이 무겁고 부종이 있다. ⑮ 소변은 조금씩 자주 보며 오래 보는 편이다. ⑯ 2회 자연유산 경력이 있다. ⑰ 배란유도제를 먹고 생리시에 보면 생리량도 적고 덩어리도 지면서 색은 검붉다. ⑱ 생리통은 생리 전에 극심하며 주로 아랫배와 가슴 부위가 통증이 심하며 몸살과민증도 겸해서 나타난다.

이 환자는 무월경과 상열감, 손목통, 발목통 등 여성호르몬 감소로 인해 나타나는 증상으로 이를 개선하는 한약을 먹고 자궁근종이 커진 환자이다. 자궁근종은 자궁의 대부분을 이루고 있는 평활근(smooth muscle)에 생기는 종양이며 양성질환이다. 자궁근종은 자궁 내에 발생하는 위치에 따라 장막하, 점막하, 근층내 근종으로 나뉜다. 자궁근종은 여성에서 매우 흔하게 발생하는 질병이며 35세 이상 여성의 40~50%에서 나타난다. 갱년기 여성의 1/3에서 발견되고 원인은 아직 정확하게 밝혀진 것이 없으며 자궁의 평활근을 이루는 세포 중 하나가 비정상적으로 증식하여 하나의 자궁근종을 이루는 것으로 보고 있다. 양방에서는 에스트로겐 증가를 원인으로 보고 있다고 한다. 한방에서는 자궁근종을 징가나 적취로 보고 접근하고 있고, 이 환자의 경우 나팔관 부위의 염증성으로 부어올라 협착성으로 막혀있는 것도 징가로 보고 접근해야 할 것이다. 징가나 적취의 경우 원인은 여러 가지겠지만 이 환자의 경우 복부허랭과 생리시 덩어리나 얼굴 트러블 등 어혈증상도 보이고 불임으로 인한 심한 스트레스로 인해 기체 또한 겸한 상태이다. 허랭과 어혈, 기체 모두 징가를 형성, 악화시킬 수 있는 요인이 될 것이다.

비정상적인 혈액의 울체, 조직의 긴장과 경직, 염증성 조직의 변형 등을 치료하기 위해서는 혈액소통을 원활하게 해주고 조직의 긴장을 풀면서도 하복을 데워주고 염증을 가라앉혀주는 소염, 강하게 뚫어내는 파어작용과 어혈제거작용이 필요할 것이다.

자궁 쪽으로 초점이 조금 더 맞춰져 있는 사제향부환, 칠제향부환, 통경탕, 귀출파징탕, 기침산을 살펴볼 수 있겠다. 통경탕은 연변경향인 신체상태에 맞지 않고 기침산은 조직의 경색을 푸는 데는 약하여 제외시키고 칠제향부환과 사제향부환은 환자가 탕제를 원하므로 제외시키고 귀출파징탕으로 선방하기로 했다.

자궁근종과 나팔관 협착증을 목표로 《방약합편》 귀출파징탕과 약대는 같으나 약량이 좀 더 변형된 동대문 경험방 귀출파징탕에 담석증을 고려해 강황을 가하고 환자의 기허상태를 감안하여 보중익기탕을 겸복토록 했다.

아랫배가 콕콕 쑤시듯이 아팠는데 약을 먹고 나서 통증이 없어지고 컨디션이 좋다. 변이 가루 나듯이 나온다. 아침에 일어나는 것이 굉장히 가볍고 허리 아픈 게 없어졌다.

담석증 통증으로 일주일 전부터 해서 3회 정도 응급실에 가서 진통제로 치료받고 통증이 경감되었다. 일단 병원에서는 담석증 수술을 받았으면 한다. 병원에서는 담석증 수술 이야기와 더불어 자궁근종 제거수술도 같이 했으면 하면서 검사한 결과 자궁근종이 3.2cm에서 2cm로 크기가 줄었다.

이후 귀출파징탕 가감을 2번 투약했고

투약 후 분당차병원 인공시술전 정밀검사시 자궁근종 크기가 많이 줄었다(20mm→15mm, 20mm→5mm).

비록 나팔관 협착증은 끝내 치료하지 못했지만 자궁근종 치료에 효과를 봐서 다행이라 생각된다. 결국 이 환자는 나팔관 협착증으로 인해 불임으로 이어지면서 인공시술을 받게 된다. 나팔관 협착증으로 막혀 있어 임신수정에 문제가 있었다. 더욱 신경이 많이 쓰였던 환자이고 이후 인공수정도 또한 자궁의 상태가 좋아야 착상이 잘 될 것이라 말씀드리고 인공시술 전에 조경산을 권해드렸던 바 있다.

下統156 寶 우슬탕 牛膝湯

冬葵子 滑石 各二錢 木通 當歸 牛膝 瞿麥 各一錢半

治 産後胞衣不下 腹滿卽殺人
[活套鍼線] 胞衣不下(婦人姙娠)
[適 應 症] 태반불하, 변비

　우슬탕은 포의불하(胞衣不下)에 사용하는 처방으로 산후에 태아를 쌌던 탈락막(脫落膜)이나 태반(胎盤)이 나오지 않아 고창(臌脹)이 발생하는 등 위급한 상태에 빠졌을 때 쓴다. 또한 약성을 응용하여 변비(便秘)에 사용하기도 한다.

　포의불하(胞衣不下)는 요즘에 사용하는 의학용어로 잔류태반에 해당한다. 일반적으로 태반은 산후 약 6분 안에 자궁 밖으로 빠져나오지만, 일부가 자궁 속에 그대로 남아서 문제를 일으키는 것을 잔류태반이라고 한다. 잔류태반이 있으면 산후 10일 정도가 지났는데도 적색 오로(惡露)가 계속 나온다거나 출혈이 멈추지 않기도 하고, 심한 통증이 나타나기도 한다. 잔류태반을 제때 치료하지 않으면 출혈이 계속되고 손상된 자궁이 더디게 회복되며, 심한 경우에는 세균감염을 일으켜 위험한 상태에 이를 수 있다. 이처럼 증상이 심해져 매우 위급한 상황이 발생했을 때 우슬탕을 복용시켜 태반을 배출시킨다.

　태반(胎盤)은 출산과 동시에 자연스럽게 배출되는 것이기 때문에 사실 산후에 태반 일부가 남아 있는지 여부는 알 수 없다. 요즘은 내시경이나 초음파 같은 진단기기가 있어 가능할 수 있겠지만 예전에는 나타나는 증상에 기준을 둘 수밖에 없었다. 실제로 산후출혈(産後出血)은 정상적인 산모에게서도 발생할 수 있는데, 보통 산후 2일이 경과하기 전에 약 500㎖ 이내의 출혈이 동반된다. 이것은 자궁이 정상적으로 수축함으로써 태반이 박리된 부위에 압박을 가하는 과정에서 발생하는 것이므로 큰 문제는 되지 않는다. 그러나 태반이 부착되었던 부위에 태반 일부가 남아 있을 경우에는 출혈뿐 아니라 복통이 심하게 나타나고, 그곳에 염증이 생기면 생명을 위협할 수도 있다. 조문에도 '産後胞衣不下산후포의불하 腹滿卽殺人복만즉살인'이라고 하여 배가 창만(脹滿)되는 증상이 심해져 죽을 지경에 이른 것을 치료한다고 했다. 따라서 예전에는 산후에 출혈이 계속되고, 상태가 심해져 창만(脹滿)이 일어나고 위급한 상태에 빠졌을 때 태반이 남아 있는 것으로 판단하여 우슬탕을 사용했다. 그렇지 않고 단순히 산후출혈만 나타나고 다른 증상이 없었다면 궁귀탕을 사용했을 것이다.

　우슬탕의 증상 중에 나타나는 복창(腹脹)은 혈창(血脹)에 사용하는 인삼궁귀탕을 생각하면 이해하기 쉽다. 혈창(血脹)은 혈액이 응체되어 소통장애를 유발하기 때문에 발생하는 증상인데, 위급한 상태에 이를 수 있기 때문에 강력하게 혈액순환을 촉진하는 치법을 사용해야 하며, 이럴 때 인삼궁귀탕을 사용한다. 실제 인삼궁귀탕은 산후에 자궁과 자궁 주위조직이 손상을 입어 출혈이 되고, 출혈과 함께 어혈이 생겨 혈액순환을 방해하여 통증(痛症)과 창만(脹滿)이 일어났을 때도 사용한다.

　이와 같이 태반(胎盤)의 일부가 남아 있거나 조직의 손상으로 혈액이 울체되어 있을 때 창만(脹滿)이 발생할 수 있음을 알 수 있다. 단지 인삼궁귀탕의 혈창(血脹)은 태반의 일부가 남아 있어서 발생하는 것이 아니라 조직의 손상으로 인해 발생하는 것이므로 혈액순환을 촉진하는 치법을 사용하는 것이고, 우슬탕은 태반을 신속하게 빼주면 되는 것이므로 태반을 빼내는 치법을 사용하고 있는 것이다.

風寒暑濕燥火 內傷 虛勞 霍亂 嘔吐 咳嗽 積聚 浮腫 脹滿 消渴 黃疸 瘧疾 邪祟 身形 精氣神血夢 聲音 津液 痰飮 蟲 小便 大便 頭 面 眼 耳 鼻 口 舌 牙齒 咽喉 頸項 背 胸 乳 腹 腰 脇 皮 手 足 前陰 後陰 癰疽 諸瘡

婦人

小兒

우슬탕에 이뇨제(利尿劑)가 많이 포함된 것은 산후에 자궁이 팽창되어 있기 때문이다. 즉 이뇨제(利尿劑)를 사용하여 수분을 빼주면 자궁의 수축력이 강화되어 태반을 빼내는 데 도움이 된다.

예전에는 대부분 가정에서 출산이 이루어졌기 때문에 위급한 상황에 대처할 수 있는 방법 또한 제한적이었다. 태반이 나오지 않으면 사람이 죽을 수도 있는데, 이럴 때 신속하게 태반을 배출할 수 있게 우슬탕을 사용했던 것이다. 요즘은 대부분 병원에서 출산을 하기 때문에 태반이 나오지 않더라도 바로 해결할 수 있어 큰 문제가 되지 않는다. 그러나 태반을 배출시키기 위해 수술을 한다거나 자궁수축제를 사용하면 산모에게 무리를 줄 수 있어 좋은 방법이라고 할 수 없다. 따라서 이럴 때 우슬탕을 사용하면 산모에게 무리를 주지 않으면서 태반을 나오게 할 수 있어 활용가치가 높은 처방이라고 할 수 있다.

처방구성 처방구성을 보면 동규자는 난산(難産)을 치료하는 약재로 본초서에 설명되어 있다. 예를 들어 동규자 1홉을 잘 짓찧어 물에 달여 먹으면 태아가 쉽게 나오며, 죽은 태아가 나오지 않을 때에도 동규자를 짓찧어 가루 낸 다음 술에 타 먹으면 된다는 언급이 있다. 이와 같이 동규자는 진통촉진제로서 단독으로, 혹은 궁귀탕에 가하여 최산제(催産劑)로 사용된다. 또한 이뇨작용이 있어 소변불리(小便不利)에 활용되며, 최유제(催乳劑)로서 산후 유즙분비 부족에도 사용되고, 장관의 연동운동을 촉진시켜 변비를 완화시킨다. 활석은 약리실험에서 이뇨작용, 점막보호작용, 소염작용, 지사작용, 항균작용 등이 밝혀졌고, 목통은 이뇨작용이 있어 정체된 수분을 해소시킨다.

당귀는 항혈전작용(抗血栓作用)을 하여 혈액순환을 원활하게 하며, 성분 중에 페루릭산(Ferulic acid)은 자궁 평활근의 경련에 대한 진통, 진경작용과 평활근 이완작용이 있어서 장관(腸管)의 경련이나 임신자궁의 수축과 경련을 억제한다. 우슬은 각종 아미노산이 많이 함유되어 있으며, 자궁의 수축능력을 강화한다. 구맥은 이뇨작용이 있고, 청열작용(淸熱作用)이 있어 염증을 제거하는 보조역할을 한다.

처방비교 **궁귀탕**과 비교하면 두 처방 모두 산후 포의불하에 사용하며, 포의불하의 예방약으로도 사용한다. 그러나 궁귀탕은 혈허(血虛)로 인해 만출력이 떨어진 경우 당귀와 천궁으로 산도(産道)에 혈액을 집중시켜 출산을 용이하게 하는 처방이며, 이러한 약성을 응용하여 포의불하에도 사용한다. 반면 우슬탕은 어느 정도 시간이 경과했음에도 태반이 나오지 않을 때 사용하며, 자궁에 혈액이 울체되어 염증이 생기고 고열(高熱)과 복창(腹脹)이 생겼을 때 더 적합하다.

평위산과 비교하면 평위산은 사태(死胎)가 나오지 않을 때 사용하는 처방으로, 소화기의 운동성을 증가시켜 소화불량을 치료하는 것처럼 자궁의 수축력을 증가시켜 사태를 배출시킨다. 반면 우슬탕은 산후 시간이 상당히 경과했음에도 불구하고 태반이 나오지 않을 때 사용하며, 고열(高熱)과 복만(腹滿)이 수반될 때 적합하다.

인삼궁귀탕과 비교하면 두 처방 모두 혈창(血脹)에 사용한다. 그러나 인삼궁귀탕은 타박으로 복강 내부 장기에 출혈이 발생하였거나, 수술한 후에 복강에 혈액이 울체되어 발생하는 창만에 사용하며, 산후 자궁에 혈액이 울체되어 창만과 통증이 나타날 때도 사용한다. 반면 우슬탕은 산후에 태반이 배출되지 않아서 자궁에 염증이 생기고 고열과 복만이 발생했을 때 사용하며, 열실한 사람의 변비에도 사용한다.

下統157 寶 영양각탕 羚羊角湯

羚羊角 獨活 酸棗仁_炒 五加皮 各一錢二分 防風 薏苡仁 當歸 川芎 白茯神 杏仁 各七分 木香 甘草 各五分
薑三片

治 子癎
[活套鍼線] 子癎(婦人姙娠)
[適 應 症] 자간

영양각탕은 임신중에 발생하는 간질(癎疾)을 치료하는 처방이다. 자간(子癎)을 달리 임신간증(姙娠癎症), 임신풍경(姙娠風痙), 아풍(兒風), 자모(子冒), 임신경(姙娠痙), 아훈(兒暈)이라고도 하는데, 대체로 임신 말기 또는 해산할 때, 드물게는 산후 초기에 의식을 잃고 전신 경련이 일어나는 위급한 병증이다.

자간(子癎)은 임신허약(姙娠虛弱)과 밀접한 관련이 있다. 임신이 지속될수록 신체에 많은 변화가 생기는데, 배가 점점 불러오면 커진 자궁이 혈관을 압박하기 때문에 하반신의 혈액순환이 불량해져 다리에 정맥류(靜脈瘤)가 나타나기 시작하고 종아리에 경련이 생기기도 한다. 앉아 있다가 갑자기 일어나면 현기증이 일어날 수도 있고, 치질(痔疾)이 생기기도 하며, 임신 7개월에 이르면 다리나 얼굴에 부종이 생긴다든지, 혈압이 올라가는 등 흔히 말하는 임신중독증이 나타날 수 있다. 임신 9개월이 되면 자궁이 계속 커져 위(胃)가 압박당하여 가슴이 답답해지기도 하고, 자주 피로감을 느끼는 등 임신이 지속될수록 임신부에게 많은 부담이 된다.

이러한 변화는 정상적으로 나타나는 것이므로 건강한 임신부에게는 큰 문제가 되지 않지만, 허약한 사람은 태아가 커질수록 큰 부담이 될 수밖에 없다. 특히 평소 심허(心虛)한 경향이 있는 사람에게 더 큰 장애가 나타날 수 있다. 여기서 심허(心虛)라는 것은 임신이 지속될수록 체중이 늘어나고 습체(濕滯)가 심해져 심장에서 말초까지 혈액을 보내는 데 많은 무리가 따른다는 의미이다. 결과적으로 심허(心虛)하면 뇌에도 혈액을 충분히 공급할 수 없어 자간(子癎)이 발생하는 것이다.

양방자료를 보면 자간(子癎)의 대부분은 발작에 앞서 부종(浮腫), 단백뇨(蛋白尿), 고혈압(高血壓), 두통(頭痛), 현훈(眩暈), 구토(嘔吐) 등 자간전증(子癎前症)이 나타난다고 하는데, 이러한 증상은 건강한 사람보다는 심허(心虛)한 사람에게 쉽게 나타난다. 또한 자간(子癎)은 겨울에 많이 나타난다고 하는데, 이는 날씨가 추워지면 체열(體熱)의 발산을 억제하기 위해 기육(肌肉)이 수축되어 전체적으로 인체의 기능이 떨어지고, 전신혈관이 수축되어 혈액순환에 방해가 되기 때문이다.

따라서 자간(子癎)을 치료하기 위해서는 허약(虛弱), 특히 심허(心虛)를 개선시키는 것이 목적이 되어야 한다. 영양각탕에는 혈액순환을 촉진하는 당귀, 천궁과 혈행장애를 개선하는 방풍, 독활이 포함되어 있어 뇌에 혈액공급을 증가시키고, 의이인, 백복신, 독활 등은 습체(濕滯)를 제거하여 간접적으로 심장의 부담을 줄여준다. 또한 현재 경련이 발생한 상태이기 때문에 영양각, 오가피, 산조인 등이 들어 있다.

자간(子癎)은 혈허상태(血虛狀態)에서도 발생할 수 있다. 활투침선을 보면 영양각탕 외에도 사물탕이 자간(子癎)에 사용하는 처방으로 분류되어 있는데, 예전은 빈곤한 시대였기 때문에 임신부도 충분한 영양섭취를 할 수 없었다. 따라서 혈액이 부족하고 혈액순환이 불량하여 뇌에 충분한 혈액이 공급되지 못한 결과 자간(子癎)이 발생하는 경우가 많았고, 이럴 때 사물탕을 사용했다.

　자간(子癎)은 평소 간질기(癎疾氣)가 있었던 사람이 임신을 하여 건강이 나빠졌을 때 나타날 가능성이 높다. 그래서 양방에서도 간질(癎疾)을 앓고 있던 사람이 임신했을 경우 간질약을 계속 복용해야 한다고 하는데, 요즘에는 태아에 대한 양약의 악영향 때문에 약을 복용하기 꺼리는 사람이 있어 이럴 때 영양각탕으로 대신할 수 있을 것으로 보인다.

 　처방구성을 보면 영양각은 중추신경 억제작용과 해열작용, 항경련작용이 있어 열병(熱病)으로 정신이 혼미하고 헛소리하며 경련을 일으키는 증상을 치료한다. 독활은 혈관을 확장하여 혈압을 낮추고 항염증작용과 진통작용이 있다. 오가피는 소염작용과 진정, 진통작용이 있으며, 항스트레스작용이 있어 피로에 대한 억제작용을 한다. 방풍은 말초의 투과성을 조절하며 표재(表在) 혈관을 확장시킨다.

　의이인은 이뇨작용이 있어 조직이나 소화관의 과잉수분을 배출시키고, 근육의 수축을 완화시켜 동통을 멎게 한다. 당귀는 항혈전작용(抗血栓作用)을 하여 혈액순환을 원활하게 한다. 천궁은 대뇌의 활동을 억제하여 진정작용을 한다. 백복신은 세포에 영양을 공급하고, 뇌세포를 활성화하여 정신을 안정시킨다. 행인은 강압작용을 하고, 지방유는 장벽을 자윤(滋潤)하여 변비를 완화시킨다. 목향은 미주신경(迷走神經)을 자극하여 장(腸)의 수축력과 연동운동(蠕動運動)을 촉진하고, 감초는 스테로이드 호르몬과 유사한 작용이 있어 항염증작용, 해독작용, 해열작용을 한다.

　사물탕이나 궁귀탕과 비교하면 모두 임신허약으로 인한 자간증(子癎症)에 사용할 수 있다. 그러나 궁귀탕을 자간증에 쓰는 경우는 소화력이 저하되어 식사를 제대로 못하거나, 혈액이 부족하여 어지러움을 느낄 때이다. 기혈(氣血)이 왕성해야 순산(順產)할 수 있는데 기혈(氣血)이 부족하면 자간증이 나타날 수 있기 때문이다. 즉 사물탕이나 궁귀탕은 보혈·활혈작용을 통해 혈액순환을 원활하게 하여 자간증을 예방하고 치료한다. 반면 영양각탕은 안신작용과 거습작용, 활혈작용을 통해 자간증을 치료하며, 궁귀탕을 사용할 수 있는 산모보다 혈허증상은 덜하지만, 습체와 순환장애 요인이 더 있을 때 적합하다.

　달생산과 비교하면 두 처방 모두 임신중에 발생한 자간(子癎)에 사용하는 처방이다. 달생산은 본래 최산(催產)에 사용하는 처방이지만 임신 말기에 습체(濕滯)가 과다해져 부종이 심해지고, 이것이 원인이 되어 자간이 발생했을 때도 사용한다. 반면 영양각탕은 본래 심장이 약한 사람이 임신중에 자간(子癎)이 발생하였을 때 사용하며, 임신 후반기에만 사용하는 것이 아니라 임신 전기간(全期間)에 걸쳐 발생하는 자간증에 사용한다.

➡ **활용사례**

　1-1. 자간(子癎), 식체빈발(食滯頻發)　여　26세　태음인

1-1. 자간(子癎), 식체빈발(食滯頻發)
● 박 ○ ○　여　26세　태음인　경기도 안양시 관양동 대영빌라
　키는 보통이며 약간 뚱뚱한 태음인으로 보이는 주부이다.
　현재 임신 8개월이며 임신보약을 지으러 남편이 대신 내방했다.
　① 2개월 전인 임신 6개월 때부터 경기(驚氣)를 했다. ㉠ 지금껏 20번 정도 반복적으로 경기를 한다. ㉡ 1달에 10~15일 정도 파랗게 질리도록 경기를 한다. ㉢ 경기를 할 때는 눈을 치뜨고 근육이 강직해지면서 입에서 거품이 나고 의식이 몽롱하다고 한다. ㉣ 경기할 때는 오줌도 싸고 눈물도 흘린다. ㉤ 열손가락을 사혈(瀉血)시키면 바로 일어난다. ㉥ 주로 잘 때와 새벽에 발생한다.　② 몸 전체가 차면서도 찬물을 좋아한다.　③ 잘 체한다.　④ 꿈을 자주 꾼다.

⑤ 가슴이 뛰고 답답하며 잘 놀라고 불안해하며 한숨을 쉬고 건망증이 많다.   ⑥ 두통이 있다.   ⑦ 허리가 아프다.
⑧ 피로하고 이마에서 식은땀이 난다.   ⑨ 월경이 부정확하다.

어려서부터 환경이 불우했고 충격을 많이 받았으며 고교 졸업 후부터 경기(驚氣)를 했다고 한다. 꿈속에서 어머니가
나타난다고 하여 현재 정신과 치료를 받으며 약을 복용하고 있지만 병원에서는 이상이 없다고 한다.

이 부인은 현재 임신 8개월로 임신보약을 지으러 왔으나, 현재 경기의 증세가 심한 것이 더욱 문제가 된다고 보았다.
임신 중에 하는 경기를 자간(子癎)이라고 한다. 주로 임신 말기에 임신중독증이 있는 부인이 출산에 임박하거나 출산
직후 경련을 일으키는 등의 증세가 나타나는 경우가 많다. 그러나 이 부인은 임신하기 훨씬 전인 고교 졸업 이후부터
경기의 증세가 있는 점으로 보아 이것이 임신중독으로 인해 발생한 경기는 아니라고 판단되며, 다만 임신이라는 특이
상황으로 인해 그 증세가 더욱 악화된 것으로 볼 수 있다.

병원에서는 이상이 없다고 하는 것으로 보아 뇌의 구조적 이상이나 장애는 없다고 판단되며 다몽(多夢), 정충(怔忡),
흉민(胸悶), 경계(驚悸), 불안(不安), 한숨, 건망증(健忘症) 등의 증세를 감안하면 원래 심장이 약하여 겁심(怯心)이 많
은 태음인인데다가 불우한 환경 탓에 많은 정신적 충격을 받은 것이 뇌기능을 일시적으로 교란시켜 경기(驚氣)를 발
생시킨 것이라 보았다.

이 부인의 경기증세가 임신으로 인한 것은 아니지만, 현재 임신 8개월의 상태이며 임신 6개월부터 그 증세가 악화된
점 등을 참작하여 이 부인의 현 증상을 자간(子癎)으로 보고 이에 준하여 약을 쓰기로 했다.

임신 8개월째인 산모가 2일이 멀다하고 하는 경기를 목표로 자간(子癎)에 사용하는 영양각탕 본방으로 10일분 20첩을
지어주었다.

1달 7일 후에 다시 와서 2일이 멀다고 하던 경기를 1달이 넘도록 하지 않았는데, 오늘 약하게 경기를 했다고 하며 잘
체하던 것도 경감되었다며 약을 더 지어달라고 한다.

한 달에 10~15일 이상 했던 경기를 1달이 넘도록 한 번도 하지 않는 것으로 보아 매우 효력이 있었다고 보고 같은
처방인 영약각탕 본방으로 10일분 20첩을 지어주었다.

약 8개월 뒤에 감기약을 지으러 왔을 때 자세히 물어 보니, 몸이 많이 따뜻해졌으며 몇 달에 1번씩 경기를 하기는 하
는데 전처럼 몸이 뻣뻣해지지는 않는다고 한다.

下統158 寶 택사탕 澤瀉湯

澤瀉 桑白皮 赤茯苓 枳殼 檳榔 木通 各一錢半　薑五片

治 子淋
[活套鍼線] 子腫(婦人姙娠)
[適應症] 임신부 방광·요도염, 잔뇨감, 소변난, 방광통, 빈뇨, 소변불리, 부종

처방설명　택사탕은 자림(子淋)과 임신부종(姙娠浮腫)에 사용하는 처방으로 약성을 응용하여 산후부종(産後浮腫)에도 사용할 수 있다.

　　자림(子淋)의 정의를 보면 '임신부의 방광에 열(熱)이 축적되거나 태기(胎氣)가 가득히 막혀 소변이 찔끔거리며, 소변이 잘 나오지 않고 통증이 동반되는 것'으로 되어 있다. 이러한 증상은 임신부의 방광염(膀胱炎)이나 요도염(尿道炎)이라고 할 수 있다. 방광염(膀胱炎)에 걸리면 소변을 한두 방울만 보아도 배 아래쪽이 불에 타는 듯이 얼얼한 증세가 나타나는데, 만일 치료를 받지 않으면 신장염(腎臟炎)으로 진행되는 경우가 있어 임신부나 태아에게 위험하기 때문에 신속하게 치료해야 한다.

　임신을 하면 보통 화장실에 자주 가게 되는데, 두 가지 이유가 있다. 첫째, 임신을 하면 신체의 기능이 항진되어 기본적으로 체열(體熱)이 높아지고, 혈액생산과 태아를 위한 영양공급, 변비해소 등 여러 가지 이유로 물을 많이 마시기 때문이다. 따라서 임신을 했을 때 소변을 자주 보는 것은 당연한 결과라고 할 수 있다. 둘째, 자궁이 커짐에 따라 방광을 압박하기 때문에 소변을 자주 보게 되는데, 임신 4개월 정도가 되면 자궁이 복강(腹腔) 안으로 올라가므로 방광에 대한 압박이 적어져 이런 증상은 약간 줄어들 수도 있다. 그러나 사람에 따라 4개월 이후에도 계속 소변빈삭(小便頻數)이 나타나는 경우가 있는데, 이러한 이유 때문에 물을 자주 마시지 않거나 소변을 참으면 방광에 소변이 오랫동안 저류되어 세균에 감염될 가능성이 높아진다. 위의 두 가지 원인을 포함하여 다양한 원인으로 방광염이 발생했을 때 택사탕을 사용한다.

　여기서 주목해야 할 것은 일반적으로 방광염, 요도염에 사용하는 처방에는 청열제(清熱劑)가 포함되어 있는데, 택사탕은 청열제보다는 이뇨제(利尿劑) 위주로 되어 있다는 것이다. 일반인의 방광염에 사용하는 처방을 보면 만전목통탕의 활석, 대분청음의 치자, 우공산이나 오림산의 황금과 치자 등 모두 청열제(清熱劑)가 포함되어 있다. 이것은 세균감염으로 인해 방광·요도점막이 충혈(充血)되어 있기 때문에 청열제를 사용하여 충혈된 조직을 수렴(收斂)시켜 주기 위함이다. 그러나 택사탕에 청열제(清熱劑)가 포함되지 않는 이유는 임신을 하면 양수(羊水)의 영향으로 체내에 습체(濕滯)가 많아져 청열제를 쓰지 않고 습체만 제거해 주더라도 치료되기 때문이다. 또한 임신 중이기 때문에 무리하게 청열제를 쓸 필요도 없다. 따라서 택사탕으로 습체(濕滯)만 제거해 주어도 방광염, 요도염이 치료될 수 있다.

　활투침선을 보면 자종(子腫)에 사용하는 처방으로도 분류되어 있다. 자종은 임신부종인데, 앞서 언급한 대로 습체가 발생하기 쉬운 임신부의 특성 때문에 자종이 발생하는 것이므로 택사탕을 사용하여 습체를 제거해 주면 자림은 물론 자종도 치료할 수 있다. 그러나 택사탕을 자종에 지속적으로 사용하기에는 무리가 있다. 자종은 몸이 허약할 때도 발생할 수 있고, 단백질이 부족해도 생기기 때문에 원인에 따라 적합한 처방을 선택해야지 단지 수분을 배출시키는 것은 근본적인 치료라고 볼 수 없기 때문이다. 따라서 택사탕을 지속적으로 사용하는 경우에는 보혈제(補血劑)나 보기제(補氣劑)를 더해서 사용하는 것이 좋을 것이다.

　택사탕은 약성을 응용하여 산후부종(産後浮腫)에도 사용할 수 있는데, 자종(子腫)과 마찬가지로 근원적인

치료를 한다고 할 수 없고, 단지 부종이 심할 때 급히 습체(濕滯)를 배출시키기 위한 목적으로 사용한다.

처방구성을 보면 택사는 세뇨관의 재흡수를 억제하여 이뇨작용을 나타내며, 상백피는 이뇨작용과 더불어 해열작용이 있다. 적복령도 세뇨관에서 수분의 재흡수를 억제하여 이뇨작용을 하는데, 이뇨작용은 백복령보다 강하다. 지각은 위장(胃腸)의 연동운동을 항진시켜 위내용물의 배출을 촉진함으로써 복부 팽만감을 개선하고 변비를 완화시킨다. 빈랑은 부교감신경을 흥분시켜 위장의 연동운동을 강화하고, 목통은 이뇨작용이 있어 조직의 수분 정체를 막아준다.

보중익기탕과 비교하면 두 처방 모두 자림(子淋)에 사용한다. 그러나 보중익기탕은 전신허약으로 인해 방광조직을 비롯하여 모든 조직의 수축력이 약해져서 자림(子淋) 증상이 나타났을 때 사용한다. 반면 택사탕은 세균감염으로 방광염이 생겼을 때 습체를 제거하여 치료하는 처방으로 약성을 응용하여 자종(子腫)과 산후부종에도 사용한다.

곽령탕과 비교하면 두 처방 모두 자종(子腫)에 사용한다. 그러나 곽령탕은 소화기조직에 발생한 습체로 인해 임신부종이 생겼을 때 사용하며, 소화기의 운동성을 증가시키는 동시에 습체를 제거하여 부종을 치료한다. 따라서 곽령탕은 임신부종이 있을 때 소화력이 약간 약하다고 판단될 경우에 사용할 수 있다. 반면 택사탕은 소화력과는 상관없으며 단지 조직에 습체가 발생하여 부종이 생겼을 때 급히 부종을 개선하기 위한 목적으로 사용한다.

보허탕과 비교하면 두 처방 모두 산후부종에 사용한다. 그러나 보허탕은 산후현훈, 기핍, 지절통, 식욕부진 등 산후허약으로 인한 다양한 증상에 사용하는 처방이며, 산후허약으로 부종이 생겼을 때도 사용한다. 반면 택사탕은 산후부종에도 사용하지만 보허탕처럼 허약한 상태를 개선하는 것이 아니라 부종을 급히 개선시켜야 할 목적으로 사용한다.

→ **활용사례**

1-1. **자림(子淋), 잔뇨감(殘尿感), 소변난(小便難), 방광통(膀胱痛), 빈뇨(頻尿)** 여 45세 소양인 158cm 52kg
2-1. **산후부종(産後浮腫-부종은 호전되었으나 변비에 걸림)** 여 33세 간호사

1-1. 자림(子淋), 잔뇨감(殘尿感), 소변난(小便難), 방광통(膀胱痛), 빈뇨(頻尿)
다음은 박영진 선생의 경험이다.

● 박 ○ ○ 여 45세 소양인 주부 158cm 52kg 경기도 안양시 안양9동

① 현재 임신 3개월이며 15일 전부터 소변을 본 뒤에 잔뇨감(殘尿感)이 있다. ② 소변을 본 뒤에 개운하지 않고 방광부위가 뻐근하다. ③ 임신 전에는 1일에 2~3회 정도 소변을 보았으나, 15일 전부터 심할 때는 10회 정도 야뇨(夜尿)가 있다. ④ 소변을 보고 싶으나 잘 나오지 않고, 소변량도 매우 적다. ⑤ 임신 전부터 소변을 자주 보는 편이었다. ⑥ 오늘 산부인과에서 소변검사를 해보니 요도에 약간 염증이 있다고 한다. ⑦ 평소에 당뇨가 있으며 혈당수치는 105~120이었다. ⑧ 최근에 약간 무서움을 타는 증상이 심해졌다. ⑨ 임신변비로 궁귀탕을 복용하는 중이며, 궁귀탕을 복용하면서 대변을 보는 것이 수월해졌다.

현재 호소하고 있는 증상은 배뇨장애이며 임신 중에 나타난 배뇨장애인 만큼 곧 자림으로 보았다. 일반적으로 임신 3개월째에는 소변이 잦아지면서 자림이 나타나기 쉬우며, 임신부의 약 70% 정도는 자림으로 고생하는 경향이 있다.

임신하면 양수가 형성되기 때문에 체내에 수분이 증가하게 된다. 그런데 인체의 기능이 저하될 경우는 이러한 수분의 증가가 주위 장기에 영향을 미칠 수 있다. 예를 들어 양수가 소화기에 영향을 주면 입덧이 발생하기 쉽고, 비뇨기에 영향을 주면 소변빈삭(小便頻數)이나 배뇨장애(排尿障礙)가 나타나기 쉽다. 또한 임신기에는 태아의 형성과 성장에 필요한 많은 에너지가 필요하므로 인체의 기능이 증진되고 인체의 대사량도 증가한다. 이렇게 인체의 기능이 증진되면 더 많은 에너지가 생성되고 에너지의 한 형태인 열에너지도 증가하여 체온이 상승한다. 따라서 임신기에는 상승된 체온을 바탕으로 증상이 나타나기 때문에 실증(實證)을 띠는 경우가 많다. 본인의 경우는 임신으로 인해 체온이 상승한 상태에서 배뇨장애가 발생한 것이므로 일반적인 배뇨장애와는 병리상태가 다르기 때문에 자림(子淋)으로 보았다. 또한

일반적인 배뇨장애와는 병리상태가 다르기 때문에 치법도 달라진다.

일반적으로 요도염이나 방광염 등이 있는 경우에는 방광이나 요도가 충혈(充血)되거나 부종(浮腫)되어 소변빈삭(小便頻數)이나 오줌소태가 발생하며, 팔정산이나 오림산 같은 청열성(淸熱性)이 있는 처방을 사용하는 경우가 많다. 습체(濕滯)가 있는 경우에는 우공산이나 만전목통탕을 사용하기도 하며, 허약(虛弱)이 심한 경우에는 보중익기탕 등을 사용하기도 하며, 허랭(虛冷)이 심한 경우에는 반총산이나 복원단, 오적산 같은 처방도 사용하기도 한다.

그러나 본인의 경우는 임신으로 인한 배뇨장애, 즉 자림(子淋)으로 보았으므로 이에 적합한 처방을 사용하기로 했다. 일반적으로 자림(子淋)에 사용하는 처방에는 택사탕, 궁귀탕, 보중익기탕 등이 있다. 궁귀탕이나 보중익기탕은 허증(虛症)에 사용하는 처방이다. 특히 보중익기탕은 임신으로 인체의 모든 기능이 증진되었음에도 허약이 매우 심하여 자림(子淋)이 나타나는 경우에 사용하는데, 본인은 특별하게 허약(虛弱)한 상태가 아니어서 제외하기로 했다. 궁귀탕은 빈혈(貧血)을 겸한 자림(子淋)이나 변비(便秘)에 사용하는데, 현재 궁귀탕을 복용하고 있는데도 자림(子淋)이 나타났다는 점에서 적합하지 않다고 보았다. 따라서 자림에 가장 많이 사용하는 택사탕을 복용하기로 했다.

평소에도 소변을 자주 보는 경향이 있었으며, 임신 3개월째에 나타난 자림(子淋)을 목표로 택사탕을 복용하기로 하고 빠른 효과를 보기 위해 2배량으로 5일분 10첩을 복용했다. 복용 첫날 2첩 분량인 3봉을 아침과 점심, 저녁에 복용하니 당일 야뇨의 횟수가 4~5회로 줄어들었다. 다음날 아침 혈당을 확인해 보니 평소와 다르게 98 정도로 낮아져 있었다. 2일간 4첩을 복용한 후로는 소변을 본 뒤에 있던 잔뇨감이 없어졌다. 소변을 본 뒤 개운치 않은 것이 없어지면서 약간 시원한 느낌도 있었다. 소변을 볼 때나 소변을 본 뒤에 방광 부위가 뻐근한 증상도 없어졌다. 소변이 잘 나오지 않던 증상도 없어져 소변이 잘 나오고 한두 방울씩 나오던 소변량도 현저하게 많아졌다. 낮이나 밤이나 소변을 보는 횟수가 줄어들었으나 야뇨(夜尿)는 여전히 3~4번 정도 있다. 무서움을 타는 증상도 덜하게 된 것 같다.

2-1. 산후부종(産後浮腫-부종은 호전되었으나 변비에 걸림)

다음은 강문보 선생의 경험이다.

● 윤 ○ ○ 여 33세 간호사 제주도 제주시 이도2동

살이 아주 단단한 체질로 특히 하체 부분이 튼실하다. 산후 보약을 원했으나 증상을 들어보니 부종이 심하다고 한다.
① 산후 부종이다. ㉠ 둘째 출산인데 첫째 때와는 달리 부종이 안 빠진다고 한다. ㉡ 손과 발의 부종이 눈으로 봐도 바로 드러나고 몸이 무겁다고 한다. ㉢ 현재 산후 조리원에서 가물치 달인 물과 한약을 먹고 있다고 한다.   ② 더위를 약간 타고 땀이 없는 편이다.   ③ 식욕은 좋으나 소화는 잘 안 된다.   ④ 약간 변비 경향이 있다.

임신시 왕성했던 신체 기능은 출산과 함께 저하되고 수분 대사도 저하된다. 따라서 산후 부종이 나타나게 된다. 원래 분만 후 5~6kg(태아의 무게와 양수)의 체중감소 외에 이뇨를 통해 2~3kg이 더 빠진다. 대부분의 임신부들이 분만 6개월 후에 임신 전 체중으로 회복되는 것을 느끼지만 평균 1.4kg의 산후 체중증가가 있다고 한다. 따라서 정상적으로 증가하는 체중 이외에 부종으로 인한 체중 증가는 줄여줄 필요가 있다.

이 여성은 굉장히 튼실하고 평소 체중을 줄이고 싶어 했기에 이뇨를 통해 부종을 제거하기로 했다. 그리고 보통 산후에 쓰이는 많은 약들이 보(補)하는 경향이 있는데, 이 여성에게는 보(補)하는 부분을 배제하고 약을 쓰기로 했다. 또 가물치는 이어탕과 같이 고단백을 공급하는 역할을 한다. 그러나 평소 튼실하고 영양상태가 좋았던 이 여성에게는 가물치가 굳이 필요 없는 것이고, 오히려 영양상태가 더 좋아져서 체중 증가의 요인이 되지 않을까 염려되었다. 그래서 가물치를 먹지 말라고 했다.

이뇨제로 구성된 처방은 많다. 오령산 계열의 처방들이 그러하다. 병증도표를 보니 산후부종에 쓰이는 처방들이 달생산, 보허탕, 택사탕, 사군자탕, 이비탕, 이어탕, 안태산, 군령탕, 이중탕 등이 있었다. 이 중에서 보(補)하는 경향이 없는 약은 택사탕과 이비탕밖에 없었다. 그러나 이비탕은 소화불량으로 부종이 발생했거나 소화불량과 부종이 함께 나타나는 경우에 사용하는 것이니 이 여성과는 거리가 멀었다. 택사탕은 건실한 사람의 산후부종에 사용하며 소변불리 증상을 동반하는 경우에 많이 사용한다고 했다. 소변불리는 없지만 건실한 사람이기에 택사탕을 써 보기로 했다.

건실한 사람의 산후부종을 목표로 택사탕 2배량 20첩을 36팩(하루 2팩을 4번에 나눠 먹으라고 함) 투약했다.

복용 다음날부터 변이 나오기는 하나 힘들다고 하고 토끼 똥처럼 겨우 나온다고 한다. 꾸준히 복용하고 있다. 역시 변을 보는 것이 힘들고, 모유 수유를 하는 아기까지 변이 잘 안 나온다고 한다. 그러나 부종은 많이 줄어들었고 소변량도 많아졌다고 한다. 변비는 여전하고 부종은 좀 더 줄어든 느낌이라고 한다. 변을 보는 것이 많이 힘들다고 하므로 우선 복용을 중단하고 변비증상이 해결될 때까지 기다려 보자고 했다.

복용을 중단하자 변 보는 것이 수월하다고 한다. 변을 잘 보게 하는 음식을 주로 먹고 부종이 남아 있는 느낌이 들면 상황을 봐서 좀 더 복용하라고 했다. 이뇨의 성분만 생각해서 처방한 것이 대장의 수분까지 말려버렸다고 보인다. 다른 이뇨제들도 변비를 야기하는지 궁금하다.

下統159 寶 당귀작약탕 當歸芍藥湯

白芍藥 白朮 各一錢半 當歸 白茯苓 澤瀉 條芩 各一錢 檳榔 黃連 木香 甘草 各七分

治 子痢
[活　　套] ① 白痢 去芩連 加乾薑 ② 暑 加香薷 白扁豆 ③ 胎不安 加大腹皮 砂仁
　　　　　 ④ 大抵産前諸症 依大科門 隨症加減
[活套鍼線] 子痢(婦人姙娠)　泄痢(婦人産後)
[適 應 症] 임신부 설사, 복통, 맹장염, 복명

　　당귀작약탕은 임신부의 이질(痢疾), 설사(泄瀉), 복통(腹痛) 등에 사용하며, 산후 이질(痢疾)이나 설사(泄瀉)에도 사용한다. 또한 임신부의 신체상태와 비슷한 사람의 설사와 이질에 응용할 수 있다.

　이질은 현재 법정 전염병으로 분류하고 있을 정도로 전염성이 강한 질환이다. 예전에는 지금처럼 위생상태가 좋지 않았고 어떻게 전염되는 것조차 몰랐기 때문에 이질이 한 번 유행하면 가족은 물론 마을 전체에 퍼지는 경우가 흔했다. 게다가 이질은 건장한 사람이라도 걸렸다 하면 생명에 위협이 될 정도로 매우 위험한 질환이었다. 더구나 임신부가 이질에 걸리면 임신부뿐 아니라 태아의 생명도 위험할 수 있기 때문에 신속한 치료가 요구되었다.

　활투침선의 대변문(大便門)을 보면 이질(痢疾)에 사용하는 처방이 매우 많다는 것을 알 수 있다. 그러나 임신부가 이질에 걸린 것이므로 이질만을 치료하기 위한 처방보다는 임신이라는 특수한 상황을 고려하면서 이질을 치료할 수 있는 처방을 사용해야 하기 때문에 당귀작약탕을 사용하는 것이다. 즉 당귀작약탕은 임신부의 신체상태를 고려한 처방이라고 할 수 있다. 임신을 하면 새로운 생명체가 자라기 때문에 신진대사가 항진되어 체열(體熱)이 높아진다. 또한 태아를 보호하기 위해 양수(羊水)를 형성하기 때문에 조직에 습체(濕滯)가 발생할 가능성도 높아진다. 그래서 태동불안(胎動不安)에 사용하는 안태음을 비롯하여 임신부에게 사용하는 처방을 보면 습체를 제거하는 백출과 체열을 조절해 주는 황금이 대부분 들어 있다. 당귀작약탕 또한 백출이 군약이고 황금이 포함되어 있어 임신중에 발생한 습체와 과다한 체열 증가를 조절하는 약성이 있다.

　이렇게 임신부의 공통된 특성을 고려하면서 이질(痢疾)을 치료하는 처방이 당귀작약탕인데, 이질에 사용하는 황금작약탕과 향련환이 포함되어 있어 대장점막의 충혈(充血)과 궤양(潰瘍)을 치료할 수 있고, 습체로 인한 설사에 사용하는 삼백탕이 포함되어 있어 과다한 습체를 개선할 수 있다. 여기서 주목해야 할 것은 당귀작약탕에는 백출 외에도 백복령, 택사, 빈랑 등 습체(濕滯)를 제거하는 약재가 다수 포함되어 있다는 점이다. 이질에 사용하는 처방을 보면 황금, 황련, 대황 등 충혈(充血)된 조직을 수렴(收斂)시키는 약재가 대부분 포함되기는 하지만 거습제(祛濕劑)는 거의 포함되지 않는다. 사실 이질 처방 중에서 거습제(祛濕劑)가 다수 포함된 처방은 당귀작약탕 뿐이다. 이것은 당귀작약탕이 임신부의 신체상태를 고려했다는 강력한 증거이다.

　종합해 보면 당귀작약탕은 임신부의 이질에 사용하는 처방이며, 체열이 높고 습체가 많은 임신부의 신체상태를 고려한 처방이라고 할 수 있다. 따라서 임신부가 이질에 걸렸을 때는 일반적인 이질 처방보다 신체상태를 고려한 당귀작약탕이 보다 효과적인 처방이 된다.

風寒暑濕燥火 內傷勞亂吐嗽 虛霍嘔咳積聚腫 浮脹消渴疸疾 黃癉邪崇形 身精氣神血夢 聲音津液飮 痰蟲 小便 大便 頭面眼耳 鼻 口舌齒 牙咽喉 頸項背胸乳 腹腰脇皮手足 前後陰直諸瘡 癰疽

婦人

小兒

당귀작약탕은 실제 이질균에 감염되었을 때 사용하는 처방이며, 설사가 심해져서 이질처럼 되었을 때도 사용한다. 예전에는 증상을 기준으로 질병을 분류했기 때문에 설사가 그치지 않고 증상이 심해지거나 점액변이 나오는 경우에 이를 이질로 간주했다. 그래서 실제로는 이질에 사용하는 처방이 아니지만 이질문(痢疾門)에 포함되어 있는 것도 있다. 이질문(痢疾門)에 속해 있는 조중이기탕, 창름탕, 보중익기탕 등을 보면 이해할 수 있는데, 이들 처방은 실제 이질균에 감염되었다기보다는 신체 전반적으로 약해지거나 소화기가 약해졌을 때 사용하는 처방들이다.

당귀작약탕은 실제 이질균에 감염되었을 때도 사용할 수 있고, 이질균에 감염되지는 않았지만 임신부에게 소화불량이 생겨 설사를 심하게 하는 경우에도 사용할 수 있다. 예전에는 임신부라 해도 먹는 것이 부족했고 만성적으로 허약한 사람이 많았기 때문에 소화기연약으로 인한 소화불량과 설사가 많았다. 그런데 소화기능이 좋지 못한 상태에서 임신을 하면 소화기조직에 습체가 가중되고 소화기능이 더욱 나빠져 소화불량과 설사가 유발되는 경우가 많았고, 이러한 상태가 심해지고 만성화되어 이질처럼 보이는 경우도 흔했는데, 이럴 때도 당귀작약탕을 사용하는 것이다.

활투침선을 보면 산후 설사(泄瀉)와 이질(痢疾)에 사용하는 처방으로도 분류되어 있는데, 여기서 산후(産後)는 출산 이후 오랜 시간이 지난 산후가 아니라 출산 직후를 의미한다. 보통 산후의 신체상태는 임신중의 신체상태와 다르지만, 산후에 여열(餘熱)과 습체(濕滯)가 남아 있는 경우에는 임신중의 신체상태와 유사한 상태가 지속될 수 있다. 그래서 이 시기에 설사를 하거나 이질에 걸렸을 때는 당귀작약탕을 사용할 수 있는 것이다. 물론 이 경우 실제 이질균에 감염되었을 때도 사용할 수 있고, 이질균과 상관없이 심한 설사가 이질처럼 보일 때도 사용할 수 있다.

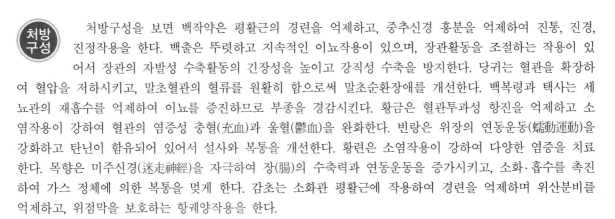

처방구성을 보면 백작약은 평활근의 경련을 억제하고, 중추신경 흥분을 억제하여 진통, 진경, 진정작용을 한다. 백출은 뚜렷하고 지속적인 이뇨작용이 있으며, 장관활동을 조절하는 작용이 있어서 장관의 자발성 수축활동의 긴장성을 높이고 강직성 수축을 방지한다. 당귀는 혈관을 확장하여 혈압을 저하시키고, 말초혈관의 혈류를 원활히 함으로써 말초순환장애를 개선한다. 백복령과 택사는 세뇨관의 재흡수를 억제하여 이뇨를 증진하므로 부종을 경감시킨다. 황금은 혈관투과성 항진을 억제하고 소염작용이 강하여 혈관의 염증성 충혈(充血)과 울혈(鬱血)을 완화한다. 빈랑은 위장의 연동운동(蠕動運動)을 강화하고 탄닌이 함유되어 있어서 설사와 복통을 개선한다. 황련은 소염작용이 강하여 다양한 염증을 치료한다. 목향은 미주신경(迷走神經)을 자극하여 장(腸)의 수축력과 연동운동을 증가시키고, 소화·흡수를 촉진하여 가스 정체에 의한 복통을 멎게 한다. 감초는 소화관 평활근에 작용하여 경련을 억제하며 위산분비를 억제하고, 위점막을 보호하는 항궤양작용을 한다.

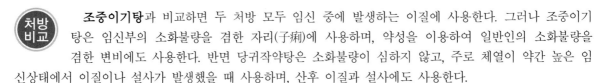

조중이기탕과 비교하면 두 처방 모두 임신 중에 발생하는 이질에 사용한다. 그러나 조중이기탕은 임신부의 소화불량을 겸한 자리(子痢)에 사용하며, 약성을 이용하여 일반인의 소화불량을 겸한 변비에도 사용한다. 반면 당귀작약탕은 소화불량이 심하지 않고, 주로 체열이 약간 높은 임신상태에서 이질이나 설사가 발생했을 때 사용하며, 산후 이질과 설사에도 사용한다.

위풍탕과 비교하면 두 처방 모두 자리(子痢)에 사용한다. 그러나 위풍탕은 허약을 보강하는 처방이므로 임신부의 허약(虛弱)으로 인해 소화기능이 저하되어 설사를 심하게 할 때 적합하다. 반면 당귀작약탕은 임신허약으로 인한 설사에 사용하는 것이 아니라, 실제 임신부가 이질균에 감염되어 이질이 발생했을 때나 설사를 심하게 할 때 사용한다.

향련환과 비교하면 두 처방 모두 이질(痢疾)에 사용한다. 그러나 향련환은 주로 열성(熱性)과 복통(腹痛)이 동반된 이질에 사용하며, 다른 처방과 달리 창만(脹滿) 증상이 함께 나타나는 경우도 사용한다. 자리(子痢)에 사용하는 경우에도 복통, 발열, 이급후중 등 이질 증상이 현저하게 나타날 때 사용할 수 있다. 반면 당귀작약탕은 향련환을 써야 하는 경우보다 이질의 정도가 가벼울 때 사용하지만, 습체의 경향이 강할 때 적합하다는 특징이 있다.

➜ **활용사례**

1-1. 부종(浮腫), 전신쑤심 여 37세 소음인 160cm 65kg
2-1. 임신(姙娠) 중 설사(泄瀉), 맹장염(盲腸炎), 복명(腹鳴) 여 30대

1-1. 부종(浮腫), 전신쑤심
다음은 이종철 선생의 경험이다.

● 김 ○ ○ 여 37세 소음인 주부 160cm 65kg 경기도 성남시
피부가 희고 뚱뚱하되 물살형이다. 출산 후 살이 쪘다고 한다.
① 몸이 붓는다. 일(가내부업)을 하고 나면 더 붓는다. ② 뼈마디가 쑤신다. 특히 팔꿈치 안쪽이 전기침 맞듯이 찌릿찌릿하다. ③ 속이 냉(冷)하지만 후끈후끈하다. ④ 어지럽다. ⑤ 1년 전부터 월경 양이 매우 많다. ⑥ 대변이 묽은 편이고 자주 설사를 한다. ⑦ 전에는 손발이 찼는데 요즘에는 손발이 따뜻하다. ⑧ 둘째 아이를 낳고(2002년 1월) 산후조리기간에 무리를 했다. ⑨ 소화는 잘되나 찬 음식은 맞지 않는다.
몸이 붓고 뼈마디가 쑤신다는 점에서 작약을 생각했고, 출산이후로 병이 진행된 것으로 보아 최초 산후조리가 잘못되었다 생각되어 당귀작약산을 투약하기로 하고, 당귀작약산 본방으로 4첩을 투약했다.
약을 복용한 후에 부기가 좀 빠진 것 같고 쑤시던 증상이 조금 덜한 것 같다.
이번에는 당귀작약산 본방으로 1제를 투약했다.
한 달 정도 지난 후에 확인해 보니, 겉으로 보기에 부기가 좀 빠진 것 같으나 몸이 호전되었는지는 잘 모르겠다고 한다. 오히려 머리가 아프다고 한다.
[당귀작약산과 당귀작약탕은 처방이 다르다. 착오로 게재된 것이다.]

2-1. 임신(姙娠) 중 설사(泄瀉), 맹장염(盲腸炎), 복명(腹鳴)
[이 치험례는 당귀작약탕과 도체탕을 순차적으로 사용하여 각 처방에 모두 게재했다.]
다음은 박순성 선생의 경험이다.

● ○ ○ ○ 여 30대 대전광역시
지난 1월 29일(토요일)은 장인어른의 생신으로 처가의 식구들, 친척 분들과 함께 고기집에서 외식을 했다. 아내는 고기를 즐겨 먹는 편이 아니라 거의 야채류와 냉면을 먹고 별 탈 없이 돌아와 잠을 잤다.
1월 30일
아침에 일어난 아내가 속이 좀 안 좋다며 설사를 하고는 곧 괜찮은 듯 별 말이 없었다.
① 점심때쯤이 되어 갑자기 아내가 구토와 설사를 하고는 배가 이상하게 약간 아프다고 했다. 현재는 임신 9주째이므로 특별하게 약을 쓰기도 꺼려지는 터이다. ② 혹 어제 먹은 냉면이 상해서 토사곽란(吐瀉霍亂)을 일으킨 것이 아닌가 생각이 들고, 음식을 먹어 소화장애가 생기지 않았나 추측하고 있을 뿐이었다. ③ 그래서 보리차를 끓여 조금씩 지속적으로 먹어 보는 것이 고작이었다. ④ 저녁이 되자 별 이상이 없는 듯 또 약간의 스프와 밥을 먹고는 1번 설사를 하고 잠이 들었다.
1월 31일
⑤ 새벽에 몇 번 배가 아프다며 설사를 했고 그리고는 좀 추스르고 누워있기를 반복했다. ⑥ 임산부의 토사곽란(吐瀉霍亂)에도 곽향정기산을 쓰는 것을 익히 알고 있었기에 오전 10시경 동네의 한약국에 가서 곽향정기산을 산제로 1일치 사다가 복용시켰다. ⑦ 설사는 3시간에 1번 정도였고 주로 수양변(水樣便)을 본다. ⑧ 약간의 오심(惡心)과 복통이 있다. ⑨ 약간의 오한(惡寒), 사지권태감(四肢倦怠感)을 호소하는 등 내상(內傷) 겸 외한(外寒)의 증을 모두 가지고 있어서 내상과 외감(外感)을 겸한 곽향정기산증이라고 쉽게 판단한 것이다. ⑩ 아침을 약간의 미음과 스프로 때운 아내는 약을 복용한 후 좀 나아지는 듯 오후에는 2회 설사를 했으며 약간의 복통 말고는 특이한 증세가 없어서 나아지겠구나 하고는 만일 내일도 설사의 기미가 있으면 1일치를 더 먹기로 하고 잠이 들었다. ⑪ 새벽부터 복통을 호소했다. 장이 꼬이는 듯 아프다는 것이었다. ⑫ 임신 중의 복통이라는 생각에 걱정이 많이 되고 오늘부터 학회의 겨울합숙교육이 있어서 아내의 친구에게 전화를 걸어 병원에 가기로 했다. 합숙을 포기하려 했으나 아픈 와중에도 아내는 오래 전부터 준비해온 공부를 이런 일로 포기하지는 말라며 오히려 본인을 위로하며 보냈다.
⑬ 합숙을 하려고 덕평에 와서 짐을 풀고 있을 때 전화가 왔다. 임신 9주째인 아내가 맹장염에 걸렸고 수술을 안 하

風寒暑濕燥火 內傷 虛勞 霍亂 嘔吐 咳嗽 積聚 浮腫 脹滿 消渴 黃疸 瘧疾 邪祟 身形 精氣神血夢 聲音 津液 痰飮 蟲 小便 大便 頭 面 眼 耳 鼻 口舌 牙齒 咽喉 頸項 背 胸 乳 腹 腰 脇 皮 手 足 前陰 後陰 癰疽 諸瘡 婦人 小兒

면 터질 수도 있으니 오늘 당장 수술을 해야 한다는 것이었다.

(임신 8주가 지나면 마취로 인한 태아의 기형아 발생률이 3% 정도로 다른 원인으로 인한 발생비율과 비교하면 단순히 마취로 기형아가 발생할 수는 거의 없는 것이며, 보통은 수술로 인한 정신적·육체적 스트레스로 인하여 유산의 위험이 많다고 한다. 대개 임신 4개월 내지 5개월이 지난 후의 맹장수술은 유산의 위험성도 적어 임산부에 대한 맹장수술은 임신 후 5개월이 지난 상태에서는 충분한 안전성을 가지고 시행되고 있다고 한다.)

⑭ 의사는 최대한 아기에게 해가 없도록 해보겠으나 임신초기라 유산 가능성이 많으니 이를 감안해야 한다고 했다. 성의 없는 목소리로 아마 자연유산이 될 거라며 아이는 안중에도 없는 듯했다. ⑮ 혹 맹장염이 오진이 아닌지 되묻자 내과 전문의 3명이 진단을 했고 초음파까지 찍어본 결과 확실하다고 했다. 일단 울고 있는 아내를 진정시키고 짐을 싸서 내려가기로 했다. ⑯ 좀 전까지는 경황이 없어 생각할 여유가 없었으나 터미널로 이동하는 중에 혹 한약으로 처방을 쓴다면 어떨까 하는 생각이 들었다. 옛날 사람들은 맹장염(盲腸炎)을 한약으로 치료했고, 주변에 더러 충수염에 걸린 사람들이 한약 몇 첩을 복용하고 통증이 사라져 불편 없이 생활하고 있다는 것을 들었기 때문이다. 본인이 알고 있는 대표적인 처방은 대황목단피탕, 장옹탕 등이다. 하지만 이 처방들에는 대황, 목단피, 망초와 같은 임신금기 약이 들어 있어 쉽게 선택할 수 없었다. ⑰ 12시 40분경 어렵게 이종대 선생님과 통화가 되었다. 선생님은 현재 상황을 잠시 들으신 후 본인을 안심시키셨다. "순성아 너무 걱정하지 말고 맹장은 내장에 싸인 숙변이나 이물질로 인해 충수돌기에 염증이 발생하는 것인데, 내가 생각할 때는 대변과 관계가 깊다. 지금 너의 안사람이 설사를 한다는 것은 고무적인 것으로 위급한 상황은 아니고 당장 무슨 일이 생기는 것은 아니니까 너무 걱정하지 말거라."고 하셨다.

⑱ 물론 여기에 기재된 내용보다 더 여러 가지를 설명해 주셨는데, 경황이 없어 대변과 관계가 깊고 설사를 한다는 것은 고무적인 것이니 안심하라는 말씀만 생각이 난다.

아내가 성격이 활발하고 요즘 설사를 했다는 말을 들으신 후 조중이기탕 합 당귀작약탕이나, 당귀작약탕 합 대황목단피탕을 추천하셨다. 혹 태아에게 영향은 없을까 염려되어 여쭤보니 대황목단피탕은 대장 쪽에 관계되는 것으로 태아에겐 영향이 없으니 안심하고 사용하라고 하셨다. 당귀작약탕은 자리(子痢)라고 하여 임산부의 하리(下痢)에 쓰는 처방이고 여기에 우측하복부통(충수염)에 쓰는 대황목단피탕을 합방하면 좋을 듯하여 선생님의 말씀대로 쓰기로 하고, 바로 대전에 있는 건재상에 전화를 걸어 약을 주문했다. 또한 아내에게 전화를 하여 선생님과 통화한 내용을 설명하고 퇴원하여 집으로 가 있으라고 권했고 아내는 나를 믿고 내 말을 따랐다.

대전에 도착하여 달인 약을 찾은 뒤 오후 4시 10분쯤에 집에 도착하여 먼저 1봉을 복용시켰다. 당시는 복통이 별로 없는 상황이라 그나마 안심이 되었다.

약을 복용한 지 3시간이 경과한 7시경 아내는 뱃속이 부글거린다면서 약 15~20분 간격으로 6차례 설사를 했다. 지난 3일간 설사를 해온 아내가 걱정이 되어서 오늘은 더 이상 복약을 중지하고 내일 다시 먹기로 하고 재웠다.

2월 2일

① 다음날 새벽에 2차례 설사를 했지만 아내는 어제보다 복통이 반감되었다며 이제는 걱정보다는 설사를 하더라도 약을 더 복용하길 원했다. ② 아침 9시경에 식사를 하고 10시경에 다시 약을 복용하고는 1시경에 3차례에 걸쳐 수양변(水樣便)을 보았다. ③ 오후 4시쯤 다시 약을 복용했는데 8시와 9시 반쯤 설사를 하고는 더 이상 설사가 없었다. ④ 아내의 표현에 의하면 이제 배가 아픈 것은 거의 없어졌는데 아랫배가 묵직하다고 했다. 아랫배가 묵직하니 기분 나쁘게 꾸르륵거리고 그러다 배가 살살 안 좋다가 설사를 한다는 것이었다.

처방 중에 대황, 망초, 감초가 만나 조위승기탕을 이루니 대황과 망초의 작용으로 수양변을 볼 수 있다고 아내를 안심시켰다.

2월 3일

① 약을 복용하고 하는 설사는 거의 2회 정도로 줄었다. ② 복통은 없어졌으나 아내는 여전히 배에서 꾸르륵 소리가 심하게 난다고 했고 실제로 옆에 있으면 그 소리가 들려 왔다. ③ 어제까지는 누워있던 사람이 오늘은 서서히 걸어 다니고 조카와 장난도 치기 시작했다. 좀 걸으면 어지럽다며 눕기는 했지만 복통의 자각증이 소실되어선지 훨씬 생활하는 데 만족했다.

2월 4일

아내는 이제 장이 꼬이듯 아픈 증상이 없는데 이 약을 계속 더 복용해야 하냐며 이제는 이 약을 먹으면 설사를 하고 아랫배가 아프다며 먹기 싫다고 했다.

① 그래서 눕혀 복진을 하니 맹장 부위에 압통이 약간 있었고 ② 양쪽 서혜부(鼠蹊部)에서 골반뼈를 따라 장이 만져질 정도로 부어 있었고 이것을 건드리면 아파했다. ③ 또한 장명(腸鳴)이 심하게 들린다. ④ 상행(上行), 횡행(橫行), 하행(下行) 결장 등 대장이 지나가는 모든 부위가 장이 촉지될 정도로 부어있었고 압통을 호소했다.

오전 10시 20분경 이종대 선생님과 통화를 했다. 선생님은 황련탕, 도체탕, 육신환 등을 쓸 수 있는데 선생님은 여기서 도체탕을 권해주고 싶다고 하셨다. 육신환은 모든 이질에 쓸 수 있는 처방이고 도체탕은 농혈리(膿血痢)에 쓰는 것으로 황금, 황련, 대황의 삼황사심탕의 의미가 들어가 있어 내장이 충혈되어 설사를 일으킬 때 적합한 처방으로 보여 선생님의 말씀을 따르기로 했다.

도체탕 4첩을 직접 달여 오후 2시 반에 복용을 시켰다. 지난 약을 아침에 복용하지 않아서인지 설사는 이 시간까지 없었다고 한다. 공복시에 복용하도록 되어 있어 식사 후 약 3시간이 지나서 복용하도록 했다.

11시경에 다시 복진(腹診)을 해보니 만져질 정도로 부어 있었던 장이 현저히 줄어있었다. 복명(腹鳴)도 약간 있는 정도였다. 약을 복용 후 잠을 재웠다.

2월 5일

아침에 일어난 아내는 아랫배가 묵직하다며 식사를 하려고도 않고 왔다 갔다 하더니

① 화장실에 갔다 오면서 "이제 정상변이네" 하며 웃었다.　② 복진을 해보니 장명(腸鳴)은 없어졌고 장이 부어있는 것도 거의 없어졌다.　③ 아내는 병원에 가보고 싶다고 했고 애기가 잘 있는지 걱정하는 눈치였다.　④ 11시경 산부인과에서 대기자가 좀 밀려 지난번 맹장염(盲腸炎)을 진단했던 내과에 먼저 들렀다.　⑤ "수술 안 하셨어요? 괜찮아요?" 하고 의사선생님이 의아한 듯 물었다. 청진기와 수기를 이용해 진료를 하시더니 맹장 부위를 압진하며 안 아프냐고 여러 차례 물었다. 아내는 "안 아픈데요." 했고 내과전문의는 웃으면서 "안 아프면 맹장염이 없어졌네요. 다 나았네요."라며 걱정할 것 없다고 했다.

아내는 미심쩍은지 "혈액검사나 초음파검사를 해야 하지 않을까요?"라고 하니 의사선생님은 그럴 필요 없다며 만약 염증이 있다면 눌러서 안 아플 수가 없으니 지금은 염증이 없어졌다고 걱정하지 말라고 했다. 산부인과에서도 아이는 건강하니 걱정하지 않아도 된다는 말을 들었다. 오늘 따라 아기의 심장박동소리가 유난히 크게 들렸다.

風寒暑濕燥火 內傷勞 虛霍亂 嘔吐嗽聚 咳積腫滿渴 浮脹疸疾 消黃瘥 邪祟形 身精氣神血夢 聲音液 津痰飮 蟲 小便 大便 頭面眼耳鼻 口舌 牙齒喉項 咽背胸乳腹腰脇皮手足 前陰後陰 痔瘻痛 諸

婦人
小兒

下統160 寶 실소산 失笑散

五靈脂 蒲黃炒 各等分

治 産後兒枕 臍腹痛 欲死
[用　　法] 上末 每二錢 加醋熬膏 入水一盞 煎七分 熱服
[活　　套] ① 或作湯用 煎後好醋一匙 調服 ② 或倍加芎歸 加山査 玄胡 桂心 澤蘭葉之類
[活套鍼線] 兒枕痛(婦人産後)　陰脫(婦人産後)　血痛(腹)　血痛(胸)
[適 應 症] 산후복통, 오로, 음탈, 자궁출혈, 속쓰림

처방설명　　실소산은 아침통(兒枕痛)에 사용하는 처방으로 산후음탈(産後陰脫), 산전·후의 자궁출혈(子宮出血), 흉통(胸痛), 속쓰림에도 사용한다. 아침통(兒枕痛)은 아이가 베던 베개가 나오지 않아서 통증이 생긴다는 의미에서 붙여진 이름이다. 산통(産痛)은 말할 것도 없이 심한 통증이지만 아침통 또한 매우 심하여 실소산의 처방명에서 알 수 있듯이 웃음을 잃어버릴 정도인 것도 있다. 또한 실소산을 단궁현산(斷弓弦散)이라고도 하는데, 긴장된 활시위를 절단하듯이 하복부에 발생한 긴장통(緊張痛)을 해소하는 처방이라는 의미이다.

임신과정에서 팽창하였던 자궁은 산후 1주일이 지나면서 절반 정도로 줄어들고, 약 4주 이내에 거의 정상 크기로 회복된다. 이렇게 정상적으로 회복되는 과정에서 자궁이 지속적으로 수축하기 때문에 통증이 발생할 수 있는데, 이러한 통증도 양방에서는 아침통의 범주로 분류하고 있다. 그러나 엄밀한 의미의 아침통은 출산과정에서 발생한 산도(産道)의 손상과 어혈(瘀血)로 인한 혈행장애(血行障礙)가 원인이 된 통증이다. 따라서 아침통에 사용하는 실소산이나 기침산은 이러한 혈행장애를 해소하는 작용을 한다. 특히 실소산의 포황은 팽창되고 이완되어 있는 자궁을 수축시키면서 혈행장애를 개선하는 작용이 있고, 오령지는 활혈작용이 강하기 때문에 산후에 자궁이 팽창하여 있으면서 혈행장애가 발생하여 아침통이 나타날 때 적합한 처방이 된다. 기침산에도 이미 실소산이 포함되어 있으며 당귀, 천궁, 작약의 사물탕과 지통작용(止痛作用)이 강한 현호색과 몰약이 들어 있어 혈허(血虛)의 경향이 있으면서 통증이 심할 때 사용할 수 있다.

조문을 보면 '産後兒枕산후아침 臍腹痛제복통 欲死욕사'라고 하여 통증이 배꼽 부위에 미친다고 했는데, 이것은 산후에 자궁이 팽창되어 있어 배꼽 부위까지 이른 상태이기 때문이며, 통증이 매우 극심하기 때문에 죽을 지경이라고 표현한 것이다. 용법을 보면 식초에 타서 마시라고 했는데, 이렇게 하는 것은 양혈(養血)시키면서 조직의 수축을 돕기 위함이며, 열복(熱服)하라는 것은 급박한 증상이기 때문에 약성을 빠르게 전달하기 위함이다.

실소산은 산후 음탈(陰脫)에도 사용한다. 산후에 음탈이 발생하는 것은 허약(虛弱)이 심하여 자궁이 제대로 수축하지 못하기 때문이다. 이럴 때는 보중익기탕이나 당귀황기탕을 사용해야 하지만, 만약 허약이 심하지 않으면서 자궁이 이완되고 울혈(鬱血)되어 자궁이 처졌을 때는 실소산을 사용할 수 있다. 실소산의 포황은 자궁을 수축시키는 작용이 있고, 오령지는 울혈을 개선하므로 산후음탈에 사용할 수 있는 것이다.

활투침선을 보면 복문(腹門)과 흉문(胸門)의 혈통(血痛)에 사용하는 처방으로 분류되어 있다. 복(腹)의 혈통에 대한 정의를 보면 '일정한 부위가 아픈 것으로 타박상이나 부인의 월경 후, 혹은 산후에 악혈(惡血)이

뭉쳐 있기 때문에 발생한다.'고 되어 있다. 결과적으로 이러한 통증은 혈액이 울체되어 소통장애가 생겼을 때 나타나는 것이므로 실소산을 사용할 수 있는 것이다.

흉(胸)의 혈통(血痛)은 두 가지로 생각할 수 있는데, 하나는 실제 흉부(胸部)에서 나타나는 통증이고, 또 하나는 위장질환에 기인한 통증이다. 첫째, 흉부(胸部)의 통증으로 협심증(狹心症)을 예로 들 수 있다. 협심증은 다시 실제 관상동맥이 좁아져서 발생하는 것과, 기질적으로 좁아지지는 않았지만 긴장하거나 신경을 많이 써서 심장에 부하가 생겼을 때 발생하는 것이 있다. 실소산은 기질적으로 관상동맥이 좁아져 협심증이 나타났을 때 사용하는 처방이다. 둘째, 위장질환에 기인한 통증으로는 담결석, 담낭염, 위궤양 등을 예로 들 수 있다. 물론 실소산이 담결석이나 담낭염, 위궤양 등을 치료한다기보다는 이러한 질환에서 발생하는 통증을 멎게 하는 작용을 한다고 보아야 한다.

처방구성 처방구성을 보면 오령지와 포황 두 가지 약재로 이루어져 있다. 오령지는 날다람쥐의 배설물을 건조한 것으로, 날다람쥐가 먹는 식물의 열매, 새싹, 껍질 등의 약성이 배설물에 남아 효력을 발휘하는 것으로 볼 수 있다. 활혈거어제(活血祛瘀劑)이므로 혈액순환을 촉진하고 어혈(瘀血)을 없애며 통증을 멎게 하는 작용이 있다. 포황은 지혈제(止血劑)에 속하지만 혈액순환을 촉진하고 어혈을 없애며 출혈을 멎게 하고, 소변을 잘 나오게 하는 작용도 있다. 약리실험에서는 응혈(凝血) 촉진작용, 자궁수축작용, 이뇨작용이 밝혀졌다.

처방비교 **사물탕**과 비교하면 두 처방 모두 아침통에 사용하는 공통점이 있다. 사물탕은 보혈제의 대표적인 처방으로 혈허상태(血虛狀態)에서 발생하는 수많은 증상에 사용하며, 아침통에 사용할 경우에도 혈허(血虛)가 바탕이 되어 있을 때 적합하다. 반면 실소산은 출산으로 인해 자궁이 팽창되고 이완되어 있는 상태에서 혈행장애로 인해 아침통이 발생하였을 때 사용하며, 산후음탈과 흉통, 복통에도 사용한다.

당귀황기탕과 비교하면 두 처방 모두 산후음탈에 사용한다. 그러나 당귀황기탕은 산후허약으로 인해 조직의 수축력이 약화되어 발생하는 음탈에 사용하며, 산후가 아니더라도 허약으로 인해 수축력이 약해져 음탈이 발생했을 때도 사용할 수 있다. 반면 실소산은 자궁이 충혈되고 팽창되어 있는 상태에서 나타나는 음탈에 사용하며, 출산 직후에 주로 사용한다.

수점산과 비교하면 두 처방 모두 흉통(胸痛)에 사용한다. 그러나 수점산은 구종심통(九種心痛) 및 심비통(心脾痛)에 쓰는 처방으로 흉부(胸部)의 통증(痛症)이나 위통(胃痛), 속쓰림 등 주로 순환기, 소화기질환으로 인한 통증에 사용하며 근육통에도 사용한다. 반면 실소산은 조직이 충혈되고 이완되어 있는 상태에서 발생하는 통증에 사용하며, 주로 산후 아침통에 빈용한다.

下統161 寶 기침산 起枕散

當歸 白芍藥 各二錢 川芎 一錢半 白芷 桂心 蒲黄 牧丹皮 玄胡索 五靈脂 沒藥 各七分

治 兒枕痛
[用　　法] 入好醋空心服
[活套鍼線] 兒枕痛(婦人産後)
[適 應 症] 산후 하복통, 산후진통, 인공유산후유증

처방설명　기침산은 아침통(兒枕痛)에 사용하는 처방이다. 아침통이란 산후에 발생하는 하복통(下腹痛)의 일종인데, 출산으로 인해 자궁과 인근 조직이 팽창하고 태아가 산도(産道)를 지나는 과정에서 발생한 혈관손상과 어혈(瘀血)로 인한 혈행장애(血行障礙) 때문에 발생한다. 이외에도 해산한 뒤에 자궁강(子宮腔) 안에 혈괴(血塊), 태반(胎盤), 또는 난막조직편 등이 남아 있을 때도 산후복통을 야기하는데, 이것도 아침통으로 분류한다.

산후(産後)에는 늘어났던 자궁이 회복되기 위해 수축하는 과정에서도 하복통(下腹痛)이 발생하기 때문에 아침통과는 구별해야 한다. 임신 만삭일 때는 자궁이 500~1000배 정도로 커지고 자궁무게는 70~80g이었던 것이 1000g 이상으로 증가하지만, 분만 후 4주가 지나면 다시 70~80g으로 돌아간다. 따라서 분만 후 2~3일 동안에는 아랫배에서 자궁이 단단하게 만져지다가 2주 후에는 자궁이 작아져 골반(骨盤) 안으로 들어가 만질 수 없게 되며, 약 4주 후에는 정상 크기가 된다. 이처럼 분만한 후에 자궁이 이전 상태로 회복하기 위해 수축하는 과정에서 수축의 정도가 심하면 하복통이 수반되기도 하는데, 특히 허약한 사람에게 나타나는 경우가 많다.

이러한 하복통은 산후 3일 정도가 지나면 대부분 저절로 없어지며, 초산부(初産婦)보다 경산부(經産婦)에게 더 강하게 나타난다. 그 이유는 초산부는 경산부보다 자궁근섬유질의 탄력성(彈力性)이 높아 더 빨리 자궁이 수축하기 때문이다. 그러나 출산 직후부터 며칠 동안 아랫배가 아픈 것은 늘어나고 밀려 있던 자궁과 내부 장기(臟器)들이 제자리를 잘 찾아가고 있다는 증거이므로 이러한 복통이 자주 일어나는 것은 그만큼 회복이 빠른 것을 의미할 수도 있다.

이처럼 산후에 자궁이 본래의 크기로 수축하는 과정에서 발생하는 복통은 간헐적이고 반복적으로 발생하는 복통이다. 반면 아침통(兒枕痛)은 조직과 혈관의 손상, 어혈(瘀血)로 인한 혈행장애(血行障礙)가 원인이 되어 발생하는 복통이다. 양방에서는 자궁수축으로 인한 복통과 혈행장애로 인한 아침통을 후진통, 또는 훗배앓이라고 하여 혼용(混用)하고 있지만 실제로는 원인과 치법, 처방이 모두 다르기 때문에 구분할 수 있어야 한다.

기침산은 어혈(瘀血)로 인해 자궁 주위에 원활한 소통이 이루어지지 않을 때 쓰는 처방이며, 자궁이 정상적으로 수축하면서 발생하는 통증에는 궁귀탕을 사용한다. 물론 기침산에는 궁귀탕이 포함되어 있기 때문에 혈행장애와 통증이 보다 심할 때 사용할 수 있고, 자궁이 정상적으로 수축하는 과정에서 발생하는 통증에도 사용할 수 있다.

기침산의 처방구성을 보면 당귀, 천궁뿐 아니라 백작약이 포함되어 있어 조직의 긴장이 있다는 것과 수축장애가 있다는 것을 알 수 있다. 또한 포황, 목단피, 계심을 보면 어혈(瘀血)이 있다는 것과 현호색, 오령지가 포함되어 있으므로 통증이 극심하다는 것을 알 수 있다. 기침산은 휴대와 복용이 간편한 산제(散劑)이지만 탕제(湯劑)로도 많이 활용한다.

처방구성 처방구성을 보면 당귀는 항혈전작용(抗血栓作用)을 하여 혈액순환을 원활하게 하고, 백작약은 평활근의 경련을 억제하고, 중추신경 흥분을 억제하여 진통, 진경, 진정작용을 한다. 천궁은 관상동맥과 말초혈관을 확장하여 혈액순환을 촉진하고, 자궁의 수축과 경련을 억제한다. 백지는 항염증작용과 이뇨작용, 해열작용, 진통작용이 있다. 계심은 혈관을 확장하여 혈압을 저하시키고 말초혈관의 혈류를 원활히 함으로써 말초순환장애를 개선한다.

포황은 지혈제(止血劑)에 속하지만 혈액순환을 촉진하고 어혈(瘀血)을 없애며 출혈을 멎게 하고 소변을 잘 나오게 하는 작용이 있다. 포황에 함유되어 있는 플라보노이드가 혈관수축 및 수렴작용을 하기 때문에 지혈제(止血劑)로 사용되는 것이다. 약리실험에서는 응혈(凝血) 촉진작용, 자궁수축작용, 이뇨작용(利尿作用)이 밝혀졌다. 목단피는 말초혈관의 장력을 강화하고 항혈전작용을 하여 혈액순환을 촉진하며, 현호색은 진통작용과 혈행장애를 개선하는 작용이 있다. 오령지는 날다람쥐의 배설물을 건조한 것으로 날다람쥐가 먹는 식물의 열매, 새싹, 껍질 등의 약성이 배설물에 남아 효력을 발휘하는 것으로 볼 수 있다. 활혈거어제(活血祛瘀劑)이므로 혈액순환을 촉진하고 어혈을 없애며 통증을 멎게 하는 작용이 있다. 몰약은 강한 진통작용을 한다.

처방비교 **궁귀탕**과 비교하면 궁귀탕은 산후 현훈(眩暈), 역산(逆産), 출혈(出血) 등 혈허(血虛)와 혈행장애(血行障礙)로 인한 증상에 사용하며, 가벼운 산후 아침통에도 사용한다. 반면 기침산은 혈행장애를 겸한 산후 하복통을 목표로 사용한다.

실소산과 비교하면 실소산은 포황과 오령지로 구성되어 있어 출산으로 인해 자궁의 말초혈관이 충혈·이완되어 있는 상태에서 발생한 통증에 사용한다. 반면 기침산은 혈행장애로 인한 혈체(血滯)와 혈허(血虛)가 겸해 있는 증상에 사용한다. 또한 지통제인 몰약, 현호색이 더 들어 있어 아침통에는 실소산보다 더 많이 사용한다.

→ **활용사례**

1-1. 산후하복통(産後下腹痛) 여 32세 소양인
1-2. 산후하복통(産後下腹痛) 여 28세 소양인
1-3. 산후하복통(産後下腹痛) 여 24세

1-1. 산후하복통(産後下腹痛)

● 노 ○ ○ 여 32세 소양인 경기도 안양시 비산1동 주공아파트
보통 체격의 소양인 주부로 레스토랑을 경영한다. 4일 전 출산한 이후
① 몸 전체가 부어서 아직 가라앉지 않았다. ② 아랫배가 수시로 몹시 아프다. ③ 손목이 아파서 물건을 쥐거나 잡지 못한다. ④ 더위를 탄다. ⑤ 손발이 차다. ⑥ 기운이 없다. ⑦ 식욕은 보통이나 소화력이 약하다. ⑧ 트림을 해야 속이 시원하다. ⑨ 헛배가 부르고 가스가 차며 방귀가 자주 나온다. ⑩ 대변은 2~3일에 1회로 변비가 있다. ⑪ 밤 소변은 1~2회 본다. ⑫ 가끔 가슴이 두근거린다.
산후에 발생한 하복통(下腹痛)을 목표로 기침산 3배량으로 2일분 4첩을 지어주었다.
3년 2개월 뒤에 항시 몸이 무겁고 피로하며 아랫배에 가스가 찬다며 보약을 지으러 왔을 때 확인해 보니, 당시 부었던 것은 서서히 회복되었으며 훗배앓이는 그 약을 복용하고 금방 소실되었다고 한다.

風寒暑濕燥火 內傷勞 霍亂嘔吐 咳嗽 積聚 腫滿 浮脹 消渴 黃疸 瘧疾 邪祟 身形 精 氣 神 血 夢 聲音 津液 痰飮 蟲 小便 大便 頭 面 眼 耳 鼻 口舌 牙齒 咽喉 頸項 背 胸 乳 腹 腰 脇 皮 手 足 前陰 後陰 癰疽 諸瘡 婦人 小兒

1-2. 산후하복통(産後下腹痛)

● 오○○ 여 28세 소양인 경기도 안양시 동안구 관양동 부림아파트

보통 체격의 소양인 주부로 목소리가 쇳소리이다. 3일 전 출산했는데
① 아랫배가 분만 진통처럼 몹시 아프다.   ② 진통제를 복용해도 계속 아프다.   ③ 추위와 더위 타는 것은 보통이다.
④ 식욕이 좋고 소화도 잘된다.   ⑤ 대변과 소변은 보통이다.   ⑥ 잠은 잘 잔다.
산후 아침통(兒枕痛)은 흔히 훗배앓이라고 하는데, 아기를 분만한 후에 수일간 분만 진통처럼 아랫배가 수시로 아픈
것을 말한다. 이는 임신으로 인해 늘어났던 자궁이 출산한 뒤 수축되는 회복과정에서 발생하는 것이다.
3일전 출산한 산모의 산후통을 치료하기 위해서는 자궁 내막에 혈류량을 증가시켜 훼손된 자궁점막 조직을 빨리 회복
시킴과 동시에 아침통의 원인이 되는 나쁜 피, 즉 어혈(瘀血)을 제거하면 될 것으로 보았다.
산후 아침통에 쓸 수 있는 처방은 기침산과 실소산을 주로 사용하는데 이 부인의 경우 식욕과 소화력이 좋고 잠, 대
소변 모두 정상인 것으로 보아 신체 전반적 상태가 양호하다고 생각되어 기침산 2배량으로 3일분 6첩을 지어주었다.
2일 후에 전화가 왔다. 약을 1일 복용한 후 하복통(下腹痛)이 소실되었는데, 나머지를 복용해야 하는지 물어 보기에
마저 복용하라고 했다.

1-3. 산후하복통(産後下腹痛)

● 이○○ 여 24세 주부 경기도 안양시 동안구 평안동 초원부영

한여름인 8월 초순에 시어머니가 며느리의 약을 지으러 왔다. 증세를 물어 보니 다음과 같았다.
① 며느리가 4일 전 둘째를 자연분만으로 출산을 했는데 출산한 다음날인 3일 전부터 훗배가 계속 아프다.
② 아이에게 모유를 먹이고 있으나 젖이 잘 나오지 않는다.
산후에 발생한 복통을 목표로 산후 아침통(兒枕痛)에 쓸 수 있는 기침산 2배량으로 하여 2일분인 4첩을 지어주었다.
약 19개월 뒤인 3월에 이 부인이 아이들 보약을 지으러 왔을 때 확인해 보니, 그때 그 약을 먹고 아프던 훗배가 곧바
로 나았다고 한다.

下統162 寶 **우황고** 牛黃膏

朱砂 鬱金 各三錢 牛黃 二錢半 牧丹皮 二錢 甘草 一錢 龍腦 五分

治 産後熱入血室
[用 法] 上末 蜜丸如皂子 每一丸 井水化下
[活 套] 痘後瘡疹 眼疾 及遺熱 並可
[活套鍼線] 發熱(婦人産後) 齒舌衄(血)
[適 應 症] 산후발열, 코피, 발열, 두통, 안질

처방 설명
　　　우황고는 산후발열(産後發熱)에 사용하는 처방으로 약성을 응용하여 잇몸출혈과 천연두를 앓은 후에 발생하는 창진(瘡疹), 안질(眼疾), 여열(餘熱)에도 사용한다.
　　　조문에는 '産後熱入血室산후열입혈실'을 치료한다고 했는데, 열(熱)이 자궁에 들어갔다는 표현은 산후에 자궁에 염증이 생겼다는 것으로 이해할 수 있으며, 부합되는 증상으로는 산욕열(産褥熱)이 있고, 질환명으로는 자궁내막염을 들 수 있다. 출산하는 과정에서 자궁경부와 질이 팽창되기 때문에 조직에 손상이 오며, 손상된 부위를 통해 세균이 침입하면 고열(高熱)이 발생할 수 있다. 이것을 보통 산욕열이라고 하는데, 일반적으로 분만 후 첫 24시간을 제외한 10일 이내에 2일 이상, 1일 4번 정도 구강으로 측정한 체온이 38℃이상일 때 산욕열(産褥熱)로 판단한다.

　　산욕열(産褥熱)은 매우 위험한 증상이며 심하면 패혈증으로 혼수상태에 빠지기도 하고 죽는 경우도 있어 양방에서는 주로 항생제(抗生劑)를 투여하여 치료하고 있다. 그러나 예전에는 구체적인 검사방법이 없었고 주로 경험에 의존하여 치료했기 때문에 산후에 고열(高熱)이 나면서 혼수상태에 빠지면 이것을 산후에 열(熱)이 혈실(血室)로 들어간 것으로 판단하여 우황고나 시호사물탕을 사용했다. 이 경우 고열을 수반하는 한열왕래(寒熱往來)와 혈허증상(血虛症狀)이 있으면 시호사물탕을 사용했고, 우황고는 이것과 관계없이 인사불성(人事不省)이 될 정도로 고열(高熱)이 발생하는 경우에 사용했다. 시호사물탕의 조문에도 혈열(血熱)이 심한 경우에 우황고를 조복하라는 언급이 있는데, 이것은 열이 더 심할 때 우황고를 사용했음을 의미한다. 우황고에 포함된 우황과 주사는 강력한 해열작용(解熱作用)이 있어 산후 감염으로 인해 발열이 심할 때 신속하게 열을 내려주는 작용을 한다. 이처럼 해열작용이 뛰어난 처방이므로 급한 환자가 왔을 때 바로 투여할 수 있도록 평소 환으로 만들어두었다가 복용시키는 응급약이라고도 할 수 있다.

　　활투침선을 보면 치설뉵(齒舌衄)이라고 하여 잇몸출혈과 혀에서 출혈되는 증상에 사용하는 처방으로 분류되어 있다. 여기서 잇몸출혈은 사과를 먹었을 때 묻어나오는 정도가 아니며, 혀에서 출혈이 되는 것도 혀를 깨물었을 때 나오는 정도가 아니라 외상(外傷)이나 특정 질환으로 인해 이차적으로 대량 출혈하는 것을 의미한다. 따라서 신속하게 출혈을 멈추게 해야 하므로 청열(淸熱)·해열작용(解熱作用)이 강한 우황고를 사용하는 것이다. 물론 이럴 때는 출혈 부위에 직접 도포(塗布)하는 녹포산을 함께 사용하면 빠른 효력을 볼 수 있다.

　　우황고는 천연두를 앓고 난 후에 발생하는 창진(瘡疹)과 안질(眼疾), 여열(餘熱)에 사용하는 처방으로도 분류되어 있다. 천연두에 걸리면 처음에는 발열(發熱)과 발진(發疹)이 일어나고 시간이 지나면서 붉은색 구진(丘疹)이 올라와 온몸에 퍼지는데, 이러한 구진은 농포(膿疱)로 변하면서 한가운데가 오목해진다. 이러한

風寒 暑 濕 燥 火 內傷 虛勞 霍亂 嘔吐 咳嗽 積聚 浮腫 脹滿 消渴 黃疸 瘧疾 邪祟 身形 精 氣 神 血 夢 聲音 津液 痰飮 蟲 小便 大便 頭 面 眼 耳 鼻 口舌 牙齒 咽喉 頸項 背 胸 乳 腹 腰 脇 皮 手 足 前陰 後陰 癰疽 諸瘡

婦人

小兒

일련의 과정을 거쳐 발병 12일 무렵이 되면 농포(膿疱)가 말라서 딱지가 되고 열도 내려 정상 체온으로 돌아온다. 그러나 사람에 따라서 몸이 허약하여 여열(餘熱)이 지속되는 경우 딱지가 잘 아물지 않고 창(瘡)이 생기기도 한다. 또한 이러한 여열이 눈에 영향을 주었을 경우에는 안구충혈이 발생하기도 하고 예막(臀膜)이 생겨 시야가 흐려지는 증상을 일으키기도 했는데, 이럴 때 여열을 떨어뜨려 창진(瘡疹), 안구충혈(眼球充血), 예막(臀膜) 등을 치료하는 처방이 우황고이다. 열감(熱疳)에 사용하는 오복화독단도 우황고처럼 천연두의 여열로 인한 잇몸출혈과 야맹증을 치료하는 처방으로 되어 있는데, 두 처방 모두 청열작용을 통해 잔여열을 조절하는 약성이 있기 때문이다.

용법을 보면 조자(皂子) 크기로 만들어 하루에 1환씩 복용하라고 했는데, 조자는 완두콩처럼 약간 길쭉하고 납작한 모양이며, 크기는 녹두와 비슷하거나 약간 작다. 이렇게 작은 환을 1개씩 복용한다는 것은 우황고의 약성이 매우 강하다는 의미이다.

처방구성 처방구성을 보면 주사는 경면주사(鏡面朱砂), 단사(丹砂), 광명사(光明砂)라고도 하는데, 황화수은(HgS)을 주성분으로 하는 천연광물이며 생김새가 운모조각 같고 잘 꺾이는 것이 좋다. 주사는 정신을 안정시키며 경풍(驚風)을 멎게 하고 열을 내리는 작용이 있다. 약리실험에서 진정작용과 진경작용이 밝혀졌다. 울금은 순환을 촉진하고 출혈을 멎게 하며, 위장운동을 항진시켜 소화를 촉진하고 소화액 분비를 항진시켜 식욕을 증진한다. 또한 혈중(血中) 지질을 용해하여 콜레스테롤 수치를 저하시킨다.

우황은 진정작용과 항경련작용이 있고, 소염작용은 아스피린 성분인 살리실산의 47배나 될 정도로 강력하다. 목단피는 말초혈관의 장력을 강화하고, 항혈전작용을 하여 혈액순환을 촉진하며, 중추신경 흥분을 억제하여 진정작용을 한다. 감초는 스테로이드 호르몬과 유사한 작용이 있어 항염증작용, 해독작용, 해열작용을 한다. 용뇌는 중추신경계를 자극시키며 항균작용을 한다.

처방비교 **구미청심원**과 비교하면 두 처방 모두 우황이 포함되어 있으며, 고열(高熱)이 동반된 질환에 사용한다는 공통점이 있다. 그러나 구미청심원은 주로 심장열로 인해 고열이 발생했을 때 사용하며, 흉통(胸痛)이 동반되는 경우에도 사용한다. 반면 우황고는 산후발열에 사용하는 처방으로 열성상태에서 나타나는 잇몸출혈에도 사용하고, 천연두의 여열(餘熱)로 인한 창진(瘡疹)과 안질(眼疾)에도 사용한다.

양격산과 비교하면 두 처방 모두 고열성(高熱性) 질환에 사용한다. 그러나 양격산은 표피(表皮)의 발산장애와 소화기 적체로 인해 체내에 열이 적체(積滯)되어 번조(煩燥), 구설생창(口舌生瘡), 대소변폐(大小便閉) 등이 나타났을 때, 잇몸이 붓고 아플 때, 편도(扁桃)가 부었을 때, 고열(高熱)로 인해 입이 쓰게 느껴질 때도 사용한다. 반면 우황고는 산후에 손상된 조직에 감염이 발생하여 심한 발열이 생겼을 때 사용한다.

오복화독단과 비교하면 두 처방 모두 두창여독(痘瘡餘毒)과 치설뉵(齒舌衄), 안질(眼疾)에 사용하는 공통점이 있다. 그러나 오복화독단은 열감(熱疳)으로 인해 온몸에 창절(瘡癤)이 발생하였을 때 사용하는 반면, 우황고는 산욕열에 사용하는 처방이며, 오복화독단을 사용해야 하는 경우보다 발열 정도가 더 심할 때 적합하다.

下統163 衆 이비탕 理脾湯

厚朴 一錢半 蒼朮 陳皮 神麯 麥芽 山査肉 各一錢 乾薑 八分 砂仁 甘草 各五分

治 産後傷食 胸膈飽悶 寒熱不思食
① 泄 加白朮 赤茯苓
② 便閉 加桃仁 紅花
③ 尿澁 加大腹皮 車前子
[活　　套] 麥芽 旣有消乳之性 則不必槪用
[活套鍼線] 食滯(婦人産後)
[適應症] 산후식체, 소화불량, 구토, 오심, 명치통, 연변, 식욕부진, 대변곤란, 부종, 소변빈삭, 두통

이비탕은 산후 소화불량(消化不良)이나 소화불량(消化不良)을 겸한 식욕부진(食慾不振), 부종(浮腫) 등에 사용하는 처방이다. 그러나 산후가 아니더라도 증상이 비슷하다면 일반인의 소화불량과 식욕부진, 소화불량으로 인한 복통(腹痛)에도 사용할 수 있다. 이는 이비탕이 소화기의 운동성을 증가시키는 약재와 소도제(消導劑)로 구성되어 있기 때문이다.

임신 중이거나 출산 직후에는 일반적으로 식욕이 증가한다. 임신을 하면 체온이 상승하여 전신기능이 활성화되므로 더불어 소화기능이 좋아지기 때문이다. 또 출산한 뒤에는 젖을 생산하기 위해 많은 영양이 필요하므로 식욕과 소화력은 좋아진다. 그래서 평소 소화력이 좋지 못했던 사람도 임신하거나 출산한 후에는 일반적으로 소화기능이 좋아진다. 그럼에도 불구하고 산후에 소화불량이 생기는 것은 산모의 허약이 매우 심하다는 것을 의미한다. 즉 출산을 하면서 출혈이 심했거나 기력을 너무 많이 소모하여 기허상태(氣虛狀態)가 되면 소화기의 운동성과 소화액의 분비가 저하되기 때문에 소화불량이 생길 수 있다. 게다가 임신 중에 태아가 커지면서 자궁이 팽창하기 때문에 소화기를 비롯한 주변 장기가 압박을 받을 수 있으며, 특히 위치적으로 볼 때 소장(小腸)이 압박을 많이 받는다고 할 수 있다. 물론 출산한 뒤에는 자궁이 급격히 수축하면서 작아지므로 소화기관도 본래의 기능을 회복하는 것이 보통이지만, 산후에 기력이 급격히 떨어지면 자궁의 압박을 받았던 가늘고 긴 소장(小腸)의 신축력이 회복되지 못하여 소화불량이 생길 수 있다.

산후 소화불량이 생겼을 때는 신속하게 조정해 주어야 한다. 왜냐하면 수유(授乳)와 산후회복에 많은 에너지가 소모되므로 소화불량으로 인해 영양흡수가 불량하면 산후회복이 더디게 되고 수유에 문제가 발생하기 때문이다. 산후 소화불량은 허약이 바탕을 이루는 경우가 많기 때문에 근본적인 치료를 위해서는 보기(補氣)·건비제(健脾劑)를 사용하는 것이 좋겠지만 당장의 소화불량을 해소해야 하므로 이비탕을 사용하는 것이다. 이비탕의 특징은 후박이 군약이라는 점이다. 후박은 소·대장의 운동성을 증가시키는 역할을 하는데, 여기서는 자궁에 눌려 있던 소·대장조직을 본래대로 회복시켜 주는 역할을 한다. 즉 이비탕은 후박으로 소·대장의 운동성을 증가시키면서 소도제(消導劑)와 건강으로 소화작용을 도와 산후 소화불량을 치료한다.

조문을 보면 '胸膈飽悶흉격포민 寒熱不思食한열불사식'을 치료한다고 했는데, 흉격포민은 소화작용이 원활하지 못하여 흉복부에 압력이 형성되기 때문에 나타나는 증상이다. 한열(寒熱)이 나타나는 것은 인체 스스로 소화장애를 개선하는 과정에서 발생하는 현상이며, 허약한 사람에게 소화불량이 있을 때 나타난다. 건강한 사람은 소화불량이 나타나더라도 충분히 해결할 수 있는 에너지가 있기 때문에 한열(寒熱)이 나타나지 않는다.

風寒暑濕燥火 內傷勞 虛霍亂 嘔吐 咳嗽 積聚 浮腫 脹滿 消渴 疸疾 黃疸 邪祟 身形 精氣神 血 夢 聲音 津液 痰飲 蟲 小便 大便 頭 面 眼 耳 鼻 口舌 牙齒 咽喉 頸項 背 胸 乳 腹 腰 脇 皮 手 足 前陰 後陰 癰疽 諸瘡

婦人

小兒

이비탕은 산후부종(産後浮腫)에도 사용한다. 임신과 출산을 하면서 손상되고 이완되었던 조직이 회복되는 과정에서 수분대사가 원활하지 못하여 부종이 발생하는 경우가 많은데, 특히 소화불량이 수분대사를 방해하는 원인으로 작용하는 경우에는 이비탕을 사용할 수 있다.

이비탕은 산후 소화불량 외에 일반인의 소화불량에도 많이 사용한다. 특히 하복부에 가스가 차는 증상이 동반된 소화불량에 적합하다고 할 수 있는데, 후박이 장의 운동을 촉진하여 장내(腸內)에 발생한 가스를 빼주는 작용을 하기 때문이다.

처방구성 처방구성을 보면 후박은 소화기의 운동성을 증가시키는 역할을 한다. 여기서는 자궁에 눌려 있던 소화기조직을 본래대로 회복시켜 주는 역할을 한다. 창출 또한 소화기의 운동성을 증가시키는 작용이 있는데, 실험을 통해 창출이 포함된 처방을 토끼에게 주입했을 때 장(腸)을 흥분시켜 연동운동(蠕動運動)을 일으키는 것으로 밝혀졌다. 진피는 이기제(理氣劑)로서 소화관의 운동을 강화하여 가스배출을 촉진한다. 산사는 지방을 소화시키는 효소인 리파아제를 함유하고 있어 지방의 소화를 촉진시키며, 여러 종류의 유기산과 비타민C를 함유하고 있어 펩신을 활성화시켜 단백질 소화를 촉진한다. 신곡은 단백질의 소화·흡수에 도움을 준다.

건강은 혈관확장 작용이 있어 혈액순환(血液循環)을 촉진하고, 혈관운동중추를 흥분시켜 직접 강심작용을 나타낸다. 또한 위액과 위산분비를 촉진하여 소화를 돕고, 소화기의 운동을 자극하는 작용도 있다. 사인은 장관(腸管) 평활근을 이완시키며, 소화기의 운동을 촉진하여 음식물의 운송과 소화·흡수에 도움을 준다. 감초는 소화관 평활근에 작용하여 경련을 억제하며 위산분비를 억제하고, 위점막을 보호하는 항궤양작용을 한다.

처방비교 평위산과 비교하면 두 처방 모두 소화불량에 사용하는 공통점이 있다. 그러나 평위산은 조습(燥濕)시키는 창출이 군약이므로 위(胃), 또는 소화기 전체의 운동성을 증가시키는 작용에 초점이 맞춰져 있다. 반면 이비탕은 하복부에 위치한 소·대장의 운동성을 증가시키는 작용이 강하다. 또한 평위산은 식체로 인한 복통, 소화불량 등 위장장애에 주로 쓰는 반면, 이비탕은 소·대장 위주의 소화불량에 사용하며 산사, 신곡, 맥아, 사인 등의 소식제가 들어 있어 평위산보다 좀 더 광범위한 소화불량 증상에 활용할 수 있다.

오적산과 비교하면 두 처방 모두 산후 식체(食滯)에 사용한다. 그러나 오적산은 허랭(虛冷)과 습담울체(濕痰鬱滯) 등이 겸해 있는 상태에서 식체가 발생했을 때 사용하는 반면, 이비탕은 단순한 산후식체에 사용한다.

향사평위산과 비교하면 두 처방 모두 평위산에서 발전된 처방으로 소화기의 운동성을 증가시키는 작용과 소도작용을 겸하고 있다. 그러나 향사평위산은 소화기의 운동성을 증가시키는 비중이 높아 음식물이 적체되어 있을 때 적합하다. 반면 이비탕은 음식이 적체되고 발효되어 가스가 차거나 헛배가 부르는 등의 증상이 나타났을 때 사용한다.

➡ **활용사례**

1-1. **산후식체(産後食滯), 소화불량(消化不良), 식욕부진(食慾不振), 부종(浮腫), 소변빈삭(小便頻數)**
　　여 30세 태음인 163cm
1-2. **산후두통(産後頭痛), 명치통, 부종(浮腫), 대변곤란(大便困難)**　여 28세
2-1. **구토(嘔吐)**　여 33세 태음인
2-2. **느글거림, 연변(軟便)**　여 24세 소음인 156cm 48kg
3-1. **소화불량(消化不良)**　남 39세 태음인
3-2. **소화불량(消化不良)**　남 35세 소양성소음인

1-1. 산후식체(産後食滯), 소화불량(消化不良), 식욕부진(食慾不振), 부종(浮腫), 소변빈삭(小便頻數)

● 정 ○ ○ 여 30세 태음인 163cm 경기도 안양시 동안구 비산동 성도 아파트

현재 출산 17일째 되는 날이며

① 5일 전 체한 뒤로 머리가 약간 아프다.　② 식사 후에 배가 약간 아프다.　③ 5일 전부터 부기가 시작되어 호박 달인 물을 먹었을 때 잠시 좋아지더니 다시 붓기 시작했다.　④ 식욕부진(食慾不振)이 있다.　⑤ 가슴이 약간 답답하다.　⑥ 손발과 배가 매우 차다.　⑦ 소변은 밤에 2~3회, 낮에는 1~2시간마다 본다.　⑧ 물을 많이 마시는 편이다.　⑨ 대변은 하루에 1~2번으로 잘 나온다.　⑩ 결혼 3년째로 자연 유산을 3차례 했다.　⑪ 월경주기는 정상이고 월경통은 경미하고 냉은 없다.

산후에 발생한 식체(食滯)를 목표로 이비탕 2배량에 부종(浮腫)을 감안하여 대복피 1돈, 목통 2돈, 차전자 1돈을 더하여 5일분 10첩을 지어주었다.

5일 후에 산후보약을 지으러 왔을 때 확인해 보니, 식욕부진은 없어졌고 소화불량과 체기도 나았으며 부종도 소실되었다고 한다. 더불어 소변을 자주 보는 것도 좋아졌다고 한다.

이번에는 산후 지절통(肢節痛)을 호소하여 보허탕을 지어주었다.

1-2. 산후두통(産後頭痛), 명치통, 부종(浮腫), 대변곤란(大便困難)

● 최 ○ ○ 여 28세 경기도 안양시 동안구 관양동 덕원아파트

10일 전 출산한 주부로

① 제왕절개 및 맹장수술로 인하여 배에 힘을 못 주겠다고 한다.　② 10일 전 출산한 후부터 머리가 아프다.　③ 옆으로 돌아누우면 명치가 아프다.　④ 출산한 후 약간의 부종이 있다.　⑤ 대변보기가 힘들다.

10일 전 출산을 한 이후로 명치가 아프다는 여성에게 이비탕 2배량으로 5일분 10첩을 지어주었다.

9일 후에 어머니가 내방하여, 그 약을 복용한 이후 두통(頭痛), 명치통, 부종(浮腫), 대변곤란(大便困難) 등의 모든 증상이 소실되었다고 한다. 또한 전에는 식욕이 없었는데 이제는 미역국도 잘 먹고 밥도 잘 먹는다고 한다. 이번에는 산후보약을 지어달라고 하여 보허탕을 지어주었다.

2-1. 구토(嘔吐)

● 윤 ○ ○ 여 33세 태음인 경기도 안양시 만안구 박달동

키가 약간 크고 몸통도 굵은 태음인 여자이다.

① 1달 전 출산을 하여 팔다리가 쑤신다.　② 허리도 몹시 아프다.　③ 2년 전부터 구토를 자주 한다.　④ 주로 과식하거나 신경을 쓰면 토한다.　⑤ 임신 중에는 특히 심하여 음식을 먹는 즉시 다 토했다.　⑥ 출산 후 지금도 구토를 심하게 한다.　⑦ 병원에서는 이상이 없다고 하며 별것 아니라고 한다.　⑧ 추위를 약간 타고 더위는 심하게 탄다.　⑨ 피부는 건조한 편이다.　⑩ 손발은 따뜻한 편이다.　⑪ 식사량은 일정하지 않으며 소화가 잘 안 된다.　⑫ 대변은 2일에 1회 정도로 불규칙하며 시원하지 않다.　⑬ 옅은 잠을 자며 꿈은 거의 안 꾼다.　⑭ 짜증이 많고 뒷목이 뻐근하다.　⑮ 의욕이 없고 월경시 아랫배와 허리에 통증이 심하다.

임신 중에 특히 심했으며 출산 후인 지금까지 계속되는 구토(嘔吐)를 목표로 이비탕에 평진탕을 더하여 10일분 20첩을 지어주었다. 1달 뒤에 산후풍(産後風)으로 약을 지으러 왔을 때 확인해 보니, 그 약을 복용한 이후 2년간이나 계속되었던 구토가 멈추어 이제는 살 것 같다고 했다.

2-2. 느글거림, 연변(軟便)

● 김 ○ ○ 여 24세 소음인 주부 156cm 48kg(임신 전 43kg) 경기도 안양시 동안구 관양2동

37일 전에 제왕절개 수술로 출산을 한 소음인 부인이 산후보약을 지으러 왔다.

① 1달 전부터 속이 심하게 느글거리면서 음식이 넘어가지 않는데도 배는 고프고 소화는 잘 안 되며 잘 체하고 속이 더부룩하고 느글거린다. 대변은 1일 1회 보는데 묽다.　② 출산 후 변이 묽고 하복부가 배변전과 배변시 배탈이 난 것처럼 아프고, 배변후엔 통증이 사라진다.　③ 아이를 보느라 손목, 무릎관절에 쑤시는 통증이 약간 있다. 본래 6~7년 전부터 관절에 통증이 약간씩 있었다.　④ 1달 전부터 아이를 보느라 피로감이 있고 특히 저녁에 심하다.　⑤ 몸이 피곤하면 손발과 몸에 붉은 반점의 소양증이 있고, 긁으면 물집이 약간 생긴다. 이 증상은 어려서부터 있었으며, 2~3일 전부터 증세가 나타나기 시작했다.　⑥ 얼굴과 겨드랑이로 땀이 많고 긴장할 때도 땀이 많다.　⑦ 잘 놀라고, 우울, 건망증이 있고 기운이 없다.　⑧ 월경은 28일로 정상이나, 월경통이 약간 있고 대하(帶下)가 심하다.　⑨ 추위를 심하게 타고 더위는 약간 탄다.　⑩ 손과 윗배가 약간 차다.　⑪ 대변은 1일 1회로 잘 나오지만 불규칙하고 묽게 나온다.　⑫ 소변은 잘 보지만 약간 남아 있는 듯하다.　⑬ 옅은 잠을 자고 밤새 꿈을 꾼다.　⑭ 출산 1회,

인공유산 1회를 했다.

산후에 소화불량과 지절통(肢節痛)이 발생한 24세 소음인 산모에게 이비탕 2배량으로 10일분 20첩을 지어주었다.

약 한 달 뒤인 12월 22일에 다시 왔을 때 확인해 보니, 약을 복용한 이후 속이 느글거리는 증세가 소실되었으며 연변이 상당히 좋아졌으나 관절통(關節痛)은 여전하고 한다.

3-1. 소화불량(消化不良)

● 조 ○ ○ 남 39세 태음인 교사 경기도 안양시 비산3동 삼호아파트

5~6년 전부터 소화불량이 있었다.

① 가스가 차고 항시 속이 더부룩하다. ② 앞의 증상은 특히 저녁식사 후에 더하다. ③ 트림을 하고 나면 속이 편해지는 느낌이다. ④ 오후가 되면 쉽게 피로해진다. ⑤ 음식을 먹어도 포만감(飽滿感)을 느끼지 못한다. ⑥ 평소 한약을 먹으면 소화가 더 안 되며 대변이 검어지고 복통과 설사가 난다. ⑦ 4년 전에 맹장수술을 받은 경력이 있다. ⑧ 대변은 1일 1회를 보며 묽은 편이다. ⑨ 음식은 따뜻한 것을 좋아한다.

5~6년 전부터 지속되어온 소화불량을 목표로 이비탕 2배량으로 5일분 10첩을 지어주었다.

11일 뒤에 다시 내방했을 때 확인해 보았다. 지난번 약을 복용한 뒤로 전반적으로 소화상태가 좋아졌으며 한약을 먹으면 나타나는 복통과 설사도 없다고 한다.

지난번 약이 효력이 있는 것 같으니 다시 지어달라는 요청대로 이비탕으로 10일분 20첩을 지어주었다.

11일 뒤에 다시 와서, 처음 약은 효력이 좋았으나 이번 약은 효력이 없다는 것이다. 같은 약인데도 결과가 다른 이유에 대해 한번 검토해 볼 필요가 있을 것 같다.

3-2. 소화불량(消化不良)

● 김 ○ ○ 남 35세 소양성소음인 회사원 경기도 과천시 원문동 주공아파트

보약을 지으러 온 회사원으로 소화력이 약하다.

① 10년 전부터 소화불량에 시달리는데 식욕은 좋지만 소화가 안 되고, 명치 부위가 더부룩하다. 본래 과식을 하는 습관이 있다. 병원검사 결과 소화기능이 약해져 있다고 한다. ② 약한 속쓰림이 있고 배에서 '꾸룩'소리가 난다. ③ 본인은 신경성 소화불량이라 생각한다. ④ 몸에 기운이 없다. ⑤ 추위를 심하게 타고 땀은 거의 흘리지 않는다. ⑥ 잠을 자주 못 자고 자다가 잘 깬다.

이 사람이 원하는 것은 보약이며, 보약을 짓기 위해 증상을 들어본 바 소화불량이 주호소이다. 또 기운이 없다고 하는데 이것은 소화만 정상적으로 되면 저절로 회복될 수 있다고 보았다. 이 사람의 경우에도 잠을 자주 못 자고 자다가 잠을 자주 깨는 것으로 보아서 신경이 예민해 있다고 보았는데, 경험으로 볼 때 이러한 신경을 쓰는 것이 소화불량과 관련이 있다는 것은 과도하게 신경을 쓰면 교감신경이 활성화되면서 소화기는 거의 멈추게 되어 소화기 고유의 운동성을 유지할 수 없게 되기 때문이다.

신경성으로 약해진 소화기의 운동성을 개선하기 위해서 해울(解鬱)과 소도(消導)의 방법을 사용하기로 하고 식욕이 왕성하고 식사량도 많지만 소화력이 약하여 속이 더부룩한 증상을 호소하는 35세 소양성소음인 남성의 소화불량을 치료하기 위해 계지탕과 평위산에 가미귀비탕이 더하여진 계평귀비탕으로 10일분 20첩을 지어주었다.

2년 뒤에 다시 내원했을 때 소화불량은 어떠냐고 물어 보니, 지난번 지어간 약을 복용해도 소화력이 좋아지지 않았고 약조차도 소화시키지 못했다고 한다. 가미귀비탕을 복용했으나 신경성 소화불량이 개선되지 않았다는 점에서 적합한 처방이 아니었다고 판단되었고, 혹시 소화기의 운동성과 더불어 소화액의 분비가 저하된 것일 수 있다는 생각이 들어, 산후(産後) 식체(食滯)에 사용되는 이비탕을 이 남자의 소화기 보약으로 써 보기로 했다.

따라서 소화불량을 호소하는 사람의 보약으로 소화불량을 직접 치료할 수 있는 이비탕 2배량으로 10일분 20첩을 지어주었다.

2개월 뒤에 약을 더 지어달라며 전화가 왔다. 소화가 완전하지는 않으나 전보다는 많이 나아졌고, 속이 더부룩한 것은 없어졌다고 하여 이번에도 요구대로 지난번과 같은 이비탕으로 1제를 지어주었다.

증增보補방方

5종

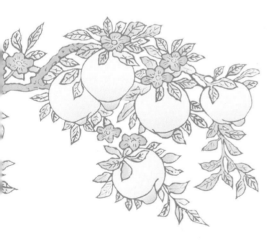

諸傷門 당귀수산 當歸鬚散

當歸尾 _一錢半_ 赤芍藥 烏藥 香附子 蘇木 各一錢 紅花 八分 桃仁 七分 桂心 六分 甘草 五分

治 打撲損傷 氣凝血結 胸腹痛
① 酒水相半 煎服
[活 套] 瘀結便秘 加大黃 一~二~三錢
[適應症] 타박상, 타박 흉통, 멍, 전신통, 부종, 교통사고 후유증, 신장손상으로 인한 혈뇨

**처방
설명**   당귀수산은 충격(衝擊), 추락(墜落), 절손(折損) 등으로 인한 타박상(打撲傷)에 사용하는 처방이
다. 즉 타박손상(打撲損傷)으로 인한 기응혈결(氣凝血結)이나 이로 인한 흉복통(胸腹痛), 신체통
(身體痛) 등에 사용한다. 또한 관절을 삐끗했을 때 관절을 감싸고 있는 근육과 근육에 포함된 혈
관이 파열된 좌상(挫傷)에도 사용하고, 수술로 인해 발생할 수 있는 혈행장애(血行障礙)를 예방하고 수술회
복을 촉진하기 위한 약으로도 사용한다. 특히 골절(骨折)되었음에도 수술을 하지 못하는 경우에 사용하면
좋다.

타박상(打撲傷)은 둔중한 물체의 힘에 의해 몸에 충격이 가해져서 입는 상처이며, 타박으로 인해 피부가
찢어지는 경우에는 이를 타박창(打撲瘡)이라고 한다. 대개 타박상은 피하조직에 국한되지만 충격의 크기에
따라서는 심부조직(深部組織)에 파급되어 소혈관(小血管)이 터짐으로써 출혈이 발생하고, 조직이 손상되고
조직의 손상으로 장액이 누출될 수도 있다. 타박이 심한 경우에는 내장(內臟)이나 머리, 목 또는 가슴과 뱃
속의 배설기관이 파열되는 경우도 있는데, 더구나 대혈관(大血管)이 파열되면 조직 사이에 혈종(血腫)을 형
성한다. 이 경우 손상을 입은 조직의 이름을 붙여 뇌좌상, 심근좌상 등으로 부르기도 한다. 당귀수산은 이
러한 타박상이 있을 때 활혈(活血)·거어작용(祛瘀作用)을 통해 손상된 혈관을 복구하면서 혈관손상으로 인
한 어혈(瘀血)을 제거하여 타박으로 인한 손상을 치료한다.

교통사고를 당했을 때 안전벨트를 착용하여 물리적인 충격은 없었지만, 목이 앞뒤로 젖혀지면서 경추(頸
椎)를 감싸고 있는 근육과 인대가 손상되는 경우가 있다. 이 경우 목에 심한 긴장을 야기하기 때문에 목의
통증과 더불어 두통이 발생할 수 있는데, 외부에서 볼 수 없을 뿐 심부조직이 손상된 것이므로 이 경우에
도 당귀수산을 사용할 수 있다. 이런 사고가 있을 때 양방에서는 목을 고정시키는 기구를 사용하면서 소염
제를 투여하겠지만, 당귀수산을 비롯하여 활혈(活血)·거어작용(祛瘀作用)을 갖는 처방을 사용한다면 보다
뚜렷한 효과를 볼 수 있을 것이다.

당귀수산은 좌섬요통(挫閃腰痛)에도 사용한다. 좌섬요통은 뼈와 뼈 사이를 잇고 있는 근육에 과도한 신장
력(伸張力)이 작용했을 때 근섬유(筋纖維)가 당겨지면서 근육 속에 포함되어 있는 혈관이 터져 혈종(血腫)
을 이루는 것으로, 타박상을 치료할 때와 마찬가지로 혈액순환을 촉진하고 정체되어 있는 혈액을 제거하여
통증을 멎게 한다.

당귀수산은 약성을 응용하여 월경불순(月經不順)이나 변비(便秘)에도 사용할 수 있고, 유산(流産)을 촉진
하는 약으로 사용하기도 한다. 월경이 불순한 원인은 다양하지만 어혈(瘀血)이 혈관이나 조직에 끼어 혈액
순환이 원활하지 못한 것이 원인이라면 당귀수산을 응용할 수 있다. 조문을 보면 변비(便秘)가 있을 때 대

황을 더하여 쓰라고 했는데, 당귀는 활혈작용(活血作用)과 윤장작용(潤腸作用)이 있고, 적작약은 소화기의 운동을 촉진시키며 소목, 홍화, 도인은 어혈(瘀血)을 제거해 주므로 도인승기탕과 비슷한 의미라고 볼 수 있다. 그러나 도인승기탕보다 증상이 완고하지 않고 더 약한 사람에게 써야 할 것이다.

당귀수산을 주수상반(酒水相半)하라고 했는데 이것은 알코올이 에너지를 증가시키고 체온을 상승시키며 혈류량을 증가시켜 순환을 빠르게 하므로 당귀수산의 구어혈작용(驅瘀血作用)을 도와주기 때문이다.

처방구성 처방구성을 보면 당귀는 항혈전작용(抗血栓作用)을 하여 혈액순환(血液循環)을 원활하게 하고, 철분결핍에 의한 빈혈에 좋은 효과를 나타낸다. 적작약은 항혈전작용(抗血栓作用)과 혈소판응고 억제작용이 백작약보다 훨씬 강하며, 평활근의 경련을 억제하고 중추신경 흥분을 억제하여 진통, 진경, 진정작용을 한다. 오약은 진통작용(鎭痛作用)이 강하고, 항혈전작용(抗血栓作用)과 지혈작용(止血作用)을 한다.

향부자는 진통작용과 항염증작용을 하며, 오약과 함께 타박손상으로 인한 근육의 긴장을 개선한다. 소목은 약리실험에서 혈액응고 시간을 단축시키는 효능이 입증되었고, 소염작용이 강하다. 홍화는 혈관확장작용과 혈전형성 억제작용이 있으며, 도인은 항염증작용이 강하다. 계심은 혈관을 확장하여 혈압을 저하시키고, 말초혈관의 혈류를 원활히 함으로써 말초순환장애를 개선한다. 감초는 스테로이드 호르몬과 유사한 작용이 있어 항염증작용, 해독작용, 해열작용을 한다.

처방비교 **귀비탕**과 비교하면 두 처방 모두 타박상에 사용하는 공통점이 있다. 귀비탕은 타박상을 입었을 때 심장의 박출력을 증가시켜 혈액순환을 빠르게 하여 손상된 조직을 회복시키며, 평소 피부와 기육이 연약한 사람에게 적합하다. 반면 당귀수산은 귀비탕을 쓸 사람보다 약간 더 건실한 사람에게 쓰며, 일반적인 타박상에 널리 이용한다. 또 당귀수산은 손상된 기간에 관계없이 사용할 수 있으나 귀비탕은 손상된 직후에 주로 사용한다.

좌섬요통에도 사용하는 **오약순기산**과 비교하면 오약순기산은 근육이 긴장·경직된 상태에서 허리를 삐끗했을 때 사용하는 반면, 당귀수산은 근육의 긴장과는 관계가 없이 일반적인 타박상과 좌섬요통에 사용한다.

도홍사물탕과 비교하면 두 처방 모두 울혈(鬱血)로 인한 다양한 증상에 사용한다. 도홍사물탕은 소화력이 좋고 건실한 사람의 월경불순과 생리통에 사용하는 경우가 많고, 울혈(鬱血)과 빈혈(貧血)이 겸해 있는 경우에 주로 사용한다. 반면 당귀수산은 보혈작용도 있지만 활혈작용이 강하므로 혈관손상으로 인한 어혈(瘀血), 울혈(鬱血)을 개선하는 데 많이 사용한다.

→ **활용사례**

1-1. 타박흉통(打撲胸痛), 요통(腰痛) 남 40세 태음인
1-2. 타박상(打撲傷), 흉통(胸痛), 호흡곤란(呼吸困難) 여 58세 태음인
1-3. 타박상(打撲傷), 전신통(全身痛), 면부종(面浮腫) 여 45세 태음인
1-4. 타박상(打撲傷) 여 78세 태음인
1-5. 타박상, 지절통, 부종 남 77세 태음인
1-6. 타박상(打撲傷) 여 36세
1-7. 타박상(打撲傷) 여 72세 열성태음인
1-8. 타박상(打撲傷) 남 182cm 76Kg
1-9. 타박상(打撲傷), 기브스 후유증
1-10. 흉부타박상(胸部打撲傷), 흉통(胸痛) 여 67세 태음인
1-11. 근육통(筋肉痛), 타박상(打撲傷) 49세 태음인 168cm 73kg
1-12. 교통사고로 인한 근육통(筋肉痛), 골절(骨折) 여 67세 소음인 157cm 49kg
2-1. 멍, 소변빈삭(小便頻數) 여 55세 소양인 165cm 66kg
2-2. 신장손상(腎臟損傷), 혈뇨(血尿) 남 40세 소음인 177cm 57kg

2-3. 교통사고 후유증, 두통(頭痛), 협통(脇痛), 두피하(頭皮下)의 혈액 고임 45세
2-4. 요통(腰痛), 탈골(脫骨) 여 69세 소양인
2-5. 항강통(項强痛) 남 24세 소음인 180cm 63kg
2-6. 흉통(胸痛), 호흡곤란(呼吸困難) 여 88세
2-7. 자통(刺痛) 남 52세 162cm 66kg
3-1. 실패례-타박흉통(打撲胸痛) 여 80세 155cm 45kg

➡ **당귀수산 합방 활용사례**
1-1. +쌍화탕 – 교통사고 후유증, 견통(肩痛), 슬통(膝痛), 수족저림 여 72세 태음인 163cm 73kg
2-1. +소경활혈탕 – 교통사고 허리통증 남 54세 소양인 160cm 75kg
3-1. +빈소산 – 족번열(足煩熱), 손부종 여 53세 태음인 157cm 62kg
4-1. +독활기생탕 – 수족통(手足痛), 피로(疲勞) 여 61세 소음인 163cm 52kg
5-1. +보중익기탕 – 교통사고 후유증 견통(肩痛), 수족랭(手足冷), 전신허랭(全身虛冷) 여 25세 소양인
6-1. +조경산 – 타박골절상, 통증(痛症) 여 31세 태음인 170cm
7-1. +작약감초탕 – 발목 접질림 여 33세 소양인 173cm 61kg

1-1. 타박흉통(打撲胸痛), 요통(腰痛)

● 서 ○ ○ 남 40세 태음인 경기도 안양시 관양동

피부가 검고 근육질인 태음인이 흙에 깔려 타박상을 입어 약을 지으러 왔다.
2일 전에 상수도를 묻다가 흙이 무너져 내려서
① 무너진 흙이 가슴을 눌려 가슴이 결리고 ② 허리를 굽히기가 어렵고 결린다. ③ 몸 전체가 더운 편이고, 더위를 탄다. ④ 식욕은 좋다.
태음인 남성의 흉부 타박상을 목표로 당귀수산 2배량에 백개자 3돈, 백출 5돈을 더하여 4첩 2일분을 지어주었다.
7일 뒤인 9월 12일에 다시 왔을 때 확인해 보니, 가슴이 결린 것이 소실되었고 허리가 아파 몸을 굽히기가 힘들던 것이 훨씬 격감하여 굽힐 수 있으나, 아직도 일을 하면 약간은 아프다고 한다. 또 약을 복용하니 변이 묽어졌다고 한다. 증상이 호전되므로 전과 같은 처방으로 3일분 6첩을 지어주었다.

1-2. 타박상(打撲傷), 흉통(胸痛), 호흡곤란(呼吸困難)

● 조 ○ ○ 여 58세 태음인 경기도 안양시 부림동 한가람신라아파트

① 10일 전에 넘어져 우측 갈비뼈를 다치고 날개 뼈에 금이 가서 숨쉬기가 힘들다. ② 피로하면 방광염이 빈발한다. ③ 몸이 차고, 발과 아랫배가 특히 차다. ④ 추위를 심하게 탄다. ⑤ 발이 시리고 화끈거린다. ⑥ 머리가 띵하다. ⑦ 허리가 쑤신다. ⑧ 손발이 저리다.
타박상으로 뼈에 금이 가서 숨쉬기 힘들어하는 58세 태음인 여성에게 당귀수산 2배량에 건강 1.5돈, 백개자 1돈을 더하여 10일분 20첩을 지어주었다.
4년 3개월 후에 낙상(落傷)하여 다시 왔을 때 확인해 보니, 약을 복용하면서부터 점차 갈비뼈 다친 것이 나아서 숨을 잘 쉴 수 있었다고 했다.
이번에는 방에서 일어나다가 미끄러지면서 다쳐, 양쪽 옆구리에 통증이 있고 머리가 무겁다고 하여 전과 동일한 처방으로 10일분 20첩을 지어주었다.

1-3. 타박상(打撲傷), 전신통(全身痛), 면부종(面浮腫)

● 김 ○ ○ 여 45세 태음인 경기도 안양시 만안구 비산동 미륭아파트

① 어제 일을 하다가 1m 높이에서 떨어졌는데, 우측 이마에 타박상을 입어 얼굴이 부어 있다. ② 다친 뒤에 전신이 쑤시고 기운이 없다. ③ 피로하다. ④ 가슴이 답답하고 가슴이 뛰는 증상이 약간 있고, 불안감이 약간 있다. ⑤ 가끔 두통이 있다. ⑥ 땀이 많이 흘리는데 특히 여름에 심하다.
일을 하다가 1m 높이에서 떨어져 얼굴에 타박상을 입어 부어 있고 전신 통증에 당귀수산 2배량에 두통을 감안하여 고본, 백지 2돈을 더하여 10일분 20첩을 지어주었다.
15일 뒤에 감기에 걸려 왔을 때 증상을 살펴보니, 타박상으로 얼굴이 부어 있는 것이 경감되었고 전신이 쑤시고 아픈 것도 많이 좋아졌다고 한다.
타박상이 완치되지 않은 상태에서 감기에 걸렸으므로 지난번과 같은 당귀수산 2배량에, 감기를 감안하여 백출 4돈, 소

엽 2돈, 행인 6돈을 더하여 10일분 20첩을 지어주었다.

1-4. 타박상(打撲傷)

● 윤 ○ ○ 여 78세 태음인 경기도 안양시 만안구 비산동

① 2달 전에 넘어져서 좌측 뒤쪽 갈비뼈 부위를 다쳐 늑골 부위에 통증이 온다.   ② 다친 후 처음에는 괜찮다가 근래에 전신이 결린다.   ③ 다친 이후 오한(惡寒)이 있다.   ④ 2년 전부터 무릎이 붓고, 보행이 곤란하고 통증이 있다. ⑤ 변비가 있어 1주일씩 변을 못 볼 때도 있다.   ⑥ 숨참 증세가 있다.   ⑦ 기운이 없다.   ⑧ 정형외과에서 X-ray 촬영결과 실 같은 금이 갔다고 한다.   ⑨ 추위를 타고, 손발이 차다.   ⑩ 따뜻한 음식을 좋아한다.   ⑪ 식욕은 없는 편이고, 소화력은 보통이다.

타박상으로 인한 좌측 늑골 부위의 통증으로 내원한 78세 태음인 할머니에게 당귀수산 2배량에 길경, 지각 1돈을 더하여 3일분 6첩을 지어주었다.

7일 뒤인 12월 13일에 다시 왔을 때 확인해 보니, 타박상으로 좌측 늑골 부위가 아픈 것이 전보다 덜하여 편하다고 했다. 이번에도 동일한 처방으로 5일분 10첩을 지어주었다.

1-5. 타박상, 지절통, 부종

● 손 ○ ○ 남 77세 태음인 경기도 파주군 파평면 마산리

아들이 농사를 짓는 아버지의 증상을 전화로 알려와 약을 요청했다.

① 8개월 전인 지난 7월말에 리어카를 끌고 비탈길을 내려오다가 넘어져서, 리어카가 등을 타고 올라가서 얼굴과 가슴을 다쳤다. 그 후 올 2월부터 어깨, 팔, 손등이 쑤시고 아프다.   ② 다치면서 전신이 붓기 시작하여 지금까지 전체적으로 부어 있다.   ③ 두통도 리어카에 다치면서 시작되어 머리가 띵하다.   ④ 전신이 나른하고 피로하다. ⑤ 식욕도 좋고 소화력도 좋아서 식사를 잘한다.   ⑥ 손이 차다.   ⑦ 젊어서부터 일을 아주 많이 한다.

타박으로 인한 신체통과 부종에 쓸 수 있는 처방은 당귀수산을 비롯하여 택란탕과 귀비탕 등 여러 처방이 있다. 이 할아버지가 평소에 일을 많이 하므로 평소의 혈액순환이 원활할 수 있다고 보고 가장 많이 빈용하는 당귀수산을 사용키로 했다.

타박상과 함께 부종이 있는 할아버지의 타박으로 인한 어혈과 근골의 손상을 목표로 당귀수산 2배량에 택란 4돈을 가하여 5일분 10첩을 지어주었다.

할아버지가 약을 아껴서 먹었는지 5일분을 지어주었는데, 10일 뒤에 아들에게서 다시 전화가 왔다. 지난번 약을 먹고 효과를 많이 보았다고 하여 들어보니, 타박상 증상은 많이 나아져 기동하기가 편해졌으며 통증은 격감했다고 한다. 부종(浮腫)도 전보다는 많이 경감되었고 약을 며칠 먹지 않아도 되는 것을 몰라서 몇 개월을 고생했다고 하며, 아직 부종이 완전히 좋아진 것이 아니라 같은 약을 조금 더 지어달라고 했다.

통증과 부종이 격감한 것을 참고하여 같은 처방으로 5일분 10첩을 지어주었다.

50여 일 뒤인 6월 하순에 다시 전화가 와서, 지난번 그 약을 먹고 많이 나아져 그간 농사일을 잘했다고 한다.

이번에는 견비통이 있으며 보약을 겸해 달라고 하여 가미대보탕 2배량으로 1제를 지어주었다.

2-1. 멍, 소변빈삭(小便頻數)

다음은 신민섭 선생의 경험이다.

● 김 ○ ○ 여 55세 소양인 주부 165cm 66kg 서울특별시 송파구 잠실동

신체상태는 소음인이나 성격이나 목소리 등의 기질은 소양인의 경향을 가진 본인의 어머니이다.

전부터 관절염 증상이 있었고 7년 전 대수술을 7번 했다. 척추, 양 손목, 발목, 무릎, 다리 등을 수술하고 스테로이드 제제를 장기간 복용하여왔으나 1달 전부터 중단한 상태이다.

① 발목이 쑤시면서 아프다.   ② 출산 후 발을 찬물에 담그면서부터 발가락이 시리고 여름에도 양말을 신는다. ③ 살짝만 부딪쳐도 멍이 잘 생기고 잘 안 없어져 늘 멍이 몸에 남아있다.   ④ 피부가 무척 얇다. 약간 강하게 부딪히면 살이 찢어진다.   ⑤ 고혈압이 있다.   ⑥ 잘 놀란다. 한숨을 잘 쉬고, 우울 불안 초조하다.   ⑦ 몸에 부기가 있다. 젊었을 때는 마른 몸매였으나 병이 장기간 지속되어 몸이 부었다.   ⑧ 손이 차고 발이 매우 차다.   ⑨ 변비가 있고 식사량이 적다.   ⑩ 빈혈이 있다.   ⑪ 소변의 빈도가 잦으며 밤에 2~3회 소변을 본다.   ⑫ 밤에 잘 깨고 얕은 잠을 잔다.   ⑬ 작년에 폐경기가 왔다.   ⑭ 종기(腫氣) 등이 잘 생긴다.

약간만 부딪쳐도 쉽게 멍이 드는 어머니의 멍든 상태를 치유하기 위해 《방약합편》 諸傷門에 있는 당귀수산을 과립제로 총 7일분 투여했다.

당귀수산을 복용한 뒤 늘 지속하여왔던 멍이 많이 없어졌고 살이 하얗게 되었다.

본인과 주변인들이 모두 이 사실을 감지할 수 있었고, 효과에 만족해하면서 더 달라고 하셨다.
또, 약간 소변빈삭도 좋아졌으나 대변은 변함이 없었다.

2-2. 신장손상(腎臟損傷), 혈뇨(血尿)
다음은 임상묵 선생의 경험이다.

● 이 ○ ○ 남 40세 소음인 177cm 57kg 공사장일꾼 대전광역시 중구 대흥동
소음인이며 무척 마른 사람으로 2.5m 높이의 비닐하우스 철근을 철거하다가 추락했다.
① 등으로 바닥에 부딪혔다. ② 소변에 혈뇨(血尿)가 나온다. 움직이면 더 나온다. ③ 몸을 가눌 수 없다.
④ 몸이 아파서 움직이기 어렵다. ⑤ CT로 보면 왼쪽 신장 위쪽이 안 보인다. 병원에서는 왼쪽 신장을 잘라내야 한
다고 했다. 자르지 않으면 염증이 생긴다고 한다. ⑥ 초음파로 보면 왼쪽 신장에 7~8개 구멍이 생겼다. ⑦ 대학
병원에 1달 입원해 있었고 항생제 치료를 받았다.
신장 손상을 심한 타박상으로 보고 당귀수산을 쓰기로 했다. 여기에 염증과 통증이 심하여 금은화, 포공영을 쓰고, 신
장에 구멍이 있는 것을 보고 황기를 첨가하고, 어혈제거를 강화하고자 골담초와 대황을 추가했다.
1. 1제를 먹고 소변이 자장면 색 같이 나왔다.
2. 소변에 선지 같은 피딱지가 나오다 방광을 막아 줄을 넣어 빼냈다.
3. 처음에는 혈뇨(血尿)가 나왔다. 맑아졌다가 움직이면 다시 나왔다.
4. 1제를 다 먹고 다른 증상들이 많이 완화되어 초음파 검사를 해보니 신장의 구멍이 더 메워지고 소변 색깔도 정상
으로 많이 돌아왔다.

2-3. 교통사고 후유증, 두통(頭痛), 협통(脇痛), 두피하(頭皮下)의 혈액 고임
다음은 오현조 선생의 경험이다.

● 전 ○ ○ 45세 기혼 회사원
① 한 달 전 교통사고로 두통과 협통, 타박통이 심하다. ② 이번 사고로 두피하(頭皮下)에 혈액이 고여 있다고 양방
병원에서 진단했다. ③ 평소 컴퓨터 작업으로 견통(肩痛)이 있다. ④ 추위를 약간 타는 편이며 땀은 적은 편이다.
⑤ 평소 한약을 복용하면 늘 설사를 했다. ⑥ 식성은 따뜻한 음식을 좋아 하는 편이다. ⑦ 음주 후엔 설사를 자주
한다. ⑦ 늘 피로하며 아침에 잘 일어나지 못한다. ⑧ 소변이 시원하지 않다. ⑨ 피부는 검은 편이며 성격은 저
돌적이다.
교통사고로 인한 두통(頭痛), 협통(脇痛)을 목표로 당귀수산에 천궁(8分), 고본(5分), 천마(5分), 세신(2分,) 택사(2돈)를
첨가하여 투약했다.
1. 일주일쯤 뒤에 경과를 물어 보았더니 통증이 많이 경감되었으며, 특히 병원에서 두피하의 혈액 고인 것이 거의 사
라졌다고 한다(병원에서 준 양약은 먹지 않았다고 함).
2. 한약을 먹으면 늘 설사를 했는데, 이번에는 설사하지 않았다고 신기해했다.
3. 늘 소변이 시원치 않았는데 소변도 잘 나와서 좋다고 한다.

2-4. 요통(腰痛), 탈골(脫骨)

● 남 ○ ○ 여 69세 소양인 경기도 안양시 박달동
버스를 타고 가다가 교통사고로 뒤로 넘어진 이후로 요통(腰痛)이 발생했다.
① 2달 전부터 요통이 있다. ㉠ 병원에서는 뼈가 휘었다고 한다. ㉡ 버스를 타고 가다가 교통사고로 뒤로 넘어졌다.
② 식욕과 소화력은 보통이다.
교통사고로 인한 요통를 목표로 당귀수산 2배량에 창출을 더하여 10일분 20첩을 지어주었다.
2달 후인 12월 14일에 확인해 보니, 요통이 격감하였다.

2-5. 항강통(項强痛)
다음은 정영우 선생의 경험이다.

● 정 ○ ○ 남 24세 소음인 180cm 63kg 충청북도 제천시 세명대
비교적 마른 체형. 여러 곳에서 소음인으로 판정받은 본인의 경험담이다.
① 2003년 8월 26일 발생한 교통사고로 인해 밤마다 풍지혈(風池穴) 부위에 극심한 통증과 항강통이 발생했다.
② 평소 손발이 차고 설사를 자주 하며 현기증 등이 자주 발생한다.
평소에도 항강 증상은 약간 있었으나 교통사고 후 3일째부터 극심한 항강으로 일상생활이 곤란하게 되었는데 밤에 특

히 심해진다는 것과 풍지혈 부위에 고정적인 통증이 있는 것으로 보아 전형적인 어혈(瘀血)증상으로 생각되었다.
≪동의보감≫에 넘어지거나 떨어져서 다쳐서 어혈이 정체하여 몸 여기저기에 통증이 발생하는 사람을 치료함에 실한 자는 도인승기탕을 쓰고 허한 자는 당귀수산을 쓴다고 되어 있어 당귀수산 반 제를 먼저 복용해 보기로 했다.
3일에서 4일간 당귀수산 10봉을 복용했는데 놀랍게도 수일간 나를 괴롭혔던 항강 증상이 씻은 듯이 사라졌다.

2-7. 자통(刺痛)

다음은 김희철 선생의 경험이다.

● 김 ○ ○ 남 52세 162cm 66kg 경상북도 구미시 형곡동 풍림아파트
  피부가 약간 검고 근육이 발달한 건강한 남성이다.
  ① 왼쪽 넷째 손가락에 자통(刺痛)이 있는데 특히 밤에 심해진다.　② 1년 전부터 당뇨(糖尿)가 있다.
  ③ 목이 자주 결린다.　④ 피로감을 자주 느낀다.
  자통(刺痛)이 야간에 심해지는 것으로 보아 교통사고로 인해 발생한 어혈이 있는 것으로 생각했다. 이에 당귀수산을 1제 투약했다.
  보름 정도 지난 후부터 자통(刺痛)의 증상은 사라졌다. 나머지 증상들은 변화가 없었다.

解毒門 자금정 紫金錠

文蛤 去蟲土 卽五倍子 三兩 山茨菰 去皮 二兩 大戟 一兩半 續隨子 去皮油 一兩 麝香 三錢

一名 (太乙紫金丹) 一名(萬病解毒丹) ① 治 蠱毒 狐狸 鼠莽惡菌 河豚 死牛馬肉毒 諸藥石 草本 金石 百蟲 一切諸毒加 石雄黃 一兩 朱砂 五錢 名(玉樞丹) ② 自縊 落水 鬼迷 驚死 心頭溫者 並冷水 磨灌 ③ 修合宜 端午 七夕 重陽 天德月德日 淨室 焚香 齋戒 勿令婦人 孝服人 鷄犬 見之

[活套鍼線] 通治(邪祟) 蟲積(積聚)

[適 應 症] 대변불통, 고창, 복통, 중풍혼수, 정신이상, 고열, 소아경기, 태열, 면종, 편도염, 사교상 후유증, 췌장암, 백혈병, 백전풍, 간경변

처방설명   자금정은 적취(積聚)나 약물중독(藥物中毒), 의식불명(意識不明), 정신이상(精神異常), 간질(癎疾), 졸도(卒倒), 고열(高熱), 옹저(癰疽) 등에 사용하며, 태열(胎熱)이나 습진(濕疹)을 비롯한 각종 피부질환에도 사용한다. 소화기에 적체(積滯)되어 있는 물질을 급속하게 배출시키는 작용과 손상된 소화기점막을 수렴시키는 작용이 있어 상기(上記)의 다양한 증상에 사용할 수 있는 것이다.

    소화기장애로 피부염이 발생하는 기전의 예로 식중독(食中毒)을 들 수 있다. 부패한 음식을 먹었거나 알레르기 반응을 일으키는 음식을 먹었을 때 소화기점막을 통해 유해한 물질이 흡수되면 일차적으로 간(肝)에서 해독(解毒)을 하게 되는데, 만약 간에서 모두 해독하지 못했을 경우에는 피부에 염증반응이 일어난다. 이럴 때는 급속하게 사하(瀉下)시켜 원인물질을 배출시키고 손상된 소화기점막을 수렴시켜 주어야 한다. 물론 일시적으로 소화기점막이 손상되어 피부염이 발생했을 때는 시간이 지나면서 차츰 해소될 수 있지만, 소화기점막의 손상이 만성적일 때는 쉽게 치료되지 않는다. 만성적으로 소화기점막이 손상되어 있으면 정상적인 음식물을 섭취하더라도 소화하는 과정에서 발생하는 유해물질이 흡수되어 피부에 염증을 일으키기 때문이다.

    이렇게 만성적인 점막손상의 원인은 다양하지만, 소화기의 적취(積聚)도 원인에 속한다. 소화기에 오랫동안 음식물이 적체되어 있으면 소화기점막을 자극하여 손상을 일으킬 수 있고, 이러한 손상이 적절히 치료되지 않을 경우 만성소화불량과 복통, 설사, 변비 등을 일으킬 수 있는데, 이것을 적취(積聚)라고 한다. 따라서 고질적인 피부염을 치료하기 위해서는 만성적인 적취(積聚)와 소화기점막의 손상을 치료해 주어야 하는데, 자금정은 대극과 속수자의 강력한 사하작용(瀉下作用)과 이뇨작용(利尿作用)을 통해 소화기에 적체되어 있는 물질과 이미 흡수되어 있는 독성물질을 배출시키고, 동시에 문합, 산자고, 사향으로 손상된 소화기점막을 치료하는 작용을 하므로 피부염을 근본적으로 치료한다. 물론 양방에서는 이런 기전을 이해하지 못하기 때문에 항히스타민제를 투여하여 일시적으로 증상만 없애려 하는데, 근본원인이 제거되지 못한 상태에서는 완전한 치료라고 볼 수 없다.

    자금정은 태열(胎熱)에도 사용할 수 있다. 태열은 혈액의 혼탁, 혈관의 협소, 열발산의 억제 등으로 인해 피부에 염증반응이 일어나는 병증이다. 그러나 이러한 염증반응은 피부에서 볼 수 있지만, 실제로는 소화기점막에도 일어나는 반응이다. 따라서 소화기점막의 염증을 해소시키면서 혈액의 혼탁을 일으키는 물질을 빼주면 태열을 치료할 수 있는데, 자금정이 그러한 작용을 한다. 이외에도 자금정은 동일한 치료기전으로 완고한 건선(乾癬), 종기(腫氣), 여드름, 습진(濕疹) 등을 치료할 수 있다.

    조문의 '蠱毒고독 狐狸호리 鼠莽惡菌서망악균'은 기생충으로 인한 독(毒)이나 여러 잡균의 독(毒)이고, '河豚하돈'

은 복어독이며, '死牛馬肉毒사우마육독'은 죽은 소와 말고기의 독이다. 이러한 독으로 인해 고열과 복통, 설사가 유발되고 사망에 이를 때 자금정을 사용한다는 것이며, 이는 이러한 독(毒)이 소화기를 손상시키고 흡수되었다는 것을 의미한다. 이럴 때 자금정은 급속히 사하(瀉下)시켜 독을 배출시키고 손상된 점막을 수렴시켜 준다. '諸藥石제약석 草本초본 金石금석 百蟲백충' 또한 같은 의미이다. 결과적으로 이러한 약성이 있기 때문에 예전에는 각종 독성물질로 인한 위급한 상황에 자금정을 활용했으나, 지금은 만성적인 소화기점막의 손상으로 발생하는 각종 피부질환에 사용하고 있다.

자금정은 대변적체로 인해 정신이상이 나타나거나 졸도했을 때도 사용한다. 대변이 적체되면 정신이상이 발생할 수 있는데, 양광(陽狂)에 사용하는 당귀승기탕의 경우 단순히 소화기 내에 대변이 적체되어 있을 때 사용하지만, 자금정은 소화기 내에 대변이 적체되어 있으면서 소화기조직이 기질적으로 변성되었을 때 사용한다. 즉 당귀승기탕을 써야 할 경우보다 증상이 보다 만성적이고 기질적인 변성까지 와있는 상태에 사용할 수 있는 것이다. 따라서 정도에 따라 다르겠지만 당귀승기탕의 경우 단기간 복용하여 증상을 개선시킬 수 있는 반면, 자금정의 경우는 보다 장기간 복용하여 기질적인 변성까지 치료해야 한다. 갑자기 졸도(卒倒)하는 것도 소화기에 적체가 발생했을 경우이며, 이럴 때도 자금정을 사용하여 급속히 사하(瀉下)시키면 생명을 구할 수 있다.

조문의 '自縊자액 落水낙수 鬼迷귀미 驚死경사 心頭溫者심두온자 並冷水병랭수 磨灌마관'이라는 것은 목을 매거나 물에 빠지거나 귀신에 놀라서 기절했을 때 자금정을 사용한다는 것으로, 이럴 때 자금정을 복용시켜 소화기를 자극시키면 전신기능이 일시에 회복되어 위급한 상황을 모면할 수 있다. 이러한 약성 때문에 소화기적체로 인한 정신이상과 졸도에 자금정을 사용할 수 있는 것이다.

처방구성 처방구성을 보면 군약인 문합은 오배자의 이명(異名)이며, 강력한 수렴작용(收斂作用)과 살충작용(殺蟲作用)이 있어 각종 난치성 염증질환에 사용한다. 주성분인 탄닌산은 단백질을 침전시키는 작용이 있어 단백질을 응고시켜 수렴작용을 나타내는데, 동시에 혈관도 압박되어 수축되고 혈액이 응결되므로 지혈효과(止血效果)를 얻을 수 있다. 산자고는 해독(解毒), 소종(消腫), 산결작용(散結作用)이 있어, 혈액순환을 촉진하며 어혈(瘀血)을 없애고 가래를 삭이며 엉기어 있는 것을 흩어지게 한다. 주성분인 콜히친(Colchiceine)은 육종에 대한 억제율이 70%에 달하며, 유방암과 유선암, 임파절종양 등에서 일정한 효과를 거두는 등 항종양작용이 밝혀졌다. 산자고의 이러한 작용은 문합과 더불어 염증조직을 치료하는 근거가 된다.

대극은 사하작용과 이뇨작용이 있어 피부의 화농성질환의 수분정체, 간경화로 인한 복수(腹水) 등에 사용한다. 속수자도 이뇨작용과 사하작용이 강하여 소화기 내에 적체된 물질을 빠르게 빼내는 역할을 한다. 사향은 활혈(活血)·소종(消腫)하는 효능이 있어 붓고 열이 나는 증상에 좋은 효과를 나타낸다.

처방비교 온백원과 비교하면 두 처방 모두 적취(積聚)로 인한 다양한 증상에 사용한다. 그러나 온백원은 온열성이 강한 약재로 구성되어 있어 허랭상태(虛冷狀態)가 잠재되어 있는 노인에게 주로 사용하며, 식체(食滯)나 소화불량(消化不良), 복통(腹痛), 부종(浮腫)에도 사용한다. 반면 자금정은 상대적으로 청열성(淸熱性) 위주의 사하제(瀉下劑)이며, 주로 적취와 소화기점막의 손상으로 인한 만성 피부질환과 정신이상에 사용한다.

피부질환에 사용하는 방풍통성산과 비교하면 두 처방 모두 열실한 상태에서 나타나는 피부질환에 사용한다는 공통점이 있다. 그러나 방풍통성산은 피부가 위축되어 있거나 음식물이 적체되어 있을 때 발표(發表), 사하(瀉下), 청열작용(淸熱作用)을 통해 적체된 열을 해소하여 피부질환을 치료한다. 반면 자금정은 소화기의 적취로 인해 소화기점막이 손상되어 발생하는 만성적이고 고질적인 피부질환에 사용한다.

양광(陽狂)에 사용하는 **당귀승기탕**과 비교하면 두 처방 모두 소화기 적체로 인한 정신이상에 사용한다는 공통점이 있다. 그러나 당귀승기탕은 대변비결로 인해 뇌압이 상승하여 나타나는 양광증에 사용하는 반면, 자금정은 당귀승기탕의 증상보다 만성적이며 소화기 내의 적취뿐 아니라, 이로 인해 소화기조직이 변성되어 있는 상태에서 나타나는 정신이상이나 의식불명에 사용한다.

→ **활용사례**

    1-1. 정신이상(情神異常) 남 35세 태음인(?)
    1-2. 중풍(中風), 혼수(昏睡) 남 80세 태음인(?)
    2-1. 아토피성 피부염 남 6세
    2-2. 아토피성 피부염 여 20세
    2-3. 태열(胎熱) 남 16세
    3-1. 면종(面腫) 여 40세
    4-1. 백전풍(白癜風) 남 43세
    5-1. 간경변(肝硬變) 남 45세
    6-1. 대소변불통(大小便不通), 고창(鼓脹) 남 생후1개월
    6-2. 건곽란(乾霍亂) 남 40세 상이군인
    6-3. 소아경기(小兒驚氣)
    6-4. 소아고열(小兒高熱) 남 6세
    7-1. 편도염(扁桃炎)
    8-1. 췌장암(膵臟癌), 백혈병(白血病) 남 39세 소음인
    9-1. 사교상후유증(蛇咬傷後遺症) 여

1-1. 정신이상(情神異常)
다음은 원종태 선생의 경험을 채록한 것이다.

● ○○○ 남 35세 태음인(?) 경기도 양평군 청운면

5년 전 양평에서 개업했을 때의 일로서, 잘 아는 동네분이 미친 사람이 있는데 좀 가서 봐 달라고 한다. 가서 보니 시골이야 다 그렇긴 하지만 누추한 방에 환자와 환자 둘레에 여러 사람이 모여 앉아 있었다. 모습을 보니 이미 제정신이 아니었으나, 평소 성격이 온순하고 착하며 신체는 건강한 편이고 체구는 보통이었는데
① 약 15일 전부터 정신이상 증세가 있었다. ② 본인이 갔을 때는 사람을 몰라보았다. ③ 혼자 히죽히죽 웃기도 하며 ④ 알아듣지도 못할 소리를 중얼거리거나 헛소리를 하고 있다.
원래 이 사람은 농협에 근무했으나 횡령죄명을 쓰고 농협을 그만두었다. 사실은 이 사람의 잘못이 아니었다고 한다. 그래서 억울한 마음을 가지고 농협을 그만둔 뒤 그동안 돌아다니다가 근래 정신이상이 되었다는 것이다.
어쨌든 이미 정신이상의 상태가 온 만큼 정신이상을 치료해야 하므로 본인이 그간 정신이상에 수차 투여하여 효험을 본바가 있는 자금정을 쓰기로 하고, 자금정을 5일분으로 10알을 주면서 1일 2알씩 아침저녁에 복용하라고 했다.
그리고는 그냥 잊고 있었는데, 10일 동안 정신이상이 되었던 이 사람이 다 나아서 한약방에 신문을 돌리러 왔다. 이 사람은 본인을 못 알아보며 그간의 과정도 전혀 모르는 듯했다. 많이 알려지길 원치 않는 가족과 주위의 배려로 아마 다 나은 뒤에도 얘기하지 않고 쉬쉬한 탓이 아닌가 생각했다.

1-2. 중풍(中風), 혼수(昏睡)
다음은 원종태 선생의 경험을 채록한 것이다.

● ○○○ 남 80세 태음인(?) 인천광역시 남구 주안동

스님의 간절한 권고를 뿌리치지 못하고 동행했던 일이다.
체격이 크고 뚱뚱하며 순한 성품을 가진 80세 할아버지이다. 할아버지가 중풍으로 지금까지 병원에 입원해 있다가 병원에서 가망이 없다고 하여 혼수상태인 채로 퇴원하여 집에서 지내고 있으며, 본인이 가기 전에도 의사와 한의사 여러 분이 다녀갔으며 모두 회생이 불가능하다고 그냥 돌아갔다는 것이다.
본인이 보기에도 이미 회생이 힘든 상태이므로 자신이 없다며 일어섰는데, 가족인 듯한 젊은 부인과 식구들이 옷을 잡으며 어차피 이대로 두어도 그냥 돌아가실 바에야 마찬가지이니 죽어도 좋으니 약이라도 한번 써 달라고 극구 간청을 하며 옷을 놔 주지 않고, 도저히 그냥 나가기 어려운 상황이라서 혹 약을 쓴 뒤에 돌아가셔도 어쩔 수 없다는 확약을 받았다.

맥이 극히 약(弱)하고 가늘며 80세 노인이지만, 다른 방법이 없으므로 죽든 살든 한번 써 보기로 하고 맥이 허할 경우에는 절대로 못 쓴다는 자금정 3알을 1번에 물에 갈아서 먹인 뒤 도망치듯 걸음아 나 살려라 하고 달려 나왔다.

다음날 아침 한약방에 있으니 어제 할아버지댁 아들이 문을 열고 들어오는데, '할아버지가 돌아가셨구나, 이제 말썽이 생겼는데 그때 확약을 굳게 한 만큼 나도 당당히 맞서서 얘기해봐야겠다'고 마음다짐을 하고 있었다. 그런데 이 젊은 분은 가까이 오더니 나의 소매를 잡으며 선생님이 아버님을 살려주셨다고 한다. 지금은 어제보다는 훨씬 나아졌으며 지금 집에 가 보자는 것이다.

다시 인천으로 아들과 같이 가서 상태를 듣고 말을 들어보니, 어제 자금정을 먹이고 난 30분쯤 뒤에 의식불명이던 할아버지가 한 대야가 넘는 듯한 엄청난 설사를 하셨으며, 그 뒤로부터는 경과가 좋다는 것이다.

가족의 요청대로 계속 치료를 하기로 하고 자금정 1제(135알)를 지어 매일 2회 매회 1/2알 1일 1알을 복용시키면서 침 시술도 받게 했다.

대변을 쏟고 나서도 의식은 약간 있으나 전혀 움직이거나 걷지도 못하며 말도 못하던 상태였는데, 자금정을 10일 정도 복용한 뒤부터는 더듬거리기는 하나 말도 조금씩 하며, 걸음도 조금씩 걷기도 하고 움직이며, 나머지 자금정을 다 복용한 1달 정도 뒤부터는 정상인처럼 치료가 다 되었으며 그 후 건강히 살다가 돌아가셨다.

2-1. 아토피성 피부염
다음은 도평 선생의 경험을 채록한 것이다.
● ○○○ 남 6세
① 여름철 무더운 날씨로 농가진이 합병되어 진물이 나는 증상까지 겸한 남자아이이다.
② 양약 치료 중 한방치료를 위하여 내원했는데, 양약을 사용하여 진물이 멈추었으나 아토피는 호전되지 않고 있다.
그래서 자금정을 투약했는데 진물이 평소보다 더 많이 나오다가 그 후 빠른 속도로 병소가 아물기 시작했다.

2-2. 아토피성 피부염
다음은 정복영 선생의 경험을 채록한 것이다.
● 박○○ 여 20세 대전광역시 서구 둔산동 샘마을아파트
10여 년 전인 어린 시절부터 고생을 해왔다는 아토피를 앓고 있는 처녀로, 자금정을 복용하면서 환부에 바르기를 겸용하여 완쾌했다.

2-3. 태열(胎熱)
다음은 원종태 선생의 경험을 채록한 것이다.
● ○○○ 남 16세 서울특별시 영등포구 당산동
10년 전부터 태열이 심하여 팔꿈치 안쪽과 오금 같은 곳에 벌겋게 발진이 되어 있고 얼굴에도 불긋불긋하게 표피는 하얗고 어려서부터 지금까지 오랫동안 고생을 했다고 한다. 완고한 피부병의 해독을 목표로 자금정을 써보기로 하고 자금정 15일분을 지어 주었는데 복용한 뒤로 태열이 완전히 소실되었다.

3-1. 면종(面腫)
다음은 원종태 선생의 경험을 채록한 것이다.
● ○○○ 여 40세 서울특별시 서대문구 연희동
본인의 말로는 면종(面腫)을 치료하느라 지난 10년간 집 3~4채 값을 날렸으나 아직도 못 나았다는 것이다. 10년 이상 된 심한 여드름 형태의 면종을 목표로 자금정 1제(135알)를 투여했으며, 복용한 뒤로 10년 동안 치료되지 않던 심한 여드름이 깨끗해졌다. 그 뒤로 자금정 1제를 더 복용하고 폐약(閉藥)했다.

4-1. 백전풍(白殿風)
다음은 정복영 선생의 경험을 채록한것이다.
● ○○○ 남 43세 인천광역시 남동구 만수동
작년 여름의 일이다. 부천에서 사업을 한다는 남자가 왔는데 얼굴이 온통 백전풍(白癜風)으로 하얗다.
① 10여 년 전부터 이마를 위주로 하여 백납이 걸려 허옇게 벗겨져 있다. ② 몸통과 팔다리에도 백납이 광범위하게 퍼져 있다.
백납에도 효력이 있는 자금정을 오랫동안 복용하고 환부에도 바르라고 주었다.
몇 달 뒤 이 사람이 군산에 출장을 와 있다면서 전화를 했다. 올라가는 길에 들러도 되겠느냐고 해서 그러라고 했는

데 왔을 때 보니 얼굴의 백납이 완전히 없어져 깨끗하게 되어 있었다.
그 후에 팔과 다리의 백납을 치료 중에 있다.

5-1. 간경변(肝硬變)

다음은 원종태 선생의 경험을 채록한 것이다.

● ○○○ 남 45세 서울특별시 영등포구 영등포동

① 간경변으로 인한 복수로 피골이 상접해 있으며 ② 모습으로 보아 죽기 직전의 상태 같다.
이 환자에게 자금정을 투여하여 복수(腹水)가 소실되어 치유되었으나 나중에는 사망했다.

6-1. 대소변불통(大小便不通), 고창(鼓脹)

다음은 박기진 선생의 경험을 인용한 것이다.

● ○○○ 남 생후 1개월

1972년 어느 여름날 오후였다. 환자는 생후 1개월 된 남아였으며 동행한 엄마와 할머니의 표정으로 보아 몹시 위급한
상황임을 알 수 있었다. 한방으로서는 응급조치 방법이 마땅치 않으니 양방으로 갈 것을 종용했으나, 환자 할머니가
자초지종을 설명한다. 이 아기는 1개월 전 출산시부터 발병하여 그동안 여러 종합병원을 전전했으나 효과가 없었다.
오늘 소사에 있는 모 내과병원이 잘 본다 하여 다녀오는 길이라고 한다. 역시 신통한 결과를 얻지 못하여 고칠 것을
단념했으나 마지막으로 한방치료를 받아 보기 위하여 내원했다고 한다. 혹시 결과가 좋지 않아도 큰 책임추궁은 면할
듯하여 치료를 응하기로 했다. 진찰대에 눕히고 보니 나 자신도 당황스러웠다.
① 사지(四肢)와 전신(全身)이 극도로 수척(瘦瘠)한데다가 복부만 몹시 팽창(膨脹)하여 꼭 고무풍선 같다. 금방이라도
사망할 듯한 착각이 든다. ② 1개월 동안 대소변(大小便) 불통(不通)이라고 한다.
1개월여 동안 대소변이 불통이라는 점에서 실증(實證)으로 온 고창(鼓脹)이니, 우선 통변과 통기가 급선무라고 보고
자금정을 복용시키기로 했다. 1정을 5등분해서 4시간마다 1포씩 오늘 3포 내일 2포를 복용시켰다. 만일 가스가 나오거
나 대변을 보면 길조이니, 또 1정을 복용시키고 반응이 전혀 없으면 나도 별 도리가 없다고 했다.
결과가 궁금하여 다음날 연락이 있을 때까지 초조히 기다렸더니, 아기 엄마가 기쁜 표정으로 혼자 왔다. 11시경에 5포
를 전부 복용하니 배설물이 많이 나오고, 배가 반쯤 꺼졌다고 한다. 또 1환을 5등분해서 복용토록 했더니 결과는 대성
공이었다.
1주일간 양방에서 손들었던 목숨이 자금정 단 2알에 이와 같이 쾌유될 줄이야. 꿈만 같다. 그 애는 그 후 무병하고 건
강하게 잘 자라고 있다.

6-2. 건곽란(乾霍亂)

다음은 원종태 선생의 경험을 채록한 것이다.

● ○○○ 남 40세 상이군인 경기도 광명시 광명동

한쪽이 불구인 상이군인으로 창백한 얼굴로 한약방에 들어왔다.
배가 참을 수 없이 몹시 뒤틀리게 아프다. 증세와 상태를 보니 구토와 설사가 없는 건곽란이라고 판단하고 급히 자금
정 1알을 물에 개어 먹이니 10분쯤 뒤 음식을 토했고 곽란 증세도 소실되었다.

6-3. 소아경기(小兒驚氣)

다음은 원종태 선생의 경험을 채록한 것이다.
소아 경기 잘 들음 1/16알부터 복용한다.

6-4. 소아고열(小兒高熱)

다음은 도평 선생의 경험을 인용한 것이다.

● ○○○ 남 6세

① 6살 먹은 남자아이로 아토피 때문에 수년간 양방 치료를 받다가, 그 병원 대기실에서 아토피로 유명한 한의원을
소개받고 그곳에서 약물 치료를 하다가 갑작스런 설사와 고열(39도)을 동반하여 내원한 아이다. ② 특징을 보니 머
리와 목 그리고 몸통은 뜨거우나 손발은 엄청 차가운 상태이다. ③ 잘 놀던 아이가 자꾸 누우려고 한다고 했다.
식적류상한(食積類傷寒)으로 보고 보험 약 향사평위산을 주었는데, 다음날 증상이 별 호전이 없었다.
그래서 약물로 인한 중독이나 체증으로 보고 자금정 1알을 주었는데, 다음날 열이 다 내리고 평소처럼 재잘거리고 놀
고 있다.

7-1. 편도염(扁桃炎)

다음은 원종태 선생의 경험을 채록한 것이다.

편도염이 있을 때 혀 밑에 자금정을 넣어 두면 즉효가 있다.

8-1. 췌장암(膵臟癌), 백혈병(白血病)

다음은 임창모 선생의 경험을 채록한 것이다.

● 함 ○ ○ 남 39세 소음인 무역업 경기도 시흥시 은행동

작은 키에 여윈 체격의 차분하며 얼굴이 창백한 소음인으로 보이는 39세의 남자이다.

모 대학병원에서 췌장암과 백혈병이라는 진단을 받고 2달간 입원해 있다가 퇴원하여 집에 가료(加療)중인 분으로, 2~3일에 1번씩 병원으로 통원치료하고 있다.

이 분의 병명은 췌장암, 백혈병이지만

① 소화불량이 심하여 소화가 잘 안 된다. ② 식욕이 부진하여 식사를 거의 못하고 있다. ③ 어지러움이 있다. ④ 배꼽 좌측인 췌장 부위의 통증과 췌장 반대편인 등이 아프며, 통증은 은근하고 얼얼하게 아프며 지속적이며 더했다 덜했다가를 반복한다. ⑤ 어지러움과 통증으로 누워서 일어나지도 못하며 ⑥ 오후면 미열이 난다고 한다. ⑦ 변비가 심하다. ⑧ 배꼽 주위가 돌덩이처럼 단단하게 맺힌 적이 많고 ⑨ 혀는 황태(黃苔)를 끼고 있으며 ⑩ 맥은 미삭(微數)하다. ⑪ 원래 체중이 65kg이었으나 지금은 47kg으로 체중이 급격히 줄어들었다. ⑫ 기운이 없는 탓인지 말은 천천히 하고 발병 전에도 평소 배가 늘 차가웠다고 한다.

췌장암과 제복 주위의 경결을 목표로 청해탕에 별갑, 산사, 몰약, 청피, 빈랑과 소화불량을 위해 향부자, 지실, 목향, 익지인, 사인을 더하여 5일분 10첩을 지어주었다.

5일 뒤에 확인해 보니, 그 약을 먹고 나니 변이 수월해졌으며 기분이 좀 나은 것 같다고 한다.

이번에는 병독소와 암(癌)을 목표로 자금정을 쓰기로 하고, 이 남성의 몸이 너무 허약하고 빈혈이 있으므로 자금정에 공진단을 더했으며, 해열과 해독을 위해 영사와 죽염을 더하여 1일 3회, 1회 1알 복용하라 이르고 1제를 지어주었다. 확실한 수량은 헤아려보지 못했으나 1일 3알씩 계산하면 3~4개월 분량이 되어 보인다. 자금정이 사하제(瀉下劑)인 만큼 혹 설사가 심할 때도 있고 하여, 설사가 날 때는 반 알로 줄여 먹으라 했다.

자금정을 2개월간 복용한 뒤에 확인해 보니, 뱃속이 시원하다고 하며 많이 좋아졌다고 한다. 아울러 처음 치료를 시작한 모 대학병원에서 검사한 결과

1. 환부의 크기가 더 작아졌고
2. 단단하던 환부가 말랑말랑해졌으며
3. 검사 결과 암종의 증식이 중단되었다고 한다. 또한 병원에 2~3일에 1회 다니던 것을 요즘은 15일에 1번 다닌다고 한다.

다시 1달 뒤인 7월 중순에 길을 가다가 이 사람의 어머니를 만났는데, 계속 자금정을 복용하는 중이며 요즘은 아주 좋아졌다고 한다. 단지 아쉬운 것은 위의 증상에 대한 확인을 본인에게 직접 할 수 없었으므로 무엇이 어느 정도로 좋아졌는지에 대해 자세히 물어 보지 못한 점이다.

9-1. 사교상후유증(蛇咬傷後遺症)

다음은 정복영 선생의 경험을 채록한 것이다.

● ○ ○ ○ 여 주부 대전광역시 대덕구 법동

오래 전 이야기다. 무더위가 채 가시기 전인 8월 중순경에 한 아주머니가 리어카에 실려 왔다.

무더운 여름임에도 불구하고 다리를 담요에 둘둘 말아 가지고 왔는데, 담요에 싸인 다리를 풀어 보니 왼쪽 다리의 피부가 다 썩어 있었는데 1주일 전 뱀한테 물려서 이렇게 되었다고 한다.

1주일 전 오후에 뱀에게 왼쪽 다리를 물렸으며 독사와 돼지는 상극이라는 말을 믿고, 돼지고기로 독사의 독을 뺄 수 있다고 생각하여 돼지고기를 잘라서 부어 있는 다리에 붙인 다음 천으로 동여매었다.

뱀에게 물려 부은 다리에 돼지고기를 붙여 두었더니, 무더운 여름이라 며칠 후부터 열이 나면서 다리가 점점 더 붓고 피부가 썩어 들어가기 시작했다. 뱀에게 물린 1주일 후 그때서야 하는 수 없이 대전 시내에 있는 ○○외과에 갔더니, 의사의 말이 이제는 이미 치료시기가 늦어 목숨이라도 건지려면 절단할 수밖에 없다고 했다. 그러나 환자가 죽었으면 죽었지 절대로 다리를 자를 수 없다고 고집하여 포기하고 집으로 돌아가던 중에 대전역 광장을 지나가는데, 거기에 모여 있던 노인네들이 수창당한약방에 가보라고 하여 혹시나 하는 마음으로 찾아왔다고 한다.

① 뱀에게 물렸다는 왼쪽 다리의 서혜부(鼠蹊部)부터 발끝까지 피부 한 점 없이 살이 모두 뭉청뭉청 썩어 있었다.

② 고열(高熱)이 있고 춥다고 하여 다리를 옷가지와 담요로 둘둘 말고 있었다.

이 아주머니가 비록 독사에게 물렸다고는 하나 바로 병원이나 본원으로 와서 치료를 했더라면 어렵지 않게 치료를 할 수 있었을 것이다. 그러나 이미 1주일이 경과했고 또한 환부에 돼지고기를 붙이고 싸매어 왼쪽 다리 전체가 모두 썩어 있는 상태라 본인도 그 의사의 생각과 같이 다리를 자르는 수밖에 없다고 생각되었다.

이 아주머니가 뱀한테 물렸다는 1주일 전 같은 날 역시 대전시 법동에 산다는 한 중학생이 오전에 뱀한테 물렸다고 급히 본 한약방에 와서 자금정을 복용하고 나은 일이 있고, 그 외에도 뱀에 물린 수많은 사람을 치료한 경험이 있어 자금정을 생각하게 되었다. 이 부인의 경우는 뱀에 물린 지 시간이 경과한데다 환부까지 썩어가므로 환자에게 약을 써 보기는 하나 혹시 잘못되더라도 절대로 원망하지 말 것을 약속받은 후 《방약합편》 해독문에 있는 자금정을 쓰기로 했다. 자금정 서너 알을 빻아서 환부에 발랐다. 열 때문에 환부가 마르면 또 바르기를 수차례 반복했다. 꺼덕꺼덕하게 딱지가 지고 지저분해도 썩은 살은 되살아 나오지 못할 것이고, 다시 상처 속에서 새살이 살아나올 것이므로 그 보호막 역할을 하고 있는 딱지를 떼어내지 않고 그 위에 계속 발랐다.

하루가 지나니 일단 통증이 가시고 환부가 꾸덕꾸덕해졌으며, 5일 후에는 썩었던 살이 딱지가 되어 다 떨어져 나가고 새살이 돋아나기 시작하여 그 후로 점차 나아져 완치되었다. 그러나 흉터는 심하게 남아있다.

積聚門 온백원 溫白元

川烏(炮)二兩半 吳茱萸 桔梗 柴胡 菖蒲 紫菀 黃連 乾薑(炮) 肉桂 川椒(炒) 巴豆霜 赤茯苓 皂莢(炙) 厚朴 人蔘 各五錢

[出　典]
和劑局方: 治一切氣 [治心腹積聚 久癥癖塊 大如杯椀 黃疸宿食 朝起嘔吐 支滿上氣 時時腹脹 心下堅結 上來搶心 傍攻兩脇 十種水氣 八種痞塞 飜胃吐逆 飮食噎食 五種淋疾 九種心痛 積年食不消化 或虐疾連年不瘥 及療一切諸風 身體頑痺 不知痛痒 或半身不遂 或眉髮墮落 及療七十二種風 三十六種遁尸疰 及癲癇 或婦人諸疾 斷續不生 帶下淋瀝 五邪失心 愁憂思慮 意思不樂 飮食無味 月水不調 及腹中一切諸氣 有似懷孕 連年累月 羸瘦困幣 或歌或笑 如鬼所使 但服此藥 無不除愈]
方藥合編: 治 積聚 癥癖 黃疸 鼓脹十種 水氣八種 痞塞五種 淋疾九種 心痛 遠年瘧疾 及療七十五種風 三十六種尸 疰 癲 狂 邪祟 一切腹中諸疾
[適應症] 식적, 식체, 소화불량, 변비, 대변불통, 하복팽만, 도포, 고창, 분돈, 하복경결, 하복적괴, 부종, 소변불리, 복수, 숨참, 현훈, 두통, 두중, 복랭, 기미

온백원은 적취(積聚)로 인한 만성 소화불량(消化不良), 식체빈발(食滯頻發), 변비(便秘), 고창(鼓脹), 부종(浮腫), 소변불리(小便不利), 정신이상(精神異常) 등에 사용하는 처방이다. 남녀노소 모두에게 사용할 수 있지만 성인에게 사용하는 경우가 많다.

온백원을 쓸 수 있는 적합한 신체상태는 적취(積聚)가 만성화되어 인근 장기의 기능저하를 유발하고 기질적인 변형을 야기할 뿐 아니라, 이러한 적취가 해소되지 않고 일정하게 유지되고 있는 상태이다. 적취가 해소되지 않으면 소화기능이 원활하지 못하여 고창(鼓脹), 대변난(大便難), 소화불량(消化不良) 등이 발생하며, 소화기 내에 음식물이 적체되어 있으면 수분대사를 방해하므로 부종(浮腫)이 발생한다. 이러한 부종은 비뇨기조직에 영향을 주어 괄약근을 약화시키기 때문에 소변불리(小便不利)를 일으키고, 만성적취는 간(肝)에도 영향을 주어 황달(黃疸)을 일으키기도 한다. 또한 대변적체는 뇌에 영향을 주어 간질(癎疾), 정신이상(精神異常), 경기(驚氣), 광증(狂症) 등을 유발한다.

조문을 보면 온백원의 약성을 이해하기 쉽다. '心腹積聚심복적취 久癥癖塊구징벽괴 大如杯椀대여배완'은 만성적취로 인해 사발을 엎어 둔 것만큼 큰 덩어리가 형성되었다는 것이고, '黃疸宿食황달숙식 朝起嘔吐조기구토 支滿上氣지만상기 時時腹脹시시복창 心下堅結심하견결 上來搶心상래창심 傍攻兩脇방공양협'은 황달이 발생하고 아침에 일어나면 구토하며, 하복이 팽만하여 수시로 아프고 가슴 밑이 단단하고, 위로 치받으면서 창으로 찌르는 듯하고 양쪽 옆구리로 치밀어 오른다는 표현이다. 이상의 증상은 만성적취가 심화되어 나타나는 것들이다. '腹中一切諸氣복중일체제기 有似懷孕유사회잉 連年累月연년누월 羸瘦困幣이수곤폐 或歌或笑혹가혹소 如鬼所使여귀소사 但服此藥단복차약 無不除愈무부제유'는 복중의 모든 병과 임신한 것처럼 뭉쳐 있는 것, 야위고 약해지는 것, 혹은 노래 부르고 혹은 웃는 등 귀신들린 것 같을 때 온백원을 사용한다는 의미이다. 이는 적취(積聚)로 인해 정신이상이 발생할 수 있음을 확인할 수 있는 대목이다.

온백원은 여러 약성들이 혼합되어 있지만 전체적인 약성은 매우 뜨겁고 하기성(下氣性)이 강하다. 온백원의 특징은 온열성(溫熱性)이 강한 천오와 사하력(瀉下力)이 강한 파두에 있다고 할 수 있는데, 천오는 뜨겁고 자극적인 약성이 있어 노화(老化)와 허랭(虛冷)으로 인해 미세하게 막힌 혈관을 뚫어주고 신경을 자극하

여 이완되고 경직된 조직을 회복시켜 준다. 그 외에 오수유, 육계, 천초, 건강처럼 온열성(溫熱性)이 강한 약재가 포함되어 있는데, 전체 9.5냥의 약량 중에서 4.5냥을 온열성 약재가 차지하고 있다. 그만큼 온열성이 강한 처방임을 알 수 있다.

파두는 장점막(腸粘膜)을 자극하여 강하게 하기(下氣)시키는 약재이므로 만성적취를 해소하는 주요한 약성을 발휘한다. 여기에 천초, 후박이 장(腸)의 운동을 활발하게 하여 파두의 약성을 돕고 있다. 전체적으로 보면 군약인 천오를 비롯한 준열한 약성은 소화기조직을 강력하게 자극하여 소화기의 울체를 풀어주고, 이완된 장조직을 활성화시키며 적체된 내용물을 배설시킨다. 또한 오랜 적체로 인해 경직되어 있는 조직을 완화시키는 작용이 있으며, 급속하고 강력하게 장을 운동시키고, 수분대사를 개선하여 적체된 물질을 배설시키고 소화기장애를 개선하는 작용이 있다.

복용량은 증상이나 신체상태에 따라 다르지만, 일반적으로 1회 복용량은 2~10알이며, 2알씩부터 복용하여 복통(腹痛)이나 설사(泄瀉) 같은 부작용이 없으면 3, 4, 5알 순으로 증량하여 복용한다. 만약 설사를 하면 약량을 줄여서 복용한다. 속효를 원하면 공복에 따뜻한 물로 복용해야 하며, 오랜 냉적(冷積)을 치유하려면 식후에 복용해도 무방하다.

처방구성 처방구성을 보면 천오는 뇌하수체와 부신피질을 자극하여 대사를 촉진하고 중추신경계와 혈관운동중추를 흥분시켜 전신 또는 국소의 혈액순환을 촉진한다. 또한 신장세포의 기능을 활성화하여 이뇨를 증진하며, 특히 정맥의 탄력 부족에 기인한 하체 부종을 치료한다. 오수유는 소화관의 순환을 촉진하여 평활근의 장력을 떨어뜨리고 연동운동(蠕動運動)을 억제하여 진경, 제토, 진통작용을 나타낸다. 길경은 위액분비를 억제하여 항궤양작용을 하고 진통, 진정, 해열작용을 한다. 시호는 중추신경을 억제하여 정신을 안정시키며 담즙의 합성과 분비를 촉진하며, 항염증, 해열, 진통, 진정작용이 있으며, 면역능을 증강시키는 작용을 한다.

창포는 소화액분비를 항진시키고 소화관의 이상발효를 억제하며, 항혈전작용(抗血栓作用)과 세포막 강화작용, 진정작용이 있다. 자완은 기관지를 확장하여 진해작용(鎭咳作用)을 하고, 거담작용(祛痰作用)과 이뇨작용(利尿作用)도 있다. 황련은 소염작용이 강하여 다양한 염증을 치료하며, 건강은 혈액순환을 촉진하고, 소화액분비 촉진하여 식욕을 증진시킨다. 육계는 심장의 수축력과 심박동을 증가시키며 말초혈관의 혈류를 원활하게 한다. 천초는 장관(腸管)의 경련을 유발하여 소화관의 연동운동을 항진시킨다. 파두는 장점막(腸粘膜)을 자극하여 소화기의 운동성을 급격하게 증가시켜 설사를 유발함으로써 소화기에 적체(積滯)되어 있는 내용물을 배출시키는 작용을 한다.

적복령은 세뇨관의 재흡수를 억제하여 이뇨를 촉진하고, 조협은 평활근에 대한 진경작용, 혈관확장작용, 강압작용, 호흡흥분작용 등을 나타낸다는 것이 실험적으로 밝혀졌다. 후박은 장(腸)의 운동을 촉진하거나 장(腸)의 경련을 완화하는 등, 장의 운동을 조정하는 작용이 있다. 인삼은 소화액 분비를 증진시켜 식욕을 강화하고 위장의 연동운동을 항진시켜 소화·흡수를 촉진하며, 부신피질기능을 강화하고 면역기억세포의 생성을 촉진하고 임파구의 활성을 왕성하게 하여 면역기능을 증강한다.

처방비교 **비급환**과 비교하면 두 처방 모두 적취(積聚)와 장내에 적체된 내용물을 급격히 배설시키는 작용이 있고, 속효가 있으며, 휴대와 복용이 간편한 환제(丸劑)라는 공통점이 있다. 온백원이 오랜 적취나 냉적(冷積)을 치료하는 반면, 비급환은 놀라거나 변폐(便閉), 급체(急滯) 등으로 인해 급작스럽게 발생한 증상에 주로 사용한다. 또한 온백원은 적체된 음식물뿐만 아니라 습체를 제거하는 작용이 강한 반면, 비급환은 장내에 적체된 내용물만 배설시킨다.

보화환과 비교하면 두 처방 모두 적취(積聚)로 인한 만성소화불량을 치료하는 공통점이 있다. 보화환은 소화불량이 지속되어 소화기가 이완되면서 담음이 울체되어 발생하는 적취에 사용하는 반면, 온백원은 적취가 만성화되고 완고한 경우에 사용한다. 온백원의 증상은 비교적 허랭하기 쉬운 노인에게 나타나는 경우가 많다.

고창(鼓脹)에 사용하는 **삼화탕**과 비교하면 삼화탕은 신경을 많이 써서 소화기능뿐 아니라 수분대사에 장애가 생겨 고창(鼓脹)이 나타나거나, 고창처럼 심하지는 않지만 하복창만이 있으면서 소·대변이 잘 나오지 않을 때 사용한다. 반면 온백원은 신경을 써서 발생하는 기창(氣脹)에 사용하는 것이 아니라 소화장애가 만성화되어 발생하는 고창에 사용한다.

→ **활용사례**

1-1. **식체(食滯), 소화불량(消化不良)** 여 72세 태음성소양인
1-2. **만성식체(慢性食滯), 분돈(奔豚)** 여 43세 소음성소양인
1-3. **소화불량(消化不良), 도포(倒飽)** 여 43세 소음성소양인
1-4. 식적(食積), 소화불량(消化不良) 여 65세 소양인
1-5. 소화불량(消化不良), 기미 여 39세 소음인
1-6. 만성소화불량(慢性消化不良) 남 34세 소음인
2-1. **노인변비(老人便秘), 하복통(下腹痛), 엉치통, 두통(頭痛)** 여 78세 태음성소음인
2-2. 변비(便秘) 남 32세 태음인
3-1. **숨참, 부종(浮腫), 하지무력(下肢無力), 소화불량(消化不良)** 여 46세 태음인
3-2. **부종(浮腫), 견비통(肩臂痛), 현훈(眩暈), 두통(頭痛), 수족저림, 명치통, 상복랭(上腹冷), 피로(疲勞), 무기력(無氣力), 차멀미** 여 33세 태음인
3-3. **부종(浮腫), 소변불리(小便不利), 하복랭(下腹冷), 오심(惡心), 소화불량(消化不良), 흉비(胸痞), 슬랭(膝冷), 기미** 여 39세 소양인
3-4. **간경변성(肝硬變性) 복수(腹水)** 남 55세
4-1. **소의 설사**
5-1. **소변과다(小便過多), 식욕증가(食慾增加), 하복팽만감(下腹膨滿感)** 여 41세 소양인
6-1. **시험 복용 5알, 하복적괴, 우하복경결** 남 46세 소양성소음인
6-2. **시험 복용 3알** 남 36세 소음인
6-3. **시험복용** 남 32세 소양성소음인
7-1. **부작용-속쓰림, 구토(嘔吐), 설사(泄瀉), 구건(口乾), 구갈(口渴), 식도쓰림** 여 28세 태음인 170cm 51kg

1-1. 식체(食滯), 소화불량(消化不良)

● ○○○ 여 72세 태음성소양인 서울특별시 성동구 홍익동

키가 작고 살이 약간 찐 태음성소양인으로 보이는 72세 할머니이다.

오랜 소화불량(消化不良)과 포만(飽滿)으로 온백원을 먹고 소화불량과 포만이 소실되고 오히려 식욕이 왕성해진 38세 소음인 주부가 같은 집에 살고 있는 할머니에게 온백원 권하여 복용한 결과이다. 마당에서 마주친 주인집 할머니가 혈색이 좋지 않아 어디가 불편하냐고 물으니, 돼지족발을 먹고 체했다고 한다.

① 족발집에서 돼지족발을 먹고 체했는지 2일간이나 식사를 전혀 못하고 물만 먹었으며, 조금씩 집안에 거동만 하고 있다. ② 지금 속이 안 좋아 화장실에 간다고 하기에 그간 온백원 9알을 주면서 1번에 2~3알씩 먹으라고 했다.

할머니께서 화장실에 다녀온 뒤 오전 10시경에 온백원 3알을 먹고 동네 노인정에 가서 누워 있었다. 30분 정도 뒤부터 속이 후끈후끈 달아오르고 부글부글 끓는 듯 하는 것이 30분 정도 지속되더니, 그 뒤부터는 뱃속이 편안해지면서 속이 불편한 것이 없어졌다는 것이다.

체한 후, 2일간 물만 마시던 상태에서 벗어나 점심때에 보통 때와 같은 식사를 했으며 식사를 해도 아무 이상이 없었다고 한다.

점심을 먹고 1시간 뒤에 다시 온백원 3알을 먹었다. 이때도 역시 처음처럼 뱃속이 훈훈하고 뜨끈뜨끈해지는 듯 30분 정도 지속되더니 뱃속이 편해졌다고 한다. 그 뒤로는 속이 정상처럼 돌아오고 식욕도 왕성해졌으며, 10일이 지난 지금도 식욕과 소화력이 왕성하다고 한다. 이 소문을 듣고 동네 노인정의 할머니들이 이 약을 좀 살 수 있느냐고 할머니를 졸라댄다는 것이다.

1-2. 만성식체(慢性食滯), 분돈(奔豚)

● 박 ○ ○ 여 43세 소음성소양인 경상북도 김천시 부곡동

성장기 때는 피를 보거나, 손을 베어 피가 나도 기절을 했으며 10년 전 결혼한 뒤에는 이런 일로 놀라서 3~4차례 기절하여 의식이 깨어나곤 했다.

① 이렇게 놀란 뒤부터 가슴의 명치 부위에 늘 계란만한 덩어리가 있어서 손으로 잡힌다. ② 계란만한 덩어리가 생긴 뒤부터는 잘 체하고 소화도 잘 안 된다. ③ 계란만한 덩어리가 생긴 뒤부터는 가스가 잘 차고 항상 배가 더부룩했다. ④ 따라서 평소 음식 먹는 것이 겁이 나고 잘 먹지 못했다.

평소 잘 놀라고 소화도 잘 안 된다고 하여 놀란 뒤에 오는 적취(積聚)로 보고 온백원을 1회 3알씩 식후에 복용하라고 4회 분량인 12알을 주었다.

그런데 최초 약량이 너무 적게 보여 약효를 얕보고 저녁식사 직후 온백원 7알을 1회 복용한 뒤, 밤새도록 설사를 한다며 병원을 가야 하는지 문의 전화가 왔다. 과용한 탓이며 본래 그 약은 설사가 난다고 이야기했으며 아침부터는 3알로 줄여서 복용하기로 했다.

다음날 아침에도 식사 직후 3알을 먹었으나, 이번에는 어젯밤과는 달리 설사가 그리 더 나오지는 않고 그쳤다. 그리고 3~4일 뒤에 명치를 만져보니 10년 동안 늘 있었던 계란 같은 덩어리는 없어져 흔적도 없고, 소화도 잘되고, 그 뒤로는 소화장애도 전혀 없어졌으며 식욕도 정상이 되었다고 한다.

1-3. 소화불량(消化不良), 도포(倒飽)

● 최 ○ ○ 여 43세 소음성소양인 주부 서울특별시 중랑구 면목1동

보통 키에 여윈 편이며 활달하면서도 깐깐하며 소양인으로 보이는 43세 주부이다.

동생 친구 부인이 근래 들어 속이 늘 불편하고 거북하다고 하여, 그간 제수씨와 비슷한 증상에 온백원을 써서 큰 효험을 본 바 있어 온백원을 권유한 뒤 경과를 기록한 것이다.

근래 이사를 하느라 신경을 쓰고 몸을 무리한 탓인지

① 20일 전부터 배가 더부룩하며 가스가 차고 ② 소화가 잘 안 된다. ③ 식욕이 없고, 기력이 없다. ④ 모든 일이 짜증이 나며, 일하기가 싫고 의욕이 없다.

앞의 증상들이 신경을 쓴 뒤 소화기능이 저하되어 발생한 것으로 보고 온백원 10알을 주면서 3알을 빈속에 하루 1회만 먹으라고 했다.

며칠 뒤에 전화가 왔는데 과정을 들어보니, 온백원 3알을 빈속에 먹고 약 1시간이 경과한 뒤부터 위경련처럼 5~10분 정도 배가 아프더니 그 후로는 거북하고 불편해왔던 뱃속이 편안해졌으며, 그때부터 식욕도 당기며 소화도 잘되었다고 한다. 온백원 3알을 빈속에 한 번 먹고 20일 동안 불편하던 것이 단번에 없어져 본인과 남편이 몹시 기뻐했다고 한다.

2-1. 노인변비(老人便秘), 하복통(下腹痛), 엉치통, 두통(頭痛)

● 정 ○ ○ 여 78세 태음성소음인 경기도 안양시 관양동 골든하이츠빌라

큰 키에 여위었으며 피부가 흰 할머니이다.

① 50년 전부터 변비가 있는데 약국에서 변비약을 복용해야만 대변을 보며, 젊어서부터 계속 변비약을 상복하고 있다. 변비약을 복용하면 3~7일에 1번 대변을 본다. ② 아울러 대변을 못 본 10일 전부터 엉치가 몹시 아프다. 늘 대변을 못 보면 이런 증세가 오며 대변을 보면 이 증세는 사라진다고 한다. ③ 아울러 하복(下腹)이 불쾌하다. ④ 추위와 더위를 안 타고 손발은 따뜻하다. ⑤ 식욕은 보통이고 소화는 잘된다. ⑥ 자다가 소변을 5회 정도 보며 잔뇨감(殘尿感)과 소변불리(小便不利)가 있다. ⑦ 잠을 잘 못 자는 편이다. ⑧ 두통약을 상복(常服)하고 있다. ⑨ 상담을 하고 난 후 나가다가 다시 와서 신경안정제를 30년 동안 매일 2알씩 복용한다고 했다.

50년이나 지속된 완고한 노인변비를 점차로 치유하기 위해 자윤탕을 2배량으로 10일분 20첩을 지어주었다.

2일 뒤에 다시 왔는데, 약 맛이 몹시 써서 먹기 힘들다며 대변은 아직 안 나온다고 한다. 5일 뒤에 다시 와서 아직도 대변이 안 나오며, 지금은 대변 못 본 지 10일이 되니 엉치가 몹시 아프고 신경질과 짜증이 극심해지고 우울해지며 의욕이 하나도 없어 몸이 불편해 죽겠다고 한다.

정황을 보니, 자윤탕으로 변비가 풀어지기는 힘들다고 보고 5일간 복용한 자윤탕은 중지하라고 하고, 이번에는 온백원 6알을 주면서 1회 2알씩 공복에 따뜻한 물로 복용하되 대변을 보면 중단하라고 했다.

다음날 아침에 와서 대변을 보고 나니 하복통과 엉치통, 두통이 모두 없어지고 짜증과 신경질, 우울증도 없어져 세상이 밝아 보이고 이렇게 좋다고 하며, 선생님이 이렇게 쉽게 나을 수 있는 것을 괜히 쓴 약만 지어서 노인을 고생시켰다고 웃으면서 핀잔을 준다. 온백원 3알로 10일간의 대변을 보았으나 변비가 완치된 것이 아니며, 본인이 불편하거나

급할 때 먹는다며 온백원을 더 요청하여 20알을 주었다.

3-1. 숨참, 부종(浮腫), 하지무력(下肢無力), 소화불량(消化不良)

● 송 ○ ○ 여 46세 태음인 경기도 안양시 비산동 크리스챤아파트

① 4달 전부터 조금만 움직여도 숨이 찬다. ② 4개월 전부터 방광염으로 소변이 잘 나오지 않아, 전신이 붓고 특히 복부(腹部)가 심하게 붓는다. ㉠ 소변량이 적어 하루에 1000cc이하로 나온다. ㉡ 중화당에서 약을 복용하여 지금은 좀 나은 편이다. ③ 3~4개월 전부터 이유 없이 열이 오르내린다. ④ 어깨가 무겁게 짓눌린다. ⑤ 무릎 이하로 힘이 없다. ⑥ 소화불량으로 10년 이상 고생하고 있다. ⑦ 신트림이 자주 올라온다. ⑧ 3~4개월 전부터 불면증(不眠症)이 생겼다. ⑨ 10년 전부터 천식으로 고생하고 있으며 오후 5시경이면 기침이 나고 숨이 찬다. 환절기에는 더욱 심해진다. ⑩ 전신에 기운이 없다. ⑪ 평소에 저혈압이다. ⑫ 대변은 하루에 1~2번 힘들게 보며, 가늘게 나온다. ⑬ 추위를 많이 타고 손발, 하복(下腹)이 차다. ⑭ 입이 마르고 쓰다.

소화불량과 허랭(虛冷)의 증상이 있는 46세 태음인 여성의 소변불리(小便不利)로 인한 부종(浮腫)과 숨이 차는 증상을 목표로 온백원 1일 2회, 3알씩 10일분 60알을 지어주었다.

10일 뒤에 다시 내원했을 때 증상을 살펴보니, 숨이 차는 증상, 소화불량, 신트림이 경미하게 경감되었고, 상열감(上熱感)도 조금 호전되었다고 한다.

온백원 10일분을 복용한 뒤로 숨참과 상열감, 소화불량이 경미하게 경감되었으나, 기대한 만큼 호전되지 않아 적합한 처방이 아니라고 판단되어 이번에는 삼화탕 2배량으로 10일분 20첩을 지어주었다.

3-2. 부종(浮腫), 견비통(肩臂痛), 현훈(眩暈), 두통(頭痛), 수족저림, 명치통, 상복랭(上腹冷), 피로(疲勞), 무기력(無氣力), 차멀미

● 김 ○ ○ 여 33세 태음인 경기도 안양시 관양동 대왕빌라

처녀 때부터 신경을 쓰면 위장병이 잘 걸렸으며, 6개월 전부터는 부종이 발생했다. 견비통(肩臂痛)과 현훈(眩暈), 두통, 수족저림 등 증상을 수반하고 있어 찾아온 뚱뚱한 33세 태음인이다.

① 6개월 전부터 손발, 얼굴을 비롯하여 몸 전체가 기상할 때 또는 종일 부으며 2개월 전부터 심해졌다. ② 몇 개월 전부터는 양쪽 어깨가 쑤시고 우측 손가락 마디가 아프다. ③ 같은 시기부터 기립성현훈(起立性眩暈)이 있다. ④ 같은 시기부터 가끔씩 뒷머리가 콕콕 쑤시는 듯하다. ⑤ 같은 시기부터 잘 때 손발이 저리고 특히 손이 심하다. 자다가 쥐나서 잠이 깰 정도이다. ⑥ 피로하고 기운이 없다. ⑦ 명치가 막힌 듯하고 부은 것 같기도 하다. 신경을 쓰면 잘 체하고 거북하고 소화가 잘 안 된다. ⑧ 속쓰림, 트림, 느글거림, 메슥거림, 쓴물 오름, 차멀미 등의 증상이 있다. ⑨ 가슴 뜀, 잘 놀람, 불안, 초조, 짜증, 신경질, 건망증, 가슴답답 등의 증상이 있다. ⑩ 뒷목이 당기고 무겁고 뻐근하다. ⑪ 윗배가 차고 다리가 무겁다. ⑫ 입이 마르고, 혓바늘이 돋는다. ⑬ 처녀 때 신경을 써서 위장병에 걸려 치료받았고, 이후로도 신경을 쓰면 증상이 나타난다. ⑭ 대변은 된 편이다. ⑮ 추위와 더위를 타고 물을 잘 안 마시며, 체열은 약간 낮다.

부종과 소화불량을 목표로 온백원 45알을 주면서 1일 3회 3알씩 공복에 복용하라고 했다.

9일 후에 다시 왔을 때 확인해 보니, 증세가 거의 소실되어 몸이 가뿐하다고 한다. 부종이 많이 좋아져서 기상할 때만 손과 얼굴이 약간 붓고 견비통(肩臂痛)이 소실되었으며 현훈(眩暈)이 경감되었다. 두통도 소실되었고 수족저림이 격감하였다. 명치가 막히고 붓는 것 같은 것이 소실되었고, 윗배 찬 것이 소실되었으며, 피로하고 기운 없는 것이 격감했다. 식욕은 여전히 별로이나, 소화는 잘되며 차멀미 증세가 소실되었다. 증세가 거의 소실되었으므로 효과가 있는 것으로 판단하여 다시 45알을 주었다.

3-3. 부종(浮腫), 소변불리(小便不利), 하복랭(下腹冷), 오심(惡心), 소화불량(消化不良), 흉비(胸痞), 슬랭(膝冷), 기미

● 이 ○ ○ 여 39세 소양인 주부 경기도 안양시 비산동

보통 키에 약간 살이 찌고 피부가 희고 윤이 나는 소양인으로 보이는 39세 여성이다.

① 3~4년 전부터 손과 얼굴, 전신이 늘 부어 있으며, 지금은 부종으로 인해 몸이 불편하여 당장 죽을 것 같다고 한다. ② 10일 전부터 소변이 잘 안 나오고, 소변을 보면 아주 조금씩 나오며 방광이 뻐근하고 아프다. ③ 10일 전부터 아랫배가 얼음처럼 차서 뜨거운 핫팩을 배에 대고 있으며, 전기 핫팩을 대도 배가 시리며 가슴 밑까지 찬 기운이 올라와 가슴 밑까지 시리고 상체에는 헛땀이 난다. ④ 아울러 아랫배와 엉덩이에서 바람이 나고 시리다. ⑤ 식사를 하려고 하면 속이 메슥메슥하고 토할 것 같다. ⑥ 소화(消化)가 잘 안 되고 속이 벅찬 듯하며 명치 밑이 단단하다. ⑦ 양쪽 무릎이 시리고 시큰거린다. ⑧ 발가락이 시리고 차다. ⑨ 대변이 묽고 잘 안 나오고 힘들며 조금씩 밖에 못 본다. ⑩ 뒷목이 땅기며 아프며 피로하고 몸이 가라앉는다. ⑪ 3~4달 전부터 양쪽 눈 밑에 기미가 생겼다.

⑫ 속이 거북하고 헛배가 부르며 가스차고 신경을 쓸 때는 잘 체한다.   ⑬ 체했을 때는 목에 무엇이 걸리는 듯하다.
⑭ 가슴이 자주 뛰며 잘 놀라고 괜히 불안초조하다.   ⑮ 평소 가슴이 답답하고 한숨도 잘 쉰다.

우선 온백원을 1일 2회, 1회 3알씩 공복에 따뜻한 물로 복용하라고 5일분인 30알을 주었으며, 또한 지금 당장 가슴이 답답하고 괴로워하므로 온백원 3알을 지금 먹고 밖의 소파에서 30분 정도만 기다려 보라고 했다.

소파에 앉아 있던 부인이 약 30분쯤 후에 속이 답답한 것이 훨씬 덜하고, 몸이 좀 괜찮아진 것 같다고 하며 집으로 갔다. 온백원을 오후 6시경에 먹고 갔는데, 다음날 아침 9시에 부인에게 전화를 하여 경과를 확인해 보니, 세상에 무슨 이렇게 희한한 약이 있느냐면서 어제 오후 6시부터 오늘 오전 9시까지 경과를 말했다. 어제 오후 6시와 11시, 아침 7시에 3알씩 복용하니 속이 편해지고 배가 사르르 아프면서 꾸룩꾸룩 소리가 나고 밤 9시경에 설사를 한 뒤로 배가 시리던 것이 1/3 정도 줄어들고 무릎과 발 시리던 것도 줄어들었으며 시큰거리는 것도 경감되었다고 한다. 오늘 아침에는 설사를 3번 했으며, 지금은 부종도 약간 줄어들고 뒷목이 당기는 것도 줄어들고 몸이 무거운 것도 덜하며, 하복(下腹)이 뻐근한 것도 없어졌다고 한다.

5일 뒤에 부인이 다시 왔을 때 확인해 보니, 처음에는 1일 2회 1회 3알씩 온백원을 먹었으나 나중 2일간은 1일 1회 3알씩만 복용했는데 효력이 아주 좋았다며, 지금까지 수많은 약을 먹었으나 이만큼 빠르고도 대단한 효험을 본적이 없었다고 한다.

자세히 들어보니, 그 약을 먹고 매일 4~5번씩 설사를 했으며, 저녁에 먹으면 아침에 설사를 1~2번 하는데 기운이 없거나 몸이 가라앉지 않는다고 한다.

나중 2일간은 매일 설사로 기운이 줄어들까 하여 1일 1회 3알씩만 복용했어도 1~2번 설사를 했다고 한다. 그래서 부종(浮腫)은 거의 다 빠졌고, 온백원을 먹고 2~3일부터는 배가 따뜻해지고 배가 따뜻해지자 다음날부터 소변이 잘 나왔으며, 배가 시린 것도 없어지고 하복부(下腹部)와 둔부(臀部)에 바람이 나고 찬 것도 없어졌다. 구토(嘔吐), 오심(惡心), 소화불량(消化不良)과 흉비(胸痞) 증세가 모두 없어졌고, 슬랭과 시큰거림도 격감하였으나 약간 남아 있는 듯하고, 발가락 시린 것도 없어졌다고 한다.

기미는 왼쪽은 전보다 엷어졌고, 속이 거북하고 헛배가 부르고 가스 차는 것도 없어졌으며 정충(怔忡), 경계(驚悸), 불안, 초조의 증세도 격감하고, 다몽(多夢)도 훨씬 줄어들었으며, 신중은 격감하고 피로도 잘 모르겠다고 한다.

이분의 증세가 온백원 5일분 30알을 먹고 현저히 좋아졌으므로 이번에는 복랭(腹冷)과 소화불량과 평소 추위 타는 것 등을 감안하여 오적산 1.5배량에서 마황을 빼고 부종(浮腫)과 소변불리(小便不利)를 목표로 목통 2.5돈을 더하여 10일분 20첩을 지어주었다.

7일 뒤에 다시 와서, 요즘 집을 수리하느라고 밖에서 천막을 치고 노숙을 5일간 했으며 바쁘고 정신이 없어 잠을 거의 못 잤는데 오적산을 복용하는데도 다시 배가 차다고 한다. 그러면서 이 약도 좋지만 지난번 그 약(온백원)을 좀 달라는 것이다.

오적산이 잘 안 맞아서인지 아니면 계속된 설사 뒤에도 집수리로 잠을 못자서 그러한지는 분간이 어려우나, 지난번의 온백원을 다시 써보기로 하고, 이번에는 1일 2회, 1회 2알씩 10일분으로 40알을 주었다.

3-4. 간경변성(肝硬變性) 복수(腹水)
다음은 조재걸 선생의 경험을 채록한 것이다.

● 김 ○○ 남 55세 건축업 경기도 안양시 안양동
보통 키에 마른 편이며 성격이 불같이 급하다는 남자이다. 병원에서 간암(肝癌) 및 간경변(肝硬變)으로 진단을 받고 그간 병원치료를 해왔으나 가족에게 더 이상 치료가 불필요하며 나을 가능성이 없다고 하여 퇴원하여 집에서 가료(加療)하고 있다. 현재 건강은 천천히 걸어 다니기는 할 정도이며
① 15일 전부터 간경변이 원인으로 짐작되는 복수(腹水)가 차서 빠지지 않는다.   ② 늘 이뇨제(利尿劑)를 복용하고 있으며 복수가 심하면 알부민을 맞고 일시적으로 뺀다.
간경변으로 인한 복수 역시 부종의 일종이므로 다른 묘안이 없으며, 또 본인의 요청이 있으므로 온백원을 1일 3회 매 식사시마다 1알씩 복용하고 점차 식사시마다 2알씩으로 증량하라고 했고 이뇨제는 일단 중단하라고 말했다.

경과를 확인하니, 온백원을 먹고부터 복수가 조금씩 서서히 빠지고 있으며, 완전하지는 않아도 전번보다는 많이 빠진 상태라고 한다. 이 외에도 다른 사람에게 온백원을 사용할 예가 있다.

1. 남 60세 중풍(中風), 복창(腹脹)에 온백원을 먹고 복창(腹脹)이 소실되었고
2. 여 40세 슬관절염에 온백원을 매 식사 때마다 1알씩 먹고 슬관절염이 소실되었다.
3. 남 18세 황달(黃疸)에 온백원을 복용한 뒤 소실되었다.
4. 남 40세 남자 4명 버섯을 먹고 3명은 모두 괜찮았으나, 1명은 버섯중독으로 구토를 3~4개월 계속하는 증상에 온백원을 투여하여 증상이 소실되었다.
5. 모 대학병원에서 단백뇨(蛋白尿)로 진단받은 중학생 남자가 온백원과 목통 달인 물을 함께 복용하여 3일 뒤에 속이

편하고 10일 뒤에는 단백뇨가 소실되었다.

4-1. 소의 설사

다음은 박문수 선생의 경험이다.

20년 전 개업하고 난 뒤 얼마 되지 않았을 때의 일이다. 인근 명암에 사는 아주머니가 한약방을 찾아와서 우리집의 소가 설사를 계속하고 있는데, 소 설사 낫는 약이 없느냐고 물어왔다.

소의 설사는 수의사나 약사에게 가서 약을 찾아야지 왜 한약방에 왔느냐고 묻자, 지금까지 수의사나 약국에서 약을 사서 먹였으나 잘 낫지 않는다고 한다. 당시는 시골에서 차량도 별로 없고, 논두렁 밭두렁을 걸어서 먼 길을 온 부인이 안타깝기도 하고, 애원도 하는 터이라 당시 만들어 둔 온백원을 한 줌 주면서 이것이라도 한번 먹여보라고 했다.

얼마 뒤 이 아주머니가 다시 와서 온백원을 사러 왔다고 했다. 그래서 왜 온백원을 사 가려고 하느냐 묻자 지난번 온백원 한 주먹 가져간 것을 한 번에 소에게 먹였더니 곧바로 설사가 멈추고 다 나았다는 것이다. 그래서 이웃집 소가 설사증세가 있다기에 온백원을 사러 왔다는 것이다. 그 후 이 아주머니는 잊을 만하면 수시로 나타나 온백원을 계속 사갔으며, 당시의 듣기로는 그 온백원을 먹기만 하면 모든 소의 설사와 소화불량이 곧바로 나았다고 한다. 그래서 개업초기에 만들어 두었던 온백원을 이 아주머니가 조금씩 사다 보니 모두 다 사가게 되었다.

5-1. 소변과다(小便過多), 식욕증가(食慾增加), 하복팽만감(下腹膨滿感)

● 조 ○ ○ 여 41세 연약한 소양인 주부 경기도 안양시 관양동 대화아파트

보통 키에 여윈 형이며 피부가 희고 연약하며 결벽증이 있는 주부이다.

추석 연휴에 아내와 함께 여행을 하고 있었다. 하복(下腹)이 거북하다고 했는데 그냥 지내다가

① 추석 제사를 지내고부터는 하복이 팽만(膨滿)되어 있어서 아주 불쾌하다는 것이다.   ② 아울러 속이 그득하기도 하다.   ③ 뱃속에 있는 모든 것을 배설시키면 속이 시원하겠다고 입버릇처럼 몇 번씩이나 얘기한다.   ④ 평소에 식욕은 왕성하고 소화도 잘되는 편이다.

평소 소화력이 좋은 아내의 하복팽만을 목표로 비상용으로 가지고 다니는 온백원을 아침저녁으로 식사 후에 2알씩 2일간 모두 4회를 먹게 했다.

첫날 저녁 온백원을 먹은 뒤부터는 1시간도 못 되어 하복 팽만감은 없어졌으며, 대변을 2회 정도 보고 개운하지는 않으나 속이 거북한 것이 거의 없어지고 속이 편해졌다고 한다.

다음날에도 온백원을 아침저녁 2알씩 복용했으며, 다음날 오후부터는 평소와 달리 소변이 잦아지면서 차를 타고 가다가 재촉을 하여 1시간에 1번꼴로 중간에 차를 세우고 소변을 보았다. 식욕은 평소에도 좋았으나 온백원을 먹은 뒤 다음날 오후부터는 식사한 지 1시간도 못되어 배가 다시 고프다고 하고 또 1시간 뒤에는 배가 고프다고 하여 하루에 7~8끼니를 먹거나 간식을 먹었다.

6-1. 시험 복용 5알, 하복적괴, 우하복경결

● 이 ○ ○ 남 46세 소양성소음인 경기도 안양시 관양동 대화아파트

키가 크고 보통 체구이며 피부가 희고 연약한 필자의 경험이다.

적취(積聚)에 쓸 수 있는 온백원을 응용해 보기로 하고, 온백원의 약리와 효능, 치유범위와 적합한 체질 또는 적합한 증상 등의 대강을 알아보기 위해 시험 삼아 온백원을 먹어보았다.

① 식욕은 보통인데 소화력이 약한 편이고 소화가 늦게 된다.   ② 세변(細便)과 연변(軟便)이 자주 있다.   ③ 대변 냄새가 고약하다.   ④ 배 근육을 움직이면 꼬르륵 소리가 난다.   ⑤ 하복이 약간 더부룩한 편이다.

온백원을 시험 삼아 매 식사 후에 2알씩 1일을 복용했다.

최초 빈속에 복용한 30분 뒤에 1~2시간 정도 배가 뜨끈뜨끈한 것이 기분이 아주 좋으며, 그 외는 별다른 증상이 없었다. 평소 추위를 많이 타는 편이라 부자를 과용한 탓인지 아니면 과로로 늘 피로한 탓인지 눈이 늘 따가운 듯했는데, 천오가 군약인 온백원을 복용한 뒤에도 여전하여 복용을 중단했다.

집안의 제수씨가 속이 늘 더부룩하고 불편하다하여 온백원을 먹고 설사한 뒤로 위의 증상이 없어지고 식욕과 소화력이 왕성해졌다는 경과를 듣고 다시 온백원을 먹어 보기로 하고 퇴근 때가 지난 8시에 빈속에 온백원 5알을 냉수 반 컵으로 먹었다.

① 복용 10분 정도가 지나면서 뱃속이 뜨끈뜨끈한 것이 기분이 좋았으며

② 복용 뒤 40분 정도가 지나자 배가 약간씩 끓으면서 뒤틀리는 듯 계속 아프다가

③ 복용 뒤 1시간 40분이된 9시 40분경에 변의를 느껴 대변을 보았다.

④ 대변은 연변 형태이다가 끝에는 물 설사로 나왔으며, 대변의 양이 평소보다 훨씬 많은 느낌이 들었다. 대변을 본

후에 배가 가벼워진 것을 느꼈다.

⑤ 대변을 본 후 집으로 걸어왔는데, 처음 대변본 10분 뒤에 다시 변의를 느껴 물 같은 설사를 했으며 저녁밥 대신 죽을 먹었다. 설사를 한 뒤 저녁에 자리에 누워 배를 만져보니 평소에 있던 좌측 하복의 적괴가 훨씬 적어졌으며 늘 우측 하복의 경결된 채로 만져지는 것은 거의 없어졌다.

⑥ 배에서 꼬르륵 소리가 나서 설사를 1~2번 더 할 수 있겠다고 생각했으나, 그 뒤로는 설사가 더 없었고

⑦ 보통 때와 달리 잠을 편하게 잤다.

⑧ 그 뒤로는 별다른 증상이 없었으나 설사를 한 탓인지 다음날 약간 기운이 없다는 것을 느꼈다.

6-2. 시험 복용 3알

● 유 ○ ○ 남 36세 소음인 경기도 안양시 관양동

평소 기약하고 소화기가 약하며 식사는 평소대로 하는데 종일 의자에 앉아 있는 생활로 운동량이 적어서인지

① 근래에 위(胃) 부위가 막힌 듯하고 답답하다. ② 음식물이 위 부위에 정체되어 있는 느낌이다. ③ 심하부(心下部)를 눌러보면 물소리가 꾸룩꾸룩하고 난다. ④ 심하면 토(吐)할 것 같고 명치 부위가 답답하니 기분이 울적한 상태이다. ⑤ 배꼽과 명치 사이를 눌러보면 동계(動悸)가 있다.

퇴근할 무렵인 오후 5시 50분경 시험 삼아 온백원 3알을 복용했다.

복용한 지 약 30분 후가 되니 위 부위로 기분이 안 좋을 정도로 경미하게 살살 아프며, 약 1시간 정도가 지나니 약간 나른해지면서 메슥거리고 속이 거북하다. 저녁시간이 되었으나 밥 생각이 별로 없어서 밖에서 볼일을 보면서 9시경이 되었는데, 속이 막힌 것 같은 증상이 모르는 사이에 없어졌고, 속이 막힌 것이 뚫린 듯이 시원하면서 배고픈 생각이 나서, 집에 도착해서 11시경에 저녁을 먹고 다음날 일어나니 뱃속이 한결 편했다.

대부분 온백원을 투약해 보면 연변이나 설사가 나오는 것이 상례인데 본인에게는 그러한 증상이 없었다.

6-3. 시험복용

다음은 조경남 선생의 경험이다.

● 조 ○ ○ 남 32세 소양성소음인 경기도 안양시 동안구 관양2동

연구소에 오래 전에 만들어 놓은 온백원이 있었다. 온백원은 적취(積聚)에 사용하는 처방이다. 본인은 적취로 인한 증상이 나타나는 것은 아니지만 온백원의 약성을 파악해 보기 위해 복용하기로 했다.

점심을 먹기 전 약 12시 경에 녹두대로 만든 온백원 5알을 먹었다.

1. 점심을 먹고 왔는데 별 다른 탈이 나지 않았다.

2. 온백원을 만들어 놓은 지 오래 되어 그렇다고 생각했다.

3. 그런데 온백원을 복용한 뒤 약 1시간 뒤부터 아랫배에 묵직한 기분이 들었다.

4. 처음 대변을 보았을 때는 변이 약간 묽게 나오는 느낌이 있었을 뿐 설사는 아니었다.

5. 처음 대변을 본 다음 약 5분 뒤에 이번에는 끊어질 듯한 하복통이 일어났다. 급히 화장실에 갔는데 극심한 설사를 했다. 특이한 것은 설사를 했는데도 배가 아팠다는 것이다.

6. 심한 설사를 하면 기운이 빠지면서 땀이 나는 것이 보통인데, 이번에도 그랬었다.

7. 설사를 한 뒤에도 연속 3번 설사를 계속했다.

8. 대장에 있는 것을 모조리 빼내고 나서야 설사는 멈췄고 기운이 쫙 빠졌다.

다음날 저녁에는 온백원 2알을 먹었다. 전날에는 너무 양이 많아서 그랬을 것으로 생각했기 때문이다. 물론 이번에도 시험복용이었다.

온백원을 먹고 집사람과 함께 평촌에 나가서 쇼핑을 했다. 이번에는 2시간 후에 변의(便意)가 왔다. 복통과 설사를 하는 것은 전날과 비슷했으나 정도는 약간 덜했다. 어제는 1시간 뒤에 복통이 시작되었는데 오늘은 2시간 뒤에 복통이 왔다.

7-1. 부작용-속쓰림, 구토(嘔吐), 설사(泄瀉), 구건(口乾), 구갈(口渴), 식도쓰림

다음은 김지영 선생의 경험이다.

● 김 ○ ○ 여 28세 태음인 170cm 51kg 경기도 하남시

키가 크고 체형은 마른 편이다. 피부는 누렇고 얼굴에는 여드름이 난다.

① 2006년 2월 수원대학에서 1주일간 실시하는 상태의학회 합숙교육에 참여했는데, 합숙교육 일주일 동안 대변을 한 번도 보지 못했다. 평소에는 변비가 없으나 집이 아닌 곳에서는 대변을 못 보는 경향이 있다. ② 평소 소화기에 문제가 많은 편이다. 자주 체한다. ③ 복진시 중완비경(中脘痞硬)이 보인다. 복진시 중완(中脘) 부위에 압통이 은근하

게 있다.　④ 밥은 항상 국과 함께 먹으며 많이 먹지 못한다.　⑤ 평소 변비나 소변이상은 없다.　⑥ 물은 소량만 마신다.　⑦ 월경통은 없고 월경량은 보통이며 최근 2달 전부터 주기가 빨라졌다.　⑧ 전체적으로 몸이 약간 찬 편이며, 손발은 특히 더 차다.　⑨ 몸 전체 피부는 건조한 편이다.

합숙 마지막 날 아침에 온백원을 나눠주길래, 평소에는 변비가 없으나 집 밖에서는 대변을 못보고, 마침 일주일 동안 화장실을 못가서 급한 마음에 얼마나 먹어야 하는지 체크도 안 하고 소화제처럼 30알 정도를 한 번에 먹었다.

온백원을 과량 복용한 뒤 30분쯤 경과하니까 느낌이 속에 불덩어리가 있는 듯 했고, 속이 매우 쓰려왔다. 한 차례 토하고 나서도 속쓰림이 가라앉질 않았다. 1회 2-3알부터 복용해야 하나 과량 복용한 탓이다.

나타난 증상을 정리하면

1. 속쓰림 – 속에 불덩이 들어있는 것처럼 화끈거리면서 쓰리고 하는 통증이 쉬지 않고 계속되었다.
2. 구토(嘔吐) – 찬물만 마셔도 구토를 했다. 온백원 복용하고 3시간 경과했을 때는 10분 간격으로 구토를 했다.
3. 설사(泄瀉) – 구토와 마찬가지로 매우 짧은 간격으로 설사를 했다.
4. 구건(口乾), 구갈(口渴) – 입이 바짝 마르고 살짝 갈증이 났다.
5. 식도까지 쓰리면서 통증이 있었다.

준열한 약물의 과량 복용으로 인한 후유증을 목표로 칡즙을 복용하기로 하고, 집에 가는 길에 차 안에서 한 봉을 먹는 등, 하루에 2봉씩 5일 동안 복용했다.

칡즙을 먹은 것이 온백원을 복용한 후 7시간 뒤이며, 집에 가는 길에 차 안에서 한 봉을 먹었다.

복용하고 15분 정도 지나자 통증이 거의 해소되었다. 지속적이던 통증이 90% 가까이 해소되었고 구토도 하지 않았다. 2시간 정도 흐르자 또 통증이 시작되었다. 그래서 죽을 조금 먹고 다시 칡즙을 한 봉 더 먹어보았다. 역시 통증이 완전히 해소되고 구토, 설사 또한 발생하지 않았다.

연령고본단 延齡固本丹

虛勞門

兎絲子酒浸焙乾 肉蓯蓉酒洗 各四兩 天門冬 麥門冬去心 生地黃酒洗 熟地黃酒蒸 山藥 牛膝酒洗 杜仲薑酒炒 巴戟酒浸 枸杞子 山茱萸酒蒸 白茯苓 五味子 人蔘 木香 栢子仁 各二兩 覆盆子 車前子 地骨皮 各一兩半 川椒去合口 石菖蒲 遠志 澤瀉 各一兩

[出　　典] 萬病回春·方藥合編 : 治 五勞七傷 諸虛 百損 顔色衰朽 形體羸瘦 中年陽事不擧 精神短少 未至 五旬 鬚髮先白 手足癱瘓 或却膝痠疼 小腸疝氣 婦人無子 下元虛冷
[適 應 症] 허약, 피로, 무기력, 연변, 식후즉변, 설사, 수족저림, 양기부족, 발기부전, 조루, 낭습, 수족랭, 천면, 기상곤권, 접촉성피부염, 유산후유증, 야뇨

처방설명 　연령고본단은 정허(精虛: 점액성 물질 부족)로 인한 허약(虛弱), 피로(疲勞), 양기부족(陽氣不足), 천면(淺眠), 기상곤권(起床困倦), 연변(軟便) 등의 허로(虛勞) 증상이 나타났을 때 사용한다.
　　점액성 물질은 조직의 형체와 기능을 안정적으로 유지하게 하는 물질이므로 부족해지면 다양한 허로 증상이 나타난다. 특히 40대가 지나면 인체의 기능이 점차 저하되기 시작하여 생리기능이 떨어지고, 자윤물질(滋潤物質)이 부족하여 피부가 건조해지며, 기육(肌肉)의 탄력성이 저하되는 등 허로 증상이 나타날 소지가 많아지기 때문에 연령고본단은 40대 이후 중년에게 사용하는 비율이 높다.

　연령고본단을 가장 많이 사용할 수 있는 증상은 피로감(疲勞感)이다. 피로감이 발생하는 기전으로 체내의 에너지원(글리코겐과 산소)의 소모설, 물질대사산물(특히 젖산)의 축적에 따른 근육(筋肉)이나 신장(腎臟) 등의 기능저하설, 체내의 물리·화학적 항상성(homeostasis)의 상실설 등이 있고, 최근에는 대뇌의 흥분수준 저하가 전신적인 생리기능의 변화를 초래한다는 설이 유력하다. 어쨌든 피로감이 나타나는 것은 인체의 기능이 정상적이지 못하다는 것이며, 조직의 형체와 기능을 안정적으로 유지시키는 점액성 물질의 부족이 원인인 경우에 연령고본단을 사용할 수 있다.

　조문에는 '五勞七傷오로칠상 諸虛제허 百損백손'을 다스린다고 했는데, 나이가 들면서 자연적으로 기능이 저하되고 점액성 물질이 부족해지는 것뿐만 아니라, 과로를 했거나 질병을 앓았을 때도 점액성 물질이 결핍될 수 있으므로 연령고본단을 사용할 수 있다는 뜻이다. 따라서 앞서 설명한 40대 이후에 많이 사용할 수 있다는 것은 특별한 원인이 없는 상황에서 일반적으로 40대 이후에 연령고본단을 쓸 수 있는 증상이 많이 나타난다는 것으로 이해하면 된다.
　연령고본단은 토사자, 육종용, 천문동, 맥문동, 숙지황 등 점액성 자윤(滋潤)을 공급하는 약재의 비율이 상당히 높다. 이러한 물질이 공급되면 조직의 탄력성(彈力性)이 높아지고 견실(堅實)해져 인체의 기능이 회복되고 안정화된다. 그렇다고 연령고본단이 누구에게나 맞는 것은 아니다. 특히 소아(小兒)나 청소년(靑少年)은 인체의 기능이 활성화되어 있기 때문에 자윤결핍이 심하지 않아 연령고본단을 쓸 기회가 많지 않다. 또한 평소 체열(體熱)이 많은 사람이거나 소화력이 매우 약한 사람도 부작용이 나타날 수 있어 주의해야 한다. 양인(陽人)이 연령고본단을 복용하면 가슴이 답답하다고 하는데, 그 이유는 군약인 토사자의 약성이 조열(燥熱)하기 때문이다.

　필자가 먹어본 보약 중에 가장 좋았던 것이 연령고본단이었다. 필자가 40세 때 연령고본단을 먹고 동창들과 축구를 했는데, 남들은 모두 지쳐 움직이기 힘들어하는데 필자만 종횡무진 뛰어 다녔던 기억이 난다.

그만큼 체력이 좋아졌던 것이다. 또 연령고본단 복용 전에는 몸무게가 63kg이었는데, 복용 후에는 73kg까지 늘었다.

필자의 연령고본단 처방기준은
① 중년 이후에 피로(疲勞), 기핍(氣乏), 건망증(健忘症), 식욕부진(食慾不振), 피부건조(皮膚乾燥), 발기부전(勃起不全), 천면(淺眠), 요통(腰痛)을 호소하는 사람
② 대변이 묽은 사람의 피로(疲勞), 불면(不眠), 식욕부진(食慾不振), 양기부족(陽氣不足)
③ 체질적으로는 음인(陰人)에게 적합하며 양인(陽人)에게는 부작용의 우려가 있다.
연령고본단을 복용하면 피로가 소실되고 식욕이 왕성해지며 변이 굳게 나온다. 또 정력이 증강되고 잠을 잘 자게 된다.

처방구성 처방구성을 보면 토사자는 중추신경 흥분을 억제하고 간기능을 강화하며, 허약으로 인한 다뇨(多尿), 빈뇨(頻尿), 요실금(尿失禁)에 대한 치료효과가 있다. 육종용은 내분비기능을 강화하고 인체의 대사를 촉진한다. 천문동은 항염증작용이 있고 세포독성을 억제하여 세포가 죽는 것을 방지한다. 전통적으로 천문동은 자윤(滋潤)을 공급하는 작용이 있는 것으로 보는데, 세포와 조직의 손상을 치료하기 위한 물질을 공급하는 것을 자윤공급으로 볼 수 있다. 맥문동은 다량의 포도당과 점액질을 함유하고 있어 진액(津液)을 보충한다.

생지황은 충분한 전해질을 인체에 공급함으로써 묽은 혈액을 진하게 만들어 주는 역할을 하며, 숙지황은 여러 종류의 당류와 아미노산, 기타 미량원소를 함유하고 있으며, 철분이 포함되어 있어 조혈작용(造血作用)을 한다. 산약은 다량의 전분과 디아스타아제가 함유되어 있어 수삽(收澁)시키는 작용이 강하다. 우슬은 각종 아미노산이 많이 함유되어 있으며, 단백질합성 촉진작용이 있어서 근육을 강화한다. 두충은 혈관을 확장하여 혈류를 증진시키고 근육의 장력을 강화하여 근육의 위축으로 인한 요통과 하지통 등을 개선한다.

파극은 약리실험에서 피로회복 작용과 체중증가 작용이 밝혀졌고, 부신피질 호르몬분비를 촉진하며 면역증강작용을 한다. 구기자의 다당(多糖)은 백혈구의 수를 증가시켜 면역력을 높이며, 골수세포의 증식과 분화를 촉진시켜 조혈작용(造血作用)을 한다. 산수유는 유기산과 비타민A를 풍부하게 함유하고 있어서 수렴작용을 하며, 백복령은 이뇨(利尿)를 촉진한다. 오미자의 각종 유기산은 강장작용을 하며 피로회복을 촉진하고 뇌의 활동을 활발하게 하여 신경쇠약을 개선한다. 인삼은 신체의 적응력을 강하게 하고 신체의 유해자극과 손상에 대한 비특이적 저항력을 증강시키며 신체기능의 부조화를 정상으로 회복시킨다.

목향은 미주신경(迷走神經)을 자극하여 장(腸)의 수축력과 연동운동(蠕動運動)을 증가시키고, 소화·흡수를 촉진하여 가스 정체로 인한 복통을 멎게 한다. 백자인에 함유된 지방유는 장벽을 자윤(滋潤)하여 변비를 개선하고, 복분자는 항균작용이 강하고 에스트로겐과 유사한 작용이 있다. 차전자는 이뇨를 촉진하고, 지골피는 약리실험에서는 혈당강하작용과 혈압강하작용이 밝혀졌다. 천초는 위장의 연동운동을 증가시키며 위액 분비를 촉진한다. 창포는 중추신경을 억제하여 항경련작용을 하며, 기억력 장애를 개선하고, 소화관의 이상발효를 억제한다. 원지는 말초혈관을 확장시키는 기능이 있고, 택사는 세뇨관의 재흡수를 억제하여 이뇨를 촉진한다.

처방비교 녹용대보탕과 비교하면 두 처방 모두 점액성 자윤제가 포함되어 있고 보약으로 사용한다는 공통점이 있다. 녹용대보탕은 체열(體熱)이 결핍되어 몸이 차거나 추위를 타는 양허증(陽虛證)에 주로 사용하는 반면, 연령고본단은 정허(精虛)에 쓰는 처방으로 약물구성이 대부분 점액성 자윤제로 구성되어 있어, 어린 아이에게는 전혀 사용하지 않고 중년 이후에 점액성 물질이 결핍된 사람의 보약으로 사용한다.

쌍보환과 비교하면 두 처방 모두 중년 이후에 부족하기 쉬운 점액성 자윤물질(滋潤物質)을 보강하는 보

정제(補精劑)이다. 그러나 쌍보환은 숙지황, 토사자로 이루어져 있어 보정작용 위주의 처방인 반면, 연령고본단은 토사자, 육종용 외에도 여러 종류의 보정·자윤제와 소량이지만 수렴(收斂)·보기(補氣)·강심제(强心劑)가 적절하게 포함되어 있어 점액성 물질이 잘 흡수되고 전달되도록 한다는 점이 다르다. 따라서 연령고본단은 쌍보환보다 소화력이 약간 약한 사람에게 사용한다.

　　공진단과 비교하면 두 처방 모두 허약을 개선하기 위해 사용한다는 공통점이 있다. 공진단은 선천적인 허약에 사용하는 처방이지만, 선·후천을 가리지 않고 일반적인 허약에도 사용한다. 반면 연령고본단은 중년 이후에 자윤결핍으로 인한 허약(虛弱) 증상에 주로 사용한다.

➡ **활용사례**

　　1-1. 보약(補藥), 피로(疲勞), 도한(盜汗), 정력부족(精力不足) 남 49세 건실형태음인
　　1-2. 40대 남성보약(男性補藥), 피로회복(疲勞回復) 남 44세 태음성소양인 168cm 72kg
　　1-3. 피로(疲勞), 요통(腰痛), 소화불량(消化不良), 다한(多汗), 쥐남, 기상곤권(起床困倦), 밤소변
　　　　　남 39세 소음성태음인
　　1-4. 기핍(氣乏), 전신곤권(全身困倦), 신중(身重), 다몽(多夢), 반신(半身) 저림 여 40세 소음인
　　1-5. 연변(軟便), 무기력(無氣力) 남 41세 태음성소음인
　　2-1. 발기부전(勃起不全) 남 57세 태음인
　　2-2. 정력증강(精力增强), 피로(疲勞), 설사(泄瀉), 소변백탁(小便白濁) 남 35세 태음인
　　2-3. 정력증강(精力增强) 남 47세 태음인
　　2-4. 낭습(囊濕), 눈 피로 남 40세 태음인
　　2-5. 간질(癎疾), 발기부전(勃起不全), 무기력(無氣力), 두통(頭痛), 식욕부진(食慾不振) 남 44세 태음인
　　3-1. 유산후유증(流産後遺症), 견통(肩痛), 피로(疲勞), 소화불량(消化不良), 식욕부진(食慾不振), 천면(淺眠)
　　　　　여 25세 태음성소음인
　　3-2. 항배강통(項背强痛), 낭습(囊濕) 남 39세 태음인
　　3-3. 편두통(偏頭痛), 피로(疲勞), 식후즉변(食後卽便) 남 44세 소음인
　　3-4. 부정맥(不整脈), 후두통(喉頭痛), 연변(軟便), 하지 시림 남 44세 태음인
　　4-1. 수족랭(手足冷), 다리 저림 남 43세 소음인 170cm 67kg
　　5-1. 야뇨(夜尿), 소화불량(消化不良), 속쓰림 여 25세 소음인 168cm 53kg
　　6-1. 접촉성피부염(接觸性皮膚炎) 남 36세 소음인
　　7-1. 어린이 반응
　　8-1. 부작용 남 39세 소음성소양인
　　8-2. 복용 후 부작용 여 34세 소양인 163cm 53kg
　　9-1. 연령고본단 복용례

1-1. 보약(補藥), 피로(疲勞), 도한(盜汗), 정력부족(精力不足)

● 이 ○ ○ 남 49세 건실형태음인 회사원 경기도 안양시 비산3동 삼호아파트

　보통 키에 보통체구로 피부는 갈색이고 외모는 단단해 보이는 자동차 학원의 실장이다.

　겉모습과는 달리 기운이 전혀 없다면서 보약을 지으러 왔다.

　① 평소 신경을 과도히 쓰는 탓인지 전신에 기운이 없다.　② 정력이 약해졌다.　③ 20일 전부터 도한(盜汗)이 있다. ④ 허리가 간혹 아프다.　⑤ 무릎이 시리다.　⑥ 추위를 많이 타고 배가 찬 편이다.　⑦ 식욕은 좋고 소화는 정상이다.　⑧ 그 외 특별한 증상은 없다.

　전신에 기운이 없는 것이나 정력이 약해진 것 모두가 장년기에 오는 점액의 부족으로 오는 허약으로 보고 연령고본단을 쓰기로 했다. 다만 추위를 타며 배와 무릎이 차고 시린 느낌이 든다 하므로 경부자 3돈과 육계 5돈, 신경과도에 향부자 5돈을 더하여 10일분 20첩을 탕제로 하여 주었다.

　3개월 뒤인 다음해 2월 중순에 다시 내방했다. 경과를 확인해보니, 기운 없는 것은 나아졌으나 다른 것을 잘 모르겠다면서 그 약을 한 번 더 먹었으면 한다는 것이다.

　이번의 증상도 지난번과 거의 같다고 한다. 그래서 연령고본단으로 1제를 달여 주었다.

　3년 뒤인 4월 하순에 보약을 지으러 다시 내방했으며 증세는 지난번과 같다고 하여 다시 한 번 확인해본 결과

　1. 한동안 괜찮던 정력이 요즘 약하여 발기(勃起)가 잘 안 된다.

2. 피로가 심하여 아침에 잘 일어나지 못한다.

3. 밤에 잘 때 도한(盜汗)이 있다.

전후의 증상과 경과를 들어본즉 연령고본단이 효력이 있었음을 짐작할 수가 있어서 지난번과 같은 연령고본단에 양기의 증강을 위해 토사자, 육종용을 3돈으로 증량하고 도한(盜汗)을 감안하여 황기 4돈을 더하여 1제를 달여 주었다.

8개월 뒤인 다음해 1월 하순에 송치에 넣을 약을 지으러 왔다. 지난번의 경과를 확인해 보니, 그 약을 복용한 이후 양기도 증강되어 발기도 정상적으로 되었고, 피로하여 아침에 잘 못 일어나던 것도 없어졌으며 도한도 함께 없어졌다는 것이다.

1-4. 기핍(氣乏), 전신곤권(全身困倦), 신중(身重), 다몽(多夢), 반신(半身) 저림

● 노 ○ ○ 여 40세 소음인 경기도 안양시 석수2동 럭키아파트

체격이 약간 가늘고 키가 보통인 40세의 소음인 주부이다.

그간 선천적인 허약과 신경과도와 복통, 소화불량으로 9개월간 가미귀비탕 12제를 복용하여 소화기계통은 현저히 개선되었다.

① 기운이 없고, 기상시에 몸이 무거우며 종일 누워 있다.   ② 잠이 잘 안 오고 꿈을 많이 꾼다.   ③ 식사 후에 무기력하다.   ④ 양쪽 어깨가 땅긴다.   ⑤ 왼쪽 팔다리가 저리다.   ⑥ 소화가 잘 안 되고 명치가 답답하다.   ⑦ 대변을 1~2일에 1번 정도 보고 시원하지 않다.   ⑧ 잠을 자주 잔다.   ⑨ 머리가 무겁고 띵하다.

중년기 이후의 선천적인 허약과 점액질 부족으로 발생한 기핍(氣乏)과 피로(疲勞)를 목표로 연령고본단 본방에 소화력을 돕기 위해 백출 4돈, 산사 2.5돈을 더하고 보약을 원해 녹용 1돈을 가미하여 10일분 20첩을 투약했다.

1개월 후에 다시 왔을 때 확인해 보니, 기운이 나며 종일 누워 있던 증세도 없어졌다며 약을 더 지어달라고 한다.

증세가 좋아진 것으로 보아 효과가 있었다고 보고 같은 처방에 백출 6돈을 가미하여 10일분 20첩을 투약했다.

10일 후에 다시 왔을 때 확인해 보니, 약을 복용한 후에 왼쪽 팔다리가 아픈 증세가 많이 좋아졌고, 꿈도 꾸지 않고 잠도 잘 자며 기상시에 몸이 거뜬해졌다며 약을 더 먹기를 원했다.

이번에는 같은 처방에 백두구 2.5돈을 가미하여 10일분 20첩을 투여했다.

1-5. 연변(軟便), 무기력(無氣力)

● 이 ○ ○ 남 41세 태음성소음인 경기도 안양시 만안구 비산동

① 7~8년 전부터 식후 바로 1일 3회 정도 화장실을 간다.   ② 간혹 우측 하복부(下腹部)에 통증이 있다.   ③ 40대 들어서서 기운이 없다.   ④ 3년 전부터 약간 비염증세가 있다.   ⑤ 손발과 아랫배가 차다.   ⑥ 대변은 묽고, 음주 뒤에 설사를 한다.   ⑦ 추위를 타면서, 더운 물을 좋아한다.   ⑧ 식욕과 소화력은 좋다.   ⑨ 소변을 보면 남아 있는 듯하다.   ⑩ 신경을 쓸 때나 신경을 쓴 뒤에 잘 놀란다.

무기력증이 있는 태음성소음인의 연변(軟便)을 목표로 연령고본단 10일분 20첩을 지어주었다.

10일 뒤인 12월 초에 다시 왔을 때 확인해 보니, 복용하는 중에는 변이 묽더니 절반씩 복용한 후에는 괜찮아졌고, 기운이 없는 것이 호전되었으며 복용하는 중에는 잠을 잘 잤다.

증상이 호전되었으므로 동일한 처방에 황기 2.5돈, 건강 2돈, 육계 2.5돈을 더하여 10일분 20첩을 지어 주었고, 9년 후에도 같은 약을 지어 갔다.

2-1. 발기부전(勃起不全)

● 서 ○ ○ 남 57세 태음인 서울특별시 관악구 신림1동

보통 체격의 태음인 남자이다.

① 1년 반 전부터 발기(勃起)가 잘 안 된다.   ② 1달에 1회 정도밖에 부부관계를 못하는데 발기가 아주 약하다.   ③ 더위를 약간 탄다.   ④ 식욕과 소화력은 좋다.   ⑤ 어깨와 허리, 무릎이 약간 아프다.   ⑥ 평소 신경을 많이 쓰는 편이며 자주 피로하고 나른하며 몸이 무겁다.

식욕과 소화력이 좋은 57세 태음인 남자의 발기부전을 목표로 연령고본단에서 토사자, 육종용을 3돈으로 증량하고 보기(補氣)를 위해 황기 4돈과 녹용 1돈을 더하여 10일분 20첩을 지어주었다.

7개월 후에 다시 내방했을 때 확인해 보았다.

지난번 약을 복용한 이후 그동안 괜찮았는데 최근 다시 발기력(勃起力)이 부족한 것 같다며 약을 한 번 더 복용하기를 원했다. 약을 복용한 이후 증세가 많이 호전되었으므로 효과가 있다고 보고, 이번에도 지난번과 같은 연령고본단에서 녹용 대신 파고지 2.5돈을 더하여 10일분 20첩을 지어주었다.

2-2. 정력증강(精力增强), 피로(疲勞), 설사(泄瀉), 소변백탁(小便白濁)

● 이 ○ ○ 남 35세 태음인 경기도 안양시 만안구 비산동 삼익아파트

① 결혼한 지 1년이 되었는데 4~5년 전부터 거의 발기(勃起)가 되지 않는다.   ② 4~5년 전부터 피로가 심하다.
③ 등 전체가 뜨겁다.   ④ 술을 좋아하고 평소에는 소화가 잘되는데 술을 마시면 소화가 안 된다.   ⑤ 술을 먹으면 설사를 한다.   ⑥ 소변이 누렇고 뿌옇다.   ⑦ 예전에 술을 대단히 많이 마셨다.

4~5년 전부터 발기부전이 있는 35세 태음인 남성의 발기부전을 개선시키기 위하여 연령고본단 본방에 진피 4돈을 더하여 10일분 20첩을 지어주었다.

20일 뒤에 다시 약을 지으러 왔을 때 확인해 보니, 발기부전을 많이 좋아졌고 피로가 심했던 것도 호전되었다고 한다. 또 음주 후에 설사를 하는 것도 없어졌고, 소변이 뿌옇게 나오는 것도 없어졌다고 한다.

연령고본단을 복용한 후에 정력이 증가함과 동시에 피로도 없어지고 설사와 소변백탁이 없어진 것으로 봐서 효력이 있다고 판단되어 이번에도 같은 약으로 지어주었다.

2-4. 낭습(囊濕), 눈 피로

● 유 ○ ○ 남 40세 태음인 서울특별시 강남구 대치동

건설업을 하는 중년의 남자이다.

① 4~5년 전부터 항상 촉촉한 정도로 낭습(囊濕)이 있다.   ② 2~3년 전부터 저녁에 눈이 약간 충혈되며 피곤하다.
③ 백태(白苔)가 약간 낀다.   ④ 가슴이 뻐근하며, 아침에 일어나기가 힘들다.   ⑤ 명치 부위가 가끔 아프다.
⑥ 추위와 더위를 약간 탄다.   ⑦ 성격은 느긋한 편이다.   ⑧ 성격은 부지런하며 원만한 편이다.   ⑨ 소변은 3시간에 한 번씩 하루 6회 정도 잘 보는 편이며 색은 노랗게 나온다.   ⑩ 안색은 보통으로 쇠후(衰朽)해 보이지는 않았다.

건설업에 종사하는 태음인 남성의 낭습을 목표로 연령고본단으로 10일분 20첩을 지어주었다.

6개월 후에 배 주위가 가렵다고 찾아왔을 때 확인해 보니, 낭습(囊濕)이 많이 좋아졌다고 한다.

2-5. 간질(癎疾), 발기부전(勃起不全), 무기력(無氣力), 두통(頭痛), 식욕부진(食慾不振)

● 정 ○ ○ 남 44세 태음인 경기도 안양시 부흥동 관악 성원아파트

보통 체격에 태음인으로 보이는 남자이다.

① 10년 전부터 머리가 맑지 못하고 기억력이 없다.   ② 양기가 부족하여 발기부전으로 부부관계가 곤란하다.
③ 기운이 없다.   ④ 잘 때 식은땀이 난다.   ⑤ 허리가 아프다.   ⑥ 25년 전인 20세 때 오토바이 사고가 심하게 나서 절망 상태로 병원에서도 포기했는데 기적적으로 살아났다. 그 후 3년 뒤인 24세부터 간질(癎疾)이 발생했다.
⑦ 20여 년 전부터 간질 증세가 있다.   ⑧ 처음 간질을 했을 때 정신을 잃고 쓰러진 뒤 입에서 거품이 나고, 10분 후 깨어났는데 본인은 전혀 기억을 하지 못했다.   ⑨ 병원약을 복용하는 중인데도 2달에 1~2회 정도 발작을 한다.
⑩ 지방파견 근무로 회사 기숙사에서 생활 중인데, 최근 회사에서 야간작업을 할 때 간질이 다시 발생한 적이 있어서 또 다시 회사에서 발작할까 몹시 걱정이 된다.   ⑪ 추위를 심하게 탄다.   ⑫ 식욕이 없고 식사량이 적으며 소화력도 약하다.   ⑬ 옅은 잠을 자며 잘 깬다.   ⑭ 소변은 매우 자주 보며 시원하지 않고 남아 있는 듯하다.

간질 증세를 겸한 발기부전(勃起不全), 전신무력(全身無力), 두통의 증세를 허약으로 인한 것으로 보고 40대 남자의 보약으로 연령고본단에 소식(小食)과 식욕부진(食慾不振), 소화력 약함을 증진시키기 위해 백출 3돈, 산사, 목향 2돈을 더하고 추위를 심하게 타므로 경부자 2돈을 더하고, 녹용 보약을 원하므로 인삼을 빼고 녹용 1돈을 더하여 10일분 20첩을 지어주었다.

11개월 뒤에 다시 내방했을 때 확인해 보니, 약을 복용한 이후 2달에 1~2번 하는 간질증세가 없어졌고, 발기부전, 무력증, 머리가 아픈 것 등도 모두 없어졌으며, 식사도 잘하고 잠도 잘 잤었다고 한다.

근래 1달 전부터 머리가 무겁고 띵했는데, 5일 전에는 자동차를 운전하고 가다가 다시 간질 증세가 발작하여 앞차와 충돌했다고 했다. 보약을 지으러 왔다가 겸하여 간질 증세를 말한 것이므로 40세 이후 진액의 부족으로 전신이 쇠약할 때 쓰는 보약 중 보정제의 가장 대표적인 연령고본단을 지어주었던 것이고, 이 결과 건강이 증진됨과 동시에 간질 증세까지 중단된 것으로 보아서 이 간질은 충격이나 손상에 따른 허약으로 인해 발생할 것으로 볼 수 있었다.

그래서 이번에도 같은 처방으로 10일분 20첩을 다시 지어주었다.

3-1. 유산후유증(流産後遺症), 견통(肩痛), 피로(疲勞), 소화불량(消化不良), 식욕부진(食慾不振), 천면(淺眠)

● 조 ○ ○ 여 25세 태음성소음인 서울특별시 구로구 시흥동

① 자연유산 후유증으로 견통(肩痛)이 있다.   ② 피로감이 심하다.   ③ 소화력이 약하며 식욕이 부진하다.
④ 천면(淺眠)이 있다.   ⑤ 부부관계를 하면 피로해서 관계를 피하게 된다.   ⑥ 3년 전 위염으로 증미이진탕을 복용

한 경력이 있다.

유산 후 보약으로 연령고본단에 창출 5돈, 육계 5돈, 인삼 4돈, 황기 2.5돈을 더하여 10일분 20첩을 지어주었다.

2개월 뒤인 8월 중순경에 확인해 보니, 견통과 피로감이 소실되었고 소화불량과 식욕부진이 소실되었으며 천면(淺眠)이 소실되었다고 한다.

3-2. 항배강통(項背强痛), 낭습(囊濕)

● 박 ○ ○ 남 39세 태음인 경기도 안양시 만안구 비산동

① 최초 3년 전부터 신경을 쓰면 항배강통이 있으며, 2개월 전부터 심해졌다. ② 1달 전부터 낭습이 있다. ③ 성욕이 감퇴하였고, 발기력이 약하다. ④ 추위를 타며, 물을 많이 마시는 편이다. ⑤ 아랫배가 차다. ⑥ 신 것과 따뜻한 음식을 좋아한다. ⑦ 술을 자주 마신다. ⑧ 피로하고 몸이 무겁고 나른하다. ⑨ 평소 식욕과 소화력은 좋으나, 최근에 소화가 잘되지 않는다. ⑩ 자주 깨고 옅은 잠을 잔다. ⑪ 불안, 초조, 짜증, 신경질, 한숨 잘 쉼 등의 증세가 있다. ⑫ 머리가 띵하다. ⑬ 눈이 침침하고 뻑뻑하고 충혈된다.

항배강통과 낭습, 성욕감퇴를 목표로 연령고본단에 경부자 2.5돈, 소엽 2돈, 연자육 2.5돈, 녹용 1돈을 더하여 10일분 20첩을 지어주었다.

약 1달 뒤에 다시 왔을 때 확인해 보니, 항배강통이 경감되었고 낭습이 약간 경감되었으며 성욕이 없던 것이 약간 호전되었다고 한다. 증상이 호전되었으므로 같은 처방에서 녹용을 빼고, 산사, 신곡, 맥아, 사인 각 1돈씩을 더하여 10일분 20첩을 지어주었다.

3-3. 편두통(偏頭痛), 피로(疲勞), 식후즉변(食後卽便)

● 임 ○ ○ 남 44세 소음인 서울특별시 강남구 대치동

외국계 은행에 근무하는 중년 남자이다.

① 2년 전부터 아침에 일어나면 가끔 우측 편두통이 있으며, 우측 눈도 같이 아프다. ② 피로감이 심하며, 식사를 하면 바로 화장실로 간다. ③ 뒷목을 누르면 통증이 있으며 뻐근하다. ④ 눈이 침침하고 시리다. ⑤ 양기(陽氣)가 약하다. ⑥ 물을 잘 안 마시며, 따뜻한 것을 좋아한다. ⑦ 신경을 쓴 뒤 또는 일어날 때, 오후에 주로 피로감이 심하다. ⑧ 식욕과 소화력은 좋은 편이다. ⑨ 대변은 된 편이고 소변은 자주 본다. ⑩ 다리가 무겁게 느껴진다.

우측 편두통과 피로감을 호소하는 소음인 남성의 보약으로 연령고본단에 백출 5돈, 인삼 4돈, 황기 2.5돈, 소엽 1.5돈, 녹용 1돈을 더하여 10일분 20첩을 지어주었다.

3개월 후에 다시 찾아왔을 때 확인해 보니, 우측 편두통이 격감하였고 피로감도 줄어들었으며, 식사 후 바로 화장실 가는 것은 소실되었다고 한다. 몸이 많이 따뜻해졌고 눈이 침침하고 시린 것도 경감되었다. 증상이 호전되었으므로 같은 처방으로 10일분 20첩을 지어주었다.

3-4. 부정맥(不整脈), 후두통(喉頭痛), 연변(軟便), 하지 시림

● 김 ○ ○ 남 44세 태음인 경기도 안양시 동안구 비산3동 정우아파트

실내건축 디자인을 하는 태음인 남성이다.

① 10년 전부터 심전도로 부정맥(不整脈) 현상이 나타났다. ㉠ 맥이 건너뛰는 느낌, 아찔한 느낌이 있다. ㉡ 과로하면 증세가 나타난다. ㉢ 부정맥 증세가 나타나면 목이 마르는 듯하고 목에 뭔가 걸린 듯하다. ② 어려서부터 피로하거나 과음을 하면 후두통(喉頭痛)이 발생한다. ③ 잠을 자면 3~4번 정도 깬다. ④ 잠을 잘 때 하지에서 땀이 많이 난다. ⑤ 기온이 낮아지면 어깨가 결린다. ⑥ 카페인이 든 음료수를 마시면 목이 마르고 초조한 느낌이 든다. ⑦ 추위를 탄다. ⑧ 윗배, 아랫배가 약간 차다. ⑨ 소화력은 보통이고 하루에 3끼를 먹는다. ⑩ 찬 음식, 우유, 맥주를 먹으면 소화가 안 된다. ⑪ 대변은 하루에 한 번 보고 변 상태는 무르다. ⑫ 소변은 잘 본다. ⑬ 불면이 있다. 초조하다.

체열 상태가 낮은 태음인의 부정맥을 목표로 연령고본단 본방에 보기와 온열을 위해 황기 4돈, 백출 4돈, 인삼 3.75돈, 경부자 2돈, 녹각 2.5돈을 더해서 10일분 20첩을 지어주었다.

보름 뒤인 2월 초에 다시 내방했을 때 확인해 보니, 5첩을 복용한 뒤부터 부정맥이 소실되었고 목이 마르고 뭔가 걸린 듯한 느낌도 소실되었다고 한다. 평소 연변을 보던 것도 많이 경감되었다고 했다. 약이 잘 맞는 듯하다고 1제를 더 지어달라고 한다.

환자의 증세가 많이 좋아졌으므로 전과 같은 처방으로 10일분 20첩을 지어주었다.

5개월 뒤인 7월 초에 왔을 때 물어보니, 지난번 약을 먹고 부정맥도 없어지고 후두통 현상도 없어져서 좋다고 했다. 그러나 어깨 시림과 매핵기 증상은 아직 남아 있다고 호소했다. 또한 다리가 차고 힘이 없다고 했다.

이번에는 하지 허한과 어깨 시림을 목표로 계지가부자탕에 의이인, 황기, 인삼을 더해서 10일분 20첩을 지어주었다.

4-1. 수족랭(手足冷), 다리 저림
다음은 문성근 선생의 경험이다.

● 민 ○ ○ 남 43세 소음인 교사 170cm 67kg 서울특별시 노원구 창동 상아아파트
평소 운동을 좋아하는 고등학교 선생님으로, 차분하고 바른 생활을 신조로 하는 필자의 친구이다.
① 여름에도 집에서 양말을 신고 있을 정도로 발이 매우 차며 손도 차다.   ② 하교 후에 집에 오면 다리가 무겁고 저려서 잘 때 발을 높게 하고 잔다. 특히 흐린 날씨에 더하다.   ③ 장시간의 수업과 업무과다로 피곤하다.   ④ 소화력은 보통이고 그득한 느낌이 있다. 가스도 차는 편이다.   ⑤ 전반적인 신체조건은 양호하다.
피로한 40대 소음인의 과로로 인한 허약과 수족랭(手足冷), 발 저림을 목표로 연령고본단 한 제를 환제로 투약했다.
경과를 확인해 보니, 약을 모두 복용한 이후 이제는 겨울에도 집에서 양말을 신지 않고 지내며, 전과 달리 거실에서 반팔을 입을 정도로 몸이 따뜻해졌고, 동시에 발 저림도 사라져서 너무 좋다고 했다.

5-1. 야뇨(夜尿), 소화불량(消化不良), 속쓰림
다음은 이주선 선생의 경험이다.

● 이 ○ ○ 여 25세 소음인 168cm 53kg 서울특별시 강남구 도곡2동
약간 큰 키에 세장형이며 마른 편이다. 피부가 희고 연약하며 섬세하다.
① 자다가 일어나서 3시간 간격으로 소변을 1~2회 본다.   ② 불편해서 잠을 잔 것 같지 않다.   ③ 소화불량에 걸려서 식사를 하고 나면 소화가 안 되면서 속이 답답하다.   ④ 평소 공복시 속이 쓰렸으나 이제는 울렁거리며 아프다.   ⑤ 6개월 전까지는 소화력이 보통이고 식욕이 좋았으나 요즘은 소화불량으로 인해 식욕이 부진해졌다.   ⑥ 물을 자주 마시며 소변도 자주 본다.   ⑦ 아침에 일어나면 밤새 소변을 참아서인지 배가 땅기고 압박감이 있어 조금 아프다.   ⑧ 소변이 마려운 느낌이 자주 든다.   ⑨ 밤새 꿈을 꾸며, 일어나면 기억이 나지 않는다.   ⑩ 자다가 일어나서 소변을 보는 것만 아니면 깊이 잔다.   ⑪ 뜨겁고 맵고 짜고 단 음식을 좋아한다.   ⑫ 대변 1일 1회 아침에 본다.   ⑬ 알레르기성 비염과 알레르기성 결막염이 있다.   ⑭ 겨울이면 자다가 일어나서 소변을 보는 현상이 심해진다.
1일 2회 연령고본단을 아침저녁으로 복용했다.
2회(하루) 복용 후부터
1. 자다가 일어나서 소변을 보지 않았다.
4회(이틀) 복용 후부터
1. 다시 자다가 일어나서 소변을 1회 본다.
2. 소변이 마려운 느낌이 없다.
3. 소변의 양이 많아진 느낌이다.
2~3일에 한번은 자다가 일어나서 소변을 보았다.
일주일 복용 후부터
1. 자다가 일어나서 소변을 보지 않는다.
2. 소화가 전보다 잘 되며 식후 속 답답이 소실했다.
3. 공복시 속이 울렁거리던 것이 소실되고 조금 쓰리기만 하다.
4. 식욕이 증가했다.
5. 주위에서 혈색이 좋아졌다고 한다.

6-1. 접촉성피부염(接觸性皮膚炎)
● 김 ○ ○ 남 36세 소음인 경찰청행정업무 경기도 안양시 동안구 관양동
① 1년 전부터 피부끼리 접촉하면 닭살처럼 돋는데 발적(發赤)과 소양감(搔痒感)이 있다.   ② 근래에 과로 때문인지 피로가 심하다.   ③ 소화는 잘 되는데 식욕이 없고 라면을 먹으면 설사를 한다.   ④ 책을 많이 보면 눈물이 난다.   ⑤ 추위를 많이 탄다.
과로로 인하여 피로감이 심하며 접촉성 피부염으로 발적과 소양감을 호소하는 36세 소음인 남성에게 연령고본단에 황기, 인삼, 백출 3돈을 더하여 10일분 20첩을 지어주었다.
3년 6개월 뒤에 보약을 지으러 왔을 때 확인해 보니, 그 약을 복용한 뒤로 발적과 소양감이 어느 날 모르게 거의 없어졌다고 한다. 이번에는 수면부족으로 피곤하고 술을 마시면 빨리 취한다며 보약을 지어달라는 것이다.
연령고본단을 복용한 뒤로 접촉성 피부염이 호전된 40세 소음인 남성의 피로를 경감시키기 위해 이번에도 지난번과

같은 연령고본단으로 10일분 20첩을 지어주었다.

7-1. 어린이 반응

● 이 ○ ○ 여 8세 연약한 소음인 초등학교 1년
● 이 ○ ○ 남 5세 소양성 태양인 경기도 안양시 비산3동

필자가 피로하거나 체력이 떨어질 때 복용 후 속효가 있는 연령고본단을 식후에 자주 먹기 때문에 식탁 위의 병에 담아 두었다. 내가 식후에 먹는 것을 보고 5살짜리 아들이 저도 약을 먹겠다하여 못 먹게 한다고 손이 못 미치는 식탁 위 높은 선반 위에 얹어 두었다.

① 5일 정도가 지난 뒤 두 아이들 모습을 보니 왼쪽 뺨에 전에 없었던 여드름도 아니고 그렇다고 어디 물린 것도 같지도 않은데 좁쌀 같은 붉은 발진이 것이 5~6개씩 나 있었다.

② 8살짜리 딸은 발진의 크기가 좁쌀보다도 좀 더 크고 여드름 보다는 작은 것이 나있다.

갑자기 보이지 않던 아이의 볼에 여드름 같은 발진이 웬일로 돋아났을까 하고 속으로만 생각하고 그냥 지나쳤다가, 보름 후쯤 우연히 아이들이 몰래 연령고본단을 꺼내 먹은 것을 알게 되었다.

그때까지도 많이 숙여졌긴 하지만 볼에 발진(發疹)은 남아 있어서 큰애는 아직 반 정도 발진이 남아있고 작은 애는 좁쌀처럼 아주 작게 약간 남아있었다.

그간의 얘기를 들어보니 8살짜리는 3번, 5살짜리는 4번을 몇 알 씩 먹었으며 둘이 합쳐서 모두 1순갈 정도의 연령고본단을 꺼내 먹었다는 것이다.

둘 다 왼쪽 뺨에 땀띠 같은 발진이 난 것은 연령고본단을 먹은 결과라고 볼 수 있다. 본인이나 아내가 연령고본단을 먹어도 결코 발진이 생기지 않은 것으로 볼 때 고본단을 어린이에게 투여하면 어른과 달리 발진이 생길 수 있음을 알 수 있었다. 연령고본단을 먹지 않자 볼에 난 여드름 같은 발진이 점차 줄어들면서 없어져 가고 있는 것을 보면 이를 확인할 수 있다.

8-1. 부작용

● 최 ○ ○ 남 39세 소음성소양인 경기도 군포시 금정동

피부가 희고 약간 큰 키에 소극적이고 내성적인 성격의 소음성소양인 같이 보이는 39세 남자이다.

몇 년 전부터 이웃에 살았던 분으로 부인과 함께 와서 하는 말이

① 몸이 늘 피로하며 현재도 피로해서인지 입술이 부르텄다. ② 정력이 감퇴하였다. ③ 최근 감기에 걸려서 약간의 기침과 미열(微熱)이 있으나 거의 나은 상태이다. ④ 기운이 없고 몸이 무겁고 나른하며, 특히 아침에 일어나기 힘들다. ⑤ 신경을 쓰면 잠들기 힘들다. ⑥ 간혹 허리가 아파서 치료를 받은 적이 있다. ⑦ 평소 음식은 신 것을 싫어하며 따뜻한 것을 좋아한다. ⑧ 식욕과 소화는 좋으며, 대변은 보통이다.

본인의 요구가 정력 감퇴를 우선해서 고려해 달라고 하므로 피로하다는 것 외에 별다른 증세가 없는 사람의 만성피로와 정력 감퇴를 목적으로 토사자, 육종용 등 점액제로 구성되어 있으며, 체액의 결핍으로 인한 정력 감퇴에 효과가 좋으며 겸하여 만성피로나 천면 등에도 효력이 있는 연령고본단을 쓰기로 하고 탕제로 하여 10일분 20첩을 달여 주었다.

4일 후에 전화가 왔는데, 약을 복용해서인지 아니면 다른 이유인지 몰라도 머리가 무겁고 아프며, 이상하게 잠이 안 온다고 하므로 2일간 중단했다가 다시 복용해 보아서 같은 증세가 나타나면 내방하도록 했다.

4일 후에 다시 와서 하는 말이, 전에는 전혀 머리 아픈 것이 없었는데 약을 중지했다 다시 복용하니 역시 머리가 아프고 어젯저녁 잠을 거의 못 잤다는 것이다.

연령고본단이 본인에게는 맞지 않는 것으로 보고 다른 약으로 교환해서 5일분으로 10첩을 지어주었다.

8-2. 복용 후 부작용

다음은 최미선 선생의 경험이다.

● 최 ○ ○ 여 34세 소양인 163cm 53kg 울산광역시 동구 서부동

소양인으로 체열 상태가 양호한 건강한 여성으로 필자의 경험이다. 연구소에서 연령고본단이 눈에 띄어 시험 복용해 보기로 했다.

① 체열 상태가 양호하다. 한 달 전 대영전에 녹용을 넣은 처방 6첩 정도 복용한 후 체열상태가 더 좋아졌다. 그런데 6첩 복용했을 때부터 뒷목이 빼근하고 상열감(上熱感)이 느껴져서 복용을 중지했다. ② 체격도 튼실한 소양인 체형이다. ③ 소화력이 좋은 편이다. ④ 변비 경향이 있다. ⑤ 약에 대한 민감도가 높은 편이다.

저녁 식사 후 1시간 후에 연령고본단 20알을 복용했다.

1. 복용 2시간이 지난 후 약간의 두중감(頭重感)이 느껴졌다.

2. 눈이 충혈되고 있다는 느낌과 함께 약간의 두통도 느껴졌다.
3. 새벽 1시쯤 잠이 들었는데 평소는 없었던 요의(尿意)가 느껴져 2시간 간격으로 잠이 깨었다.
4. 새벽 5시쯤엔 더 이상 잠이 오지 않았고, 다음날에도 잠을 잘 자지 못했다.
5. 음식이 명치에 걸린 듯한 답답함과 열감(熱感)이 느껴졌다.
6. 동시에 오른쪽 턱이 몹시 가려웠다. 평소에 뾰루지가 잘 나는 편이어서 걱정이 되었다.
7. 7시쯤 자리를 털고 일어나니 다행히 얼굴에 뾰루지는 생기지 않았으나 긁은 곳이 약간 부어 있었다.
8. 하루 종일 가슴이 답답하고 소화가 안 되었고, 다음날 저녁까지 소화가 잘 안 되었다.

9-1. 연령고본단 복용례
[1] 두중감(頭重感), 후중감(後重感)
● 이 ○ ○ 남 31세 소음성 태음인 176cm 68kg 경기도 고양시 원당동
연령고본단을 11시에 1회 20알 복용
10분 후 위 부위가 약간 묵직하게 아픈 듯하여 대변을 보았으나 그 후에도 복용한 4시간 뒤인 오후 3시까지 지속적으로 불편했다. 점심식사 때는 왼쪽 귀 아래위의 머리 부위가 묵직하면서 두중감이 있었다. 그 뒤 오후 3시가 지나자 속이 묵직한 것과 머리가 묵직한 것이 동시에 사라졌다.

[2] 열감(熱感)
● 유 ○ ○ 남 25세 태음인 172cm 68kg 경기도 양평군 양서면 양수리
연령고본단을 오후 2시에 1회 20알 복용
1. 복용 2시간 뒤인 오후 4시경에 위 부위가 약간 따뜻한 느낌이며
2. 호흡 때 입으로 평소보다 약간 더운 느낌의 입김이 나온다.
3. 등의 심수혈(心愈穴) 부위가 약간 가려운 느낌이다. 평소에 더운 날씨면 등의 심수혈 부위가 가려웠다.

[3] 무반응
● 안 ○ ○ 남 26세 태음인 180cm 70kg 대전광역시 서구 가수원동
연령고본단을 11시에 1회 20알 복용
11시에 복용했으나 6시간이 지난 오후 5시까지 아무런 변화를 못 느꼈다.

增補方 계작지모탕 桂芍知母湯

桂枝 白朮 防風 知母 生薑 各二錢 白芍藥 一錢五分 附子 麻黃 枳實 甘草 各一錢

> 治 歷節風
> [適應症] 슬통, 슬부종, 발목통, 발목부종, 하지통, 하지 견인통, 좌골신경통, 지절통, 요통, 엉치통, 견비통, 통풍, 보행곤란, 수장건조

 계작지모탕은 허랭상태(虛冷狀態)가 내재되어 있는 요통(腰痛), 좌골신경통(座骨神經痛), 슬관절통(膝關節痛), 족관절통(足關節痛), 통풍(痛風), 지절통(肢節痛) 등 동통질환(疼痛疾患)에 사용하는 처방이다.

계지탕이나 계지가부자탕, 계지가출부탕이 포함되어 있어 허랭상태가 내재되어 있다는 것을 알 수 있다. 또한 반드시 그런 것은 아니지만 보통 이런 상태에 있는 사람은 몸이 수척한 경우가 많기 때문에 계작지모탕은 몸이 수척한 사람에게 사용하는 경우가 많다. ≪금궤요략(金匱要略)≫의 조문을 보더라도 '諸肢節疼痛 제지절동통 身體尫羸 신체왕리 脚腫如脫 각종여탈 短氣 단기 溫溫欲吐 온온욕토 桂枝芍藥知母湯主之 계지작약지모탕주지'라고 하여 전신의 관절이 모두 아프고 몸은 몹시 마르고 다리는 부어서 빠지는 것 같으며, 머리는 어지럽고 호흡은 가쁘며 메슥메슥 토하고 싶을 때 계작지모탕을 사용하라고 했다. 이것은 계작지모탕의 증상이 전신의 관절부위에서 나타나며, 허랭(虛冷)한 신체상태가 기반이 되고, 신체조건으로 볼 때 몸이 마르고 수척(瘦瘠)한 사람에게 적합하다는 뜻이다. 따라서 이러한 신체상태와 신체조건을 가진 사람이 과도한 노동을 했거나 찬 기온에 오랫동안 노출되어 관절 주위의 기육(肌肉)이 위축되고 혈액소통이 원활하지 못할 때 계작지모탕을 사용할 수 있다.

날씨가 추워지는 11월에 관절염 환자가 증가한다는 통계가 있다. 이것은 날씨가 추워지면서 혈액순환량이 감소하고 근육과 인대를 긴장시켜 열량소모를 최소화하려고 하기 때문에 나타나는 결과이다. 계작지모탕의 증상도 허랭상태가 기반이 되어 있기 때문에 날씨의 변화와 관계가 있다. 그러나 이런 유형의 관절통은 염증이 심하게 나타나는 것이 아니므로 관절에서 열이 난다거나 심하게 붓지는 않는다. ≪금궤요략≫의 조문에 '脚腫如脫'이라는 구절이 있긴 하지만 대강활탕이나 빈소산, 청열사습탕의 증상에서 볼 수 있는 부종에 비하여 심한 부종은 아니다. 결과적으로 계작지모탕은 관절통을 목표로 사용하는 처방이며, 급성 실증의 통증보다는 만성적인 통증에 적합하다고 하겠다. 단 관절 주위 조직의 위축이 완고한 경우에는 계작지모탕을 사용해도 치료율이 떨어지므로 노인보다는 대부분 40~50대 젊은 사람에게 사용하는 경우가 많다.

임상에서는 퇴행성관절염이나 류머티스성관절염을 불문하고 사용할 수 있는데, 류머티스성관절염에 사용할 경우에도 만성적인 경향을 보일 때 적합하다. 퇴행성관절염은 노쇠(老衰)로 인한 관절연골의 변화에 의하여 일어나는 국소적 관절염으로 고관절, 무릎 관절, 발목 관절 등 체중 부하가 많은 관절에서 쉽게 발생하며, 손을 많이 사용하는 사람의 손가락에서도 나타날 수 있다. 증상으로는 보통 관절을 과도하게 움직인 다음에 통증이 나타나고, 특히 저녁에 통증이 심하며, 쉬면 호전되는 경향이 있다. 또한 아침에 움직일 때는 뻣뻣한 느낌이 들 수도 있지만 5~10분간만 움직여주면 곧 부드러워진다.

반면 류머티스성관절염은 관절을 둘러싸고 있는 활막(滑膜)과 주위 연부조직에 만성 염증을 일으키는 전신질환인데, 한 곳에만 발생하는 것이 아니라 다발적으로 여러 관절에 동시에 나타난다는 특징이 있고, 손이나 팔목, 발과 같은 작은 관절에 대칭적으로 나타난다. 또한 아침에 일어나면 관절이 뻣뻣하다는 느낌이 강하게 드는데, 한참 활동을 해야 다소 부드러워진다는 것이 퇴행성관절염과의 차이점이다. 이러한 특징적

인 증상으로 서로 구분할 수 있지만, 계작지모탕은 위축된 조직을 풀어주고 온열(溫熱)시켜 혈액순환을 촉진하는 작용을 통해 관절통을 치료하는 처방이므로 사실 퇴행성관절염과 류머티스성관절염을 구분하여 사용할 필요는 없다.

계작지모탕에는 직접적으로 통증을 치료하는 약재가 포함되지 않았지만 전체 약성이 어우러져 통증을 유발하는 원인을 제거하기 때문에 관절통을 치료할 수 있는 것이다. 이것은 평위산에 통증을 해소하는 약재가 없음에도 위장의 운동성을 회복시켜 극심한 위통을 해소하는 것과 비슷한 기전이라고 할 수 있다.

처방구성 처방구성을 보면 계지는 말초혈관의 혈류를 원활하게 함으로써 말초순환장애를 개선한다. 백출은 뚜렷하고 지속적인 이뇨작용이 있으며, 장관활동에 대한 조절작용이 있어서 장관의 자발성 수축활동의 긴장성을 높이고 강직성 수축을 방지한다. 방풍은 말초의 투과성을 조절하며 표재(表在) 혈관을 확장시킨다. 지모는 해열작용이 뚜렷하며 관절의 염증반응을 개선한다. 생강은 혈관운동중추를 강화하여 순환계통과 연관되어 있는 기능에 영향을 주며, 혈액순환을 개선하는 작용이 있다. 백작약은 평활근의 경련을 억제하고, 중추신경 흥분을 억제하여 진통, 진경, 진정작용을 한다.

부자는 혈관운동중추를 흥분시켜 전신 또는 국소의 혈액순환을 촉진하고, 근육의 과도한 수축을 완화시킨다. 마황의 휘발성 정유는 혈관운동중추를 자극하여 혈관운동능력을 강화하고, 교감신경을 자극하여 백혈구의 이물질 탐식능력을 강화한다. 지실은 위장의 연동운동(蠕動運動)을 강화, 리듬을 조정하고 소화·흡수를 강화한다. 감초는 스테로이드 호르몬과 유사한 작용이 있어 항염증작용, 해독작용, 해열작용을 한다.

처방비교 빈소산과 비교하면 두 처방 모두 슬관절통에 사용하는 공통점이 있다. 빈소산은 통증보다는 관절부종(關節浮腫)이나 굴신불리(屈伸不利)가 주증상일 때 적합하며, 각기(脚氣)에도 사용하며, 신경과다로 인한 감각이상이나 흉비(胸痹)에도 사용할 수 있다. 반면 계작지모탕은 관절부종은 상대적으로 심하지 않고, 허랭(虛冷)이나 과도한 노동으로 인한 혈행장애가 원인이 되어 통증이 발생했을 때 적합하다.

대방풍탕과 비교하면 두 처방 모두 허랭(虛冷)한 상태에서 발생하는 관절통에 사용한다는 공통점이 있다. 그러나 대방풍탕은 노쇠(老衰)로 인해 허랭(虛冷)해지고 자윤이 결핍되었을 때 사용하며, 슬관절 주위 근육의 연약이나 슬관절 부위의 허랭(虛冷) 등을 겸하고 있을 때 적합하다. 반면 계작지모탕은 나이에 관계없이 사용할 수 있으나, 노인층보다는 비교적 중장년층에 사용하는 경우가 많고, 자윤결핍이 원인이 아니라 조직이 위축되어 혈액순환이 장애된 것이 원인이다.

소속명탕과 비교하면 소속명탕은 중풍(中風) 초기에 기표(肌表)가 실(實)하고 땀이 없을 때 쓰는 처방으로 열(熱)이 체내에 축적되어 발생하는 어린이의 치경(痓痙)에도 사용한다. 즉 내재(內在)되어 있는 열(熱)이 발산되지 못한 상태에서 중풍이나 치경이 발생했을 경우에 사용하는데, 찬 기온의 영향을 받아 기표(肌表)가 위축되고 열발산이 원활하게 되지 못하여 관절통이 발생했을 때도 사용한다. 반면 계작지모탕은 허랭한 상태에서 나타나는 관절통이나 통풍에 사용하며, 중풍이나 치경에는 사용하지 않는다.

→ **활용사례**

1-1. 슬통(膝痛), 수지통(手指痛), 견비통(肩臂痛) 여 57세 소양인
1-2. 슬관절염(膝關節炎), 슬관절부종(膝關節浮腫), 보행곤란(步行困難) 여 66세 태음인
1-3. 슬관절통(膝關節痛) 여 47세 소양성태음인
1-4. 슬관절통(膝關節痛), 수장건조(手掌乾燥), 균열(龜裂) 여 50세 소양인
1-5. 슬관절염(膝關節炎), 허벅지 견인통(牽引痛) 남 78세 소양인
1-6. 슬관절통(膝關節痛), 슬부종(膝浮腫), 야뇨빈번(夜尿頻繁) 여 58세 소양인

1-7. **발목 관절염, 발목발등부종, 발바닥멍울, 신부종** 여 39세 소양인
2-1. **하지견인통(下肢牽引痛), 슬통(膝痛), 오금물혹** 여 65세 태음인
2-2. **하지통(下肢痛)** 여 62세 소양인
3-1. **좌골신경통(坐骨神經痛), 보행곤란(步行困難)** 여 40세 소양인
3-2. **좌골신경통(坐骨神經痛), 발목감각마비, 발목시림** 여 66세
4-1. **요통(腰痛)** 남 28세 태음인
4-2. **요통(腰痛), 족통(足痛)** 여 50세 태음인
4-3. **요통(腰痛)** 여 33세 소양인
5-1. **지절통(肢節痛), 부종(浮腫)** 여 48세 태음인
5-2. 손가락 관절통증(부작용-불면) 여 45세 154cm 43kg
5-3. 손가락 마디통증 여 54세 소음인 156cm 54kg
5-4. **관절통(關節痛), 요통(腰痛)** 여 58세 태음인
6-1. **통풍(痛風), 고요산혈증(高尿酸血症)** 남 32세 소양인 170cm 70kg
7-1. **피로(疲勞), 식욕부진(食慾不振), 헛구역, 거품소변** 남 31세 태음인

1-1. 슬통(膝痛), 수지통(手指痛), 견비통(肩臂痛)

● 김 ○ ○ 여 57세 소양인 경기도 성남시 분당구 서현동

8년 전부터 시작된 슬통과 근래에 발생한 수지통과 견비통에 동반하여 갱년기 신경증상으로 정신과 치료를 받고 있는 50대 후반 부인이다.

① 8년 전부터 양쪽 슬통이 있었으며, 우측이 더 심하며 전에는 많이 부어 있었다. ② 2년 전부터 쿡쿡 쑤신 듯이 이따금씩 수지통(手指痛)이 있다. ③ 2년 전부터 어깨에서 팔까지 쑤시는 좌측 견비통이 있다. ④ 10년 전부터 우측 편두통(偏頭痛)이 있다. ⑤ 신경을 쓰거나 자극성 음식을 먹으면 속이 쓰리고 따갑다. ⑥ 불면(不眠)이 있다. ⑦ 혈압이 올랐다 내렸다 한다. ⑧ 손발에 저림 증상이 있고 부종이 있다. ⑨ 모 종합병원에서 1년 전부터 신경정신과치료를 받고 있다. ⑩ 전에 허리뼈가 부러진 경력이 있다. ⑪ 보통 키에 약간 살이 쪘다. ⑫ 추위와 더위를 타며 땀이 많은 편이다. ⑬ 식성과 식욕은 좋으나 헛배가 부른다. ⑭ 대변은 2~5일에 1회 정도이고, 소변은 자주 본다. ⑮ 가슴 뜀, 얼굴 달아오름, 잘 놀람, 불안, 초조 등의 증상이 있다.

슬통(膝痛)을 목표로 계작지모탕에 우슬 2돈, 목통 2돈, 모과 2돈, 향부자 4돈, 소엽 1돈을 더하여 10일분 20첩을 지어 주었다. 10일 뒤인 7월 중순경에 확인해 보니, 슬통은 격감했고 수지통과 좌측 견비통은 소실되었다. 속쓰림도 소실되었다고 한다.

효과가 있는 것으로 판단되어, 같은 처방으로 3제를 계속 복용했다.

1-2. 슬관절염(膝關節炎), 슬관절부종(膝關節浮腫), 보행곤란(步行困難)

● 최 ○ ○ 여 66세 태음인 서울특별시 성북구 정릉동

① 3년 전부터 오금이 뻣뻣하면서 좌측 슬관절염이 있다. ㉠ 가끔 쑤신다고 한다. ㉡ 많이 부어 있다가 좀 빠진 상태지만 여전히 부어 있다. ② 높은 곳을 오르려면 발을 질질 끌면서 걸어야 할 정도로 슬통이 심하다. ③ 주로 저녁에 현훈(眩暈)이 있다. ④ 오심(惡心)이 있으며 음식을 잘 못 먹는다. ⑤ 요통(腰痛), 견통(肩痛)이 있고, 간혹 흉통(胸痛)이 있다. ⑥ 맹장 수술을 받은 적이 있다. ⑦ 추위를 타는데 손발은 따뜻한 편이다. ⑧ 따뜻한 음식을 좋아한다. ⑨ 소변은 자다가 2~3회 정도 본다. ⑩ 장염이 있으며 잘 체하고, 느글거리며, 사르르 아픈 증상이 있다. ⑪ 꿈을 잘 꾼다.

슬관절염 목표로 계작지모탕에 우슬, 목통, 모과, 진피, 신곡 각 2.5돈씩을 더하여 10일분 20첩을 지어주었다.

20일 후에 다시 약을 지으러 왔을 때 확인해 보니, 증상이 호전되고 있었다.

이번에도 같은 처방으로 10일분 20첩을 지어주었다.

5개월 후에 명치통과 위궤양으로 왔을 때 확인해 보니, 화장실도 못 갈 정도로 증상이 심했었는데 약을 복용한 이후 거의 다 나았다고 한다.

1-3. 슬관절통(膝關節痛)

● 권 ○ ○ 여 47세 소양성태음인 경기도 안양시 관양동 아리랑아파트

① 1달 전부터 좌측 무릎에 통증이 오기 시작하여, 앉았다가 일어서면 무릎이 뻐근하여 발 딛기 힘들며 통증이 왔다 갔다 한다. ② 주부습진이 있다. ③ 가슴이 두근거리고 얼굴에 열 달아오름이 있다. ④ 잘 놀라고 불안하다.

⑤ 가슴이 답답하여 한숨을 잘 쉰다.　⑥ 짜증이 많고 신경질을 잘 낸다.　⑦ 앞머리가 멍하다.　⑧ 눈이 충혈되고 뻑뻑하여 침침하다.

1달 전부터 발생한 슬관절통을 목표로 계작지모탕 본방에 우슬, 목통, 모과 2돈을 더하여 5첩을 지어주었다.

5일 뒤에 다시 내원했을 때 어떠냐고 물어보니, 약을 복용한 뒤로 뻐근한 통증이 경감되어 훨씬 걷기 수월하지만, 약을 복용한 뒤로 두통이 발생했다고 한다.

이후로 5첩씩 3차례에 걸쳐 계작지모탕 1.5배량에 우슬, 모과, 목통 2돈을 더하여 지어주었다.

1-4. 슬관절통(膝關節痛), 수장건조(手掌乾燥), 균열(龜裂)

● 서 ○ ○ 여 50세 소양인 경기도 안양시 동안구 관양동 현대아파트

① 7개월 전부터 이사할 때 신경을 많이 쓰고, 걸음을 많이 걸은 후부터 오른쪽 무릎과 발목에 통증이 있다. ㉠ 계단을 오를 때나 걸음 걸을 때 심하고, 가만있어도 쑤시고 아프다.　② 피로하다.　③ 간혹 머리가 무겁고 이명이 있다.　④ 손발에 건조하여 손끝과 발뒤꿈치가 갈라진다.　⑤ 하복(下腹)이 냉(冷)하다.

슬관절통을 목표로 계작지모탕 1.5배량에 우슬, 목통, 모과 각 2.5돈씩을 더하여 10일분 20첩을 지어주었다.

16일 후에 다시 왔을 때 확인해 보니, 우측 슬관절통과 가만히 있어도 쑤시는 증세가 경감되었고 손발이 건조하고 갈라지는 증세가 경감되었다고 한다.

1-5. 슬관절염(膝關節炎), 허벅지 견인통(牽引痛)

● 강 ○ ○ 남 78세 소양인 경기도 안양시 비산3동 삼호아파트

① 5개월 전 왼쪽 슬관절에 경련이 발생한 뒤로 잘 걷지 못한다. 4일 전에는 슬관절이 부어 병원에서 물을 뺐다.　② 좌측 허벅지가 땅겨서 아프다.　③ 20년 전부터 기관지가 좋지 않아 약을 복용하고 있으며 기침과 숨참 증상이 있다.　④ 더위를 타고 이마가 붉다.　⑤ 혀가 건조하다.　⑥ 약간 살이 쪄 보이는 작은 체격이다.

슬관절염 진단을 받고 최근에는 부어서 물을 빼내었고 허벅지가 땅기는 통증이 있는 78세 할아버지의 좌측 슬관절통을 경감시킬 목적으로 계작지모탕에 우슬, 목통, 모과, 숙지황 각 2.5돈씩을 더하여 10일분 20첩을 지어주었다.

10일 뒤인 10월 초에 다시 내원했을 때 증상을 살펴보니, 좌측 슬관절염으로 걷기에 불편하던 것이 조금 호전된 느낌이라고 한다. 또 허벅지가 당기는 것도 경감되어 지난번 약이 본인에게 잘 맞는 것 같다면서 지난번 약을 더 지어갔으면 좋겠다고 한다.

슬관절염 증상이 크게 호전되지는 않았지만 조금씩 경감되고 있는 것으로 봐서는 연속하여 약을 복용하면 좋은 결과를 볼 수 있으리라 생각되어 전과 같은 처방으로 10일분 20첩을 지어주었다.

1-6. 슬관절통(膝關節痛), 슬부종(膝浮腫), 야뇨빈번(夜尿頻繁)

● 안 ○ ○ 여 58세 소양인 주부 경기도 안산시 선부동

근골이 비교적 견실해 보이는 중년 부인이다.

① 7일 전 걷다가 무릎에서 뚝 소리가 난 뒤부터 좌측 슬관절통이 생겨서 걸음을 못 걷고 다리를 절고 있다.　② 양측 무릎이 부어 있다.　③ 하지(下肢)가 무력하다.　④ 눈이 침침하다.　⑤ 소변을 자다가 5회 정도 본다.

슬관절통을 목표로 계작지모탕에 우슬, 목통, 모과 각 2.5돈씩을 더하여 10일분 20첩을 지어주었다.

10일 뒤인 11월 초순에 다시 방문했을 때 확인해 보니, 아픈 곳이 종아리 쪽으로 내려가긴 했으나 많이 좋아졌다고 한다. 무릎 부종이 격감하였으나 복용한 뒤로 속쓰림 증세가 나타났다고 한다. 또 밤에 소변을 보는 것이 1회로 줄어들었다고 한다.

증상이 격감되었으므로 이번에도 동일한 처방으로 10일분 20첩을 지어주었다.

1-7. 발목 관절염, 발목발등부종, 발바닥멍울, 신부종

● 송 ○ ○ 여 39세 소양인 주부 서울특별시 용산구 남영동

약간 살이 있는 보통 키의 소양인으로 보이는 부인이다.

① 작은 식당을 혼자 운영하다 보니 늘 서 있는 편이다.　② 1달 전부터 왼쪽 발바닥 가운데가 부은 후 왼쪽 발목이 부었으며 누르면 아프고 그냥 있으면 부은 곳이 아프지 않았으나　③ 발바닥은 땅을 밟으면 아팠다.　④ 관절염이라 생각되어 약국에서 15일간 양약을 지어 먹었으며 약을 먹을 때는 괜찮았으나　⑤ 약을 중단하니 다시 발목이 붓고 화끈거리며 찬물 찜질을 하면 약간 덜하다.　⑥ 동시에 얼굴도 부었다.　⑦ 그 후 7일 후 이번엔 오른쪽 발목이 붓고 오른쪽 발목에 붉은 반점이 생겼으며 땅을 밟거나 환부를 누르면 역시 아프다.　⑧ 오른쪽 발목이 붓고 5일 후 성모병원 약을 먹으니 발목의 부기도 빠지면서 발바닥을 밟아도 안 아프다.　⑨ 약을 중단하니 양쪽 발목이 다시 모

두 붓고 아프며 발등도 붓고 아프다.　⑩ 이 증세에 신경을 쓰면 더욱 심하다.　⑪ 전신이 피곤하다.　⑫ 식욕은 왕성하고 소화는 보통이며 잠을 잘 잔다.　⑬ 평소에는 대변은 쉽게 보는데 신경을 쓰면 소화가 안 되고 변비가 생긴다.　⑭ 추위를 타지 않고 배, 오이, 참외, 미나리 등 이뇨성이 강한 음식과 육류, 과일을 좋아한다.

앞의 증세로 보아 양쪽 발목이 붓고 화끈거리며 아픈 것과 발등이 붓는 증세는 모두 동일한 원인이라 보고, 평소 소화력이 왕성하며 추위를 타지 않는 소양인 체질인 점을 감안하여 발목관절염에 효력이 좋은 계지작약지모탕을 쓰기로 하고 2배량에 우슬, 모과, 목통 2돈을 더하여 20첩을 지어주었다.

얼마 후에 전화하여 확인해 보니, 그 약을 먹는 도중인데 그간 발목과 발등의 붓는 것이 모두 빠지고 동시에 화끈거림도 없어지고 발바닥에 멍울진 것이 단단하지 않고 물렁해졌으며, 얼굴과 전신의 부종이 빠지고 전신의 피곤함이 훨씬 덜하게 되었다고 한다.

어제는 종일 무리를 한 탓인지 다시 약간 발이 붓는 것 같다고 한다. 그 약을 모두 먹고 완전히 발목부종과 발등의 부종이 나았으며,

전신의 부종도 다 나아 괜찮다는 것이다. 1년이 지난 지금도 괜찮으며 당시 완전히 치료가 된 듯 발목에 아무런 이상이 없다고 한다.

2-1. 하지견인통(下肢牽引痛), 슬통(膝痛), 오금물혹

● 정 ○ ○　여　65세　태음인　대구광역시 남구 대명동

약간 뚱뚱한 태음인으로 보이는 할머니이다.

① 6개월 전부터 오른쪽 둔부에서 대퇴부까지 옆쪽으로 찌릿찌릿하고 땅긴다.　② 더위를 약간 탄다.　③ 몸 전체가 따뜻한 편이다.　④ 식욕과 식사량은 보통이며 소화력은 좋다.　⑤ 대변은 정상이나 소변은 자주 보는 편이다.　⑥ 가슴이 답답하며 우울할 때가 많다.　⑦ 더울 때 머리에 땀을 많이 흘린다.

약간 뚱뚱하고 더위를 타는 태음인 할머니의 우측 하지통을 목표로 계작지모탕 본방에 우슬, 목통, 모과 2돈을 더하여 10일분 20첩을 지어주었다.

11일 후에 다시 왔을 때 확인해 보니, 오른쪽 둔부와 대퇴부가 당기고 아픈 것이 덜하기는 하나, 약을 복용하는 중에 혀가 싸하고 배가 고픈 줄 모르고 식욕이 없고 어지럽고 속이 불편했다고 한다.

우측 하지통증이 치유된 것으로 보아, 위의 약이 효과가 있었다고 보고 같은 처방에, 약을 복용하는 중에 속이 불편하다는 점을 고려해 사인, 신곡 2돈을 더해 10일분 20첩을 더 지어주었다.

그 후로 소식이 없다가 약 4년 뒤에 다시 왔는데 당시 약을 복용한 이후 한동안은 괜찮았으나 최근에 다시 양쪽 무릎이 아프고 우측 다리오금에 물혹이 생겼다고 하며, 궂은 날에는 사지가 쑤시고 아프며 식욕도 없다고 한다.

이번에도 계작지모탕에 우슬, 목통, 모과, 사인, 신곡 2돈을 더하여 10일분 20첩을 더 투여했다.

2년 뒤쯤 변비가 심하다며 약을 지으러 왔을 때 물어보니, 다리가 지금도 조금은 불편하나 많이 나아졌다고 한다.

2-2. 하지통(下肢痛)

● 우 ○ ○　여　62세　소양인　경기도 의왕시 포일동 삼호아파트

① 3~4년 전부터 양측 슬통이 있어, 쪼그려서 앉지 못한다.　② 오금이 켕긴다.　③ 2년 전부터 양측 무릎이 냉하다.　④ 2~3년 전부터 윗배가 냉하다.　⑤ 간혹 두통이 있다.　⑥ 주 2~3회 정도 한열왕래(寒熱往來)가 있다.　⑦ 흉비(胸痞)가 있다.　⑧ 소화가 되지 않을 때는 변이 퍼진다.　⑨ 대변을 하루 4~5회, 소변은 밤에 4~5회 본다.　⑩ 꿈이 많다.　⑪ 항강(項强)이 있다.　⑫ 부종이 있고 무력과 권태감이 있다.　⑬ 식욕이 왕성하다.

슬통을 목표로 계작지모탕에 우슬 2.5돈, 모과 2.5돈, 목통 2.5돈, 창출 4돈, 산수유 2.5돈을 더하여 10일분 20첩을 지어주었다.

12일 뒤에 다시 왔을 때 확인해 보니, 하지통증은 약간 경감되었고 오금이 켕기는 것이 경감되었다고 한다. 양측 무릎이 냉한 것도 약간 경감되었고 두통이 경감되었으며 항강이 경감되었다. 이번에는

① 엉치가 내려올 때 벌어지듯이 아프다.　② 배가 쭉 꺼진 듯하다.　③ 자고 나서 대변이 굳어진다.　④ 방귀가 잘 나오고, 전에는 냄새가 없었으나 냄새가 난다.　⑤ 음식을 먹고 나면 트림이 난다.

이번에도 같은 처방으로 10일분 20첩을 지어주었다.

14일 뒤인 6월 중순경에 다시 왔을 때 확인해 보니,

1. 한열왕래(寒熱往來)가 경감되었고

2. 흉비(胸痞)가 경감되었으며

3. 대변보는 것이 1일 3~4회로 줄었다고 한다.

4. 또 꿈이 많은 것이 경감되었고 항강(項强)이 경감되었다.

이번에도 동일한 처방에 향부자를 더하여 10일분 20첩을 지어주었다.

3-1. 좌골신경통(坐骨神經痛), 보행곤란(步行困難)

● 박 ○ ○ 여 40세 소양인 경기도 안양시 만안구 안양6동 성업아파트

① 1년 전에 요통이 시작되었는데 요즘에는 다리까지 땅기고 아파서 걷기도 힘들 정도이고 그냥 앉아만 있어도 땅긴다. ② 좌측 어깨와 팔이 아프다. ③ 추위를 타고 따뜻한 음식을 선호한다. ④ 월경주기는 부정확하지만 월경기간이 10일이고 양이 많다. ⑤ 식욕과 소화력은 좋다. ⑥ 잘 놀란다.

1년 전에 시작된 요통이 심해져 다리까지 땅기는 통증을 호소하는 40세 소양인 여성의 좌골신경통을 경감할 목적으로 계작지모탕 본방에 우슬, 목통, 모과 2.5돈을 더하여 10일분 20첩을 지어주었다.

1개월 후에 다시 약을 지으러 왔을 때 증세를 살펴보니, 지난번 약을 복용한 뒤로 다리까지 땅기는 통증이 많이 사라졌다는 것이다. 복용하기 전에는 걷기도 힘들었는데 이제는 아파도 걸을 수는 있다고 한다.

지난번 지어준 약이 효과가 있다고 판단되어 이번에도 같은 약으로 10일분 20첩을 지어주었다.

3-2. 좌골신경통(坐骨神經痛), 발목감각마비, 발목시림

● 이 ○ ○ 여 66세 경기도 안양시 관양동 백삼연립

큰 키에 보통 살집이며 피부가 흰 할머니이다.

① 7개월 전부터 엉치가 시리면서 종아리가 터지게 아픈 듯하더니 왼쪽 발목 아래만 시리고 후끈거린다. ② 시리고 차서 잠을 못 자며 꼬집어도 감각이 없고 저리며 마치 발이 저린 이후 덜 풀려있는 느낌이 늘 있다. ③ 왼쪽 두 번째 발가락이 밤 가시에 찔린 듯이 따갑고 또는 옷만 닿아도 따가우며 가시가 있는 듯하여 안경을 쓰고 수차 확인해도 아무것도 없다. ④ 걸을 때면 왼쪽 엉치가 시리고 종아리가 뻑적지근하다. ⑤ 차를 타고 서서가면 다리가 뻐근하게 당기고 시리고 아프다. ⑥ 근래에는 오른발도 시리다. ⑦ 더위를 많이 타며 몸에 열감이 늘 있는 편이다. ⑧ 식욕과 소화는 보통이고 음식은 단것과 따뜻한 것, 커피를 좋아한다.

좌골신경통을 목표로 계작지모탕에 오가피, 모과, 상기생 2돈, 목단피 1돈, 구기자 1.5돈을 더하여 5일분 10첩을 지어주었다.

7일 후에 다시 왔을 때 확인해 보니, 그 약을 복용한 4일 후부터 증상이 가벼워지며 5일째는 더욱 뚜렷이 좋아졌다고 한다.

구체적으로 감각이 없던 것이 되살아나고 발목 아래가 시리고 저리며 아픈 것도 훨씬 덜하며, 발가락 따가운 것도 덜하며 발목 아래가 차고 시리던 것에 온기(溫氣)가 도는 듯하며, 그런데도 식욕이 전보다 현저히 줄어들었다고 한다.

다시 위와 같은 처방대로 10첩을 지어 주었으며, 10일이 지난 뒤에 만나서 증상을 들어보니, 모두 다 나았으며 아직도 약간 저린 감은 가끔씩 있다고 한다. 보름이 지난 뒤에 만났을 때는 불편하거나 아픈 것은 모르게 잘 지낸다고 한다.

4-1. 요통(腰痛)

● 최 ○ ○ 남 28세 태음인 인천광역시 남구 주안동 진흥아파트

① 요통과 좌골신경통이 있다. ㉠ 6년 전에 군대에서 허리를 삐었다. 좌측 허리에 통증이 심하고 좌측 다리가 땅긴다. ㉡ 군 통합병원에서 수술을 했으나 5개월 전부터 재발했다. 병원에서는 디스크라고 한다. ② 견인통(牽引痛)이 있어 옆으로 심하게 땅긴다. 5개월 전부터 증상이 나타났으며 1달 전부터 심해지기 시작했다. ③ 식욕과 소화력은 좋다. ④ 대변은 1일 1회로 간혹 된 편이다.

요통을 목표로 계작지모탕에 우슬, 목통, 모과 각 2.5돈씩을 더하여 20첩 10일분을 지어주었다.

2년 후인 4월 4일에 다시 왔을 때 확인해 보니, 약을 복용한 후에 지금까지 허리가 아프지 않았다고 한다. 그런데 최근 피곤하게 일을 하면서 다시 아무런 이유 없이 갑자기 허리가 아프기 시작했다고 하므로 같은 처방으로 10일분 20첩을 지어주었다.

1달 후인 5월 3일에 다시 왔을 때 확인해 보니, 약을 먹고 요통이 경감되었다고 한다.

4-2. 요통(腰痛), 족통(足痛)

● 김 ○ ○ 여 50세 태음인 경기도 안양시 동안구 비산2동 강남아파트

① 오른쪽 엉치와 허리로 통증이 있다. ② 2년 전부터 서 있으면 오른쪽 발이 뻣뻣하고 저리고 발에 마비(痲痺)가 올 때도 있다. ③ 앉아 있어도 양쪽 무릎에 통증이 있다. ④ 2년 전부터 아침에 일어날 때 부종(浮腫)이 심하다. ⑤ 2년 전부터 기상시에 숨이 찬다. ⑥ 2년 전부터 기상시에 항강(項强)과 얼굴 화끈거림이 있다. ⑦ 수족(手足)이 냉(冷)하다. ⑧ 소화력이 좋지 않아 신경 쓰면 잘 체하고 속이 느글거리고 트림이 난다. ⑨ 추위를 탄다.

⑩ 변비가 있고 소변은 노랗고 시원치 않다.

요통, 엉치통, 족통, 슬통을 목표로 계작지모탕에 모려 4돈, 우슬 2.5돈, 목통 2.5돈, 모과 2.5돈, 신곡 2.5돈, 치자 0.75돈을 더하여 10일분 20첩을 지어주었다.

15일 후에 다시 왔을 때 확인해 보니, 우측 요통과 엉치통이 경감되었고 우측 족통이 줄어들어 경감되었다. 또 숨참이 경감되었고 항강과 얼굴 화끈거림이 경감 내지는 소실되었다고 한다.

4-3. 요통(腰痛)

● 김 ○ ○ 여 33세 소양인 경기도 안양시 박달동 삼신아파트

① 자고 일어난 후 우측 허리가 아프기 시작하여, 10분 정도만 서 있어도 허리에서 발끝까지 아프다.   ② 병원에서는 좌골신경통이라고 하며, X-ray 촬영에서는 이상이 없다고 했다.   ③ 가슴 뜀, 답답함, 불안, 잘 놀람, 짜증, 한숨, 호흡곤란이 있다.   ④ 쉽게 피로하다.   ⑤ 아침에 얼굴과 손발이 붓고, 우측 손발 저림 증상이 있다.   ⑥ 추위를 약간 타고, 손발과 배 전체가 차다.   ⑦ 식욕과 소화력은 좋으며 따뜻한 음식을 좋아한다.   ⑧ 대변은 굵고 소변은 남아 있는 듯하다.   ⑨ 월경은 정상이다.

소양인이고 추위를 많이 타는 사람의 요통에는 녹용대보탕과 계작지모탕을 생각해 볼 수 있다. 전신이 추우면서 허리에 둔통이 왔으면 녹용대보탕을 쓸 수도 있었으나, 자고 일어나서 허리에서 발끝까지 통증이 오는 당장에 급박한 증상을 해결해야 하므로 계작지모탕을 쓰기로 하고 우슬, 모과, 목통 2.5돈을 더하여 10일분 20첩을 지어주었다.

약 1달 뒤인 4월 10일에 다시 왔을 때 확인해 보니, 요통이 경감되었다고 한다.

요통이 경감되었으므로 동일한 처방으로 10일분 20첩을 지어주었다.

5-1. 지절통(肢節痛), 부종(浮腫)

● 성 ○ ○ 여 48세 태음인 서울특별시 강남구 대치동

원래 신장 기능이 좋지 않은 부인으로, 지절통 증세와 월경기간 동안 몸이 붓는 증세를 가지고 있는 환자였다.

① 좌측 3지에서부터 시작해서 손가락 지절통이 있다.   ② 월경 전부터 끝날 때까지 붓는다.   ③ 소화불량이 있다.   ④ 원래 신장이 좋지 않아 피로하면 잘 붓는다.   ⑤ 체중이 늘어서 67kg 정도 나간다.   ⑥ 몸 전체가 따뜻하며, 더위를 심하게 타고 땀을 많이 흘리나 선풍기 바람은 싫어한다.   ⑦ 식욕은 좋으며 소화력도 좋다.   ⑧ 변비가 있으며 검고 냄새가 난다.   ⑨ 가슴이 뛰고 잘 놀라고 불안증이 있다.   ⑩ 요통이 있다.

지절통(肢節痛)을 목표로 계작지모탕에 우슬 2.5돈, 목통 2돈, 모과 3돈, 창출 3돈을 더하여 10일분 20첩을 지어주었다.

보름 뒤인 8월 중순쯤에 확인해 보니, 몸무게가 1kg 정도 빠졌으며 몸이 가벼워졌다. 부종은 약간 경감되었고 지절통은 거의 소실되었다고 한다. 그러나 속은 약간 거북하다.

5-4. 관절통(關節痛), 요통(腰痛)

다음은 조수현 선생의 경험이다.

● 홍 ○ ○ 여 58세 태음인 서울특별시 중랑구 중곡1동

살집이 두툼하며 얼굴이 검고 피부가 거칠며 등이 많이 굽었다. 걷는 자세가 한쪽 다리를 약간 끌면서 꾸부정해보였다.

① 무릎이 아파서 많이 걸어 다니지 못한다.   ② 가족문제로 신경을 너무 많이 써서 화병(火病)이 있다.   ③ 하지무력으로 오래 서 있거나 일을 할 수가 없다.   ④ 쪼그려 앉으면 다리가 금방저리고 힘이 빠져 쪼그려 앉지 못한다.   ⑤ 소화가 잘 안 되고 자주 체한다.   ⑥ 고혈압이 있다.   ⑦ 오른쪽 편두통이 심하다.   ⑧ 겨울이 되어 찬바람을 맞으면 두통이 생긴다. 추위를 싫어한다.   ⑨ 변비가 있다.   ⑩ 4년 전에 폐경(閉經)을 했고 갱년기 증상을 심하게 겪었다.   ⑪ 불면(不眠)과 심계(心悸) 등의 증상이 있다.

몸이 차갑고 주소인 슬관절통을 경감시킬 목적으로 부자가 든 계작지모탕에 우슬 2돈, 목통 2돈, 모과 2돈을 더하고 화병(火病)과 기울(氣鬱) 증상을 감안하여 향부자 2돈, 소엽 1돈을 더하여 1제를 투약했다.

한 제 복용 후 관절통과 요통이 약간씩 호전되었고 계속 복용하기를 원해 연속으로 두 제를 투여했으나 더 이상 호전되는 것을 느끼지 못했다. 마지막으로 부자이중탕을 합방해서 투여하니 계작지모탕을 투여할 때보다 많이 호전되었다.

7-1. 피로(疲勞), 식욕부진(食慾不振), 헛구역, 거품소변

● 정 ○ ○ 남 31세 태음인 서울특별시 구로구 고척2동

보통 체격에 원만해 보이며 얼굴색이 검은 태음인 남자이다.

① 2~3년 전부터 술을 마신 다음날이나 몸이 좋지 않을 때나 피로할 때는 뼈마디가 아프며 붓는데   ② 전신에 번갈아 가며 발생하며 심할 때는 1달에 1~2회 정도 발생한다.   ③ 1회 발생시 3~4일 지속된다.   ④ 이전에는 발가락이

잘 부었으나 근래에는 주로 무릎이 붓는다.　⑤ 아침에 기상할 때 힘들고 늘 피로하다.　⑥ 더위를 약간 탄다.　⑦ 손발은 따뜻한 편이다.　⑧ 식욕이 없으며 식사량이 일정하지 않고 소화가 잘 안 된다.　⑨ 5~6년 전부터 양치질할 때 헛구역질이 난다.　⑩ 변은 규칙적으로 보지만 보아도 시원하지 않다.　⑪ 술을 마신 다음날 소변색이 노랗고 거품이 난다.　⑫ 잠을 잘 이루지 못하며 꿈을 가끔 꾼다.　⑬ 3년 전 병원에서 알코올성 간염으로 진단받았다.　⑭ 소주 2병 정도의 주량으로 술을 섞어서 잘 마시며 폭주한다.

음주를 과다하게 할 경우에 관절통이 있고 쉽게 피로를 느끼는 태음인 남자의 전신관절통, 피로회복을 목표로 계작지모탕에 우슬, 목통, 모과, 갈근 2돈, 진피 3돈을 더해 10일분 20첩을 지어주었다.

약 2주일 후에 전화하여 확인해 보니, 관절통은 여전하나 피로하던 것이 소실되었으며 식욕도 좋아지고 헛구역질, 거품소변이 경감되었으며 배변 이후 불쾌감도 괜찮아졌다고 한다.

찾아보기

참
고
문
헌

≪방약합편≫ 황도연, 남산당 1991년
≪對譯 證脈 방약합편≫ 황도연, 남산당 2000년
≪辨證論治 방약합편≫ 황도연, 남산당
≪방약합편≫ 황도연, 여강출판사 1993년
≪방약합편해설≫ 신재용 편, 성보사 2005년
≪新增 방약합편≫ 편집부, 영림사 2003년
≪방약지침강좌≫ 맹화섭, 대성의학사 1999년
≪방약합편과 순환구조론≫ 이학로, 주민출판사 2001년
≪동의보감≫ 허준, 남산당 1992년
≪탕증으로 보는 동의보감≫ 이성준 편, 오비기획 2003년
≪제중신편≫ 강명길, 행림출판사 1982년
≪화제국방≫ 진사문외 편저, 선풍출판사
≪상한론≫ 장중경, 일중사 1998년
≪금궤요략강설≫ 대총경절, 의방출판사 2003년
≪동의수세보원≫ 이제마, 보문사
≪본초강목≫ 이시진, 행림사 1976년
≪경악전서≫ 장개빈, 일중사 1992년
≪의방류취≫, 대성문화사 1992년
≪의종손익≫ 황도연, 여강출판사 1993년
≪광제비급≫ 이경화, 여강출판사 1992년
≪급유방≫ 조정준, 여강출판사 1993년
≪소아약증직결≫ 전을, 여강출판사 2002년
≪한국의학대계≫ 김신근 외, 여강출판사 1992년
≪본초학≫ 안덕균외 편저, 영림사 1999년
≪임상본초학≫ 신민교, 영림사 2000년
≪중약대사전≫ 김창민외 편역, 정담 1999년
≪한방약리학≫ 한방약리학 교재편찬위원회, 신일상사 2005년
≪한방의 약리해설≫ 박영순, 아카데미서적 2002년
≪임상본초학강좌≫ 김재익, 대성의학사 2000년
≪한방약리학≫ 김호철, 집문당 2001년
≪약리학강의≫이우주, 의학문화사 2003년
≪청낭결≫ 남채우, 계축문화사 1995년
≪현대한방강좌≫ 염태환, 박성수 공저, 행림출판사 1963년
≪의창논고≫ 이은팔, 의학사 1976년

≪의림≫지 합본, 정담 1991년
≪한방임상 40년≫ 박병곤, 대광문화사 1992년
≪한방후세요방해설≫ 시수도명, 동양종합동신교육원 출판사
≪고령자채록집 1권≫ 고령자경험채록단, 동의학연구소 2000년
≪고령자채록집 2권≫ 고령자경험채록단, 동의학연구소 2000년
≪한방임상비방집(태극지 합본)≫ 이종대, 일중사 2002년
≪감기의 한약치료≫ 이종대, 정담 2002년
≪새로보는 빈용 101처방≫ 이종대, 정담 2004년
≪새로보는 빈용 202처방≫ 이종대, 정담 2005년
≪한의학대사전≫ 한의학대사전편찬위원회, 정담 1998년
≪원색 최신의료대백과사전≫ 원색최신의료대사전편집위원회 신태양사 1992년
≪두산세계대백과사전≫ 편집부, 두산동아 2002년
≪파스칼 세계대백과사전≫ 고정일, 동서문화 1997년
≪Complete Home Medical Guide≫ 김성권외 편역, 이지케이텍(주) 2003년
≪CIBA 원색도해의학총서≫ FRANK H. 「NETTER, M, D, 정담 2000년
≪Pathophysiology로 이해하는 내과학≫ 新谷太, 정담 2002년
≪인체의 구조와 기능≫ 대한임상의학연구소, 의학문화사 1997년
≪해리슨 내과학≫ 해리슨내과학 편찬위원회, 정담 1997년
≪홍창의 소아과학≫ 안효섭 편, 대한교과서주식회사 2005년
≪신경외과학≫ 편집부, 대한신경외과학회 1996년
≪Basic & Clinical Pharmacology 9th≫ Bertran G. K atzung, McGrawHill 2004
≪CECIL TEXTBOOK OF MEDICINE 20th≫ BENETT & PLUM, W.B.S 「AUNDERS COMPANY
≪슈왈츠 임상 진단학≫ MARK H. 「SWARTS, 정담 2004년
≪인체해부생리학≫ SHIER, BUTLER, LEWIS, 정담 2004년
≪의학생리학≫ Arthur C. Guyton, 정담 2002년
≪운동생리학≫ Merle L. Foss, 대한미디어 2002년
≪생리학≫ William F. Ganong, 한우리 2000년
≪동의병리학≫ 전국한의과대학 병리학교실, 일중사 1999년
≪동의소아과학≫ 김수록, 여강출판사 1993년
≪동의소아과학≫ 정규만, 행림출판 1996년
≪Novak's gynecology 13th≫ Lippincott Williams & Willkins, Editor: Jonathan S. Berek, M. D, 2002년
≪Williams Obstetrics 21st≫ McGraw Hill, F. Gary Cunningham 외, 2001년
≪산과학 제3판 대한산부인과학회 1997년 제3판 발행≫ 대한산부인과학회 교과서 편찬위원회, 도서출판 칼빈서적

세명대학교

김솔리 김호근 박승용 배현민 송민철 안민섭 오규석 이상훈 이재오 이혜경 장명준 진주연
허수영

우석대학교

고재경 권민우 기유정 김도운 김수진 김영중 김은숙 김종수 김태순 김하나 김현진 김형철
남정일 남지성 문성기 박가영 박경재 박미숙 박미화 박소애 박소연 박유리 박진석 박창규
박혜림 백종철 변유영 서제한 서진주 송종세 송지훈 신호철 심은형 안민혁 안성은 안언주
염선규 유달산 유익한 윤경민 이민정 이병주 이성협 이영주 이용희 이재호 이진경 이진우
이현준 임대선 장승균 정경로 조아름 조윤익 정흠재 최지수 최진경 한혜경 허종원 황현익

원광대학교

강경필 권남희 고정호 권세남 권우근 김경순 김도영 김래희 김명재 김영하 김정은 김주환
김지현 김필승 김현곤 문미일 박미선 박수연 박은혜 박재현 박정란 박주은 배승렬 서승아
서윤수 서정환 서한길 송인수 송지연 신재욱 안해국 왕대일 왕준영 유호종 윤여빈 윤열인
이경선 이고은 이　민 이수찬 이정훈 이지은 임유진 임재수 장영미 장정임 정범환 정선호
조용희 조주찬 조혜경 주현아 차지원 최선경 최영훈 최유탁 최일상 최홍식 한정호 황재양
황진영

神農本草經과 名醫別錄의 精華를 취할 수 있는 本草書의 집대성판

본초정의

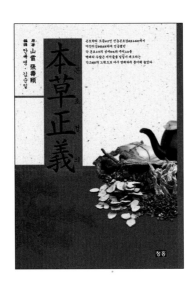

장산뢰(張山雷) 원저

안세영 · 김순일 편역

624쪽(4*6배판, 양장)

65,000원

본초의 효능과 기전을 정확히 설명
역대 의가들의 오류를 통렬히 지적

총 7권에 걸쳐 초목류(草木類) 본초(本草) 251종을 산초류(山草類), 습초류(濕草類), 방초류(芳草類), 만초류(蔓草類), 독초류(毒草類), 수초류(水草類), 석초류(石草類), 태류(苔類)로 분류하고 각 약물의 성미(性味), 효능(效能), 주치(主治), 포제(炮製), 용법(用法), 금기(禁忌)에 대해 여러 의가(醫家)의 설을 널리 고증하고 저자 자신의 오랜 임상경험까지 곁들였다.

시대를 거듭할수록 수많은 본초서들이 등장하여 본초에 대한 지식내용은 엄청나게 늘어났지만 한편으로는 오류 또한 그만큼 많아져 심지어는 동일한 본초의 약성(藥性)이 책에 따라 서로 상반되게 기재된 경우도 적지 않았는데, 《본초정의本草正義》는 역대의 수많은 본초서들을 참고하여 그 시비와 진위를 분명하게 밝힘으로써 《신농본초경神農本草經》과 《명의별록名醫別錄》의 정화를 취할 수 있도록 했다. 그런 점에서 한의학 전공자라면 누구나 일독해야 할 책이다.

청홍 한/의/서

傷寒論과 金匱要略에 수록된
전 약물 169종 총망라 해설

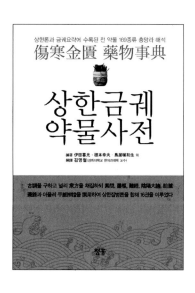

상한금궤
약물사전

伊田喜光 외 편저
김영철 옮김
384쪽(4*6배판, 양장)
45,000원

약물과 처방의 효능을 세심하게 분류
한의학 연구와 응용에 기초를 제공

한의학의 주요 원전인 《傷寒論》과 《金匱要略》의 처방에 사용된 약물 하나하나의 기원과 성분, 별칭, 성질 등을 광범위하게 조사·연구하고, 쓰임새에 따라 정리한 해설서다. 수재된 약물들을 보면 두 고전에서 현재의 상식과 다른 용법으로 사용하는 것도 있고, 기원조차 불분명한 것도 더러 있다. 심지어 한·중·일 세 나라에서 동일한 처방임에도 약물을 달리 쓰는 경우도 있다. 저자들은 이러한 문제까지 감안하고, 글자 하나하나에도 세심히 주의를 기울여 《傷寒論》과 《金匱要略》의 모든 약물 169종을 고증·분석했다. 두 원전과 관련이 있는 처방해설서는 많지만 약물만을 전문적으로 해설한 책은 적은 지금, 한의학 연구와 응용에 기초를 제공할 책이다.

處方에는 古今이 없다
오직 실제 效果가 있는 것을 쓸 뿐이다

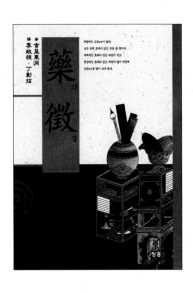

약징

요시마스 토도(吉益東洞) 지음

이정환 · 정창현 옮김

300쪽(4*6배판, 양장)

35,000원

吉益東洞의 저술 가운데
후대에 가장 많은 영향을 끼친 책

일본 의학사에서 가장 준열하게 古醫方으로 돌아갈 것을 주장한 한의사 요시마스 토도의 대표적인 저작으로, 기존 본초학 서적의 틀을 완전히 탈피한 혁신적인 본초서로 평가받는다. 《藥徵》은 동양의학의 대표적 의서인 《傷寒論》과 《金匱要略》에 나오는 약물 중 53종의 약물을 주치(主治), 방치(旁治), 고징(考徵), 호고(互考), 변오(辨誤), 품고(品考)로 나누어 제시하고 여러 가지 해설을 곁들였다. 이 책은 중국 전통의학으로부터 탈피하여 간편하고 실용적인 일본의학을 완성시켰다는 점에서 추앙받으며, 여전히 일본 한방계에 강한 영향을 미치고 있다. 구체적이고 실증적인 연구 방향을 모색할 수 있게 하는 실마리를 제공할 것이다.

창의적인 침구임상가가 되는 길잡이
병리, 진단, 치법을 한 권에 담았다

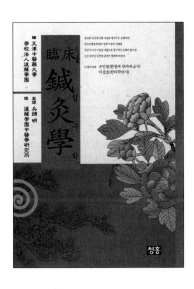

임상침구학

天津中醫藥大學 · 學校法人後藤學園 공저

손인철 · 이문호 옮김

744쪽(4*6배판, 양장)

70,000원

임상에서 자주 대하는 91가지 병증 선별
병의 기전과 증상, 치료법을 일목요연하게 정리

감기나 설사 등 가벼운 질환부터 요통, 위통, 복통, 축농증 등 만성질환과 임산부 질환에 이르기까지 일상에서 누구에게나 발병할 수 있는 병증 91가지의 침구치료법을 실었다. 각 병증별로 병인병기, 증분류, 치료법 순서로 설명했다. 먼저 병인병기 부분에서 동양 전통 병리관을 응용하여 질병의 기전을 분석하고, 증분류 부분에서는 각 병인별로 주증상과 수반증상 및 설맥상을 비교했다. 증분류 끝에는 증후분석을 첨부하여 병인별로 각기 다르게 나타나는 여러 증상을 정확히 변증하는 데 편리하게 했다. 치료법에서는 우선 치료기전을 설명하고, 처방혈을 나열한 뒤 방해 부분에서는 해당 혈을 처방한 이유를 설명하여 병태변화에 따라 처방구성을 바꾸는 데에 도움이 되도록 했다.

청홍 한/의/서

性의 절대 고수가 알려주는
강한 남자, 멋진 여자가 되는 방법

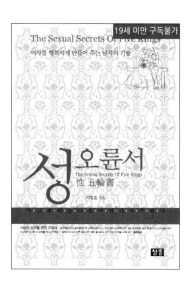

성오륜서

이형훈 지음
394쪽(신국판)
16,000원

상대의 마음을 어떻게 사로잡을 것인가
성적 고민을 해결하는 올바른 해법 제시

이 책은 평생 단 한 차례도 패하지 않았다는 검객 미야모토 무사시의 저술 《五輪書》에 성(性)을 접목하여 성과 관련이 있는 신체단련법과 기교 등을 설명한 책이다. 땅[地] 물[水] 불[火] 바람[風] 하늘[空] 5장으로 구성되어 있다. 땅[地]의 장부터 바람[風]의 장까지는 성 이론과 심리 및 테크닉을, 마지막 장인 하늘[空]의 장은 삼매 오르가슴, 즉 공(空)에 이르는 과정을 설명한다. 성이 상품화되고 성을 쾌락의 도구 정도로 인식하는 사람이 증가하는 작금에, 그런 그릇된 태도를 배격하고 상대를 하나의 고귀한 인격체로 소중하게 대하여 올바르게 사랑하는 방법을 설파한다. 대체의학 연구가이며 도의 경지를 개척한 저자의 해박한 지식과 실전경험이 녹아든 책으로, 남녀 모두에게 이로운 내용이 많으며, 많은 남녀의 성 문제를 해결하는 데 훌륭한 안내자가 될 것이다.

방약의 구성을 알기 쉽게 만화로 해설

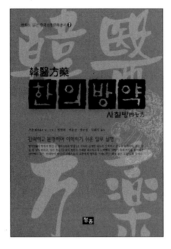

한의방약
사칠방

주춘재(周春材) 지음
정창현 외 3인 옮김
312쪽(크라운판)
22,000원

약물은 일정한 원칙에 따라 조리 있게 적용해
야만 한약이라 부를 수 있다. 저자는 하나하나
의 약재가 음양오행이론을 기초로 한 조합원
칙에 의해 어떻게 조합되어 이른바 방제(方劑)가 되고, 인체에서 어떤 작용을 하는지
를 임상에서 사용하는 방제 47가지로 예를 들어가며 설명한다.

실생활에 응용할 수 있는 한의약학의 정수

한의약식
약식동원

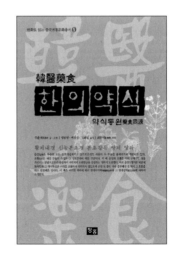

주춘재(周春材) 지음
정창현 외 2인 옮김
332쪽(크라운판)
22,000원

한의약식학의 기원부터 한의약식이론과 역학
과의 관계, 오장과 오미, 한약에 대한 기본 상
식, 계절에 따라 잘 발생하는 질병과 음식 원칙
등 본초 및 약식에 대한 기본지식부터 전문적인 내용까지 쉽고 완벽하게 해설되어 있
다. 친근감 있는 만화로 구성되어 있어 일반인들도 쉽게 읽을 수 있다.

청홍 한/의/서

講說1 **황제내경** : 내경의 철학을 밝힌다

유장림(劉長林) 지음 ▪ 조남호 외 옮김 ▪ 크라운판/373쪽/25,000원

황제내경은 서양의학과 많이 다른 방법으로 인체를 인식했는데, 그 인식의 바탕은 기(氣)와 음양오행(陰陽五行)이라는 동양철학의 범주였다. 이 책에서는 우선 성립 과정을 소개하고 기와 음양, 오행 및 그에 따른 철학 범주를 설명한 후 장상학설의 과학성을 밝혔고, 한의학의 발전 방향을 제시했다. 더불어 동서 의학이 일정한 독립성을 유지하며 서로 발전할 수 있도록 돕는 수준의 결합을 주장한다.

講說2 **황제내경** : 한의철학으로 내경을 읽는다

유장림(劉長林) 지음 ▪ 김수중 외 옮김 ▪ 크라운판/355쪽/25,000원

1권에서는 음양오행과 체계이론 및 경락의 개념을, 2권에서는 이를 응용한 진료원칙 및 침구이론을 설명한다. 대상을 분석하지 않고 총체적으로 연구하는 체계이론으로 황제내경의 논리를 설명한 저자의 사유는 한의학 기초이론의 토대를 제공했으며, 그런 점에서 이 책은 한의학 이론의 체계화와 현대적 해석에 기념비적 가치를 가진 책이다.

望診 : 황제내경과 서양의학이 만났다

펑칭화(彭淸華) 지음 ▪ 이상룡 · 김종석 옮김 ▪ 크라운판/586쪽/33,000원

동서고금을 망라하여 수집한 광범위한 망진 관련 연구의 기초 위에 임상진단을 결합하여 만병에 대한 망진법을 체계적으로 논술하였다. 일반인도 이해하기 쉽도록 200여 장에 달하는 도해를 곁들여 설명을 보충하였으므로 병의 조기진단을 위한 가정의학 백과사전으로도 손색이 없다. 망진이 다분히 주관적인 독단으로 떨어질 수 있는 오류가 있음에도 객관적인 임상데이터를 첨부하여 그 한계를 넘어서고 있는 것이 이 책의 장점이다.

經穴學

이상룡(李相龍) 지음 ▪ 4*6배판(양장)/881쪽/90,000원

고전 임상사례와 더불어 의료현장에서 보고된 최근의 다양한 임상사례를 참작하여 361개 각 혈의 효능을 임상활용도가 높은 순서대로 설명하였다. 또한 모든 경혈의 출전, 혈명의 기원, 취혈 부위, 관련 근육 및 신경과 혈관, 침구법, 주치증 등을 고대 의서의 이론적 토대 위에 다양한 임상경험을 더하여 구체적으로 설명하였다. 뿐만 아니라 배혈(配穴)을 통해 확장되는 주치증 및 임상에서 다양하게 활용되는 특수혈도 상세하게 풀이했다.

經絡圖解

린윈꾸이(藺云桂) 지음 ▪ 손인철 · 이문호 옮김 ▪ 4*6배판(양장)/508쪽/80,000원

《황제내경》을 비롯한 고대의서, 한의학이론 서적과 여러 의가들의 주해를 참고하여 경락의 노선과 분포구역을 체계적으로 연구, 정리하여 전부 도해로 완성한 책이다. 9년여의 연구, 고증과정을 거치면서 당대 최고의 의가들이 직간접적으로 집필에 참여하였고, 다시 5년여의 기간 동안 수정과 보완 작업이 이루어졌다. 이 과정에서 과거에 제시된 바 없는 열 개 방면의 내용이 수록되었으며 앞으로의 연구방향을 제시하였다.

고전의학산책① 처음 읽는 사람을 위한 **황제내경 上 소문**

이케다 마사카즈 지음 ▪ 이정환 옮김 ▪ 신국판/364쪽/20,000원

임상한의학자를 위한 입문서로, 《황제내경》〈소문〉의 핵심만을 파악하여 평이한 문장으로 읽기 쉽게 해석한 책이다. 황제가 그의 신하이자 의사인 기백, 뇌공 등과 묻고 답하는 형식으로, 양생법 · 생리 · 병리 · 병인 · 증상 · 진단법 · 치료법 · 예후 등 의학 전반에 걸친 내용을 설명한다. 〈소문(素問)〉의 '소(素)'는 음기와 양기가 합쳐져 생겨난 만물이 각기 나름의 성질을 갖기 시작하는 '태소(太素)'의 소이자, 보통 때를 나타내는 '평소(平素)'의 소다. 따라서 〈소문〉은 인간생활에서의 기본적인 문답과 근원적인 내용을 기록했다는 뜻이다.

고전의학산책② 처음 읽는 사람을 위한 **황제내경 下 영추**

이케다 마사카즈 지음 ▪ 이정환 옮김 ▪ 신국판/384쪽/20,000원

저자는 10년 이상 〈영추〉를 반복해 읽고 이해한 내용을 임상에 응용하면서 초보자를 가르치는 방법과 사람들이 〈영추〉에 흥미를 느끼도록 하는 방법을 찾고자 고민했다. 저자는 자신의 임상경험을 바탕으로 날카로운 관찰과 풍부한 경험을 살려 원문의 자구 해석에 치중한 해설서가 아니라 〈영추〉가 어렵다고 인식하는 사람들에게 쉬운 접근법을 제시하고 저자의 임상사례를 덧붙여 임상한의학자들에게도 유용하도록 책을 구성했다.

고전의학산책③ 처음 읽는 사람을 위한 **난경**

이케다 마사카즈 지음 ▪ 노지연 옮김 ▪ 신국판/296쪽/20,000원

동양 최고의 명의 편작이 저술한 증상치료가 아닌 병리의 원인치료를 담은 책이다. 현대 의학에 생리, 해부, 병리학 등이 있듯이 동양 의학에도 생리, 해부, 병리가 있다. 따라서 단순히 질병의 증상에 따라 치료하기보다는 병리를 제대로 알고 치료하는 것이 보다 중요하다. 이 책에서는 오행설을 위주로 하지 않고, 생리 · 병리적 측면에서 해설하는 데 주력했다. 경락 치료의 공식만 외우고 왜 그러한 공식이 생겨났는지 모르는 사람들에게 좋은 참고문헌이다.

고전의학산책④ 처음 읽는 사람을 위한 **상한론**

이케다 마사카즈 지음 ▪ 김은아 옮김 ▪ 신국판/312쪽/20,000원

후한 말기, 장중경에 의해 쓰여진 한방의학서이다. 맥진법을 비롯하여 병인이나 병리 등과 같은 한방 의학의 기초가 되는 사항이 기재되어 있고, 각 편마다 관련된 조문을 모아서 간단히 정리했다. 처음부터 원문을 보기가 어렵다는 사람들을 위해 《상한론》이 어떻게 이루어져 있는지 소개한다. 고전의학의 생리 · 병리를 주로 정리하였으며, 병증과 경락을 결부시켜 침구치료에도 응용할 수 있도록 했다.

고전의학산책⑤ 처음 읽는 사람을 위한 **금궤요략**

이케다 마사카즈 지음 ▪ 김은아 옮김 ▪ 신국판/312쪽/20,000원

《상한론》과 함께 동양의학의 중요한 고전의 하나로 동양의학의 처방 및 치료학 연구에 중요한 책이다. 잡병 부분과 부인병 및 음식금기의 방법까지 편집하고 수정하여 전 25편으로 구성되어 있고, 각 질병마다 어떻게 처방을 내야 하는지 자세하게 설명되어 있다. 책의 저자인 이케다 마사카즈는 동양의학 내과 의학사전이라 불리는 《금궤요략》을 이해하기 쉽도록 평이하게 풀어 썼기 때문에 처음 읽는 독자들에게 좋은 공부가 될 것이며, 자신의 임상 경험담까지 곁들여 놓아 동양의학 전문가들에게도 유용할 것이다.

만화로 읽는 중국전통문화총서 의역동원 易經

저우춘차이(周春才) 지음 ▪ 김남일 외 옮김 ▪ 크라운판/304쪽/22,000원

역경 앞에 붙은 '의역동원(醫易同源)'은, 역경과 한의학의 양생학이 인간과 자연을 하나로 보는 '천인합일(天人合一)' 사상을 바탕으로 하여 탄생하게 되었음을 가리키는 말로, 의(醫, 의술)와 역(易, 주역)이 같은 근원에서 나왔음을 뜻한다. 《역경》은 육경(六經) 중의 하나로 중국 전통문화의 시조로서 그 세계관과 방법론을 제공함과 동시에 현대 인류에게도 큰 영향을 끼치고 있다. 《역경》을 이해할 수 있어야 사물의 표층에 얽매이지 않고 사물의 참모습을 이해할 수 있다.

만화로 읽는 중국전통문화총서 **황제내경** 소문편

저우춘차이(周春才) 지음 ▪ 정창현 외 옮김 ▪ 크라운판/320쪽/22,000원

수많은 한의서들의 바탕에 깔린 이치는 모두 황제내경에서 비롯된 것이고 내용의 이론적 근거도 황제내경에서 인용되었다. 지금도 황제내경이 절대적인 권위를 가지는 이유는, 지금까지 황제내경만큼 인간생명을 바르고 심오하게 파악한 책이 없었기 때문이다. 황제내경은 눈으로 볼 수 없는 우주기운과 생명력을 자세히 설명하고 있고, 천지(天地)와 인간의 상호관계를 낱낱이 드러내고 있는 경전이다. 아울러 병이 되는 이치와 과정을 설명하여 질병의 치료법과 예방법을 분명하게 제시하고 있다.

만화로 읽는 중국전통문화총서 **황제내경** 영추편

저우춘차이(周春才) 지음 ▪ 정창현 · 백유상 옮김 ▪ 크라운판/320쪽/22,000원

한의학 이론의 뿌리와 기본을 이루는 한의학의 고전이자 스테디셀러를 만화로 구성하였다. 알기 쉬운 번역과 자세한 주석 그리고 재미있는 그림과 대사 등 원전의 내용에 충실하면서도 독자가 이해하기 쉽게 구성되었다. 경락의 흐름과 임상에 곧바로 응용할 수 있는 자법 및 기, 혈, 영, 위에 대해서도 자세하게 나와 있어 한방의학 관계자뿐만 아니라 의사, 안마사, 지압사, 스포츠마사지사, 한의학과 학생, 체육인, 무술인, 요가수련인, 건강원 운영자 등과 평소 관심이 많았던 일반 독자들에게 유용할 것이다.

만화로 읽는 중국전통문화총서 **경락경혈** 십사경

저우춘차이(周春才) 지음 ▪ 정창현 외 옮김 ▪ 크라운판/336쪽/22,000원

경락에 담긴 과학성과 유효성은 오래전부터 충분히 신뢰할 만한 것으로 받아들여져 왔다. 경락은 우리 몸을 거미줄처럼 엮어 기혈의 흐름을 조절해주고 있는데, 우주 변화의 신비가 그 속에 축약되어 있고 실제적이면서 철학적인 체계를 갖고 있다. 그러나 경혈, 경락이 그 형성시기가 오래되었다는 점과 용어가 너무 어렵다는 점은 현대의 독자에게 큰 장벽일 수밖에 없었는데, 이 책은 경락과 경혈의 유래부터 그 활용까지 만화 형식으로 쉽게 설명해주고 있어 독자들이 이해하는 데 무리가 없다.

만화로 읽는 중국전통문화총서 **한의학** 입문

저우춘차이(周春才) 지음 ▪ 정창현 외 옮김 ▪ 크라운판/351쪽/22,000원

한의학의 이론적인 토대인 음양오행(陰陽五行)부터 장상학설(藏象學說), 경락학설(經絡學說)은 물론, 기혈진액(氣血津液), 병인학설(病因學說), 변증시치(辨證施治)와 한의학의 치료원칙인 팔법(八法)에 이르기까지 방대한 내용을 알기 쉽게 소개한다. 그 외 십이경맥과 기경팔맥의 순행도 및 장부, 음사발몽, 사시, 특정혈에 대한 그림과 설명을 수록하고 있어 한의학에 관심이 높고 한의학을 이해하고자 하는 사람들에게는 가장 좋은 입문서가 될 것이다.

황한의학을 조망하다

라오위췬(廖育群) 지음 ■ 박현국 외 옮김 ■ 신국판(양장)/443쪽/40,000원

독창적이면서도 간결한 일본한방의학. 음양오행(陰陽五行), 오운육기(五運六氣) 등 한의학의 기본 이론마저 무시하고 약물의 실제 성질과 효용만을 논한 저작 《약징(藥徵)》과 일본에서 독자적으로 발달한 진단방법 복진(腹診)에 그 간결함이 극명하게 드러난다. 추상적인 이론을 거부하고 증(證)과 약(藥)의 합일을 추구하며 진맥을 도외시하고 복진(腹診)을 택한 요시마스 토도(吉益東洞)와 그를 위시한 일본 의가들, 그 성공과 실패의 면면을 들여다보고 독창적인 일본의학이 발달한 연원을 따라가 본다.

한의학을 말하다

탕윈(唐雲) 지음 ■ 이문호 · 김종석 옮김 ■ 크라운판/482쪽/35,000원

건강과 질병의 본질을 탐구하면서 병을 치료하는 한의이론의 치밀함과 과학성은 물론 진단과 처방, 치법에 이르기까지 한의학 전반에 대한 내용을 흥미진진하게 풀어나간다. 쉽고 생동감 넘치는 설명으로 한의학은 어렵다는 세간의 인식을 불식시켜, 한의학에 대한 이해가 전혀 없는 사람이라도 한의진단의 우수성과 처방 및 치병의 이치를 이해하고, 건강과 질병을 바라보는 전혀 새로운 눈을 갖게 될 것이다.

一鍼 : 穴 하나로 病 하나를 고친다

량리우(梁立武) 외 지음 ■ 이명재 옮김 ■ 크라운판/703쪽/55,000원

일침요법(一鍼療法)의 장점은 치료효과가 즉각적으로 나타나고 통증이 적으며 거의 모든 질환에 효과를 발휘한다는 데 있다. 책은 침구치료의 실용성에 중점을 두어 쉽고 간단하게 치료법을 설명하고 있으며, 14경맥의 경혈(經穴)은 물론 기혈(奇穴)과 아시혈(阿是穴)의 취혈법과 치료법까지 실어 임상에서 다양하게 응용할 수 있도록 하였다. 광범위한 임상사례를 통해 이미 그 탁월한 치료효과가 입증되었음은 물론 시술법 또한 간단하다

한의학의 원류를 찾다 : 易學과 韓醫學

장기성(張其成) 지음 ■ 정창현 외 옮김 ■ 크라운판/508쪽/42,000원

2009년도 대한민국학술원 선정 기초학문육성 우수학술도서. 중의학과 중국철학, 그리고 문헌학 분야의 당대 최고 권위자들을 사사하고 각 분야의 정수를 전수받은 저자가 《周易》과 《黃帝內經》을 비롯한 각종 醫易 관련 문서들을 철저히 비교분석하여 역학과 한의학 사이의 관계를 세밀히 밝힌 책이다. 역학과 의학의 기원에서 출발하여 氣, 陰陽五行, 藏象, 經絡, 病證, 運氣 등 한의이론의 전반에 걸쳐 있는 한의학과 역학과의 관계를 빠짐없이 서술하였다.

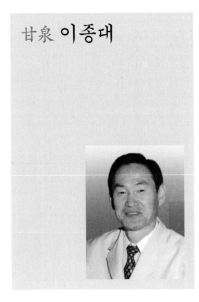

甘泉 이종대

1946년 김천출생, 한약업사
대종한의원, 대원한약방 경영(1978~84)
할아버지한약방 원장(1984~2000)
동의학연구소장(1991~)
한방학술지 ≪태극≫지 발행인(1991~)
고령자채록사업 단장(1997~)
사상의약학회장(1999~)
고방의약학회장(2000~)
한방학술 태극학회 고문(2000~)
상태의학회 학술고문(2000~)
American States University 이사장

저서
한방임상비방집(태극지합본) 3권(2002) 일중사
감기의 한약치료 2권(2002) 정담
새로보는 빈용101처방(2004) 정담
새로보는 빈용202처방(2005) 정담
새로보는 방약합편 4권(2006) 단샘
30처방으로 보는 한방병리(2010) 정담
흔한통증 증후군 한방요법(2011) 정담

새로보는 방약합편 方藥合編
하통下統–처방해설 및 활용사례

편저자_ 이종대
발행인_ 최봉규

개정1판1쇄 인쇄_ 2012년 3월 22일
개정1판1쇄 발행_ 2012년 3월 28일

발행처_ 청홍(지상사)
등록번호_ 제2001-000155호
등록일자_ 1999. 1. 27

서울특별시 강남구 역삼동 730-1 모두빌 502호 우편번호 135-921
전화번호 02)3453-6111, 팩시밀리 02)3452-1440
홈페이지 www.cheonghong.com
이메일 jhj-9020@hanmail.net

총괄책임_ 김종석
책임편집_ 문현묵
표지·본문디자인_ (주)이오디자인
마케팅총괄_ 김낙현
경영지원_ 양윤선